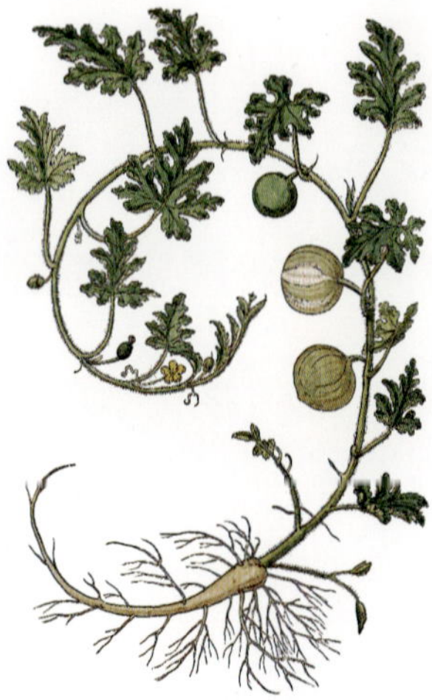

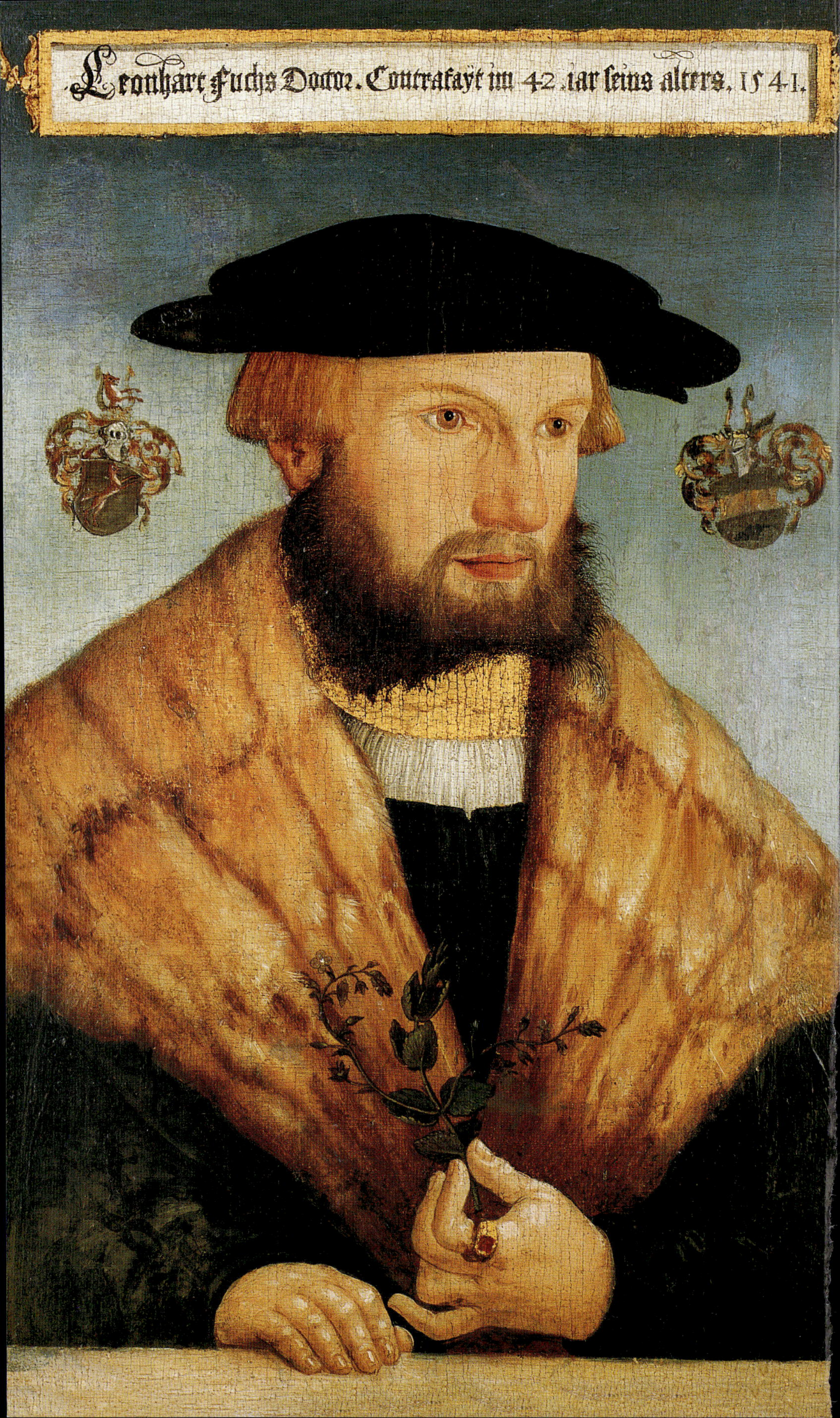
Leonhart Fuchs Doctor. Contrafayt im 42 . iar seins alters. 1541.

LEONHART
FUCHS

DAS
KRÄUTER=
BUCH
VON 1543

New Kreüterbuch

TASCHEN

DANKSAGUNG

Der Druck erfolgte nach dem Handexemplar von Leonhart Fuchs, heute im Besitz der Stadtbibliothek Ulm. Wir bedanken uns bei Herrn Jürgen Lange, Direktor der Stadtbibliothek Ulm und bei Herrn Dr. Gerd Brinkhus von der Universitätsbibliothek Tübingen, Abteilung Handschriften, für die freundliche Unterstützung.

UMSCHLAGVORDERSEITE:
Breitwegerich, Großer Wegerich
Plantago major L..

BUCHRÜCKEN:
Leonhart Fuchs im Alter von 42 Jahren *und*
Europäische Haselwurz, Haselwurz; *Asarum europaeum* L.

UMSCHLAGRÜCKSEITE:
Gewöhnlicher Tüpfelfarn, Engelsüß
Polypodium vulgare L.

SEITE 2:
Heinrich Füllmaurer:
Porträt von Leonhart Fuchs, 1541
Stuttgart, Württembergisches Landesmuseum

Hohenzollernring 53, D–50672 Köln
www.taschen.com

Originalausgabe: © 2001 TASCHEN GmbH
Fotos: © Universitätsbibliothek, Tübingen
Foto Seite 10/11: Peter Neumann, Ammerbuch
Projektleitung: Petra Lamers-Schütze, Köln
Redaktion: Thierry Nebois, Köln
Fachlektorat: Eva Döring, München
Design: Claudia Frey, Köln
Umschlaggestaltung: Birgit Eichwede, Köln
Produktion: Horst Neuzner, Köln

Printed in China
ISBN 978-3-8365-3790-2

INHALT

KLAUS DOBAT

LEONHART FUCHS (1501–1566)

ARZT UND PIONIER DER MODERNEN BOTANIK

Leonhart Fuchs wurde 1501 im bayerischen Wemding, einem reizvollen Ort östlich der einstigen Reichsstadt Nördlingen, als jüngster Sohn des Bürgermeisters Johann Fuchs und dessen Ehefrau Anna geboren. Der genaue Tag seiner Geburt ist nicht bekannt. Weder für den am häufigsten genannten 17. Januar noch für den 1. Januar oder den 17. Februar gibt es nach Meyer et al. (1999, S. 819) einen urkundlichen Beleg.

Ersten Unterricht erhielt er nach dem frühen Tod seines Vaters im Jahre 1506 durch die Mutter und den Großvater, der ebenfalls Wemdinger Bürgermeister gewesen war. Bereits 1511 schickte die Familie den aufgeweckten Knaben an die Lateinschule in Heilbronn, wo sein Lehrer Conrad bald die außergewöhnliche Begabung und Strebsamkeit des Jungen bemerkte. Daher kam er im darauf folgenden Jahr an die Marienschule nach Erfurt in Thüringen, deren Schüler durch intensives Latein- und Griechischstudium zur Aufnahme in die dortige Universität – damals eine der renommiertesten in Deutschland – vorbereitet wurden. Im Herbst 1515 wurde Fuchs an der Artistenfakultät immatrikuliert und beendete schon im Wintersemester 1516/17 seine Ausbildung als *Baccalaureus artium*, ein Titel, der ihn zum Lehrberuf berechtigte. In Wemding eröffnete er im Alter von 17 Jahren eine Privatschule, entschloss sich dann aber 1519 zur Fortsetzung des Studiums an der Universität Ingolstadt. Nach der Magisterprüfung (1521) und der 1524 erfolgten Promotion zum *Medicinae Doctor* praktizierte Fuchs zwei Jahre lang in München. Hier heiratete er die Ratsherrentochter Anna Friedberger, ein, wie es heißt, „wohlerzogenes, ehrbares Mädchen aus achtbarer Familie“ (Roth, F. W. E. 1898, S. 162). Insgesamt zehn Kinder

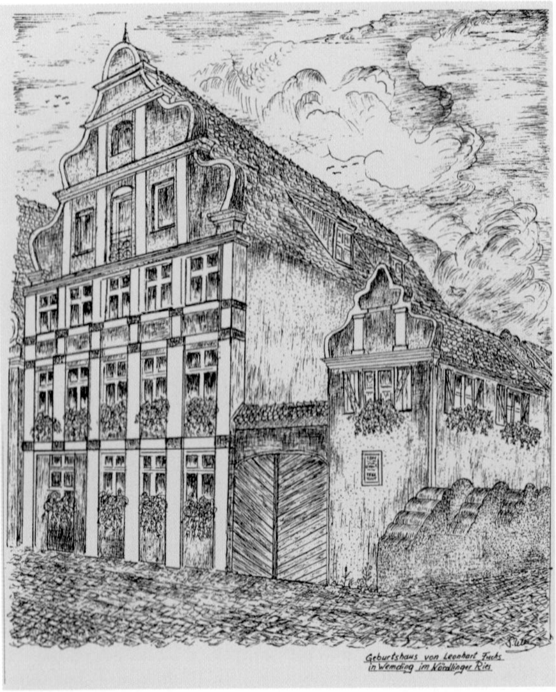

Siegfried Lelke: Das Geburtshaus von Leonhart Fuchs in Wemding

(vier Söhne und sechs Töchter) sollten aus dieser Ehe hervorgehen, von denen zwei noch vor der Taufe starben.

VOM MEDICUS ZUM UNIVERSITÄTSPROFESSOR – EINE KARRIERE MIT HINDERNISSEN

1526 erreichte ihn das Angebot aus Ingolstadt, als Professor den Lehrstuhl für Medizin zu übernehmen. Obwohl diese Universität als eine der Hochburgen des Katholizismus galt und sich Fuchs schon frühzeitig zu den Ideen Martin Luthers hingezogen fühlte, folgte er dem ehrenvollen Ruf. Ausschlaggebend waren neben wirtschaftlichen Überlegungen vor allem wohl die sich bietenden Lehr- und Forschungsmöglichkeiten. Doch er kam an einen Ort geistiger und geistlicher Enge, an eine Hochschule, die die religiöse Einstellung ihrer Professoren bespitzelte und maßregelte. Daher übernahm er zwei Jahre später die Stelle des Leibarztes am Hofe des protestantischen Markgrafen Georg von Brandenburg in Ansbach (dem damaligen Onoltzbach). Eine Professur an der dort geplanten Universität stand in Aussicht, außerdem konnte Fuchs frei von Glaubenszwängen als angesehener Mediziner seine wissenschaftlich-literarischen Interessen verfolgen.

Unter den verschiedenen medizinischen Publikationen, die in jener Zeit entstanden, erregten vor allem die *Errata recentiorum medicorum* („Irrtümer der neueren Ärzte") beachtliches Aufsehen. Mit diesem 1530 gedruckten Erstlingswerk schaltete sich Fuchs ein in den bis ins 14. Jahrhundert zurückreichenden medizinischen Lehrstreit, der die damalige Ärzteschaft in zwei Lager spaltete: Während die sogenannten „arabistischen" Mediziner nach den Überlieferungen der arabischen Arzneilehre praktizierten, vertraten ihre Gegner die Erkenntnisse der griechischen Heilkunde. Mit jugendlichem Eifer, vehement und unnachsichtig plädierte Fuchs für die Alleingültigkeit der griechischen Medizin, wobei ihm seine humanistische Bildung und die umfassenden Literaturkenntnisse sehr zugute kamen. Anhand zahlreicher Zitate belegte er Widersprüche zwischen den beiden Lehrmeinungen, schoss mit seiner Kritik allerdings oft über das Ziel hinaus, indem er selbst unbestreitbare Verdienste der arabischen Heilkunde entweder nicht akzeptierte oder sie mit Stillschweigen überging. Andererseits wies er zu Recht auf die falsche Benennung vieler Heilpflanzen und die Verwechslung pflanzlicher Arzneimittel hin, die in der medizinischen Anwendung deshalb nicht die ihnen zugeschriebene Wirkung zeigten. Besondere Würdigung fanden diese ersten pharmakologisch-botanischen Ausführungen des jungen Gelehrten bei Otto Brunfels (1488–1534), der sie nahezu unverändert im zweiten Band (*Novi herbarii Tomus II*, 1531) seines eigenen Kräuterbuches abdrucken ließ. Auch zu umstrittenen therapeutischen und anatomischen Fragen nahm Fuchs herausfordernd Stellung. Zweifellos wollte er – von der Richtigkeit seiner Auffassungen völlig überzeugt – aufrütteln und bewegen. Dass neben der erhofften Zustimmung auch die heftigste Ablehnung durch seine arabistisch orientierten Kollegen zu erwarten war, wird er bewusst einkalkuliert haben. Auf jeden Fall wurde er rasch bekannt!

In Ansbach beendete Fuchs unter anderem auch sein erstes Kompendium der Medizin (*Compendiaria ... in medendi artem ...*, 1531), das zu einem äußerst beliebten Lehrbuch werden sollte und von ihm in den nächsten zwei Jahrzehnten laufend überarbeitet und erweitert wurde. Es trug ebenso zu seiner wachsenden Berühmtheit bei wie die Übersetzung und Kommentierung einer griechischen Hippokrates-Ausgabe über epidemische Krankheiten (*Hippocratis medicorum omnium longe principis Epidemiorum liber sextus ...*, 1532).

Trotz des schriftstellerischen Erfolgs und der großen Wertschätzung von Seiten des Fürsten fühlte sich Fuchs jedoch immer stärker zur akademischen Lehre berufen. Diese feste Überzeugung konnte er in Ansbach nicht verwirklichen, zumal sich die beabsichtigte Universitätsgründung immer weiter hinausschob. Im Frühjahr 1533 folgte er daher zum zweiten Mal einem Ruf nach Ingolstadt. Entgegen seiner Hoffnung hatte sich dort allerdings nicht viel geändert, die Anfeindungen begannen erneut. Als ihm, dem kompromisslosen Protestanten, sogar das Abhalten von Vorlesungen verboten wurde (vgl. Prantl 1872, S. 197), resignierte Fuchs und kehrte auf Einladung Markgraf Georgs im August des gleichen Jahres in seine alte Ansbacher Stellung zurück. Voller Dank, dass dieser ihn „aus dem Rachen der Ingolstädter Sophisten" („ex Ingolstadiensium Sophistarum faucibus") gerettet habe, widmete er ihm 1535 die zweite Bearbeitung des schon erwähnten Kompendiums. Obwohl am Hofe nach wie vor hoch angesehen, trat Fuchs, als die Hochschulgründung in Ansbach endgültig scheiterte, noch im Sommer 1534 in Berufungsverhandlungen mit der Universität Tübingen. Gefördert wurde er dabei von dem berühmten Humanisten und Reformator Philipp Melanchthon (1497–1560), der ihn bereits von seiner Ingolstädter Studienzeit her kannte.

DER NEUBEGINN IN TÜBINGEN

Als „ain sonder gelerter Artzat in sprachen" (Roth 1877, S. 183) berufen und von Herzog Ulrich von Württemberg (1487–1550), dem damaligen Landesherrn, ausdrücklich mit der humanistischen Neuordnung der Universität beauftragt, übernahm Leonhart Fuchs am 14. August 1535 den Lehrstuhl für Medizin in Tübingen. Er betrat damit ein von der Reformation erschüttertes Land, eine noch stark katholisch geprägte Hochschule. Eindrucksvoll haben Decker-Hauff & Setzler (1977) die Umbruchsstimmung jener Jahre geschildert, in denen nicht nur „Ulrichs harter Zugriff zum reichen Kirchenvermögen" (S. 69) erfolgte, sondern zugleich eine unerbittliche Universitätsreform eingeleitet wurde: Die sogenannte ‚Herzog Ulrichs Ordnung', am 30. Januar 1535 in Kraft getreten, „empfahl allen Hochschullehrern, entweder den neuen Glauben anzunehmen oder auszuwandern. Am 7. März 1535 wurde die Messe in Tübingen abgeschafft, am 9. schon der Befehl, zu konvertieren oder auszuwandern, wiederholt" (S. 64).

Wie in seinem bisherigen Leben zu keinerlei Opportunismus bereit, stürzte sich der 34-jährige Professor mit ungewöhnlichem Fleiß, energisch und selbstbewusst in die reformatorische Arbeit – gegen kirchliche wie gegen medizinische Traditionen. „Termingerecht" zu seinem Tübinger Amtsantritt war unter dem Titel *Paradoxorum medicinae libri tres* … die erweiterte Überarbeitung der *Errata* erschienen, die seine Ansichten klar umriss. Mit welcher Verbitterung und Voreingenommenheit Fuchs erneut gegen die arabische Medizin Stellung nahm, ist heute kaum mehr nachvollziehbar. Ausschließlich griechische Autoren ließ er gelten und geradezu poetisch klingt seine Forderung:

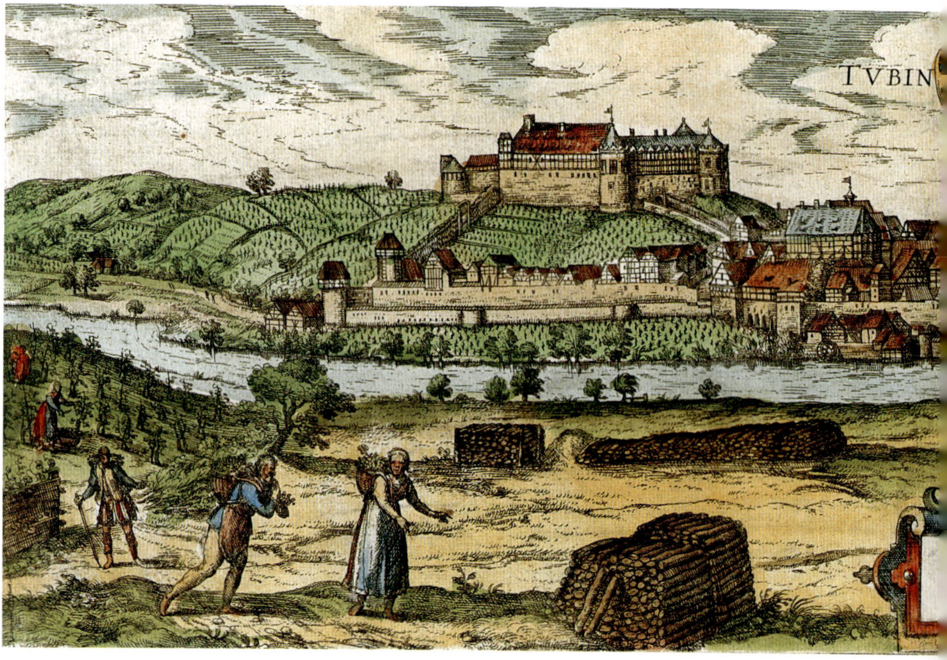

Ansicht von Tübingen
Kolorierte Radierung aus: Georg Braun und Franz Hogenberg, „Beschreibung und Contrafactur der vornembster Stät der Welt“, 1574–1618

„Gehen wir daher zu den Quellen zurück, und schöpfen wir aus ihnen das reine und ungetrübte Wasser der medicinischen Kenntnisse!“ (Sprengel 1827, S. 151). Sogar Ibn Sina (lat. Avicenna, 980–1037 n. Chr.), einem der überragendsten Vertreter der arabischen Medizin und Wissenschaft, unterstellte er in dieser dem Herzog gewidmeten Schrift weitgehende Abschreiberei von den Griechen. Seine noch der alten Lehre anhängenden Amtskollegen jedenfalls wussten, was sie zu erwarten hatten.

Schon im Oktober 1535 wurde Fuchs Dekan und stellte mit grimmigem Bedauern fest: „Wie nachlässig bisher die Geschäfte der medizinischen Fakultät verwaltet worden sind, kann man bestens daraus ersehen, daß meine Vorgänger auch nicht ein Wort hinterlassen haben, woraus die Nachwelt erfahren könnte, was sie getan haben“ (Haller 1927, S. 133 f.). Zwischen 1536 und 1565 war Fuchs insgesamt siebenmal Rektor der Universität und konnte in dieser Position manche seiner Vorstellungen realisieren. Gemeinsam mit dem gleichgesinnten Joachim Camerarius (1500–1574), der mit ihm in Erfurt studiert hatte und mit dem ihn eine lebenslange Freundschaft verband, erarbeitete er die neuen Statuten der Universität Tübingen des Jahres 1538. Sie bewirkten auch innerhalb der medizinischen Fakultät einen revolutionären Wandel, der unverkennbar Fuchs’ Handschrift trägt: Das bis-

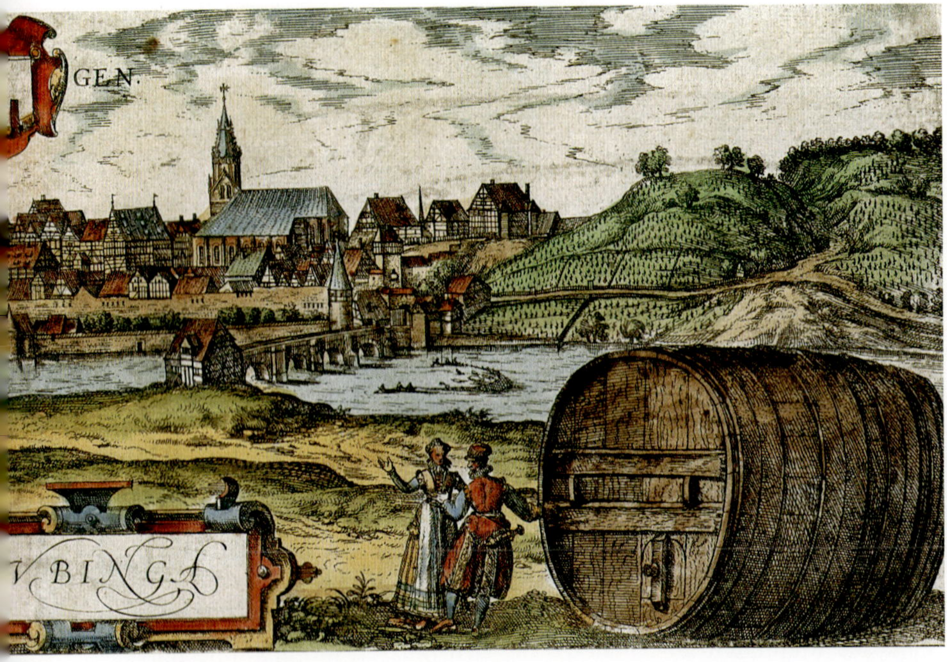

lang pflichtgemäße Studium der Astronomie wurde gestrichen, arabische Literatur zu Gunsten der griechischen „nur sparsamst zur Lehre herangezogen" (Fichtner 1967, S. 4). Während nach den alten Statuten von 1497 „wenigstens alle drei bis vier Jahre eine Zergliederung eines menschlichen Körpers vorgenommen und dabey aus der Schrift des Mundinus vorgelesen werden sollte", regte Fuchs an, dass in jedem Jahr mindestens eine Sektion durchgeführt werden sollte, an deren Teilnahme die Studenten verpflichtet waren. Da das früher vorgeschriebene Lehrbuch von Mundinus (gemeint ist dessen *Anathomia* von 1316) „voller Fehler und Irrthümer sey, so solle man es weglassen und lieber während der Zergliederung das passende Capitel aus dem Galen vorlesen" (Froriep 1811, S. 1, 3 f.). Auch durch die Einführung des 1543 erschienenen Werkes *De humani corporis fabrica* ... von Andreas Vesal (1515–1564) – das erste vollständige Lehrbuch der menschlichen Anatomie in der Geschichte – verlieh Fuchs der medizinischen Forschung und Lehre an unserer Universität neue Impulse. Für großes Aufsehen dürfte in diesem Zusammenhang 1546/47 der Ankauf des ersten menschlichen Skeletts gesorgt haben: Auf seinen Vorschlag hin hatte Herzog Ulrich angewiesen, einen ‚bainin man' für den hohen Preis von 30 Gulden zu erwerben, damit die Studierenden durch eigenen Augenschein lernen könnten, „wie die gebain im Menschen geartet und ains uf das ander sazet oder gericht ist“ (Froriep 1902, S. VI). Nicht zuletzt förderte er selbst die Ausbildung der Mediziner durch seine zahlreichen Fachpublikationen und durch seine gut besuchten Vorlesungen, die wegen „der lichtvollen Ordnung und des gemein verständlichen und dabei klassischen Vortrags sehr gerühmt“ wurden (Moll 1852, S. 357).

Es liegt auf der Hand, dass Fuchs seine Einflussnahme auf diese wichtigen und zukunftsträchtigen Reformen hart erkämpfen musste und in ein „Wechselbad“ von Anerkennung und Ablehnung geriet. „Sein starres Festhalten an dem von ihm als richtig Erkannten und seine immer wieder an den Tag tretende Unduldsamkeit anders Denkenden gegenüber hat ihm auch innerhalb des Universitätskörpers manche Feindschaft eingetragen“, schreibt dazu Stübler (1928, S. 175). Zu diesen fakultätsinternen Zwistigkeiten kamen die laufenden Auseinandersetzungen mit der Hofbürokratie Herzog Ulrichs, welche Ende 1541 seinen Kollegen und Freund Joachim Camerarius zum Wechsel nach Leipzig veranlassten. Schwer litt der keineswegs weltfremde Wissenschaftler und überzeugte Lutheraner ebenfalls unter den andauernden politisch-religiösen Konflikten im Land. Wieviel Zeit müssen ihn des weiteren die – oft berechtigten, oft von Neid diktierten – Streitigkeiten auch mit auswärtigen Gelehrten gekostet haben! Beispielhaft sind seine Auseinandersetzungen mit dem Arzt Janus Cornarius (1500–1558), der wie er für die griechische Medizin eintrat. Trotzdem missgönnten beide einander vermeintliche oder tatsächliche Erfolge und beschimpften sich in ihren Veröffentlichungen über zwölf Jahre hinweg mit zunehmender Heftigkeit. Während Cornarius seinem Kontrahenten Vielschreiberei und geistigen Diebstahl vorwarf, bescheinigte Fuchs seinem Gegner, dass dessen Werke höchstens für Schaben und Motten geeignet seien – noch „harmlose“ Äußerungen im Vergleich zu anderen, die man selbst im dicksten Lateinwörterbuch vergebens sucht ...

Auch mit seiner materiellen Lage war Fuchs unzufrieden, obwohl er ab 1537 mit einem ansehnlichen Jahresgehalt von 200 Gulden zu den am besten bezahlten Professoren der Universität gehörte. Mehrfach trug er sich daher mit dem Gedanken, Stadt und Land zu verlassen. Bereits 1537/38 hätte er die Gelegenheit gehabt, als Leibarzt an den Hof König Christians III. von Dänemark zu gehen. Damit verbunden war zugleich die Aussicht auf die Professur für Medizin an der geplanten protestantischen Universität in Kopenhagen. Nach seinen Erfahrungen in Ansbach allerdings war Fuchs vorsichtig geworden, zudem entsprach das – in der Tat „knauserige“ – Angebot nicht seinen finanziellen Vorstellungen. Unter Hinweis darauf, aber auch auf die Schwangerschaft seiner Frau, die große Zahl seiner Kinder und Bücher sowie auf seine Position und beruflichen Aufgaben in Tübingen, lehnte er ab. Selbst einen noch ehrenvolleren und in materieller Hinsicht höchst verlockenden Ruf im Jahr 1544 nahm Fuchs nicht an. Herzog Cosimo Medici von Florenz hatte ihm als ersten deutschen Gelehrten die Direktorenstelle am 1543 gegründeten Botanischen Garten in Pisa angetragen, der als der älteste der Welt gilt. Die Absage fiel ihm sehr schwer, wie wir aus einem Brief vom 1. November 1544 an Camerarius wissen; letztendlich waren vor allem wohl religiöse Bedenken ausschlaggebend (näheres vgl. Stübler 1928, S. 172 ff.; Fichtner 1968, S. 69; Krafft 1998, S. 137; Meyer et al. 1999, S. 37 f.).

Trotz der angedeuteten beruflichen und privaten Turbulenzen bewältigte Fuchs ein heute unvorstellbares Arbeitspensum! Neben den Verpflichtungen als Rektor, der Beteiligung am reformatorischen, theologischen und politischen Geschehen, seinen Vorlesungen in Anatomie, praktischer Medizin und Arzneikunde sowie nicht zuletzt neben seiner ärztlichen Praxis, war er in Tübingen nach wie vor auch literarisch ungemein tätig. Unter anderem verfasste er mit Camerarius und weiteren Autoren eine 5-bändige Galen-Ausgabe (1538), eigene Lehrbücher, Übersetzungen, Kommentierungen und Streitschriften folgten, die sämtlich in der verdienstvollen Monographie von Meyer et al. (1999, S. 633 ff.) zusammengestellt sind. Mit zunehmender Intensität wandte sich Fuchs darüber hinaus botanisch-arzneikundlichen Studien zu.

DER MEDIZIN UND DER BOTANIK VERPFLICHTET

Leonhart Fuchs war bereits in den Fakultäts-Statuten von 1538 offenen Wortes für eine Verbesserung des botanischen Unterrichts eingetreten. Sicherlich nicht zur Freude des einen oder anderen stubenhockenden Kollegen lautetete die Anweisung: „Er soll schließlich zur Sommerszeit mit den Medizinstudenten die Felder und Berge öfters besuchen und dabei das Aussehen der Pflanzen beobachten und ihnen ihre lebendige Anschauung vermitteln und nicht, wie es bisher viele zu tun pflegten, die Kenntnis der Heilpflanzen den Arzneikrämern, jenen ungebildeten Menschen, und den einfältigen Kräuterweibern überlassen" („Aestatis denique tempore cum medicinae studiosis rura montesque saepius petat ac plantarum uultum diligenter obseruet illisque uiuas eorundem imagines demonstret, neque ut hactenus consueuere multi, simplicium notitiam seplasiariis illis hominibus rudibus et stultis mulierculis committat", Roth 1877, S. 312).

Seinen eigenen „Empfehlungen" mit gutem Beispiel vorangehend, führte er als erster Professor der Universität botanische Exkursionen durch. Schon in Ingolstadt hatte Fuchs die Bedeutung derartiger Lehrausflüge erkannt, die den akademischen Unterricht in idealer

Weise ergänzten. Dass er diese Tradition in Tübingen mit besonderem Nachdruck fortsetzte und daneben auf privaten Wanderungen fleißig botanisierte, steht außer Zweifel. Denn nicht nur für die Vorlesungen benötigte er eine Vielzahl möglichst frischer Pflanzen, sondern vor allem auch für die Beschreibung und Darstellung in seinen beiden Arzneipflanzenbüchern, die weit mehr als alle rein medizinischen Veröffentlichungen den Nachruhm des Gelehrten begründeten.

ZWEI ARZNEIPFLANZENWERKE VON WELTRANG: DE HISTORIA STIRPIUM ... (1542) UND NEW KREÜTERBUCH (1543)

Mit dem Manuskript zur *Historia*, einer für die akademische Welt bestimmten „Geschichte der Heilpflanzen“, begann Fuchs noch während seiner Ansbacher Zeit. Ausschlaggebend dafür, eventuell schon länger gehegte Pläne möglichst rasch in die Tat umzusetzen, könnte die Veröffentlichung des ersten Bandes von O. Brunfels' *Herbarum vivae eicones ...* im Jahre 1530 gewesen sein. Ob es nun die darin enthaltenen „glaring errors“ [ins Auge springenden Fehler] waren, wie Meyer et al. (1999, S. 48) annehmen, oder eher der Umstand, dass „noch nicht in dem Maß mit den arabischen und arabistischen Auto-

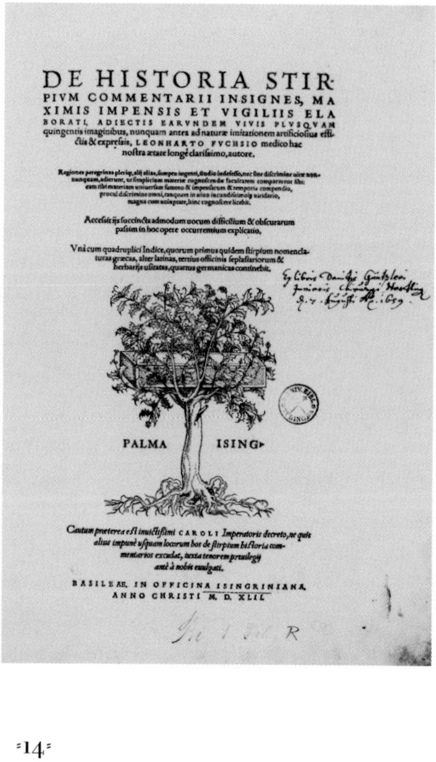
DE HISTORIA STIRPIVM COMMENTARII INSIGNES, MAXIMIS IMPENSIS ET VIGILIIS ELABORATI, ADIECTIS EARVNDEM VIVIS PLVSQVAM quingentis imaginibus, nunquam antea ad naturæ imitationem artificiosius effictis & expressis, LEONHARTO FVCHSIO medico hac nostra ætate longè clarissimo, autore.

Accessit iis succincta admodum uocum difficilium & obscurarum passim in hoc opere occurrentium explicatio.

Vnà cum quadruplici Indice, quorum primus quidem stirpium nomenclaturas græcas, alter latinas, tertius officinis seplasiariorum & herbariis usitatas, quartus germanicas continebit.

PALMA ISING

Cautum præterea est inuictissimi CAROLI Imperatoris decreto, ne quis alius impunè usquam locorum hos de stirpium historia commentarios excudat, iuxta tenorem priuilegii antè à nobis euulgati.

BASILEAE, IN OFFICINA ISINGRINIANA, ANNO CHRISTI M. D. XLII.

Titelblatt der »De historia stirpium ...«, 1542

ren aufgeräumt war, wie er es für wünschenswert hielt“ (Stübler 1928, S. 231): Fuchs wollte es auf jeden Fall „besser“ machen. Neben einer gründlichen Auswertung und Kommentierung der Schriften von Galen, Dioskorides, Hippokrates, Theophrastos, Plinius und anderer Klassiker sollten auch die von ihm neu gefundenen Pflanzenarten berücksichtigt werden. Sein bewegtes Leben in jenen Jahren erklärt den nur langsamen Fortschritt der Arbeit: „Ich habe jetzund ein Herbarium verfertigt; es ist aber noch nicht im Druck; darin sind mehr als vierthalbhundert [350] Kräuter abconterfeit mit ihren Wurzeln, Stengeln, Blättern, Saamen und Blumen, wird ein lustig Buch zu sehen. Hab’s mit großer Kost und Arbeit, Gott habe Lob, ans Ende gebracht“, schreibt er 1538 an Herzog Albrecht von Preußen (Voigt 1841, S. 269). Etwas voreilig, wie sich zeigen sollte. Denn immer weitere Pflanzen wurden ihm bekannt oder kamen aus der Umgebung Tübingens hinzu, die neueste Literatur musste berücksichtigt werden, wie zum Beispiel das 1539 gedruckte *New Kreütter Buch* von Hieronymus Bock (1498–1554) oder das *Contrafayt Kreüterbuch* von O. Brunfels aus den Jahren 1532–37. So sollten noch vier weitere Jahre ins Land gehen, bevor 1542 die *Historia* mit ihren über 900 Seiten und insgesamt 511 großartigen Pflanzenabbildungen erschien.

Im *New Kreüterbuch*, das Fuchs bereits 1543 herausgab, begegnen uns sämtliche Holzschnitte wieder, zudem um sechs neue Bildtafeln ergänzt. Über Jahrhunderte hinweg bis heute Vorbild der botanischen

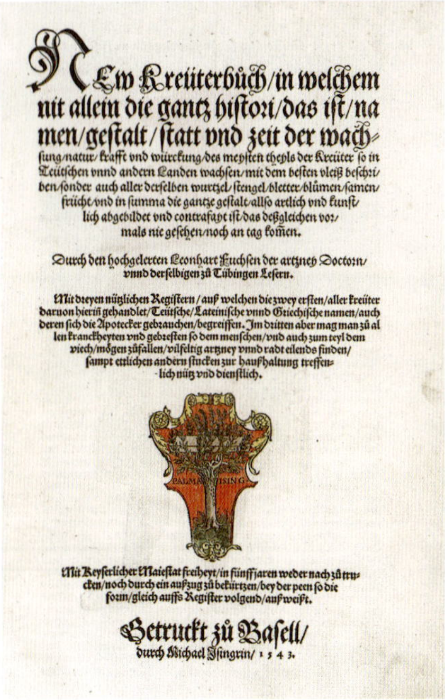
New Kreüterbůch/in welchem nit allein die gantz histori/das ist/namen/gestalt/statt vnd zeit der wachsung/natur/krafft vnd würckung/des meysten theyls der Kreüter so in Teütschen vnnd andern Landen wachsen/mit dem besten vleiß beschriben/sonder auch aller derselben wurtzel/stengel/bletter/blůmen/samen/frücht/vnd in summa die gantze gestalt/allso artlich vnd kunstlich abgebildet vnd contrafayt ist/das deßgleichen vormals nie gesehen/noch an tag komen.

Durch den hochgelerten Leonhart Fuchsen der artzney Doctorn/vnnd derselbigen zů Tübingen Lesern.

Mit dreyen nützlichen Registern/auß welchen die zwey ersten/aller kreüter daruon hierin gehandlet/Teütsche/Lateinische vnnd Griechische namen/auch deren sich die Apotecker gebrauchen/begreiffen. Im dritten aber mag man zů allen kranckheyten vnd gebresten so dem menschen/vnd auch zum teyl dem viech/mögen zůfallen/vilfeltig artzney vnnd radt eilends finden/sampt etlichen andern stucken zur haußhaltung treffenlich nütz vnd dienstlich.

Mit Keyserlicher Maiestat freiheyt/in fünff jaren weder nach zů trucken/noch durch ein außzug zů bekürtzen/bey der peen so die form/gleich auffs Register volgend/außweist.

Getruckt zů Basell/
durch Michael Jsingrin/ 1543.

Titelblatt des »New Kreüterbuch«, 1543

Buchillustration, begeistern sie auch im vorliegenden Nachdruck durch ihre hohe wissenschaftliche und künstlerische Qualität. Trotz der erstaunlich kurzen Bearbeitungszeit steht dieses deutschsprachige Werk an Bedeutung der *Historia* keineswegs nach. Da das *New Kreüterbuch* für einen breiten Leserkreis gedacht war, kam eine reine Übersetzung nicht in Frage. Fuchs musste eine weitgehende Überarbeitung des Textes vornehmen, sich um Verständlichkeit bemühen. Zwar deutet er in der sehr lesenswerten Einleitung recht boshaft an, dass auch den Medizinern eine Lektüre nicht schaden könne, doch sollte es vor allem „dem gemeinen mann zu der erkantnuß der kreüter ... nützlich und fueglich sein." Dementsprechend sind die gelehrten Ausführungen über das Wissen der antiken Ärzte stark gekürzt, dafür die Pflanzenbeschreibungen ausführlicher, um ihr Erkennen und Auffinden zu erleichtern. Daneben gibt Fuchs praktische Hinweise zur Arzneipflanzenkultur, etwa im Hinblick auf Substratverhältnisse und Standortsansprüche. Es sei „gut und nützlich", meint er, „das die kreüter nit allein von den aertzten/sonder auch von den Leyen und dem gemeinen mann in gaerten hin und wider vleissig gepflantzt und aufferzogen werden/darmit derselben erkantnuß in Teütschen landen dermassen taeglich wachs und zuneme/das sie nimmer in vergessung moege gestelt werden." Ebenfalls auf die Gefahren einer Selbstbehandlung macht er aufmerksam: „ob schon einer vil kreüter kent/so würdt er dannest noch lang kein artzt sein".

Wie in der *Historia* erfolgt auch im *New Kreüterbuch* die Anordnung der Pflanzen nach dem Alphabet ihrer griechischen Namen. Methodisch und übersichtlich gliederte Fuchs den Text für jede Art in meist sieben Abschnitte: „Namen", „Geschlecht", „Gestalt", „Statt irer wachsung", „Zeit", „Die natur und complexion" und „Krafft und würckung". Zuerst werden die verschiedenen griechischen, lateinischen und deutschen sowie die bei den Apothekern gebräuchlichen Bezeichnungen aufgeführt. Dass Fuchs die Gattungsbezeichnungen *Campanula, Digitalis* und *Ophioglossum* geprägt hat, dass sie wie manche der von ihm eingeführten wissenschaftlichen Pflanzennamen – *Allium ursinum, Angelica sylvestris, Digitalis purpurea, Hordeum distichon, Iris germanica, Origanum vulgare* und andere – noch heute gültig sind, sei nur am Rande vermerkt. Im zweiten Abschnitt werden nicht etwa die seinerzeit noch völlig unbekannten weiblichen oder männlichen Geschlechtsmerkmale der Pflanze angesprochen, sondern die Verwandtschaftsverhältnisse. Dabei wird meistens auf systematisch nahestehende Arten oder Gattungen hingewiesen, seltener auf Sorten oder Kulturformen (vgl. Cap. CXVIII [118], CCLXXXI [281], CCCXX [320]); dass es auch zu einigen Irrtümern kam (vgl. Cap. XXX [30], XXXI [31]), ist verständlich.

Von besonderem Interesse für den Botaniker sind in beiden Büchern die Abschnitte drei bis fünf. Natürlich hat Fuchs darin vieles –

wie damals allgemein üblich – aus der Literatur „geschöpft", vor allem aus der *De materia medica* von Dioskorides. Die enge Anlehnung an dieses Werk, das er für unübertroffen hielt, erklärt manche Ungereimtheit und spiegelt sich auch in der Kürze und Unvollständigkeit zahlreicher Pflanzenbeschreibungen wider. Ganz offenbar hat Fuchs diesen Mangel selbst erkannt, betont er doch im Vorwort der *Historia*, dass eine Abbildung besser als Worte eine Pflanze wiedergebe. Die berechtigte, nicht selten allerdings mit übertriebener „Beckmesserei" vorgenommene Kritik blieb nicht aus. Vor lauter philologischen Textvergleichen unterschätzten oder übersahen manche Autoren die selbständige Leistung von Fuchs, die in der Beschreibung seiner „Neuentdeckungen" zu Tage tritt, bei jenen Arten also, die er in den griechischen Schriften vergebens suchte. Hier zeigt sich seine Vertrautheit mit der jeweiligen Art, beruhen doch die oft detaillierten Schilderungen ihrer Entwicklung und ihres Aussehens, die Angaben über Anordnung, Form und Farbe ihrer Blätter, Blüten oder Früchte auf eigener Erfahrung. Er beobachtet als erster den altersbedingten Farbwechsel bei den Blüten von *Echium vulgare* (vgl. z. B. Cap. CLV [155]), nennt bei vielen Pflanzen den Zeitpunkt der Blütenentfaltung und der Fruchtreife, weist auf Frostempfindlichkeit, Sonnen- oder Schattenverträglichkeit hin. Auch mit seinen vielfach erstaunlich genauen Angaben über Standort und Lebensraum spricht er wichtige ökologische Gesichtspunkte an. Über sein eigentliches „Programm" hinausgehend, bewertet Fuchs die Pflanze nicht ausschließlich nach ihrer medizinische Eignung, nach ihrer „Natur und complexion" oder „Krafft und würckung" (vergleiche hierzu den Beitrag von W. Dressendörfer, S. 898 ff.). Er nimmt viele Arten in sein Werk auf, über deren Heilwirkung ihm wenig oder nichts bekannt war, wie zum Beispiel *Tagetes patula* (Abb. XXVII [27]), *Solanum melongena* (Abb. CCC [300]) oder *Digitalis purpurea* (Abb. CCCCCXIII [513]). Bei *Quercus robur* lenkt er den Blick auf die von der Eichengallwespe (*Cynips quercusfolii* L.) hervorgerufenen Galläpfel (Abb. CXXIX [129]), und bei *Rosa gallica* (Abb. CCCLXXIIII [374]) stellt er – vermutlich erstmals – die sogenannten „Schlafäpfel" dar, die Gallen der Rosengallwespe (*Diplolepis rosae* L.). Mit großer Begeisterung schließlich schildert er im Kapitel CXCVIII [198] über *Morus nigra* die Entwicklung des Seidenspinners (*Bombyx mori* L.) vom Ei über die Verpuppung bis zum schlüpfenden Schmetterling. Trotz aller Autoritätsgläubigkeit gelangt Fuchs insgesamt, wie kaum ein anderer vor ihm, zu einer sehr weitreichenden Betrachtungsweise des pflanzlichen Organismus. Gerade in der Verknüpfung des botanisch-arzneikundlichen Wissens der Griechen mit der Fülle eigener Erkenntnisse zeigt sich die große, in die Zukunft gerichtete Meisterschaft.

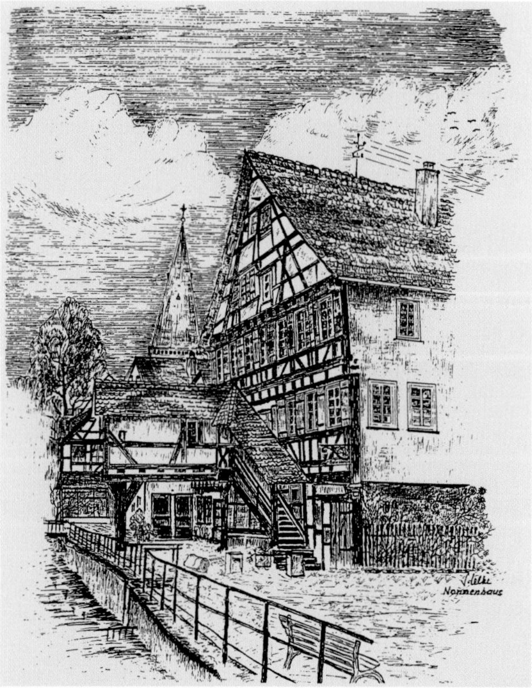

Siegfried Lelke: Das Nonnenhaus in Tübingen

Durch sein Werk wurde darüber hinaus das Spektrum der damals bekannten Pflanzenarten erheblich erweitert. Großzügig gerechnet, gehören unter den über 500 abgebildeten Arten etwa 400 als „Wildpflanzen“ zur europäischen Flora, rund 330 davon sind in Deutschland beheimatet. Die übrigen 100 Arten sind vorwiegend fremder Herkunft und lassen sich unter dem Überbegriff „Kulturpflanzen“ vereinen: medizinisch genutzt wurden ja nicht nur die eingeführten Arzneipflanzen „par excellence“, sondern ebenfalls die meisten Zierstauden, Gewürzkräuter, Gemüse-, Obst- und sonstigen Nutzpflanzen der Gärten und Felder. Von diesen „Wild-“ und „Kulturpflanzen“ hat Fuchs insgesamt etwa 100 Arten entweder als Erster überhaupt beschrieben und in die Botanik eingeführt oder sie zumindest erstmals abgebildet (vgl. Sprague & Nelmes 1931, S. 565; Marzell 1938, S. 15 ff.; Meyer et al. 1999, S. 143 ff.). Allein diese Zahlen dokumentieren seine großen Verdienste.

Viele Pflanzen hatte er bereits bei Erfurt, Ingolstadt, Onoltzbach (Ansbach), aber auch Bayreuth, Kulmbach oder Nürnberg gesehen. Ab 1535/36 begegneten ihm dann auf jeder Exkursion in und um Tübingen (Spitzberg, Österberg, Lustnau, Bebenhausen oder Farrenberg), bei Wanderungen durchs Neckartal ins benachbarte Rottenburg oder auf Reisen nach Nürtingen oder Bad Cannstatt weitere, ihm noch unbekannte Arten. Manche erwiesen sich später als völlig neu für die Wissenschaft (wie *Dactylorhiza maculata, Muscari botryoides, Paris quadrifolia, Scilla bifolia* oder *Senecio ovatus*), viele wurden zum ersten Mal in der Geschichte der Botanik im Bild dargestellt (*Antennaria dioica, Digitalis purpurea, Orchis mascula, O. militaris, O. morio, Platanthera bifolia* etc.), andere sind wichtige Erstnachweise für Südwestdeutschland (vgl. Künkele 1987; Sebald et al. 1992–1998; Seybold 1983, 1986, 1994).

Beachtlich ist ebenfalls die Vielfalt der vor mehr als 450 Jahren angebauten „Kulturpflanzen", denn weit mehr als heute war die Bevölkerung auf Selbstversorgung angewiesen (vgl. Vogellehner 1966, S. 158 f.; Dobat 2000 b, S. 10 f.). Doch längst nicht alle Arten kann der Tübinger Professor auf den Feldern gesammelt oder aus Privatgärten erhalten haben, vor allem nicht die damals noch weithin unbekannten „Exoten". Nur 50 Jahre nach der Entdeckung Amerikas finden wir in seinem Werk die ersten europäischen Abbildungen von heute unverzichtbaren Weltwirtschaftpflanzen, wie *Zea mays* (Abb. CCCCLXXIII [473]), *Phaseolus vulgaris* (Abb. CCCCIIII [404]), *Cucurbita pepo* (Abb. CCCXCIX [399], CCCC [400]) oder *Capsicum annuum* (Abb. CCCCXVIII – CCCCXX [418–420]). Aus Afrika und Asien stammen mit *Solanum melongena* (Abb. CCC [300]), *Momordica balsamina* (Abb. CV [105]) oder *Impatiens balsamina* (Abb. CVI [106]) weitere Besonderheiten. Kein Zweifel: Fuchs muss diese und andere Raritäten selbst herangezogen haben!

DER GARTEN BEIM NONNENHAUS – EINER DER ÄLTESTEN UNIVERSITÄTSGÄRTEN DER WELT

Als 1536 ein Erlass Herzog Ulrichs die Beginengemeinschaften in Württemberg aufhob, gelangte auch das Nonnenhaus in Tübingen mit den dazugehörigen Ländereien in Staatsbesitz. Urkundlich als Dienstwohnung von Leonhart Fuchs und seiner Familie nachgewiesen ist das Gebäude allerdings erst im sogenannten „Dienerbuch" von 1549 (vgl. Dobat & Mägdefrau 1975, S. 12). Aus dem dortigen Text wird ersichtlich, dass Haus und Garten der Verwaltung der Universität unterstanden, also nicht Privatbesitz des Gelehrten waren, wie lange angenommen wurde.

Fuchs muss jedoch aus naheliegenden Gründen schon bedeutend früher ein geeignetes Kulturgelände zur Verfügung gestanden haben. Wo sonst auch hätte er gerade die seltenen Arten besser schützen, beobachten und zum geeigneten Zeitpunkt einsammeln können? Indirekte Hinweise auf die Existenz dieses Gartens findet man in einigen Kapiteln der *Historia* und des *New Kreüterbuchs* (vgl. z. B. Cap. XL [40], CLXXII [172]). Besonders aufschlussreich erscheinen in diesem Zusammenhang seine Angaben über den „Loerchenbaum“ (*Larix decidua*, vgl. Cap. CLXXXIX [189]): Markgraf Georg hatte ihm aus Ansbach „einen gen Tübingen geschickt“. Fuchs wird das für ihn wertvolle Exemplar aus der Hand seines einstigen Dienstherrn bestimmt sofort eingepflanzt haben, vermutlich spätestens im Herbst 1541, da das Vorwort zur *Historia* vom März 1542 stammt. Eine Bestätigung dieses Zeitraums findet sich im hinterlassenen Manuskript des Gelehrten, in dem er über *Veratrum album* mitteilt, dass „zwei Wurzeln, die ich im Jahre 1542 der Erde anvertraut hatte, schon im folgenden Jahr Blüten und Früchte“ hervorbrachten (vgl. Seybold 1990, S. 241). Nicht erst seit 1549, sondern mindestens ab 1542 nutzte er demnach diesen Garten für wissenschaftliche Zwecke! Auch Conrad Gesner (1516–1565) schickte ihm Samen von *Nicotiana tabacum*, worauf schon Ganzinger (1959, S. 223) hinweist. Viele weitere Pflanzen, die er von befreundeten Botanikern oder von seinem in Italien studierenden Sohn Friderich (1532–1604) erhielt, zog Fuchs zweifellos im Garten am Nonnenhaus heran. Ob man ihn allerdings als „first botanical garden in Tübingen“ bezeichnen kann, wie ihn Meyer et al. (1999, S. 124) ehrenvoll nennen, sei dahingestellt: Dann wäre er einer der ältesten Botanischen Gärten der Welt!

„... AUFF DAS ALLER KÜNSTLICHST ABGEMALT/ UNND MIT HOHEM GROSSEN VLEISS BESCHRIBEN ...“: DIE SYNTHESE VON KUNST UND WISSENSCHAFT

Ohne Frage haben die vorzüglichen Pflanzenabbildungen in ganz erheblichem Maße zur wissenschaftlichen Bedeutung und bis heute andauernden Wertschätzung der *Historia* und des *New Kreüterbuchs* beigetragen. In nachweisbar sehr enger Zusammenarbeit mit Fuchs wurden sie von drei geradezu begnadeten Künstlern geschaffen, die er – soweit bekannt – erst nach seiner Ankunft in Tübingen für die Mitarbeit gewann und auf eigene Kosten in Dienst stellte. Die hohe Anerkennung, die er ihrer künstlerischen Leistung zumaß, belegen ihre Porträts in beiden Werken. Wenn wir ihnen dort auch erst ganz am Ende begegnen, gleichsam als „krönender Abschluss“, so war dies doch ein für die damalige Zeit ganz außergewöhnlicher und einmaliger Vorgang. Der Gelehrte setzte ihnen damit ein bleibendes Denkmal, wobei uns die Abbildung zugleich eine lebensnahe Vorstellung ihrer Tätigkeit vermittelt.

Albrecht Meyer aquarelliert gerade eine nahezu fertige Zeichnung, die dann als Vorlage für die Übertragung auf den Holzstock, die spätere Druckplatte, diente. Heinrich Füllmaurer hält eine solche Holztafel in der Hand, außerdem die als Vorbild dienende Pflanzendarstellung auf dem Pergament. Ihre Umzeichnung auf die glatte, feingeschliffene Holzoberfläche wurde mit großer Sorgfalt durchgeführt, wie die 23 noch in Tübingen vorhandenen „Kräuterbuchtafeln" zeigen (vgl. Dobat 1983, 2000 a). Der Dritte im „Künstlerbunde" war Veyt Rudolff Speckle, einer der bedeutendsten Formschneider der Zeit. Seine Aufgabe bestand darin, die Abbildung auf dem Holzstock mit ihren sämtlichen Details erhaben herauszuarbeiten. Dazu dienten dem in Straßburg lebenden Holzschneider verschiedene Instrumente. Alle freien Flächen mussten eingetieft werden, bis schließlich jede einzelne Linie der Zeichnung als erhöhter, schmaler Grat zurückblieb. Nach der Einfärbung ergab diese reliefartige Erhöhung beim Abdruck eine seitenverkehrte Wiedergabe der ursprünglichen Originalzeichnung. Wie viele Tage Speckle wohl für einen einzigen Holzschnitt benötigte?

Um Kosten und Platz zu sparen, ließ Fuchs gelegentlich miteinander verwandte Arten in einem Bild vereinen. Einer gemeinsamen Wurzel zum Beispiel „entspringen" die beiden Rosen (vgl. Abb. CCCLXXIIII [374]) oder die drei verschiedenen *Lamium*-Arten (vgl. Abb. CCLXIIII [264]). Auch schönblühende Gartenformen (vgl. Abb. CC [200], CCLXXXVII [287]) oder einzelne Sorten wichtiger Kulturpflanzen (vgl. Abb. XLVI [46], CCXXXIX [239], CCCCLXXIII [473]) sind auf diese Weise „zusammengesetzt". Ebenso wird die gleichzeitige Darstellung von frisch entfalteten Blüten und überreifen Früchten, um hier nur den Pfirsichbaum (vgl. Abb. CCCXLI [341]) oder die Johannisbeere (vgl. Abb. CCCLXXVII [377]) zu nennen, wohl auf Anweisung des Gelehrten vorgenommen worden sein. Bei vielen Wildpflanzen kannte nur Fuchs den Zeitpunkt ihres Blühens und Fruchtens; seine Mitarbeiter fügten dann die einzelnen Entwicklungsstadien, die er ihnen vorlegte, zu einem einprägsamen Gesamtbild der jeweiligen Art zusammen. Manche im Frühjahr begonnene Zeichnung konnte somit erst im Herbst beendet und im Winter weiter bearbeitet werden.

Sehr viel Zeit erforderte ebenfalls die anschließende Handkolorierung des Drucks. Beide Werke gelangten daher sowohl in einer preiswerteren „Schwarzweiß-Ausgabe", als auch in einer aufwendig kolorierten „Prachtedition" in den Handel. Den hohen Preis von 15 Gulden für ein derartiges Exemplar der *Historia* nennt Fuchs in einem Brief vom November 1542. Er entsprach somit fast seinem eigenen Monatsgehalt, und nicht einmal seinen engsten Freunden konnte er ein Buch schenken (Fichtner 1967, 1968). Ähnlich dürfte es beim *New Kreüterbuch* gewesen sein, und fast an ein Wunder grenzt die Tatsache, dass davon ausgerechnet das persönliche Handexemplar aus seiner einstigen Privatbibliothek in Tübingen die Zeiten überstand. Heute in Ulm aufbewahrt, wurde nach ihm der vorliegende Nachdruck angefertigt. Fuchs wird die Kolorierung gerade auch dieses Bandes selbst verfolgt und überprüft haben, sodass größtmögliche Authentizität gegeben ist. Wie soeben von einer Exkursion mitgebracht oder frisch aus dem

Garten geholt, erscheinen uns die vor über vier Jahrhunderten in sorgfältiger und mühevoller Gemeinschaftsarbeit entstandenen Pflanzenbilder.

DIE LETZTEN ZWEI JAHRZEHNTE

Historia und *New Kreüterbuch* trugen Fuchs' Namen hinaus in alle Welt – und dennoch begann er schon 1543 mit der Fortsetzung seiner Pflanzengeschichte. Spätestens 1550 lag der erste Teil dieser Handschrift fertig vor (vgl. Stübler 1928, S. 99), bis zum Juli 1551 waren über 300 neue Abbildungen hinzugekommen (vgl. Seybold 1986, S. 12). Anhand des Briefwechsels mit seinem Freund Camerarius sind wir über den allmählichen Fortgang während der nächsten Jahre recht gut unterrichtet: 1557 war ein zweiter Band mit 400 weiteren Bildern abgeschlossen, dem 1563/64 schließlich das Manuskript eines dritten Bandes folgte. Damit war nach rund 20-jährigem Fleiß und Einsatz das Gesamtwerk weitgehend vollendet. Immer stärker hat sich der Gelehrte offenbar mit dieser Arbeit identifiziert, sich geradezu in sie „verbissen“ – anders ist diese immense Leistung wohl kaum zu erklären. Verständlich auch, wenn Fichtner (1968, S. 75) anmerkt: „Insgesamt scheint die Praxis je länger je weniger eine Rolle im Leben von Fuchs gespielt zu haben.“ Selbst herbe Rückschläge konnten seine Beharrlichkeit nicht ins Wanken bringen, denn mehrfach hatte er in diesen zwei Jahrzehnten vergeblich versucht, einen Geldgeber für den Druck zu finden. Jeder andere hätte wohl resigniert, doch er blieb unentwegt tätig und ließ auf eigene Kosten Zeichnungen, Holzstöcke und Probedrucke von den neu aufgenommenen Pflanzen anfertigen (vgl. Rytz 1933). Mit Jerg Ziegler stellte er um 1550 sogar einen weiteren, außerordentlich befähigten und tüchtigen Maler ein. Er sollte der letzte künstlerische Mitarbeiter von Fuchs werden. Einige der 440 von ihm signierten Aquarelle im Manuskript lassen sich genauer datieren, da sie nach dem Herbar des Augsburger Arztes und Reisenden Leonhard Rauwolff (1535–1596) angefertigt wurden. Er dürfte Fuchs 1563 besucht haben und stellte ihm seine Pflanzensammlung zur Verfügung (vgl. Ganzinger 1963, S. 28; Seybold 1986, S. 20, 1990, S. 251 ff.; Meyer et al. 1999, S. 185 ff.). Auch acht der in Tübingen verbliebenen und noch ungeschnittenen Kräuterbuchtafeln gehen auf diese Vorlagen zurück und tragen Zieglers Monogramm. Nach wie vor bemühte sich Fuchs also um eine Erweiterung seiner Pflanzenkenntnisse, um Vervollständigung der Handschrift und um die Unterstützung durch auswärtige Botaniker. Dies bis in seine letzten Lebensjahre hinein, die vom Tod seiner Frau Anna im Februar 1563 überschattet waren. Im darauf folgenden Jahr heiratete er Afra Graeter, die Witwe eines Pfarrers aus Schwäbisch Hall, doch seine Kräfte ließen allmählich nach. Weitere verzweifelte Versuche, von verschiedenen Fürsten und Reichsstädten Gelder für den Druck seines „Lebenswerkes“ zu erhalten, scheiterten. Keine seiner Hoffnungen erfüllte sich. Tief enttäuscht, von Krankheiten gezeichnet und von zunehmender Sehschwäche geplagt, starb Leonhart Fuchs am 10. Mai 1566 in Tübingen. Beerdigt wurde er an der Seite seiner ersten Frau auf dem einstigen Friedhof bei der Ammer, dessen Gelände man 1835/36 in den Alten Botanischen Garten eingliederte. Ein Arboretum wurde darauf angelegt, und noch immer stehen dort einige der alten Bäume. Unter ihnen ruhen beide an ungewisser Stelle ...

Auch Fuchs’ ältester Sohn Friderich (1532–1604), der Stadtarzt in Ulm war, konnte trotz großer Bemühungen die Drucklegung der Handschrift nicht verwirklichen. Nach seinem Tod gelangte das Manuskript in den Handel. Über 200 Jahre galt es als verschollen – und schlummerte zum Glück doch seit 1756 an einem sicheren Ort: in der Österreichischen Nationalbibliothek in Wien. Dort erinnerte man sich 1954 anlässlich einer Ausstellung an die Handschrift, die schließlich durch Ganzinger (1959) aus ihrem „Dornröschenschlaf“ erweckt wurde. Dieser dreibändige *Codex Vindobonensis Palatinus*, gegliedert in neun Teilbände mit zahllosen eng beschriebenen Folioseiten und über 1.500 Abbildungen, ist ein weiteres bleibendes Vermächtnis des Tübinger Gelehrten, der mit Recht als einer der „deutschen Väter der Pflanzenkunde“ in die Geschichte einging.

Bildnis des Leonhart Fuchs von 1569 ist im Archiv
unter der Sign. „Auswärtige Bildnisse 1441"

New Kreüterbůch/in welchem nit allein die gantz histori/das ist/namen/gestalt/statt vnd zeit der wachsung/natur/krafft vnd würckung/des meysten theyls der Kreüter so in Teütschen vnnd andern Landen wachsen/mit dem besten vleiß beschriben/sonder auch aller derselben wurtzel/stengel/bletter/blůmen/samen/frücht/vnd in summa die gantze gestalt/allso artlich vnd kunstlich abgebildet vnd contrafayt ist/das deßgleichen vormals nie gesehen/noch an tag kom̄en.

Durch den hochgelerten Leonhart Fuchsen der artzney Doctorn/vnnd derselbigen zů Tübingen Lesern.

Mit dreyen nützlichen Registern/auß welchen die zwey ersten/aller kreüter daruon hierin̄ gehandlet/Teütsche/Lateinische vnnd Griechische namen/auch deren sich die Apotecker gebrauchen/begreiffen. Im dritten aber mag man zů allen kranckheyten vnd gebresten so dem menschen/vnd auch zum teyl dem viech/mögen zůfallen/vilfeltig artzney vnnd radt eilends finden/sampt ettlichen andern stucken zur haußhaltung trefflich nütz vnd dienstlich.

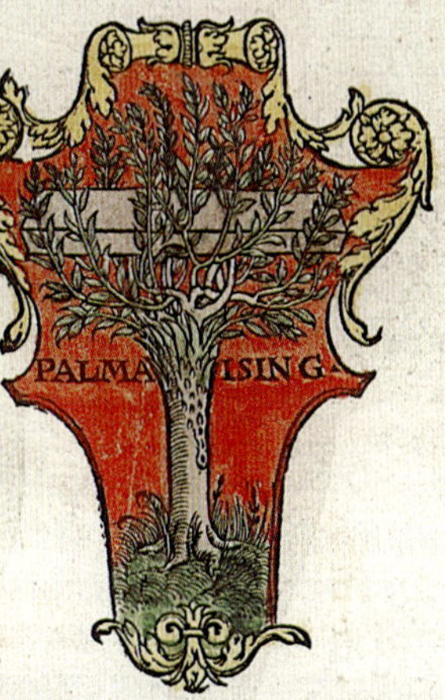

Mit Keyserlicher Maiestat freiheyt/in fünff jaren weder nach zů trucken/noch durch ein außzug zů bekürtzen/bey der peen so die form/gleich auffs Register volgend/außweißt.

Getruckt zů Basell/
durch Michael Isingrin/ 1543.

D. Leonhart Fuchs/seins alters im XLII. Jar.

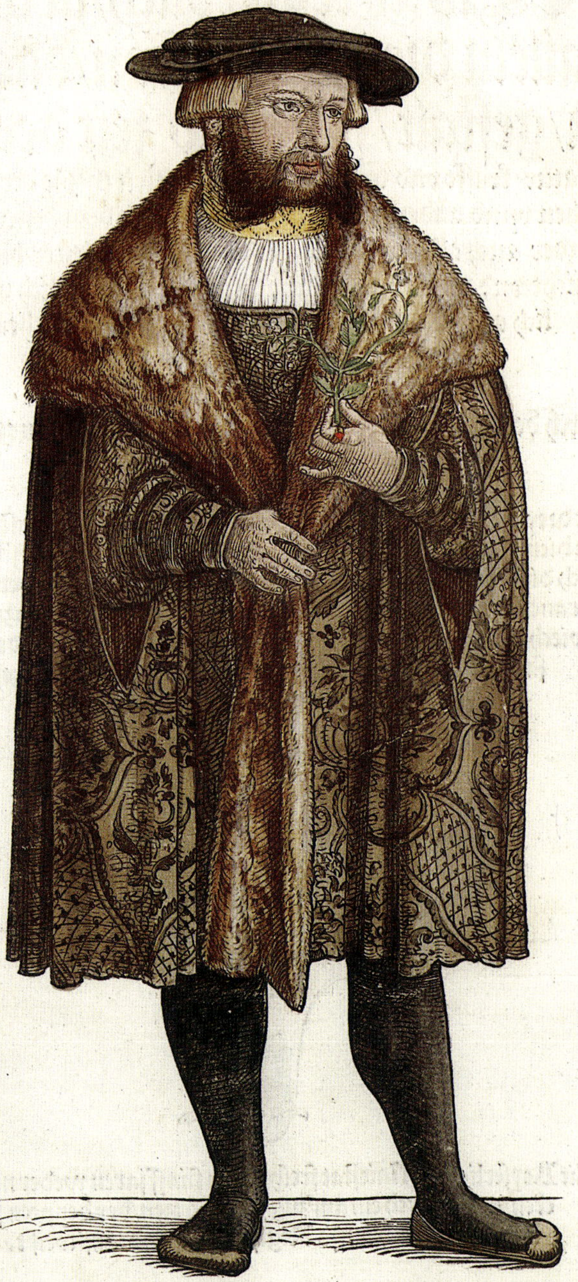

Der aller durchleuchtigsten Christenlichsten hochgebornen Fürstin vnd Frawen/Fraw Anna Römischen zů Hungern vnd Behem Künigin/Ertzhertzogin zů österreich/Hertzogin zů Burgund/Steyr/Crain/Gräfin zů Tyrol etc. meiner aller gnedigsten Frawen.

Aller durchleuchtigste/Christenlichste Künigin/aller gnedigste Fraw/ich hab vor einem jar nechst verschinen ein Lateinisch kreüterbůch im truck lassen außgeen/darinnen nit on sondern grossen kosten/müe vnnd arbeyt/ mehr dann fünffhundert figuren von den frischen vnnd lebendigen kreütern so in Teütschen fürnemlich/auch andern mehr landen wachsen/dermassen abgemalet vnnd contrafeyt seind/das sie nit wol artlicher vñ besser/nach aller jhrer gestalt/hetten mögen abgebildet werden. Darzů hab ich derselbigen aller warhafftige histori/das ist/namen/geschlecht/gestalt/ort vnnd zeit jhrer wachsung/natur oder complexion/krafft vñ würckung/auß den aller eltesten/besten vnd berümptesten kreüterschreibern vnd ärtzet/auff das aller vleissigest vnd kürtzest so mir jm̃er müglich gewesen/beschriben vnnd zůsamen tragen/also das vormals nie/on rhům zů reden/dergleichen an tag kom̃en ist. Sölches aber alles zů thůn bin ich auß kheiner andern vrsachen bewegt worden/weder das ich mit diser meiner müe vnd arbeyt denen so in der loblichen vnd notwendigen kunst der artzney wolten fruchtbarlich fürfaren vñ studieren/möchte dienen/rhätlich vnnd fürderlich sein/in ansehung das mir wol bewüßt/wie vor wenig jaren die erkantnuß fast aller kreüter bey dem mehren teyl der artzet allso gantz vnd gar erloschen ist gewesen/vnd in einen abgang kom̃en/das man wenig gefunden hat/die zehen kreüter recht vnd grüntlich erkennt haben/dieweil sie sich mit disem handel nit seer bekům̃ert/sonder denselben auff die allten weiber/vnd vngelerten Apotecker geschoben/gleich als were es jnen zů verweissen oder ettwas vneerlich gewesen/sich mit sölcher vnnötiger sorg der erforschung der kreüter zů beladen. So doch wissentlich ist/wie die alten artzet/in sonderheyt Theophrastus/Dioscorides vnnd Galenus/nichts eerlicher noch nötiger zů sein geacht haben/dañ dise vleissige erkündigung der kreüter. Darumb seind dieselbigen vil lender mit grossem kosten/leibs vnd lebens geferligkeyt durchzogen/damit sie die kreüter gentzlich möchten erkennen/vñ wie vnd wo sie wůchsen/mit jhren eygnen augen besichtigen vnd anschawen. Vnnd solt billich das exempel so treffenlicher vnd gelerter menner/vnser artzet bewegt haben/damit sie die erkantnuß der kreüter nit so gantz vnd gar in wind geschlagen vnnd verachtet hetten. Was aber zů letzst für grosse merckliche jrthumb auß diser nachlessigkeyt vnd verachtung erwachsen vnd gefolgt seind/hab ich in andern meinen bůchern gnůgsam angezeygt/vnnd ist derhalben nit von nöten sölchs hie nach der leng zů widerholen. Darmit ich nun denen so zů vnsern zeiten sich auff die kunst der artzney begeben haben/in der erkantnuß der kreüter etlicher massen hilfflich sein/vñ die jrthumb so auß sölcher vnwissenheyt erwachsen fürkom̃en möchte/hab ich vorgedacht mein Lateinisch Kreüterbůch zůsamen getragen/vnd volgends im truck lassen außgeen. Dieweil aber sölchs allein denen so der Lateinischen spraach verstendig fürtreglich ist/vnd nit desterweniger daneben vil die diser spraach vnerfaren seind/vnd doch lust vnd liebe zů der pflantzung vnd erkantnuß der kreüter haben/gefunden werden/bin ich zum offtermal von ettlichen derselbigen auffs höchst vnd vleissigest ersůcht vnd gebetten worden/

diß mein Lateinisch Kreüterbůch in das Teütsch zů bringen/vnd volgends mit zů thůn der warhafftigen vñ lebendigen abbildung vnd figuren der kreüter/in truck lassen außgeen / das ich dañ auff vilfeltig jhr ansůchen hab gethon / vnnd sölchs auß keiner andern vrsachen/dañ das mich für gůt vñ nützlich angesehen/ das die kreüter nit allein von den ärtzten/ sonder auch von den Leyen vnd dem gemeinen mañ in gärten hin vnd wider vleissig gepflantzt vñ aufferzogen werden/darmit derselben erkantnuß in Teütschen landen dermassen täglich wachs vnd züneme/das sie nim̃er in vergessung möge gestelt werden. Das hab ich für nemlich hie darumb wöllen anzeygen / darmit nit die vnuerstendigen möchten meynen / das ich derhalben mein Kreüterbůch hette wöllen inn die Teütschen spraach bringen/ damit auch der gemein mañ kündte jhm selbert in der not artzney geben/ vnd allerley kranckheyt heylen. Dañ mir wol bewüßt/das vil mehr zů einem rechtgeschaffnen artzt gehört/ dañ allein kreüter vnd derselbigen würckung erkennen vnd wissen. Darumb ob schon einer vil kreüter kent / so würdt er dannest noch lang kein artzt sein/sonder er můß auch andre ding die zů einem volkom̃en artzt gehören / wissen vñ gelernt haben. Es sol aber auch niemands derhalben vnderlassen dise edle creatur Gottes zů erlernen/ob schon jhre erkantnuß keinen volkom̃en artzet macht. In dem Teütschen aber hab ich mich in sonderheyt beflissen/ das die ding so dem gemeinen mañ zů wissen nit dienstlich noch nötig seind/würden außgelassen vnd überschritten. Hergegen hab ich die beschreibung der gestalt aller kreüter vil völliger gemacht / vnd baß herauß gestrichen/ dañ vormals im Latein geschehen/ darmit dieselbigen menigklich dermassen würden jngebildet / das sie fürhin nim̃er in einigerley vergessen kom̃en möchten. Dann wo die alten lerer/ der kreüter gestalt an allen orten hetten vleissig abgemalet / vñ mit worten volkom̃enlich beschriben / so weren vns auff den heütigen tag vil kreüter bekant / die allso auß gemeiner erkantnuß kom̃en seind. Vnd darmit ich die sach kürtze/so hab ich weder müe/arbeyt noch kost gespart/ damit diß mein new Kreüterbůch dermassen an tag keme/das es dem gemeinen mañ zů der erkantnuß der kreüter möchte nützlich vnd füglich sein. Nachdem vnd ich mich aber lange zeit bedacht/aller gnedigste Fraw/wem ich sölch mein New Kreüterbůch möchte am aller füglichsten züschreiben / hab ich nach sölchem langen bedacht niemands gefunden dem ichs billicher züschreibe dann ewer Königlichen Maiestat/ vnnd das auß folgenden vrsachen. Erstlich das diß mein Kreüterbůch so vnder ewer Königlichen Maiestat schutz vnd namen außgeet/ bey yederman dest mehr vnd grösser ansehen hette/ dieweil offenbar vnd meniglich bewüßt/das diser zeit vnder allen Königin kheine von höherm stam̃en geborn/ vnnd mit mehren vnnd höhern Königlichen tugenden/ dann ewer Königliche Maiestat/ begabt ist: das on zweifel ein yeder so zů lestern vnd zů schmehen ander leüt arbeyt geneygt ist/gegen ewer Königlichen Maiestat namen sich entsetzen würt/vnd also seins lesterns absteen. Zů dem andern/ das ich in keinen zweifel setz/diß mein bůch/ darinnen so vil kreüter auff das aller künstlichst seind abgemalt/vnnd mit hohem grossen vleiß beschriben/werde ewer Königlichen Maiestat seer angenem sein / dieweil sich ewer Königliche Maiestat offt darmit mag belüstigen/ vnnd kurtzweilen/nach dem exempel viler mechtiger König vnnd Königin / die sich vor zeiten des handels der kreüter mit sonderm hohen vleiß vnd ernst vndernom̃en haben/wie das noch auff den heütigen tag vil kreüter / so derselbigen König vnnd Königin namen behalten haben/klärlich bezeugen. Dañ woher hat Entian/ die zů Latein Gentiana genent würt/jren namen/ weder von der Sclauen oder Croatier König Gentio überkom̃en? Also ist das kraut so wir Weiderich heyssen/ von Lysimacho

der Ma

der Macedonier König / Lysimachia geheyssen worden. Deßgleichen ist das kraut welchs wir wasser Bathengel nennen/von dem König Mithridate/Mithridatia genent worden. Also ist auch der Beyfůß auß keiner andern vrsachen Artemisia geheyssen/dañ von der Königin die ein gemahel des Königs Mausoli gewesen/welche denselbigen durch jren sondern vleiß erfunden/vñ jm darnach sölchen namen jngesetzt hat. Vnd wer ist vor vnd nach vnder allen Königen so mechtig vñ gewaltig gewesen als Salomon/ noch wolt er nichts dester weniger sich allso seer in der erkantnuß der kreüter bemüen/das er/wie vns sölches die heylig Götlich schrifft offenbarlich bezeugt/vom Cederbaum an biß zů dem Hysopkraut/das auß der mauren wechßt/artlich vnd weißlich kündte reden vnnd disputieren. Gleicher weiß vnnd gestalt thůt auch yetzund der aller durchleutigest hochgeborn Römisch vñ zů Hungern König etc. ewer Königlichen Maiestat gemahel/mein aller gnedigster Herr/der sich also mit diser kreüter kunst/wie ich bericht würd / belüstiget vnnd bemüet / das er nit allein die so derselbigen erfarnuß vnnd kundtschafft haben gnediglich/wie etlich Römische Keyser vor zeiten gethon/auffenthelt/sonder sein Königliche Maiestat laßt jhr zů summers zeiten die kreüter im feld vnd in den gärten abbrechen/sich damit zů erlüstigen/also das sie derselben nit einen geringen verstand hat/ vnd mehr dañ die/denen es auß jrem berůff zůsteet vñ gebürt/daruon zů reden weyß. Welchs warlich heyßt recht inn die fůßstapffen der alten König tretten / die sich auch vleissig mit disem handel/wie vormals angezeygt/bekümert haben. Verhoff diser vrsach halben diß mein bůch ewer Königlichen Maiestat auch vil mehr angenemer zů sein. Zum dritten so hab ich mein nun zum offtermal gedacht Kreüterbůch ewer Königlichen Maiestat in sonderheyt wöllen zůschreiben/ darmit ich mein gantz vnderthenig dienst vnd geneygten willen gegen ewer Königlichen Maiestat erzeygte. Ist derhalben an ewer Königliche Maiestat mein vnderthenig bitt / sie wölle sölch mein bůch / das ich jhr hiemit zůeygen / vonn mir gnediglich annemen/vnd nit die geringheyt der schencke/sonder vil mehr gegen ewer Königlichen Maiestat mein gantz vnderthenigen willen/vñ gegen yederman mein getrewe wolmeynung ansehen. Vnd so ich dise mein müe vnnd arbeyt ewer Königlichen Maiestat angenem sein spüren würd/ wil ich dester geflissener sein/ in gleichem fall hinfüran / mit Göttlicher hilff/dem gemeinen nutz nach allem meinem vermögen zů dienen. Der allmechtig Gott wölle ewer Königliche Maiestat in langwiriger gesundtheyt vnd seliger wolfart gnediglichen fristen vñ erhalten/ deren ich mich in aller vndertenigkeyt hiemit beuilch. Datum Tübingen den dritten tag des Mertzens/im jar M. D. XLIII.

E. Königlichen Maiestat

Vndertheniger

Leonhart Fuchs der artzney Doctor.

Michael Isingrin zum Leser.

DAmit vnser New Kreüterbůch/Günstiger lieber Leser/welchs wir nit on mercklichen grossen kosten/zů lob Gott dem allmechtigen/auch zů nutz vnd wolfart gemeiner Teütscher Nation/von allerley gewechß souil auß Teütschen vnd andern Landen hatt mögen zůwegen bracht werden/nach der besten form vnd gestalt/zůgericht/meniglichem deßt nützer vñ breüchlicher were/haben wir seinen gantzen inhalt in drey Register abgeteylt/vnd im ersten aller Kreüter Teütsche namen vnnd zůnamen/im andern die Lateinischen vnnd Griechischen/so den Teütschen allenthalben zůgesetzt seind/sampt denen so sich die Apotecker gebrauchen/begriffen. Welche namen alle/im anfang der Capitel/oder vnder den geschlechten/so zů zeiten den namen gleich nachgond/gefunden werden. In das dritt Register aber/dariñ der kern des gantzen handels berüet/haben wir verfaßt aller kranckheyten vnd gebresten so dem menschen/vñ zů zeiten auch dem viech/mögen zůfallen/artzney vnnd rath/sampt etlichen andern stucken zur haußhaltung fast nützlich vnnd dienstlich. Sölche krafft aber vnd würckung der kreüter haben wir nit von vns selbs/oder auß vngegründten bůchern/sonder allein was von den vreltesten/hochberümpsten vnd sölcher künsten erfarnen ärtzten/als Dioscoride/Theophrasto/Galeno/Plinio etc. deren keiner in vierzehen hundert vñ mehr jaren gelebt/jnen zůgeschriben vñ auch gewißlich erfarn ist/darmit an sölchem niemandt nüt zůstraffen hette. Vnd so wir werden spüren das diß vnser werck dir angenem sein würdt/wie wir nit vnbillich verhoffen/alßdann wöllen wir/so es Gott gefellig/nit nachlassen/biß alles so noch überig vnd hiezů dienstlich möchte gefunden werden/gleicher form vnd gestalt auff das aller schönst abgebildt vñ contrafayt/wie wir hieriñ auch gethon/vnd in ein besonder bůch/darmit niemandt etwas das er vorhin hette/widerumb zů kauffen beschwert würde/zůsamen tragen/vnnd dasselbig auch mengklichem/wie yetz geschehen/früntlich mitteylen. Dañ vns ye Gott sölchen kostlichen schatz vñ überfluß der kreüter darumb geben/dieweil er vns vilen zůfallenden kranckheyten vnderworffen/das wir sie zur notturfft brauchten/vns damit zůhilff kemen/vnd hieriñ/wie auch auß andern geschöpffen/sein vnergründtliche vätterliche güte lerten erkennen/vnnd danckbarlich gegen jhm alle zeit erzeygten. Wöllest sölchen vnsern getrewen fleiß vnnd wolmeynen zů danck annemen.

Register der Teütschen namen vnd

zůnamen aller kreüter so in disem bůch begriffen. Die zal bedeut das Capitel. Das gemäl eins yeden krauts findstu eintweder vor den Capiteln/oder denselben jngeleibt/oder aber gleich hernach. Es hat auch yedes gemäl seinen namen/darbey es wol mag erkeñt werden.

GRAECARVM ET LAtinarum nomenclationum quarum in hoc Germanico scripto fit mentio, Index. Numerus caput significat.

Gossi-

Sabi-

FINIS.

Kranckheyten Register/in welchem

die zalen/Capitel bedeuten. Die bůchstaben aber so nach der zal volgen/ zeygen das ort des Capitels dabey ein yeder verzeychnet ist.

Feüch-

G

Gicht.

H

M

Müde

Scha-

Zum Leser.

Es ist an ettlichen orten im trucken gefelt worden/ sol verbessert werden wie nachuolgt.

Bey der lxxxv. figur/ für weisser Hanenfůß/ liß wisen Hanenfůß. cxxviij. C. an der viij. zeil/ für hörnlin/ liß härlin. cclxxiij. B. an der xxv. zeil/ für jnmacht/ liß jngemacht. cccxviij. C. an der vj. zeil. für gebrachen/ liß gebrauchen.

WIr Carol der fünfft/von Gottes gnaden Röm. Keyser/zů allen zeiten merer des Reichs/in Germanien/Hispanien/beyder Sicilien/zů Jerusalem/zů Hungern/Dalmatien/Croatien etc. König/Ertzhertzog zů österreich/Hertzog zů Burgund etc. Graff zů Habspurg/Flandern vnd Tyrol. Dieweil vnser pflicht/darzů vns Göttliche fürsehung geordnet/fürnemliche vrsach erfordert/nit allein vnsers heyligen Röm. Reichs grentzen zů bewaren/schützen vñ schirmen/vnsern vnderthonen friden zů schaffen/sonder auch alle andere sachen vnnd hendel zů mässigen/regieren vnd verwallten/die tugend mit außtilgung der laster/vnnd die weißheyt mit freien künsten zů fürdern/sollen wir sölchs mit sonderm vleiß vñ ernst meniglichem jnbilden vnd zů verston geben. Vnd so dann hiezů erhaltene vnd verlaßne bůcher sonders dienstlich/auß welchen/als auß einem vnerschöpfften brūnen/die aller schönsten exempel vnsers gantzen lebens/auch gewisseste/sicherste vñ rechtgeschaffne radschläg gantz reichlich herauß fliessen/haben wir erstlich für billich/nützlich vnd notwendig geacht vnnd angesehen/zů verhůten/so yemands an disen handel etwas vleiß/kosten/müe vnd arbeyt legte/das jm sölche gemeine gůtthat nit nachteylig noch zů schaden reychen sollte. Derhalben als vns vnser vñ des heyligen Reichs lieber vnd getrewer Michael Jsingrin/Trucker zů Basell/fürtragen lassen/wie das er vorhabens/ettliche allte vnd newe lobliche vñ nützliche bůcher zů gemeinem nutz der studierenden außgeen zů lassen/aber er besorgte das ander sölche seine bůcher jm on vrsach oder verwegenlich nachtrucktend/welchs dañ zů seinẽ grossen schaden reychen möcht. Hierauff hatt er von vns demůtiglich begert sicherheyt/das jm sölche seine bůcher vnbillich vñ verderblich niemands nachtrucke/jhm berathen vnd beholffen zů sein. Haben wir sein bitt gnediglich gehört/vnd damit er schadens gefreiet/auch gemellte seine bůcher mit grösserm vleiß vnd ernst trucken vnd an tag kom̃en lassen möge/gepieten vnd wöllen wir deßhalb hie mit disem vnserm offentlichen Edict vñ Mandat/das von niemands in kein weiß noch weg/so weit sich vnsers heyligen Reichs grentzen erstrecken/was er Michael Jsingrin für fürnemer vñ wolgeachter autoren bißher getruckt/vnd auch in den nechsten zehen gantzen jaren nach einander trucken mag/sie seyen in was spraach sie wöllen/in den nechsten fünff jaren weder nachtrucken/noch durch einigen außzug bekürtzen lassen etc. auch die an andern orten nachgetruckt/in vnser vñ des heyligen Römmischen Reichs grentzen/weder heimlich noch offentlich verfůren/veyl haben/noch verkauffen sollen/bey peen fünff marck purß lötigs golds/deren halber teyl vnserer Camer/als zur belonung sölchen betrug zů rechen/der ander halb teyl aber zů trost vnd schutz dem betrognen/gefallen/mitsampt verlierung derselbigen nachgetruckten bůchern/so gemellter Michael Jsingrin/es sey an welchen orten es wölle/selbs oder durch die seinen ankom̃en/erobern/oder mit hilff einer oberkeyt desselbigen orts/oder on sölche oberkeyten behendigen vnd zů seinem gewalt bringen vnnd beziehen mag. Des zů vrkund haben wir diß vnser Edict vnd Mandat mit eygener hand vnderschriben/vñ mit vnserm angehenckten sigel bewaren lassen. Datum in vnser statt Tolet/den achtzehenden Hornungs/im Tusent fünffhundert neun vnnd dreissigsten/vnsers Keyserthumbs im neunzehenden/vnd vnserer Reichen im vier vnd zwentzigsten jar.

CAROLVS

V^t Held.

Auß Röm. Keyserlicher Maiestat eygnem beuelch.

Obernburger.

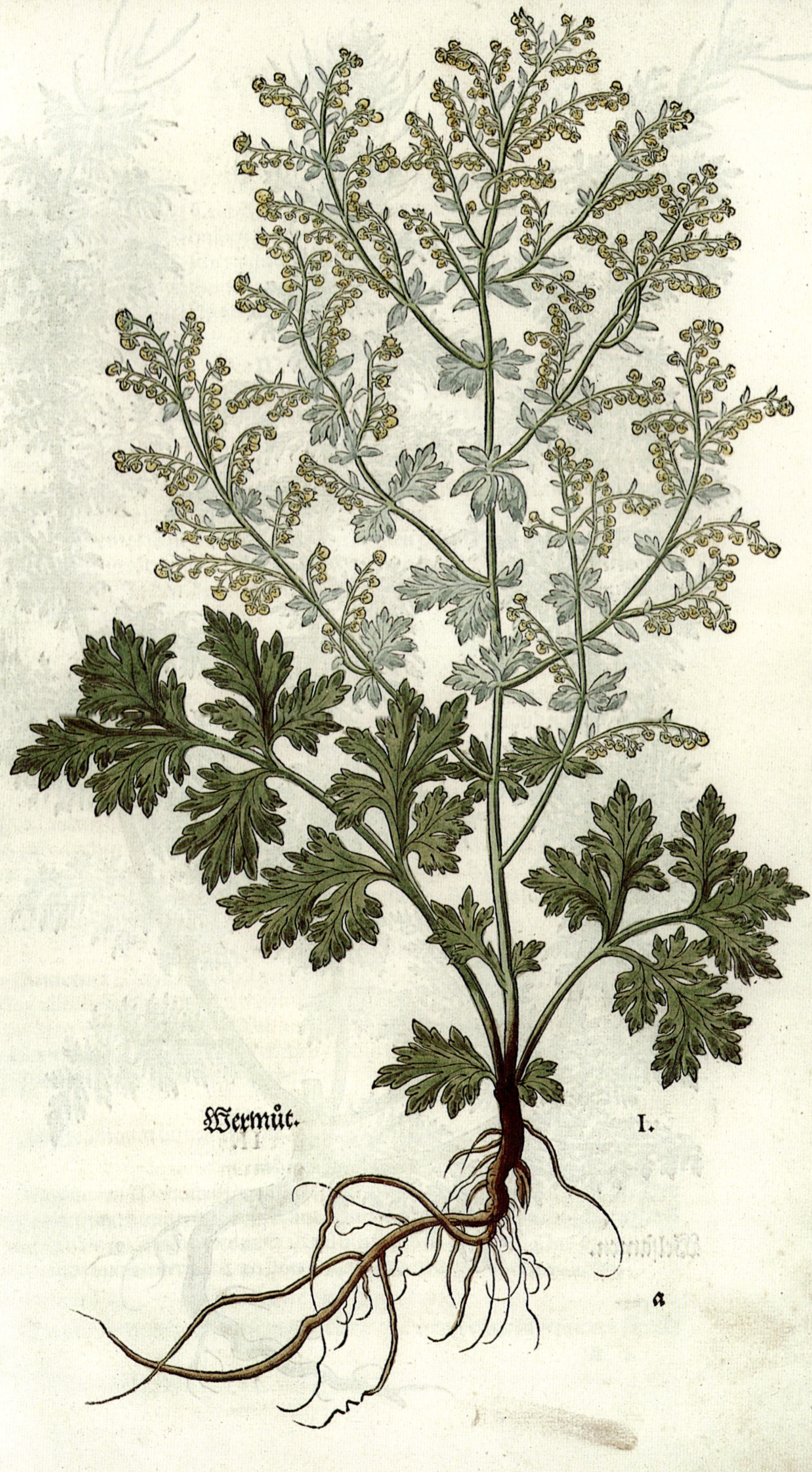
Wermůt.
I.
a

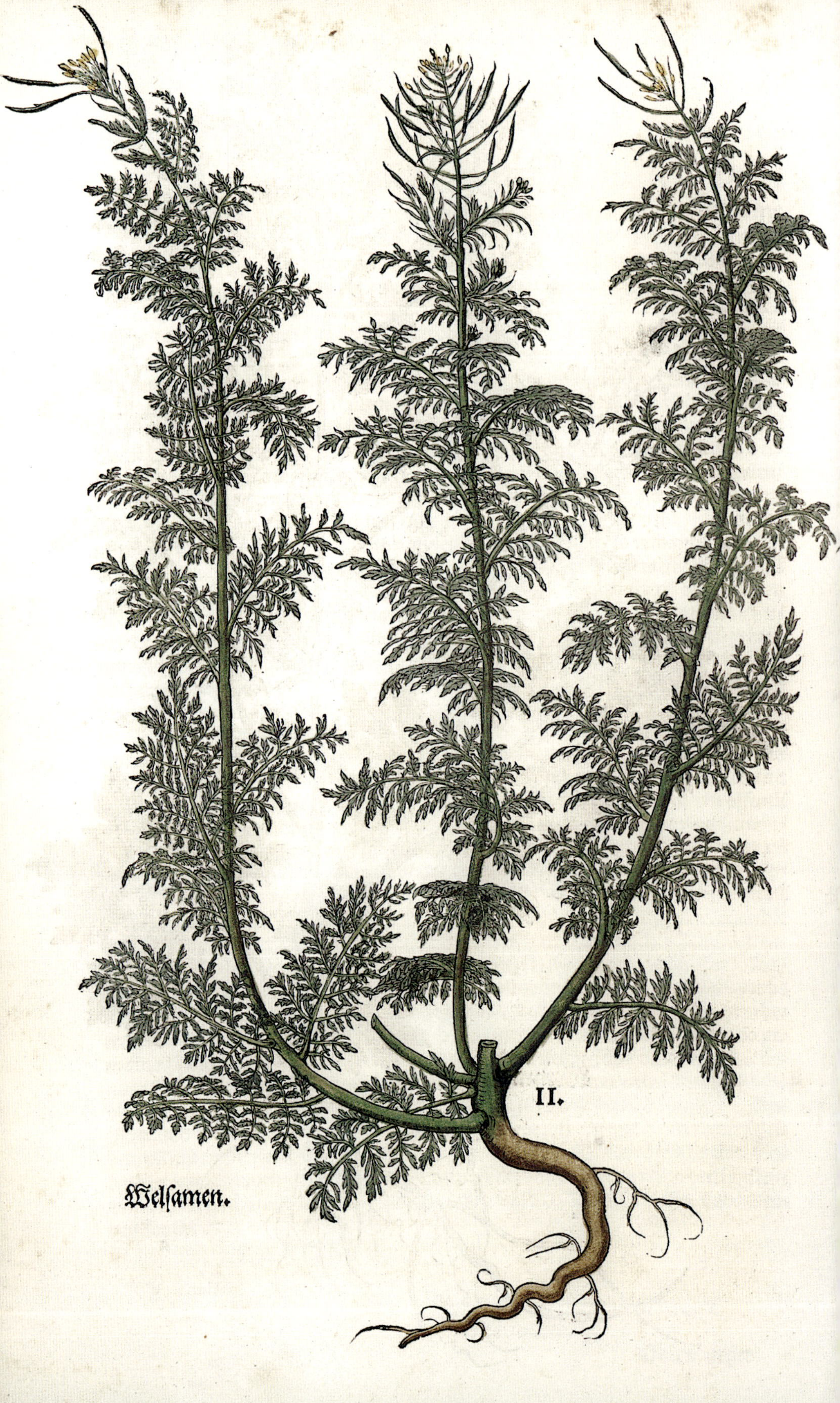

Welsamen.

II.

Von Wermůt. Das erst Capitel.

Namen.

A WErmůt / oder Weremůt / würdt diß kraut von vnsern Teütschen geheyssen darumb / das seer bitter ist / vnd derhalben freud vnd můt weret vnd vertreibt. In Griechischer vnnd Lateinischer spraach würdt es genent Absinthium / welcher nam̃en biß auff den heutigen tag in den Apotecken bliben ist.

Geschlecht.

Des Wermůts find man̄ dreierley geschlecht / wie das Dioscorides vnd Galenus klärlich anzeygen. Das erst nent man Römisch / oder gemeyn Wermůt. Das ander geschlecht würt zů Latein Seriphium genent / auff Teütsch aber Welsamen. Das dritt würdt im Latein genent Santonicum / darumb das es gern wechst bey den völckern in Franckreich so Santones geheyssen werdē. Daher kompts das etlich auß mißuerstandt diß worts / seinen samen / der in der artzney seer gebraucht würt / Sanctum / das ist / heylig nennen. Wiewol so sie demselbigen disen nam̃en geben vm̃ seiner grossen krafft willen / die er in tödtung der würm so im̃ leib wachsen erzeygt / seind sie darumb
B nit zůstraffen. In den Apotecken würt gedachter same genennet / Semen lumbricorum / das ist / wurmsame.

Gestalt.

Der gemeyn Wermůt ist eyn kraut mit vilen zincken vnd ästen / an welchen seind äschenfarbe bletter / vilfeltig zerspalten / vñ goltgeele blůmen / runder same / welcher alo die kleinen treublin zůsamē getrungen ist. Das ander gschlecht Seriphium genent / hat zarte zincken vñ ästlin / der kleinen Staubwurtz nit vnänlich / vnd bringt vil kleines samens / darzů auch ist es bitter vnd eines starcken geruchs. Vnd wiewol diß kraut fürnemlich an dem meer wechst / vnd in Teütschen landen nit gefunden würt / doch mögen wir Teütschen wol vnd recht dafür gebrauchen das kraut so man Welsamen neñet / dañ es der krafft / auch zum teyl der gestalt nach / dem rechten Seriphio gantz gleich ist. Santonicum ist dem gemeynen Wermůt an der gestalt nit vngleich / doch an samen nit so reich / noch am geschmack so bitter.

Statt irer wachsung.

C Gemeyner Wermůt wechst gern an gebawten / birgigen / vñ steynigen orten / Das aller beste aber vnd fürtrefflichst / wechst in Ponto / Cappadocia / vñ auff dem berg Taurus genent. Welsamen ist an etlichen orten Teütschlandß gantz gemeyn / dañ es wechst an den wegen / mauren / vnd zeünen. Santonicum in Franckreich / wie oben angezeygt ist.

Die zeit.

Im Heümonat bringt Wermůt blůmen vnd samen.

Die natur vnd complexion.

Der gemeyn Wermůt ist im ersten grad warm / vnd im dritten trucken. Der safft aber ist vil hitziger dañ das kraut. Diß erst geschlecht ist bitter / scharpff / vñ zeucht zůsamen. Das ander aber ist vil hitziger dañ das erst. Das dritt macht subtil vnd dünne / wermet / vnd dörret minder dañ das ander geschlecht.

Die krafft vnd würckung.

Wermůt hitziget / zeücht zůsamen / ist bitter / scharpff oder räß / seubert / sterckt

D vnnd trückňet auß. Derhalben treibt er auß durch den stůlgang vnnd harn/die gallen so sich in dem magen/oder desselbigen schlundt/ auch in den adern gesamlet hat. So man Wermůt nüchter jnnimbt/fürkom̄et man die trunckenheyt/vñ würt einer denselbigen tag nit voller weins. Wermůt mit Seselsamen getruncken/vertreibt die winde vnd blåste im bauch/ auch weetagen des magens/dergleichen den vnwillen/vnd das grawen. Wermůt in wasser gesotten/oder geweycht/vnnd daruon getruncken alle tag biß in die viij. lot/ nimbt hinweg die geelsucht. So er aber mit hönig würt getruncken/oder an den heimlichen orten zů sich gethan/bringt er den frawen jhre kranckheyt. Mit essig getruncken/ist er gůt für die gifftige schwam̄en. Mit wein aber ist er krefftig wider das gifft des wutzerlings/spinnen/vnd anderer gifftigen thier. So man denselbigen mit hönig anstreichet/ ist er nützlich den dunckeln augen / vnd vertreibt darinnen das vndergerunnen blůt. Wermůt gesotten/vñ alßdañ den dampff daruon in den mund glassen/lindert das zanwee/vñ weetagen der oren. Wermůt mit süessem wein gsotten/vnd übergestrichen/benimbt den schmertzen der augen. Wermůt mit rosenöl vermengt vnd übergelegt/ist dem magen seer dienstlich vñ nützlich. Mit feigen/salpeter/vnd radten meel vermischet vnd übergeschlagen/kompt er
E den wassersüchtigen/ vñ miltzsüchtigen zůhilff. Wañ Wermůt in die gewandt kasten vnnd truchen gelegt würdt/bewaret er die kleyder vor den schaben. Mit öl angestrichen/vertreibt er die schnacken/vnd mucken. Wañ man wasser darinne Wermůt gesotten oder geweychet ist in die dinten geüßt/ so zerfressen die meüß die bůchstaben nit. Solche krafft vnd tugent hat auch sein safft. Doch sol derselbig nit in den leib genom̄en werden/dañ er schadet dem magen/vñ bringt mit sich das hauptwee. Seriphium allein/oder mit reiß gesotten/vnd mit hönig jngenom̄en / tödtet die würm des bauchs/ vnd lindert den stůlgang. Solche tugent hat er auch/so er mit süessem wein würt jngenom̄en. Santonicū hatt gleiche krafft dem Seriphio / aber es ist am allerbreüchlichsten wider die würm/mit hönig jngenom̄en/ oder mit einem andern süessen tranck.

Wermůt wein. Der Wermůtwein bekompt treffenlich wol dem magen/dañ er stercket seine dewung / macht auch lust zů essen. Bringt den frawen jhre blödigkeyt. Ist gůt den lebersüchtigen vnd geelsüchtigen/auch den so würm haben.

Von Staubwurtz. Cap. II.

Namen.

A Diß kraut/welches würt genent zů Teütsch Staubwurtz/Garthagen/Schoßwurtz/Gertwurtz/Kuttelkraut/Affrusch/heyssen die Griechen vnd Lateinischen Abrotonū/darumb das es anzůsehen zart/weych/ vnd lustig ist. Oder das es einen starcken vñ scharpffen geruch hat. Disen nam̄en haben die Apotecker behalten.

Geschlecht.

Der Staubwurtz sein zweyerley geschlecht/groß vñ klein / oder meñlin vnd weiblin. Die groß/oder mennlin / nennet man heimische Staubwurtz / oder schlechts/Staubwurtz. Die kleiner/oder weiblin/würt geheyssen Weißgarthan/oder wilder Cypreß.

Gestalt.

Das mennlin hat vil gertlin oder zweiglin / mit kleinen blettlin bekleydet / ist minder weiß dañ das weiblin/hat vil kleins samens/wie der Wermůt. Das weiblin

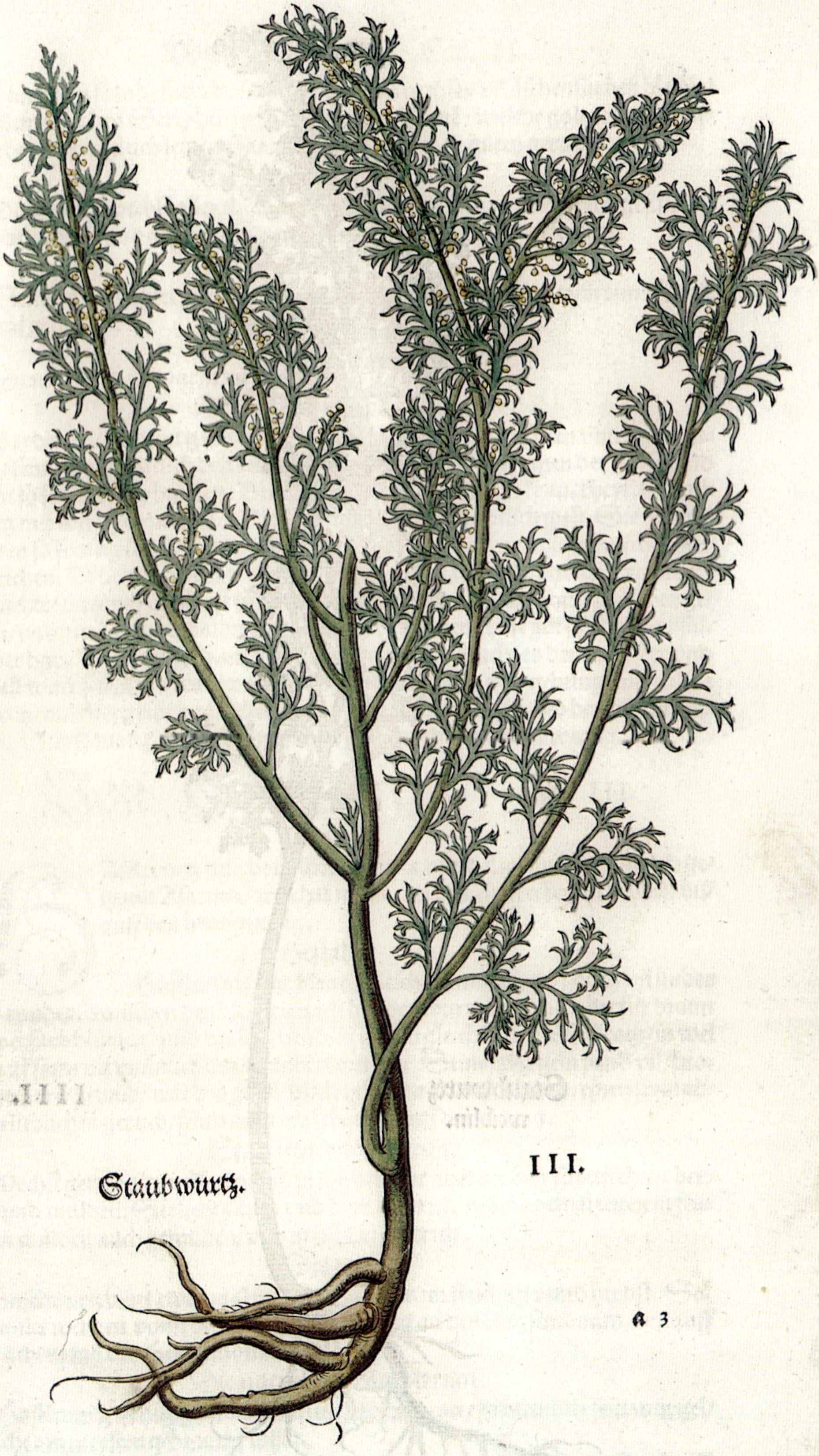

III.

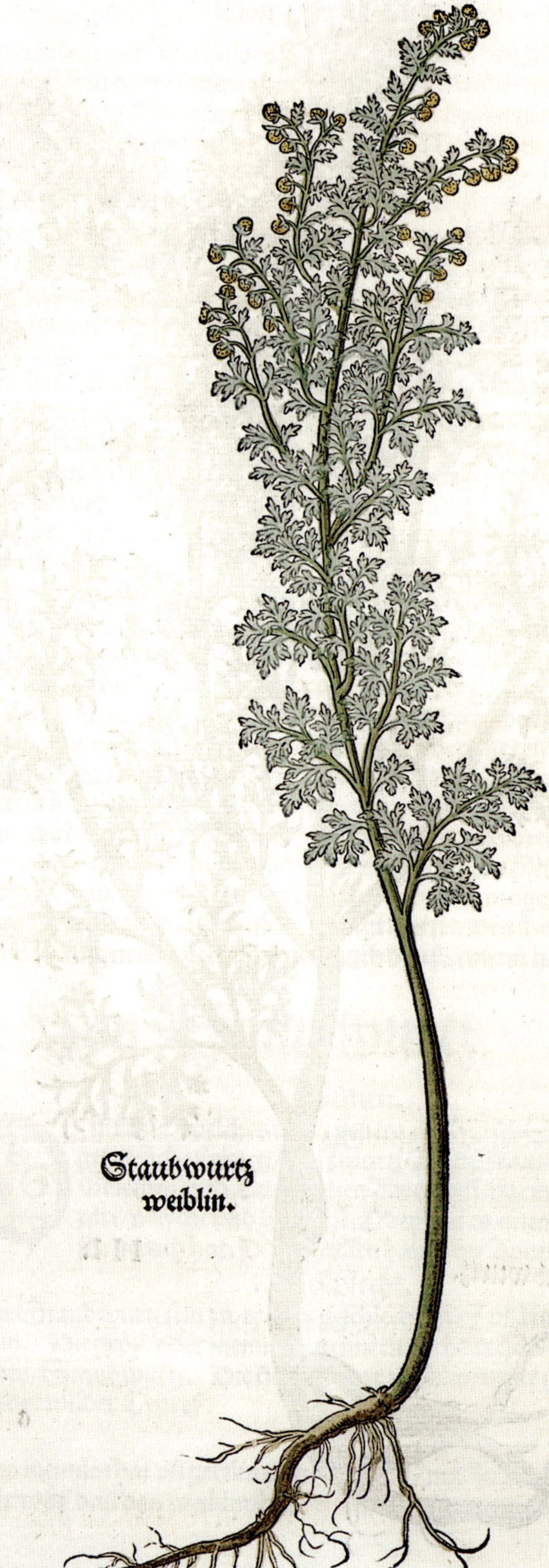

Staubwurtz weiblin.

IIII.

B weiblin ist ein staud einem beümlin gleich / mit weissen vñ äschenfarben bletlin / seer klein / wie des Seriphÿ / zerspalten / voller blůmē / welche goltgeelen knöpffen oder beeren gleich seind. Hat auch einen zimlichen gůten geruch.

Stat irer wachsung.

Die grösser wechst allenthalben in gärten. Die kleiner aber würt gefunden an den büheln / vnd gegen den bergen / auff den sandigen wegstrassen.

Die zeit.

Staubwurtz blüet gegen dem Augstmonat. Der sam aber würt im Herbstmonat gesamlet.

Die natur vnd complexion.

Staubwurtz ist warm vnnd trucken im dritten grad.

Die krafft vnd würckung.

C Beyder Staubwurtz blůmen vnd samen mit wasser gesotten vnnd getruncken / seind seer dienstlich den keichenden / gebrochnen / weetagen der hüfft / vnd denen so schwärlich harnen. Bringen auch den frawen jre kranckheyt. Staubwurtz mit wein getruncken / ist kreffiig wider allerley tödtlich gifft. Sie ist auch gůt den so frostig seind / vnd welchen die haut schaudert / mit öl vermischt übergestrichen. Tödtet die würm im leib. Staubwurtz zertreibt vnd zerteylt die zähe feüchte / darumb sie gůt ist zů allerley geschwulsten. Das kraut zů äschen gebreñt / vnd mit Wunderbaum oder Rettich öl vermengt / ist gůt für das auffallen der har. Vnd so man damit das kyne bestreicht / macht es den bart seer vnd schnell wachsen. Das kraut vnder das bett oder küssen gelegt / bringt lust zů den frawen / vnd vertreibt auch allerley zauberey so disen lust vnnd begird verhindern. Staubwurtz aber ist dem magen gantz vnd gar widerwertig.

A Von Haselwurtz. Cap. III.

Namen.

Haselwurtz würdt in Griechischer vnnd Lateinischer spraach genennt Asarum / welcher name inn den Apotecken ist beliben biß auff den heütigen tag.

Gestalt.

Haselwurtz hat bletter gleich dem Ephew / doch vil linder vnd runder. Zwischen den blettern nach bey der wurtzel wachsen herfür braun purperfarb blůmen / vnd wolriechend / in hülsen gleich dem Bilsenkraut / in welchen ist same nit vnänlich den weinberkörnern. Seine wurtzeln seind vil / knodecht / zart / krumb / wie des graß / doch vil dünner / vnnd haben einen freüntlichen lieblichen geruch / seind räß vnd scharpff auff der zungen.

B Statt seiner wachsung.

Wechst gern an duncklen orten / in sonderheyt aber an den schattechten bergen vnd wälden. Sie liebt rauch vnd dürr erdtrich / würt doch zů zeiten in feüchten wälden auch gefunden / vnd in zähem erdtrich.

Die zeit.

Haselwurtz blüet zwey mal im jar / nemlichen im früeling vnnd herbst. Sol gesamlet werden vonn dem fünffzehenden tag an des Augstmonats / biß auff den achten tag des Herbstmonats.

Die natur vnd complexion.

Haselwurtz ist hitzig vnd trucken im dritten grad / fürnemlich sein wurtzel / welche am meysten gebraucht würt.

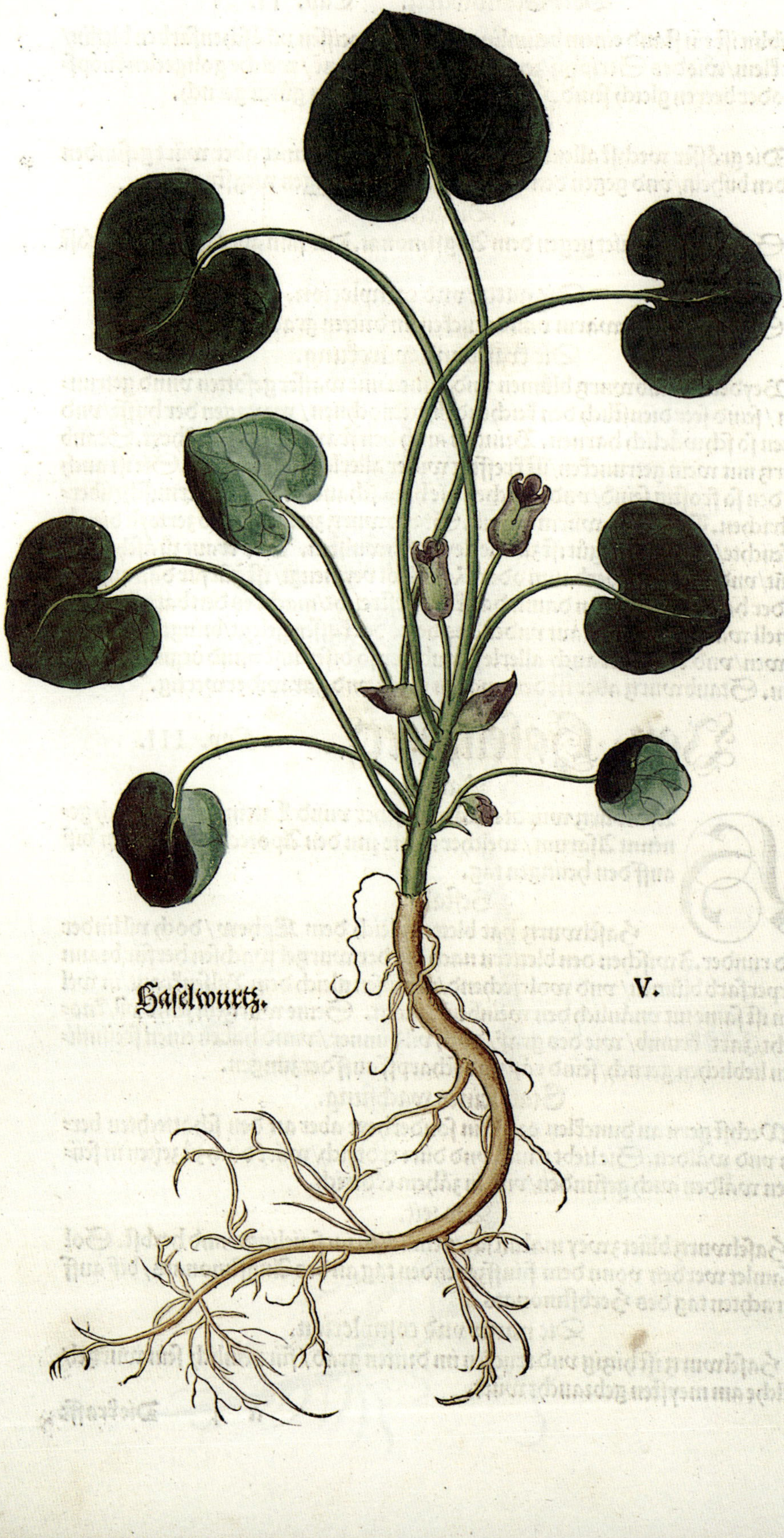

Haselwurtz. V.

Die krafft vnd würckung.

B Die wurtzel von disem kraut treibt den harn. Dienet auch wol den wassersüchtigen/vnnd den weetagen der hüfft. Bringt den frawen jre kranckheyt mit wein vnd hönig gesotten/vnnd daruon getruncken. Treibt auß durch den stülgang/wie die weiß Nießwurtz. Die wurtzel vertreibt auch das keichen/vñ hüsten. Mit wein getruncken ist sie nützlich denen so von gifftigen thiern gebissen seind. Die bletter ziehen zůsamen. Der safft daruon angestrichen ist gůt zů dem weetagen des haupts/vnd den hitzigen augen/auch dem rotlauff. Haselwurtz in laugen gesotten/vnd damit getzwagen/sterckt das hirn/ vnd gedechnuß. Ir safft mit bereyter Tutia vermengt/ ist ein gůt artzney zů den duncklen augen.

Von Drachenwurtz. Cap. IIII.

Namen.

A DJß kraut so im Teütschen landt würdt genent Drachenwurtz/ Geel schwertel/oder Ackerwurtz/ist nit das so von den Griechischen vnd Lateinischen Acorus geheyssen würt/ wie wir nach der leng in vnserm lateinischen Kreüterbůch haben angezeygt/ vñ yetz zůerzelen dem gmeynen mañ on von nöten. Dañ von solchen span vñ jrrungen/ gebüret allein den gelerten vnd spraachuerstendigen zůreden. Derhalben wir sölche disputation an allen orten diß bůchs wöllen überschreitten vnnd vnderlassen.

Gestalt.

Seine bletter seind lang/gleich der Veielwurtz/doch etwas schmaler vñ spitziger/gegen der wurtzel etwan rotbraun geferbet. Die stengel so herauß dringen seind glatt/rund/vnd hol/auff welchen wachsen die geelen Gilgen. In einer yeden blůmen seind die drey erste bletter vndersich gebogen/dargegen wachsen drey andre bletter übersich/schmaler dañ die vndersten. So gedachte blůmẽ außfallen/folgen dicke vnd dreyeckete schotten hernach/ die seind inwendig mit geelem breyttem samen außgefüllet/ ein yedes korn als ein zertruckte wicken an
B zůsehen. Die wurtzel wechst überzwerch hin vñ her übereinander/mit vilen an gehenckten zaselen/ist inwendig rot leibfarb/am gschmack seer herb. Jre gstalt ist vast einem Drachen gleich/daher sie würt Drachenwurtz genennet.

Statt irer wachsung.

Die geelen Gilgen haben jre wonung bey den wassern vñ weyhern/ an den feüchten stetten/als in den feüchten wisen/vnd wasser gestaden.

Die zeit.

Im Lentzen ehe vñ die blůmen herfür komen/ pflegt man die wurtzel zů graben. Blüet im Meyen vnd anfang des Brachmonats.

Die natur vnd complexion.

Drachẽwurtz trücknet auß on hitz/dañ der herb geschmack zeygt klärlich an das dise wurtzel in kheinen weg hitzig sey/ sonder vil mehr kalt/ wie das die gelerten/so Galenum gelesen haben/wol wissen/vnd on von nöten dem Leyen vil daruon zůschreiben.

Die krafft vnd würckung.

C Die Drachenwurtz zeücht über die massen seer zůsamen/darumb sol sie gebraucht werden zů allerley stellung des blůts/vñ andrer bauchflüß. Sie ist aber fürtreffenlich gůt zůr stellung den frawẽ gebraucht/ so zůuil fliessen. Man mag

sie auch

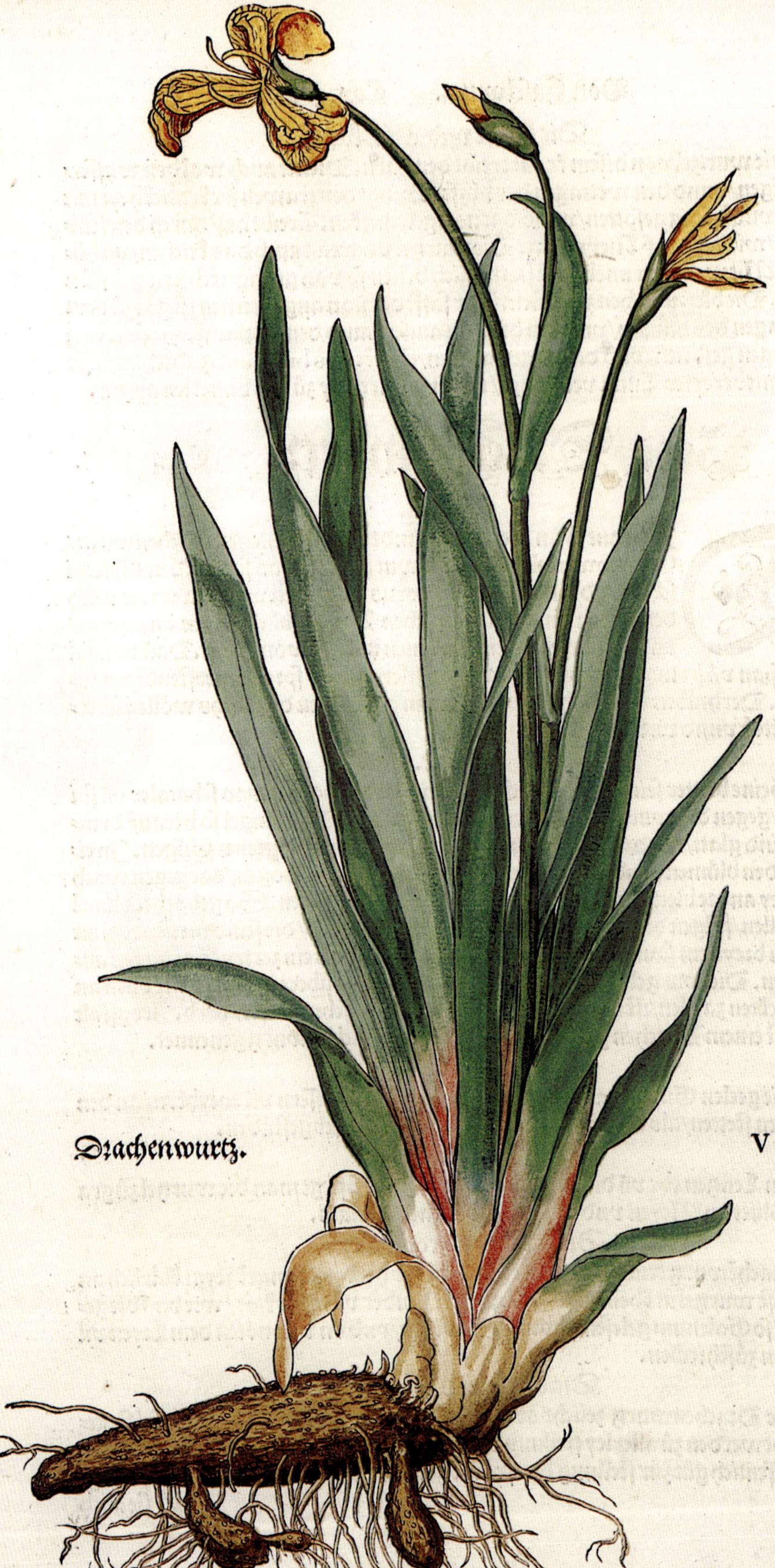

Drachenwurtz.

VI▸

D sie auch wol zů dem Ackerman gebrauchen / doch nit allein / sonder mit zůthůn etlicher gewürtz / als zim̃et / negelen / kalmus / yngber / vñ dergleichen. Dañ sie also vermischt / von wegen jhrer adstriction / oder zůsamenziehung / dem magen seer nützlich ist. Aber allein sol mañ dise wurtzel / wie etlich pflegen zethůn / für den Acorũ nit brauchen / sonder dafür nemen ein wurtzel die man yetzund schier bey allen Apoteckern findt / vñ geheyssen würt Groß galgat. Dañ dieselbig hat alle würckung des rechten Acori / dieweil sie scharpff / vnnd in keinen weg / wie die Drachenwurtz / herb am geschmack gefunden würt.

A Von Eibisch. Cap. V.

Namen.

DAs kraut so auff Teütsch würt genennet Eibisch / Ybisch / groß oder wild pappeln / heyssen die Griechischen vnd Lateinischen Altheam / von wegen seiner heylsamen krafft. Dañ Althea auff Griechisch ist nichts anders dañ Heylwurtz. Die Apotecker nennen diß kraut Bismaluam / vñ Maluauiscum / haben allwegen gern etwas besunders.

Gestalt.

Eibisch wechst mannß hoch / hat bletter erstlich wie Schweinbrot / darnach wie die weinreben / doch lenger / aber harig oder wollecht / vnd lind wie samet. B Zwüschen den weychen blettern vnd runden stengeln / wachsen die blůmen wie weiß röߧlin herfür. Bringt samen wie die gemeynen pappeln / einem käߧlin geleich. Die wurtzel ist weiß inwendig / zäh / vnd kläberig.

Statt seiner wachsung.

Eibisch wechst am liebsten an den feüchten vñ feyßten orten / als in den awen nahe bey den wassergräben. Ist auch gemeyn worden fast inn allen gärten / da sie hin gepflantzt würdt.

Die zeit.

Blüet im Hewmonat vnnd Augstmonat / zů welcher zeit die blůmen / vnnd darnach der same sollen gesamlet werden. Die wurtzel aber im Herbst.

Die natur vnd complexion.

Die bletter vnd blůmen seind warm vnnd trucken im ersten grad. Die wurtzel aber im anfang des andern grads.

C Die krafft vnd würckung.

Die wurtzel in wein oder hönigwasser gesotten / oder allein getruncken / heylet wunden / ormützel / kröpff / beulen / entzündung der brüst / zerknischung des afterdarmß. Ist auch gůt zů den blästen / vnd starrenden geäder. Dañ sie zerteylt vnd zeitiget / bricht auff / vnd heylet widerumb zů. Gesotten wie angezeigt / vñ mit genß oder schweinem schmaltz / oder mit Terpentin vermengt / ist sie gůt zů der entzündung der můter / so mans in das weiblich glid thůt. Die wurtzel in wasser gesotten vnd getruncken / treibt auß das bürdlin / vnd andere überflüssikeyt so nach der gebůrt ist in můter leib beliben. Eibisch wurtzel in wein gesotten vnd getruncken / treibt den harn / vnd stein / ist auch gůt denen so die rot rhůr haben / das hüfftwee / vnd die so zittern / vnd gebrochen seind. Mit essig gesotten / vnd den mund damit gewäschen / lindert das zanwee. Der samen daruon grüen vnd dürr gepuluert / vnd mit essig angestrichen / vertreibt die schwartzen

vnd weissen

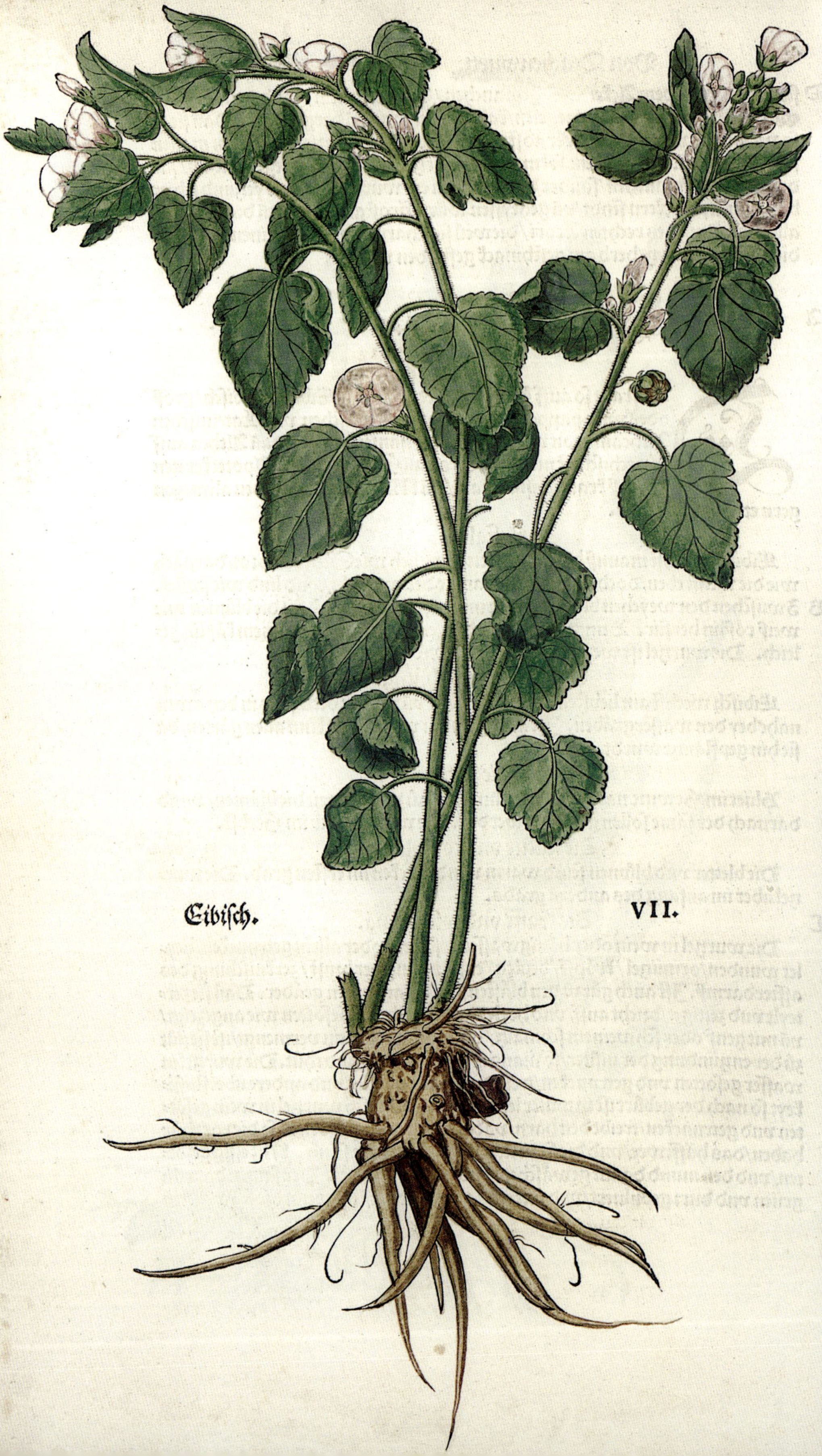

Eibisch. VII.

D vnd weissen masen vnder dem angesicht. Wer sich mit disem samen mit öl vnd essig vermischt schmiert/den beißt kein gifftig thier. Er ist auch gůt zů der roten rhůr/zů dem blůt außspeien/vnd allerley bauchflüß. Der same in wasser vnnd essig/oder wein gesotten vnd getruncken/heylet alle stich der Imen vnd dergleichen thier. Die bletter mit öl vermischt/sollen auff die bisse derselbigen thier übergelegt werden/dergleichen auff den brandt.

Von Gauchheyl. Cap. VI.

Namen.

A Dise kreüter haben die alten aberglaubischen Teütschen Gauchheyl darumb geheyssen/das sie geglaubt haben/wo mans im jngang des vorhofs auff hencke/das sie allerley gauch vnd gespenst vertreiben. Sonst nennt mans auch Colmarkraut. Auff Griechisch vnd Lateinisch werden sie genent Anagallides.

Geschlecht.

Dises krauts seind zweyerley geschlecht/weiblin vnd mennlin. Das mennlin hat ein rot zinoberfarbs blüemlin. Das weiblin aber hat ein schön himelblaw blüemlin/ist sonst dem mennlin aller gestalt nach gleich.

Gestalt.

Gauchheyl seind steudlin auff der erden außgepreytet/mit viereckten stengelin/vnd kleinen blettlin/ein wenig rund/wie Tag vnnd nacht/oder Meyeron. So jre rote vnnd himelblaw blüemlin abfallen/werden gantz runde knöpfflin als Coriander samen darauß/in welchen ist kleiner dreyeckteter geeler same.

B Statt irer wachsung.

Wachsen beyde in den weingarten/äckern/gemeynlich aber in den stupffelfeldern.

Die zeit.

Blüen vonn dem Meyen an/durch den gantzen sommer/fürnemlich aber im Augstmonat. Seind über die massen schöne blüemlin/in sonderheyt des weiblins.

Die natur vnd complexion.

Beyde Gauchheyl seind warmer vnnd truckner natur/seübern vnd ziehen an sich.

C Die krafft vnd würckung.

Gauchheyl legen den schmertzen/seübern/ziehen auß dorn vnd spreissen über gelegt. Seind gůt den vnreynen wunden/dann sie seübern dieselbigen/vnd heylen. Ihr safft reyniget das haupt/vnd zeücht auß die zähen feüchtigkeyt/so er in die nasen empfangen würdt. Er lindert auch diser gestalt gebraucht das zanwee. Der safft mit dem allerbesten hönig vermenget/vnd in die trüeben augen gelassen/macht dieselbigen klar vnnd lauter. So er mit wein vermischt getruncken würdt/heylet er die naterbiß/vnd ist gůt zů der bresthafftigen lebern/vnd nieren. Das weiblin treibt hindersich den außgetruckten afterdarm/aber das mennlin treibt vnd zeücht denselbigen herauß.

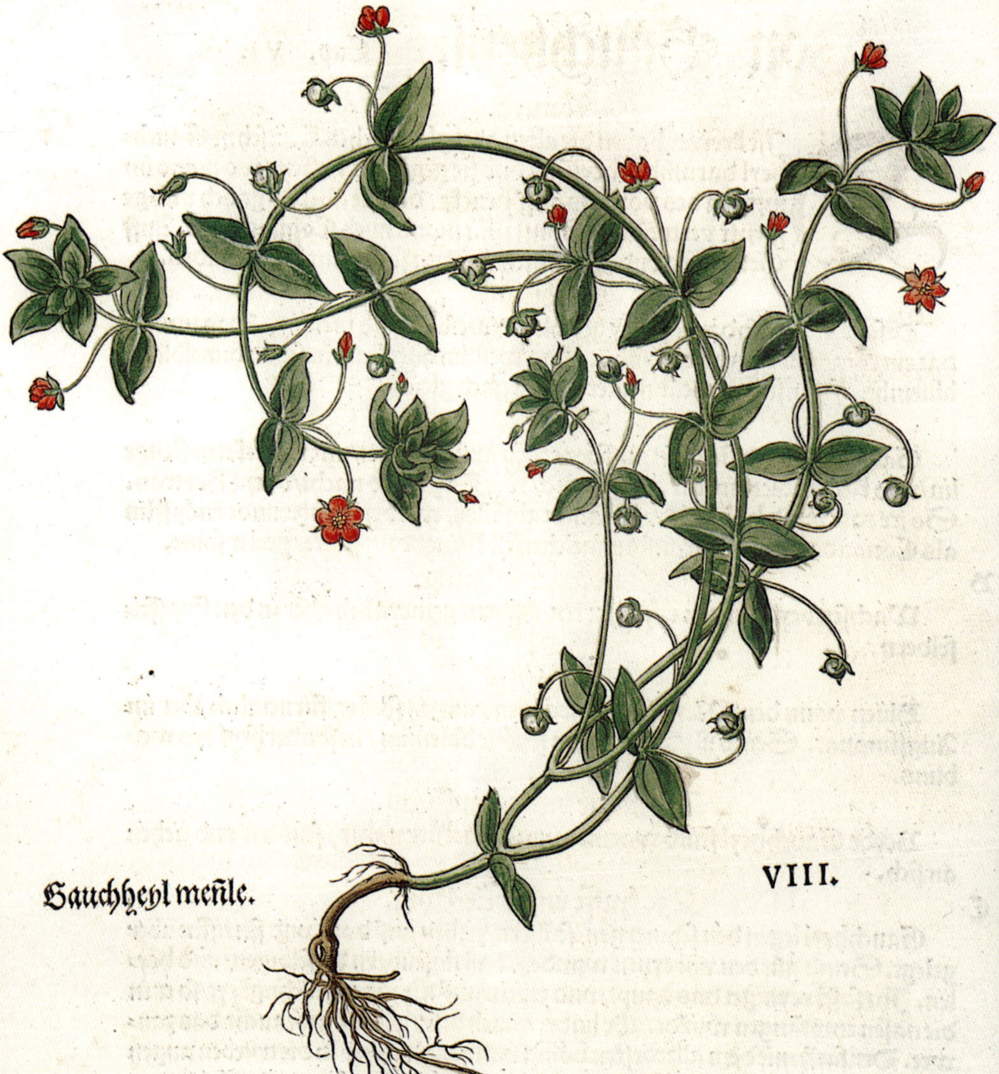

Gauchheyl menlle.

VIII.

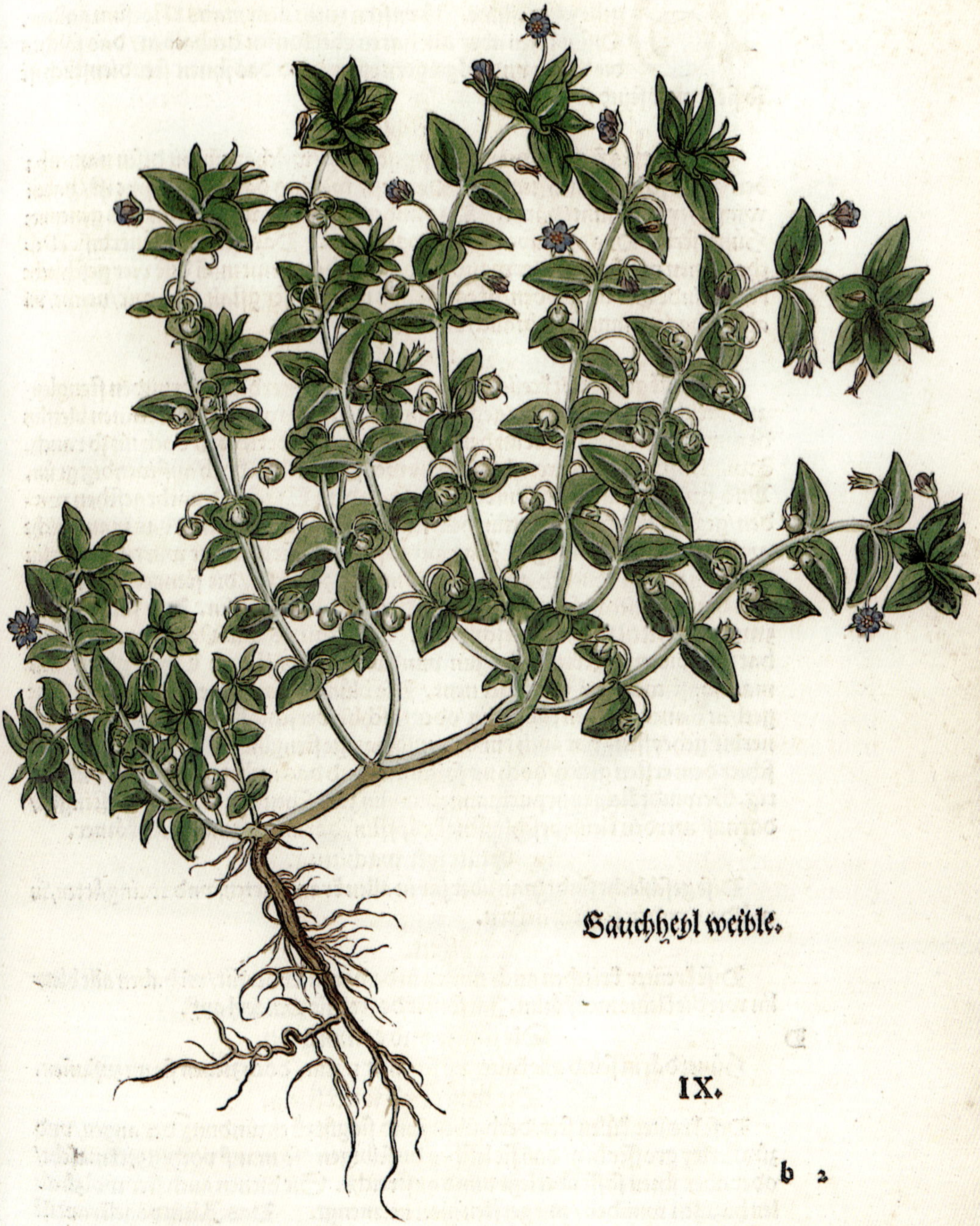

Gauchheyl weible.

IX.

Von Hünerdärm. Cap. VII.

Namen.

A Hünerdärm nent man auch Vogelkraut/Genßkraut/vñ Hünerbiß. In Griechischer vnnd Lateinischer spraach würt diß kraut geheyssen Alsine. Zů vnsern zeiten nent mans Morsum galline. Dise namen aber alle hat es überkom̃en derhalben/das sölches die hůner vnd vögel gern essen/vnd das jhnen seer dienstlich ist so sie kranck seind.

Geschlecht.

Dises krauts findt man viererley geschlecht/welche wir mit disen namen haben vnderscheydenlich geneñet. Das erst/welches das recht Alsine ist/haben wir geheyssen Hünerdärm. Das ander geschlecht würdt von vns genennet

B Hünerserb. Das dritt aber Kleinvogelkraut. Das vierdt/Hůnerbiß. Welche namen mögen wol verwandelt werdē/aber damit mañ dise vier geschlecht recht künde vnderscheyden/ist es gůt das mans diser gstalt/wie wir/nenne/vñ also gedachte namen im brauch behalte.

Gestalt.

Das erst geschlecht kreücht vnd fladert auff der erden/mit runden stenglen/auß welcher gleychlin oder gewerblin kleine ästlin wachsen/mit kleinen blettlin den meüßörlin gleich/wie an dem Tag vnd nacht/bekleydet/doch nit so rauch. Zwüschen den blettlin wachsen kleine weisse blůmlin/doch außwendig grůn. Vnd zwar wo mañ die kleine blettlin so an dem Tag vnnd nacht gesehen werden/gegen dises krauts blettlin helt/seind sie einander so gleich/das manß nicht wol vnderscheyden mag. Das ander so Hünerserb genent würt/hat blettlin seind ein wenig raucher vnnd ringßvmbher zerkerfft/die stengel purpurrot.

C Die blůmlin liechtblaw/zwüschen den flügeln der ästlin. Der samen ist in zweyen breytten täschlin verschlossen. Das dritt so wir Vogelkraut heyssen/hat über die massen kleine stenglin vnnd blettlin/vast dem Thym gleich/den man sunst welschen Quendel nent. Die blůmlin seind weißfarb. Der same geel/in kleinen runden knöpfflin/oder täschlin verschlossen. Das vierdt/Hůnerbiß geheyssen/hat auch runde vnnd harige stenglin/ist safftig/hat blettlin schier dem ersten gleich/doch nit so lang/vnnd das mehrteyl zerkerfft vnd harig. Gewindt kleine purpurbraune blůmlin zwüschen den blettlin vnd stenglin/darauß werden kleine beschlossene knöpfflin/dariñ findt mañ drey körner.

Statt irer wachsung.

Dise geschlecht findt man über jar in allen krautgärten/vnd weingärten/in wälden/vnd in feyßten äckern.

Zeit.

Dise kreüter kriechen auch mitten in dem winter herfür/vñ haben alle blettlin wie die kleine meüßörlin. Im som̃er dorren sie zum teyl auß.

D Die natur vnd complexion.

Hünerdärm seind alle kalter vñ feüchter natur/doch ziehen sie nit zusam̃en.

Die krafft vnd würckung.

Dise kreüter külen seer/derhalben seind sie gůt zů enzündung der augen/vnd zů allerley grosser hitz/dañ sie leschen dieselbigen/so manß vorhin zerknütscht/oder aber jhren safft überlegt vnnd anstreicht. Sie dienen auch seer wol zů allen hitzigen wunden/mit gersten meel vermengt. Das Kleinvogelkraut ist nützlich denen so das fieber haben/so es in wasser gesotten würt/vnnd getruncken/derhalben es auch von ettlichen würt fieberkraut genent.

Von Cha-

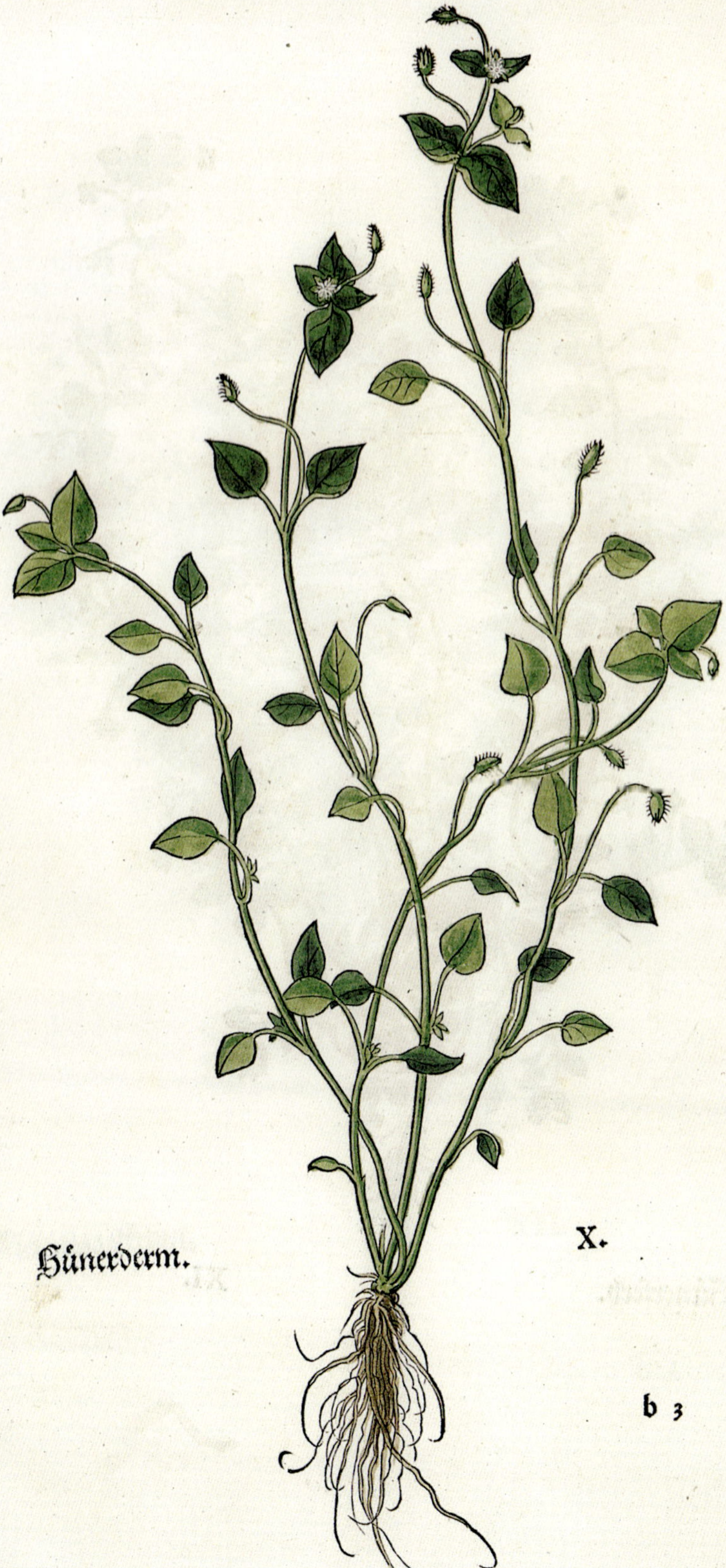

Hünerderm.

X.

b 3

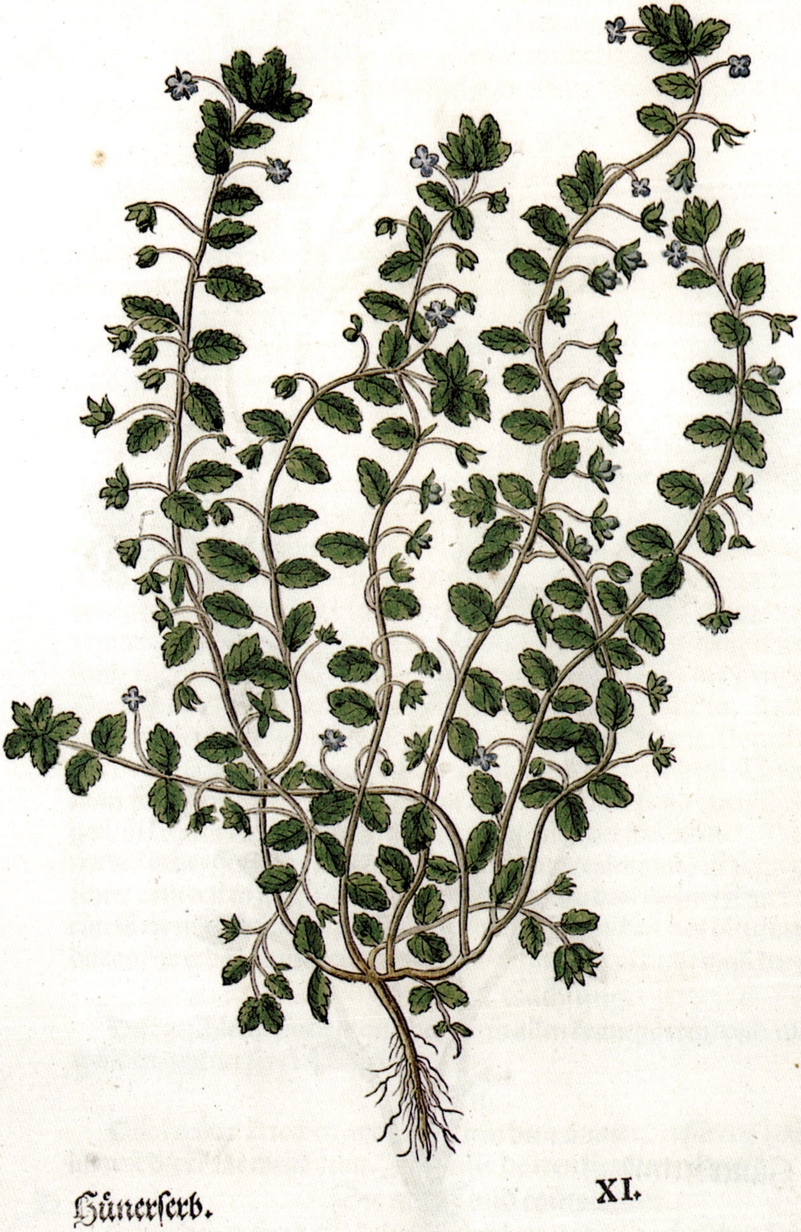

Hünerserb.

XI.

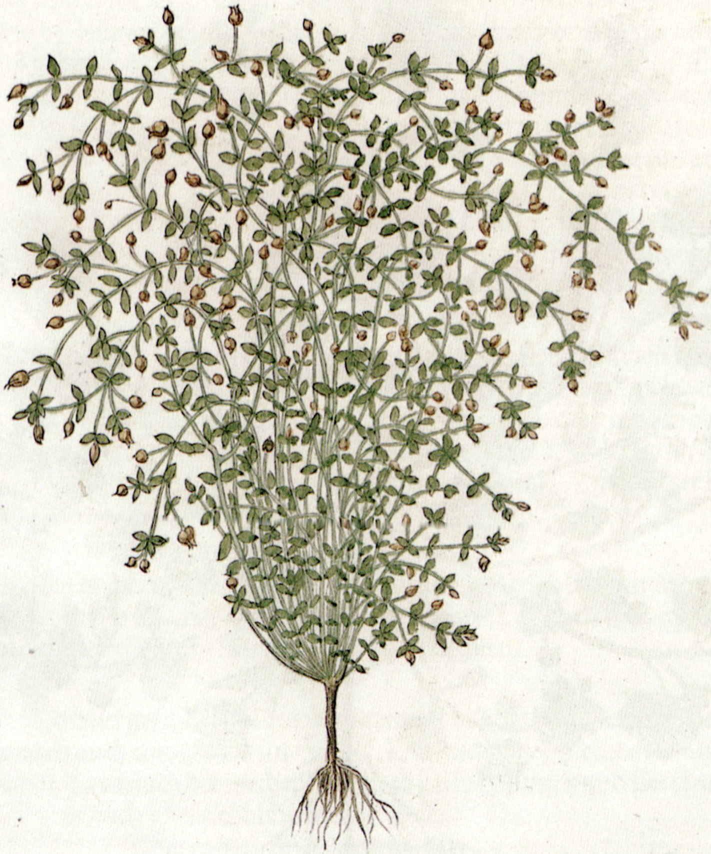

Kleinvogelkraut. XII.

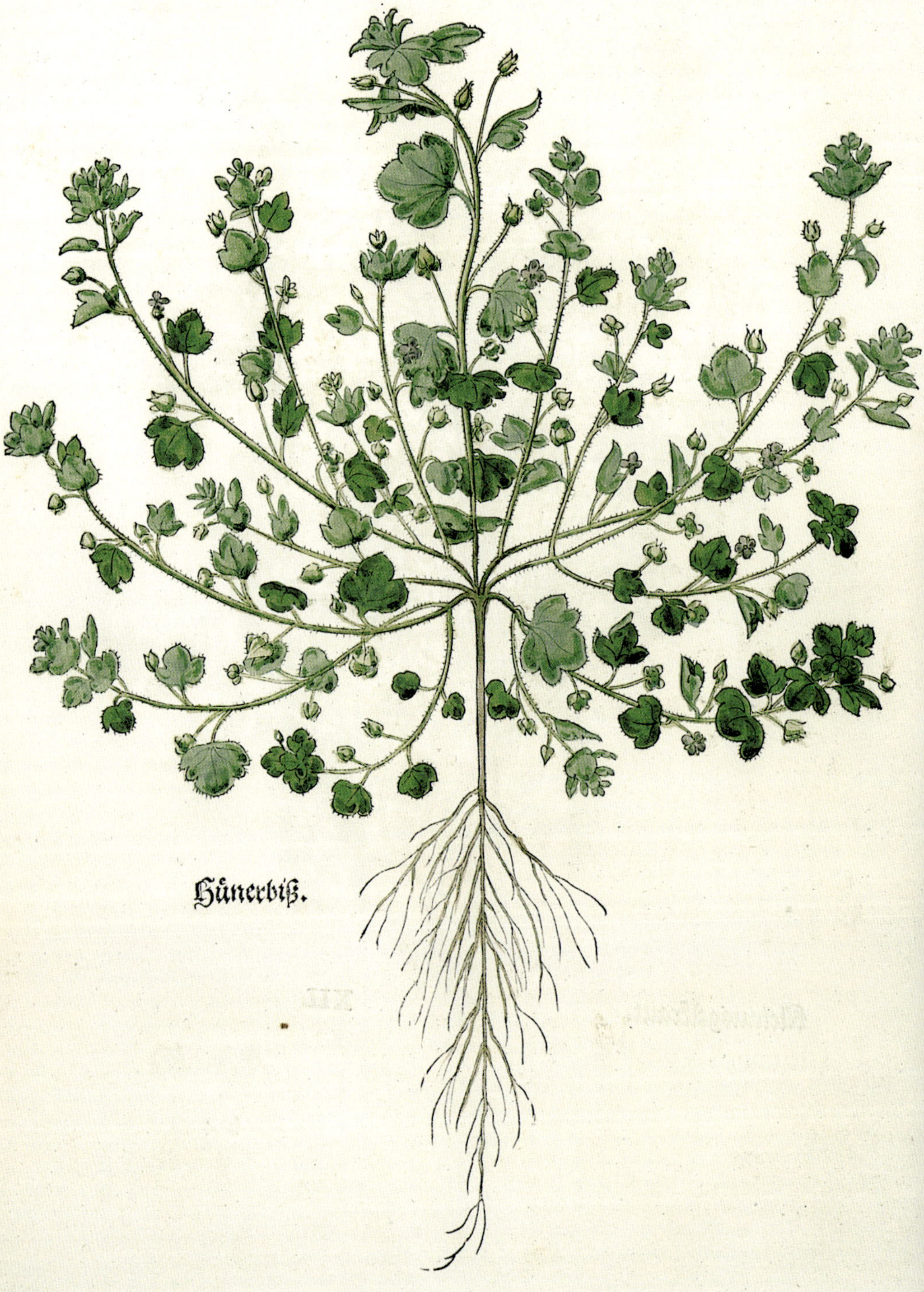

Hůnerbiß.

Von Chamillen. Cap. VIII.

Namen.

A Diß kraut so wir Teütschen Chamillen heyssen / ist in Griechischer vnd Lateinischer spraach genent Chamemelum / derhalben das sie ein lieblichen geschmack hat / wie ein öpffel. Welchs zwar von der weissen Chamillen fürnemlich zůuerston ist.

Geschlecht.

Der Chamillen / wie Dioscorides klärlich anzeygt / seind dreierley geschlecht. Das erst hat weiß blůmen / vnnd würt der vrsachen halben von den Griechen Leucanthemũ geheyssen. Wir Teütschen mögens gebürlich nennen weiß Chamillen. Das ander geschlecht bringt goldgeel blůmen / darumb die Griechen sölchs kraut Chrysanthemũ nennen. Auff Teütsch würdt es geheyssen Goldtblům / Streichblům / oder geele Chamill. Das dritt geschlecht hat purpur-
B farb blůmen / würt vom Dioscoride genent Eranthemon / derhalben das es in warmen landen im Lentzen am meysten blüet. Die Teütschen heyssens Rittersporn / darumb das seine blům einem rittersporn nit vngleich ist. Die Apotecker nennen diß kraut Consolidam regalem / derhalben das es wunden heylet.

Gestalt.

Diser kreüter äst seind selten über ein spannen hoch / jhre stengel haben vil flügel / die äst aber seind düñ / auff welchen gewinnen sie runde blůmen / welche inwendig goldgeel seind / aussen aber rings vmbher mit weissen / oder geelen / oder purpurfarben blettlin / in der Rautten bletter grösse / gezieret. Die bletter an den stenglen der zweyer geschlecht seind dem Dyllen nit vnänlich. Das ander geschlecht aber hat bletter dem Reinfar oder Garbkraut gleich.

C Statt irer wachsung.

Wachsen gern im herten / trucknen / vnnd magern erdtrich bey den wegen. Doch das erste vnnd dritt / welche an den blettern einander auch nit vngleich seind / wachsen gemeynlich auff den feldern in den früchten.

Zeit.

Das erste vnd dritt geschlecht blüen in warmen landen vnd jaren / im Lentzen / vnd darnach auch widerumb im Herbst. Das ander geschlecht aber blüet im Brachmonat / da es auch die weiber samlen zů bestreichung vnnd sterckung der betten / daher es auch Streichblům genent würt.

Die natur vnd complexion.

Die Chamillen alle wermen vnnd trücknen im ersten grad / in sonderheyt die weisse.

D Die krafft vnd würckung.

Die wurtzel / blůmen / vnnd kraut wermen / machen subtil / vnnd verzeren. Wañ man daruon trinckt / oder dariñ badet / so bringen sie den frawen jre zeit / vnd treiben den harn / vnd stein. Sie vertreiben die bläst vnd wind / auch den schmertzen der kleinen därm. Reynigen die geelsüchtigen / vñ seind nützlich den lebersüchtigen. Chamillen gesotten in wasser / vnd über die blasen gelegt / linderen jren schmertzen. Das krefftigst vnder allen geschlechten / ist das mit den purpurfarben blůmen. Das erst aber vnnd ander / treiben den harn krefftiglich. Chamillen übergestrichen / heylen die fistel der augen. In wasser gesotten / vnd im mund behalten / vertreiben sie die mundfeule. Chamillen öl würt auch nützlich gebraucht zů den clystiern die man im fieber gebraucht. Es lindert auch allerley schmertzen / vnd nimpt hinweg die műde der glider. Was spannet vnd

getänet

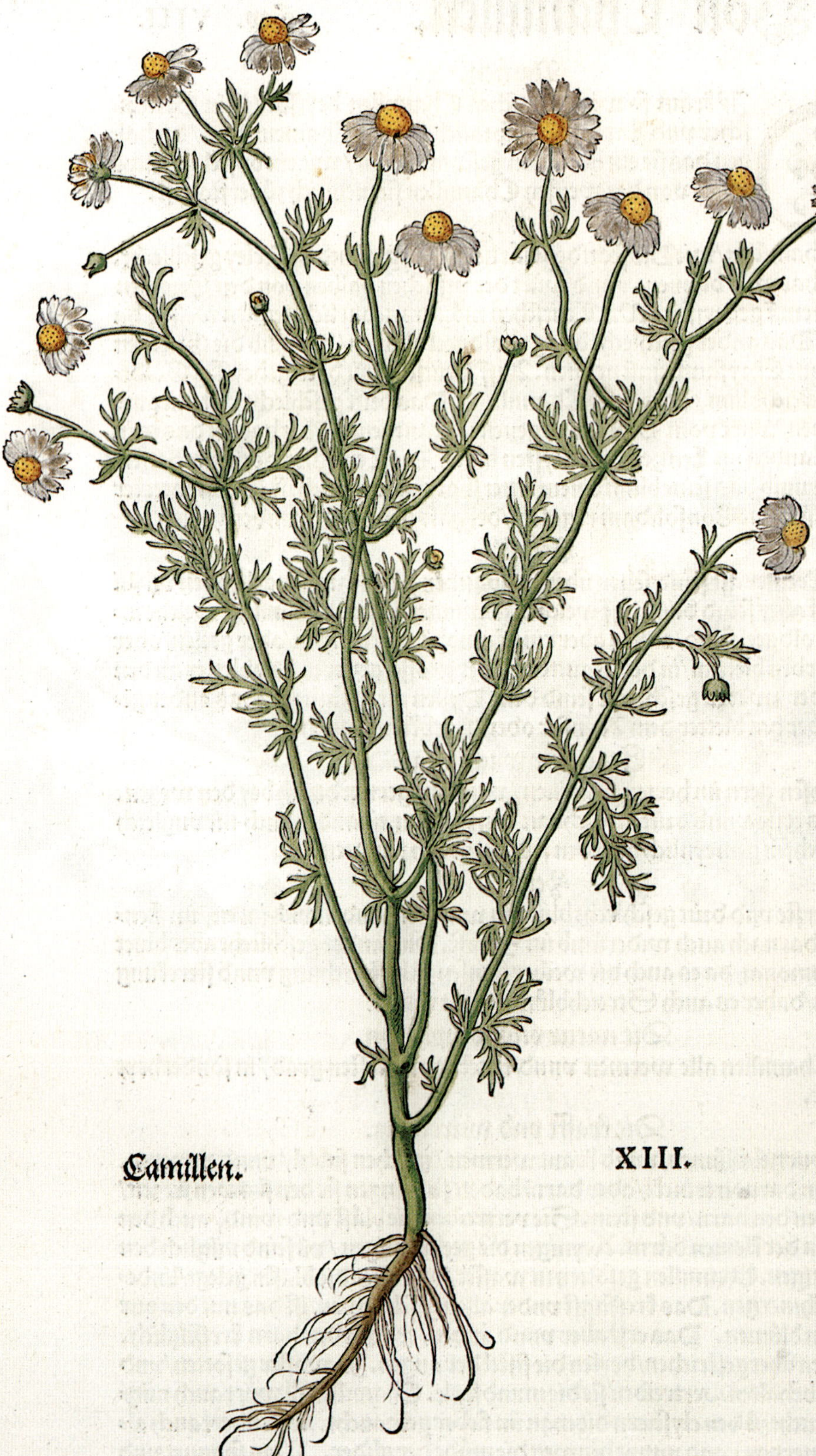

Camillen. XIII.

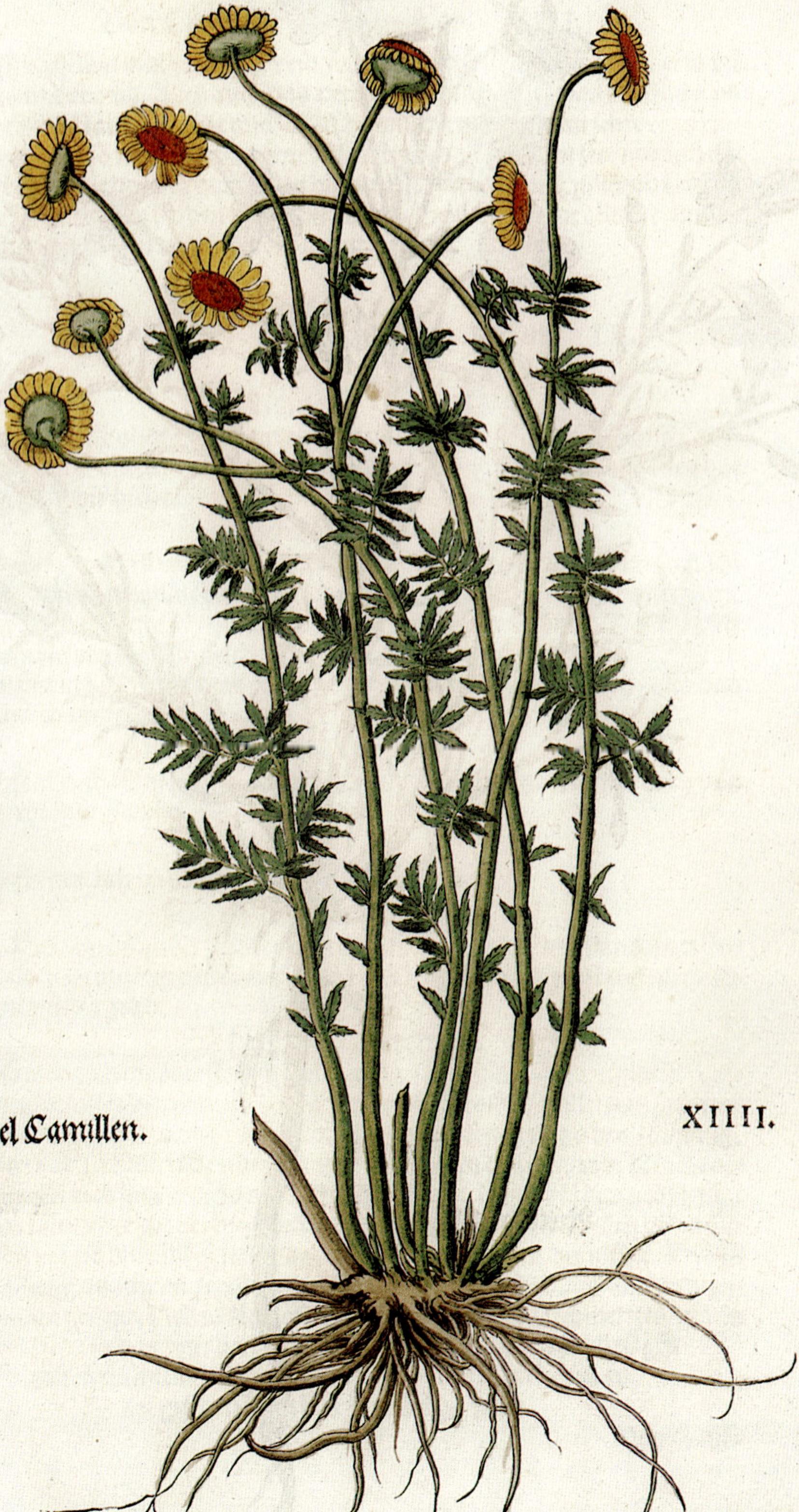

Geel Camillen.

XIIII.

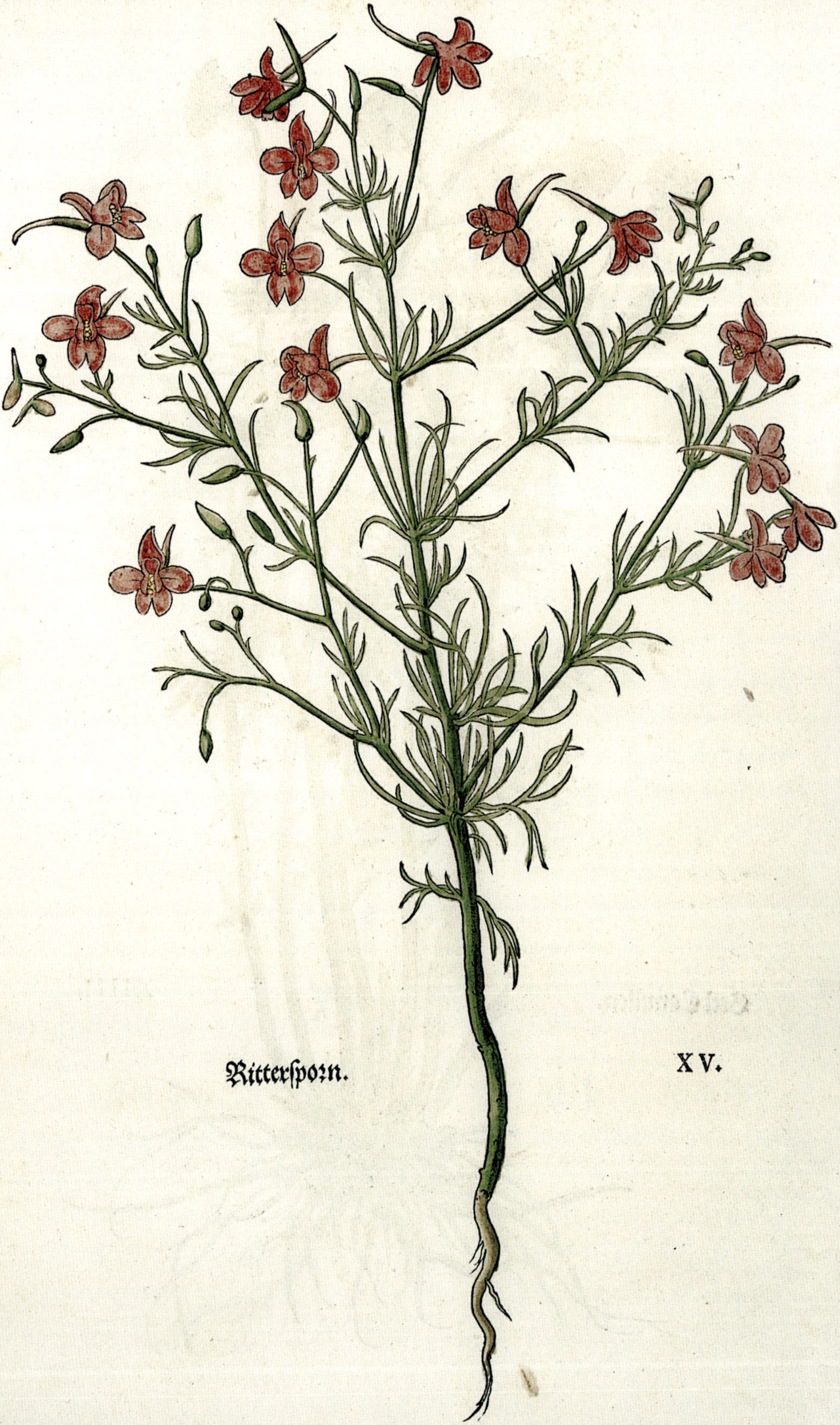

Ritterſporn. XV.

E getänet ist/dasselbig macht es luck/vnd was verhertet ist/dasselbig linderts vñ erweychts widerumb. Alles auch das verstopfft vnd dick ist/das eröffnets vñ machts dünn. Man mag aber auch die Chamillen eins quintlin schwer zetrincken geben denen so von den natern gebissen seind/dañ sie jhnen seer nützlich ist. Das geschlecht mit den purpurfarben blůmen ist fürtreffenlich gůt vnd krefftig zů dem stein/vnnd den blöden dunckeln augen. Heylet auch die allten wunden vnd schäden/zerstossen vnd darüber gelegt.

Von Dyllen. Cap. IX.

Namen.

A Dyll/oder Dyllkraut würdt zů Latein vnd auff Griechisch Anethum genent/welchen namen es in den Apotecken behalten hat biß hieher.

Gestalt.

Dyll wechst hoch übersich/mit runden stengeln/vnnd vilen gewerblin vnnd zweiglin/bringt kleine schmale bletter einem breyten faden nit vngleich/wie der Fenchel/darzů schöne geele gekrönte blůmen. Der same ist breyt/einem kleinen blettlin gleich. Die wurtzel ist holtzecht/nit seer lang/vnnd weiß. In summa/Dyll ist dem Fenchel der gestalt nach gantz gleich/also das sie nit leichtlich von einem yeden mögen vnderscheydet werden.

Statt seiner wachsung.

B Wechst allenthalben in den gärten do mans hin pflantzt. Kompt auch von sich selbs/wie der Fenchel.

Zeit.

Blüet fürnemlich im Brachmonat vnnd Hewmonat.

Die natur vnd complexion.

Dyll ist warm im andern grad/oder im anfang des dritten/vnnd im ersten trucken/oder im anfang des andern grads. Der gebrent Dyll ist warm vnnd trucken im dritten grad.

Die krafft vnd würckung.

C Dyll samen vnd die öbersten gipffelin an den stengeln vnd zweiglin in wasser gesotten/bringen den frawen die versigene milch wider/stillet das grimmen/zerteylt die bläst vnnd wind im bauch/stelt das würgen vnnd den stůlgang. Treibt den harn. Miltert das hertzen vnd auffstossen des magens. Macht die augen dunckel vnd finster. So man Dyllen offt trinckt vnd stätigs neüßt/tilgt er auß den samen der geburt dienstlich. Ein dampff bad auß Dyllen gemacht/oder gesotten vnd darauff gesessen/benimpt das auffsteigen der můter. Dyll samen zů äschen gemacht vñ gepuluert/heylet die knöpff oder runtzel am hindern/condylomata genent. Dyll in öl gesotten/verzeret/lindert die schmertzen/macht schlaffen/vnd zeitiget die groben geschwulst. Gebrent Dyll ist gůt zů den feüchten geschwären/vnd in sonderheyt heylet es die geschwär an den heimlichen orten.

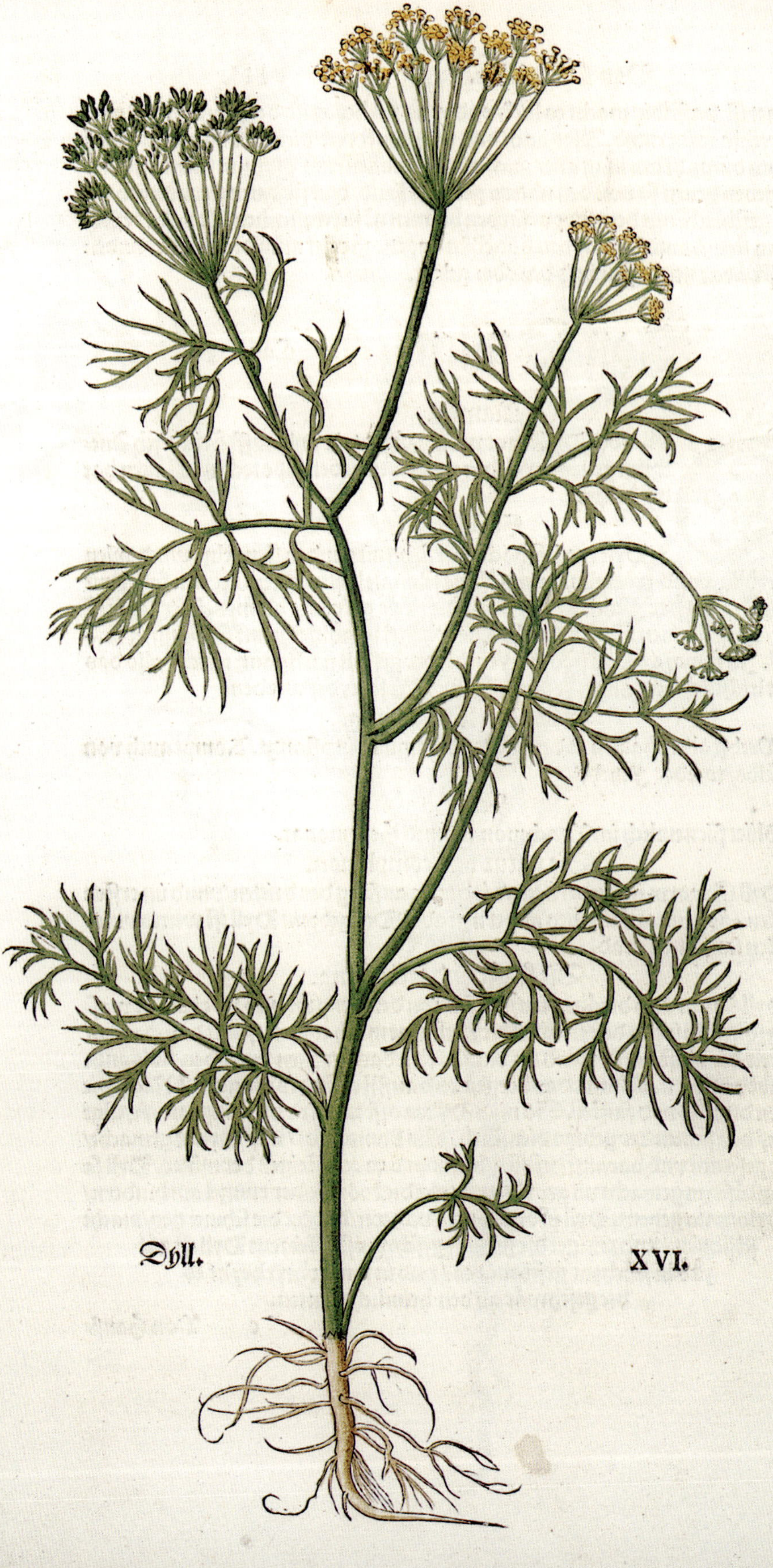

Dyll. XVI.

Namen.

A Haußwurtz nent man auch Donderbar / darumb das man vermeynet wo das kraut auff einem hauß wachse / da möge das wetter keinen schaden thůn / noch der blitz vnnd donder darin schlagen. In Griechischer spraach würdt es genent Aizoum / in Lateinischer Sedum vnd Semperuiuū / derhalben das es allwegen sommer vnnd winter grůn bleibt / vnd von keinem wetter verseert würt. Diser nam ist in den Apotecken bliben.

Geschlecht.

Der Haußwurtz / wie Dioscorides anzeygt / seind dreierley geschlecht. Das erst würt genent groß Haußwurtz / darumb das es grössere bletter hat dañ die andern geschlecht. Das ander nent man klein Haußwurtz. Bey den Griechischen würt es genent Trithales / darumb das im jar dreymal blüet. In Apotecken vnd bey den gemeynen kreütlern nent mans Vermicularem / darumb das
B ihre bletter rund seind / einem wurm nit vngleich / vnd Crassulam minorem. Dises andern aber geschlechts findt man zweyerley / eins mit geelen blůmen / welches das mennlin ist. Das ander mit weissen blůmen / ist das weiblin. Das dritt geschlecht nent man Katzentreüblin / oder Maurpfeffer / ettlich heyssen es Vermicularem minorē / darumb das seine blettlin einem kleinem runden kügelechten würmlin gleich seind.

Gestalt.

Die groß Haußwurtz bringt ein stengel eines elnbogen hoch / feyßt vnd dick / jre bletter feyßt / eines daumens dick / vnd außgespitzt wie ein zünglin / ettlich biegen sich zů der erden / etlich stond gestrack vnnd hart ineinander / machen einen circkel anzusehen wie ein aug / oder ein gefüllter stern. Auff den stenglen bringt es braun blůmen neben einander gesetzt / die vergleichen sich einer offnen flachßbollen. Klein haußwurtz hat vil klein stengel von einer wurtzeln / voller klei-
C ner / runden / feyßten / vnd außgespitzten blettlin / einer spannen hoch / die tragen oben geele vñ weisse gestirnte blůmlin. Das dritt geschlecht der Haußwurtz / genent Maurpfeffer / hat gar kleine blettlin / der gestalt nach dem wilden Burtzelkraut nit fast vngleich / doch mehr einē weytzenkorn gleich / harig / nit so seer spitzig als das ander geschlecht / gewindt auch geele gestirnte blůmlin.

Statt irer wachsung.

Die groß Haußwurtz wechßt auff den heüsern / vnd allten mauren / táchern / vnd hohen gebirgen. Die klein wechßt auch auff den mauren / vnnd alten táchern / in den hohen wálden / dergleichen auff etlichen sandigen heyssen feldern vnd heyden. Das dritt an den steinigen orten bey den wassern / in den grůben / schattechten vnd sandigen orten.

Zeit.

Die groß Haußwurtz blüet im Brachmonat vnd Hewmonat. Die kleine im Meyen vnd Brachmonat. Deßgleichen auch das Katzentreüblin.

D
Die natur vnd complexion.

Die groß vnd klein haußwurtz trücknen gar wenig / seind aber kalt im dritten grad. Das dritt geschlecht / wie Dioscorides vnnd alle allte bewárte ártzet anzeygen / ja wie das auch klárlich der geschmack / der do scharpff vnnd ráß ist / außweißt / ist warmer natur. Vnd zwar dieweil es genent würt Maurpfeffer /

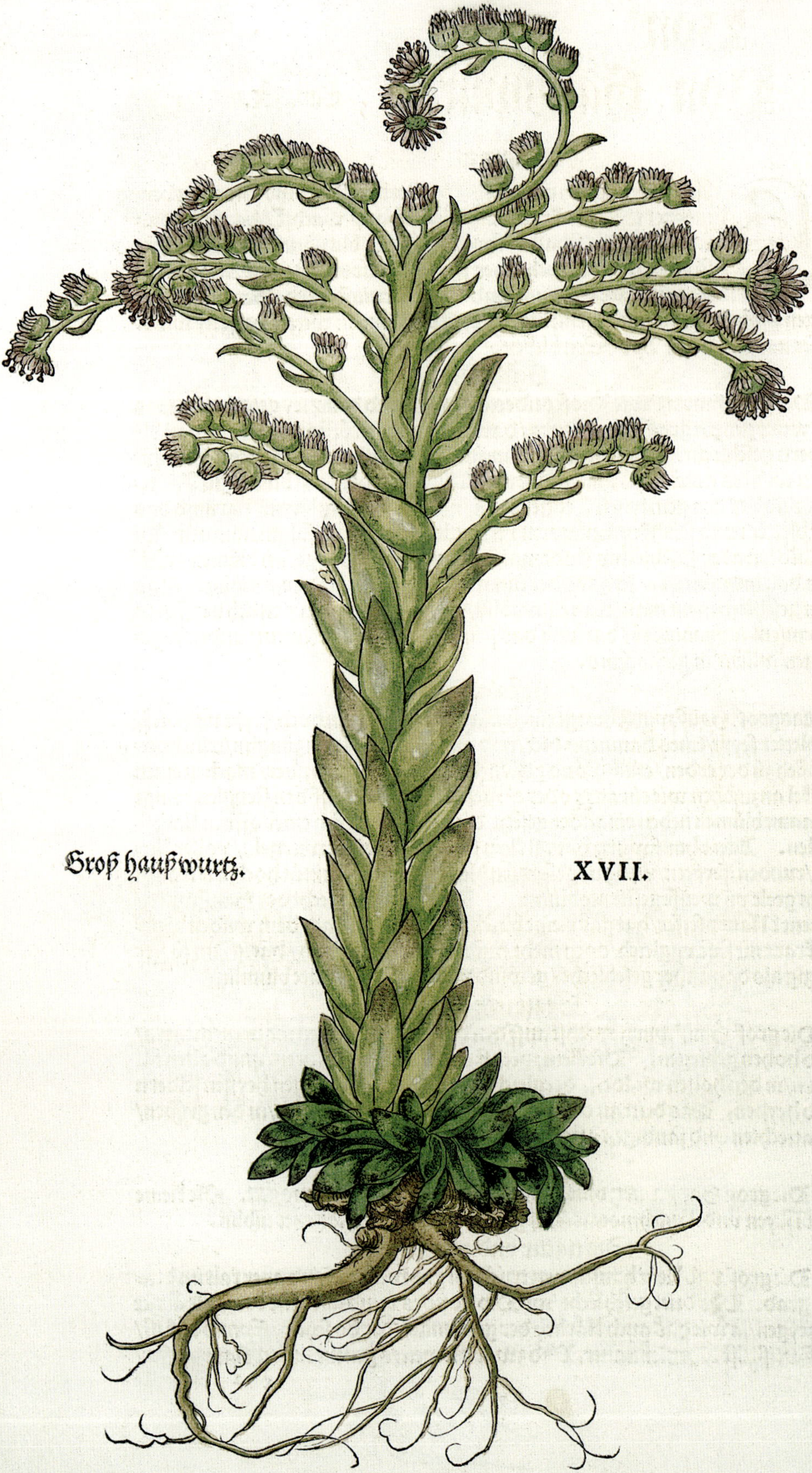

Groß haußwurtz. XVII.

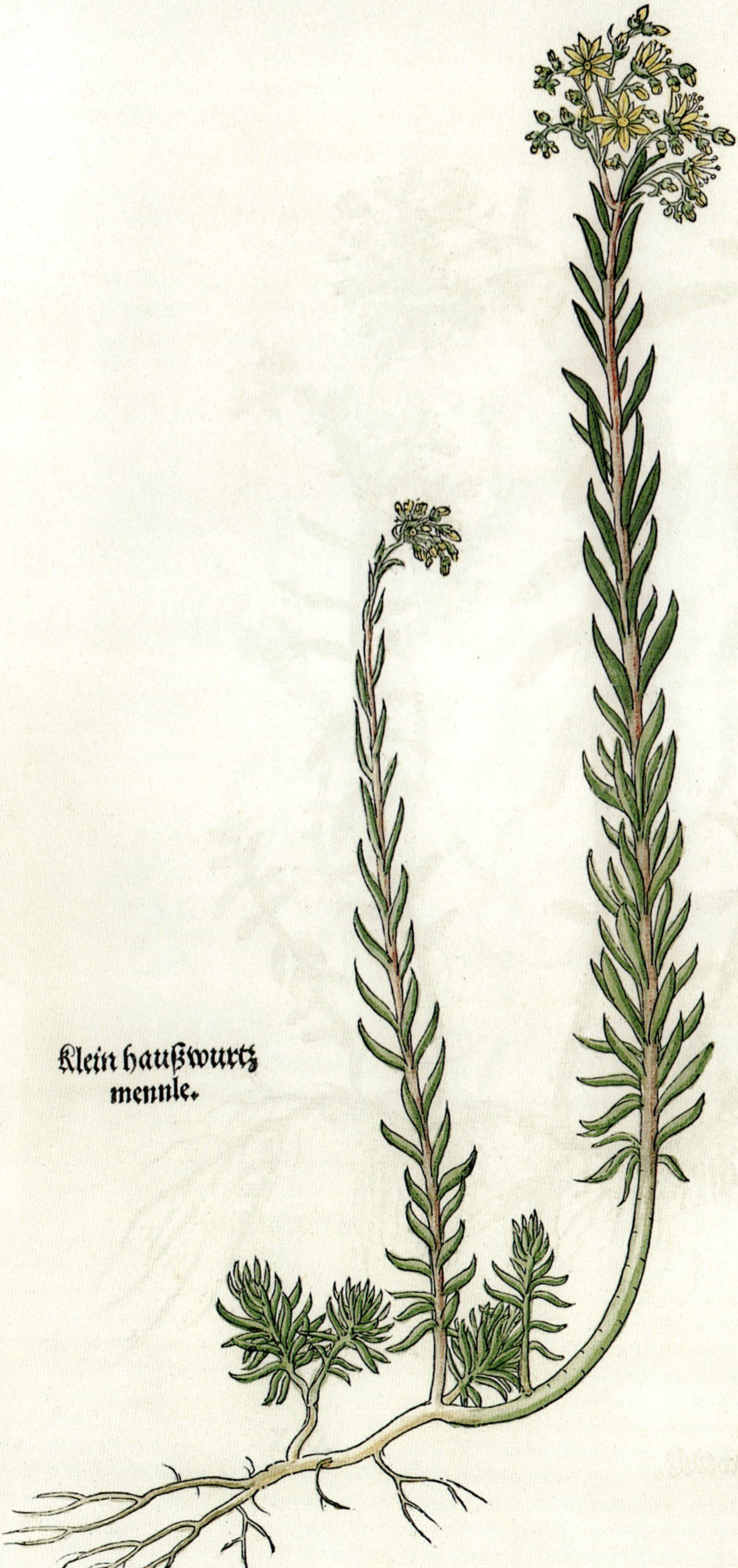

Klein haußwurtz
mennle.

XVIII.

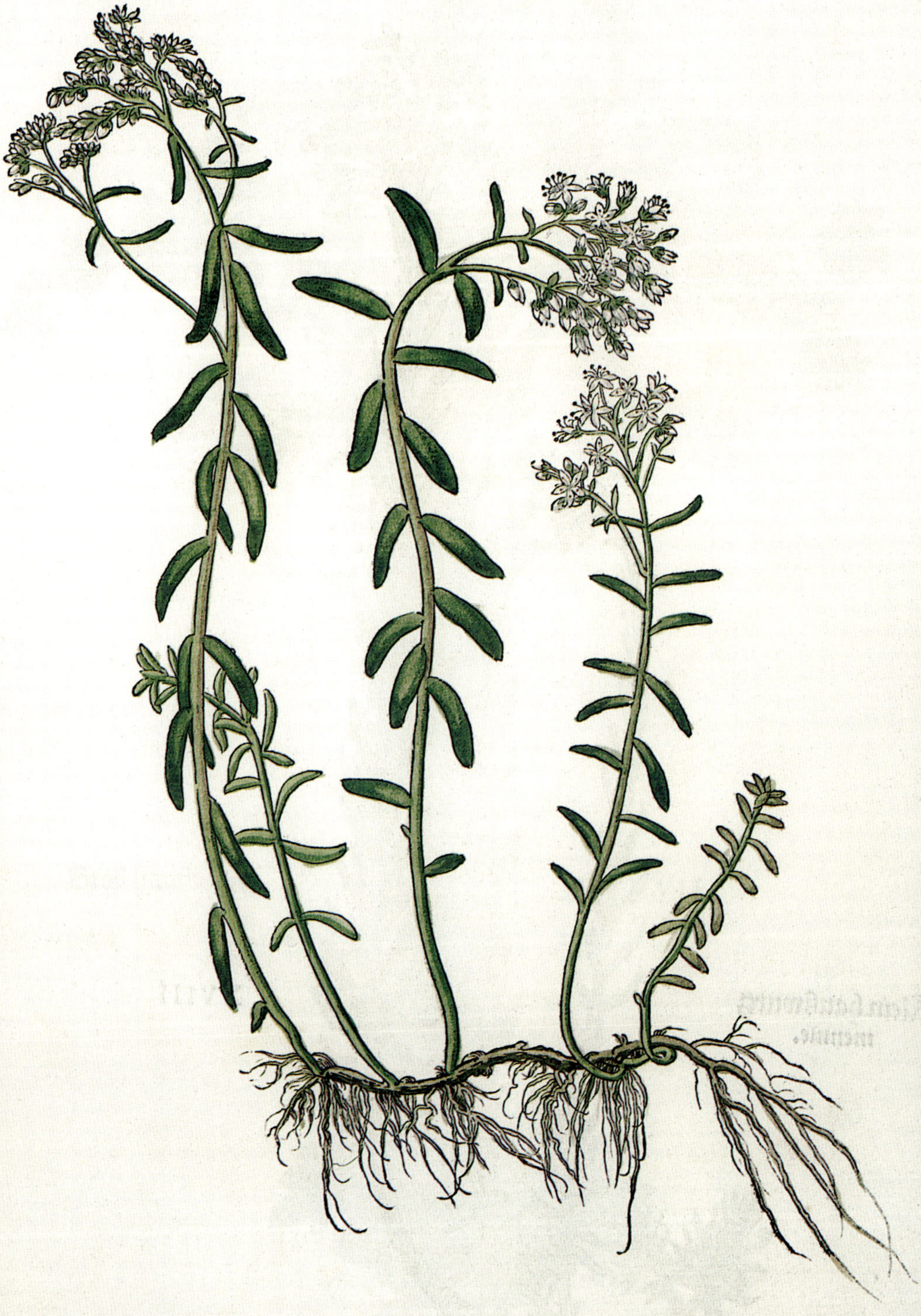

Klein haußwurtz weible.

XIX.

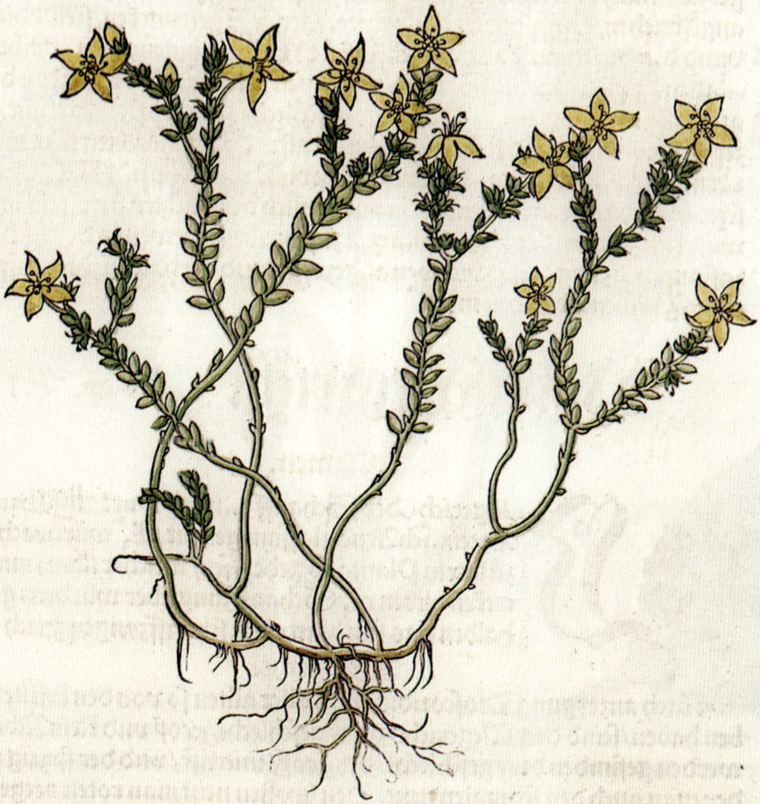

Katzentreüble. XX.

E zeygt auch der name gnůgsam an/das diß kraut räß sey wie pfeffer. Dieweil es aber an den mauren vnnd felsen wechßt/so heyßt es derhalben Maurpfeffer. Vnd kompt sölcher irthumb/on zweifel/daher/das die vngelerten kreütler die kleinen haußwurtz/mennlin genent/von disem Maurpfeffer nit haben künden vnderscheyden/dieweil sie beyde geel gestirnte blůmen tragen.

Die krafft vnd würckung.

Haußwurtz beyde groß vnd klein külen seer/vnd ziehen zůsamen zimlicher weiß. Derhalben seind sie gůt zů dem rotlauff/entzündung der augen/brandt/podagra/vnd geschwär die vmb sich fressen/so man jre bletter allein/oder mit gerstenmaltz überlegt. Der safft mit gersten maltz vnd rosen öl vermengt vnd angestrichen/benimbt das hauptwee. Der safft getruncken/stellet die rot rhůr/vnnd den durchlauff oder bauchfluß. Mit wein jngenomen/treibt er auß die runden langen würm. Stellet den frawen jhre kranckheyt/an den heymlichen
F orten zůsich genomen. Das dritt geschlecht Maurpfeffer genent/wermet/zerzert die haut/vnnd frißt dieselbigen auff. So man seinen safft mit schmaltz vermengt anstreicht/vertreibt er geschwulst vnd kröpff. Mich wundert aber seer das die gemeynen kreütler/ja auch ettlich der gelerten ärtzt/disem kraut die würckung der andern haußwurtzen zůschreiben/dieweil es doch scharpff vnd räß auff der zungen ist/wie oben angezeygt/vnd derhalben jhre krafft vñ würckung zů külen nit haben mag.

Von Wegerich. Cap. XI.

Namen.

A WEgerich oder Schaaffzungen/würt auff Griechisch vñ Lateinisch Arnoglossum genent. Es würt auch diß kraut zů latein Plantago geheyssen/welcher name inn den Apotecken bliben ist. Schaaffzung aber würdt es genent derhalben das sein blatt einer schaaffzungen gleich ist.

Geschlecht.

Nach anzeygung Dioscoridis/vnd aller allten so von den kreütern geschriben haben/seind des Wegerichs zwey geschlecht/groß vnd klein. Aber bey vns werden gefunden drey geschlecht/der groß/mittelst/vnd der spitzig wegerich/den man auch den schmalen nent. Den grossen nent man roten wegerich. Den mittelsten/breyten. Den dritten aber spitzigen wegerich/darumb das er spitzige vnd schmale bletter hat/wie der groß/breyte. Würt aber roter wegerich der vrsach halben geheyssen/das seine äher mit dem samen ein wenig rotbraun seind.

B
Gestalt.

Der groß Wegerich hat breyte bletter wie der Mangolt/die haben außwendig siben ripp/die sich alle am ende des blats gegen der wurtzel zůsamẽ tragen. Gewindt runde/oder zů zeiten/wie auch Dioscorides meldet/eckete harige stengel/einer spannen hoch/rotfarb/die seind von der mitte an biß an den gipffel zů ringß vmb mit samen vmbgeben vnd bedeckt. An seinen ähern findt man zůzeiten geele/vnnd etwan auch grüne/blůmlin. Sein wurtzel ist zart/zaserechtig/weiß/in der grösse eins fingers. Der mittelst vnnd breyt Wegrich ist ein wenig kleiner. Seine bletter/die auff der erden als ein stern außgebreyt ligen/seind rauch vnnd harig/mit siben gefalten rippen/ein yedes blatt so es volkomen ist

einer

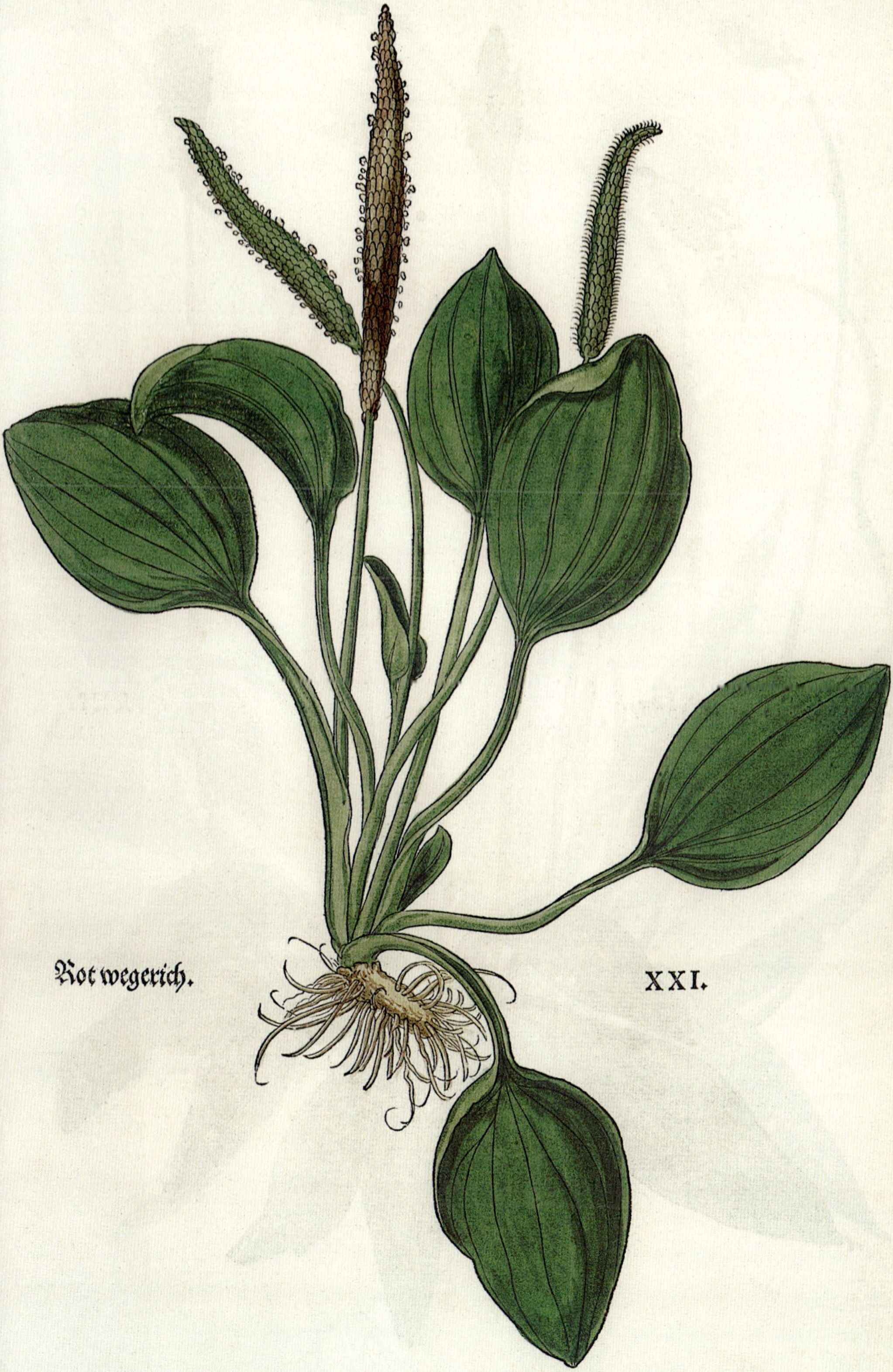

Rot wegerich.

XXI.

Breyter wegrich.

XXII.

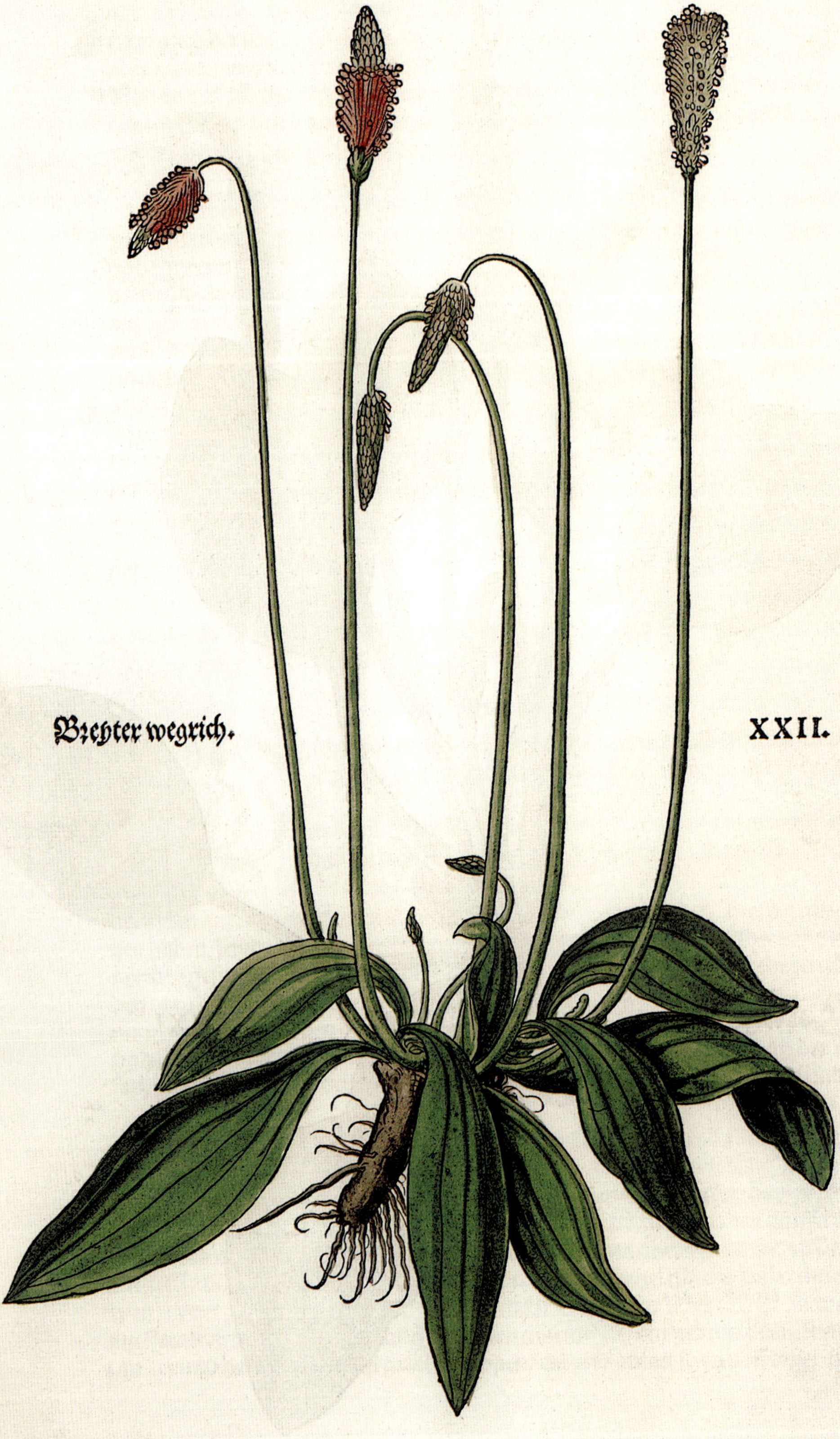

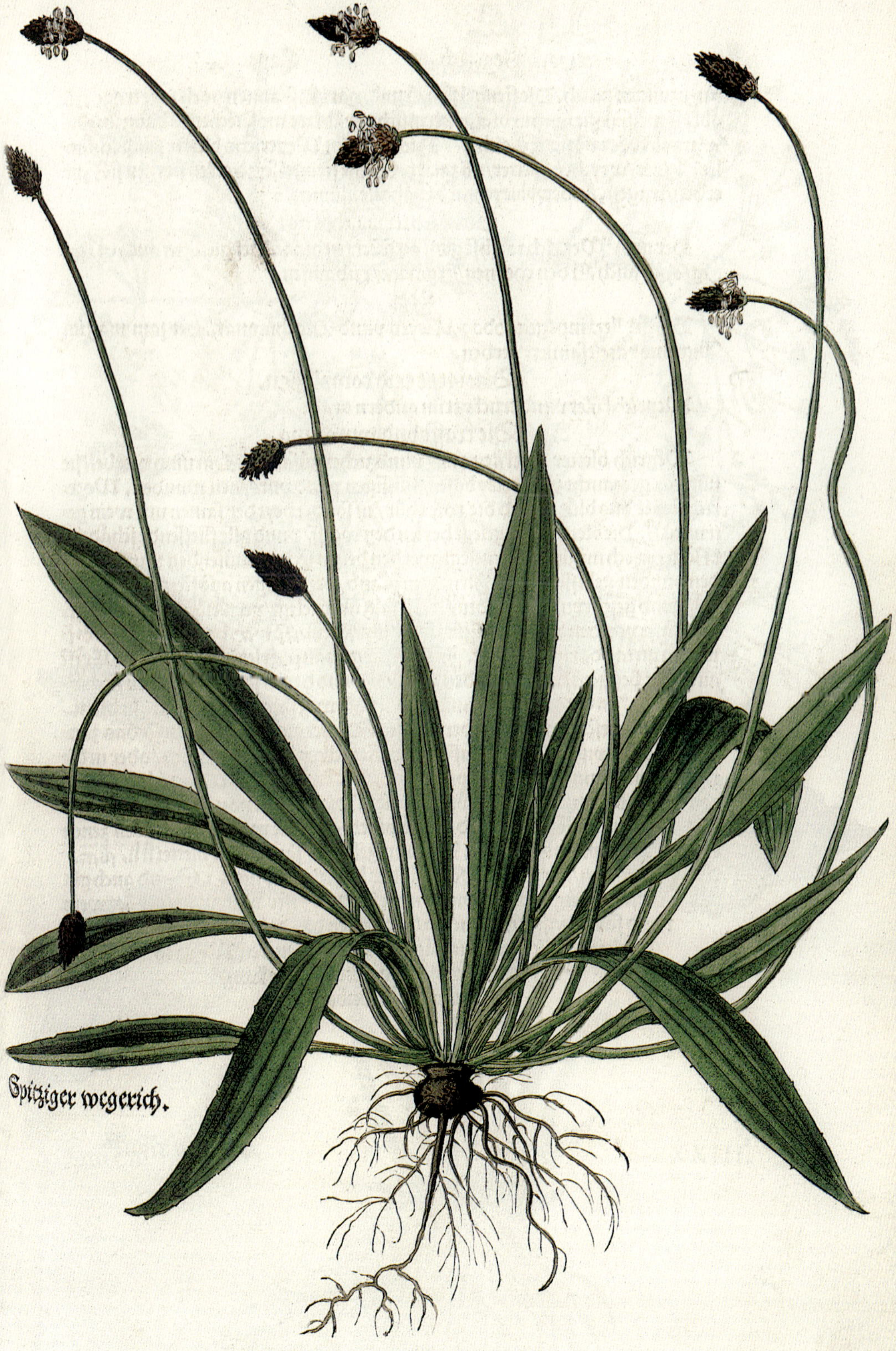
Spitziger wegerich.

C einer zungen gleich. Die stengel seind rund/harig/ spannen hoch/ die tragen zů oberst weisse/mit purpurbraun vermischt/geäherte wolriechende blůmen. Die wurtzel ist der vorigen gleich. Des spitzigen Wegerichs bletter seind schmeler/kleiner/weycher/gletter/vñ zarter. Seine stengel seind ecket/neygen sich zur erden/tragen zů oberst bleychfarb geäherte blůmen.

Statt seiner wachsung.

Der groß Wegrich wechßt gern an feüchten orten. Deßgleichen auch der spitzig/doch auch an den rheynen/in gärten/vnd wisen.

Zeit.

Blüen allesampt gegen dem Meyen vnnd Brachmonat. Der sam mag im Augstmonat gesamlet werden.

D

Die natur vnd complexion.

Wegrich kület vnnd trücknet im andern grad.

Die krafft vnd würckung.

Wegrich bletter trücknen auß/ vnnd ziehen zůsamen. Darumb werden sie nützlich gebraucht zů allerley bösen/ flüssigen vnnd vnreynen wunden. Wegerich stellet das blůt/ vnnd die rote rhůr/ in sonderheyt der samen mit wein getruncken. Die bletter übergelegt heylen den wolff/ vnnd alle fliessende schäden. Mögen auch nützlich übergelegt werden denen so von wůtenden vnnd rasenden hunden gebissen seind. Item dem brand/ den hitzigen apostemen/ ohrmützel/ vnnd geschwulsten der drüß. Mit saltz übergelegt/ vertreiben sie die kröpff. Der safft von den blettern ist gůt zů der mundfeule/ so man den mundt zum offE termal im tag darmit wäscht. In die fistel gethan/ heylet er dieselbigen. Er ist auch seer bequem den keichenden gegeben/ vnnd denen so den fallenden siechtagen haben. In die ohren gethan/ nimpt er hinweg jhren schmertzen. In die augen gethan/ leschet er die hitz derselbigen. Dienet auch wol denen so das zanfleysch blůtet/ vnd stäts blůt außspeien. Gemellter safft getruncken/ oder in die weiblichen scham gethan/ stopfft der weiber kranckheyt. Wegerich same mit wein getruncken/ stellet das blůt außspeien. Die wurtzel von Wegrich gesotten vnd mit dem wasser den mund außgespület/ oder die wurtzel vnder den zenen kewet/ benimpt das zanwee. Die wurtzel auch sampt den blettern in süssem wein getruncken/ heylen die geschwär der blasen vnnd nieren. Seind auch gůt zů der verstopffung der leber vnnd nieren. Drey diser wurtzel in vier lot wein vnnd souil wasser getruncken/ vertreiben das drittäglich feber. Der gleichen vier/ das viertäglich. Ettlich hencken Wegrich wurtzel an den hals/ vermeynen die kröpff darmit zůuertreiben.

Von Wasser

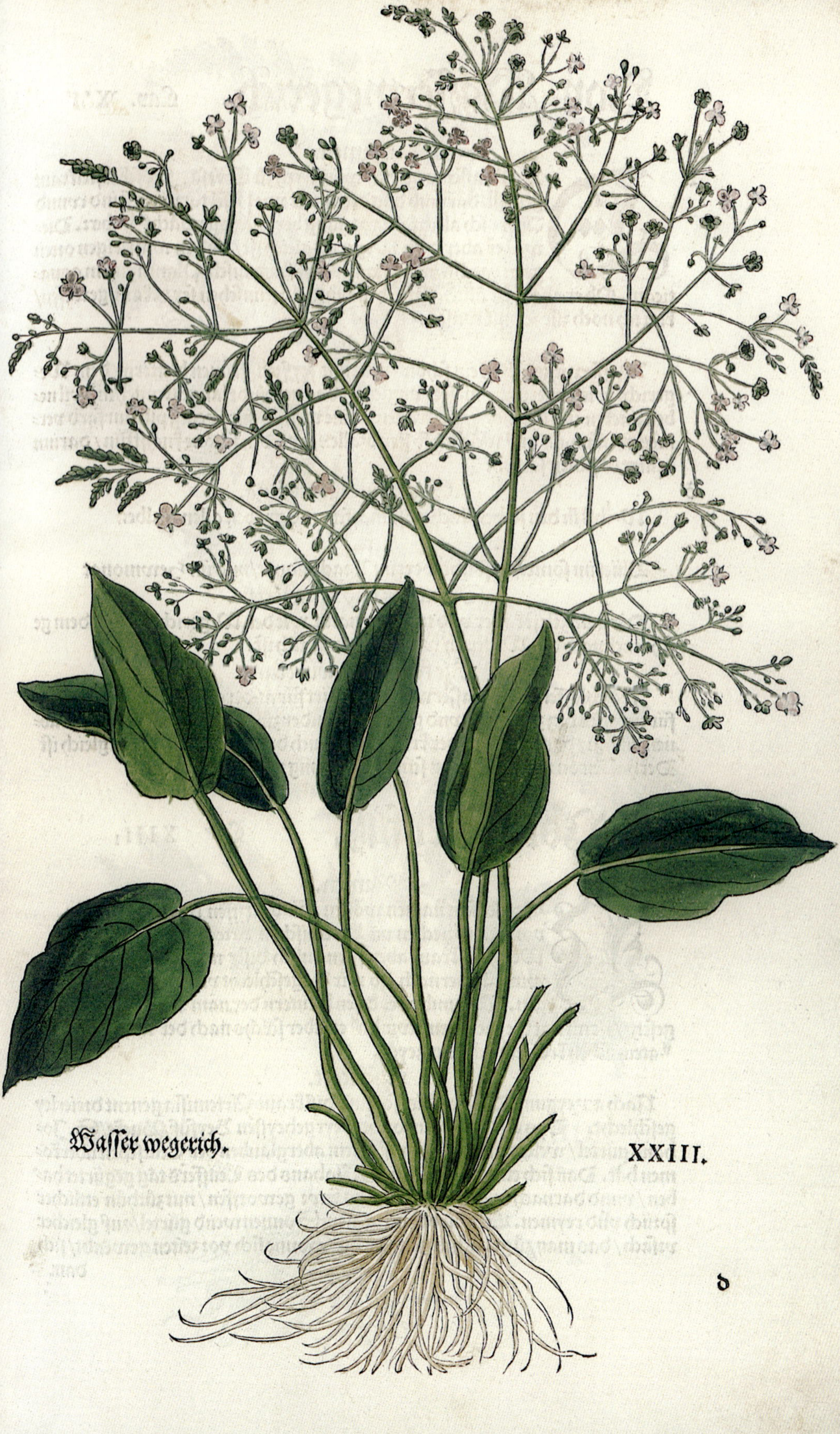

Wasser wegerich. XXIII.

Von Wasserwegerich. Cap. XII.

Namen.

A Der Wasserwegerich würt auch zů Teütsch Fröschlöffelkraut genent/darumb das die bletter wie löffel formiert seind/ vnnd die frösch allzeit jhr wonung bey disem gewächß haben. Dieweil er aber dem Wegerich gleich ist/ vnd in wässerigen orten gern wechst/nent man jn auff Lateinisch/Plantaginem aquaticam. Ob er aber den allten Griechen vnnd Lateinischen sey bekant gewesen/ kan ich noch zůr zeit nit wissen.

Gestalt.

Wasserwegerich ist ein schön kraut mit feyßten grünen blettern / dem Wegerich/ wie angezeygt / nit seer vngleich / das gewindt lange stengel/mit vil nebenzincken inn der höhe / die tragen kleine weisse / mit wenig purpurfarb vermengt/blůmlin/ auß welchen so sie abfallen / werden schöne knöpfflin / darinn bringt es seinen samen.

B Statt seiner wachsung.

Wechst in den seehen/lachen/sümpffen vnd gräben allenthalben.

Zeit.

Blüet im somer/in sonderheyt im Brachmonat/vnd im Hewmonat.

Die natur vnd complexion.

Die wurtzel ist kalter vnd truckner natur wie der Wegerich/ dañ sie dem geschmack nach der Wegerich wurtzel nit vngleich ist.

Die krafft vnd würckung.

Fröschlöffel oder Wasserwegerich würt für andere kreüter gelobt vnd her für gezogen hitz zůleschen/vnd geschwulst nider zůlegen / darauß man wol abnemen kan / das diß kraut der krafft nach auch dem Wegerich nit vngleich ist. Derhalben on von nöten von seiner würckung mehr zůschreiben.

Von Beyfůß. Cap. XIII.

Namen.

A Vnder disem namen wöllen wir begriffen haben alle kreüter so von den Griechen vñ Lateinischen Artemisiæ genent werden. Welchem kraut aber fürnemlich diser nam zugehöre / wöllen wir bald hernach / so wir die geschlecht vnderscheyden/ anzeygen. Warumb aber disen kreütern der nam Artemisia sey auffgesetzt / ist nit not hie zůerzelen / wir haben aber sölchs nach der leng in vnserm Lateinischen kreüterbůch angezeygt.

Geschlecht.

Nach anzeygung Dioscoridis/so seind diß krauts Artemisia genent dreierley geschlecht. Das erst würdt in sonderheyt geheyssen Beyfůß/Bucke/S. Johans gürtel / welchen namen es auß einem aberglauben der Teütschen überkomen hat. Dañ sich ettlich damit an S. Johans des Teüffers tag gegürtet haben / vnnd darnach in das S. Johans fewr geworffen / mit zůthůn ettlicher sprüch vnd reymen. Es würdt auch genent Sonnenwend gürtel/auß gleicher vrsach / das man zů gedachter zeit / da die Sonne sich vor zeiten gewendt/ sich damit

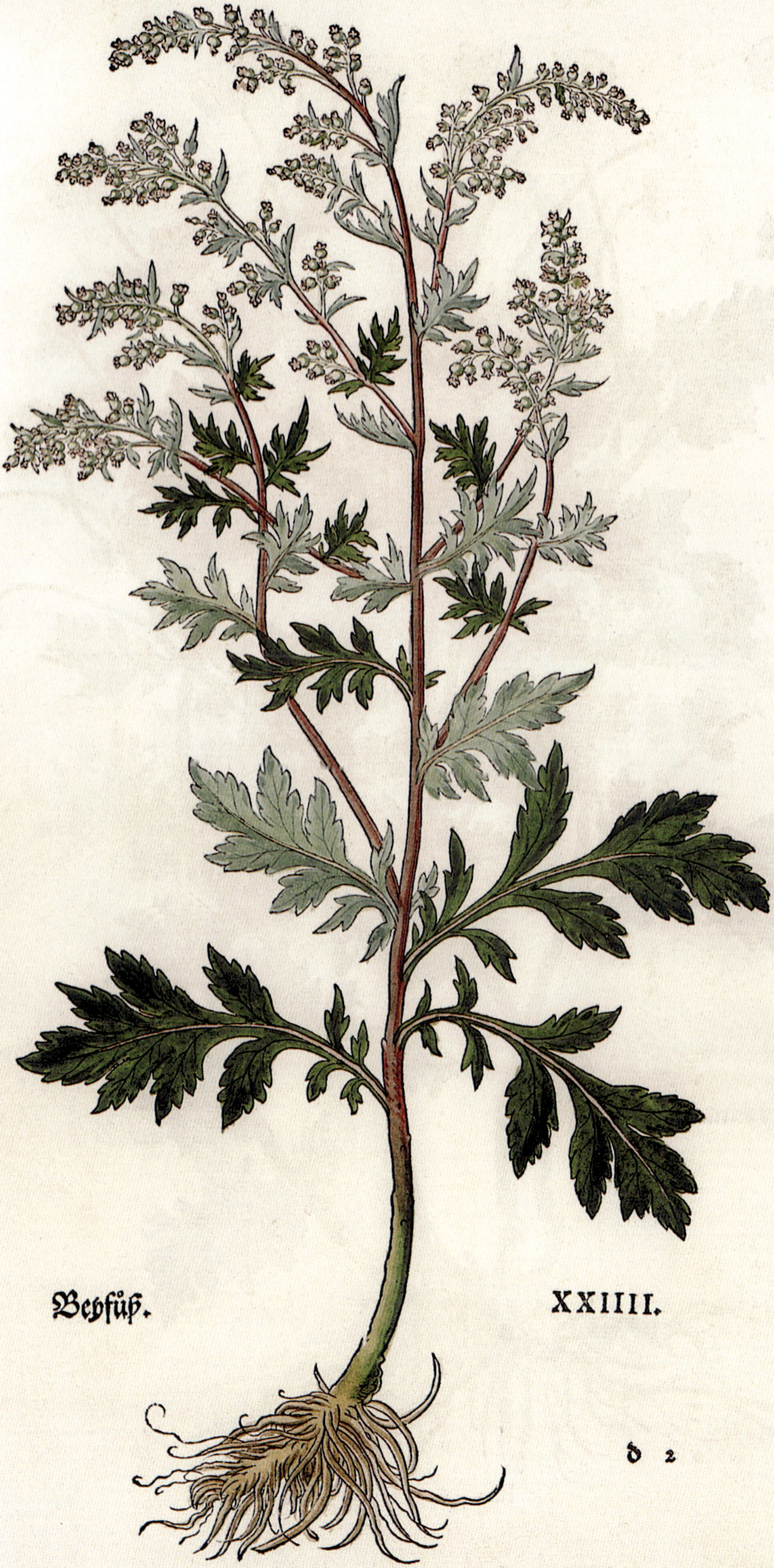

Beyfůß. XXIIII.

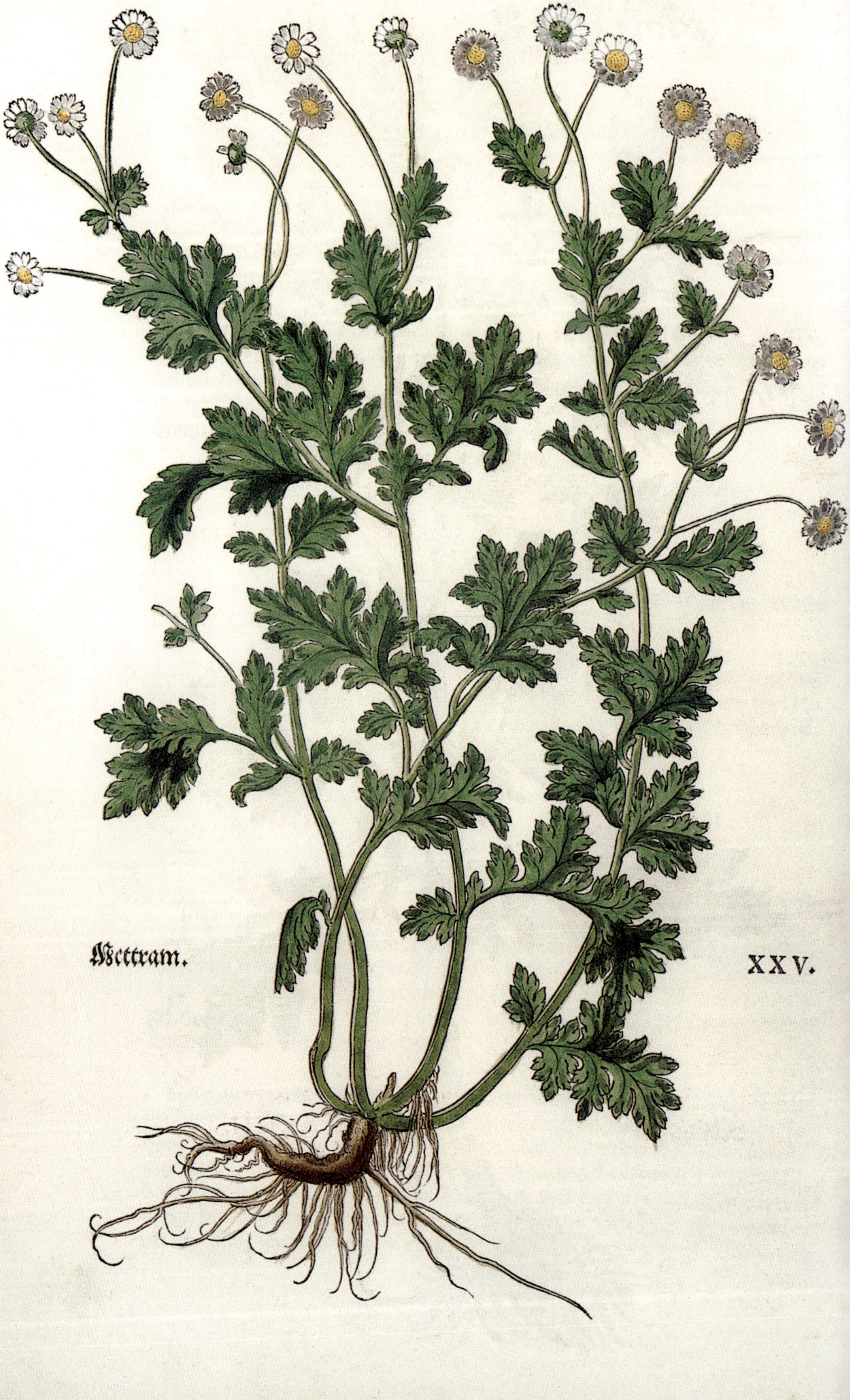

Mettram.

XXV.

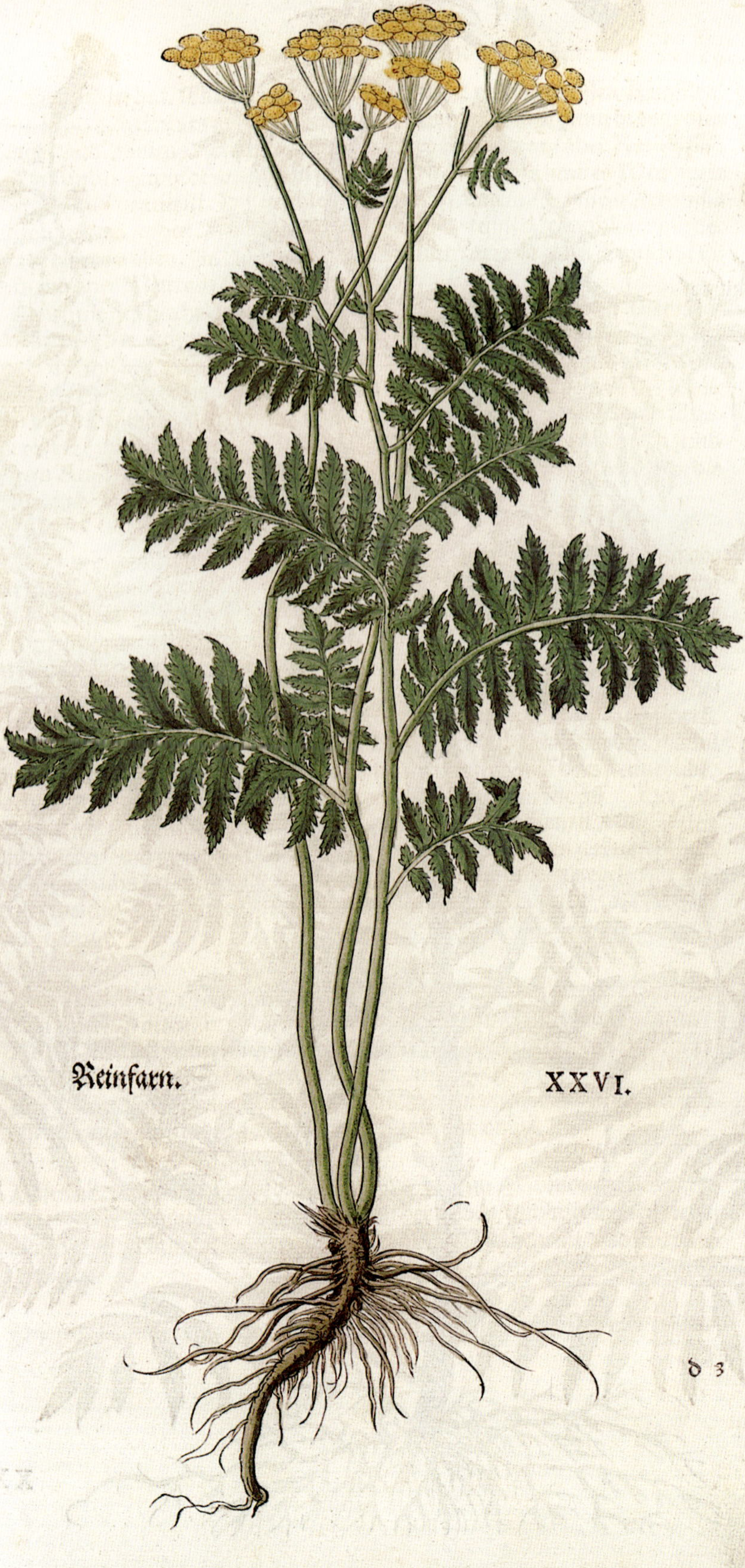

Reinfarn. XXVI.

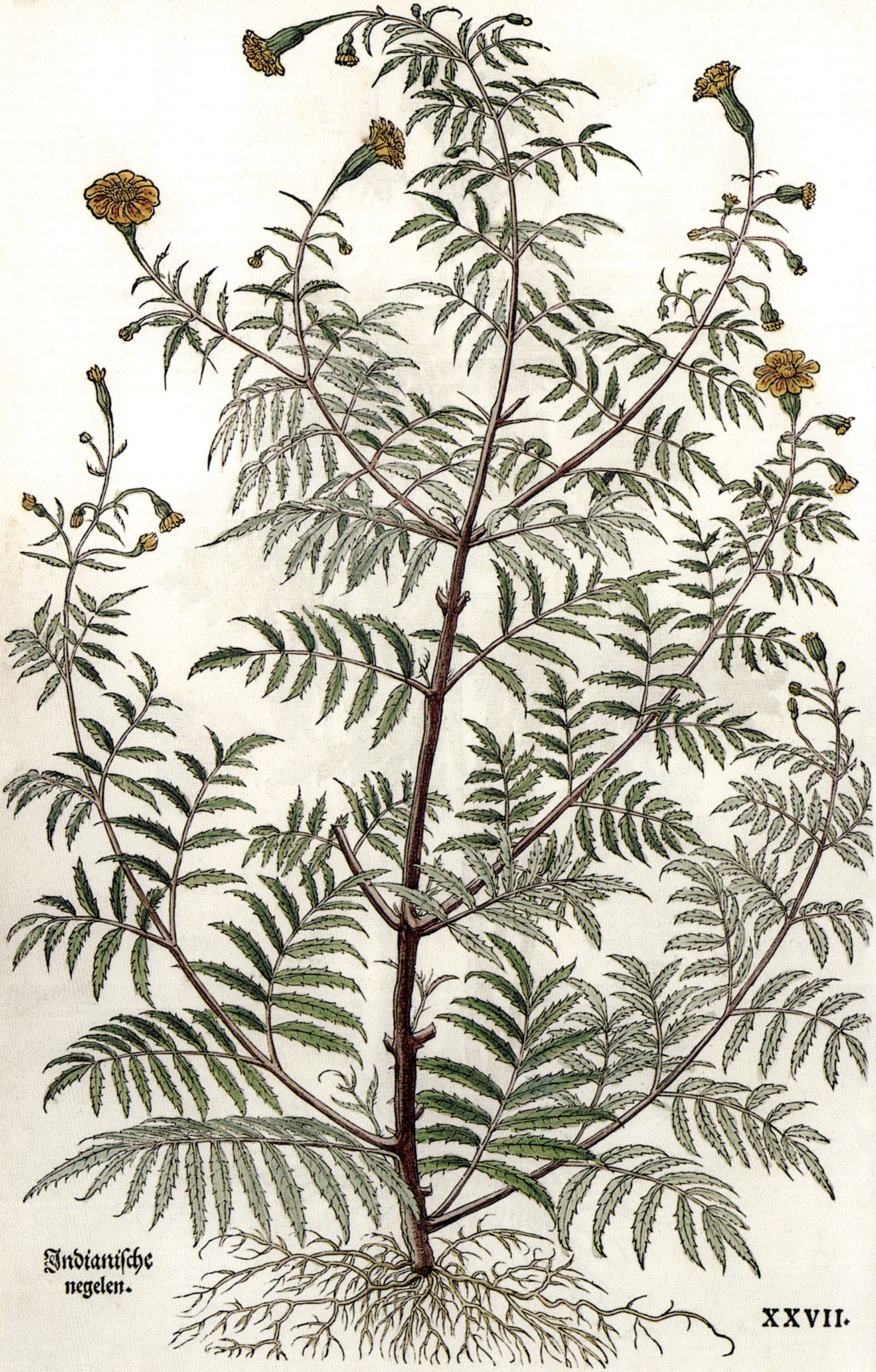

Indianische negelen.

XXVII.

B damit gegürtet hat. Es heyssen auch diß geschlecht ettliche grossen Reinfarn. Vnd seind dises krauts auch zweyerley ardt / eins mit einem gantz braunroten stengel / vnd blůmen / derhalben es genent würt Rotbucken / oder Rotbeyfůß.

Das ander gewindt weiß grůn stengel vnd blůmen / darumb es Weißbucke oder Beyfůß genent ist. Diß geschlecht würt auff Lateinisch genent Artemisia latifolia. Das ander geschlecht heyst zů Latein Artemisia tenuifolia / vmb der zarten bletter willen. In Apotecken würts Matricaria / vnd zů Teütsch Můterkraut / oder Mettram / oder Metter genent.

Das dritt geschlecht Artemisia monoclonos / vnnd Tagetes auff Lateinisch genent / vnd von ettlichen Tanacetum / würdt in Teütscher spraach Reinfarn vnnd wurmkraut geheyssen / darumb das es die würm im bauch tödtet vnd außtreibt. Vnder disem dritten geschlecht mögen begriffen werden die lieblichen schönen blůmen / so man yetz vast an allen orten iñ den gärten vnnd scherben zeühet / vñ genent werden Indianische negelin / dañ den blettern nach seind sie dem Reinfarn gantz gleich / doch etwas zarter. Riechen auch starck wie die
C bletter an dem Reinfarn.

Gestalt.

Beyfůß hat vil zincklin oder gesteüd / ist dem Wermůt gleich / doch hat der Beyfůß grössere bletter / vnnd feyßter / welche oben satt grůn / vnden aber gantz weißfarbig seind / seer zerschnitten vnnd zerspalten / gleich wie händlin anzůsehen. Sein blůmen seind klein vnnd zart / vnnd der same rund. Můterkraut / hat kleiner vnd zärtere bletter / schweitzer grůn / sein blůmen seind der Chamillen gleich / inwendig geel / vnnd zů ringß vmbher mit kleinen weissen blettlin bekleydet / doch kleiner vnnd zärter. Ihr / ja des gantzen krauts geruch ist starck. Reinfar hat gemeinlich einen stengel braunrot / etwan zweyer elen hoch / mit vil neben zincken / daran wachsen bletter nit tieff zerkerfft. Auff dem stengel aber wachsen vil geeler blůmen / nit gestirnet / sonder gleich einem knopff. Die Indianische negelin bringẽ stengel rotbraun / gleich dem Reinfarn / mit vilen ästen
D vnnd zincken / daran seind auch vil zarter bletter / allenthalben zerkerfft / eines starcken geruchs / an den stengeln wachsen schöne blůmen den negelen nit vngleich / welche der farb nach mögen dem geelen charmesin sañet wol vergleichet werden.

Statt irer wachsung.

Beyfůß wechst gern an wässerigen / vngebawten rauhen orten. Mettram aber an trucknen orten / bey den mauren / vmb die zeün / vnnd in den gärten.

Reinfar wechst gemeynlich auff den wasser gestaden / neben den weingärten / vnnd an den reinen / daher er auch seinen namen hat.

Die Indianische negelin zeühet man in den gärten vnd scherben / ist newlich
E in vnser Teütschland gebracht worden / vormals gar vnbekant.

Zeit.

Blůen alle mit einander im soñer / in sonderheyt im Hewmonat vñ Augstmonat. Die Indianische negelin so sie inn der stůben / vnd warmen kamern behalten werden / bringen sie auch jhre blůmen vmb Weyhenecht / vnd den gantzen winter.

Die natur vnd complexion.

Dise geschlecht seind warm im andern grad / vnd in dem ersten volkoñen-

F lich trucken/darzů auch einer zarten substantz.

Die krafft vnd würckung.

Dise kreüter gesotten seind seer dienstlich den weiberen zů dampff oder schweyßbädern/dann sie bringen jnen jhre kranckheyt/treiben auß das bürdlin vnd die todten frucht. Sie eröffnen auch die verschlossene můter/brechen vnd zermalen den stein/vnd bringen wider den verstandnen harn. Der safft von dem kraut mit Myrrhen vermengt/vnnd in die můter gethon/füret auß allerley feüchtigkeit der weiber. Wer dise kreüter bey jhm hat/dem kan khein gifftig thier/noch andere schedliche ding/nachteyl vnnd schaden bringen. So einer der über land reyßt/Beyfůß bey jhm tregt/so vertreibt es die můde.

Mettram gestossen vnnd mit mandel öl vermengt/vnnd wie ein pflaster über den magen gelegt/heylet desselbigen schmertzen vnd weetagen. Vertreibt auch den schmertzen des geäders dergestalt übergelegt/oder aber so man sei-
G nen safft mit rosen öl vermischt darüber streicht/oder darmit reibet/oder salbet. Die blůmen aber von dem Reinfarn/haben ein sondere krafft wider die würm/so sie mit wein oder milch/oder mit hönig werden jngenomen/dann sie dieselbigen krefftigklich außtreiben. Von den Indianischen negelin/hab ich khein sondere erfarung/acht sie aber der krafft nach dem Reinfarn vast gleich zů sein.

Von Klebkraut. Cap. XIIII.

Namen.

A Klebkraut hat seinen namen daher/das es allenthalben sich anhenckt/vnnd gern an den kleydern klebt/dann es seer rauch ist vnnd kleberig. Auff Griechisch vnnd Lateinisch würdt es Aparine genent/vnnd Omphalocarpon/darumb das sein same einem nabel gleich ist.

Gestalt.

Klebkraut hat vil zarter/kleiner viereckender/rauher äst vnd stengel/vmb welche ringßvmbher gestirnte blettlin von einander gesetzt/wie an der Rodte wachsen. Auß den gewerblin wachsen auch neben zincklin mit weissen blůmlin/welche so sie abfallen/kompt der samen herfür/welcher graw/hert/rund/vnnd in der mitten ein wenig hol/als ein nabel/vnd rauch ist. Das kraut/stengel/vnd same/hencken sich an die kleyder/wie oben angezeygt.

B Statt seiner wachsung.

Das rauch Klebkraut wechßt vnder dem flachß/vnd andern früchten/hinder den zeünen vnnd hecken allenthalben.

Zeit.

Würdt durch das gantz jar gefunden/in sonderheyt aber im Meyen. Sol gesamlet werden im somer/so es samen bringt.

Die natur vnd complexion.

Klebkraut ist warmer vnnd truckner natur/vnd seübert waß vnrein ist.

Krafft

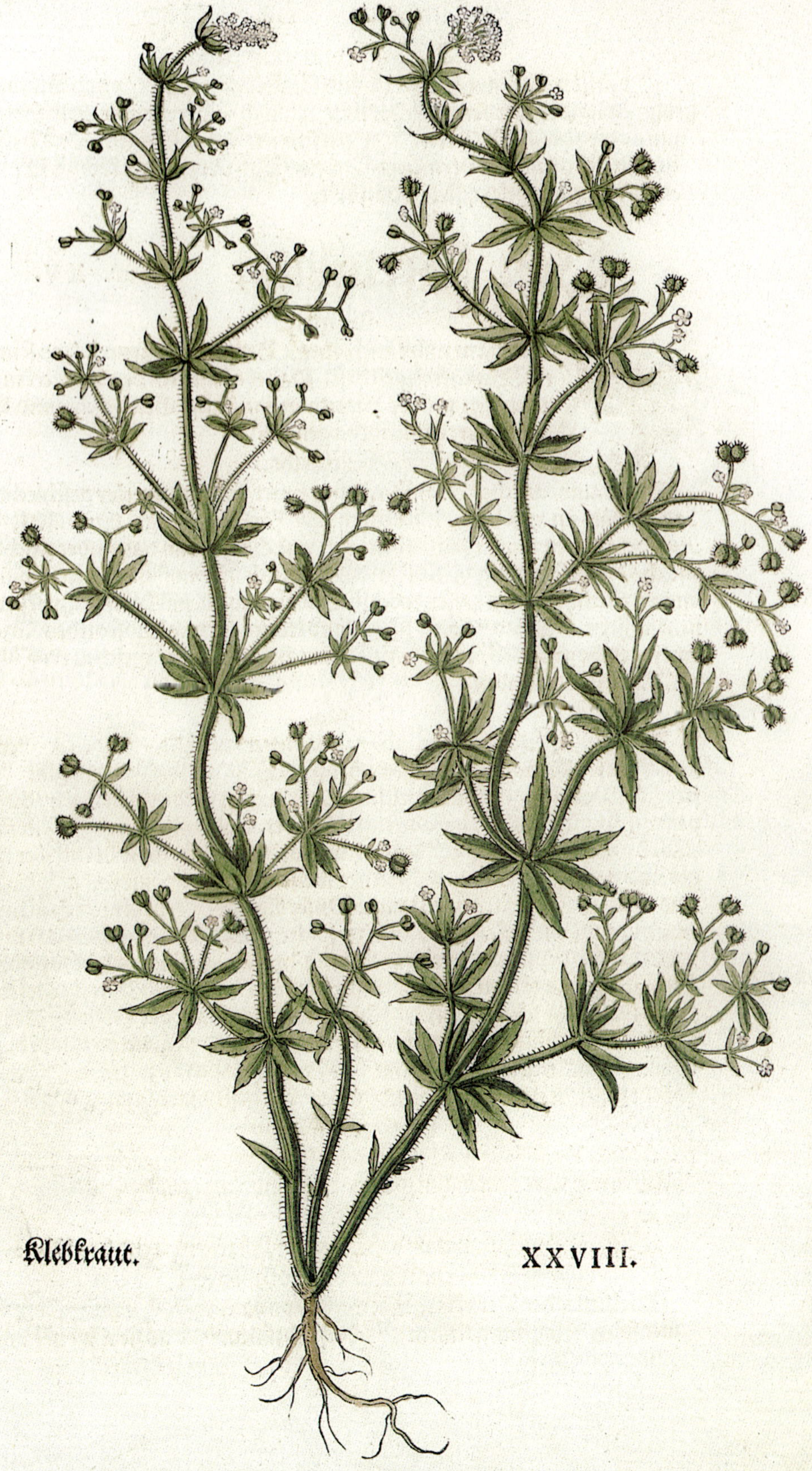

Klebkraut.

XXVIII.

C Die krafft vnd würckung.

Der safft vom kraut / stengel / vnnd samen außgetruckt / vnnd mit wein getruncken / widersteet dem gifft der natern / vnnd anderer gifftigen thieren. So man in die ohren thůt / vertreibt er den schmertzen derselbigen. Das kraut mit schmaltz gestossen vnd vermengt / zerteylet vnnd verzeret die kröpff. Die bletter über die wunden gelegt / stellen das blůt.

Von Bernklaw. Cap. XV.

Namen.

A Bernklaw würt auch genent Berentatz / darumb das sein blatt einẽ Berenfůß gleich ist. Daher es auch in den Apotecken noch geheyssen würdt Branca vrsina. Auff Griechisch vnnd Lateinisch würt es Acantha genent.

Geschlecht.

Diß krauts / welches Acantha genent würt / seind zweyerley geschlecht / wie das Plinius im xxij. bůch / am xxij. capitel klärlich anzeygt. Eins mit stechenden oder rauhen vnnd krausen blettern / vnd kürtzer dañ das ander geschlecht / welchs der beschreibung Dioscoridis nit gleich ist / vnnd ist das so in vnnsern landen allenthalben in wisen wechst. Darumb es billich Teütsch bernklaw genent würdt. Das ander ist glatt vnnd lenger / ja wie Dioscorides anzeygt / zweyer elnbogen hoch / vnnd diß ist der recht Acanthus / welches wir Welsch bernklaw genent haben.

B Gestalt.

Das welsch vnd recht Bernklaw hat bletter wie Lattich / doch breyter vnd lenger / zerspalten wie des weissen Senffs / schwartz / feyßt / vnnd glatt. Sein stengel ist hoch / fingers dick / welcher ist mit langen stechendẽ blettern / die schůpenweiß herfür komẽ / biß oben an bekleydet. Auß denselbigen geet herfür ein schöne weisse blům. So sie abfallen / würdt darauß ein hülß / in welcher ist langer vnd geeler same / in der grösse einer welschen erbß. Seine wurtzel seind zäh vnd leymechtig / rotfarb / vnd lang. Vnser Teütsch Bernklaw ist ein schwartz rauch kraut / seine bletter seind auch zerspalten vnnd zerteylt gemeinlich in fünff neben bletter / der stengel auch rauch / lang / hol / etwan fingers dick / mit braunẽ äderlin durchzogẽ / mit knöpffen vndersetzt wie des Fenchels / am obersten der stengel bringt sie schöne kronen die blüen weiß / vast wie der Holder. Der same so sich von der blüet erzeygt / würt breyter dañ der Dyll samen / ye zwey breytter körnlin zůsamen gesetzt / wie es dañ das gemäl klärlich an tag gibt. Die wurtzel würdt zů zeiten elen lang / inwendig weiß / am geschmack scharpff.

C Statt irer wachsung.

Welsch Bernklaw wechst in gärten / steinigen vnnd feüchten orten. Vnser Bernklaw hat jre statt in den graßgärten / vnd sandigen wisen.

Zeit.

Blüen im Brachmonat vnd Hewmonat / zů zeiten im end des Meyen.

Die natur vnd complexion

Die bletter der Bernklawen zerteylen / vnd verzeren / die würtzel aber seind einer sübtilen substantz / darauß leicht ist abzůnemen / das sie warmer vnd trückner natur seind.

Krafft

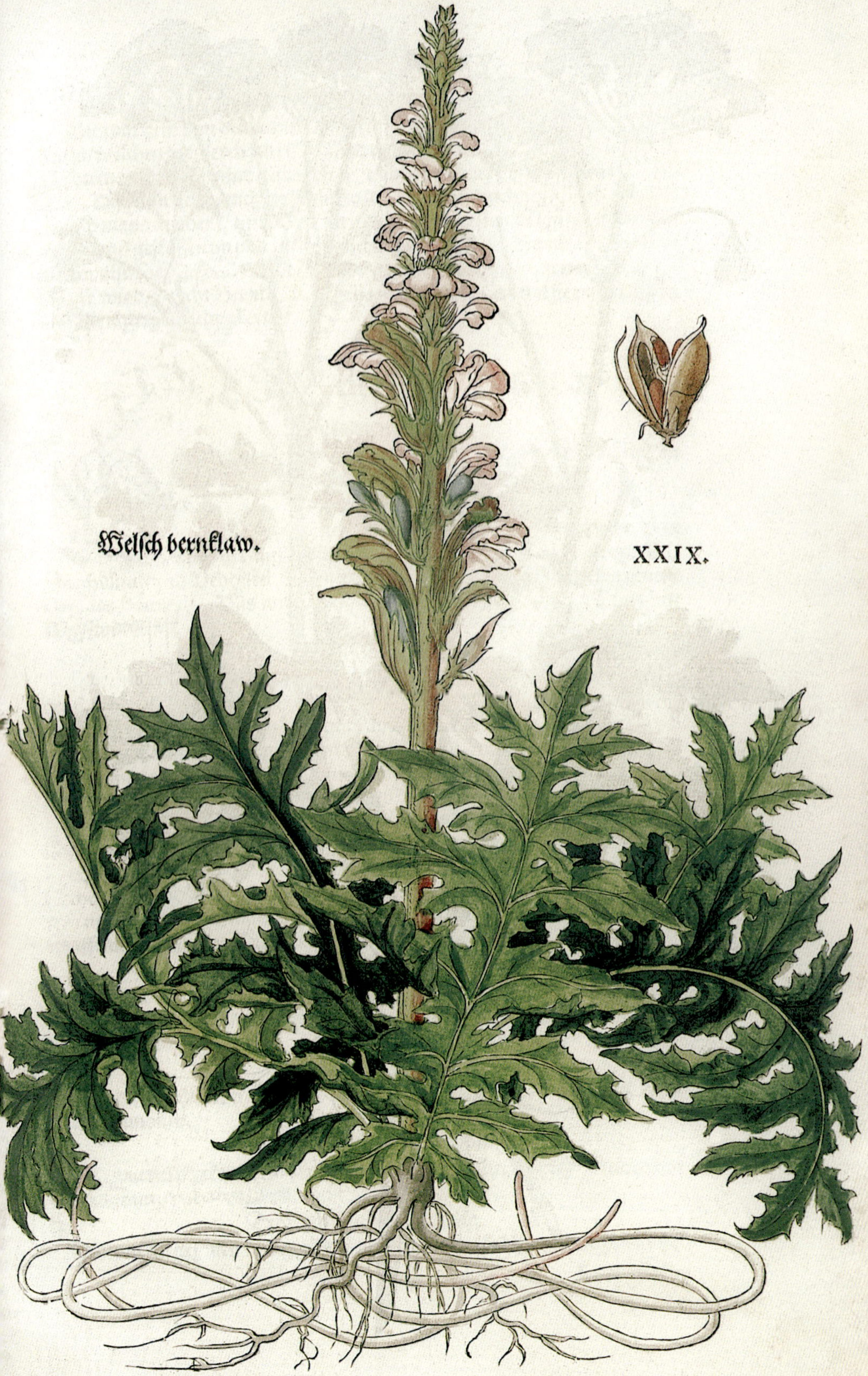
Welsch bernklaw.
XXIX.

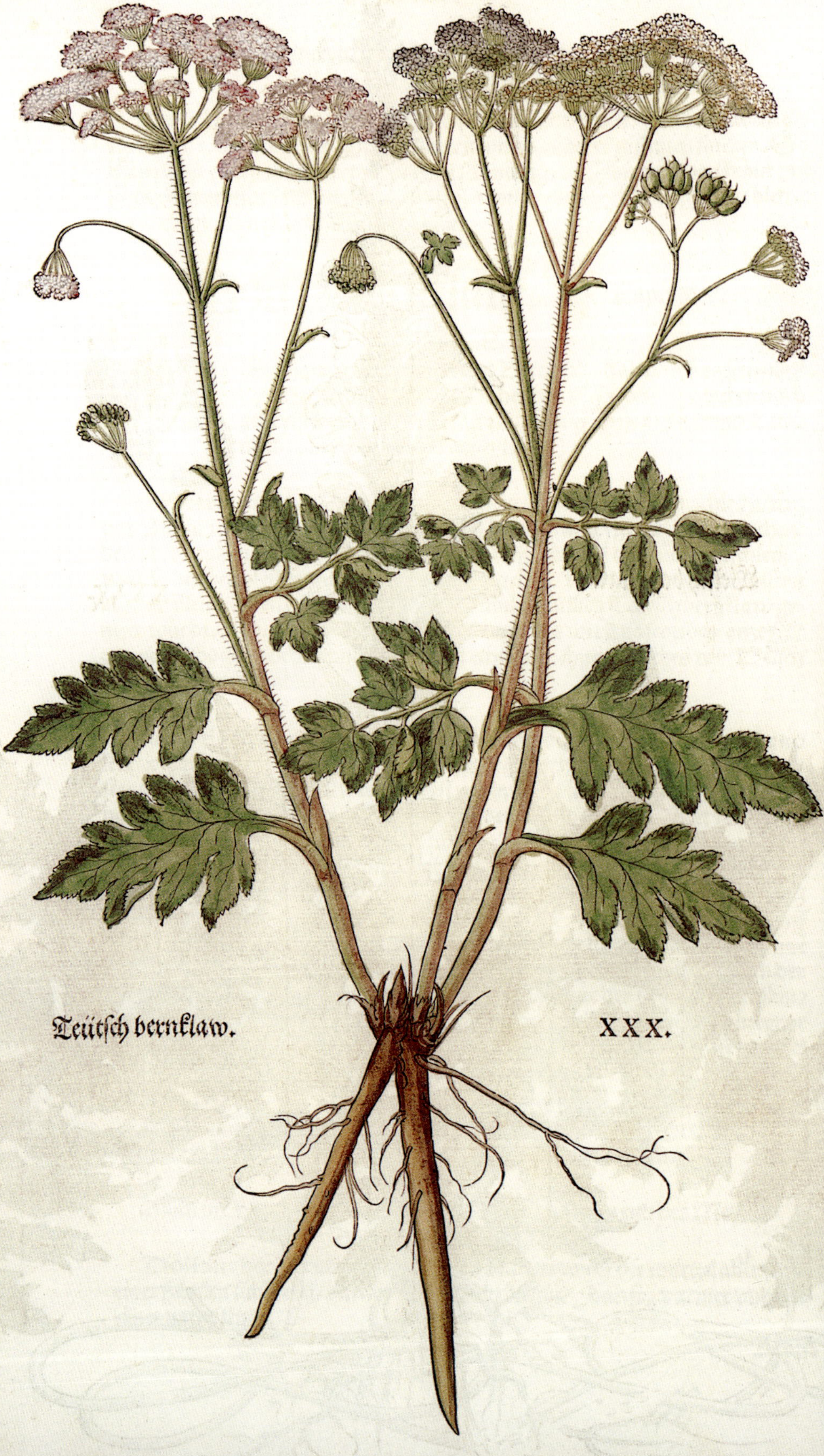

Teütsch bernklaw. XXX.

C Die krafft vnd würckung.

Die wurtzeln von der rechten Bernklawen/seind nutzlich zum brand/vnd denen/welchen die gleych verruckt vnnd außeinander seind/so mans überlegt. Gesotten in wasser/vnnd getruncken/treiben den harn/vnnd stellen den stůlgang. Dise wurtzel ist auch treffenlich gůt den schwindsichtigen/vnd gebrochnen/so mans mit der speiß kochet/fürnemlich mit gersten. Man mag auch sölche wurtzel gestossen im podagra überschlagen. Vnser Bernklaw vertreibt geschwulst/so sie gesotten würt vnd übergelegt. In summa/hat vast alle eygenschafft wie das recht Bernklaw. Fürnemlich aber so verzeret sie vnd trücknet auß alle überige feüchtigkeyten.

Von Weiß distel. Cap. XVI.

Namen.

A Weiß distel werden zů Latein Spinæ albæ genent/von wegen der weissen flecken damit die bletter besprengt seind.

Geschlecht.

Der Weissen distel haben wir hie zweyerley geschlecht. Das erst würt auff Teütsch geheyssen Mariendistel/Frawendistel/Stechkraut/vnd Vehdistel. Zů vnsern zeiten würt es in den Apotecken genent Carduus Mariæ. Das ander geschlecht aber heyssen vnnsere Teütschen Weißwegdistel.

Gestalt.

Mariendistel hat einen hohen stengel/fingers dick/rund/seine bletter seind groß/breyter dañ kein Lattich/vnnd stächelecht mit vilen scharpffen dörnlin/durchauß mit weissen flecken besprengt/auff den stengeln vñ neben ästlin wachsen scharpffe stächelechte runde Ygels köpfflin/die seind zů ringkumbher als B rädlin/mit seer langen spitzigen dörnern versorgt/blüen purpurrot/nach der blüet/bringen sie samen dem wilden garten Saffran gleich/doch runder.

Weiß wegdistel gewindt seer breyte vñ stächelechte lange bletter/darzů auch einen vast langen vnnd dicken stengel/mit zarter weisser wollen überzogen/an allen orten vol dörn vnd distel/bringt auch neben ästlin/die tragen all scharpffe stächelechte runde Ygels köpfflin/wie die Mariendistel/die blüen auch purpurrot/nach der blüet/bringen sie schwartzgrawen samen/wie der wild garten Saffran/doch etwas kleiner vnd runder.

Statt irer wachsung.

Mariendistel wechßt in den krautgärten/dahin sie gepflantzt würt. Weißwegdistel aber findt man an vngebawten vnd sandigen orten/vñ etwan hinder den zeünen.

C

Zeit.

Dise disteln blüen im Hewmonat vnd auch im Augstmonat. Etwan auch im Brachmonat.

Die natur vnd complexion

Die wurtzel trücknet/vnd zeücht ein wenig zůsamen. Der sam ist einer subtilen substantz/vnd warmer natur.

Die krafft vnd würckung.

Die wurtzel gesotten vnd getruncken ist gůt denen so blůt außreüspern/auch

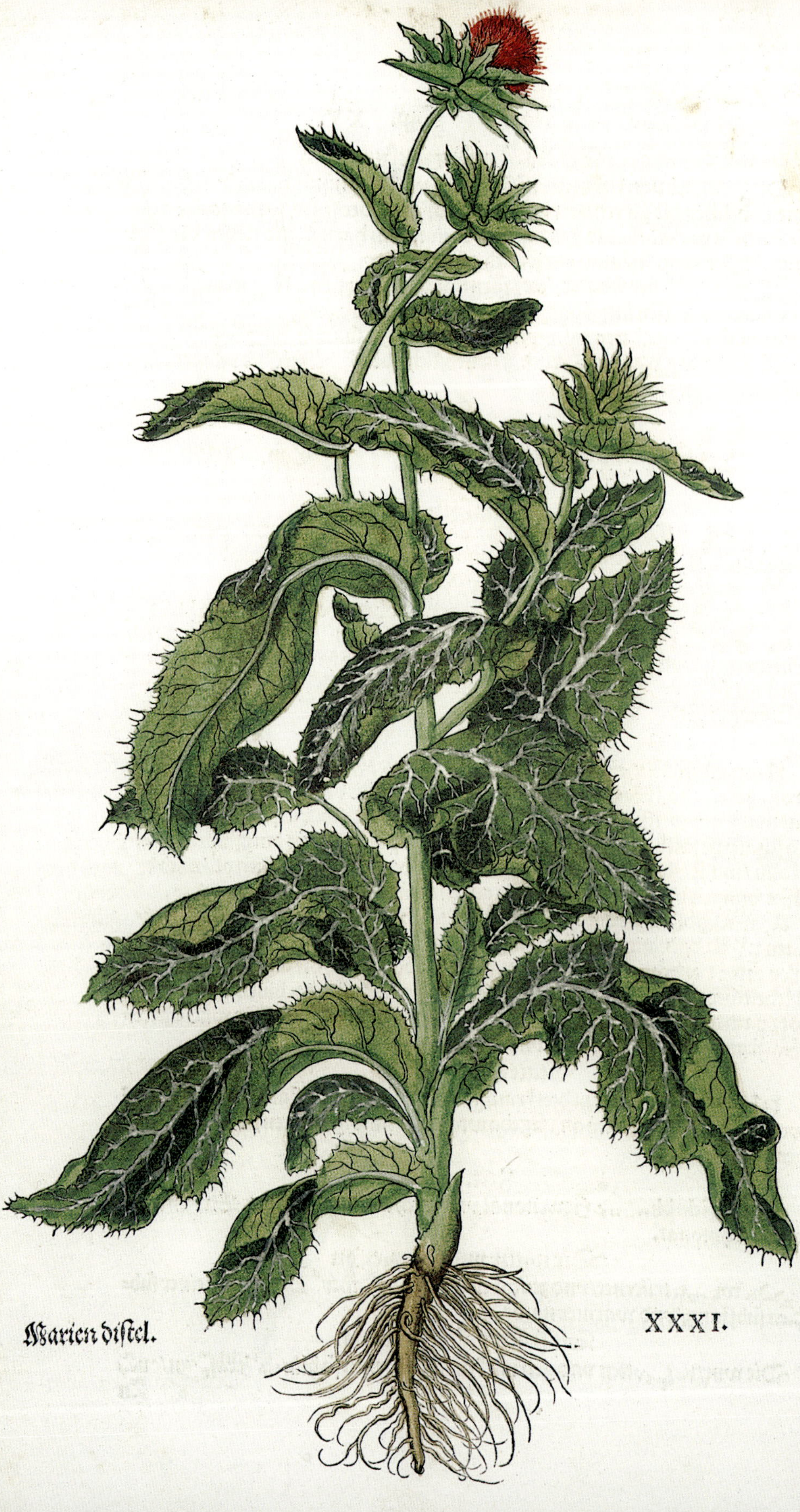

Marien distel.

XXXI.

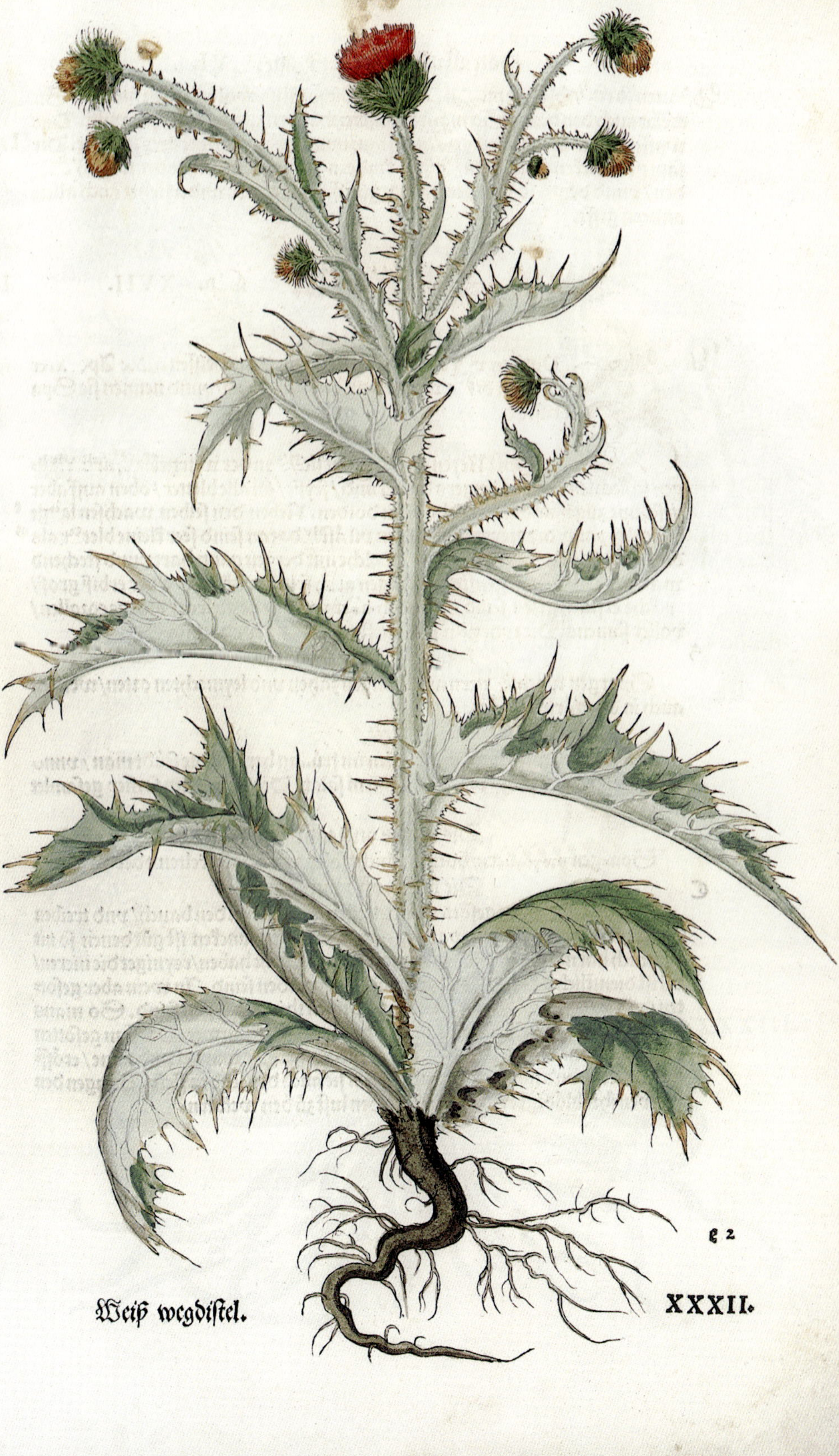

g 2

Weiß wegdistel. XXXII.

D denen so einen blöden magen haben/ vñ die speiß nit wol behalten mögen. Sie treibt auch den harn. So mans überstreicht/ vertreibt sie die geschwulst. Das wasser dar iñ die wurtzel gesotten ist/ im mund gehalten/ legt das zanwee. Der sam getruncken ist gůt den jungen kindern/ so mit dem gicht oder freysch beladen/ vnnd denen so von den natern gebissen seind. Er widerstehet auch allem andern gifft.

Von Spargen. Cap. XVII.

Namen.

A Spargen werden zů Latein Asparagi geheissen. Die Apotecker brechen disem wort einem bůchstaben ab/ vnnd nennen sie Sparagos.

Gestalt.

Im Meyen erstlich thůn sich von der wurtzel herfür die langen schlechten dolden/ fingers dick/ rund/ feyßt/ on alle bletter/ oben auff aber geschůpt zůgespitzt/ wie die hopffen dolden. Neben den selben wachsen lange stengel herauß/ die breyten sich auß in vil äste/ daran seind seer kleine bletter als das har/ oder wie des Fenchels/ welche mit der zeit gantz hart vnnd stechend werden. Dise Spargenstengel tragen auch frucht vñ körner einer erbiß groß/ welche erstlich grien seind/ darnach aber werden sie geelrot/ als die corallen/ voller samens. Die wurtzeln seind geflochten/ lang vnd rund.

B Statt seiner wachsung.

Spargen wachsen gern an steynigen zähen vnd leymechten orten/ werden auch in den gärten gezilet.

Zeit.

Die dolden/ wie angezeygt/ koñen im frůling herfür/ die seüdt man/ vnnd bereyts mit essig/ saltz/ vnnd öl zů einem salat. Der sam sol im soñer gesamlet werden.

Die natur vnd complexion.

Spargen die seübern/ doch geschicht solchs on das sie kelten oder wermen.

C Die krafft vnd würckung.

Die jungen dolden gesotten vnd geessen/ erweychen den bauch/ vnd treiben den harn. Die wurtzel in wasser gesotten vnnd getruncken ist gůt denen so nit leichtlich harnen künden/ denen auch so die geelsucht haben/ reyniget die nieren/ vñ ist dienstlich denen so mit dem hüfftwee beladen seind. Jn wein aber gesotten/ bekompt sie wol denen so võ den gifftigen thiern gebissen seind. So mans im mund/ oder auff den zenen haltet/ benimpts das zanwee. Der sam gesotten vñ ingenomen/ hat aller ding gleiche würckung. Die wurtzel vnd same/ eröffnen die leber vnd niereu/ darumb treiben sie auch den lenden stein. Bringen den frawen jhre blödigkeyt/ vnd mehren den lust zů den weibern.

Von

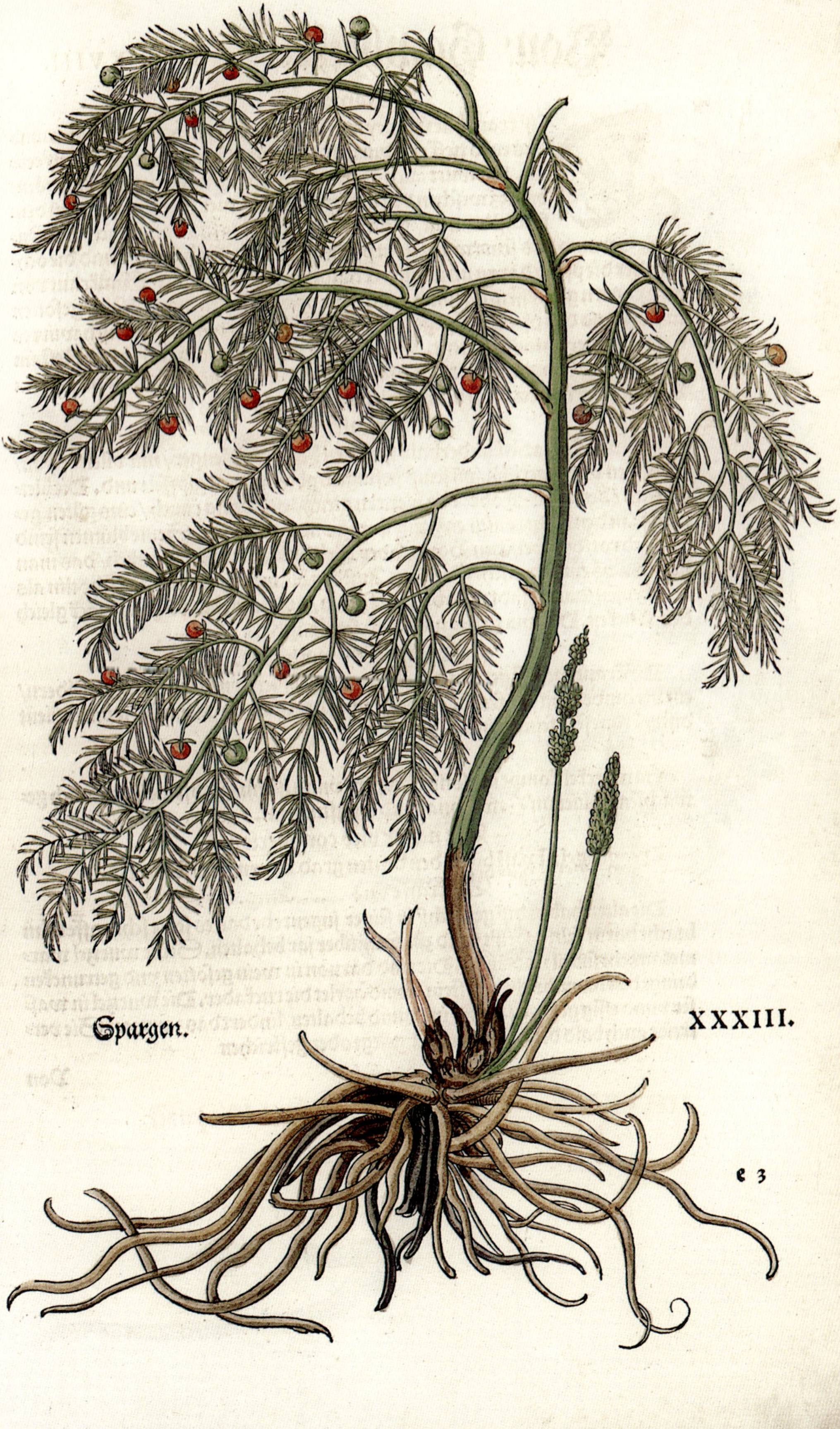

Spargen. XXXIII.

Von Hawheckel. Cap. XVIII.

Namen.

A DIß kraut hat vilerley nam̄en/dañ es heyßt Hawheckel/darumb das es ſo tieff einwurtzelt/das manß mit hawen můß außreüten. Es würt auch genent Hawhechel/von wegen ſeiner dörn/die ſie zwiſchen den blettern hat/die einer hechel/ſo man zů dem flachß braucht/gleich ſeind. Es nennens auch ettlich Ochſenbrech/darumb das ſeine würtzel ein pflůg etwan dörffen halten/vnnd die ochſen oder die pferd daran im gang verhindern. Es würt auch Stalkraut von den reüttern geheyſſen/darumb das es die pferde ſtallen macht/ſo es geſotten würt/vnnd den pferden jngegoſſen. Auff Griechiſch vnnd Lateiniſch würt es Ononis oder Anonis genent. Etlich neüw kreütler nennen diß kraut Reſtam bouis/vnd Remoram aratri. Vrſachen aller diſer namen habē wir in vnſerm Lateiniſchen kreüter bůch nach der leng angezeygt.

B

Geſtalt.

Hawheckel hat äſt anderhalb ſpannen hoch/vnd lenger/mit vilen reißlin/die haben vil gewerblin/vñ ſeind geflüglet/oben an dem gipffel rund. Die bletter klein/den Rauten oder klee blettern gleich/ein wenig rauch/eins gůten geruchs/an den äſten bringt es gantz ſpitzig vnd herte dörn. Seine blůmen ſeind leibfarb rot/der welſchen Bonen oder Erbſen blůmen ſo gar änlich/das man ſie kaum võ einander ſcheyden kan. Auß den blůmen werden kleine ſchotlin als der Lynſen/dariñ findt man breyten ſamen/an der geſtalt vñ geſchmack gleich den Wicken. Die wurtzel iſt weiß vnd ſeer lang.

Statt ſeiner wachſung.

Diß kraut wechßt gern in den gebawten/feyßten/vnd leymechtigen feldern/ein verhinderung der frucht/vnnd jrung der pflůgen/darumb die bawrßleüt diſem kraut ſeer feind ſeindt.

C

Zeit.

Hawheckel kompt im ſom̄er herfür/vnnd iſt im Herbſt volkomenlich gewachſen. Blüet im Hewmonat vnd Augſtmonat.

Die natur vnd complexion

Die wurtzel iſt vaſt biß in den dritten grad warm/vnd ſeübert.

Die krafft vnd würckung.

Die alten haben diß gewechß in ſeiner jugent ehe das es ſeine ſcharpffe dörn bracht hat in ſaltz gebeißt/vnd zůr ſpeiß über jar behalten. Seine wurtzel warmet/macht ſubtil vnd dünn. Die rind daruon in wein geſotten vnd getruncken bringt den harn/bricht den ſtein/vnnd heylet die ruckader. Die wurtzel in waſſer vnnd eſſig geſotten/vnnd im mund behalten/lindert das zanwee. Sie vertreibt auch bald die rufen darüber gelegt oder geſtrichen.

Von

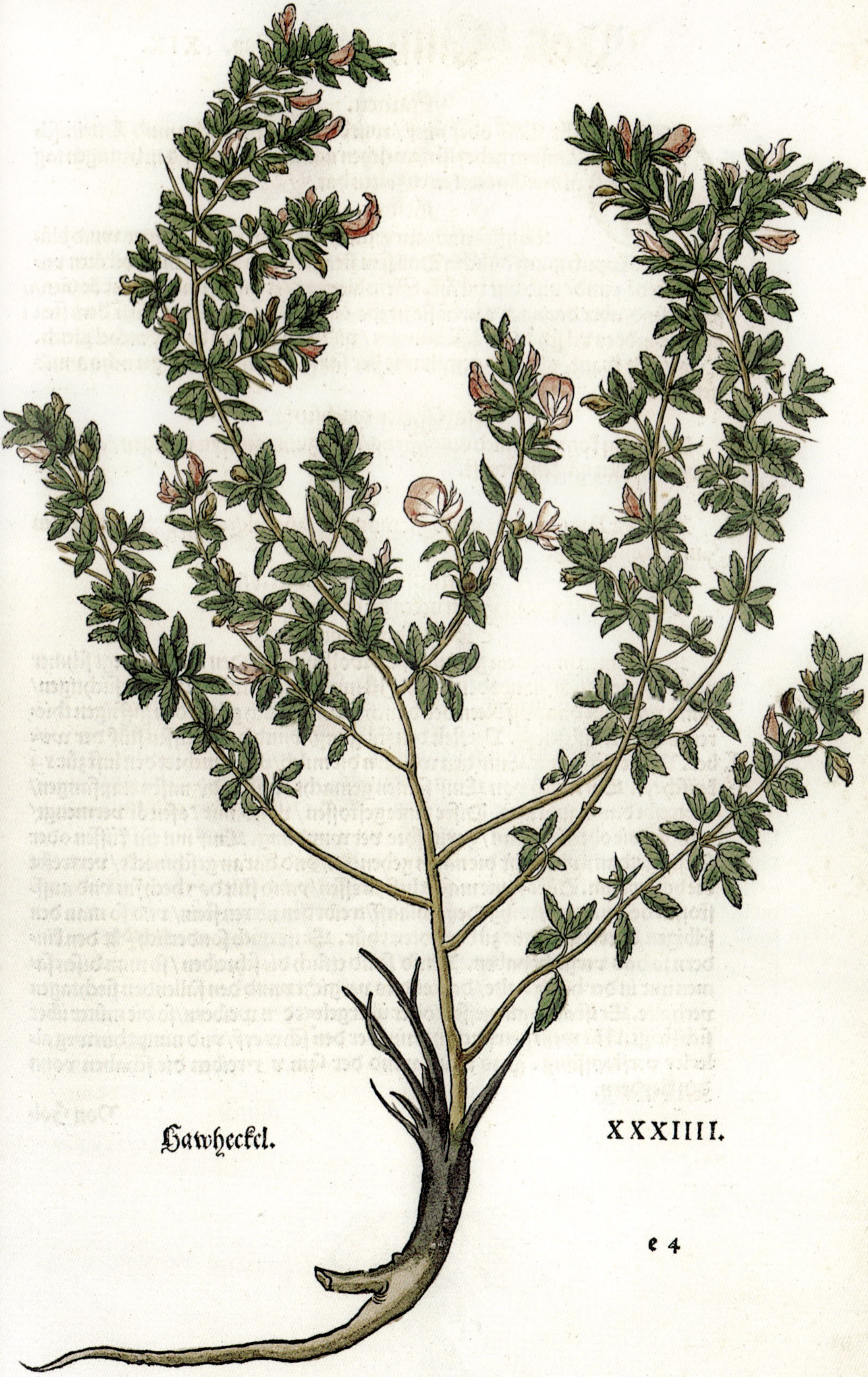

Hawheckel.

XXXIIII.

Namen.

A Der Eniß oder äniß / würdt auff Griechisch vnnd Lateinisch Anisum geheyssen/welchen namen er biß auff den heütigen tag in den Apotecken behalten hat.

Gestalt.

Eniß ist ein kraut erstlich mit dem stengel/ bletter vnnd blůmen dem Eppich gantz änlich. Dañ sein stengel ist ein wenig mit holkälen vnderscheydē/rund/ vnd hat vil äst. Sein bletter aber die erstmal her für komen/ seind rund/aber darnach werdē sie zerspalten wie des Eppichs. Auff dem stengel gewindt es vil schöne weisse blůmlin / vnd einen kolben dem Fenchel gleich. Das gantz kraut / gleicher gestalt wie der same / ist eines gůten geruchs vnnd geschmacks.

Statt seiner wachsung.

B Diser sam kompt erstlich auß Syria/ist yetzund gemeyn worden / also das er vast in allen gärten wechst.

Zeit.

Blüet im Brachmonat vnnd Hewmonat / zů welcher zeit man auch seinen samen samlen mag.

Die natur vnd complexion.

Diser same ist warm vnd trucken im dritten grad.

Die krafft vnd würckung.

Eniß samen macht ein geringen/vñ wolschmeckenden athem. Legt schmertzen vnd weetagen / treibt den harn. Ist nutz jngenomen den wassersüchtigen/ vnnd vertreibt das auffbleen des bauchs. Er ist auch gůt zů den gifftigen thieren/auff jhre biß gelegt. Verstelt den stůlgang/ vnnd den weissen flůß der weiber. C Weiter so bringt Eniß den weibern die milch/vnnd mehret den lust zůr vnkeüscheyt. Ein rauch von Eniß samen gemacht / vnd in die nasen empfangen/ vertreibt das hauptwee. Diser same gestossen / vnnd mit rosen öl vermengt/ vnnd in die ohren gethan / heylet jhre verwundung. Eniß inn ein küssen oder secklin gethan / vnnd für die nasen gehencket/vnd daran geschmeckt / vertreibt die böse traum. Diser same macht lust zů essen/vnnd stilt das hechsen vnd auffstossen des magens/bringt den schlaaff/treibt den nieren stein/ vnd so man denselbigen dorret ist er gůt zů der roten rhůr. Er ist auch sonderlich gůt den kindern so das vergicht haben. Vnnd seind ettlich die schreiben / so man disen samen nur in der hand halte / das er das vergicht vnnd den fallenden siechtagen verhalte. Er ist auch gůt gessen/oder übergelegt den weibern/so die můter über sich steigt. Mit wein getruncken/bringt er den schweyß/vnd nimpt hinweg allerley verstopffung. Das kraut vnnd der sam vertreiben die schaben vonn den kleydern.

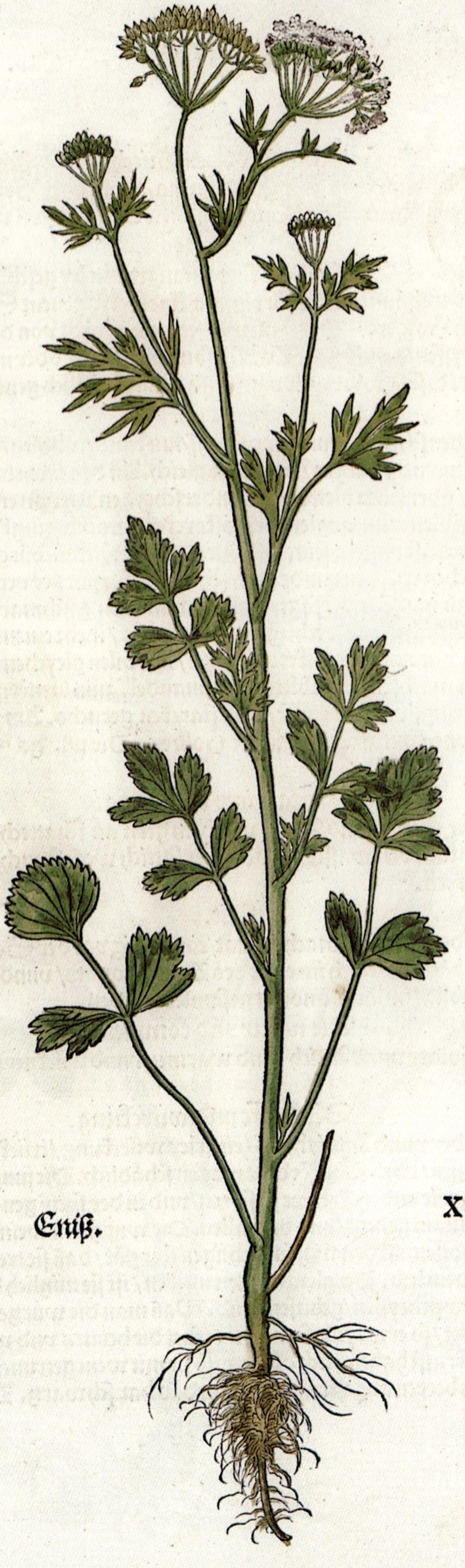

Eniß.

XXXV.

Namen.

A DEr Holder würt võ den Griechen geheyssen Acte/von den Lateinischen aber Sambucus. Er ist aber Holder genent wordẽ darumb/das seine zweig inwendig hol/vñ voller marck seind.

Geschlecht.

Des Holders findt man zweyerley geschlecht. Eins wechst auff wie andere bäum/vnd würt in den Apotecken genent Sambucus/vnnd auff Teütsch Holder. Das ander geschlecht würdt von den Griechen Chameacte geheyssen/das ist auff Teütsch souil als kurtzer oder nidrer Holder. Lateinisch würt diser Holder Ebulus/vnd Teütsch Attich genent.

Gestalt.

Der Holder scheüßt baumsweiß auff/mit runden/holen/starcken vñ weißgrawen ästen vnd zweigen/dem Ror gleich. An den ästen bringt er drey/vier/
B fünff/sechs/oder siben bletter/die vnderscheydenlich von einander steen/den Welschẽ nuß bletter nit vngleich/eins starcken geruchs/ringßvmbher zerkerfft. Am gipffel der äst tregt er seine gekrönte/oder einẽ schatthůt gleich/weisse blůmlin/auß welchen werden runde beer/schwartz mit purper vermischt/gleich wie die trauben zů hauffen verfügt/safftig/vnnd am geschmack schier dem wein gleich. Der Attich ist niderechtiger vnnd kleiner/mehr einem kraut dañ einem baum gleich/hat einen viereckten stengel/mit vilen gleychen vnnd gewerblin/auß welchen wachsen lange bletter den mandelbaum blettern gleich/wie flügel außgebreyt/ringßvmb zerkerfft/eins starcken geruchs. Am gipffel der stengel bringt er blůmen vnnd beer/wie der Holder. Die wurtzel ist lang/vnnd fingers dick.

Statt irer wachsung.

C Beyde der Holder vnd Attich wachsen gern an schattechten vnnd rauhen orten/auch neben den wassern. Doch der Attich wechst auch auff ettlichen fäldern vnd äckern.

Zeit.

Der Holder blüet im Brachmonat/ein wenig vor der Sonnenwend. Der Attich aber später/nemlich im ende des Brachmonats/vnnd im Hewmonat. Seine beer sollen im Augstmonat gesamlet werden.

Die natur vnd complexion.

Beyde Holder vnnd Attich seind warmer vnnd trückner natur vnnd complexion.

Die krafft vnd würckung.

D Der Holder vnnd Attich haben einerley würckung/trücknen vnnd treiben auß das wasser/doch seind sie dem magen schädlich. Die jungen dolden vnnd bletter gleich wie andere kreüter gesotten/vnd in der speiß genossen/treiben auß den rotz/pituitam genent/vnd die gallen. Die wurtzel in wein gesotten/vnd in der speiß genossen/ist den wassersüchtigen seer gůt/dañ sie treibt gewaltig das wasser auß dem leib. Dergleichen getruncken/ist sie nützlich denen so von den natern/uiperæ geheyssen/gebissen seind. Wañ man die wurtzel in wasser seüdt/vnd darin sitzt/so erweycht sie vnd eröffnet die hertten vnd verschwollne můter. Sölche krafft haben auch die beer/so sie mit wein getruncken werden. Der safft von den beeren angestrichen/macht das har schwartz. Die frischen vnnd

zarten

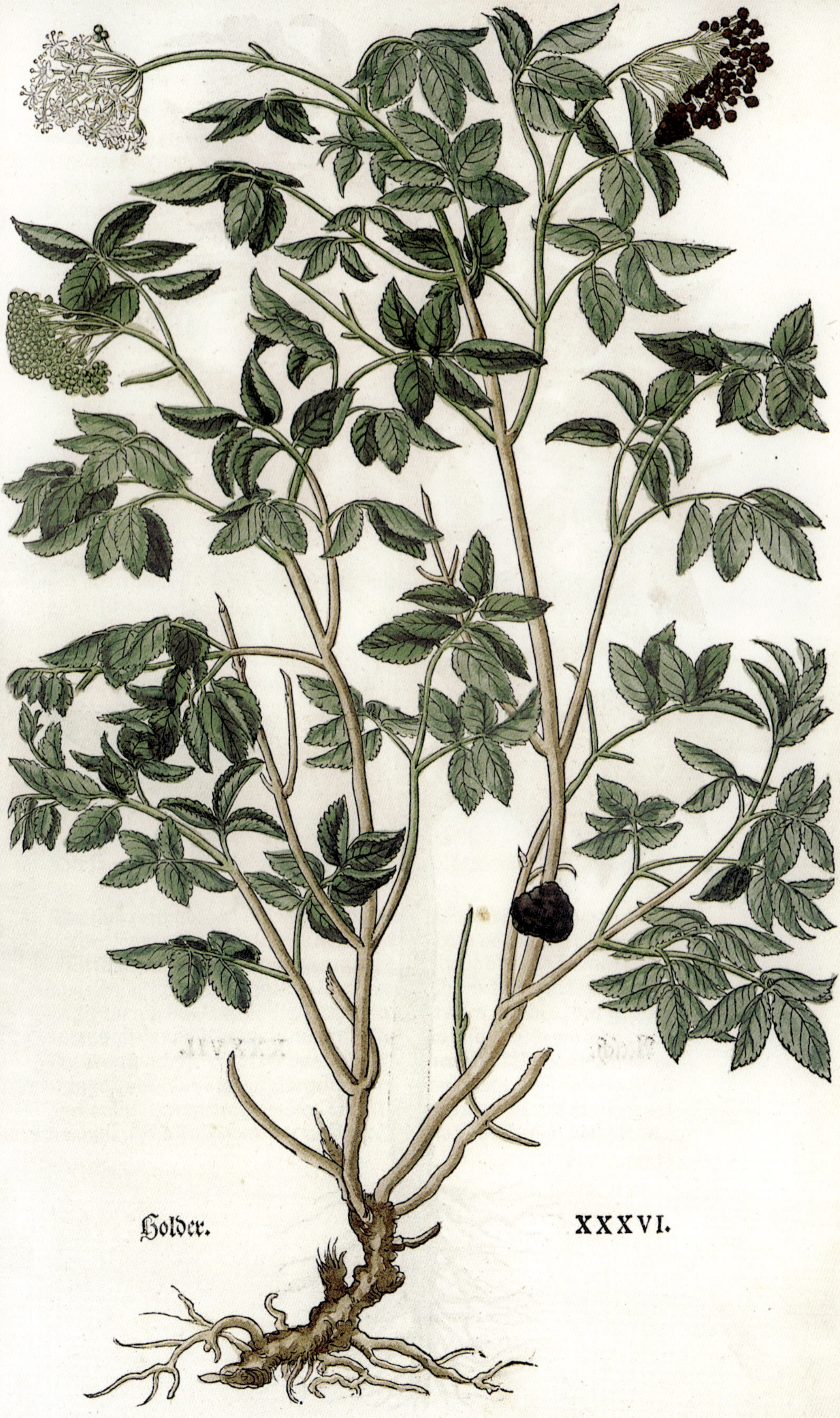

Holder.

XXXVI.

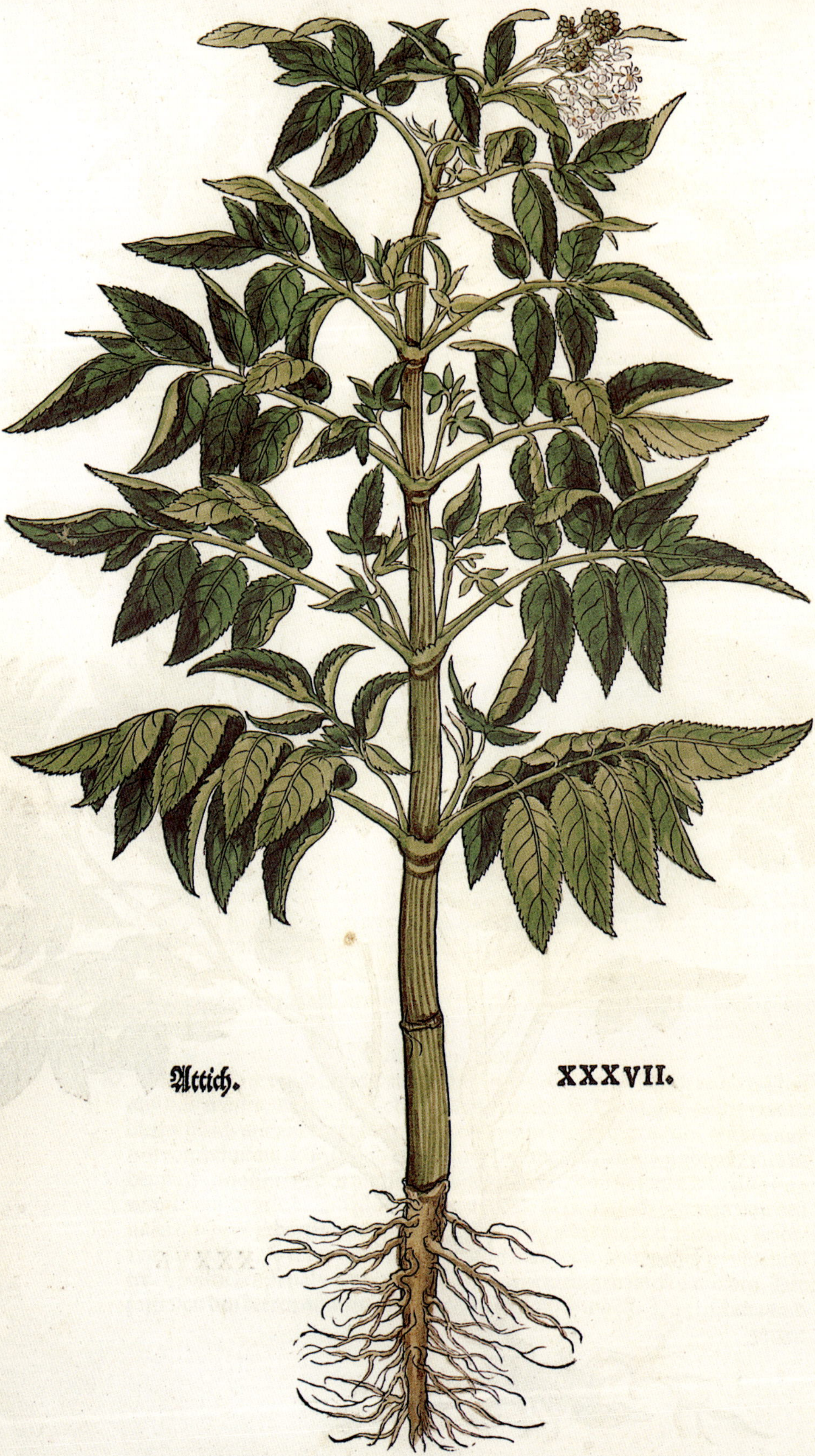

Attich. XXXVII.

E zarten bletter mit gerstenmaltz vermengt / miltern die überige hitz. Sie seind auch gůt zů dem brand / vñ denen so von einem wůtenden hund gebissen seind / wañ mans überlegt. Sie heylen auch die tieffen vnd holen wunden. Mit ochsen oder bocks schmaltz vermischt vnd übergestrichen / lindern den schmertzen des podagrams. In wasser gebeißt oder gesotten / vnnd darnach das ort mit dem selbigen wasser besprengt / vertreiben vnnd tödten die flöhe vnd mucken. Der rauch vom Attich / vertreibt die schlangen vnd natern.

Von Ammey. Cap. XXI.

Namen.

A Das kraut so wir von seinem Griechischen vnnd Lateinischen namen her Ammi / haben auff Teütsch genent Ammey / würt in den Apotecken Ameos geheyssen.

Gestalt.

Ammey hat einen runden vnnd grünen stengel / mit vil kleinen zweigen vnnd schossen. Seine bletter seind lang / vnd ringß vmbher zerkerfft / am gipffel bringt es kleine gestirnete weisse blůmlin / welche zusamen sich einem schatthůt vergleichen / darauß würdt ein kleines sämlin / das ist am geschmack zum theil scharpff / vnnd zum theil auch bitter. Die wurtzel ist weiß / vnnd hat vil kleine zäserlin.

B Statt seiner wachsung.

Das Ammey wechst vonn jhm selbs nit im Teütschen land. Aber so mans pflantzt vnd säht in gärten / kompt es gern / vnnd zeühet sich alle jar selbs durch den abgefallen samen widerumb.

Zeit.

Blüet im Augstmonat am meysten / vnnd bringt darnach seinen samen / der in der artzney gebraucht würdt.

Die natur vnd complexion.

Der sam dises krauts ist warm vnd trucken / volkomenlich im dritten grad.

C Die krafft vnd würckung.

Der sam vertreibt die bläst vnnd grimmen im leib. Treibt den harn / vnnd bringt den frawen jhre blödigkeyt / ist nützlich denen so võ einem gifftigen thier gebissen seind / wañ man den selbigen mit wein seüdt vnd darnach trinckt. Diser sam ist nützlich das man jhn mit den kleinen goldwürmlin / welche Cantharides genent werden / vermische / dann er wendet jhren schaden / den sie sonst wo mans allein nimpt / mit sich bringen. Wañ man disen samen mit hönig vermischt überstreicht / so verzert er das vndergerunnen blůt. Mit hartz vermengt vnd angezündt / oder auff ein glůt gelegt / vnnd von vnden auff den dampff zů sich genomen / reyniget er die můter. Man sagt auch wañ die weiber / so sie mit den mannẽ zůschaffen haben / daran schmecken / das sie deßleichter empfangen.

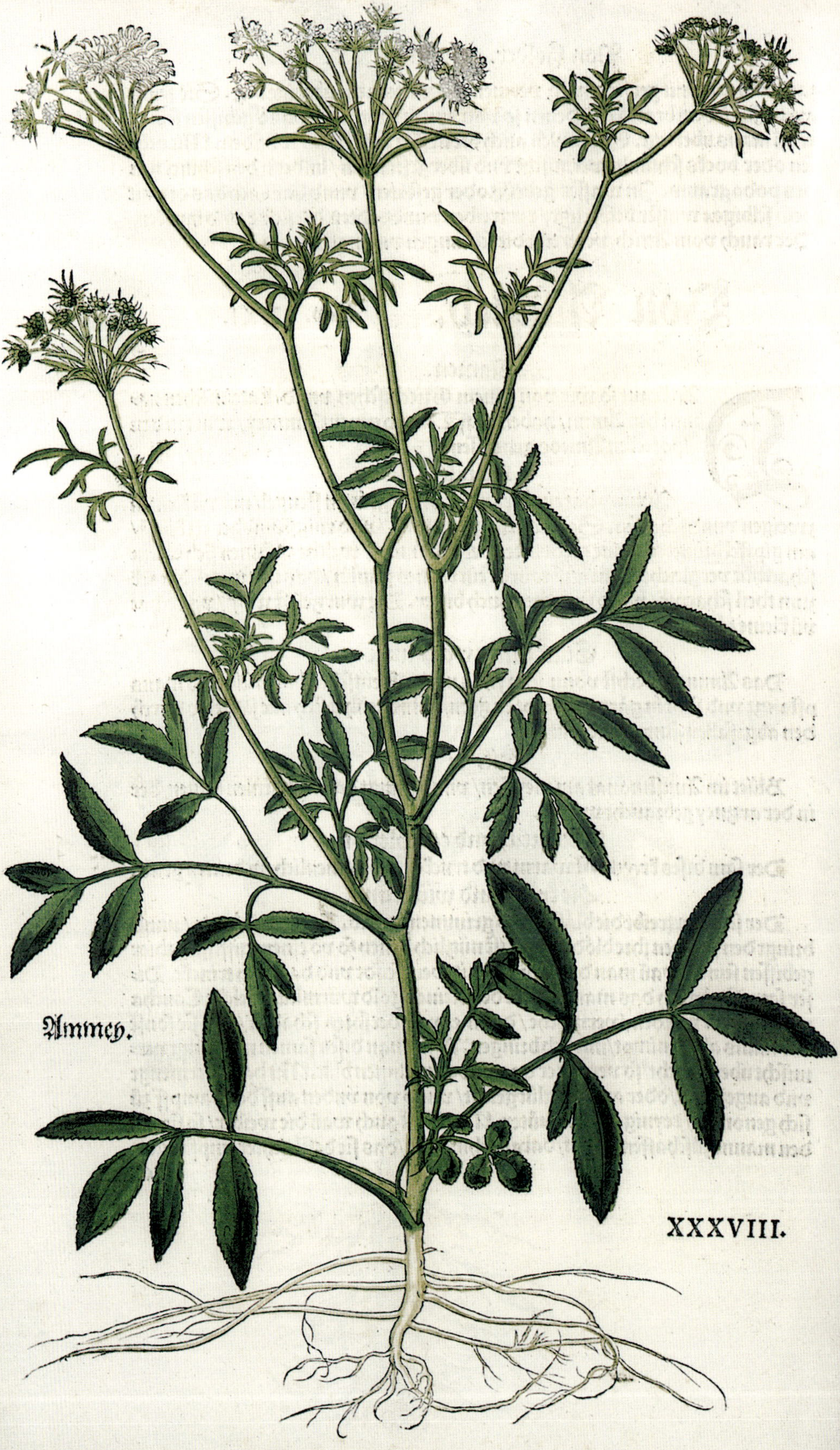

Ammey.

XXXVIII.

Namen.

A ARon/würt sonst in Teütscher spraach auch Pfaffenpint/vnnd Teütscher Jngber genent. Jn Griechischer aber vnnd Lateinischer zungen/würt er Arum vnnd Aris geheyssen. Bey den gemeinen kreütlern nent manß auch Pedem vituli. Virile sacerdotis/welcher aller namen vrsachen wir genůgsam haben angezeygt in vnserm Lateinischē kreüterbůch/vñ ist hie on not dieselbigen zůerzelen.

Gestalt.

Aron bringt bletter wie Schlangenkraut/doch breyter vñ lenger/vñ nit so seer mit flecken besprengt. Zwüschen den selbigē schleüfft ein stengel herfür spannen lang/welcher ein wenig purpurbraun würt/auff seinem gipffel wechßt ein lang spitzig ding/einer hülsen oder getrungen frucht ähr nit vngleich/darinnen als in einer scheyden verborgen ligt ein kölblin/einem mörselstössel seer gleich.
B Wañ sich aber die gedachte scheyde auffthůt/welches im Aprilen geschicht/so kan man das kölblin/welchs purpurbraun ist/volkomenlich sehen. Vnter dem kölblin wechßt har/vñ so es abfallet/so besetzt es sich vnderhalb des hars ringß vmbher mit grünen beeren oder körnern/die werden mit der zeit grösser/vnnd einer trauben gleich. Jm Herbst würt gedacht treüblin rot/als die schönen Corallen. Seine wurtzel ist weiß/erstlich lengelt/einer Oliuen gleich/mit vilen harechten zaselen besetzt/darnach aber so die körner zeitig werden/würt sie rund/einem zwibel kopff nit vngleich.

Statt seiner wachsung.

Aron wechßt gern in wälden/hecken/vnd an schattechten/kalten vnd feüchten orten.

Zeit.

C Die bletter komen vnd stechen im Mertzen vnnd Aprilen/vast mit den aller ersten kreütern herfür. Jm Brachmonat verwelcken die bletter/vnnd bleibt allein das nacket treüblin/welchs körner im Hewmonat vnd Augstmonat grün bleiben/aber im Herbst so werden sie bleichrot.

Die natur vnd complexion.

Galenus hat das Aron im ersten grad warm vnnd trucken gesetzt. Aber das ist von vnserm Aron nit zů verstan/der seer scharpff ist. Dañ der selbig on zweifel biß in dritten grad warm vnd trucken ist. Vnd ist sölches kein wunder nit/dañ der Aron wechßt in einem ort schärpffer an der wurtzel/dañ an dem andern. Demnach würdt auch sein complexion verwandelt/wie wir nach der leng in vnserm Lateinischen kreüterbůch haben angezeigt.

D Die krafft vnd würckung.

Aron verzeret/macht subtil/vnd seübert. Darumb ist er gůt zů den geschwulsten/in sonderheit der ohren. Die grüne bletter des Aron übergelegt/heilen die alten bösen schäden/vnnd fisteln. Dan erstlich seübern sie/darnach aber so heylen sie vnd trücknen die übrige feüchtigkeit auß. Dergleichen thůt auch die wurtzel/dañ wo sie gepuluert würt vnd jngestrewt/so reiniget sie alle vnseüberkeit der alten wunden/vnnd fürderts zur heylung. Sie vertreibt auch das faule fleisch so in den wunden wechßt. Beide bletter vñ wurtzel auff die pestilentz blater gelegt/benemen das gifft der selbigen/vnd heylen sie. Die wurtzel gepuluert

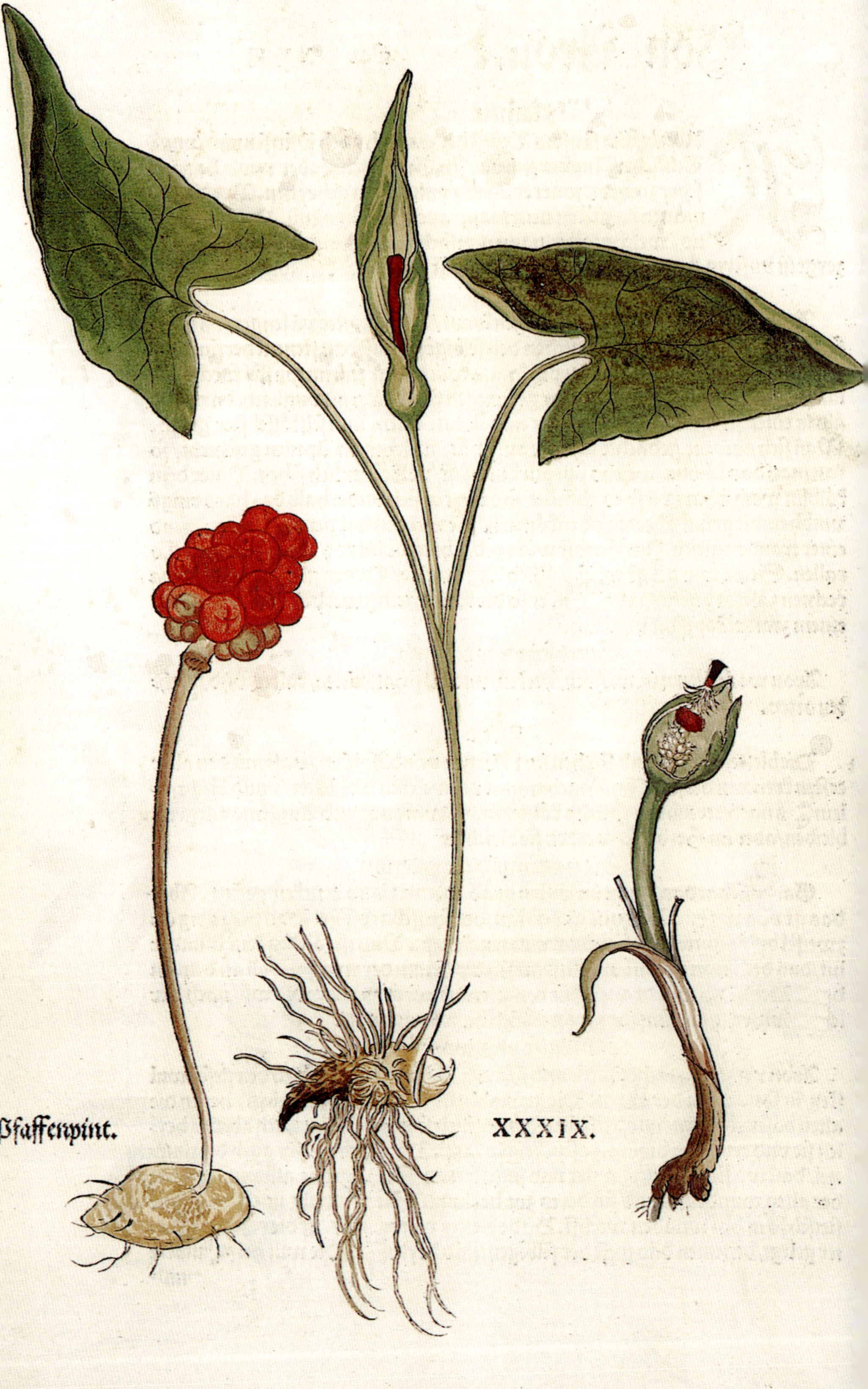

Pfaffenpint. XXXIX.

vñ mit rosen öl vermẽgt/macht das angesicht sauber. Aron kraut mit der wurtzel in öl gesotten/vnnd warm darauff gesessen/ heylet die feig blattern. Wann man die auffwerffende käß/in die Aron bletter wickelt/so weichen hinweck die maden/vnd bleibt der käß gůt vnnd wärhafftig.

Von Groß kletten. Cap. XXIII.

Namen.

A Groß kletten werden von den Griechen geheyssen Arcium/ Prosopium/von den Lateinischen aber Personatia. Die Apotecker nennen sie Lappam maiorem/ vnnd Bardanam. Vrsachen sölcher namen/haben wir in vnserm Lateinischen kreüterbůch gnůgsam angezeygt.

Gestalt.

Groß kletten haben bletter dem Kürbs gleich/doch grösser/härter/schwärtzer/vnd harig/auff der andern seiten gegen der erden äschenfarb. Der stengel ist rund/ weiß mit purpurrot vermischt/hat vil neben zweig/daran wachsen groß Kletten/die seind erstlich grün/vnd gewinnen vil gebogner häcklin/darmit sie sich an die kleyder hencken. Sölche Kletten blüen schön liechtbraunrot. Die wurtzel ist schlecht/lang/außwendig schwartz/vnnd jnwendig weiß/eins bittern geschmacks.

B Statt seiner wachsung.

Groß kletten wachsen gern hinder den zeünen/an den reinen der äcker/bei den alten höfen/vnd vngebawten orten.

Zeit.

Gegen dem Hewmonat bringt diß kraut seine kletten/vnnd die purpurrot blüen.

Die natur vnd complexion.

Die grossen Kletten ziehen zusamen/trücknen/vnd verzeeren.

Die krafft vnd würckung.

C Die wurtzel eins quintlins schwer mit Zirbel nüßlin zerstossen vnd getruncken/ist ein köstlich artzney denen so blůt vnnd eyter außwerffen. Sie ist auch gůt gestossen vnnd übergelegt/denen so grossen schmertzen der gleych haben/ von wegen der zerbrechung oder zerknütschung der beyn vnd glider. Die grünen bletter übergelegt/seind nützlich zů den alten schäden/dañ sie heylen dieselbigen. Die bletter zerstossen/vnd mit saltz vermischt übergelegt/seind seer gůt denen so von den natern/wůtenden hunden/vnd anderen gifftigen thiern gebissen seind. Deßgleichen auch die wurtzel zerstossen vñ übergelegt. Sie vertreibt auch die kröpff/so sie mit schmaltz vermengt würdt übergelegt. Die bletter zerstossen/vnnd mit dem weissen von einem eye vermengt/vnnd über gelegt/heylen den brandt.

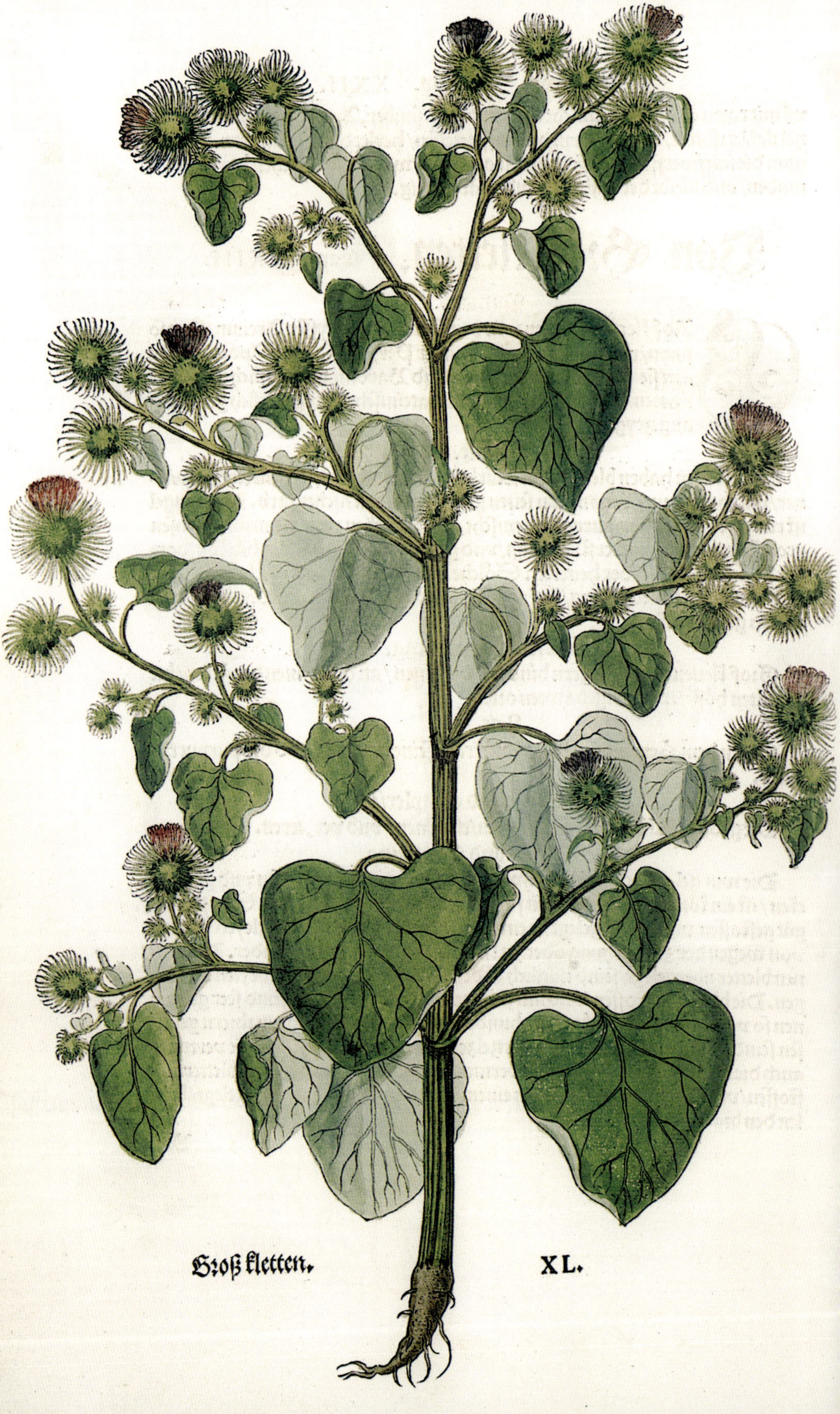

Groß kletten. XL.

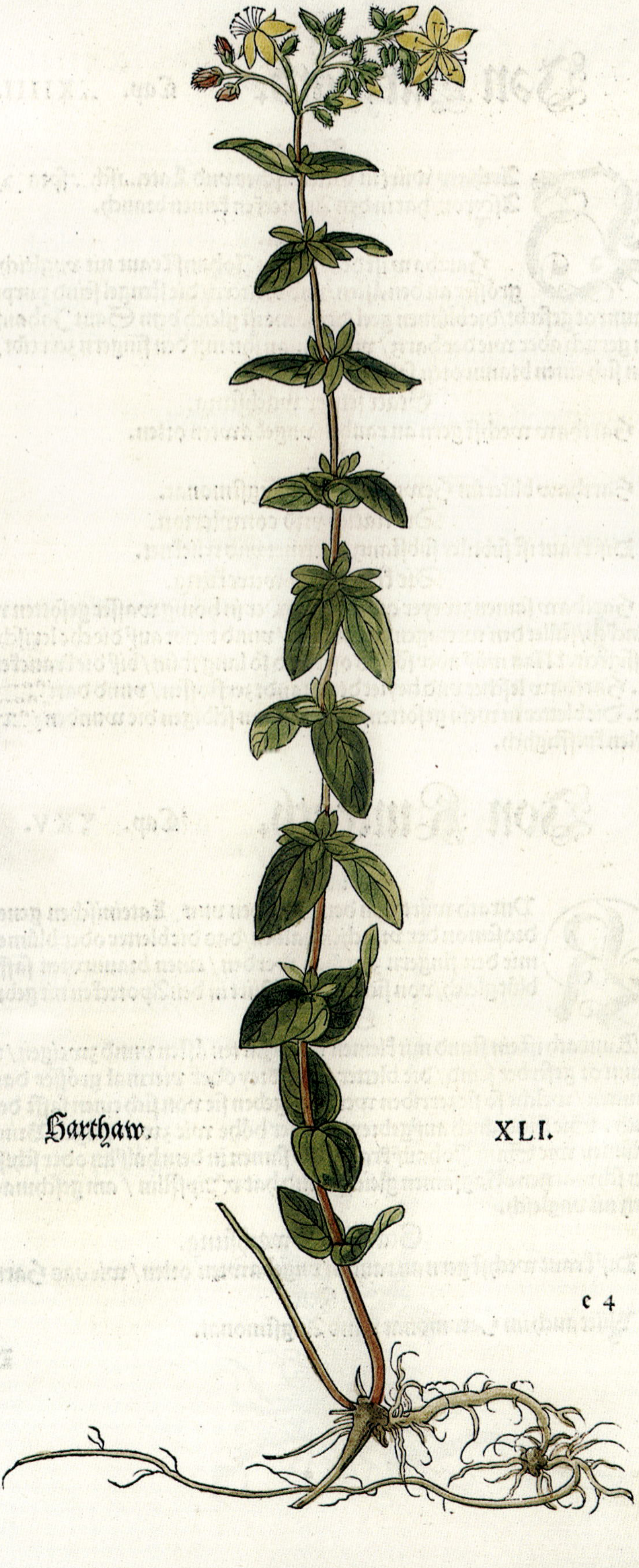

Harthaw. XLI.

Von Harthaw. Cap. XXIIII.

Namen.

A Harthaw würt in Griechischer vnd Lateinischer spraach genent Ascyron/hat in den Apotecken keinen brauch.

Gestalt.

Harthaw ist dem Sant Johanßkraut nit vngleich / doch grösser an den ästen/vnd blettern/die stengel seind purpur oder braunrot geferbt/die blůmen geel/der same ist gleich dem Sant Johanßkraut/ am geruch aber wie der hartz / vnd so man jhn mit den fingern zerreibt / gibt er von sich einen braunroten safft.

Statt seiner wachsung.

Harthaw wechßt gern an rauhen vngebawten orten.

Zeit.

Harthaw blüet im Hewmonat vnd Augstmonat.

B Die natur vnd complexion.

Diß kraut ist subtiler substantz/wermet vnd trücknet.

Die krafft vnd würckung.

Harthaw samen zweyer quintlin schwer in honig wasser gesotten vnd getruncken/stillet den weetagen der hüfften/ vnnd treibt auß die cholerische überflüssigkeit. Man můß aber sölchs offt vnd so lang thůn / biß die krancken genesen. Harthaw leschet vnd heylet den brandt zerstossen / vnnd darüber geschlagen. Die bletter in wein gesotten/vnd mit dem selbigen die wunden gewäschen heylen krefftiglich.

Von Kunrath. Cap. XXV.

Namen.

A Kunrath würt von den Griechen vnnd Lateinischen genent Androsemon der vrsachen halben/das die bletter oder blůmen so sie mit den fingern zerriben werden/ einen braunroten safft/dem blůt gleich/von sich geben. Würt in den Apotecken nit gebraucht.

Gestalt.

Kunrath ist ein staud mit kleinen vnnd zarten ästen vnnd zweigen / welche braunrot geferbet seind / die bletter seind drey oder viermal grösser dann der Rautten / welche so sie zerriben werden / geben sie von sich einen safft dem blůt gleich. Sie seind auch außgebreytet in der höhe wie zwen flügel. Bringt geele blůmen wie Sant Johanßkraut / der samen in dem hülßlin oder schifflin ist dem schwartzen Magsamen gleich/vnnd hat vil tipfflin / am geschmack dem
B
hartz nit vngleich.

Statt seiner wachsung.

Diß kraut wechßt gern an rauhen vngebawten orten/wie das Harthaw.

Zeit.

Blüet auch im Hewmonat vnnd Augstmonat.

Die na-

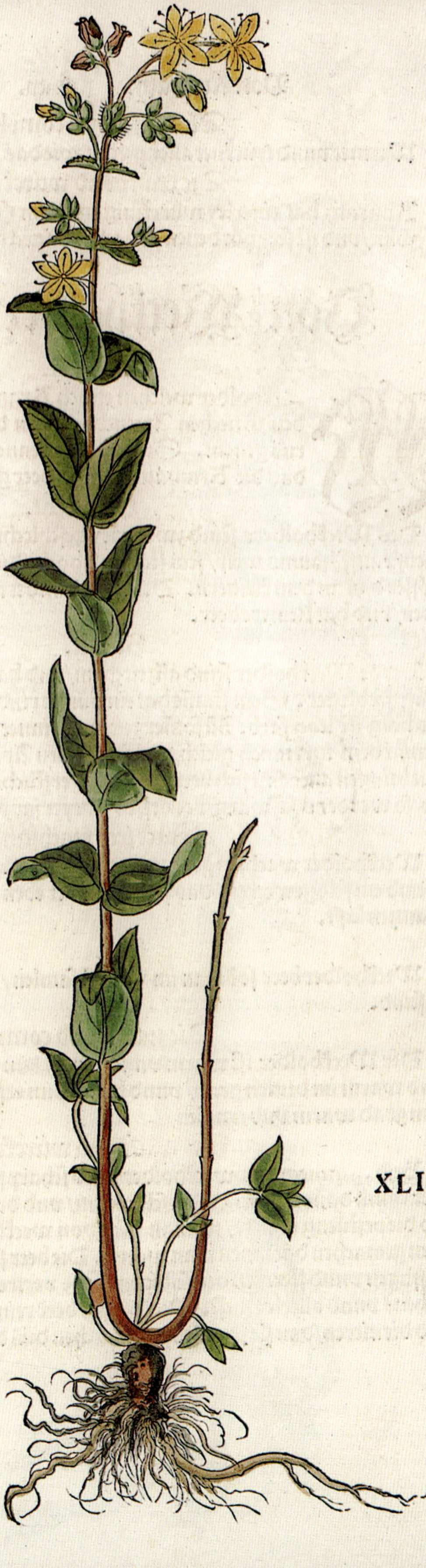

Kunrath. XLII.

C Die natur vnd complexion

Wermet vnnd trücknet aller gestalt wie das Harthaw.

Die krafft vnd würckung.

Kunrath hat einerley würckung mit dem Harthaw. Doch stellet es auch das blůt/vnd ist seer gůt denen so das podagra haben/wañ mans überlegt.

Von Weckholder. Cap. XXVI.

Namen.

A Weckholder welchen ettlich Kramatstauden heyssen/würt von den Griechen Arceuthos/von den Lateinischen aber Juniperus genent. Seine frücht nennet man Kramatbeer/darumb das die Kramatvögel dise beer gern essen.

Geschlecht.

Des Weckholders seind zweyerley geschlecht/groß vnnd klein. Der groß scheüßt auff baums weiß/sein stam̃e ist hoch/die äste breyt/vnnd die beer vil grösser dañ an dem kleinern. Der klein ist nidertrechtig/sein äst ligen auff der erden/vnd hat kleinere beer.

Gestalt.

Beyde Weckholder seind allzeit grůn/vnd haben schmale spitzige stechende scharpffe bletter. Sein stam̃e hat ein dünne rinden/die sich leichtlich zerreißt/das holtz ist leberfarb. Zů som̃er zeiten so rinnet auß dem holtz ein hartz oder
B gummi dem weyrauch gleich/welcher in den Apotecken Vernix genent würt. Sie bringen auch mit sich beer/die seind erstlich grůn/darnach wañ sie zeitigen/so werdens schwartz/bedörffen zweyer jar biß sie zeitig werden.

Statt irer wachsung.

Weckholder wachsen gern vmb das meer/vnnd auff den dürren bergen. Seind ein feldgewechß/das sich nit in der eben noch an den gebawten orten pflantzen laßt.

Zeit.

Weckholder beer sol man im Herbst samlen/doch nit ehe biß sie zweyer jar alt seind.

Die natur vnd complexion.

C Der Weckholder ist warm vnnd trucken im dritten grad. Aber seine beer seind warm im dritten grad/vnnd trucken im ersten. Sein gummi ist im andern grad warm vnd trucken.

Die krafft vnd würckung.

Beide geschlecht der weckholder seind scharpff vnd räß/treiben den harn. Der rauch dauon/veriagt die schlangen/vnd den vergifften lufft. Derhalben wo die pestilentz regiert/sol man stätz von weckholder holtz rauch machen in allen gemachen darinnen man wonet. Die beer seind dem magen gůt/dañ sie krefftigen vnnd stercken den selbigen. Sie vertreiben den hůsten/das bauchblehen/vnnd allerley gifft. Weckholder beer reinigen vnnd eröffnen die leber/vnd die nieren/dan sie zerteilen vnd machen düñ die grobe vñ zähe feüchtigkeit.

Treiben

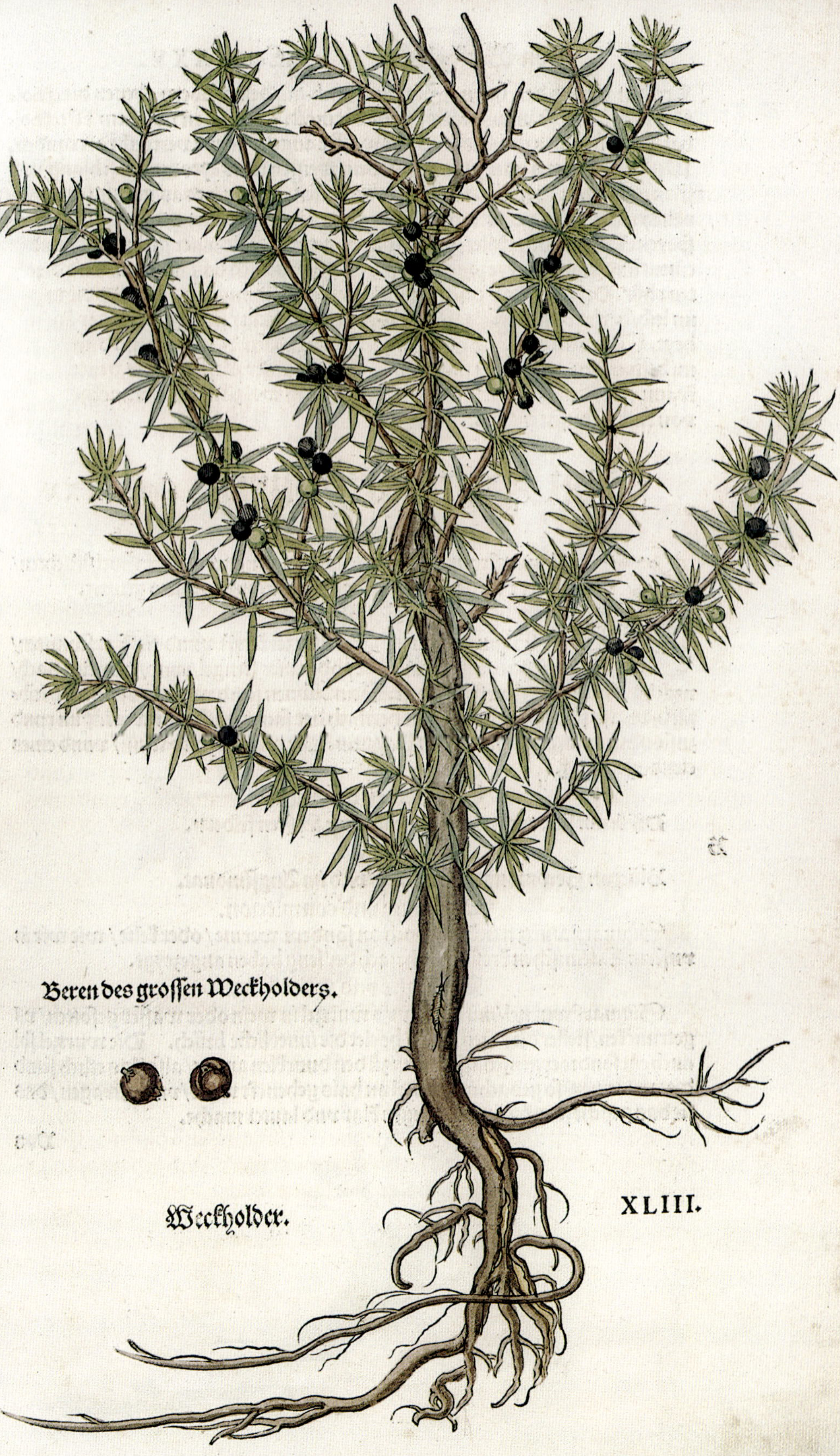

Beren des grossen Weckholders.

Weckholder.

XLIII.

D Treiben zimlich den harn. Sie seind auch gůt den weibern / denen die můter übersich steigt / so mans zerstoßt vnnd trinckt. Die rinden von dem Weckholder holtz zů äschen gebrent/vnd mit wasser angestrichen / vertreibt die rauden. Weckholder hartz oder gummi mit dem weissen eines eyes an den schlaaff vnd stirn gestrichen / verstelt das blůten der nasen. So man das gummi mit weyrauch vñ eyerklar vermengt auff den magen legt / so stellet es das würgen vnd speyen. Dergleichen stellet es auch den bauchflůß. Zů puluer gestossen / vnnd in einem lindgesotnem eye jngenomen/verstellet es auch das würgen/ vnd die roten rhůr. Der rauch võ disem gummi stellet die schnupffen. Es tödt die würm im leib/heylet vnnd trücknet auß die vnreinen fisteln / stellet der weiber kranckheyt. So einem die händ oder füß zerschrunden seind/ sol er sie mit disem gummi bestreichen / so heylen sie wider. Weckholder öl ist seer gůt denen so den krampff haben/vnd das hüfftwee/dienet auch wol zů allerley kranckheyten/so von kalten flüssen entsteen.

Von Sigmarßwurtz. Cap. XXVII.

Namen.

A Sigmarßwurtz / oder Simons wurtzel / oder Hochleüchten/ würt von den Greichen vnd Lateinischen Alcea genent.

Gestalt.

Sigmarßwurtz hat bletter zerkerfft vnnd tieff zerschnitten/ wie das Eisenkraut/drey oder vier stengel/rund/vnd elen hoch/ welcher schöle dem Hanff gleich ist. Sein blůmen seind wie die röslin/rot/leibfarb/vnd so sie abfallen/so kompt hernach der sam/welcher ist wie käßlin rund zusamen getrungen/ wie an den Pappeln. Die würtzel seind weiß / vnnd eines elenbogen lang.

Statt seiner wachsung.

Diß kraut findt man auff vngebawten feyßten feldern.

Zeit.

B Blüet im Hewmonat fürnemlich/vnd im Augstmonat.

Die natur vnd complexion.

Sigmarßwurtz trücknet / doch on sondere werme / oder kelte / wie wir in vnserm Lateinischen kreüterbůch nach der leng haben angezeygt.

Die krafft vnd würckung.

Sigmarßwurtzel/mit kraut vnd wurtzel in wein oder wasser gesotten/ vñ getruncken/stellet die roten rhůr / heylet die innerliche brüch. Die wurtzel sol auch ein sondre eygenschafft haben zů den duncklen augen/ also das etlich seind die vermeinen/so gedachte wurtzel an hals gehenckt werd/vnd getragen / das sie das gesicht stercke/vnd die augen klar vnd lauter mache.

Von

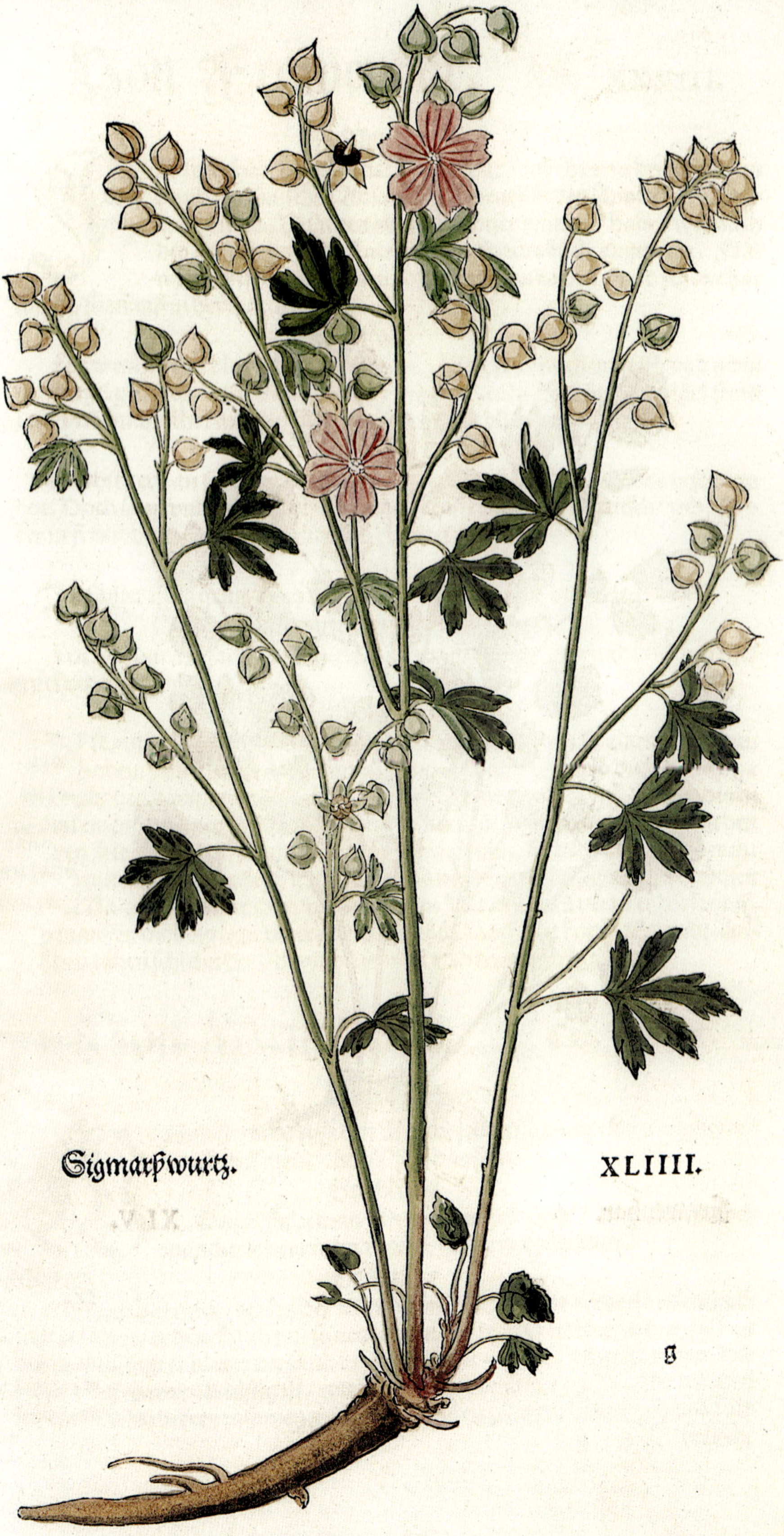

Sigmarßwurtz. XLIIII.

g

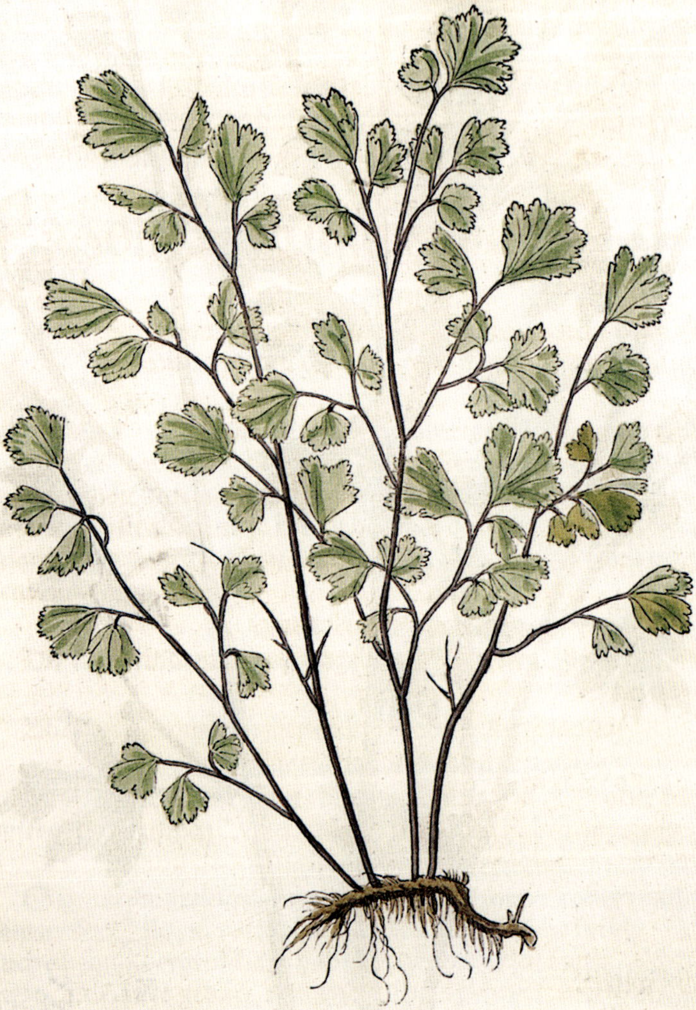

Frawenhar. XLV.

Von Frawenhar. Cap. XXVIII.

Namen.

A Frawenhar/ oder Junckfrawenhar/ würdt von den Griechen vnnd Lateinischen Adiantum genent/ in den Apotecken Capillus veneris. Vrsachen aber aller diser namen/ haben wir nach der leng in vnserm Lateinischen kreüterbůch angezeygt. Frawenhar ist es aber darumb genent/ das es dick vnnd schöne har macht/ so manß in der laug braucht.

Gestalt.

Frawenhar hat bletter dem Coriander gleich/ so er noch jung ist/ vnd nit in die stengel gestigen/ weißlecht/ geringß vmbher zerkerfft. Seine stengel seind B zart/ vnd braunschwartz glitzend. Bringt weder blůmen noch samen.

Statt seiner wachsung.

Wechst gern an schattechten vnd feüchten orten/ bey den mauren vnd brunnen. Doch souil vnd mir bewüßt/ so wechst diß kraut nit in Teütsch land/ sonder in frembden orten/ als Italia vnd Franckreich.

Zeit.

Im sommer ist es grün/ doch verwelckt es nit gar zů winters zeit.

Die natur vnd complexion.

Frawenhar ist gantz temperiert souil vnnd die werme vnnd kelte betrifft/ trücknet aber zimlich.

C Die krafft vnd würckung.

Diß kraut gesotten/ vnnd getruncken ist nützlich denen so einen schwären athem haben/ vnnd keichen/ den miltzsüchtigen/ vnnd denen so die geelsucht haben/ treibt den harn/ zermalt den stein/ vnd stillet den bauchfluß. Ist gůt denen so von einem gifftigen thier gebissen seind mit wein jngenomen. Es bringt den frawen jhre blödigkeit/ vnnd treibt auß das bürdlin. Stellet das blůt speyen. Das kraut rauch übergelegt/ ist gůt denen so von einem gifftigen thier gebissen seind. Macht das har widerumb wachssen. Vertreibt vñ verzeret die kröpff. So manß in die laug legt/ vertreibt es die schůpẽ auff dem kopff. Es treibt auch auß den zähen schleim der sich vmb die brust vnd lungen gelegt hat.

Von Weinreben. Cap. XXIX.

Namen.

A Weinreb würt von den Griechẽ geheyssen Ampelos œnophoros/ von den Lateinischen Vitis vinifera.

Geschlecht.

On zal findt man Weinreben geschlecht/ an welchen auch mancherley art wein wechst/ hie on not zůerzelen.

Gestalt.

Weinreb hat einen stammen der teilet sich in vil äst/ seine rinde ist allenthalb zerschrunden/ er henckt sich mit seinen langen fäden oder gäblin an die pfäl/ an den ruten bringt er bletter die seind breit/ an orten zerkerfft vñ zerschnitten. Die blüst/ die etwas wollächtig ist/ gat zůringß herumb die frucht. Die trauben seind auß vilen beeren zusamen geheüffet/ welchen zů zeiten braun/ yetzund aber

B rotlecht/zů zeiten/vnd das mehrer teyl/grůn seind. Ein yetliche beer/hat jnwendig seine kőrner vnd samen.

Statt irer wachsung.

Die Weinreben wachsen an vilen orten vnsers Teütschen lands hauffenweiß/als in Francken/Wirtenberger land/am Reinstrom/vnd Elsas. Deßgleichen auch in andern landen mehr.

Zeit.

Der Weinreben blůst erzeygt sich am meysten vmb die Sonnenwend/vnd fürnemlich vmb S. Medardi tag. Aber im Herbst so bringē sie zeitig trauben.

Die natur vnd complexion

Die natur aller ding so an den Weinreben seind/kan man auß jhrer würckung erkennen/die wir hernach erzelen wőllen. Die trauben die weil sie noch hart vnd vnzeitig seind/kůlen vnd trücknen. Nach dem aber sie nun zeitig worden/seind sie warm vnd feücht im ersten grad.

C

Die krafft vnd würckung.

Die Rebbletter vnnd zincken zerstossen/vnnd übergelegt/lindern den wee tagen des haubts. Mit gersten maltz vermengt/miltern sie die entzündung vnd die überige hitz des magens. Sőlche würckung haben auch die bletter allein vnnd für sich selbst übergelegt. Der safft von den blettern jngenomen ist gůt denen so die roten rhůr haben/blůt außpürtzen/vnnd einen schwachen magen haben. Auch den weibern die seltzam ding zů essen gelüstet. So man die rebfäden oder zincken in wasser einweycht vnnd daruon trinckt/haben sie gleiche krafft vnd würckung. Das wasser so auß den Reben tropfft/mit wein jngenomen treibt den stein. So mans anstreicht/heylet es geflecht/rauden/vnnd allerley grind/doch sol man den ort vorhin mit Salpeter reiben. Gedacht wasser ist auch gůt den augen/dann es die gesicht seer scherpfft. Der safft so auß den Rebenzweigen wan sie angezündet werden/gat/vertreibt das har/vnnd macht glatt. Die äsch von dem abgeschnitnen Rebholtz/vnnd trästern/mit essig ange strichen heylet die blatter vnnd runtzel am hindern. Sie ist auch gůt mit rosen
D ől/rautten/vnnd essig vermengt/den verruckten glidern. Die trauben weil sie frisch seind gessen/bleet den magen/vnd macht den bauchfluß. So manß aber auffhenckt vnnd ein wenig dürr laßt werden/seind sie dem magen dienstlich/bringen lust zů essen/vnnd krefftigen die schwachen. Die träster gesotten vnnd getruncken seind gůt denen so die roten rhůr/vnnd den bauchfluß haben. Sie stellen auch der weiber blődigkeit. Weinbeer kőrner ziehen zusamen/vnd seind dem magen angenem. So sie gedorret vnd zerstossen werden vnd übergelegt/seind sie gůt denen so die roten rhůr/vnnd kein speis behalten. Die kleine weinbeerlin seind dienstlich dem hůsten/nieren vnd blasen. So manß im mund hat vnnd keüwet/ziehen sie die zähen kalten feüchtigkeyten an sich/vnnd reynigen das haubt.

Von

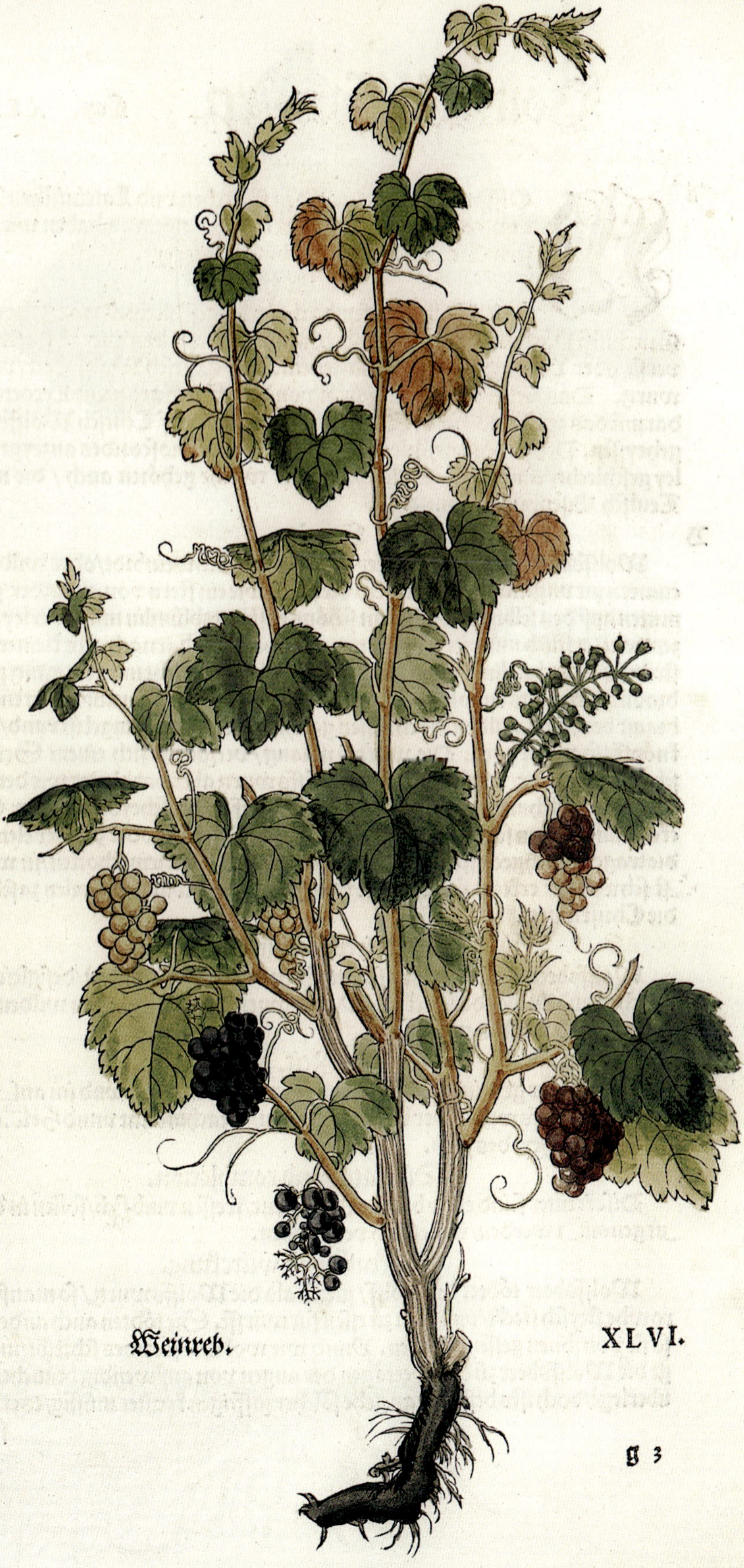

Weinreb. XLVI.

Von Wolffswurtz. Cap. XXX.

Namen.

A W Olffswurtz würt von den Griechen vnd Lateinischen Aconitum genent. Die vrsachen aber diß namens haben wir in vnserm Lateinischen kreüterbůch angezeygt.

Geschlecht.

Dises krauts seind zweyerley geschlecht. Das erst heyst auff Griechisch Pardalianches / vonn den gemeynen kreütlern aber zů Latein Vua versa / oder Vulpina / oder Lupina genent. Auff Teütsch Wolffsbeer / vñ Dolwurtz. Das ander geschlecht würdt von den Griechen genent Lycoctonum / darumb das es die wölff tödt. Daher würt es auch auff Teütsch Wolffswurtz geheyssen. Des andern geschlechts seind auch / wie Dioscorides anzeygt / dreierley geschlecht / einander seer gleich. Vnder welche gehören auch / die man zů Teütsch Eisenhůtlin nennet.

B Gestalt.

Wolffsbeer hat drey oder vier bletter dem Schweinbrot / oder wilder Cucumern nit vngleich / doch kleiner / die seind wie ein stern von einander gesetzt / mitten auß den selbigen wechst ein schöns gestirntsblůmlin mit dreierley farben zerteylet / erstlich mit vier schwartz grůnen blettlin / darnach acht kleiner geeler strämlin oder härlin / vnd in der mitte des blůmlins sicht man ein gantz purpur brauns viereckets knöpfflin / wie ein äuglin anzusehen / darauß würt ein schon braun beer / eins wilden / doch süssen geschmacks. Sein stengel ist rund / on alle knöpff / spannen hoch. Die wurtzel ist lang / vergleicht sich einem Scorpion schwantz / ist glat / vñ glitzend. Die Wolffswurtz aber hat bletter wie der Wunderbaum zerschnitten / ein yedes blatt mit fünff vnderscheyden als der Sanickel / vnnd farben schwartz grůn. Die stengel seind einer oder zweyer elen hoch / die tragen bleichgeele spitzige hůtlin / darauß werden klein schotten / in welchen
C ist schwartzer ecketer samen. Die würtzel seind schwartz mit vilen zaseln / als die Christwurtz.

Statt irer wachsung.

Wolffsbeer wechst gern in schattechten vnd dicken wälden / deßgleichen an ettlichen bůheln / bey den hecken. Wolffswurtz aber würt in den wilden tieffen tälern / vnnd wälden gefunden.

Zeit.

Wolffsbeer gewindt seine blůmen im end des Aprilen / vnd im anfang des Meyen. Wolffswurtz aber blüet im Meyen / Brachmonat vnnd Hewmonat / nach gelegenheyt des jars.

D Die natur vnd complexion.

Dise kreüter seind einer brennenden natur / fressen vmb sich / sollen in den leib nit genomen werden / wie ettlich vermeynen.

Die krafft vnd würckung.

Wolffsbeer tödtet die wölff / gleich als die Wolffswurtz / so manß in das rowhe fleysch steckt / vnd jnen zů essen fürwürfft. Sie tödten auch andere thier so sie von jhnen gessen werden. Vnnd wie wol Dioscorides schreibt / man möge die Wolffsbeer zů den weetagen der augen von außwendig brauchen vnnd überlegẽ / doch ists besser / man gehe sölcher gifftigen kreüter müssig / es erfordere

sie dann

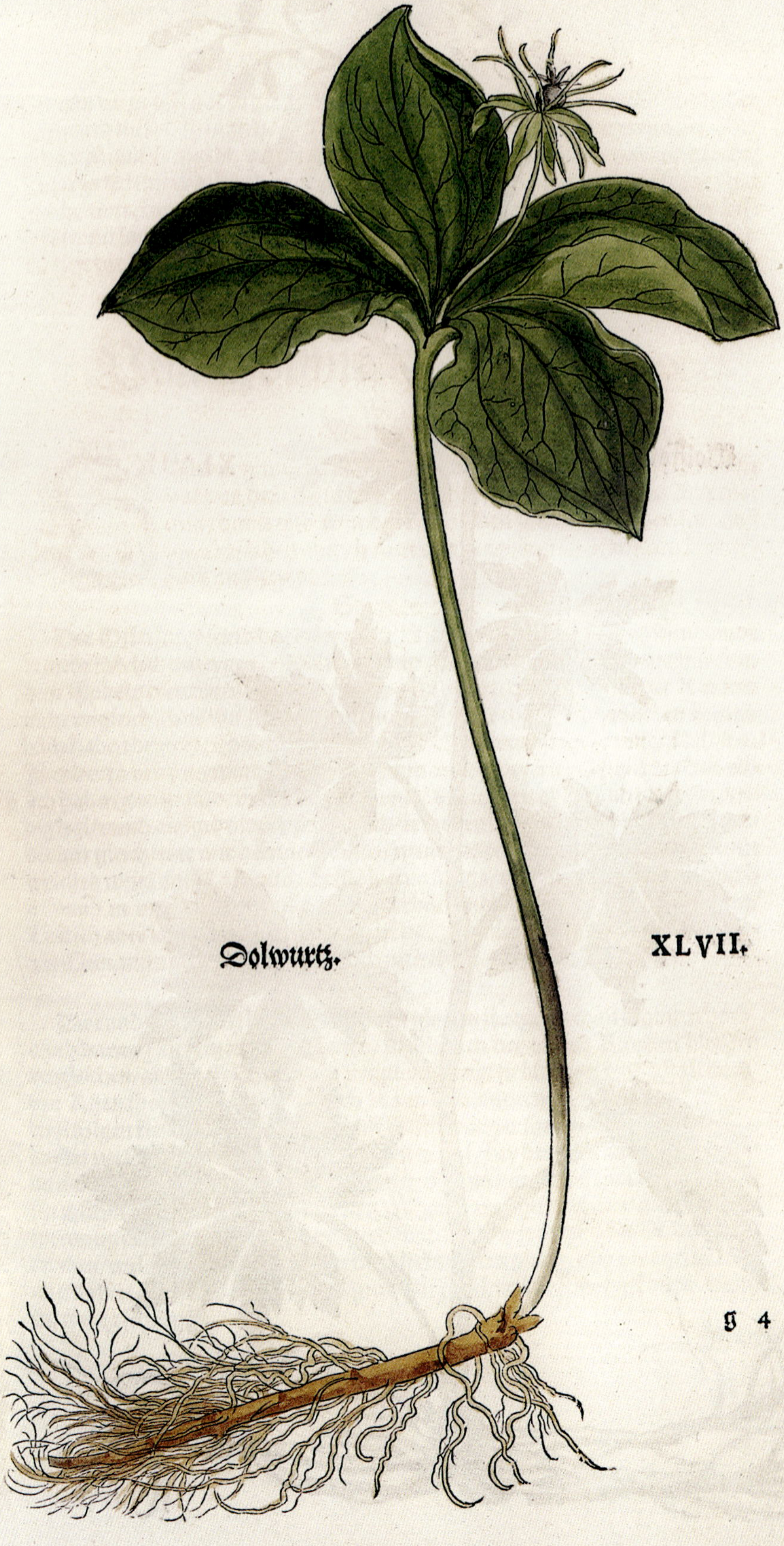

Dolwurtz. XLVII.

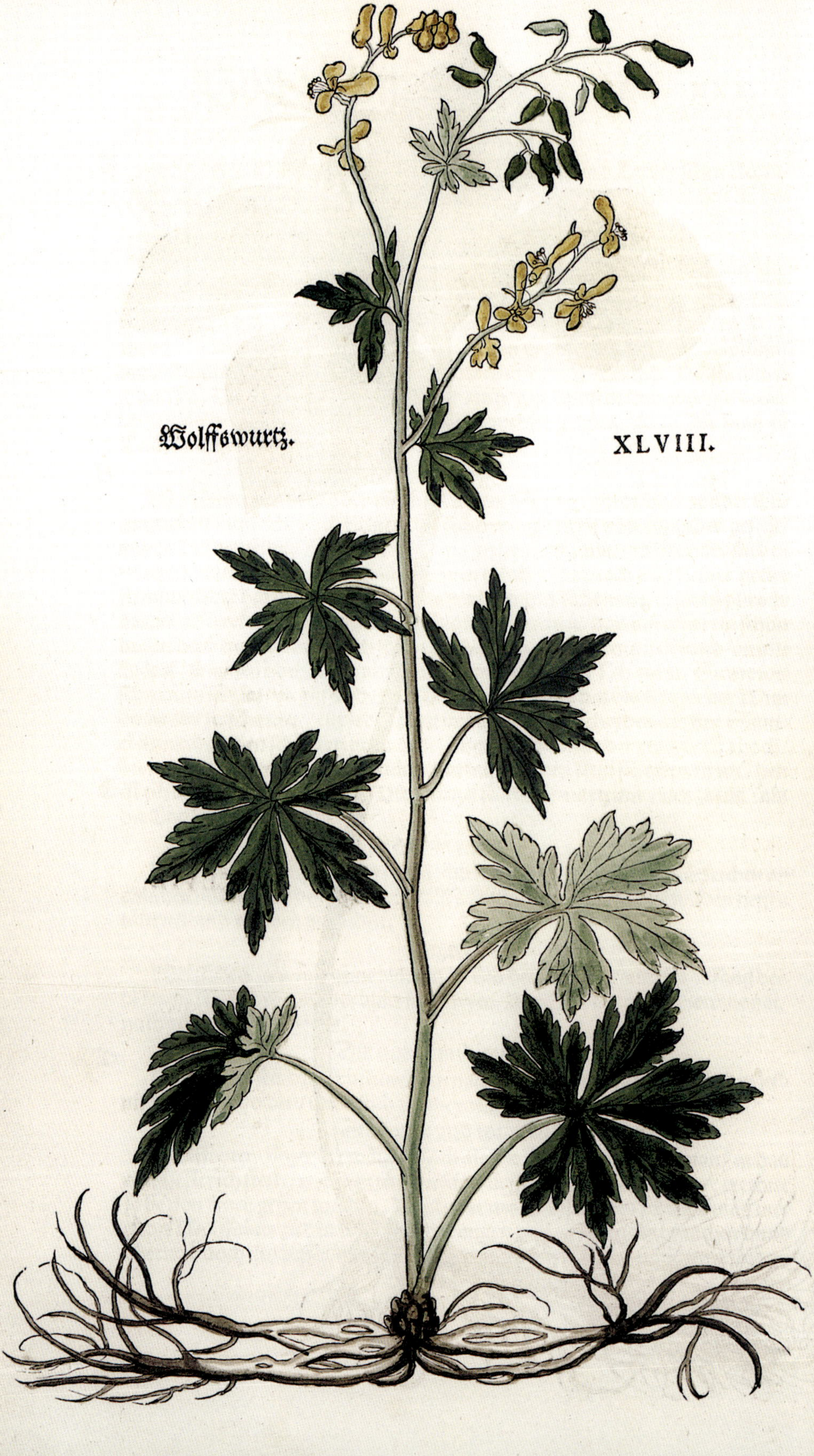

Wolffswurtz.

XLVIII.

E sie dann ein grosse not zů brauchen. Ihr gebrauch aber mag sein zů tödtung der leüß vnnd nissen / so man das kraut / samen / oder wurtzel grün zerstosset / oder gedort zů puluer macht / vnd mit öl vermengt / vnnd ein salben darauß macht. Die wurtzel inn wasser oder laug gesotten / vnnd das har mit gewäschen / hat gleiche würckung. Es soll sich aber ein yetlicher mit vleiß hüten / das er dise kreüter nit innerlich brauch / vnd in den leib neme / dan sie tödtlich seind / in sonderheyt die Wolffswurtz.

Von Holwurtz. Cap. XXXI.

Namen.

A Holwurtz würdt auch Osterlucey genent / welchen namen sie hat von dem Griechischen vnd Lateinischen wörtlin Aristolochia / dann also würdt sie in beyden spraachen geheyssen / auß was vrsachen aber / haben wir in vnserm Lateinischen kreüterbůch angezeygt.

Geschlecht.

Der Osterlucey seind dreierley geschlecht / wie das Dioscorides vnnd andere mehr klärlich anzeygen. Das erst rund Holwurtz genent / das weiblin / mit dem Ephew blettern / ist nit vnser runde Holwurtz die bletter hat der Rautten nicht vngleich / wie wir sölches nach der leng inn vnserm Lateinischen kreüter bůch haben bewert. Sölche Holwurtz / acht ich / wachst nit in vnsern landen. Aber der so bey vns würdt gefunden / seind auch zweyerley geschlecht / dañ ettlich haben gantz rund / vnd nit hol würtzel / die andern aber seind alzeit inwendig hol / vnnd außgeholdert / sonst seind sie an den blettern vnnd blůmen einander gar gleich / wie wir hernach wöllen weiter anzeygen. Das ander geschlecht welches würt auff Lateinisch Aristolochia longa / vnd nit rotunda / wie durch irthumb in vnserm Lateinischen kreüterbůch neben hinzů getruckt ist / auff Teütsch aber lang Holwurtz genent / ist das mennlin. Das dritt würt zů Latein Clematitis geheyssen / ist vns noch nit bekant.

B (margin, beside "lich haben gantz rund")

Gestalt.

Die rund Holwurtz hat einen runden glatten stengel / etwan spannen hoch / vnnd daran schweitzer grüne bletter / welche sich der zamen Rautten blettern vergleichen / am gipffel eins yeden stenglins bringt sie blůmen / der gestalt nach / den Rittersporn seer gleich / ettlich braun / die andern schneweiß. Nach der blůst folgen kleine schottlin / darinn ist kolschwartzer samen / als kleine wickenlinslin verschlossen. Die wurtzel ist zů zeiten hol / bey der weil auch gantz vnnd nit außgeholdert / an der farb inwendig geel / eins bittern vñ zum theil scharpffen geschmacks. Die lang Holwurtz hat zarte zweiglin / bletter als Ephew / ein wenig rund / die blůmen bleychgeel vnnd lang / wie spitzige hůtlin / die starck reüchen / welch so sie verblüen / werden sie einer pirn gleich. Die wurtzel ist lang an ettlichen orten eins fingers dick / inwendig geel / reücht starck / ist bitter / vnnd ein wenig scharpff.

C (margin, beside "linslin verschlossen")

Statt

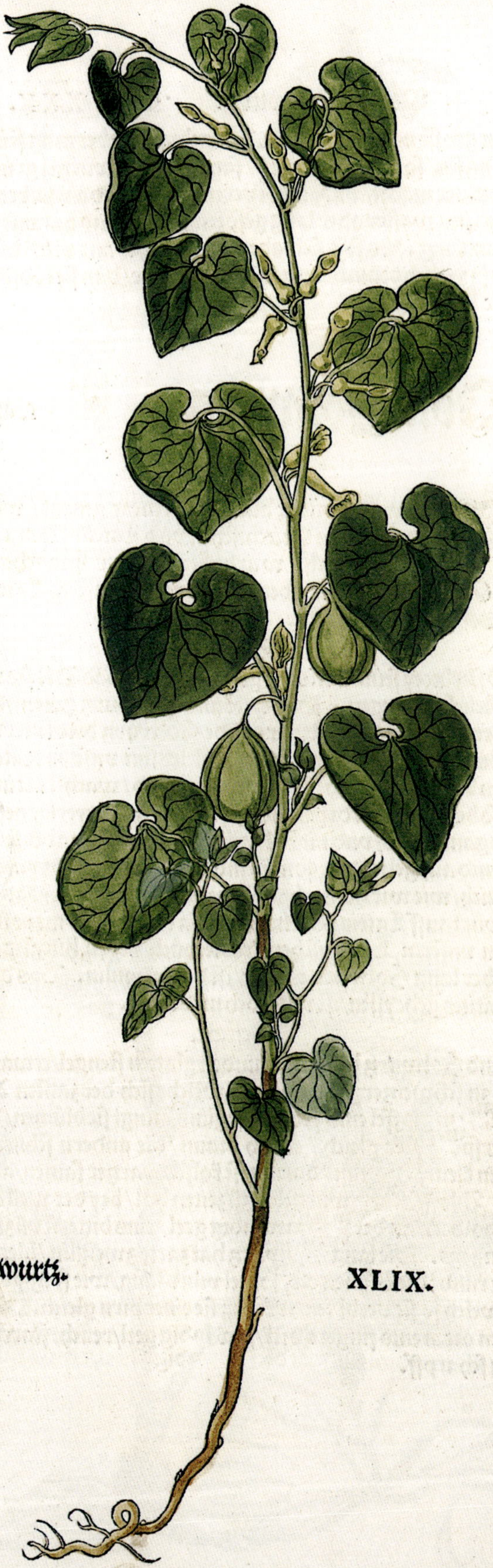

Lang holwurtz. XLIX.

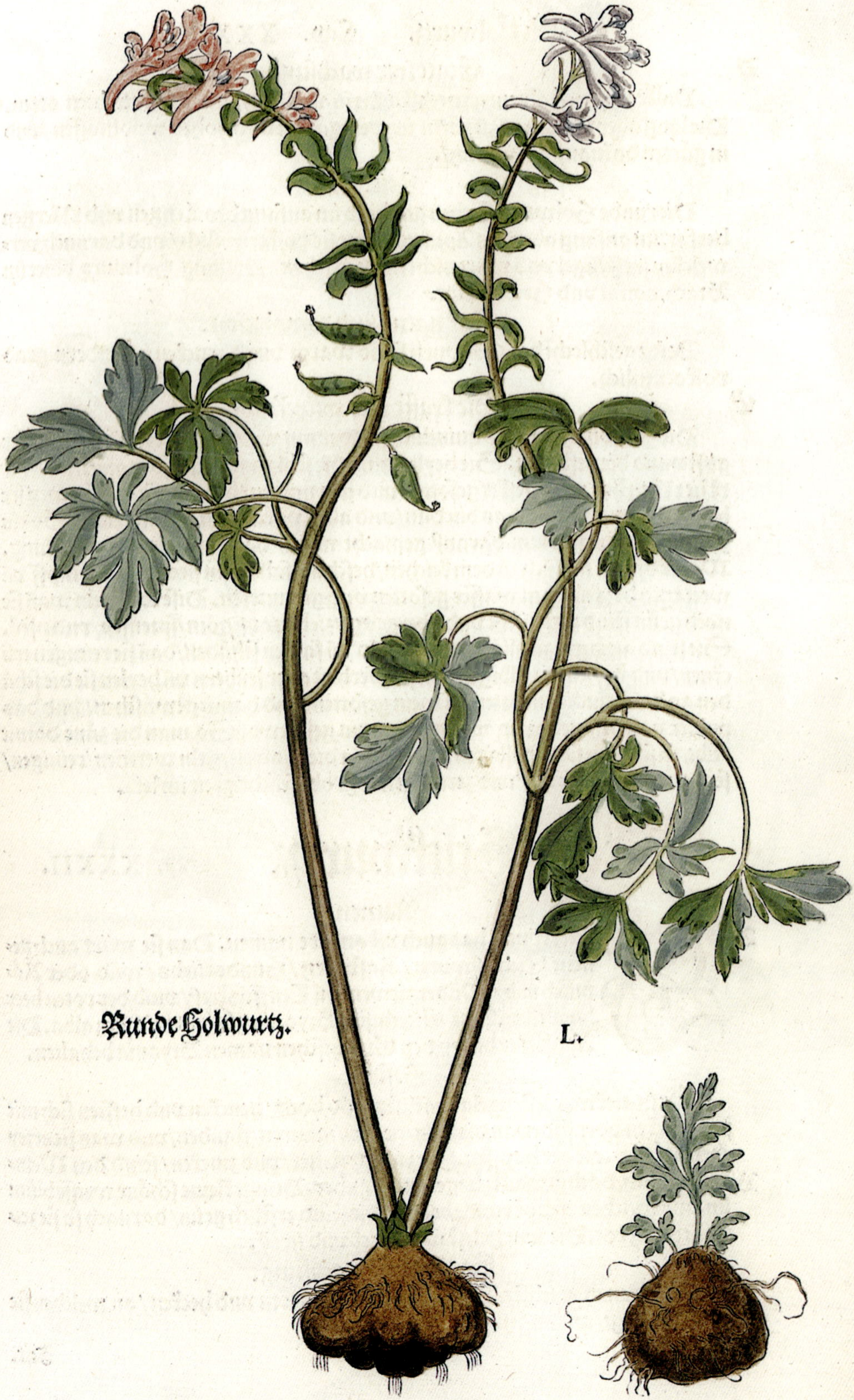

Runde Holwurtz.

L.

D Statt irer wachsung.

Vnser runde Holwurtz wechst gern in wälden / vnnd schattechten orten. Die lang aber findt man zů zeiten in weingärten vnd hohen wildtnüssen / vnd in gärten da manß hin pflantzt.

Zeit.

Die runde Holwurtz stechen gar bald im anfang des Lentzen vnd Mertzen herfür/im anfang aber des Aprilens blüet sie volkomenlich / vnd darnach verwelcken jre stengel vnd würt nicht mehr gesehen. Die lang Holwurtz blüet im Brachmonat vnd Hewmonat.

Die natur vnd complexion.

Beide geschlecht der Holwurtz seind warm vnnd trucken im andern grad volkomenlich.

E Die krafft vnd würckung.

Die Holwurtzeln eines quintlins schwer mit wein getruncken/seind gůt für gifft vnnd die pestilentz. Sie heylen auch die schlangen biß / so manß überlegt. Mit Myrrhen vnd pfeffer gesotten vnd getruncken/ bringen sie den frawen jre blödigkeit/treiben auß das bürdlin/vnd allen vnrat so in der můter ist. So ein zäpflin oder pessarium darauß gemacht würt/ haben sie gleiche würckung. Weiter dienen sie auch zů dem keichen/heschen/ fallenden siechtagē/krampff vñ weetagen der seitten in wasser gesotten vnd getruncken. Dise wurtzeln wañ sie noch grůn seind zerknischt vnd übergelegt/ziehen auß dörn/spreissen/vnd pfeil. Sie seind auch gůt zů allerley fliessenden vñ faulen schäden/dañ sie reinigen trückenen/vnd heylen die selbigen. In sonderheit aber seübern vñ heylen sie die schäden an den heimlichen orten/in wein gesotten/vnd damit gewäschen/ vnd das puluer von den gedorten wurtzeln darein gestrewt. So man die zäne damit reibt/so seübern sie die selbigen. In summa die Holwurtzeln wermen/reinigen/seübern/machen subtil/vnd zerteilen alle grobe feüchtigkeit im leib.

Von Stickwurtz. Cap. XXXII.

Namen.

A STickwurtz hat auch vil andere namen. Dan sie würt auch genent Schießwurtz / Raßwurtz / Hundskürbs / wild oder Römisch růb / Wilder zitwen/vñ Teüffelskirß/ vmb der roten beerlin willen. Auff Griechisch Bryonia/zů Latein Vitis alba. Die Apotecker haben den Griechischen namen Bryonia behalten.

Gestalt.

Der Stickwurtz stengeln wachsen bald hoch / hencken vnd hefften sich mit jren zincken oder fäden an die zeün/hecken/mauren/stauden/vnd was sie erzeychen mögen/wie der hopffen. Jre zweig/bletter/vnd zincken/ seind den Wein-
B reben gleich/doch etwas häriger vnd rauher. Bringt kleine schöne weisse blůmlin/auff welchen werdē runde beerlin/die seind erstlich grůn/ darnach so sie zeitigen gantz rot. Die wurtzel ist weiß/dick vnd groß.

Statt seiner wachsung.

Stickwurtz wechst allenthalben an den zeünen vnd hecken / an welchen sie übersich steigt/wie angezeygt.

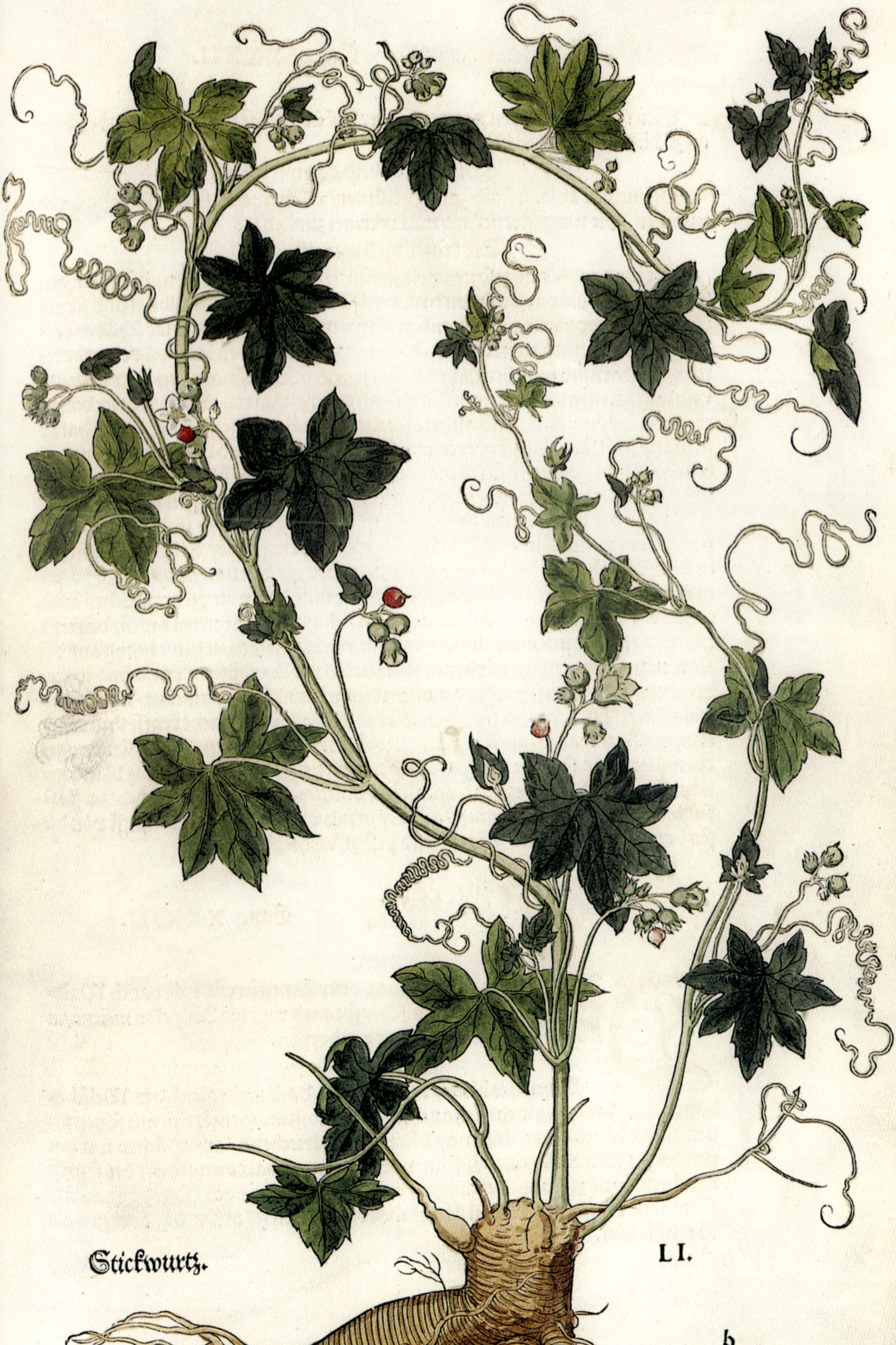

Stickwurtz.

LI.

h

Zeit.

B Stickwurtz blüet den gantzen sommer biß in Herbst hinein/ fahet aber bald an zů blüen im end des Meyens.

Die natur vnd complexion.

Die jungen dolden seind zum theil bitter/ vñ ein wenig scharpff/ ziehen auch zusamen. Die wurtzel trücknet/ vnd wermet zimlich.

Die krafft vnd würckung.

Die jungen dolden gesotten vnd gessen/ treiben den harn/ vnnd lindern den stůlgang. Die bletter/ frucht vnd wurtzel seind scharpff/ derhalben seind sie gůt zů allerley vnreynen wunden vnd geschweren/ dañ sie sölche faule schåden reynigen/ seübern/ vnd außtrücknen. Die wurtzel seübert den leib/ vñ vertreibt die runtzel. Darumb mit Eruen vnnd Fœnograeco Bockßhorn genent/ vermengt vnd angestrichen/ macht sie ein hüpsch angesicht/ vertreibt vnnd verzert die flecken/ vnd roßmucken/ vnd andere schwartze måler. Gleiche würckung hat sie
C so manß in öl seüdt biß sie weych würdt. Sie verzert auch das vndergerunnen blůt/ vnd das überig fleisch so die negel der finger vnnd fůß bedeckt. So manß mit wein überlegt/ zerbricht sie geschwer. Diß wurtzel zerstossen vñ übergelegt/ zeücht auß die zerbrochnen beyn. Sie ist auch gůt denen so mit der fallenden sucht/ dem schlag/ schwindel/ vnnd dergleichen kranckheyten beladen seind/ so man zum offtermal im jar eins quintlins schwår daruon einnimbt. So yemants von schlangen gestochen würdt/ der mag dise wurtzel dergleichen auch innemen. Die schwangern frawen sollen sich vor diser wurtzel hůten/ dann sie tödtet die frucht inn můter leib. So man ein dünne latwerg mit honig auß diser wurtzel macht/ ist sie gůt denen so ersticken wöllen/ hůsten/ vnnd im leib zerbrochen seind. Dreissig tag von diser wurtzel mit essig getruncken/ macht das
D miltz klein. Mit feigen zerstossen vnd übergelegt/ hat sie gleiche krafft vnd würckung. Man braucht auch dise wurtzel zů den lenden baden/ dann sie reyniget die můter. Der safft im Lentzen auß der wurtzel getruckt/ vnnd mit Meth getruncken/ treibt auß die zåhe feüchtigkeit/ phlegma genent. Sein frucht zerstossen vnnd angestrichen ist gůt zů allerley grind vnnd rauden. Der safft von disen beeren/ mit Weytzen gekocht vnd gessen/ mehret die milch.

Von Lynen. Cap. XXXIII.

Namen.

A DIß gewechß welchs Lynen/ oder Lenen heyßt/ würt auch Waldreb genent. In Griechischer spraach würt es Ampelos melena/ im Lateinisch aber Vitis nigra geheyssen.

Gestalt.

Lynen hat bletter wie Ephew/ doch mehr gleich den Welschen bonen/ der stam̃ vergleicht sich auch mit den selbigen. Henckt sich mit seinen fåden an die båum. Hat schneweiß blůmen/ wolriechend/ auß welchen werden gefiderte vnnd wollåchte köpfflin/ wie ein grawer bart anzusehen/ der sam ist traubens weiß zusamen getrungen/ erstlich grůn/ darnach/ so er zeitig würt/ schwartzbraun. Die wurtzel ist außwendig schwartz/ inwendig aber geel als Buchßbaum.

Statt

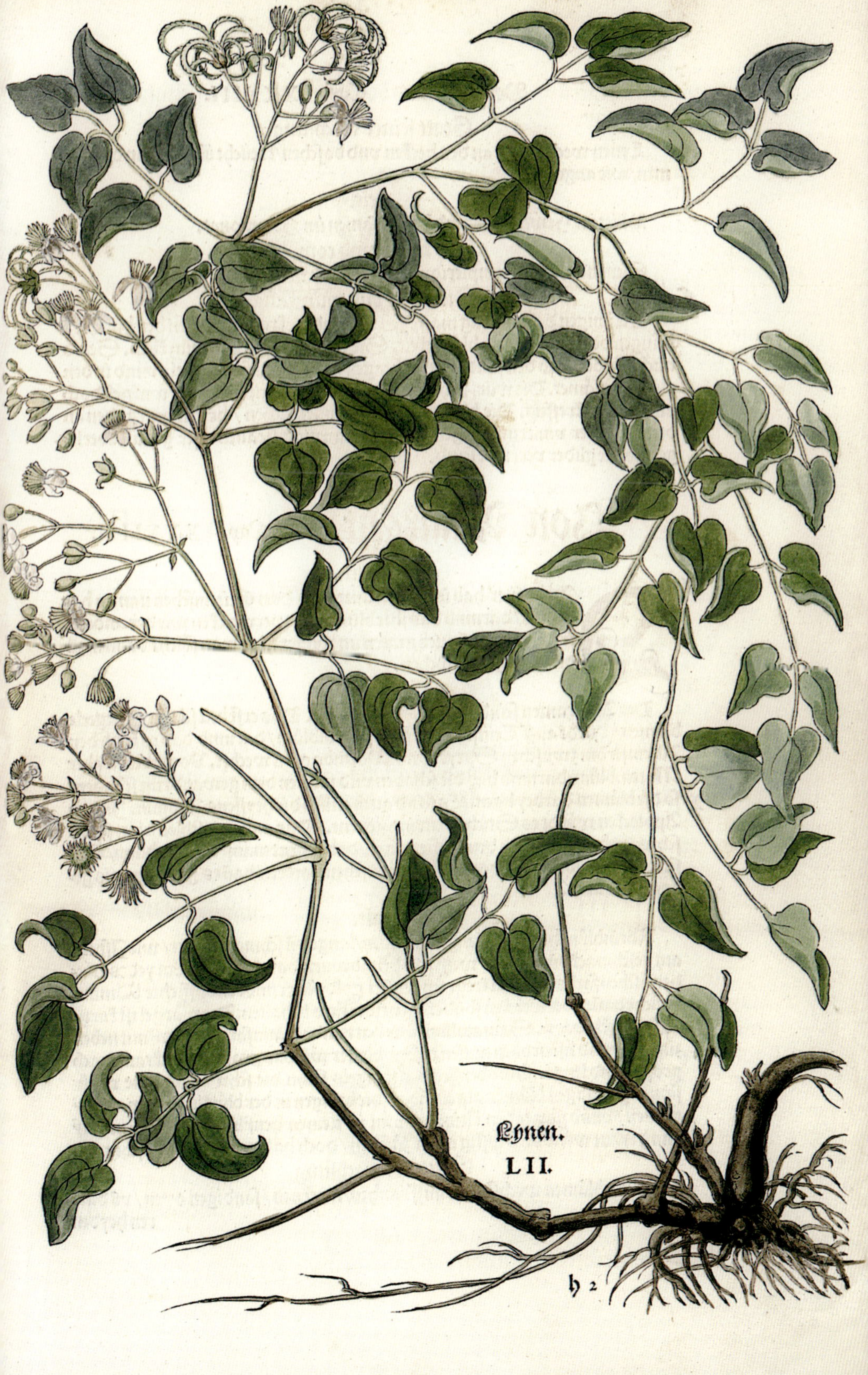

Lynen.
LII.

B Statt seiner wachsung.

Lynen wechßt gern an den hecken vnd boschen/ kreücht übersich an den beümen/ wie angezeygt.

Zeit.

Blüet im Hewmonat/ vnd bringt samen im Hewmonat.

Die natur vnd complexion.

Sein natur vnd complexion ist der Stickwurtz gleich.

C Die krafft vnd würckung.

Die jungen dolden mag man essen wie andere kreüter/ treiben den harn/ vñ bringen den frawen jhre blödigkeit. Sie machen auch das miltz klein. Seind auch gůt denen so den fallenden siechtagen haben/ den schwindel/ vnnd in den glidern erlämet. Die wurtzel hat gleiche würckung mit der Stickwurtzel/ doch nit so gantz krefftig. Die bletter mit wein angestrichen/ heylen die rauden an dem hals der vnuernünfftigen thiern. Man mag sie auch diser gestalt überlegen/ so die glider verruckt seind.

Von Amarant. Cap. XXXIIII.

Namen.

A Dise kreüter hab ich Amarant vonn dem Griechischen namen her genent/ darumb das jhre blůmlin nit verwelcken wie der andern kreüttern/ dañ auch mitten im winter mag man sölche blůmen zů den kräntzen brauchen.

Geschlecht.

Der Amaranten seind zweyerley geschlecht. Das erst hat schön goldtgeele blůmen/ würdt auff Teütsch geheyssen Rheinblům/ darumb das es vmb den Rheinstrom zwüschen Speyer vnd Wormbs gern wechßt. Von etlichen aber Mottenblům/ darumb das die schaben vnd motten dem gewandt nit schaden/
B so die blůmen darbey ligen. Es seind auch ettlich die heyssens Jünglin. In den Apotecken würdt es Stichas citrina genent. Das ander geschlecht hat schön schwartzbraun blůmen dem sam̃et gleich/ daher nent manß Sam̃etblům/ Tausent schön/ Flor amor/ von dem Lateinischen namen/ dañ es Flos amoris geheyssen würdt.

Gestalt.

Rheinblům hat zarte stengel vñ ästlin/ lange vñ schmale bletter/ wie Jspen/ am geschmack bitter/ vnd weiß wie Stabwurtz das weiblin. Ein yedes rundes äschenfarbs stenglin tregt im gipffel goldgeele runde knöpffechte blůmlin/ welche nim̃er verwelcken sonder alzeit jhre farb behalten. Die wurtzel ist kurtz/
C dün̄/ vñ schwartz. Samatblům aber hat runde braunfarbe stengel/ mit neben zincken vnnd ästen oben aussen besetzt/ bletter wie das groß Basilickraut/ doch grösser vnd lenger. Am obersten des stengels stehn die schwartzbraune vñ zůsamen getrungen blůmen als ein äher/ die bringen in der blůst jren schwartzen/ glatten/ vnnd glitzenden kleinen samen in kleinen heüßlin jngeschlossen. Diß gantz kraut wiewol es lustig ist an zůsehen/ doch hat es gar keinen geschmack.

Statt irer wachsung.

Rheinblůmen wechßt gern auff rauhen/ trucknen/ sandigen orten/ vñ dürren heyden

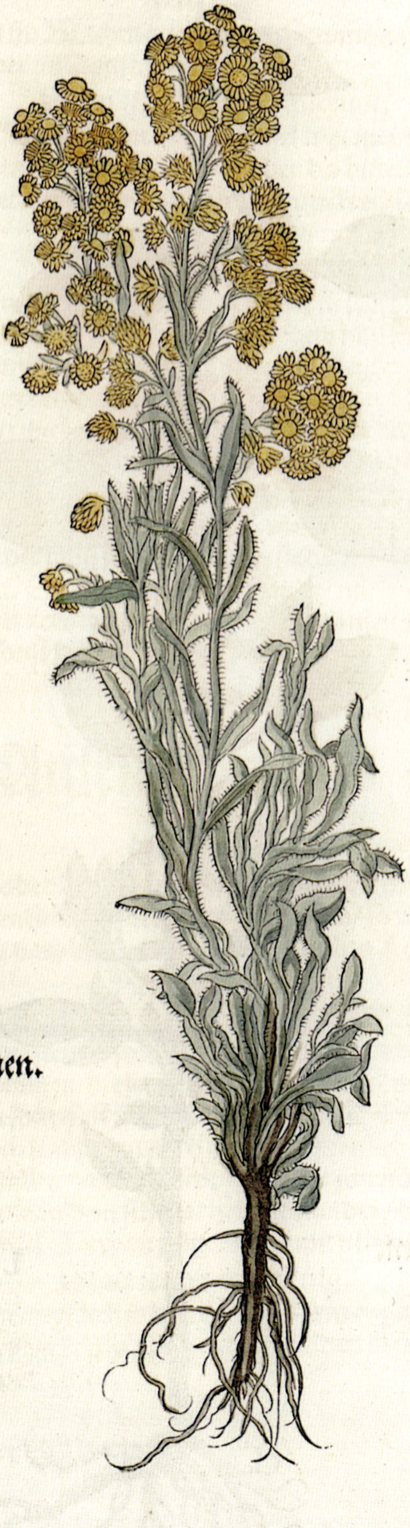

Rheinblůmen. LIII.

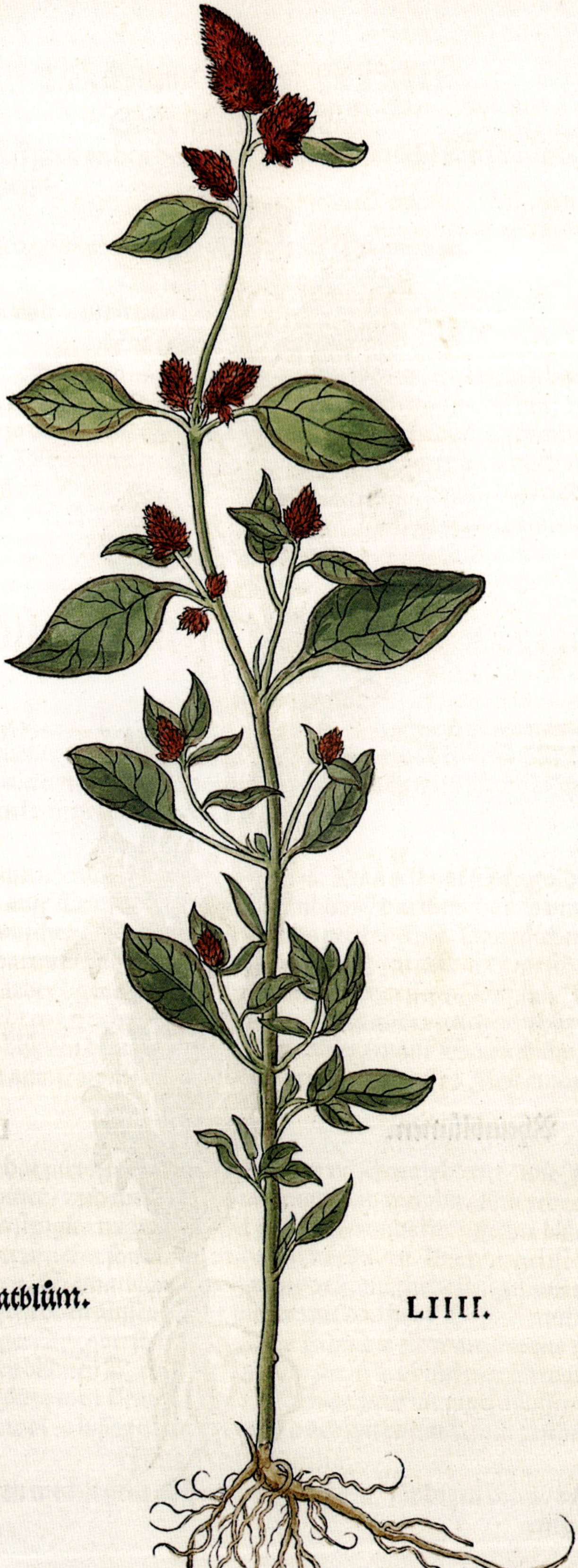

Samatblům.

LIIII.

D ren heyden/bey den wassern gelegen. Floramor aber würdt in den gärten vnd scherben gepflantzt.

Zeit.

Rheinblům blüet im Brachmonat vnnd Hewmonat. Floramor aber im soñer/fürnemlich aber im Augstmonat.

Die natur vnd complexion.

Die Rhein oder Mottenblům ist on zweifel warmer vnnd truckner natur/ das kan man abnemen an dem geschmack/der da bitter ist. Floramor oder Sam̃etblům trücknet auß/ vnnd wie die neüwen kreütler vermeynen/so kület es auch.

E

Die krafft vnd würckung.

Rheinblůmen in wein gesotten vnd getruncken seind gůt denen so schwärlich harnen/von den schlangen gebissen seind/dem hüfftwee/vnd denen so gebrochen seind. Sie bringen auch den frawen jr blödigkeyt/zertreiben das knollecht vnnd zusamen gerunnen blůt im bauch/vnd in der blasen/so sie mit honig vñ essig vermischt getruncken werden. So sie auff anderhalb quintlin schwer mit geringem weissen wein nüchter genossen werden/stellen sie die schnuppen. Dise blůmen zů den kleydern gelegt/bewaren sie dieselbigen vor den schaben vñ motten. Gedachte blůmen in wein gesotten vnnd getruncken/treiben auß die würm. So manß in der laug seüdt/so tödten sie die leüß. Sie verzeren auch vñ zerteylen allerley herte. Seind gůt zů dem brandt/mit honig übergelegt. Floramor/die weil es seer trücknet/wo es mit wein genom̃en würt/so stellet es den bauchfluß. Ist auch sonst nütz vnd gůt zů allem das trücknens bedarff.

Von Agley. Cap. XXXV.

Namen.

A AGley oder Ageley würt auff den heütigen tag nit anders zů Latein genent dann Aquilegia/hat noch/so vil vnnd mir bewüßt/ keinen nam bey den Griechen vnd alten Lateinischen gefunden.

Gestalt.

Die Agley hat bletter wie die groß Scholwurtz/doch runder vnnd weycher. Die stengel seind über elen hoch/rund vnnd glatt/darauff wachsen vil schöner blůmen/die seind zweyfeltig gefült/vnd gewinnen an den schellen fünff gebogne spitz/fast wie die Ritterspor. Dise blůmen seind gemeynlich purpurbraun/doch findt man auch gantz weiß/ettlich seind rotbraun. Auß disen blůmen so sie abfallen/wachsen köpfflin oder schefflin mit vier oder fünff
B spitzen aneinander/wie an dem schwartzen Coriander/darinn ist schwartzer langer same. Die würtzel ist etwan fingers dick mit neben zaseln.

Statt seiner wachsung.

Diß kraut wechst gemeynlich in den gärten/darin es gepflantzt würt. Man findts aber auch in feyßten wisen/vnd in den wälden die in der höhe ligen/ettwan an dem gemeür vnd felsen.

Zeit.

Blüet im Meyen vnnd Brachmonat.

Die

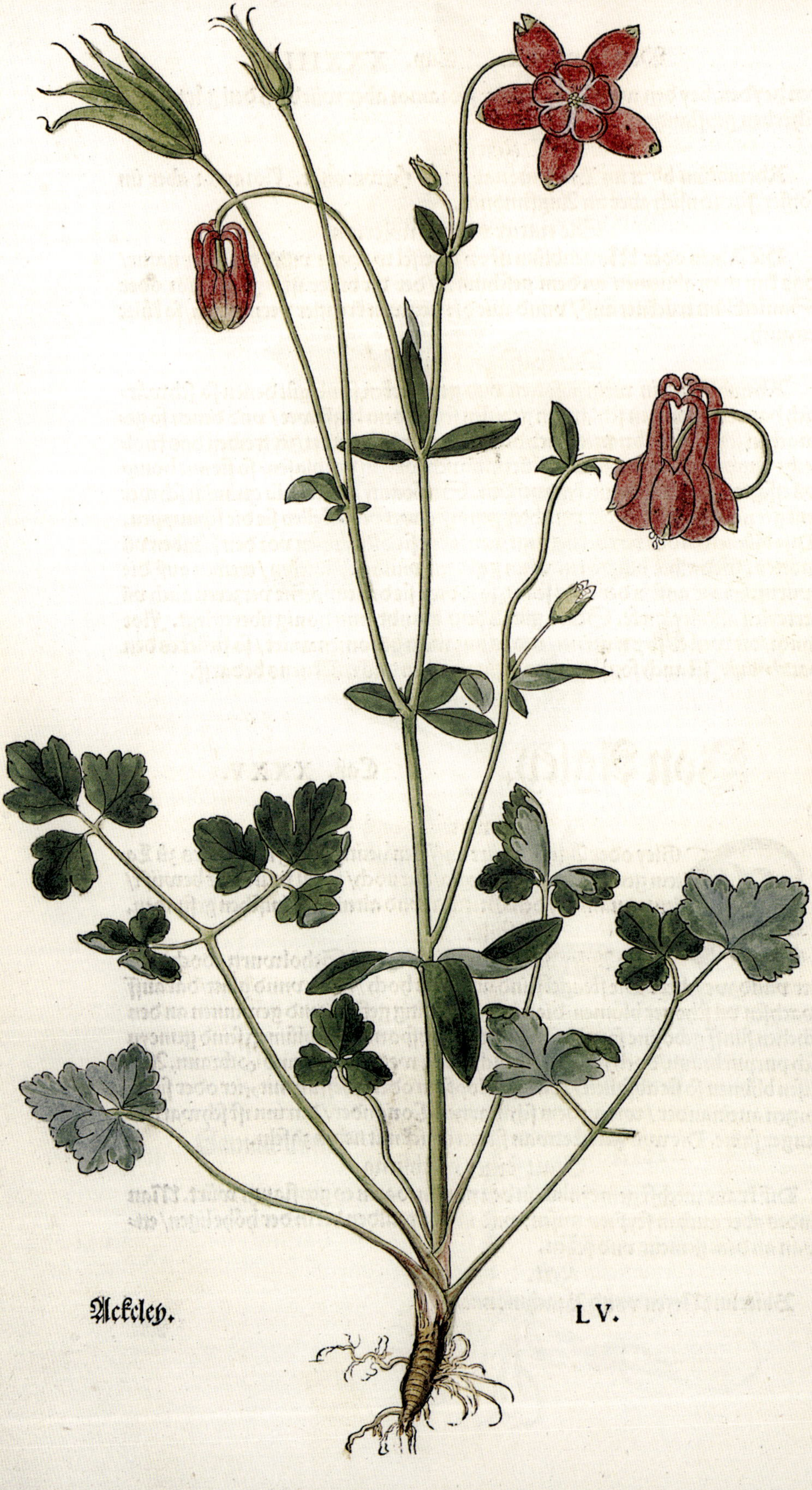

Ackeley.

LV.

C Die natur vnd complexion.

Die weil der geſchmack diß gantzen krauts zů ſüeſſe geneygt iſt / ſo můß es von nöten einer mittelmäſſigen warmen complexion ſein.

Die krafft vnd würckung.

Der Agley würckung iſt gleich der würckung der Eibiſch bletter. Darumb ſo verzert ſie / vnd zerteylet mittelmäſſig / weitert / lindert den ſchmertzen / vnnd zeitiget die geſchwer. So man weytzen oder gerſten meel mit Agley vermiſcht / ſo würt jhre krafft geſterckt vnd trücknet derhalben mehr dann vor. Darumb ſie diſer geſtalt zů den rauden vnd andern geſchweren vnnd vnreynen ſchaden mag gebraucht werden. Es werden der Agley von den neüwen kreütlern vyl erdichte falſche eygenſchafft vnd würckung zůgelegt.

Von Knoblochkraut. Cap. XXXVI.

Namen.

A Knoblochkraut würt zů Latein Alliaria genent / darumb das am geſchmack dem knobloch gleich iſt. Sonſt nent manß auch Leuchel vnd Saßkraut.

Geſtalt.

Das kraut ſo es erſtlich herfür kreücht / hat es runde bletter / dem Mertzen Vyelkraut änlich / doch breiter vñ gröſſer. Wañ ſie aber elter werden / ſo gewinneñ ecken. Es ſchüſt hoch überſich faſt zweyer elen hoch / gewindt einen runden ſtengel / bletter faſt als die Neſſel / doch nit ſo tieff zerkerfft / vnnd vmb den ſtyl vyl breyter / welche / ſo ſie zerriben werden / eines Knobloch geſchmack haben. Am gipffel der ſtengel / gewindt ſie kleine weiſſe blůmlin / dar

B auß werden lange ſchötlin wie an der Schelwurtz / doch kleiner / in welchen iſt ſchwartzer ſamen. Die wurtzel iſt ſchlecht / dünn / holtzecht / eins gleichen geſchmacks mit den blettern.

Statt ſeiner wachſung.

Wechſt gern auff vngebawten örtern / als bey den zeünen / mauren vnd an den reinen der feldern.

Zeit.

Die bletter kreüchen am anfang des Lentzen / vnd im Mertzen herfür. Blüet aber im Meyen vnd Brachmonat / vnd bringt darnach den ſamen.

C Die natur vnd complexion.

Diß kraut wermet vnd trücknet.

Die krafft vnd würckung.

Knoblochkraut iſt gantz dienſtlich zů den grünen ſaltzen / dañ es wermet / zerteilt / vnd macht ſubtil die groben vnd zähe feüchtigkeyten. Auß dem geſtoſſenen ſamen ein pflaſter gemacht / mit eſſig temperiert / vnd über die můter gelegt / weret das auffſteigen der ſelbigen / vnd bringt die weiber wider zů jnen ſelber / Hat faſt einerley würckung wie der kreß.

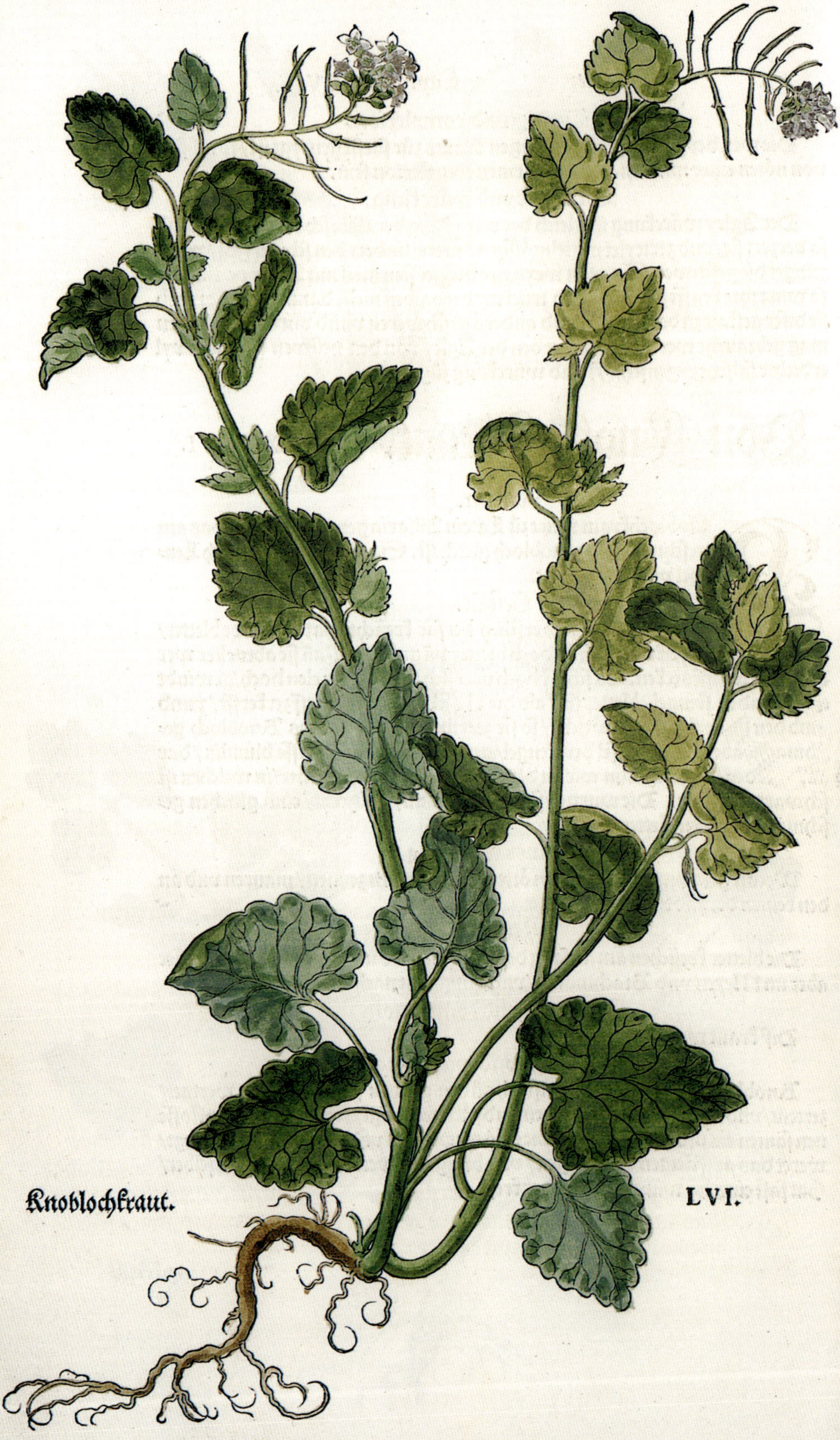

Knoblochkraut. LVI.

Von Nessel. Cap. XXXVII.

Namen.

A Nessel würdt auff Griechisch Acalyphe oder Cnide/Lateinisch Urtica geheyssen. Ursachen aber diser namen/haben wir in unserm Lateinischen kreüterbůch angezeygt.

Geschlecht.

Dioscorides schreibt das der Nesseln zweyerley geschlecht seind. Das erst ist gantz rauch/und eben die Nessel/so man yetzunder auff Lateinisch Romanam/vñ zů Teütsch Welsch nessel nennet. Das ander geschlecht ist nit so rauch/und etwas linder/das ich noch nit gesehen hab. Dise zwey geschlecht seind heymisch/unnd wachsen nit von sich selbst/man pflantz sie dann vorhin. Plinius erzelet aber noch ettliche wilde geschlecht der Nessel/auß welchen auch seind unsere brennende Nessel so in unserm Teütschen land allenthalben wachsen/deren zwey geschlecht seind. Eine ist seer groß/und würdt zů Latein Urtica maior/auff Teütsch Heiternessel genent. Die ander ist kleiner/Urtica
B ca minor geheyssen/auff Teütsch Brennende oder Habernessel. Plinius erzelet auch under den wilden Nesseln eine die reücht starck/die heyst er Herculaneam/brent nicht.

Gestalt.

Die Welschnessel hat einen runden unnd rauhen stengel/ist gantz scharpff/jre bletter seind lengelet unnd tieff zerkerfft/gewindt weisse blůmen/so sie abfallen wachsen hernach runde knöpfflin oder böllin/auß vilen kleinen hülßlin zůsamen gesetzt/darinn ist samen dem Leinsamen gantz gleich/doch kleiner. Die wilde/die man Brennend nessel nennet/wächst hoch übersich/hat bletter der Welschen nessel nit seer ungleich/seind doch nit so vast zerkerfft. Jhr stengel ist rauch/und harig/an welchen wechst der same mit außgepreyten purpurbraunen fäßlin/welcher so man außreibt/ist er weiß/dem Hirß nit ungleich/doch vil kleiner. Die wurtzel ist lang/flichtet sich hin und wider in der erden/von far
C ben geel. Heiternessel ist ein kraut mit stengel/bletter und wurtzel der Brennende nessel gleich/doch kleiner. Der samen aber ist grösser dann der vorigen/auch schwertzer/dem Leinsamen nit ungleich.

Statt irer wachsung.

Die Welschnessel wechst nirgent im Teütschen land von sich selbst/sonder man můß sie pflantzen. Die wilden Brennende nessel findt man hinder den zeünen/hecken und mauren.

Zeit.

Der same sol im schnitt gesamlet werden.

Die natur und complexion.

Die Nesseln seind subtiler substantz/warm unnd trucken. Doch seind sie nit überauß hitzig.

D
Die krafft und würckung.

Nessel bletter mit saltz zerstossen und übergelegt/heylen die biß der unsinnigen hünd/vñ die grossen geschwer. Deßgleichen über faule schäden/als Krebs unnd dergleichen/gelegt/reynigen sie die selbigen/unnd heylens. Jn gleicher massen zerteylen sie auch allerley geschwulst/als ormützel/und dergleichen beülen. Sie seind auch gůt zů dem geschwollen miltz/so man ein pflaster darauß macht/unnd überlegt. Gedachte bletter mit dem safft gestossen unnd über die

stirn

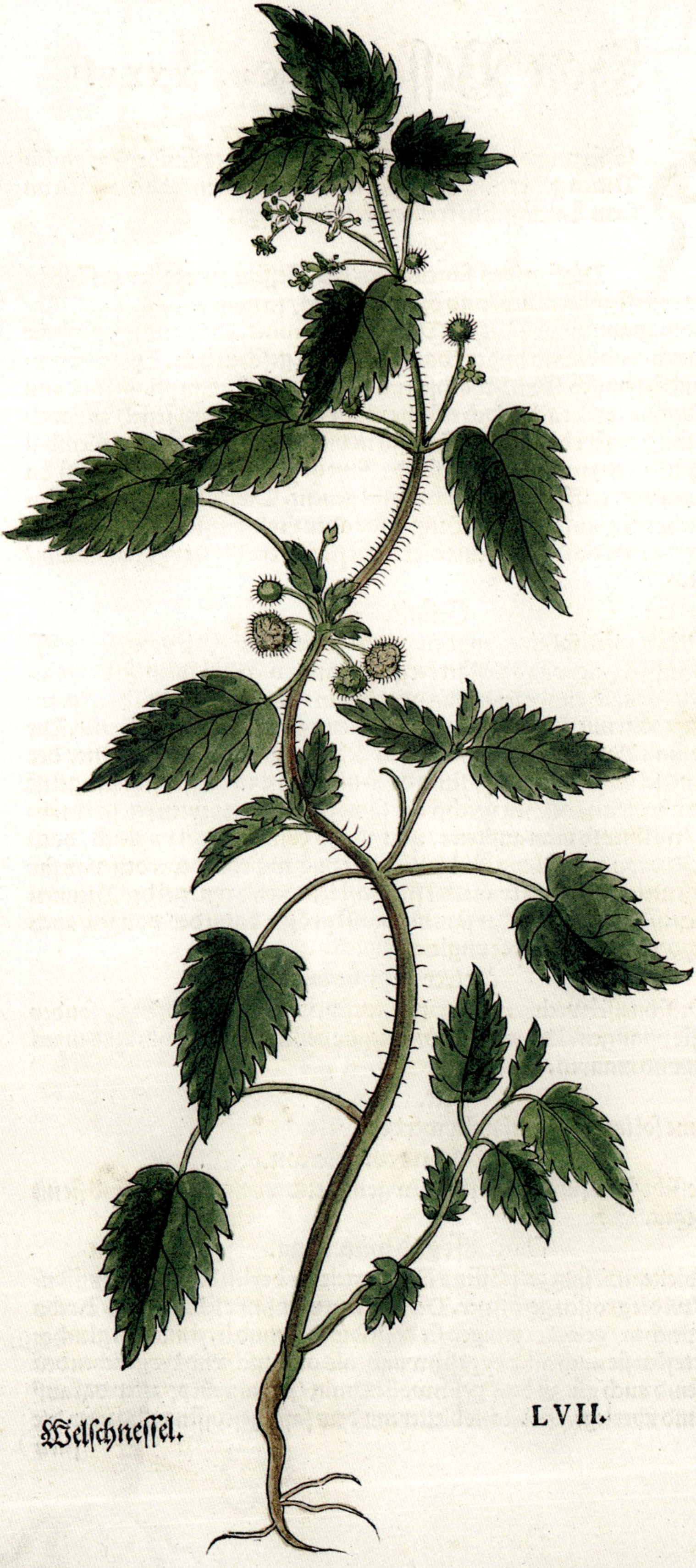

Welschnessel.

LVII.

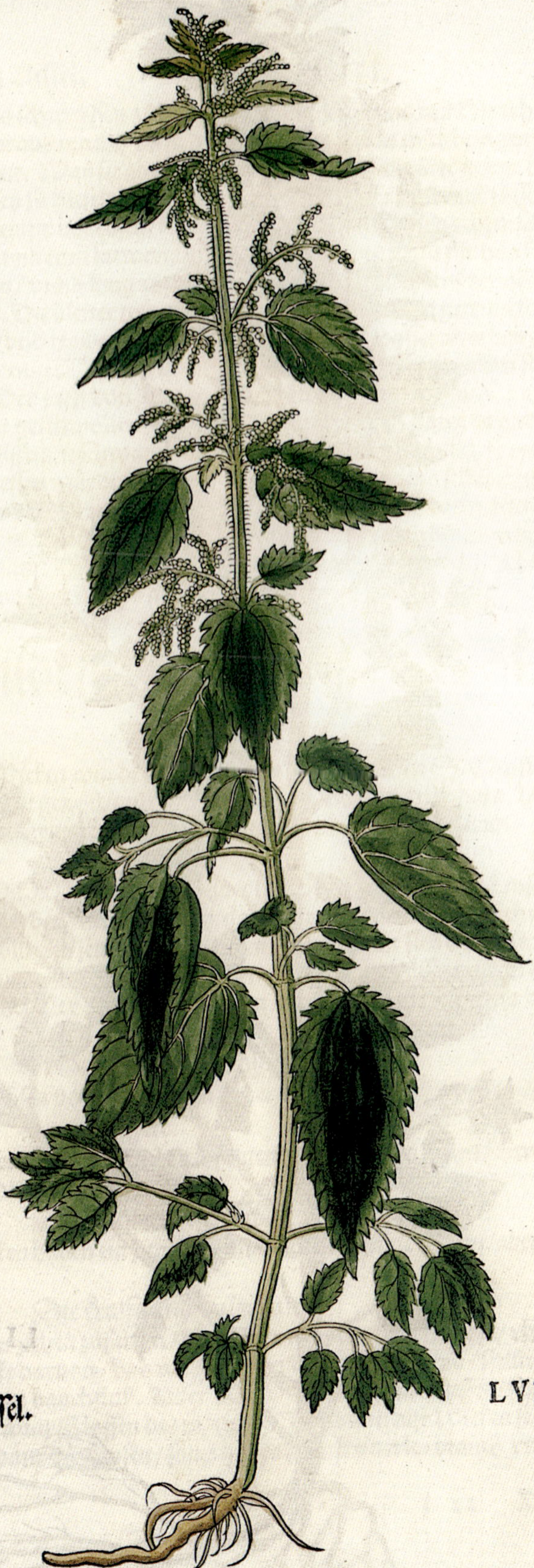

Heyternessel.

LVIII.

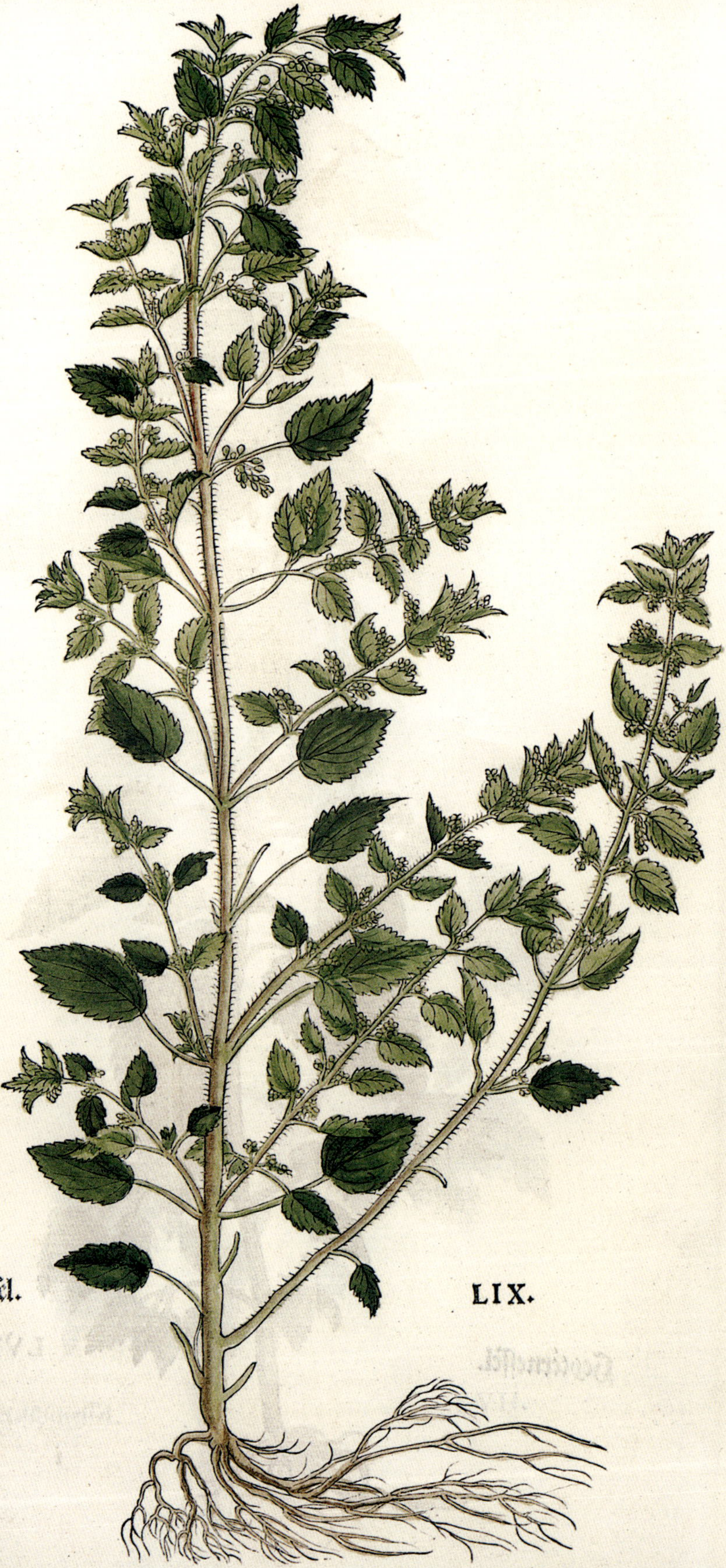

Brennessel.

LIX.

E stirn gelegt/stellen das schweyssen zů der nasen auß. So mans mit Myrrhen stoßt/vnd zäpfflin darauß macht/vñ in die weiblichen scham thůt/bringen sie den frawen jr blödigkeit. Wañ sie aber frisch werden über die můter gelegt die herauß begert/so treiben sie dieselbigen wider hindersich. Der sam auß süssem wein getruncken/reitzet zur vnkeüscheyt/vñ eröffnet die můter. Gedachter sam mit honig vermengt/vnnd ein latwerglin darauß gemacht/ist gůt für das keichen/seiten oder rippen/vnnd lungen geschwer. Er macht auch außwerffen/vnd reyniget die brust. Die bletter mit meerschnecken gesotten vnd getruncken/lindern den stůlgang/vnd treiben den harn. So man das wasser von den gesotnen blettern/mit wenig Myrrhen vermischt/trinckt/so bringen sie den frawen ihr kranckheyt. Der safft von genanten blettern im mund gehalten vnnd
F gurgelt/ist gůt zů dem geschwollen zepfflin. Der sam ist auch gantz zuwider dem wutzerling/vñ gifftigen schwammen. Diser sam macht leichtlich speyen/so er nach dem abend essen würdt mit Meth eins halben quintlins schwer jngenom̃en. Mit süssem wein getruncken/ist er gůt zů dem auffbleen des magens. Nessel in die laug gelegt/vertreibt das har außfallen/vnnd den bösen grind/deßgleichen auch der sam. Die bletter mit Beeren schmaltz gestossen vnd übergelegt/ist gůt zů dem podagra/vnd allerley weetagen der glider.

Von wilden Wicken. Cap. XXXVIII.

Namen.

A Wild Wicken würdt sonst auch bey den Teütschen S. Christoffelßkraut genent/auff Griechisch vnd Lateinisch Aphace. Von den gemeynen kreütlern Os mundi/vnd Vitia syluestris.

Gestalt.

Wild Wicken ist ein kleiner staud/höher dann die Linsen/mit zarten/vnnd zů beyden seiten des stengels gefiderte blettlin/henckt sich mit seinen fäden an. Die blůmen seind purpurbraun/vergleichen sich der blüet an den Erbsen/doch kleiner. Dise blůmen werden zů schotten/grösser dañ an den Linsen/darinnen seind drey oder vier Wicken/schwertzer vnnd kleiner dan die Linsen.

Statt seiner wachsung.

Dise Wicken wachsen von sich selbst in feldern vnd hecken.

Zeit.

B Diß gewechß blüet im Meyen/vñ nachfolgendts so bringts seinen schwartzen samen in den schotten.

Die natur vnd complexion.

Die wilden Wicken haben ein zimliche vnnd mittelmässige werme/aber sie trücknen seer.

Die krafft vnd würckung.

Gedachte Wicken ziehen zusamen/derhalben so mans dorret/stoßt/vnnd überlegt/oder trinckt daruon/das wasser/dariñ sie gesotten seind/stellen sie das würgen vnnd den bauchfluß. Diser Wicken drey oder vier gessen/stillen den sodt/vnd das sawraufftossen des magens. In summa dise Wicken seind im stellen kreffiger danndie Linsen/sonst haben sie fast einerley brauch vnnd würckung.

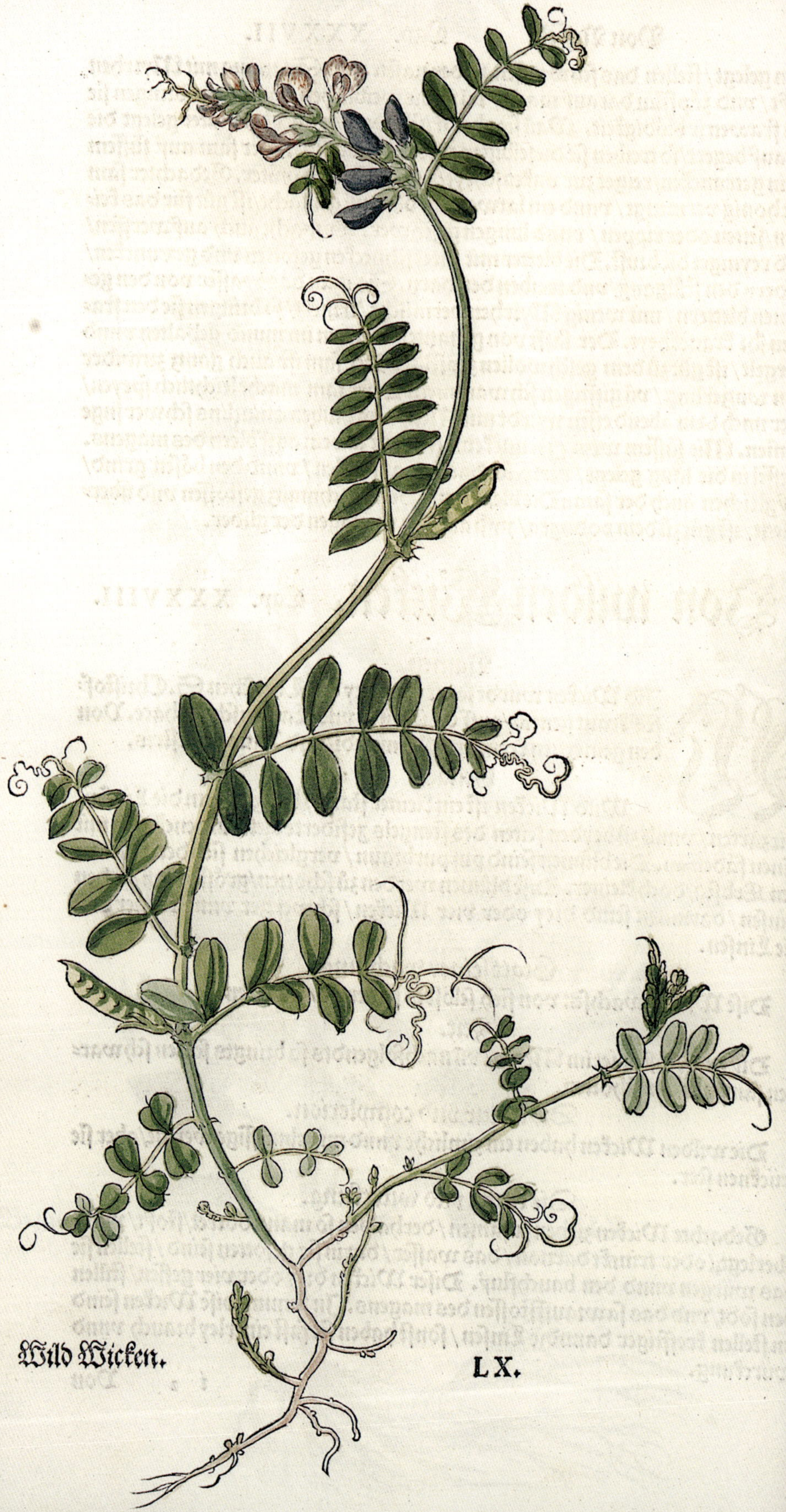

Wild Wicken.

LX.

Von Burtzelkraut. Cap. XXXIX.

Namen.

A Burtzelkraut/würt auch genent Saubon/Grensel/vnd Sewburtzel. Auff Griechisch Andrachne/Lateinisch aber Portulaca/welcher nam in den Apotecken bliben ist biß auff den heütigen tag.

Geschlecht.

Des Burtzelkrauts findt man zweyerley geschlecht/zam̃ vnd wild/also vnderscheydts auch Dioscorides. Die zam̃ würdt in den gärten gepflantzt. Die wild wechst vonn jhr selbs/wie wir darnach wöllen anzeygen/würdt auff Teütsch wild oder Ackerburtzel geheyssen.

Gestalt.

Das zam̃ Burtzelkraut hat dick/feyst/rund/vñ ein wenig braunrot stengel/die wachsen übersich spannen hoch/vñ zů zeiten auch höher. Seine bletter seind feyst/vnd in die leng rundiert. Die stengel tragen zwüschen den gewerben der
B bletter/vnnd an den gipffeln bleychgeele blůmlin/darauß werden kleine runde bedeckte häfelin/voller kleins schwartzen samens. Das Ackerburtzel hat feyste stengel vnd bletter wie die zam̃/doch kleiner/zarter vnnd schmäler/die stengel seind auch breüner. Ligt allzeit auff der erden außgebreyt/ist gantz schlüpfferig/safftig/vnd ein wenig sawr/als were es gesaltzen. Die geele blůmlin seind auch kleiner dann an der zam̃e.

Statt irer wachsung.

Das zam̃ Burtzelkraut wechst in den gärten dahin mans pflantzen/vnnd sähen můß. Das wild aber wechst von jhm selb auff den felsen/in den weingärten vnd feysten äckern.

Zeit.

Burtzelkraut zam̃ vnd wild/fahen an zů blüen im Brachmonat/vnnd treiben
C sölchs biß gegen dem Herbst. Die bletter sollen im Brachmonat vnd Hewmonat gesamlet werden/nachfolgends aber der sam.

Die natur vnd complexion.

Burtzelkraut zam̃ vnd wild seind von natur kalt im dritten grad/feücht aber im andern. Sie seind auch ein wenig sawr/als werens gesaltzen/daher es die alten haben eingemacht wie die Oliuen vnnd Capern. Die Walhen brauchens biß auff den heütigen tag hefftig im salat.

Die krafft vnd würckung.

Burtzelkraut mit gersten maltz vermengt vnd überlegt/vertreibt das haubt wee/hitz vnnd röte der augen/weetagen des magens/vnnd der blasen/leschet das rotlauff. So man Burtzelkraut keüwet/nimpt es das einügelen der zän/
D überige hitz des magens/vnd der därm/vnnd stellet den bauchfluß. Es heylet die verseerten nieren/vnd blasen. Vertreibt die vnkeüscheyt. Gleicherley würckung hat auch der safft/vnnd ist krefftig im fieber. Es tödtet auch die runden würm im bauch/stelt das blůt speyen/die roten rhůr/die ruckader/vnnd allerley blůt flüß. Er sol auch vnder die augen salben vermischt werden. So einem der kopff von der sonnen weethůt/soll diser safft mit rosenöl vermengt/angestrichen/oder von oben an auff den kopff herab gelassen werden. In summa Burtzelkraut kület seer allerley hitzige gebrechen/vñ die weil es auch ein wenig rauch ist/so ist es auch gůt zur stellung allerley flüß. So einem die mandel ver-

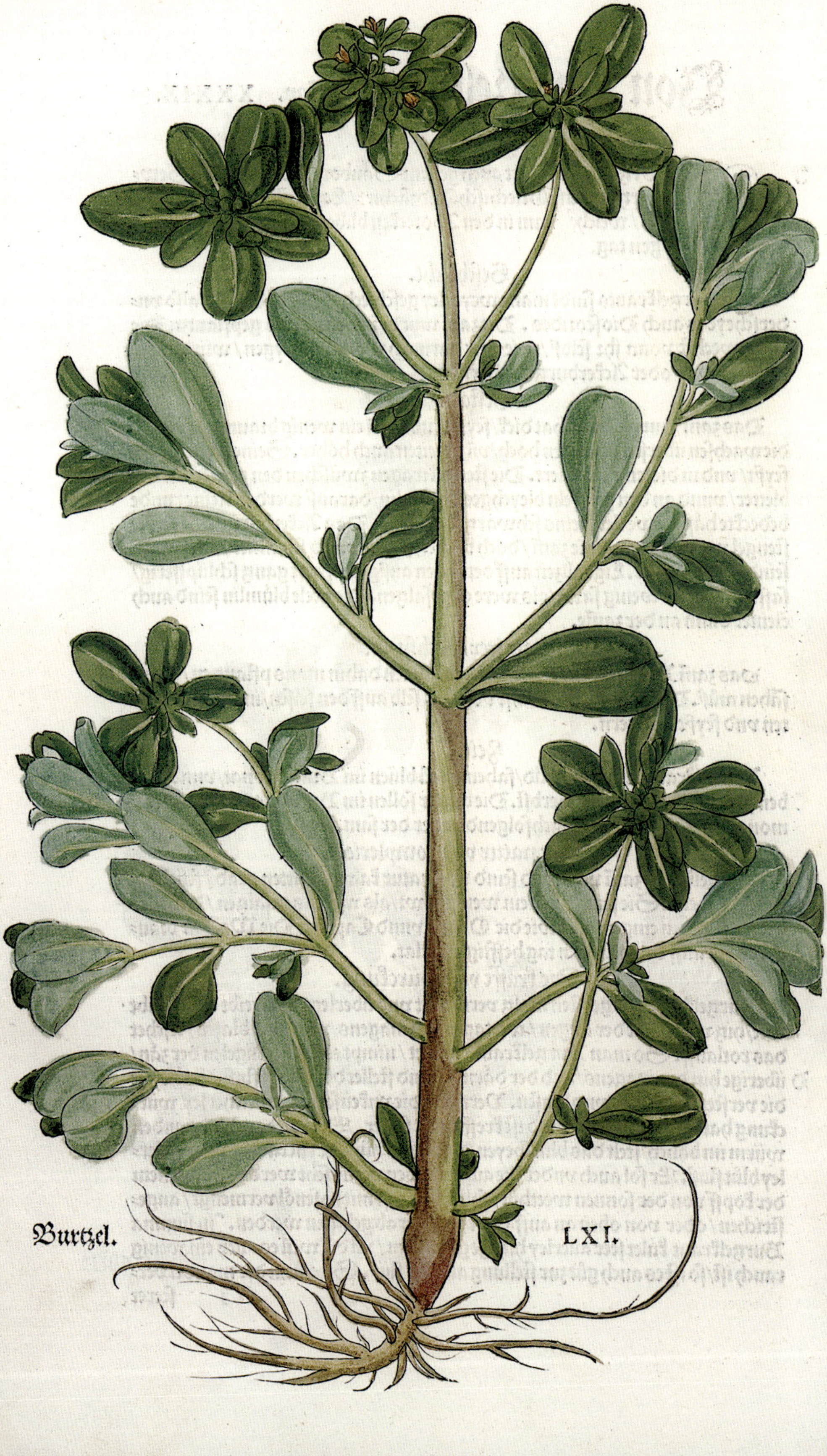

Burtzel. LXI.

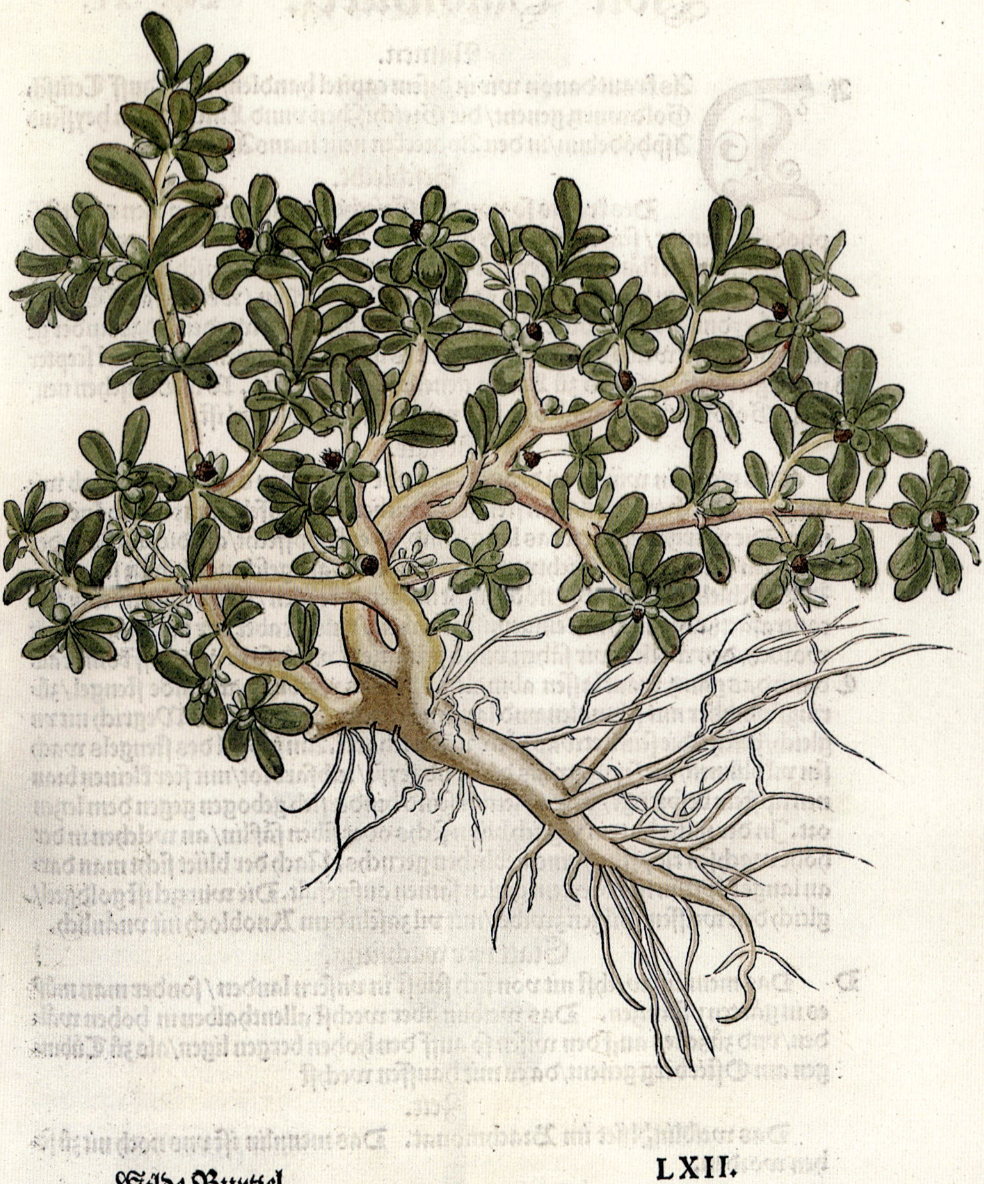

Wilde Burtzel. LXII.

seeret seind/sol man Burtzelkraut süeden/ vñ das wasser daruon gurgeln. Es befestiget auch die waggelten zän so mans keüwet. Bekrefftiget den magen/so mans mit essig vnd öl wie ein salat bereit/ist.

Von Goldwurtz. Cap. XL.

Namen.

A Das kraut dauon wir in disem capitel handlen/ würt auff Teütsch Goldwurtz genent/ die Greichischen vnnd Lateinischen heyssens Asphodelum/in den Apotecken nent mans Affodillum.

Geschlecht.

Des krauts so von den Griechen vnnd Lateinischen würt Asphodelus genent/ seind zweyerley geschlecht/ wie das Plinius im xxj. bůch in dem xvij. capitel klärlich anzeygt/vnd wir in vnserm Lateinischen kreüter bůch mit vilen worten bewert haben. Das erst ist das menlin/ welches auff Teütsch mag Heydnischblům/ oder Heydnische Gilg geheissen werden. Das ander geschlecht ist das weiblin/ welchs die weil es in der blůst einem küniglichē scepter B nit vngleich ist/ würt es zů Latein genent Hastula regia. Wir Teütschen nennens Goldwurtz/darumb das sein wurtzel gantz goldgeel ist.

Gestalt.

Das mennlin würt von dem Dioscoride beschryben das es bletter hab wie der groß Lauch/einen glatten stengel/ welcher am gipffel bringt ein schōne blůmen. Die würtzel seind etwas lang/rund/oder knōpffecht/als die Eicheln/der Peonien blůmen oder Gichtwurtz nit vngleich/ am geschmack gantz scharpff. Diß geschlecht haben wir noch nicht mōgen bekomen/ sonst wolten wir sein contrafactur hie auch mit eingemischt haben. Vns ist aber der same zůgeschickt worden/den wōllen wir sähen vnnd pflantzen/ vnnd so er vns auffkompt als C dann das gantz kraut lassen abmalen. Das weiblin hat runde stengel/ zůringkvmbher mit schmalen vnd langen blettern/dem spitzigen Wegrich nit vngleich/besetzt/die seind etwas zäch/vñ on schartē. Am gipffel des stengels wachsen vil blůmen/die seind etwas dick vnd feyßt/ leibfarbrot/mit seer kleinen braunen tipffeln besprengt/ deren blettlin seind hindersich gebogen gegen dem letzen ort. In der mitte hat ein yeglich blům sechs oder siben fäßlin/ an welchen in der hōhe wachsen klōpfflin/ eins lieblichen geruchs. Nach der blüet sicht man daran lange kōpfflin mit breytem geelen samen außgefült. Die wurtzel ist goldgeel/ gleich den weissen Gilgen zwibel/mit vil zaseln dem Knobloch nit vnänlich.

Statt irer wachsung.

D Das mennlin wechst nit von sich selbst in vnsern landen/ sonder man můß es in gärten pflantzen. Das weiblin aber wechst allenthalben in hohen wälden/vnd zů zeiten auff den wisen so auff den hohen bergen ligen/als zů Tübingen am Osterberg genent/da es mit hauffen wechst.

Zeit.

Das weiblin blüet im Brachmonat. Das mennlin ist vns noch nit zů sehen worden.

Die natur vnd complexion.

Die wurtzel von dem mennlin/ ist warm vnnd trucken. Deßgleichen auch das weiblin/doch nit so seer als das mennlin.

Die

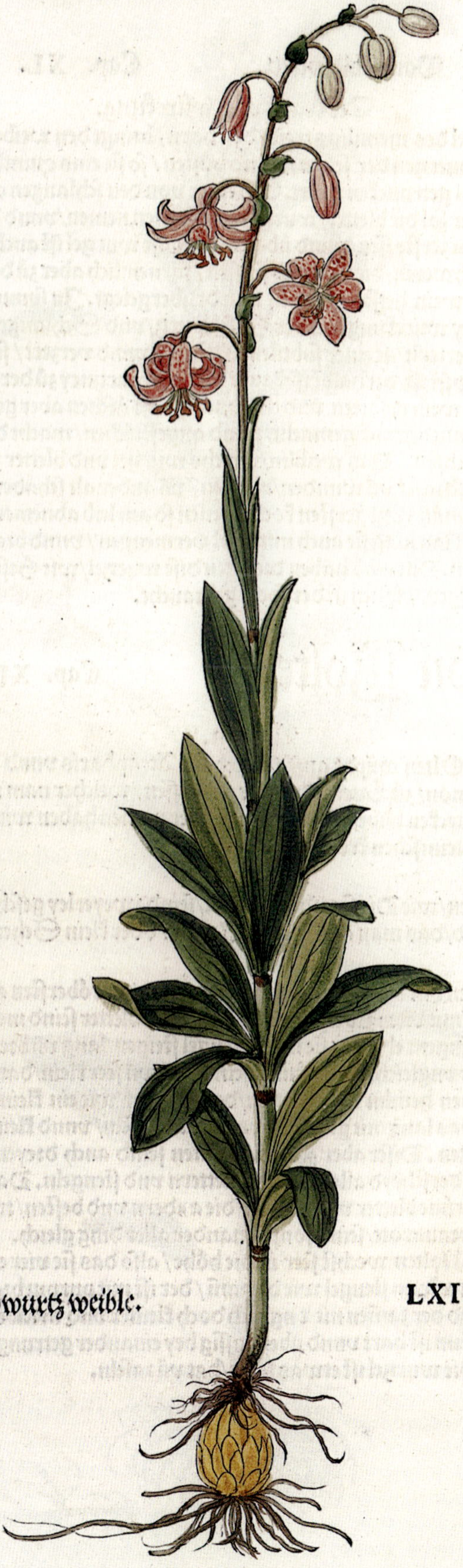

Goldwurtz weible.

LXIII.

E Die krafft vnd würckung.

Die wurtzel des mennlins treibt den harn / bringt den weibern jhre zeit / ist gůt zů dem schmertzen der seiten / vnnd hůsten / so sie eins quintlins schwer im wein zerstossen getruncken würt. So einer von den schlangen oder natern gebissen were / der sol die bletter / wurtz / vnd blůmen nemen / vnnd dieselbigen mit wein vermischt zerstossen / vnnd überlegen. Dise wurtzel ist auch gůt zů allerley vnreynen geschweren / die vmbsich fressen / fürnemlich aber zů der geschwollne brust / so sie in wein heffen gesotten würdt übergelegt. In summa dise wurtzel hat fast einerley würckung mit der Haselwurtz / vnd Schlangenkraut / dañ sie seübert vnnd zerteylt / ist einer subtilen substantz / vnnd verzert / sie eröffnet auch
F alles so verstopfft ist / derhalbẽ ist kaum ein bessere artzney zů der geelsucht / dañ dise wurtzel in wein gesotten vnd getruncken. Zů äschen aber gebrandt / vnnd ein salb mit honig darauß gemacht / vnnd angestrichen / macht das außfallend har wider wachsen. Das weiblin / welchs wurtzel vnd bletter zäch vnd bitter seind / heylet geschwer vñ wunden / rauden / vñ ander alt schäden. Die wurtzel ist auch gůt / so mans mit gersten kocht / denen so am leib abnemen / vñ schwindsüchtig seind. Man mag sie auch mit meel vermengen / vnnd brot darauß machen / vnnd essen. Darumb haben die alten dise wurtzel / wie Hesiodus vnd ander mehr anzeygen / täglich in der speiß gebraucht.

Von Molten. Cap. XLI.

Namen.

A Molten würdt auff Griechisch Atraphaxis vnnd Chrysolachanon / zů Latein Atriplex geheyssen / welcher nam ist in den Apotecken bliben. Vrsachen sölcher namen haben wir in vnserm Lateinischen kreüterbůch angezeygt.

Geschlecht.

Der Molten / wie Dioscorides schreibt / seind zweyerley geschlecht / ein zam / das ander wild / das man auch acker Molten / oder klein Scheißmolten nent.

Gestalt.

Zam Molten hat võ vnden auff einen runden / zum öbersten aber einen viereckęten stengel / mit vilen zweigen vnd ästen / seine bletter seind meelbecht / in sonderheyt in der jugent ehe das sie in die stengel steigen / lang vñ breyt / des Arons blettern nit seer vngleich. Die blůmen seind geel / vñ seer klein / darnach bringt es
B samen in dünnen heütlin verschlossen / der ist breyt / wie ein kleins blettlin. Die wurtzel ist etwas lang / nit glatt / sonder hat vil zaseln / vnnd kleine wurtzeln an einander hangen. Diser aber zam̃en Molten seind auch dreyerley geschlecht / doch ist der vnderscheyd alleyn in den blettern vnd stengeln. Dann ettliche haben schwartzgrüne bletter vnd stengel / die andern vnd besten / tragen weißgrüne / die dritten braunrote / seind sonst einander aller ding gleich.

Die wild Molten wechst seer in die höhe / also das sie vier elenbogen hoch würdt / hat ein ecketen stengel wie die zam̃ / der ist mit purpurbraun besprengt / sein bletter seind der zam̃en nit vngleich doch kleiner vnd meelbechter / die blůmen geel / der sam ist hart vnnd überflüssig bey einander getrungen / als die kleinen treüblin / die wurtzel ist etwas lang / hat vil zaseln.

Statt

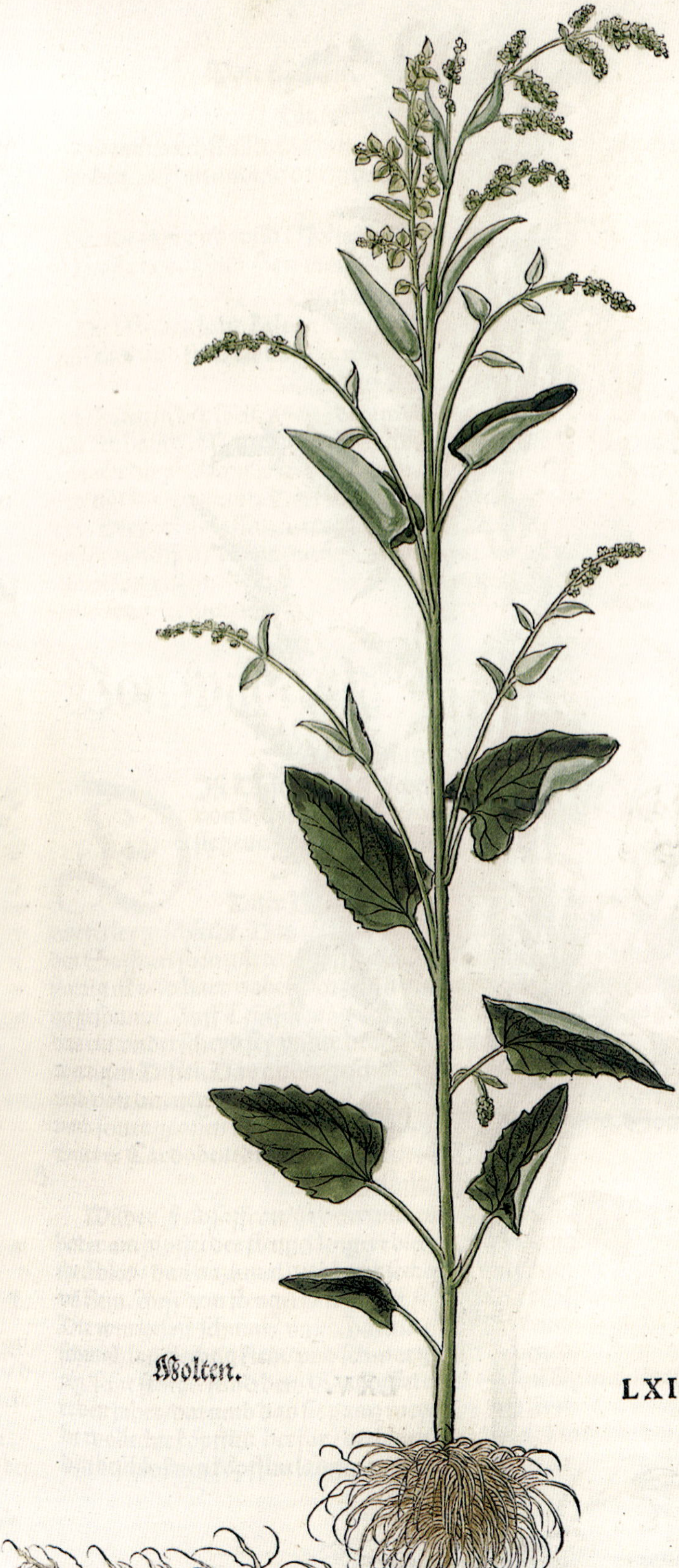

Molten.

LXIIII.

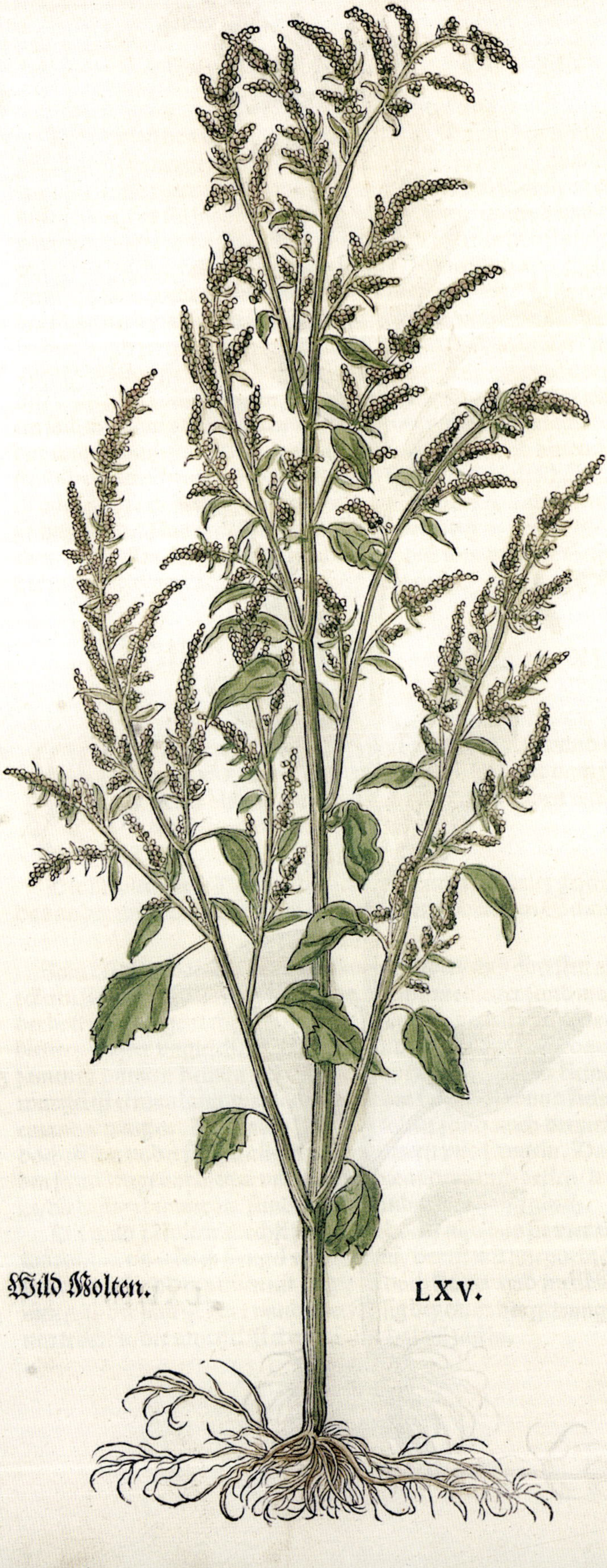

Wild Molten. LXV.

C Statt irer wachsung.

Die zam̃ wechst allenthalben in gärten. Die wild würt auch in den gärten gefunden/vnd an andern orten/doch wechst sie von jhr selbs.

Zeit.

Beyde zam̃ vnd wild Molten blüen den gantzen summer/fürnemlich aber im Brachmonat vnd Hewmonat.

Die natur vnd complexion.

Die Molten seind kalt im ersten grad/vnnd feücht im andern. Doch ist die zam̃ kelter vnd feüchter dañ die wild.

D Die krafft vnd würckung.

Molten in der speiß wie andere grüne kreüter genossen vnd gesotten/erweychen den bauch. Molten rawch zerstossen/oder gesotten/vnd übergeschlagen/vertreibt die geschwulst an den drüsen. Jhr sam mit honig wasser getruncken/vertreibt die geelsucht. Die Molten seind auch gůt allen den so hitziger natur seind. Die zam̃ ist besser zů den hitzigen geschwulsten vnd apostemen/so erst anfangen wachsen/vñ zůnemen. Die wild aber ist mehr bequām denen so yetzunder volkomen seind/oder widerumb abnemen. Sie erweychen auch allerley verhertung/rawch/vnd gesotten/übergeschlagen.

Von wildem Feldsaffran. Cap. XLII.

Namen.

A DIse Disteln von welchen wir in disem capitel handlen/werden von den Griechen Atractylides geheyssen/Lateinisch werden sie genent Cnicus syluestris/das ist wilder Feldsaffran.

Geschlecht.

Diser Distel so zů Latein Cnicus syluestris genent ist/seind zweyerley geschlecht. Das erst ist nicht seer rauch/sonder mild/vnnd dem wilden Saffran so in gärten gepflantzt würt/gleicher. Desselbigen stengel/der da starrig ist vnd hart/haben vor zeiten die weiber für rocken gebraucht/vnd daran gespunnẽ. Auff Teütsch mag er billich wilder Feldtsaffran genent werden/das ein vnderscheyd sey vnder dem wilden garten Saffran/vnd diser gegenwertigen Distel. Das ander geschlecht ist rauher/vnd würt in den Apotecken/vnd von den newen kreütlern Carduus benedictus/das ist gesegneter Distel/vmb seiner grossen vnd heylsamen krafft willen/geheyssen. Sonst gemeynlich würt er Cardobenedickt/vnd Bornwurtz genent.

B Gestalt.

Wilder Feldsaffran/ist dem wilden gartẽ Saffran nit seer vngleich/doch hat er am gipffel der stengel lengere bletter. Sein stengel ist zů Herbstzeiten zum theil bloß/dañ dazumal die bletter seer abfallen/rauch/vnd starrig/doch dünn vñ klein. Auff dem stengel gewindt er stachelechte köpfflin/die blüen bleychgeel. Die wurtzel ist schmal/vnnd hat in der artzney keinen brauch. Der samen ist schmal/langlechtig klein/vnd schwartz. Cardobenedict ist gantz rauch vnd harig/seine stengel seind dem Genßdistel oder Hasenköl gleich/kreüchen auff der erden jnher/darumb das sie gantz weych vñ zart seind. Die stengel stossen runde wollechte köpfflin herfür/die blüen bleychgeel. Nach der blůst findt man in den beschloßnen köpfflin langen vnd bleychgeelen samen in weissen wollen ver-

C schlossen/der ist bitter/vnd hat zů oberst ettlich har/die sich einem bard verglei-
chen. Die wurtzel ist zimlich lang/zart/mit vilen zaseln.

Statt irer wachsung.

Der Wild feldsaffran wechst in feldern/ vnd auff den bergen. Cardobene-
dict würt yetzunder in den gärten allenthalben schier gepflantzt.

Zeit.

Der Wild feldsaffran blüet im Augstmonat/ vnd bleiben seine köpfflin den
gantzen winter stan. Der sam würt erst im Herbst zeitig. Cardobenedict blüet
im Brachmonat oder Hewmonat. Sein sam würt auch spat reiff.

Die natur vnd complexion

Beyde geschlecht/ nach dem sie bitter am geschmack erscheinen/ seind wer-
mer vnd trückner natur/vnd verzeren.

D

Die krafft vnd würckung.

Die bletter diser Distel/vnd der sam zerstossen/ vnd mit pfeffer vnnd wein
getruncken/seind nützlich denen so von den Scorpion gestochen werden. Es
seind auch ettlich die schreiben/das die so von den scorpion gestochen seind/kei-
nen schmertzen empfinden/ als lang sie dise kreüter in der hand habẽ. Der wild
feldsaffran aber ist in sonderheyt gůt zů den alten schäden vñ fisteln/ dañ er hey
let die selbigen. Cardobenedict benimpt allerley jnnerliche verstopffung/ treibt
den harn/bricht den stein/heylet die geschwer/fürnemlich der lungen. Ist auch
gůt denen so von den gifftigen thiern gebissen seind. Diß kraut ist bewert wider
allerley gifft. Darumb ist es zur zeit der pestilentz seer nutzlich zů brauchen/ dañ
es bewart vor diser kranckheyt/vnnd macht gesund dise so mit gedachter pesti-
lentz behafft seind. Man mag aber inn allen gedachten fälern das kraut sieden
in wein oder wasser nach gelegenheit der kranckheit/ oder aber das pulver võ
disem kraut jngeben. Es ist aber Cardobenedict auch seer dienstlich zů den fau
len schäden/fürnemlich zů dem Krebs an der brust/ so man das pulver darein
strewt. Darauß aber wol zů mercken ist/ das dise zwo Distel eynerley ge-
schlecht seind.

Von Angelick. Cap. XLIII.

Namen.

A Diß nutzlich kraut so auff Teütsch Angelick genent würt/oder des
Heyligen Geysts wurtzel/ oder Brustwurtz/ wissen wir mit sei-
nem rechten Lateinischen oder Griechischen namen/ist es anders
den alten bekant gewesen/nit zůnennen. Darumb hat es noch bey
den Lateinischen keinen andern namen gefunden/dann das sie es
Angelicam heyssen/darbey lassens wir zů diser zeit auch berůwen vnd bleiben.

Geschlecht.

Der Angelik findt man zwey geschlecht. Eine zam/welche eins gůten vnnd
edlen geruchs ist an der wurtzel. Die ander wild/ welcher wurtzel am geruch
nit so lieblich vnd starck ist. Seind doch sonst einander nit seer vngleich.

Gestalt.

Die zam Angelick hat einen stengel der ist zweyer elnbogen hoch/dick vnnd
knöpffecht wie ein starck rhor/jnwendig hol/die bletter seind zerspalten/ vnnd
zů rings vmbher zerkerfft/wie die öberstẽ bletter an dem Teütschen Bernklaw/

aber

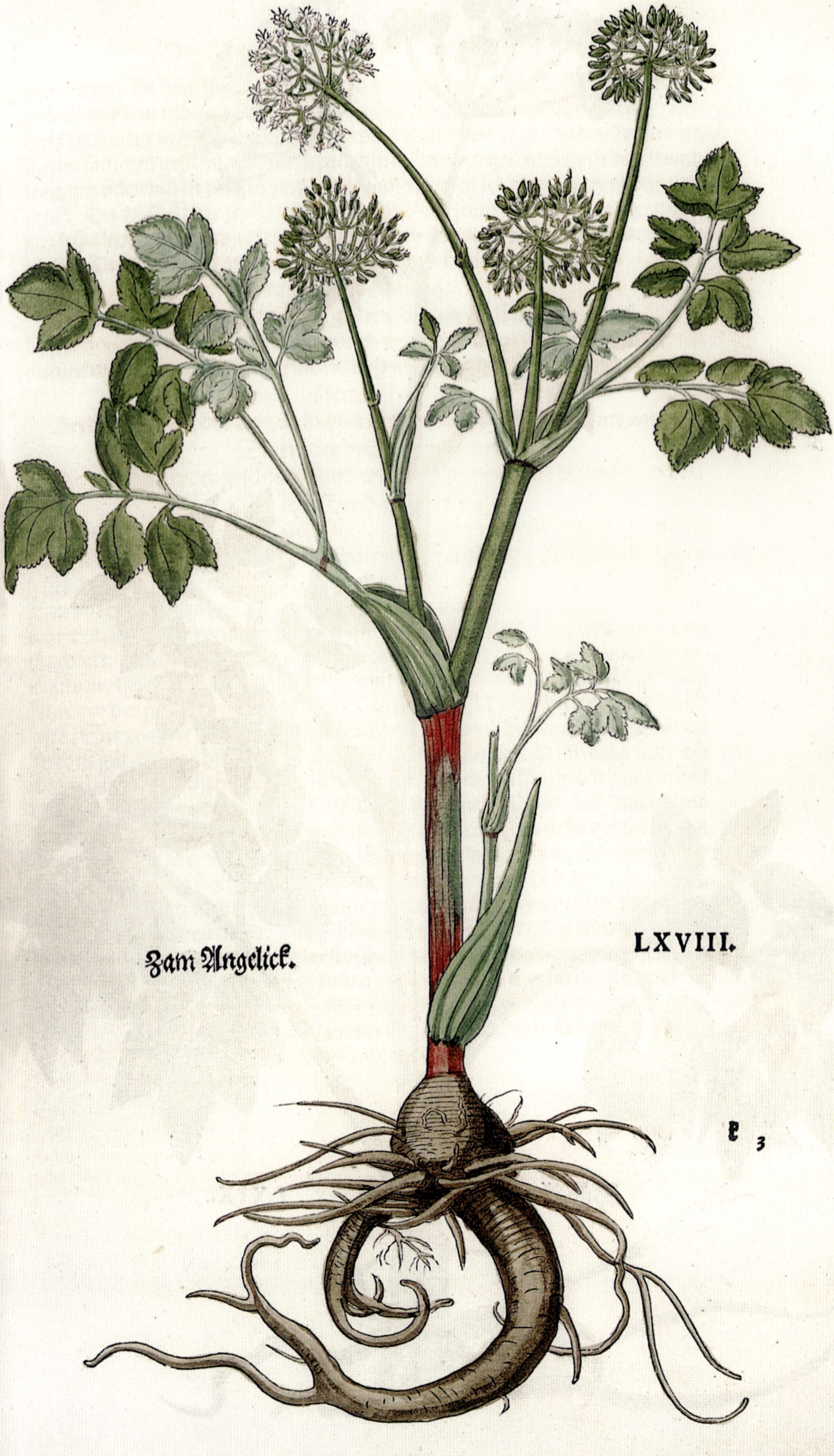

Zam Angelick.

LXVIII.

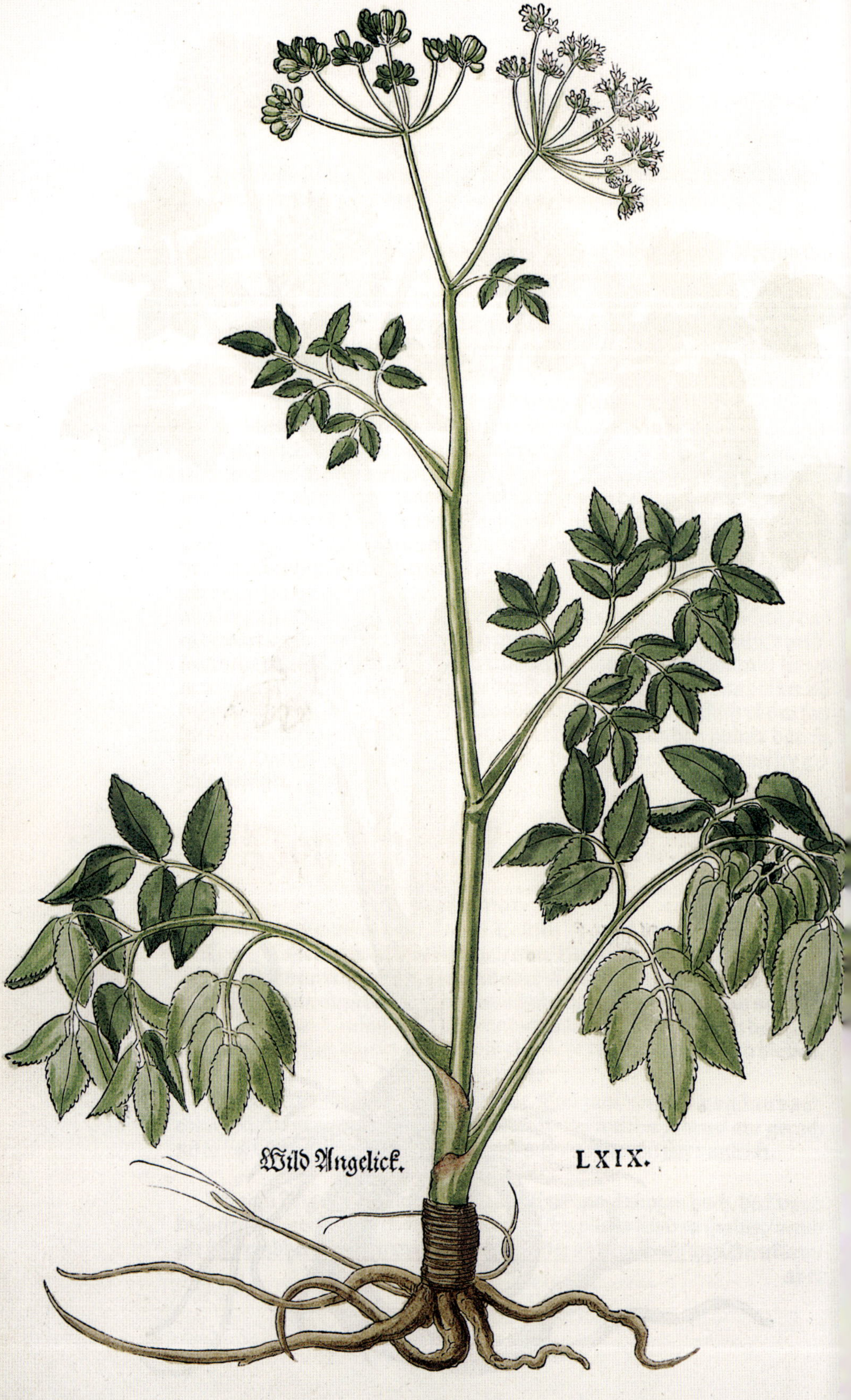
Wild Angelick.
LXIX.

B aber zarter. An dem stengel gewindt es dünne flemen / als auffgeblasene hole secklin / auß den selbigen kreüchen die schöne kronen nit anderst dann am Fenchel / die tragen weisse blůmlin mit purpurbraun vermengt / darauß würt ein breyter sam / am geschmack vnd geruch gleich der wurtzel / welche ist dick / vnnd lang / mit vilen neben zincken vnd zaseln / außwendig schwartz / jnwendig aber weiß. Die wild ist der zamen etwas gleich / doch seind die bletter gantz / vnnd nit zerspalten / auch etwas lenger / die blůmen etwas weisser / der samen auch breyter. Die wurtzel ist am geruch vnd geschmack vil schwächer.

Statt irer wachsung.

Die zam Angelick zeücht man in gärten / doch wechßt sie auch an ettlichen gebirgen von jhr selbs / wie die wild / welch würdt in duncklen / vnd schattechten orten / etwan an den wasser gestaden / vnd in ettlichen wälden gefunden.

Zeit.

C Beyde geschlecht der Angelick blüen in Hewmonat vnd Augstmonat.

Die natur vnd complexion.

Die wurtzel beyder geschlecht seind warm vnd trucken im dritten grad.

Die krafft vnd würckung.

Angelick eröffnet / macht subtil / vnd verzert. Die wurtzel ist fürnemlich gůt wider allerley gifft. In sonderheyt aber für die vergifftung des pestilentzischen luffts / dañ so man sie nur in dem mund helt / so bewart vnnd behůt sie den menschen vor der pestilentz. Dise wurtzel gepuluert vnnd auff ein quintlin jngenomen winters zeit in wein / im summer aber mit rosen wasser / nidergelegt vnnd zůgedeckt / macht schwitzen / vnnd erlediget von gedachtem presten. So yemandts morgen früe nüchter von diser wurtzel jnnimpt / so ist er den selbigen tag sicher vor der pestilentz / dann sie treibt auß das gifft durch den schweyß vnnd D harn. Sie zerteylt auch die zähen feüchte so sich vmb die brust hat gesamlet / vnnd ist gůt zů dem hůsten / der sich von kelte erhebt hat. Man mag aber die wurtzel zů obgedachtem presten sieden in wein oder wasser / nach gelegenheit der kranckheit / vnnd den dranck als dann brauchen. Oder aber das puluer daruon jnnemen. Das kraut inn wein oder wasser gesotten / heylet die jnwendigen wunden. Es zerteylt auch das zůsamen gerunnen blůt. Krefftiget den magen / vnnd das hertz. Vertreibt das grawen / vnnd den widerwillen zů essen / vnnd bringt widerumb die begir vnnd lust zů der speiß. So yemandts von einem wůtenden hund / oder schlangen gebissen were / der sol dises krauts bletter mit Rauten vnnd honig zerstossen inn die wunden / oder darauff legen / vnd darnach sol mans inn wein sieden vnnd daruon zů trincken geben. So man diß kraut im mund halt / leschet es auß die überige begir zur vnreynigkeit. Diß kraut bey sich getragen / sol gůt für allerley zauberey sein.

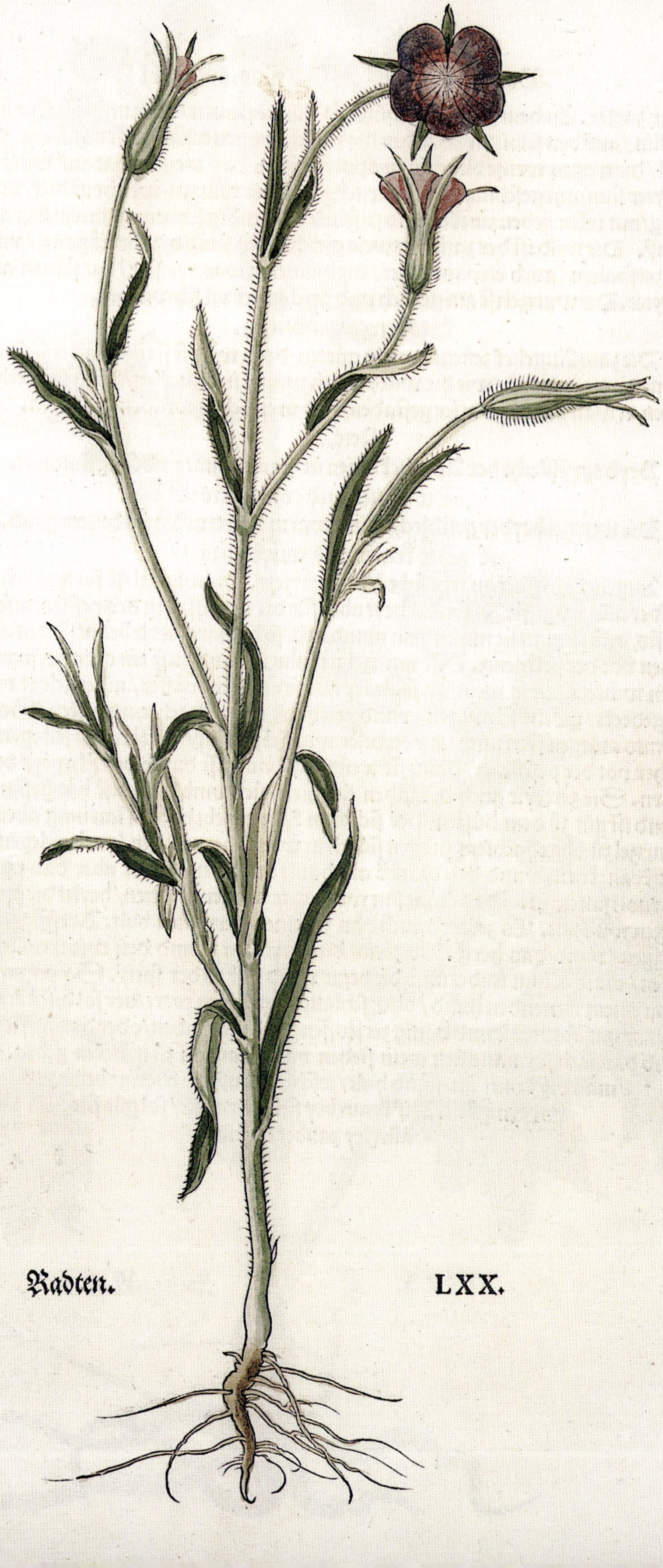

Radten. LXX.

Von Radten. Cap. XLIIII.

Namen.

A Die Radten/so man auch Kornnegelin nennet/werden auff Griechisch Aera/vnnd zů Latein Lolium geheyssen. Von ettlichen würt es auch Pseudomelanthium genent/vnd nit vnbillich/dañ es nit das recht vñ warhafftig Melanthium oder Nigella ist/wie ettlich vngelerte Apotecker meynen/wie wir dann sölchs an seinem ort wöllen anzeygen.

Gestalt.

Der Radten bletter seind langlecht/schmal/spitzig wie Lauch/doch kürtzer/feyßt vnd harecht äschenfarb grün/mit einer schönen braunroten blůmen/darauß würt ein langs/eckets/rauchs/harechts köpfflin/darinnen ist schwartzer
B samen. Diß köpfflin gewindt in der ersten/ehe die blům herfür gaht/vier oder fünff grüner spitzen/wie sölchs das gemäl klärlich anzeygt.

Statt seiner wachsung.

Die Radten wachsen nit allein im Weytzen/vnnd Gersten/sonder auch in allem andern treyd vnd korn/welchen es schädlich ist.

Zeit.

Blüet fürnemlich im Brachmonat/vnd folgends bringt es seinen samen.

Die natur vnd complexion.

Ist warm im anfang des dritten grads/vnd trucken im end des andern.

C Die krafft vnd würckung.

Radten gemalen/mit schwebel/wein vnd essig angestrichen/heylet allerley rauden/grind/vnd böse faule geschwer. Radten meel mit Tauben kot vñ Leinsamen in wein gesotten/vnd übergeschlagen/vertreibt vnd verzert die kröpff. Mit honigwasser gekocht vñ übergelegt/ist es treffenlich gůt zů dem hüfftwee. Mit honig vnd essig vermengt/vnnd übergelegt/lindert es allerley schmertzen/in sonderheyt aber ist es gůt zů dem podagra. Gedachtes Radten meel/zeücht herauß die spreißlin von den gebrochnen beynen. Reyniget vnd heylt allerley alte schäden. Mit Rettich/saltz vnd essig angestrichen/heylet es die geflecht. Mit genß schmaltz vermengt vnnd an die stirn gestrichen/oder übergelegt/benimpt es das hauptwee. Diß kraut ist wunderbarlich im blůt stellen/heylet auch wunden vnd fistel/darumb es die wundärtzt in hohen eeren halten sollen.

Von Schwalbenwurtz. Cap. XLV.

Namen.

A Schwalbenwurtz hat jhren namen daher/das die spitzigen auffgethonē schäfen mit der weissen wollen oder haren/den fliegen den schwalben nit vngleich seind. Auff Griechisch vñ Lateinisch würt sie genent Asclepias/vnd von ettlichen Hirundinaria. Die Apotecker aber heyssen diß kraut Vincetoxicum. Vrsachen diser namen haben wir im Lateinischen kreüterbůch angezeygt.

Gestalt.

Schwalbenwurtz hat einen hohen/glatten/runden/vnnd dünnen stengel/mit vil zweigen/die bletter seind lang/dem Ephew nit seer vngleich/schwartzgrün. Die blůmlin seind bleychweiß/eins starckē geruchs/darauß werdē lange

spitzige

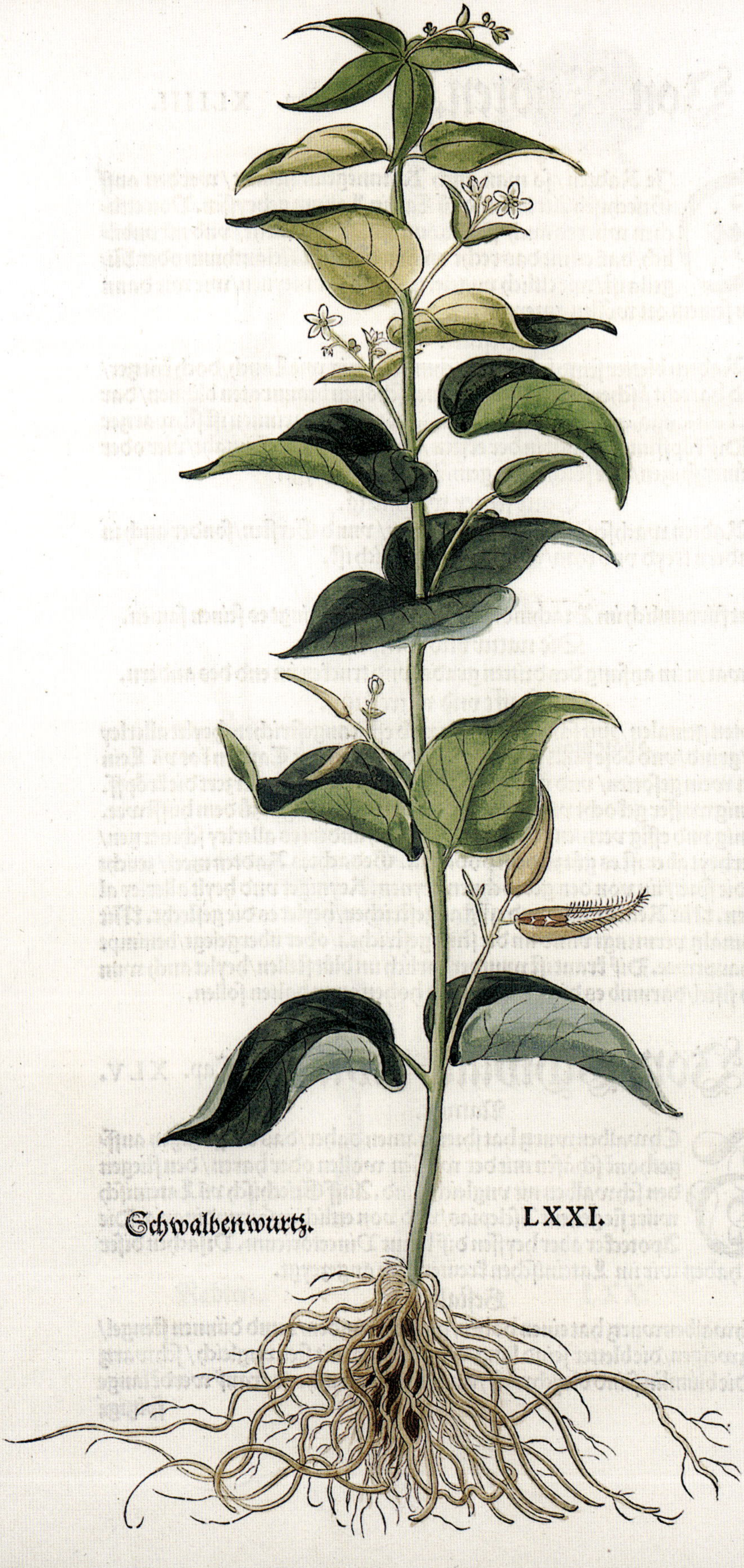

Schwalbenwurtz. LXXI.

B spitzige schotten oder schäfen/ jnwendig gefült mit gefiderten oder harechten/ rotlechten/breyten samen/welche so sie sich auffthůn/seind sie einem schwalben nit vngleich. Die wurtzel ist gantz zasecht durch einander geflochten/ mit vilen kleinen runden wurtzeln/ schier wie die Christwurtz/ vnnd hat einen starcken geruch.

Statt irer wachsung.

Schwalbenwurtz wechßt in den rauhen/hohen/sandigen bergen vnnd wälden/fast allenthalben.

Zeit.

Blüet im Brachmonat/ vnnd seine blůst weret biß in Augstmonat/ bringt doch in mitler zeit sein lange schotten/wie oben angezeygt.

Die natur vnd complexion.

Schwalbenwurtz ist warm vnd trucken/vnd einer subtilen substantz/das ist gůt abzůnemen von dem geschmack der wurtzel/der da bitter ist.

C Die krafft vnd würckung.

Schwalben wurtz in wein gesotten vnd getruncken/stilt das grimmen im bauch/ist auch gůt denen so von einem gifftigen thier gebissen seind. Die bletter zerstossen vnnd übergelegt seind nützlich zů allerley bösen geschwulst vnnd geschweer der brust vnd můter. Die wurtzel ist seer nützlich den weibern/so jr blődigkeyt nit haben/dann sie erfordert dieselbigen. Sie ist auch gůt denen so von einem wůtenden hund gebissen seind jnwendig vnd außwendig genützt. Diser würtzel auff ein halb pfund übernacht in einer maß weissen weins gebeyßt/darnach über das drittheyl jngesotten/ vnnd alle morgen nůchtern/ ein warmen trunck im beth gethan/ vnd darauff geschwitzt/ bekompt wunderbärlich wol den wassersüchtigen. Die blůmen vnd bletter gedörret/ vñ zů puluer gemacht/ vnd in die alten wunden vnd schäden gestrewt/heylen die selbigen.

Von Erdnussen. Cap. XLVI.

Namen.

A Erdnussen werden auch genent Erckelen/Erdfeygen/vnd Erdmandel/darumb das an der wurtzel schwartze langlechte gewechß hangen/die sich den Haselnussen/ oder zeitigen feygen/ oder den mandlen vergleichen.

Gestalt.

Erdnuß hat zwey/drey oder vier ästlin vnnd stenglin/zů zeiten auch mehr/ die seind gantz klein vnd zart/gegen der erden rotlecht/oder braunfarb/ wachsen nit hoch übersich/aber die weil sie auch jhre fäden haben/darmit sie sich anhencken/kreüchen sie mit hilff der selbigen übersich in die höhe. Die bletter vergleichen sich der gestalt nach den Rauten blettern/doch seind sie lenger/ vnnd
B gantz grůn. Die blůmen rosenfarb/eins lieblichen geruchs/nit vngleich/ der gestalt nach/der Wicken oder Eruen blůmē. Nach den blůmen gewindt sie schäflin/darinn ist kleiner samen. Die wurtzel ist lang/vnnd dünn/ vnnd wachsen daran kleine rüblin oder nüßlin/welch den kleinen pirn gleich seind/erden farb/ jnwendig weiß/eins süssen geschmacks/fast wie die Castanien.

Statt seiner wachsung.

Erdnuß wechßt in dem treyd/in sonderheyt in den Weytzen/Gersten/vnd Spelten

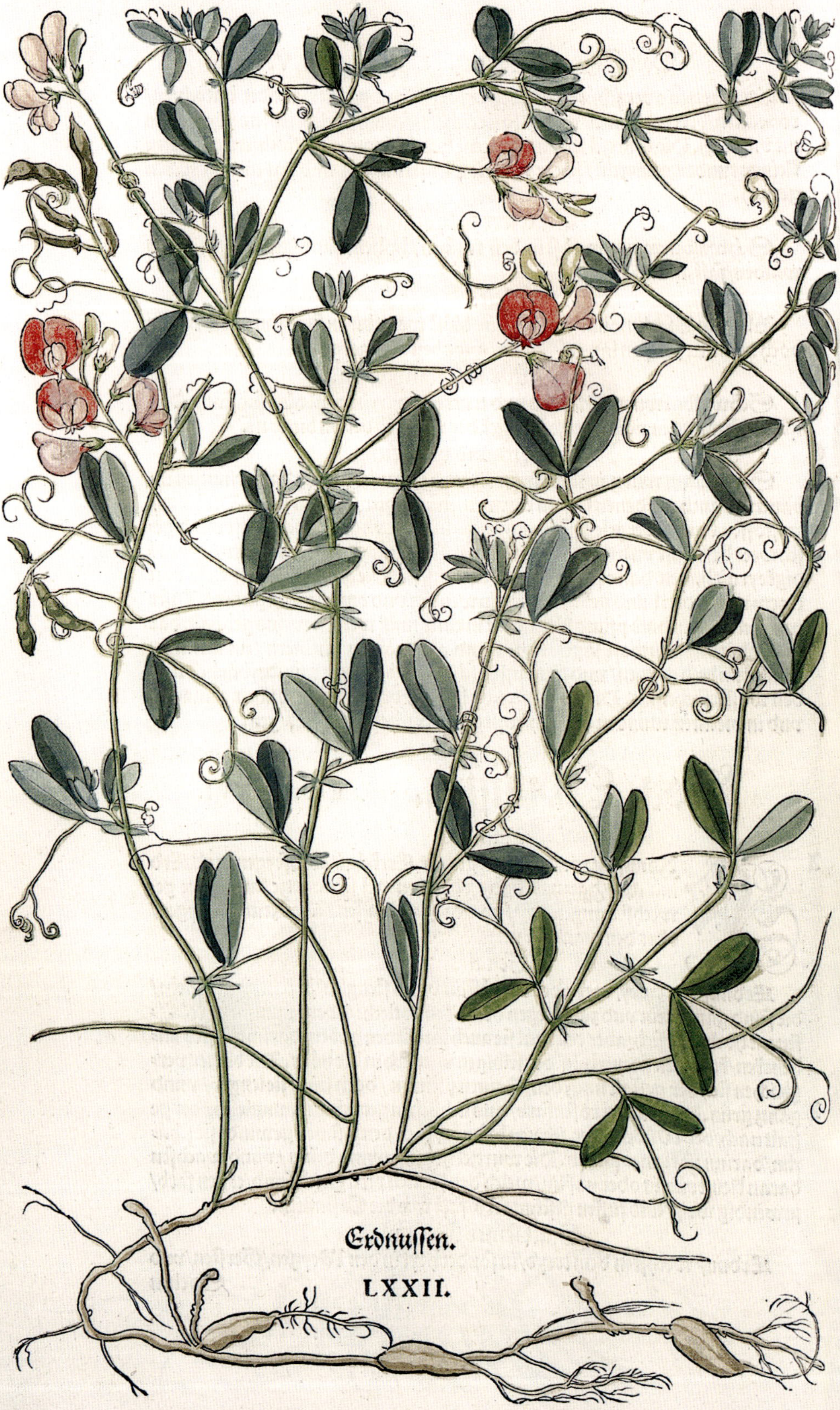

Erdnussen.

LXXII.

C Spelten feldern/welche die sew so sie darinn komen/vnnd dise nüßlin süchen/ seer zerwülen/dañ sie seind derselbigen artzney.

Zeit.

Blüet im Brachmonat/zů welcher zeit man die liebliche wolriechende blům lin süchen soll.

Die natur vnd complexion.

Die Erdtnussen seind zimlich warm vnnd trucken/das man leichtlich auß jrem süssen geschmack kan abnemen.

Die krafft vnd würckung.

D Der oberst teyl an der wurtzel jngenomen/treibt auß die gallen/vnnd kalte schleimige feüchte/Phlegma genent/durch das würgen vnnd speien. Der vnderst teyl aber/durch den stůlgang. So sie aber gantz genomen würt/so treibt sie vnden vñ oben. Diser wurtzel safft vngeuärlich biß auff den dritten teyl eins quintlins jngenomen vnd getruncken/purgiert vnden vñ oben. Den safft můß man aber diser gestalt samlen. Die nüßlin oder würtzlin soll man stossen/vnd in ein becken voller wasser legen/vnnd wol durcheinander rüren/vnnd mit einer federn den safft so auff dem wasser schwimmet samlen/vnnd trucken lassen werden/vnnd brauchen. Man mag auch gedachten safft den wassersüchtigen jngeben. Die erfarnuß gibts auch zůerkennen/das dise nüßlin machen vnwillen/vnd begir zů speien.

Von Sternkraut. Cap. XLVII.

Namen.

A Sternkraut würt auff Griechisch vnd Lateinisch Aster Atticus/ Boboniũ vnd Inguinalis genent. Vrsachen derselbigen namen haben wir in vnserm Lateinischen kreüterbůch angezeygt. Aber Sternkraut würt es daher geheyssen/das die bletter am kraut/ vnd fürnemlich an den blůmen/einem stern gantz gleich seind.

Gestalt.

Sternkraut hat ein holtzechten stengel/welcher mit langlechten/dicken vnd harechten blettern bekleydet ist. Am gipffel der stengel bringt es ein schöne purpurbraune geele blůmen/dañ der apffel ist jnwendig geel/vñ ringß vmbher mit purpurbraunen blettlin/die einem stern gleich seind/geziert/die werden zů letzst zů grawem haar/vnd fliegen daruon. Die wurtzel hat vil zaseln.

B Statt seiner wachsung.

Es wechst an den hohen reynen/bühelñ vnnd bergen/zů zeiten auch inn den wälden.

Zeit.

Blüet fürnemlich im Augstmonat/vnd werden die blůmen noch im Herbstmonat gefunden.

Die natur vnd complexion.

Sternkraut kület gleich wie die Rosen/doch nit seer. Es verzert auch vnnd trücknet auß/wie das sein geschmack/der do bitter ist/klärlich anzeygt.

Die krafft vnd würckung.

Sternkraut übergelegt bekompt wol dem hitzigen magen. So eim die drüß

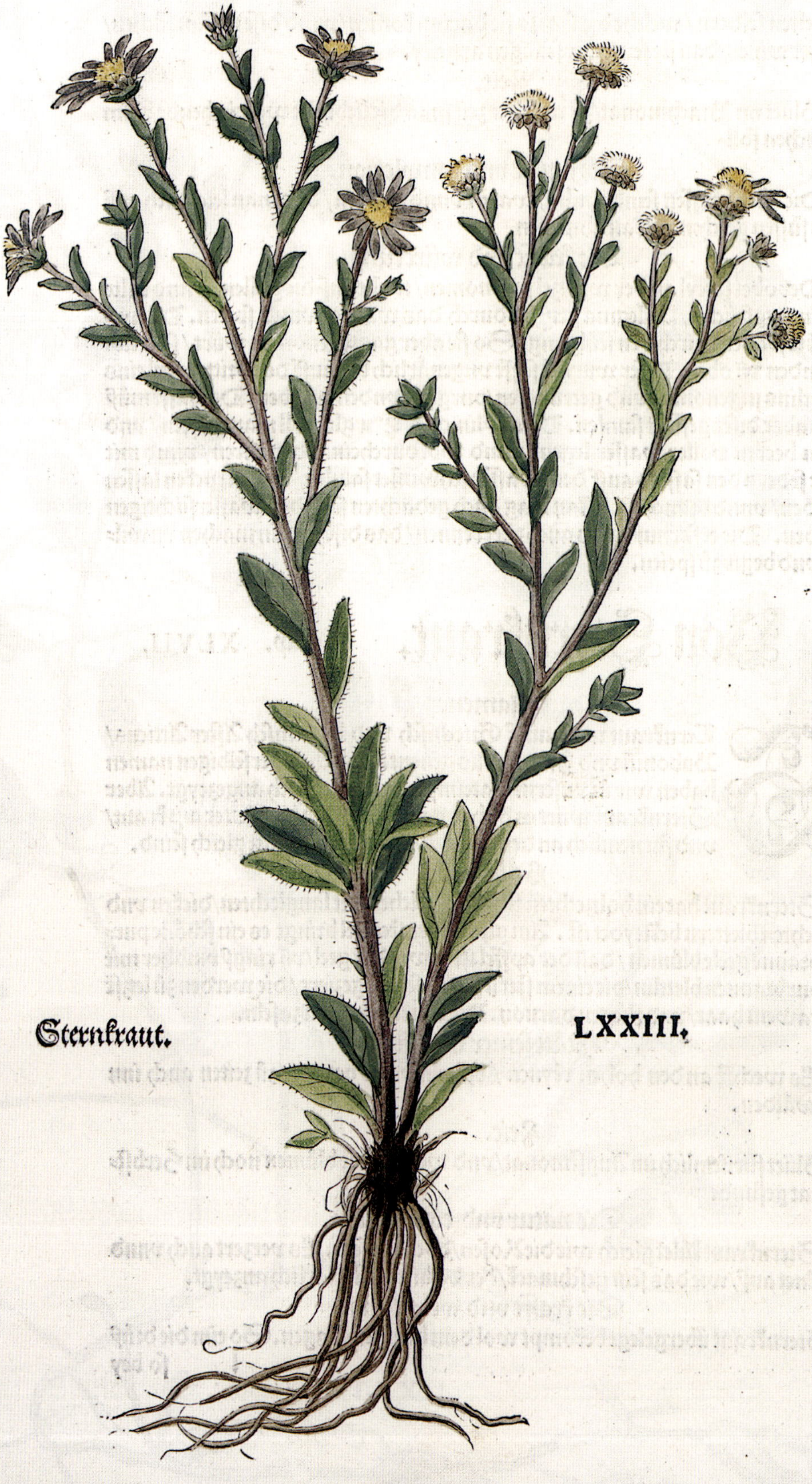

Sternkraut.

LXXIII.

C so bey den gemechten seind geschwollen / soll er diß kraut noch grün zerstossen vnnd überschlagen / so vertreibt es die geschwulst. Es ist auch nützlich zů überiger hitz vnnd röte der augen. So einem der hinder außgeet / soll er diß kraut darüber legen / so genißt er widerumb. Man sagt auch das diß kraut soll den weetagen der gemechten stillen / so es nur an dieselbigen ort vnnd statt würdt angebunden.

Von Graß. Cap. XLVIII.

Namen.

A Graß würt von den Griechischen Agrostis / zů Latein Gramen genent.

Geschlecht.

Es seind mancherley geschlecht der Graß / auß welchen auch eins ist diß gegenwertig / wie wir hernach wöllen anzeygen.

Gestalt.

Das Graß kreücht auff der erden mit seinen stengeln oder ästlin / die do vil gewerb oder knoden haben / vnnd auß denselbigen kom̃en die süssen vnd knodechten wurtzeln. Die bletter seind außgespitzt / hert / vnnd ein wenig breyt / wie der kleinen ror. Also beschreibt das graß der Dioscorides. Aber auß disen worten ist leichtlich abzenemen / das diß kraut welchs bildung vñ contrafactur wir hie darstellen / auch ein geschlecht des Graß sey / dañ es hat seine runden stengelin vñ ästlin / mit jren gewerblin gleychßweit von einander gesetzt / die auff der
B erden kriechen. Die kleine würtzelin seind düñ vnd süß. Die bletter / deren zwey allwegen auff den seiten bey den gewerblen gegen einander gesetzt / seind außgespitzt / hert / vnd etwas breyt. Seine blůmen seind weiß / gleich wie das Graß hat so auff dem berg Parnaso wechßt / gestirnt / zů ringß vmbher mit fünff bletlin gezieret / die in der mitte ein außgeschnitten kerflin haben. So sie abfallen / wechßt ein runds knöpfflin hernach / den bollen an dem Flachß nit vngleich / das ist voller kleins samens.

Statt seiner wachsung.

Diß Graß daruon wir hie handlen / wechßt gern an den schattechten orten / vnnd in den hecken.

Zeit.

Am end des Aprilles / so bringt es seine schöne weisse blůmen.

Die natur vnd complexion.

C Die wurtzel der Graß ist zimlich kalt vnd trucken. Das kraut aber ist im ersten grad kalt / vnd in dem trucknen vnnd feüchten gantz mittelmässig. Der same ist etwas schwach / doch trücknet er auß.

Die krafft vnd würckung.

Die wurtzel vnd kraut des Graß grün zerstossen vnd übergelegt / heylet die wunden. Dise wurtzel in wein gesotten vnnd getruncken / stillet nit allein das bauchwee / sonder treibt auch den harn / vnd zermalet den stein. Der sam treibt auch den harn / vñ trücknet auß den bauchfluß. Er ist auch nützlich zů dem biß der gifftigen thiern.

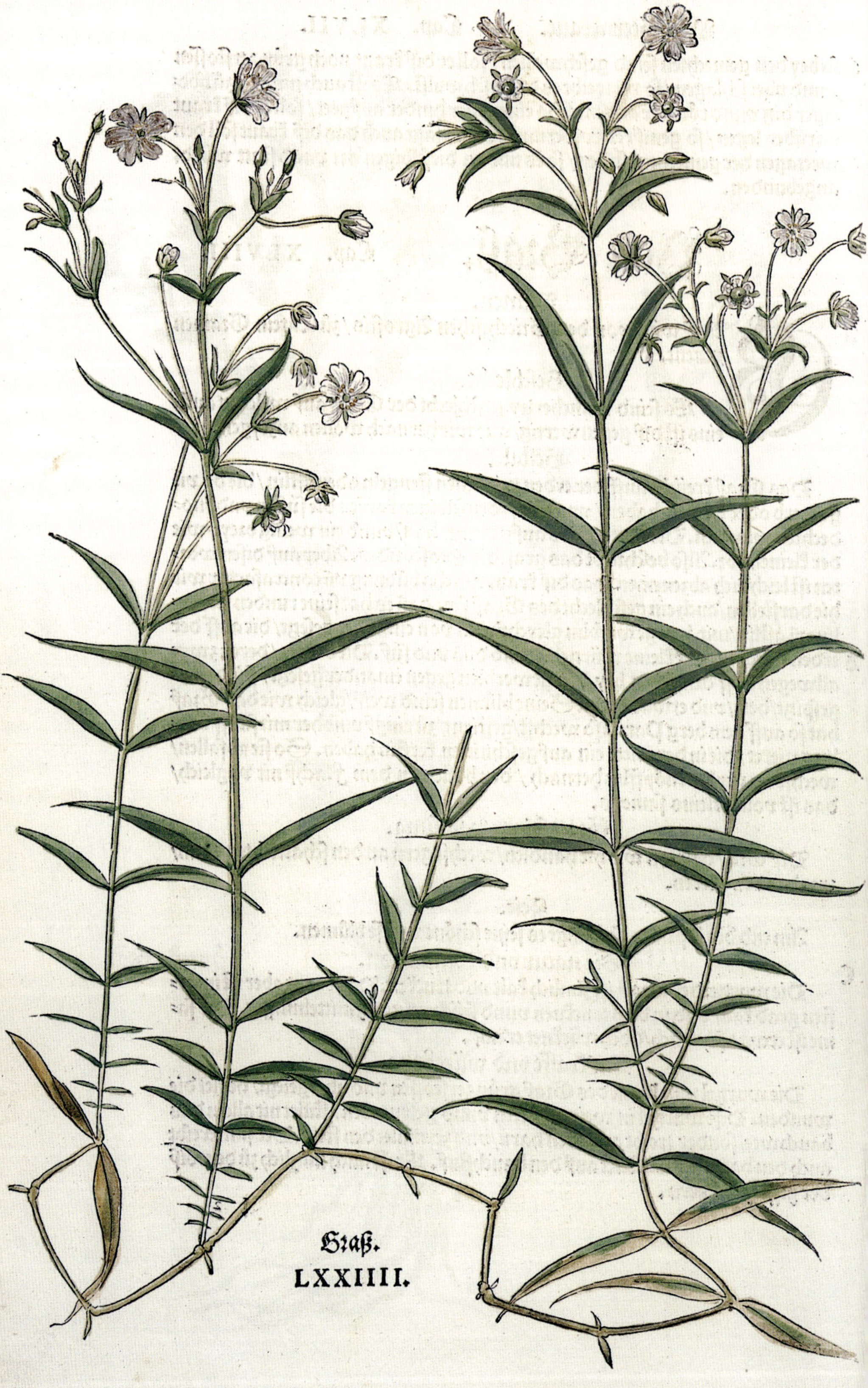

Graß.

LXXIIII.

Von Aloen. Cap. XLIX

Namen.

A ALoen hat seinen Teütschen namen von dem Griechischen vñ Lateinischen/dann es in beyden spraachen würt Aloe genent.

Gestalt.

Aloe hat fast ein blatt wie der Meerzwibel/dick vnnd feyßt/ ein wenig breyt/rund/vnd hindersich gebogen. Die bletter haben zů beyden seiten stachel oder spitzle die seind kurtz/vnnd weit von einander gesetzt. Der stengel ist der Goldwurtz mennle genant gleich/deßgleichen auch der sam. Aber die blům ist weiß. Das gantz kraut reucht starck/vnnd ist am geschmack bitter. Hat ein einige wurtzel/welch gleich ist einem pfaal der ins erdtrich gesteckt ist.

B Statt seiner wachsung.

Aloen wechßt mit grosser menge in India. Es würt auch in Arabia vnnd Asia gefunden/vnnd würdt auch yetzund an ettlichen orten des Teutschlands gepflantzt in gärten. Doch so vil mir bewüßt/ist es noch keinem zů der volko-
B menheyt gewachsen/hat auch noch nie blůmen gebracht.

Zeit.

Dieweil wir/wie vor angezeygt/die blůmen nie gesehen haben/künnen wir auch niemands gründlich berichten wañ es blüe.

Die natur vnd würckung.

Des zůsamen gerunnen saffts des Aloen/seind zweyerley geschlecht. Der erste ist seer sandecht/vnd der aller vnreynest. Der ander ist on allen sand/glitze-
C rig/etwas goldfarb/laßt sich auch gern zerreiben/ist zůsamen gerunnen gleich als ein leber/vnd seer bitter. Diser ist der beste/vñ zeücht zůsamen/macht schlaffen/trücknet/treibt zum stůlgang/vnnd reyniget den magen. Zweyer quintlin schwer mit wasser getruncken stillet das blůtspeien. Eins quintlins schwer aber jngenomen/heylet die geelsucht. Mit hönig jngenomen/bringt er den stůlgang. Dreyer quintlin schwer jngenomẽ/purgiert er volkomenlich. So Aloen mit andern purgierenden artzneyẽ vermischt würt/so macht es das sie dem magen weniger nachteil bringen/dañ es dem magen sonderlich dienstlich vnd angenem ist. So Aloen würt gedörret/vñ in die wunden vnd schäden gestrewt/ heylet sie dieselbigen. In sonderheyt aber ist es dienstlich zů den verserten gemechten/vnnd so die vorhaut derselbigen schadhafft vnnd zerbrochen ist. So
D der hinder zerschrunden ist/wo es mit süssem wein vermengt würt übergelegt/ heylet es denselbigen. Deßgleichen so die ruckader zůseer geet/stellet es dieselbigen so es übergelegt würdt. Es heylet auch den wurm an den fingern. Mit hönig vermischt/verzeret es das vndergerunnen blůt. Wañ einem die heütlin welche die augen decken etwas rauch vñ grindig werden/so es angestrichen würt/ mütert es den schmertzen/vnd heylet das jucken derselbigen. Mit rosenöl vnnd essig vermischt/vnd alßdann an die stirn vnnd schlaaff gestrichen/lindert es den schmertzen des haubts. Mit wein vermischt vnd angestrichen/verhůtet es das die haar nit außfallen. Aloen ist auch gůt zů den geschwollen mandeln/zanfleysch/vnnd allen geschwären/im mund mit wein vnnd hönig vermischt/gehalten. Es ist auch ein nützliche artzney zů allerley gebrechen der augen/sonderlich aber zur röte derselbigen. Aloe ist auch ein gůt artzney zů allerley rauden der kynen. Mit essig vermischt/stillet es das blůt so auß den wunden/vnd anderßwoher fleüßt.

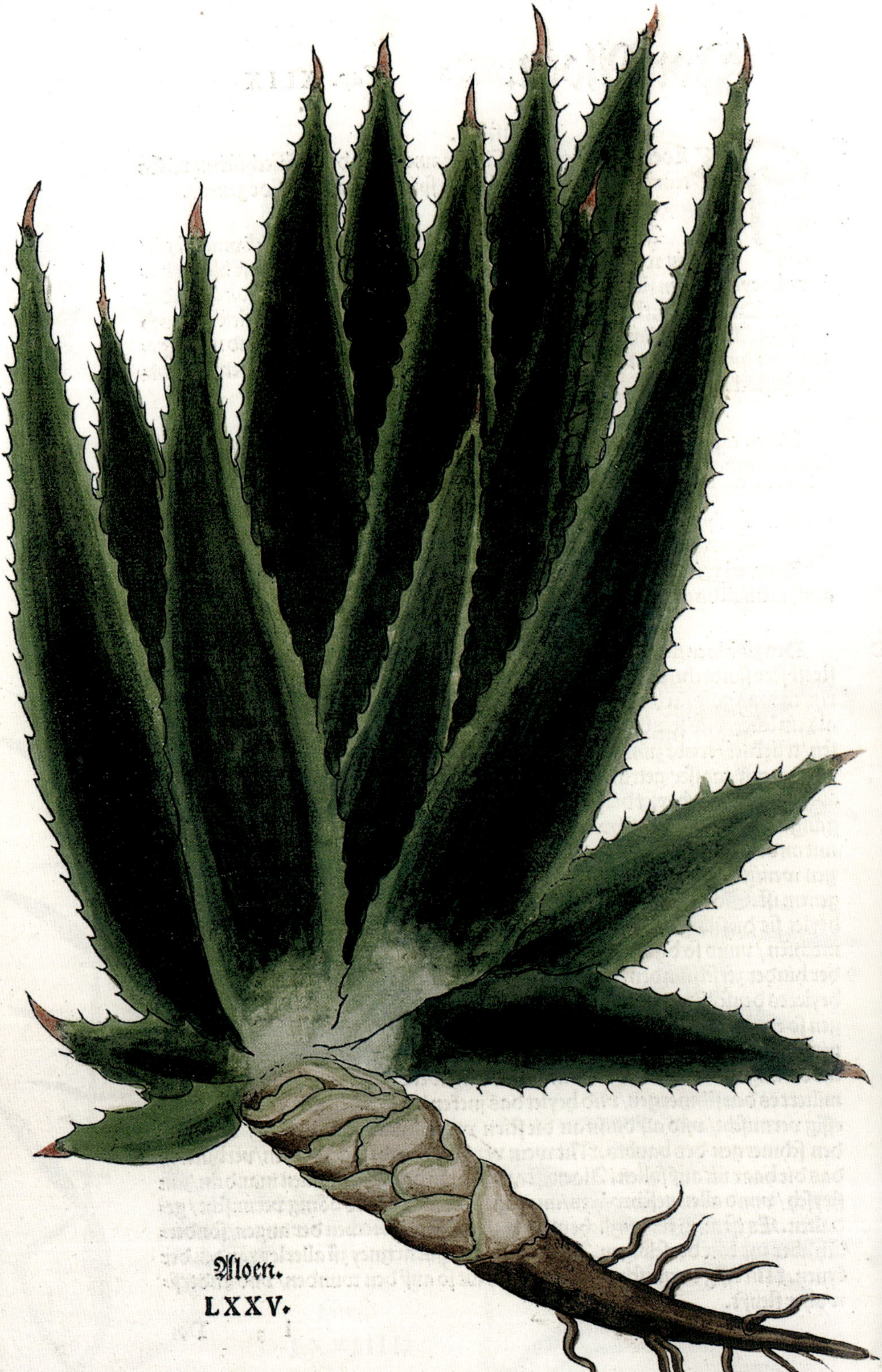

Aloen.
LXXV.

Von Roßhůb. Cap. L.

Namen.

A ROßhůb würdt diß kraut darumb genent / das die linden bletter
mit jhren strämlin/ecken/ vnd äderlin/einem Roßfůß gleich vnd
änlich seind. Ettlich heyssens Brandtlattich der vrsach halben/
das es den brandt leschet. Auff Griechisch würt es Bechion/vnd
zů Latein Tussilago genent. Vrsachen diser namen haben wir in
vnserm Lateinischen kreüterbůch angezeygt.

Gestalt.

Roßhůb hat bletter dem Ephew gleich/doch grösser/welcher sechs oder si-
ben von einer wurtzel komen / die seind gegen der erden weißlecht oder äschen-
farb/auff der andern seiten aber grůn/haben auch vil ecken vnd äderlin. Sein
stengel/welcher weiß vnnd harig ist/ spannen hoch/bringt schöne geele gefüllte
B blůmen / verleürt denselbigen bald. Die blůmen vergon auch schnell/ dann da-
rauß werden graw wollechte köpfflin die fliegen daruon. Die wurtzel ist weiß
vnnd lang.

Statt seiner wachsung.

Roßhůb wechst gern bey den wassern/ vnd an den feyßten vngebawten ör-
tern/auff den feüchten äckern vnd gründen.

Zeit.

Im anfang des Mertzen / Aprillen vnd Meyen / so bringt die Roßhůb jhre
wollechten stengel/vnd auff denselbigen die geelen blůmen / on alle bletter. Da-
her kompt es daß dise blůmen wenig kennen / dann so die bletter herfür komen/
darbey diß kraut leichtlich zůerkennen ist/so seind stengel vnd blůmen schon ver
C gangen / vnd werden bletter / stengel vnd blůmen nimmer bey einander gefun-
den. Darumb seind auch vil gewesen die geglaubt haben / das diß kraut habe
weder stengel noch blůmen / das doch falsch vnnd erlogen ist/ dieweil sie beyde
im Mertzen / Aprillen vnnd Meyen / wie yetz angezeygt ist/ gefunden werden.
Welcher aber diß nit glauben wil / der grab die blůmen auß mit der wurtzel vñ
setzes jn/so würt er sehen das mit der zeit die bletter herfür kriechen werden/ die
er nit leügnen kan das sie der Roßhůben seind. Dieselben aber bleiben darnach
durch den gantzen summer.

Die natur vnd complexion.

Roßhůben bletter so sie noch grůn seind/kůlen vnd trücknen. Wann sie aber
dürr werden/so gewinnen sie ein scherpffe/ vñ seind derhalben warmer natur.

D

Die krafft vnd würckung.

Die bletter so sie noch grůn zerstossen vnnd übergelegt werden/leschen aller-
ley hitz/vnd heylen das rotlauff. So sie aber gedört werden/vnd auff ein glůt
gelegt/vñ der rauch daruon durch ein rhor in den mund empfangen würt/hey-
len sie den trucknen hůsten/ vnnd das keichen oder enge des athembs. Sie bre-
chen auch die apostem der brust. Gleiche krafft hat auch die wurtzel/wañ sie an-
gezündt würt/vnd der rauch so daruon übersich geet in halß empfangen würt.
Es ist auch zůmercken das die grůne bletter des Roßhůbs ein sondere artzney
seien zů dem brandt so von dem fewr beschicht / darüber gelegt / vnd yederwei-
len von newen erfrischt.

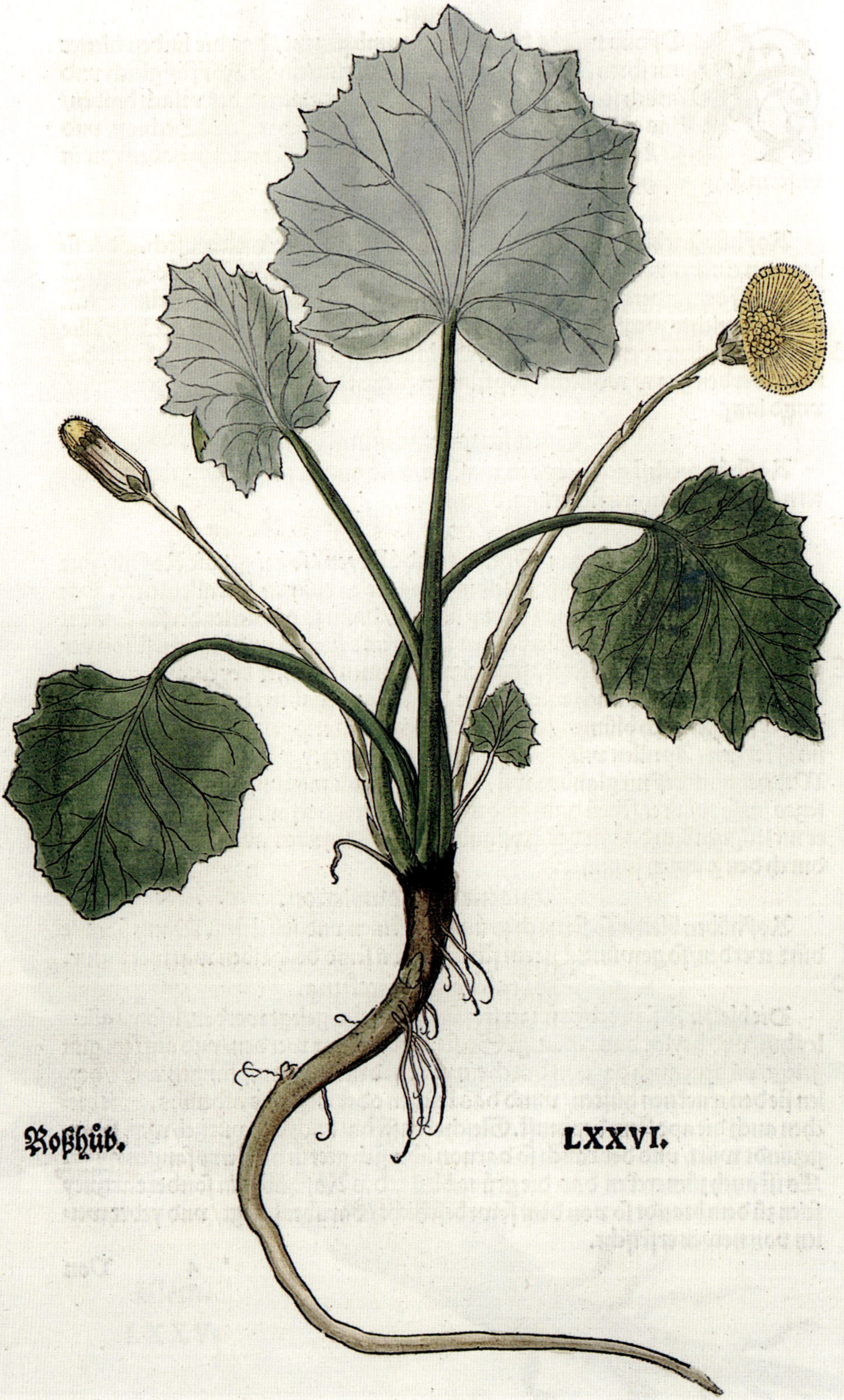

Roßhůb. LXXVI.

Von Burretsch. Cap. LI.

Namen.

A Das kraut so auff Teütsch würdt Burretsch genent/ ist eben das so die Griechen Buglossum/ vnnd die Apotecker Borraginem nennen/ wie wir das mit vilen worten in vnsern Paradoxis haben bewärt/ hie on not zů erzelen.

Gestalt.

Burretsch hat einen rauhen feyßten stengel/ seine bletter seind auch rauch/ stechlecht/ breyt/ runtzelecht/ schwartz wie des Wulkrauts/ vnd neygen sich zů der erden/ der gestalt nach einer küezungen mit vngleich. Der stengel würt oben auß in vil zweig oder ästlin zerteylt/ die tragen liebliche gestirnte gantz himelblaw/ ettliche auch schneeweisse blůmlin. So die außfallen/ wachsen schwartze körnlin darnach/ etwan zwey/ drey/ oder vier neben einander in hülßlin/ die oben offen seind.

B Statt seiner wachsung.

Burretsch wechst an ebnen vnd sandigen orten/ würt aber yetzunder allenthalb in gärten gefunden.

Zeit.

Blůet im Brachmonat/ vnd weret den gantzen summer.

Die natur vnd complexion.

Burretsch ist wermer vnnd feüchter natur.

Die krafft vnd würckung.

Die blůmlin von der Burretsch in wein gelegt vnd daruon getruncken/ machen frölich/ vnnd vertreiben die traurigkeyt/ vnnd allerley schwermůtigkeyt. So sie mit hönigwasser gesotten werden/ seind sie seer bequemlich vnnd nützlich denen so im hals rauch seind/ vnnd derhalben hůsten. Der Burretsch staud so drey stengel oder zweiglin bringt/ sol gůt sein zů dem drittäglichen feber/ mit wurtzel vnnd samen in wein gesotten vnd getruncken. Welcher stock aber vier zweiglin hat/ sol zů dem viertäglichen feber dienen/ in maß vnnd gestalt wie yetzunder angezeygt ist bereyt vnnd genützt. Man mag aber auch zů gedachten febern den zucker vonn den blůmlin brauchen. Das Burretsch kraut zů äschen gebrent/ vnnd mit hönigwasser vermengt/ gibt ein heylsam mundwasser für allerley geschwär vnnd verserung des hals/ der zungen vnd zanfleysch/ stäts damit gewäschen. Burretsch treibt auch den harn/ vnd benimpt den durst. Das kraut daruon gekocht vnd gessen/ ist gůt zů den gebresten der leber.

C

Von

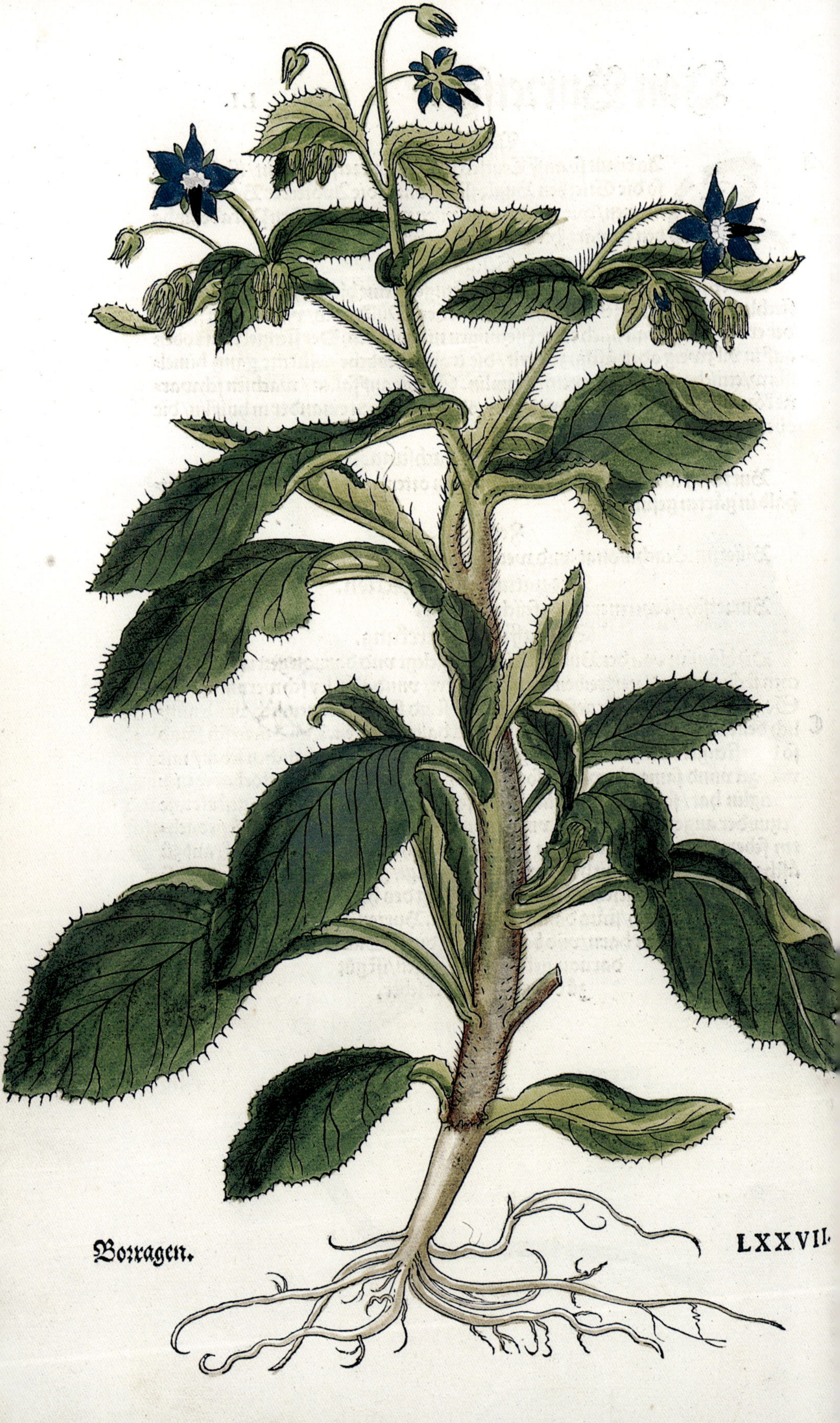

Boꝛragen.

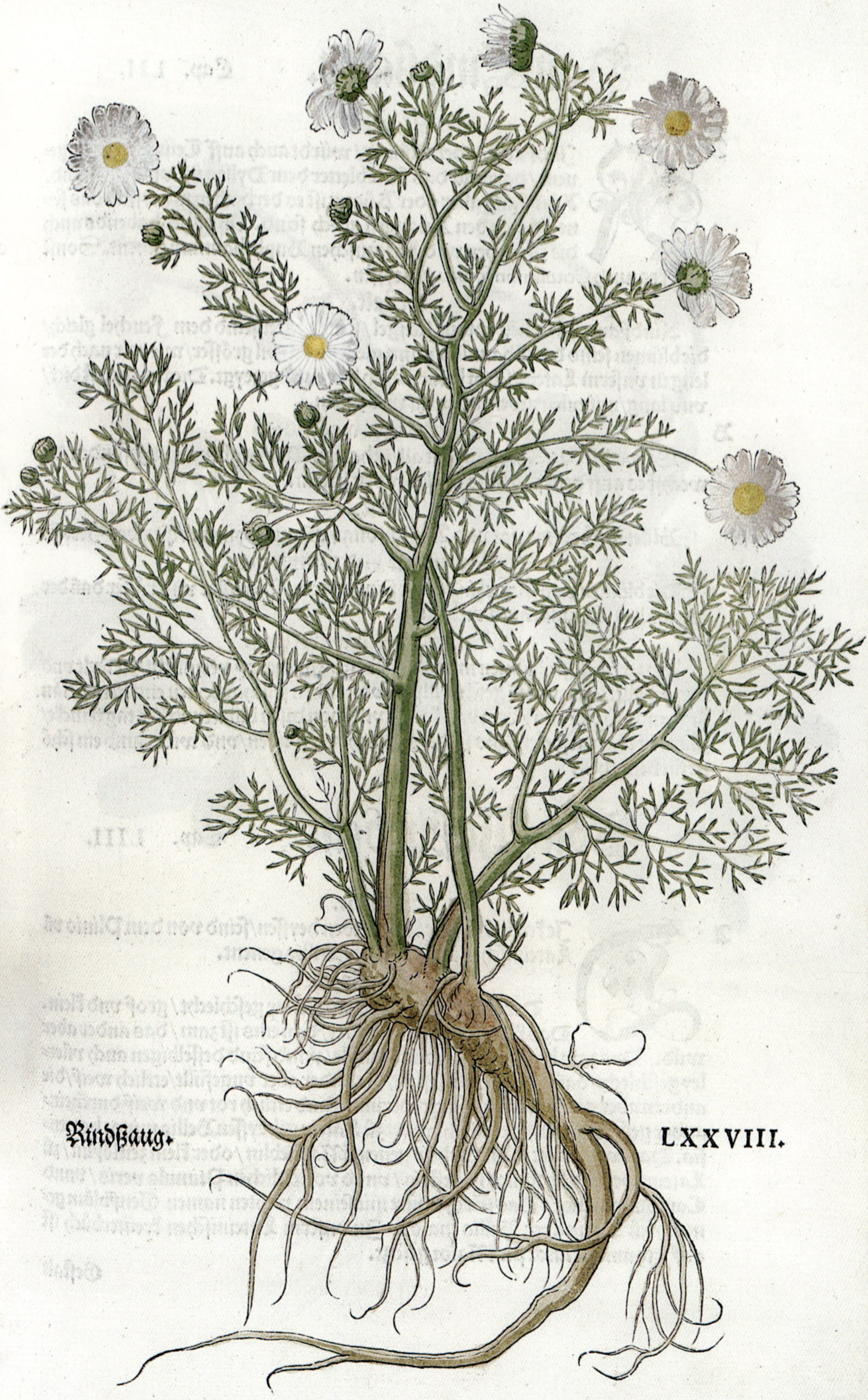

Rindsaug. LXXVIII.

Von Rindßaug. Cap. LII.

Namen.

A Rindßaug / oder Küaug / würdt auch auff Teütsch Küdill genent / darumb das seine bletter dem Dyllen nit vnänlich seind. Rindßaug aber oder Küaug ist es derhalben geheyssen / das seine blůmen den Küaugen gleich seind. Vñ daher habends auch die Griechen vnd Lateinischen Buphthalmum genent. Sonst würt es auch Cotula non fœtida geheyssen.

Gestalt.

Rindßaug hat einen zarten stengel / seine bletter seind dem Fenchel gleich / die blůmen seind der Chamillen gantz gleich / doch vil grösser / wie wir nach der leng in vnserm Lateinischen kreüterbůch haben angezeygt. Die wurtzel ist dick / vnd lang / mit vilen neben wurtzeln vnd zaseln.

B Statt seiner wachsung.

Es wechst das Rindßaug nit allenthalben. Wo es aber würt gefunden / da wechst es auff dem feld / vnd nach bey den stetten.

Zeit.

Blüet im Hewmonat vnd Augstmonat / vñ weret hinein biß in den Herbst.

Die natur vnd complexion.

Die blůmen von dem Rindßaug seind ettwas scherpffer vnd rässer dañ der Chamillen / darumb auch vil hitziger.

C Die krafft vnd würckung.

Die zerknitschte blůmen mit zerschmoltzenem wachß vermischt / zerteylt vnd verzert allerley herte vñ geschwulst so von kalten feüchtigkeyten entsteen. Man sagt auch / so einer auß dem bad kome / vnd von disen blůmen ettlich tag trincke / zůuor in wein gesotten / das sie die geelsucht vertreiben / vnd widerumb ein schöne farb machen.

Von Maßlieben. Cap. LIII.

Namen.

A Die kreüter so wir Maßlieben heyssen / seind von dem Plinio vñ Lateinischen Bellius oder Bellis genent.

Geschlecht.

Der Maßlieben seind zweyerley geschlecht / groß vnd klein. Das klein ist auch zweyerley / dañ eins ist zam / das ander aber wild. Das zam heyßt man Monatblůmle / vnnd seind desselbigen auch vilerley geschlecht / dañ ettlich seind gefüllt / die ander aber vngefüllt / ettlich weiß / die andern aber gantz blůtrot. Herwiderumb seind ettlich rot vnd weiß durcheinander gesprengt. Diß geschlecht würt zů Latein geheyssen Bellis minor hortensis. Das wild würt in sonderheyt genent Maßlieblin / oder klein zeitlößlin / zů Latein aber Bellis minor syluestris / vnnd von ettlichen Primula veris / vnnd Consolida minor. Das Groß würt mit seinem rechten namen Genßblům genent / zů Latein aber Bellis maior. In vnserm Lateinischen kreüterbůch ist auß jrthumb Minor für Maior gesetzt.

Gestalt

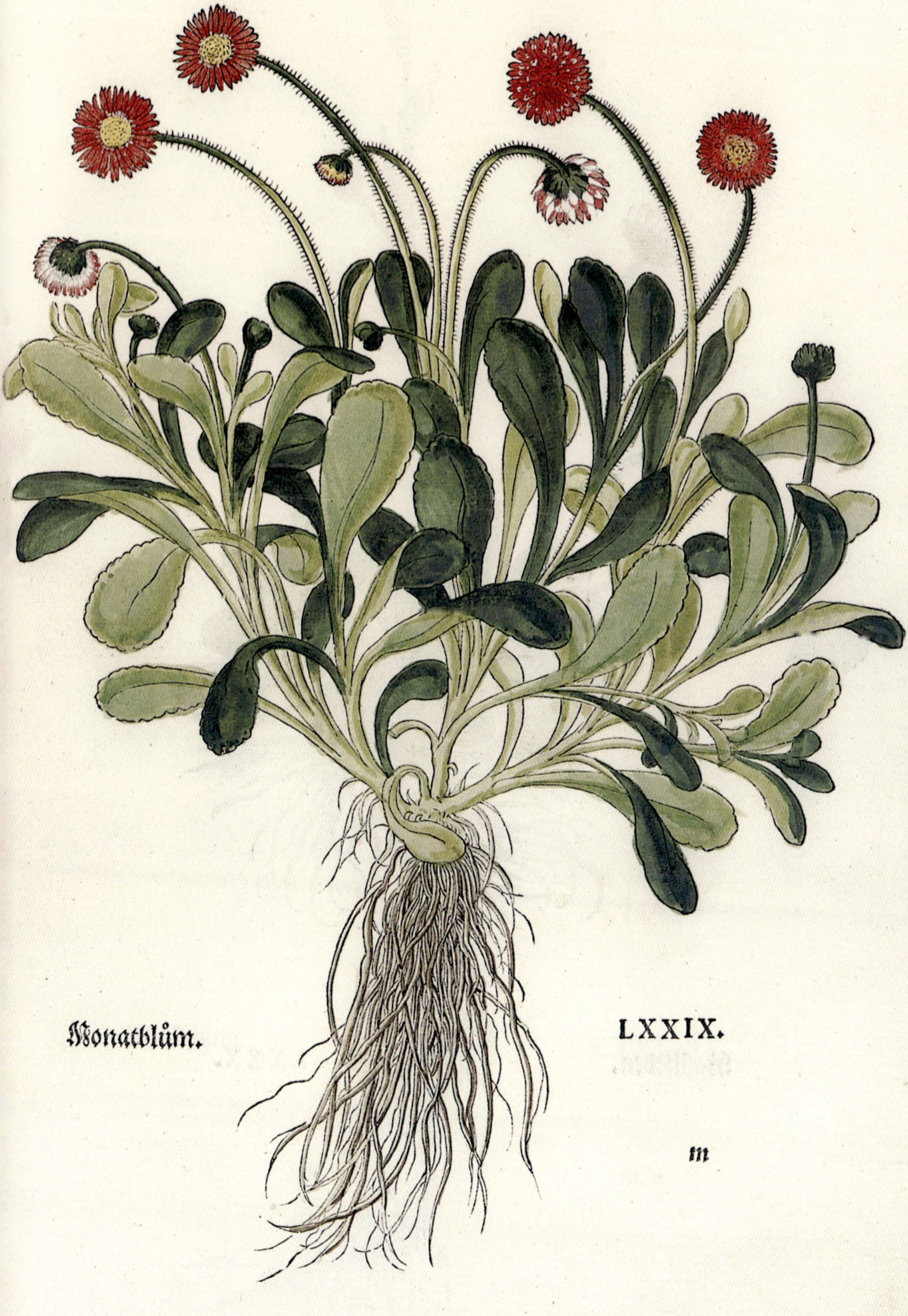

Monatblům.

LXXIX.

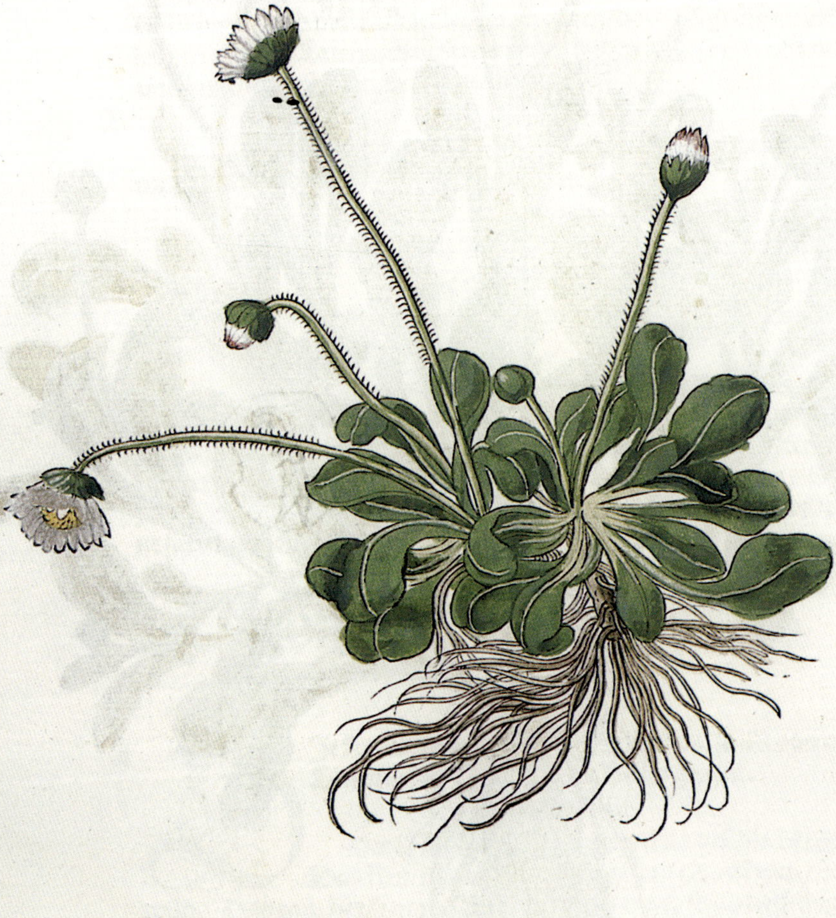

Maßlieben. LXXX.

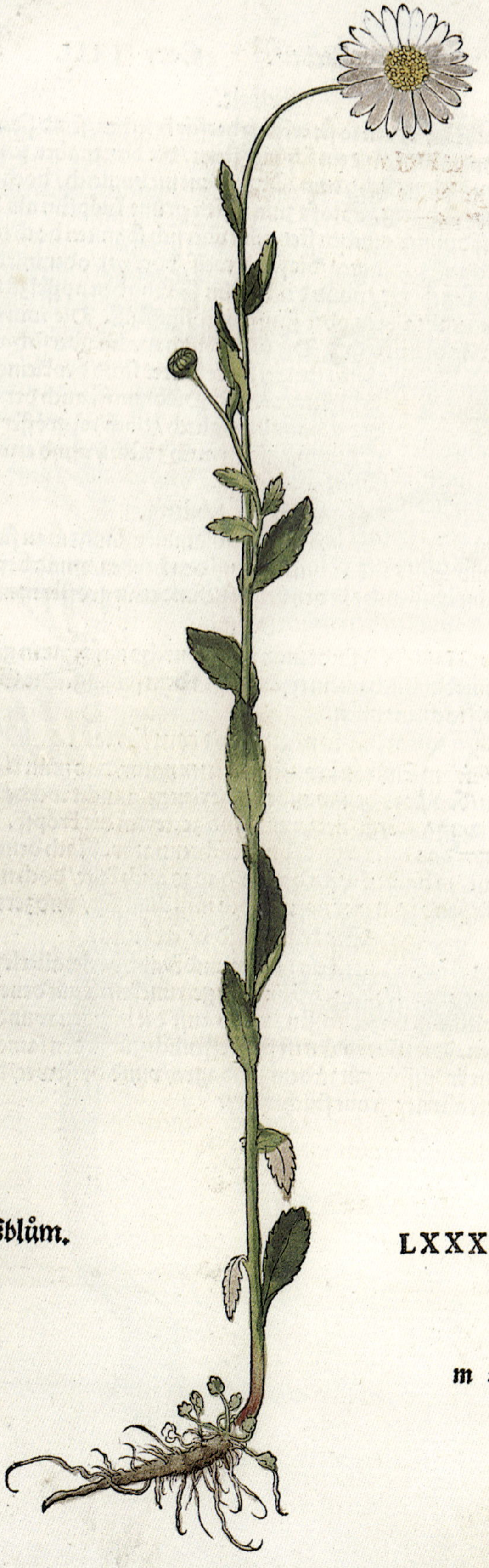

Genßblům.

Gestalt.

A Die kleinen Maßlieben so sie erstlich her für kriechen/seind sie auff der erden außgebreyt/anzůsehen wie ein schöner stern/die bletter aber seind lind vnnd weych/rund vnd langlecht/dem Nagelkraut nit vngleich/doch ein wenig zerkerfft/vnnd nit so harig. Stoßt zum ersten grüne knöpflin als flachßbollen/die steigen auff dünnen runden stengelin übersich spannen hoch oder weniger/vnnd thůn sich auff zů blůmen/die seind weiß/oder rot/oder mit beyden farben besprengt wie angezeygt/vnnd der blettlin so vmb den apffel zů ringßvmbher steen seind gemeinlich drey oder fünff vnnd fünfftzig. Die wurtzel ist filtzecht oder zasecht/vnnd weißlecht. Die Genßblům wechßt übersich anderhalb elenbogen hoch/mit einem zarten stengel. Die bletter seind der kleinen Maßlieblin blettern nit vngleich/doch tieffer zerkerfft. Die blům ist auch der blůmē an dem Maßlieblin/oder aber der Chamillen/gleich/doch vil grösser. Der apffel ist geel/das rädle aber weiß. Die wurtzel ist auch zasecht/vnnd etwas schwertzer dann der kleinen Maßlieblin.

B

Statt irer wachßung.

Die zamen Maßlieblin oder Monatblůmlin pflantzt man fast in allen gärten. Das wild wechßt allenthalben auff den heyden/vnnd bey den wassern. Die Genßblům aber würt in den wisen gefunden in grosser menge.

Zeit.

C Die zamen Maßlieblin findt man schier durchs gantz jar in gärten/wie das wild auff dem feld/doch am meysten gegen dem früling. Die Genßblům blüet im Meyen fast in allen wisen.

Die natur vnd complexion.

Die Maßlieben seind on zweifel truckner natur/das man klärlich auß dem kan abnemen/das sie zů den wunden zeheylen gebraucht werden/vnnd das sie wie auch Plinius anzeygt/verzeren vnnd zerteylen die kröpff. Darumb jrren die seer so sagen das dise kreüter seind feüchter natur. Nach dem aber das wild etwas saur ist/so hallten wirs darfür das es auch kelte/doch nit seer. Die andern aber alle seind warmer natur/doch mittelmässig/vnd zerteylen.

Die krafft vnd würckung.

D Das klein Maßlieblin ist ein recht wundkraut/heylet allerley bläterlin/vnd die zerbrochnen hirnschalen. Sein safft getruncken ist gůt denen so verwundt seind. Die bletter grün zerstossen/vnnd auff die hitzigen wunden gelegt/heylet dieselbigen. Die Genßblům ist fürtreffenlich gůt zů den lamen glidern/verzeret auch die kröpff/ist gůt zů dem Podagra/vnnd hüfftwee/dann es zerteylt vnnd verzert allerley grobe feüchtigkeyt.

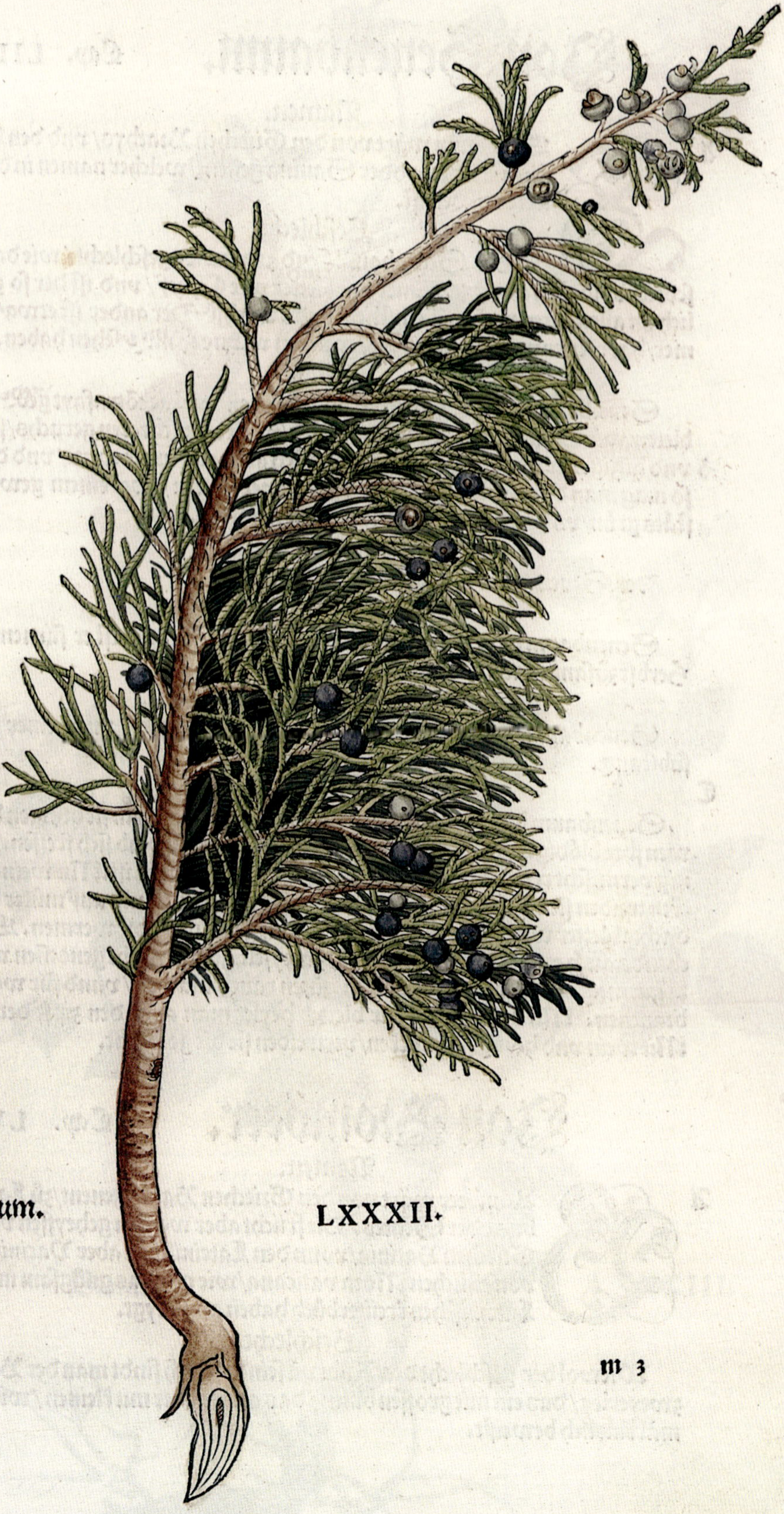

Seuenbaum.

LXXXII.

Von Seuenbaum. Cap. LIIII.

Namen.

A Seuenbaum würt von den Griechen Brathys/ vnd den Lateinischen Sabina oder Savina genent/ welcher namen in den Apotecken bliben ist.

Geschlecht.

Des Seuenbaum seind zweyerley geschlecht/ wie das Dioscorides klärlich anzeygt. Einer hat bletter wie Cipreß/ vnd ist der so gemeinlich an allen orten vnsers Teütschen lands wechst. Der ander ist etwas seltzamer/ hat bletter wie Tamariscken/ welchen wir noch nit gesehen haben.

Gestalt.

Seuenbaum des ersten geschlechts/ welchen wir hie cōtrafayt geben/ bringt bletter wie Cipreß/ doch hat er mehr dörn/ vñ ist eins starcken geruchs/ scharpff
B vnd hitzig. Er ist auch nit hoch/ breytet sich aber auß in die weite/ vnd darumb so mag man darunder sitzen/ wie vnder einer hütten/ oder einem gewelb. Ist stäts grün/ vnd außgebreytet/ wie der Weckholder.

Statt seiner wachsung.

Der Seuenbaum wechst fast in allen gärten.

Zeit.

Seuenbaum mag zů aller zeit gesamlet werden/ doch ist er fürnemlich im Herbst zůsamlen wañ er samen hat.

Die natur vnd complexion.

Seuenbaum ist warm vnnd trucken im dritten grad/ vnnd einer subtilen substantz.

C

Die krafft vnd würckung.

Seuenbaum bletter seind gůt vnden auffzůreüchen/ dañ sie bringen den frawen jhre blödigkeyt. Sie heylen auch die geschwär so vmb sich fressen. Mit hönig vermischt reynigen sie alles was schwartz vñ vnreyn ist. Mit wein getruncken treiben sie das blůt mit dem harn/ vnd die todten frucht auß můter leib. Gedachte bletter werden auch vnder die salben gebraucht/ die wermen. Es brauchends auch ettlich für ziñet/ so sie in zweyfeltigem gewicht genom̃en werden. Man mag auß disen blettern einen gůten rauch machen/ vnnd für weyrauch brauchen. Mit dem rauch diser bletter heylet man auch den zipff der hůner. Mit wein vnd hönig getruncken/ vertreiben sie die geelsucht.

Von Brombeer. Cap. LV.

Namen.

A Brombeer würt von den Griechen Batus genent/ zů Latein Rubus oder Sentes. Die frücht aber werden geheyssen vonn den Griechen Batinia/ vonn den Lateinischen aber Vacinia/ vnnd von ettlichen Mora vaticana/ wie wir das gnůgsam in vnserm Lateinischen kreüterbůch haben angezeygt.

Geschlecht.

Wiewol der geschlecht des Rubi vil seind/ doch findt man der Brombeer zweyerley/ das ein mit grossen blüen/ das ander aber mit kleinen/ wie das gemäl klärlich beweißt.

Gestalt.

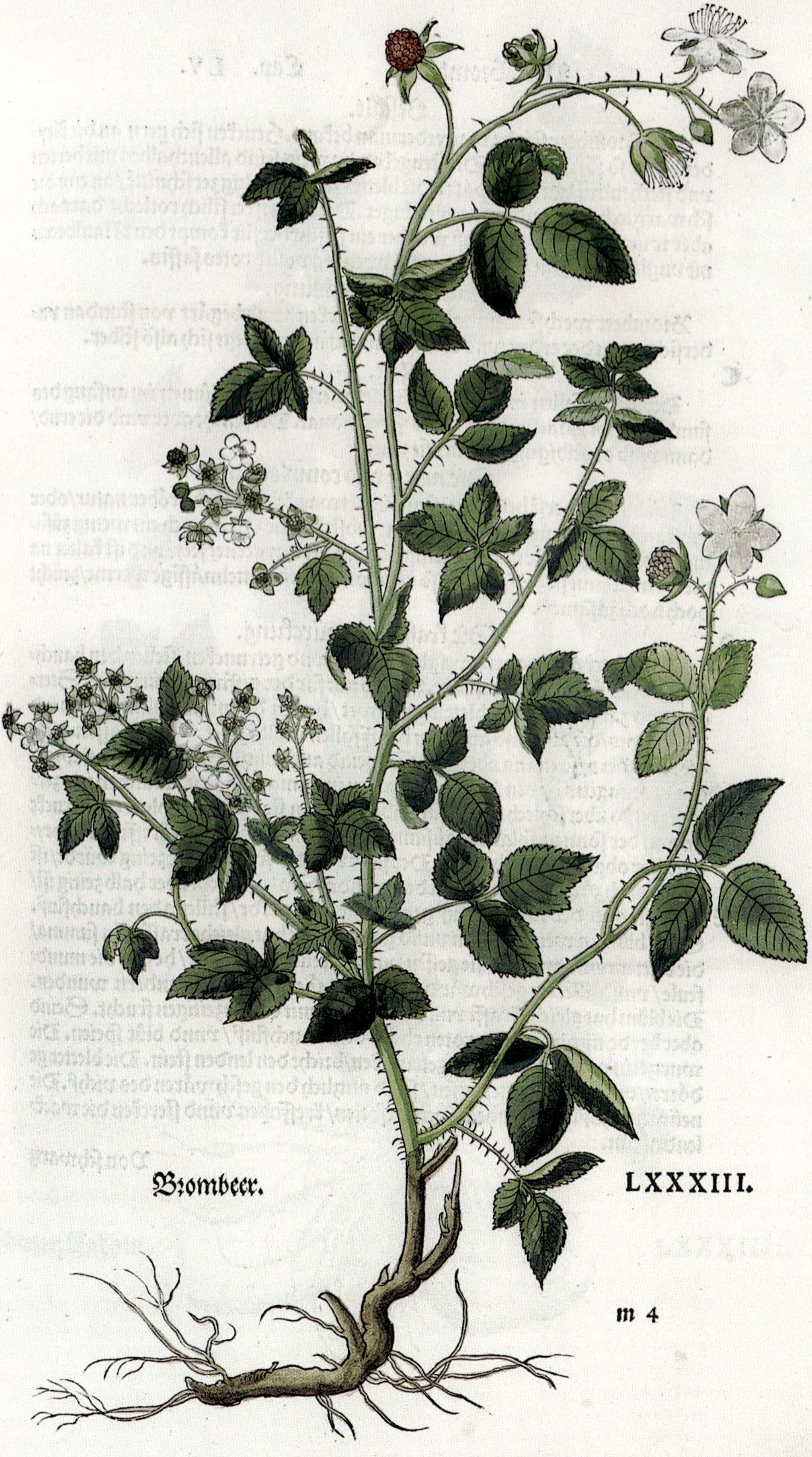

Brombeer. LXXXIII.

B

Gestalt.

Die Brombeer seind zwar yederman bekant. Hencken sich gern an die kleyder deren so fürübergeen. Die stengel oder zweig seind allenthalben mit herten vnd stechenden dorn verwart. Die bletter seind vilfeltig zerschnittē/ an eim ort schwartzlecht/am andern weißferbiger. Die blům ist erstlich rotlecht/darnach aber würt sie schneeweiß/auß welcher ein frucht herfür kompt den Maulbeern nit vngleich/schwartzbraun/die ist inwendig voller rotes saffts.

Statt seiner wachsung.

Brombeer wechst allenthalben in den hecken/ vnd begårt von stundan vndersich gegen der erden/vnd würtzelt widerumb jn/hegt sich also selber.

C

Zeit.

Die bletter sollen im früling gesamlet werden. Die blůmen im anfang des summers/ im Brachmonat vnnd Hewmonat. Die frucht aber vmb die ernd/ dann vmb dieselbigen zeit würt sie zeitig.

Die natur vnd complexion.

Die bletter so erst herfür komen seind etwas kelter vnnd gröber natur/oder substantz/haben inn sich ein wåsserige substantz/sie ziehen auch ein wenig zůsamen. Die frucht so sie noch vnzeitig ist/vnd herb/trücknet seer/vnd ist kalter natur. Aber wann sie zeitig würt/so überkompts ein mittelmåssige werme/zeücht doch noch zůsamen.

D

Die krafft vnd würckung.

Brombeer åstlin oder zweiglin gesotten vnd getruncken/stellen den bauchfluß/vn̄ der frawen kranckheyt. Seind gůt für der gifftigen würm biß. Stercken das zanfleysch. Die bletter gekeüwet/ heylen die mundfeulen/ den grind des haupts/die augen so auß dem kopff fallen wöllē/geschwår des affters/ vn̄ die ruckadern/so mans überlegt. Sie seind auch nützlich denen so groß weetagen des magens haben/ vnnd derhalben in onmacht fallen/ wann mans zerstoßt vnnd überschlecht. Der safft aber auß den stengeln vnd blettern getruckt vnd an der sonnen folgends zůsamen bracht vnd gedörrt/ ist krefftiger in heylung der obgemelten gebresten. Der safft von der frucht/so sie zeitig würdt/ist bequemlich zů allerley gebresten des munds. So die frucht aber halb zeitig ist/
E vnnd sie oder der safft darauß getruckt gessen würdt/ stillens den bauchfluß. Sein blům in wein gesotten vnnd getruncken/ hat gleiche krafft. In summa/ die bletter vnnd zweig so sie gessen vnnd gekeüwet werden/ heylen die mundfeule/ vnnd allerley geschwår des munds. Heylen auch die andern wunden. Die blům hat gleiche krafft vnnd würckung mit der vnzeitigen frucht. Seind aber beyde nützlich zů der roten thůr/ dem bauchfluß/ vnnd blůt speien. Die wurtzel in wein gekocht vnd getruncken/bricht den lenden stein. Die bletter gedörret/vnd zů puluer gestossen/ seind nützlich den geschwåren des vichs. Die neüwen schößlin in rauhem wein gesotten/ krefftigen vnnd stercken die wacklenden zån.

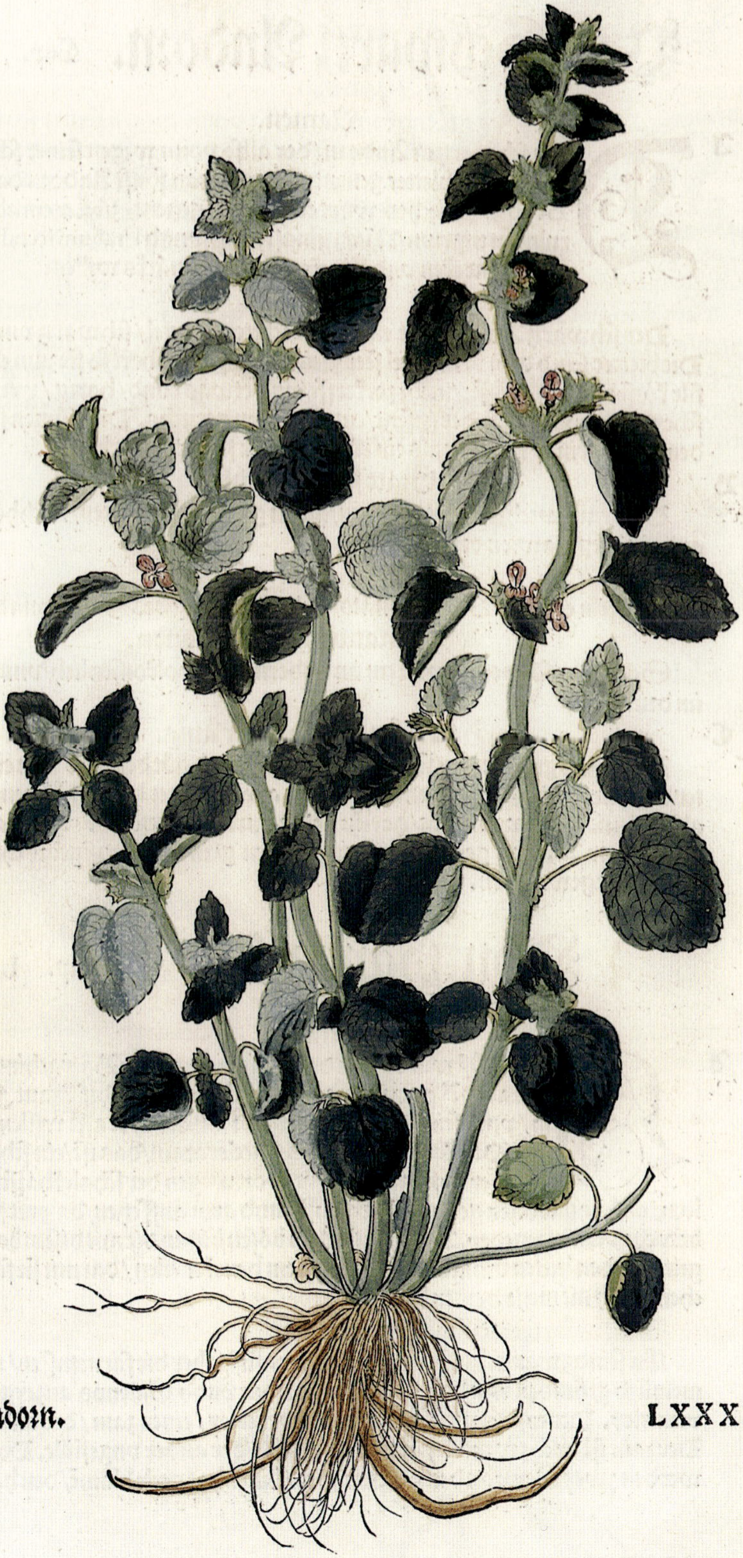

Schwartz Andorn.

LXXXIIII.

Von Schwartz Andorn. Cap. LVI.

Namen.

A DEn schwartzen Andorn/ der allso vonn wegen seiner schwartzen stengel vnd bletter genent ist/ heyßt man sonst Andorn das weible. Bey den Griechen würt er Ballote genent/ zů Latein aber Marrubium nigrum/ Marrubiastrum/ vnnd Prasium fœtidum/ vmb seines starcken vnd stinckenden geschmacks willen.

Gestalt.

Der schwartz Andorn hat einen vierecketen stengel/ schwartz vnnd harig. Die bletter seind dem Marobel seer gleich/ inn sonderheyt so sie zum ersten herfür kom̄en/ doch grösser/ mehr zerkerfft/ vnd etwas rund/ harig/ vnnd vnderscheydlich vonn einander gesetzt/ eins starcken geruchs. Die blůmen steen vmb den stengel ringß vmbher als ein rädle/ an der farb purpurbraun.

B Statt seiner wachsung.

Diß kraut wechßt bey den wegen/ allten gebeüwen/ zeünen/ kirchhöfen/ vnd andern vngebawten orten.

Zeit.

Blüet im end des Brachmonats/ vnd im anfang des Hewmonats.

Die natur vnd complexion.

Schwartz Andorn ist warm im andern grad volkom̄enlich/ vnnd trucken im dritten.

C Die krafft vnd würckung.

Die bletter grün zerstossen vñ übergelegt/ seind gůt denen so von einem wütenden hund gebissen werden. So mans aber in eyner heyssen äschen dörrt/ vñ alßdañ mit hönig vermischt/ heylen sie die vnreynen geschwär. Die laug dariñ schwartzer Andorn gesotten/ ist nützlich den grindigen außgebrochnen köpffen/ damit gewäschen.

Von Hanenfüß. Cap. LVII.

Namen.

A HAnenfůß würdt von den Griechen genent Batrachium/ zů Latein aber Ranunculus. Von ettlichen würt diß kraut Flammula/ vmb seiner scharpffen vñ brennenden krafft willen/ geheyssen. Der Apuleius nent es Sceleratam/ das ist/ ein schalckhafftig oder boßhafftig kraut/ von wegen der schalckhafftigen bettlern/ welche mit disen gewechsen die füß vnnd arm auffetzen/ darmit sie die leüt bewegen jhnen zegeben. Aber mit sölchen bösen bůben die mit disem betrug das gelt von den leüten bringen/ sol man zů dem hencker eilen/ darmit sie fürhin sölchen falsch nit mehr treiben künden.

Geschlecht

Es seind zwar vil geschlecht der Hanenfůß/ aber die fürnemsten/ vnd so gemeinlich gefunden werden/ wie Dioscorides vnnd Galenus anzeygen/ seind viererley. Der erst Hanenfůß ist auch zweyerley/ einer zam/ der ander wild. Der zam ist auch zweyerley art/ einer gefüllt/ der ander vngefüllt. Des wilden werden zweyerley von den allten erzelt. Einer hat geele blům̄e/ den haben wir

wisen

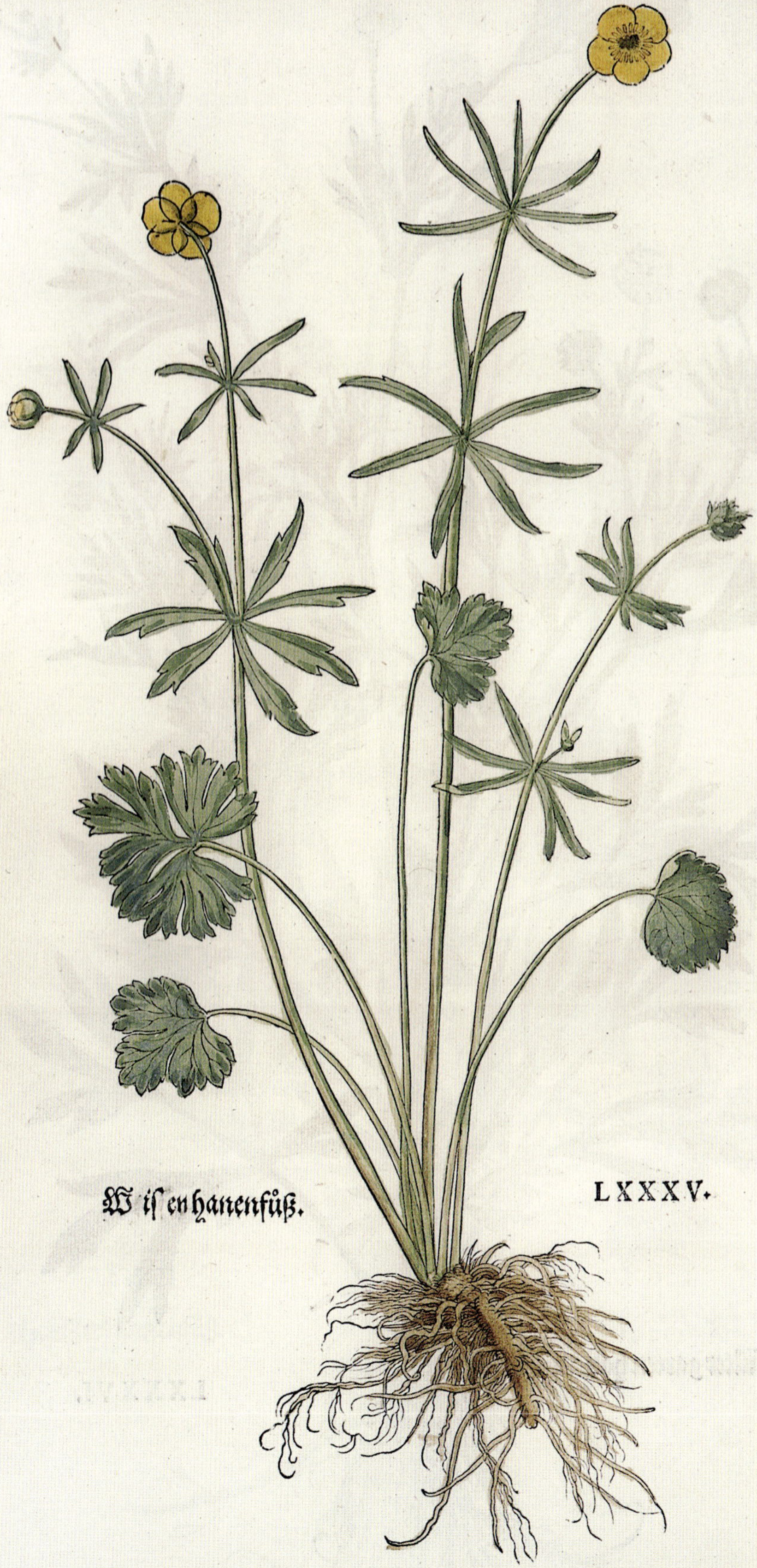

Weissen hanenfůß.

LXXXV.

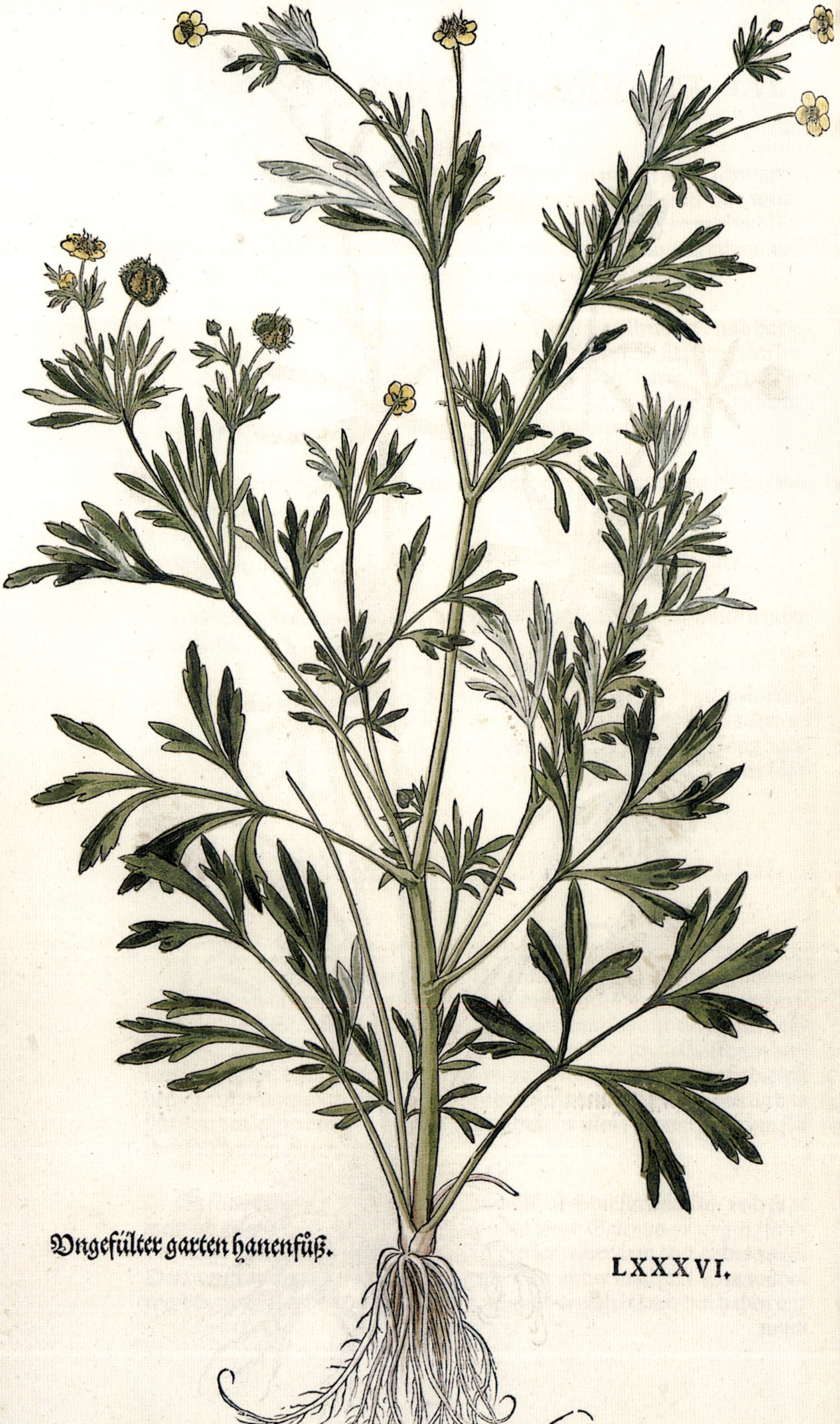

Vngefülter garten hanenfüß.

LXXXVI.

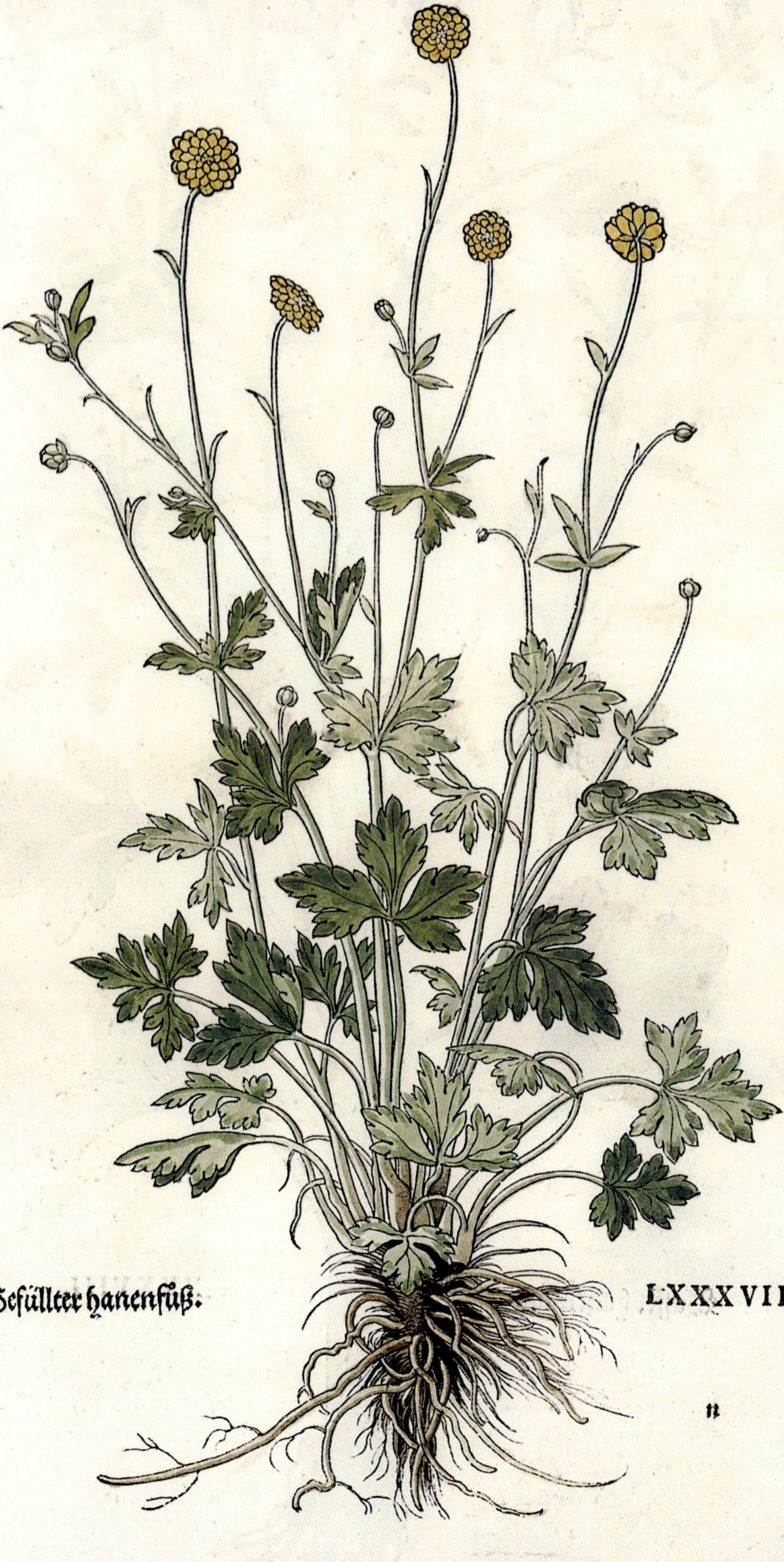

Gefüllter hanenfuß. LXXXVII.

n

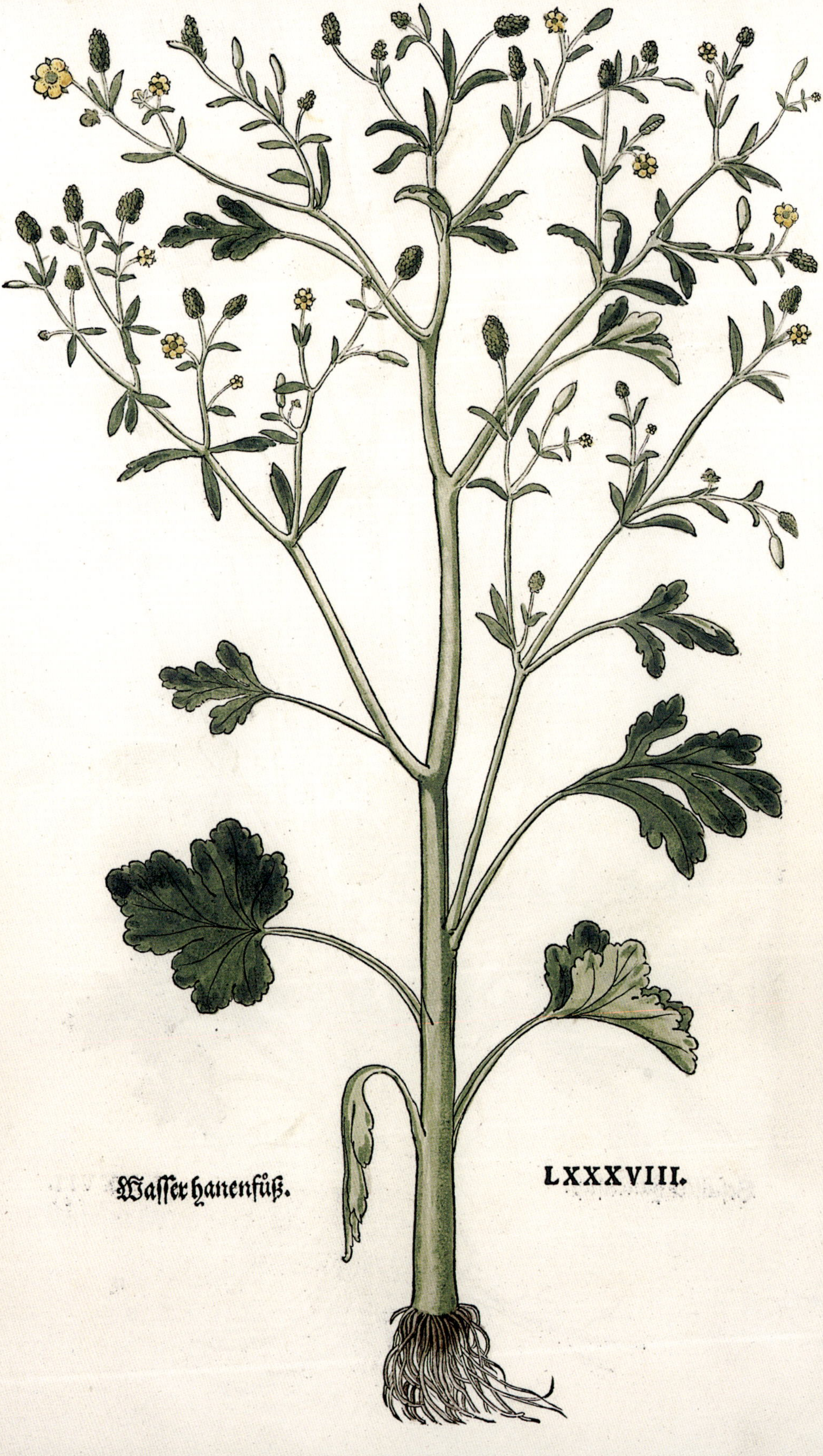

Waſſer hanenfůß. LXXXVIII.

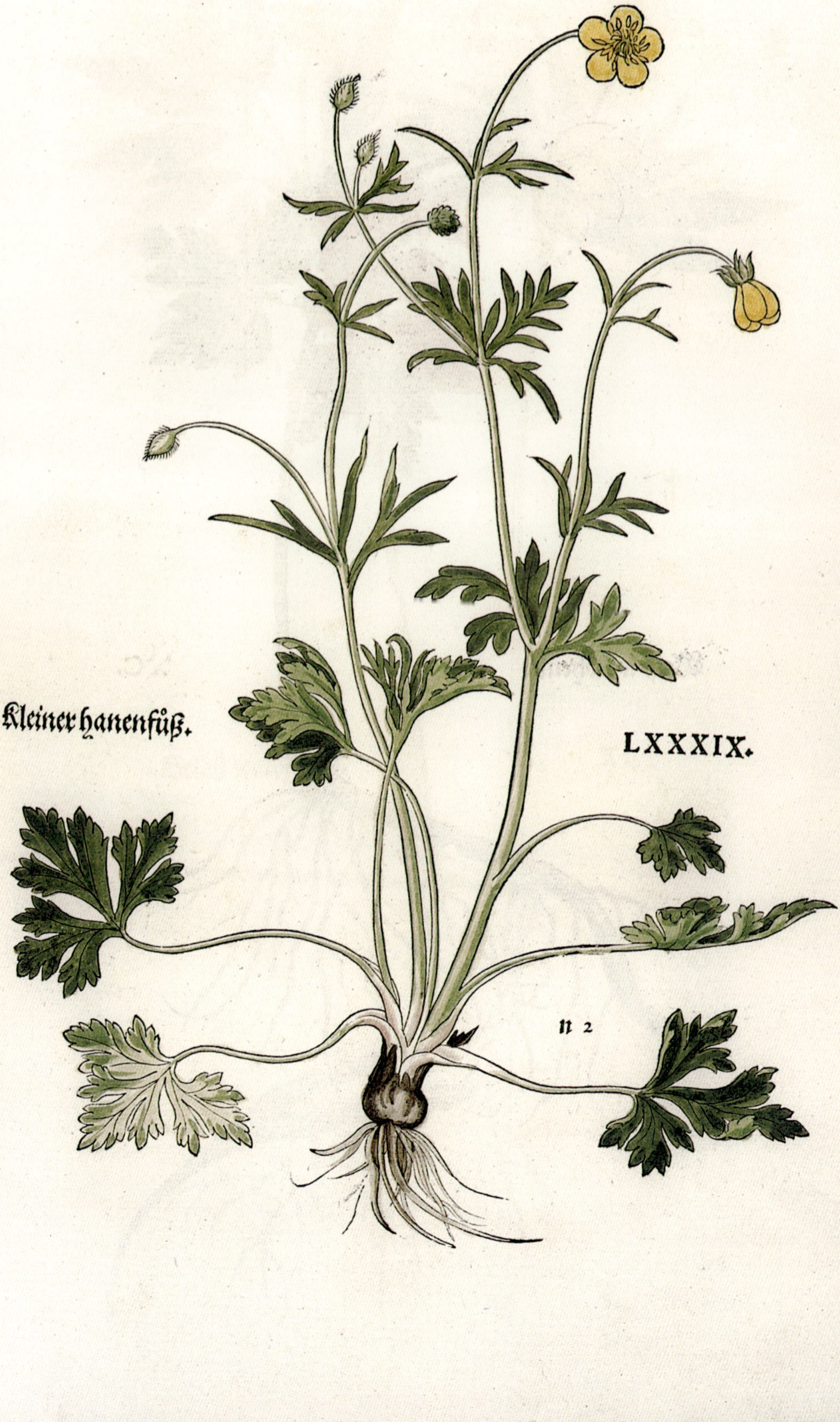

Kleiner hanenfüß.

LXXXIX.

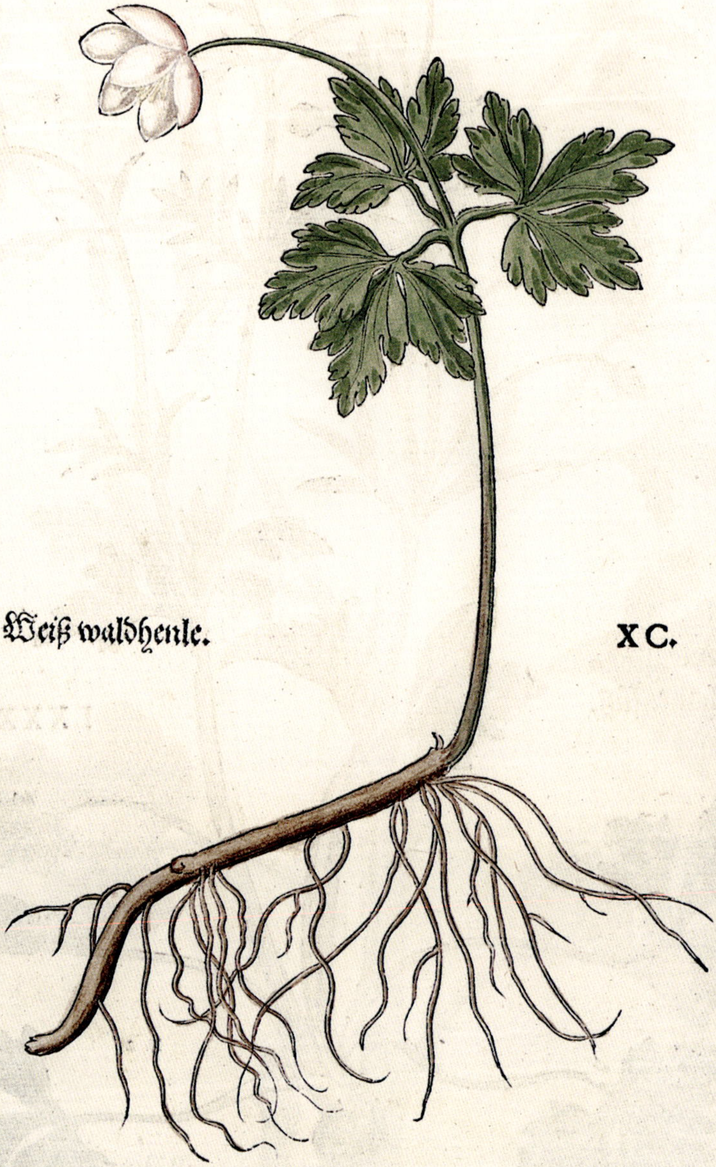

Weiß waldhenle.

XC.

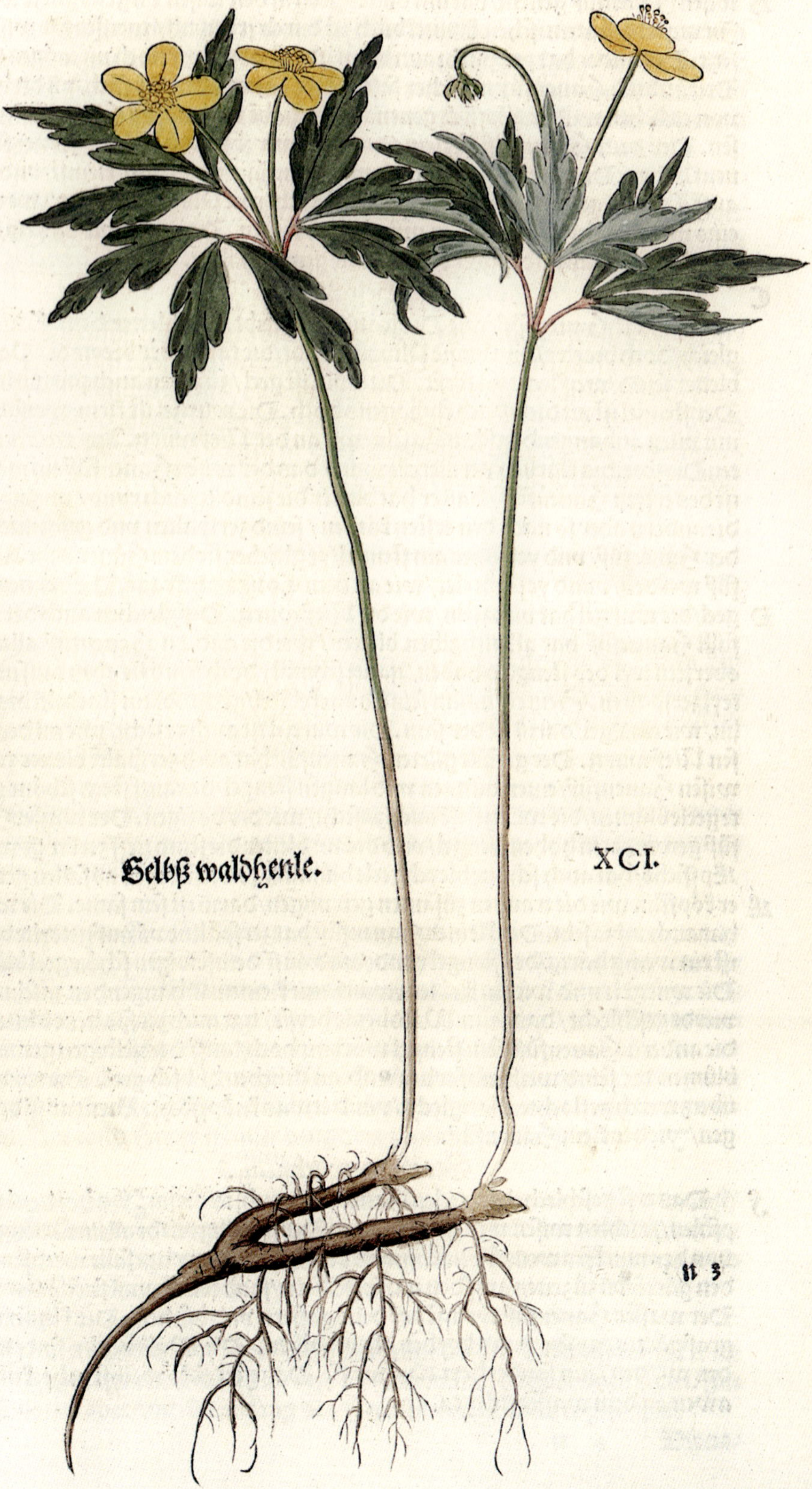

Gelbß waldhenle.

XCI.

ll 3

B wisen Hanenfůß genent/darumb das er gern in den wisen vñ graßgärtẽ wechßt. In vnserm Lateinischen kreüterbůch ist durch jrthumb / weisser für wisen gesetzt. Der ander hat purpurbraun blůmẽ/den haben wir noch nit mögen sehen. Den andern Hanenfůß/welcher fast bletter hat wie der Epffich/vñ derhalben von ettlichen wilder Epffich genent würt/habẽ wir wasser Hanenfůß geheyssen. Der dritt Hanenfůß ist klein/darumb wir jhn auch kleinen Hanenfůß genent haben. Das vierdt geschlecht der Hanenfůß ist das aller kleinst/vnd würt auff Teütsch genent Waldhenle. Diß ist auch/wie Plinius schreibt/zweyerley/ eins mit weissen/das annder mit geelen blůmen. Darumb wir das ein/ weiß Waldhenle/das ander geel Waldhenle genent haben.

C Gestalt.

Der erst Hanenfůß/wie Dioscorides schreibt/hat bletter dem Coriander gleich/doch breyter/vnnd wie Plinius meldt/die fast in der breyte der Pappeln bletter seind/weißlecht vñ feyßt. Die blům ist geel/zů zeiten auch purpurbraun. Der stengel ist nit dick/doch elnbogens hoch. Die wurtzel ist klein/weiß/bitter/ mit vilen anhangenden kleinẽ zaseln/wie an der Nießwurtz. Auß welchen worten Dioscoridis klärlich vermerckt würt/das der wisen Hanenfůß ein gschlecht ist des ersten Hanenfůß/dañ er hat bletter die seind erstlich rund/ vngespalten/ die andern aber so nach den ersten komen/seind zerspalten vnd geformiert wie der Hůnerfůß/vnd ye höher am stengel/ye gleicher sie dem Hůner oder Rappen fůß werden/vnnd ye schmeler/wie an dem Coriander kraut. Die blůmen seind D geel/die wurtzel hat vil zaseln/wie die Nießwurtz. Deßgleichen auch der vngefüllt Hanenfůß hat allenthalben bletter/wie die andern Hanenfůß allein am obersten teyl des stengels haben/gantz schmal/doch seind sie oben auff in zwey teyl zerspalten. Seine blůmlin seind dunckelgeel/gewindt ein stachelechts köpfflin/wie ein Ygel/dariñ ist der sam. Die wurtzel ist auch zasecht/wie an der weissen Nießwurtz. Der gefüllt garten Hanenfůß hat auch zerspaltẽ bletter wie der wisen Hanenfůß/einen dünnen vnd langen stengel/darauff steen schöne gefüllte geele blůmen/die wurtzel ist auch zasecht/wie der vorigen. Der wasser Hanenfůß gewindt ein hohen stengel/vnd daran bletter die seind tieff zerkerfft wie des Epffichs/hat auch schöne bleychgeele blůmlin/so dieselbigen ab fallen gewindt E er köpfflin wie die trauben zůsamen getrungen/dariñ ist sein same. Die wurtzel hat auch vil zaseln. Der kleiner Hanenfůß hat zerspaltne vñ außgeteylte bletter/ ist ein wenig harig/der stengel rund/vnd auff demselbigen schön geel blůmen. Die wurtzel rund wie ein kleiner zwibel/mit kleinen anhangenden zaseln. Das vierdt geschlecht/das man Waldhenle heyßt/hat auch zerspaltene bletter wie die andern Hanenfůß/sein stengel würt nit hoch/auff demselbigen gewindt es blůmen die seind weiß leibfarb/vnnd an ettlichen hübsch geel. Die wurtzel ist überzwerch geflochten/langlecht/vnnd etwas knöpffecht. Brent auff der zungen/wie der klein Hanenfůß.

Statt irer wachsung.

F Das erst geschlecht des geelen Hanenfůß wechßt von jm selbs bey den lachen/ pfülen/feüchten wisen vnd graßgärten. Der gefüllt würdt allein in den gärten von den junckfrawen zů den krentzen gepflantzt. Der vngefüllt wechßt auch in den gärtẽ/vñ zů zeiten auff den nassen feldern/sonderlich wañ feüchte jar seind. Der wasser Hanenfůß wechßt bey den wassern vnd bächen. Der kleiner in den graßgärten/wisen/vnnd heyden allenthalben. Die Waldhenlin findt man in den wälden/inn sonderheyt das weiß. Das geel aber wechßt in hecken vnnd awen an dem wasser gelegen.

Zeit.

G Der wisen Hanenfůß blůet im anfang des Aprillen/vnd vergeet darnach im Meyen. Die garten Hanenfůß gefüllt vnnd vngefüllt/deßgleichen der wasser vnnd klein Hanenfůß blůen den gantzen summer. Das Waldhenlin kompt im frůling/nemlich im Mertzen vnd Aprillen herfür/vnd blůet in den wälden vnd feüchten awen/darnach vergeet es auch/wie der erst Hanenfůß.

Die natur vnd complexion.

Die Hanenfůß alle zůgleich seind seer warmer vnd truckner natur/doch der wisen Hanenfůß ist nit sonderlich scharpff wie die andern/darumb er auch nit so krefftig ist in der würckung wie die andern geschlecht der Hanenfůß.

Die krafft vnd würckung.

H Aller Hanenfůß stengel vnd bletter so sie noch zart seind zerstossen vnd übergelegt/etzen auff/brennen/vñ machen rufen. Derhalben nemen sie hinweg die rauhen vnd vnglatten negel/allerley rauden/vnd masen so am leib seind/wartzen/vnd andere vngeschickte gewechß. So mans ein kleine weil denen so das haar außfallet überlegt/bringen sie denselbigen grossen nutz. Doch soll mans bald wider dannen thůn/dann sie sonst die haut auffetzen. Die wurtzel gedörret macht seer niesen.

Von Hopffen. Cap. LVIII.

Namen.

A Hopffen würdt von den Griechen Bryon genent/zů Latein Lupus salictarius/in den Apotecken Lupulus/vnnd zů zeiten auch Humulus. Die vrsachen gedachter namen findt man in vnserm Lateinischen kreüterbůch.

Geschlecht.

Des Hopffen seind zweyerley geschlecht/zam vnnd wild/wie wir hernach weiter wöllen anzeygen. Der zam würt mit grossem vleiß an ettlichen orten gepflantzt. Der wild kompt von jm selbs.

Gestalt.

B Der zam Hopff stoßt erstlich junge spargen oder dolden herfür gantz rund/braunrot/on laub. So bald dieselbigen mañß hoch übersich komen/werden die stengel gantz rauch/durchauß mit kleinen dörnen vnd stacheln besetzt. Die bletter seind rauch/schwartzgrůn/dem Stickwurtz laub gleich. An dem stengel gewindt er drauschlechte getrungne weißgeele blůmle/beynach als die weinreben/aber volkomenlicher vñ grösser. Auß gemellten blůmlin wachsen gantz lucke/gefüllte/leichte secklin/zwüschen welchen ligt der braun/rund samen verborgen. Der wild Hopff ist aller ding dem zamen Hopffen gleich.

Statt irer wachsung.

C Der zam Hopff würt im Teütschen land/an den orten da nit wein wechst/in den gärten vnd äckern gepflantzt/zů dem bier. Der wild wechst allenthalben hinder den zeünen/an den dornhecken/in den gräben/vnd an den mauren/vnd waran er sich anhencken kan.

Zeit.

Gegen dem Lentzen stoßt der Hopff sein junge dolden/darnach wechst er an den langen stangen hoch übersich/vnd im Hewmonat fahet er an zů blůen. Im Augstmonat aber/vnd im anfang des Herbstmonats würt er gesamlet.

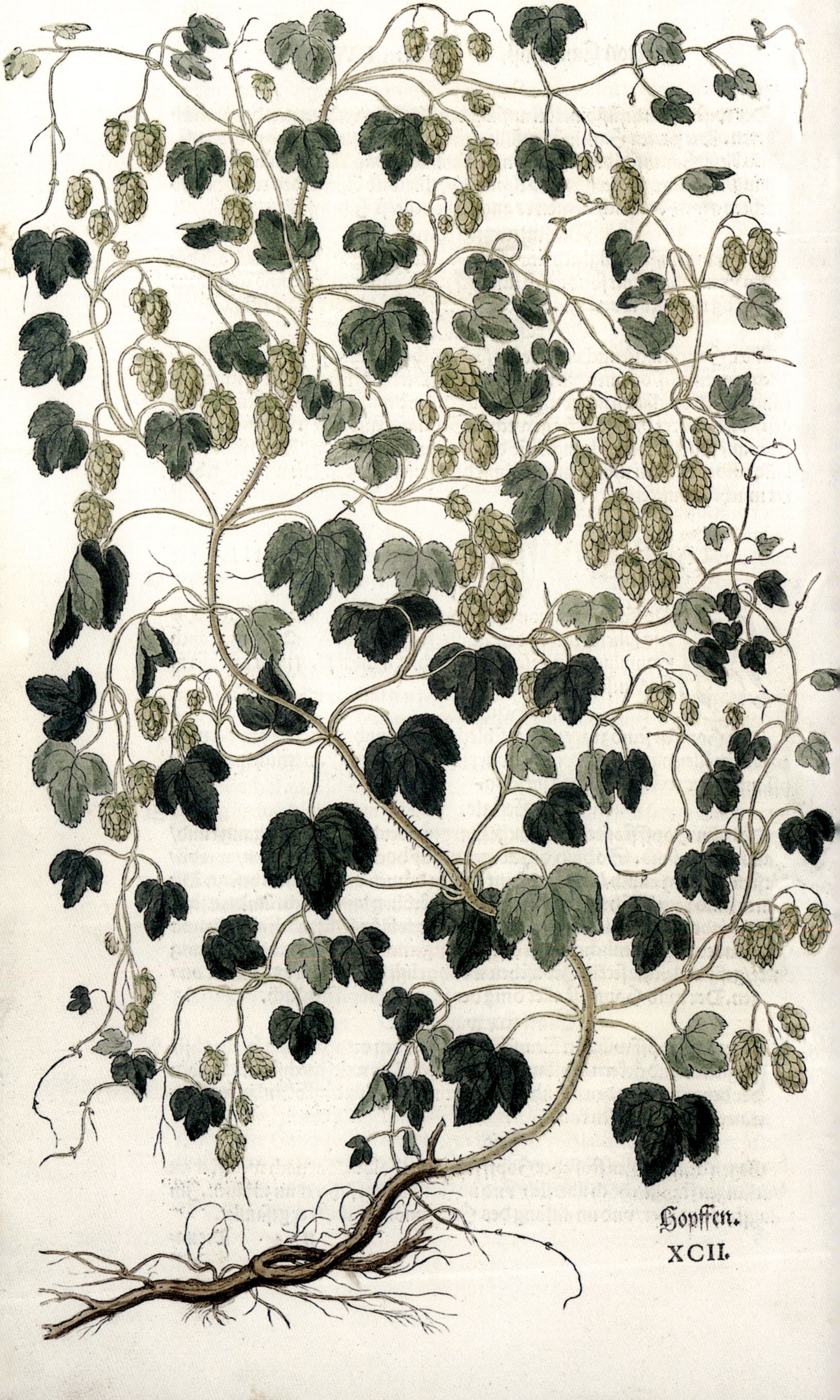

Hopffen.
XCII.

Die natur vnd complexion.

C Es seind ettlich die schreiben der Hopff sey kalter natur. Die andern/er sey mittelmässig/ weder kalt noch warm. Aber beyde teyl jrren/ dann dieweil der Hopff seer bitter ist/vñ eins starcken geruchs/ so můß er von not wegen warm vnnd trucken sein im andern grad. Deßgleichen ist auch die wurtzel warmer natur.

Die krafft vnd würckung.

D Hopffen reynigen das geblůt/ treiben auß beyderley gallen. Sie verzeren auch allerley geschwulst. Seind gůt den wassersüchtigen. Der safft von Hopffen row jngenom̃en/ treibt krefftig durch den stůlgang. So er aber gesotten würdt/ ist er treffenlich gůt zů allerley verstopffung der inwendigen glidern/ aber treibt weniger zum stůlgang. Gedachter safft in die ohren gethon/ enthelt sie vor allerley feülung/ vnd vertreibt den gestanck darinnen. Der Hopff eröffnet auch die můtter/macht harnen/vnd in summa/hat alle würckung/ so vom Galeno den bittern dingen seind zůgeeygnet. Die wurtzel nimpt hinweg allerley verstopffung/in sonderheyt aber der leber vnd des miltzes.

Von Erenbreiß. Cap. LIX.

Namen.

A Erenbreiß würdt sonst auch Grundtheyl genent/ von wegen seiner treffenlichen krafft vnnd würckung/ so es hat in heylung der wunden vnd geschwären. Zů Latein würt es yetzund allenthalben Veronica geheyssen.

Geschlecht.

Des Erenbreiß ist zweyerley geschlecht/ mennle vnnd weible. Beyder aber vnderscheyd wöllen wir in der beschreibung jhrer gestalt/ gnůgsam anzeygen.

Gestalt.

Erenbreiß mennle fladert hin vnd wider auff der erden mit seinen dünnen rotlechten rütlin/vnnd harigen stengelin. Die bletter seind langlecht/schwartzgrün/ harig/ vñ mit reynen zarten kerflin zerschnitten. Die blůmlin seind klein/ blaw milchfarb / vnd ein wenig mit purpur vermengt. So die vergangen/ gewindt es kleine täschlin/ darinn ist seer kleiner samen verschlossen. Die wurtzel
B ist dünn mit vilen zaseln. Das weible kreücht auch mit seinen dünnen harigen stengeln auff der erdẽ/die bletter seind nit zerkerfft/ grüner/ linder vñ weycher/ geformiert beynach wie die bletter am Pfennig oder Egelkraut. Die blůmen seind etwas anders gestalt dann an dem mennle/vnd vergleichen sich ettlicher massen den blůmlin so am grossen Bathengel wachsen/ vonn farben purpurbraun mit geelem vermischt. So sie abfallen/ werdẽ kleine runde hülßlin oder täschlin darauß/inn welchen es den samen bringt. Die wurtzel ist grawlecht/ ein wenig dicker dann des mennlins.

Statt irer wachsung.

Erenbreiß wachsen an vngebawten orten/ fürnemlich in wälden vnder den Eychbeumen/ vnd dürren/sandigen/vnd leymechten bergen.

Zeit.

Blüen im Hewmonat/vnd folgends bringen sie auch samen.

Die na-

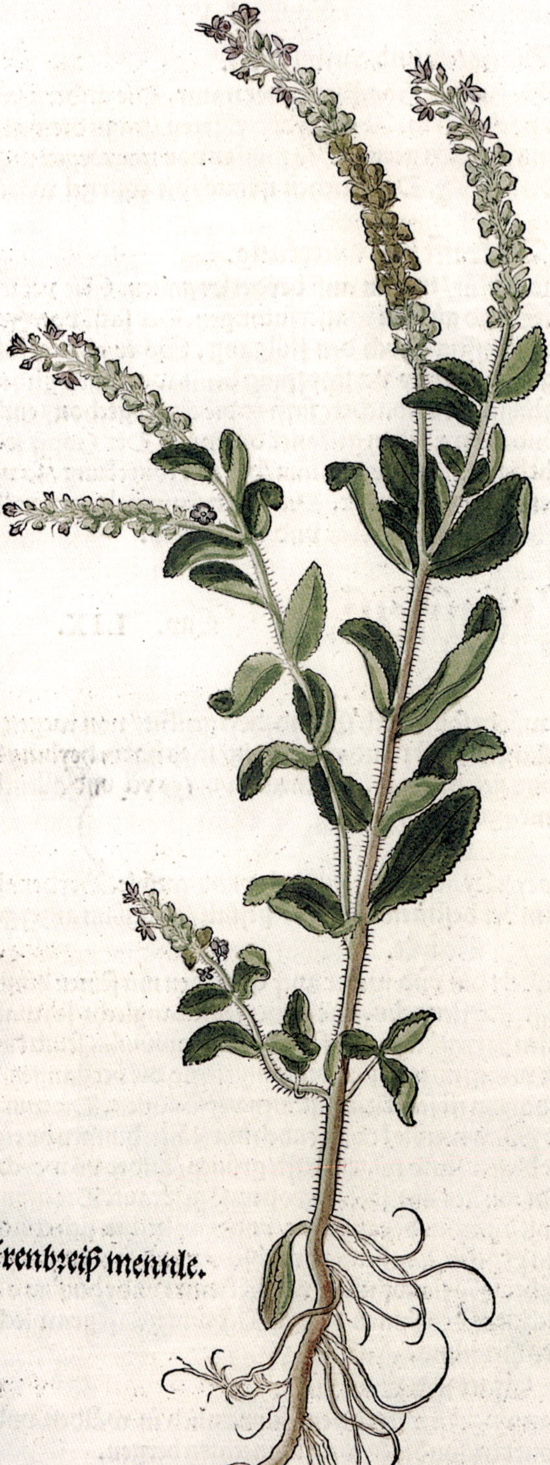

Erenbreiß mennle.

XCIII.

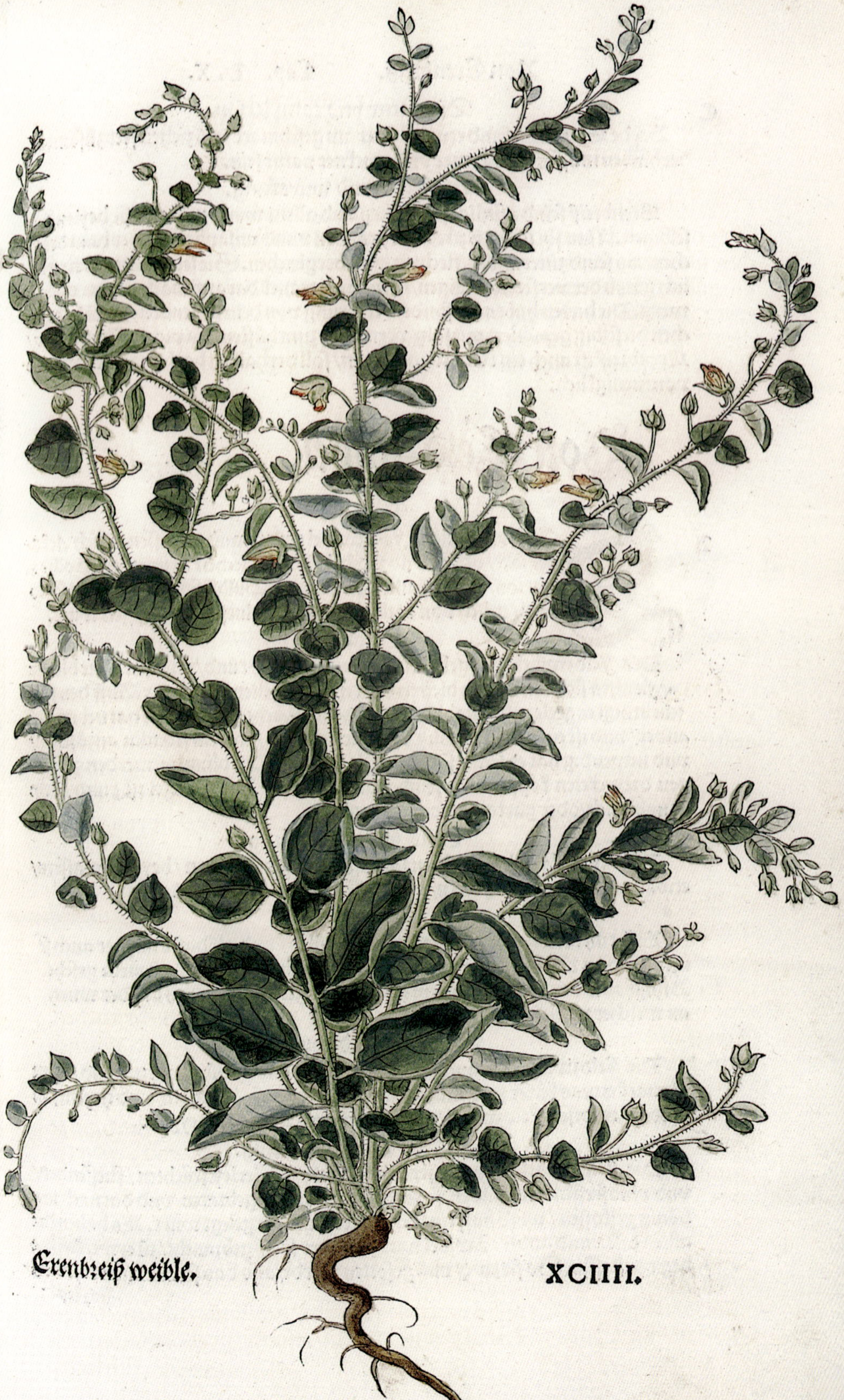

Erenbreiß weible. XCIIII.

C Die natur vnd complexion.

Beyde Erenbreiß seind etwas bitter am geschmack / vñ ziehen seer zůsamen/ derhalben müssen sie warmer vnd truckner natur sein.

Die krafft vnd würckung.

Erenbreiß seind nützlich zů frischen vnd allten wunden/dann sie heylen dieselbigen. Man sol sie auch zů allerley rauden vnnd vnsauberkeyt der haut brauchen/als seind zittermäler/flechten/vnd dergleichen. Sie seind aber fürtreffenlich gůt zů der verseerten lungen/so man ein tranck darauß macht / oder ein latwerg. Die hirten haben ein sondere erfarung von dem Erenbreiß/dañ sie brauchen dieselbig gepuluert mit saltz vermischt zum hůsten des vichs. In summa/ Erenbreiß ist auch ein recht wundtkraut/ soll derhalben hoch geachtet werden von menigklich.

Von Feldzwibel. Cap. LX.

Namen.

A DIß kraut welchs Feldzwibel genent würt/heyssen ettlich Ackerzwibel / oder Wildzwibel. Die Griechen nennen es Bolbon agrion/ die Lateinischen nennens Bulbũ syluestrem. Es seind auch ettlich von welchen es Cepa syluestris geheyssen würt.

Gestalt.

Des Feldzwibels stengel ist einer spannen lang/rund/vnd hol. Die bletter vergleichen sich den Lauch blettern/deren hat er selten über zwey. Auff den stengeln bringt er geele gestirnte blůmẽ/deren ein yegliche sechs bletlin hat neben einander/ vnd ist ein yedes blůmlin vmbher gebogen / wie ein sternlin anzůsehen/ vnd inwendig hat es sechs saffrangeele kölblin. Dise blůmlin werden zů kleinen dreyecketen köpflin/die seind voller samen. Die wurtzel ist rund / dem Knoblauch/oder garten zwibel nit vngleich.

B Statt seiner wachsung.

Diser zwibel wechst auff den sandigen orten vnd tälern / bey den wassern/ etwan auch vnder den hecken/vnd wisen so an bergen ligen.

Zeit.

Blüet im Mertzen vnd anfang des Aprilles / vnd alßdañ bringt er auch samen/vnd im Meyen verschwindt er/vnnd würt durchs jar nit mehr gesehen. Bringt aber den samen nit allein an dem stengel / sonder auch bey der wurtzel/ an welcher vil kleine körnlin hangen.

Die natur vnd complexion.

Die Feldzwibel/wie auch fast alle andere runde zwibelwurtz/ seind am geschmack etwas bitter vnd rauch/darumb seübern sie/trücknen/vnd heylen / insonderheyt diser Feldzwibel/wie wir yetzund wöllen anzeygen.

C Die krafft vnd würckung.

Die Feldzwibel ist ein treffenliche artzney zů allerley feüchten / fliessenden/ vnd vmbfressenden schäden/so er in heysser äschen gebraten/vnd darnach mit hönig gestossen/ vnnd auff ein tůch gestrichen übergelegt würt. Es haben die allten dise vnnd andere Zwibel wurtzel in der speiß gebraucht/ zů erwecken die begird zů essen. So sie zwey mal gesotten werdẽ/also das sie alle bitterkeyt von sich legen/

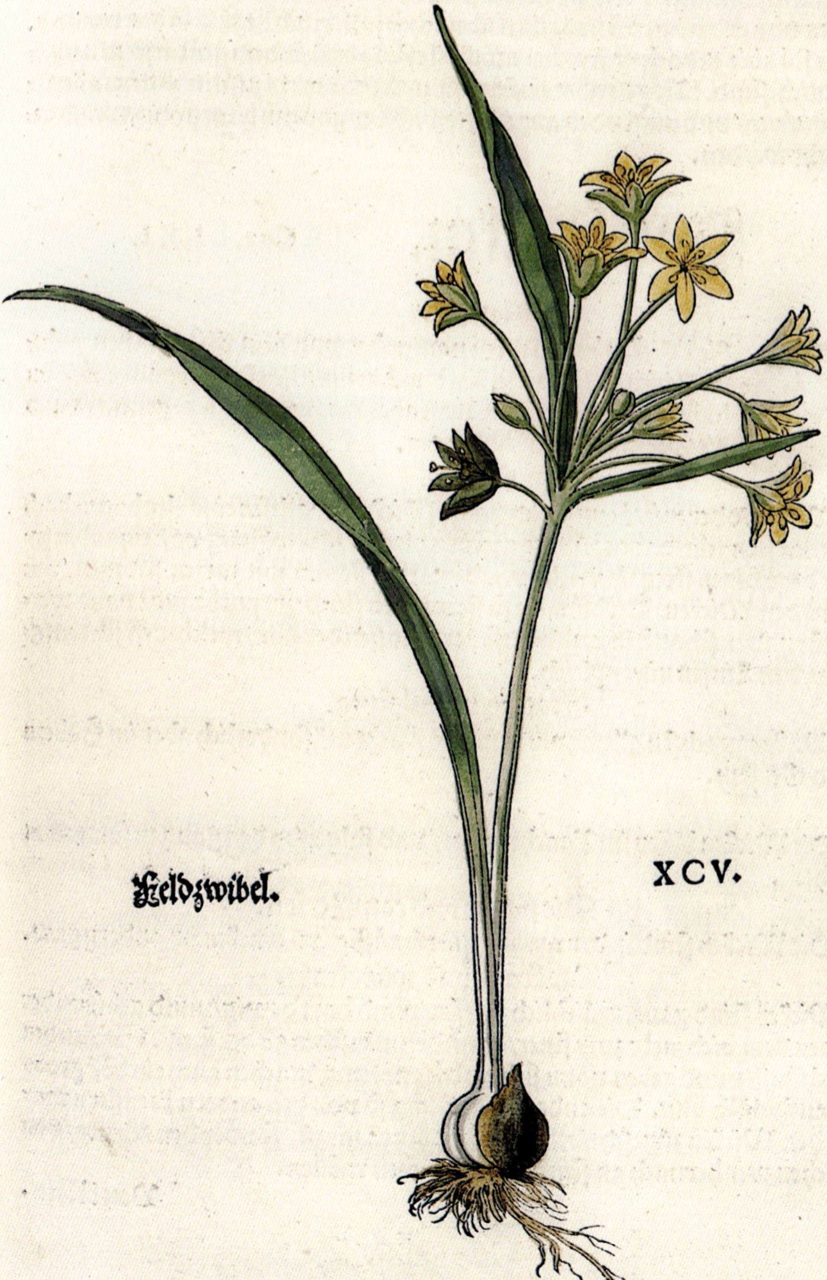

Feldzwibel.

XCV.

D sich legen/werden sie süß vnd ettwas lieblicher zů essen/ geben auch dem leib ein zimliche narung. Es ist aber doch vil besser das mans gantz mit essig vnd saltzbrüe vermischt esse/dañ also werden sie vil lieblicher zů essen/ neeren auch mehr/ vnd machen weniger wind vnd bläst im leib / werden auch leichter gekocht im magen vnd gedewet. Sie machen aber auch lust vnnd begird zů den weibern. Man sol aber gedachter Zwibel nit zůuil essen / dañ sie dem geäder vnd neruen schädlich seind. Mögen aber außwendig zů den herten geschwulsten / allerley geschwären/ vnd masen des angesichts vnd der gantzen haut genützt vnnd gebraucht werden.

Von Wicken. Cap. LXI.

Namen.

A Die Wicken haben jhren namen her von dem Griechischen wörtlin Bicion/wie wir in vnserm Lateinischen kreüterbůch gnůgsam haben angezeygt. Zů Latein aber werden sie Viciæ genent / vnnd nit Orobi/wie ettlich meynen.

Gestalt.

Wicken/oder mit einem zůsatz/zame Wicken/wachsen eins elenbogen hoch mit jhren stengeln/haben zů beyden seiten bletter/ gleychßlang von einander gesetzt/ dieselbigen steen übersich / vnnd hencken sich an mit zarten fädmen / wie die wilden Wicken. Die blůmlin so sie bringen seind purpurbraun/ vnnd werden zů runden schottē/in welchen ist verschlossen der sam/welcher ist schwartzgraw/den Linsen nit vngleich.

B

Statt irer wachsung.

Wicken wachsen allenthalben in den früchten / sonderlich aber im Habern vnnd Gersten.

Zeit.

Die Wicken blüen im Brachmonat / vnd folgends den gantzen summer in früchten.

Die natur vnd complexion.

Die Wicken seind in der werme mittelmässig/ vñ trucken im andern grad.

Die krafft vnd würckung.

C Wicken seind gantz vnlieblich zůessen/vnnd hart dewig/vnnd gebüren derhalben dem vich mehr zum fůter/dann den menschen zů der speiß. Stellen den bauchfluß/ vnnd geben vonn sich ein böse narung/machen auch ein böß grobs melancholisch blůt. Die andere würckung so von den andern kreütlern werden den Wicken zůgeschriben / gehören jhnen nit zů / sonder den Eruen/ von welchen wir hernach an seinem ort schreiben wöllen.

Von Maier.

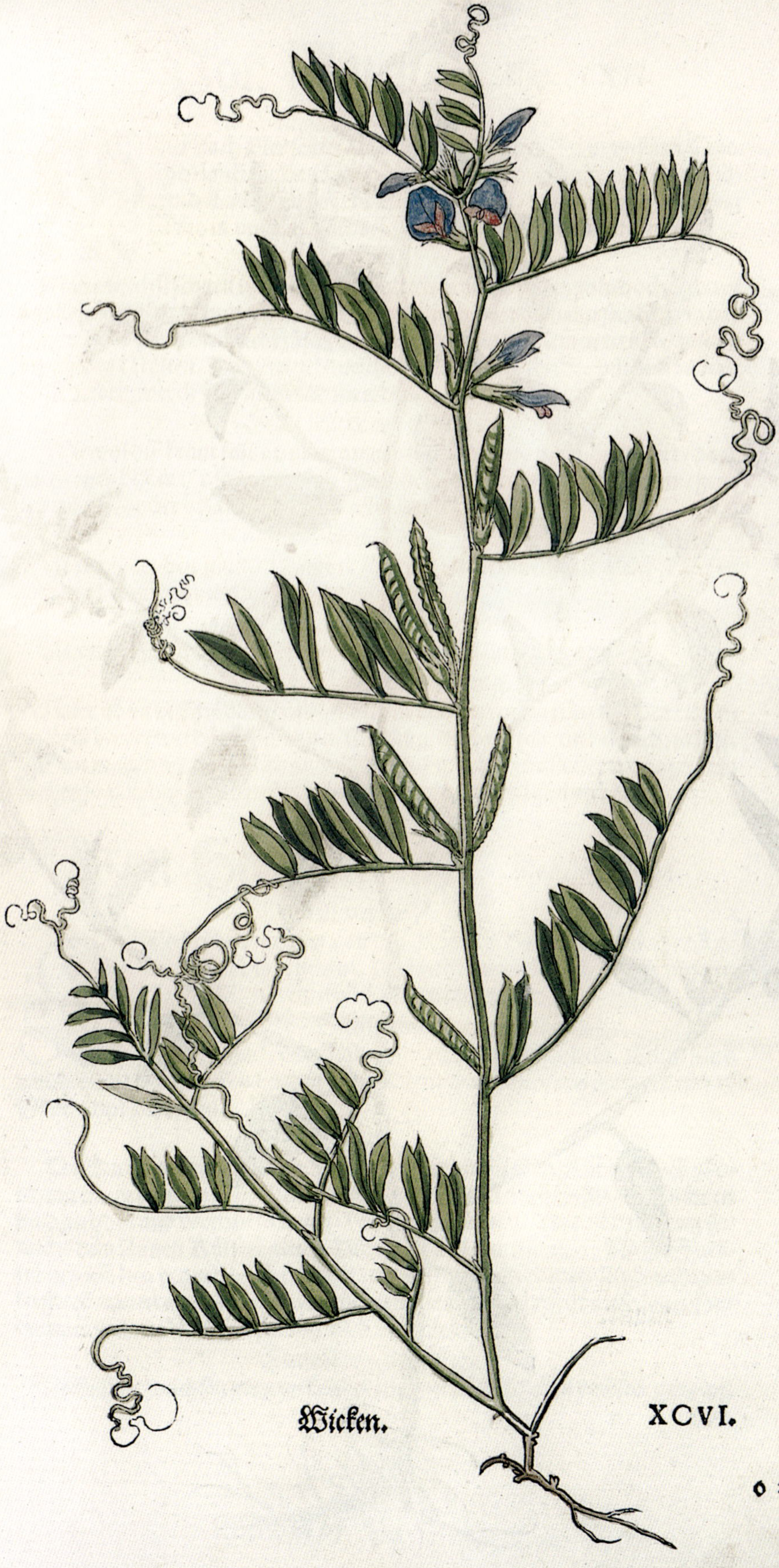

Wicken.

XCVI.

o 2

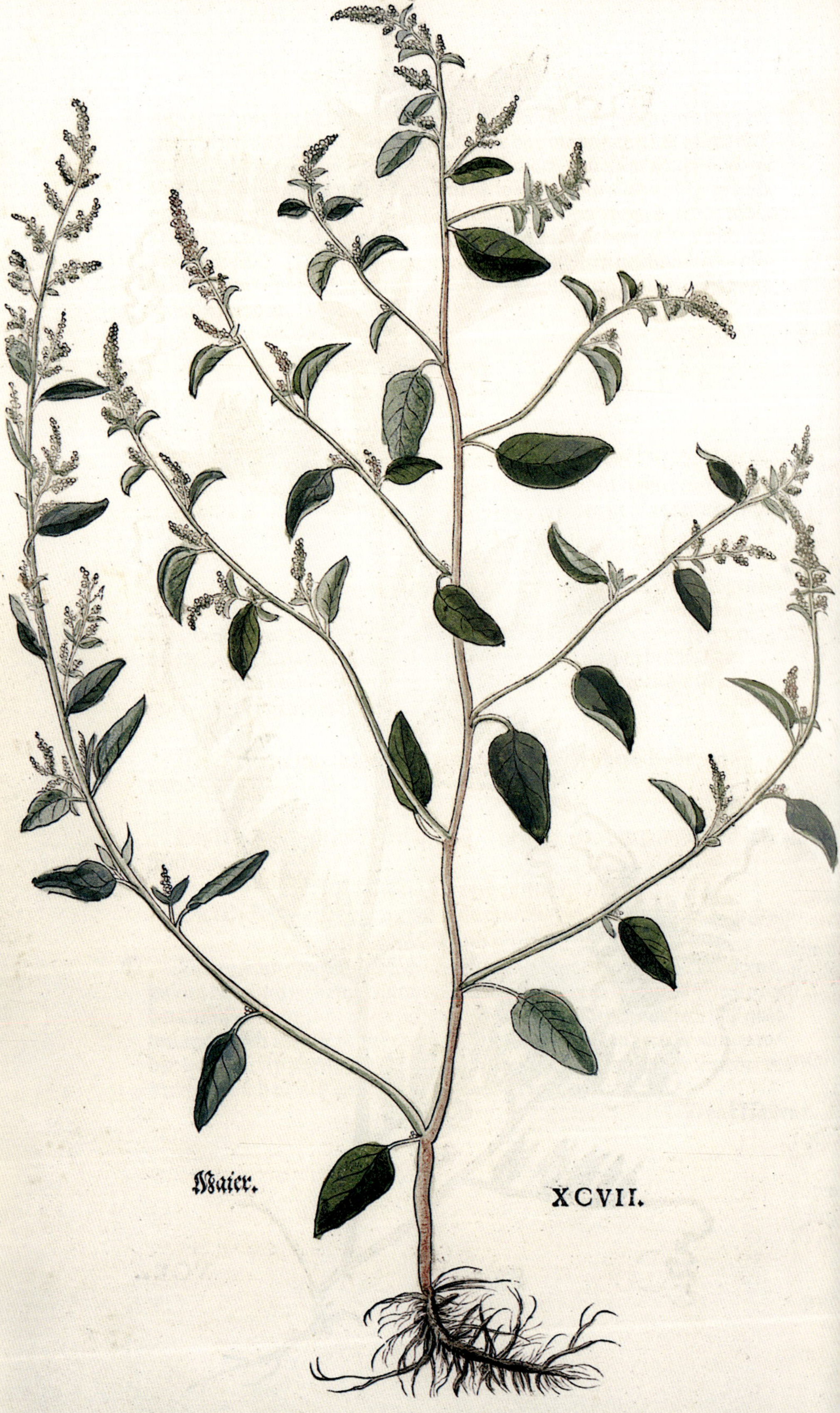

Maier.

XCVII.

Von Maier. Cap. LXII.

Namen.

A Maier nach aller seiner art vnd natur / mag wol in vnserm Teütschen land für das kraut gebraucht werden / das auff Griechisch vnnd Lateinisch würdt Blitum genent / wie wir nach der leng sölchs in vnserm Lateinischen kreüterbůch haben angezeygt.

Gestalt.

Maier wechßt schnell in die höhe / hat bletter wie der Mangolt / doch kleiner / on alle scherpffe gar vngeschmack. Sein blůmlin / die rotbraun seind / vnd der samen / seind gantz hauffecht zůsamen getrungen / als die kleinen treüble / wie an der wilden Molten. Die wurtzel / welche nit eine allein / sonder vilfeltig zerteylt ist / steet überzwerch vnd nit gerad im erdtrich.

Statt seiner wachsung.

B Wiewol diß kraut fast an allen orten in vnserm land gefunden würt / doch hat es auch dise art / wo es ein mal inn einen garten kompt / laßt sichs nit gern außreüten / sonder besamet sich selbs alle jar.

Zeit.

Maier blüet den gantzen summer / biß in Herbst hinein / zů welcher zeit es auch den samen am meysten bringt.

Die natur vnd complexion.

Maier ist gleich wie das Blitum feücht vnd kůl im andern grad.

Die krafft vnd würckung.

C Maier ist ein vnschädlich kraut / mag mit andern kochkreütern in den küchen zur speiß bereyt werdē. Lindert den stůlgang / doch nit seer / neeret auch nit fast. Ist dem magen nit sonderlich nütz. Mag außwendig zů allerley weetagen des haubts so von hitz entsteen übergelegt werden / wie der Nachtschatt.

Von Steckrüeben. Cap. LXIII.

Namen.

A Steckrüben werden von den Griechen Buniades / von den Lateinischen Napi genent. Welcher namen vrsach wir in vnserm Lateinischen kreüterbůch haben angezeygt.

Geschlecht.

Der Steckrüben findt man zweyerley geschlecht. Etlich seind zam / die nent man trucken Steckrüben. Die andern wild / welche werden naß Steckrüben geheyssen.

Gestalt.

Trucken Steckrüben haben bletter fast wie die weissen Rüben / doch gletter / mit einem runden stengel / elenbogens hoch / vnnd auch lenger. Die blůmen seind geel / darauß werden schotten / vnd darinn samen. Vnd ist das gantz gewechß dem kleinen Köl seer gleich. Die wurtzel ist gantz lang. Nasse Steckrüben seind den yetzgedachten nit seer vngleich / doch die bletter seind mehr zerkerfft / vō vnden an des stengels biß in die höhe. Die wurtzel ist nit so lang / sonder einer wilden birn gleich / rund / vnd mit vilen zaseln.

Statt irer wachsung.

Steckrüben wachsen gern an kaltē orten / werdē an etlichen ortē seer gebawt.

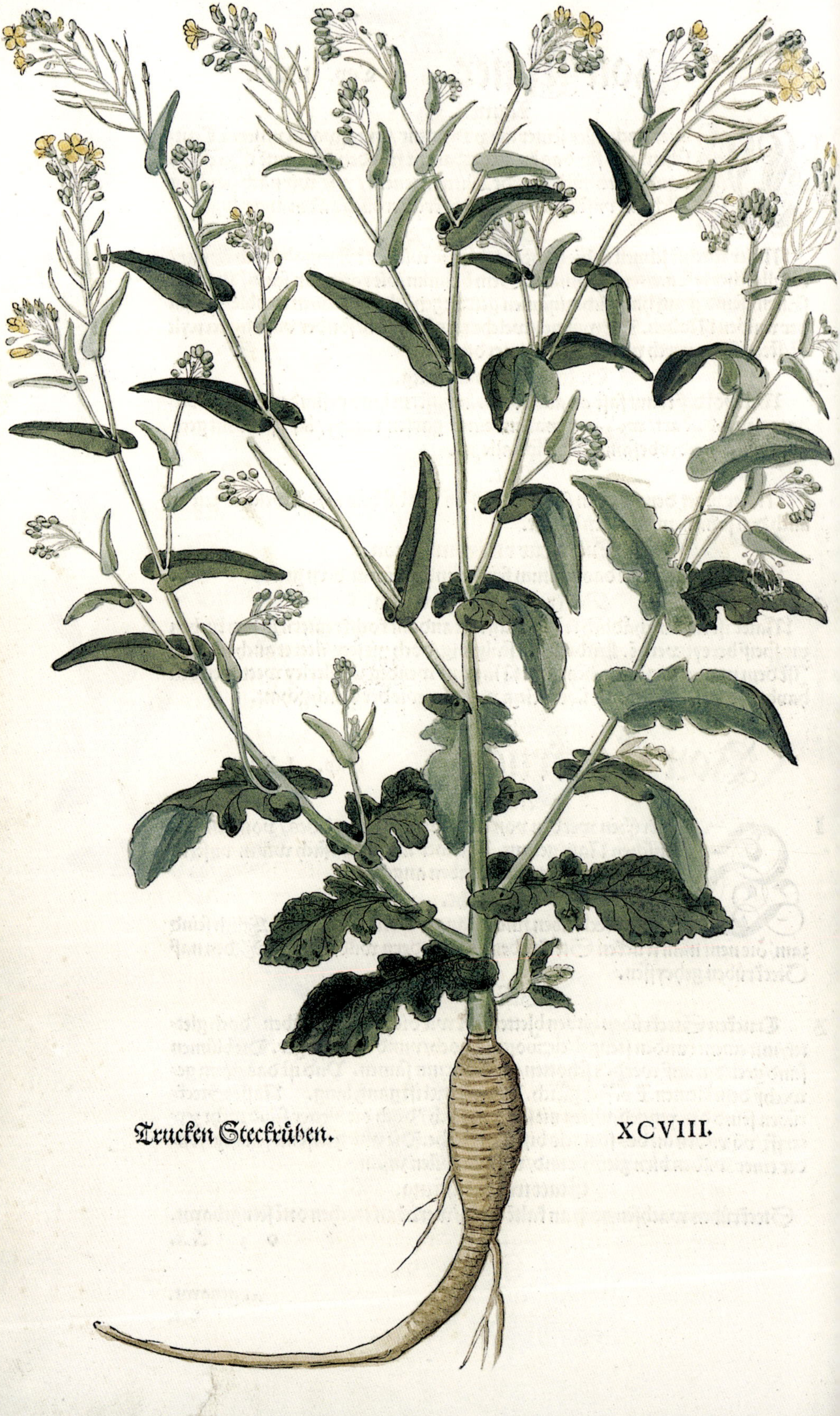

Trucken Steckrüben. XCVIII.

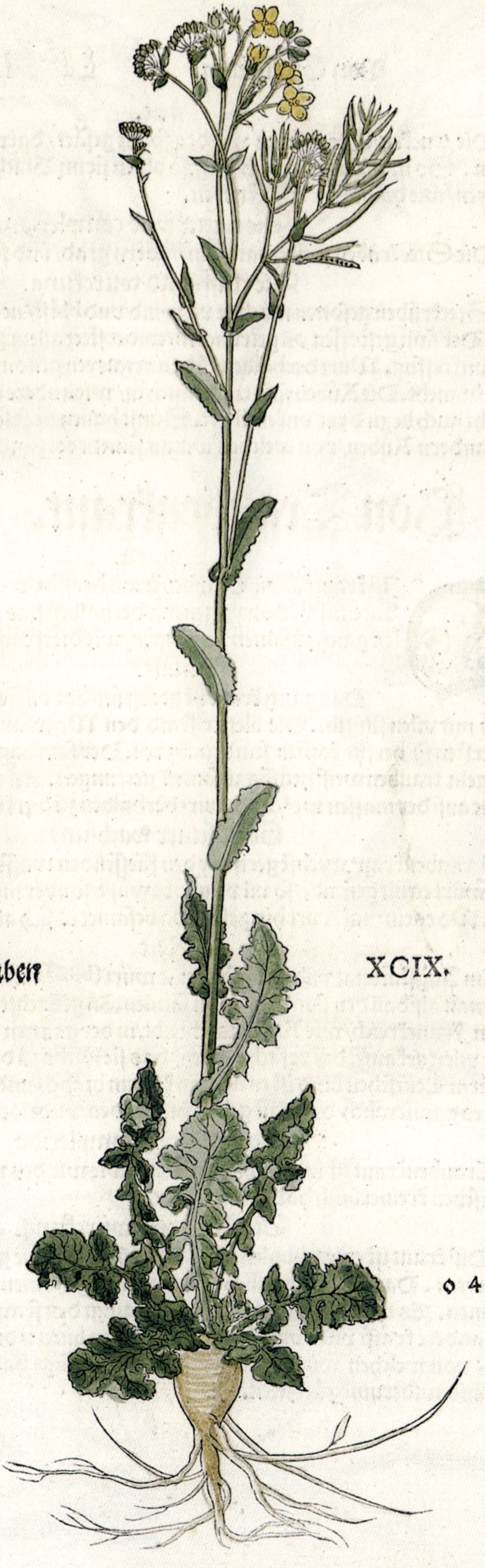

Naß Steckrüben XCIX.

o 4

C Zeit.

Die trucken Steckrüben werden spaat gesäet/darumb sie auch gar spaat blüen. So mans aber zeitlich säet/so blüen sie im Brachmonat/ja zů zeiten im Meyen/wie die nassen Steckrüben.

Die natur vnd complexion.

Die Steckrüben seind warm im andern grad/vnd feücht im ersten.

Die krafft vnd würckung.

Steckrüben gesotten machen vil wind vnd bläst/neeren minder dañ die rüben. Der sam gestossen vñ getruncken/widersteet allem gifft/vñ macht dieselbigen vnkrefftig. Würt derhalben zů den artzneyen genom̃en die man wider das gifft braucht. Die Rüben saltzt man auch jn/wie andere ding. Die Steckrüben machẽ auch begird zur vnkeüscheyt. Sonst haben sie fast gleiche würckung mit den andern Rüben/von welchen wir an seinem ort schreiben wöllen.

Von Traubenkraut. Cap. LXIIII.

Namen.

A DIß kraut so wir Traubenkraut heyssen/würt auff Griechisch vnd Lateinisch Botrys genent/derhalben das sein sam an den stengelen gantz zůsamen getrungen/wie die treüblin/hanget.

Gestalt.

Das gantz kraut ist geelgrün/hat vil steüdlin/vnnd ist außgebreyt mit vilen flügeln. Die bletter seind den Wegwarten blettern seer änlich/die ersten so herfür kom̃en seind gantz rot. Der sam hangt allenthalben an den stengeln traubenweiß heüffig zůsamen getrungen. Es reucht auch das gantz kraut auß der massen wol/vnd würt derhalben zů den kleydern gelegt.

Statt seiner wachsung.

Traubenkraut wechßt gern bey den fliessenden wassern. Aber in vnsern landen würt es nit gefundẽ/so vil vñ mir bewüßt/sonder man můß in gärten pflantzen. Wo es ein mal würt hin gesäet/da besamet es sich alle jar selbs widerumb.

B Zeit.

Im Augstmonat vnd Herbstmonat würt diß Traubenkraut zeitig/darumb soll man alßdañ den samen daruon samlen. Zů gedachter zeit tregt mans zů Paris in Franckreich/wie Ruellius schreibt/in der gantzen statt vmbher/vñ würt von vilen gekaufft der vrsach halben/das sie sölchs zů dem gewandt legen. In vnserm Teütschen land ist es noch in keinem brauch vnd ansehen/der vrsachen das es gar newlich dariñ ist gebracht worden/vnd noch wenig bekant.

Die natur vnd complexion.

Traubenkraut ist warm vnd trucken/wie wir des vrsachen in vnserm Lateinischen kreüterbůch haben angezeygt.

C Die krafft vnd würckung.

Diß kraut ist einer subtilen substantz/vñ zerteylt die groben vnd zähen feüchtigkeyten. Darumb es nützlich ist in wein jngenomen/denen so schwärlich athmen. Es treibt aber auch den harn/bringt den frawen jre kranckheyt/vnd hat andere krafft vnd würckung mehr/so den bittern dingen werden zůgeschriben/von welchen wir an andern orten offt gesagt haben/derhalben on not yetzund widerumb zůerzelen.

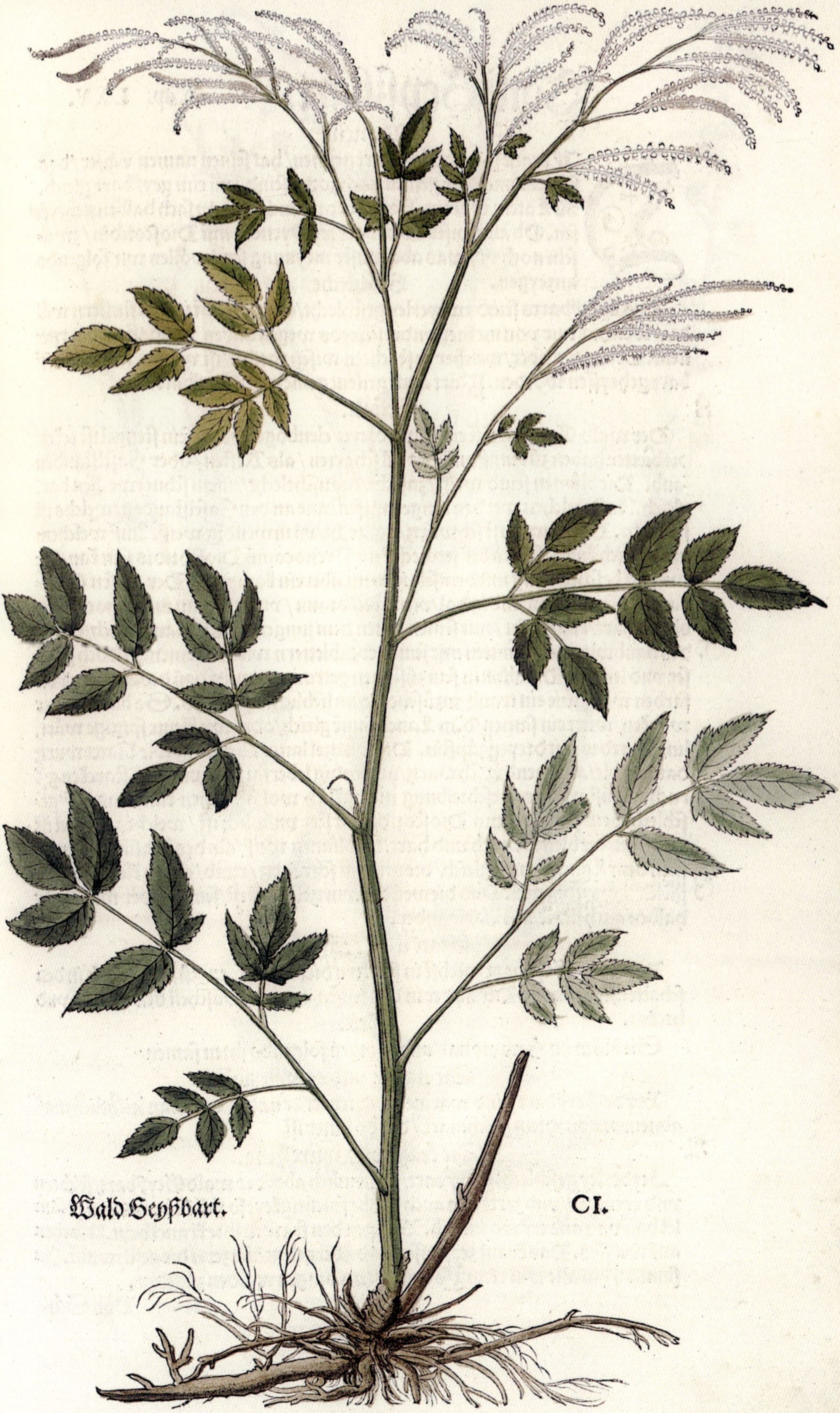

Wald Geyßbart.   CI.

Von Geyßbart. Cap. LXV.

Namen.

A Diß kraut so wir Geyßbart nennen/ hat seinen namen daher/ das seine blůmen der gestalt nach zottet seind/ vñ eim geyßbart gleich. Zů Latein würt es Barba capri/ auch diser vrsach halben geheyssen. Ob aber diser Geyßbart sey Pycnocomũ Dioscoridis/ zweifeln noch vil/ was aber vnser meynung sey/ wöllen wir folgends anzeygen.

Geschlecht.

Des Geyßbarts seind zweyerley geschlecht/ einer wechßt in den finstern wälden/ welchen wir von mehrer vnderscheyds wegen haben wald Geyßbart genent. Der ander aber/ welcher in feüchten wisen wechßt/ ist võ vns wisen Geyßbart geheyssen worden. Würt auch genent gemeyner Geyßbart.

B Gestalt.

Der wald Geyßbart ist ein staud dreyer elenbogen hoch/ sein stengel ist ecket/ die bletter haben zů ringßvmbher vil scharten/ als Kesten/ oder Haselstauden laub. Die blůmen seind weiß/ zasecht/ drauschelecht/ einem schneeweissen bart gleich. Auß welchen werden lange zapffen/ wie an den Haselstauden/ welchs ist sein sam. Die wurtzel ist schwartz/ holtzecht/ vñ inwendig weiß. Auß welchem menigklich kund ist das diß gewechß nit Pycnocomũ Dioscoridis sein kan/ die weil die beschreibung mit demselbigen nit überein kompt. Der wisen Geyßbart hat stengel inwendig hol/ vierecket/ braun/ vnnd etwan manß hoch. Die bletter hart/ runtzlecht/ mit seinen falten dem jungen Birckenlaub gleich/ ein yedes haubtblatt zerschnitten mit seinẽ nebenblettern wie Odermenig/ doch grösser vnd lenger. Die blůmen sein zůsamen getrungen/ mehr dañ des Attichs/ von
C farben weiß/ wie ein traub anzůsehen/ eins lieblichen geruchs. So bald die ver welcken/ würt ein samen/ dem Lauch samẽ gleich/ oder wie kleine spitzige wärtzlin/ ein yedes mit dreyen zäpflin. Die wurtzel lang/ aller ding wie Naterwurtz das weible/ außwendig schwartz/ inwendig leberfarb braun/ eins starcken geruchs. Auß welcher beschreibung menigklich wol abnemen kan/ das diß geschlecht dem Pycnocomo Dioscoridis nit seer vnänlich ist/ welches stengel ist vierecket/ die bletter rauch vnd hart/ die blůmen weiß/ als des Basilien/ der samen dem Lauch samen gleich/ die wurtzel schwartz/ rund/ einem kleinen apffel
D gleich/ inwendig geel. Vnd dieweil die wurtzel bitter ist/ seind sie der würckung halben auch nit weit von einander.

Statt irer wachsung.

Der wald Geyßbart wechßt in finstern dicken wälden/ zů zeiten auch in den schattechten tälern. Der ander in den wisen/ etwan zwüschen den dornen vnd hecken.

Zeit.

Sie blüen im Hewmonat/ vnd bringen folgends jhren samen.

Die natur vnd complexion.

Beyde Geyßbart seind warmer vnd truckner natur/ das man leichtlich mag abnemen von jhrem geschmack/ der do bitter ist.

E Die krafft vnd würckung.

Beyderley geschlecht Geyßbart/ fürnemlich aber der wald Geyßbart/ seübern vnd reynigen/ vnd zerteylen auch grobe feüchtigkeyt so sich in den adern gesamlet hat/ vnd anderßwo im leib. Bringen den frawen jhre kranckheyt. Machen außwerffen. Das kraut zerstossen vnd übergelegt/ verzeret die geschwulst. In summa/ hat alle würckung so den bittern dingen werden zůgelegt.

Von Scha-

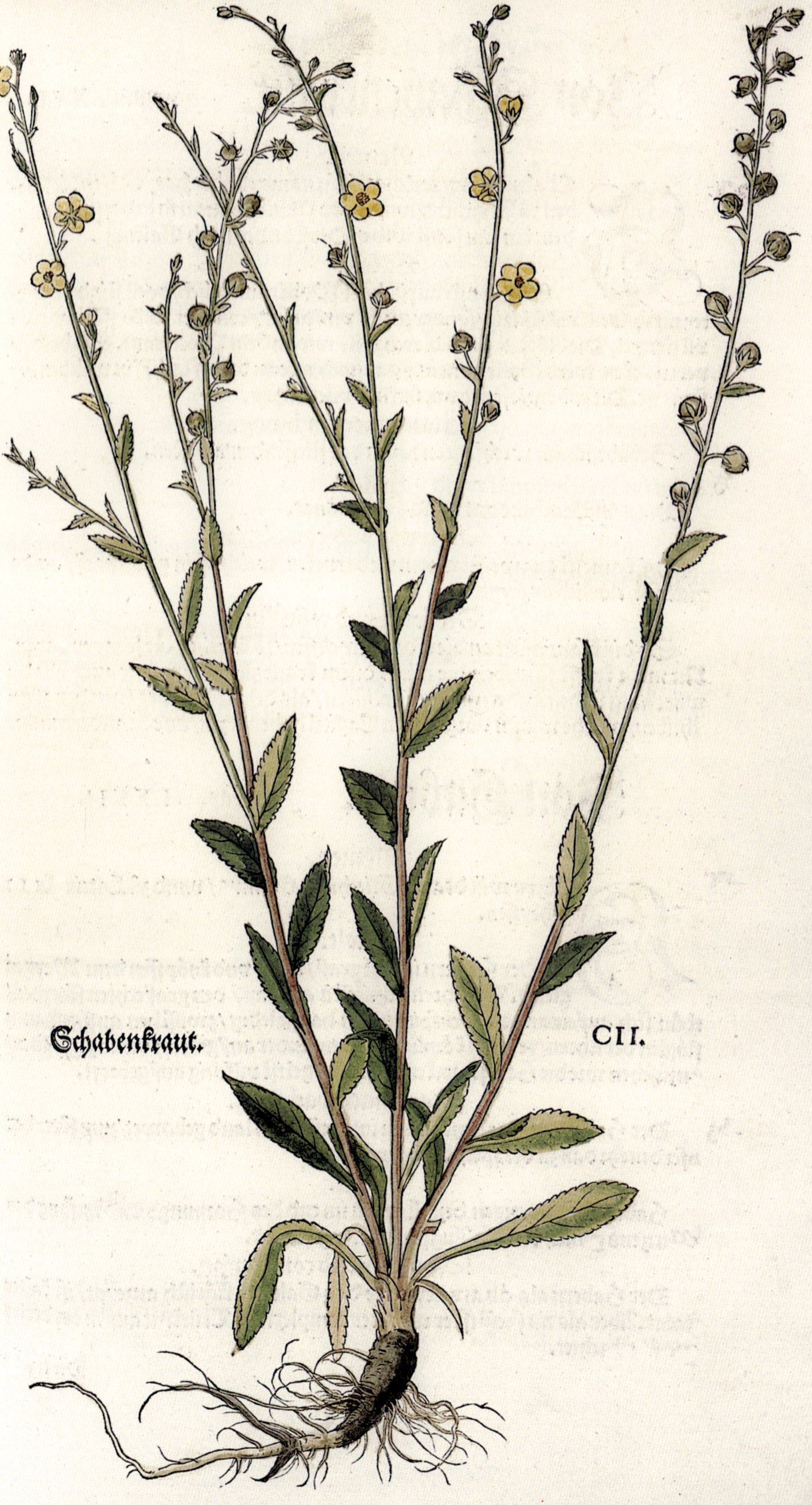

Schabenkraut.

CII.

Von Schabenkraut. Cap. LXVI.

Namen.

A SChabenkraut/welchs seinen namen daher hat/das es die schaben zů sich zeücht/würt vom Plinio Blattaria geheyssen. Es gedencken sein sonst weder Dioscorides noch Galenus.

Gestalt.

Schabenkraut ist dem Wollkraut änlich/doch seind die bletter nit so weiß vnd harig/sonder grün/vnnd ringß vmbher zerkerfft/hat auch vil stengel. Die blůmen seind bleychgeel/wie an dem Wollkraut. So bald sie verwelcken/werdē bollen darauß gar nach wie an dem Flachß/in welchen der same ist. Die wurtzel ist grawlecht/mit vilen zaseln.

Statt seiner wachsung.

Schabenkraut wechßt gern neben den fliessenden wassern.

B Zeit.

Blüet im Brachmonat vnnd Hewmonat.

Die natur vnd complexion.

Diß kraut ist on zweifel warm vnd trucken/welchs sein geschmack/der do bitter ist/klärlich anzeygt.

Die krafft vnd würckung.

So diß kraut würt an die erden geworffen/so kriechen die schaben daran. Nit mehr krafft schreiben die allten disem kraut zů. Aber es hat auch alle die würckung so den andern bittern kreütern/als dem Geyßbart/werden zůgeschriben/welche wir im vorgeenden Capitel haben erzelt/vnd in andern mehr.

Von Habern. Cap. LXVII.

Namen.

A HAbern würdt auff Griechisch Bromus/vnnd zů Latein Auena geheyssen.

Gestalt.

Der Habern ist mit graß/helm vnd knöpffen dem Weytzen gleich. Die ähern schliessen auch auß den graßechten scheyden/thůn sich auseinander. Der spitzig sam hangt ledig/zwüschen auffgethanen flüglen der ähern/ye zwey körnlin neben einander außgebreyt vnnd zerspalten/anzůsehen wie die Hewschrecken. Die wurtzel ist vilfeltig außgebreyt.

Statt seiner wachsung.

B Der Habern würt allenthalben im Teütschen land gebawet/zum fůter der pferd mehr dañ zů der speiß des menschen.

Zeit.

Habern würdt gegen dem Lentzen im end des Hornungs vnd anfang des Mertzens gesäet/vnd im Augstmonat jngesamlet.

Die natur vnd complexion.

Der Habern als ein artzney/wie das Galenus klärlich anzeygt/ist kalter natur. Aber als ein speiß ist er warmer complexion. Trücknet auß in beyderley weiß betrachtet.

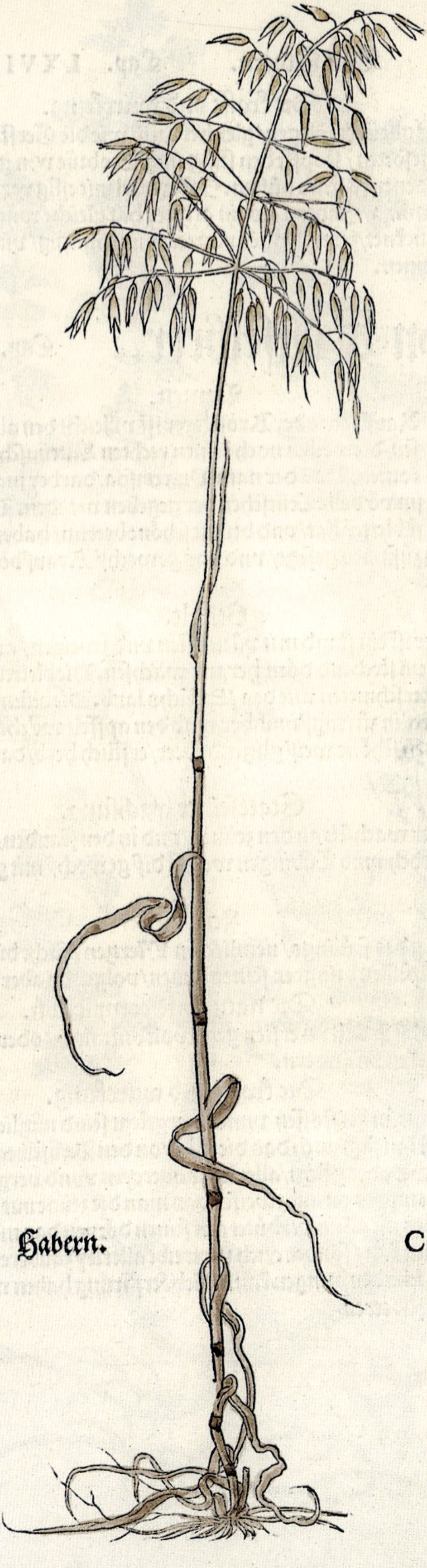

Habern. CIII.

C Die krafft vnd würckung.

Habern ist gůt überzůlegen/ gleicherweiß wie die Gerst. Habernbrey wol bereyt vnnd gesotten/ stopfft den stůlgang. Die brüe von gesotten Habern gesupfft/ist gůt denen so ståts hůsten. Habermeel mit essig vermischt/vertreibt die masen. In summa/Habern als ein artzney hat gleiche würckung mit der Gersten/dañ er trücknet/zerteylt oder verzeert mittelmåssig/ vnnd zeücht auch ettlicher maß zůsamen.

Von Krüselbeer. Cap. LXVIII.

Namen.

A Raußbeer oder Krüselbeer ist villeicht den allten vnbekant gewesen/dieweil es noch keinen rechten Lateinischen namen hat überkom̃en. Dañ der nam Vua crispa/darbey mans yetzund nent/ist jm võ dem Teütschen her gegeben worden. Dañ dieweil es kraus se bletter hat/vnd bringt schône beerlin/ haben die Teütschen dise zween namen zůsamen gesetzt/ vnd das gewechß Kraußbeer/oder Krüselbeer geheyssen.

Gestalt.

Kraußbeer ist ein staud mit vilen åsten vnd zweigen/ an welchen allenthalben vil spitzig vñ stechend dôrn herauß wachsen. Die bletter seind rund/krauß/ zerkerfft vnd zerschnitten wie des Epffichs laub. Die blůmen haben fünff pur-
B purbraune blettlin zů ringß vmbher vmb den apffel/ welcher grůn ist. Auß den selbigen werden schône weiß glitzende beer/erstlich herb/darnach aber wañ sie zeitigen/süß.

Statt seiner wachsung.

Kraußbeer wachsen an den zeünen/vnd in den stauden/hecken/ aber nit allenthalben. Doch vmb Tůbingen wechßt diß gewechß mit grosser menge/ vnd mit hauffen.

Zeit.

Im anfang des frůlings/nemlich im Mertzen/facht diser staud an zů grůnen/vnd im Aprillen bringt er seine blůmen/volgends aber die frucht.

Die natur vnd complexion.

C Diß gewechß ist kalt im ersten grad volkom̃enlich/oder im anfang des andern/vnd trucken im andern.

Die krafft vnd würckung.

Die bletter grůn zerstossen vnnd übergelegt seind nützlich denen so das rotlauff haben. Man sagt auch das die åste von den Krüselbeern für die thür vnd fenster gestrewet oder gelegt/allerley zaubereyen vnnd vergifftung vertreiben. Vnd daher kompt es on alle zweifel/das man die zeüne mit disem gewechß verwaret/dann es nit allein verhůtet mit seinen dôrnen das niemands hinein inn die gůter kom̃en kan/sonder auch vertreibt allerley zauberey vnd vergifftung/ so den gårten schaden bringen kan. Mehr erfarung haben wir auff diß mal nit von den Krüselbeeren.

Von Bal-

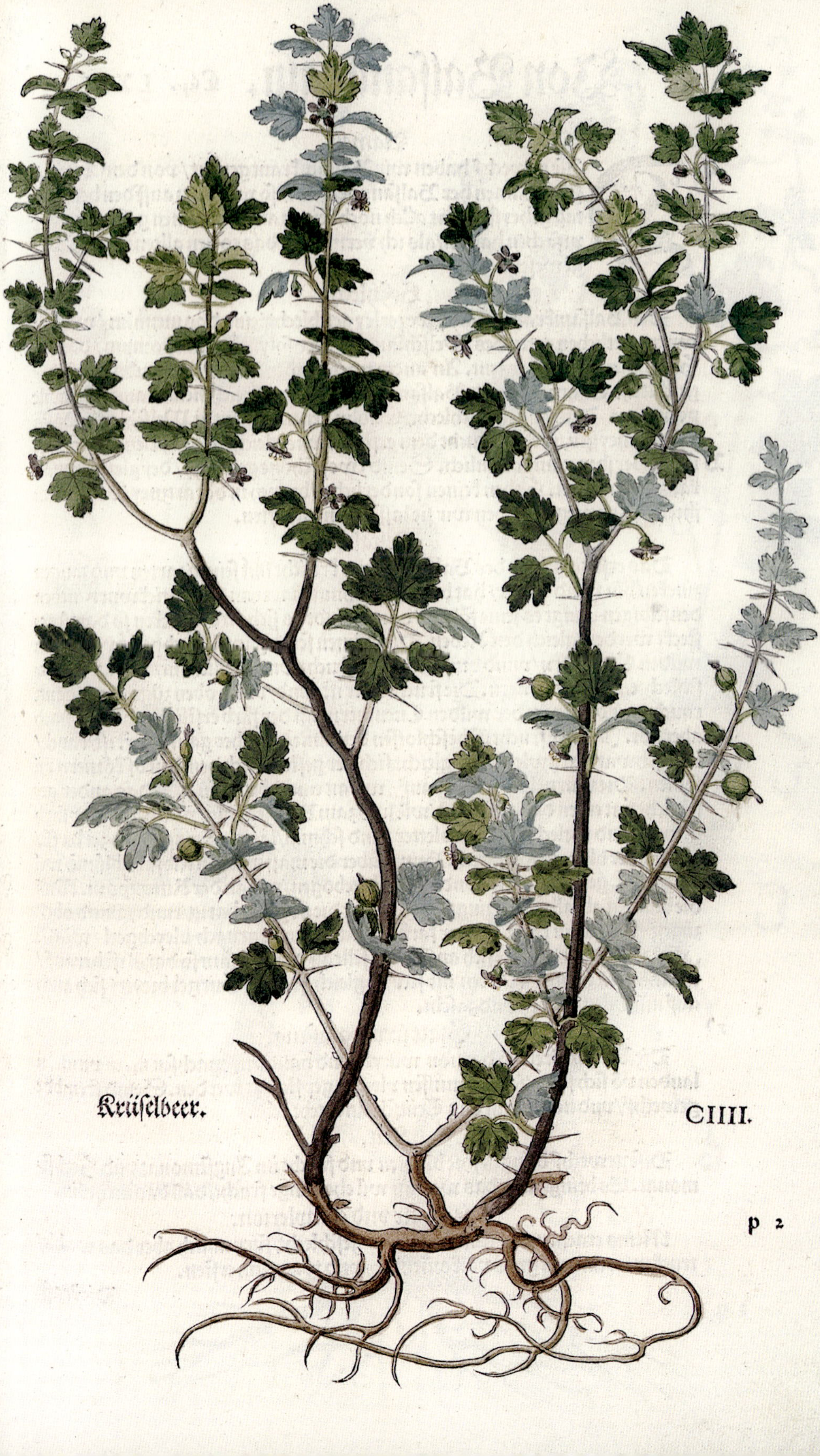

Kreüselbeer. CIIII

p 2

Von Balsamkraut. Cap. LXIX.

Namen.

A Dise gewechß haben wir Balsamkraut genent / von dem Lateinischen namen her Balsamine / dañ also würdt es auff den heütigen tag geheyssen / hat auch noch keinen andern namen gefunden / der vrsachen halben / als ich vermeyne / das es den allten ist vnbekant gewesen.

Geschlecht.

Des Balsamkrauts seind zweyerley geschlecht / eins das mennlin / welches würt an etlichen orten des Welschlands Hierosolymitanum pomum / das ist / Hierusalem apffel / genent. An andern orten aber des Welschlands heyßt diß geschlecht Charantia vnd Balsamina. In Franckreich nent mans Mirabile pomum. Das ander geschlecht / weiblin genent / würt in Welschland Balsaminũ geheyssen / welchs frucht dem ersten etwas gleich ist / doch kleiner. Sonst
B ist es aber jhm gantz vnänlich. Seind zwey schöne gewechß / deßgleichen man kaum finden kan. Haben keinen sonderlichen brauch in der artzney / doch vonn jhrer schöne wegen / haben wir sie lassen contrafayten.

Gestalt.

Das erst geschlecht des Balsamkrauts kreücht mit seinen zarten vnd langen zincken hin vnnd wider / hat bletter zerschnitten wie an der Stickwurtz / neben denselbigen bringt es seine fäden / damit bindt es sich an die stecken so darzů gesteckt werden / gleich den Reben. Die blůmen seind gantz bleychgeel / wie an den wilden Cucumern / vnnd bringen ettlich frucht / vnnd ettlich nit / wie an den geschlechten der Cucumern. Die frucht aber ist rund / vnnd oben zůgespitzt / gantz rauch / wie die frucht der wilden Cucumern / an der farb erstlich grůn / darnach
C aber rot. In diser frucht ist beschlossen der same / welcher gantz breyt ist / rauch / vnd schwartz grawlecht / vergleicht sich der gestalt nach den Kürbßkörnern vñ samen. Die wurtzel breytet sich auß / wie an einem beumlin. Das ander geschlecht hat einen dicken stengel / wie das zam Burtzelkraut / welcher an der farb grůn ist vnd rotlecht. Seine bletter seind schmal / lang / zů ringßvmb zerkerfft / den Felber blettern seer gleich. Bringt über die massen schön leibfarb blůmẽ / welche hinden gekrüñet seind vnd herumb gebogen / wie an der Rittersporn. Wañ die blůmen abfallen / so bringt es ein frucht die ist gantz harig / rund / vnnd oben zůgespitzt wie ein kegel / an der farb erstlich grůn / darnach bleychgeel / welche so sie zeitig würt / thůt sie sich auff / vnd fellt alßdañ der sam so dariñ ist herauß / welcher den kleinen Wicken nit seer vngleich ist. Die wurtzel breytet sich auch auß mit vilen zincken vnd zaseln.

D

Statt irer wachsung.

Die Balsamkreüter daruon wir yetzund handlen / wachsen nit in vnnsern landen võ sich selbs / sonder můssen vleissig gepflantzt werden. Seind frembde gewechß / vnd newlich in das Teütschland gebracht.

Zeit.

Dise gewechß bringen jhre blůmen vnd frucht im Augstmonat vnd Herbstmonat. Es bringt aber das weiblin wil ehe zeitige frucht / dañ das mennlin.

Die natur vnd complexion.

Meins erachtens so seind beyderley geschlecht / fürnemlich aber das weible / trucken im andern grad volkoñenlich / vnd warm im ersten.

Die krafft

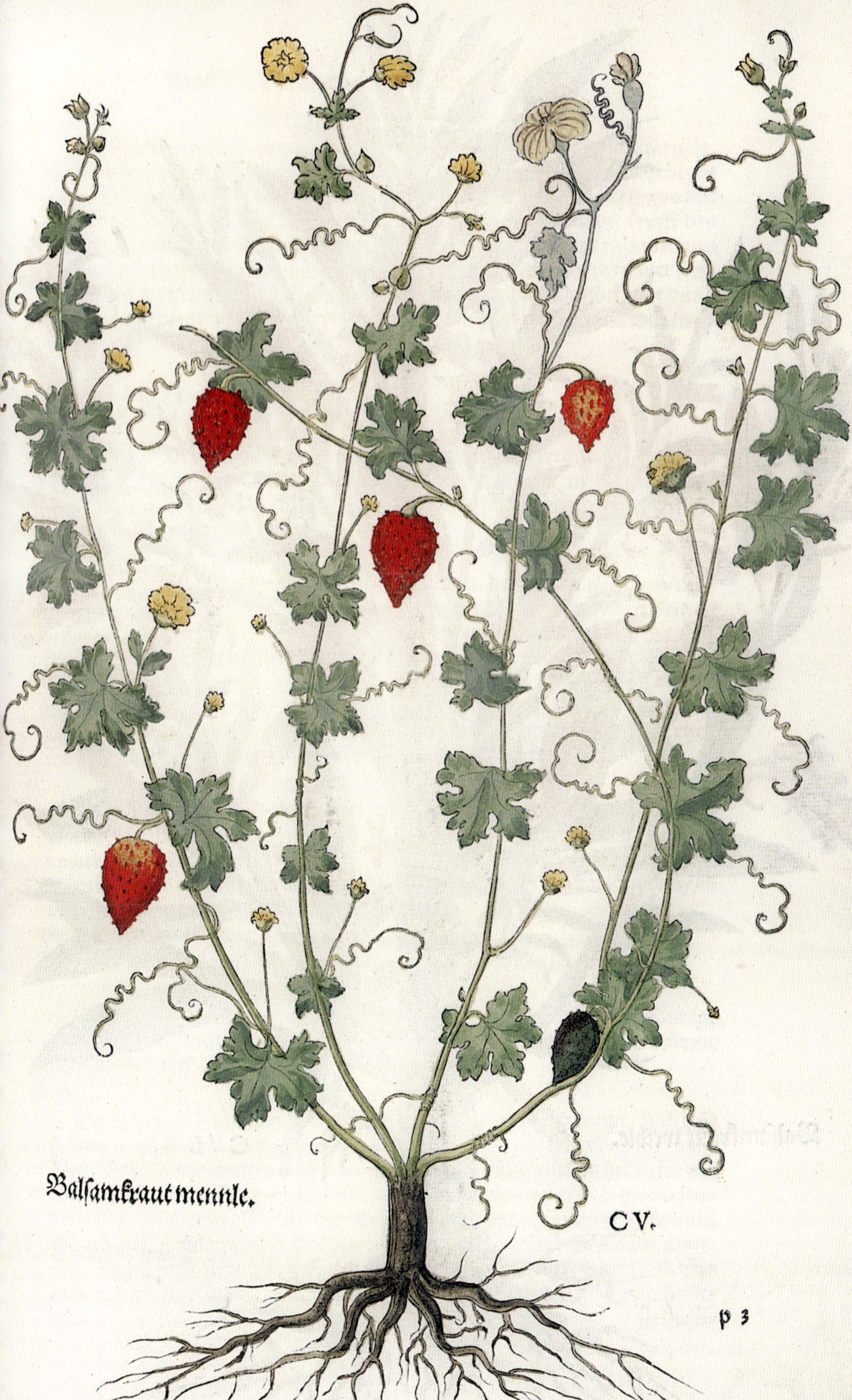

Balſamkraut mennle.

CV.

p 3

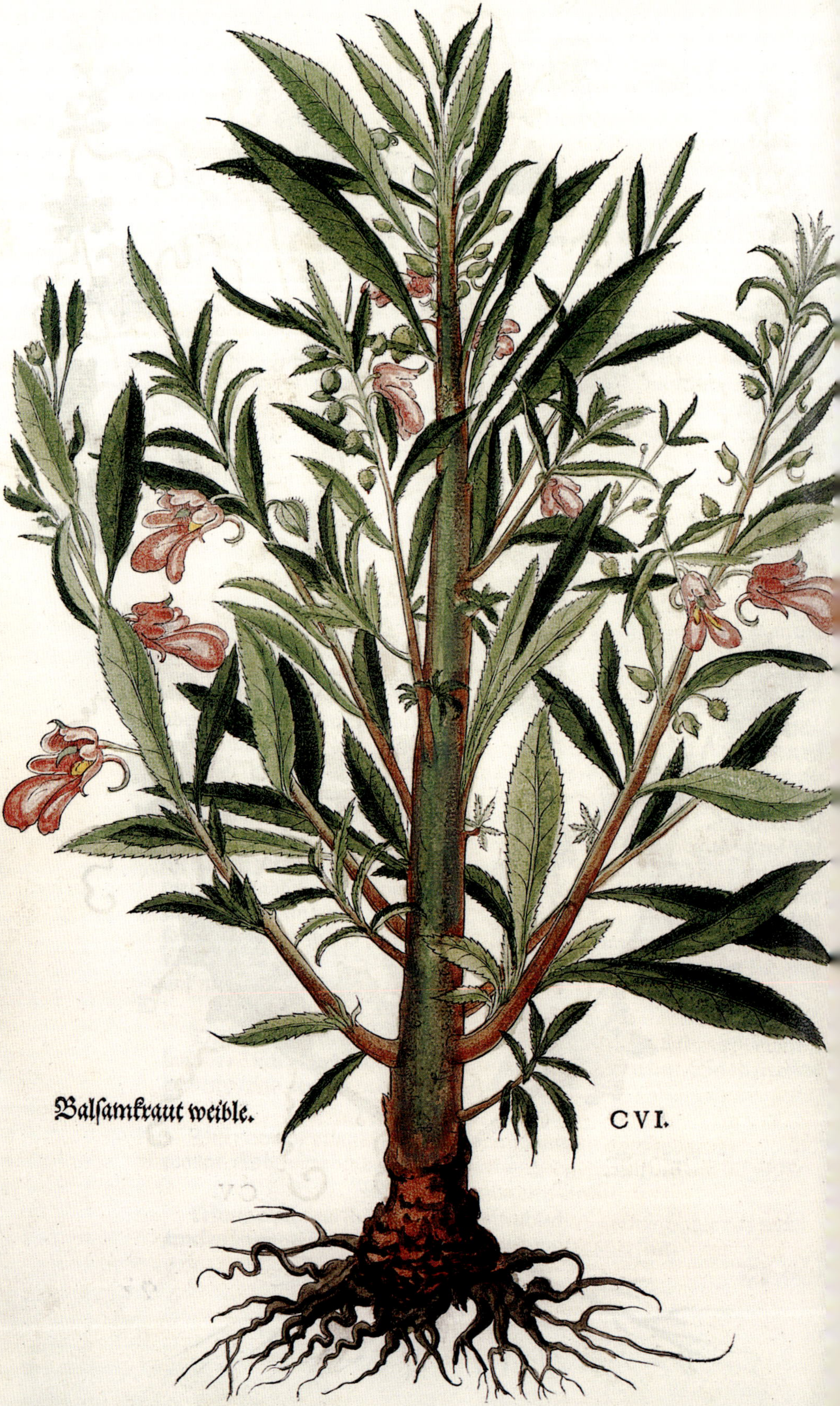

Balſamkraut weible.

CVI.

Die krafft vnd würckung.

E Man hat von disen kreütern/ souil vnd mir bewüßt/ noch nit vil erfarung. Aber auß dem ersten geschlecht macht man ein öl/ diser gestalt: Die frucht beyzt man ettlich tag jn inn öl/ vnnd stelts an die sonnen/ darnach bedeckt mans mit mist/ oder erdtrich/ so lang biß sie erfault. Sölch öl sol darnach die krafft des Balsams haben/ vnd allerley wunden heylen. Vnd daher kompt es das mans Balsamkraut heyßt. Jn summa/ es werden beyde geschlecht wundkreüter sein/ vnd gleiche krafft vnnd würckung haben wie das kraut so Wundtkraut vnnd Forzwang genent würdt/ von welchen wir an seinem ort schreiben wöllen.

Von Süeßholtz. Cap. LXX.

Namen.

A SVeßholtz würt von den Griechischen Glycyrrhiza/ von den Lateinischen Dulcis radix/ in den Apotecken Liquiritia geheyssen. Seinen namen aber hat es von dem sussen safft/ der in der wurtzel begriffen ist.

Gestalt.

Süßholtz ist ein staud/ welche vil äst oder stengel hat zweyer elen hoch/ vnd seind sölche holtzechte gertlin mit schwartzgrünen/ dicken vnnd feyßten blettern bekleydet/ welche im angriff zäch seind/ als weren sie mit gummi beschmiret. Zwüschen dem laub vnd stengel bringt es purpurbraun blümlin/ dem Hyacintho gleich. So sie außfallen/ tringen kleine rauhe kurtze schöttlin hernach/ in welchen zwey oder drey körner verschlossen seind/ den Linsen nit vngleich. Die wurtzel ist lang/ inwendig geel als Buchßbaume holtz/ oder Entzian wurtzel/ etwas herb/ doch süß/ auß welcher zwingt man einen dicken safft.

B Statt seiner wachsung.

Das allerbeste Süßholtz wechst in Cappadocia vnd Ponto. Vnd zwar es wechst nit das ergest vnd geringst in vnserm Teütschen land. Dañ der Babenbergisch acker würt sonderlich gelobt das er vns Süßholtz gnůgsam mitteylen kan. Wo es ein mal würt hin gepflantzt/ do kreücht es hin vnd wider/ vñ mag nit wol mehr außgereütet werden.

Zeit.

Blüet im Hewmonat/ vnd würt sein same im Herbst gesamlet.

Die natur vnd complexion.

Süßholtz ist der menschlichen natur gantz angenem vnnd gleichförmig. Darumb es ein zimliche werme hat/ ja ist gar nach mittelmässig der werme halben. Sonst ist es feüchter natur.

C Die krafft vnd würckung.

Der safft von Süßholtz/ so man denselbigen in den mund nimpt/ vnd laßt jn selber zerschmeltzen vnd im halshinab schleichen/ miltert vñ lindert die rauhe kelen. Er bekompt auch wol dem hitzigen magen/ vnnd allerley gebresten der brust/ vñ der leber. So er mit süssem wein getrunckẽ würt/ heylet er die verseerten blasen/ vñ allerley gebresten der nierẽ. So man gedachtẽ safft zerlaßt/ lescht er den durst. Bekompt auch wol den wunden/ so er darumb gestrichen würt. Die wurtzel frisch in wasser gesotten/ hat allerley würckung wie der safft. So sie aber gedörrt würt vñ zů puluer gestossen/ vñ in die wunden gestrewt/ heylet

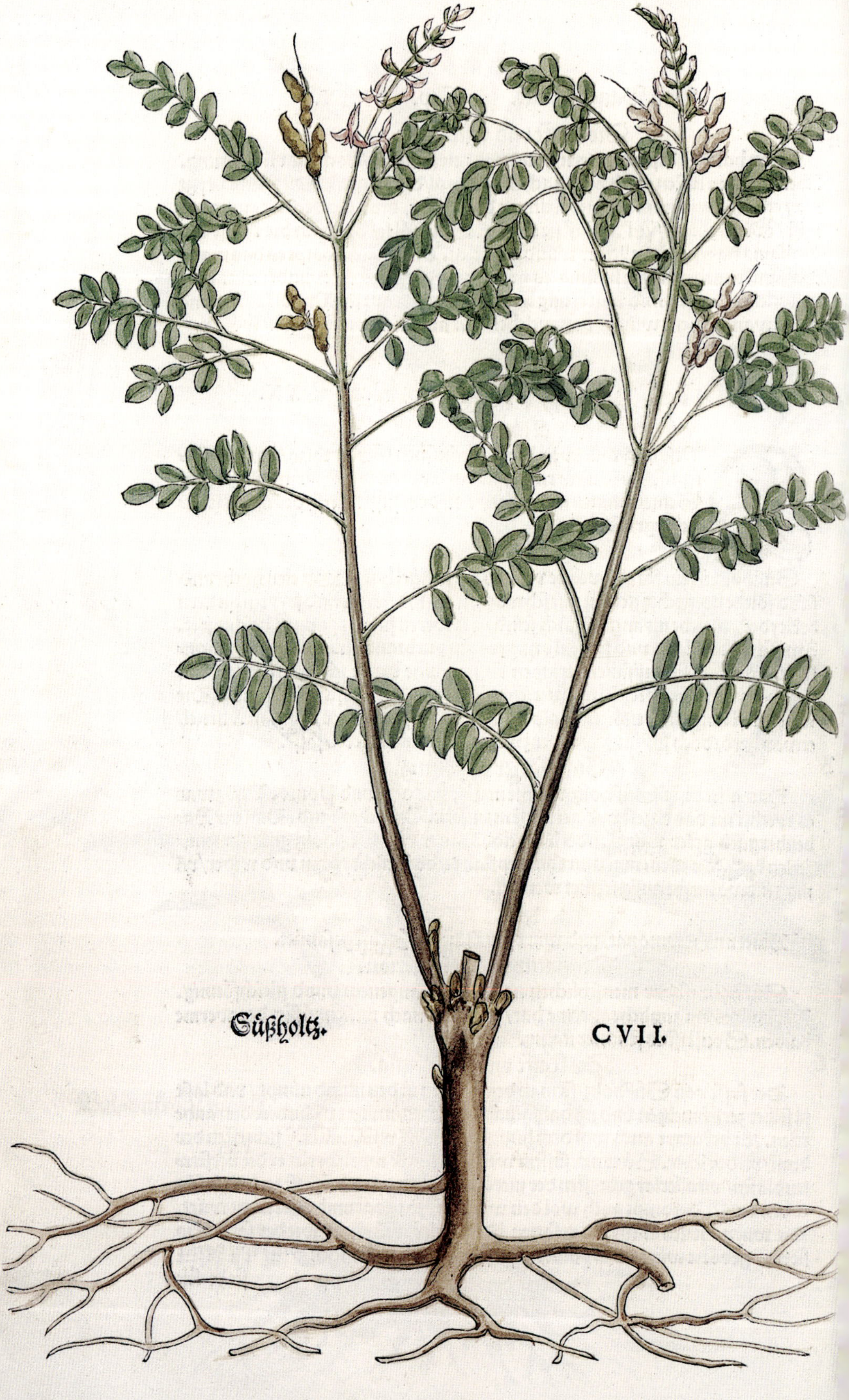

Süßholtz. CVII.

sie dieselbigen. Man mag auch Süßholtz / dieweil es dem magen gantz dienstlich ist / zů allerley artzney / dem magen / der lungen / leber / blasen vnd nieren zůgehörig / brauchen. Soll demnach billich von menigklich das Süßholtz werdt geacht vnd gehalten werden.

Von Braunwurtz. Cap. LXXI.

Namen.

A Braunwurtz würt sunst auch Sauwurtz / vnd groß Feigwartzenkraut geheyssen. Auff Griechisch würt sie Galeopsis genent / zů Latein Vrtica labeo. In Apotecken heyßt mans Scrophulariam maiorem / Ficariam / vnd Castrangulam. Vrsach sölcher namen haben wir zum theyl in vnnserm Lateinischen kreüterbůch erzelet.

Gestalt.

Die Braunwurtz ist mit seinem stengel vnd blettern der Nessel nit vngleich / doch seind die bletter ettwas gletter / vnd eins starcken geruchs / in sonderheyt so mans zerreibt. Die stengel tragen jhre kleine braune blůmlin am gipffel / wie die hole schneckenheüßlin / oder helm / die werden zů runden gespitzten köpflin / voller samen. Die wurtzel ist weiß / mit vilen knoden vnd zincken.

B Statt seiner wachsung.

Braunwurtz wechst gern hinder den zeünen / an alltem gemeür / vnnd bey den wassern.

Zeit.

Braunwurtz blüet im Brachmonat vnd Hewmonat / zů welcher zeit man sie samlen mag.

Die natur vnd complexion.

Braunwurtz ist subtiler substantz / trücknet / zerteylt / macht dünn.

Die krafft vnd würckung.

C Die bletter / safft / stengel vnd samen zerteylen allerley geschwulst / verzeren die herte kröpff / vnd ormützel / so mans mit essig vermischt vnnd zerstoßt / des tags zweymal lawlecht übergelegt. Man mag auch gedachte bletter / stengel vñ samen sieden / vnd die geschwulst darmit bäen. Die bletter zerstossen vnnd mit saltz übergelegt / heylen die faulen vnnd vmb sich fressende geschwär / vnnd den krebs. Der safft von Braunwurtz vertreibt die röte des angesichts / auch deren so schier für außsetzig gehalten werden / so man das angesicht darmit wäscht. Das puluer von Braunwurtz heylet vnnd trücknet die feigwartzen. Der sam auff ein quintlin schwer jngenomen / tödtet vnd treibt auß die würm.

Von Wal-

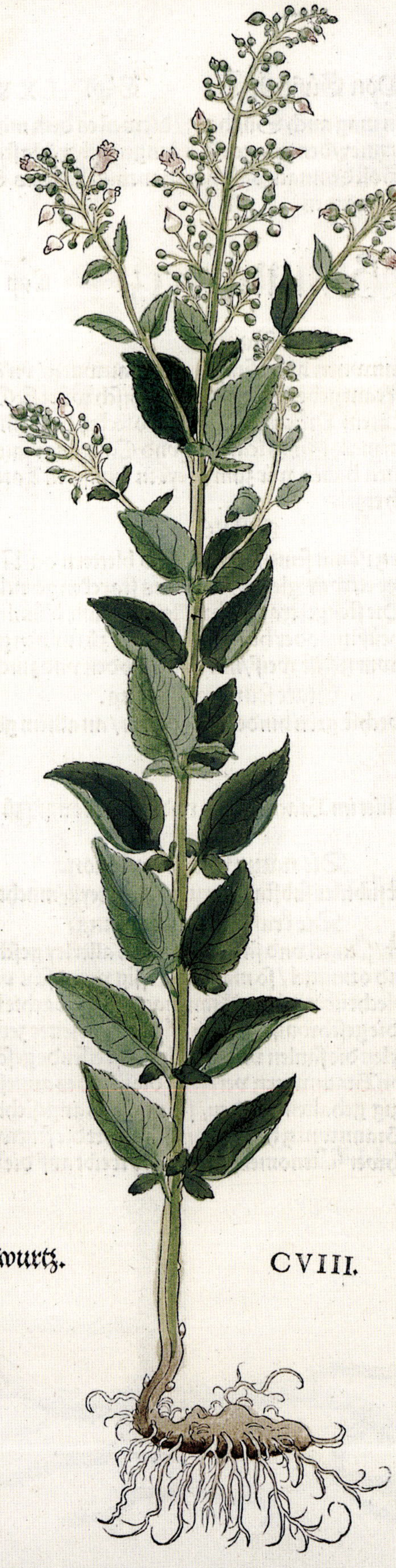

Braunwurtz. CVIII.

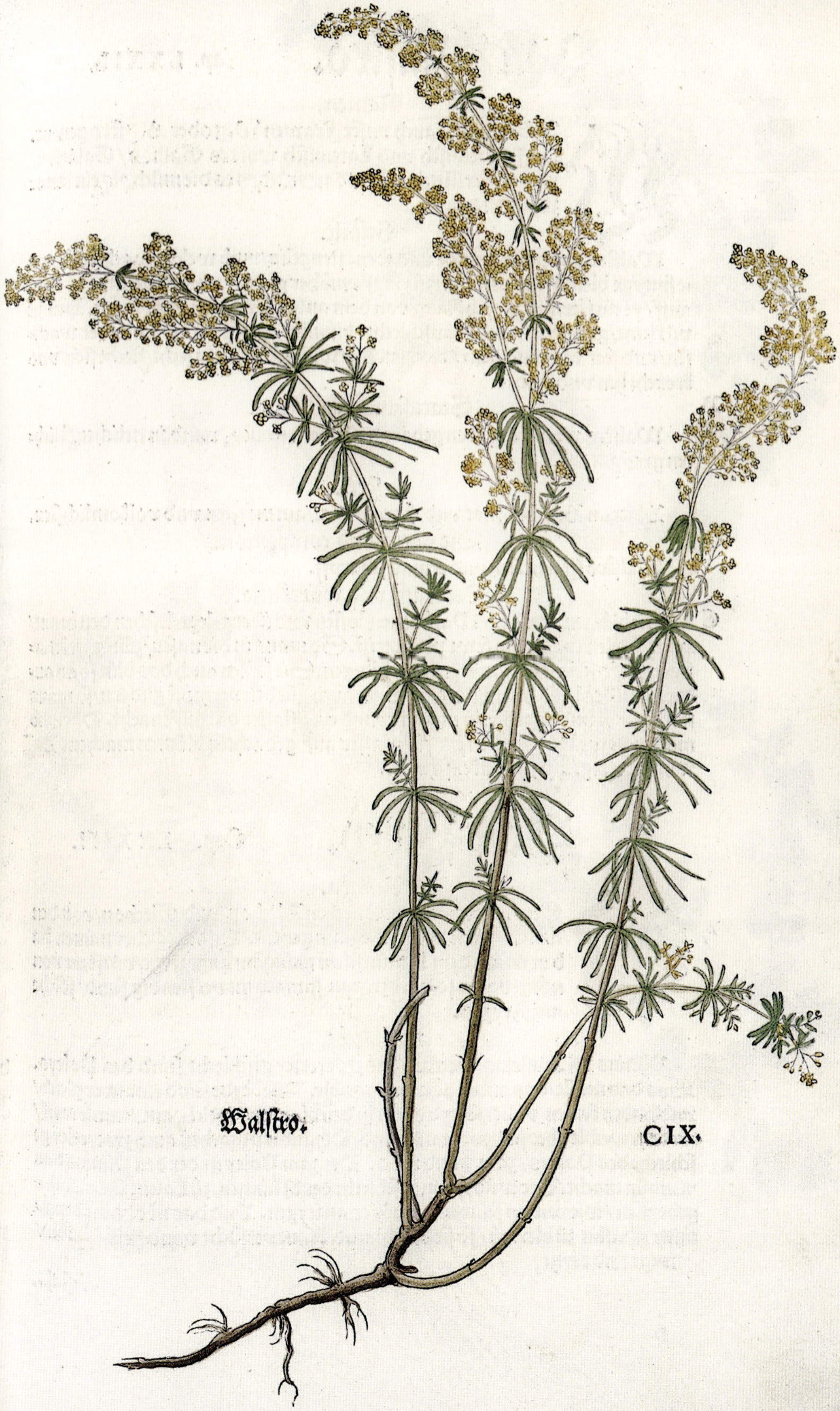

Walstro.

CIX.

Von Walstro. Cap. LXXII.

Namen.

A W Alstro würdt auch vnser Frawen Weg oder Bettstro genent. Auff Griechisch vnd Lateinisch würt es Gallion / Galation / vnd Galeriū geheyssen / darumb das es die milch als ein renne zůsamen tringt.

Gestalt.

Walstro hat dünne runde vnd ebene stengelin / vmb welche wachsen schmale spitzige blettlin als ein rädle zů ringß vmbher gesetzt / von vnden an biß oben auff / ye ein sternlin gleychßlang von dem andern / wie am Klebkraut. Bringt vil kleine / geele / dicke vnd drauschlechte blůmlin / deren vil bey einander wachsen / vnd seer wol vnd starck riechen. Die wurtzel ist seer zasecht / flecht sich / vnd kreücht hin vnd wider.

B Statt seiner wachsung.

Walstro wechst auff den gebawten feldern / wisen / vnnd in ettlichen feüchten graßgärten.

Zeit.

Blüet im Brachmonat vnd Hewmonat / am meysten vnd volkomlichsten.

Die natur vnd complexion.

Walstro ist trucken / vnd etwas scharpff.

Die krafft vnd würckung.

C Die blůmen von dem Walstro zerstossen vnd übergelegt / leschen den brant / vnnd heylen was vom fewr verseret ist. So mans in die nasen / zůuor zerknütschet / stoßt / stellen sie das blůten derselbigen. Sie stellen auch das blůt so an andern ortē des leibs herauß fleüßt. Sein auch gůt den vermůtē glidern / so mans mit rosenöl vnd wachs vermischt / vnnd ein pflaster darauß macht. Darumb mag man wol den můden ein fůßwasser auß gedachten blůmen machen. Die wurtzel erregt lust zur vnkeüscheyt.

Von Poley. Cap. LXXIII.

Namen.

A P Oley würt von den Griechen Blechon / vnd Glechon / von den Lateinischen aber Pulegium genent. Vrsach sölcher namen haben wir in dem Lateinischen gnůgsam angezeygt / vn̄ ist nit von nöten denen so diser zweyer spraach nit verstendig seind / sölche anzůzeygen.

Geschlecht.

Plinius vn̄ Apuleius schreiben das zweyerley geschlecht seind des Poleys. Eins das meñle / das ander aber das weible. Dise beyde seind einander gleich / vnd haben keinen vnderscheyd dann in den blůmlin / welche am mennle weiß / an dem weible aber purpurbraun seind. Die andern machen auch zweyerley geschlecht des Poleys / zam vnnd wild. Der zam Poley ist der den Plinius das mennlin macht. Der wild ist ein geschlecht der Müntzen / zů Latein Calaminthæ geheyssen / wie wir an seinem ort wöllen anzeygen. Vnd das ist das die demůtigen schäflin zů blerren / so sie das blüend kraut versůcht vnnd gessen haben / bewegt vnd reytzt.

Gestalt.

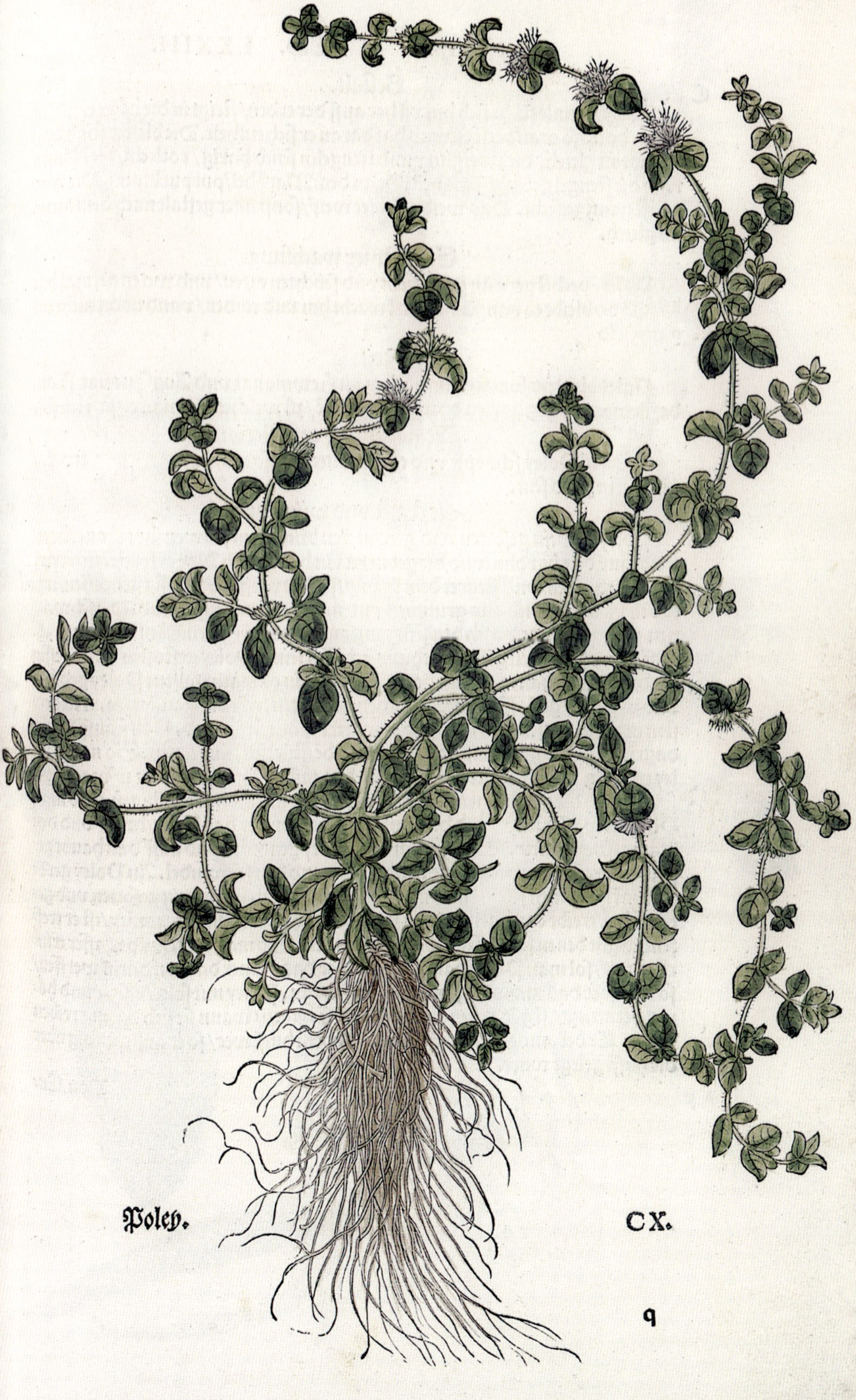

Poley. CX.

C

Gestalt.

Poley mennle flicht sich hin vñ her auff der erden/ steigt in die höhe eins elen bogen hoch/ so er anderst etwas hat daran er sich enthelt. Die bletter seind dem Maioran gleich / die zweiglin vnnd stengelin seind harig / rotlecht/ die blůmen vmb die stengel geringß vmbher wie an dem Marobel/ purpurbraun. Die wurtzel ist gantz zasecht. Das weiblin blüet weiß/ sonst aller gestalt nach dem mennlin gleich.

Statt seiner wachsung.

D Poley wechßt gern an gebawten vnd feüchten orten/ vnd wo es ein mal hin kompt/ do bleibt es hangen/ vnnd kreücht hin vnd wider / vnnd überzeücht ein gantz feld.

Zeit.

Poley blüet im summer/ nemlichen im Hewmonat vnd Augstmonat/ so ander kreüter der hitz halben dorren vñ welckẽ/ zů welcher zeit man es samlen sol.

Die natur vnd complexion.

Dieweil Poley scharpff vnd etwas bitter ist/ so můß er warm vnd trucken im dritten grad sein.

Die krafft vnd würckung.

E Poley in wein gesotten vnd getruncken bringt den frawen jhre kranckheyt/ treibt auß das bürdlin/ vnd die gebürt. Mit hönig vnd Aloe getruncken/ reyniget er die lungen/ vnd steüret dem krampff. Mit wasser vnd essig genom̃en/ legt er den vnwillen vnd das grimmen vnd nagen im magenschlund. Die schwartzen gallen treibt er durch den stůlgang auß. In wein getruncken / kompt er zů hilff denen so võ den gifftigen thiern gebissen seind. Poley gestossen vñ mit essig für die nasen gehalten/ bringt herwider die so in onmacht fallen. Poley gedört vnd zů puluer gestossen/ oder zů äschen gebrent/ sterckt das zanfleysch. Mit gersten maltz gestossen vnd übergelegt/ miltert er allerley brand. Poley auff die podagrische glider gelegt biß das sie rot werdẽ/ stilt den schmertzen. So man Poley mit saltz überlegt / bekompt es wol den miltzsüchtigen. Poley in wasser ge-
F sotten/ vnd die glider darmit gewäschen/ legt das iucken derselbigen. So man Poley in wasser seüdt/ vnd darinnen sitzt/ benimpt er das bläen/ herte/ vnd den krampff der můtter. Ein krentzlin auß Poley gemacht/ vnd auff das haubt gesetzt/ vertreibt den weetagen desselbigen/ vnnd den schwindel. An Poley gerochen/ ist gůt denen so ein kalt vnd feücht hirn haben. Mit wein gesotten vnd getruncken/ treibt den harn/ vñ den stein der nieren. Mit essig genom̃en/ ist er treffenlich gůt denen so die fallenden sucht haben. So man vngesund wasser trincken můß/ sol man Poley dariñ legen / oder das puluer daruon dariñ werffen/ so macht er das mans on schaden trincken kan. Poley mit saltz / essig vnnd hönig vermengt/ ist gůt denen so den krampff haben/ wann sie sich darmit reiben lassen. Er bekompt auch treffenlich wol dem hüfftwee/ so er außwendig über die hüfft gelegt würt.

Von En-

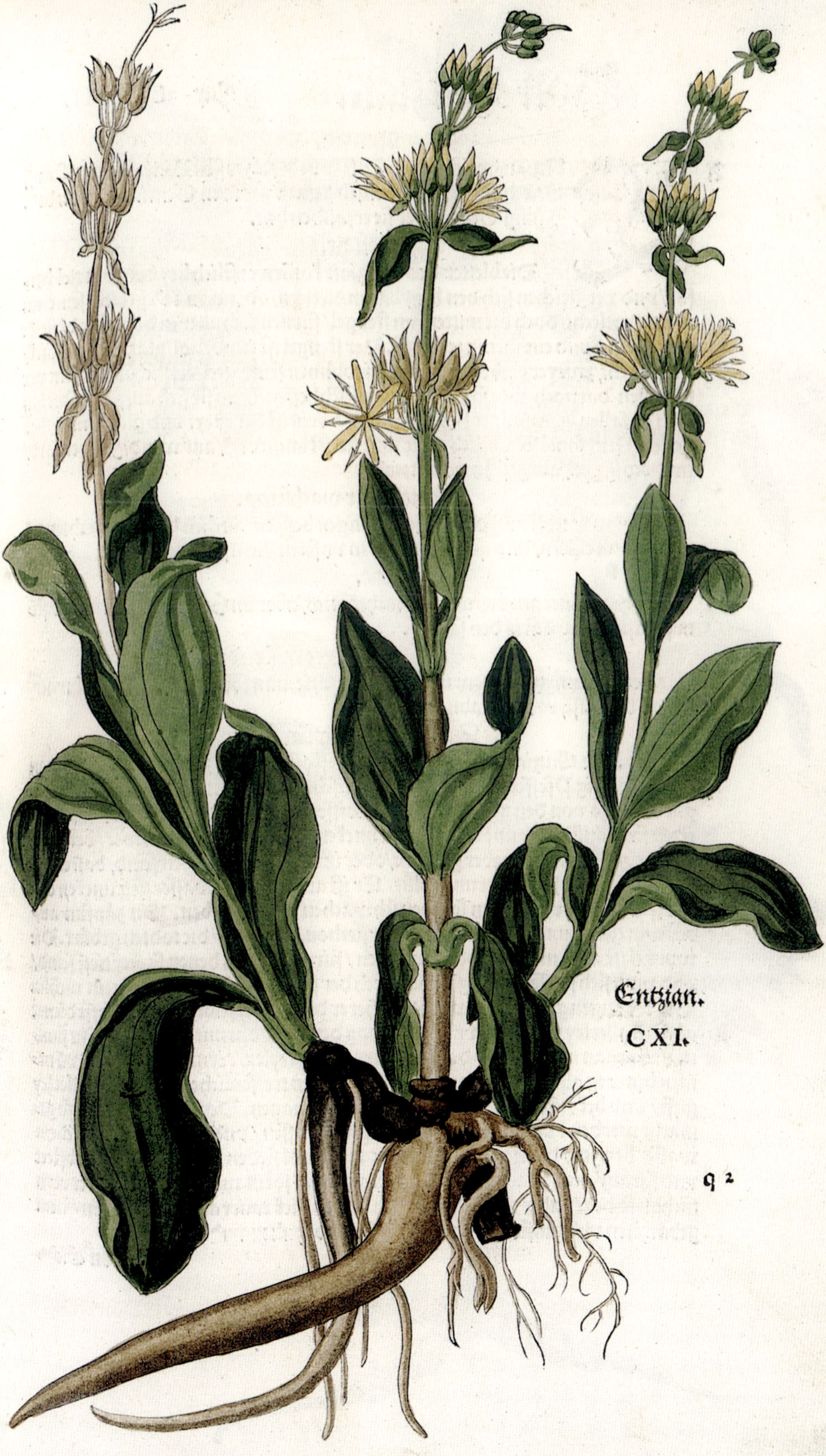

Entzian.

CXI.

Von Entzian. Cap. LXXIIII.

Namen.

A Entzian/welche auch sonst würdt geheyssen Bitterwurtz/ist auff Griechisch vnd Lateinisch genent worden Gentiana / von dem Künig Gentio/der sie erfunden hat.

Gestalt.

Die bletter des Entzian komen erstlich bey der wurtzel herfür/vnd vergleichen sich den Nußbaum blettern/oder dem Wegerich/seind ein wenig rotlecht/doch die mitten am stengel/fürnemlich aber in der höhe desselbigen / steen/seind ein wenig zerkerfft. Der stengel ist rund/hol/glat/fingers dick/knöpffecht/zweyer elnbogen hoch. Die blůmen seind geel/erstlich in hülßlin verschlossen/darnach aber so sie gar herauß schlieffen/thůn sie sich auff. So die blůmen abfallen/gewindt er kleine schäflin/dariñ ist der breyt vnd glat samen/der geelen Veiel samē seer änlich. Die wurtzel ist lang/dick/außwendig erdenfarb/inwendig geel/am geschmack bitter.

B Statt seiner wachsung.

Entzian wechst auff den hohen lüfftigen bergen/auch in den schattechten vñ wässerigen tälern/vnd ist seer gemein in vnserm Teütschen land.

Zeit.

Entzian blüet am vesten im Brachmonat/aber im Hewmonat bringt er seine schäflin/vnd dariñ den samen.

Die natur vnd complexion.

Entzian wurtzel ist warm vñ trucken/wie man sölchs auß dem geschmack/der do bitter ist/wol kan abnemen.

Die krafft vnd würckung.

C Gedörrte Entzian wurtzel zů puluer gestossen / vnd zwey quintlin daruon mit ein wenig Pfeffer vnd Rauten vermischt in wein getruncken/ist treffenlich gůt denen so von den gifftigen thiern gebissen seind. Ein quintlin des außgetruckten safft auß der grünē wurtzel getruncken/vertreibt das seitenwee / bekompt wol denen so hoch herab gefallen/oder inwendig gebrochen seind/dañ er zerteylt vñ füret auß das gerunnē blůt. Er ist auch gůt mit wasser getruncken den lebersüchtigen/ vnd denen so einen schwachen magen haben. Ein zäpflin auß der wurtzel gemacht/vnd in die můter gethon/treibt auß die todten gebürt. Die wurtzel ist auch nützlich zů den wunden / fürnemlich zů denen so seer tieff seind/vnd vmb sich fressen. Deßgleichen auch der safft/welcher so er in einem tüchlin über die augen geschlagen würdt/leschet er die hitz derselbigen. Der safft dienet
D auch zů allerley vngestalt vnd befleckung der haut/darmit bestrichen. In summa/Entzian wurtzel vnd der safft daruon/zerteylen/reynigen/seubern/ vñ nemen hinweg allerley verstopffung. Seind ein treffenliche artzney für allerley gifft / vnd bekomen seer wol dem schwachen magen. Der safft sol aber also gemacht werden: Man sol die grüne wurtzel stossen / vnd fünff tag in frischem wasser beytzen / darnach mit einander recht wol sieden / biß die wurtzel obsteet vnd fürauß geet. Nachdem so das erkaltet ist / sol mans durch ein sauber reyn tüchlin seihen/vnd von newem sieden/ biß es dick würt als hönig/ vñ in einem gebachnen vnd glasierten steinigen geschirr behalten vnd verwaren.

Von Gicht-

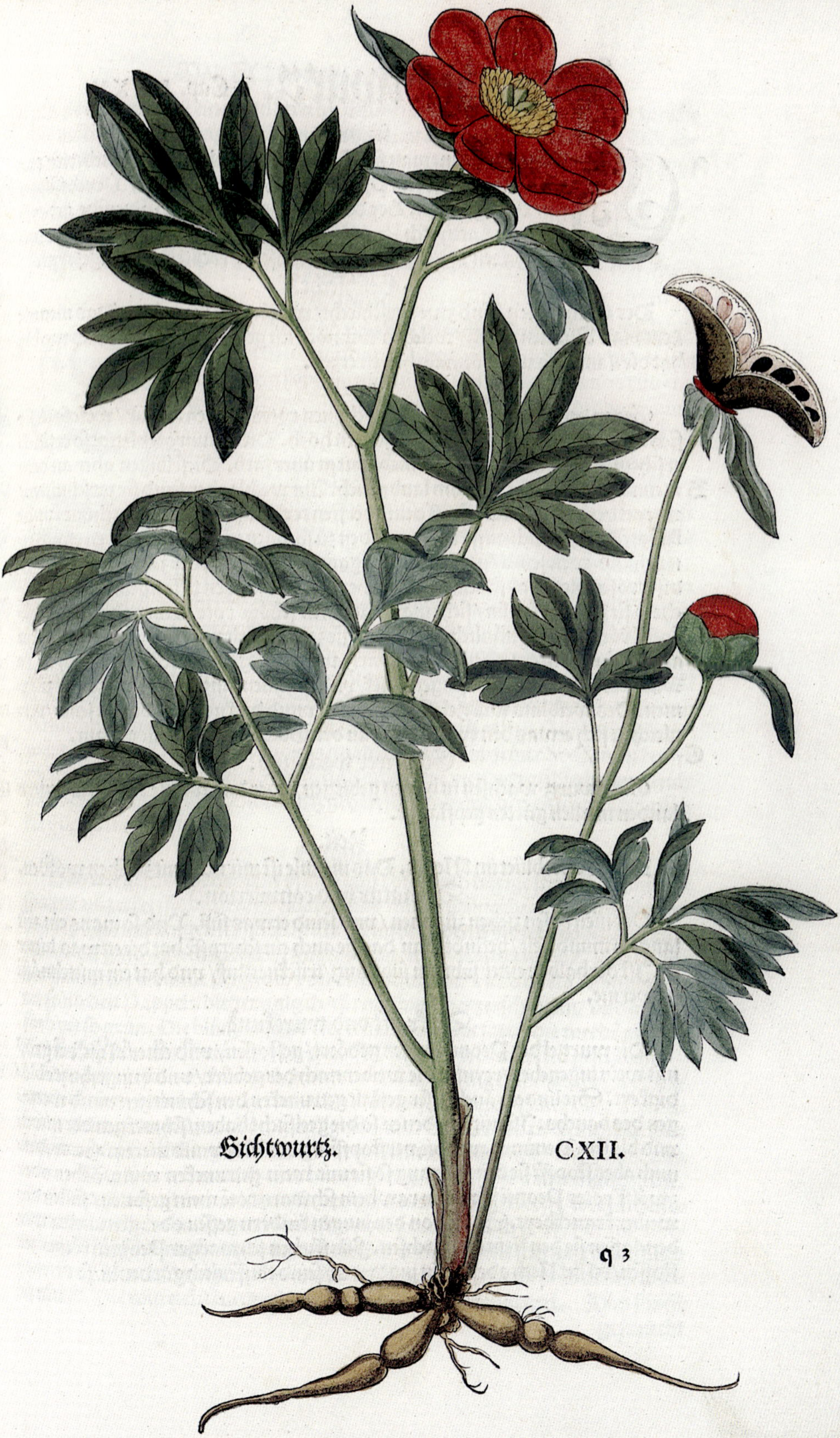

Sichtwurtz. CXII.

Von Gichtwurtz. Cap. LXXV.

Namen.

A Gichtwurtz nent man sonst auch Peonien blůmen/ Benedicten rosen/ Benignen rosen/ Pfingst rosen/ Peonien rosen/ Venedisch rosen/ Künigßblům. Bey den Griechen würdt sie Glycisíde geheyssen/ auff Lateinisch Pæonia/ vnd Casta herba. Vrsachen diser namen haben wir in vnserm Lateinischen kreüterbůch angezeygt.

Geschlecht.

Der Gichtwurtz seind zwey geschlecht/ weible vnd mennle. Das mennle nent man Niniuenwurtz/ welches wir noch nit gesehen haben. Das weible hat die namen so wir vormals haben erzelt.

Gestalt.

Gegen dem frůling stossen sie die schönen roten dolden herfür/ welche so sie sich auff thůn/ werdē darauß stengel elen hoch. Die braunrote bletter so erstlich erscheinen/ ferben sich dann ye mehr mit grüner farb. Dieselbigen aber an dem B mennle seind dem Nußbaum laub gleich. Am weible aber seind sie zerschnitten/ wie an dem Liebstöckel. Auff dem öbersten teyl der stengel komen schöne runde knöpff/ die thůn sich auff/ vnnd werden zů schönen roten rosen/ deren ettlich einer hand weit seind/ inwendig mit gantz geelem har oder zaseln geziert. So diser rosen bletter abfallen/ wachsen hernach hülsen den Mandeln gleich/ welche so sie sich auff thůn/ sicht man darinnen schöne rote körner/ den Granatöpffel körnern nit vnänlich. Sölche so sie zeitig vñ alt werden/ gewinnen sie ein andere farb/ vnd werden gar schwartz außwendig/ inwendig aber weiß. Die wurtzel des mennlins ist fingers dick/ vnd spannen lang/ weiß/ vñ zeücht zůsamen. Des weiblins wurtzel ist knöpffecht/ vnnd die knöpff so daran seind/ vergleichen sich etwas den eycheln/ wie an der Goldwurtz mennle genant.

C Statt irer wachsung.

Gichtwurtz wachsen in hohen gebirgen/ aber das weible würdt in vnsern landen in allen gärten gepflantzt.

Zeit.

Das weible blüet im Meyen. Das mennle ist mir noch nit zůsehen worden.

Die natur vnd complexion.

Peonien rosen ziehen zůsamen/ vnd seind etwas süß. Vnd so mans ein zeit lang im mund helt/ befindt man das sie auch ein scherpffe hat die ettwas bitter ist. Ist derhalben einer subtilen substantz/ trücknet auß/ vnd hat ein mittelmässige werme.

D Die krafft vnd würckung.

Die wurtzel der Peonien rosen gedört/ gestossen/ vnd einer Mandel groß mit wein jngegeben/ reynigt die weiber nach der gebürt/ vnd bringt jhn jre blödigkeyt. Sie lindert auch diser gestalt getruncken den schmertzen vnnd weetagen des bauchs. Ist nützlich denen so die geelsucht haben/ schmertzen der nieren vnd blasen. Benimpt auch die verstopffung der leber vnnd nieren. Herwiderumb aber stopfft sie den stůlgang so sie mit wein getruncken würt. Zehen oder zwölff roter Peoniē körner in rawhem schwartzrotē wein gesotten/ stillen der weiber kranckheyt. So sie von den jungen kindern gessen oder getruncken werden/ lassen sie den stein nit wachsen. Fünffzehen schwartzer Peonien körner zerstossen/ vñ in Meth oder wein jngegeben/ seind treffenlich gůt denen/ so vermeynen sie

E nen sie werden von einem andern im schlaff getruckt/ vnd den weibern welche die müter übersich steigt. Die wurtzel sol man an hals hencken für die fallende sucht/ welches Galenus erstlich/ vnnd nach jhm vil haben bewäret/ vnd war genommen.

Von Storckenschnabel. Cap. LXXVI.

Namen.

A Storckenschnäbel seind von den Griechen vnnd Lateinischen genent worden Gerania/ darumb das sie am obersten teyl des stengels bringen ein köpfflin mit langen schnäbelin/ nit anderst dann die Krench/ oder Storcken. Vnnd daher kompt es/ das zů vnsern zeiten würdt Rostrum ciconiæ geheyssen/ das ist/ Storckenschnabel.

Geschlecht.

Der Storcken oder Kranchschnäbel seind sechserley geschlecht. Das erst hat seer lang schnäbel/ vnd oben zůgespitzt wie ein nadel/ würt derhalben Acus pastoris/ das ist/ Hirten nadel/ vnd Acus muscata genent. Auff Teütsch aber
B heyßt mans in sonderheyt Storckenschnabel. Das ander geschlecht mit den Pappeln blettern/ würt von ettlichen Pes columbinus geheyssen/ auff Teütsch Taubenfůß/ vñ Schartenkraut. Das dritt/ welchs bletter dem Műterkraut/ oder Kerbelkraut gleich seind/ würdt herba Roberti/ oder Robertiana/ das ist Ruprechtßkraut genent. Das vierdt geschlecht mit den tieff außgeschnitnen blettern/ darmit es von den andern möchte vnderscheyden werden/ haben wir Kranchhals geheyssen. Das fünfft/ welchs bletter hat dem Hanenfůß gleich/ würdt Gratia Dei/ das ist/ Gottes gnad genent/ vmb seiner heylsamen krafft willen. Das sechst/ welchs der gestalt nach dem vierdten gschlecht seer gleich ist/ doch grösser/ würdt Blůtwurtz geheyssen/ darumb das es über die massen krefftig ist im blůt stellen.

C

Gestalt.

Das erst geschlecht hat von vnden auff rote vnnd harige stengel/ kleine zerspaltne vñ zerkerffte bletter. Seine blůmlin seind presilgenbraun/ darauß werden köpfflin mit langen schnäbelin als die nadeln/ den Storcken oder Krenchschnäbeln gleich. Die wurtzel ist fingers lang/ weiß/ rund/ vnd süß. Das ander hat zarte vñ dünne stengelin/ von vnden auff rot/ vnnd harig. Seine bletter seind den Pappeln blettern gleich/ zů ringß vmbher zerschnitten/ vnd an der farb nit so grün. Die blůmlin seind seer klein vñ purpurfarb/ die werdẽ auch zů kleinen köpfflin mit schnäbelin/ doch nit so lang als an dem ersten geschlecht.
D Das dritt geschlecht hat auch gantz rot vñ harig stengel/ mit seinen gleychen/ vnnd ist eines vnlieblichen geruchs. Die bletter seind dem Műter oder Kerbelkraut gleich. Die blůmen seind presilgenbraun/ die werden zů kleinen harigen köpfflin mit schnäbelin geziert. Die wurtzel ist inwendig grün/ vnd zeücht zůsamen. Das vierd hat auch rote harige stengelin wie die andern geschlecht. Die bletter seind vil mehr vnd tieffer außgeschnitten vnd zerkerfft/ wie ein hendlin mit vilen fingerlin. Deren blůmẽ seind braunrot/ zimlich groß/ darauß werden auch köpfflin mit harigen schnäbelin/ in welchen so sie sich auff thůn/ findt man fünff körner zů ringß vmher vmb das schnäbelin wachsen/ welche sein same seind. Die wurtzel ist inwendig weiß/ vnnd außwendig geel. Das fünfft

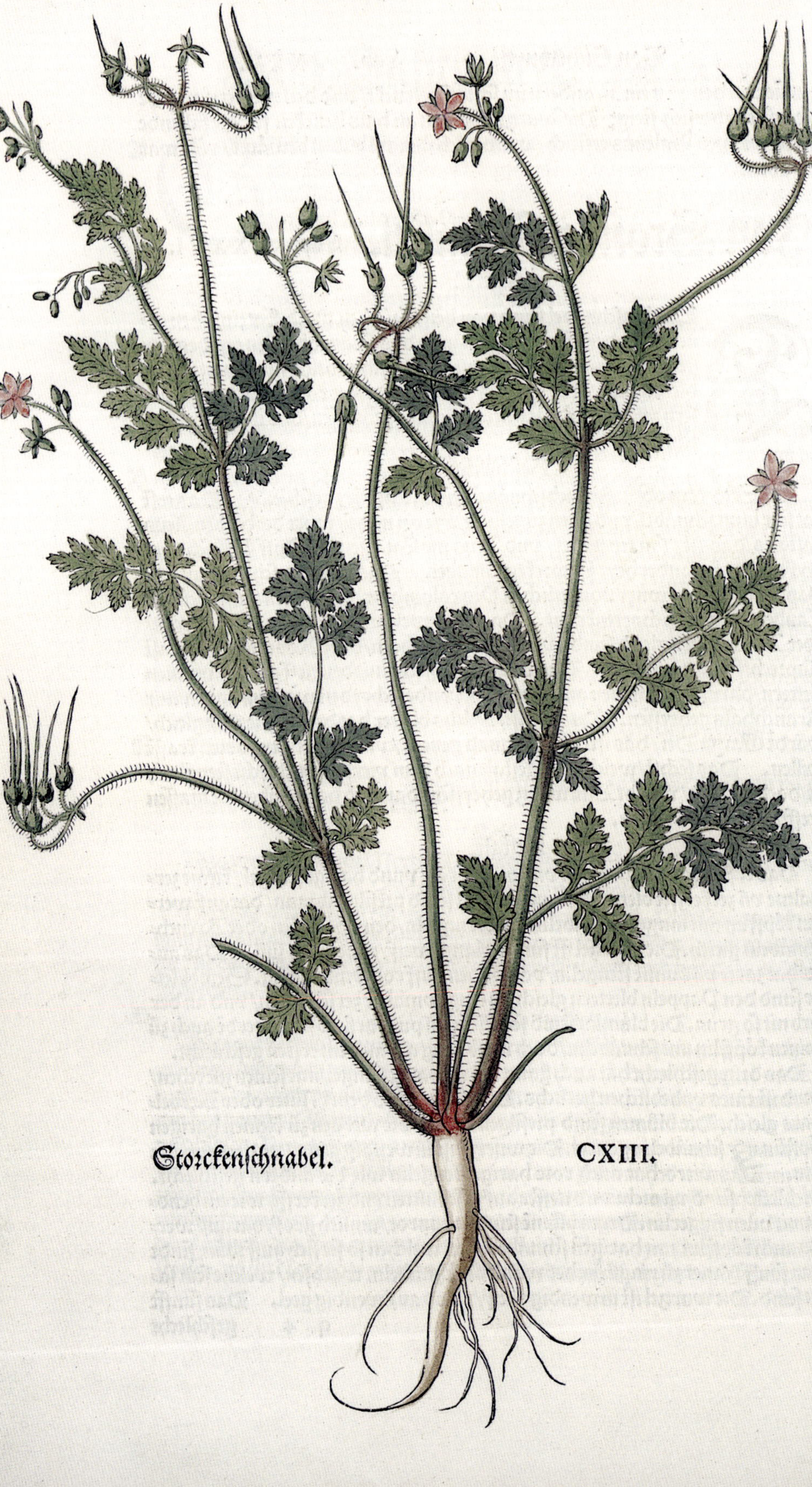

Storckenschnabel. CXIII.

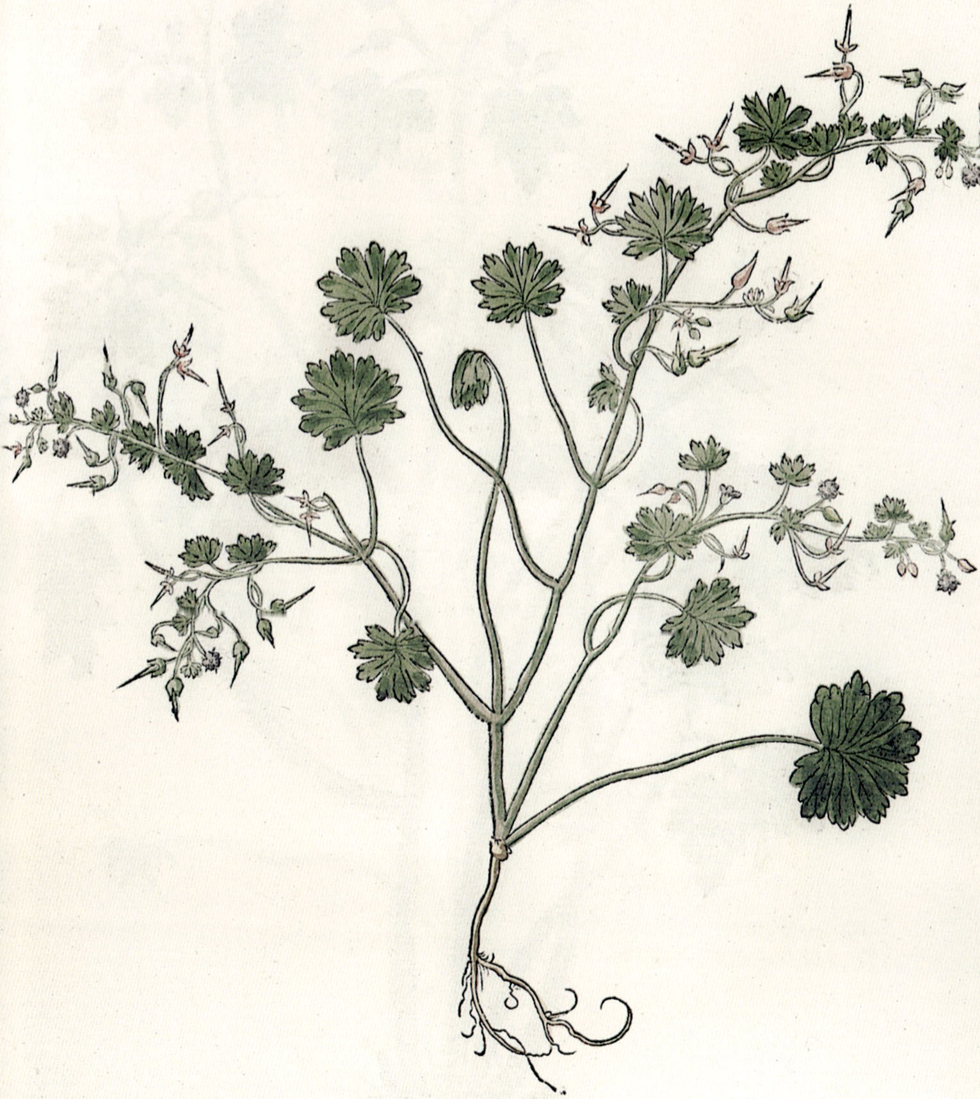

Daubenfüß.

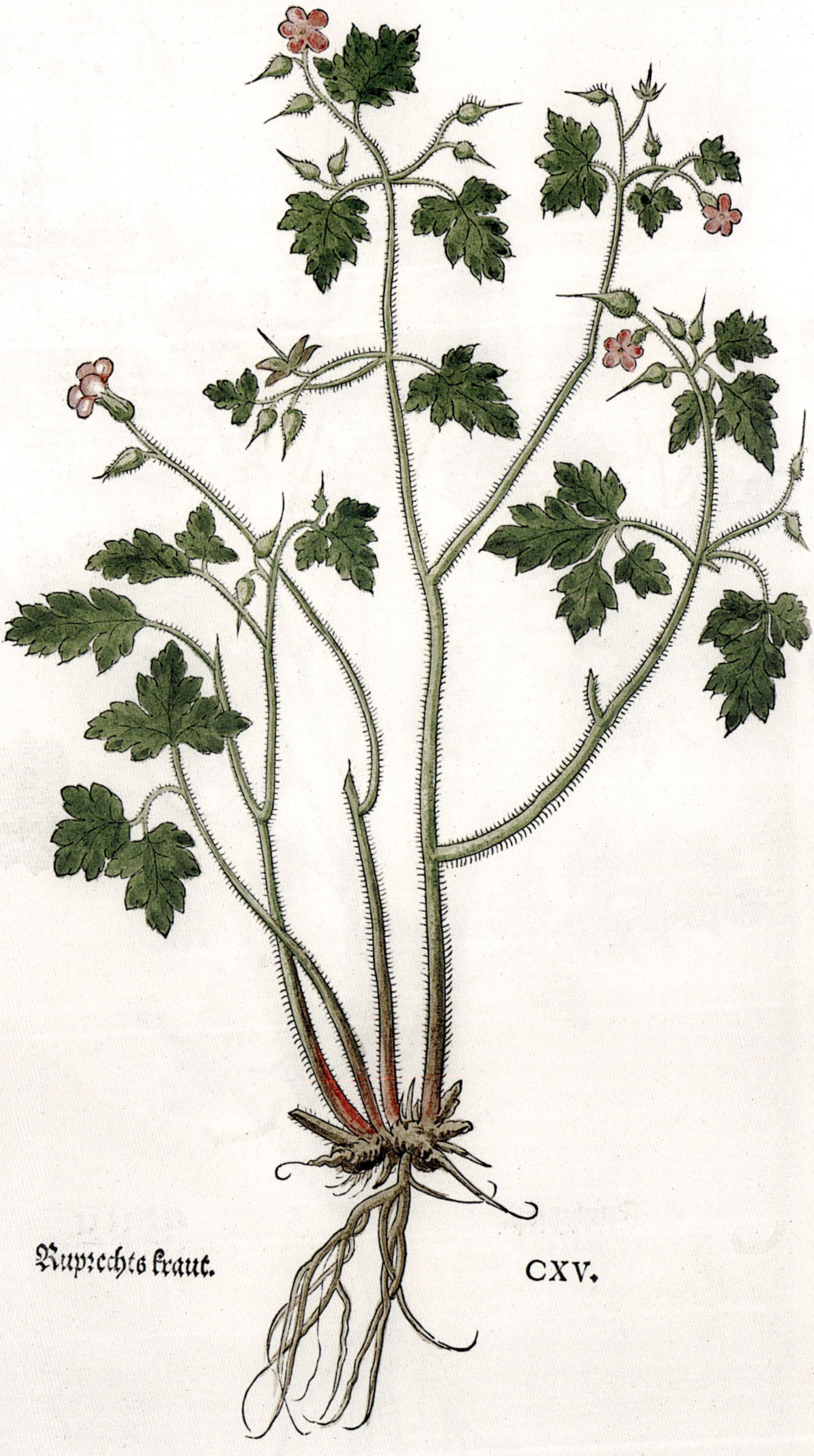

Ruprechts kraut. CXV.

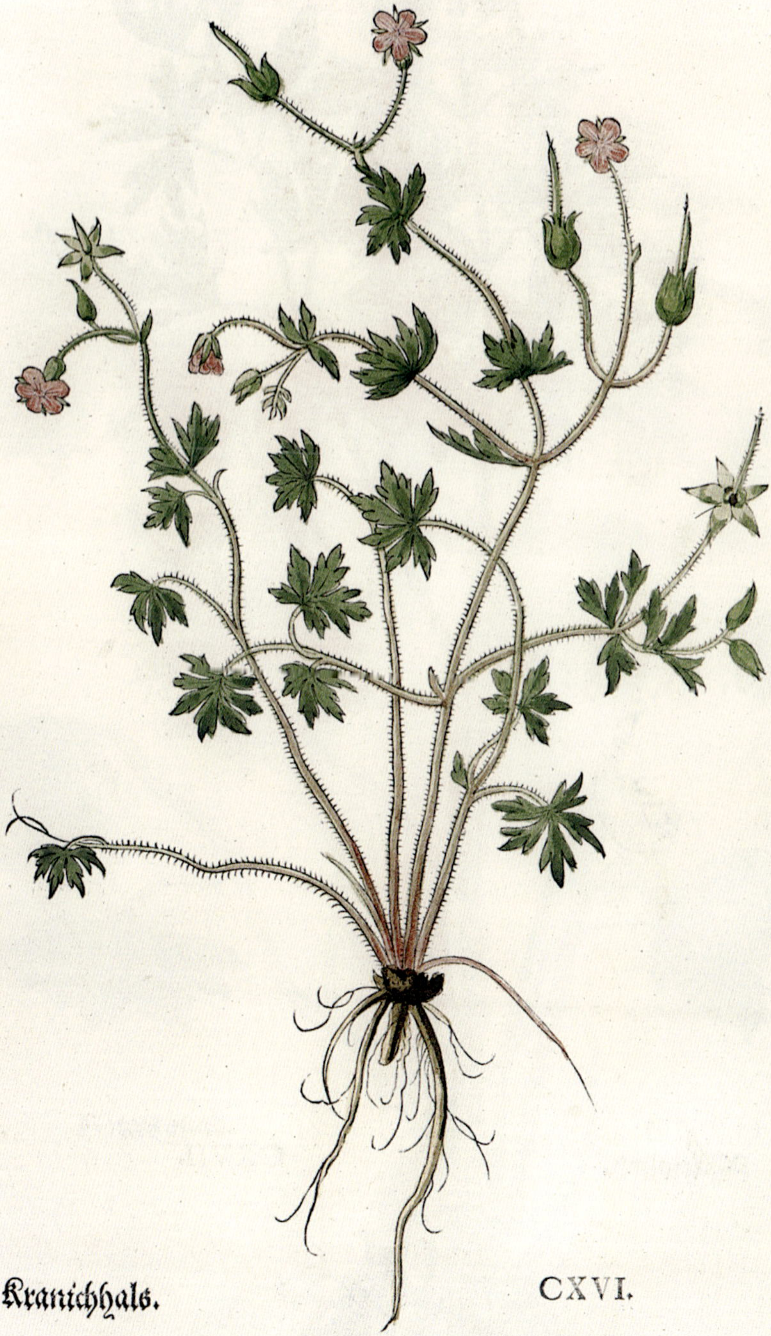

Kranichhals. CXVI.

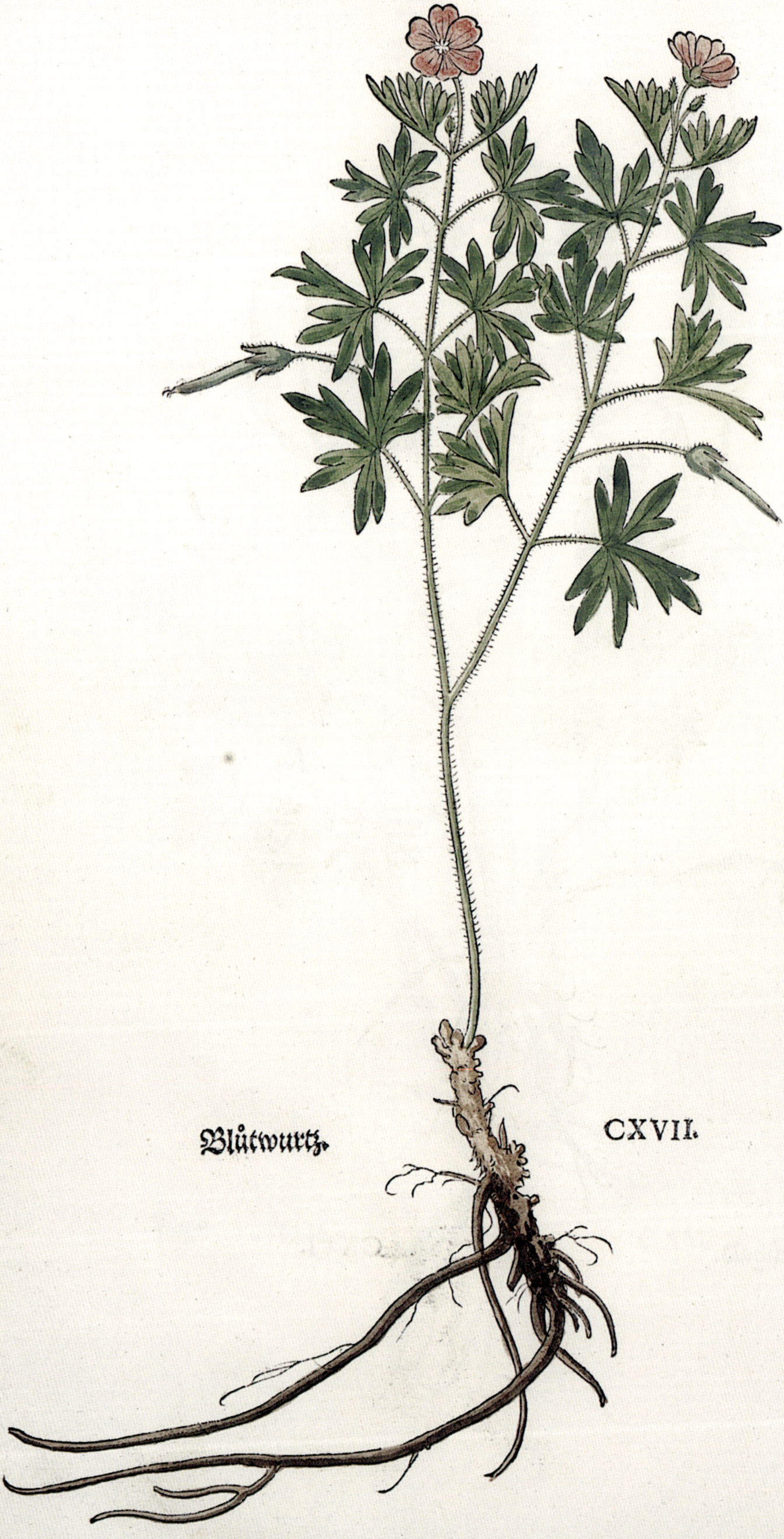

Blůtwurtz. CXVII.

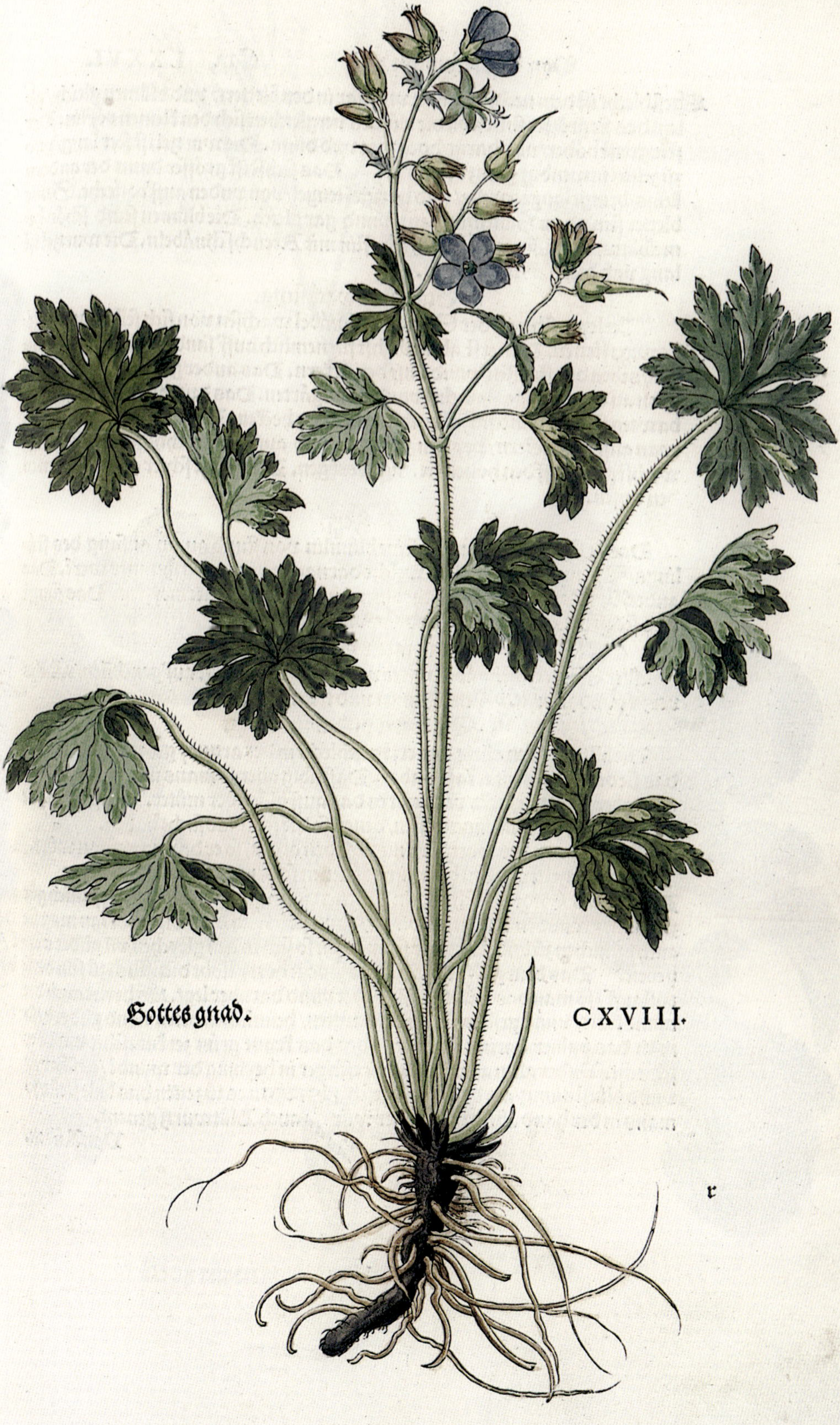

Gottes gnad.　　CXVIII.

E geschlecht ist dem nechsten gantz vnd gar in den blettern vnd blůmen gleich/ allein das sie grösser seind/ vñ die blůmen vergleichen sich den kleinen röſlin. Der stengel ist höher/ vnd harig/ doch zart vnd dünn. Die wurtzel ist seer lang/ vnd zů zeiten inwendig gantz braunrot. Das sechst ist grösser dann der andern keins/ bringt lange/ runde/ vnd harige stengel/ von vnden auff rotlecht. Seine bletter seind dem Hanenfůß gantz vnnd gar gleich. Die blůmen seind schön himelblaw/ darauß werden auch köpfflin mit Krenchschnäbeln. Die wurtzel ist lang vnd dick/ mit vilen zaseln.

Statt irer wachsung.

Allerley geschlecht der Storckenschnäbel wachsen von sich selbs/ an vnge-
F bawten stetten. Das erst aber wechst fürnemlich auff sandigen magern gründen/ neben den strassen/ vnnd auff den äckern. Das ander geschlecht wechst etwan an den sandigen büheln/ vnnd krautgärten. Das dritt an dunckeln vngebawten stetten/ vnnd fast allenthalben in den hecken. Das vierdt findt man etwan auff den äckern/ bey den zeünen/ vnnd auff den kirchhöfen. Das fünfft wechst gern auff den hohen steynigen bergen. Das sechst schier allenthalben in den wisen.

Zeit.

Das erst geschlecht bringt seine blůmlin von stund an im anfang des frülings/ fürnemlich im Aprillen/ welche darnach den gantzen summer werē. Das
G ander/ dritt/ vñ vierdt geschlecht blüen im Meyen am allermeysten. Das fünfft vnd sechst im Brachmonat vnd Hewmonat.

Die natur vnd complexion.

Aller Storckenschnäbel bletter vnd wurtzel/ das erst außgenomē/ welchs verzert vnd zerteylt/ ziehen zůsamen vnd trücknen.

Die krafft vnd würckung.

Die allten haben allein das erst geschlecht in der artzney gebraucht/ darumb das sie die andern nit erkant haben. Dasselbig aber so mans in wein gepuluert oder aber gesottē trinckt/ vertreibt es das auffbläen der můter. Es ist auch gůt diser gestalt zweymal jngenomē/ denen so die schwindsucht haben.

H Der safft von der wurtzel ist nützlich den ohren/ so er darinn gethon würt.

Die wurtzel treibt den harn/ ist gůt denen so den lendenstein haben.

Der andern Storckenschnäbeln bletter vnnd wurtzel seind fürtreffenlich gůt zů allerley wunden vnd geschwären/ dann sie heylen dieselbigen. Man mag sie auch brauchen zů linderung der schmertzen so sich in den gleychen vñ glidern erheben. Das dritt geschlecht würt in sonderheyt gelobt dienstlich zů sein dem rotlauff/ so man das kraut zerknütschet vnnd darüber legt. Es heylet auch die mundfeule/ vnnd geschwär an den brüsten/ heimlichen orten vnnd glidern/ so man das puluer darinn strewet/ oder das kraut grůn zerknütschet darüber schlecht. Vnder allen aber ist keins krefftiger in heylung der wundē/ geschwär vnnd blůtstellung/ als das fünfft geschlecht/ dann es zů zeiten das blůt stellt/ so mans in der hand allein helt/ daher würt es auch Blůtwurtz genent.

Von Rüben.

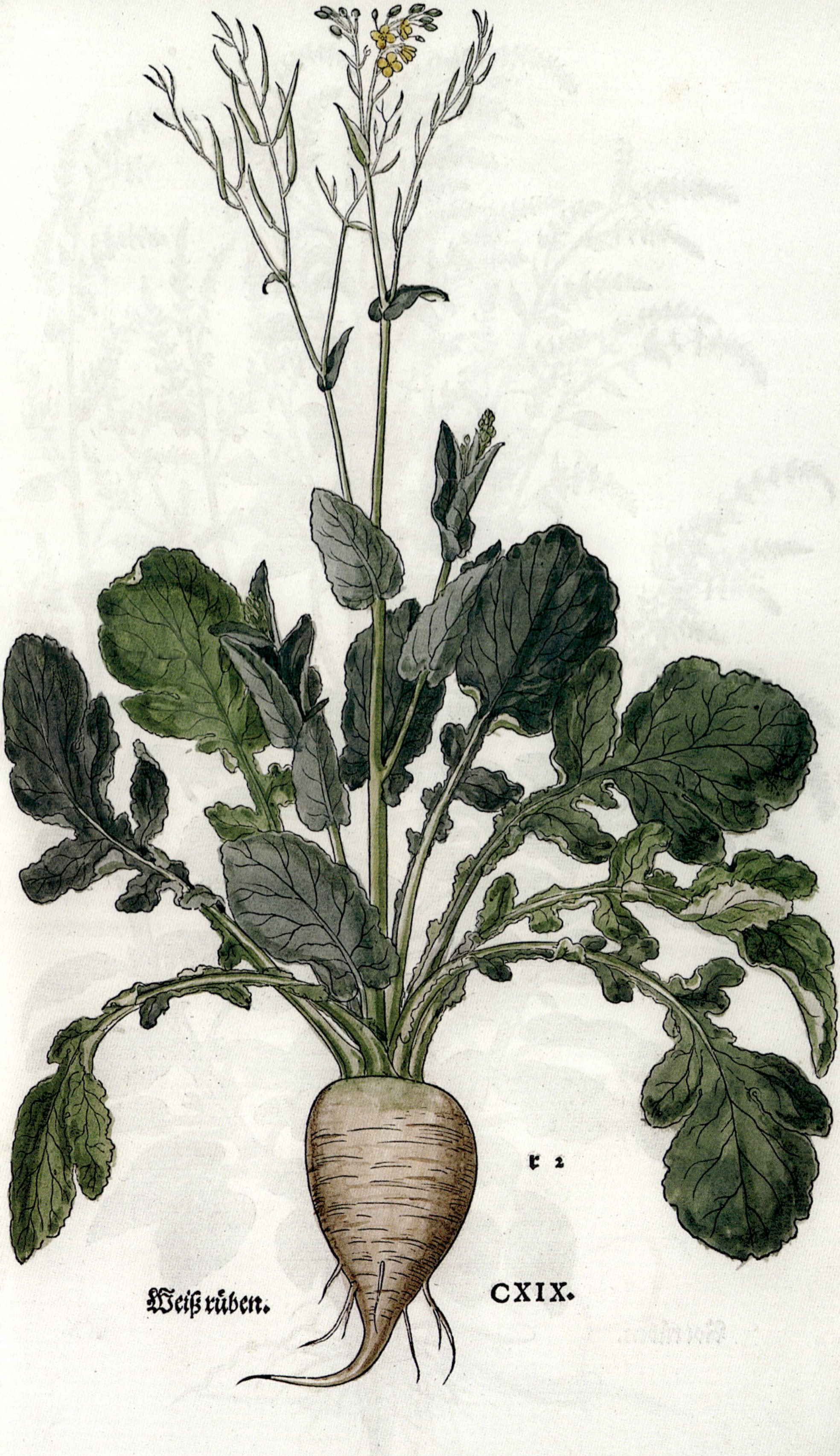

r 2

Weiß rüben.

CXIX.

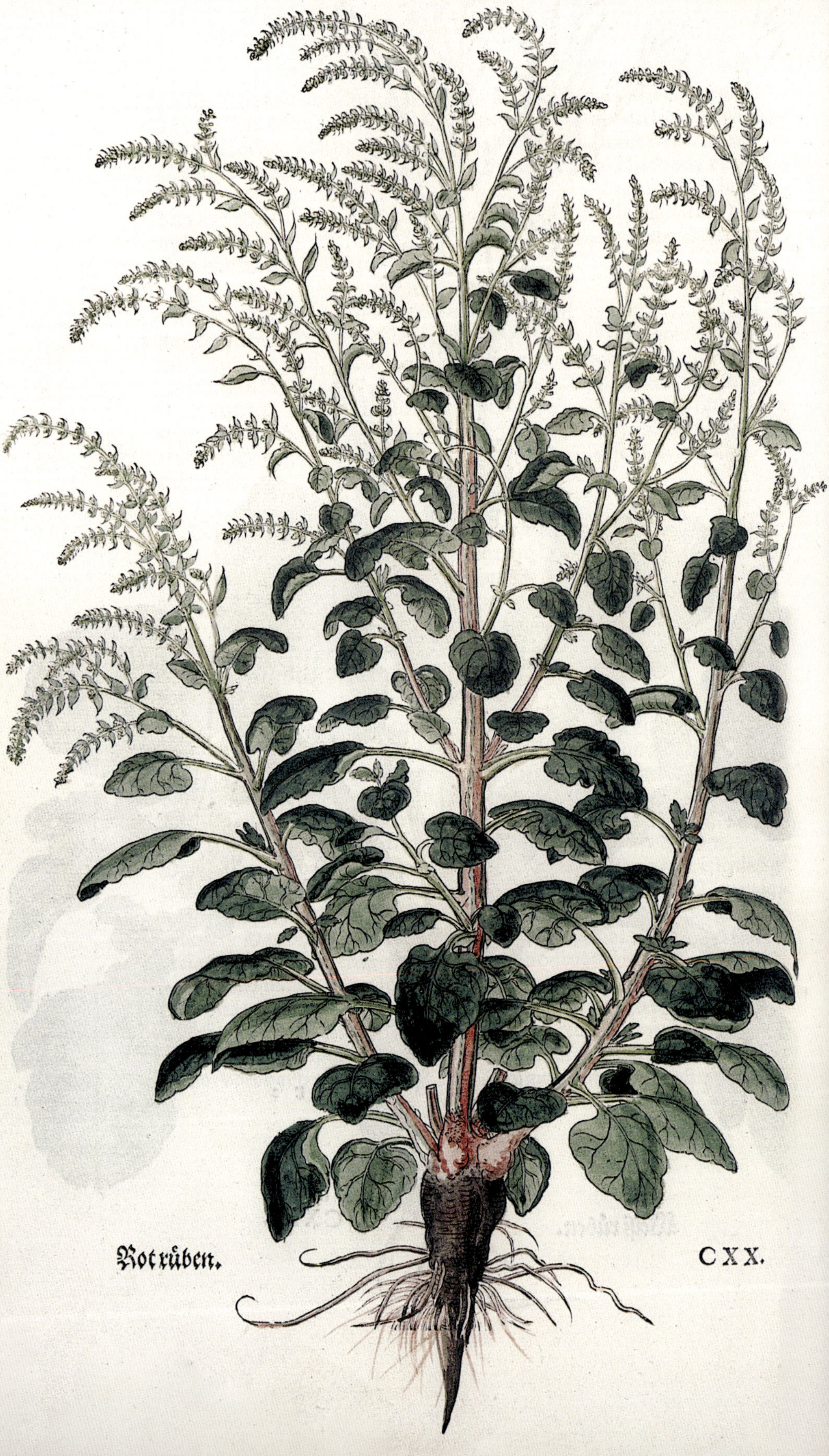

Rotrůben. CXX.

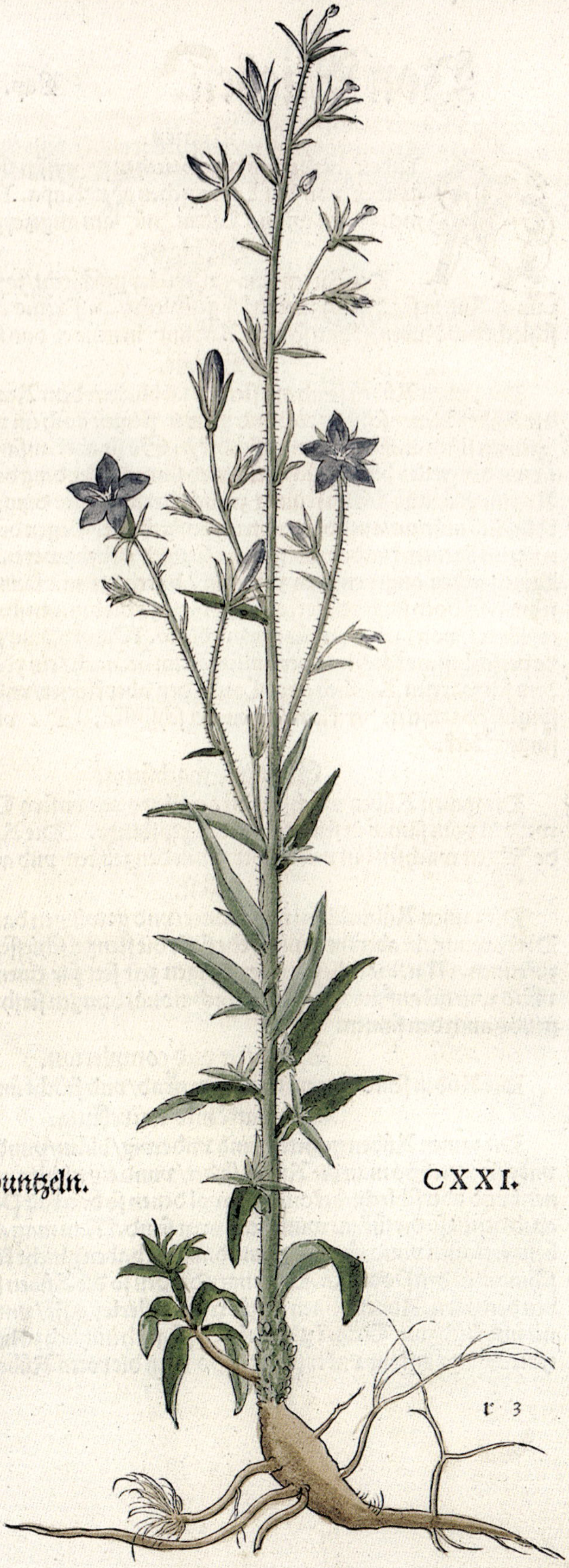

Rapuntzeln. CXXI.

r 3

Von Rüeben. Cap. LXXVII.

Namen.

A R
Veben werden võ den Griechen geheyssen Gongyle oder Gongylides/von den Lateinischen aber Rapa. Vrsachen sölcher namen haben wir im Latein gnůgsam angezeygt.

Geschlecht.

Der Rüben seind zweyerley geschlecht/zam vnnd wild. Der zamen Rüben seind auch zweyerley geschlecht/weiß vnnd rot. Das wild geschlecht der Rüben ist das so man Rapuntzeln nennet/das ist/kleine Rüblin.

Gestalt.

Die zamen Rüben seind am stengel vñ blettern dem Rettich seer gleich/doch die Rüben bletter seind zarter vnd grüner/steigen auch ein wenig übersich/vnd ligen nit stäts auff der erden außgebreyt. So sie aber anfangen zů blüen/seind sie mit den geelen blůmen/schotten/vnd samen/aller ding dem Kôl gleich. Die Rapuntzeln thůn sich im frůling zeitlich herfür/aller ding anzůsehen wie des
B Maßlieben kraut/auff dem erdtrich außgebreyt. Gegen dem Brachmonat gewinnen sie einen runden/holtzechten stengel/ettlich zweyer elen hoch/mit vilen kleinen neben angehenckten zweiglin/durchauß mit kleinen schwartzgrünen schmalen/doch fingers breyten bletlin besetzt/die bringen jhre schellechte gestirnte blůmen/von farben etwas purpurblaw. Wann die außfallen folgen die grüne verschlossene köpfflin oder hülsensecklin hernach/ein yedes anzůsehẽ wie an dem schwartzen Koñich oder Coriander/aber kleiner/vnd ein yedes mit fünff spitzlin/darinn ist der klein samen verschlossen. Die wurtzel ist gewonlich fingers dick.

Statt irer wachsung.

C Die zamen Rüben wachsen fast an allen orten vnsers Teütschen lands/vñ werden vom samen in feüchten äckern gepflantzt. Die Rapuntzeln oder wilde Rüben wachsen hin vnd wider neben den zeünen/vnd auff den äckern.

Zeit.

Die zamen Rüben blüen im summer/vnd gewinnen dañ auch jhre schäflin. Die Rapuntzeln aber im frůling/ehe sie in die stengel schiessen/vñ seind leichtlich zůkennen. Man braucht sie zů derselbigen zeit seer für einen salat/mit blettern vnnd wurtzel außgezogen. Im Brachmonat bringen sie jhre blůmen/vnd folgends auch den samen.

Die natur vnd complexion.

Die Rüben seind warm im andern grad/vnd feücht im ersten.

D
Die krafft vnd würckung.

Die zamen Rüben gesotten seind vndewig/bläen/vnnd bringen begird zur vnkeüscheyt. So man die Rüben siedet/vnnd ein tüchlin in dem Rübenwasser netzt vnd überschlecht/bekomen sie wol denen so das kalt Podagra haben/vnd auch denen so die füß im winter erfroren seind. Man mag auch die gesotten Rüben zerstossen vnnd überschlagen/dann sie haben gleiche krafft zů lindern den schmertzen des Podagra. Die jungen dolden so die Rüben stossen gesotten/treiben den harn. Rüben samen ist gůt wider allerley gifft/vnnd würdt demnach nit vnbillich zum Tiriack genomẽ. Er ist auch nützlich zů linderung der schmertzen. Bringt lust zur vnkeüscheyt. So man die roten Rüben jnnacht/bringen

sie lust

E sie lust vñ begird zů essen. Deßgleichen so die Rapuntzeln in der speiß gebraucht werden mit saltz vnd essig als ein salat zůbereyt/bringen sie auch lust zůessen/treiben den harn. Eüsserlich gebraucht/fürnemlich wañ sie mit Feigbonen/Weyzen/oder Radten meel vermischt werden/seubern sie das angesicht/vnnd den gantzen leib. Der safft zůr zeit der ernd gesamlet/mit frawen milch vermengt/macht lautere augen.

Von Kerbelkraut. Cap. LXXVIII.

Namen.

A Kerbel oder Körffelkraut würdt Griechisch vnd Lateinisch Gingidium geheyssen. Die Apotecker aber nennen es Cerefolium/vñ ist doch nit das Cherefolium daruon Plinius schreibt/wie wir anderßwo sölchs haben gnůgsam angezeygt.

Gestalt.

Das Kerbelkraut ist dem Teütschen Peterlin oder wilden Pasteney in der erst beynach gleich/aber zärter/kleiner/vñ zinnelechter zerkerfft. Die wurtzel ist weiß vñ bitter. Der stengel glatt/braun leibfarb/hol/mit vilen neben ästlin/die blüen weiß. Der sam ist langlecht/schmal vnd spitzig.

B Statt seiner wachsung.

Kerbelkraut wechßt allenthalben in gärten dariñ es gepflantzt würt.

Zeit.

Es blüet am meysten im Meyen/vnd bringt folgends seinen samen.

Die natur vnd complexion.

Kerbelkraut hat kein offenbarliche werme/dañ es auß warm vnd kalt vermischt ist. Trücknet aber im andern grad.

C Die krafft vnd würckung.

Kerbelkraut dient wol in die küchen/dañ es nützlich ist zů essen row vnnd gesotten. Man mag auch das Kerbelkraut jnmachen vñ zum täglichen brauch behalten. Es bekompt dem magen treffenlich wol. Treibt den harn. Kerbelkraut in wein gesotten vnd getruncken/ist der blasen seer gůt vnd bequemlich. Es leidet aber nit das mans lange zeit siede. Vorgemellter gestalt vnd massen genützt/bringt es den frawen jhre blödigkeyt. Das Kerbelkraut dieweil es bitter ist vnnd zůsamen zeücht/ist es mehr ein artzney dann ein speiß.

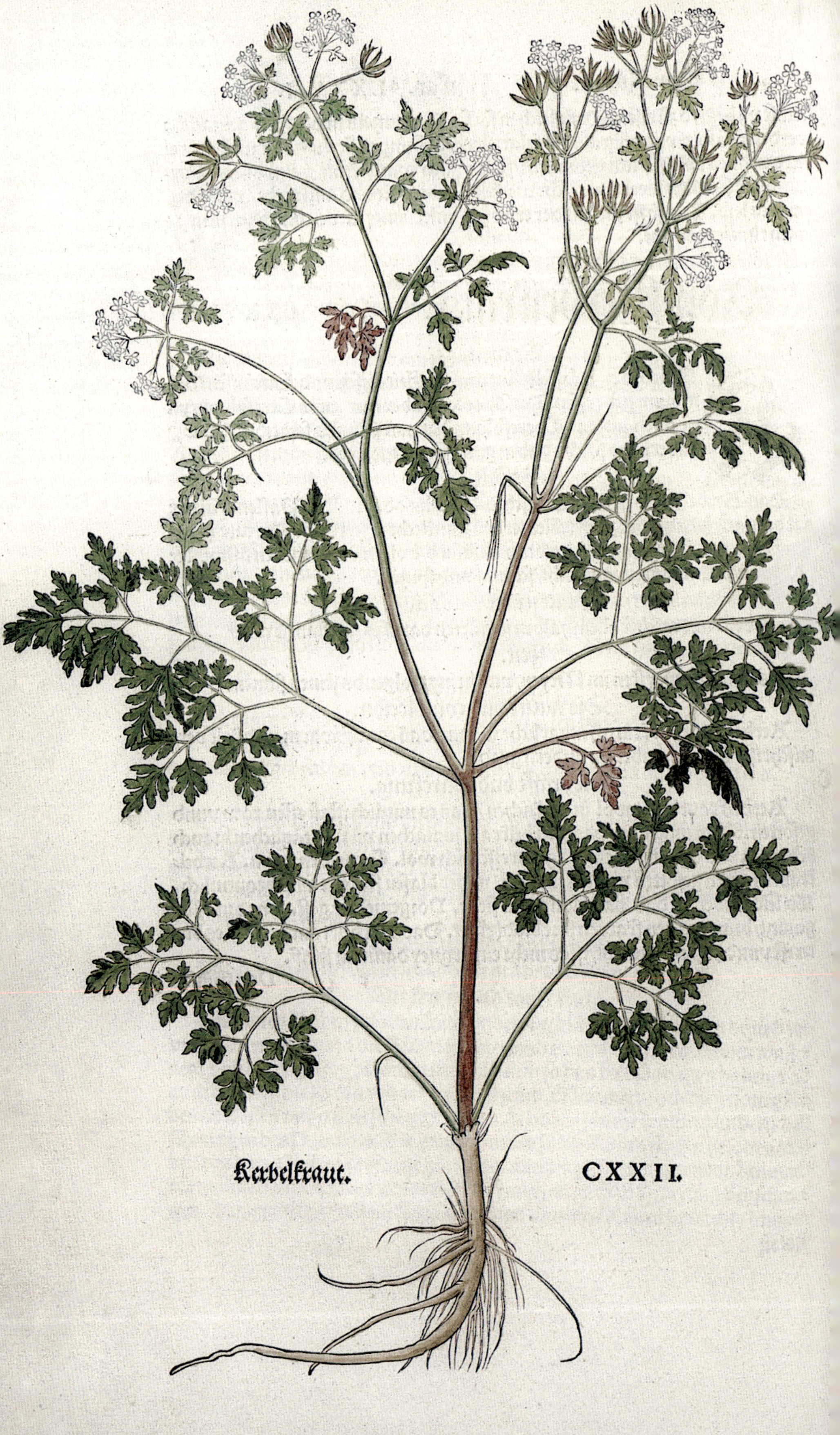

Kerbelkraut. CXXII.

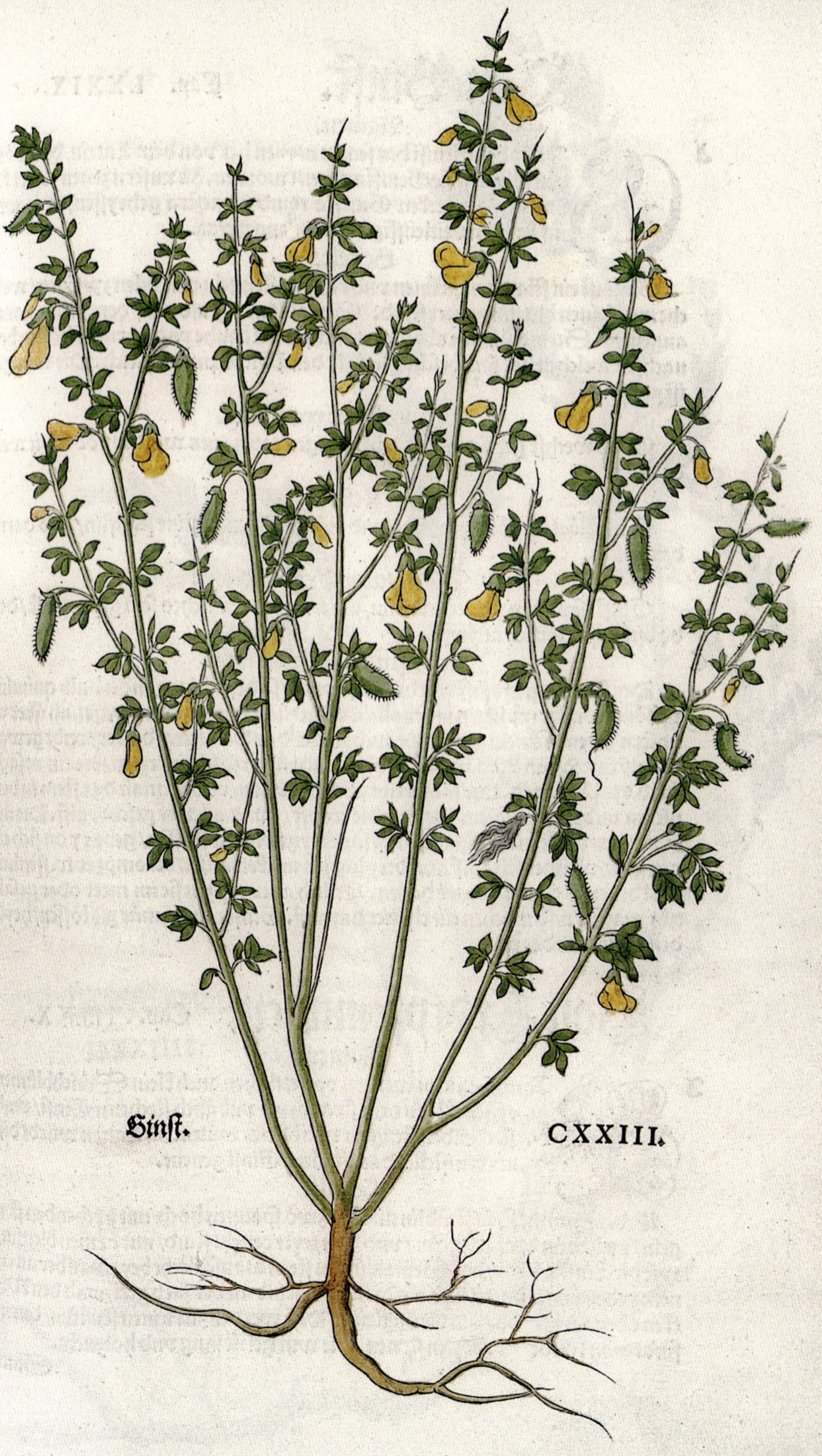

Ginst.

CXXIII.

Von Ginst. Cap. LXXIX.

Namen.

A GInst oder Genist hat seinen namen her von dem Latein/ dañ von den allten ist sie Genista genent worden. Zů vnsern zeiten würt sie inn den Apotecken Genesta vnnd Genestra geheyssen/ wie wir im Latein weitleüffiger haben angezeygt.

Gestalt.

Ginst ist ein staud mit grůnen vnd rauhen stengeln/ mit vilen zweigen/ welche mit kleinen blettlin geziert seind. Seine blůmen seind geel/ den Imen gantz angenem. So die blůmen abfallen/ wachsen die rauhe vnd harige schåflin hernach/ in welchen der sam beschlossen ist/ den Wicken nit vngleich. Die wurtzel ist geelfarb.

B

Statt seiner wachsung.

Ginst wechst gern auff dürren sandigen orten/ inn wålden/ oder nit weit daruon.

Zeit.

Ginst blüet im Brachmonat/ vnd bringt folgends seine schåflin/ vnd dariñ den samen.

Die natur vnd complexion.

Ginst ist warm vnd trucken im andern grad/ welches sein geschmack/ der do bitter ist/ klårlich anzeygt.

C

Die krafft vnd würckung.

Der sam purgiert fast wie die Nießwurtz/ so desselbigen anderhalb quintlin in hönigwasser nüchtern jngenom̃en vñ getruncken werden. Darumb ist er zů vnsern zeiten in einem grossen brauch wider das Podagra/ dañ er treibt gewaltig auß durch den stůlgang die groben vnd zåhen feüchtigkeyten/ die ein vrsach seind des Podagra. Der sam treibt auch den harn/ vnd zermalt den stein in den nieren vnd in der blasen. Verzert die kröpff/ vnnd allerley geschwulst. Die åst sampt den blettern in essig etlich tag jngebeytzt vnd zerstossen/ geben von sich einen safft/ welcher so er biß auff drey lot getruncken würt/ bekompt er treffenlich wol denen so das hüfftwee haben. Etlich aber beytzen sie im meer oder gesaltzen wasser/ vnd machen ein clystier darauß. Ginst mit schmår gestossen/ heylt den weetagen der knüe.

Von Erdtpfrimmen. Cap. LXXX.

Namen.

A ERdtpfrimmen werden von ettlichen auch klein Streichblůmen geheyssen. Man nent sie auch nit vnbillich stechend Ginst/ vmb der stechenden stengeln vnd bletter willen. Zů Latein würdt diß kraut Genistella/ das ist/ klein Ginst genent.

Gestalt.

Erdtpfrimme ist ein steüdlin nit über zwo spannen hoch/ mit stechenden stengeln/ welche an der farb grün/ vnd zum teyl rotlecht seind/ mit kleinen blettlin/ wie die Linsen/ bekleydet. Seine blůmen steen drauschlecht bey einander an einem yeden stengelin/ erstlich als die åhern/ seind an der farb geel/ vnd den Wicken oder Erbsen blůmen nit vngleich. Dise werden zů kleinen schåflin/ dariñ findt man runden rotlechten samen. Die wurtzel ist lang vnd holtzecht.

Statt

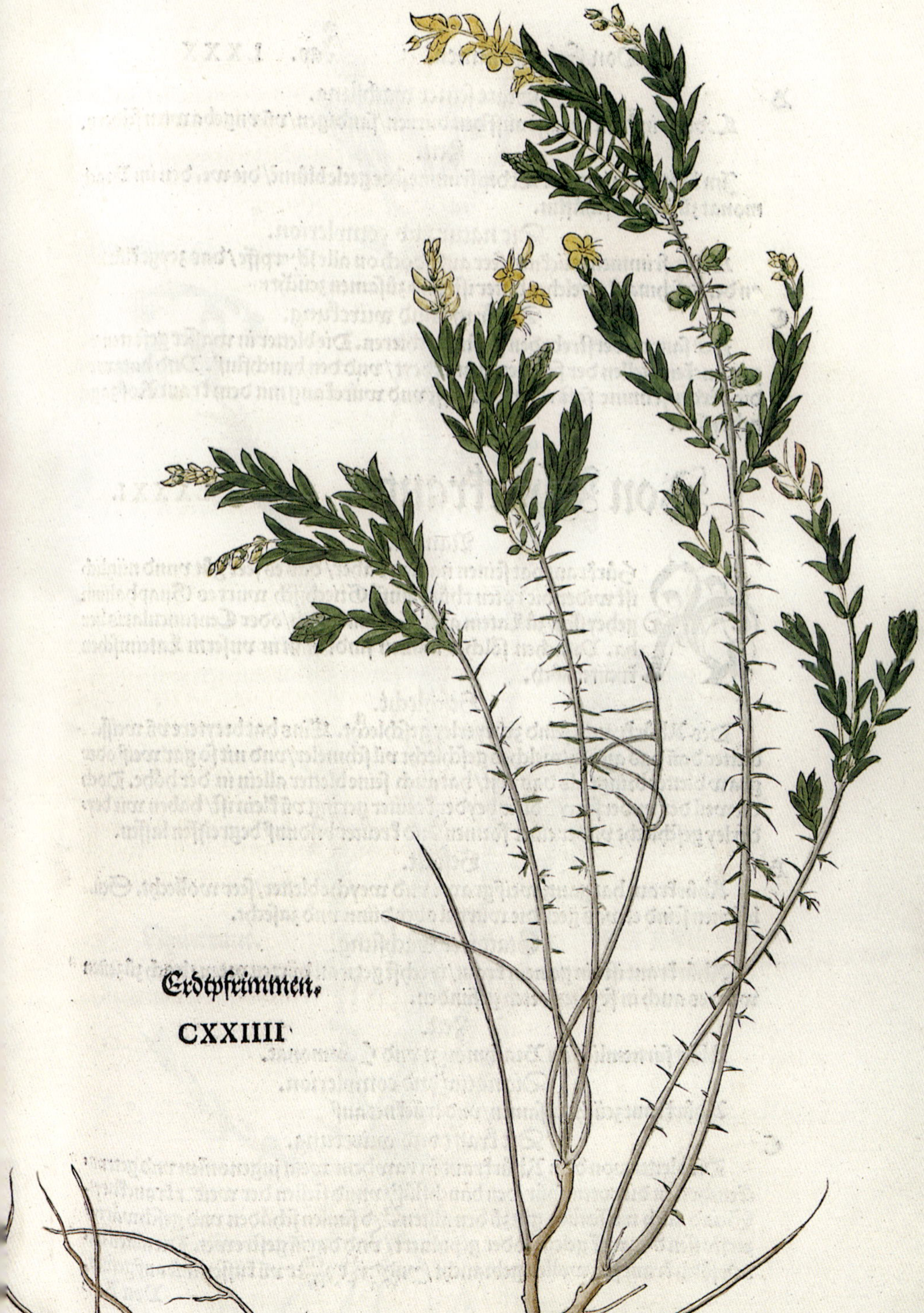

Erdtpfrimmen.

CXXIIII

B Statt seiner wachsung.

Erdtpfrimmen wechst auff den dürren/sandigen/vñ vngebawten feldern.

Zeit.

Im Meyen bringt die Erdtpfrimme jhre geele blůmē/ die werden im Brachmonat zů kleinen schäflin.

Die natur vnd complexion.

Erdtpfrimmen trücknen seer auß/ doch on alle scherpffe/ das zeygt klärlich an der geschmack/welcher bitter ist/vnd zůsamen zeücht.

C Die krafft vnd würckung.

Der sam widerstrebt den gifftigen thieren. Die bletter in wasser gesotten vñ getruncken/stellen der frawen kranckheyt/ vnd den bauchfluß. Vnd hat zwar die Erdtpfrimme fast einerley krafft vnd würckung mit dem kraut Roßzagel geheyssen.

Von Rhůrkraut. Cap. LXXXI.

Namen.

A Rhůrkraut hat seinen namen daher/ das es seer gůt vnnd nützlich ist wider die roten rhůr. Auff Griechisch würt es Gnaphalium geheyssen/zů Latein aber Centunculum/oder Centuncularis herba. Vrsachen sölcher namen findt man in vnserm Lateinischen kreüterbůch.

Geschlecht.

Des Rhůrkrauts seind zweyerley geschlecht. Eins hat breytere vñ weissere bletter dañ das ander/welches geschlecht vil schmeler/vnd nit so gar weiß oder graw bletter bringt als das erst/ hat auch seine bletter allein in der höhe. Doch dieweil der vnderscheyd diser beyder kreüter gering vñ klein ist/ haben wir beyderley geschlecht vnder einer formen vnd kreüter bildnuß begreiffen lassen.

B Gestalt.

Rhůrkraut hat gantz weißgrawe vnd weyche bletter/seer wollecht. Seine blůmen seind etwas geel/die wurtzel aber dünn vnd zasecht.

Statt irer wachsung.

Rhůrkraut ist ein gemein kraut/wechst gern an dürren orten/ doch zů zeiten würt es auch in feyßten orten gefunden.

Zeit.

Blüet fürnemlich im Brachmonat vnd Hewmonat.

Die natur vnd complexion.

Rhůrkraut zeücht zůsamen/vnd trücknet auß.

C Die krafft vnd würckung.

Die bletter von dem Rhůrkraut in rawhem wein jngenom̃en vnd getruncken/heylen die roten rhůr/den bauchflůß/ vnnd stellen der weiber kranckheyt. Seind auch treffenlich gůt zů den allten vnd faulen schäden vnd geschwären/ zerstossen darauff gelegt/ oder gepuluert/ vnd dariñ gestrewet. Die allten haben sölch kraut für wollen gebraucht/ vnd die bolster vñ küssen mit auß gefüllt.

Von Kar=

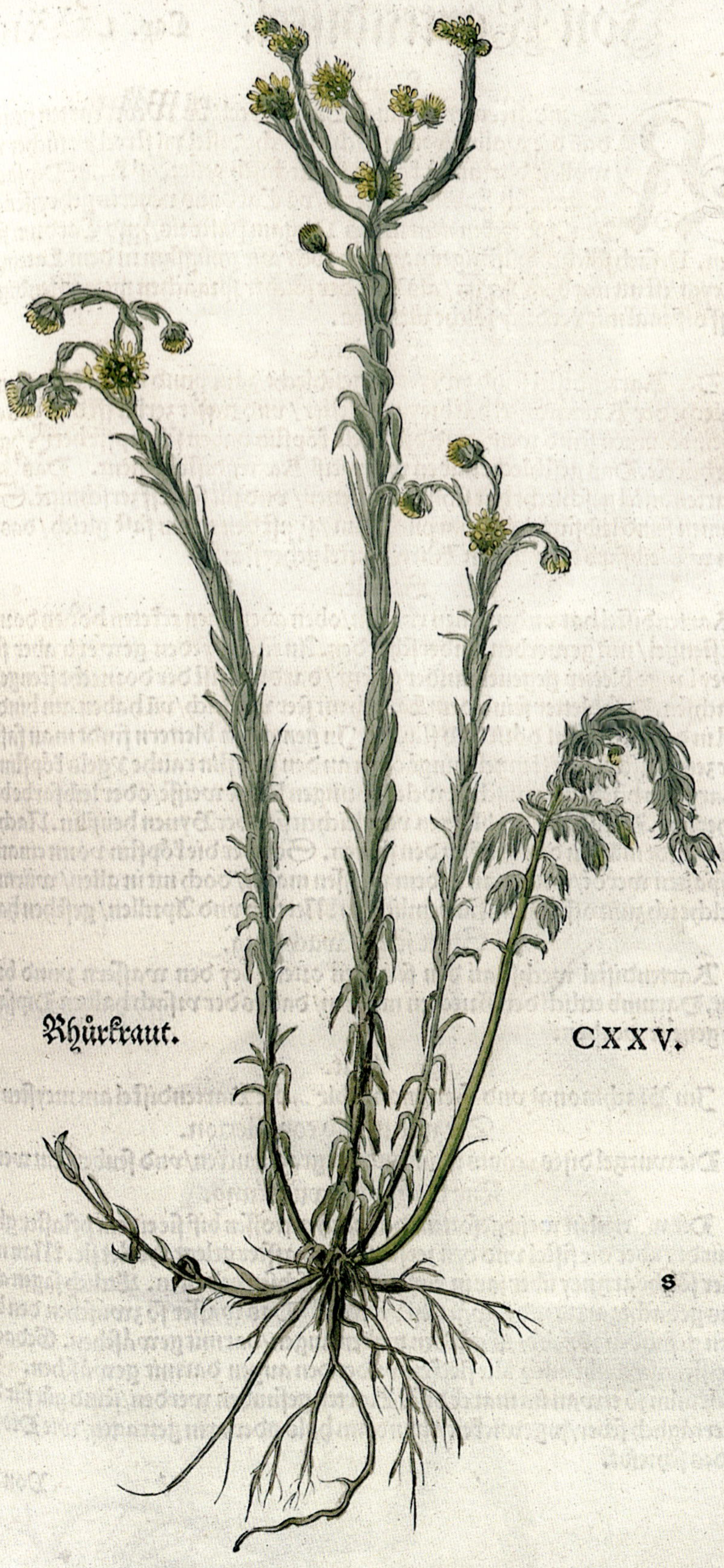

Rhůrkraut. CXXV.

s

Von Kartendistel. Cap. LXXXII.

Namen.

A Kartendistel werden auch Bůbenstreel/ vñ Weberkarten genent/ dañ die wollweber brauchen sölche distel vñ streel jre tůcher vnd wollen darmit zů karten. Griechisch würt diß kraut Dipsacos/ Lateinisch Labrum veneris/ vñ Carduus veneris geheyssen. In den Apotecken nent mans Virgam pastoris/ vnd Cardum fullonum. Vrsach sölcher vilfeltiger namen haben wir gnůgsam in dem Latein angezeygt/ ist nit not dem Leyen/ als dem der sölcher spraachen nit verstendig ist/ auff diß mal mit verdruß sölche zůerzelen.

Geschlecht.

B Der Kartendistel seind zweyerley geschlecht/ zam vnnd wild. Das zam geschlecht der Kartendistel hat breytere bletter/ vnd tieffer zerkerfft dañ das erst. Seine blůmen seind weiß/ vnd die Ygels köpflin haben scharpffe herumb gebogne häckle. Das geschlecht haben wir weiß Kartendistel genent. Das ander Kartendistel geschlecht hat schmelere bletter/ vnd nit so tieff zerschnittẽ. Seine blůmen seind leibfarb/ oder purpurbraun/ sonst den ersten fast gleich/ das haben wir leibfarb oder braun Kartendistel geheyssen.

Gestalt.

Kartendistel hat vnden einen runden/ oben aber einen ecketen hohen dornechten stengel/ mit gewerben vnderscheyden. An einem yeden gewerb aber steen C zwey lange bletter gegeneinander gesetzt/ dardurch ist der dornecht stengel gewachsen. Dise bletter seind dem Lattich nit seer vngleich/ vñ haben am hindern teyl in der mitten vil dörn vnd stachel. In gemellten blettern findt man fast yeder zeit wasser. Die stengel bringẽ oben an den gipfflin rauhe Ygels köpflin mit scharpffen häcklin/ zwüschen welchẽ dringen kleine weisse/ oder leibfarbe blůmle herauß. Die heüßle der blůmen vergleichen sich der Bynen heüßlin. Nach der blůet findt man in den heüßlin den samen. So aber die köpflin vonn einander gespalten werdẽ/ findt man in dem weissen marck/ doch nit in allen/ würmlin/ welche ich zum offtermal/ fürnemlich im Mertzen vnd Aprillen/ gesehen hab.

Statt seiner wachsung.

D Kartendistel wechst an den feüchten orten/ bey den wassern vnnd brunnen. Darumb ettlich der Griechen meynen/ das es der vrsach halben Dipsacos sey genent worden.

Zeit.

Im Brachmonat vnd Hewmonat blůen die Kartendistel am meysten.

Die natur vnd complexion.

Die wurtzel dises krauts ist im andern grad trucken/ vnd seubert ein wenig.

Die krafft vnd würckung.

E Die wurtzel in wein gesotten/ darnach gestossen biß sie einem pflaster gleich würdt/ über die fistel vnd den zerschrunden affter gelegt/ heylet sie. Man mag aber sölche artzney über jar in einer ertzin büchsen behalten. Ettlich sagen auch das gedachte artzney die wärtzen vertreib. Das wasser so zwüschen den bletern gefunden würdt/ ist gůt den trůben augen/ darmit gewäschen. Gedachts wasser vertreibt auch alle flecken vnder den augen darmit gewäschen. Die würmlin so etwan im marck diser Karten gefunden werden/ seind gůt für das viertäglich feber/ jngewickelt/ vnnd am hals oder arm getragen/ wie Dioscorides schreibt.

Von Zei-

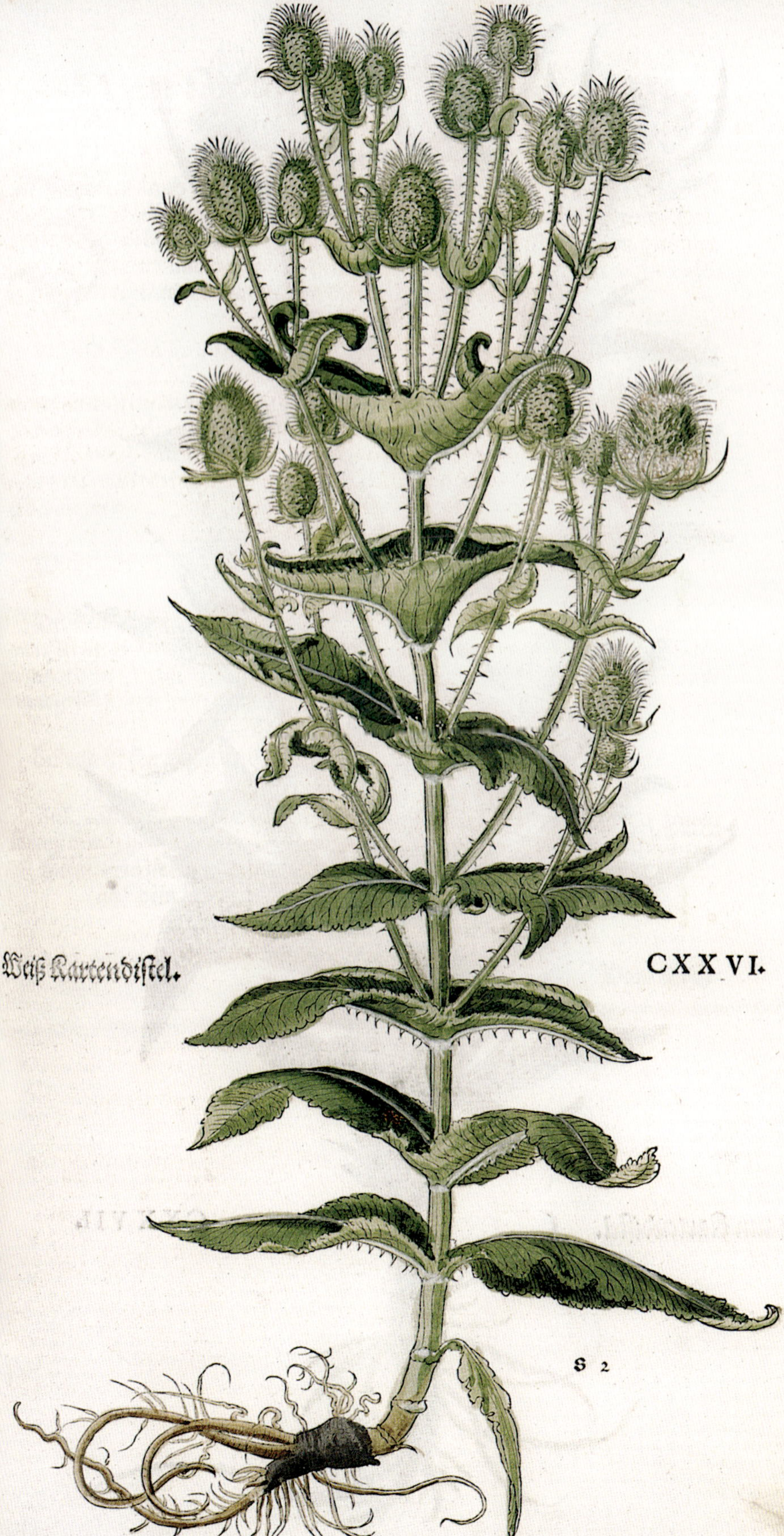

Weiß Kartendistel.

CXXVI.

S 2

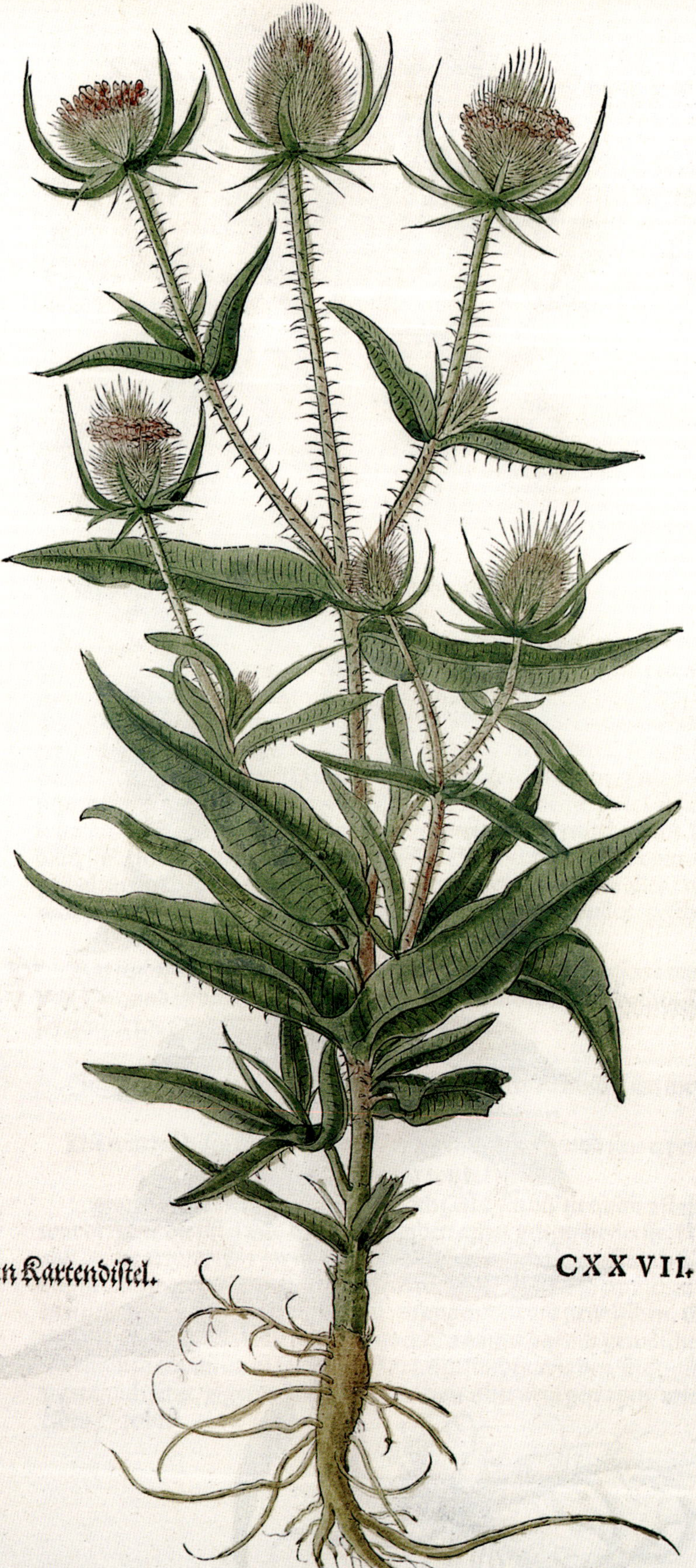

Braun Kartendistel.

CXXVII.

Von Zeiland. Cap. LXXXIII.

Namen.

A ZEiland würdt vonn ettlichen auch Zeidelpast genent/ auff Griechisch vnnd Lateinisch Daphnoides/ vnnd zů vnsern zeiten Laureola/ darumb das er der gestalt nach/ sonnderlich an den blettern vnnd der frucht/ dem Lorberbaum gleich ist/ wiewol die bletter seind ettwas linder/ die frucht auch kleiner.

Gestalt.

Zeiland ist ein staud mit vilen ästen vnnd zweigen/ die sich als die riemen biegen lassen. Die rind an den ästen ist gantz zäch. Die bletter/ welche von der mitten an auffwertz an den ästen steen/ seind des Lorberbaums blettern gleich/ doch weycher/ zärter/ kläberig/ lassen sich auch nit gern brechen/ seind scharpff im mund vnnd rachen. Die blůmen seind ettwas weiß vnd leibfarb/ die frucht so sie zeitiget/ ist schwartz. Die wurtzel holtzecht vnd lang/ vnd on allen brauch in der artzney.

B Statt seiner wachsung.

Wechßt gern in hohen wälden/ fast allenthalben.

Zeit.

Der Zeiland blüet im frůling von stundan/ ehe vnd die bletter herfür kommen. Ist ein gewechß lustig anzůsehen/ vnnd reücht wol. Seine frucht bringt er gegen dem Herbst/ welche erstlich grůn ist/ darnach rot/ vnnd zůletzst außwendig schwartz/ vnd inwendig weiß.

Die natur vnd complexion.

Zeiland ist seer hitzig vnd trucken/ einer scharpffen vnd rässen natur.

C Die krafft vnd würckung.

Zeiland bletter grůn oder dürr getruncken/ treiben auß den rotz vnnd zähen schleim durch den stůlgang. Bringen den frawen jhre blődigkeyt/ vnd machen speien. So sie im mund gekewet werden/ ziehen sie den zähen schleim auß dem haubt. Machen niesen. Fünffzehen seiner körner jngenomen vnnd getruncken/ purgieren volkomenlich.

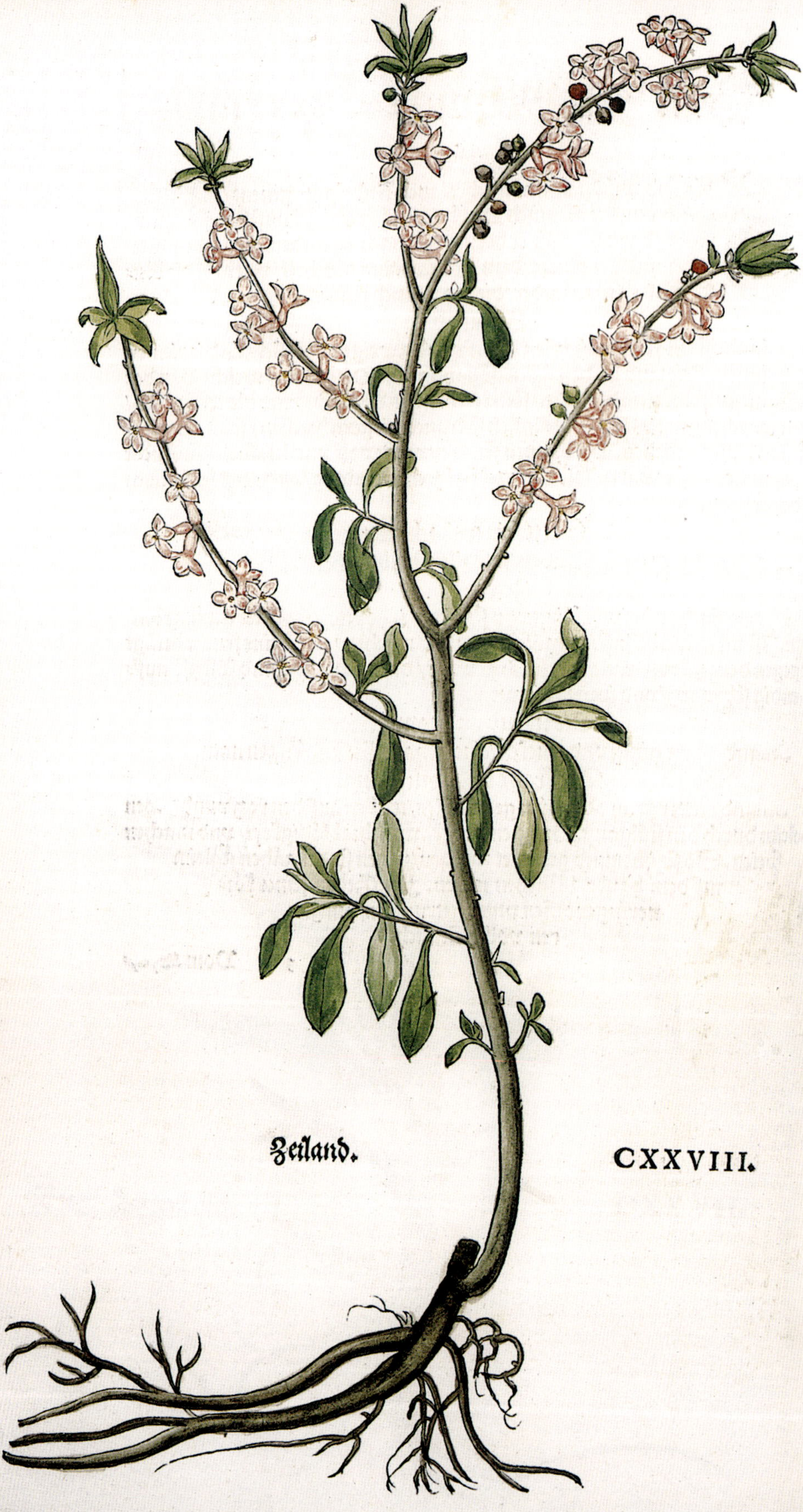

Zeiland.

CXXVIII.

Namen.

A Eychbaum würt auff Griechisch Drys/vnd Lateinisch Quercus geheyssen/welcher nam in den Apotecken bliben ist.

Gestalt.

Der Eychbaum ist zwar yederman bekant/vnd bedarff derhalb keins vleissigen abmalens. Ist aber ein hoher baum/ mit einer groben/dicken vnnd rauhen rinden vñ stam̃en/mit vilen ästen/ an welchen bletter wachsen die seind vilfeltig vnd tieff zerkerfft/wie an dem kleinen Bathengelkraut. Bringt zweyerley frücht/ eine an den blettern/ welche würt zů Latein Galla genent/vnd auff Teütsch Gallöpffel/oder Eychöpffel/darumb das sie einem kleinen öpffelin gleich ist. Die ander zwüschen den blettern/ Glandes zů Latein/ auff Teütsch Eychel geheyssen. Diser baum bringt auch seinen mistel. Die wurtz breytet sich weit auß im erdtrich.

B Statt seiner wachsung.

Der Eychbaum wechst allenthalben in vnsern landen/ fürnemlich in wälden/vnd andern orten mehr.

Zeit.

Diser baum grünet auch vnnd schlecht auß im frůling/doch seer langsam/ wañ die andern baum fast alle lengest verblüet haben.

Die natur vnd complexion.

Der Eychbaum trücknet auß/zeücht zůsamen/gar nach mit einer mittelmässigen werme.

Die krafft vnd würckung.

C Des Eychbaums bletter/fürnemlich aber das klein subtil heütlin so zwüschẽ der rinden vnd dem stam̃en würt gefunden/vñ das so zwüschen der eychelhülsen vnd seinem innern kern wechst/ziehen zůsamen. Darumb so mans in wasser siedet vnnd kocht/heylen sie die roten rhůr/vnnd das blůt speien/stellen den bauchfluß/vnd der frawen kranckheyt. Heylen auch allerley wunden/so mans zerstoßt/vnd überlegt. Gleiche würckung haben auch die Eycheln/ treiben den harn/doch so mans isset machen sie das haubtwee/vnd bläen seer. Seind aber nützlich für allerley gifft der gifftigen thiern. Die Eyche rinde mit milch gesotten vnd getruncken/widersteet allerley gifft. Row aber gestossen vnnd übergelegt/lindern sie die überige hitz. Seind auch gůt mit schweinẽ gesaltzen schmaltz vermischt vnd übergelegt/zů den bösen herten geschwulsten/vñ allten schäden. Die Eychöpffel ziehen seer zůsamen/ vnd seind einer kalten vnd groben natur/
D külen im andern grad/vnd trücknen im dritten. So man dise zerstoßt/ vñ überlegt/treibẽ sie hindersich allerley flüß/in sonderheyt die so in das zanfleysch oder auff das zäpfflin fallen/ verhindern auch derhalben die mundfeüle. So man begert das die Eychöpffel wenig hindersich treiben vnnd zůsamen ziehen/ sol mans in wasser sieden. So man aber will das sie krefftiglich hindersich treibẽ/ in wein der do rauch sey. Die Eychöpffel gebrent/stellen das blůt. Sollen aber so lang in den kolen gelassen/biß sie glüend/ vñ darnach mit essig oder wein abgelescht werden. Eychöpffel gesotten/vñ in das wasser dariñ sie gesotten seind gesessen/verhindert den außgang der můter/ vnnd der weiber blödigkeyt. So mans in essig oder wasser beytzt/ vñ das har darmit netzt/machen sie dasselbig schwartz. Seind auch nützlich den so die roten rhůr haben/in wein oder wasser gesotten/vnd getruncken/oder aber zerstossen vnd übergeschlagen.

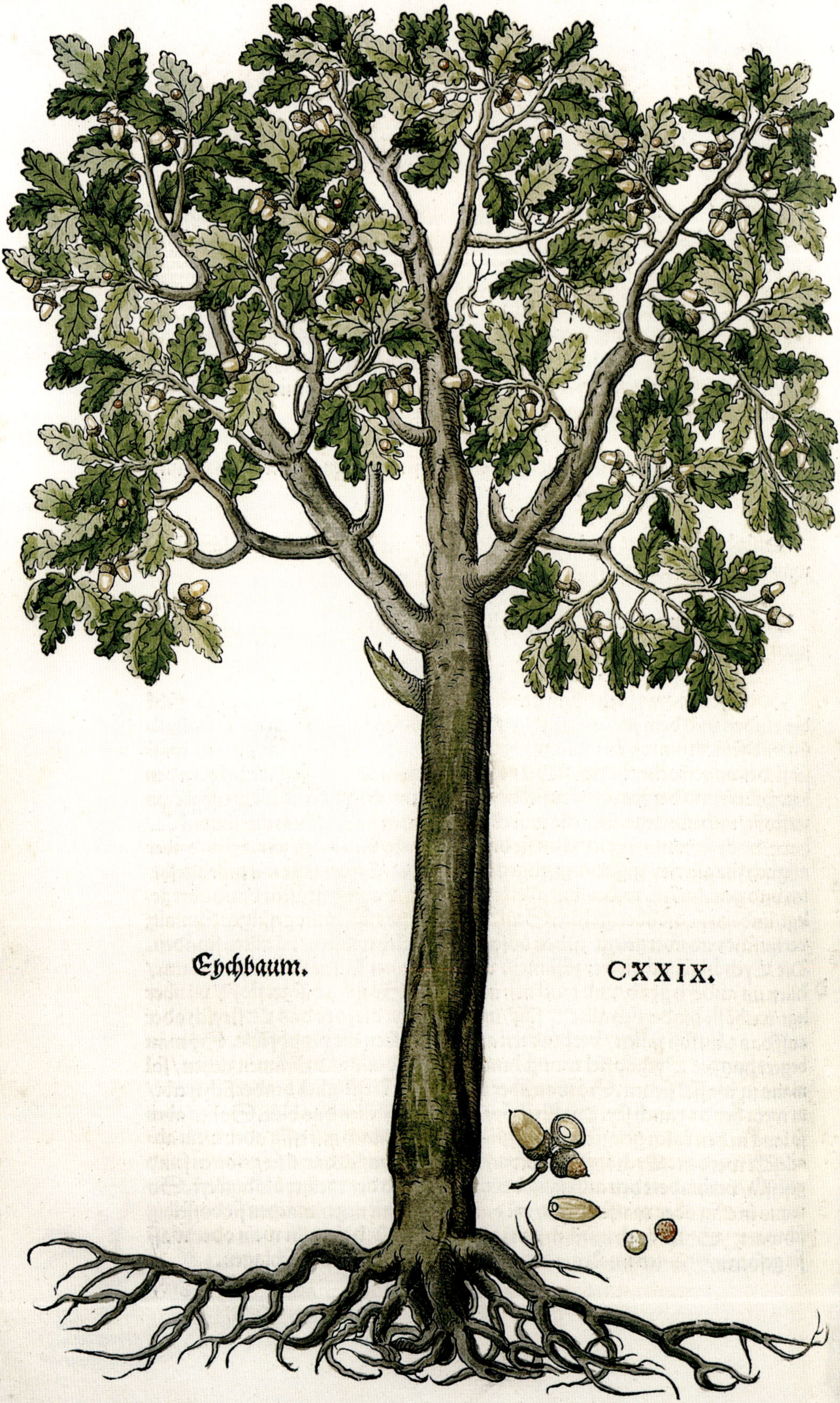

Eychbaum.

CXXIX.

Von Groß Schlangenkraut.

Cap. LXXXV.

Namen.

A Das groß Schlangenkraut würdt von den Griechen Dracontion mega/von den Lateinischen Dracunculus maior / oder Serpentaria maior geheyssen. Hat aber seinen namen daher/das sein stengel mit vilen roten flecklin oder tipfflin/gleich wie die Schlangen besprengt/ vnd lang ist / auch am obersten teyl des stengels gestalt wie ein schlangen kopff/der ein blůtige zungen herauß reckt.

Gestalt.

Groß Schlangenkraut hat einen glatten stengel/zweyer elenbogen hoch/vñ dick als ein steck/mit vilen roten flecklin oder tipfflin/gleich wie ein schlang/besprengt. Die bletter seind zimlich lang vnd breyt als der Mengelwurtz/ doch in
B sich selbs gebogen vñ vmbgewendt. Auff dem obersten teyl des stengels bringt es ein lang/rund/vnd oben auß spitzig ding/einer hülsen / oder scheyden gleich/ außwendig grůn/welchs so es sich auff thůt/so erzeygt sich alßdañ ein purpurbraun kölblin oder horn/oben auff zůgespitzt. Vnderhalb des horns ringß vmb her bringt es/wie der Aron/ein treüblin mit vilen beeren / welche erstlich grůn/ darnach aber saffrangeel vnd rot werden. Die wurtzel ist zimlich groß/rund/ vnd weiß/mit einer zarten schelfen oder rinden vmbgeben.

Statt seiner wachsung.

Schlangenkraut wechßt an schattechten orten.

C
Zeit.

Der sam sol gesamlet werden nach dem vnnd er rot vnnd zeitig würt. Die wurtzel aber im Hewmonat vnd Augstmonat.

Die natur vnd complexion.

Schlangenkraut ist scharpff/bitter/vnd zeücht ein wenig zůsamen / vnd ist derhalben warm vnd trucken.

Die krafft vnd würckung.

Groß Schlangenkraut gesotten oder gebraten/ mit hönig vermischt vnnd also wie ein latwerg jngenomen/ist nützlich denen so seer keichen/hůsten/vñ einen fluß her ab auß dem haubt auff die brust haben/ dann sie zerteylt die groben vnnd zähen feüchtigkeyt. Mit wein getruncken/ reytzt sie zur vnkeüscheyt. Gedachte wurtzel zerstossen vnd übergelegt/oder zů puluer gemacht vnd dariñ ge
D strewet/ heylet allerley böse schäden vnnd geschwär die vmb sich fressen. So mans mit hönig vermengt/vnnd in die fisteln thůt / heylet sie dieselbigen. Vertreibt auch flecken vñ mäler vnder dem angesicht vñ am gantzen leib / so mans darmit bestreicht. Der safft auß der wurtzel/ist gůt den danckeln augen/ dariñ gethon. Die bletter auff die frischen wunden gelegt/ heylen sie/doch dieweil sie noch grün seind/dañ wo sie dürr werden/seind sie scharpff/vnd künden derhalben den wundẽ nit bekomen/noch zur heylung dienstlich sein. Die allten haben auch darfür gehalten / wañ man einen feüchten vnnd weychen käß in dise bletter wickelt/das sie denselben/vmb jhrer trückne willen/bewaren das er nit faul werde. Die frucht ist kreftiger in heylung der wunden vnd schäden/dann die bletter oder wurtzel. Die bletter vnd wurtzel vertreiben nater vnnd schlangen bey sich getragen/oder daruon getruncken.

Von Klein

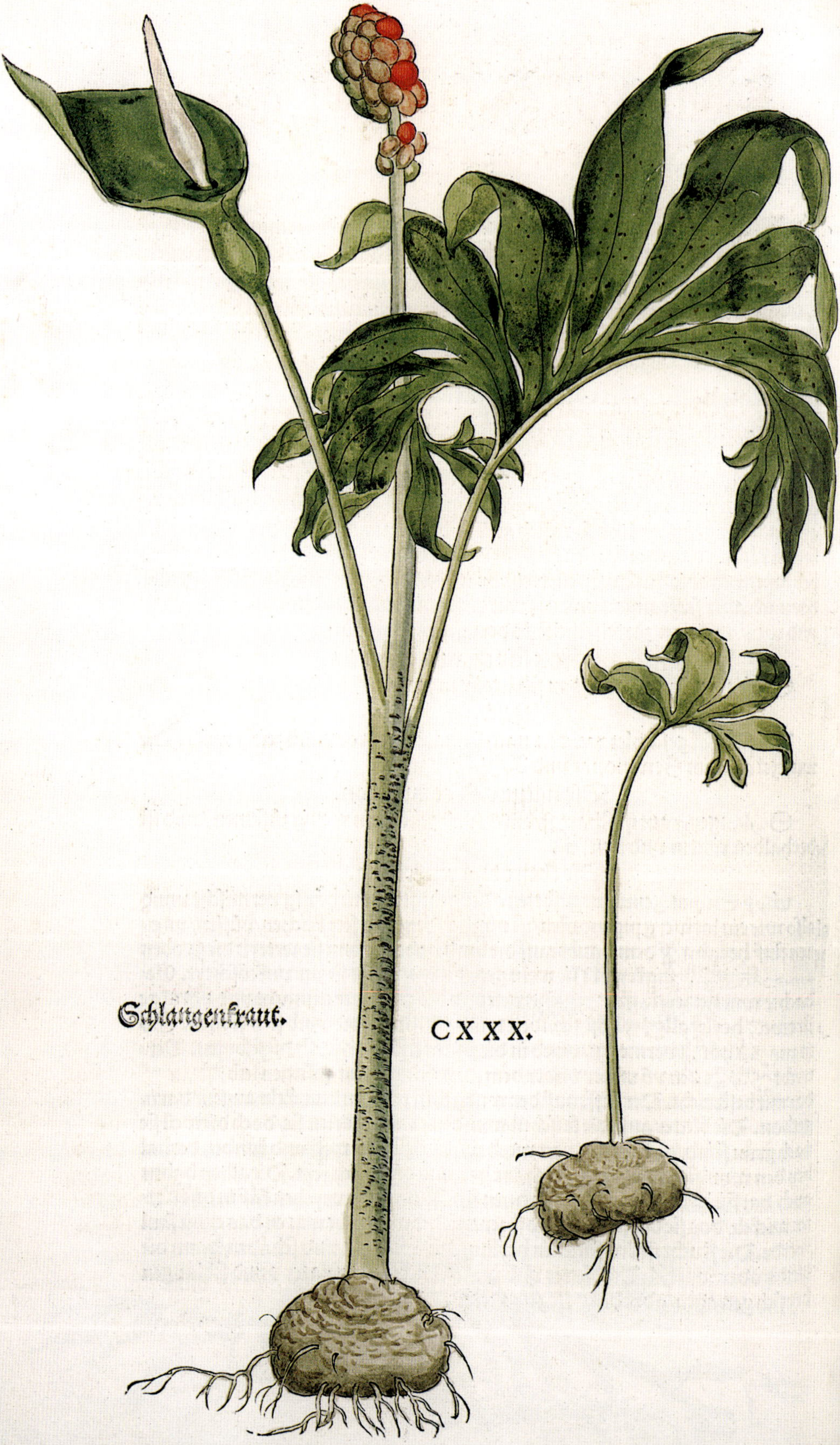

Schlangenkraut.

CXXX.

Von Klein Schlangenkraut.

Cap. LXXXVI.

Namen.

A Das klein Schlangenkraut würdt von den Griechen Dracontion micron/ zů Latein aber Dracunculus minor geheyssen. Vñ wiewol die allten in beschreibung des kleinen schlangenkrauts einander seer widerwertig vnnd vngleich seind/ doch dieweil diß kraut/ daruon wir yetzunder handlen/ bletter/ wie wir hernach weiter werden anzeygen/ dem Ephew gleich hat/ achten wir das es wol vnd recht vnder den Schlangenkreütern möge gezelt werden/ welcher wie Plinius anzeygt/ ettlich geschlecht seind/ deren das gegenwertig das dritt ist.

Gestalt.

Klein Schlangenkraut hat bletter wie Ephew/ oder wie Dirlitz/ aber
B grösser/ deren nur eins allwegen auff einem langen styl steet/ welcher auß der wurtzel herauß wechßt/ die knöpffecht ist vnd vil gleych oder gewerb hat/ wie die Rhor wurtzel. Sein frucht ist ein treüblin mit vilen beeren/ die zů letzst rot werden/ wie am Aron/ vnd dem grossen Schlangenkraut.

Statt seiner wachsung.

Wechßt gern bey den wassern/ vnd sonderlich an der Begnitz/ nit weit von Nůremberg.

Zeit.

C Klein schlangenkraut kompt herfür wann sich die schlangen jüngern/ vnd die haut von sich streyffen/ verbirgt sich auch widerumb mit jnen ins erdtrich/ wie alle Schlangenkreüter thůn.

Die natur vnd complexion.

Dieweil bletter vnd frücht an disem kraut/ wie am Aron/ scharpff vnd räß seind/ ist sein complexion/ wie auch die gestalt/ dem gedachten Aron gleich.

Die krafft vnd würckung.

Die bletter auff die bißz der gifftigen thier gelegt/ zeücht das gifft herauß/ vñ heylt sie in kürtzen tagen. Sie seind auch gůt zů allen bösen allten schäden/ vnnd fisteln/ so man salben oder pflaster darauß macht/ oder aber grůn zerstossen überlegt. So man auß disem kraut vnd hönig ein sälblin macht/ vnd anstreicht/ vertreibt es die flecken vnder dem angesicht. Andere würckung seind oben bey dem Aron gemellt vnd angezogen.

Von Zäpf=

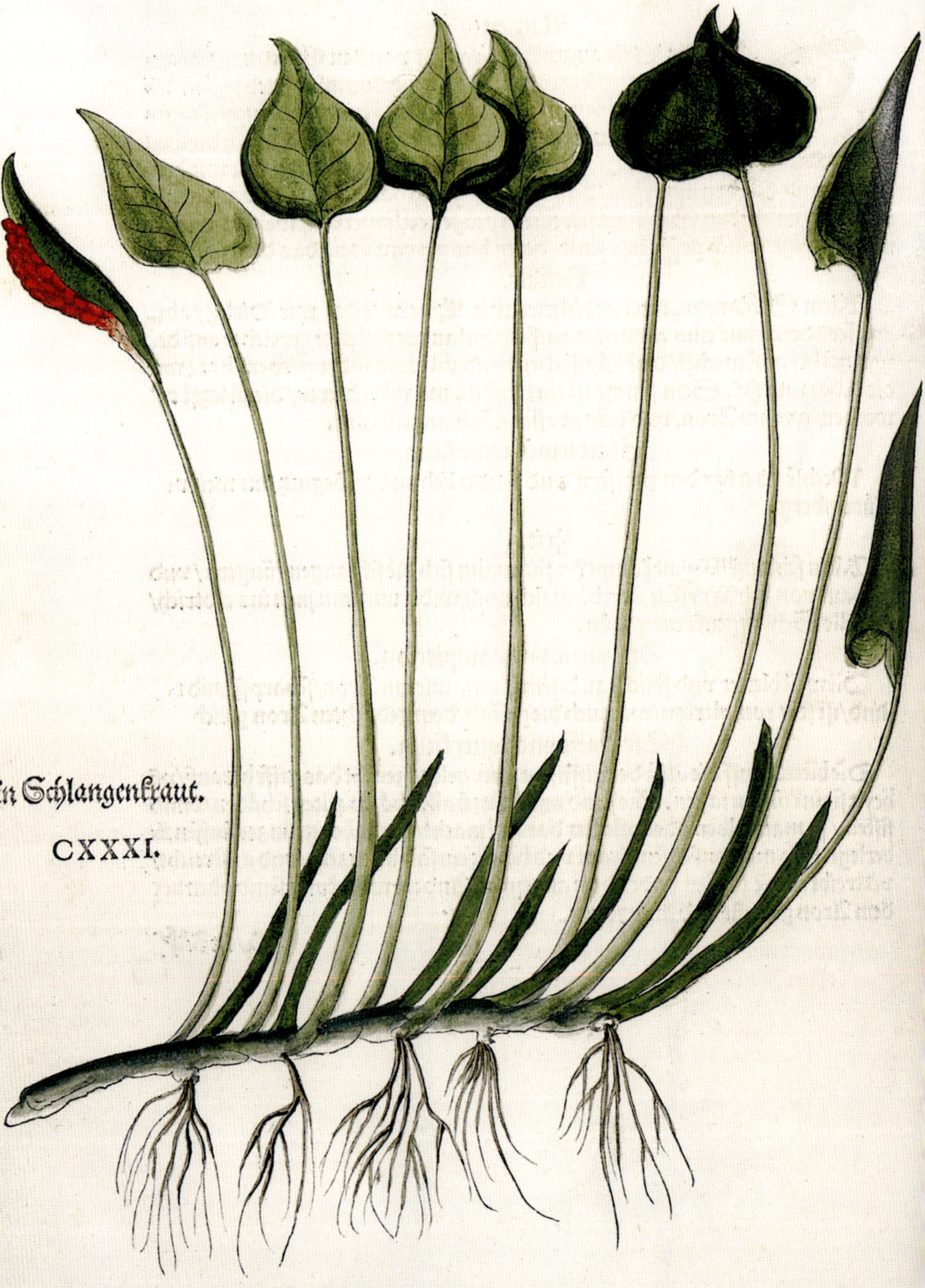

Klein Schlangenkraut.

CXXXI.

Von Zäpfflinkraut. Cap. LXXXVII.

Namen.

A Zäpfflinkraut würdt von ettlichen auch Hauckblat vnnd Auffenblat geheyssen. Auff Griechisch würdt diß kraut Daphne alexandria/ zů Latein aber Laurus Alexandrina genent. In den Apotecken würdt es Vuularia geheyssen/ von ettlichen Bonifacia vnnd Pagana lingua. Ursach der vnnd anderer namen mehr findestu in vnserm Lateinischen kreüterbůch angezogen.

Gestalt.

Zäpfflinkraut hat runde stengel anderhalb spannen lang/ wie die Weißwurtz/ zů beyden seiten mit jhren dicken blettern bekleydet/ dieselbigen vergleichen sich den Lorberblettern/ oder Rusci genent/ seind aber grösser/ zärter/ vnd
B weisser. Ein yedes blat hat auß jhm selbs noch ein kleines blettlin wachsen/ anzůsehen wie ein zünglin/ oder ein angehencktes zäpfflin/ daher es seinen namen bey vns Teütschen überkommen hat. Zwüschen beyden blettern bringt es ein schöne rote frucht in der grösse der Kichern. Die wurtzel ist dem Rusco gleich/ doch grösser/ zärter/ vnd eins gůten geruchs.

Statt seiner wachsung.

Das Zäpfflinkraut wechst in hohen wälden/ vnnd würdt auß dem Vngerland zů vns gebracht/ vnnd in ettlichen gärten gepflantzt.

Zeit.

Das Zäpfflinkraut bringt seine frucht zwüschen den blettern im summer.

C
Die natur vnd complexion.

Zäpfflinkraut ist warmer vnnd truckner natur/ welchs der geschmack/ der do scharpff vnnd bitter ist/ klärlich anzeygt.

Die krafft vnd würckung.

Die wurtzel vom Zäpfflinkraut gedörret vnnd gepuluert/ daruon biß auff vier/ fünff/ oder sechß quintlin mit süssem wein getruncken/ fürdert die schwäre gebürt/ vertreibt die harnwind/ vnnd bringt den frawen jhre zeit. Sie treibt auch das bürdlin nach der gebürt auß.

Das kraut in wein oder wasser gesotten/ vnnd daruon getruncken/ verzert die überige feüchtigkeyt des zäpfflins so herab gefallen ist. Das puluer vom kraut vnd wurtzel trücknet vnnd heylet alle fliessende wunden vnd geschwär/ in sonderheyt so im rachen vnd vmb das zäpfflin sich erzeygen.

t Von Meyen

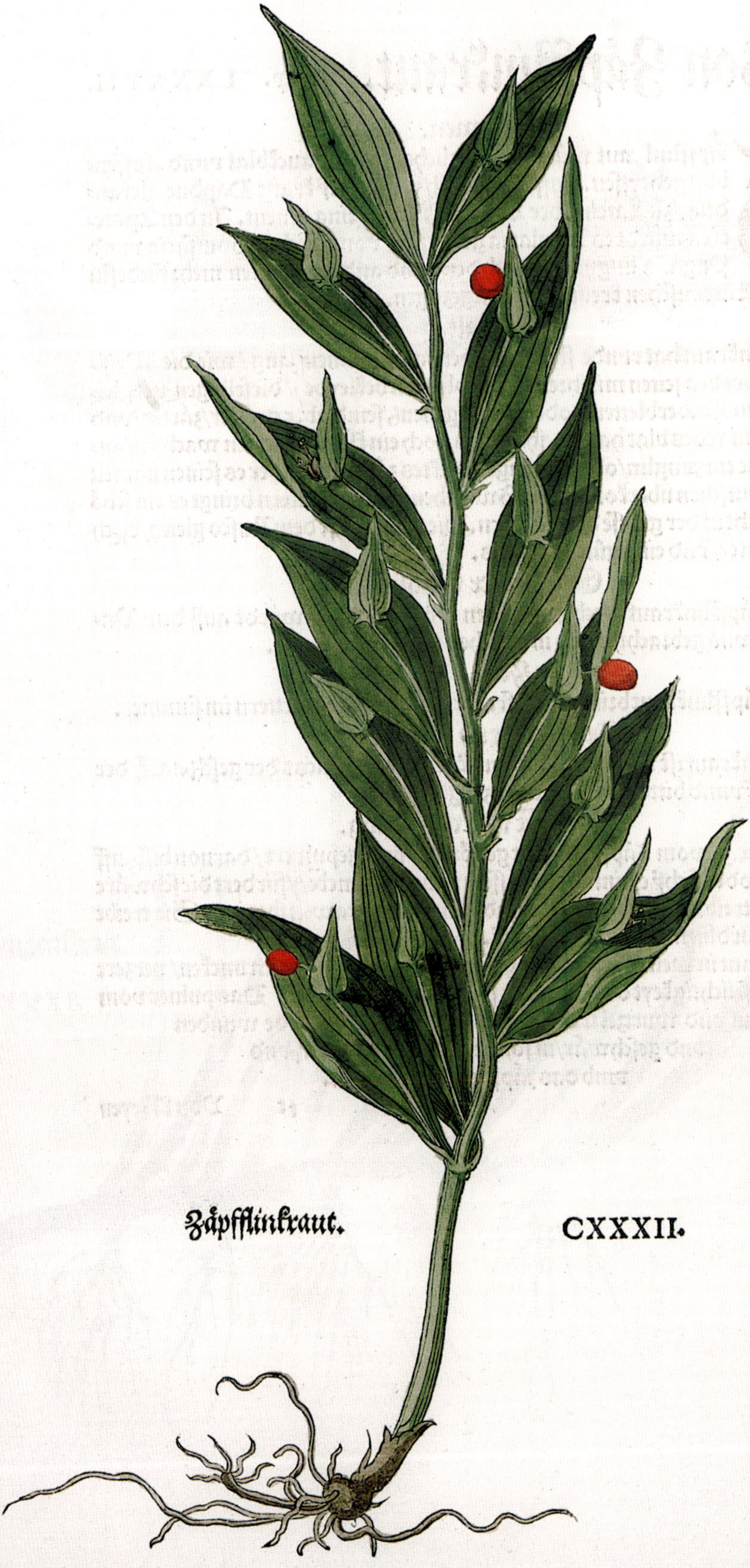

Zäpfflinkraut. CXXXII.

Von Meyenblüemlin. Cap. LXXXVIII.

Namen.

A Die Meyenblůmlin werden auff Griechisch Ephemeron / Lateinisch aber Iris syluestris / vnd zů vnsern zeiten Lilium conualliũ geheyssen/nit mit eim vngereimpten namẽ/dieweil es meins erachtens das ander geschlecht der Gilgen ist bey dem Theophrasto/so im früling blüet. Vrsach aller diser namen haben wir nach der leng im Latein angezeygt.

Gestalt.

Meyenblůmlin haben zwey grüne bletter neben einander die seind der weissen Gilgen blettern ånlich/doch vil zårter/zwüschen welchen dringt herauß ein glatter stengel mit fünff oder sechß/etwan auch mehr/runden weissen knöpfflin
B als Erbsen/die thůn sich auff/vñ werden zů schönen schneeweissen holen blůmlin/anzůsehen wie ein rundes Cymbal glöcklin/zů ringß vmbher schartecht wie ein såge. In einem yeden glöcklin ist ein purpurfarbs flecklin. Dise blůmlin riechen über die maß wol/seind aber am geschmack bitter. So die blůmlin verdorren vnd abfallen/werden darauß schöne beerlin/den roten Corallen / oder der frucht der Spargen gleich/die seind gar weych. Die wurtzel ist ettwas lang/ vnnd zasecht / flicht sich hin vnd wider / zeücht zůsamen/ vnnd hat einen gůten geruch.

Statt seiner wachsung.

Meyenblůmlin haben jhre wonung in wålden vnd schattechten orten.

C

Zeit.

Im Meyen bringt diß kraut seine liebliche wolriechende blůmlin / vnd vergeen schnell widerumb vñ dorren ab. Darnach gegen dem Hewmonat bringt es sein frucht / die roten beerlin/wie oben angezeygt.

Die natur vnd complexion.

Diß kraut hat ein zůsamen vermischte complexion/nemlich es treibt hindersich/dieweil die wurtzel zůsamen zeücht / zerteylt auch vonn wegen der blůmen vñ bletter/die do bitter seind/wie man auß seiner würckung wol abnemen kan.

Die krafft vnd würckung.

D Die wurtzel gesotten/vnd das wasser daruon im mund gehalten/vertreibt das zanwee. Die bletter in wein gesotten vnnd übergelegt / zerteylen die geschwulst dariñ sich das eyter noch nit gesamlet hat. Der safft auß den blůmen ist krefftig zů stercken das hertz / hirn vnd leber. Vnnd vil mehr das gantz kraut mit blettern/blůmen/vnd wurtzel gesotten/vnd getruncken. Sol in sonderheyt gebraucht werden in der onmacht/dem schwindel/vnnd der fallenden sucht. Man sagt auch das es dem außsatz were / so mans in der erste tåglich braucht. Der safft ist auch fürtreffenlich gůt zů den augen/dann er macht sie lauter/vnd vertreibt die dunckelheyt derselbigen.

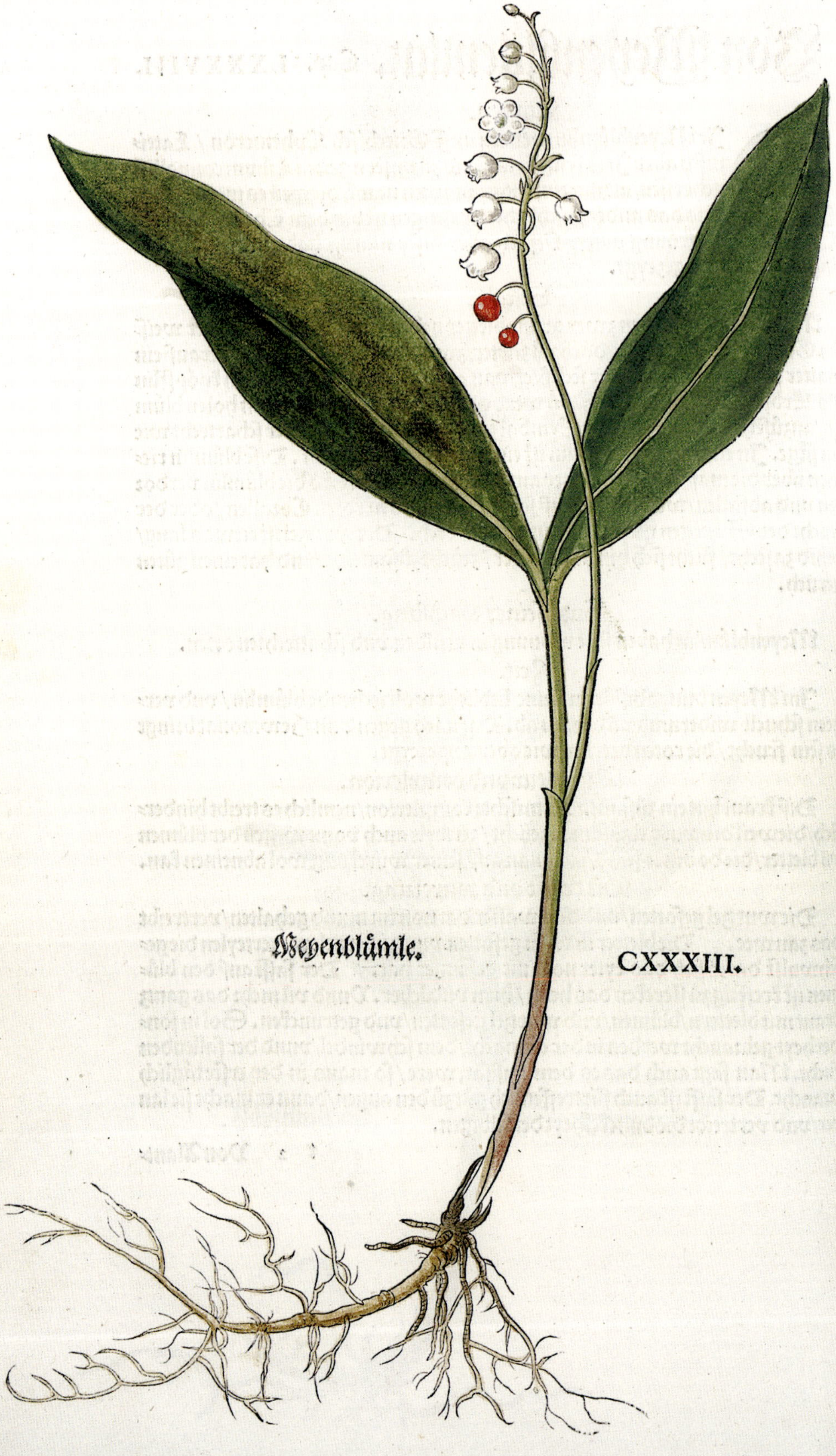

Meyenblümle.

CXXXIII.

Von Alantwurtz. Cap. LXXXIX.

Namen.

A ALantwurtz heyßt bey den Griechen Eleninm/deßgleichen auch bey den Lateinischen/ welche sie auch Inulam nennen. In den Apotecken würt sie Enula campana genent. Vrsach sölcher namen findt man in vnserm Lateinischen kreüterbůch angezeygt.

Gestalt.

Die Alantwurtz hat einen dicken/harigen/langen/etwan dreyer elen hoch/ vnd ecketen stengel/mit neben anhangenden blettern/ auß welchen die ersten so bey der erden fast breyt/lang vnd harig seind/wie des Wollkrauts/darnach ye höher sie hinauff am stengel gefunden werden/ye kleiner/schmeler/ vnd spitziger sie werden. Am gipffel des stengels kommen die grossen schönen goldgeelen gestirnten blůmẽ. So die blůmen verblüet haben/so steen die harige köpff/in welchen der same ist/biß an den Herbst. Die wurtzel ist außwendig erdenfarb/dann wie der grund ist/ also ist auch die eüsserst rind/ aber inwendig weißlecht/ ettwan ein wenig rot/wolriechend/ dick vnnd groß/ ettwas scharpff/ mit angewachsenen kleinen würtzelin.

B
Statt seiner wachsung.

Alant wechßt zů zeiten an den bergen/vnd schattechten trucknen orten. Ettwan auch in den wälden/vngebawten reynen/dornhecken/vnd wisen. Würt auch fast allenthalben in gärten gefunden/dahin mans pflantzt.

Zeit.

Alant blüet im Hewmonat/vñ sein wurtzel sol im summer gesamlet werdẽ.

Die natur vnd complexion.

Die wurtzel/welche man fürnemlich braucht/ist warm vnnd trucken/ doch mit einer überflüssigen feüchtigkeyt.

C
Die krafft vnd würckung.

Die Alantwurtzel gesotten vnd getruncken/treibt den harn/vnd bringt den frawen jhre blödigkeyt. So mans zů pulver stoßt/ vnd ein latwerg mit hönig darauß macht/ ist sie seer dienstlich denen so hůsten/ keichen/ inwendig gebrochen seind/vnd blůt speien. Item für das auffbläen/ vñ bissz der gifftigen thier. Dise latwerg zerteylt/füret auß die groben zähen feüchte/ so vmb die brust vnd lungen sich gesamlet vnnd angelegt haben. Die wurtzel mit süssem wein jngemacht/ist dem magen nützlich. Die bletter in wein gesotten/vnnd übergeschlagen/miltern das hüfftwee. Deßgleichen auch so man ein pflaster auß der grůnen wurtzel macht vnd aufflegt/ verzert es die geschwulst so sich von kalter feüchtigkeyt erhebt haben.

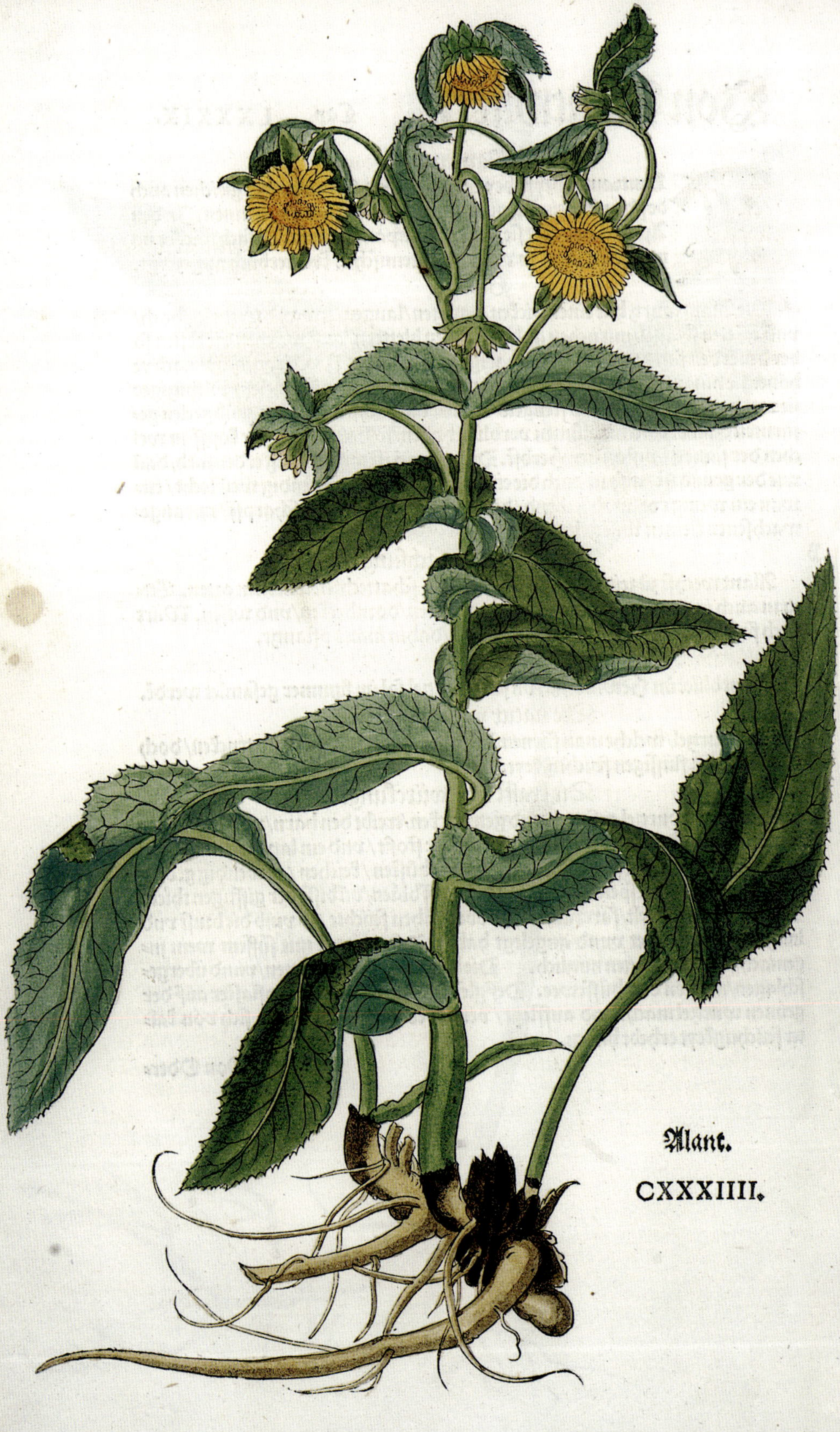

Alant.

CXXXIIII.

Von Odermenig. Cap. XC.

Namen.

A Odermenig würdt auch von etlichen Bruchwurtz genent. Bey den Griechen ist jhr name Eupatorium / deßgleichen bey den Lateinischen. In Apotecken würt sie Agrimonia geheyssen. Vrsachen der namen findt man in vnnserm Lateinischen kreüterbůch angezogen.

Gestalt.

Odermenig hat einen zarten / langen / holtzechten / schlechten / harigen / rauhen / vnnd schwartzen stengel. Seine bletter / welche vnderscheydlich an dem stengel hinauff wachsen / seind auff beyden seiten in fünff / oder mehr teyl zerschnitten / vnd wie ein sägen zerkerfft / dem Fünff fingerkraut oder Hanff blettern gleich / schwartzlecht. Mitten an dem stengel gewindt es geele gestirnte blůmen / eine an der andern / welche so sie abfallen / werden kleine rauhe klettlin darauß / die sehen vndersich / vnnd hencken sich an die kleyder vnnd was sie anrůren. Die wurtzel ist ettwas groß / lang / vnd schwartz.

B Statt seiner wachsung.

Odermenig wechßt allenthalben gern in den hecken / an dunckeln vnnd vngebawten orten / auff den rauhen vnd steynigen bergen / neben den zeünen vnd strassen.

Zeit.

Blůet im Brachmonat vnnd Hewmonat / in welchen es auch sol gesamlet werden.

Die natur vnd complexion.

Odermenig ist einer subtilen substantz / zerteylt / seubert / on grosse vnd offenbarliche hitz. Zeücht auch ein wenig zůsamen.

C Die krafft vnd würckung.

Die bletter der Odermenig mit alltem schweinem schmaltz oder schmär warm auffgelegt / heylet die wunden so sich nit leicht zur heylung schicken wöllen. Sein same / oder aber das kraut in wein gesotten vnd getruncken / ist gůt zů der roten rhůr / den lebersüchtigen / vnd denen so von den natern gebissen werden. Odermenig ist aber sonderlich gůt zů der verstopfften leber / sterckt auch dieselbigen seer. Heylet auch vnd seubert allerley schäden.

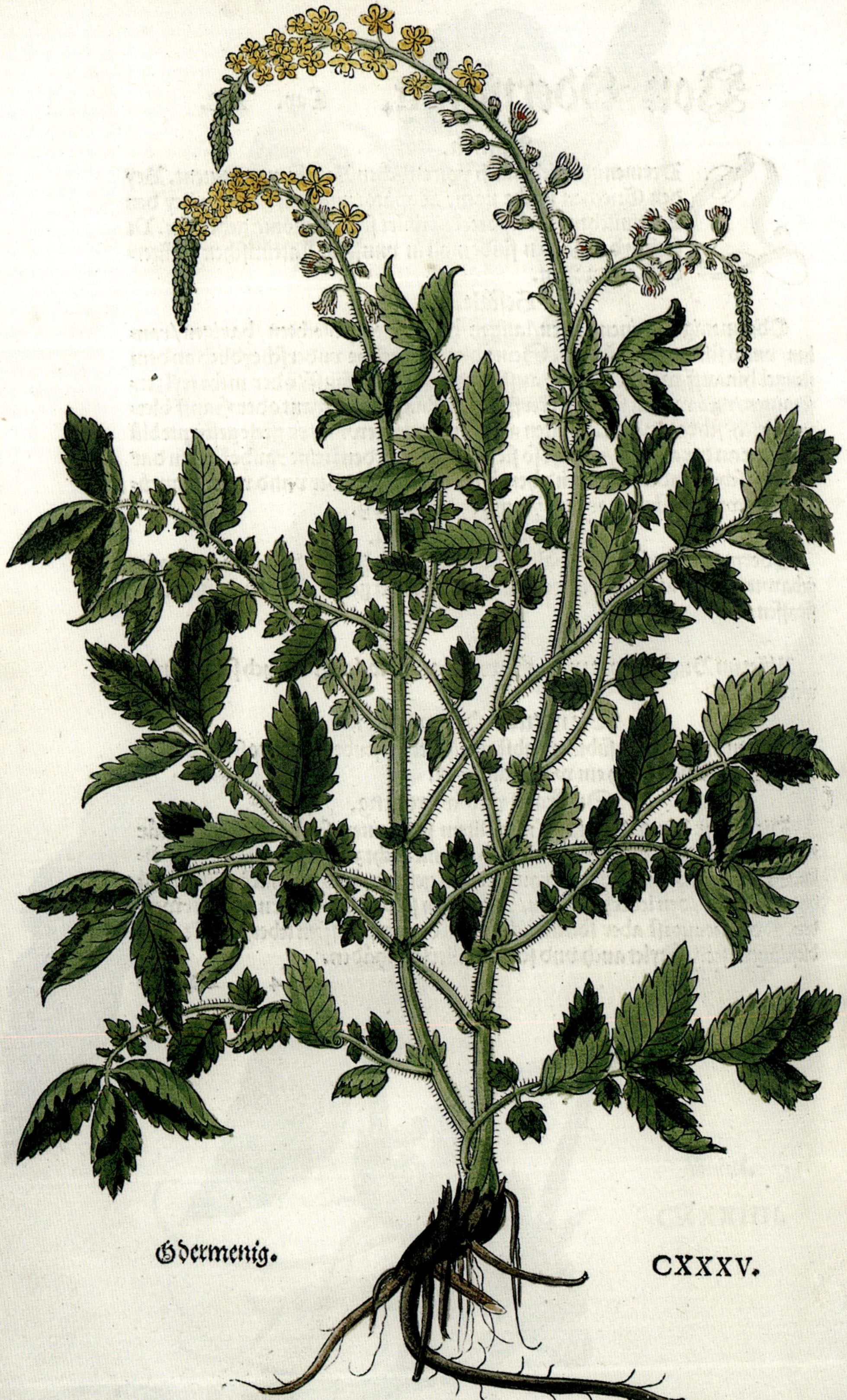

Odermenig.

CXXXV.

Von Augentrost. Cap. XCI.

Namen.

A Augentrost würdt on zweifel von den Griechen Euphrosyne genent worden sein/ welchen namē darnach die vnerfarnen der spraachen haben verwandelt in Euphrasiam/ dann also würt es heüt zů tag inn den Apotecken geheyssen. Diß kraut würdt aber von ettlichen Ophthalmica oder Ocularis genent. Vnnd hat dise namen alle auß keiner andern vrsachen überkomen/ dann das es den augen seer dienstlich vnd nützlich ist.

Gestalt.

Augentrost ist ein kleins drausselechtigs schöns kreütlin/ spannen lang/ wie ein kleins holdtseligs beumlin/ mit vilen purpurfarben ästlin vnnd stengelin/ welche mit kleinen blettlin zů ringß vmbher zerkerfft/ bekleydet seind. Zwüschen denselbigen blettlin bringt es ein holdtseligs schöns blůmlin mit dreyen farben/
B weiß/ geel/ vnd purpurfarb geziert. Die wurtzel ist klein/ vnd hat keinen brauch in der artzney.

Statt seiner wachsung.

Augentrost wechßt an den reynen do die sonne hin mag komen/ vnd fast in allen wisen.

Zeit.

Ist auch ein Herbstkraut/ darumb würdt es nit gefunden biß zů anfang des Herbstes.

Die natur vnd complexion.

Das Augentrost/ wie man auß seiner krafft vnd würckung mag abnemen/ ist warmer vnd truckner natur.

C Die krafft vnd würckung.

Das Augentrost braucht man zů den dunckeln augen/ vnd dem starn/ zerstossen vnnd darüber gelegt/ oder inn wein gesotten/ oder den außgetruckten safft darinn gethon. Es krefftiget auch die gedechtnuß/ vnnd widerbringt dieselbigen so mans zů puluer stoßt/ vnnd in weissem lautern wein innimpt. Es ist auch denen so die geelsucht haben seer dienstlich/ so mans inn wein seüdt/ vnnd warm trinckt. Fürtreffenlich aber ist es nützlich zů dem gesicht/ welches klar vnnd lauter würdt/ so der safft daruon in die augen gethon würt.

Von Sal-

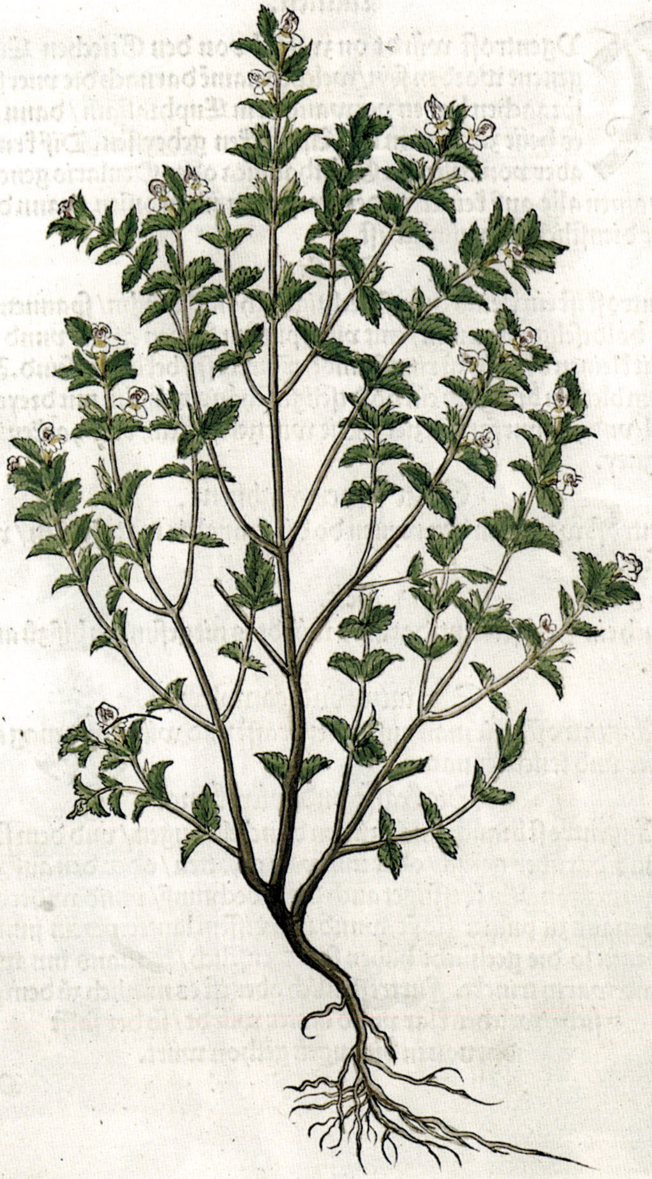

Augentrost. CXXXVI.

Von Salbey. Cap. XCII.

Namen.

A Salbey würdt von den Griechen genent Elelisphacon/von den Lateinischen Saluia/welchen namen die Apotecker behalten haben. Vrsachen aber diser namen haben wir nach der leng in vnserm Lateinischen kreüterbůch angezeygt.

Geschlecht.

Des Salbey seind zwey geschlecht/groß vñ klein. Der groß Salbey/würt also geheyssen von der grossen vnd breyten bletter wegen/darumb nennt man jhn auch breyt Salbey. Der klein Salbey hat schmelere vnnd kleinere bletter/würt auch spitz Salbey/vnd edler Salbey geheyssen. Man nent jhn auch Creutz Salbey/vonn wegen der zweyer angehenckten örlin am styl oder end des blats/welche einem creutz gleich seind.

Gestalt.

B Der groß Salbey ist ein staud mit vilen ästen vnd stengeln/welche vierecket vnd weißlecht seind. Seine bletter vergleichen sich ettlicher maß mit den Kütten blettern/seind aber lenger/herter/dicker/vñ rauch/runtzlecht wie ein beschaben abgetragen wulle kleyd/weißlecht vnd eines starcken geruchs. Die blůmen seind purpurbraun mit weiß vermischt/gekrümpt wie ein Adler schnabel. So dise abfallen/bringt er in den heüßlin oder secklin samẽ/dem Scharlach gleich.

Der klein Salbey ist dem vordrigen gleich/aber seine bletter seind schmeler/kleiner vnd weisser/oder mehr äschenfarb/vnd haben am styl vnden zwey kleine angehenckte örlin/die man am grossen nit findt.

Statt irer wachsung.

C Salbey wechßt gern an rauhen orten/doch beyderley gschlecht pflantzt man in allen gärten.

Zeit.

Salbey blüet im Brachmonat vnd Hewmonat/vnd bringt auch zů seiner zeit den samen.

Die natur vnd complexion.

Salbey wermet vnd zeücht zůsamen.

Die krafft vnd würckung.

D Salbeyen bletter in wasser gesotten vnd getruncken treiben den harn/bringen den frawen jhre zeit/vnnd treiben auß die todten frucht. Mit disem wasser gezwagen/macht schwartz har. Salbey ist auch gůt zů allerley wunden/seübert dieselbigen vñ heylet sie. Salbey stellet das blůt so auß den wunden laufft darüber gelegt. Die bletter vnd äst in wein gesotten vnnd darmit gewäschen/vertreiben das iucken an den gemechten. Salbey übergelegt/heylet die bißz der gifftigen thiern. Salbey mit Wermůt gesotten vnd getruncken/heylet die rot rhůr. Salbey übergelegt/zeücht die würm auß den ohren. Die bletter in wasser gesotten/vertreiben den hůsten/vñ die weetagen der seiten. Salbey ist gůt der verstopfften leber.

Von Quen-

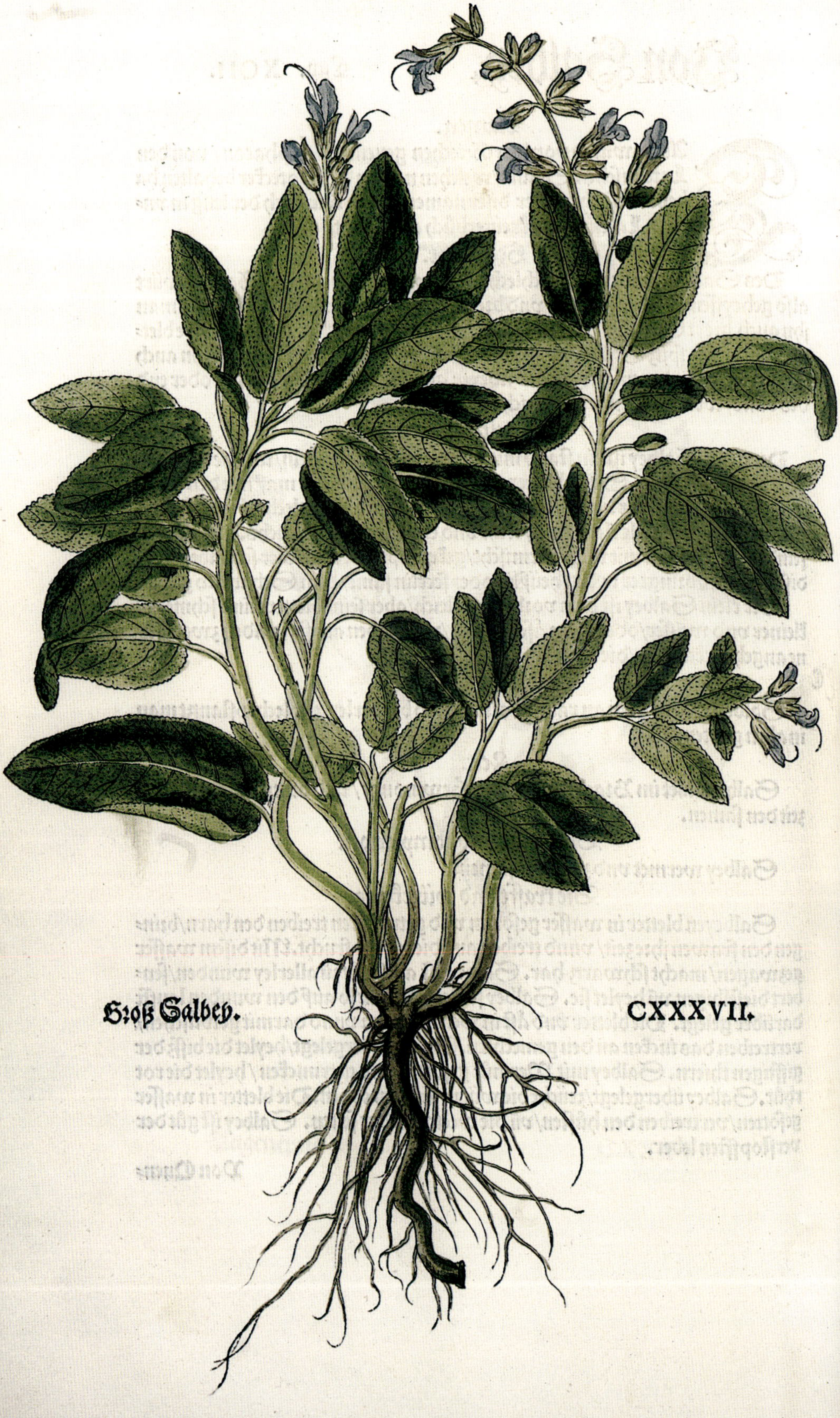

Groß Salbey.

CXXXVII.

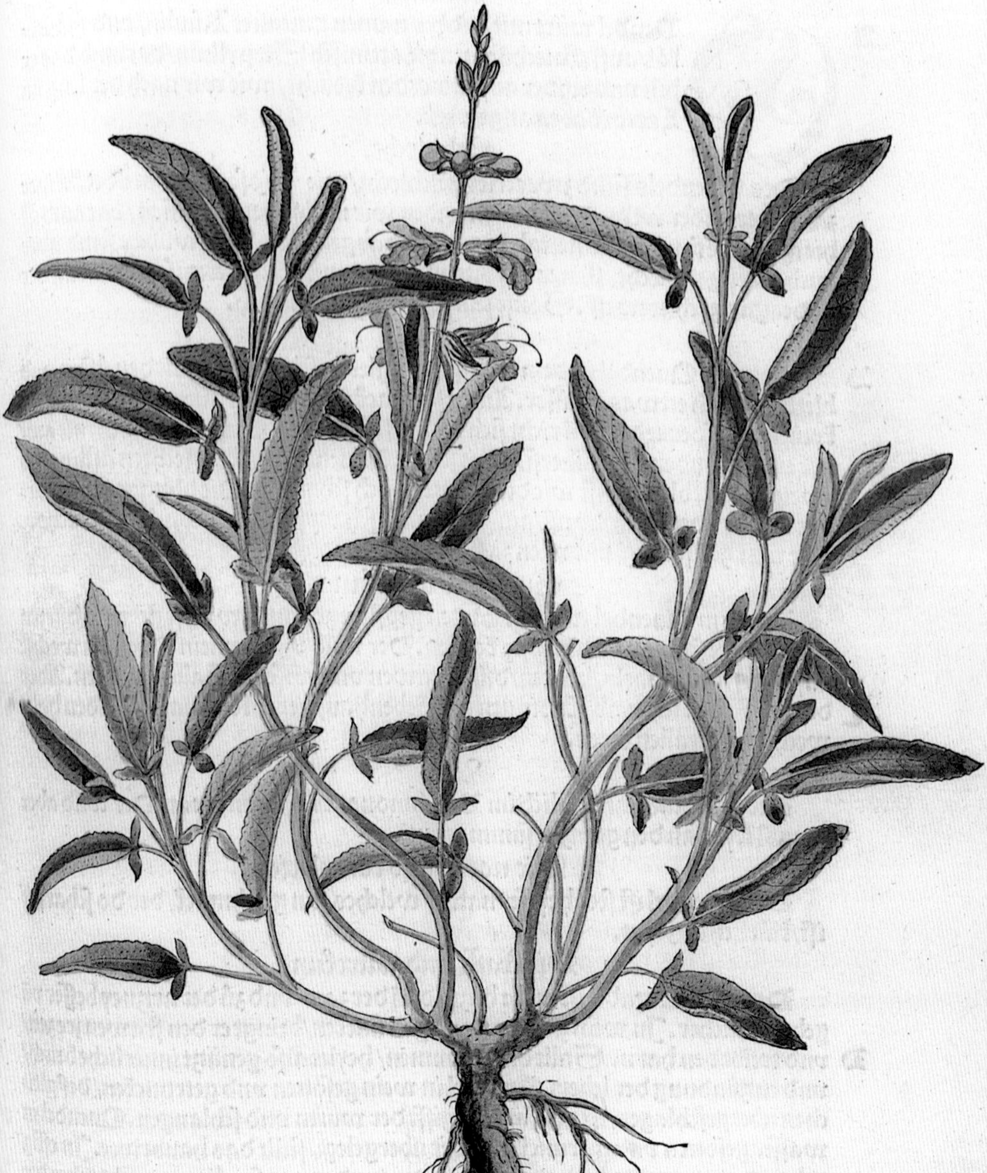

Creütz Salbey.

CXXXVIII

u

Von Quendel. Cap. XCIII.

Namen.

A Quendel würt mit andern namen genennet Künlin/ vnd Hünerköl/ auff Griechisch vnd Lateinisch Serpyllum/ darumb das er hin vnd wider auff der erden kreücht/ wie wir nach der leng im Latein haben angezeygt.

Geschlecht.

Des Quendels seind zweyerley geschlecht/ wie Dioscorides meldet. Einer zam/ der ander wild. Den zamen haben wir nit künden bekomen/ darumb ist hie allein die form vnnd gestalt des wilden abgemalet. Des wilden seind aber auch zwey geschlecht. Einer hat purpurbraun mit weiß vermischt blůmen/ der ander gantz schneeweiß. Sonst seind sie einander ånlich.

Gestalt.

B Der zam Quendel ist dem Wolgemůt gleich/ fürnemlich mit den åsten vnd blettern/ doch ettwas weisser. Am geschmack ist er dem Maieron nit vngleich/ kreücht auff der erden/ vñ richt sich nit auff. Der wild Quendel kreücht nit auff der erden/ sonder steigt übersich mit seinen kleinen zarten holtzechten åstlin vnd zweiglin/ hat bletter fast wie die Raute/ doch schmeler. Die blůmen seind purpurbraun/ oder schneeweiß/ am geschmack scharpff/ eines lieblichen geruchs. Die wurtzel ist lang/ mit vilen zaseln.

Statt irer wachsung.

Der zam Quendel würt in gårten gepflantzt/ vnnd wechst gern an dürren orten do die sonne wol hin mag komen. Der wild vnd gemein Quendel wechst auff den felsen/ bůheln/ bergen/ dürren awen vnd wisen fast allenthalben. Aber C der weiß/ den ich vmb Tübingen im Bebenhaußner tal ein mal gefunden hab/ wechst nit an allen orten.

Zeit.

Der zam blüet fürnemlich im Brachmonat vñ Hewmonat. Der wild aber vom Meyen an den gantzen summer auß.

Die natur vnd complexion.

Der Quendel ist seer heysser natur/ welches sein geschmack/ der do scharpff ist/ klårlich anzeygt.

Die krafft vnd würckung.

Der wild Quendel ist mehr hitzig dañ der zam/ vnd zů der artzney besser vñ gebreüchlicher. In wein gesotten vnd getruncken/ bringt er den frawen jre zeit/ D vnd treibt den harn. Stillt das grimmen/ heylet also genützt innerliche brüch/ vnd entzündung der leber. Quendel in wein gesotten vnd getruncken/ deßgleichen übergeschlagen/ ist gůt für das gifft der würm vnd schlangen. Quendel in wasser gesotten vnd getruncken/ oder übergelegt/ stillt das haubtwee. In essig gebeytzt oder geweycht/ darnach gesotten/ vnd mit rosen öl vermischt/ über die stirn gelegt/ benimpt die wůtende haubtsucht/ Phrenitim genent. Quendel eins quintlin schwer mit essig getruncken/ stellet das blůtspeien. Der rauch von gebrentem Quendel veriagt allerley gifftige thier. Vnnd daher haben die allten/ wie man im Virgilio liset/ Quendel den schnittern zů essen mit andern speisen geben/ darmit sie vor sölchen gifftigen thiern sicher weren.

Von Fench.

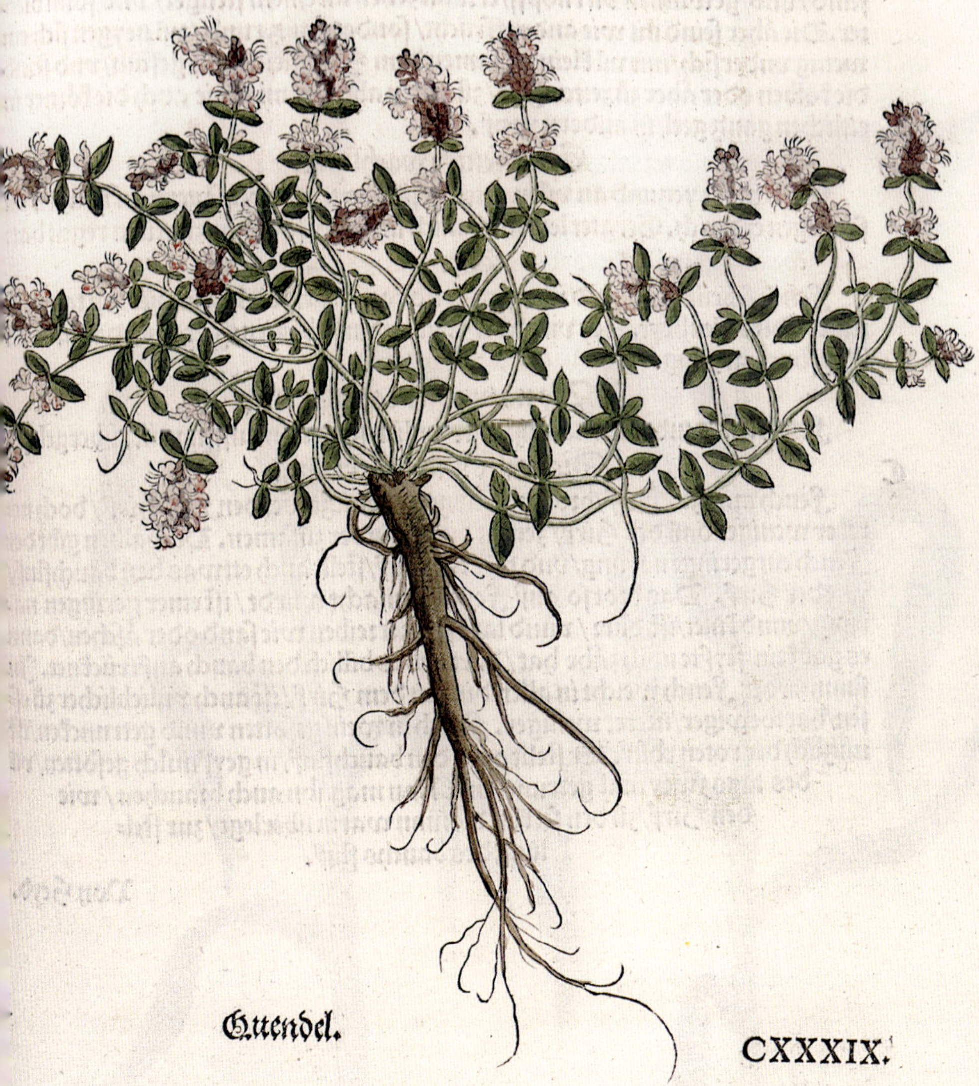

Quendel.

CXXXIX.

Von Fench. Cap. XCIIII.

Namen.

A Fench oder Fenich würt an ettlichen orten Pfenich vnd Heydel geheyssen/bey den Griechen Elymos/vnd zů Latein Panicum/ daher on zweifel der Teütsch name Pfenich kom̃en ist.

Gestalt.

Wañ der Fench herfür kompt/ist er dem Hirß gantz gleich/ doch sein graß ist vil rauher/scherpffer vnd spitziger. Seine stengel oder helm seind rund/gewinnen vil knöpff/etwan zehen an einem stengel/vnd souil bletter. Die äher seind nit wie andere frücht/sonder gantz rund/vñ neygen sich ein wenig vndersich/mit vil kleinem samen dem Hirß gleich/außgefüllt/vnd seind die kolben oder äher zů zeiten geel/zů zeiten aber braun/wie auch die körner in ettlichen gantz geel/in andern weiß.

Statt seiner wachsung.

B Fench würt yetzund an vilen orten gepflantzt/vñ wechßt gern im rauhen vñ sandigen erdtrich. Geratet leichtlich auch im sand/so er nur zů zeiten regen hat.

Zeit.

Fench scheüßt gar bald übersich/vnd kompt gemeinlich in viertzig tagen zů seiner volkom̃enheyt. Bey vns aber würt er im früling gesäet/vnnd würdt im Augstmonat zeitig.

Die natur vnd complexion.

Fench kület vnd trücknet auß/fürnemlich so es von aussen würt übergelegt.

Die krafft vnd würckung.

C Fench mag zur speiß/brot/vnd artzney genützt werden wie Hirß/doch neret er weniger dañ der Hirß/zeücht auch minder zůsamen. Derhalben gibt der Fench ein geringe narung/vnd trücknet auß/stellt auch ettwas den bauchfluß/ wie der Hirß. Das brot so auß Fench gemacht würdt/ist einer geringen narung/vnnd kület/ist dürr/vnnd laßt sich zerreiben wie sand oder äschen/dann es gar kein feyßte noch zähe hat/darumb es billich den bauch außtrücknet. In summa/der Fench weicht in allen dingen dem Hirß/ist auch vnlieblicher zů essen/hartdewiger/neeret weniger. Fench in wein gesotten vnnd getruncken/ist nützlich der roten rhůr. Er stellt auch den bauchfluß/in geyßmilch gesotten/vñ des tags zwey mal getruncken. Man mag jhn auch brauchen/wie den Hirß/zů den secklin die man warm überlegt/zur stellung des bauchs flüß.

Von Heyd.

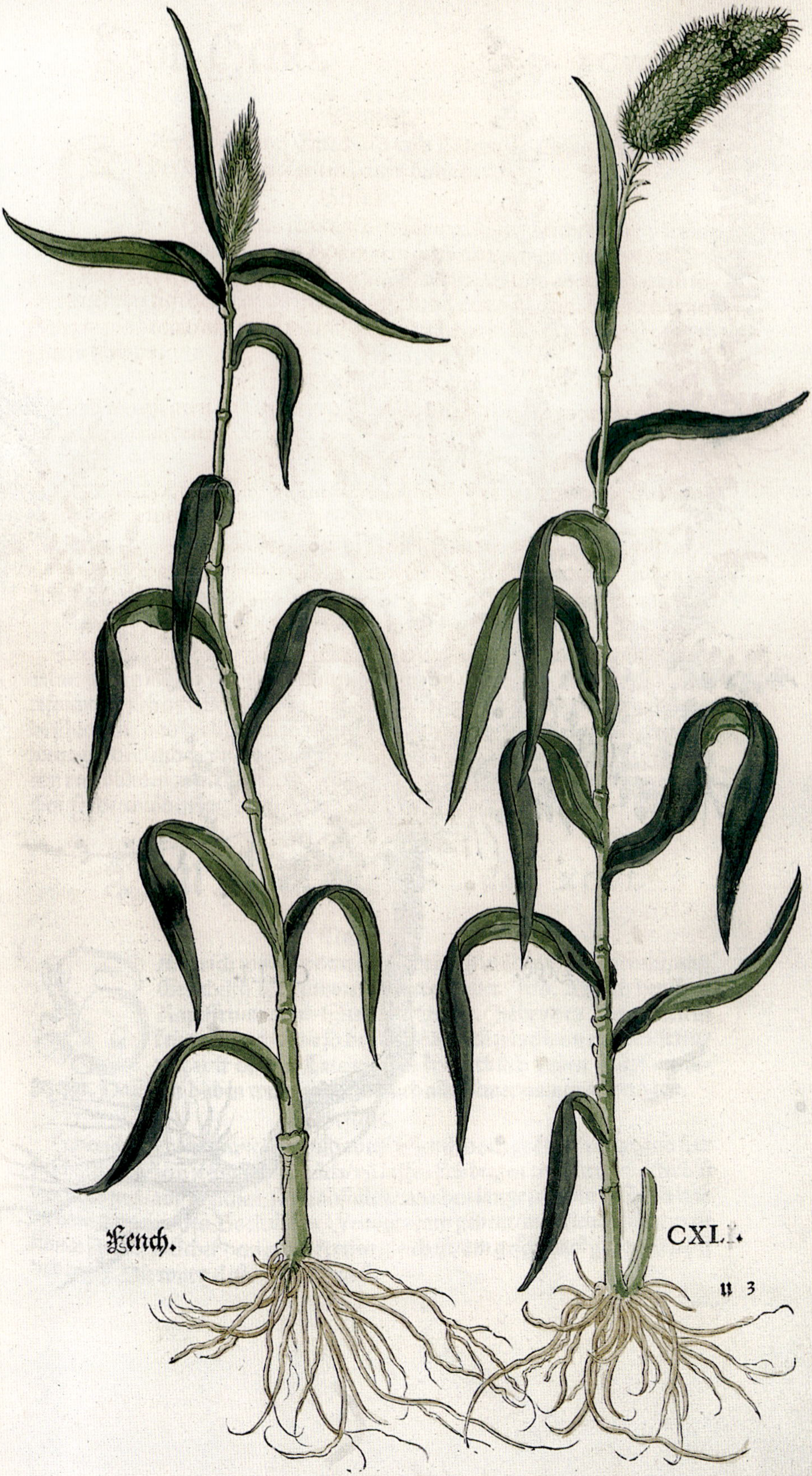

Fench.

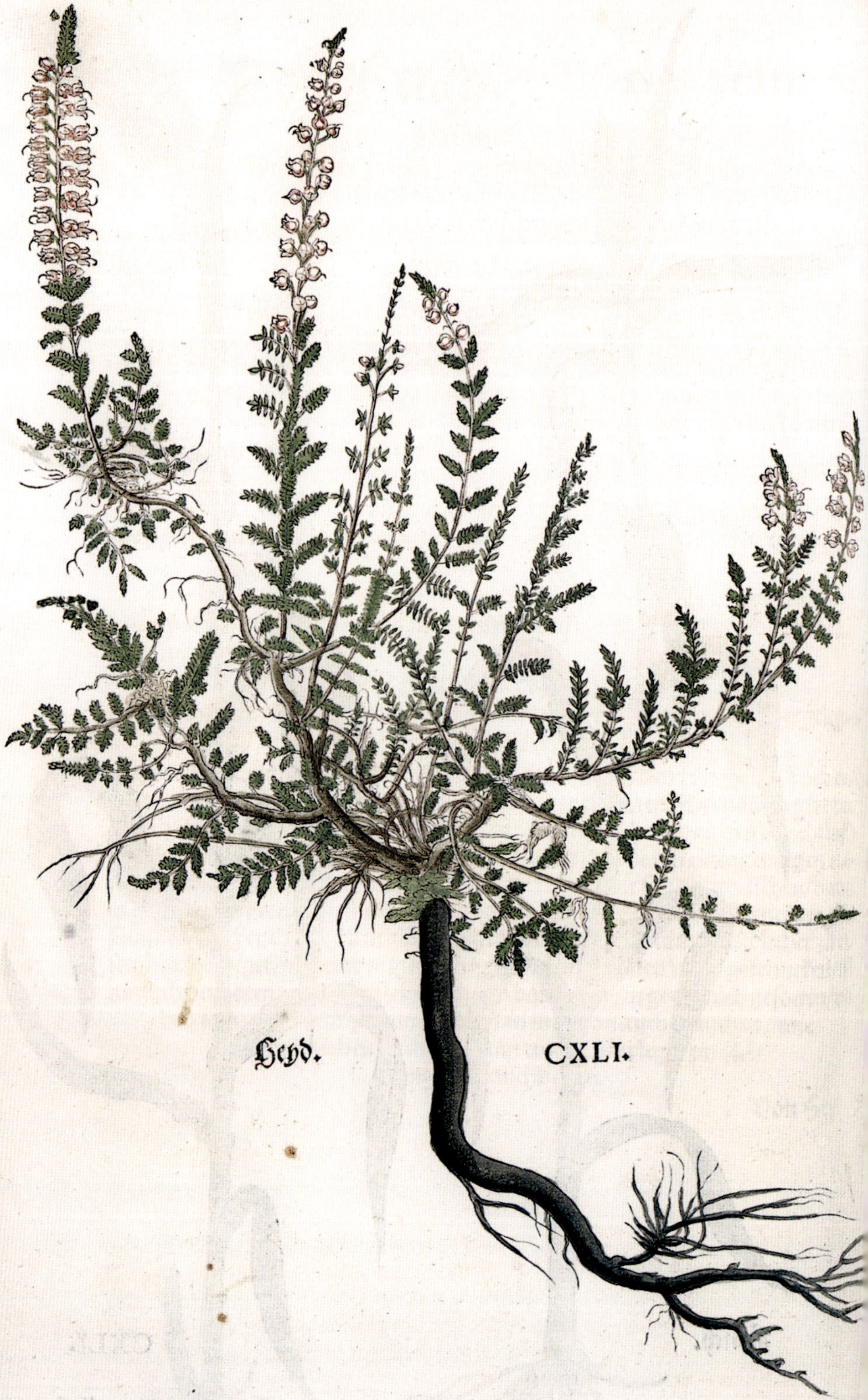

Heyd. CXLI.

Von Heyd. Cap. XCV.

Namen.

A Heyd würt auff Griechisch vnd Lateinisch Erica geheyssen. Ist bey den Apoteckern in keinen brauch.

Gestalt.

Heyd ist ein steüdlin dem Tamariscken gleich/doch vil kleiner vnd kürtzer: dem Roßmarin auch etwas änlich mit der farb/vñ auch schier mit den blettern/doch seind sie vil kürtzer. Seind aber auch etlich seiner bletter/die sich den Tamariscken blettern mehr vergleichen. Seine blůmen seind purpurbraun/mit weiß vermischet. Die wurtzel ist lang/holtzecht/vnnd schwartzbraun.

Statt seiner wachsung.

B Heyd wechst gern an den bergen/in wälden/vnd sandigen orten/würdt allenthalben gefunden.

Zeit.

Heyd blüet zwey mal im jar/im früling vnd im Herbst/vnnd ist also vnder den wilden gewechsen das erst vnd das letzst so blüet.

Die natur vnd complexion.

Heyd ist warmer vnnd truckner natur/das man leichtlich auß seinem geschmack kan abnemen/der do bitter ist.

Die krafft vnd würckung.

C Die bletter vnd blůmen des Heydens übergelegt/heylen die naterbiß/vnnd andrer gifftigen thiern. Sie zerteylen auch vnd verzeren geschwulst/vnd andere feüchte so sich an einem ort des leibs gesamlet haben. Es seind auch ettlich die do schreiben/das die blůmen in wein oder wasser gesotten/vñ getruncken/den weetagen der lenden vnd des bauchs stillen vñ miltern. Der safft von den blettern vnd blůmen in die augen tropffenweiß gethon/vnd außwendig angestrichen/sol den blöden augen gůt vnd dienstlich sein.

Von Hederich. Cap. XCVI.

Namen.

A Hederich würdt vonn ettlichen auch wilder Senff genent/auff Griechisch Erysimon/zů Latein aber Irio. Ettlich heyssens Rapistrum/vnnd Sinapi syluestre. Ist bey den Apoteckern in keinen brauch. Die so diß kraut Erucã syluestrem nennen/jrren/wie wir diß im Lateinischen kreüterbůch haben gnůgsam angezeygt. Daselben haben wir auch die vrsach aller seiner namen angezogen.

Gestalt.

Hederich hat bletter wie der wild weiß Senff/doch grösser/vñ nit also seer zerschnitten. Sein stengel seind zäch/vñ lassen sich biegen wie ein riem. Die blůmen seind geel/auß welchen/so sie abfallen/werden lange schäflin gestaltet wie die horn/dűñ wie des Bockshorn/Fenogrecum genent/in welchen findt man kleinen samen/welcher dem gartẽ kressen gleich ist/am geschmack gantz scharpff vnd hitzig. Die wurtzel ist lang vnd geel.

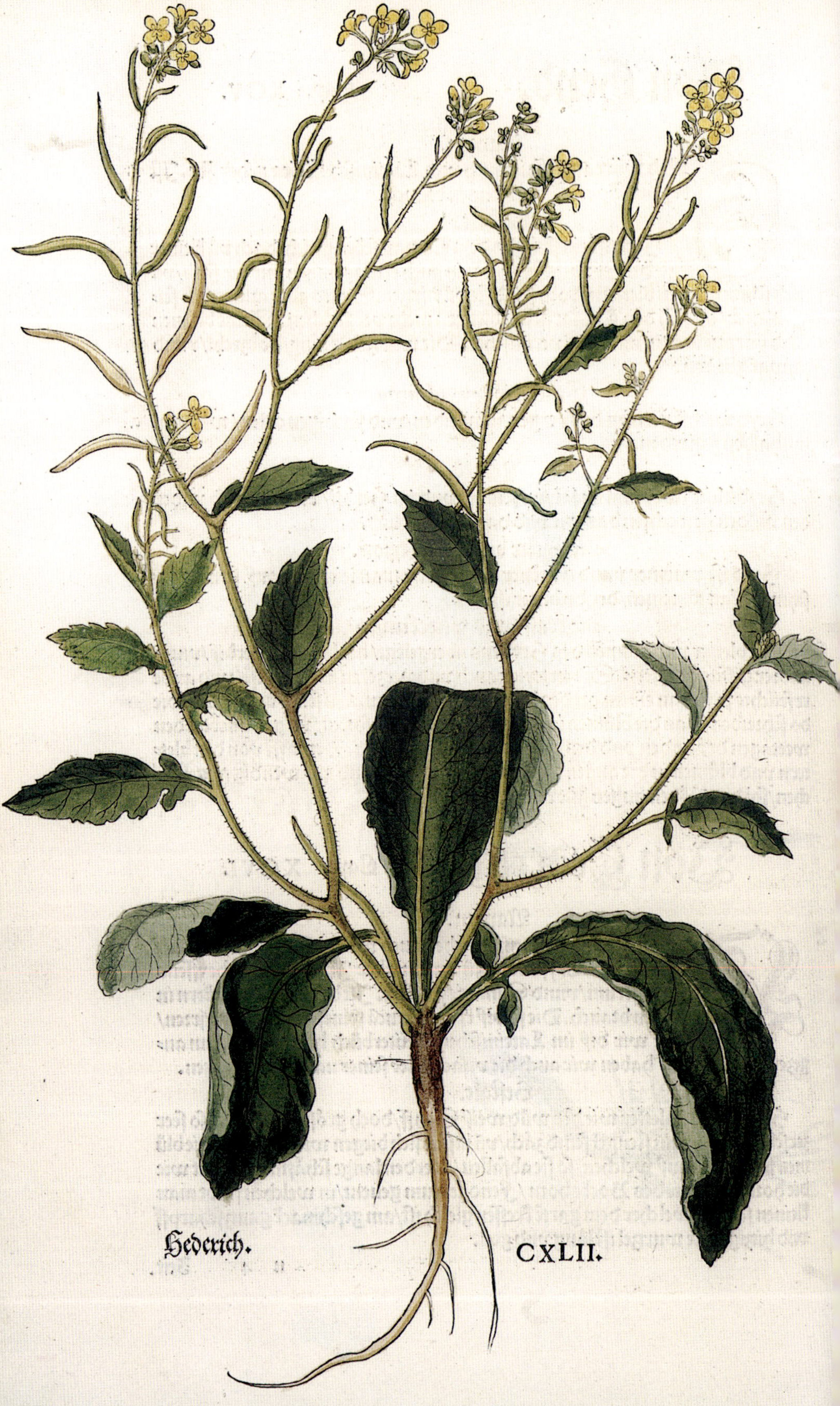

Hederich. CXLII.

Statt seiner wachsung.

B Hederich wechst allenthalben bey den stetten/gärten/allten gemeüren vnnd hofstetten.

Zeit.

Hederich blüet den gantzen summer/im Herbst aber bringt er seinen samen in langen schäflin.

Die natur vnd complexion.

Des Hederichs samen wermet vnd trücknet aller maß vnd gestalt wie des garten Kressen. Das kraut so es dürr ist/hat gleiche krafft wie der samen. So es aber noch grün vnnd feücht ist/würt es in der würckung geringer vnnd vnkrefftiger gefunden dañ der samen.

Die krafft vnd würckung.

C Der samen vom Hederich mit hönig vermischt/vnnd ein latwerg darauß gemacht/ist nützlich vnd gůt zů allerley flüssen so auff die brust fallen/denen so hůsten/eyter vmb die brust haben/der geelsücht vnd hüfftwee. Doch so man ein latwerg darauß machen will/sol der samen vor in einem wasser geweycht/darnach geröst oder gedörret werden. Oder sol denselbigen in ein tüchlin binden/vnd mit deyg ein rinden darumb machen/gleich wie ein pastet/vnd lassen dürr werden. Diser gestalt in einer latwergen gebraucht/zerteylt er die groben vnnd zähen feüchtigkeyten so sich vmb die brust vnd lungen gesamlet haben. Der Hederich samen ist auch gůt getruncken/wider allerley tödtlich gifft. Mit wasser vnnd hönig angestrichen oder übergelegt/ist er nützlich dem heimlichen krebs/den herten geschwulsten/ohrmützeln/der brüsten vñ heimlichen orten der menner hertigkeyten. Deßgleich ist er auch gůt zů den apostemen gedachter glider/doch zů letzst/so sie artzneyen erfordern/die zerteylen vnnd verzeren/vnd in keinen weg im anfang derselbigen.

Von Mittelwind. Cap. XCVII.

Namen.

A DJe Mittelwind würt auch Weingartenwind genent/võ seinem Griechischen namen her/der do ist Helxine Cissampelos. Auff latein mag sie Conuoluulus heyssen. Bey den Apoteckern vnd andern gemeinen kreütlern würt sie Volubilis media vnd Vitealis genent. Weingarten wind aber würt sie auß keiner andern vrsachen geheyssen/dañ das mans gmeinlich in weingärten findt. Wind aber darumb/das sie sich vmb die nechsten stauden vnd kreüter wickelt.

Gestalt.

B Die Mittelwind hat runde stengel/vnd dünne ästlin/welche sich vmb alles so sie erreychen künden wicklen. Die bletter seind dem kleinen Ephew nit seer vngleich/welche nach einander übersich in einer ordnung alwegen zwey gegen einander steen. Seine blůmẽ oder glocken seind erstlich gantz weiß/schier wie der Lilgen gestalt/darnach werden sie leibfarb. Der sam ist ecket/in runden secklin oder knöpflin/wie die weinbeer/verschlossen.

Statt seiner wachsung.

Dise Wind wechst gern in weingärten/zů zeiten auch in dürren wisen/in den kraut vnd zwibelgärten.

Zeit.

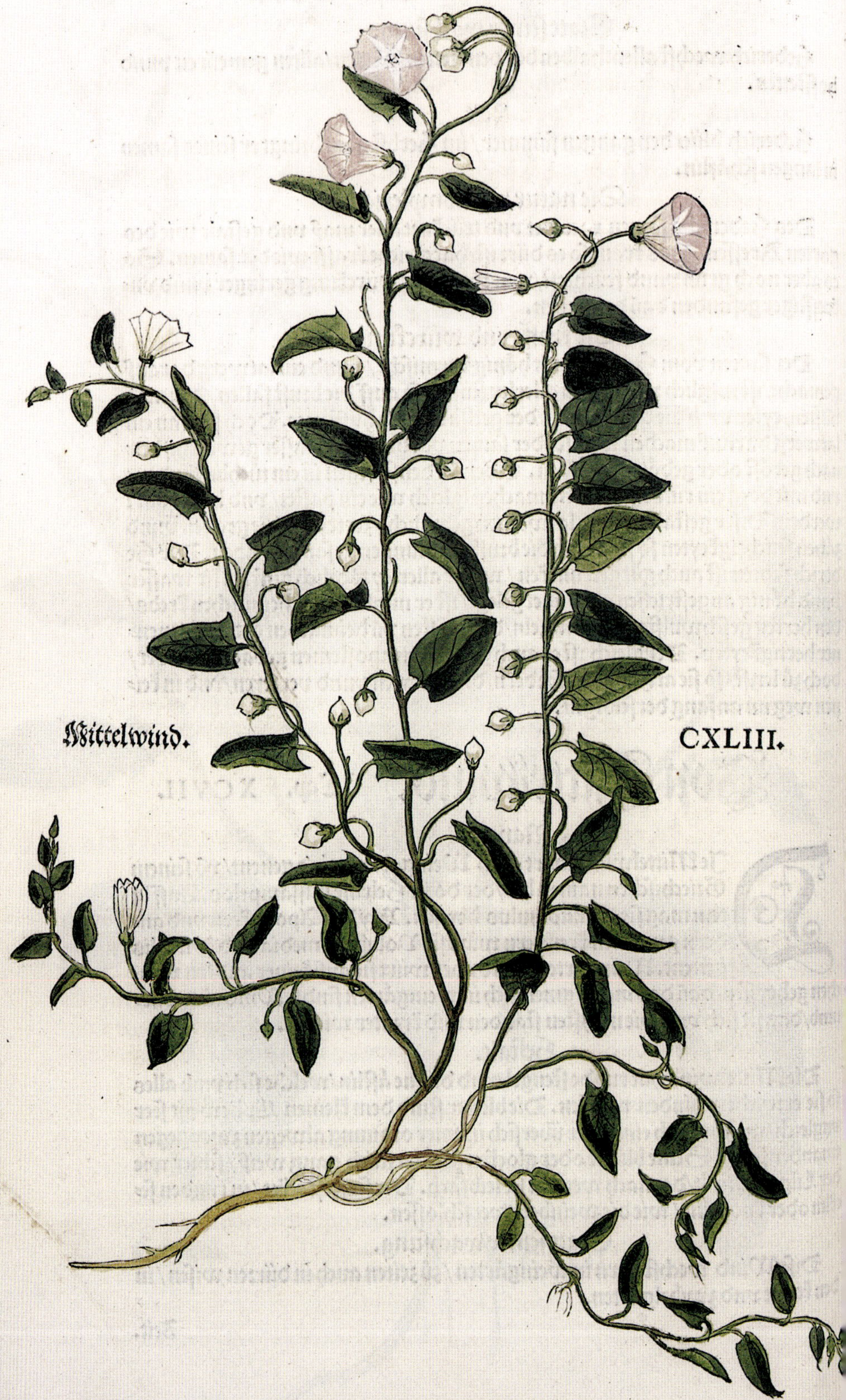

Mittelwind.

CXLIII.

C Zeit.

Die Mittel winde facht an im Brachmonat/ vnd blüet durch die zween folgende monat/vnd bringt alßdañ auch seinen samen.

Die natur vnd complexion.

Dise Wind/wie man klärlich auß seinen folgenden würckung kan abnemen/ ist warmer natur.

Die krafft vnd würckung.

Der safft vonn den blettern der Mitteln wind getruncken/ treibt durch den stülgang/vñ eröffnet den leib. Dise Wind zerteylt vnd verzert geschwulst vnd feüchtigkeyt. Demnach treibt es den harn/wie ettlich anzeygen/so man desselbigen zwölff oder sechzehen körner zerstossen in wein jngibt.

Von Tormentill. Cap. XCVIII.

Namen.

A Tormentill würt von ettlichen auch rot Heylwurtz vnd Birckwurtz/ derhalben das die wurtzel rot vnd heylsam ist/vñ allermeyst in den Bircken wälden gefunden würt/ geheyssen. Auff Griechisch würt diß kraut Heptaphyllon/zů Latein Septifoliū genennt. Die newen kreütler nennens Tormentillam/ ettlich derselben Bistortam/doch nit on jrthumb/dan Bistorta ist ein ander kraut/wie wir an seinem ort wöllen anzeygē. Ist aber sölcher jrsal daher kom̃en das beyder kreüter wurtzeln rot seind/vñ derhalben einander etwas gleich/doch ist der Bistorte wurtzel seer gekrüm̃et/vnd in einander geflochten.

Gestalt.

B Tormentill ist dem Fünff fingerkraut gar änlich/hat dünne runde bintzechte gertlin/etwan vier/fünff/oder sechß von einer wurtzel/ dieselben rütlin seind vonn vnden an biß oben auß bekleydet mit blettlin die seind klein / zerspalten/zů zeiten in siben vnderscheydliche fingerlin/etwan vñ fast das mehrerteyl in fünff zerteylet/ die vngeuerlich gleychßlang von einander steen/ vnnd zů ringßvmb mit kleinen schärtlin wie ein säg oder sichel zerkerfft seind. Seine blümlin seind bleychgeel wie des fünff finger krauts. Die wurtzel ist braunrot/dick/mit vilen angehenckten zaseln.

Statt seiner wachsung.

Tormentill wechst gern auff den wisen so an hohen bergen gelegen/ vnd in den wälden fast allenthalben.

C Zeit.

Tormentill blüet im Meyen so sie noch klein ist/vnd nit über spannen hoch. Die aber grösser ist/ dieselbig kompt später herfür / vnnd blüet fast den gantzen summer.

Die natur vnd complexion.

Schier alle so von den kreütern geschriben haben/meynen das dise wurtzel im dritten grad kalt vnd trucken sey. Trucken ist sie zwar wol im dritten grad/ aber nit kalt/dañ der geschmack/deßgleichen auch die würckung zeygen klärlich an/ das kein sölche grosse kelte in diser wurtzel nit sey / wie wir dann im Latein weitleüffiger haben angezeygt. Ist demnach die Tormentill wurtzel im dritten grad trucken/doch on alle offenbarliche vnd empfindtliche hitz.

Die krafft

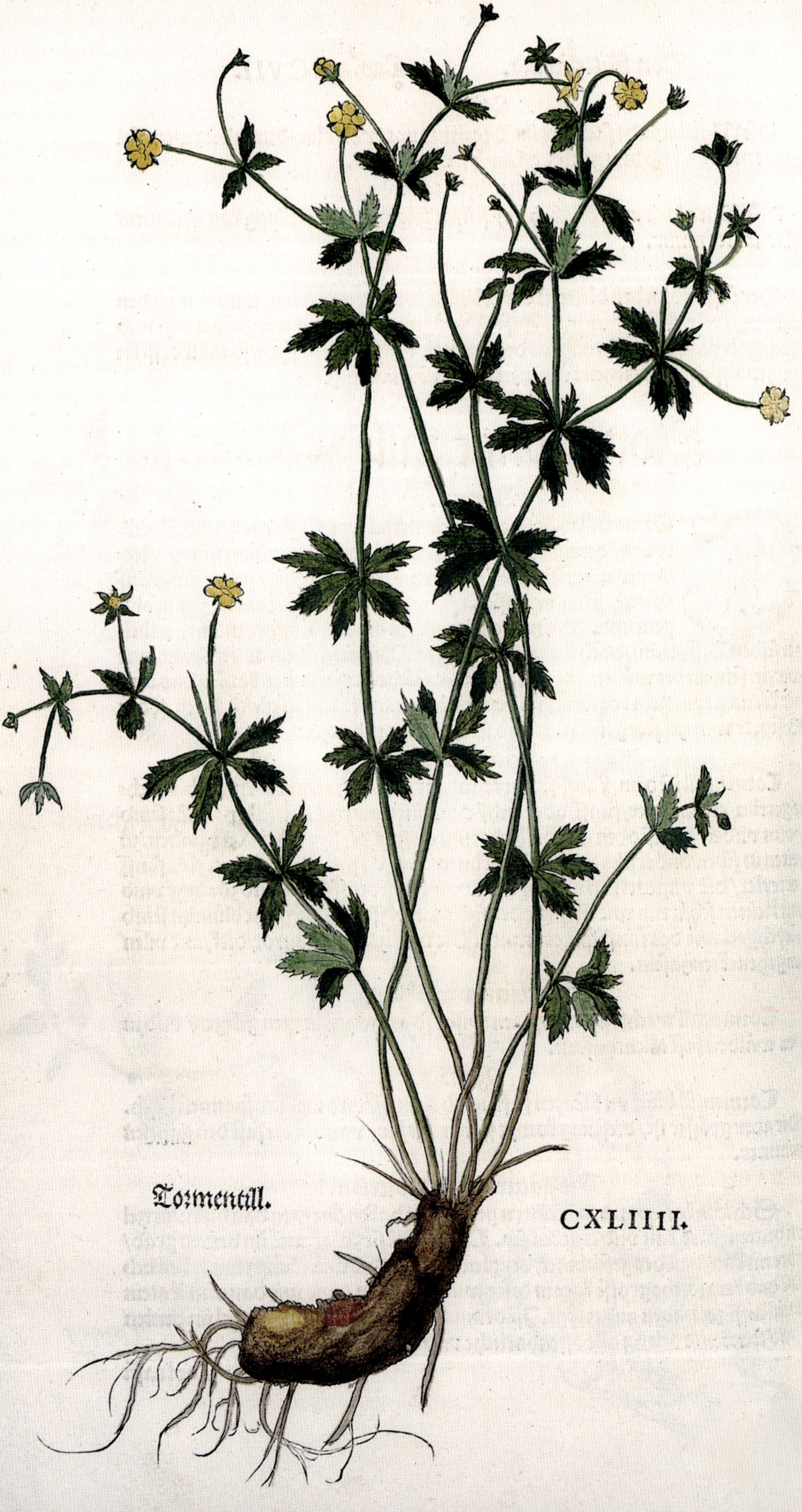

Tormentill.

Die krafft vnd würckung.

E Tormentill wurtzel ist seer nützlich zů allerley wunden/dañ sie heylet dieselbigen/innerlich/ in wein oder wasser gesotten vnnd getruncken/gebraucht/ oder eüsserlich die wunden darmit gewåschen/vnd das puluer dariñ gestrewet.

Das kraut oder die wurtzel gedörret/vnd zů puluer gemacht/ vnd in Wegerich safft getruncken / vertreibt die harnwinde. Deßgleichen mit eyerklar vermengt vnd durch einander gerürt/also das ein deyglin darauß würt / vnnd in einem jrden geschirr/oder auff einem heyssen ziegel gebachen als ein küchlin / ist fürtreffenlich gůt denen so vnden vñ oben von sich geben. Das puluer oder

F safft von den blettern heylet die allten fistel/so mans dariñ strewet / oder tropffen laßt. Gedachter safft macht klare augen / dariñ getropfft. Das kraut vñ wurtzel im mund gehalten vnnd gekewet / heylet desselbigen faulen geschwår. Beyde kraut vnd wurtzel mit einander zerstossen vnd übergelegt / zerteylen vñ vertreiben die kröpff/hertigkeyt/geschwulst/vñ vndergerunnen blůt. Die wurtzel ist gůt wider allerley gifft/vnd die pestilentz. Heylet die roten rhůr/ vnd stellet das blůt. In summa / hat alle krafft vñ würckung des Fünff finger krauts.

Von weiß Senff. Cap. XCIX.

Namen.

A Weiß Senff würt von den Griechen Euzomos/vnnd von den Lateinischen Eruca geheyssen. Auß was vrsachen aber gemelte namen disem kraut seind geben worden / ist gnůgsam in dem Latein angezeygt. Die Apotecker kennen disen weissen Senff nit/brauchen den andern Senff darfür.

Geschlecht.

Des weissen Senffs seind zweyerley geschlecht/einer zam/der ander wild. Was aber für vnderscheyd in denselbigen sey/kan man auß der gestalt/die hernach folgt/leichtlich vnd klårlich abnemen.

B Gestalt.

Der zam weiß Senff hat stengel eins elenbogens hoch/daran wachsen lange vnd schmale bletter/tieff zerschnitten vnnd zerkerfft/ die seind am geschmack seer scharpff. Seine blůmen seind bleychgeel / auß welchen werden schåflin gleychßlang/dariñ bringt es seinen samen / welcher klein ist vnnd vest. Der wild ist dem zamen seer gleich / doch in allen dingen kleiner / in sonderheyt mit den blettern/blůmen/die nit so gar bleychgeel / sonder ettwas satter seind / vnd schåflin.

Statt irer wachsung.

C Der zam weiß Senff wechßt in den gårten/dahin er gesået würt. Ist auch newlich in vnser land komen. Der wild wechßt gern bey den wassern / vnd in den steynigen orten/do ettwan die wasser außgelauffen seind.

Zeit.

Der zam blüet den gantzen summer. Der wild aber im Brachmonat / zů welcher zeit man jn fürnemlich mit den blůmen vnd schåflin sůchen sol.

Die natur vnd complexion.

Der weiß Senff hat ein natur vnd complexion mit dem Hederich. Was aber dieselbig sey/haben wir oben im xcvj. capitel angezeygt.

x Die krafft

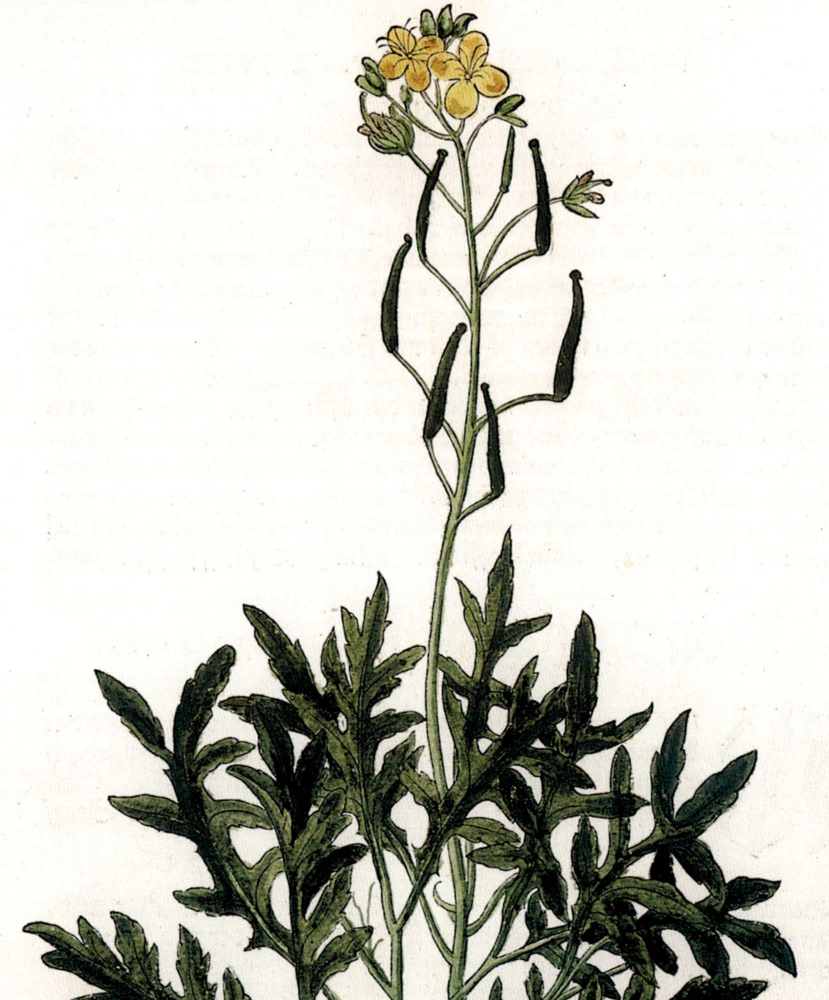

Zam weiß senff.

CXLV.

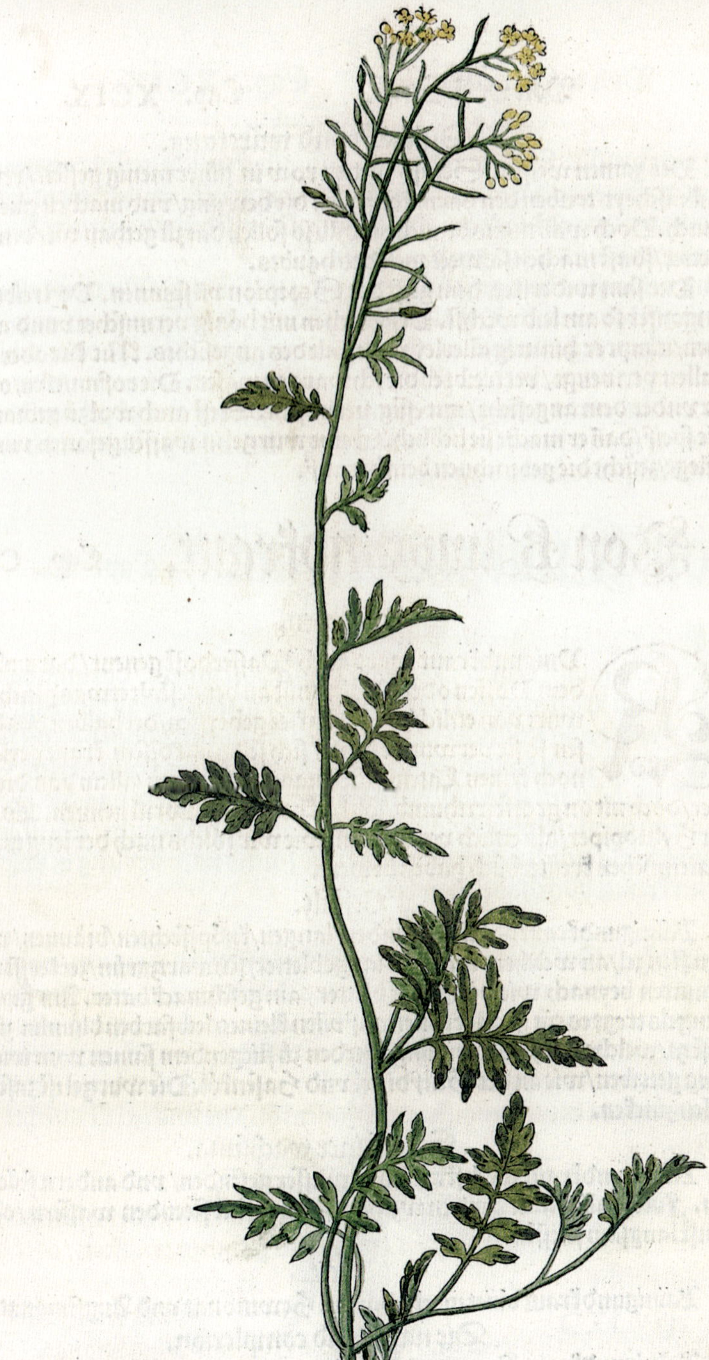

Wild weiß senff.

CXLVI.

D Die krafft vnd würckung.

Des zamen weissen Senffs bletter row in gůter menig gessen / reytzen zur vnkeüscheyt/treiben den harn/kressrigen die dewung/vnd machen einen linden bauch. Doch wañ mans brauchen will/so sollen darzů gethan werden Lattich bletter/sonst machen sie weetagen des haubts.

Der sam widersteet dem gifft der Scorpion vñ spinnen. Vertreibt allerley vngezifer so am leib wechst. Deßgleichen mit hönig vermischet vnnd angestrichen/nimpt er hinweg allerley vngestalt des angesichts. Mit küe oder ochsengallen vermengt / vertreibt er die schwartzen masen. Die roßmucken/oder måler vnder dem angesicht / mit essig vermischt. Er ist auch wol zů gebrauchen in die speiß/dañ er macht sie lieblich. Seine wurtzel in wasser gesotten vnnd übergelegt/zeücht die gebrochnen bein herauß.

Von Künigundkraut. Cap. C.

Namen.

A Künigundkraut würt auch Wasserdost genent / darumb das es dem Dosten oder Wolgemůt an der gestalt etwas gleich ist. Es würt von ettlichen Hirssenklee geheyssen/derhalben das die Hirsen so sie verwundt seind / sich selbs mit disem kraut heylen. Hat noch keinen Lateinischen namen gefunden/allein das die Apotecker/doch nit on grosse jrrthumb/sölchs kraut Eupatoriũ nennen. Es ist auch nit Hydropiper/als ettlich vermeynen/wie wir sölchs nach der leng in vnserm Lateinischen kreüterbůch haben bewert.

B Gestalt.

Künigundkraut hat einen runden/langen/knöpffechten/braunen/ vnd rauhen stengel/an welchem wachsen lange bletter/schwartzgrün/zerkerfft vnd zerschnitten beynach wie die Hanff bletter / am geschmack bitter. Am gipffel des stengels tregt es ein grosse kronen auß vilen kleinen leibfarben blůmlin zůsamen gesetzt/welche nach der zeitigung werden zů fliegendem samen vom wind hinweg getriben/wie an der Genßdistel vnd Hasenköl. Die wurtzel ist zasecht mit vilen zincken.

Statt seiner wachsung.

C Künigundkraut wechst auff den wasser gestaden/ vnd andern feüchten orten. Fürnemlich aber bey den weihern / vnnd still steenden wassern / oder die sonst langsam fliessen.

Zeit.

Künigundkraut blüet nit ehe dañ im Hewmonat vnd Augstmonat.

Die natur vnd complexion.

Künigundkraut ist warm vñ trucken im andern grad/ oder mitten im dritten/welchs sein geschmack/der do seer bitter ist/klårlich anzeygt.

D Die krafft vnd würckung.

Das kraut/dieweil es seer bitter ist/reynigt / zerteylt / vnd seubert alle grobe feüchtigkeyt/so sich in den adern samlen. Derhalben so bringt es den frawen jre kranckheyt/treibt den harn/reynigt die brust vnd die lungen. Benimpt die verstopffung der leber/des miltzes/vnd anderer glider. Ist auch krefftig die wunden vnd

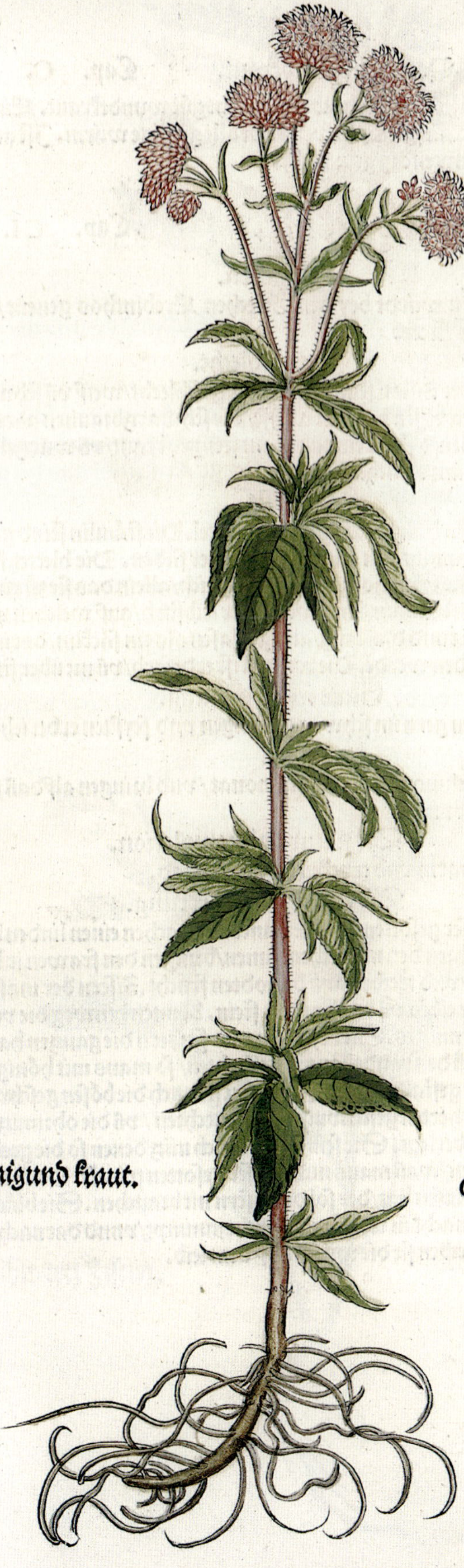

Künigund kraut.

E den vñ schäden zů heylen/derhalben ein recht gůt wundtkraut. Ein rauch von disem gedörrten kraut gemacht/vertreibt alle gifftige würm. Ist auch nütz wider allerley gifft inwendig gebraucht.

Von Zisern. Cap. CI.

Namen.

A Zisern würdt bey den Griechen Erebinthos genent/auff Lateinisch Cicer.

Geschlecht.

Der Zisern seind zweyerley geschlecht/weiß vñ schwartzbraun. Die weissen bringen weisse/die schwartzbraunen aber braune leibfarbe blůmlin. Seind sonst einander am stengel/kraut/vñ wurtzel gleich. Die braun ist bey vns am breüchlichsten.

Gestalt.

Zisern haben ein holtzechten rauhen stengel. Die stämlin seind gantz drausselecht/als kleine beumlin/on allen zincken oder fäden. Die bletter klein/rund/schwartzgrün/dem Süßholtz laub nit vngleich/allein das sie zů ringß vmbher
B zerkerfft seind. Die blůmlin seind weiß oder leibfarb/auß welchen werdẽ schötlin/die seind mehr rund dañ lang/auffgeblasen als ein säcklin/dariñ selten über drey Zisern gefunden werdẽ. Die wurtzel ist erdtfarb/vñ nit über fingers lang.

Statt irer wachsung.

Zisern wachsen gern im schwartzlechtigen vnd feyßten erdtrich.

Zeit.

Blüen in Brachmonat vnd Hewmonat/vnd bringen alßdañ jhren samen in den runden schötlin.

Die natur vnd complexion.

Zisern seind warm vnd trucken im ersten grad.

C

Die krafft vnd würckung.

Zisern in wasser gesotten vnd getruncken/machen einen linden bauch/treiben den harn/mehren den meñlichen samen/bringen den frawen jr kranckheyt/mehren die milch/vnd treiben auß die todten frucht. Zisern der massen gesotten vnd gebraucht/treiben vñ brechen den stein. Nemen hinweg die verstopffung der leber vnd des miltzes. Sie reynigen vnd seubern die gantzen haut/darumb seind sie nützlich zů den rauden vnnd geflechten/so mans mit hönig vermischet anstreicht. Diser gestalt gebraucht/heylen sie auch die bösen geschwär. Zisern verzeren auch die herten geschwulst der gemechten/vñ die ohrmützel/so mans wie ein pflaster überlegt. Sie seind treffenlich nütz denen so die geelsucht vnnd wassersucht haben/wañ mans mit wasser gesotten trinckt. Doch welcher verseret nieren vnd blasen hat/der sol die Zisern nit brauchen. Sie bläen auff. So man Zisern über nacht in wasser geweycht jnnimpt/vnnd darnach sechß stund darauff fastet/treiben sie die würm auß dem leib.

Von wild

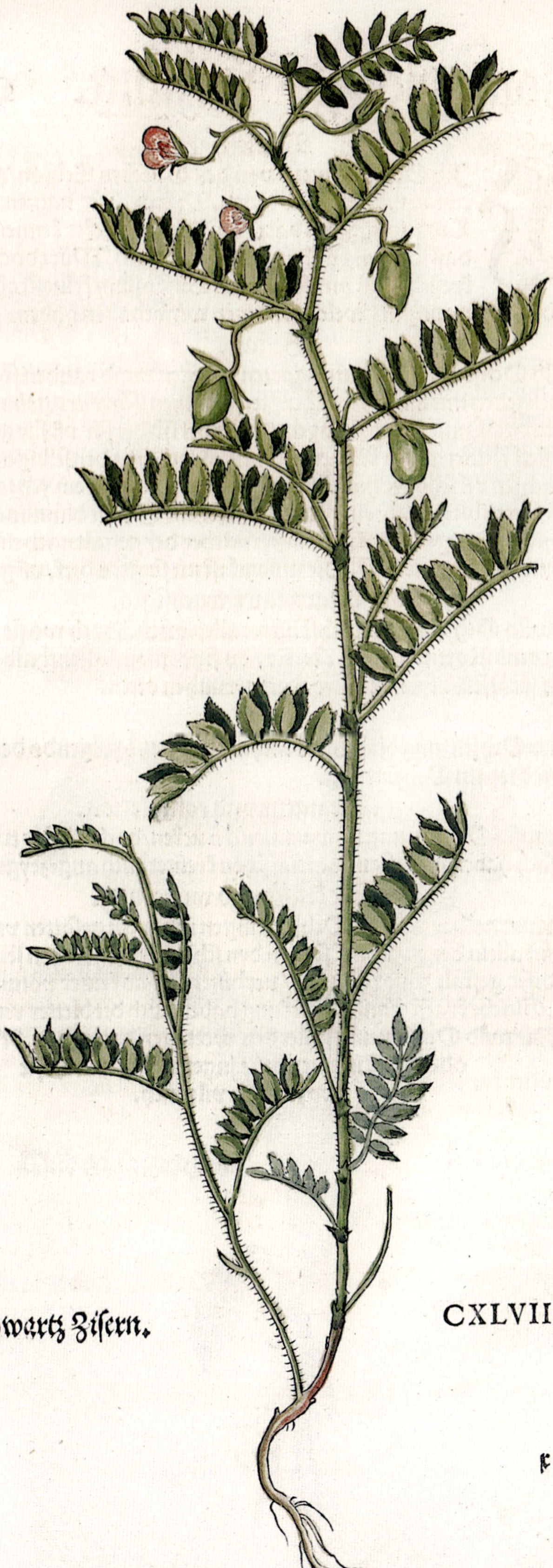

Schwartz Zisern.

CXLVIII.

k 4

Von wild Ochsenzung. Cap. CII.

Namen.

A Wild Ochsenzung ist von den Griechen Echion/ auff Latein Alcibiacum genent worden. Vrsach diser namen haben wir im Latein gnůgsam darthon. Die Apotecker kennen diß kraut nit/ dañ sie sölchs in keinen brauch haben. Würt doch von ettlichen kreütlern zů vnnsern zeiten Buglossum syluestre geheyssen/ das ist/ wilde Ochsenzungen/ welchen namen wir behalten haben.

Gestalt.

Wild Ochsenzung hat einen zarten harigen vnnd rauhen stengel/ welcher zů beyden seiten mit langen/ rauhen/ zerschnitnen/ schwartzgrůnen vnd stechenden blettern/ als mit zweyen flůgeln/ bekleydet ist/ die für vñ für gegen dem gipf-
B fel übersich kleiner vnnd kürtzer werden. Zwüschen denselbigen obersten blettern wachsen vil schöner himelblawer blůmlin herauß/ ein yedes mit fünff runden gestirnten bletlin/ als ein rädlin anzůsehen. So die blůmlin außfallen findt man inn den harigen heüßlin samen/ welcher der gestalt nach einem nater oder schlangenköpfflin gleich ist. Die wurtzel ist nit fingers dick/ vñ grawschwartz.

Statt seiner wachsung.

Die wild Ochsenzung wechßt nit an allen orten. Doch wo sie pflegt zů wachsen/ als vmb Rotenburg am Necker/ do findt mans allenthalben bey den wegen vnd strassen/ in sonderheyt aber an rauhen orten.

Zeit.

C Wild Ochsenzung blůet im Brachmonat vnnd folgends den gantzen summer/ wie die zam Ochsenzung.

Die natur vnd complexion.

Die wild Ochsenzung ist warm vnd trucken/ doch nit seer trucken/ wie wir des vrsach haben in vnserm Lateinischen kreüterbůch angezeygt.

Die krafft vnd würckung.

Die wurtzel der wilden Ochsenzungen inn wein gesotten vnd getruncken/ kompt nit allein denen zůhilff so von den schlangen gestochen seind/ sonder wo mans diser gestalt zůuor braucht/ verhůtet sie das keiner vonn jhnen gebissen werde. Gleiche krafft vnnd würckung haben auch die bletter vnnd der samen.

Die wild Ochsenzung stillet den weetagen der lenden. Mit wein oder sonst in einer brüe jngenomen/ macht sie den frawen vil milch.

Von Was-

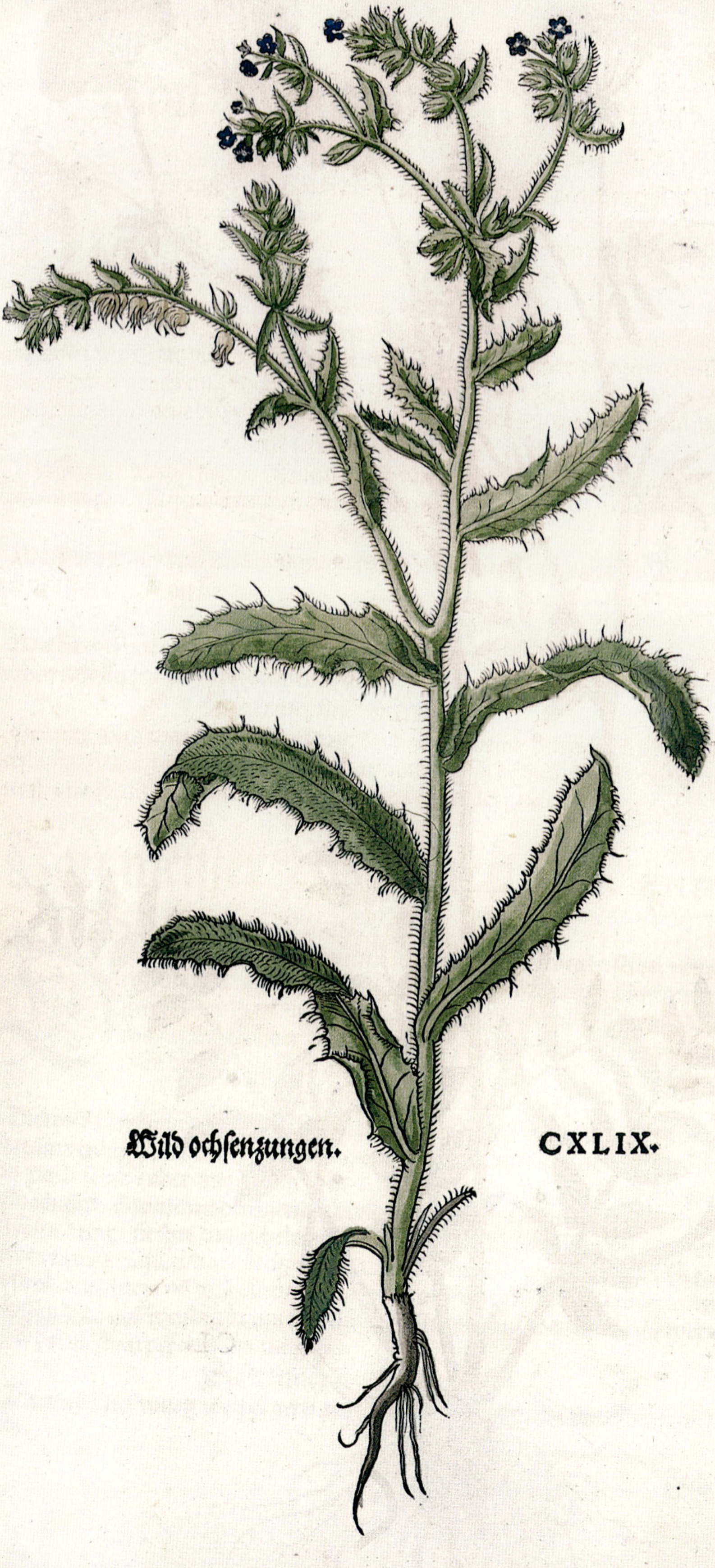

Wild ochsenzungen. CXLIX.

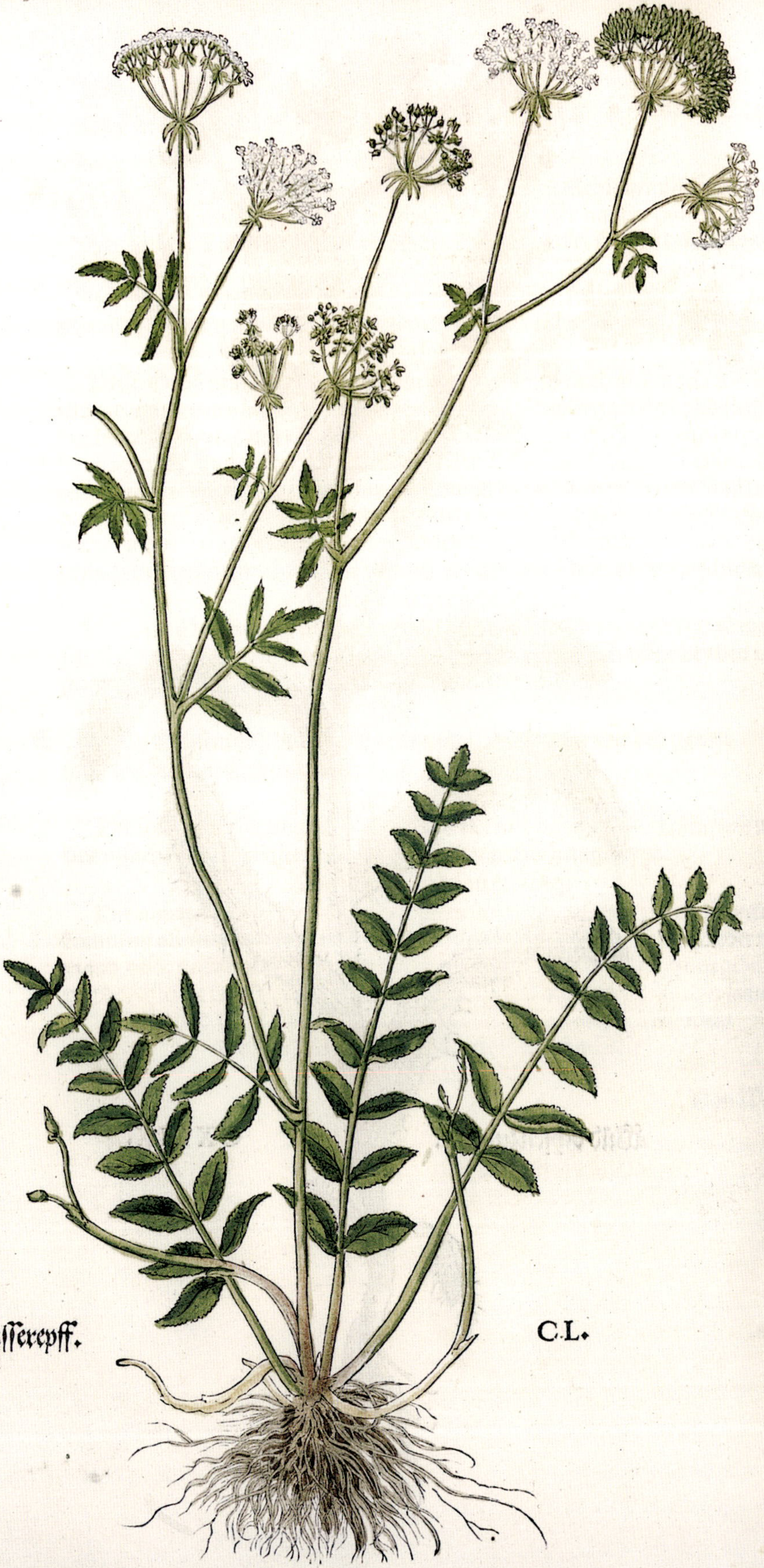

Wasserepff.

C.L.

Von Wasserepff. Cap. CIII.

Namen.

A Wasserepff oder eppich / würt auch Baurneppich geheyssen / hat seinen namen daher / das er in pfülen vnnd wässerigen orten wechst. Auff Griechisch würt er Eleoselinum vnd Hydroselinum genent / zů Latein Apium palustre vnd rusticum.

Gestalt.

Wasserepff ist dem geschmack / geruch / blůmen / samen / vnnd wurtzel nach dem zamen Epff gar gleich / sein stengel ist rund / hol / vnd zart / daran wachsen bletter ye zwey gegen einander / die seind weych / glat / vnd zů ringß vmbher zerkerfft. Seine gekrönte blůmlin gewindt es oben am stengel / die seind weiß.

Statt seiner wachsung.

B Wasserepff wechst gern in pfülen / vnd brunnen flüssen / daher es auch / wie vormals angezeygt / seinen namen hat überkom̃en.

Zeit.

Wasserepff blüet im Brachmonat vnnd Hewmonat / zů welcher zeit man auch den samen daran findt.

Die natur vnd complexion.

Wasserepff hat einerley natur vñ complexion mit dem garten Eppich / von welchen wir an seinem ort schreiben wöllen.

Die krafft vnd würckung.

C Vermag alles was der Garten epff / derhalben weiter daruon zů schreiben überflüssig ist / mag aber ein yeglicher die würckung sůchẽ im Capitel vom Garten epff / vnd sie alßdañ disem gegenwertigen kraut zůeygnen.

Von weisser Nießwurtz. Cap. CIIII.

Namen.

A Die weiß Nießwurtz würt also genent von wegen seiner wurtzel / die ettwas weiß ist / so sie gegen der schwartzen Nießwurtz gehalten würt. Auff Griechisch ist sie geheyssen Elleboros leucos / zů Latein aber Elleborus candidus / oder albus / welcher nam den Apoteckern auch bekant ist.

Gestalt.

Die weiß Nießwurtz hat einen stengel der ist einer elen hoch / vnnd zů zeiten höher / inwendig hol / bekleydet mit blettern die dem Wegerich / oder dem Entzian gleich seind / aber nit so lang / durch welche gond ripp / die seind ein wenig braunfarb. Zwüschen den blettern / vnd oben am gipffel des stengels zů bey
B den seiten bringt sie jhre drauschelechte bleychgeele oder falbe blůmlin / darauß werden kleine schäfflin / darinn bringt sie jhren samen. Die würtzelin / welche eines strohalms breyt vñ dick seind / wachsen alle auß einem runden / langlechten knöpfflin / das außwendig braun erdenfarb ist / inwendig aber weiß / als were marck dariñ / scharpff auff der zungen.

Statt seiner wachsung.

Die weiß Nießwurtz wechst gern auff den kallten / rauhen / vnnd bergigen orten.

Zeit.

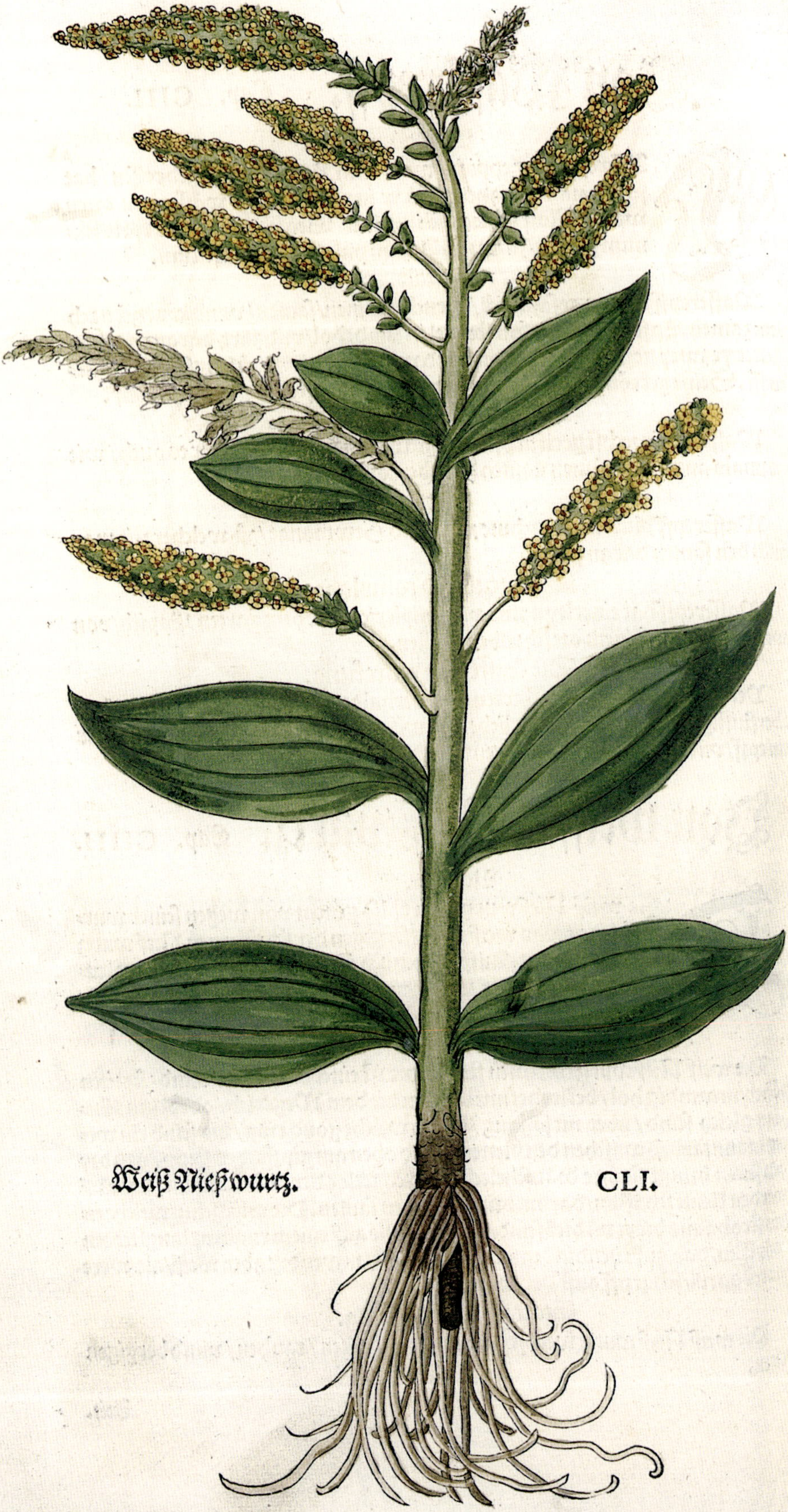

Weiß Nießwurtz. CLI.

Zeit.

C Blüet im Hewmonat vnd Augſtmonat/vnd bringt folgends ſeinen ſamen.

Die natur vnd complexion.

Die weiß Nieſzwurtz iſt warm vnd trucken im dritten grad.

Die krafft vnd würckung.

Die weiß Nieſzwurtz macht ſpeien/ vnd treibt mit groſſem gewalt mancherley feuchtigkeyt oben hinauß durch das vndewen. Vnd iſt warlich an jr ſelber ein ſeer ſtarcke artzney/die nit on zůſatz anderer artzney/die jre hefftige vnd ſtarcke würckung miltern/ ſoll jngenom̃en werden. Darumb hat Galenus keinen innerlichen brauch diſer wurtzel angezeygt/ allein gelernet wie mans außwendig brauchen ſoll zů den geflechten/ rauden/vnnd allerley vnreynigkeyt die ſich außwendig am leib erzeygt. Diſe wurtzel würt auch zů den geſchwären/ grinden vnd alten ſchäden/dieſelbigen darmit zů reynigen vñ ſeübern/genützt. Sie

D würt auch zů den artzneyen darmit man die augen klar vnnd lauter macht/ gebraucht. Bringt den frawen jre zeit/ſo ſie in die můter gethon würt. Nieſzwurtz gepuluert in die naſen gethon/reynigt das hirn/ vnd macht nieſen. Nieſzwurtz mit hönig vnd meel vermiſcht vñ ein breyle darauß gemacht/ iſt gůt die ratten/ meüß vnd dergleichen vnziſer zů tödten vnd zů vertreiben. Nieſzwurtz in milch geſotten vnnd den mucken fürgeſetzt/ tödtet ſie/ dann ſo vil daruon eſſen/ die müſſen all geſchwellen vnd zerbrechen. Wem die zeen wee thůn/der ſiede Nieſzwurtz in eſſig/ vnnd wäſche den mund darmit/ ſo legt ſie den weetagen. Nieſzwurtz gepuluert/ mit hönig vnd eſſig vermiſcht/ vnnd ein zäpfflin darauß gemacht/vnd folgends vnden zů ſich genom̃en/macht ſpeien. Dieweil dañ die weiß Nieſzwurtz ſo gar hefftig iſt/ ſol ſie nit dann zů den groſſen kranckheyten/ alsiſt die fallend ſucht/ſchwindel/vnſinnigkeyt/waſſerſucht/auſſatz/krampff/ hüfftwee/vnd dergleichen/gebraucht werden/vñ allein diſer geſtalt. Die Nieſz-

E wurtzel ſoll zůuor xxiiij. ſtund in wein/ oder Oxymel in den Apotecken geheyſſen/jngebeytzt/ vnd folgends wider gedörrt/ vñ daruon mit wein eines halben quintlin ſchwär/ nach gelegenheyt der perſon/ jngegeben werden. Man mag auch gedachte wurtzel zween tag in wein legen/ oder in einer fleyſchbrüe ein tag lang beytzen/vnd den krancken ein klein drinckgläßlin vol geben. Aber diſe wurtzel ſoll keinem allten/keinem kind/ keiner frawen/ noch zarten menſchen gegeben werden. Ettlich brauchen diſe Nieſzwurtz alſo/ ſie machen ein loch inn einen Rettich/ vnd ſtecken die wurtzel dariñ/vnd ſtopffends zů/laſſen ſie darinn xxiiij. ſtund/ darnach nemen ſie die wurtzel wider herauß/ alßdann treibt diſer rettich zů dem ſtůlgang/ dieweil er die krafft der Nieſzwurtz an ſich gezogẽ hat.

Von Chriſtwurtz. Cap. CV.

Namen.

A Chriſtwurtz hat jhren namen daher/ das jhre blům ſich ettwan inn warmen wintern auff die Chriſtnacht auff thůt/ wo ſie anderſt an einem warmen ort/vnnd im lufft ſteet. Würt von yederman ſchier für die ſchwartz Nieſzwurtz gehallten/ die ſie doch nit iſt/ wie ſölchs ein yeglicher der ſie gegen der beſchreibung Dioſcoridis helt/kan klärlich vñ leichtlich abnemen. Dieweil aber die Chriſtwurtz der krafft vnd würckung nach/der ſchwartzen Nieſzwurtz nit ſeer vngleich iſt/

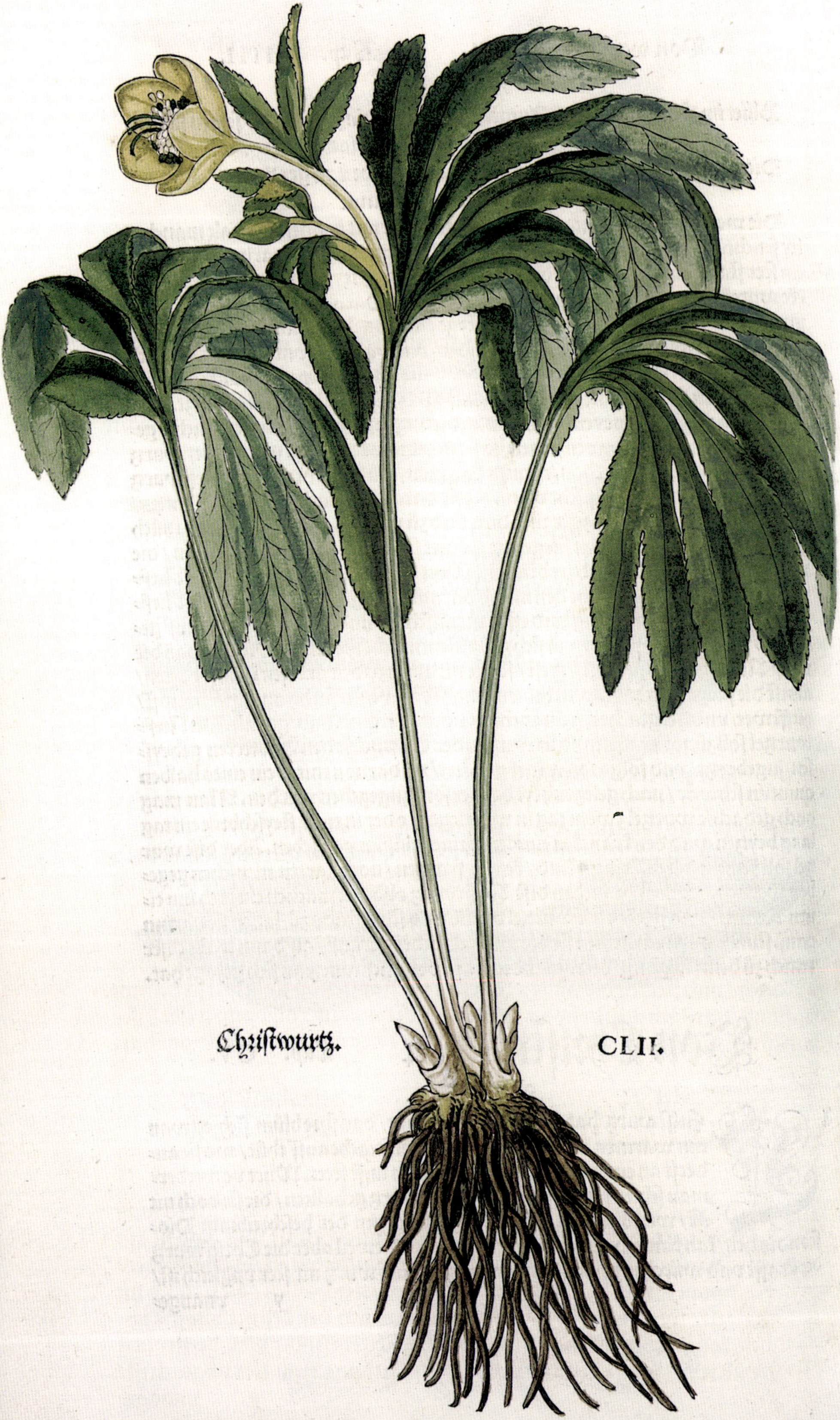

Chꝛiſtwurtz. CLII.

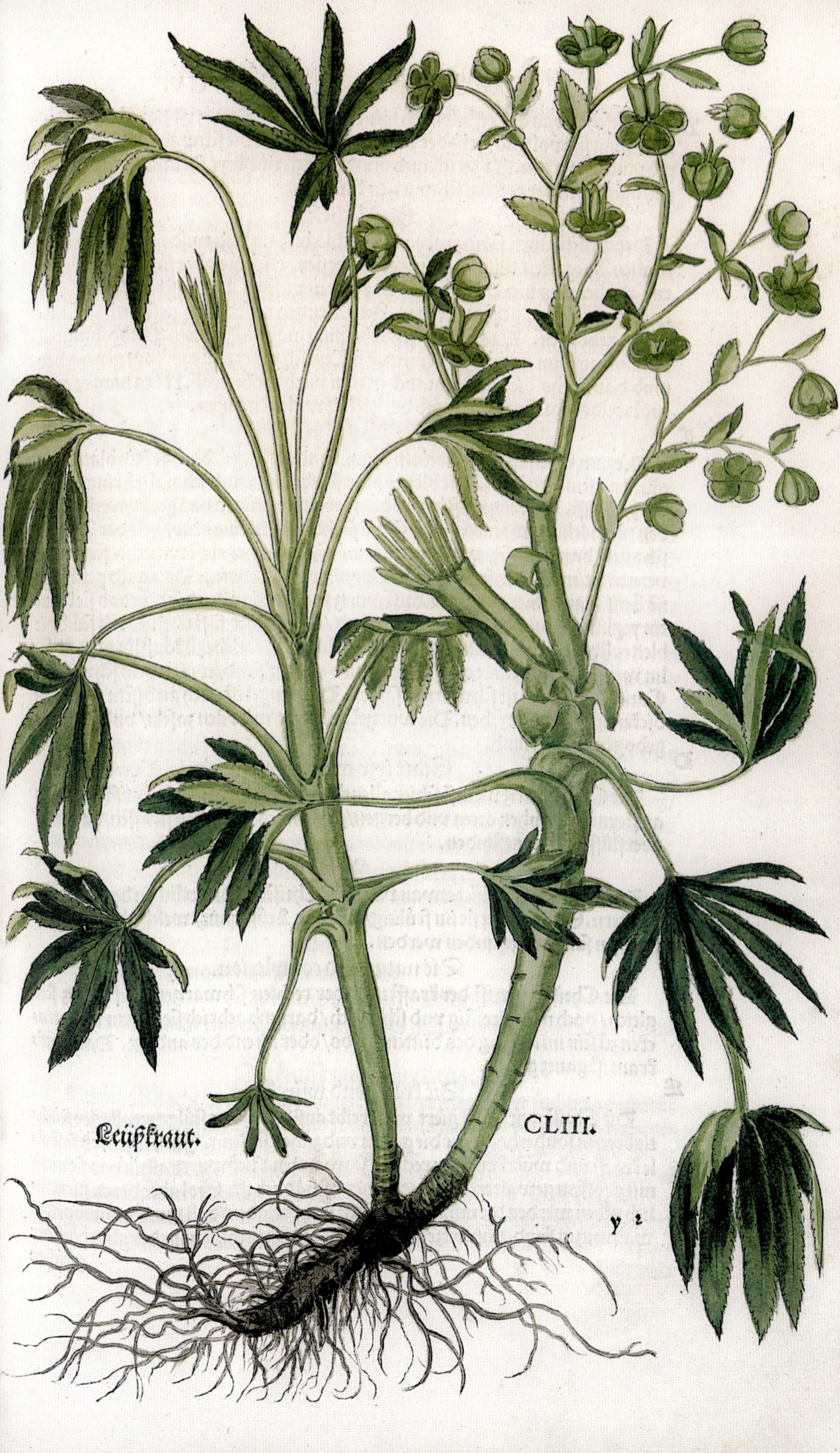

Leüßkraut. CLIII.

y 2

B vnangesehen das der gestalt nach mit derselbigen nit gantz vñ gar überein kommet/ mag sie wol vnd recht der vrsachen halben für die schwartzen Nießwurtz gebraucht werden. Ja es ist auch mindere geferlichkeyt im brauch diser wurtzel/dann eben der rechten schwartzen Nießwurtz.

Geschlecht.

Der Christwurtz seind zweyerley geschlecht/zam vnd wild. Die zam würt in allen Apotecken Elleborus niger geheyssen. Möchte aber füglicher Elleborus adulterinus niger hortensis / wie wir in vnserm Lateinischen kreüterbůch haben angezeygt / genent werden. Auff Teütsch würdt das geschlecht Christwurtz geheyssen. Das wild geschlecht/mag man auff Latein Elleborum adulterinum nigrum syluestrem nennen. Zů Teütsch würt es Leüßkraut genent/darumb das sölchs die weiber brauchen zum viech für die leüß. Man mag es auch wol wilde Christwurtzel/vmb der gestalt willen/ nennen.

C

Gestalt.

Die zam Christwurtz hat einen braunrunden stengel/der hat kein blatt dann allein an seinem gipffel. Die bletter aber seind lang vnnd schmal/zů ringßvmbher zerkerfft. Die blůmen seind an der farb mehr grüner dañ geeler/ vnnd werden zů schötlin/etwan vier oder fünff fächlin neben einander / wie der Agleyen schotten/dariñ der schwartz runde samē ist. Die wurtzel ist wasecht/ schwartz/ verwirret/mit vilen zincken durch einander geflochten. Das wild geschlecht ist Leüßkraut genent/ist der Christwurtz so änlich in allen dingen/das sie kaum ein yeglicher von einander scheyden mag / stinckt aber fast übel. Doch seind die bletter schmeler vnd kleiner/wie auch die blůmen/welche zů köpfflin oder schötlin werden/deren zwey oder drey neben einander seind/wie an dem schwartzen Coriander/dariñ ist schwartzer samen. Der stengel ist auch an disem geschlecht dicker/mit vilen gleychen. Die wurtzel holtzecht/mit vilen zaseln/ vnd herumbgebogen/oder krumb.

D

Statt irer wachsung.

Die Christwurtz wechst schier allenthalben in gärten. Das Leüßkraut aber an steynigen rauhen orten vnd bergen/gemeinlich neben den strassen/da es nur überflüssig würt gefunden.

Zeit.

Die Christwurtz blüet etwan vmb den Christag/sonderlich in den warmen wintern. Sonst blüet sie im frůling/ wie das Leüßkraut/ welchs blůmen auch noch im summer gefunden werden.

Die natur vnd complexion.

Die Christwurtz ist der krafft nach der rechten schwartzen Nießwurtz seer gleich / doch nit so krefftig vnd schädlich / darumb acht ich sie warm vnnd trucken zů sein im anfang des dritten grads/ oder im end des andern. Das Leüßkraut ist gantz giffig.

E

Die krafft vnd würckung.

Die Christwurtz purgiert vnd treibt auß durch den stůlgang allerley feüchtigkeyt/in sonderheyt aber die gallen vnd zähen schleim. Hat derhalben fast alle krafft vnd würckung der rechten schwartzen Nießwurtz/allein das sie nit so mit grossem gewalt treibt / vnd minder schädlich ist. Sol aber denen fürnemlich geben werden die mit der fallenden sucht beladen/doll vnnd vnsinnig oder wanwitzig seind/schmertzen der gleych/ wassersucht/lemme der glider/vñ der

gleichen

F gleichen kranckheyten haben. Man mag aber diser wurtzel ein quintlin gepulvert mit wein oder anderer bequemen feüchtigkeyt jnnemen. Oder aber sie über nacht in wein beytzen/ vnd darnach desselbigen weins auff ein halb drinckgläßlin vol jnnemen. So man auß der Christwurtz ein zäpfflin macht/ vnnd in die weiblichen scham thůt/ bringt sie den frawē jre zeit mit gewalt. Christwurtz gepulvert/ reynigt die allten schäden oder fisteln. Mit essig vermischt vnd übergelegt pflasters weiß/ oder angestrichen/ heylet sie alle böse grind/ rauden/ flechten/ vnnd dergleichen vngestalt des leibs. Sie sol auch also gebraucht werden zů etzen vnd faul fleysch zů verzeren. Das wild geschlecht der Christwurtz tödtet leüß/ daher es auch Leüßkraut/ wie oben angezeygt/ genent ist. Vnnd nit allein die leüß/ sonder auch alle andere thier/ so es von jhnen gessen würt. Darumb mag diß kraut zů den fuchs vnd wolff kugeln gebraucht werden.

Von Tag vnd nacht. Cap. CVI.

Namen.

A Das kraut so wir Tag vnd nacht nennen/ würdt auch von ettlichen Sant Peters kraut/ vnd Glaßkraut geheyssen. Auff Griechisch würdt es Helxine vnd Perdicion genent. Auff Lateinisch Helxine vnnd Vrceolaris. Ettlich nennen es Parietariam/ die Apotecker Paritariam. Würdt auch Muralis geheyssen/ das ist/ Maurkraut/ darumb das es gern bey den mauren wechst. Glaßkraut aber ist es genent derhalben/ das man die gläser hüpsch vnd sauber mit disem kraut macht. Vrsachen der andern namen findt man inn meinem Lateinischen kreüterbůch.

Gestalt.

B Tag vnnd nacht hat einen zarten/ rotlechten/ oder braunen stengel. Bletter die seind dem Bingelkraut gleich/ doch nit zů ringß vmbher zerkerfft/ harig vnd rauch. Seine blůmlin seind seer klein vnd purpurbraun. Der sam ist schwartz/ vnnd gar klein/ in kleinen rauhen scharpffen heüßlin die sich an die kleyder hencken/ bewaret. Die wurtzel ist rotlecht/ vnd mit vilen zaseln.

Statt seiner wachsung.

Tag vnd nacht wechst gern bey den zeünen/ mauren/ vnd wenden. Würdt auch in vilen gärten gepflantzt.

Zeit.

Blüet im Hewmonat am fürnemlichsten.

C

Die natur vnd complexion.

Tag vnnd nacht seubert/ reyniget/ zeücht zůsamen/ mit einer kallten feüchtigkeyt.

Die krafft vnd würckung.

Tag vnnd nacht/ wie yetzund angezeygt ist/ reyniget oder seubert/ zeücht ein wenig zůsamen/ vnd kült. Darumb wann mans überlegt/ so heylet es das rotlauffen/ den brandt/ vnd alle hitzige geschwär. Der safft daruon mit Bleyweiß vermengt/ ist ein köstliche salb zů den yetzgemellten bresten. Heylet auch alle fressende schäden/ flechten/ zittermäler vnnd dergleichen/ so sie darumb gestrichen würdt. Gedachter safft mit bocks vnschlitt vermengt vnd übergelegt/ miltert die weetagen des Podagrams. Das kraut gesotten vnd getruncken/

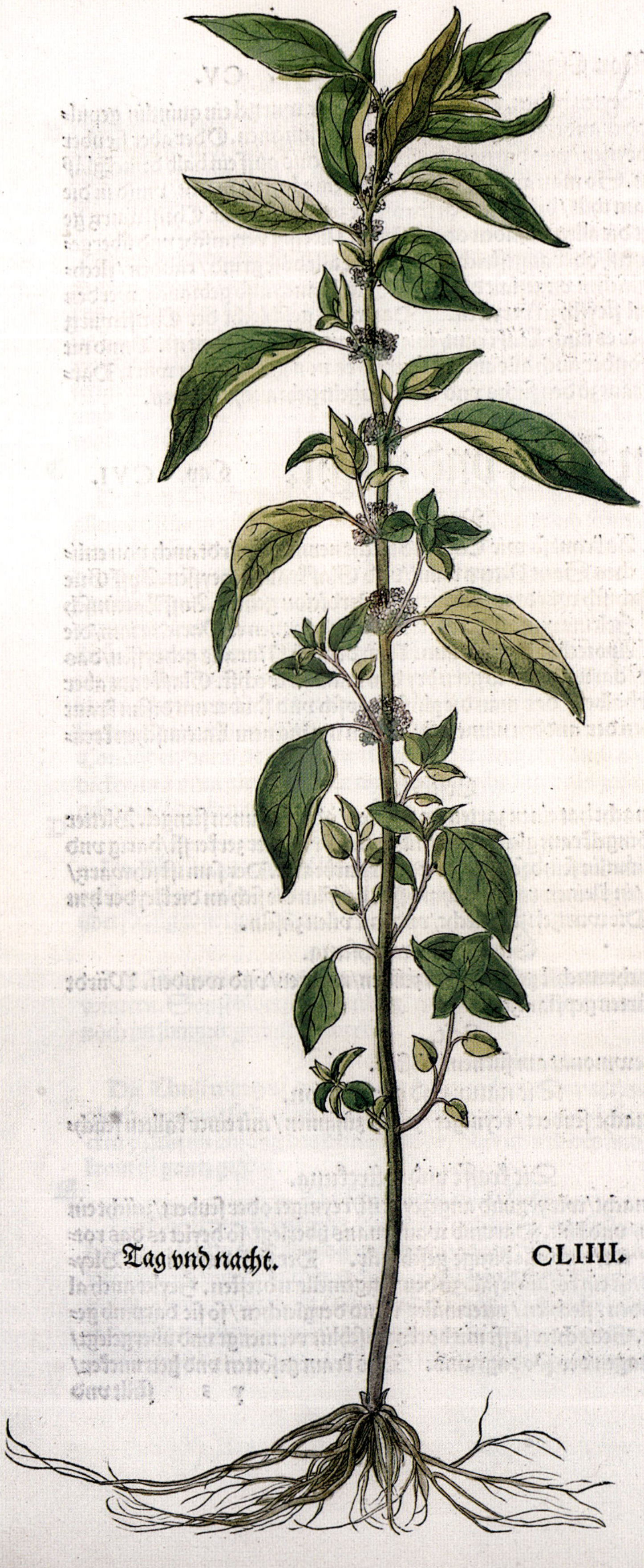

Tag vnd nacht. CLIIII.

D stillt vnd legt das langwirig hůsten. Ein gurgelwasser auß dem safft gemacht/ heylet die hitzigen geschwollnen mandeln. Der safft mit rosenöl vermengt inn die ohren gethon/ legt jhren weetagen. In summa/ Tag vnnd nacht soll man eüsserlich überlegen vnnd brauchen in den hitzigen gebresten allein. Dieweil es aber auch seubert/ mag mans auch geben denen so den stein haben/ vnnd nicht leichtlich harnen künden. Vnd alßdann ist gůt vnnd nützlich/ das man jhm etwas zůsetz/ das auch den stein vnnd harn treiben kan/ als do ist Peterlin/ Fenchel/ Liebstöckel/ Haselwurtz/ vnnd dergleichen. Also mag man auch eüsserlich das kraut brauchen mit Brunnkressen in wein gesotten/ vnd warm über die blasen legen/ alßdann treibt es den harn krefftiglich.

Von Rödte. Cap. CVII.

Namen.

A RÖdt würt von den Griechen Erythrodanum/ von den Lateinischen Rubia geheyssen. Die Apotecker nennen sölchs kraut Rubeam tinctorũ. Dise namen aber alle hat sie von jrer roten wurtzel/ die von den ferbern gebraucht würt/ überkom̃en.

Geschlecht.

Der Rödte seind zweyerley geschlecht/ zam vnd wild. Beyder vnderscheyd kan man auß der beschreibung wol abnemen.

Gestalt.

Die zam Rödte hat lang/ vierecket/ rauch stengel/ nit anderst dañ das Klebkraut/ doch vil grösser vnnd stercker/ welche durch alle gleych auß mit grünen
B schmalen blettern zů ringß vmbher als ein stern bekleydet seind. Jhre frucht ist rund/ erstlich grůn/ darnach rot/ zů letzst schwartz. Die wurtzel ist lang/ dünn vnd rot. Die wild ist eben der zamen gleich/ allein das sie nit in den äckern/ sonder hinder den zeünen vnd dornhecken wechst. Vnd ist on zweifel der wilden Rödte das kraut so man Stellariam nent ein geschlecht/ dañ es auch vierecket stengel hat/ welche mit blettern eim stern oder rädle gleich bekleydt seind/ seine blůmlin aber weiß/ die wurtzel dünn/ lang/ vnd rotlecht. Die andern achten sölchs kraut für ein geschlecht des Wallstro.

Statt irer wachsung.

C Die zam Rödte wechst in den feldern so vmb Hagenow/ Speir/ vñ Straßburg ligen/ do mans dann pflantzt nit von samen/ sonder von den jungen dolden oder spargen/ die werden auff den grund abgeschnitten/ vnnd zů gelegner zeit im summer wider jngelegt/ das gewindt mit der zeit andere wurtzel/ zum kauff dienstlich. Die wild würt auch im summer gesamlet.

Zeit.

Die wurtzeln der zamẽ Rödte werden im dritten jar außgegraben vñ zum kauff bereytet/ dann mans allein von des genieß wegen/ dieweil sie zů den farben genützt würdt/ pflantzt. Die wild/ in sonderheyt die man yetzund zů Latein Stellariam nent/ blüet im summer biß in Herbst.

Die natur vnd complexion.

Die Rödte seind warm im andern grad/ vnd im dritten trucken.

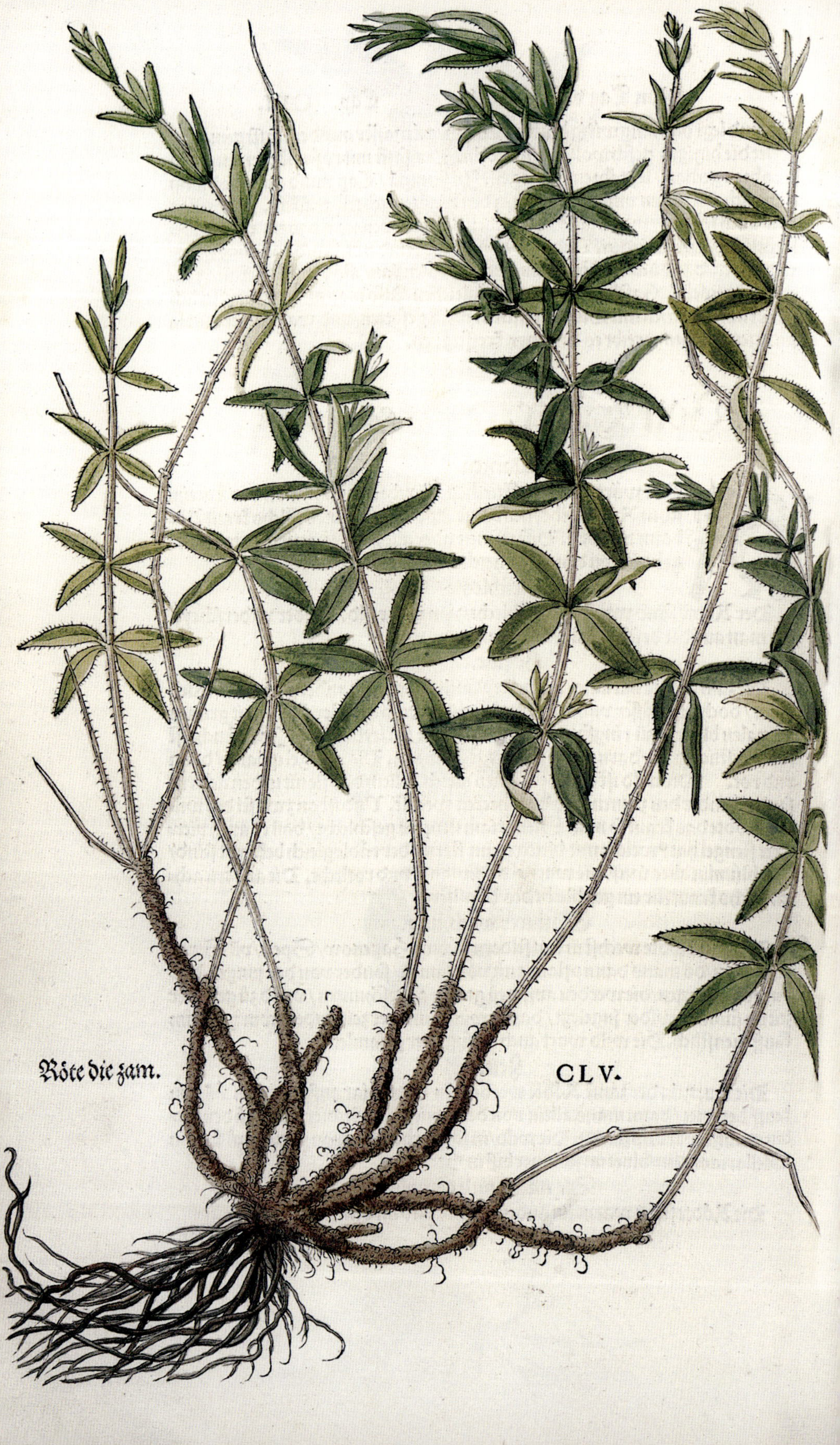

Röte die zam.

CLV.

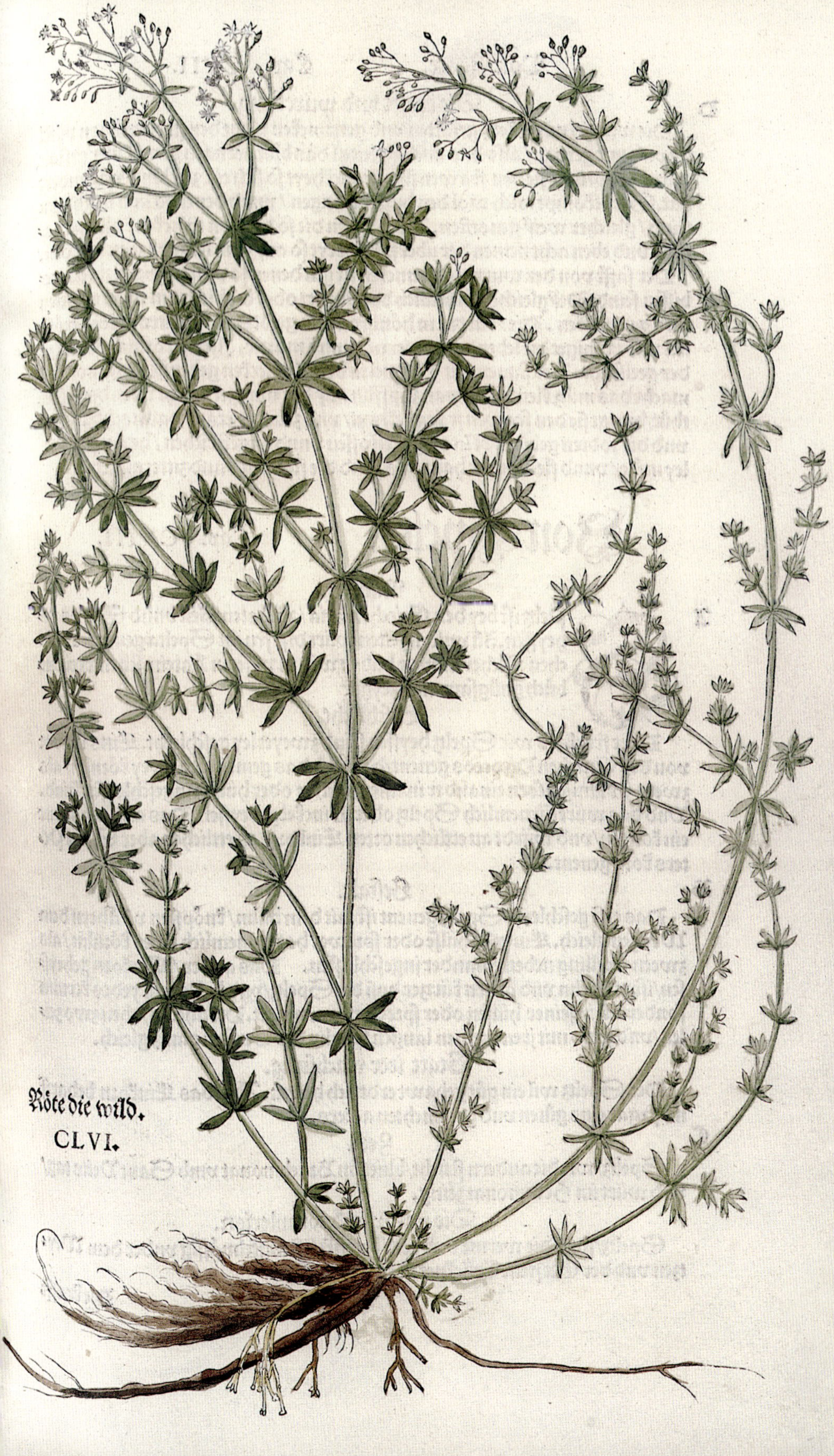

Röte die wild.
CLVI.

D Die krafft vnd würckung.

Die wurtzel mit Meth gesotten vnd getruncken treibt den groben harn vilfeltig vnd mit gewalt/ also das auch zů zeiten das blůt hernach geet. Diser gestalt gebraucht bringt sie den frawen jhre kranckheyt so sich ein zeit lang verhindert hat. Sie bekompt auch wol den hüfftsüchtigen/ vnnd denen so lam in glidern seind/ gleicher weiß genommen. Doch sollen die so daruon trincken/ alle tag baden/ vnd eben acht nemen der überflüssigkeyt so auß dem leib getriben werden.

Der safft von der wurtzel getruncken ist gůt denen so von gifftigen thiern gebissen seind. Deßgleichen thůt auch das kraut/ oder die bletter in wein gesotten vnd getruncken. Die wurtzel in hönigwasser gesotten vnd getruncken/ eröffnet vnd reyniget die leber/ miltz/ nieren/ vnnd můtter. Ist ein kostlich tranck zů der geelsucht. Der samen mit Oxymel in den Apotecken geheyssen jngenommen/ macht das miltz klein. So man zäpfflin auß der wurtzel macht vnd in die můter thůt/ bringt sie den frawen jr kranckheyt/ vnd zeücht herauß das nachbürdlin/ vnd die todten gebürt. Mit essig zerstossen vnnd angestrichen/ heylet sie allerley mäler vnnd flecken der haut/ als seind die flechten vnnd zittermäler.

Von Speltz. Cap. CVIII.

Namen.

A Speltz ist bey den Griechen Zeia/ zů Latein Zea vnnd Semen geheyssen. Zů vnsern zeiten würt dise frucht Spelta genent. Vrsachen sölcher namen haben wir in vnserm Lateinischen kreüterbůch gnůgsam angezeygt.

Geschlecht.

Diser frucht so wir Speltz heyssen seind zweyerley geschlecht. Eins würdt von den Griechen Dicoccos genent/ darumb das gemeinlich zwey körnlin/ als zween zwilling neben einander in einer täschen oder hülsen ingeschlossen seind. Vnd das würt fürnemlich Speltz oder Dinckel geheyssen. Das ander hat nur ein körnlin/ vnd würdt an ettlichen orten Einkorn/ an ettlichen aber Sant Peters korn genent.

B

Gestalt.

Das erst geschlecht Speltz genent ist mit dem halm/ knöpffen vnd ähern dem Weytzen gleich. Ein yede hülse oder sprewer hat gemeinlich zwey körnlin/ als zween zwilling neben einander jngeschlossen. Das ander/ Einkorn geheyssen/ ist mit helm vnd ähern kürtzer dann der Speltz/ vnd bringt ein yedes kernlin sonderlich in seiner hülsen oder sprewern verwaret. Die ähern haben zwo zeilen/ vnd seind mit jren rauhen langen spitzlin der Gersten gantz gleich.

Statt irer wachsung.

Der Speltz wil ein gůt gebawt erdtrich haben. Aber das Einkorn bedarff nit so gar eins gůten vnd gedünchten ackers.

C

Zeit.

Speltz/ wie die andern frücht/ blüet im Brachmonat vmb Sant Veits tag/ vnd würt im Hewmonat zeitig.

Die natur vnd complexion.

Speltz/ souil die werme vnd kelte betrifft/ ist mittelmässig vnder dem Weytzen vnd der Gersten. Trücknet aber gar senfft.

Die krafft

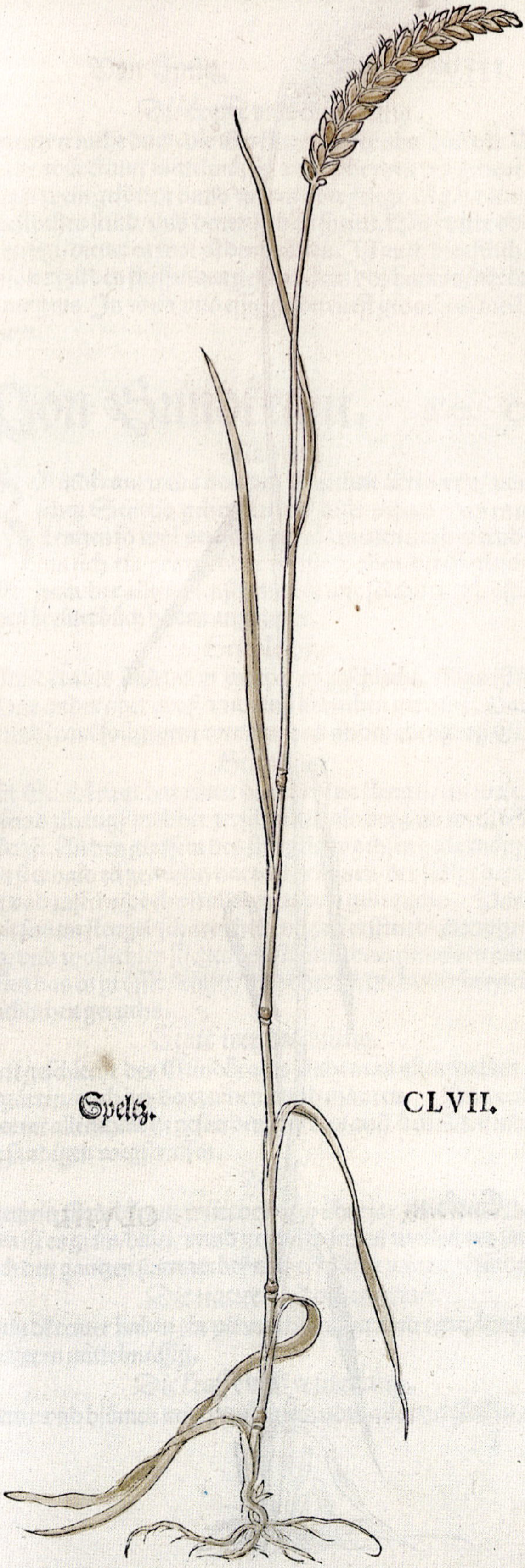

Spelß. CLVII.

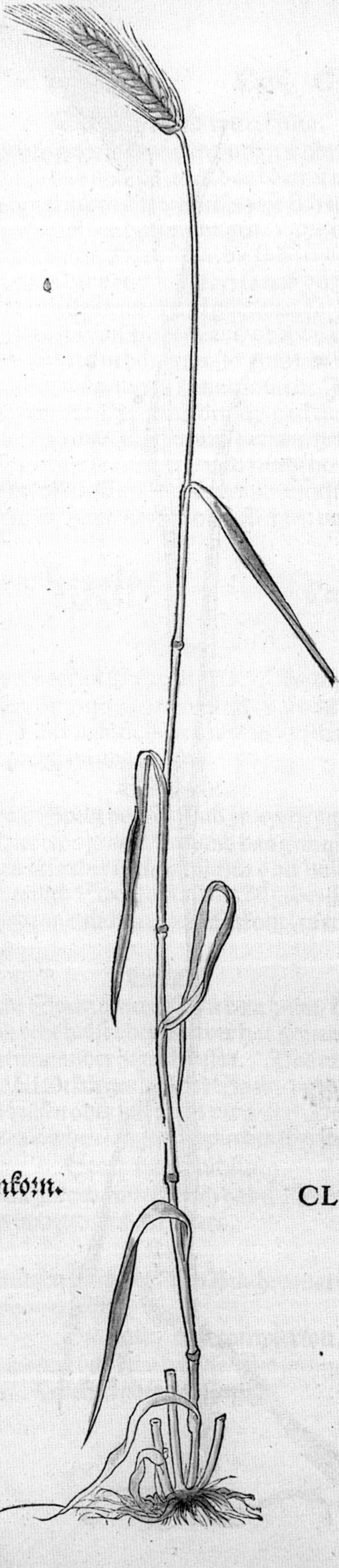

Einkorn. CLVIII.

Die krafft vnd würckung.

D Speltz neeret mehr dann die Gersten/minder aber dañ der Weytzen. Vnd ist sein gantze würckung mittelmässig vnder beyden yetz genent. Das Dinckel meel in rotem wein gesotten vnnd warm übergelegt/ist gůt denen so von einem scorpion gestochen seind/vnd denen so blůt speien. Mit butter oder geyssem vnschlitt vermengt/dienet es wol zů dem hůsten. Ist auch dienstlich mit wein vnd salpeter gesotten zů den fliessenden geschwären des haubts/der brust/vnd weetagen des magens. In wein vnd essig gesotten ist gedachtes meel gůt zů allerley geschwulsten.

Von Grindkraut. Cap. CIX.

Namen.

A Grindkraut würt von den Griechen Erigeron/ von den Lateinischen Senetio geheyssen auß diser vrsach/ dañ es im anfang des Lentzen so wol verblüet hat als mitten inn der ernd/ vnnd bringt mit sich ein grawe oder weisse wollen/ die ist gleich dem grawen haar der allten menschen/ wie wir sölchs weitleüffiger in vnserm Lateinischen kreüterbůch haben angezeygt.

Geschlecht.

Des Grindkrauts findt man zweyerley geschlecht. Eins ist seer gemein vñ nit hoch. Das ander aber groß/ vnd eins lieblichen geruchs. Darumb das erst gemein Grindkraut soll genent werden/ das ander aber groß Grindkraut.

Gestalt.

B Gemein Grindkraut hat einen braunroten stengel/ an welchem wachsen bletter die seind zů ringß vmbher zerschnitten als der zam weiß Senff/ doch nit so tieff zerkerfft. An den gipffeln des stengels wachsen geele knöpffechte blůmen die werden seer bald zů grawem harechten samen/ der fleügt daruon. Die wurtzel ist lang vnd zasecht/ doch on allen nutz vnd gebrauch. Das groß Grindkraut ist mit seinem stengel/ schartechten vñ zerkerfften blettern/ geelen knöpffechten blůmen/ vnd wollechten fliegenden samen/ dem gemeinen aller ding gleich/ außgenommen das es grösser/ lenger/ vñ höher ist/ die bletter breyter/ äschenfarb/ vnd eins lieblichen geruchs.

Statt irer wachsung.

C Das erst geschlecht des Grindkrauts findt man allenthalben in den zwibel vnd krautgärten/ auch bey den zeünen vnnd mauren. Das ander geschlecht würdt aber nit allenthalben gefunden / sonder auff den allten mauren/ ettwan auff gantz sandigen wegstrassen.

Zeit.

Das gemein Grindkraut würt beynach über jar gefunden. Dañ im anfang des Lentzen ist es grün/ blüet/ vnnd gewindt seinen wollechten samen. Ist diser gestalt nach den gantzen summer biß in den kallten winter zůfinden.

Die natur vnd complexion.

Die Grindkreüter haben ein vermischte natur vnd complexion/ dann sie külen vnd verzeren mittelmässig.

Die krafft vnd würckung.

Die bletter vnd blůmen mit wenig wein oder allein zerstossen / vnd übergelegt/ hey-

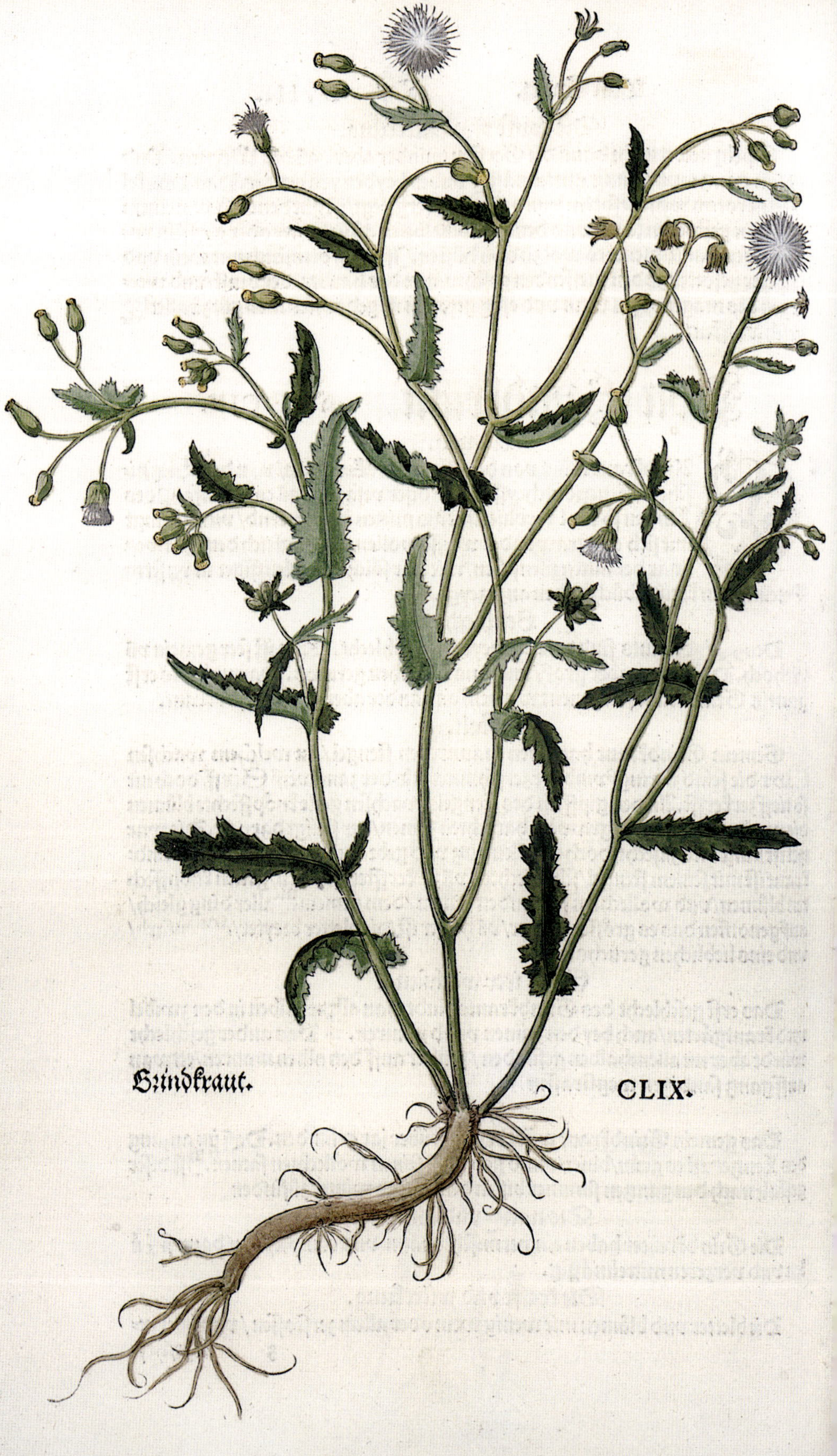

Grindkraut.

CLIX.

D legt/heylen vnnd zerteylen die hitzigen geschwulst der gemechten/vnnd des hirderns. Mit Weyrauch puluer vermischt/heylen sie allerley wunden/auch der flachßadern. Gleiche krafft hat der wollecht samen mit essig angestrichen vnd auffgelegt. Doch sol derselbig nit in den leib genom̃en werden/dañ er erwürgt. Das gantz kraut mit wasser gesotten/vnd mit süssem wein getruncken/legt den schmertzen des magens/so von der gallen entstanden ist. Der safft der Grindkreüter getruncken/stillt das blůt speien/tödt die würm/vnd ist bequemlich den lebersüchtigen. Die woll mit saltz vermengt vnnd warm übergelegt/ vertreibt die kröpff.

Von Müntzen. Cap. CX.

Namen.

A Die Müntz würt von den Griechen Hedyosmos oder Minthe/võ den Lateinischen aber Mentha geheyssen. Sölche namen hat sie von wegen jhres gůten geruchs überkom̃en/wie wir sölchs im Latein weitleüffiger haben angezeygt.

Geschlecht.

Der Müntzen seind erstlich zwey geschlecht/zam vñ wild. Der zamen seind widerumb vil/furnemlich aber vier/geschlecht. Das erst mit den runden blettern würdt Deyment/Beyment/oder Krauß deyment genent. Das ander ist der bletter halben dem ersten gleich/vñ würt Krauser balsam geheyssen. Das dritt mit den langen blettern nent man Balsam müntz/Spitz müntz/oder Vnser frawen müntz. Das vierdt geschlecht würdt Hertzkraut geheyssen. Die wild müntz würt auch von ettlichen Rossßmüntz/vnd wilder Balsam genent/zů Latein Mentastrum.

B Gestalt.

Das erst geschlecht der zamen Müntzen hat ein vierecketen stengel/welcher von vnden auff braunfarb ist/vnnd harig. Seine bletter seind rund/zerkerfft ringßvmbher/weych/vñ eins gůten geruchs. Die blům̃e/ welche purpurbraun seind/steen vmb den stengel ringßvmbher/vnnd vergleichen sich einem enspen.

Das ander geschlecht ist dem ersten gantz gleich/allein das die blůmen nit ringßvmbher bey den gleychen an dem stengel steen/sonder oben bey dem gipffel/vnd seind einem äher gleich. Das dritt hat lenger vnd spitziger bletter/aber den blům̃e nach ist es dem andern gleich. Das vierdt zam geschlecht ist den bletern nach dem vorigen gleich/doch die blůmen steen vmb den stengel ringßvmbher/wie an dem ersten. Die wild Müntz hat lange/rauhe bletter/vnnd mit weisser woll bekleydet/eins starcken geruchs/seine blůmen steen oben am gipffel des stengels/vnd seind an der farb braunlecht mit weisser farb vermischt.

C Statt irer wachsung.

Die zam Müntz wechst allenthalben in gärten. Doch will sie haben ein stat do die sonn hin kom̃en mag/darumb bedarff sie keins feyßten/noch getünchten erdtrichs. Die wild oder Roßmüntz wechst gern an mosechtẽ vñ feüchten ortẽ.

Zeit.

Allerley Müntzen blüen im Augstmonat.

Die natur vnd complexion.

Beyderley Müntzen zam vnd wild seind warm im dritten grad. Doch ist die zam etwas schwecher dañ die wild/ist aber trucken im andern grad.

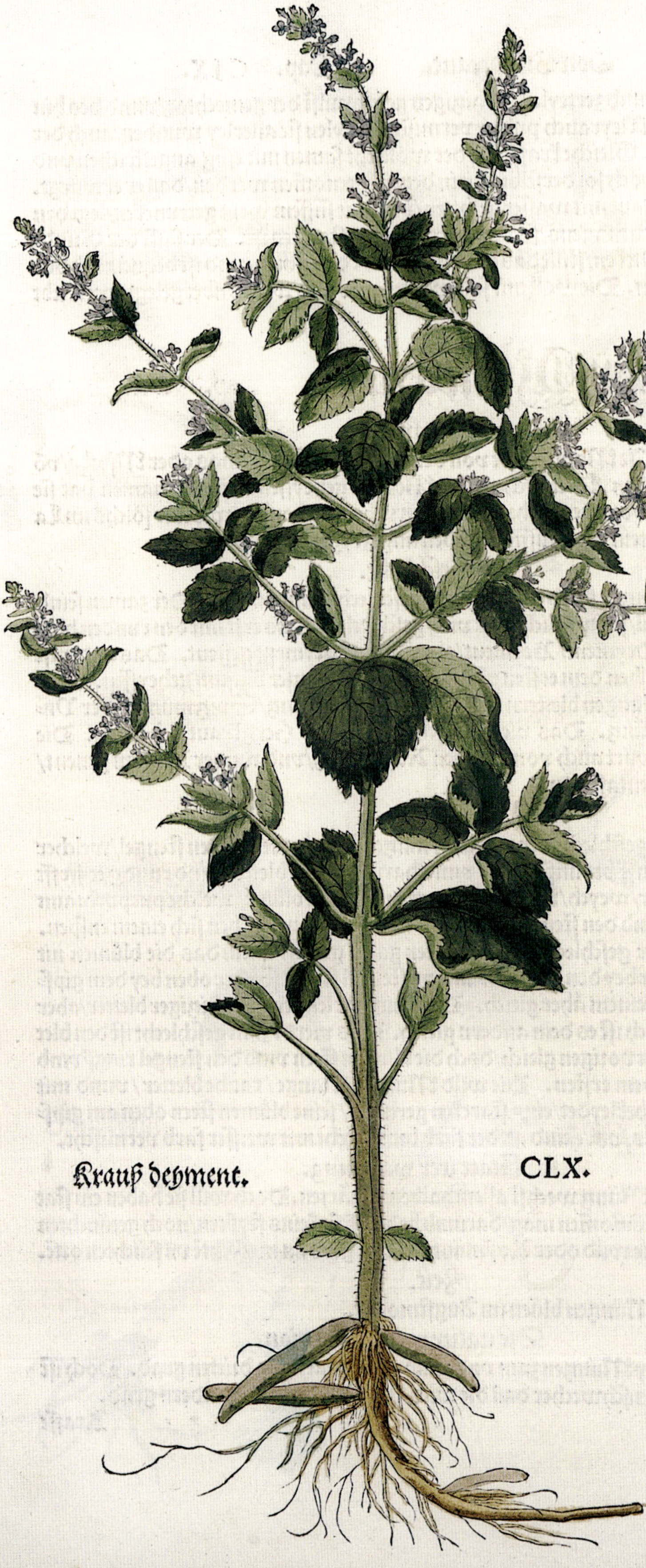

Krauß deyment. CLX.

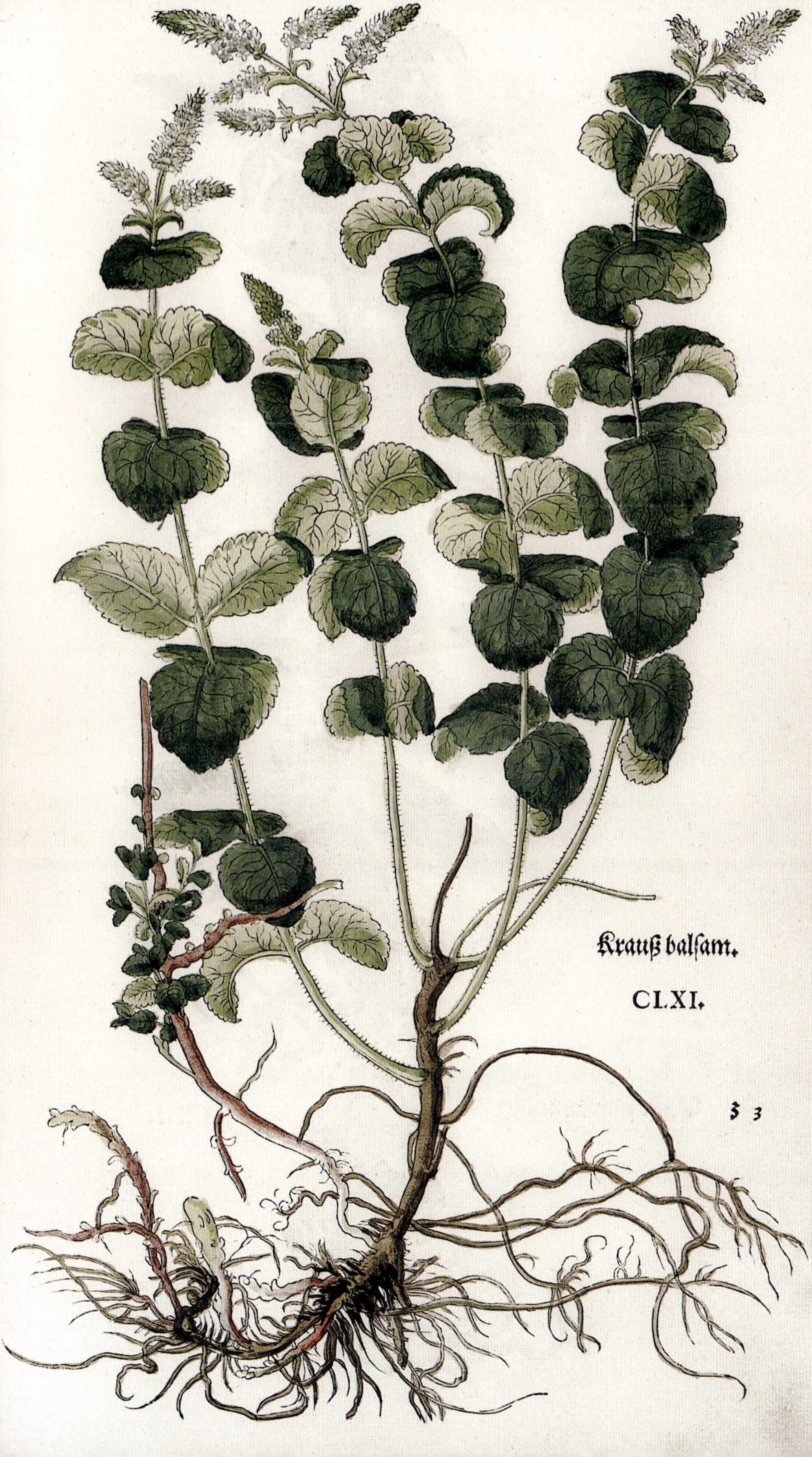

Krauß balſam.

CLXI.

3 3

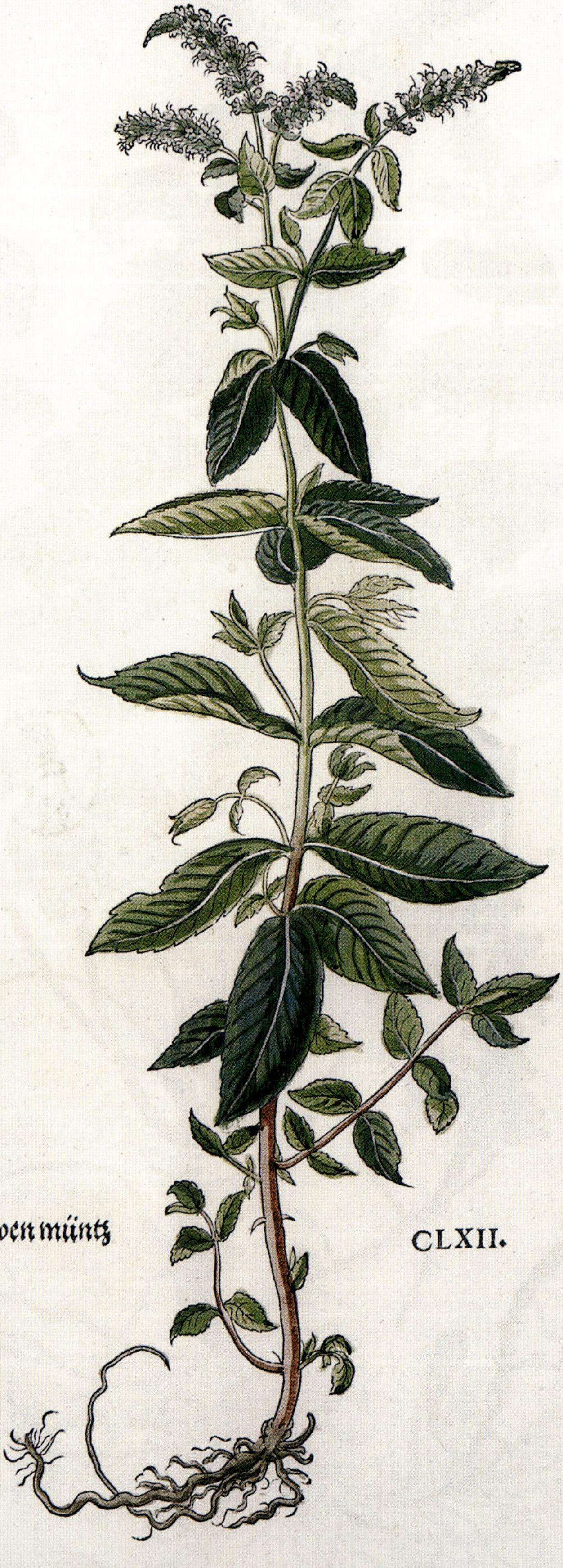

Vnser frawen müntz

CLXII.

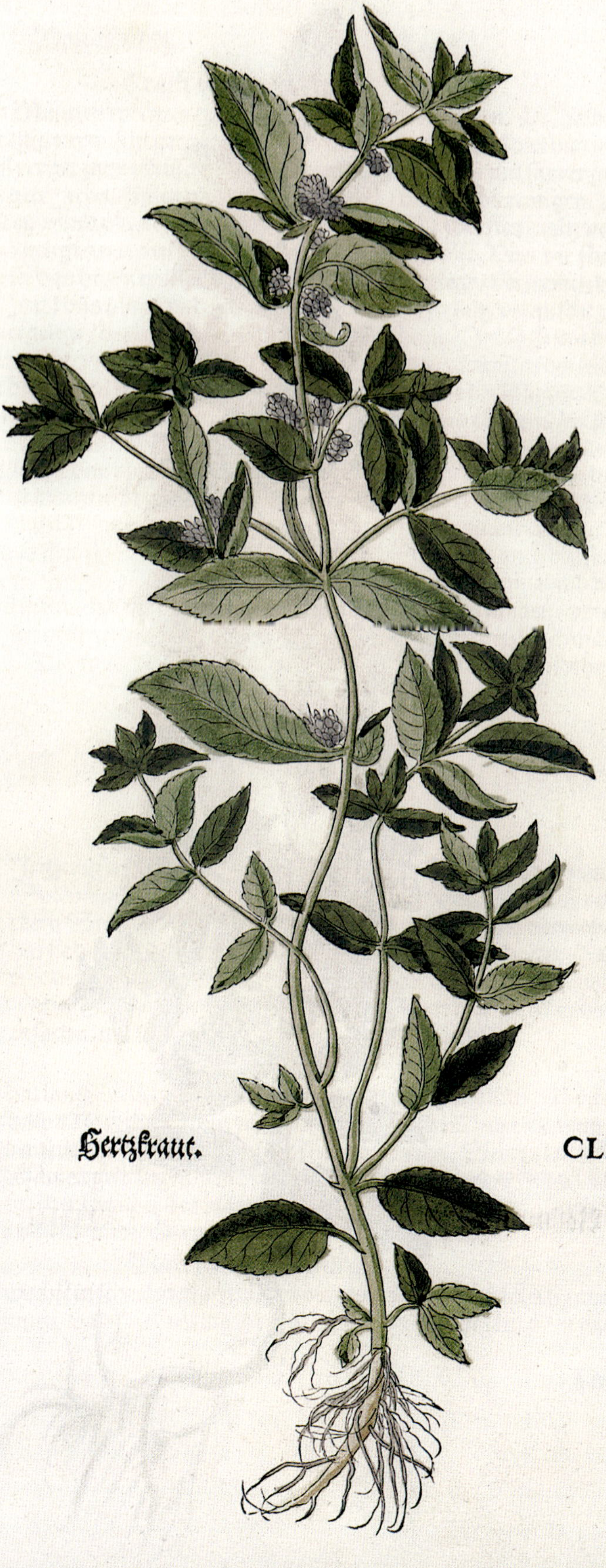

Hertzkraut. CLXIII.

ʒ 4

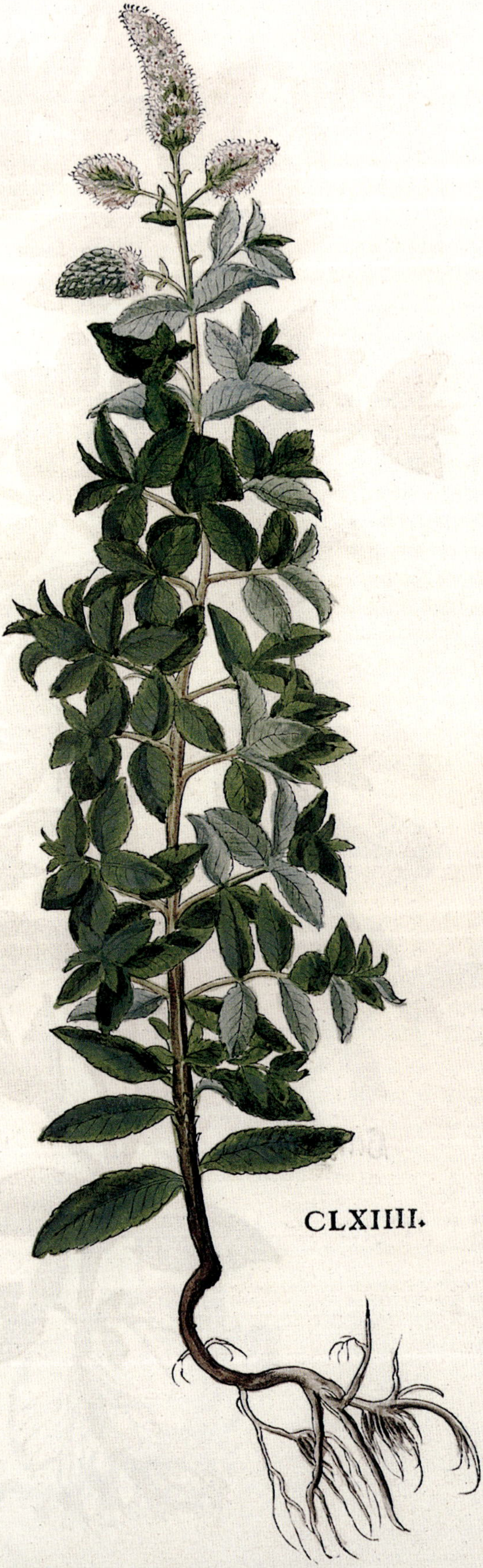
Roßmüntz. CLXIIII.

Krafft vnd würckung.

D Die zamen Müntzen wermen/ ziehen zůsamen/ vnnd trücknen. Derhalben so jhr safft mit essig vermischt getruncken würt/ stellt er das blůt/ tödtet die runden würm/ vñ reytzet zur vnkeüscheyt. Zwey oder drey zweiglin mit saurer granatöpffel safft getruncken/ stillen das hertzen/ würgen / vnd Choleram genent/ das ist/ so vnden vnnd oben die gall vonn einem geet. Mit Gersten maltz vermischt vnd übergelegt/ zerteylen vnd verzeren sie die geschwulst. Vber die stirn gelegt/ miltern sie das haubtwee. Müntzen auff die brust gelegt / vertreiben die menig der milch/ vñ das tänen vnd sparren derselbigen. Mit saltz vermischt zerstossen vnd übergelegt / heylen sie die biß der wůtenden hund. Jhr safft mit hö-
E nigwasser vermischt/ vnd in die ohren gethon/ benimpt den weetagen derselbigen. So man die zungen darmit reibt/ vertreiben sie die rauhe derselbigen. Die bletter inn die milch gelegt / verhůten das sie nit gerinnet / noch zůsamen laufft. Sie seind auch seer dienstlich dem magen. Mit wasser vnd essig gesotten vnnd getruncken/ stillen sie das blůt speien/ das nit lang geweret hat. Der geruch der zamen Müntzen macht můt vnd frölich / der geschmack aber erweckt begird zů der speiß. So man Müntzen in wasser gesotten drey tag nach einander trinckt/ vertreiben sie das grimmen vnd weetagen der därm. Sie stellen auch der frawen kranckheyt. Heylen die geschwär am kopff der jungen kindern / vnnd die flechten. Sie seind auch dienstlich der kallten leber / stercken den magen / vnnd die dewung. In wein getruncken / kommen sie zůhilff den frawen so schwärlich gebären. Die wild Müntz ist nit also gebreüchlich zů der gesundtheyt als die zam.

Von Hirtzzung. Cap. CXI.

Namen.

A Hirtzzung würt auff Griechisch vnd Lateinisch Hemionitis vnd Splenium geheyssen. Von den gemeinen kreütlern vnd Apoteckern Scolopendria vnd Lingua ceruina. Seinen namen aber hat sie daher / das der gestalt nach ettliche bletter gebogen seind wie der halb Monschein am himel / ettliche aber einer Hirtzzungen gleich. Das aber Hirtzzung sey das Hemionitis / haben wir nach der leng durch vilerley vrsachen in vnserm Lateinischen kreüterbůch bewert.

Gestalt.

Hirtzzung hat lange bletter wie Schlangenkraut/ welcher ettliche gebogen seind wie der halb Monschein. Ein yedes blatt gewindt vil brauner langer
B strichlin auff der seiten gegen der erden / als kleine würmlin. Seine wurtzeln seind wasecht zůsamen getrungen/ schwartz vnd harig. Hat weder stengel/ blůmen noch samen. Der styl aber des blats kreücht von stundan auß der wurtzel/ vnd geet durch das blatt wie ein runds brauns harechts ripplin.

Statt seiner wachsung.

Hirtzzung wechst in schattechten/ feüchten bergen/ vñ steynigen tälern / auch in ettlichen brunnen/ vnd feüchten mauren. Würdt nun mehr fast in allen gärten gepflantzt.

Zeit.

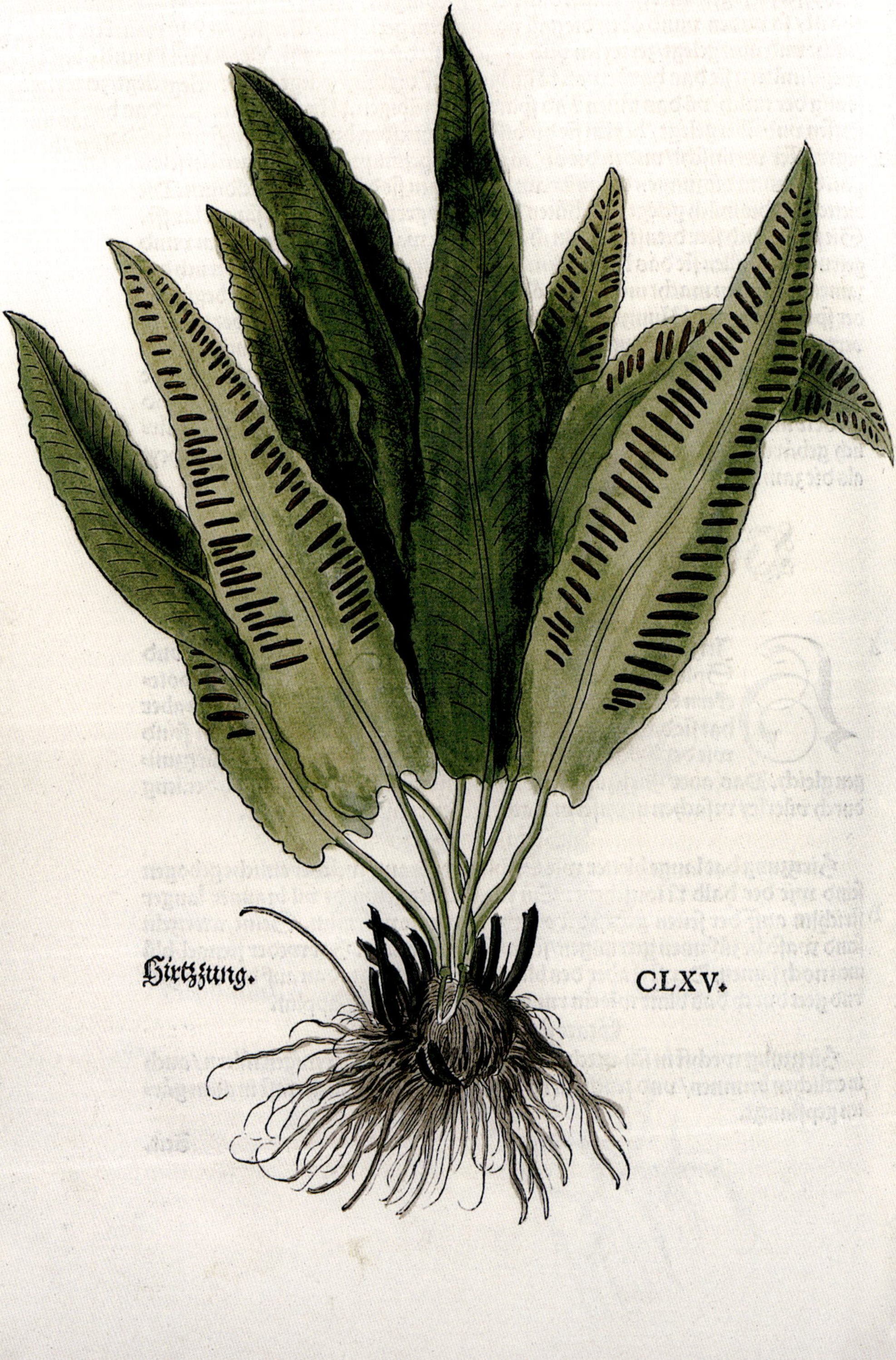

Hirtzzung. CLXV.

Zeit.

C Gegen dem Meyen thůn sich die krummen harechten bletter herfür/vnd würt also die Hirtzzung gefunden den gantzen summer/biß in Herbst hinein.

Die natur vnd complexion.

Die Hirtzwurtz zeücht zůsamen/vnd ist bitter am geschmack/demnach würt sie warm sein im ersten grad/vnd trucken im andern.

Die krafft vnd würckung.

Hirtzzung mit essig getruncken verzert das miltz. Darumb sollen die miltzsüchtigen diß kraut offt vnd vleissig gebrauchen. Hirtzzung heylet auch alle offne schäden.

Von Manßtrew. Cap. CXII.

Namen.

A Manßtrew würt von ettlichen auch Ellend/Brachendistel/Raddistel/vnd Kraußdistel genent. In Griechischer vñ Lateinischer spraach Eryngium. In den Apotecken Iringus. Es seind aber ettlich die neñen das gegenwertig kraut Centumcapita/ wie wir sölchs in vnserm Lateinischen kreüterbůch haben angezeygt.

Gestalt.

Manßtrew ist ein kraut mit breyten krausen blettern/die seind zerschnitten/vnnd haben an den enden zů ringßvmbher scharpffe dörnlin/welche wann sie noch jung seind/macht mans mit saltz jn/vnnd issets gleich wie andere kreüter/seind wolgeschmack. Wañ es aber allt würdt/so gewindt es einen stengel elen hoch/mit vilen zweiglin/welche alle haben jre besondere scharpffe getrungene runde köpfflin/die seind mit herten vnnd spitzigen dörnen zů ringßvmbher wie B ein stern vmbgeben/der farb nach ein mal grůn/dann etwas himelfarb/vnnd zůzeiten bleychweiß. Die wurtzel ist schlecht vnd seer lang/daumens dick/außwendig schwartz/vnd inwendig weiß/eins zimlichen gůten geruchs.

Statt seiner wachsung.

Manßtrew wechßt gern auff den dürren heyden. Am Rheinstrom auff ettlichen äckern/gemeinlich neben den wegstrassen. Bey Straßburg würt es auch in grosser menge gefunden.

Zeit.

Manßtrew stoßt jre newe spargen bletter vnd stengel/neben den alten verdorrten disteln herfür im Aprillen. Sol aber vmb Sant Johans des teüffers tag gesamlet werden.

C

Die natur vnd complexion.

Manßtrew hat ein mittelmässige werme/vñ ist einer subtilen substantz/vñ trücknet nit wenig.

Die krafft vnd würckung.

Die wurtzel in wein gesotten vnd getruncken treibt den harn/vnnd bringt den frawen jre zeit. Stillt das bauchgrimmen/vnd vertreibt die bläst. Sie ist auch gůt den lebersüchtigen/vnd denen so gifft getruncken haben/vñ von giffti gen thiern gebissen. Ist sonst zů vilen dingen nützlich mit wilder Pasteney samen eins quintlin schwär getrunckẽ. So mans anhenckt oder überlegt/so verzeret sie geschwulst/vnd knollen. Mit hönigwasser getruncken/ist sie gůt denen so den

so den

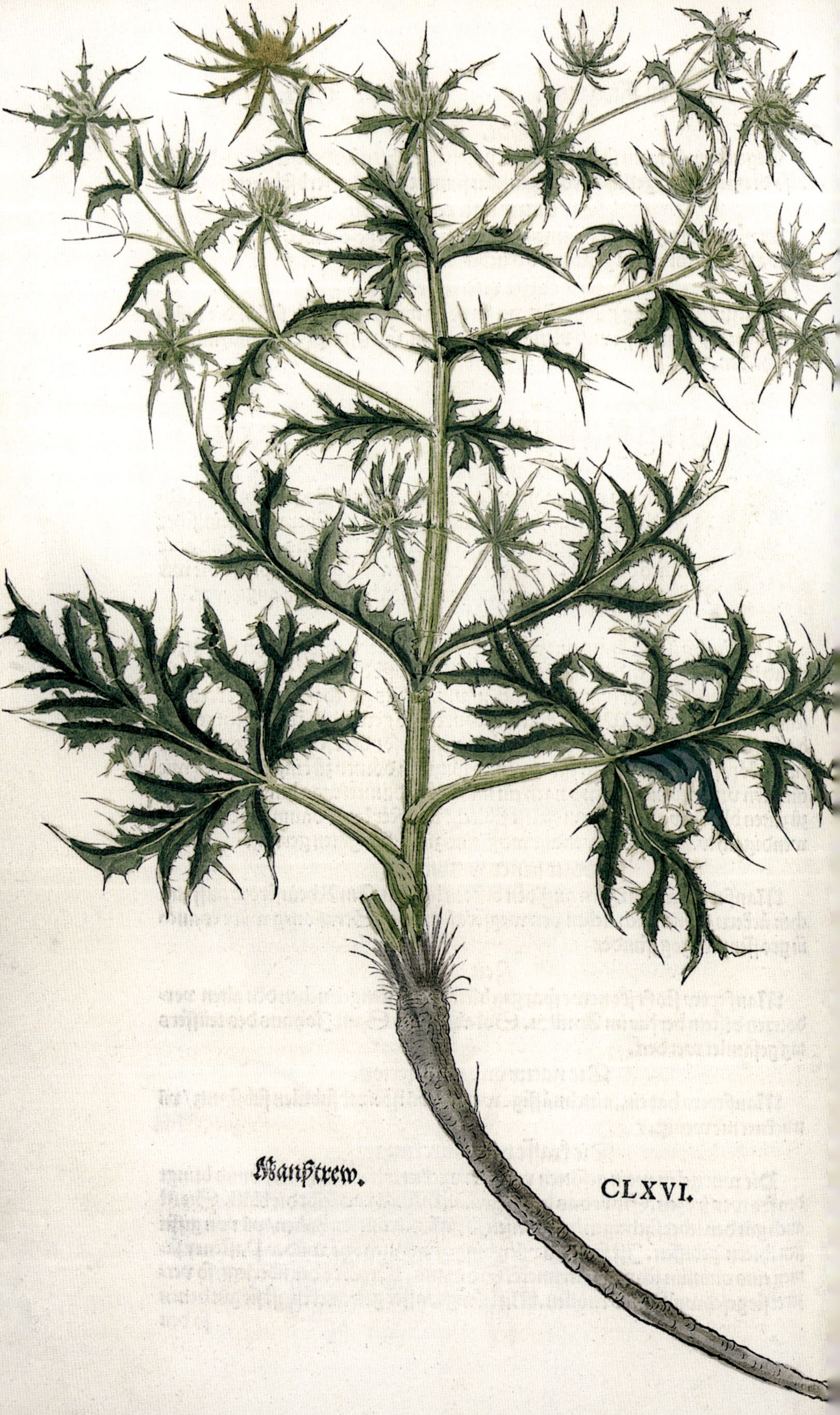

Manstrew.

CLXVI.

D so den fallenden siechtag haben/vñ den krampff. In wasser gesotten vñ getruncken/ist sie gůt denen so das darmgicht haben. Es ist auch dise wurtzel ein sondere bewärte artzney für den lendenstein so sie stäts oder offt gebraucht würt.

Von Lattich. Cap. CXIII.

Namen.

A Lattich würdt vonn den Griechen Thridax/zů Latein Lactuca geheyssen. Sölchen namen hat er aber überkomen vonn wegen der milch so auß seinen blettern fleüßt.

Geschlecht.

Des Lattichs seind zweyerley geschlecht / zam vnnd wild. Des zamen seind widerumb zum wenigsten drey geschlecht. Das erst mit den krausen/runtzlechten/gefaltnen blettern/würt krauser Lattich geheyssen. Das ander mit den breyten vnd runden blettern/würt breyter Lattich genent. Das dritt thůt sich gegen dem hertzen zůsamen / als die kleine weisse Cappes heuptlin/vnnd würdt grosser oder weisser Lattich geheyssen. Wir haben die ersten zwey geschlecht vnder einer figur begriffen. Der wild Lattich ist vil gröber/ vnnd mit seinen stacheln rauher dann das yetzgemellt zam geschlecht / am geschmack seer bitter.

Gestalt.

B Der krauß Lattich ist der schönest/hat krause/gefaltne/runtzlechte/zůsamen getrungne bletter/vnd zerkerfft/anzůsehen als ein Kalbs krös. Sein stengel ist etwan manß hoch/ rund / mit vilen ästlin oder zincken/welche am obersten der gipffeln tragen kleine geele gefüllte blůmlin / die werden zů einer grawen wollen/vnd fleügt alßdann der harig schwartzgraw samen dahin/wie am Grindkraut. Der breyt Lattich hat runde breyte bletter / ist sonst aller gestalt nach dem Krausen gleich. Der groß Lattich gewindt grosse breyte bletter / thůt sich gegen dem hertzen zůsamen/als die kleine weisse Cappes heuptlin. Sein same ist weißfarb/sonst aller gestalt nach dem obgenanten gleich.

Der wild Lattich ist dem zamen ettwas gleich / allein sein stengel ist höher/ vnd hat vil stachel/wie auch die bletter so sie alt werden/vñ seind tieff zerkerfft/ am geschmack seer bitter. Die wurtzel ist auch kürtzer. Disen wildẽ Lattich brauchen vil für Endiuien/das doch vnrecht ist. Dañ die recht Endiuien ein ander kraut ist/wie wir an seinem ort wöllen klärlich anzeygen.

Statt irer wachsung.

C Der zam Lattich wechst inn den gärten dahin er gesäet würt. Der wild aber ausserthalb der gärten / neben den zeünen vnnd mauren der weingärten/ vnd im feld.

Zeit.

Die Lattich werden im Mertzen vñ Aprillen gesäet. Blüen im Hewmonat/ vnd bringen nachfolgends jhren samen.

Die natur vnd complexion.

Der zam Lattich ist kalt vnd feücht/gleich als das brunnen wasser. Ettlich aber setzen jhnen feücht vnnd kalt im dritten grad. Der wild ist minder kalt vnd feücht dann der zam.

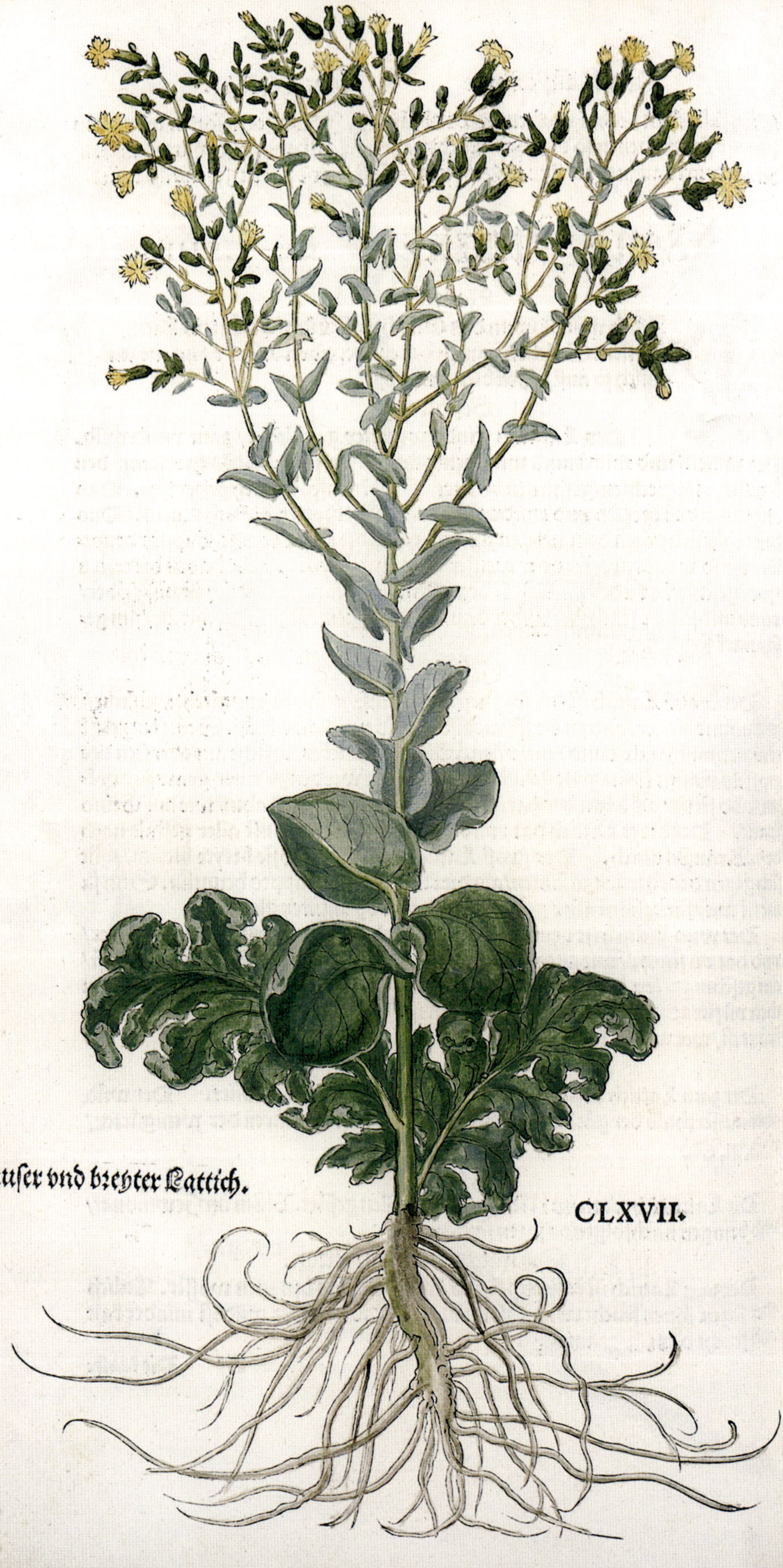

Krauser vnd breyter Lattich.

CLXVII.

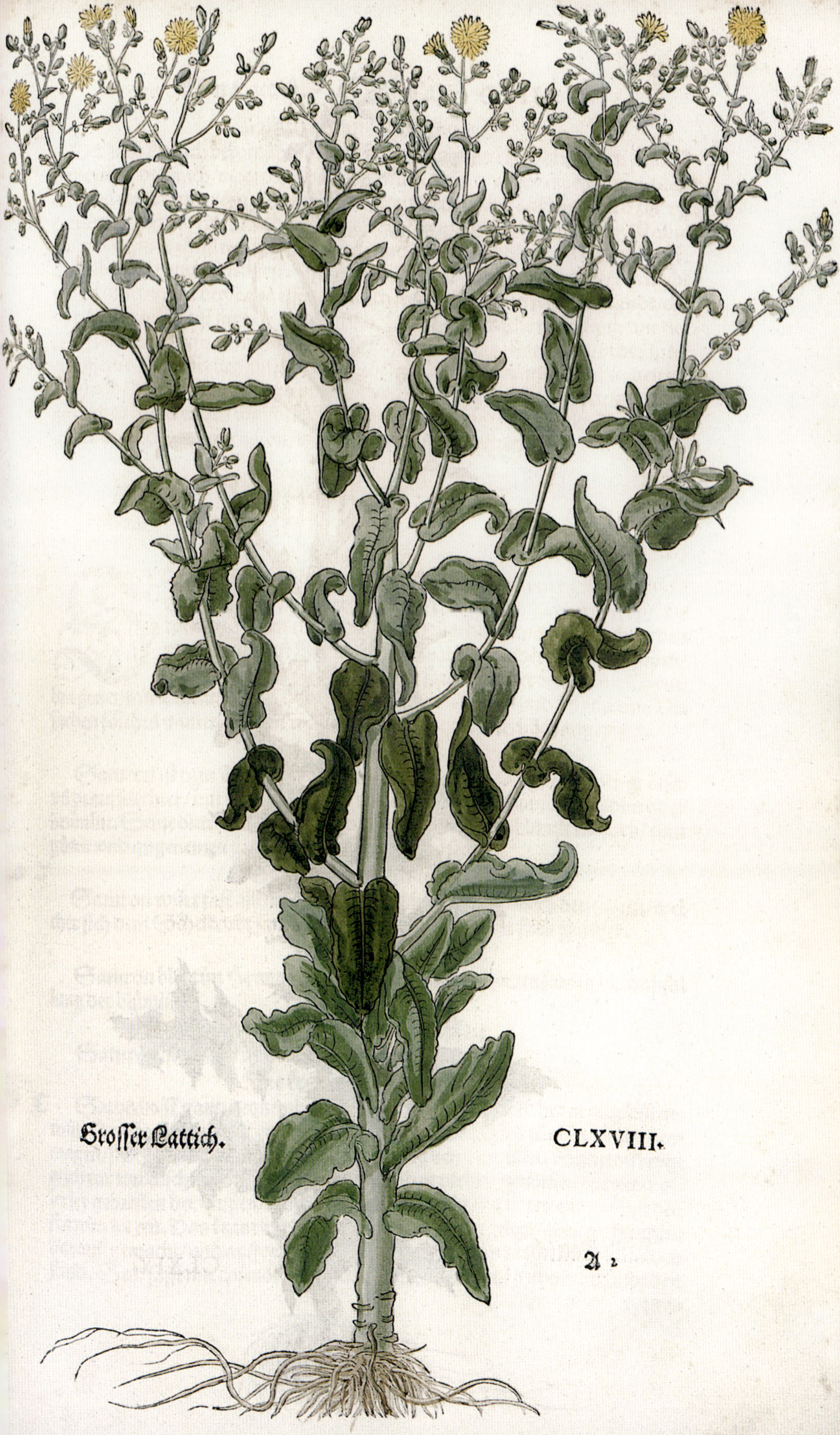

Groſſer Lattich.

CLXVIII.

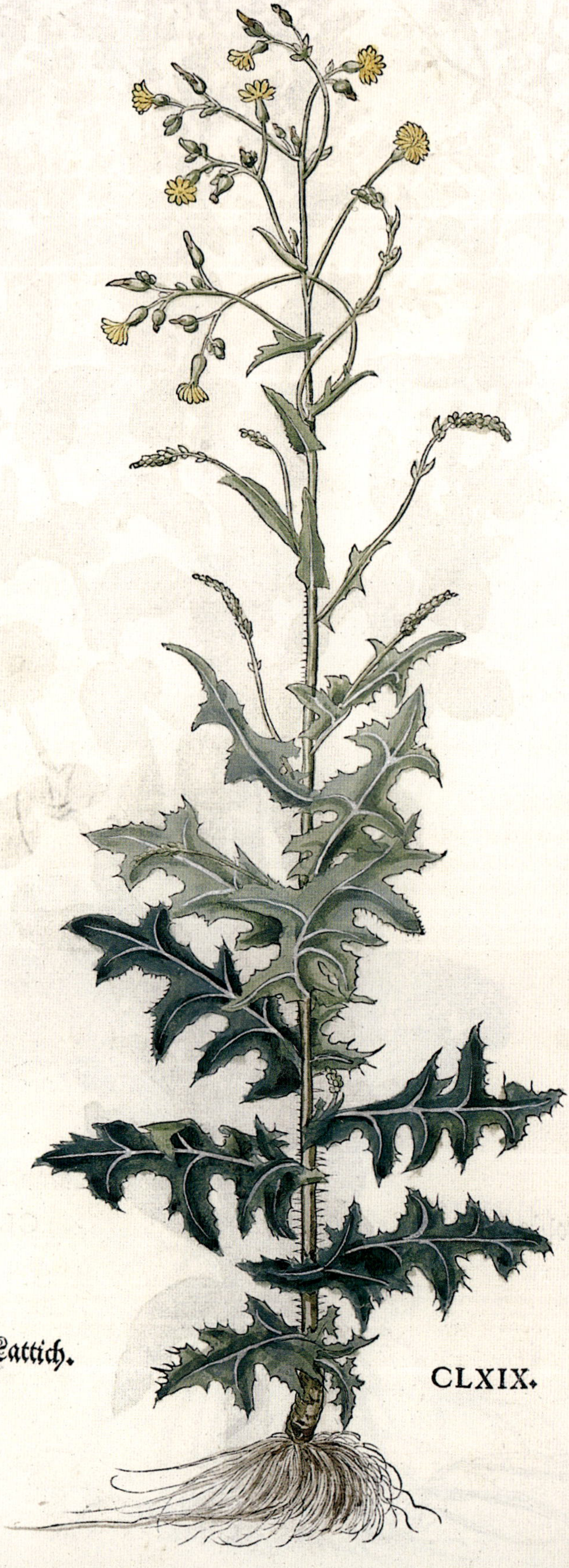

Wild Lattich.

CLXIX.

Die krafft vnd würckung.

D Der zam Lattich bekompt wol dem hitzigen magen/kület/bringt den schlaff/ erweycht den bauch/mehret die versigen milch. So er aber gekocht würt/ neeret er vil mehr dann row. Sein samen getruncken leschet auß die begird zur vnkeüscheyt. Lattich stäts inn der speiß gebraucht/macht dunckel augen. Ist aber gantz dienstlich zů allen hitzigen bresten/vnd dem rotlauffen so es nit hefftig ist. Lattich leschet auch den durst. Ist zů summers zeit ein angenem essen/ vertreibt vnlust/vnd macht begird zů essen. Lattich seind gůt zů dem frischen brandt/ehe vnd die blatern auff faren. Der wild Lattich hat gleiche würckung wie der Magsomen. Demnach bringt er den schlaff/vñ legt den schmertzen/in der speiß genossen/oder eüsserlich auffgelegt. Sein safft auff ein quintlin schwär getruncken treibt die wässerige feüchtigkeyt durch den stůl auß. Mit frawen milch angestrichen heylet er den brandt. Bringt den frawen jre zeit. Ist nützlich vnd gůt wider die stich der Scorpion/vnd anderer gifftigen thiern.

Von Saturon. Cap. CXIIII.

Namen.

A Saturon hat sonst auch vil namen/dann er würt geheyssen Hünerfüll/Joseplin/Sergenkraut/zwibel oder garten Hysop/wie wol diser nam mehr den Jspen zůgehört/wo man recht reden wolt. Dann zů Latein Hyssopus nichts anders ist dann Jspen/ oder Hysopen. In Griechischer spraach würt Saturon Thymbra genent/in Lateinischer Thymbra oder Cunila satiua/vnd Satureia. Vrsachen sölches namens haben wir im Lateinischen kreüterbůch angezeygt.

Gestalt.

Saturon ist dem Thym oder Römischen Quendel seer gleich/doch grösser vñ drausselechter/ mit vilen zweiglin / wie ein holdseligs hüpschs steüdlin oder beümlin. Seine bletter seind den Jspen blettern gleich/die blůmle leibfarb/ eins gůten vnd angenemen geruchs. Die wurtzel ist zasecht.

Statt seiner wachsung.

B Saturon würt fast allenthalben in den gärten gezilet durch den samen/welcher sich dem Schelkraut samen vergleicht/ist aber an der farb grawer.

Zeit.

Saturon blüet im Hewmonat/vnd bringt alßdañ seinen samen nach abfallung der blůmlin.

Die natur vnd complexion.

Saturon ist warm vnd trucken im dritten grad.

Die krafft vnd würckung.

C Saturon ist gantz bequemlich zur speiß. Demnach ist er der armen leüt gewürtz bey fleysch vnd fischen gekocht. Bringt lust vñ begird zů essen/dienet dem magen/fürdert die dewung/ vñ nimpt hinweg den vnwillen. Saturon reytzt auch zur vnkeüscheyt. Zů puluer gestossen vnd in wein jngenomen/heylet er allerley gebresten der lungen/brust/vnd blasen. Treibt den harn/ vnd bringt den frawen jre zeit. Das kraut mit den blůmen warm übergelegt/oder ein krentzlin darauß gemacht/vnd auffgesetzt/erweckt die so mit dem tieffen schlaff beladen seind. Sein safft mit rosenöl vermischt/ vnd in die ohren gethon/benimpt den

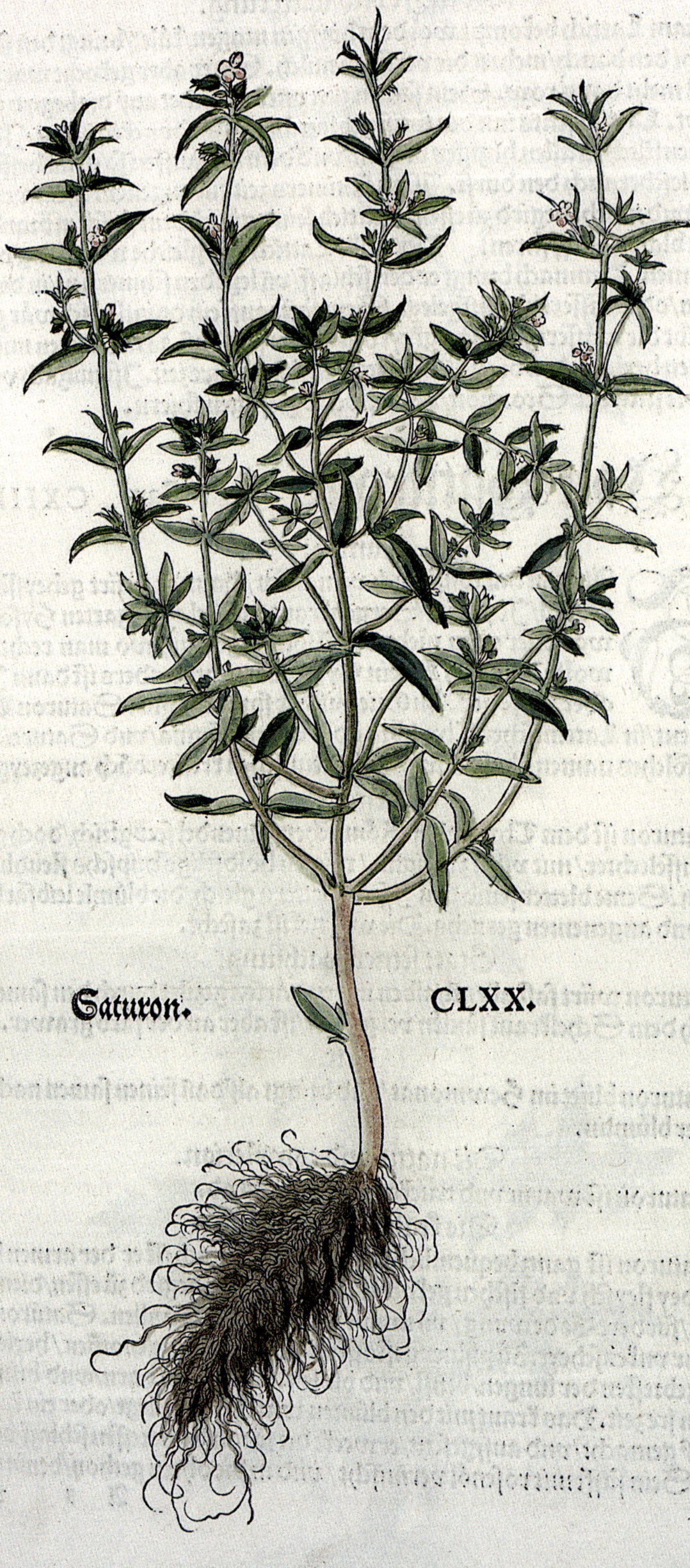

Saturon. CLXX.

D weetagen derselbigen. Mit weytzen meel vermengt vñ übergelegt/ ist er dienstlich dem hüfftwee. Das kraut in der speiß gebraucht/ scherpfft das gesicht. In summa/ Saturon vermag fast alles was der Quendel.

Von wilden Kressen. Cap. CXV.

Namen.

A Der wild Kreß daruon wir hie handeln/ würdt auff Griechisch Thlaspi/ Thlaspidion/ vnnd Sinapi agrion genent. Zů Latein Thlaspi/ Capsella/ vnd Scandulaceum. Zů vnsern zeiten Nasturtium tectorũ/ Sinapi rusticũ vnd syluestre. Vrsach diser vnd anderer mehr namen/ haben wir nach der leng in vnnserm Lateinischen kreüterbůch erzelt. Wer lust hat dieselbigen zů wissen/ der mag sie am gedachten ort sůchen vnd lesen.

Geschlecht.

Des wilden Kressen seind zweyerley geschlecht/ eins mit breytẽ blettern/ welches sich gantz reimet zů der beschreibung Dioscoridis/ würt auff Teütsch Bauren senff/ oder Bauren kreß geheyssen. Das ander hat schmelere bletter/ würt auff Teütsch Besemkraut genent. Ist jm aber diser namen gegeben derhalben/ das es ein feins braussélechts kreütlin ist/ vnd sich eim besem vergleicht. Ist ein wenig kleiner dann das erst geschlecht/ sonst ausserthalb der bletter dem ersten mit blůmlin vnd samen gleich.

Gestalt.

B Wilder Kreß ist ein kraut mit schmalen blettern/ vñ fingers lang/ welche sich gegen der erden biegen vñ neygen/ ein wenig an ötern vmbher zerkerfft. Sein stengel ist zart/ vngeuerlich anderhalb spannen hoch/ mit vilen zweiglin oder åstlin/ an welchen zů beyden seiten wachsen vil tåschlin/ welche sich mit jren kurtzen stylen einem löffel vergleichen/ darinn bringt er seinen samen/ der do seer klein ist/ vñ scharpff auff der zungen. Die blůmlin auß welchen die tåschlin werden/ seind weiß an beyden geschlechten.

Statt irer wachsung.

Die wilden Kressen wachsen auff dem feld neben den wegen/ auff den allten hofstetten/ vnd gemeüren.

Zeit.

Die wilden Kressen blüen vnd bringen samen im Meyen vnd Brachmonat.

Die natur vnd complexion.

Der wilden Kressen same wermet vnd trücknet im vierden grad.

Die krafft vnd würckung.

C Der samen auff ein halb becherlin vol getruncken/ treibt die gallen auß vnden vñ oben. Er bringt den frawen jr zeit/ tödt aber die frucht in můter leib/ derhalben kein schwanger weib solchen samen brauchen sol. Er zerbricht auch alle inwendige geschwår jngenomen. Durch ein clystier jngenomen/ ist er nützlich denen so das hüfftwee haben. Dise würckung schreiben zů die allten dem samen der wilden Kressen. Dieweil er aber hitzig ist biß in den vierdten grad/ vnd derhalben seer scharpff/ soll er selten in leib genomen vnd innerlich gebraucht werden. Eüsserlich aber soll er genützt werden zů stillen den schmertzen der hüfften/ zů seuberung vñ reynigung der haut/ vñ heylung der vnreynen geschwår/ wie der garten Kreß/ welchs würckung dise wilde Kressen auch haben. Diser wild Kreß würt in den Theriack gebraucht.

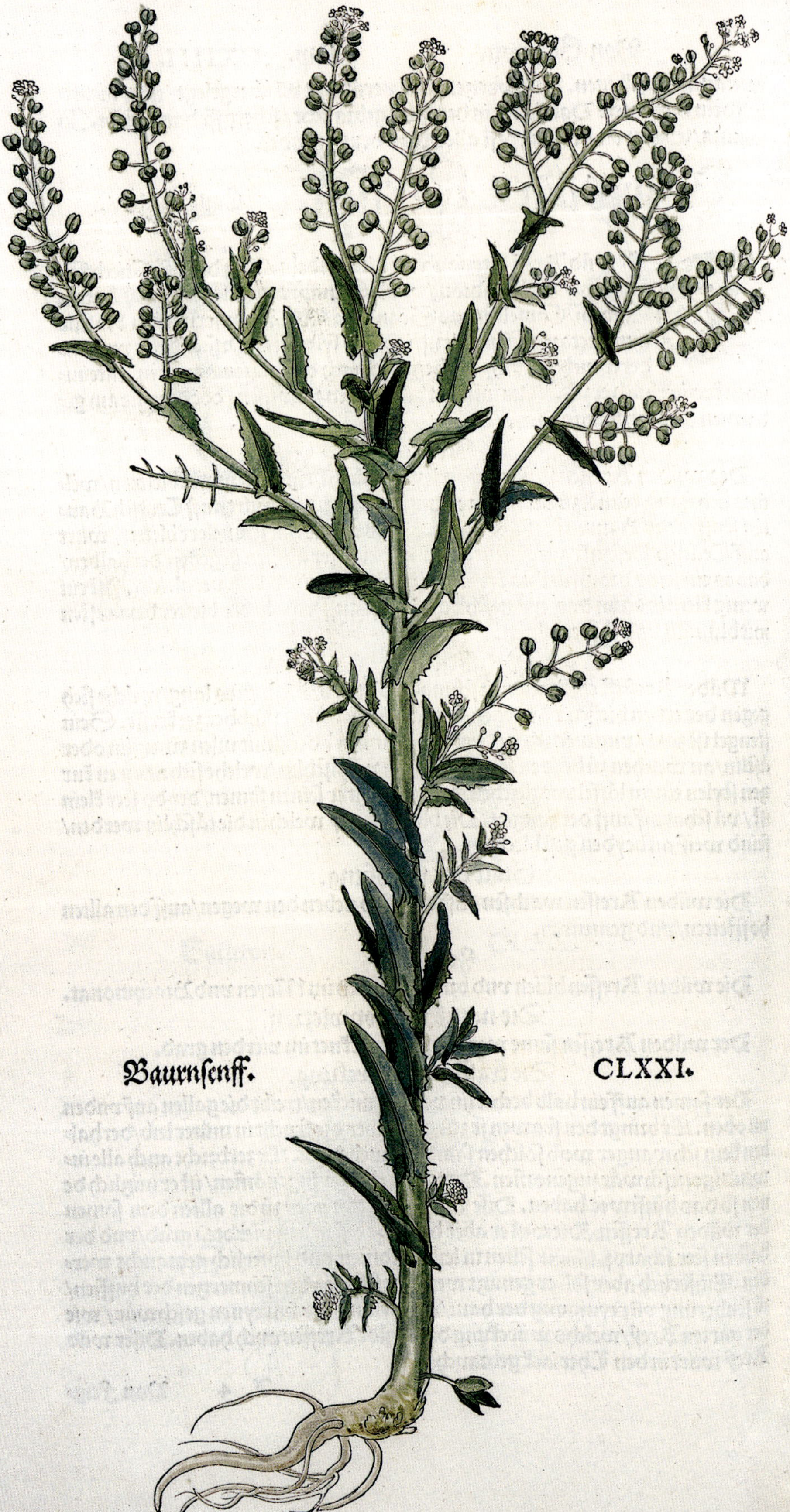

Baurnsenff. CLXXI.

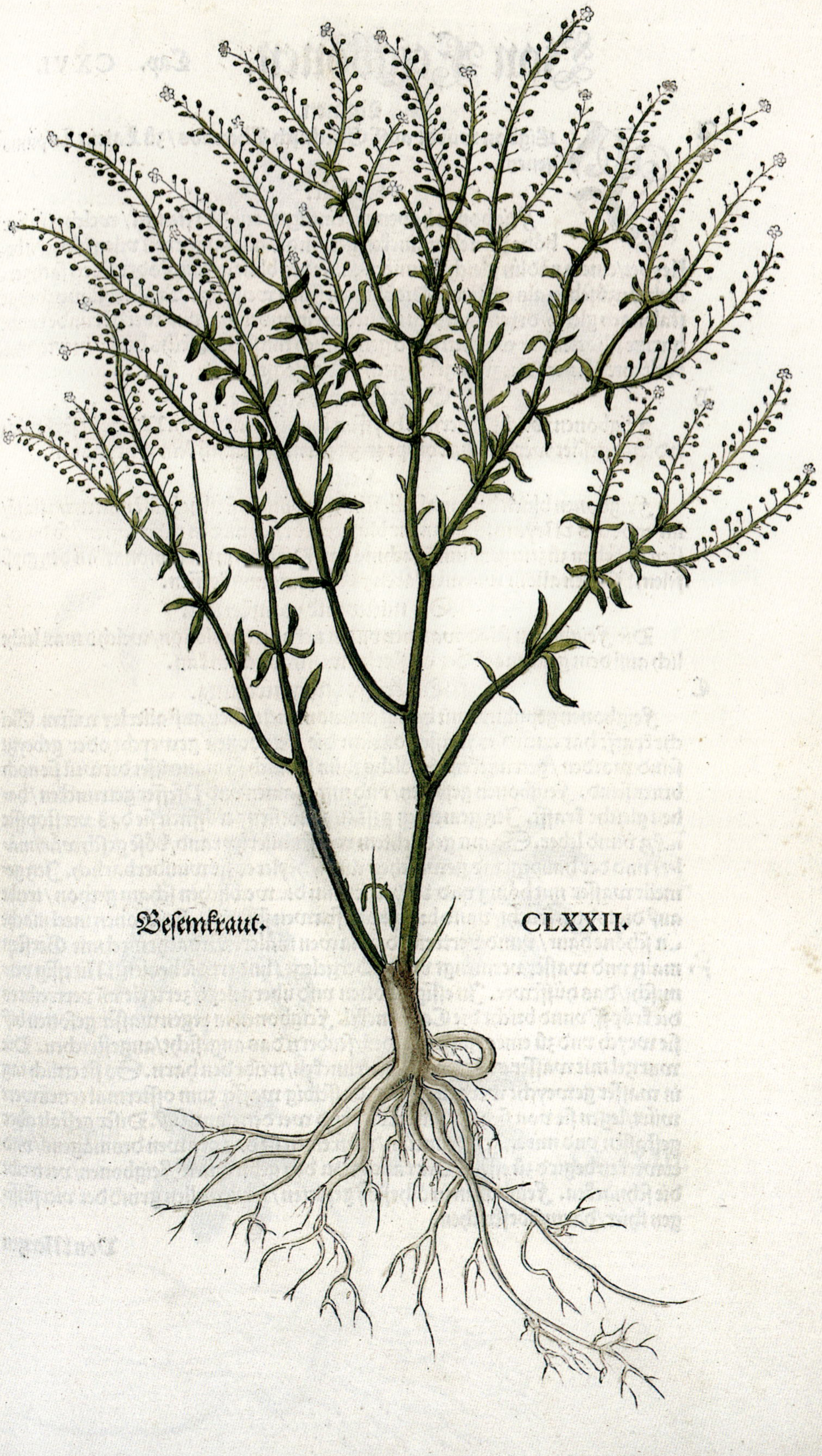

Besemkraut. CLXXII.

Von Feigbonen. Cap. CXVI.

Namen.

A Feigbon würdt auff Griechisch Thermos / zů Latein Lupinus genent.

Gestalt.

Feigbonen haben ein eintzigen runden stengel / welcher in der höhe vil neben zincken gewindt / alle sampt mit vilen blettern bekleydet / einem rädlin gleich formiert / ein yedes blatt in fünff oder siben fach zerteylt / anzůsehen als ein stern. Die blůmen seind weiß / den Erbsen blůmen der gestalt nach gleich / deren wachsen vil neben einander / darauß werdē runde rauhe harige schotten / in welchen seind gemeinlich fünff oder sechs herte / breyte / vnd rotlechte körner. Die wurtzel ist geel / vnd zasecht.

B Statt seiner wachsung.

Feigbonen wachsen gern in heyssem sandigen erdtrich. Wo sie in feyßt zäch erdtrich gesäet werden / da kompt es nit gern. Wil auch kein wart haben.

Zeit.

Feigbonen blüen drey mal. Erstlich gewinnen sie jhre blůst mitten im stam̄ / im ende des Meyens. Die ander blůst erhebt sich an den neben ästen / so die ersten anfahen zů zeitigen / im Brachmonat. Die drit im Hewmonat / an den gipffelen. Mögen alle in warmen jaren zů der zeitigung kom̄en.

Die natur vnd complexion.

Die Feigbonen seind warmer vnd truckner complexion / welchs man leichtlich auß dem geschmack / der do seer bitter ist / abnemen kan.

C Die krafft vnd würckung.

Feigbonen gepuluert mit hönig jngenom̄en / treiben auß allerley würm. Gleiche krafft hat auch das wasser darinn die Feigbonen geweycht oder gebeytzt seind worden / getruncken. Sölchs thůn sie auch so mans isset dieweil sie noch bitter seind. Feigbonen gesotten / vnd mit Rauten vnd Pfeffer getruncken / haben gleiche krafft. Jetz gemellter gestalt genom̄en / eröffnen sie das verstopffte miltz vnnd leber. So mit gedachtem wasser allerley raud / böse geschwär / mäler / vnd der hauptgrind gewäschen würt / heylet es sie wunderbarlich. Jetz gemellt wasser mit hönig vnd Myrrhen inn die weiblichen scham gethon / treibt auß die todten frucht / vnnd bringt den frawen jhre zeit. Feigbonen meel macht ein schöne haut / vnnd vertreibt die blawen mäler. Gedacht meel mit Gersten
D maltz vnd wasser vermengt vnnd übergelegt / lindert die beulen. Mit essig vermischt / das hüfftwee. Jn essig gesotten vnd übergelegt / zerteylt vn̄ vertreibt es die kröpff / vnnd bricht die Carbunckel. Feigbonen in regenwasser gesotten biß sie weych vnd zů einem safft werden / seubern das angesicht / angestrichen. Die wurtzel mit wasser gesotten vnd getruncken / treibt den harn. So sie ettlich tag in wasser geweycht werden / vnnd dasselbig wasser zum offtermal erneüwert würt / legen sie von sich die bitterkeyt / vnd werden gantz süß. Diser gestalt aber gestossen vnd mit essig getruncken / vertreiben sie das grawen des magens / vnd erwecken begird zů essen. Der rauch von den gebrennten Feigbonen / vertreibt die schnacken. Feigbonen in ölheffen gesotten / heylen allen grind der vierfüssigen thier / darmit bestrichen.

Von Mertzen

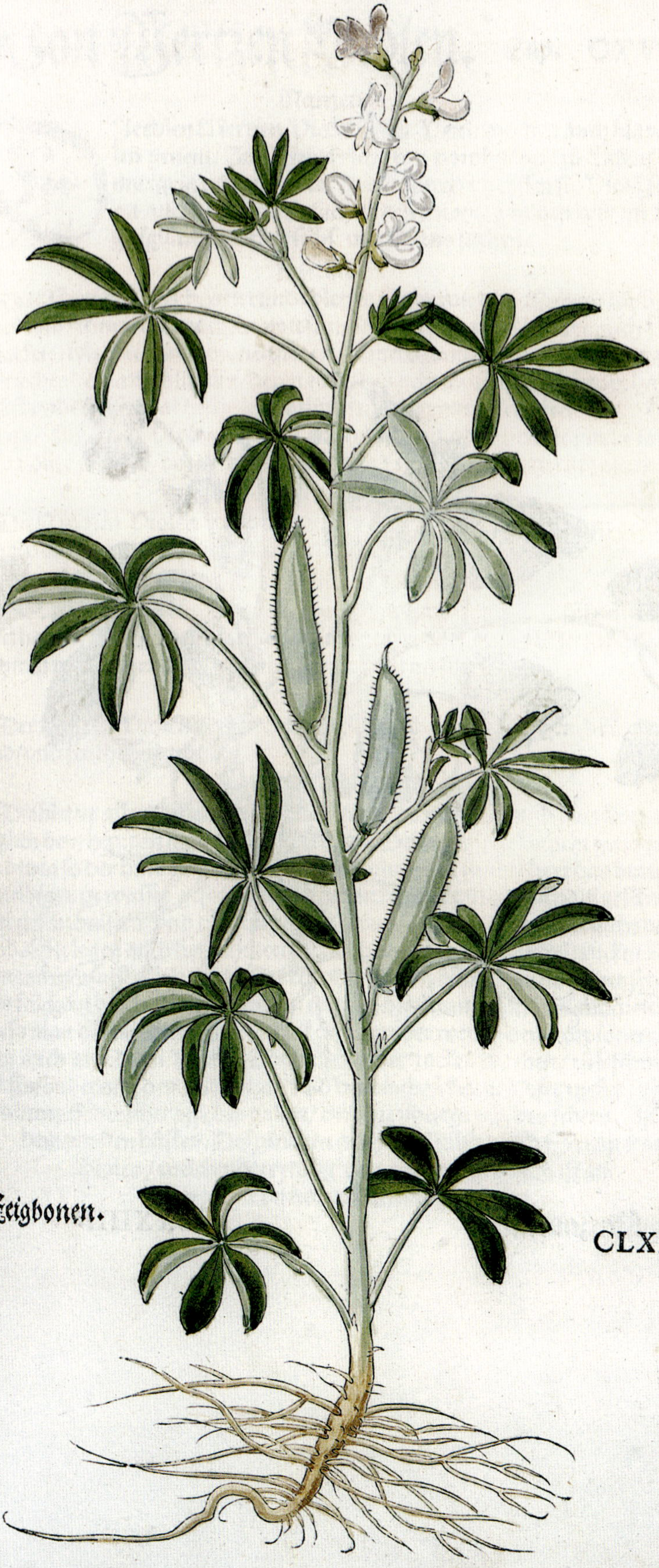

Feigbonen.

CLXXIII.

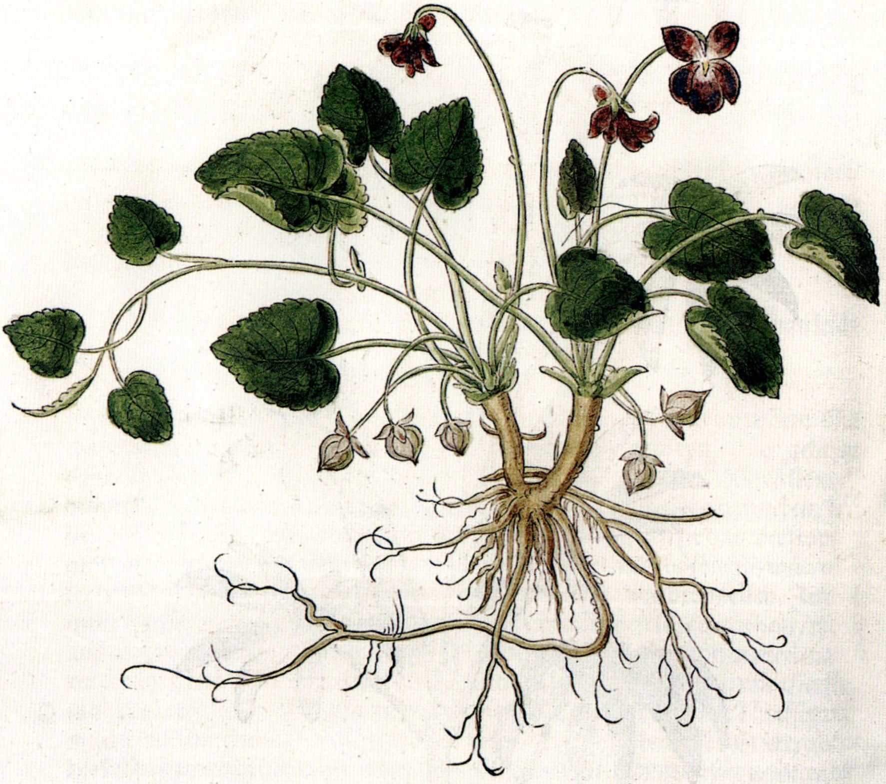

Mertzen veiel. CLXXIIII.

Von Mertzen Violen. Cap. CXVII.

Namen.

A Die edlen Mertzen Violen/oder Veiel/werden auch blaw Violen genent. Auff Griechisch Jon porphyron/zů Latein Viola muraria vel purpurea. Die Apotecker heyssen sie Violã schlecht on alles zůthůn. Vrsachen diser namen haben wir im Latein gnůgsam erzelt/daselbst mag mans sůchen.

Gestalt.

Die Mertzen Veiel haben runde bletter schier wie das Ephew laub/doch zärter vnd kleiner/die wachsen von stundan auß der wurtzel/wie auch die kleine nackete style/die seind wie netzfäden/fingers lang/an welchen wachsen die wolriechende blawe blůmlin/deren ein yedes gemeinlich fünff blettlin hat/das mitlest vnder disen hat ein holes hůtlin inwendig mit einem geelen tröpfflin besprengt. Auß disen Violen werden runde hülßlin oder beschloßne bollen/die seind voller samens/der vergleicht sich dem Hirß. Die wurtzel ist zasecht.

B

Statt seiner wachsung.

Die Mertzen Violen wachsen gern an schattechten vnd rauhen orten/fürnemlich bey den mauren/vnd zeünen der gärten.

Zeit.

Die Mertzen Violen seind fast durch das gantz jar grůn/fürnemlich so sie wart haben. Blůen aber allein im frůling/in sonderheyt im Mertzen/daher sie auch jren namen haben. Den samen findt man im summer.

Die natur vnd complexion.

Der blawen Violen bletter/deßgleichen auch jhre blůmen seind kůl im ersten grad/vnd feücht im andern.

Krafft vnd würckung.

C Die bletter allein/oder mit Gersten maltz vermischt/vnnd übergelegt/seind nützlich dem hitzigen magen/vnnd augen. Der gestalt gebraucht seind sie auch gůt denen so der hinder herauß geet. Die blůmen/in sonderheyt das braun von denselbigen in wasser gesotten vnd getruncken/ist gůt zů den halß geschwären oder geschwulsten/vnd den jungen kindern/so mit der fallenden sucht beladen seind. Sie legen auch den schmertzen des haupts so von hitz vñ trückne kompt/so mans in wasser seüdt vnd trinckt/oder daran reucht. Seind aber schädlich dem feüchten haupt/dañ sie bringen mit sich die schnupffen. Sie machen schlaffen/so man dran reucht. Der sam ist gantz widerwertig den scorpionen. Man mag auch auß disen Violen Conseruen oder zucker machen/zů leschung des dursts/linderung des stůlgangs/vnd der rauhen kelen. Diser zucker lescht auß vnd dempfft die scherpffe der gallen/vnd die überige hitz des febers. Ist gůt zů dem trucken hůsten. Deßgleichen auch der Juleb vnnd Syrup von Violen/welcher bereytung von andern gnůgsam ist angezeygt/hie on not widerumb zů erzelen.

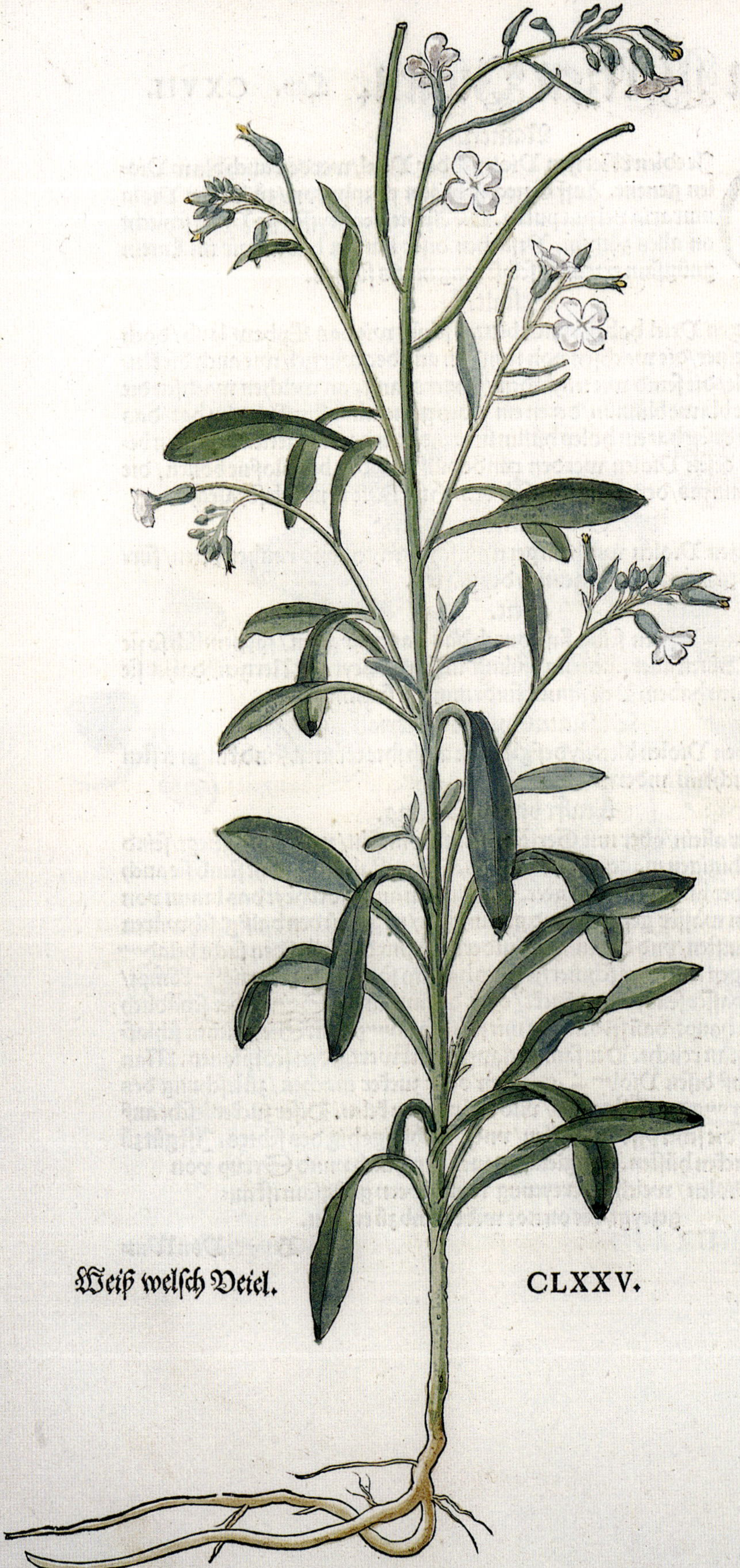

Weiß welsch Veiel. CLXXV.

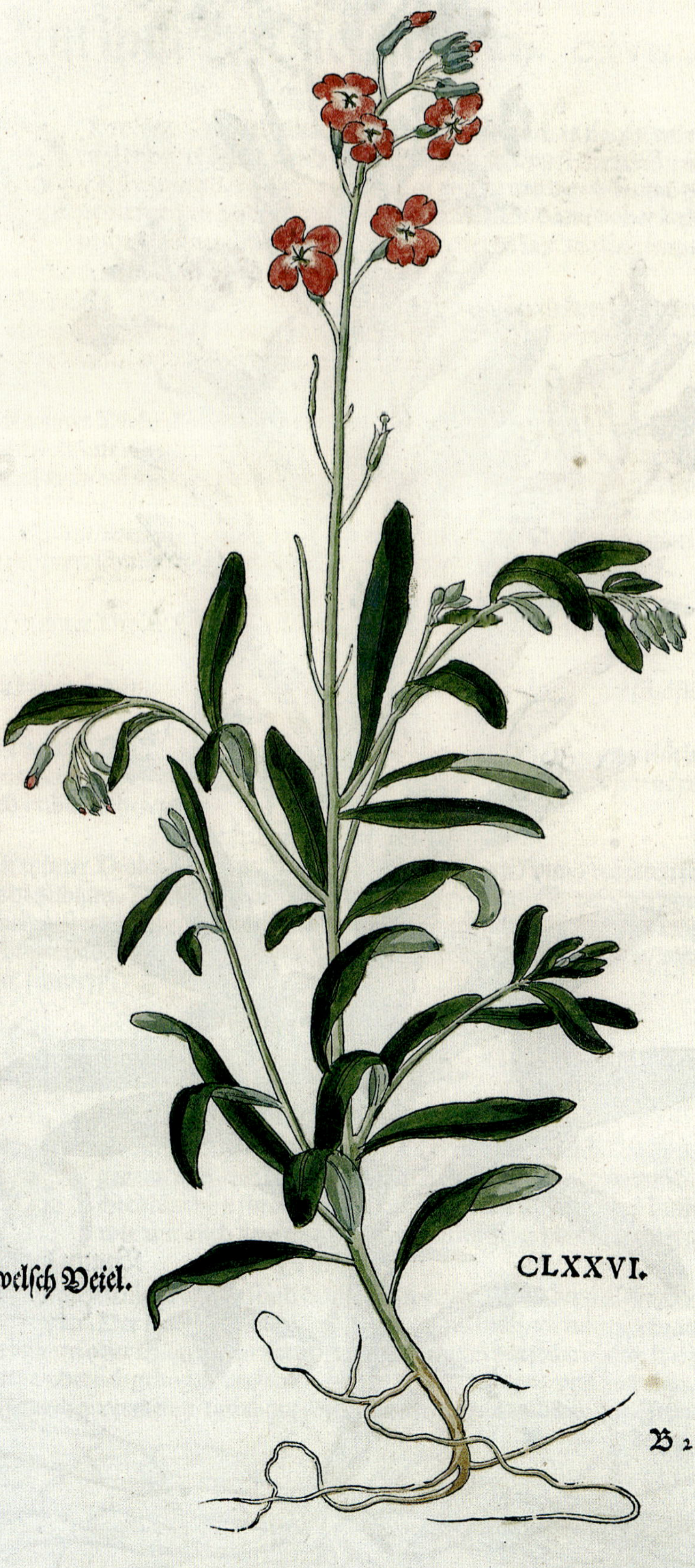

Rot welsch Veiel.

CLXXVI.

B 2

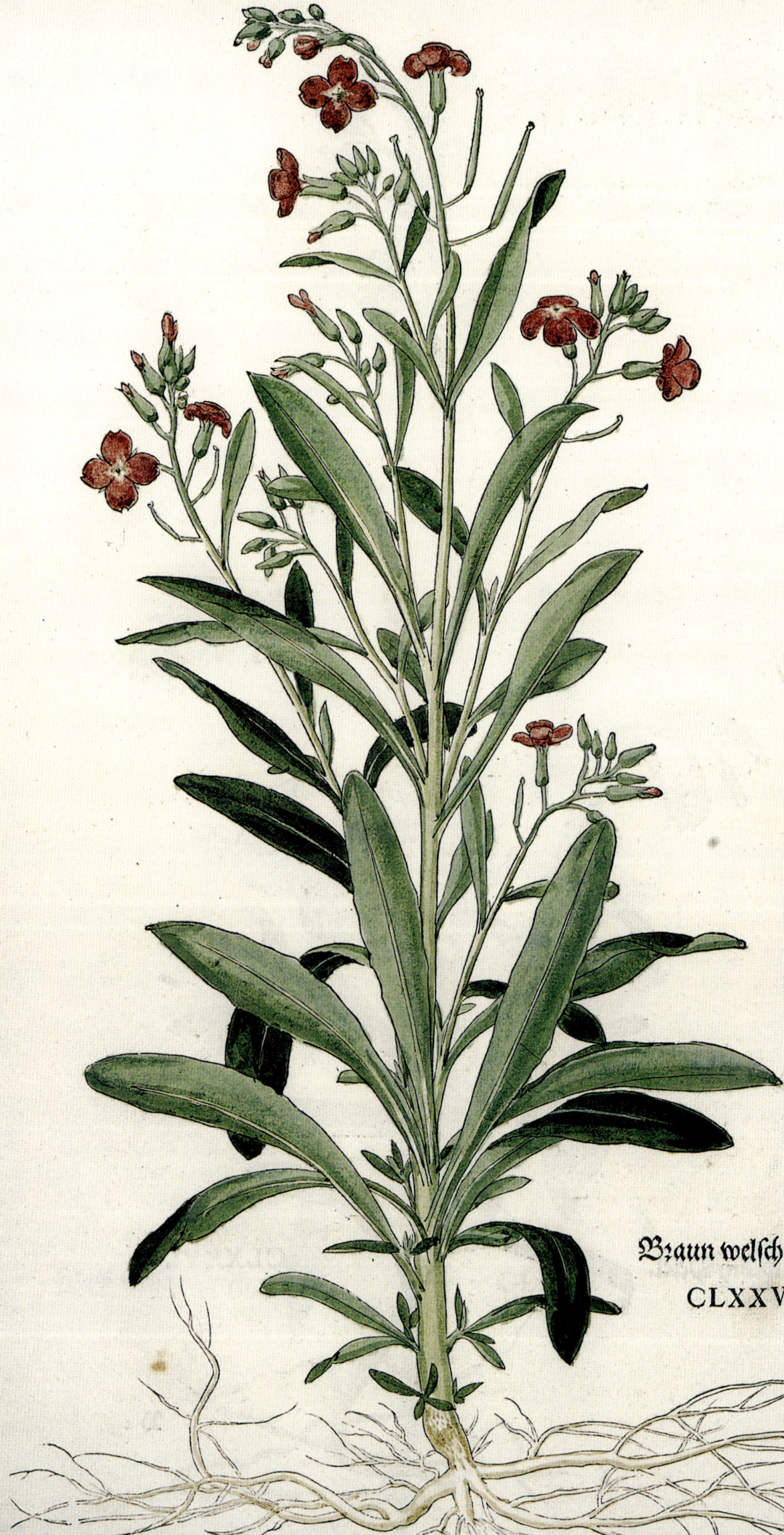

Braun welsch Veiel.
CLXXVII.

Von winter Violen. Cap. CXVIII.

Namen.

A Die winter Violen haben jhren namen daher / das sie den winter wol leiden mögen/ vnnd zů derselbigen zeit nit erfrieren. Sie mögen frawen oder jungfrawē Violen genent werden/darumb das sie die frawen vnd jungfrawen in gärten zilen/dann daher haben sie jhren Lateinischen namen/vnd werden Matronales genent.

Geschlecht.

Diser winter oder frawen Violen findt man gemeinlich drey geschlecht/ dann ettlich seind gantz weiß/die andern leibfarb/die dritten purpurbraun/ vñ haben zwar keinen vnderscheyd dañ in den blůmen.

Gestalt.

B Die winter Violen haben einen runden/ rauhen oder harigen stengel / elenbogens hoch/mit vilen zweigen. Die bletter seind harig vnnd rauch/langlecht/ schmal/weych/ vñ äschenfarb wie die bletter am Wollkraut. Die blůmen seind schneeweiß/leibfarb/oder purpurbraun/ein yede Veiel mit vier blettlin. So sie verblüet haben/werden darauß lange/schmale/vnd runde schäflin / darinn ist das rund breyt sämlin. Die wurtzel ist lang/holtzecht/weiß/vnd scharpff.

Statt irer wachsung.

Die winter Violen pflantzt man in gärten/wachsen nit von sich selbs.

Zeit.

Blüen im Hewmonat vnd Augstmonat/vnd bringen alßdañ jhre schäflin.

C Die natur vnd complexion.

Die winter Violen seind warm/vnd ettlicher maß feücht/ wie man klärlich auß dem geschmack kan abnemen/vnd wir sölchs in vnserm Lateinischen kreüterbůch haben angezeygt.

Die krafft vnd würckung.

Die winter Violen zerteylen die groben feüchtigkeyten / vnnd verzeren folgends dieselbigen. Derhalben die bletter oder wurtzel in wasser gesotten vnnd getruncken/seind nützlich vnd hilflich denen so schwärlich athmen / vnd lange zeit gehůstet haben. Sie bringen den weibern jhre zeit / treiben den harn/ vnnd bringen schweyß.

Von blawen Gilgen. Cap. CXIX.

Namen.

A Die blaw Gilg/oder blaw Schwertel/würdt auch Violwurtz genent/vnd auff Griechisch vnd Lateinisch Iris/ darumb das jhre blům von farben gemalet ist / als der Regenbog am himel/ wie wir auch im Latein sölchs weitleüffiger haben angezeygt.

Gestalt.

Der blawen Gilgen bletter seind dem Schwertel gleich/ aber grösser/breyter vnd feyßter. Der stengel rund/schlecht/elenbogens hoch/an welchen wachsen die blůmen oder Gilgen viler farben. Ein yede blům hat sechs bletter/die ersten drey vndersich gebogen/außwendig von farben grüngeel vnd liechtbraun durch einander vermengt/durchauß mit braunen äderlin vnderzogen. Inwen

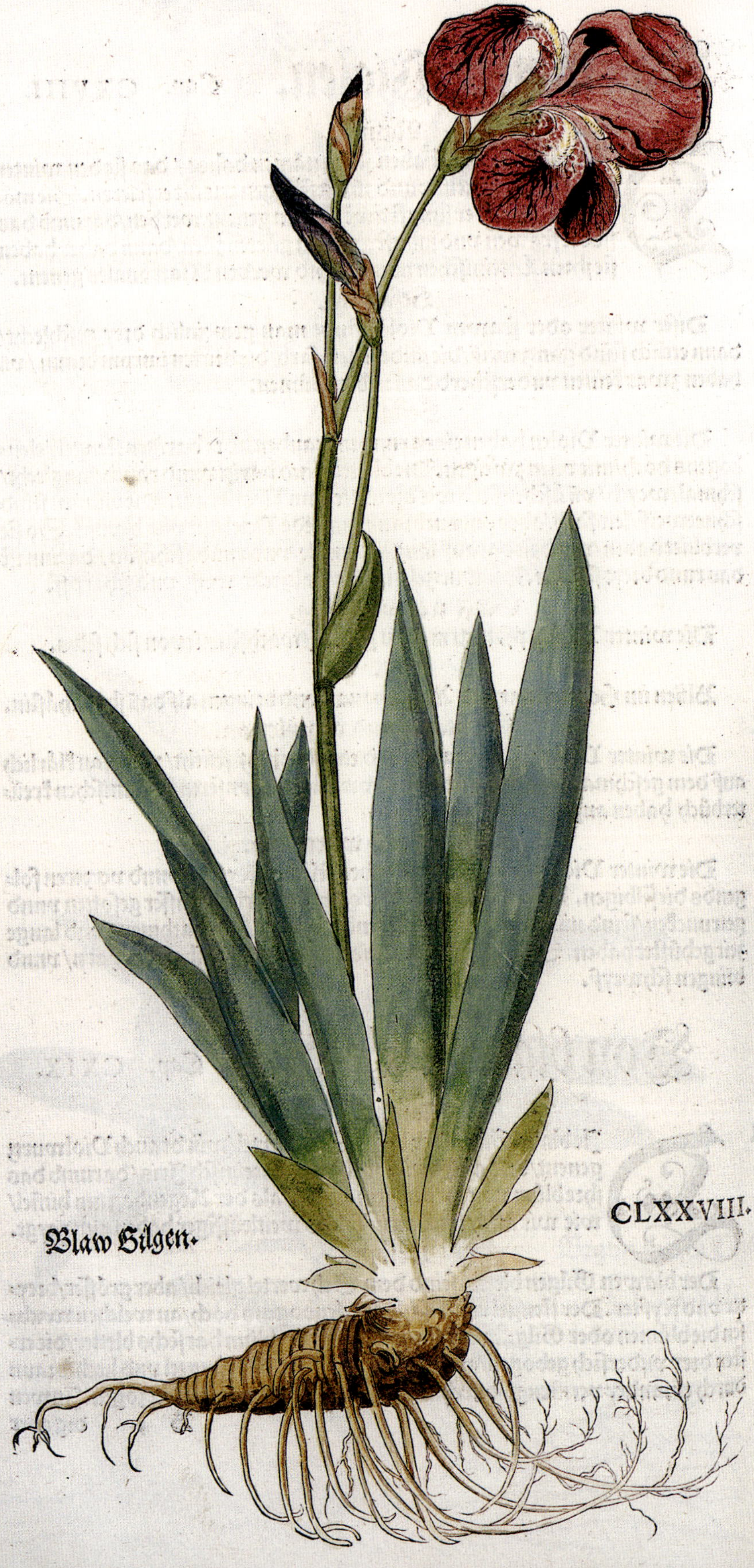

Blaw Gilgen.

B dig aber seind sie an den spitzen sat purpurbraun/aber mit weissen vnd leberfar ben strömlin gemalet: das mitlest derselbigen seind geele harechte augbrawen. Die andern drey bletter die steen übersich vnd auffgericht/ rund als ein kugel zů samen gebogen/schön wasserfarb/zů braun/weiß/vnd geel geneygt/als der Regenbog am him̃el. Die wurtzel ligen fast bloß auff dem grund/ seind knöpffecht mit vilen gleychen/hert/vnd eins gůten geruchs.

Statt seiner wachsung.

Die blawen Schwertel pflantzt man in gärten. Wachsen etwan auff den mauren vnd dächern/dahin man sie gemeinlich pflantzt. Die allerbeste aber vñ edleste wechst in Jllyria vnnd Macedonia. Die beste vnder denselbigen wurtzeln ist/die vest/hart/kurtz/an der farb rotlecht/ eins gůten geruchs / vñ am geschmack scharpff ist.

C

Zeit.

Blüet im Lentzen / fürnemlich im Meyen / zů welcher zeit man die blůmen samlen soll.

Die natur vnd complexion.

Die blawen Gilgen seind warm im andern grad / vnd trucken im dritten. Seubern/zeitigen/vnd zerteylen.

Krafft vnd würckung.

Die Violwurtzel gepuluert / vnnd mit hönig jngenom̃en/oder zerschnitten vnd in wein gesotten vnd truncken/seind gůt zů dem hůsten/ zerteylen vnd machen dünn die zähen feüchtigkeyt so sich vmb die brust vnd lungen gesamlet hat/ vnnd machen auß werffen. Gedachter wurtzel siben quintlin mit hönigwasser D getruncken / treiben auß die gallen. Sie bringen růw/ vnnd machen schlaffen. Stillen das bauchgrim̃en. Mit essig getruncken/seind sie nützlich denen so von gifftigen thiern gebissen / den miltzsüchtigen / denen so erkaltet seind / vnnd des frosts warten im feber / vñ denen so den samen nit künden behalten. Mit wein getruncken/bringen sie den frawen jhre zeit. Die wurtzel weych gesotten vnnd übergelegt/weychen die herte/zerteylen alle knollen/vñ verzeren den kropff. Gepuluert vnnd jngesäet/ reynigen sie die vnreynen wunden/heylen die fistel/machen fleysch wachsen/ in sonderheyt wañ sie mit hönig vermengt werden. Mit essig vnnd rosenöl vermischt vnnd angestrichen / lindert sie den schmertzen des haupts. Violwurtz mit weisser Nießwurtzel / vnnd zwey teyl des hönigs vermengt vnd angestrichen/vertreibt die meerlinsen / vnd andere masen vnnd flecken des angesichts. Man mag auch dise wurtzel zur bäung der verherten můter brauchen in wasser gesotten / vnd in das wasser tůchlin tuncken vnnd über- E schlagen. Es ist nützlich das man gedachts wasser brauch zů einem clystier denen so das hüfftwee haben. Dise wurtzel inn wein gesotten vnnd getruncken/ treibt auß die wassersucht/den lendenstein/vnd den harn. Mit hartz vermengt vnd übergestrichen legt sie den schmertzen der flachßadern/lenden vnd hüfften. Deßgleichen mag mans auch binden auff die zän so weetagen haben. In die nasen gethon / macht sie niesen. Mit hönig vermischt vñ übergelegt/ zeücht sie her auß die gebrochnen bein. Sie heylet auch die runtzel vnnd klunse oder spalt des hindern. Jm mund gehallten vnd gekeüwet/macht sie ein gůten athem.

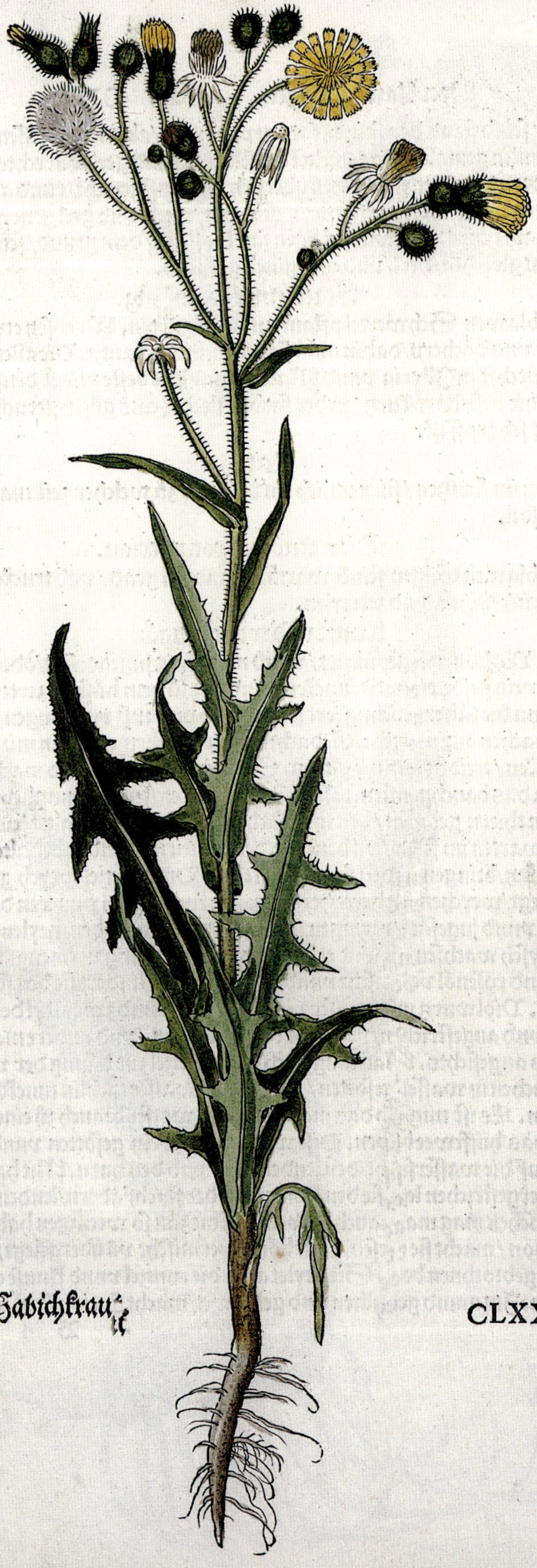

Groß Habichkraut

CLXXIX.

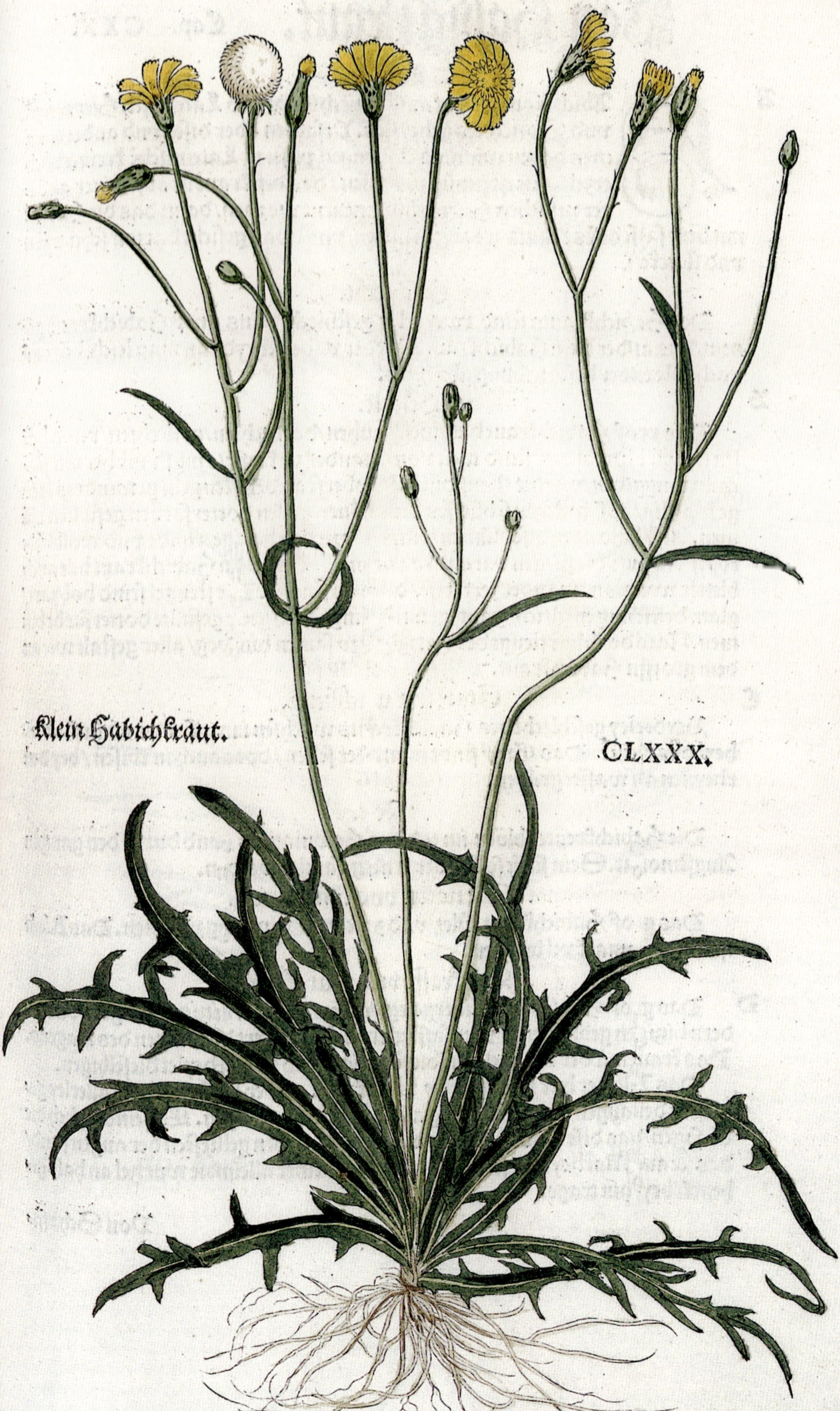

Klein Habichkraut.

CLXXX.

Von Habichkraut. Cap. CXX.

Namen.

A Habichkraut würdt auff Griechisch vnnd Lateinisch Hieracium vnd Sonchites geheyssen. Vrsachen aber diser vnd anderer namen haben wir nach der leng in vnserm Lateinischē kreüterbůch erzelt. Hie ist genůg zů wissen / das diß kraut ist auß keiner anderer vrsachen Habichkraut genent worden/dann das die Habich mit dem safft dises krauts jre augen netzen/vnnd das gesicht darmit scherpffen vnd stercken.

Geschlecht.

Des Habichkrauts seind zweyerley geschlecht / eins groß Habichkraut genent/das ander klein Habichkraut. Beyder vnderscheyd kan man leichtlich auß nachuolgender beschreibung abnemen.

B Gestalt.

Das groß Habichkraut hat einen rauhen/dornechten/rotlechten/vnnd holen stengel. Die bletter seind weit von einander zerkerfft/ ringßvmbher mit stacheln vmbgeben/wie die Genßdistel. Zů oberst an den stengeln gewindt es lange köpfflin/ auß welchen schliessen die schönen geelen dotterfarben gefüllten blůmen. Also bald aber dise blůmen zeitigen/ werden harige/runde vnd wollechte köpff darauß/die fliegen darnach daruon. Das klein Habichkraut hat auch bletter weit von einander zerkerfft / doch on stachel. Die stengel seind hol/zart/ glatt/den Bintzen gleich/ gantz grůn. Bringt auch geele gefüllte dotterfarbe blůmen. Nach der blůst fleügt der harig graw samen hinweg/ aller gestalt wie an dem grossen Habichkraut.

C Statt irer wachsung.

Beyderley geschlecht des Habichkrauts wachsen in wisen/vnnd in sonderheyt das klein. Das Groß findt man aber selten / doch auch in wisen / bey den rheynen an wassergräben.

Zeit.

Die Habichkreüter blüen im end des Hewmonats / vnd durch den gantzen Augstmonat. Sein safft soll in der ernd gesamlet werden.

Die natur vnd complexion.

Das groß Habichkraut kület/vnd zeücht mittelmässig zůsamen. Das Klein ist am geschmack vil bitterer.

Die krafft vnd würckung.

D Das groß Habichkraut übergelegt/ist seer gůt dem hitzigen magen/ vnd andern hitzigen gebresten. Der safft getruncken miltert das nagen des magens. Das kraut mit der wurtzel auff die scorpion stich gelegt/heylet dieselbigen.

Das Kleiner hat fast einerley würckung. Der safft ist gůt zů allerley gebresten der augen/ nimpt hinweg alle dünckle derselbigen. Es seind etlich die do sagen/das dise Habichkreüter also krefftig zů den gebresten der augen seind/ das sie auch klarheyt derselbigen machen / so einer allein die wurtzel an halß gehenckt bey jhm trage.

Von Schafft-

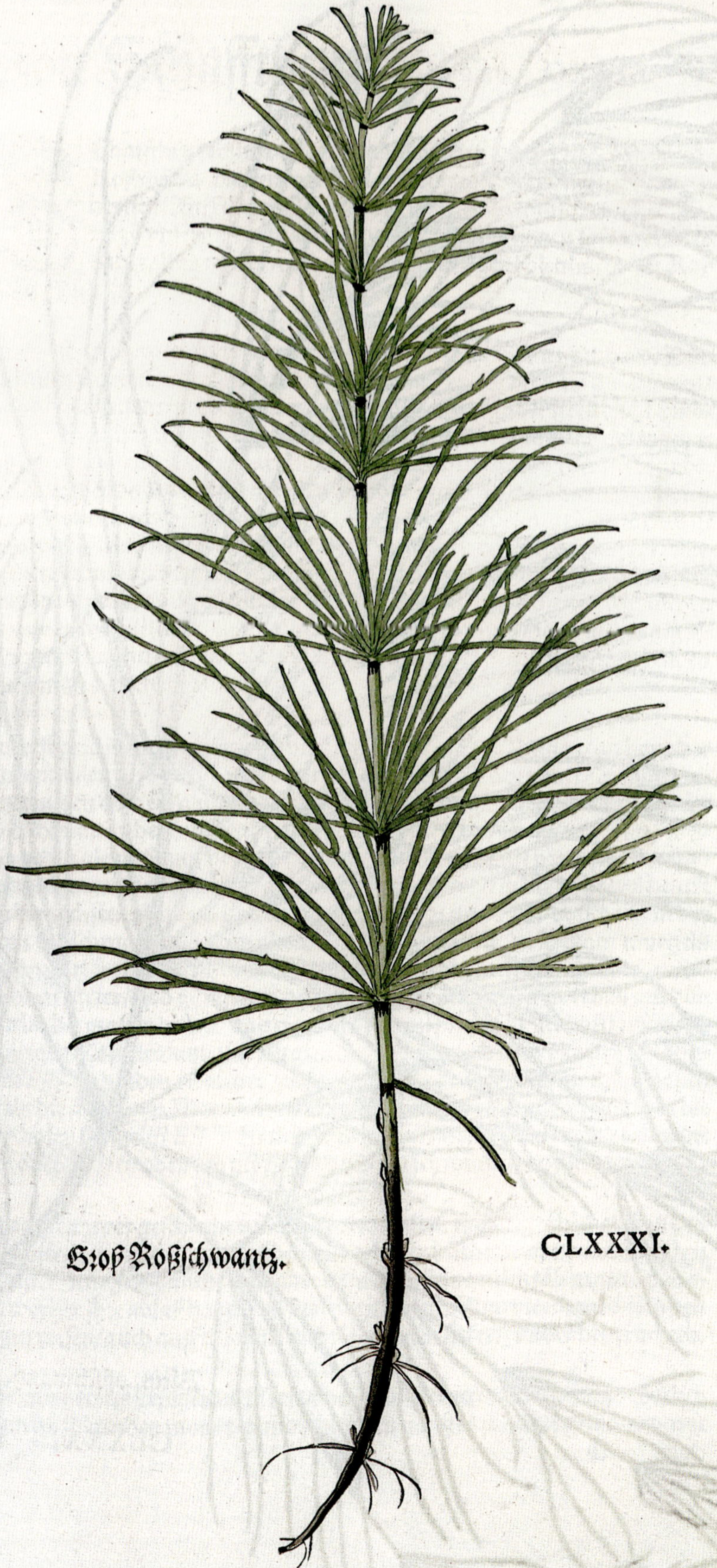

Groß Roßschwantz.

CLXXXI.

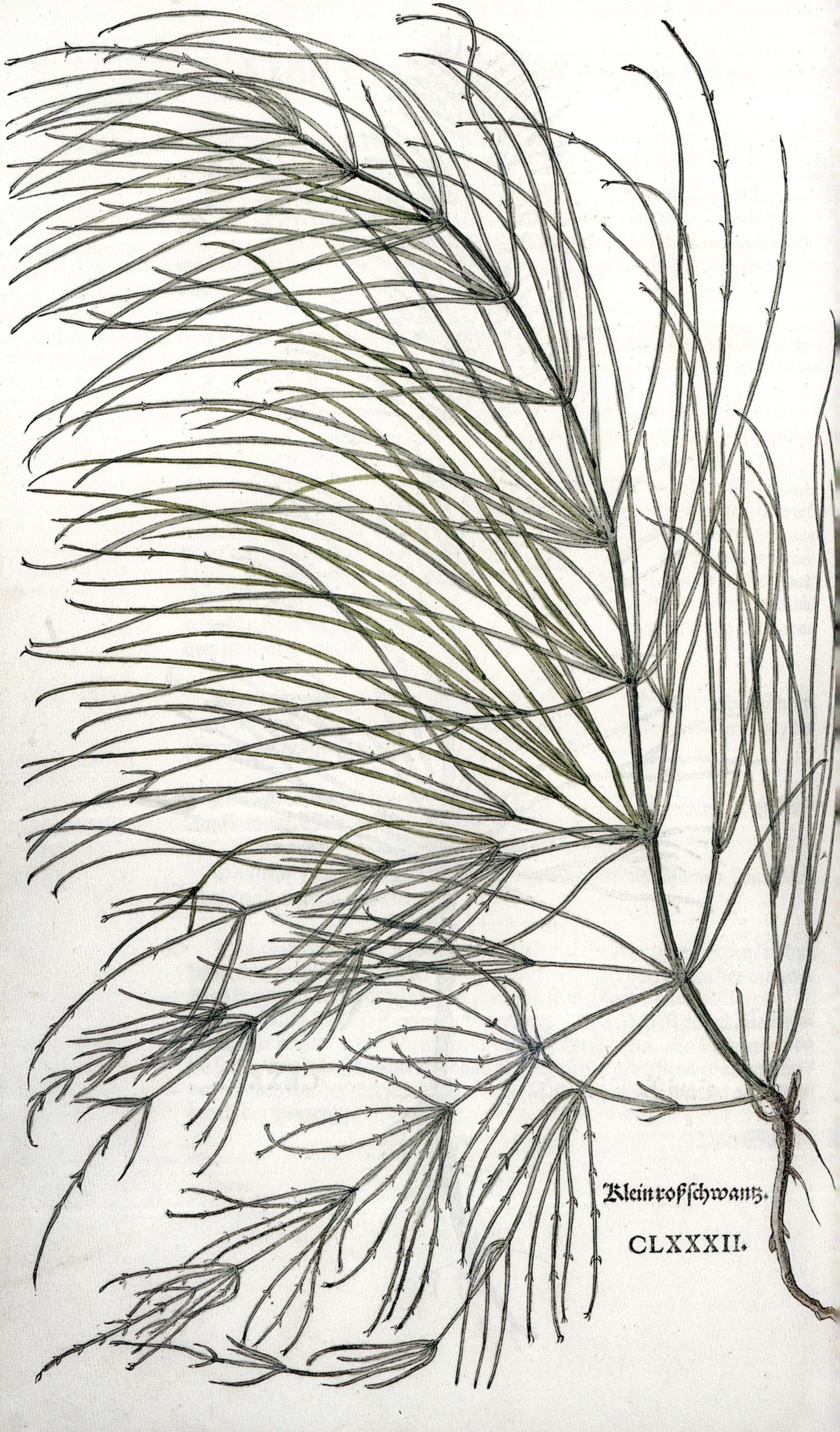

Kleinroßschwantz.

CLXXXII.

Von Schaffthew. Cap. CXXI.

Namen.

A Schaffthew würt von ettlichen Roßschwantz/ Pferdschwantz/ Roßwedel/ Katzenwedel/ Katzenzagel/ vnnd Kantenkraut geheyssen. Auff Griechisch Hippuris/ auff Lateinisch Equisetum/ vñ zů vnsern zeiten Cauda equina. Seine namen fast alle hat es daher/ das mit seinem har oder langen graßblettlin/ einem Roßschwantz gleich ist.

Geschlecht.

Des Schaffthew ist zweyerley/ eins groß vnd lang/ das ander klein. Das groß ist auch zweyerley/ dañ eins wechst gantz nacket/ schlecht als die Bintzen/ on har oder nebenfedern/ das nent man Schafft. Das ander ist zů ringß vmbher mit düñen graßhärlin gestirnt/ wie wir in der beschreibung volkomenlicher wöllen anzeygen/ vnd rauch/ darumb es von ettlichen Asprella genent würdt.
B Daher brauchends auch die dräer allerley holtz vnnd geschirr darmit zů polieren vnd glatt zů machen/ würdt gemeinlich Schaffthew genent. Das klein ist auch zweyerley/ eins ist etwas grösser/ doch mit seinen harlocken gar zart/ vnd drausselecht/ würt billich/ wie wir in der beschreibung wöllen anzeygen/ Roßschwantz genent. Das ander ist das allerbreüchlichst/ dann die meyd brauchen sölchs zum kuchen geschirr/ sonderlich was von ziñ oder anderm metall gegossen ist/ würt demnach nit vnbillich Kantenkraut geheyssen. Der gestalt halben aber nent mans Katzenschwentz.

Gestalt.

Das erst geschlecht wechst gantz nacket/ schlecht als die Bintzen/ on har oder blettlin/ mit vilen gewerblin/ vnnd hat am obersten teyl oder auff der spitzen einen schwartzen dolden/ als junge Spargen. Das ander hat hol stengel/ ein we
C nig rotlecht/ rauch/ hert/ mit vnderscheydlichen gleychen oder gewerblin/ welcher ein yedes gleychß lang vom andern ist/ auß denselbigen wachsen zů ringßvmbher vil zarter/ düñer bletter/ als die Bintzen. Steigt in die höhe/ vñ henckt sich an die nechsten pfäl vnd stecken/ oder beystonde gewechß/ dosschecht in der höhe mit vil schwartzen härlin gleich einem Roßschwantz. Beyder wurtzeln seind schwartz/ holtzecht/ vnd hert. Das dritt geschlecht ist dem andern etwas gleich/ doch zärter/ vnd gantz dosschecht. Es seind auch alle gewerblin mit dünnen härlin dermassen besetzt/ das ein yeder stengel so herauß gerupfft würt/ einem harigen Roßschwantz sich vergleicht. Das vierdt stoßt järlich im Aprilen seine nackete dolden on bletter/ wann die etwas auffwachsen/ thůnt sie sich auff/ als die ähern am Wegerich/ mit der blůst/ darnach im Meyen folgen die rauhen holen stengelin hernach/ mit jhren härlin oder blettlin/ vnnd fallen die kölblin oder dolden oben am gipffel ab/ vnd verschwinden on allen samen.

D Statt irer wachsung.

Die ersten zwey geschlecht wachsen in den stillen wassergräbẽ/ darzů in den nassen finstern sümpffen vnd grüben. Das dritt würdt zwar nit allenthalben gefunden. Sein gewonliche statt aber ist in dunckeln nassen tälern/ gemeinlich da die weyher jhre ablaß haben/ vñ derselben wisen. Das vierdt wechst in den sandigen wisen/ auch auff etlichen feüchtẽ sandigen äckern vnder den früchten.

Zeit.

Die zwey ersten tringen im Meyen herfür mit jhren dolden/ vnnd werden alßdann im folgenden monat/ vnnd schier den gantzen summer gefunden/ wie

E auch die letzsten zwey/die im Aprillen jhre dolden herfür stossen.

Die natur vnd complexion.

Alle geschlecht des Schaffthewß ziehen zůsamen/vnnd trücknen on alles beissen/darumb sie auch krefftig seind zů heylen allerley wunden.

Die krafft vnd würckung.

Der außgetruckt safft von Schaffthew in die nasen gethon/oder angestrichen/stillet dat schweyssen auß der nasen. Gedachter safft mit wein getruncken/heylet die roten rhůr/treibt den harn. Das kraut zerstossen/oder gepuluert vnd jngestrewt/heylet allerley grosse vnd frische wunden/auch wann sie biß an die spañader rüren. Die bletter in wasser gesotten vnd getruncken/heylen die versecrten därm/vnd blasen/auch den bruch. Das kraut mitsampt der wurtzel/ist gůt denen so hůsten/vnnd schwärlich athem haben/auch allen denen so im leib gebrochen seind. Das kraut in wasser oder wein gesotten vnnd getruncken/bekompt wol denen so blůt speien/den frawen so zů seer fliessen. Es ist auch nützlich zů allerley bauchflüß diser gestalt genützt/nemlich so ein feber zů schlecht in rauhem wein/on das feber aber in wasser gesotten.

Von Gauchblům. Cap. CXXII.

Namen.

A Gauchblům würt von den Griechen vnd Lateinischen Hiberis/Lepidium minus/vnd Nasturtium syluestre oder agreste geheyssen. Mag demnach wol wilder Kreß genent werden. Seinen namen hat es eintweder daher/das es vil die sie nit keñen zů gauchen machet/oder aber das auff dem stengelin vnnd derselben gewerblin weisser schaum wie speychel/welchen wie ettlich meynen/der Guckgauch darauff würfft/gefunden würdt. Anderer namen vrsachen haben wir im Latein gnůgsam angezeygt.

Gestalt.

B Gauchblům hat einen runden stengel etwan elenbogens hoch/mit wenig bletter bekleydet/welche dem Kressen gleich seind. Die vndersten bey der wurtzel seind rund/vnd der gestalt nach dem Brunnen kressen nit vngleich. Die am obern teyl des stengels seind dem Garten kressen änlich. Seine blůmē am gipffel des stengels seind weißlecht mit purpurbraun vermischt/ein yedes mit vier blettlin. Nach abfallung derselben wachsen kleine schäflin hernach/dariñ findt man seer kleinen samen/den man kümerlich sehen kan. Die wurtzel ist zasecht vñ eins scharpffen geschmacks/reucht gleich wie der Kreß.

Statt seiner wachsung.

C Gauchblům wechst an vngebawten orten/inn wisen/gärten/vnnd neben dem weg.

Zeit.

Gauchblům kompt im Lentzen/fürnemlich im Aprillen vñ Meyen herfür/vnd weret biß in Brachmonat/vmb welche zeit sein blůmen anfahen weiß zů werden. Zů gedachter zeit ist es am krefftigsten/darumb das alßdañ den samen auch bringt.

Die natur vnd complexion.

Die Gauchblům ist warm im vierdten grad/wie der Kreß/doch trücknet sie minder dann derselbig.

Die krafft

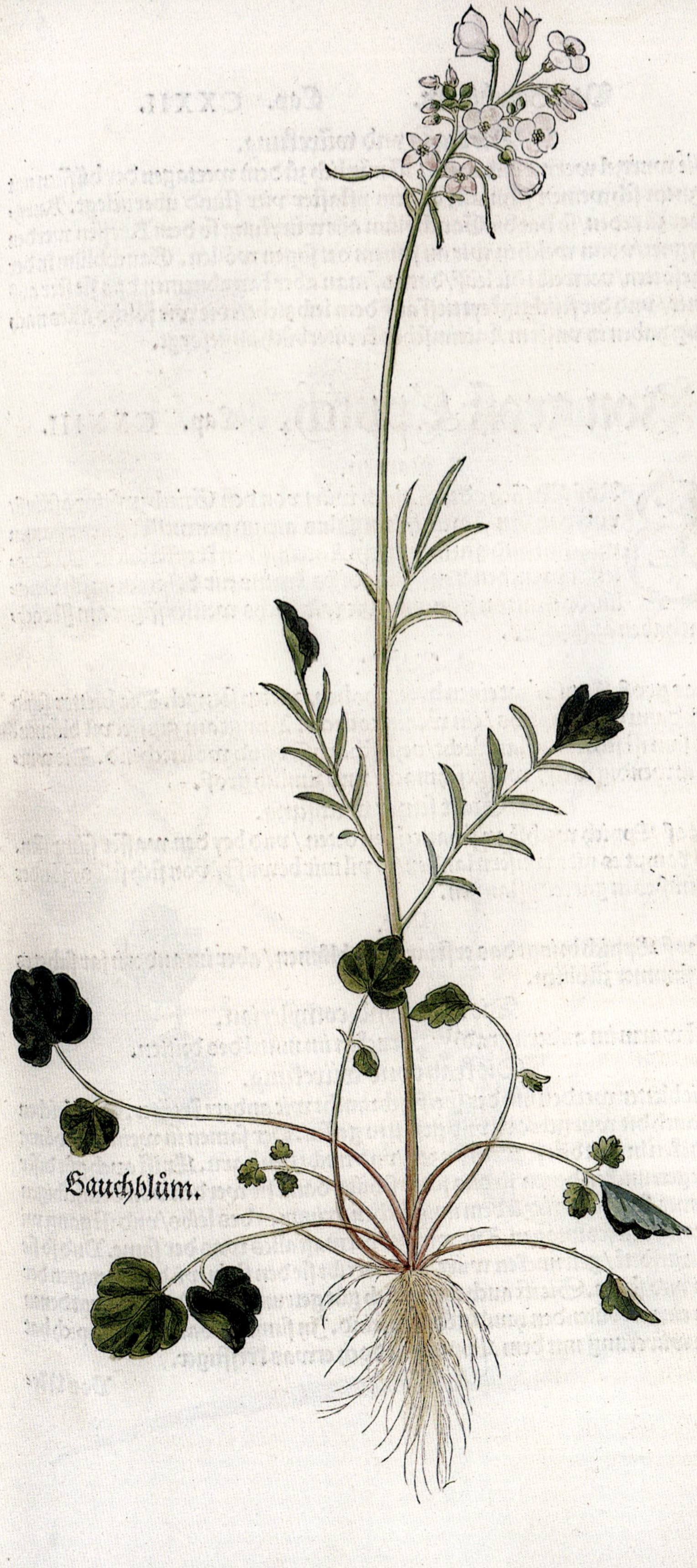

Gauchblům.

CLXXXIII.

D Die krafft vnd würckung.

Die wurtzel wermt vnd brent/ ist nützlich zů dem weetagen der hüfften mit gesaltznem schweinen schmaltz als ein pflaster vier stund übergelegt. Kurtzlich aber zů reden/ so hat die Gauchblům alle würckung so dem Kressen werden zůgeeygnet/ vonn welchen wir an seinem ort sagen wöllen. Gauchblům in der laug gesotten/ vertreibt die leüß/ darauß man aber kan abnemen das sie seer auß trücknet/ vnd die feüchtigkeyt tieff auß dem leib ziehe/ wie wir sölchs alles nach der leng haben in vnserm Lateinischen kreüterbůch angezeygt.

Von groß Eppich. Cap. CXXIII.

Namen.

A GRoß Epffich oder Eppich würt von den Griechen Hipposelinū/ vnd von den Lateinischen Olus atrum genent. Welcher namen vrsachen findestu in vnserm Lateinischen kreüterbůch. Die Apotecker brauchen den samen dises krauts für Macedonisch Peterlin/ doch nit on jrthumb/ wie wir sölchs weitleüffiger am gedachtem ort haben angezogen.

Gestalt.

Das groß Eppich hat einen holen/ hohen/ zarten stengel. Die bletter seind breyter dann des Eppichs/ ein wenig rotlecht. Bringt am gipffel vil blůmen. Sein sam ist schwartz/ langlecht/ vest/ scharpff/ vnnd wolriechend. Die wurtzel ist inwendig weiß/ wolgeschmack/ vnd zimlich groß.

B Statt seiner wachsung.

Groß Eppich wechst an schattechten orten/ vnd bey den wasser sümpffen. Doch kompt es nit in vnsern landen/ so vil mir bewüßt/ von sich selbs/ sonder man můß es in gårten pflantzen.

Zeit.

Groß Eppich bringt das erst jar keine blůmen/ aber im andern jar fahet es an im summer zů blüen.

Die natur vnd complexion.

Ist warm im andern grad/ vnd trucken im mittel des dritten.

C Die krafft vnd würckung.

Die bletter werden inn der speiß gebraucht wie andere kreüter. Deßgleichen würt auch die wurtzel row vnd gesotten gessen. Der samen in wein vnd hönig getruncken bringt den frawen jre zeit/ vnd treibt den harn. Er ist auch gůt diser gestalt getruncken denen so das feber schütt/ dann sie werden von dem selbigen erwermet. Ist auch gůt zů dem innerlichen grimmen des leibs/ vnd ist gantz widerwertig den scorpionen. Die wurtzel vermag alles was der same. Vnd so sie in wein gesottē/ getruncken würt/ so vertreibt sie den stein/ vñ die weetagen der lenden vnd seiten. Sie ist auch treffenlich gůt getruncken vnd übergelegt denen so von einem wůtenden hund gebissen seind. In summa/ das groß Eppich hat gleiche würckung mit dem Eppich/ ist doch etwas krefftiger.

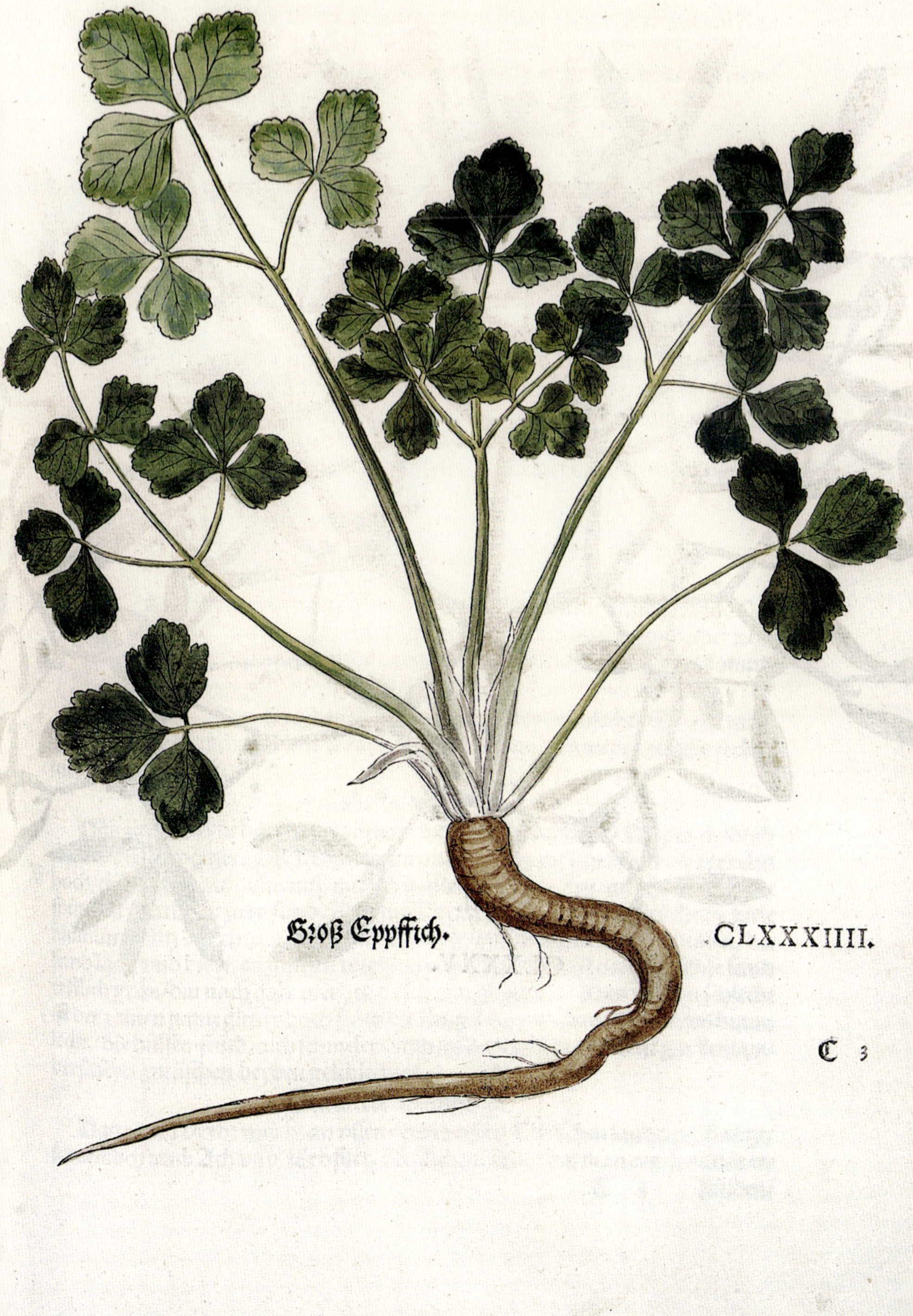

Groß Eppffich. CLXXXIIII.

C 3

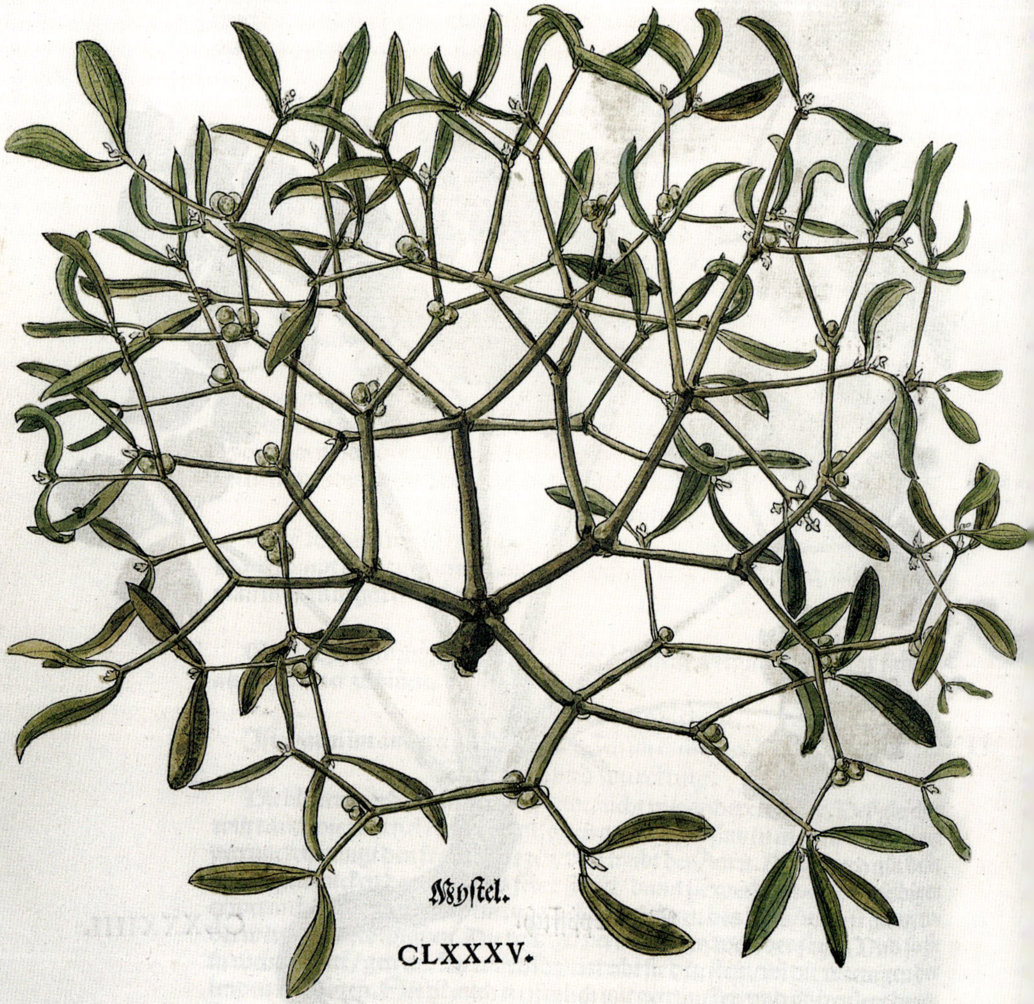

Mystel.

CLXXXV.

Von Mystel. Cap. CXXIIII.

Namen.

A Mystel/welchs man auch Affolter nent/würdt auff Griechisch Ixos/auff Lateinisch Viscum geheyssen.

Gestalt.

Mystel ist ein kraut mit vilen ästen außgebreyt wie ein klein beumlin/zäch/allzeit bleychgrün/inwendig grün/vnd außwendig bleych/hat bletter wie der Buchßbaum/doch etwas lenger/gewindt kleine blůmen/seine frücht aber seind weisse runde beer/als die Erbsen.

Statt seiner wachsung.

Wechst auff den beumen/in sonderheyt aber auff den Eychen/vnnd Birnbaumen.

B

Zeit.

Mystel sol im Herbst/so er beer gewindt/gesamlet werden.

Die natur vnd complexion.

Der Mystel wermet/vnd ist etwas mehr scharpff dann bitter.

Krafft vnd würckung.

Mystel mit hartz vnd souil wachß vermischt vnnd übergelegt/zeitiget/verzert/weycht/vnd zeücht zůsamen die ohrmützel/vnnd allerley geschwulst. Mit weyrauch vermischt/vnd auff allte geschwär gelegt/heylet sie. Er verzert vnd macht klein das miltz/mit kalch vermischt. In summa/Mystel zeücht herauß allerley subtile vnd grobe feüchtigkeyt/zerteylt vnd verzert darnach dieselbigen.

Von Weydt. Cap. CXXV.

Namen.

A Weydt würt auff Griechisch vnd Lateinisch Jsatis genent. Vorzeiten ist es auch Glastum geheyssen worden/yetzund aber nent mans Guadum/daruon dañ der Teütsch nam Weydt kompt.

Geschlecht.

Des Weydts findt man zweyerley geschlecht. Eins ist zam/welches man braucht zů blawer farb. Das ander wild/welches zů dem ferben nit gebraucht würt.

Gestalt.

Das zam Weydt hat bletter auff der erden außgebreyt wie Wegerich/doch feyßter vñ schwertzer. Der stengel so im andern jar auff scheüßt ist zweyer elen
B hoch/thůt sich in der höhe auff/mit vilen ästen vnnd zincken/welche mit kleinen spitzigen blettlin geziert seind. Am gipffel der stengeln wachsen seer kleine geele blůmlin/gantz dosschecht/vil neben einander/auß welchen werden hülsen/die seind lang vnd breyt/anzůsehen wie kleine zünglin/dariñ ist der sam. Dise seind erstlich grün/darnach aber werden sie schwartzbraun. Das wild geschlecht ist der zamen gantz gleich/doch seind die stengel etwas zärter/kleiner/vñ braunlecht/die hülsen seind auch schmeler dann an dem zamen/sonst ist gar kein vnderscheyd zwüschen beyden geschlechten.

Statt irer wachsung.

Das zam Weydt würdt an vilen orten vnsers Teütschen lands gepflantzt/fürnemlich vmb Ach vnd Erdfurt. Zů sölchem kraut hat man eygen mülen erfunden/

 funden/

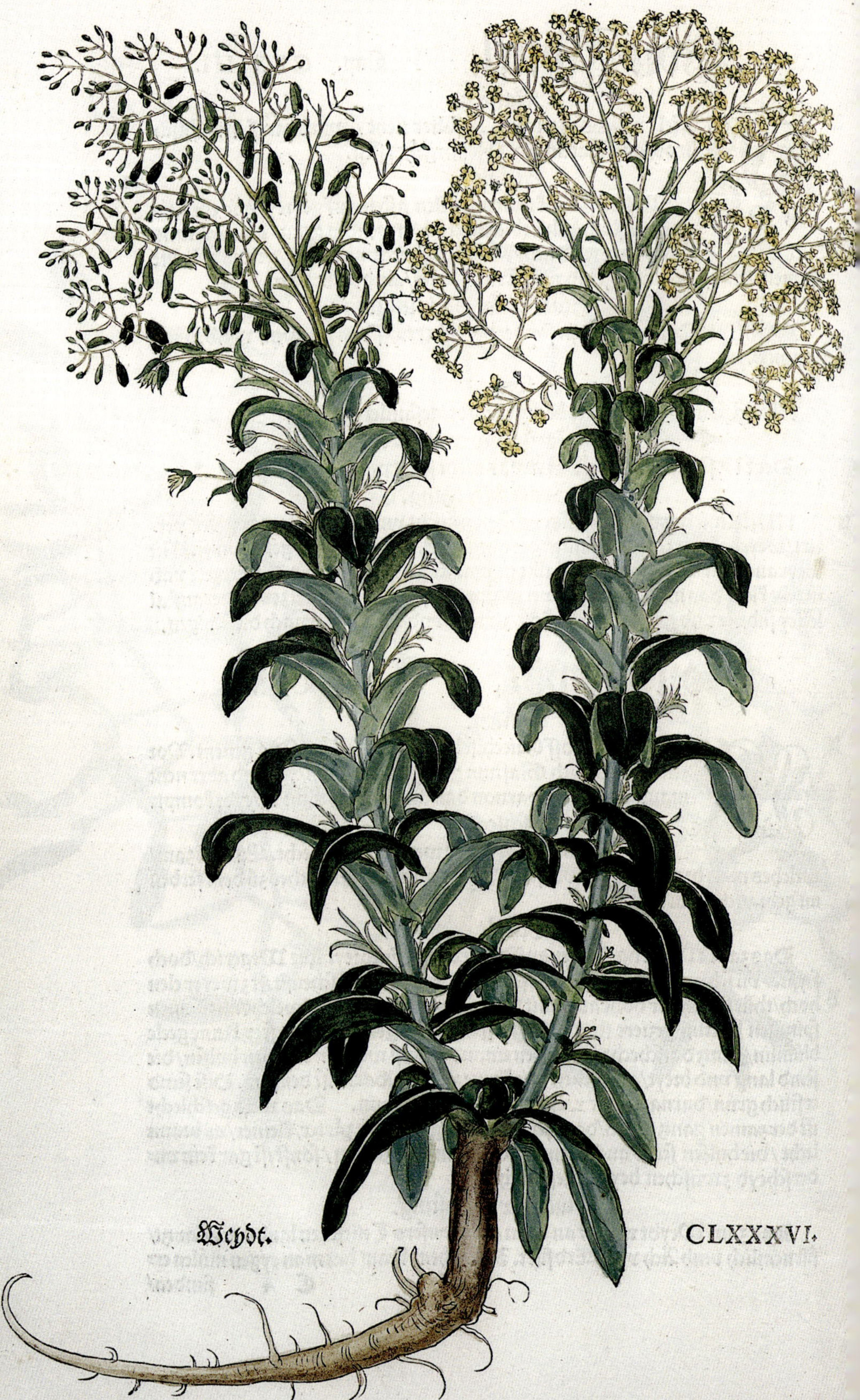

Weydt.

CLXXXVI.

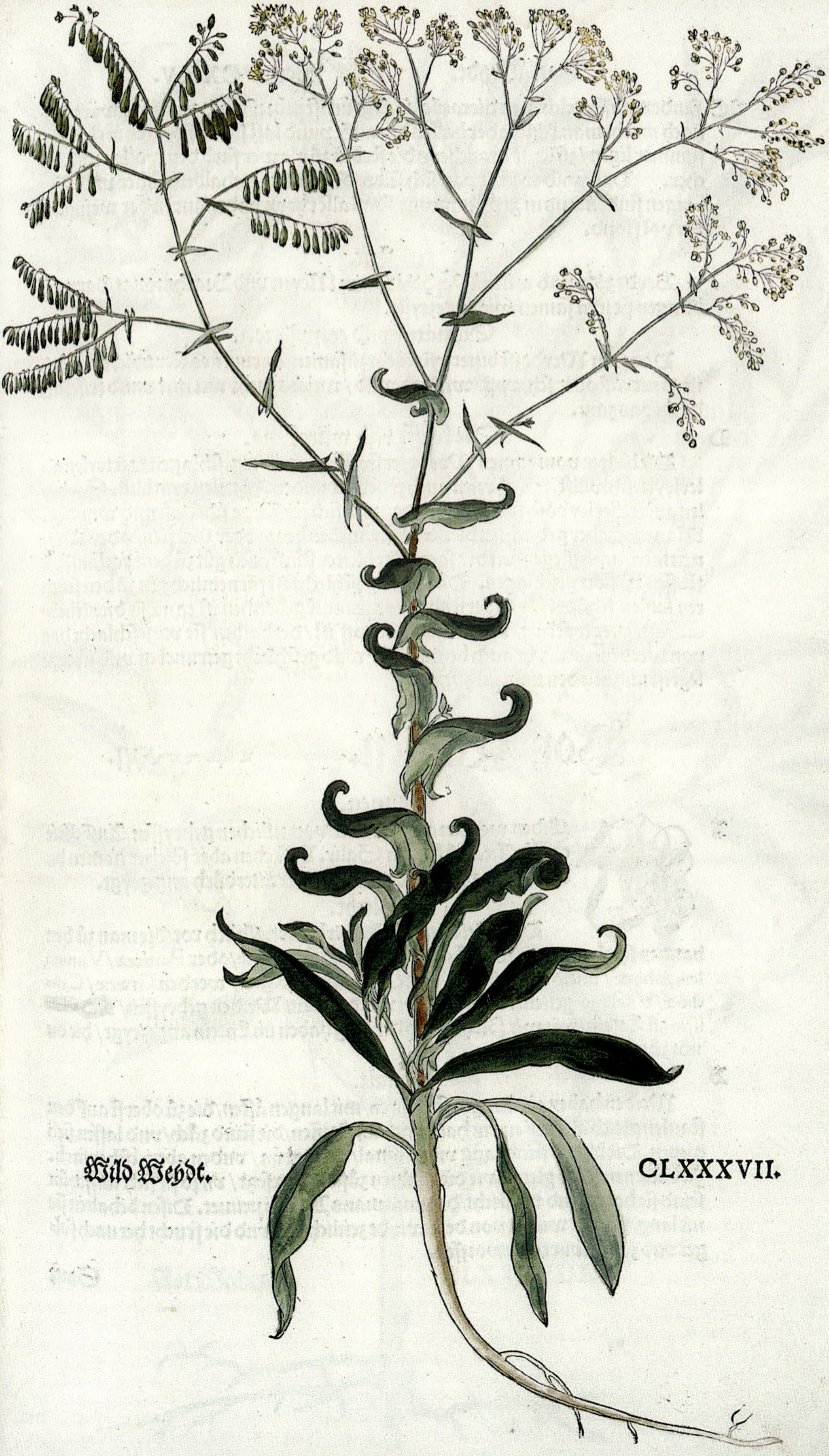

Wild Weydt.

CLXXXVII.

C funden/auff welchen es dieweils noch grün ist gebreßt vnd zerknützt würt/darnach macht man kugel oder ballen darauß/ vnnd last sie auff hürten im heyssen summer ligen/zů letzst brauchens die ferber zů blawer farb der wollen vnd tůcher. Das wild wechßt von sich selbs/doch nit allenthalben. Aber vmb Tübingen findt mans in grösser menge/dañ alle rheyn vnd mauren der weingärten vol stond.

Zeit.

Beyde zam vnd wilde Weydt blüen im Meyen vnd Brachmonat/darnach bringen sie jren samen wie angezeygt.

Die natur vnd complexion.

Das zam Weydt ist bitter vñ zeücht zůsamen/darumb es seer trücknet/doch ist es nit räß oder scharpff/ wie das wild / welchs mehr wermet vnnd trücknet dann das zam.

D Die krafft vnd würckung.

Die bletter vom zamen Weydt zerstossen vnd übergeschlagen/zerteylen allerley geschwulst. Sie heylen auch frische wunden. Stellen das blůt. Sie heylen auch allerley böse/faule/rinnende/vmb sich fressende schäden vnd wunden. Man mag aber gedachten blettern vermischen brot/ oder Gersten/ oder Weyzen meel/nach glegenheit der sach. Die bletter seind auch gůt zů dem rotlauff zerstossen vñ übergeschlagen. Das wild geschlecht ist fürnemlich gůt zů den feüchten faulen schädẽ. Zů andern aber vorgenantẽ gebrechen ist es nit so dienstlich/ dañ es zů seer trücknet/ vnd etwas scharpff ist/ derhalben sie vngeschlacht darvon werden/es macht auch beulen. Diß wild geschlecht getruncken vnd übergelegt ist nützlich den miltzsüchtigen.

Von Weiden. Cap. CXXVI.

Namen.

A WEiden werden auch Felber von ettlichen geheyssen. Auff Griechisch Itea/zů Latein Salix. Vrsachen aber sölcher namen haben wir in vnserm Lateinischen kreüterbůch angezeygt.

Geschlecht.

Der Weiden seind dreyerley art. Etlich rot/die man zů den banden seer braucht/werdẽ Lateinisch geheyssen Nigræ/oder Puniceæ/Viminales/Sabinæ/ vnnd Amerinæ. Die andern seind geel/ werden Græcæ/ Candidæ/Vitellinæ genent. Die dritten werden klein Weiden geheyssen/ vnd Gallicæ zů Latein/wie wir sölchs nach der leng haben im Latein angezeygt/ hie on not zů erzelen.

B Gestalt.

Weiden haben ein kurtzen stammen/mit langen ästen/die zů oberst auß den stañen gleich als auß einem haupt herauß komen/die seind zäch/vnd lassen sich biegen. Die bletter seind lang vnd schmal/ oben grün / vnden aber äschenfarb. Jre blůmen seind gleich wie die schůpen zůsamen gesetzt/ vñ so sie sich auffthůn seind sie harig vnd wollecht/darumb mans Ketzlin nennet. Disen behalten sie nit lang/sonder würdt von dem windt zeitlich/ehe vnd die frucht hernach folget vnd zeitig würt/verworffen.

Statt

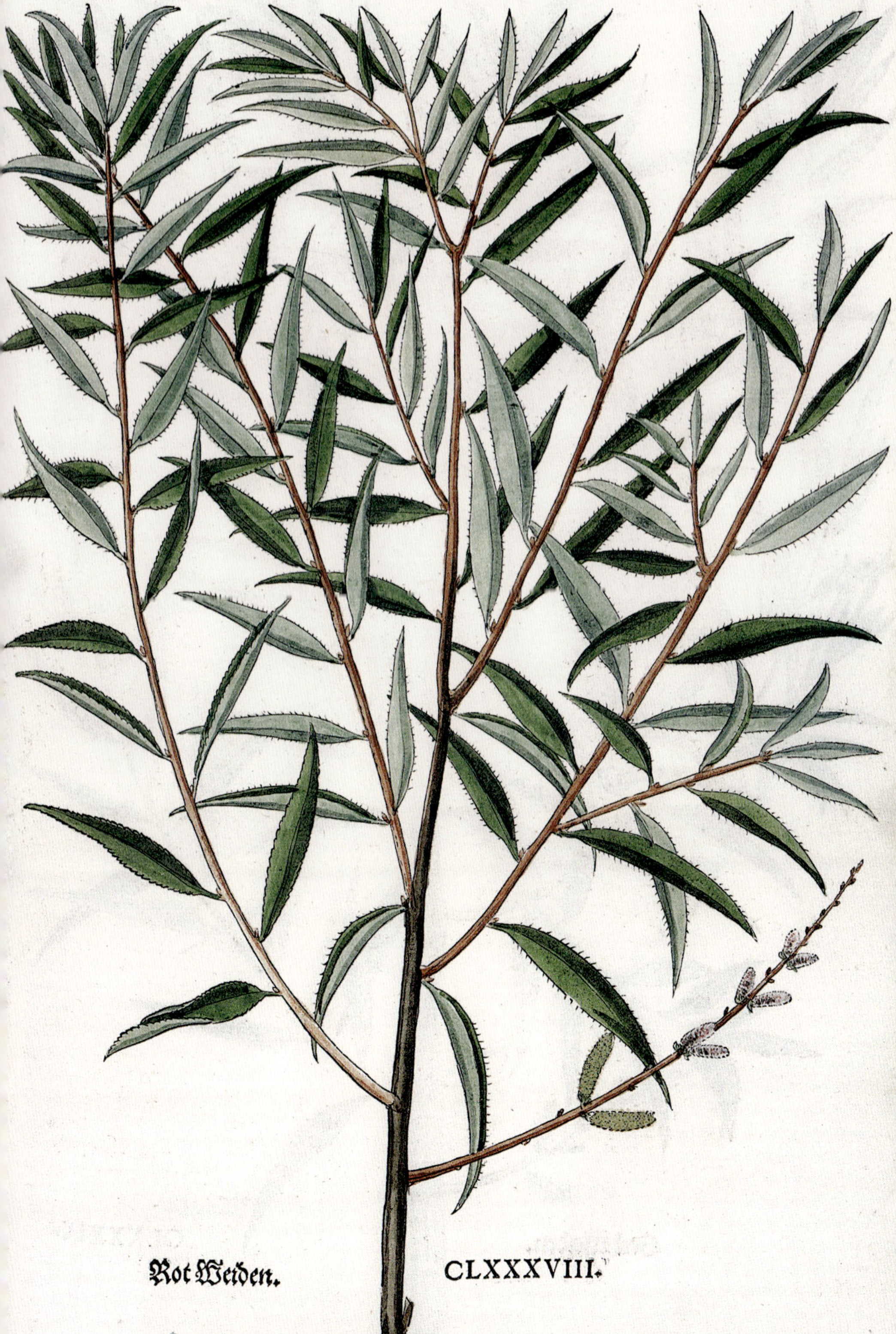

Rot Weiden. CLXXXVIII.

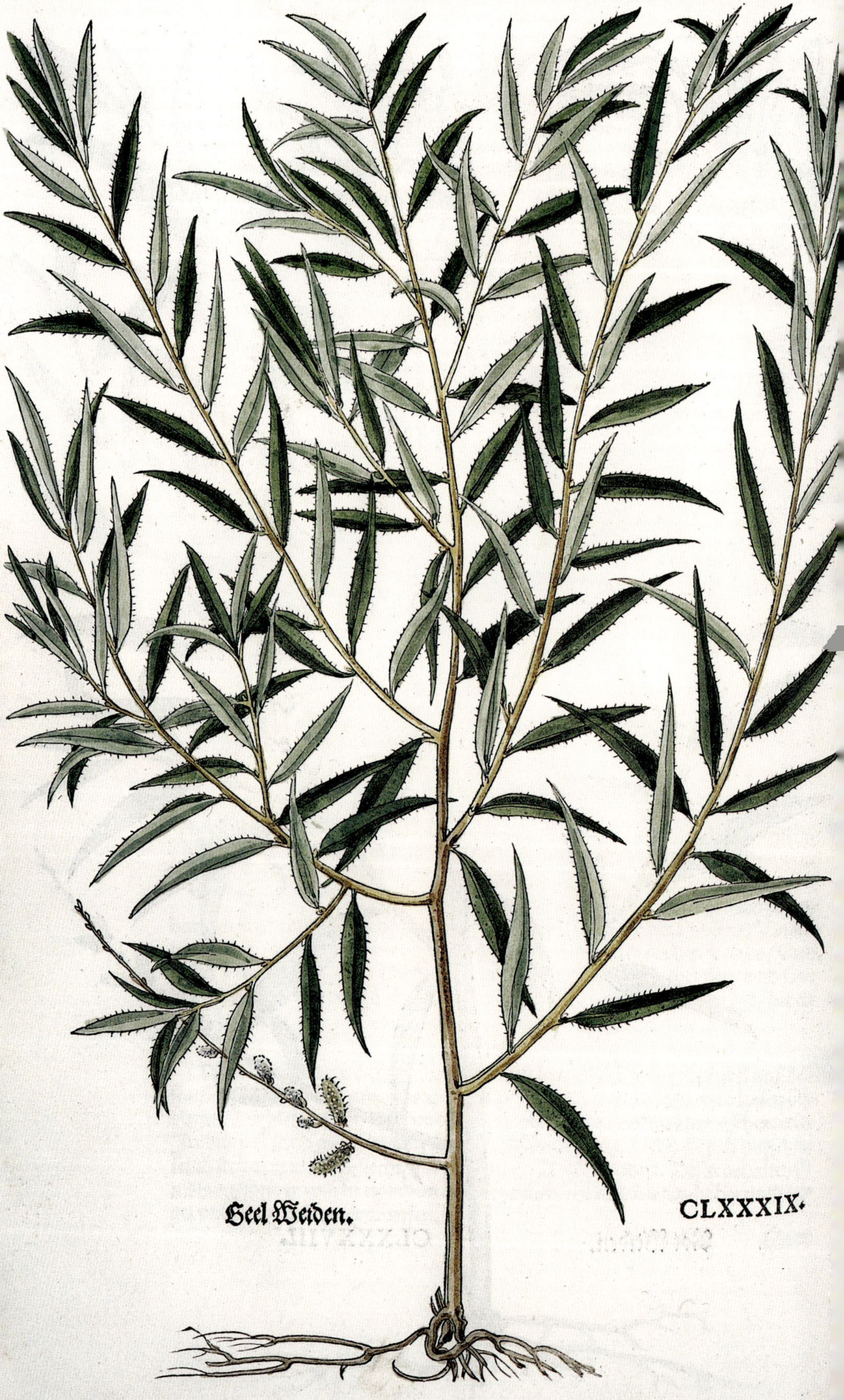

Seel Weiden.

CLXXXIX.

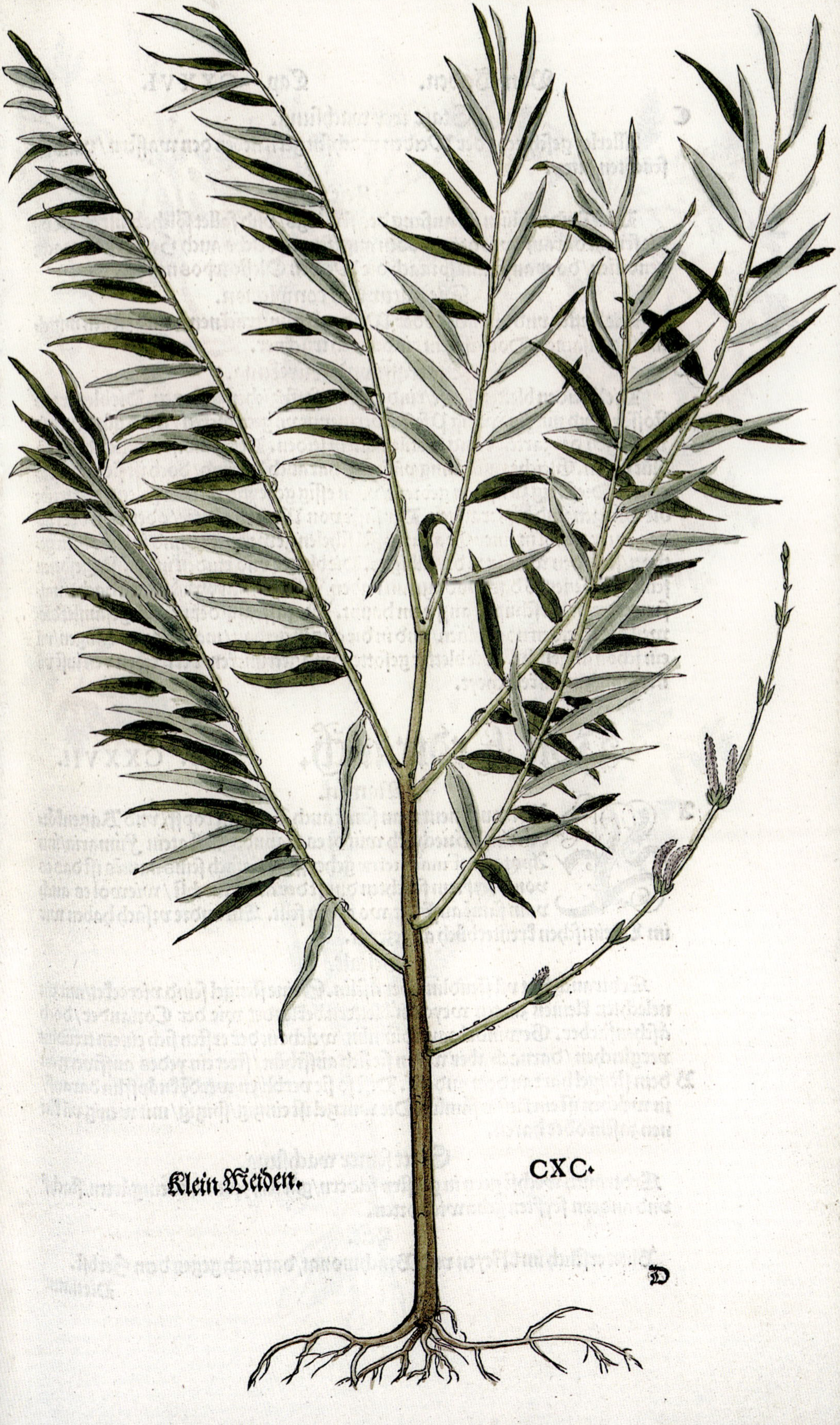

Klein Weiden.

CXC.

D

C **Statt irer wachsung.**

Allerley geschlecht der Weiden wachsen gern neben den wassern / vnnd an feüchten orten.

Zeit.

Die Weiden blüen im anfang des frülings / vnd fallet sölche blüst ab ehe vnd die frucht darauß würdt / wie oben angezeygt / welchs auch Homerus hat acht genommen / do er auff seine spraach die Weiden Olesicarpos nennet.

Die natur vnd complexion.

Die bletter vnd blümen / oder Weiden ketzlin / trücknen / vnnd ziehen mittelmässig zůsamen. Doch ist sein rinde noch trückner.

D **Die krafft vnd würckung.**

Die Weiden bletter / same / rinden / vnd safft / ziehen zůsamen. Die bletter zerstossen / vnd mit ein wenig Pfeffer vermengt vnd getruncken / seind gůt denen so weetagen der zarten vnnd subtilen därm leiden. Der same ist nützlich denen so blůt speien. Gleiche würckung vnd krafft hat auch die rind / doch ist sie mehr trücknen. Dieselbig zů äschen gebrent / vnd in essig gebeytzt / vnd übergelegt / vertreibt die wärtzen vnd hüneraugen. Der safft von Weiden bletter / oder von der rinden / mit rosenöl in einer Granatöpffel schelen gewermet / vnnd in die ohren gethon / stillt den weetagen derselbigen. Die bletter vnd rinden in wasser gesotten seind gůt denen so das Podagram haben / so sie sich darob bäen. Gedacht wasser vertreibt die schůpen auff dem haupt. Der safft auß der rinden gesamlet dieweil die Weiden noch blüen / vnd in die augen gethan / macht lautere augen / vnd ein schön angesicht. Die bletter gesotten vnd getruncken / vertreiben den lust vnd neygung zur vnkeüscheyt.

Von Erdtrauch. Cap. CXXVII.

Namen.

A Erdtrauch nent man sonst auch Taubenkropff / vnd Katzenkörbel. Auff Griechisch würdt es Capnos / zů Latein Fumaria / inn Apotecken Fumus terræ geheyssen. Vrsach seins namens ist das es vonn feyßtem feüchten dunst der äcker wechßt / wiewol es auch vom samen auffgeet wo er hin fellt. Ein andre vrsach haben wir im Lateinischen kreüterbůch angezeygt.

Gestalt.

Erdtrauch hat vil steüdlin oder ästlin. Seine stengel seind vierecket / mit zinnelechten kleinen zarten weychen blettern bekleydet wie der Coriander / doch äschenfarber. Gewindt braun blümlin / welche in der ersten sich einem treüblin vergleichen / darnach aber wann sie sich auffthůn / steet ein yedes auffwertz an

B dem stengel hart an dem andern. Dise so sie verblüen werden knöpfflin darauß / in welchen ist ein kleins sämlin. Die wurtzel ist eintzig / spitzig / mit wenig vnd kleinen zaseln oder haren.

Statt seiner wachsung.

Erdtrauch wechßt gern in gersten feldern / gärten / zeünen / weingärten / flachß vnd andern feyßten gebawten orten.

Zeit.

Blüet erstlich im Meyen vnd Brachmonat / darnach gegen dem Herbst.

Die natur

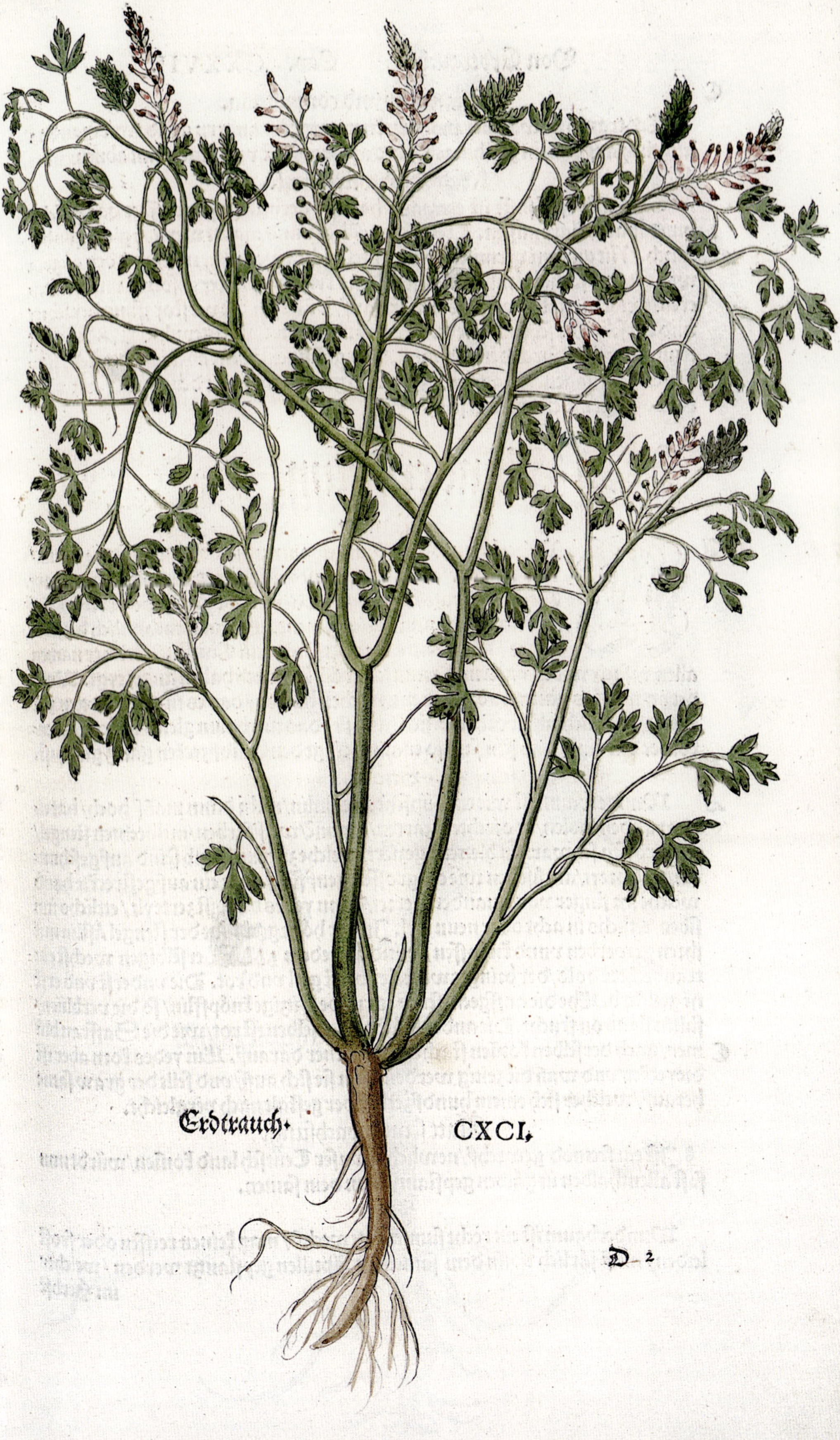

Erdtrauch. CXCI.

C

Die natur vnd complexion.

Erdtrauch ist warmer vnd truckner natur im andern grad/ wie man das leichtlich auß seinem geschmack/ der do scharpff ist vnd bitter/ kan abnemen.

Krafft vnd würckung.

Taubenkropff safft ist ettwas scharpff/ derhalben scherpfft er das gesicht/ vnnd macht klare augen. Treibt die träher vnnd macht weynen gleich als der rauch. Mit gummi vermischt vnd angestrichen/ verhütet er das an den augbrawen nit zwyfache hörnlin wachsen. Das kraut in wasser gesotten vnd getruncken/ treibt die gallen durch den harn auß/ vñ heylet die verstopffung der leber/ vnd derselbigen schwachheyt. Das kraut gedörret vnd gepuluert mit Meth getruncken treibt durch den stülgang. Mit geringem wein aber jngenomen/ stercket es den magen. Ist auch nützlich vnd güt denen so mit der rauden vnd anderen bösen grinden beladen seind.

Von Wunderbaum. Cap. CXXVIII.

Namen.

A Wunderbaum oder Wundelbaum nent man auch Creützbaum/ vnd Zeckenkörner. Auff Griechisch würt gegenwertigs kraut Cici vnd Croton/ zü Latein Ricinus/ bey den Apoteckern Cherua vnd Cataputia maior genent. Es seind auch ettlich die nennen es Pentadactylon vnd Palmam Christi. Welcher namen allen vrsach wir in vnserm Lateinischen kreüterbüch haben angezeygt. Wunderbaum ist es genent worden der vrsachen halben/ das es in einer kurtzen zeit wunderbarlich also hoch übersich scheüßt/ das eim baum gleich würt. Zeckenkörner darumb/ das sein sam so er außspringt den hundßzecken gantz gleich ist.

Gestalt.

B Wunderbaum ist wie ein hüpsches beumlin/ mehr dann manß hoch/ hat einen runden/ holen/ rhorechten/ zarten/ braunē/ weißfarben/ melbechten stengel/ mit grossen schwartzen blettern geziert/ welche zü ringßumb seind außgeschnitten/ vnd breyt/ anzüsehen wie ein grosser genßfüß/ oder ein außgestreckte hand welche jhr finger von einander sperret/ dann yedes blatt ist zerteylt/ ettlichs inn siben/ ettlichs in acht oder neun teyl. In der höhe gewindt der stengel ästlin mit jhren gewerben vnnd knöpffen/ vnnd an yedem gipffel derselbigen wechst ein traubechter dold/ der bringt zweyerley blüst geel vnd rot. Die vnderst vnd erst ist geelfarb. Ehe die auffgeen/ seind es runde spitzige knöpfflin/ so die verblüen/ fallen sie ab on frucht. Die ander blüst ob denselben ist rot/ wie die Saffran blümen/ nach derselben komen stachelechte körner darauß. Ein yedes korn aber ist
C dreyecket/ vnd wañ die zeitig werden thün sie sich auff/ vnd fellt der graw same herauß/ welcher sich einem hundßzecken der gestalt nach vergleicht.

Statt seiner wachsung.

Ist ein frembd gewechß/ newlich in vnser Teütsch land komen/ würdt nun fast allenthalben in gärten gepflantzt von dem samen.

Zeit.

Wunderbaum ist ein recht summer gewechß/ mag keinen reiffen oder frost leiden/ müß järlich vonn dem samen im Aprillen gepflantzt werden/ welcher

im Herbst

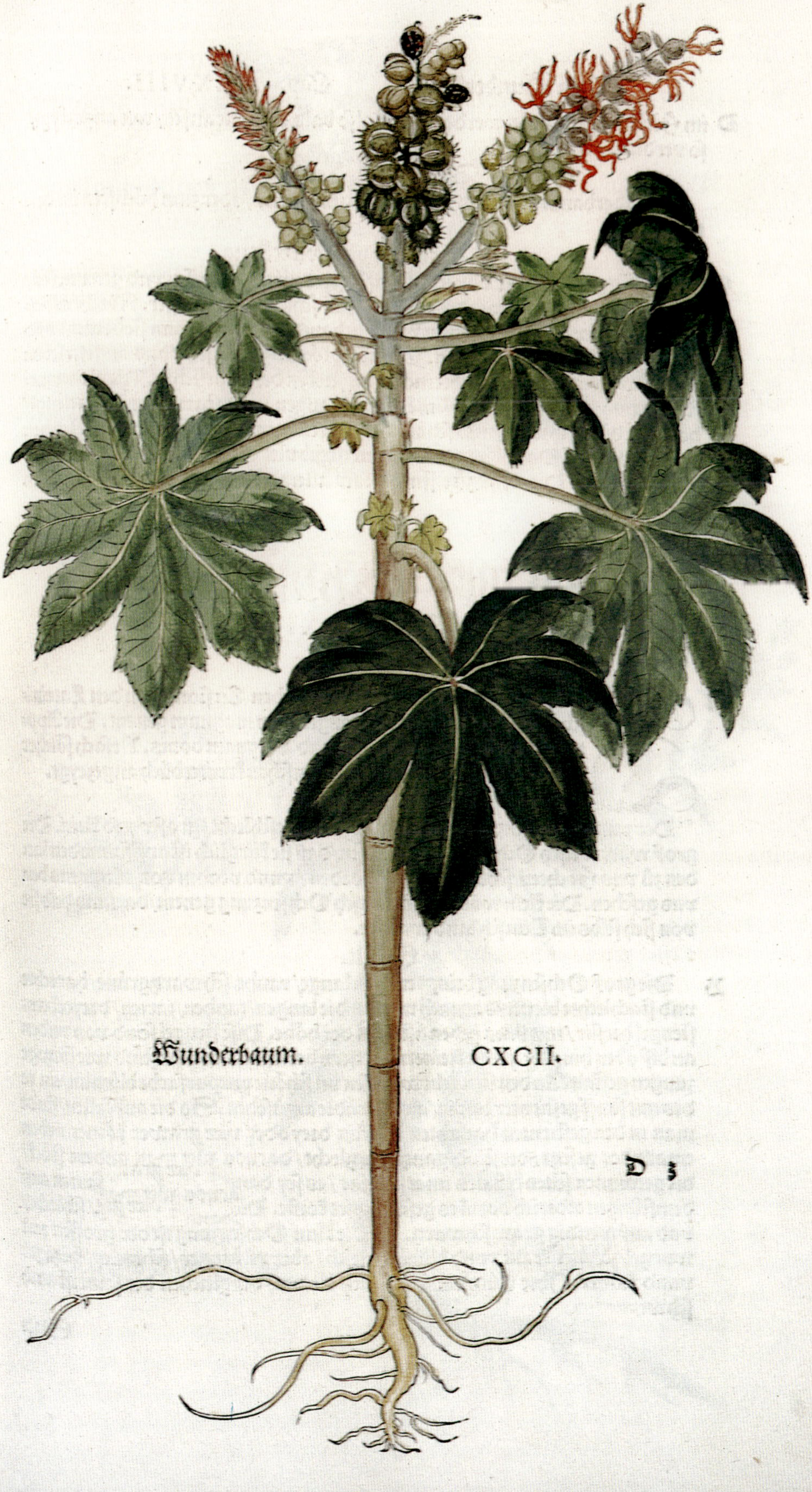

Wunderbaum. CXCII.

D im Herbst soll gesamlet werden/dann also bald die kellte anfelt/wie angezeygt/so verdirbt diß gewechß.

Die natur vnd complexion.

Wunderbaum ist warm vnd trucken im andern/oder zum höchsten im dritten grad.

Die krafft vnd würckung.

E Dreissig zeckenkörner von jren schelfen gereynigt/zerstossen vnd getruncken/treiben durch den stülgang die gallen/zähen schleim vnd wasser. Machen speien. Es ist aber sölche purgation vnlieblich vnd müeselig/dann sie bewegt vnd überwürfft den magen hefftig. Gedachte körner zerstossen vnnd angestrichen oder übergelegt/vertreiben die masen vñ flecken des angesichts. Die bletter zerstossen vnd über die geschwollene hitzigen augen/vnd starrenden brüst gelegt/benimpt die geschwulst vnd schmertzen derselbigen. Mit essig vermischt leschen sie das rotlauff. Das öl von dem samen ist subtiler complexion/vnnd wermer dann baumöl. Dienet nit zů essen/sonder allein zů den pflastern/vnnd zů den nachtliechtern.

Von zamen Ochsenzungen.

Cap. CXXIX.

Namen.

A Zam Ochsenzung ist von den Griechen Cirsion/von den Lateinischen Spina mollis vnd Buglossum magnum genent. Die Apotecker heyssen sie Buglossam vnd Linguam bouis. Vrsach sölcher namen hab ich in meinem Lateinischen kreüterbůch angezeygt.

Geschlecht.

Der zamen Ochsenzungen seind zweyerley geschlecht/groß vnnd klein. Die groß würt welsch Ochsenzung geheyssen/dañ sie kürtzlich ist auß frembden landen zů vns Hochteütschen gebracht worden/vnnd vorhin von niemants bey vns gesehen. Die klein würt sonst Teütsch Ochsenzung genent/darumb das sie von sich selbs im Teütsch land wachßt.

Gestalt.

B Die groß Ochsenzung bringt erstlich lange/rauhe/schwartzgrüne/harechte vnd stachlechte bletter/darnach tringen die langen/rauhen/zarten/dreyeckechten stengel herfür/mit vilen neben ästlin in der höhe. Dise stengel seind von vnden an biß oben hinauff ye mit kleinern blettern bekleydet/welche seind wie spitzige zungen gestalt. An den stengeln wachsen vil schöne purpurfarbe blůmlin/ein yedes mit fünff gestirnter bletlin/als ein rädle anzůsehen. So die außfallen/findt man in den gestirnten harechten heüßlin drey oder vier grawer körner neben einannder gesetzt/die seind gantz runtzlecht/daruon zilet man andere stöck/die gewinnen selten blůmen im ersten jar/es sey dann sach das der samen auff demselbigen erdtrich dariñ es gesäet würt komme. Die wurtzel ist lang/schlecht/vnd außwendig grawschwartz. Die klein Ochsenzung ist der grossen mit wurtzel/stengel/kraut vnnd blůmen gleich/aber vil kürtzer/schmeler/spitziger vnnd kleiner. Ihre blůmlein seind auch kleiner/deßgleichen der same ist auch schwertzer.

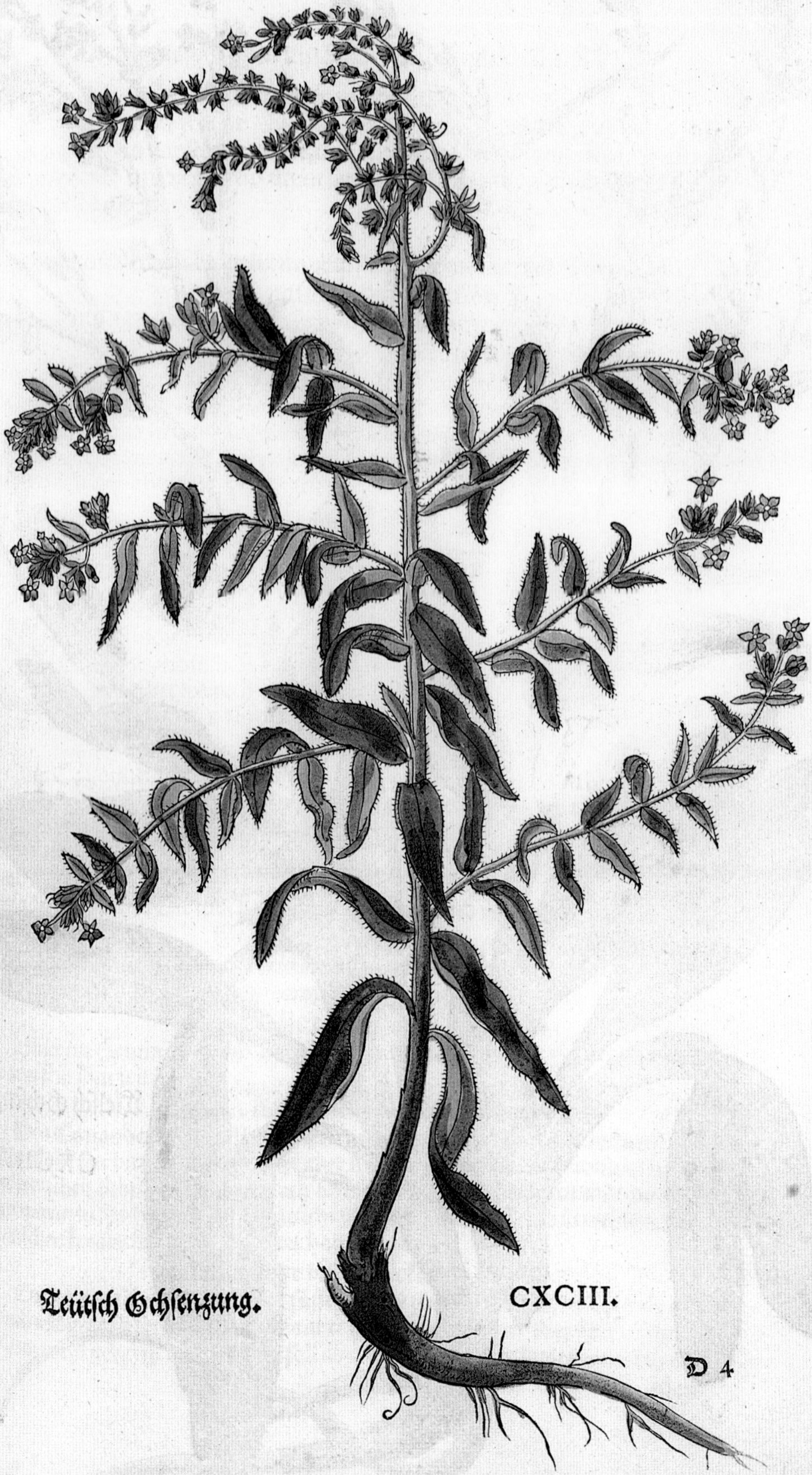

Teütsch Ochsenzung. CXCIII.

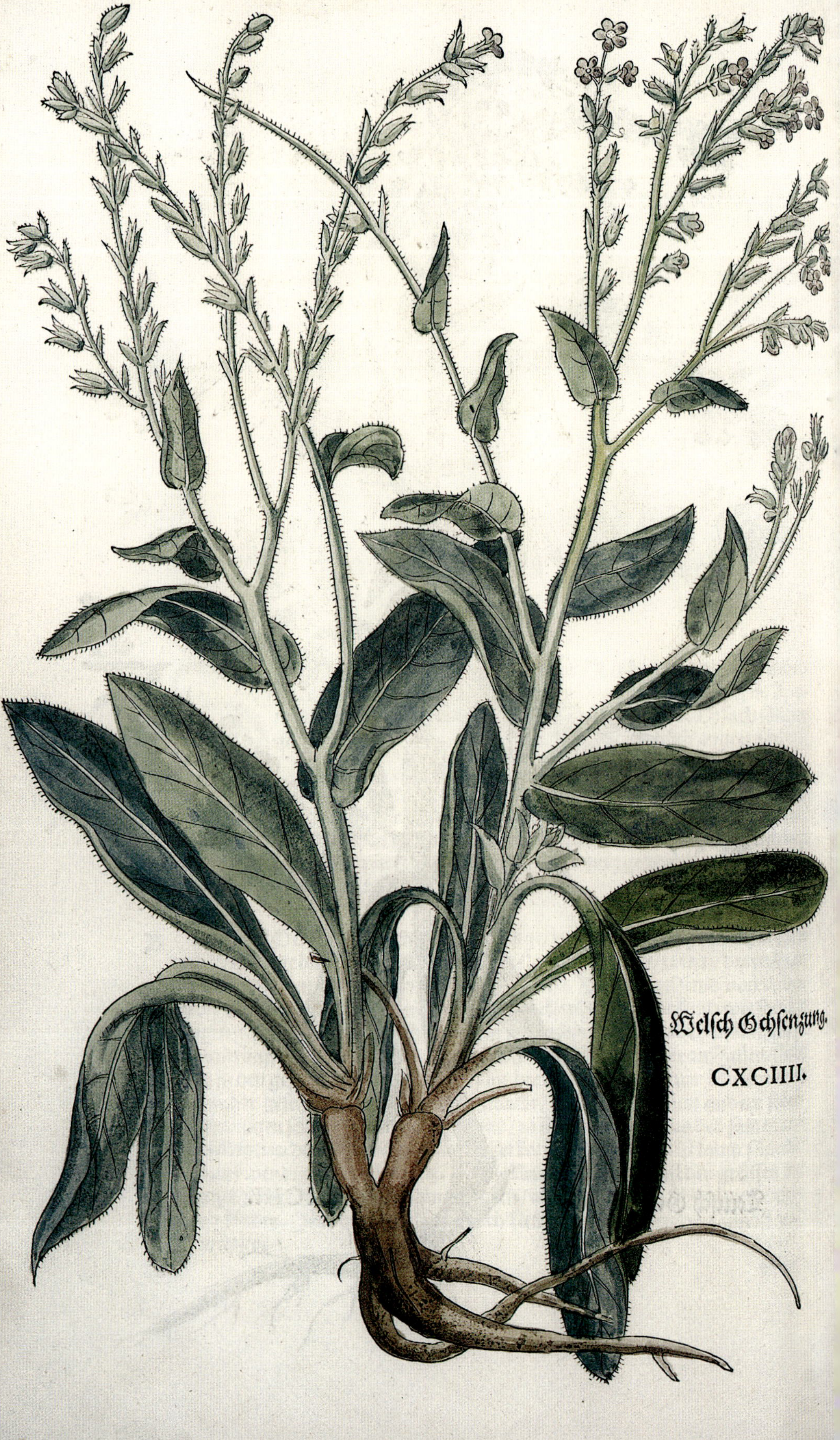

Welsch Ochsenzung.

CXCIIII.

C Statt irer wachsung.

Die Groß würdt yetzund schier allenthalben inn den gärten gepflantzt. Ist vormals bey vns gar seltzam gewesen. Die klein Ochsenzung wechst auch in gärten/vnd an ettlichen orten/als im sand vmb Nürenberg/vnnd Tübingen/von jhr selbs.

Zeit.

Die Ochsenzungen blüen fürnemlich im Brachmonat vnd Hewmonat.

Die natur vnd complexion.

Die Ochsenzungen seind warm vnd feücht im ersten grad.

D Die krafft vnd würckung.

Die wurtzel der Ochsenzungen lindert den schmertzẽ der krampffader/so sie würt an das glid gehenckt das weetagen hat. Die yetzigen ärtzt geben den Ochsenzungen zů/das sie das hertz stercken vnd krefftigen/die schwachheyt vñ onmacht wenden/die traurigkeyt vertreiben vnd freüd bringen/vnnd in summa/alles das so wir oben von Borragen gesagt haben.

Von Coriander. Cap. CXXX.

Namen.

A Coriander oder Coliander würt auff Griechisch vnnd Lateinisch Corion oder Coriannon geheyssen. In Apotecken nennt mans Coriandrum. Hat sein namen von den Wantzen her/die in Griechischer spraach Coris genent werden/dañ kein wantz kan nit so übel stincken als der grün Coriander.

Gestalt.

Der Coriander hat einen stengel welcher würt anderhalb elen hoch/mit vil neben zweigen. Seine bletter so er erstmals auffgeet/seind dem kraut Frawen har genent gleich/darnach die andern seind den blettern am Erdtrauch änlich/vnnd haben einen starcken geruch/ja stincken wie die wandleüß. Die blůmen seind weiß. Der samen würt rund vnd bloß on hülsen/vest/vnd langwirig/eines gůten geruchs. Die wurtzel ist kurtz/holtzecht/vnd mit seer zasecht.

Statt seiner wachsung.

Wechst gern im feyßten erdtrich/wiewol er auch in magerm zů zeiten gefunden würt. Můß gesäet werden/kompt nit von sich selbs.

B Zeit.

Blüet im Hewmonat vnd Augstmonat/würt gegen dem Herbst gesamlet wann sein sam zeitig ist.

Die natur vnd complexion.

Des Corianders natur ist nit einerley/sonder mancherley zůsamen gesetzt/dann sie ist seer bitter/die bitterkeyt aber würt gefunden in einer subtilen sampt der jrdischen substantz. Sie ist auch teylhafftig einer wässerigen mittelmässigen warmen feüchtigkeyt/vnnd zeücht zůsamen/wie ich sölchs in meinem Lateinischen kreüterbůch weitleüffiger hab angezeygt.

Die krafft vnd würckung.

Coriander samen bereyt/mit süssem wein getruncken/tödtet die würm/vnnd mehret den samen. Denselben aber heyßt man bereytet/so er über nacht in gůtem wein gebeytzt würt. Man soll aber des Corianders samen innerlich nit

zůvil

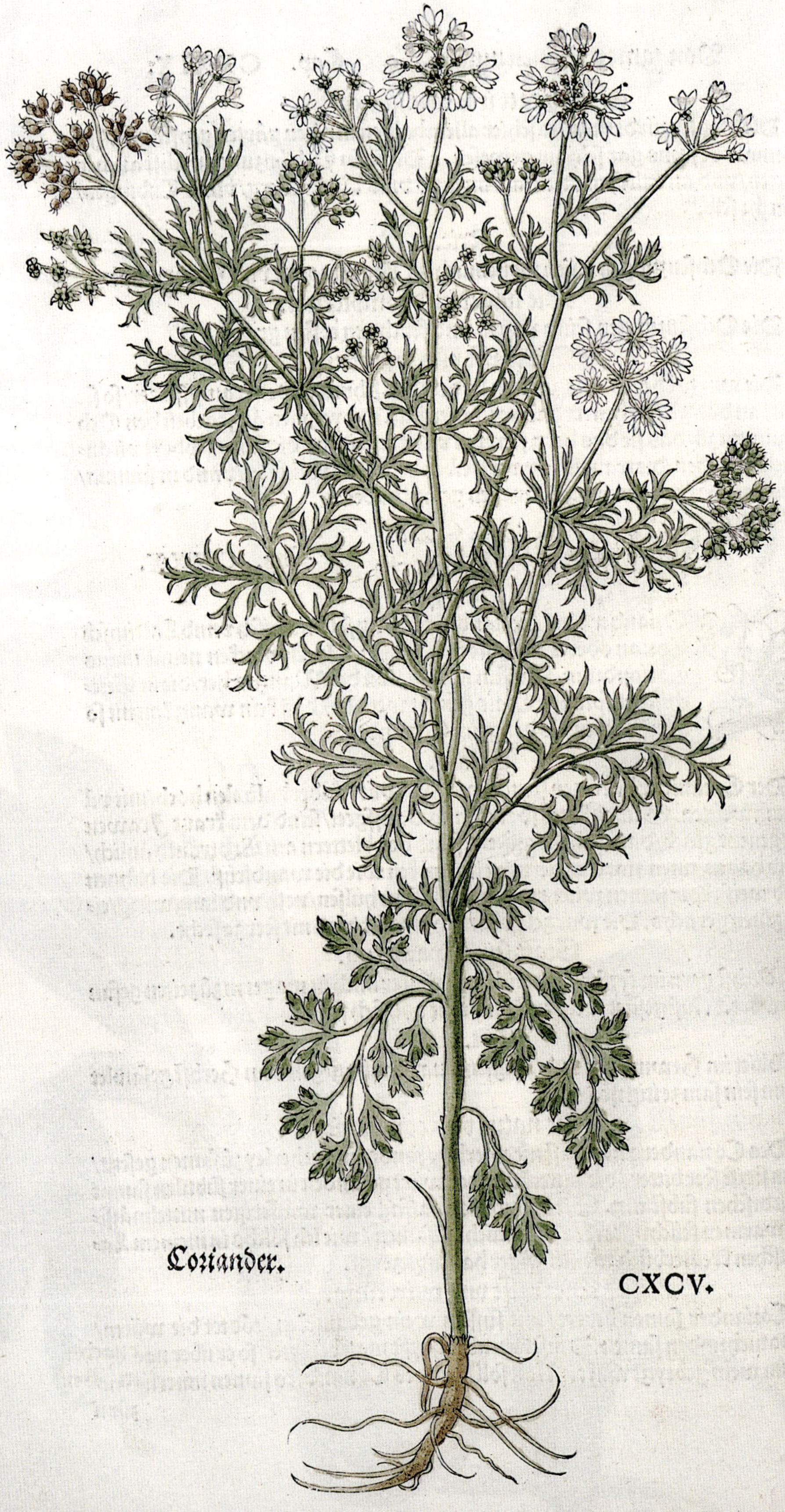

Coriander.

C zůuil gebrauchen/daň er macht doll vnd vnsinnig. Mit brot vnd gersten maltz vermischt/ zerteylt vnd verzert er die hitzige geschwulst. Mit Bonen meel vermengt/verzert er die kröpff vnd andere geschwulst. Sein safft mit bleyweiß/silberglett oder schaum/essig vnd rosenöl vermischt vñ übergelegt/kület vñ leschet die hitzigen gebresten. Der Coriander samen bey dem fewr gedörret/stellt den bauchfluß. Er beschleüßt auch den magen / vnnd behellt die speiß darinn also lang/biß sie gedewet vnd gekocht werden. Coriander samen mit essig gestossen vnd das fleysch darmit geriben/behelt dasselbig den gantzen summer vnuersert vor der feule / vnd laßt keine maden dariñ wachsen. Xenocrates schreibt/ wañ ein fraw die jre zeit zůuil hab/ein tag ein körnlin des Corianders im tranck jnneme/so gestee der fluß ein tag. Vnd so sie zwey jnnem/zween tag/vñ also fort an.

Von Filtzkraut. Cap. CXXXI.

Namen.

A Das verworren Filtzkraut würt von ettlichen Flachßseiden vñ Dotter genent. Von den Griechen so zů letzst geschriben haben ist eo Cassytha geheyssen worden. Von den Lateinischen Casutha/die das y in ein u verwandlet haben. Nachfolgends ist es von den Arabiern Casuth / vñ derselbigen nachuolgern den Apoteckern Cuscuta genent worden.

Gestalt.

Das Filtzkraut wechßt an den stauden on alle wurtzel / vnd ist gleich einem verwirten garn mit vilen fäden durch einander verwicklet. Diß steigt vnnd laufft übersich an den zeünen vnd stauden wie der Hopff / hat kein blatt. Seine blůmē seind weiß/die frücht seind runde körner/voller samens/ der do gantz B klein ist wie der samen der Klapperrosen. Die fäden oder harlöck dises krauts seind zů zeiten weiß/zů zeiten auch rot/in der grösse als die seyten auff den leiren oder geigen.

Statt seiner wachsung.

Das weiß wechßt auff ettlichen dürren wisen/daselbst fladerts hin vnd wider/vnnd überzeücht das graß/also das es nit wol übersich kom̃en mag. Das rot findt man an den zeünen vnd baumen / daran es sich henckt vnnd übersich steigt/dariñ flicht es sich so dick/das einer hütten gleich würt/ darunder einer sich vor der sonnen hitz bewaren möchte. Es zeücht auch zů zeiten die böum vñ stauden daran es sich henckt vndersich zů der erden.

Zeit.

C Filtzkraut würt fürnemlich gefunden im Hewmonat vnd Augstmonat/zů welcher zeit es auch seine blůmen vnd frucht bringt.

Die natur vnd complexion.

Filtzkraut ist warm im ersten grad/vñ trucken im andern. Ist etwas bitter.

Krafft vnd würckung.

Das Filtzkraut seubert/zeücht zůsamen vnd sterckt. Diß kraut in wein gesotten vnd getruncken eröffnet die verstopffung der leber / des miltz/ treibt den harn/vnd reyniget die adern von den zähen feüchtigkeyten. Ist gůt zů der geelsucht die jhren vrsprung auß der verstopffung der leber hat. Das Filtzkraut ist gůt den kindern so das feber haben / mit Eniß vermischt jngenom̃en. Es treibt

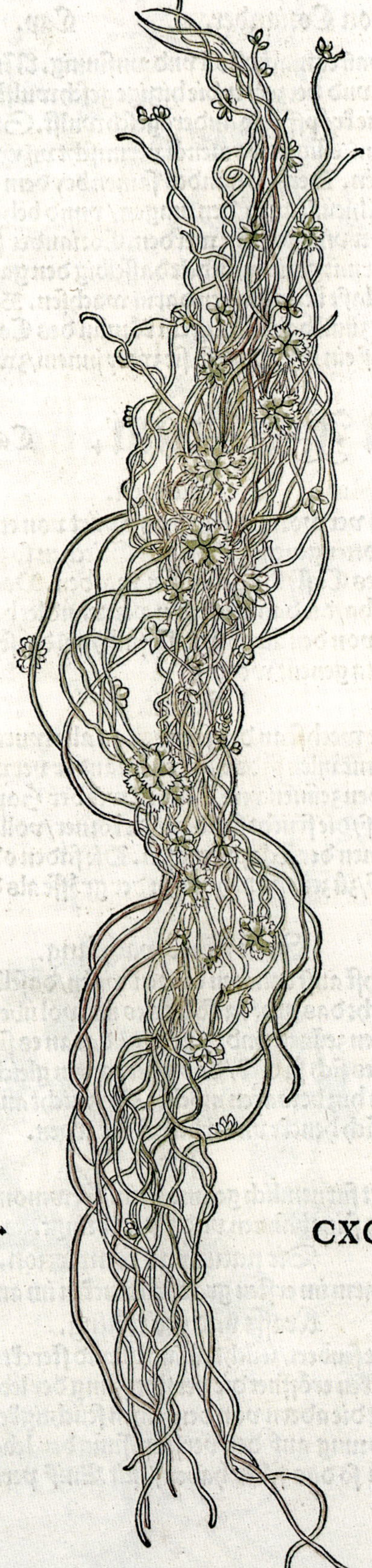

Flachß seiden.

CXCVI.

D Es treibt auch die gallen durch den stůlgang/fürnemlich so Wermůt darzů gethon würt. In summa/ Filtzkraut eröffnet vnd stercket nachuolgends die glider/ist derhalben der kallten leber seer bequemlich vnd nützlich.

Von Betonick. Cap. CXXXII.

Namen.

A BEtonick oder Bethonien würt auff Griechisch Cestron/zů Latein Vetonica oder Betonica genent/welchen namen sie auch in den Apotecken biß auff dise zeit behalten hat. Vrsach aber sölcher namen findt man in meinem Lateinischen kreüterbůch.

Geschlecht.

Es werden der Bethonien gleichwol zwey geschlecht gefunden/dann eine mit weissen/die ander mit braunen blůmen gefunden würt. Haben sonst keinen vnderscheyd/weder mit wurtzel/blettern/stengeln/åhern/noch samen.

Gestalt.

B Betonick hat einen viereckten/rauhen/elen langen stengel. Die bletter seind lang/weych/schwartzgrün/breyt/ettlicher maß dem Eychen laub gleich/zů ringß vmbher zerkerfft/gleich einer sågen/eines lieblichen geruchs. Dise bletter seind auch gegen der wurtzel grösser dann oben am stengel. Am gipffel des stengels gewindt sie ein köpfflin wie ein åher/darauß schliessen jhre blůmen/deren ettlich gantz braun/die andern gantz schneeweiß seind. Nach der blůst findt man den schwartzen langen ecketen samē/in den löcherigen åhern. Die wurtzel ist rotlecht vnd zasecht/fast wie an der weissen Nießwurtz.

Statt irer wachsung.

C Die braun Betonick wechßt gern in wisen/wålden/bergigen/kallten vnnd finstern orten. Die weiß ist seltzam/würdt inn ettlichen wålden gefunden/in sonderheyt aber vmb Rotenburg am Necker wechßt sie an vil orten.

Zeit.

Betonick blüet im Brachmonat vnd Hewmonat fürnemlich.

Die natur vnd complexion.

Betonick kreüter seind warm vnnd trucken im ersten grad volkom̄enlich/ oder im mittel des andern grads.

Die krafft vnd würckung.

D Die wurtzel zů puluer gestossen/vnnd mit Meth getruncken/reytzen zů speien/vnd treiben oben herauß den zåhen schleim. Die bletter gedörret haben einen grossen brauch in der artzney. Ein quintlin derselbigen inn Meth jngenom̄en ist dienstlich denen so den krampff haben/vnnd wider alle gebresten der můter/inn sonnderheyt aber für das auffsteigen derselbigen. Drey quintlin des krauts oder bletter dermassen inn wein jngenom̄en/seind nützlich denen so von schlangen vnd natern gebissen werden. Das kraut auch übergeschlagen ist dienstlich denen so von gifftigen thiern gebissen seind. Ein quintlin daruon in wein jngenom̄en vnnd getruncken/ist gůt wider allerley gifft. So einer Betonick zůuor jnnimpt würt jhm kein gifft künden schaden. Sie treibt den harn/vnd bricht den stein in den nieren. Reynigt die lungen/brust/vnd leber. Bringt

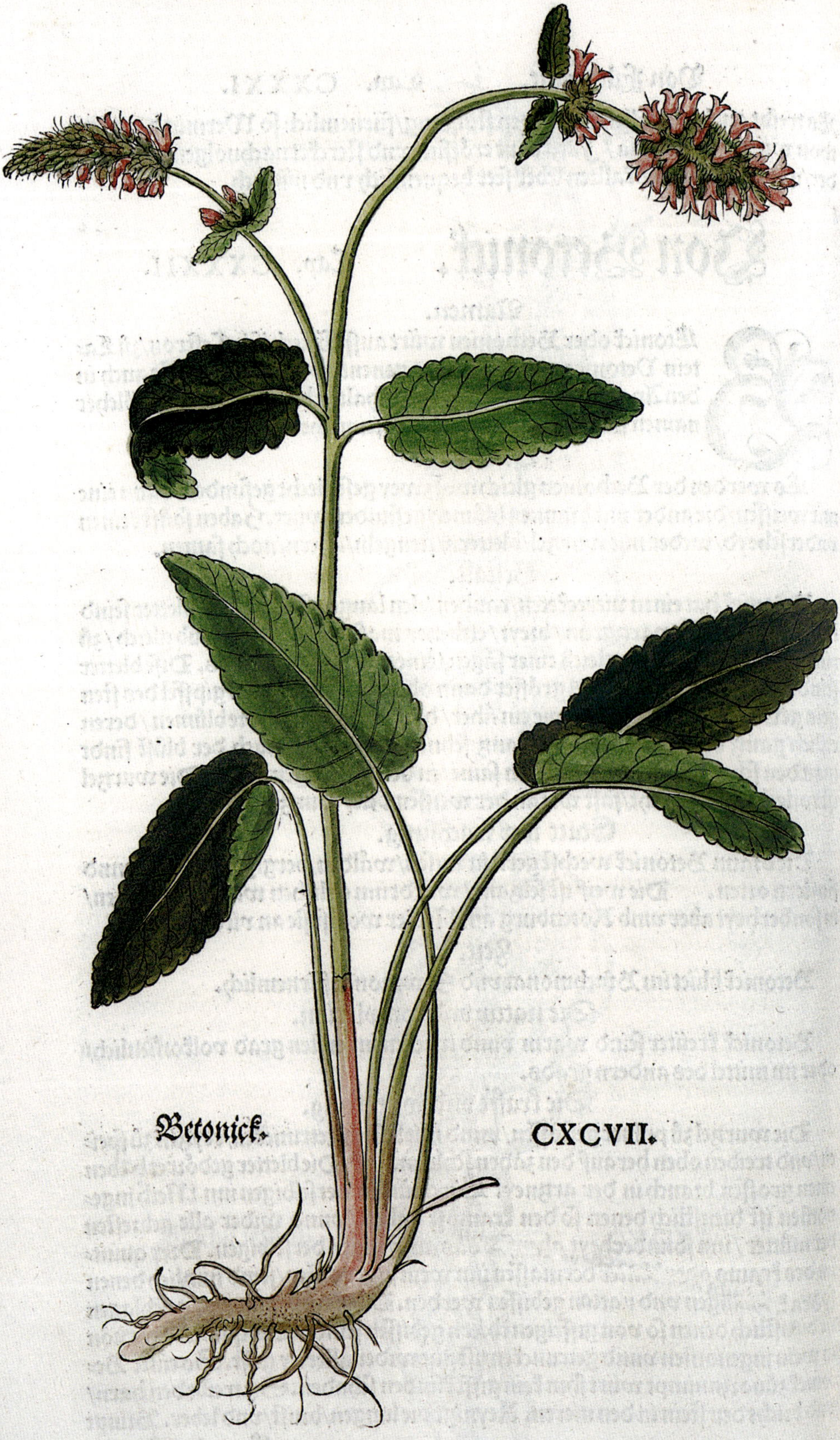

Betonick. CXCVII.

E den frawen jhre zeit/vnd ist in sonderheyt gůt denen so die fallenden sucht haben/in wasser gesotten vñ getruncken. Lindert den stůlgang mit Meth getruncken vier quintlin schwär. Sterckt die dewung so einer nach dem nachtmal einer bonen groß mit gesottnem hönig jnnimpt. Dergleichen soll es auch gebraucht werden von denen/welchen sawr übersich köpelt. In geringem wein jngenommen bekompt sie wol denen so blůt speien. Item denen so das hüfftwee haben/vnd schmertzen der blasen/in wasser gesotten. Ist gůt denen so die geelsucht haben/vnd wassersüchtig seind. Item denen so die schwindsucht haben/vnd eyter vmb die brüst. Betonick ist seer gůt zů den lamen glidern.

Von Negelblůmen. Cap. CXXXIII.

Namen.

A Die Negelin oder Negelblůmen werden auch Graßblůmen genent/von wegen jhrer graßbletter. Vonn den allten Griechen seind sie Betonicæ gheyssen worden. Daher kompts das mans noch zur zeit inn den Apotecken Tunicas/mit einem zerstörten vnd halben namen nent/für Betonicas/wie wir sölchs in vnserm Lateinischen kreüterbůch nach der leng haben angezogen.

Geschlecht.

Der Negelblůmen seind fürnemlich zwey geschlecht/zam vnd wild. Der zamen findt man auch gefüllt vnd vngefüllt von mancherley farben. Dañ jhr ettlich seind gantz weiß/ettlich leibfarb/ettliche werden blůtrot/ettliche schwartz-
B rot. Hergegen findt man Negelin die seind mit farben zertheylt/als rot vnnd weiß/das ist/die roten bletter übertreffen mit der zal die weissen/vñ widerumb ettlich weiß vnd rot. Es seind auch ettlich diser blůmen weiß/vñ mit kleinen roten tröpfflin besprengt. Ettliche aber seind rot/vnnd mit weissen strömlin oder milchtröpfflin vnderzogen. Der wilden Negelin seind auch fürnemlich zwey geschlecht/ettlich haben satt rote oder gar nach leibfarbe blůmen mit fünff bletlin/die heyßt man Blůtströpfflin/oder Dondernegelin. Ettlich haben braunweiß zasecht oder gefidert blůmen/mögen Feldtnegelin genent werden. An ettlichen orten nent mans Můtwillen vnd Hochmůt.

Gestalt.

C Die zamen Negelin haben bletter beynach wie der Knoblauch/oder Lauch/langlecht/spitzig/vnd äschenfarb. Jhre stengel seind rund/elen lang/vnd zů zeiten lenger/knöpffecht/die sich in einander fügen gleich als die büchßlin. Die blůmen seind über die massen hüpsch von farben/als weiß/leibfarb/schwartzrot/liechtrot/weiß zerteylt/rot zerteylt/weiß vnnd rot gesprengt/gefüllt vnd vngefüllt/wie vormals ist angezeygt/riechen wol als die rechten Negelin. So man dise blůmen nit abbricht/so bringen sie schwartzen samen als Zwibel samen/in den langen köpfflin verschlossen. Die wurtzel ist rotlecht vnd reucht wol.

Die wilden Negelin Blůtströpfflin genent/seind mit stengel/graß oder bletter/knöpff/blůmen/vñ wurtzeln/den zamen gleich. Die blůmen aber seind die kleinsten vnder allen Negelin blůmen/vnnd einfach/mit fünff oder sechs blettlin. Die Feldtnegelin seind mit graß/stengel/knöpfflin/auch den zamen

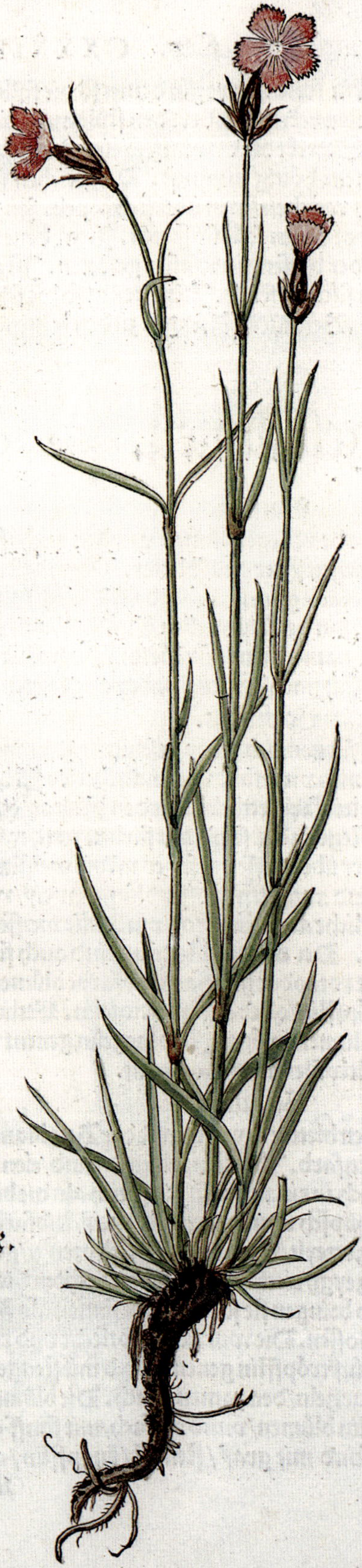

Dondernegele. CXCVIII.

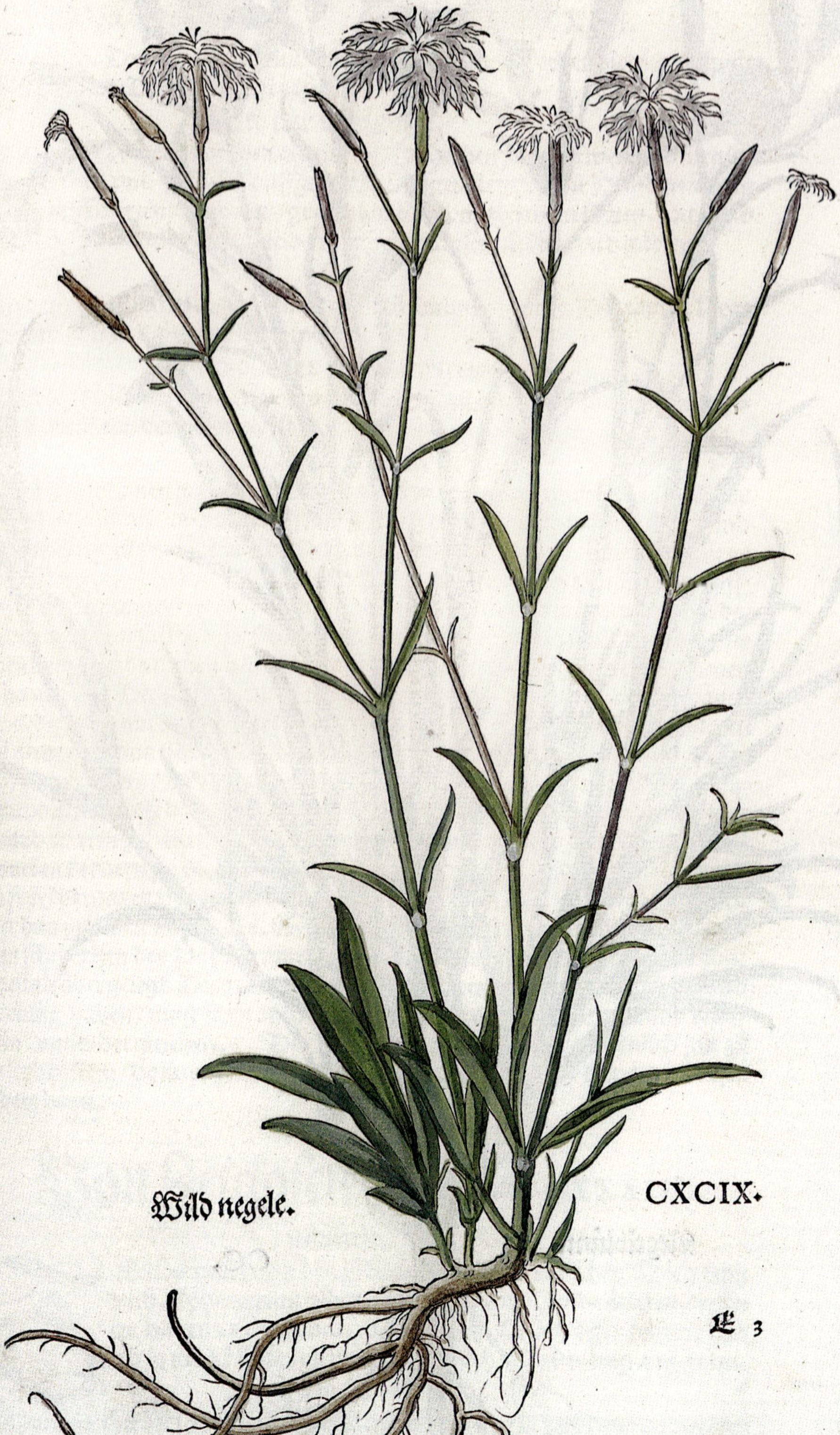

Wild negele.

CXCIX.

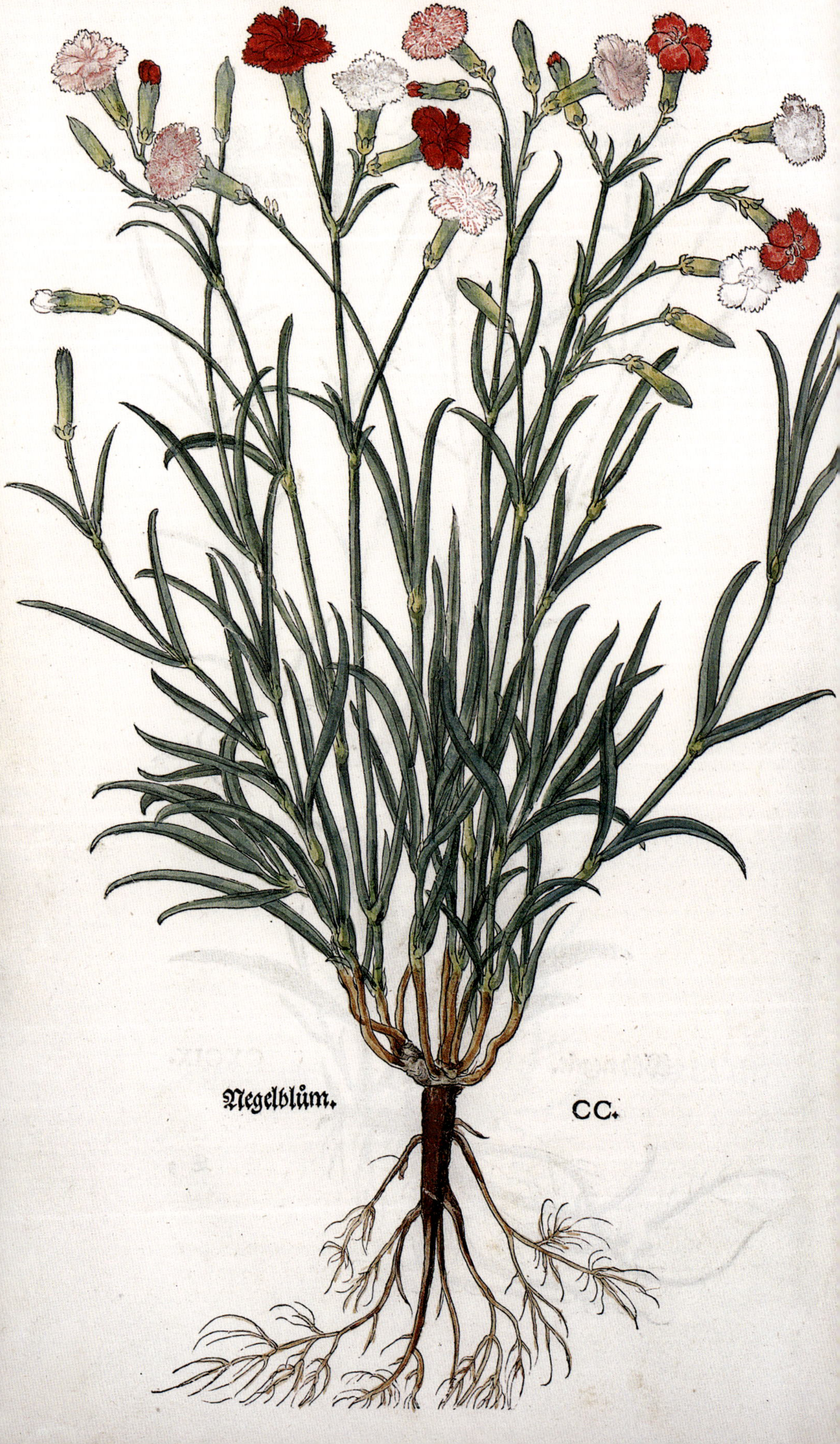

Negelblům. CC.

D ettwas gleich. Deren blůmen seind braunweiß / vnd ein yedes blettlin zerspalten vnd gefidert. Die wurtzel ist zasecht.

Statt irer wachsung.

Die zamen Negelin werden allenthalben von den jungfrawen vnd menigklich in scherben vnd gefässen auffgezogen vnd gepflantzt. Die Dondernegelin wachsen auff dürren / sandigen / grasechten / vñ vngebawten stetten. Die Feld negelin wachsen auch von sich selbs in ettlichen wisen / äckern vnd gärten.

Zeit.

Beyderley geschlecht blůmen findt man zů summers zeiten. Der zamen Negelin blůmen weren biß in winter hinein.

Die natur vnd complexion.

Die Negelblůmen seind warm vnd trucken / das man leichtlich auß dem geschmack abnimpt / der do bitter ist.

E

Die krafft vnd würckung.

Die Negelblůmen gepuluert vnd in weissem wein getruncken / seind gůt für schlangen / scorpion / vnd allerley stich vñ bißz der vergifften thiern. Darumb die allten sölche zů verwarung des leibs seer gebraucht haben. Sie seind gůt getruncken denen so den fallenden siechtag haben / in sonderheyt die Blůtströpfflin. Heylen die wunden vñ den krebß / dariñ gestrewt / doch soll man vorhin die wunden mit dem safft der auß disem kraut getruckt ist wäschen. Man mag sie auch in der speiß brauchen wider die würm im leib. Sie ziehen die gebrochnen bein herauß. Der safft getruncken bewaret vor der pestilentz / vnnd ist auch die entledigen so mit diser kranckheyt begriffen seind. Es würt auß den blůmen ein öl gemacht / das ist nützlich denen so vonn einem wůtenden hund gebissen seind / zů den fisteln / vñ ohrmützeln / angestrichen. Negelblůmen safft in die augen gethon / scherpfft das gesicht. So sie in wasser gesotten werden / vnd sölchs
F im mund warm gehalten würt / linderts den schmertzen der zän. Diser gestalt getruncken fürdern sie die gebürt. Die blůmen gepuluert vnd getruncken morgens früe / bewaren vor trunckenheyt. Seind gůt mit essig vñ Meth genom̃en wider das grawen vnd speien. Gesotten in wasser vñ übergeschlagen / miltern sie den schmertzen des Podagrams. Ziehen auß das gifft des wůtēden hunds / der gestalt übergelegt. Dieweil dañ die Negelblůmen so mancherley krafft vnd würckung haben / mag man auch Conseruen darauß machen / wie auß Viol / Rosen / vnnd dergleichen. Der wilden Negelin safft ist treffenlich gůt zů dem lendenstein / dann er zermalet vnd treibt denselbigen auß durch die blasen mit dem harn.

Von Zeitlosen. Cap. CXXXIIII.

Namen.

A Zeitloß würt von den Griechen vnd Lateinischen Colchicum vnd Ephemerum geheyssen. Die nachuolgende ärtzt vñ kreütler habens Hermodactylum genent. Vrsach diser namen hab ich in meinē Lateinischen kreüterbůch nach der leng angezeygt.

Gestalt.

Gegen dem Herbst so kom̃en dise nackete blůmen herfür auß den runden zwibelen / die seind mit schwartzroten schelfen außwendig überzogen / inwendig

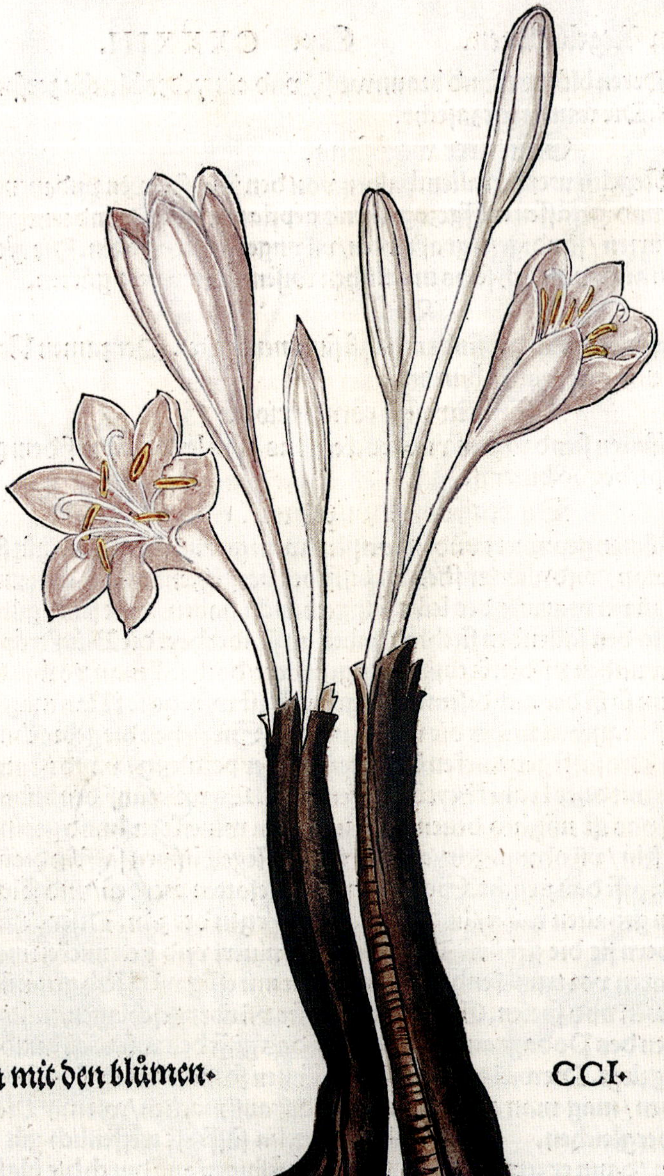

Zeitloſen mit den blůmen. CCI.

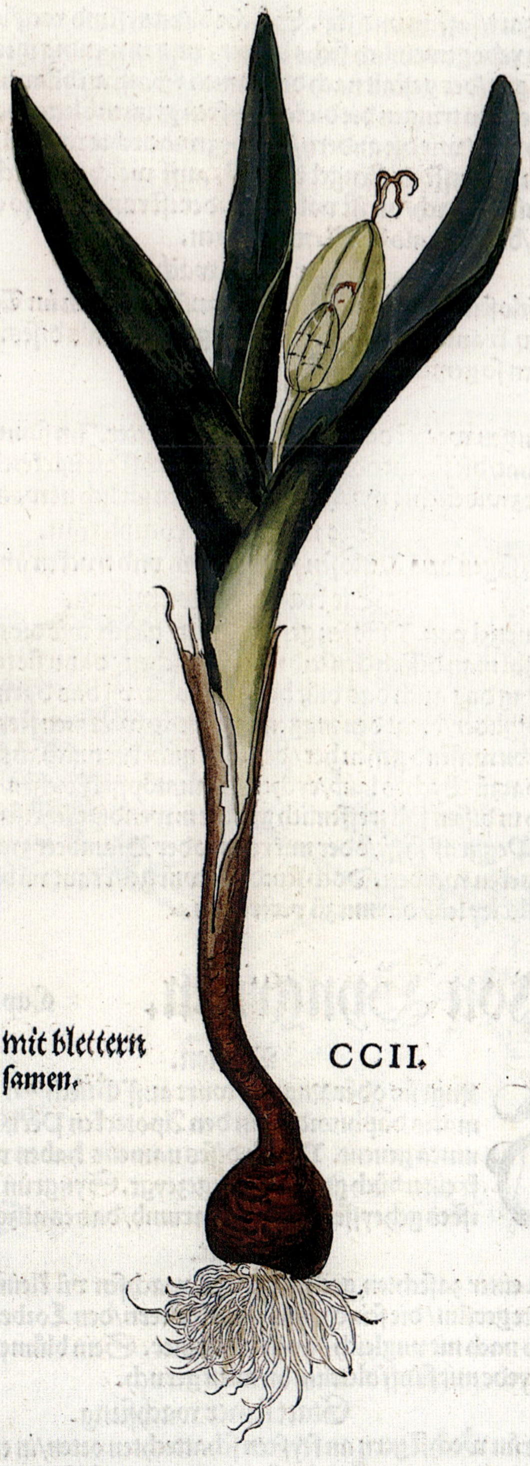

Zeitlosen mit blettern vnd samen.

CCII.

B aber weiß/zart/safftig vnd süß. Sölche blůmen seind weißlecht oder leibfarb/ vnd hat ein yede gemeinlich sechs bletter / vnd inwendig jhre geele zäpfflin wie andere Gilgen/der gestalt nach den zamen Saffran blůmen gantz gleich. Gegen dem Lentzen tringen die dicken feyßten grünen bletter her für / deren ettlich drey/ettlich vier/ wie die andern/ runde zwibelechte wurtzel haben. Zwüschen denselbigen schleufft ein stengel herauß / auff welchem wechßt ein frucht einer küe tutten nit vngleich/die ist vol samen/der ist rund/vnd so er zeitiget würdt er braunlecht/beynach als der Rettich samen.

C

Statt seiner wachsung.

Die Zeitlosen wachsen allenthalben auff den wisen im Teütschen land/vnd ist kaum ein kraut das so in grosser menge wechßt als dises. Ist anderßwo nit allenthalben so gemein als bey vns.

Zeit.

Im Lentzen wechßt das kraut / oder die bletter. Im summer/fürnemlich im Brachmonat/die frucht oder samen. Im Herbst die nackete blůmē. Im winter zeitigen die zwibelechte wurtzeln/vnd stossen järlich newe augen her für.

Die natur vnd complexion.

D Ettlich sagen das Zeitlosen seind warm vnd trucken im andern grad.

Die krafft vnd würckung.

Die wurtzel von Zeitlosen gessen tödtet / gleich wie die gifftige schwam̃en. Darumb sol man dise in den leib nit gebrauchen / dann sie treibt also seer durch den stůlgang das auch das blůt hernach folgt/vñ das darumb/ sie verseert die inwendige glider/brent den magen/vnd beschwert jnen seer. Wo einer aber dise wurtzel vnwissend gessen het / dem soll man küe milch zů trincken geben. Ettlich thůn darzů Eyches laub/eychel/Granatöpffel schelfen/vnd Quendel. Es seind auch in disem fall treffenlich gůt die inwendige schelfen an den Castanien so sie mit Weggraß safft/oder mit reben oder Brombeer zweigen in wein gesotten/getruncken werden. Doch seind die wurtzel/kraut vñ blůmen der Zeitlosen nützlich allerley leüß darmit zů vertreiben.

Von Syngrüen. Cap. CXXXV.

Namen.

A Syngrün oder Yngrün würt auff Griechisch vnd Lateinisch Clematis daphnoides/ in den Apotecken Peruinca vnd Vinca peruinca genent. Vrsach dises namens haben wir im Lateinischen kreüterbůch gnůgsam angezeygt. Syngrün aber vnnd Yngrün ist es geheyssen worden darumb/das es allzeit grün bleibt.

Gestalt.

Vonn einer zasechten geelen wurtzel wachsen vil kleine / als die Bintzen/ knöpffechte gertlin/ die seind mit kleinen blettern/den Lorberblettern der gestalt vnnd farb nach nit vngleich / doch vil kleiner. Sein blůmen seind purpurfarb blaw/ein yede mit fünff blettlin/on allen geruch.

Statt seiner wachsung.

Syngrün wechßt gern an feyßten schattechten orten/in ettlichen graßgärten hinder den zeünen/vnder den hecken/vnd an den felsen.

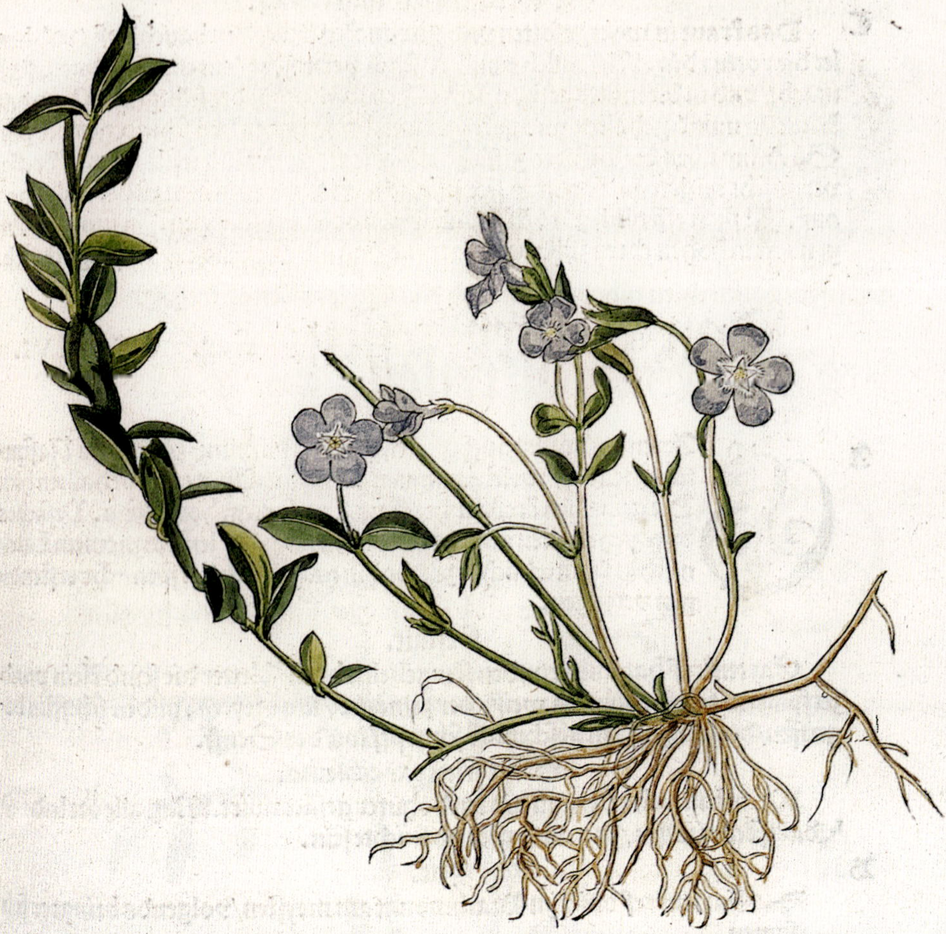

Syngrün. CCIII.

B Zeit.

Wiewol man diß kraut findt über winter grün / dañ es mag allerley frost vnd wetter dulden / doch blüet es im früling / fürnemlich im Mertzen vnd Aprillen am meysten. Jch hab aber seine blůmen noch im Augstmonat gefunden.

Die natur vnd complexion.

Syngrün zeücht zůsamen vnnd ist ettwas bitter / darumb trücknet es auß / doch on alle scherpffe.

Die krafft vnd würckung.

C Das kraut in wein gesotten vnd getruncken stellet den bauchfluß / vnd heylet die roten rhůr. Mit milch vnnd rosenöl vermischt / ein zäpfflin darauß gemacht / vnd in die můter gethon / legt es den schmertzen derselbigen. Wann das kraut im mund gehalten vnd gekewet würdt / so legt es den schmertzen der zän. So mans über die bißz der gifftigen thier legt / heylet es dieselbigen. Mit essig vermischt vñ getruncken / ist es seer nützlich. Stellt das blůten zů der nasen herauß. Jst fürtreffenlich gůt den so blůt speien oder außspürtzen. Jn summa / Yngrün ist in hohen ehren zůhaben / darumb das allerley blůtflüß krefftiglich stelt.

Von Gartenkressen. Cap. CXXXVI.

Namen.

A GArtenkreß würt auff Griechisch Cardamum / zů Latein Nasturtium genent / welchen namen es inn den Apotecken behallten hat. Die gemeinen kreütler heyssens Cressionem hortensem. Vrsachen diser yetzerzelten namen findt man nach der leng in meinem Lateinischen kreüterbůch erzelt / dahin mögen sich die spraachverstendigen verfügen.

Gestalt.

Gartenkreß hat einen runden stengel / elen hoch / bletter die seind klein vnnd zerspalten. Seine blůmlin weiß / der same geel / inn breyten runden schifflin begriffen / derselbig ist am geschmack scharpff wie der Senff.

Statt seiner wachsung.

Wechst allenthalben inn gärten dohin er gesäet würt. Mag alle ort leiden / bedarff keins mists / kan auch wol on feüchte sein.

B Zeit.

Der Gartenkreß blüet im Brachmonat am meysten / volgends bringt er seinen samen.

Die natur vnd complexion.

Der samen des Gartenkreß ist warm vnnd trucken im vierdten grad. Das kraut auch so es dürr würt / hat gleiche natur vnnd krafft wie der same. So es aber noch grün ist / hatt es ein wässerige feüchtigkeyt noch bey jhme / vnnd ist demnach nit so scharpff / also das mans zur speiß mit brot wol brauchen mag vnnd kan.

Krafft vnd würckung.

Der samen ist scharpff / vnd demnach dem magen widerwertig. Reyniget den bauch. Treibt auß die würm mit hönig genom̃en. Macht das miltz kleiner. Bringt den frawen jre kranckheyt. Reytzt zur vnkeüscheyt. Jst der krafft nach

dem

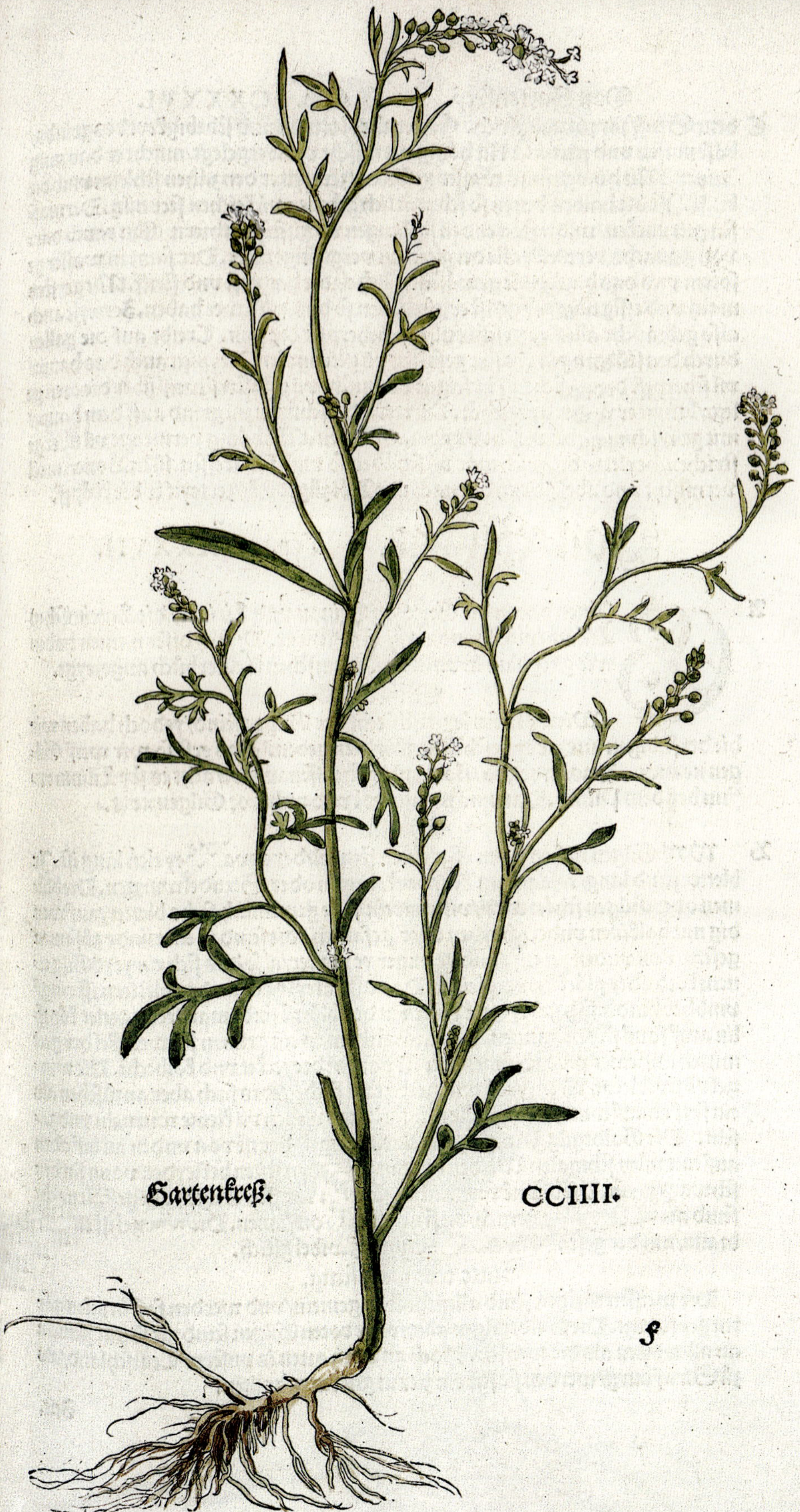

Gartenkreß.

CCIIII.

f

C dem Senff samen gar gleich. Heylet alle blatern vnnd schebigkeyt des grinds/ böse masen vnd flecken. Mit hönig vermischt vñ übergelegt/ macht er das miltz kleiner. Mit hönig vnnd wasser gesotten/ zerteylt er den zähen schleim vmb die brust. Ist derhalben denen so schwärlich athmen vñ keichen seer nütz. Dermassen getruncken/ widersteet er den schlangen vñ gifftigen thiern. Ein rauch darvon gemacht/ vertreibt alle dergleichen vergifftige thier. Der same in wasser gesotten vnd das haubt mit gewäschen/ behelt die har vest vnd steiff. Mit gersten maltz vnd essig übergelegt/ ist er gůt denen so das hüfftwee haben. Zerteylt auch also gebraucht allerley geschwulst. Scherpfft die sinn. Treibt auß die gallen durch den stůlgang in wasser gesotten vñ getruncken. Reynigt auch das haupt/ vñ scherpfft das gesicht. Mit feigen vermischt vñ pflasters weiß über die oren gelegt/ bringt er wider das gehör. Vertreibt die schůpen vñ grind auff dem haupt/ mit genßschmaltz vermischt vñ übergestrichen. Mit hönig vermengt vñ übergestrichen/ heylet er die geschwär vñ schäden so vmb sich fressen. Mit Bonen meel vermischt vnd übergelegt/ darnach mit Köl zůgedeckt/ zerteylt er die kröpff.

Von Gilgen. Cap. CXXXVII.

Namen.

A Gilgen haben die Griechen Crinon vnd Lirium/ die Lateinischen Lilium/ vnd Junonis rosam genent. Vrsach diser namen haben wir gnůgsam in vnserm Lateinischen kreüterbůch angezeygt.

Geschlecht.

Wiewol vilerley geschlecht der Gilgen seind/ yedoch haben wir hie derselbigen nur zwey geschlecht zů malen geben. Das erst so wir weiß Gilgen nennen. Das ander/ so Goldtgilg geheyssen würdt/ acht es sey Lilium rufum bey dem Plinio. Darumb mans wol vnd recht rot Gilgen nent.

Gestalt.

B Weiß Gilgen haben selten über einen stengel/ der etwan drey elen lang ist. Jr bletter seind lang/ wie an den Knabenkreütern oder Stendelwurtzen. Die blůmen oder Gilgen schön weiß/ vnd hat ein yede gemeinlich sechs bletter/ außwendig mit holkälen vnderscheyden oder gefallten/ die seind in ein ründe zůsamen gesetzt/ von vnden an eng/ vnd ye lenger ye weiter/ also das sich ein yede Gilg einem korb oder glöcklin vergleicht. Das eüsser teyl oben an den blettern ist ringß vmbher hindersich gebogen. Mitten in den blůmē findt man sechs geeler köpfflin auff souil fäden hangen/ darnach sicht man ein grünen schwenckel der geet mitten auß einer yeden blůmen/ der ist vornen dreyecket vnd kolbecht. Die wurtzel ist zwiblecht/ vñ ein yede wurtzel hat vil fach/ yedes fach aber anzůsehen als C ein feyßt haußwurtz blettlin. Am zwibel steen vnden vil kleine wurtzeln vnd zaseln. Die Goldtgilg gewindt nur einen stengel/ der ist von vnden an biß oben auß mit vilen schmalen Weiden blettlin zů beyden seiten bekleydet/ vonn farben schwartzgrün. Die blůmē vergleichen sich den weissen Gilgen der gestalt nach/ seind aber feür rot/ on geruch/ on frucht vnnd on samen. Die wurtzel ist ettwas braun/ mit der gestalt den weissen Gilgen zwibel gleich.

Statt irer wachsung.

Die weissen Gilgen seind allenthalben gemein/ vnd werden fast in allen gärten gepflantzt. Die Goldtgilgen aber/ oder roten Gilgen seind nit so gar gemein an allen orten als die weissen. Doch an vilen orten in vnserm Teütschland/ als zů Straßburg/ werden sie für ein zier in gärten gehallten.

Zeit.

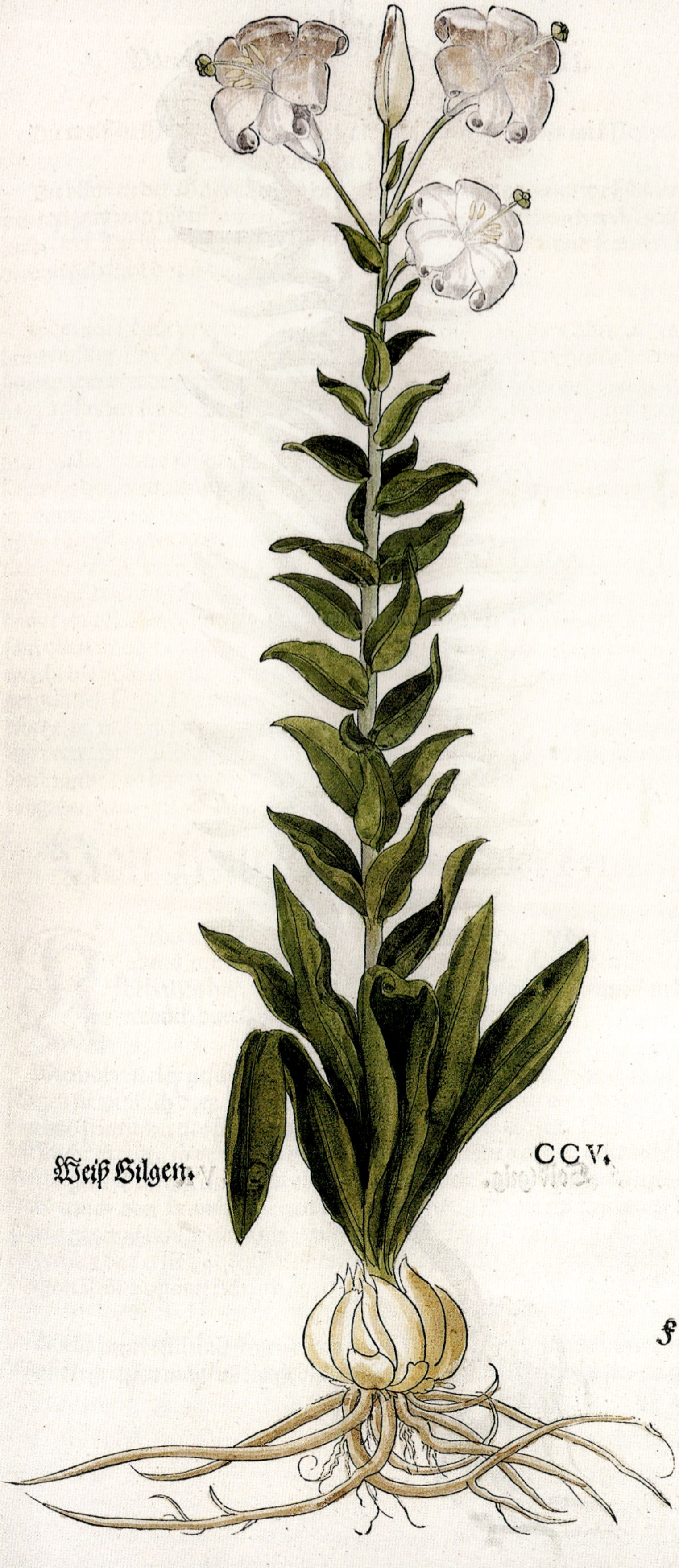

Weiß Gilgen.

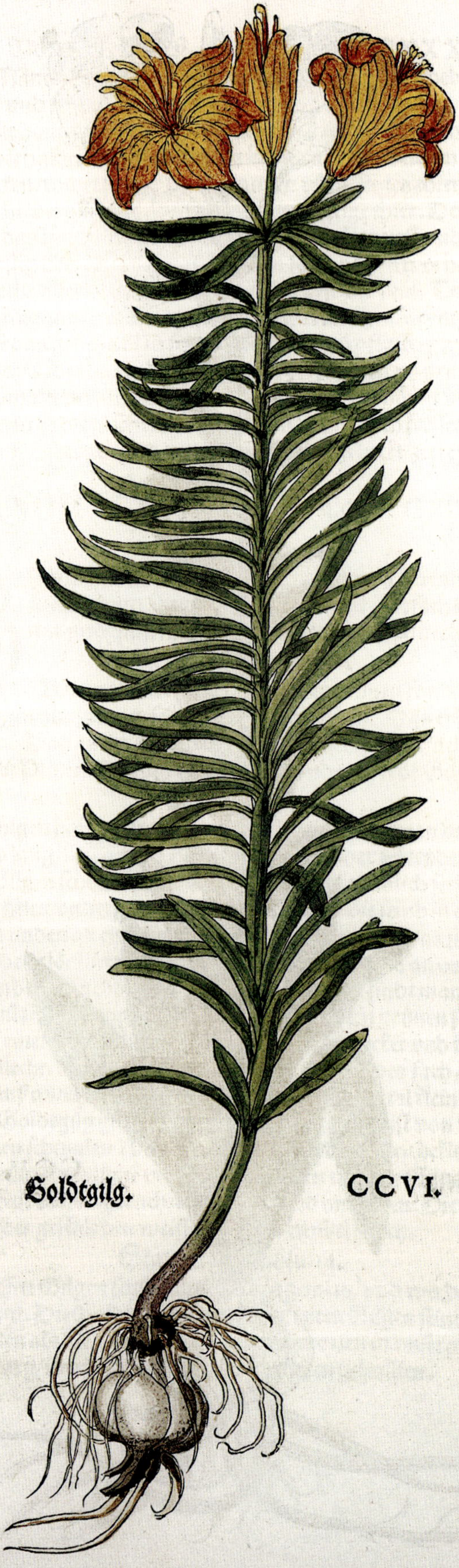

Goldtgilg.
CCVI.

C

Zeit.

Die weissen Gilgen blüen im Brachmonat/die roten aber im Meyen.

Die natur vnd complexion.

Die blůmen der Gilgen haben eim vermischte natur/dann jhr substantz ist zum teyl zart vnd subtil/zum teyl grob vnd jrdisch/zum teyl auch wässerig vnd temperiert. Die bletter vnd wurtzel trücknen im ersten grad/vnd seubern/doch die wurtzel mehr dann die bletter.

D

Die krafft vnd würckung.

Gilgenöl ist gůt zů erweychung der neruen/in sonderheyt aber zů der verherten můter. Die bletter vñ wurtzel verzeren mittelmässig. Seind derhalben so sie warm werden übergelegt gůt zů dem brandt vom feür/vnd denen so von natern gebissen seind. Die wurtzel allein geröst oder in äschen gebraten vñ zerstossen mit rosenöl vermischt/vñ übergelegt/ist dem brandt seer dienstlich. Heylet auch alle andere wunden zůsamen/in essig gebeytzt vnd jngemacht. Der safft von den blettern mit essig vnd hönig gesotten/ist ein gůte artzney zů allerley wunden frisch vnd allt. Die wurtzel mit hönig vermischt vñ zerstossen/heylet die abgeschnitten neruen oder sennadern/vnd die verruckte glider. Diser gestalt gebraucht/ vertreibt sie allerley flecken vnd mäler an der haut/vnd sonderlich vnder dem angesicht/ die fliessende geschwär/vñ schůpen des haupts. Gedachte wurtzel zerstossen mit essig/Bilsenkraut/vnd Weytzen meel/ über die geschwollen vnnd hitzige gemecht gelegt/stillt den schmertzen derselbigen vnnd weycht die geschwulst. Der same getruncken ist gůt denen so von den schlangen gebissen seind. Die bletter wann sie grůn seind/leschen sie das rotlauff. Die wurtzel in wein gesotten vnnd drey tag on vnderlaß über die hůneraugen gelegt/vertreibt dieselbigen. Mit öl gesotten vñ angestrichen/macht sie das nach dem brandt das har wider wechst. Der safft von den blůmen angestrichen/bringt den schweyß/vnd macht eyter.

(E in margin beside "Diser gestalt gebraucht")

Von Kürbs. Cap. CXXXVIII.

Namen.

A Kvrbs würt bey den Griechen Colocyntha/bey den Lateinischen aber Cucurbita geheyssen/ welchen namen sie inn den Apotecken behalten hat. Diser namen vrsachen seind im Lateinischen kreüterbůch durch mich gnůgsam dargethon.

Geschlecht.

Wiewol vilerley geschlecht der Kürbs gefunden werden/yedoch seind derselbigen fürnemlich drey. Das erst/die groß Kürbs genent/von wegen jrer blůmen vnd frucht/die grösser seind dañ an den andern Kürbsen. Vñ würt zwar dise frucht zů zeiten so groß/ als ein zimlicher kübel. Das ander geschlecht klein Kürbs geheyssen/hat ein kleinere blůmen vnd frucht/deren auch ettlich schlecht seind/ettlich aber krumb gebogen als die hörner. Das dritt geschlecht lang Kürbs genennt bringt ein schöne lange frucht. Seind sonst dise geschlecht/inn sonderheyt das erste vnd letzste/einander mit den blettern nit seer vngleich/wie das gemäl sölchs gantz klärlich anzeygt.

(B in margin beside "seind/ettlich aber krumb")

Gestalt.

Kürbs henckt sich mit seinen reben vnnd fäden an die kreüter/böum/vnnd was sie ergreiffen mag/vñ steigt daran übersich/sonst dieweil jhr stengel gantz

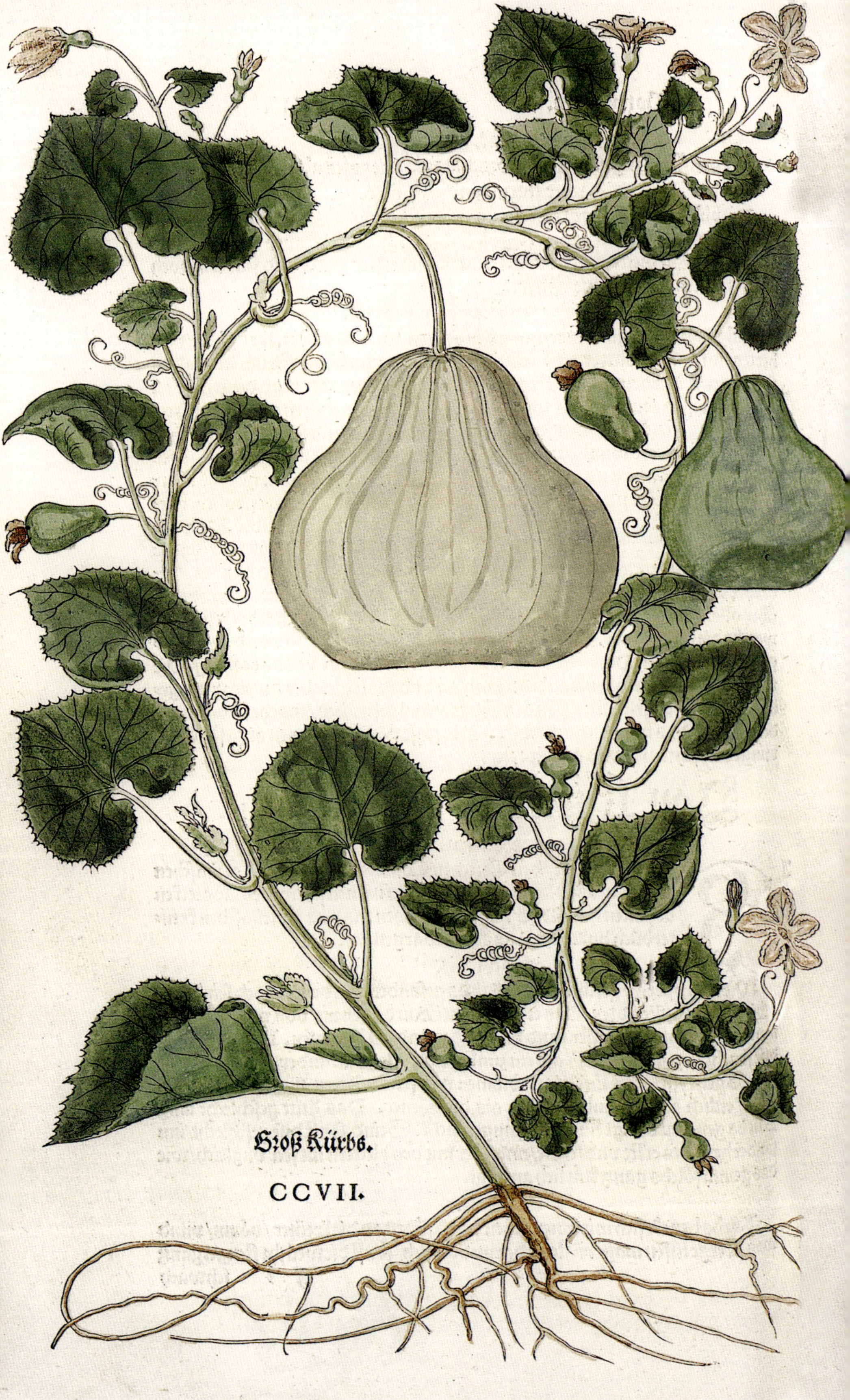

Groß Kürbs.

CCVII.

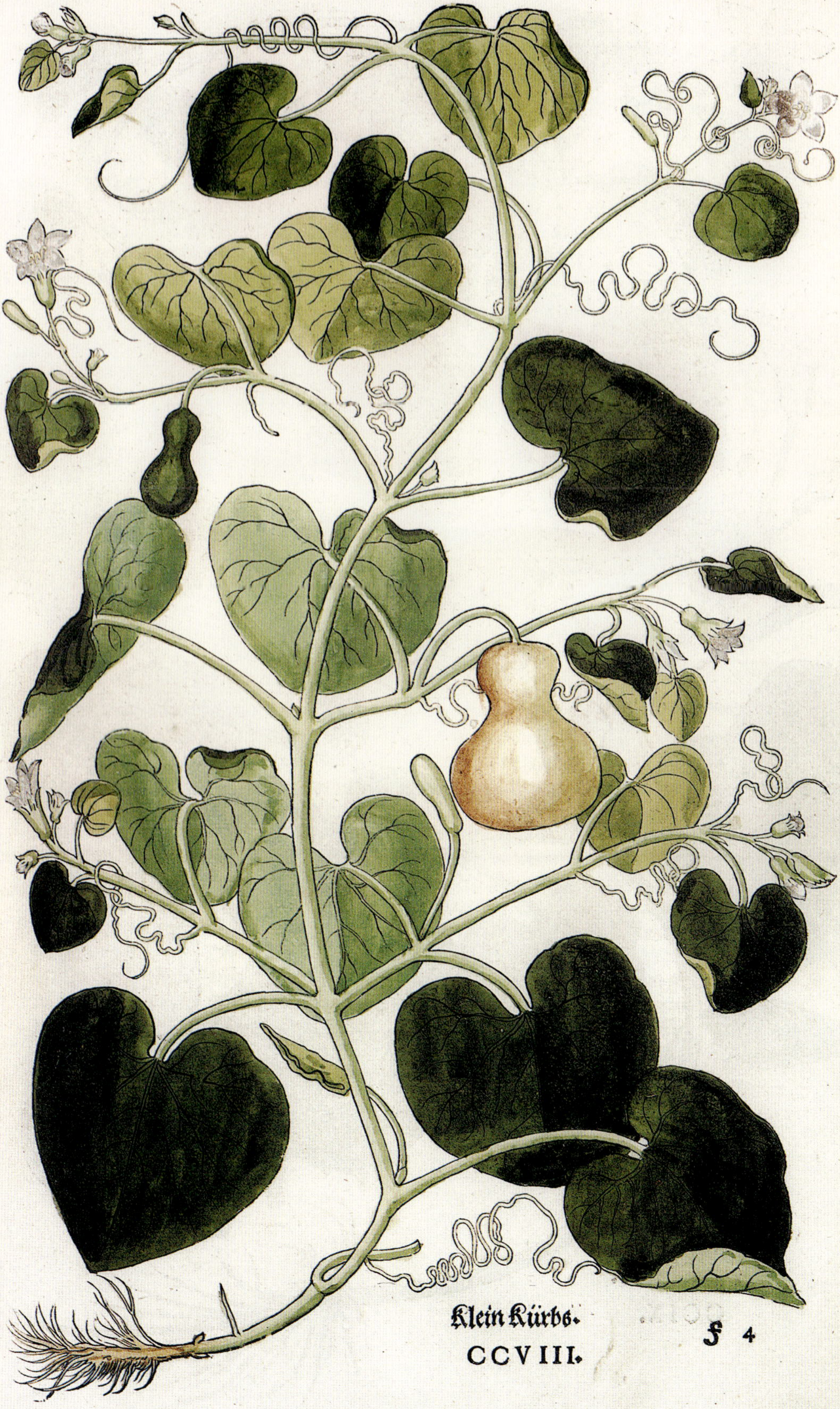

Klein Kürbs.

CCVIII.

F 4

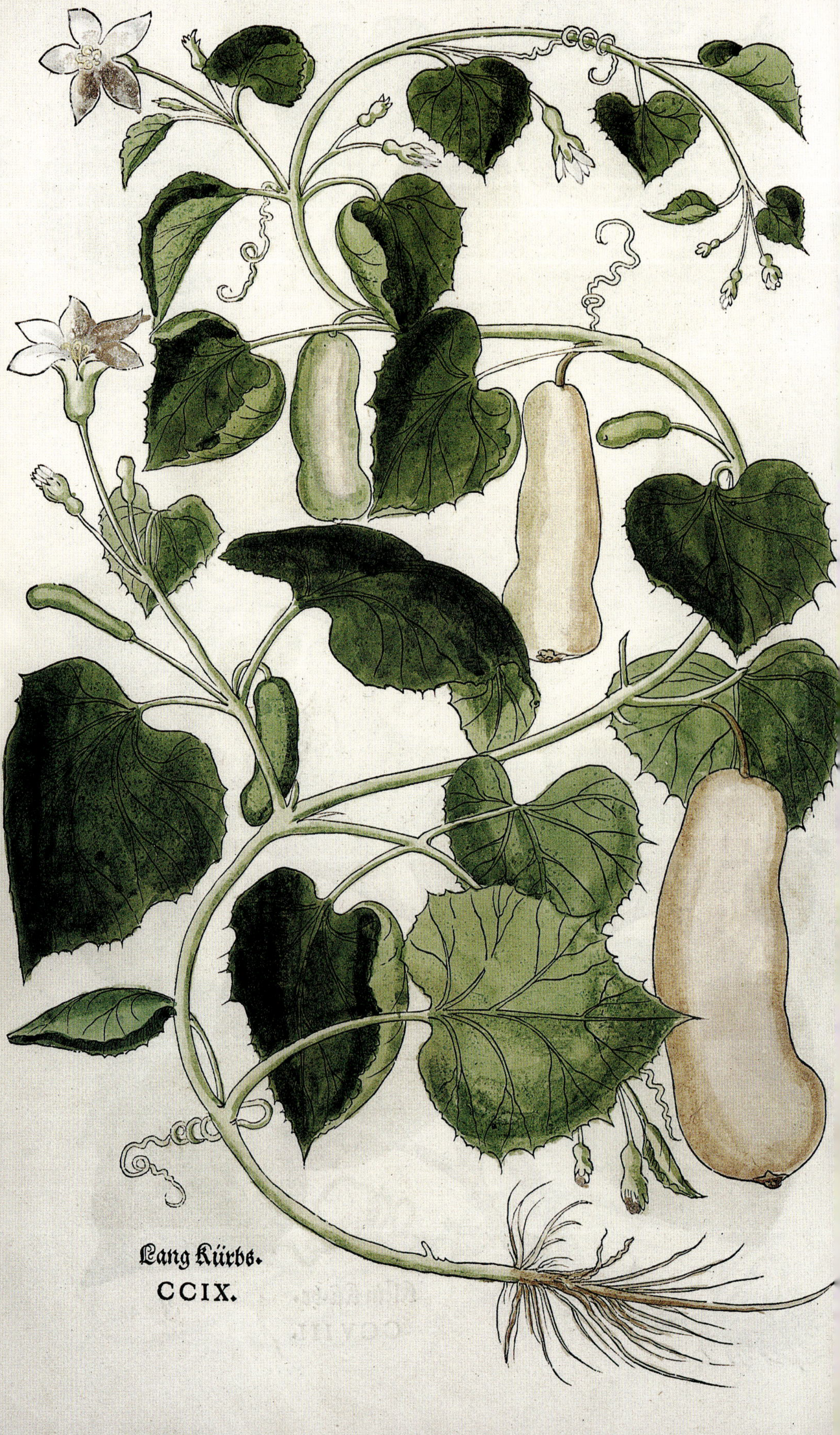

Lang Kürbs.
CCIX.

C schwach ist/kreucht sie auff der erden her/vñ breytet sich seer weit auß. Die bletter seind rund/den grossen Kletten oder Haselwurtz blettern gleich. Die blůmen seind weiß/doch an der erste ein wenig braunlecht. Derselbigen seind zweyerley/die ersten sind gantz wollecht anzůsehen als weisse rößlin/yede blům mit fünff oder sechs blettern/die fallen ab am dritten tag on alle frucht. Die andern blůmen seind kleiner/aber hinden an yeder erscheint auch die frucht/anzůsehen als die kleine wilde holtzbirle. Wann die blůmen verwelcken/nimpt die frucht augenscheinlich zů/vnd werden ettlich diser groß vnd rund/die andern klein vnd rund/ettlich aber gar lang/doch rund. Dise frücht aber seind erstlich alle grůn/darnach werdens falb/bleychgeel/oder leibfarb. In gedachten Kürbsen bringt sie jhren samen/das seind breyte vnd dünne körner.

D

Statt irer wachsung.

Kürbs wechst gern an feüchten vnd wässerigen orten. Vnd wo sie dieselbigen nit haben kan/můß man stäts wasser darbey haben/mag sonst nit übersich komen. Ist ein kraut das man järlich vom samen můß auff bringen.

Zeit.

Kürbs sol im Aprillen gesäet werden/alßdañ blüet sie im Brachmonat. Die frucht würt langsam zeitig/darumb mag man nit wol vor dem Herbst zeitigen samen daruon bekomen.

Die natur vnd complexion.

Alle Kürbs/groß vnnd klein/rund vnnd lang/seind im andern grad kallt vnd feücht.

E

Die krafft vnd würckung.

Kürbs row zerstossen vñ übergelegt/lindert die geschwulst/deßgleichen die hitz der augen/vnnd das Podagra. Der safft von der zerstossen Kürbs/allein/oder mit rosenöl in die ohren gethon/legt den schmertzen derselbigen. Er ist auch gůt angestrichen zů dem brandt. Der safft auß den gantzen Kürbsen getruckt/mit hönig getruncken/lindert den bauch. So einer wein in ein grůne Kürbs geüßt/vnd laßt jhn also dariñ am lufft ein zeit lang steen/trinckt jn darnach nůchter/lindert er den stůlgang. Die Kürbs gessen vertreiben den durst/seind dem magen row gessen gantz schädlich/dañ sie gar hartdewig seind/vnd machen derhalben das sich der magen můß überwerffen. Darumb so mans in F der speiß brauchen will/sollen sie vorhin gekocht werden/es sey durch sieden/rösten/oder braten. Die rinde von den Kürbsen zů äschen gebrennt/heylet den brandt krefftiglich. Dise äschen heylet auch die geschwär so am mennlichen gemecht sich erzeygen. Der Kürbs same dürr gepuluert in die wunden gestrewt macht das sie mit fleysch werden außgefüllt. Die allten Kürbßreben mit essig vnd süssem wein jngegeben/heylen die roten rhůr. Kürbs seind der brust/lungen/vnd blasen gůt/in sonderheyt wo sich überige hitz an disen orten erregt. Alle die kallter vnd feüchter natur seind/sollen der Kürbs müssig gon. Auch alle die so das därmgicht oder grimmen haben.

Von Colo-

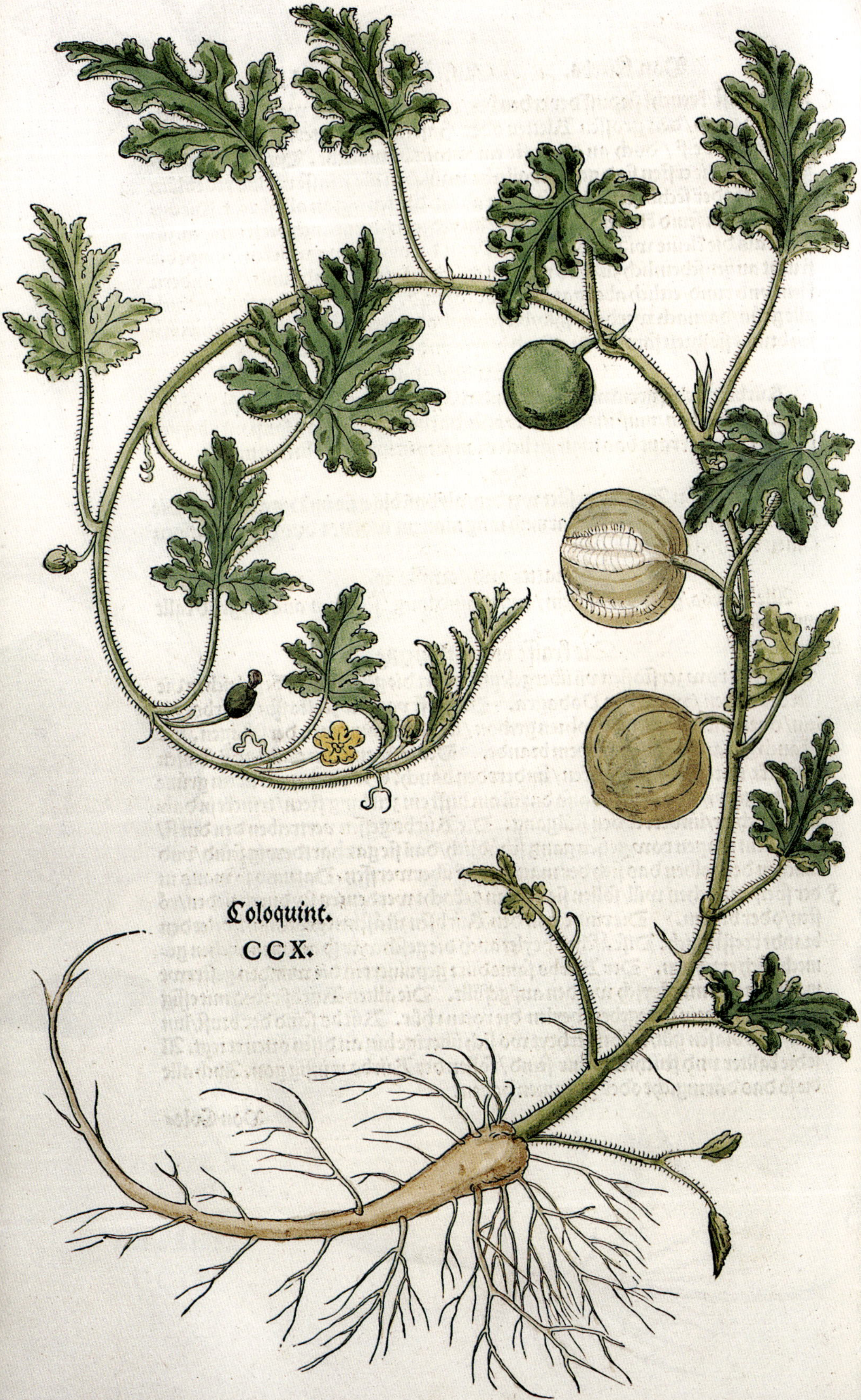

Coloquint.
CCX.

Von Coloquint. Cap. CXXXIX.

Namen.

A Coloquint würt auff Griechisch Colocynthis / zů Latein Cucur-
bita sylvestris genent. Die Apotecker nennen sie Coloquintidam.
Die Coloquint mag auch wol wilder Kürbs nach den Lateini-
schen namen geheyssen werden.

Gestalt.

Coloquint kreücht mit seinen reben vnd blettern auff der erden her. Die blet
ter aber seind gantz rauch / åschenfarb graw / zů ringß vmbher zerschnittē / aller
B ding formiert wie die Citrullen bletter. Die blůmen seind bleychgeel / vñ nit seer
groß. Die frucht ist gantz rund / aller gestalt nach formiert wie ein klein belle.
An der farb ist sie erstlich grůn / darnach aber würdt sie gelflecht / ist inwendig
luck als ein schwam̃ / mit vilen kernen besetzt / am geschmack bitter.

Statt irer wachsung.

Coloquint wechst nit von jhr selbs in vnnsern landen / sonder man můß sie
pflantzen vnd såen. Sie mag auch nit wol auffkommen vnd frucht bringen in
vnser gegne / dañ sie ein warm land vnd erdtrich haben will.

C

Zeit.

Blüet im summer / bringt die frucht gantz spat gegen dem end des Herbstes.
Dieselbig sol nit gesamlet werden biß sie bleychgeel würt. Behellt jre krafft vnd
würckung fünff jar lang.

Die natur vnd complexion.

Coloquint ist warm vnd trucken im dritten grad.

Die krafft vnd würckung.

D Das marck von den Coloquinten öpffel auff ein halb quintlin jngenom̃en
in hönig / purgiert vnnd treibt den zåhen schleim durch den stůlgang auß. Man
mag auch mit myrrhen vnnd hönig pilulen darauß machen / vnnd brauchen.
Des Coloquinten öpffels marck on den samen braucht man in die clystier deren
so das hüfftwee haben / lam seind / vñ das dårmgicht oder grim̃en haben. So
die Coloquinten öpffel außgehölt werden / vnd Meth oder süsser wein darinn
gesotten würdt / vnnd der / nach dem er ist kallt worden getruncken / purgiert er
vñ füret auß den zåhen schleim. Coloquint ist aber dem magen über die massen
schedlich. Derhalben billich von der Oberkeyt sollten gestrafft werden die land
streicher / Juden / vñ andere küeårtzt / welche die leüt mit diser hefftigen artzney
E der massen purgieren / das jhr vil den geyst auffgeben. Aber niemandts ist der
jhm sölchs verderben vnnd sterben viler menschen zůhertzen laß gon. Ja auch
vil Prediger / die sich Euangelisch nennen / vergessen gantz vnnd gar jhres be-
růffs / dem sie trewlich vnnd vleissig sollten außwarten vnnd nachkom̃en / laut
jhrer eygen / ja Christi / leer / vñ richten jhren jarmarckt auff / geben mehr artzney
auß / dañ etwan zween rechtgeschaffne årtzt vnd Doctores. Wolt Gott das sie
jhr befolhen ampt recht außrichtetend / so würden sie warlich souil zů schaffen
haben / das sie vor der geystlichen vnnd seel artzney / wol würden der leiblichen
vergessen / vñ dieselben denen beuelhen / welchen sie außzůrichten zůsteet. Aber
dieweil sie nit vil lust zů der Heyligen schrifft / ja derselbigen einen geringen ver-
stand haben / vnnd jhre predig an der wand herab studieren / gaffen sie anderß
wo hin / vnnd vergessen dieweil was jhr berůff vnnd ampt ist / welches recht-
geschaffnen Theologis vnd Predigern nit zůsteet. Es thůts auch derselbigen
keiner

F keiner nit / allein die stigelhüpffer die nit ob jhren büchern / deren sie doch nit vil haben / bleiben mögen / mischen sich in alle händel / wie man leyder vor augen sicht. Das hab ich hie güter meynung wöllen anzeygen / darmit doch ein yeglicher seinem ampt vnd berüff wolte getrewlich außwarten / vñ sich nit in frembde sach / wie meüßdreck vnder den Pfeffer / mischen / vnd die Oberkeyt doch ein mal wolte ein Christlich jnsehen haben / damit sölcher mißbrauch abgestelt würde. Wiewol aber die Coloquint ein starcke artzney ist / doch mag mans wo es die not erfordert / diser gestalt brauchen. Höle ein öpffel auß wann er wol zeitig ist / vnnd leg das marck sampt den kernen in ein gläßlin mit wein / laß vier oder fünff stund beytzen / darnach truck es durch ein reyn tüchlin / vnd trinck denselben wein / der würdt dich senfftiglich purgieren. Wo aber einer mag ein gelerten Doctorem haben / der gee der Coloquint müssig. Mit dem safft der auß den grünen öpffeln getruckt ist / sol man bestreichen die so das hüfftwee haben.

Von Kütten. Cap. CXL.

Namen.

A Die Kütten werden auff Griechisch vnnd Lateinisch Cydonea vnd Cotonea genent. Vrsachen sölcher namen haben wir in vnserm Lateinischen kreüterbüch angezeygt.

Geschlecht.

Der Kütten seind zweyerley geschlecht. Ettlich derselbigen seind rund / klein / vnd eins güten geruchs. Die andern seind grösser / süsser / vñ nit so herb. Die ersten seind die rechten Kütten / Cotonea geheyssen / die andern aber Struthea.

Gestalt.

B Der Küttenbaum ist dem öpffelbaum nit seer vngleich / allein das er nit so groß würt / dañ die frucht truckt den baum nider / vnd laßt jn nit übersich wachsen. Sein blatt ist ettwas schmal / vnd gegen der erden weißlecht. Die blüst purpurfarb mit weiß vermischt. Die Küttenöpffel ehe vnd sie zeitig werden / seind grün / darnach geel / mit weisser oder grawer wollen überzogen / vnd mit holkälen vnderscheyden / eins lieblichen geruchs.

Statt irer wachsung.

Kütten wachsen hin vnnd wider inn gärten dohin mans pflantzt / doch lieben sie kallte vnd feüchte stett / auch die so in der ebne oder an den tälern ligen.

Zeit.

C Die Kütten blüen langsam / vnnd seind schier die letzsten vnder den beumen die blüen / darumb jhre frucht auch gantz spat im Herbst zeitig würt.

Die natur vnd complexion.

Kütten seind herb vnnd ziehen seer züsamen / derhalben külen sie im ersten grad / vnd trücknen im andern.

Die krafft vnd würckung.

Kütten seind dem magen dienstlich. Die rowen Kütten seind güt zü dem bauchfluß / denen so die roten rhür haben / vnnd blüt speien. Kütten in wasser gesotten vñ übergelegt treiben die müter so auß dem leib geet wider hindersich. Küttenschnitz in hönig gesotten / oder mit hönig jngemacht / treiben den harn / vnd ist

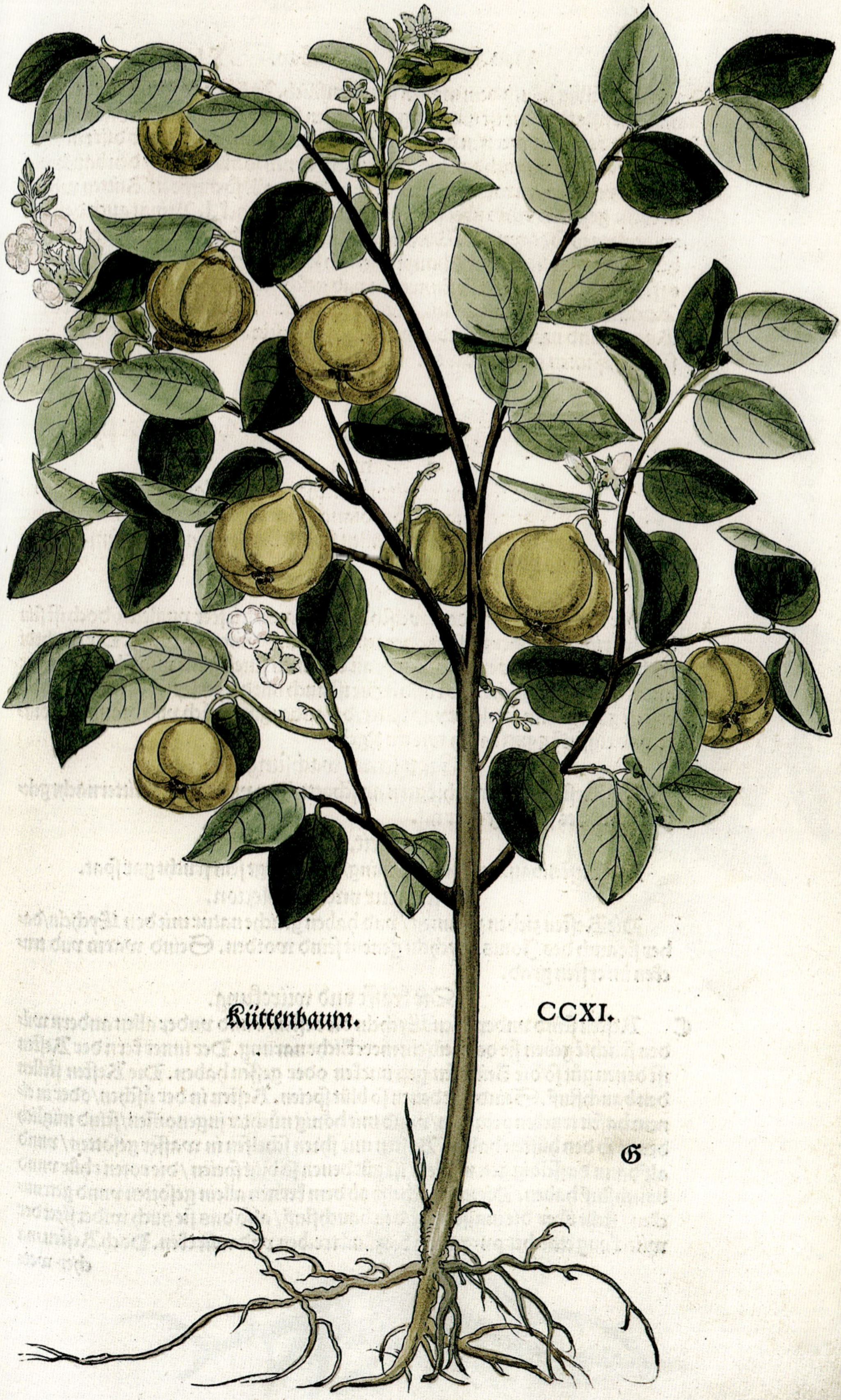

Küttenbaum.　　CCXI.

G

D vñ ist derselbig hönig dem magen seer dienstlich. Auß den rowen Kütten macht man ein pflaster/ die ist gůt übergelegt denen so das bauchlauffen haben/ zů der hitz vnd dem überwerffen des magens. Kütten blůmen grün vnd dürr in wein truncken/ seind nützlich den hitzigen augen/ denen so blůt speien/ den bauchfluß haben/ vnd den frawen die zůuil fliessen. Die wolle so auff den Kütten wechst in wein gesotten vnnd übergelegt/ heylet die Carbunckel. Bringt auch das har wider denen so es außfelt. Kütten nach dem essen vnd trincken gebraucht/ verhüten das die dünst nit ins haupt übersich steigen. So die schwangern weiber offt Kütten essen/ sollen sie sinnreiche vnd geschickte kinder geberen. Vnder den Kütten seind die besten so klein/ rund/ vñ eins gůten geruchs seind. Die kochten Kütten seind milter vnd lieblicher in der speiß zů brauchen/ vnd ziehen auch nit so seer zůsamen als die rowen.

Von Kesten. Cap. CXLI.

Namen.

A Kesten haben die alten Griechen Dios balanos/ die Lateinischen Jouis glandes/ Sardianas glandes/ vnnd Castaneas genent. Vrsach diser namen allen findt man in meinem Lateinischen kreübůch angezeygt.

Gestalt.

Der Kestenbaum ist dem welschen Nußbaum nit seer vngleich/ doch ist sein blatt zů ringßvmbher zersägt oder zerkerfft/ runtzlecht vnd rauch. Die frucht dises baums ist gantz vest vnd kirnig/ an der einen seiten glatt vnd schlecht/ an der andern etwas erhöcht vnd rund. Sie ist auch mit dreyerley schelfen bedeckt/ die erst ist gantz dünn/ rotlecht vnd bitter/ die ander gantz zäch vnd braun/ die dritte vnd eüsserst gantz rauch wie ein Ygel.

B Statt seiner wachsung.

Der Kestenbaum wechst gern an schattechten vnd gegen Mitternacht gelegnen orten/ es sey berg oder tal.

Zeit.

Der Kestenbaum grünt im frůling/ vnd bringt sein frucht gar spat.

Die natur vnd complexion.

Die Kesten ziehen zůsamen/ vnd haben gleiche natur mit den Eycheln/ daher sie auch des Jouis Eycheln genent seind worden. Seind warm vnd trucken im ersten grad.

Die krafft vnd würckung.

C Kesten seind vnder allen Eycheln die besten/ vnnd vnder allen andern wilden früchtẽ geben sie dem leib ein merckliche narung. Der inner kern der Kesten ist denen gůt so die Zeitlosen getruncken oder gessen haben. Die Kesten stellen den bauchfluß. Seind gůt denen so blůt speien. Kesten in der äschen/ oder in einem hafen trucken gebraten/ vnnd mit hönig nüchter jngenom̃en/ seind nützlich denen so den hůsten haben. Kesten mit jhren schelfen in wasser gesotten/ vnnd alßdann dasselbig getruncken/ ist gůt denen so blůt speien/ die roten rhůr vnnd bauchfluß haben. Die inner schelfe ob dem kernen allein gesotten vnnd getruncken/ stellt über die massen seer den bauchfluß/ also das sie auch widerstreet der würckung ettlicher purgation die zůuil treiben vnd würcken. Doch Kesten machen wee-

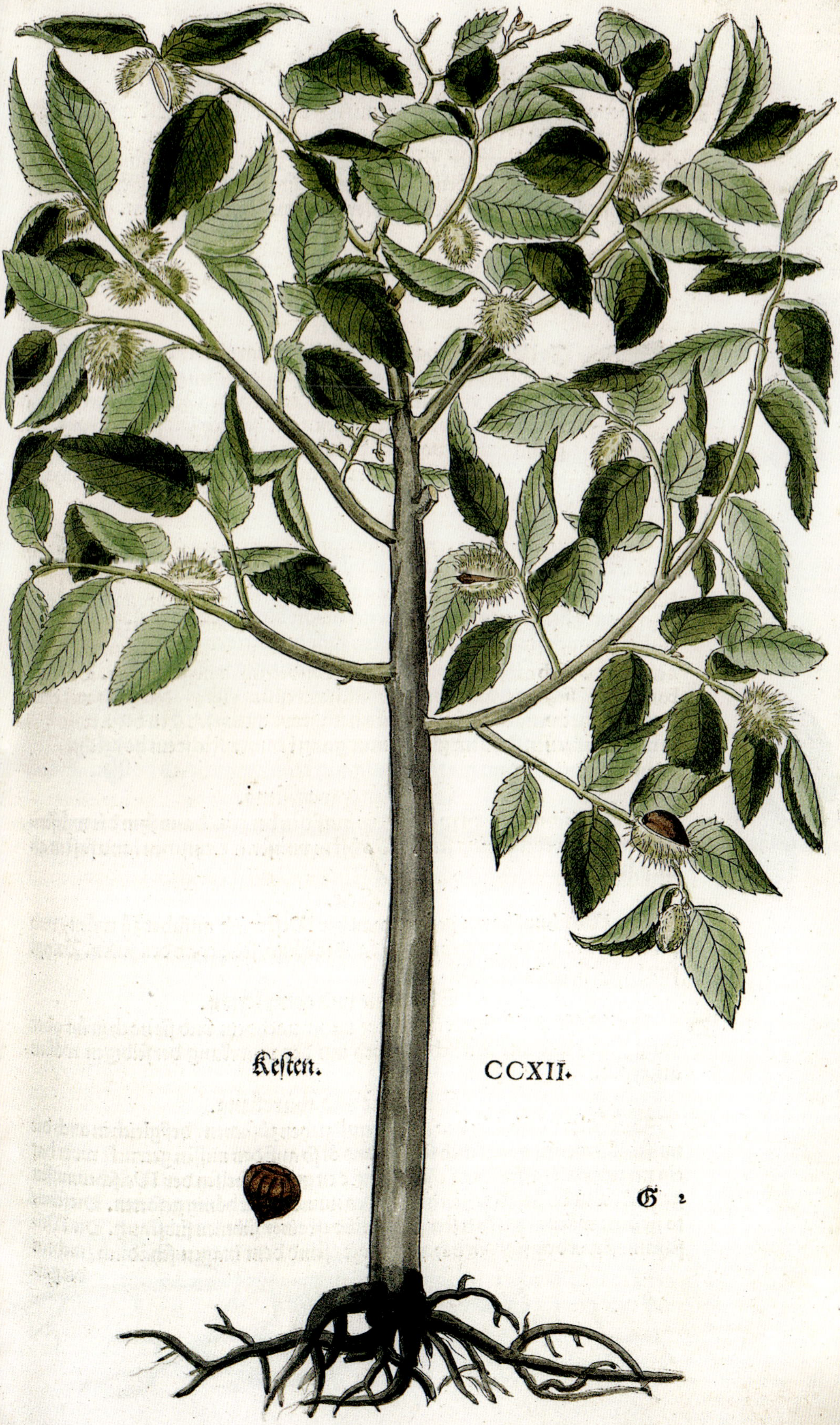

Kesten. CCXII.

G 2

D chen weetagen des haupts/bringen mit sich vil bläst/seind hartdewig so mans row braucht. Wañ mans aber bratet/so werden sie vil bequemlicher zů brauchen/vnd schaden weniger. Gebraten Kesten zerstossen/mit hönig vnnd saltz übergelegt/seind nützlich denen so von eim wůtenden hund gebissen seind. Mit gersten meel vnd essig übergelegt/zerteylen sie die herte der brüsten.

Von Welschnuß. Cap. CXLII.

Namen.

A Die Welschnuß hat einen herrlichen namen bey den alten Griechen gehebt/dañ sie ist von jnen Caryon basilicum genent worden/wie auch bey den Lateinischen/welche sie haben Regiam nucem/das ist/Künigliche nuß/geheyssen. Sie ist auch Persica nux/vnd Juglans genent worden/darumb das mans auß Perside erstlich in das Griechen land gebracht hat/wie wir weitleüffiger sölchs im Lateinischen kreüterbůch angezeygt haben.

Gestalt.

B Der Welschnuß baum ist groß/hat vil wurtzel/vñ einen hohen stam̃en/mit vilen außgestreckten ästen/der würdt auch zů zeiten so dick/das man nit vmbklafftern mag. Sein rinde zerschrindt gern. Die bletter seind breyt vnd lang/eines lieblichen/doch starcken geschmacks. Dise geben einen breyten schatten/der zwar vngesundt ist. Jm anfang des frülings bringen sie einen schůpenden dolden/der thůt sich auff vnd würt geel/steet vndersich/vnd felt herab. Darnach kompt die frucht hernach/welche erstlich mit einer grünen/darnach mit einer herten holtzechten/vnd zů letzst mit einer zarten dünen schelfen bedeckt ist. Die inwendige kernen seind nit glat/sonder gantz krauß/welche ein holtzechte schelf vnderscheydet.

C Statt seiner wachsung.

Der Welschnußbaum wechst gern auff den bergen/dann jhm die wässerige stett gantz widerwertig seind. Wechst in vnnserm Teütschen land fast in allen gärten.

Zeit.

Der Welschnußbaum grünet wañ der Westwind anfahet zů wäen/vnd fahet nit oben an/wie gemeinlich alle andre böum/sonder an den seiten. Bringt sein zeitige frucht im Herbst.

Die natur vnd complexion.

D Die Welschnuß haben ein andere natur nachdem vnd sie noch grün oder zeitig seind/wie wir klärlich hernach inn der würckung derselbigen wöllen anzeygen.

Die krafft vnd würckung.

Die bletter vñ schelfen der Welschnuß ziehen zůsamen/deßgleichen auch die nussen/dieweil sie noch frisch seind. Das öl so auß den nussen getruckt würt hat ein verzerende krafft. Der safft der auß den grünē schelfen der Welschennussen getruckt würdt/heylt die geschwäre des munds/mit hönig gesotten. Die schelf so sie dürr würdt/trücknet seer auß/vnnd ist einer subtilen substantz. Die Welschennuß werden schwärlich verdewet/seind dem magen schädlich/mehren die gal-

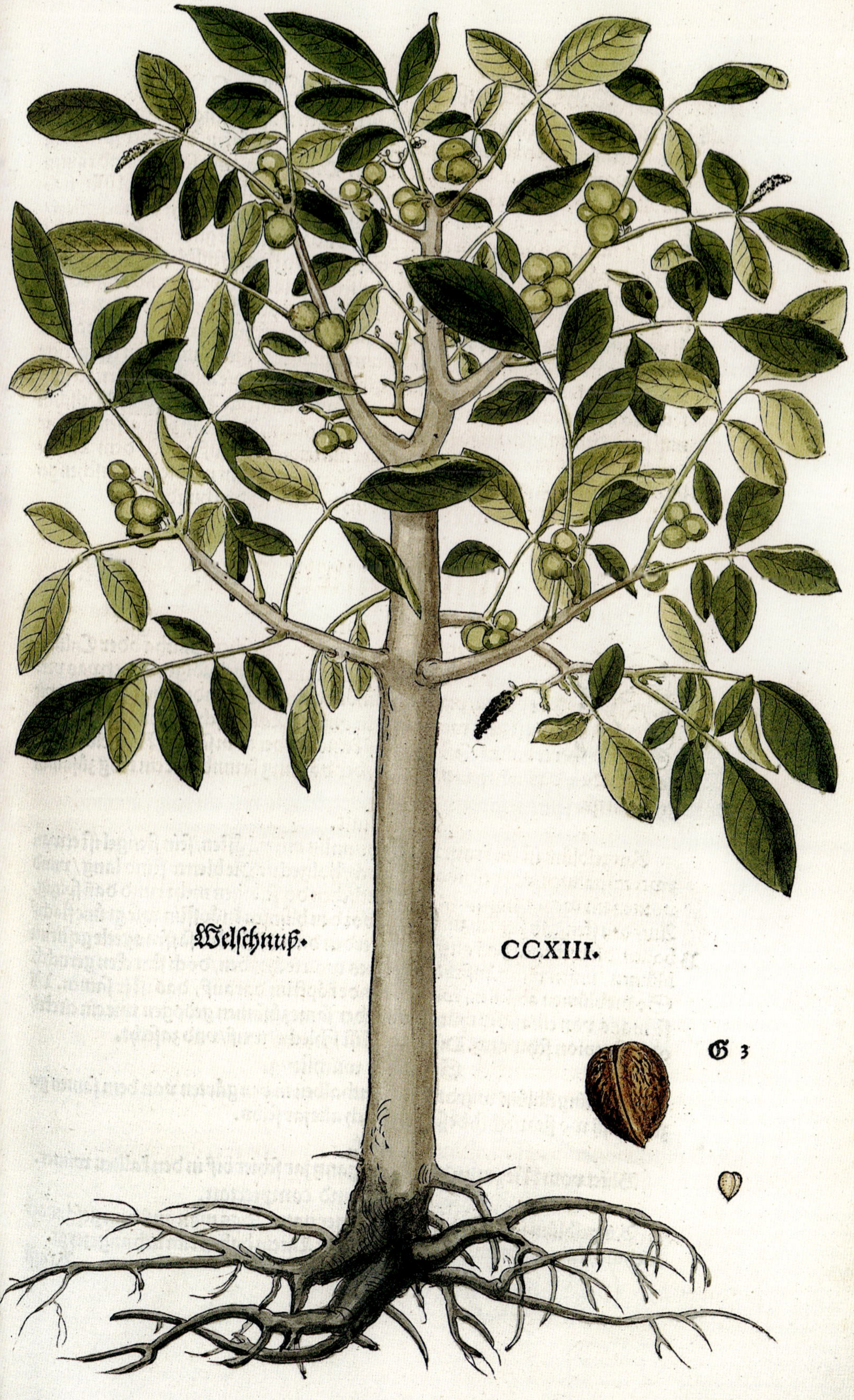

Welschnuß.

CCXIII.

E die gallen/in sonderheyt wo sie in einen hitzigen magen genom̃en werden/ machen weetagen des haupts/vñ schaden seer denen so hůsten. Welcher speien wil der soll vorhin nůchter Welschnuß essen. Diser gestalt mit feigen vnnd rauten genossen/widerstreben sie allem tödlichen gifft. So einer der nuß vil isset/ treiben sie die breyten würm auß. Mit hönig vnd rauten vermischt vñ übergelegt/ seind sie gůt zů den geschwären der brust/vnd verruckten glidern. Mit Zwibel saltz vnd hönig vermischt vnd übergelegt/ seind sie treffenlich gůt zů menschen oder hundß bisß. Die Nuß mit den schelfen zů puluer verbrent/vnd auff den nabel gelegt/stillen das bauchgrim̃en. Die schelfe zů puluer verbrent/ mit wein vñ öl vermischt/vnd den kopff darmit gesalbt/macht schön har/ vnd behelt dieselbigen das sie nit außfallen. Die nußkern zů puluer gebrent/ mit wein temperiert
F vnd getruncken/stellen den frawen jhre kranckheyt. Die allten nußkern zerstossen vnd übergelegt/weren das eim das har nit außfellt. Die frischen Welschen nuß seind dem magen nit so schädlich als die allten. Die Nuß zerstossen vñ übergestrichen/vertreiben die blawen mäler am leib. Die Nuß nemen dem Knoblauch vnd Zwibel jre scherpffe. Die Nußkern von einem nůchtern menschen gekewet vnd übergestrichen/heylen die bisß eins wůtenden hunds.

Von Ringelblůmen. Cap. CXLIII.

Namen.

A Ringelblům ist von den allten Lateinischen Caltha oder Calthula genent worden/welchen namē die nachuolgenden etwas verkert haben/vnnd dise schöne blůmen Calendulam geheyssen/ wie wir sölchs weitleüffig in vnserm Lateinischen kreüterbůch bewäret haben. Ist aber auß keiner anderen vrsachen Ringelblům genent worden/dañ von seinem samen/der do gantz krumb wie ein ring zůsamen gebogen ist.

Gestalt.

Ringelblům ist ein kraut wie ein beumlin mit vil ästen/sein stengel ist etwan zweyer spannen/oder elenbogens hoch/holtzecht. Die bletter seind lang/ vnnd vornen ein wenig zůgespitzt/doch ettlichen derselbigen mehr rund dañ spitzig. Auff den stengeln kom̃en zum ersten vor den blůmen knöpfflin wie grüne flachß
B bollen/die thůn sich dañ auff/vnd werden darauß schöne saffrangeele gestirnte blůmen/ innen vnnd außwendig eines wolriechenden/doch starcken geruchs. So die blůmen abfallen/werden runde köpfflin darauß/ das ist jr samen. Vñ so mans von einander thůt/ist ein yeder same zůsamen gebogen wie ein circkel/ oder scorpion schwantz. Die wurtzel ist schlecht/weiß/vnd zasecht.

Statt irer wachsung.

Die Ringelblům würdt fast allenthalben in den gärten von dem samen gezilt. Dañ wo sie wechßt/besamet sie sich alle jar selbs.

Zeit.

Blüet vom Meyen an durch das gantz jar schier biß in den kallten winter.

Die natur vnd complexion.

Ringelblům ist warmer vnd truckner natur/ das man auß dem geschmack leichtlich kan abnemen/wie wir sölchs im Latein haben klärlich angezeygt.

Krafft

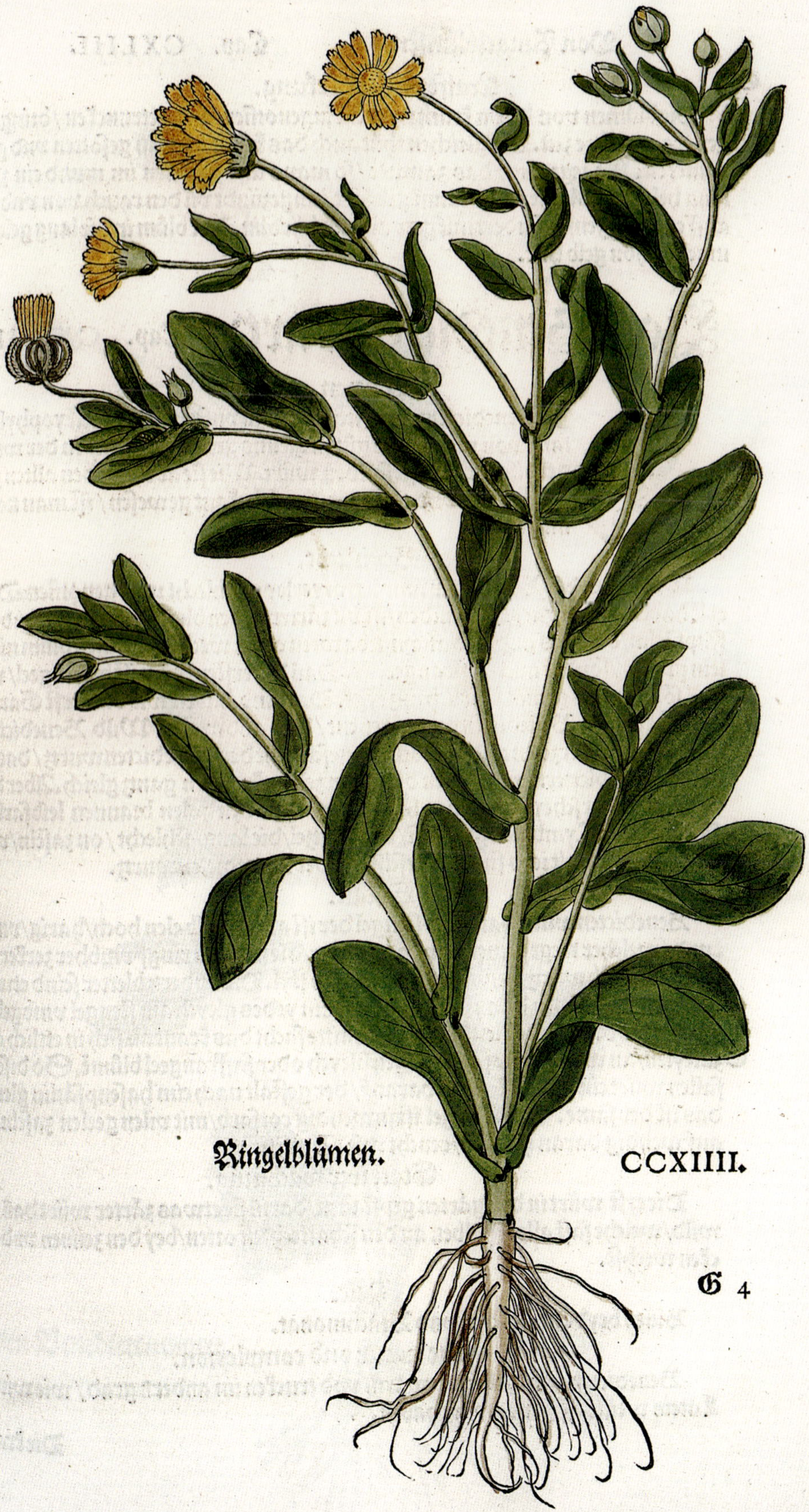

Ringelblůmen.

CCXIIII.

Krafft vnd würckung.

C Die blůmen von disem kraut in wein ingenomen vnd getruncken / bringen den frawen jhre zeit. Deßgleichen thůt auch das kraut in wein gesotten vnd getruncken. Es legt auch das zanwee / so mans also gesotten im mund ein zeit lang helt. Die blůmen vnd kraut gedörrt / angezündt vñ den rauch von vnden auff empfangen / erfordert mit gewalt das bürdlin. Die blům in die laug gelegt macht schön gelb har.

Von Benedictenwurtz. Cap. CXLIIII.

Namen.

A Die Benedictenwurtz nent man zů vnsern zeiten Garyophyllatam / von wegen des gůtẽ negelins geruch / welcher in der wurtzel dises krauts gefunden würt. Wie sie aber bey den allten geheyssen sey / vnd ob sie jnen auch bekant gewesen / ist man noch nit gewiß.

Geschlecht.

Wir haben der Benedictenwurtz zweyerley geschlecht war genomen. Das erst haben wir in gärten gefunden / ist vil zärter in den blettern / blůmen / vnd hasenpfätlin / dañ das ander so an vngebawten orten wechßt / welches blům nit allein grösser / sonder auch saffrangeel ist. Dañ der ersten blům ist bleychgeel / wie dañ sölches das gemäl klärlich anzeygt. Darumb haben wir das erst Garten vnd Heymisch Benedictenwurtz genent / das ander aber Wild Benedictenwurtz.
B Sonst erzelen andere noch ein geschlecht der Benedictenwurtz / das ist mit stengel / blettern vnd samen den yetzerzelten kreütern gantz gleich. Aber dieweil ein vnderscheyd ist an den blůmen / welche den holen braunen leibfarben schellen oder Cymbalen gleich ist / vñ wurtzel / die lang / schlecht / on zaseln / vnd on geruch ist / halt ichs für kein geschlecht der Benedictenwurtz.

Gestalt.

Benedictenwurtz hat einen stengel der ist anderhalb elen hoch / harig / vnnd rund / welcher tregt gemeinlich drey bletter / die seind zů ringß vmbher zerkerfft / rauch vnd schwartzgrün / an einem langen styl. Die vndern bletter seind etwas runder vnd grösser dann die öbersten. Ein yedes gleych am stengel vmbgeben zwey oder drey kleine blettlin. In der mitte facht das kraut an sich in ettlich äste
C zůteylen / an welcher gipffel wachsen bleych oder saffrangeel blůmẽ. So dise ab fallen würt ein harig köpfflin darauß / der gestalt nach eim hasenpfätlin gleich / das ist der same. Die wurtzel ist inwendig rotfarb / mit vilen geelen zaseln die außwendig daran hangen / reucht wie Negelin.

Statt irer wachsung.

Die erst würt in den gärten gepflantzt / dariñ sie etwas zärter würt dañ die wild / welche fast allenthalben an den schattechten orten / bey den zeünen vnd hecken wechßt.

Zeit.

Blüen beyde im Meyen vnd Brachmonat.

Die natur vnd complexion.

Benedicten wurtzel seind warm vnd trucken im andern grad / wie wir im Latein weitleüffiger bewärt haben.

Die krafft

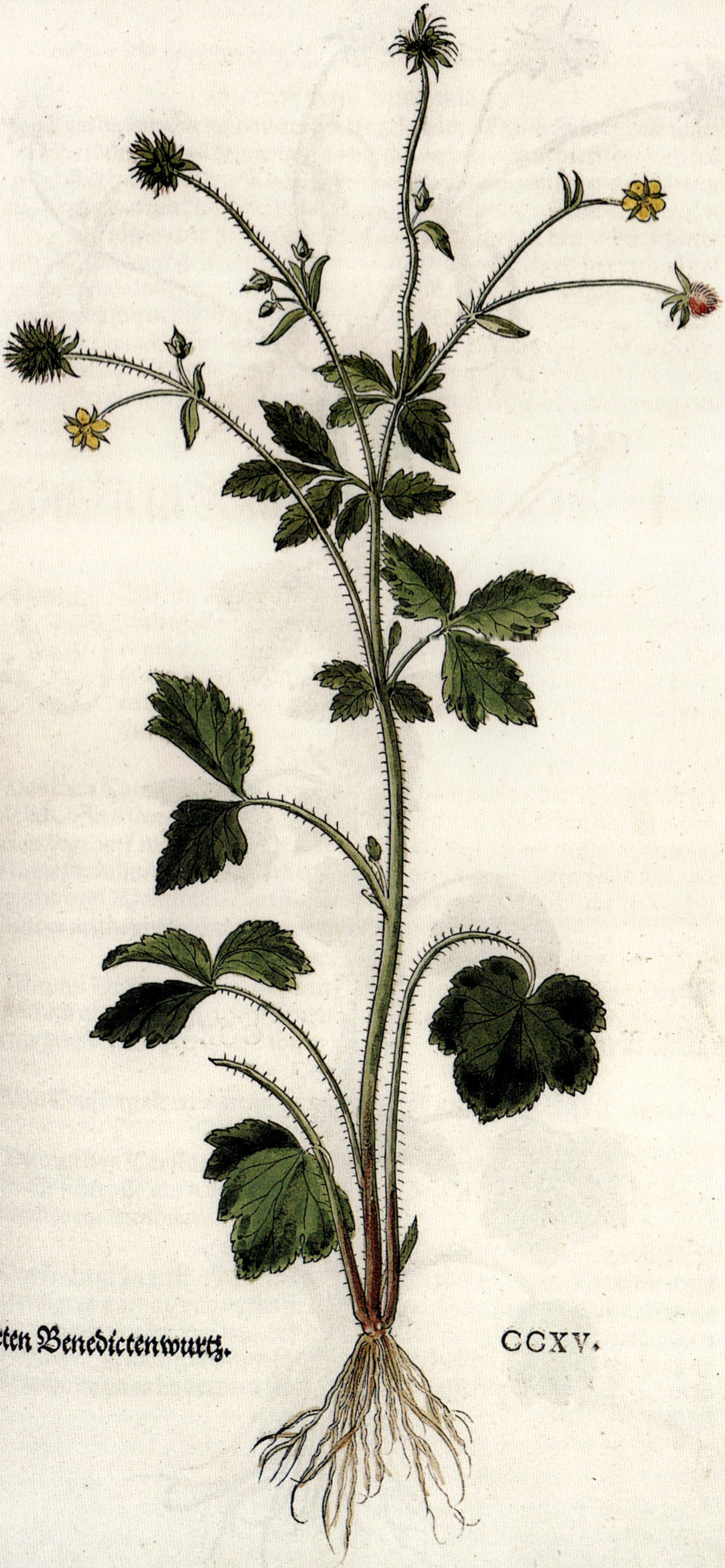

Garten Benedictenwurtz.

CCXV.

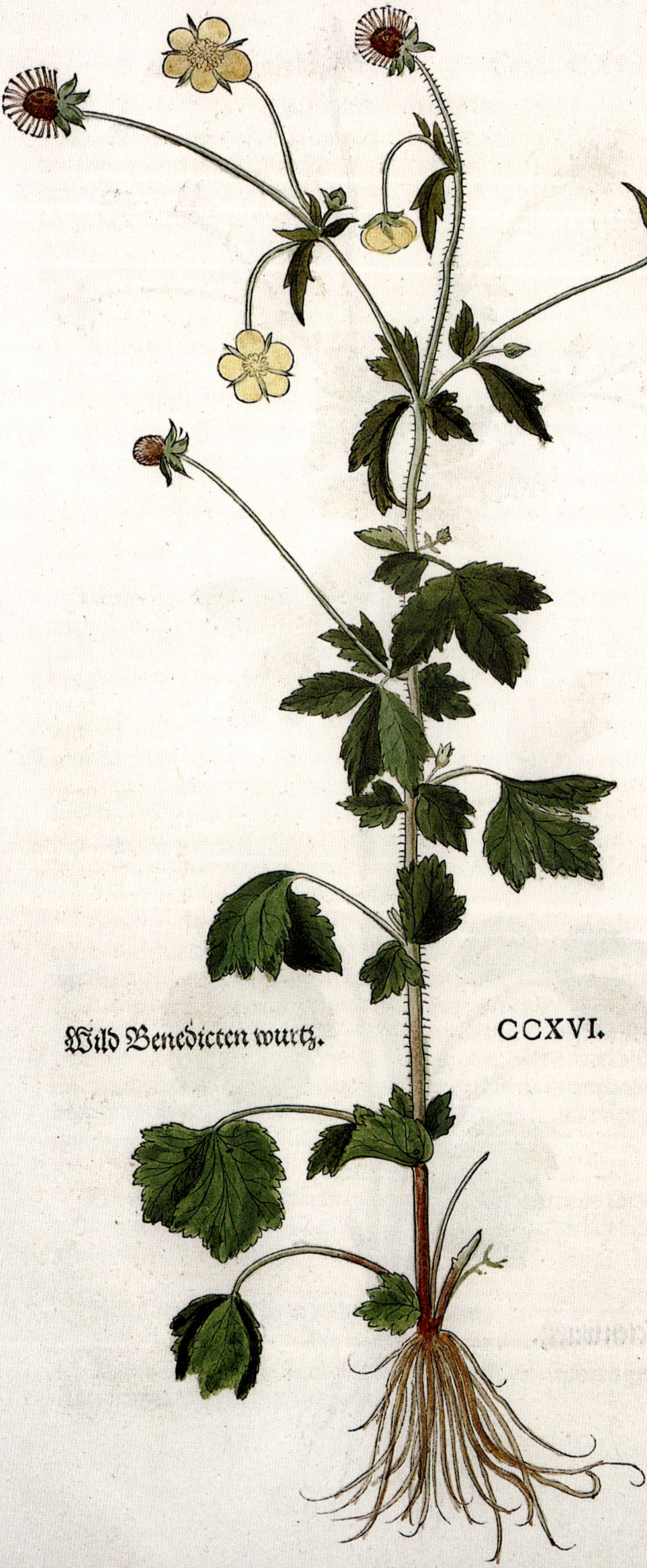

Wild Benedicten wurtz.

CCXVI.

Die krafft vnd würckung.

D Die Benedicten wurtzel haben vilerley gebrauch. Ettlich seubern dise wurtzel vom kat/dörrens/ vñ besprengens mit essig/legens also in die kisten vnd trühen zů den kleydern das sie wol daruon schmeckē. Dise wurtzel in wein gesotten vñ also warm getruncken/sterckt die dewung des magens/vñ stillt das grimmen im leib. Sie eröffnet der gestalt gebraucht die leber / verzert den zähen schleim der sich vmb die brust gelegt vnd gesamlet hat. Dise wurtzel gedörrt vnd zů pulver gestossen/darnach in wein jngenommen/ ist gůt wider allerley gifft. Benedicten wurtzel gesotten vnnd getruncken/heylet alle innerliche wunden. Die außwendigen/so sie mit disem wein oder wasser darinn die wurtzel gesotten ist/gewäschen werden. Der dampff von der gesotten wurtzel in wein/zů sich vonn vnden auff genommen / oder die wurtzel also warm übergeschlagen/ bringt den frawen jhre zeit.

Von klein Tausentgulden. Cap. CXLV.

Namen.

A Das klein Tausentgulden würt von etlichen genent Feberkraut/ Erdtgall vnnd Biberkraut. Die Griechen vnnd Lateinischen nennen es Centaurium minus/ Febrifugam/vñ Fel terræ. Vrsachen hab ich gnůgsam anzeygt in meinem Lateinischen kreüterbůch/daselbst mögens die sůchen so einen verstandt der sprachen haben.

Gestalt.

Das klein Tausentgulden ist dem Sant Johanßkraut oder Wolgemůt nit vnänlich. Sein stengel ist mehr dañ spannen hoch/vñ ecket/oben mit vil neben zincklin / darauff wachsen schöne rote leibfarbe blůmen. Auß denselbigen wer-

B den kleine schöttlin/nit grösser dañ weytzen körner. Seine bletter seind klein vñ langlecht/dem Wolgemůt kraut gleich. Die wurtzel ist klein/schlecht/holtzecht/ vnd in der artzney nit tüchtig.

Statt seiner wachsung.

Wiewol Dioscorides schreibt das klein Tausendtgulden wachs an nassen vñ feüchten orten/ yedoch weyß yederman das bey vns gemeinlich auff herten/ dürren/graßechten äckern/vnd wisen wechst.

Zeit.

Klein Tausentgulden blüet im Hewmonat/vñ weret sein blůst biß in Herbst.

Die natur vnd complexion.

C Dieweil das Tausentgulden seer bitter ist/ kan man leichtlich abnemen das es on alle scherpffe außtrücknet vnd wermet. Zeücht auch ein wenig zůsamen/ darumb es ein wundtkraut ist.

Die krafft vnd würckung.

Das kraut grün zerstossen vñ übergelegt/heylet die wunden. Die alten wunden reynigt es vorhin/vnd heylet sie nachuolgends zů. In wein oder wasser gesotten vnd getruncken/treibt es auß durch den stůlgang die gallen/vnnd zähen feüchtigkeyt. Ist auch gůt denen so das hüfftwee haben/so man ein clystier darauß macht/dann es lindert den schmertzen. Der safft ist gůt zů den artzneyen so man

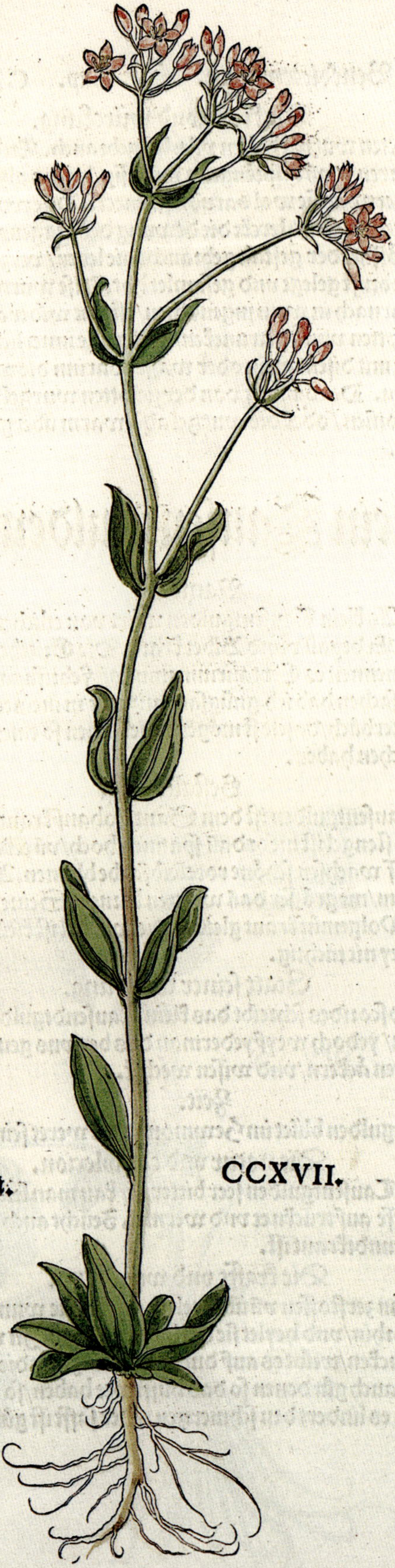

Klein Tausendtgulden.

CCXVII.

D man zů den augen braucht. Mit hönig vermischt/ macht er lautere augen. Ein
zäpfflin in disem safft geweycht/ vnd in die můter gethon/ bringt den frawen jr
zeit. Für sich selbs gebraucht vñ getruncken/ ist er nützlich zů allen gebrechen der
nerven vnd spañadern. Das kraut verzert die überige flüß wo sie im leib seind.
Es eröffnet allerley verstopffung der leber. Ist treffenlich gůt zů dem verherten
miltz/ von außwendig übergelegt/ vnnd auch getruncken. Diß kraut ettlich tag
abends vnd morgens getruncken/ tödt vnd treibt auß die würm.

Von Bonen. Cap. CXLVI.

Namen.

A Bonen seind auff Griechisch genennt worden Cyami/ zů Latein
Fabæ/ welchen namen sie noch in den Apotecken behalten.

Geschlecht.

Es seind mancherley geschlecht der Bonen. Ettlich gemein/
nit seer groß/ welchs gemäl hie zůgegen ist. Die andern groß/ vñ
derselben seind etlich braun/ die andern aber geel. Ist fast der vnderscheyd aller
Bonen allein an der frucht/ dañ am kraut vñ der blůst seind sie einandergleich.

Gestalt.

Vnder allem gemůß wachsen allein die Bonen von sich selbs übersich/ vnd
bedürffen keines stecken daran sie sich hencken. Die bletter seind dick garnach
wie am Burtzelkraut. Die blůmen seind der gestalt nach formiert wie ein hen=
B nen kam/ von mancherley farben/ dann sie seind zum teyl weiß/ zum teyl purpur
braun/ mit schwartzen mälern besprengt. So dise abfallen wachsen hernach
grosse lange hülsen oder schäfen/ dariñ ist die frucht/ welche breyt ist gleich als
ein menschen nagel an fingern oder füssen/ welche zů zeiten braun/ dann geel/
oder grün seind/ vnd nit einerley farb haben. Die wurtzel ist schlecht/ holtzecht/
vnd zasecht.

Statt irer wachsung.

Bonen wachsen gern in feyßtem erdtrich. Werden allenthalben/ vnd aller=
ley hin vnd wider in gärten gepflantzt.

Zeit.

Blůen in Brachmonat vnd Hewmonat/ vnd bringen volgends jr frucht.

Die natur vnd complexion.

Die Bonen seind kallt vnd trucken im ersten grad.

C
Die krafft vnd würckung.

Bonen gessen machen vil wind oder bläst/ seind hertdewig/ bringen seltza=
me erschrockenliche treum/ seind doch gůt zů dem hůsten/ dann sie machen auß=
werffen. Gekocht also gantz mit der schelfen in wasser vñ essig/ darnach gessen/
stellens den bauchfluß/ vñ die roten rhůr. Bonẽ gessen/ benemẽ das vndewen.
Wann man die Bonen kocht/ sol das erst wasser außgeschütt werden/ so bläen
sie destweniger. Die rowen vnnd grünen Bonen seind dem magen schädlicher
vnnd bläen mehr. Bonen meel für sich selbs allein/ oder mit gersten maltz ver=
mengt/ vñ über die hitzigen wunden gelegt/ lindert dieselbigen. Macht die wun
den mäler gleichfärbig der andern haut. Bonen meel ist gůt übergelegt den fra=
wen so die milch in den brüsten grimet vnnd knollecht würdt. Mit hönig vnnd
Bockshorn oder Fœnigræci meel vermischt/ zerteylt vnd verzert es die ohrmü=
tzel/ vnd das vndergerunnen blůt in augen. Mit Rosen/ weyrauch/ vnnd dem

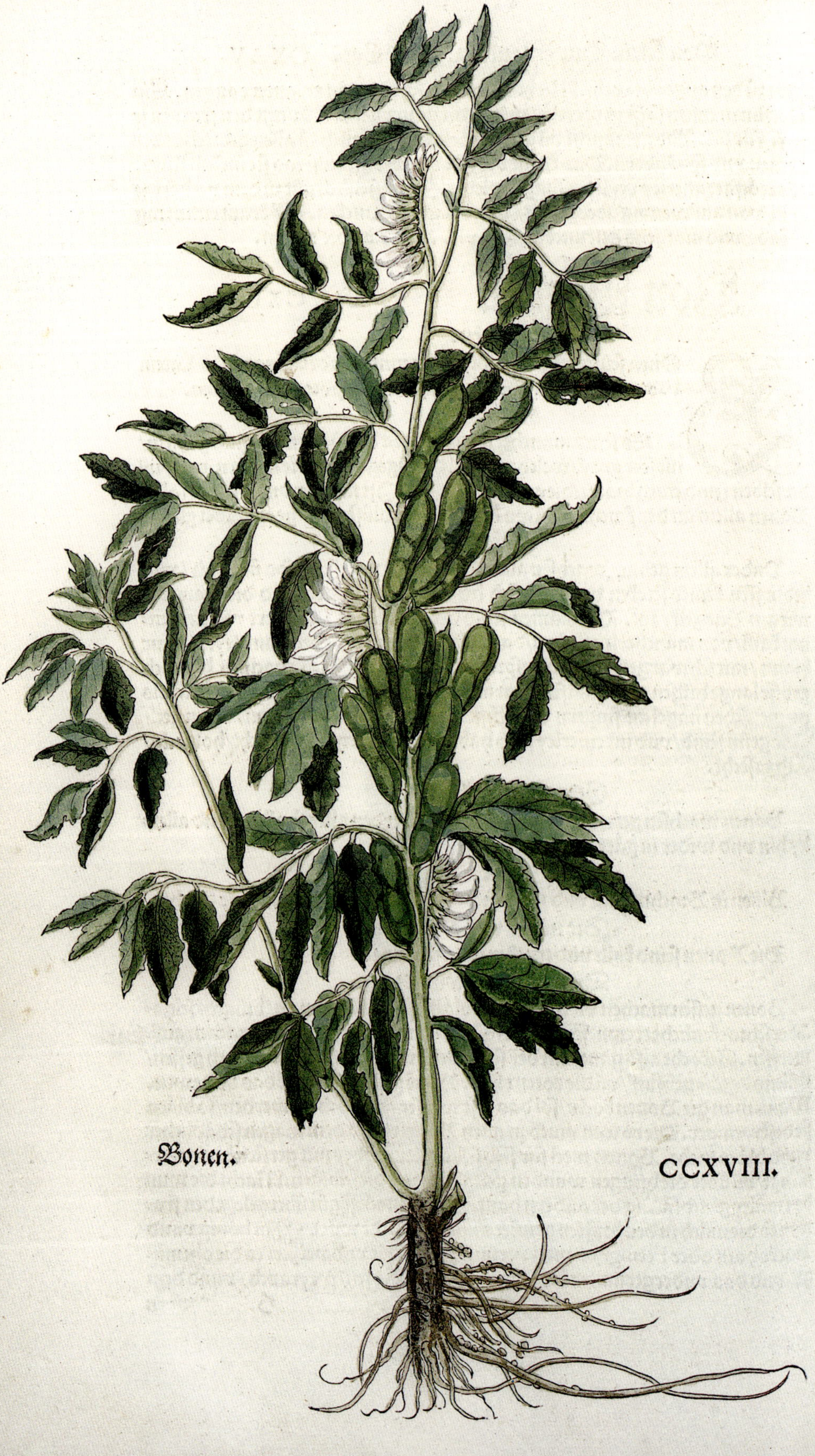

Bonen. CCXVIII.

D weissen von einem ey vermengt / vnd übergelegt / treibt es hindersich die augen so herauß böltzen / vnnd auch andere geschwulst. In essig gebeytzt / ist es gůt zů dem starn / vnd denen so an den augen etwan durch einen streich verletzt seind. Bonen on die schelfen im mund gekewt vnd über die stirn gelegt / stellen die flüß des haupts. In wein gsotten vñ übergelegt / heylens die geschwulst der gemechten. Sie vertreiben auch die schwartzen vnnd weissen mäler am leib angestrichen. Die schelfen von Bonen zerknütscht vñ über die außgeraufften har gelegt / machen das dieselbigen nit mehr wachsen. Mit gersten maltz / alaun / vñ öl vermengt vnd übergelegt / verzeren sie die kröpff. Die Bonen kern seubern / aber die schelfen ziehen zůsamen. Die Bonē in wasser gesotten / mit schweinem schmaltz vermengt / seind gůt zů dem Podagram / dañ sie verzeren vnd legen den schmertzen. Bonen meel mit essig vermengt vnd übergelegt / ist nützlich den spañadern oder neruen so verwundt oder zerknütscht seind. Bonen zerstossen vnd übergelegt seind gůt zů dem brandt.

Von gulden Guntzel. Cap. CXLVII.

Namen.

A GVlden Guntzel / dieweil es ein wundtkraut ist / würt zů vnsern zeiten Consolida oder Solidago media genent. Ob aber die allten diß kraut auch erkennet haben / ist vns noch vnwissendt.

Gestalt.

Gulden Guntzel gewindt einen viereckten / harigen stengel / an welchem von gleych zů gleych wachsen allwegen zwey rauhe vnd harechte bletter / zů ringßvmbher zerkerfft / den Müntzen blettern nit seer vngleich. Von mitten an des stengels biß in den gipffel / zwüschen den blettlin wachsen schöne blawe blůmlein herauß / deren seind allwegen sechs oder siben. Die wurtzel ist holtzecht / mit vilen zaseln / die hin vnd wider in dem erdtrich kriechen.

B Statt seiner wachsung.

Gulden Guntzel wechst auff ettlichen wisen / vnd in der höhe auff den grasechten äckern.

Zeit.

Blüet am meysten im Meyen vnd Brachmonat.

Die natur vnd complexion.

Gulden Guntzel ist warm vnd trucken / dañ sie ist am geschmack bitter / vnd zeücht zůsamen.

Die krafft vnd würckung.

C Gulden Guntzel heylet wunden / zerstossen vnd darüber gelegt / oder gedörrt zů puluer gestossen / vnd dariñ gestrewt. Gulden Guntzel gesotten vnd getruncken zerteylt das gerunnen vñ gestockt blůt im leib. Den mund mit dem wasser dariñ gulden Guntzel gesotten ist außgewäschen / heylet die mundtfeule / vnd andere geschwär des munds. Die geschwulst damit gewäschen / oder also warm das kraut darüber gelegt / verzeret dieselbigen. Wann einer den wolff geritten hat / sol er das puluer von gulden Guntzel dariñ strewen / so heylet es denselben vonn stundan. Es ist auch gůt zů allerley geschwär / so sich an den gemechten vnd därm erzeygen.

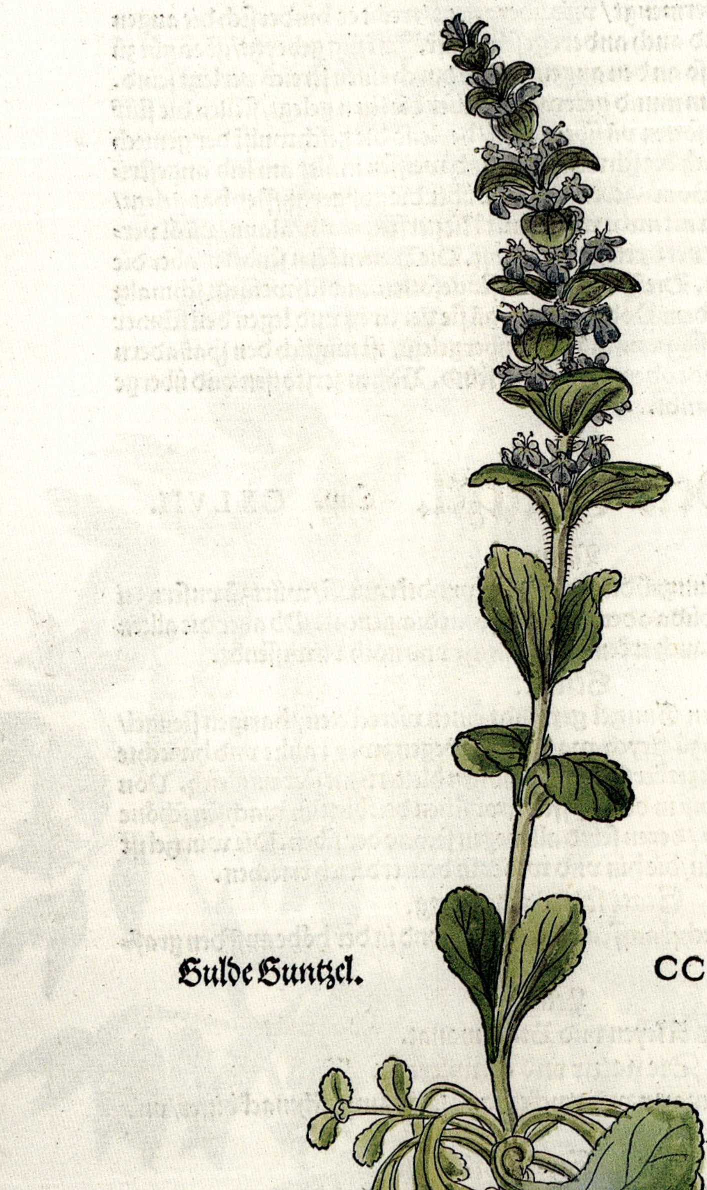

Gulde Guntzel. CCXIX.

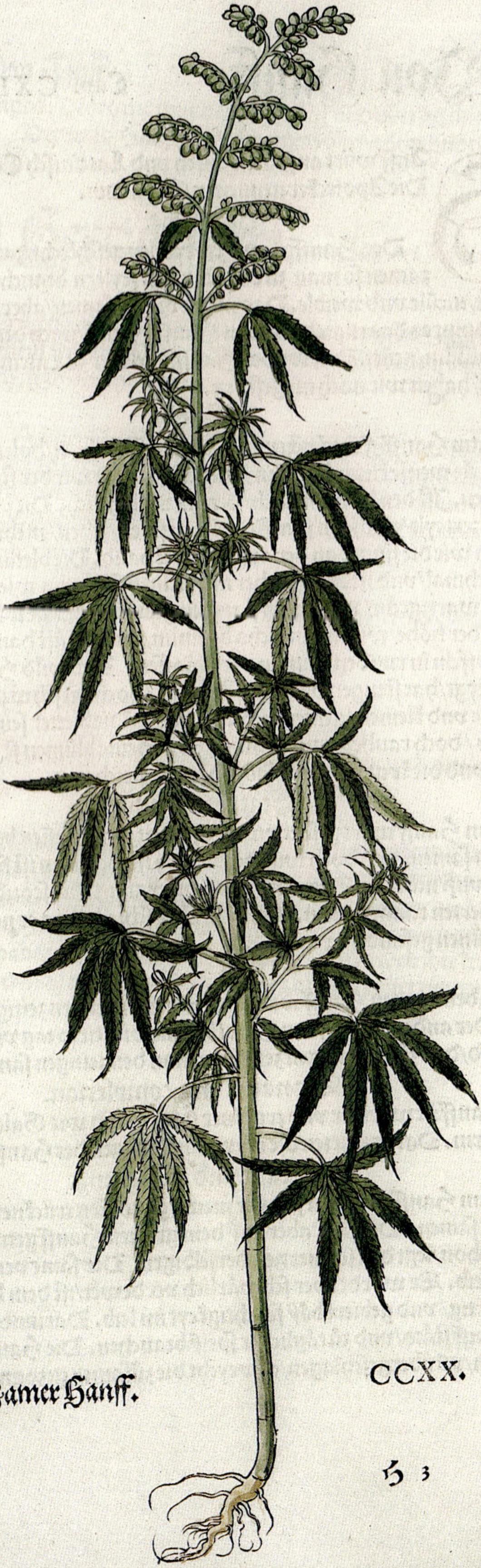

Zamer Hanff.

CCXX.

Von Hanff. Cap. CXLVIII.

Namen.

A Hanff würt auff Griechisch vnd Lateinisch Cannabis geheyssen. Die Apotecker nennen jn Canabum.

Geschlecht.

Des Hanffs seind zweyerley geschlecht/zam vnd wild. Des zamen so man zů den starcken seylern braucht/seind auch zwey geschlecht/meñle vnd weible. Das meñle bringt samen/aber das weible keinen. Daher kompt es das man denselben Hanff Femel/nach dem Lateinischen namen Femellam/neñet. Den wilden Hanff/welcher zů Latein Torminalis würt geheyssen/haben wir noch nit gesehen.

Gestalt.

B Der zam Hanff Femel genent/hat einen schlechten/holen/düñen stengel/gewindt geele weisse kleine blůmlin/fliegen daruon wie der staub/on alle frucht oder samen. Ist den blettern nach/dem mennle gleich. Die bletter aber desselbigen seind zerteylt/etlichs in fünff/etlichs in siben/zehen/mehr oder minder teyl/anzůsehen wie die finger an der außgebreytẽ hand. Die bletlin aber oder fingerlin seind schmal/vnd neben vmbher mit kleinen schärtlin wie ein sichel zerkerfft/rauch/schwartzgrün/vnnd eins starcken geruchs. Er gewindt auch vil neben zincken in der höhe/wie ein zimlichs beumlin/vnd die äst hangen voller samen/an den gipffeln in runden heüßlin verschlossen. Der wild Hanff/wie Dioscorides anzeygt/hat stengel wie Eibisch kraut/doch vil schwertzer/scherpffer oder rauher vnd kleiner/gemeinlich elen hoch. Die bletter seind des zamen blettern gleich/doch rauher vnnd schwertzer. Seine blůmen seind braunrotlecht/der same vnd die wurtzel dem Eibischkraut gleich.

Statt irer wachsung.

C Der zam Hanff würt gesäet vnd gepflantzt/vnd komen beyderley geschlecht von einem samen/das doch wunderbarlich ist/dañ eins ist fruchtbar/das ander bleibt vnfruchtbar. Der wild nach anzeygung Dioscoridis wechst in wälden vnd herten rauhen orten. Apuleius aber schreibt das er neben dem weg/vñ bey den zeünen gefunden würt.

Zeit.

Vnder dem zamen Hanff würt der Femel am ersten zeitig/nemlich im Hewmonat. Der ander aber erst im Herbst/vmb die zeit so tag vnd nacht einander gleich seind/dañ zů derselbigen zeit findt man den zeitigen samen.

Die natur vnd complexion.

D Der Hanff ist warmer vnd truckner natur/vnd wie Galenus bezeugt/so ist er seer warm. Darumb jrren die nit wenig so sagen der Hanff sey kallter natur.

Die krafft vnd würckung.

Der zam Hanff samen in grosser menig genomen trücknet vnd tilgt auß den meñlichen samen. Der safft aber auß dem grünen Hanff getruckt/in die ohren warm gethon/legt den schmertzen derselbigen. Der same vertreibt die bläst vñ wind im leib. Er würdt aber schwärlich verdewet/ist dem haupt vnd magen widerwertig/vnd gebiert böß feüchtigkeyt im leib. Darumb thůn die thörlich/so den Hanff stäts/vnd zů täglicher speiß brauchen. Die Hanffwurtzel in wasser gesotten/vñ übergeschlagen/erweycht die zůsamen gezogne gleych. Ist auch

gůt zů

E gůt zů dem Podagra. Die rowe wurtzel zerstossen vnd übergeschlagen/ ist gůt zů dem brandt. Der wild Hanff gesotten vnnd übergelegt lindert vnnd zerteylt die geschwulst.

Von Hertzgesperr. Cap. CXLIX.

Namen.

A Hertzgesperr oder Hertzgespan würt zů vnsern zeiten Cardiaca genent/ welche namē es darumb hat überkomen/ das seer dienstlich ist zů dem hertzzittern oder klopffen.

Gestalt.

Hertzgesperr hat einen viereckten stengel/ knöpffecht/ vnnd schwartz. Die bletter seind dem grossen Nesselkraut nit seer vngleich/ schwartz/ vnd tieffer zerkerfft/ eines gleychß hoch von einander. Die blůmen seind braun mit weiß vermischt/ vnd steen zůringß vmb den stengel. Die wurtzel geel/ krum̃ vnd zasecht.

B Statt seiner wachsung.

Hertzgesperr wechst fast allenthalben vmb die zeün/ vnnd bey den allten mauren.

Zeit.

Blüet am meysten im Hewmonat.

Die natur vnd complexion.

Hertzgesperr ist warm im andern grad/ vnnd trucken im dritten/ das man wol auß dem geschmack/ der do bitter ist/ kan abnemen.

Die krafft vnd würckung.

C Hertzgespan ist fürtreffenlich gůt zů dem klopffen des hertzens. Item zů dem krampff/ vnd lemung der glider/ so mans in wein seudt vnd ettlich tag daruon trinckt/ oder aber warm überlegt/ dann es zerteylt/ vnd verzert die kallten groben feüchtigkeyten. Hertzgespan inn wasser gesotten ist treffenlich gůt denen so die fallende sucht haben. Treibt den harn. Bringt den frawen jhre kranckheyt. Vnd in summa/ vermag alles das so den bittern dingen würt zůgeeygnet.

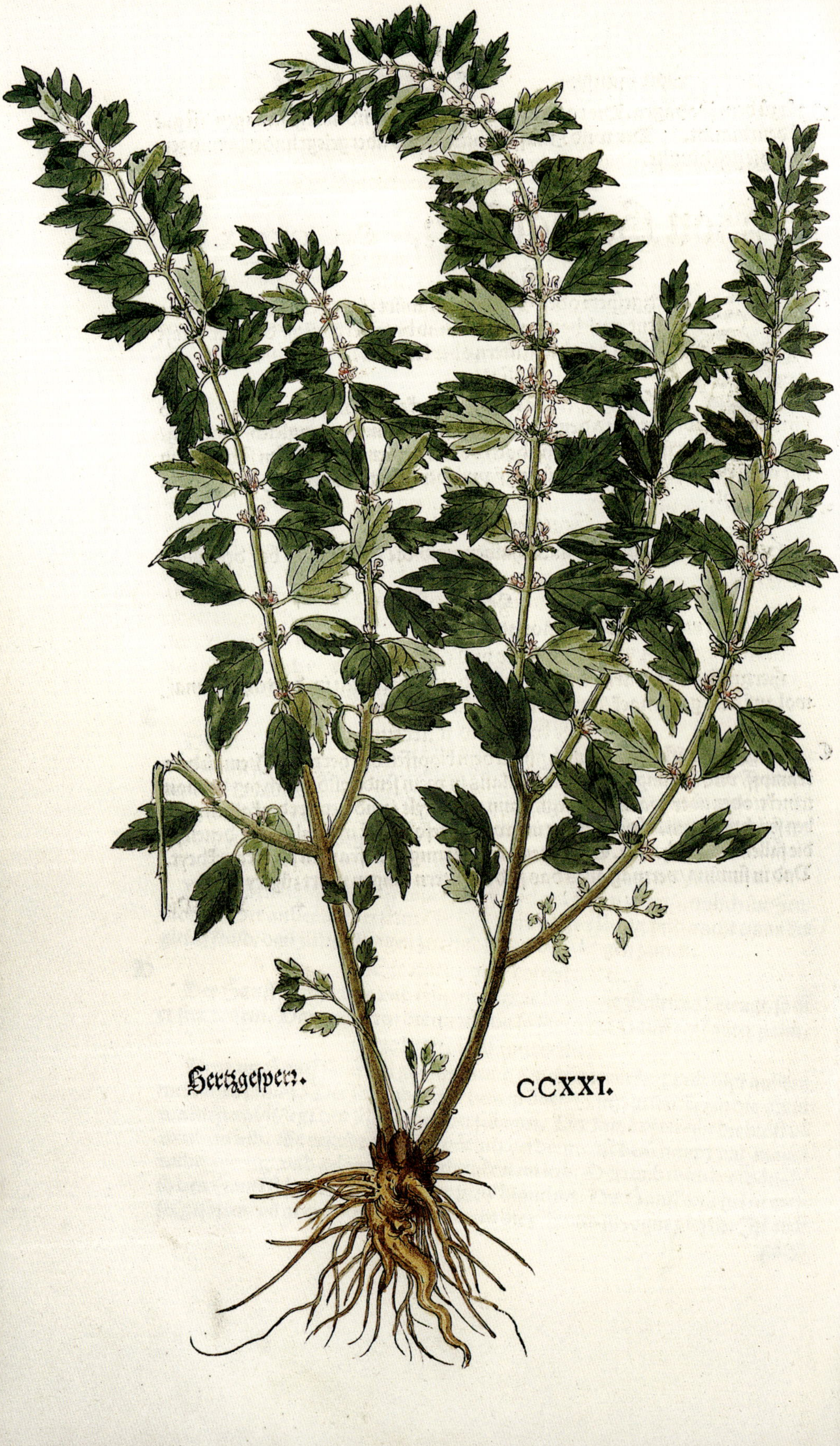

Hertzgespert.

CCXXI.

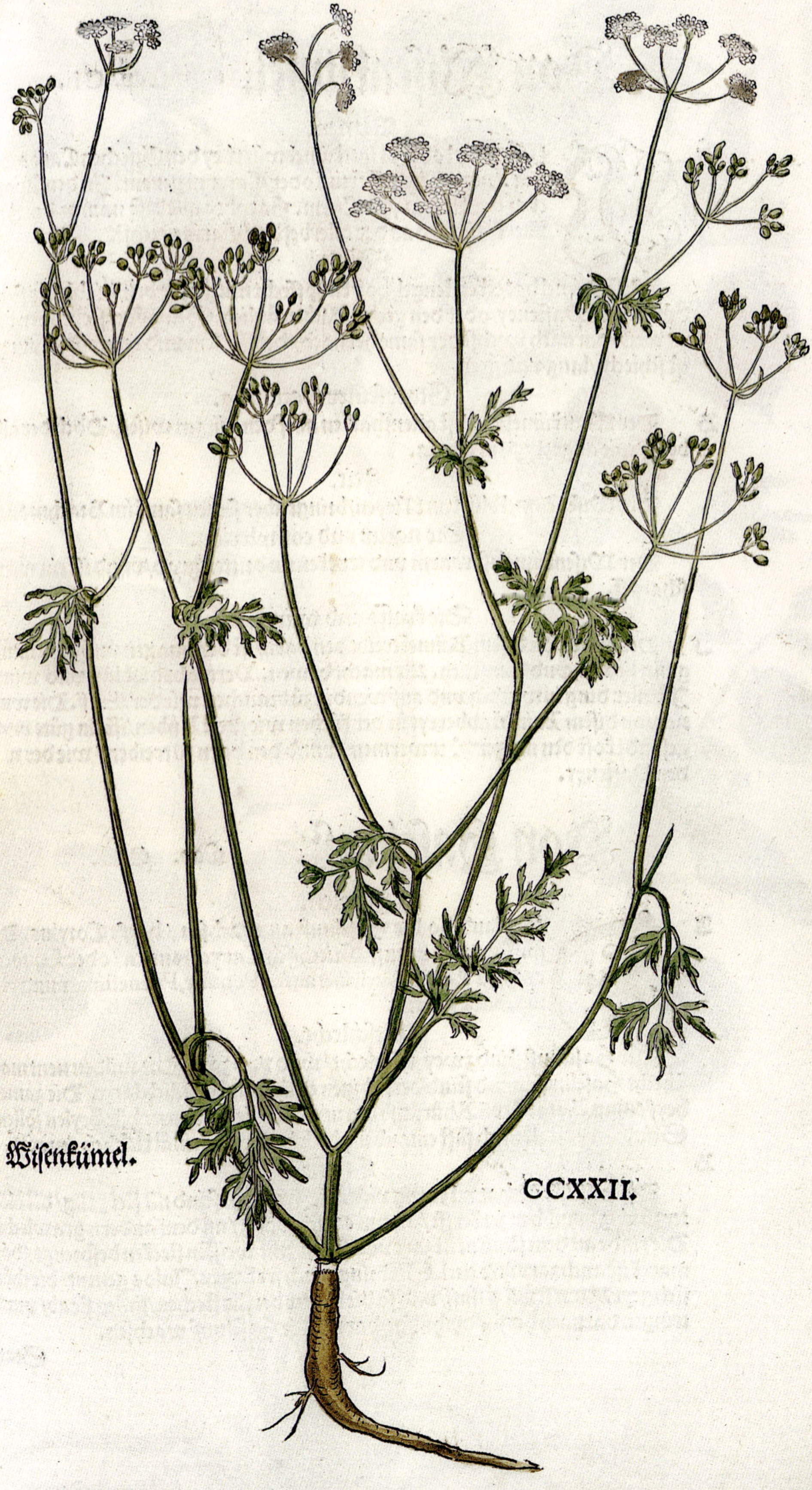

Wisenkümel.

CCXXII.

Von Wisenkümel. Cap. CL.

Namen.

A Wisenkümel oder Mattkümel würt bey den Griechen Caros/bey den Lateinischen Carum oder Careum genent. Jn den Apotecken heyßt man jhn Carui. Hat aber alle dise namen darumb überkom̃en/das der allerbeste in Caria wechßt.

Gestalt.

Wisenkümel hat ecket stengel/hol/knöpffecht mit gewerben/die bletter seind der wilden Pasteney/oder den geelen Rüben änlich. Seine öberste kronen blüen weiß/darnach wechßt der same hernach/der ist klein vnd ecket. Die wurtzel ist schlecht/lang vnd geel.

Statt seiner wachsung.

B Der Mattkümel wechßt allenthalben auff den dürren wisen. Doch der aller beste/wie angezeygt/in Caria.

Zeit.

Der Wisenkümel blüet im Meyen/bringt aber seinen sam̃e im Brachmonat.

Die natur vnd complexion.

Der Wisenkümel ist warm vnd trucken im dritten grad/vnnd ist ein wenig scharpff.

Die krafft vnd würckung.

C Der same von disem Kümel treibt den harn/ist dem magen vnd dem mund gantz lieblich vnd dienstlich. Er macht dewen. Vertreibt die bläst vnd wind. Ist aller ding inwendig vnd außwendig zů brauchen wie der Eniß. Die wurtzel von disem Kümel abbereyt in der kůchen wie geele Růben/ist ein gůte vnnd gesunde kost den magen zů erwermen/vnnd den harn zů treiben/wie der wilden Pasteney.

Von Haselnuß. Cap. CLI.

Namen.

A Der staud do die Haselnuß an wachsen/heyßt Corylus. Die nussen werden auff Griechisch Carya pontica/oder Leptocarya/zů Latein Auellanæ nuces, Ponticæ, Prænestinæ vnnd Heracleoticæ genent.

Geschlecht.

Der Haselnuß seind zwey geschlecht/wild vnd zam. Die wilden nent man schecht Haselnuß/vnnd seind derselbigen ettlich rund/ettlich lang. Die zamen heyßt man Rotnuß/vñ Rhůrnuß/darumb das sie die roten rhůr heylen sollen. Seind der gestalt nach fast einander gleich/wie das gemäl klärlich anzeygt.

Gestalt.

B Die Haselstaud hat vil zweig vnd äst. Jre růten seind nit seer lang/die bletter zů ringß vmbher zerkerfft/an eim ort schwartz/an dem andern grawlecht. Die rinde an dem stam̃en ist zart vnd subtil/mit weissen flecken besprengt/das marck ist auch zart vnd geel. Sie bringt auch jre katzen/Julos genent/die thůn sich gegen dem frůling auff/vnd so die bletter herfür stechen/fallen sie ab/vnnd tringen darnach herfür die hülsen/darinn die Haselnuß wachsen.

Statt

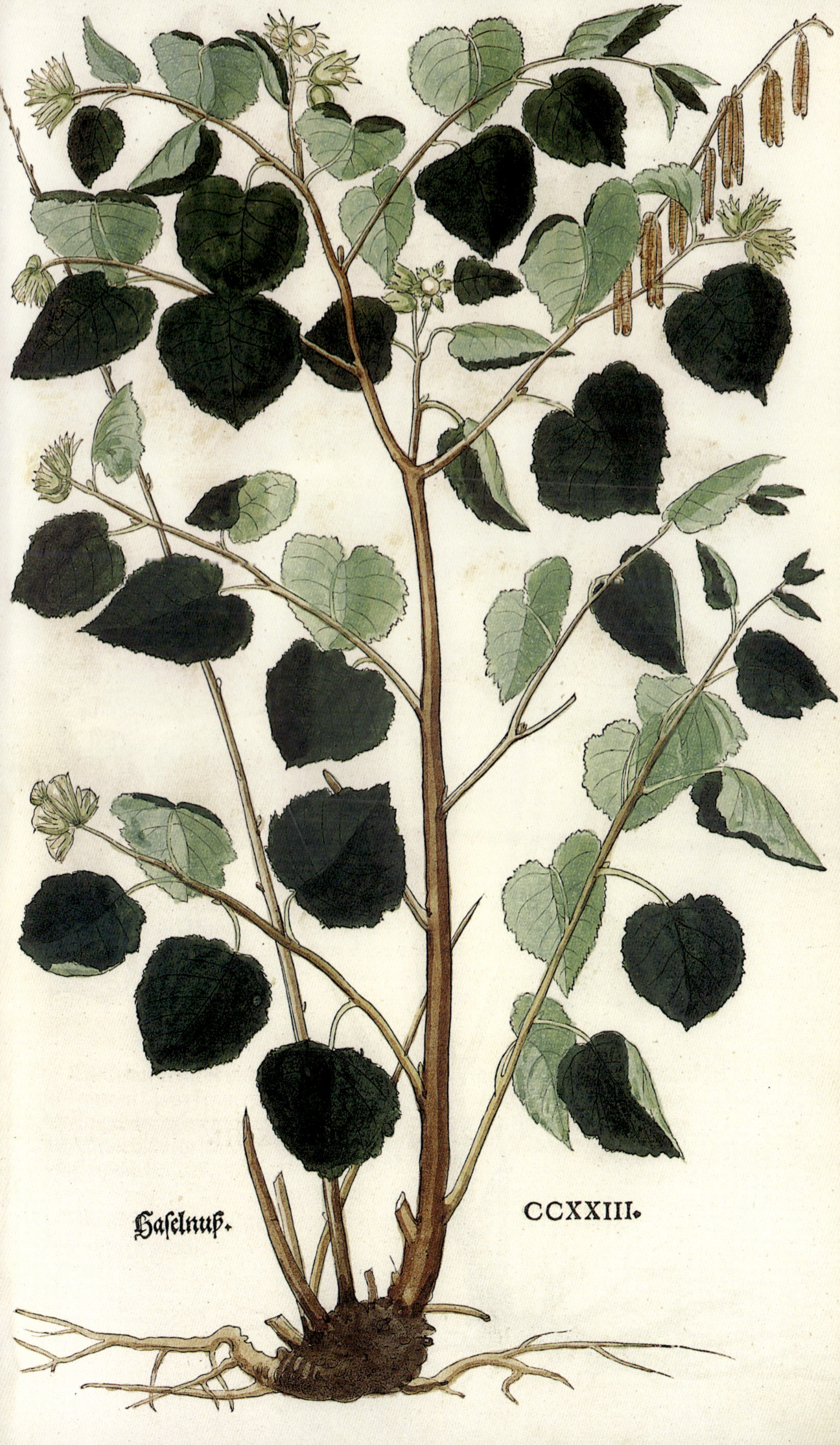

Haselnuß.

CCXXIII.

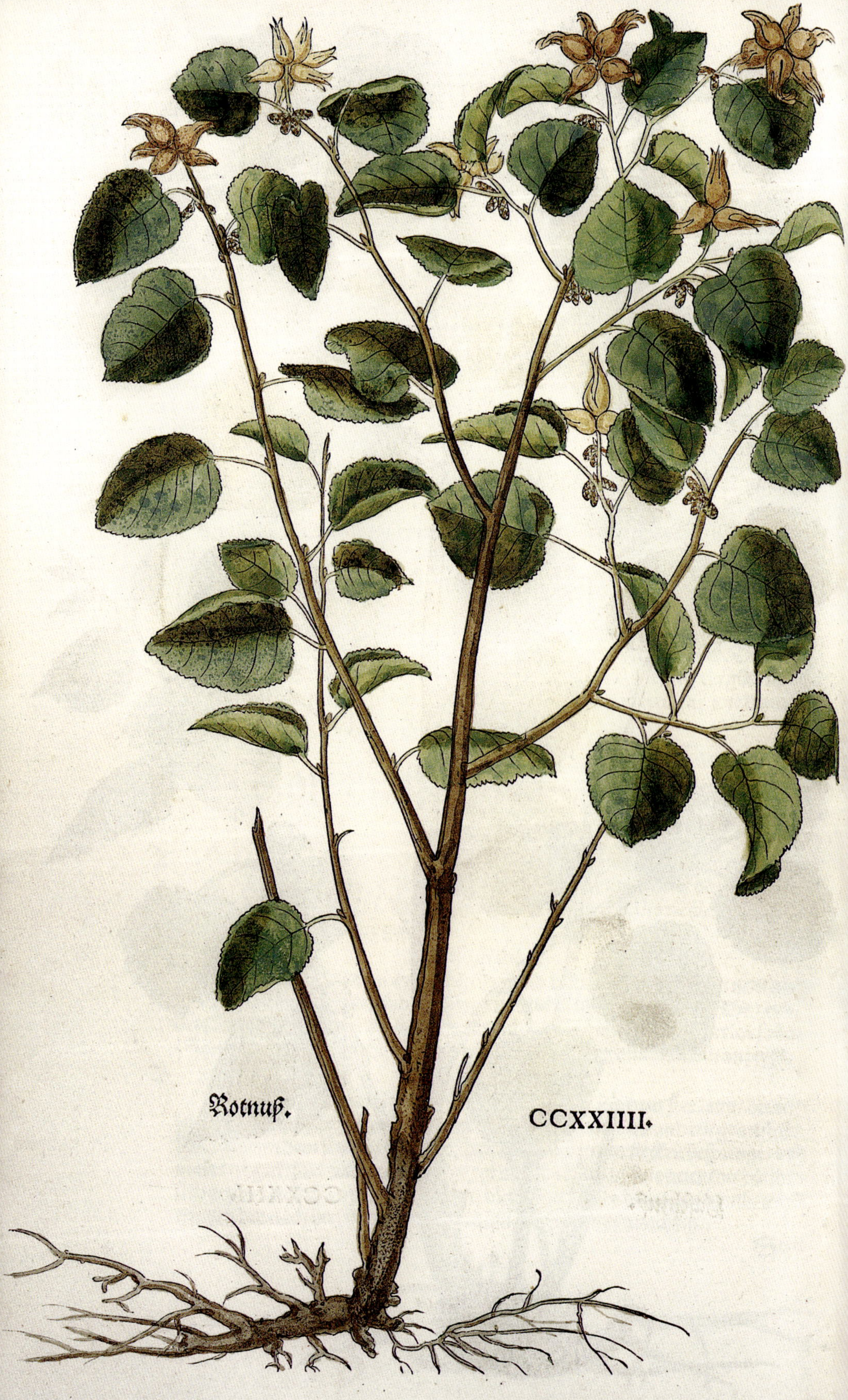

Rotnuß. CCXXIIII.

C Statt irer wachsung.

Die wilden Haselnuß wachsen allenthalben in wälden/auff den bergen/vñ inn hecken. Die zamen zilet man in den gärten/ wachsen aber gern in leymigen vnd feüchten orten.

Zeit.

Die Haselstauden bringen jhre kätzle oder dolden im winter/die thůnd sich aber gegen dem Lentzen auff/gleich als jhre blůst. Im Herbst aber werden die nuß zeitig.

Die natur vnd complexion.

D Die rinde/frucht/vnd der gantz staud ist warmer natur im ersten grad/vnd truckner im andern volkomen/oder im anfang des dritten/das kan man abnemen auß Galeno/der schreibt das die Haselnuß mehr haben vonn der jrdischen oder kallten substantz dann die Welschennuß.

Die krafft vnd würckung.

Die Haselnuß seind krefftiger vnd stercker dañ die Welschennuß/das zeygt an jhr substantz die etwas vester ist. Sie seind aber dem magen widerwertig/ vñ hertdewig. Gebären vil blåst vnd wind. Erwecken weetagen des haupts. Doch wann man die innern schelfen daruon thůt/so werden sie leichter zů dewen/vnd stellen nit so seer. Haselnuß zerstossen vnd in hönig getruncken/seind E dienstlich dem langwirigen hůsten. Gebraten vnd mit ein wenig Pfeffer gessen verzerens die hauptflüß. Die gantzen Haselnuß zů äschen gebrent/vnd mit Bären schmaltz vermischt vnd das haupt mit gesalbt/machen das har widerumb wachsen. So einer Haselnuß zů morgens vor anderer speiß mit rautē jnnimpt/ dem mag kein gifft/noch gifftig thier denselben tag schaden. So sie mit feigen werden jngenomen/komen sie zůhilff denen so vonn einem scorpion gestochen seind. Es sagen ettlich/so man die schelfen neme vnd zů puluer stoß/mit öl vermeng/vnd an das vorder teyl des haupts salb/das sie den kindern die grawen augen schwartz machen.

Von Egelkraut. Cap. CLII.

Namen.

A DAs Egelkraut würdt sonst auch mit andern namen genent/nemlich Pfennigkraut/vnd klein Naterkraut. Zů vnsern zeiten würdt es zů Latein Centummorbia vnd Numularia geheyssen/darumb das seine blettlin rund seind wie ein pfennig. Von ettlichen auch Serpentaria/darum̃ das die verwundten natern sich mit disem kraut heylen.

Gestalt.

B Egelkraut kreucht vnd schleufft auff der erden her als ein schlang oder nater/daher es Naterkraut genent ist. Die bletlin/welche zů beyden seiten des dünnen stengelins gesetzt seind/erscheinen rund/vnd feyßt/nit breyter dañ ein pfennig. Seine blůmen seind goldgeel. Die wurtzel ist klein vnnd zart/kompt von den stengelin herauß.

Statt seiner wachsung.

Pfennigkraut wechst gern in den feüchten wisen/graßgärten/rheynen/vnd graßechten wälden.

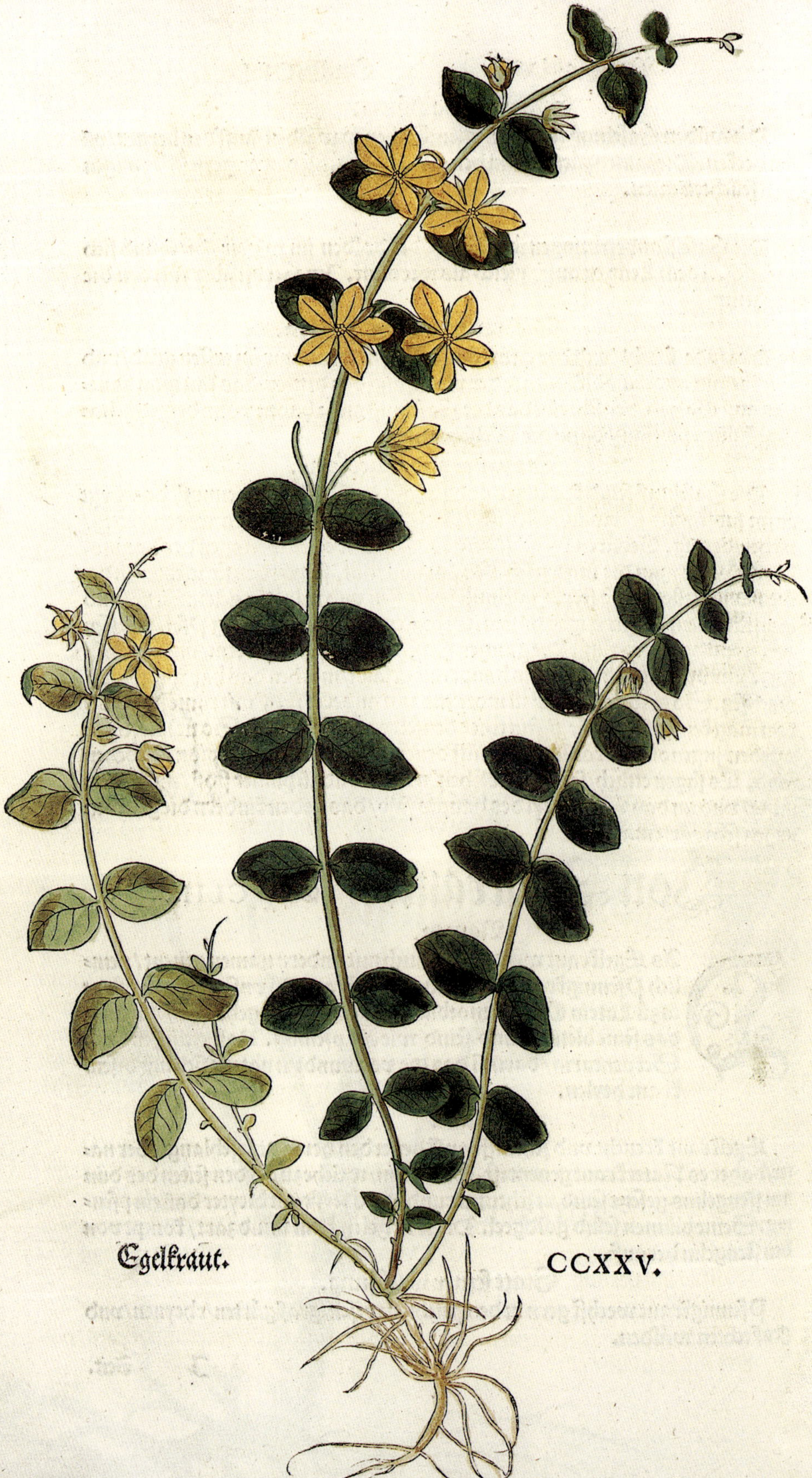

Egelkraut. CCXXV.

C Zeit.

Egelkraut blüet im Meyen/vnd ſchier den gantzen ſummer.

Die natur vnd complexion.

Diß kraut iſt trucken im andern oder dritten grad/welchs man auß dem geſchmack/dieweil es ſeer zůſamen zeücht/wol kan abnemen.

Die krafft vnd würckung.

D Vnder vilen andern kreütern ſo wunden heylen/iſt diß Pfennigkreütlin nit das geringſt/dañ es nit allein eüſſerliche friſche wundẽ zůheylt/ ſonder auch innerliche breſten der lungen/vnd anderer glider. In wein geſotten vnd getruncken/iſt es nützlich denen ſo die roten rhůr haben. Stellet den bauchfluß/vnnd das blůtſpeien. So die frawen zůuil flieſſen/ſollen ſie diß kraut ſieden/ vñ daruon trincken. Es iſt auch treffenlich gůt zů allerley innerlichen wunden vnd geſchwären/in ſonderheyt der lungen. Darumb ſollens die ſeer brauchen/denen die lung verſeert iſt/vnd die ſchwindſucht haben. Die eüſſerlichen wunden ſollen mit dem wein dariñ diß kraut geſotten iſt gewäſchen vnd geſeubert/vnd alßdann die blettlin auff die wunden gelegt werden/ſo heylen ſie bald.

Von Pflaumen. Cap. CLIII.

Namen.

A DEr Pflaumenbaum würt von deñ Griechiſchen Coccimelea/ zů Latein Prunus genent/ ſein frucht Pflaumen oder Prumen.

Geſchlecht.

Der Pflaumen ſeind zweyerley geſchlecht/zam vnnd wild. Die zamen haben mancherley farb/ dañ man findt derſelbigen braun/geel/ſchwartz/vnnd weißlecht grůn. Die wilden werden Schlehen geheyſſen/auff Griechiſch Agriococcimela/vnd Prumna/ zů Latein Pruneola vnd Prunula.

B Geſtalt.

Der Pflaumenbaum hat wurtzel die ſton nit tieff/ſonder kriechen oben hin im erdtrich. Sein ſtam̃e iſt auffrecht vñ ſchlecht/rauch/mit vilen außgebreyten äſten. Die bletter ſeind langlecht in die ründe formiert/vnnd mit kleinen krinnlin zerkerfft. Die blůmen ſeind weiß/ garnach wie an den Kirßen. Die frucht iſt wie ein kleins öpffelin/ ſchwartz/ braun/ geel/ oder weißlecht grůn/ hat inwendig ein herten ſtein/darinn iſt der kern.

Statt irer wachſung.

C Die zamen Pflaumen wachſen in gärten. Damaſcena zů Damaſco. Die Schlehen faſt in allen hecken.

Zeit.

Blüen im frůling/in ſonderheyt die Schlehen/ die vnder allen ſtauden faſt die erſten ſeind. Die Pflaumen werden im ſummer zeitig/fürnemlich im Augſtmonat. Die Schlehen aber im Herbſt.

Die natur vnd complexion.

Die zamen Pflaumen külen vñ feüchten mittelmäſſig. Die Schlehen ziehen zůſamen/wie wir folgends ſölchs wöllen klärlicher anzeygen.

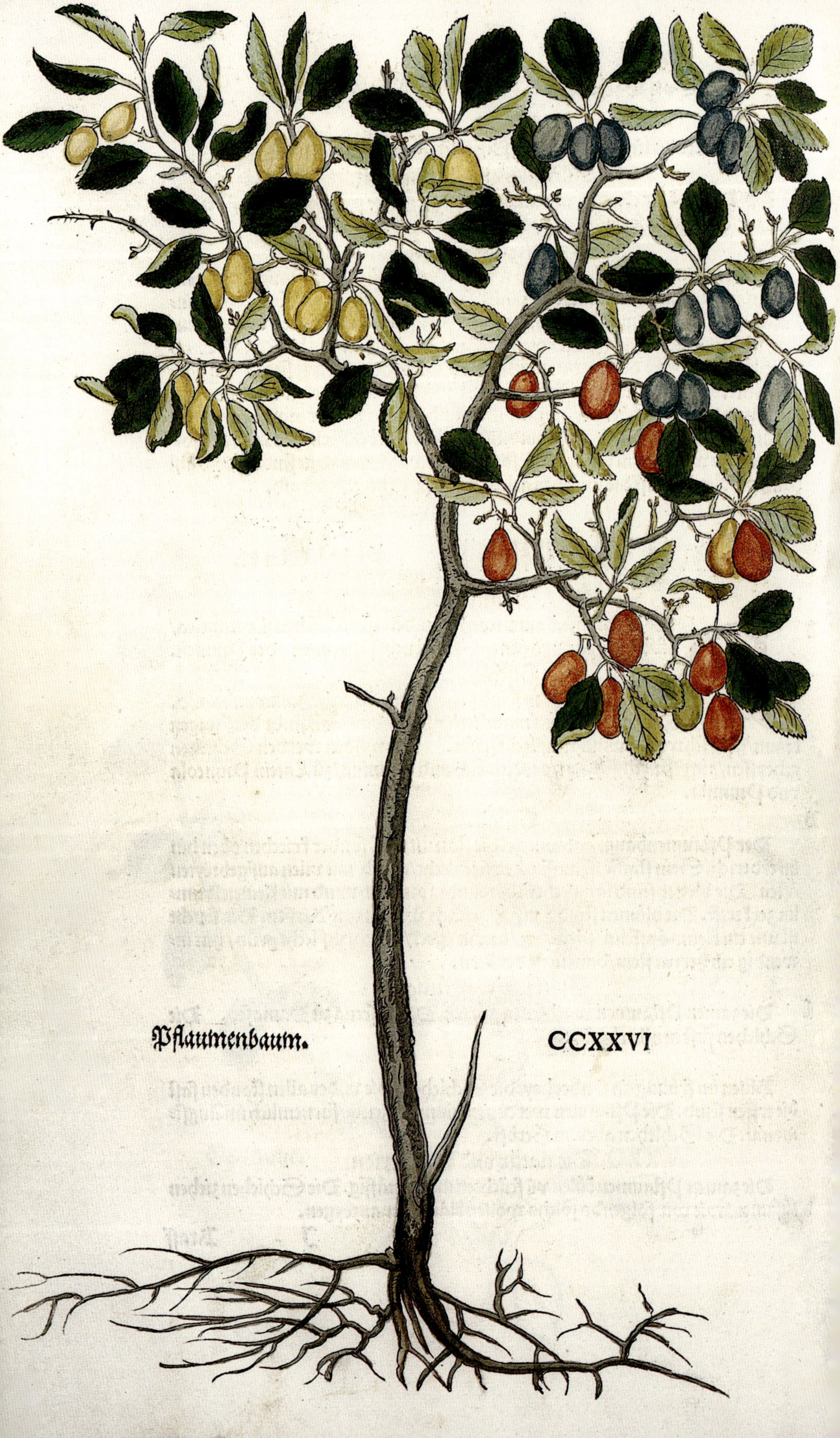

Pflaumenbaum.

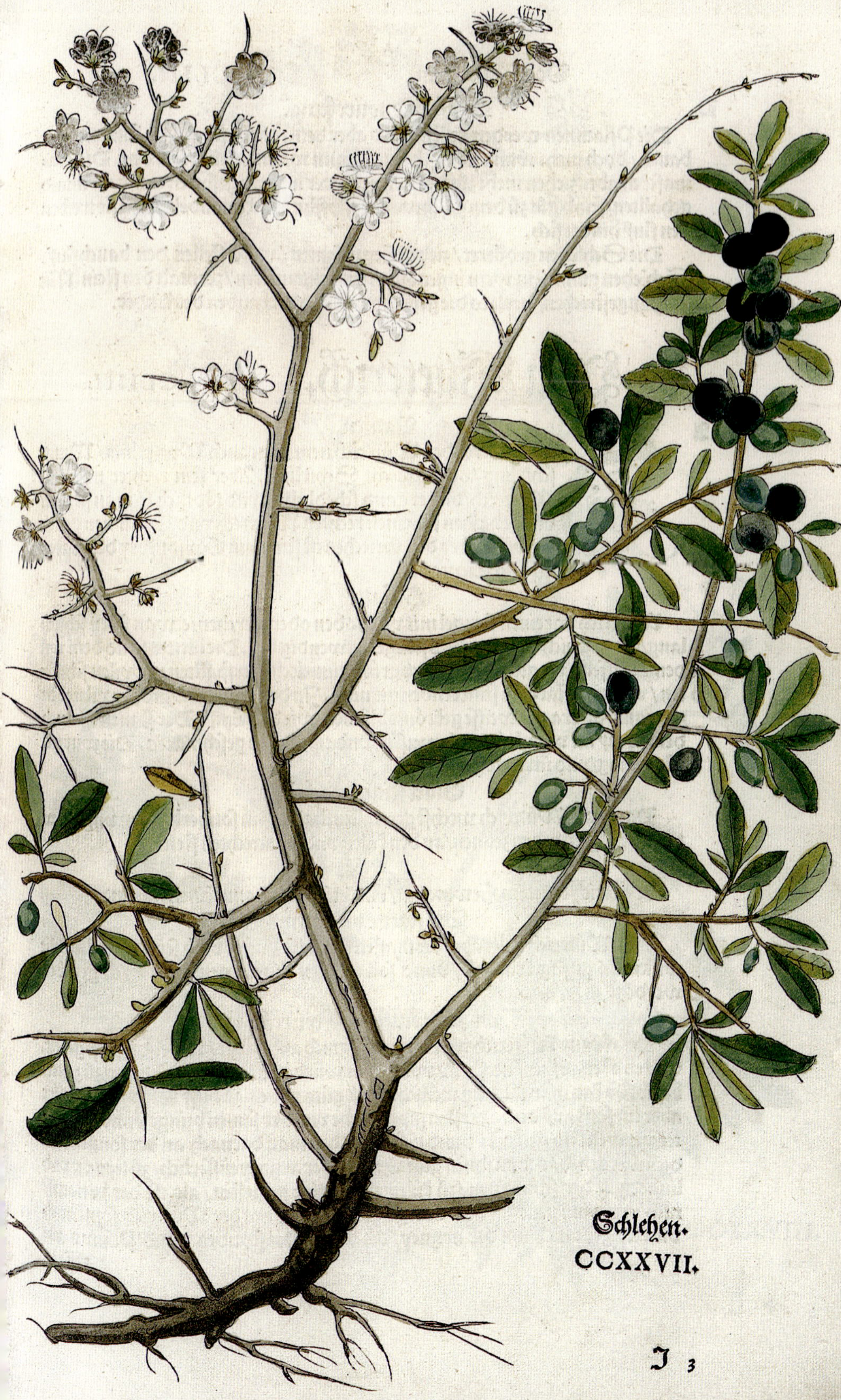

Schlehen.
CCXXVII.

D Krafft vnd würckung.

Die Pflaumen werden gessen/seind aber dem magen schedlich. Lindern den bauch/doch mehr wann sie frisch seind/dann wann sie dürr werden. Die Damascken aber ziehen mehr zůsamen. Die bletter in wein gesotten vnnd im mund gehallten/seind gůt zů dem geschwollen zäpfflin vnnd mandeln/dañ sie treiben den fluß hindersich.

Die Schlehen gedörret/ziehen seer zůsamen/vnnd stellen den bauchfluß. Schlehen gummi in wein ingenom̃en vnd getruncken/zermalt den stein. Mit essig angestrichen/heylt es die geflecht/zittern oder rauden der kinder.

Von Wůeterich. Cap. CLIIII.

A Namen.

DEn stinckenden Wůterich nent man auch Wutzerling/Wuntschirling/oder schlecht Schirling. Aber sein rechter name ist Wůterich/dañ er gantz schedlich ist vnd tödtlich so man jn isset/vñ derhalben für einen rechten Wůterich vnd Tyrannen geachtet würt. Bey den Griechen ist sein nam Conion/bey den Lateinischen Cicuta.

Gestalt.

Wůterich hat einen stengel mit vil knoden oder gleychen/etwan siben schůch lang/nit vngleich des Fenchels stengel/inwendig hol. Die bletter seind dem wilden Körffelkraut gleich/schwartzgrůn/zinnelecht/zerspallten mit vilen schnit-
B ten/vnd eins starcken stinckenden geruchs. In der höhe gewindt er vil neben zweiglin/die tragen weisse gekrönte blůmen/wie der Eniß. Der samen ist auch dem Eniß nit vnänlich/doch weisser/vnd eins bösen geschmacks. Die wurtzel ist nit lang/vnd inwendig hol.

Statt seiner wachsung.

Das kraut Wůterich wechst gern allenthalben/in sonderheyt an vngebawten orten/hinder den zeünen/an den kůlen vnd schattechten stetten.

Zeit.

Wůterich blůet im Hewmonat/vnd bringt alßdann seinen samen.

Die natur vnd complexion.

Der Wůterich kůlet über die massen seer/also das er vmb seiner grossen kellt willen ein gifftig kraut ist/vnnd soll inn den leib nit genom̃en noch gegeben
C werden.

Die krafft vnd würckung.

Das kraut Wůterich würdt/wie yetzund angezeygt/vnder die gifft gezelt. So es aber auß mißuerstand von einem würde gessen/wie sich dann zů zeiten begibt/so kan man sölchem menschen mit gůtem wein zů hilff kom̃en. Es würt aber ein safft auß dem obersten gipffel/ehe vnnd er samen bringt vnnd die bletter verwelcken/getruckt vnnd gesamlet/den man darnach an der sonnen laßt dick werden/das man jhnen gebrauch inn der artzney eüsserlich/zů legung vnd linderung der schmertzen/zů kůlen alle hitzige gebresten/als ist der rotlauff/tůchlin darinn genetzt vnnd übergeschlagen. Es hat der Wůterich sonst auch vilerley gebrauch inn der artzney/die beyde Dioscorides vnnd Plinius anzeygen

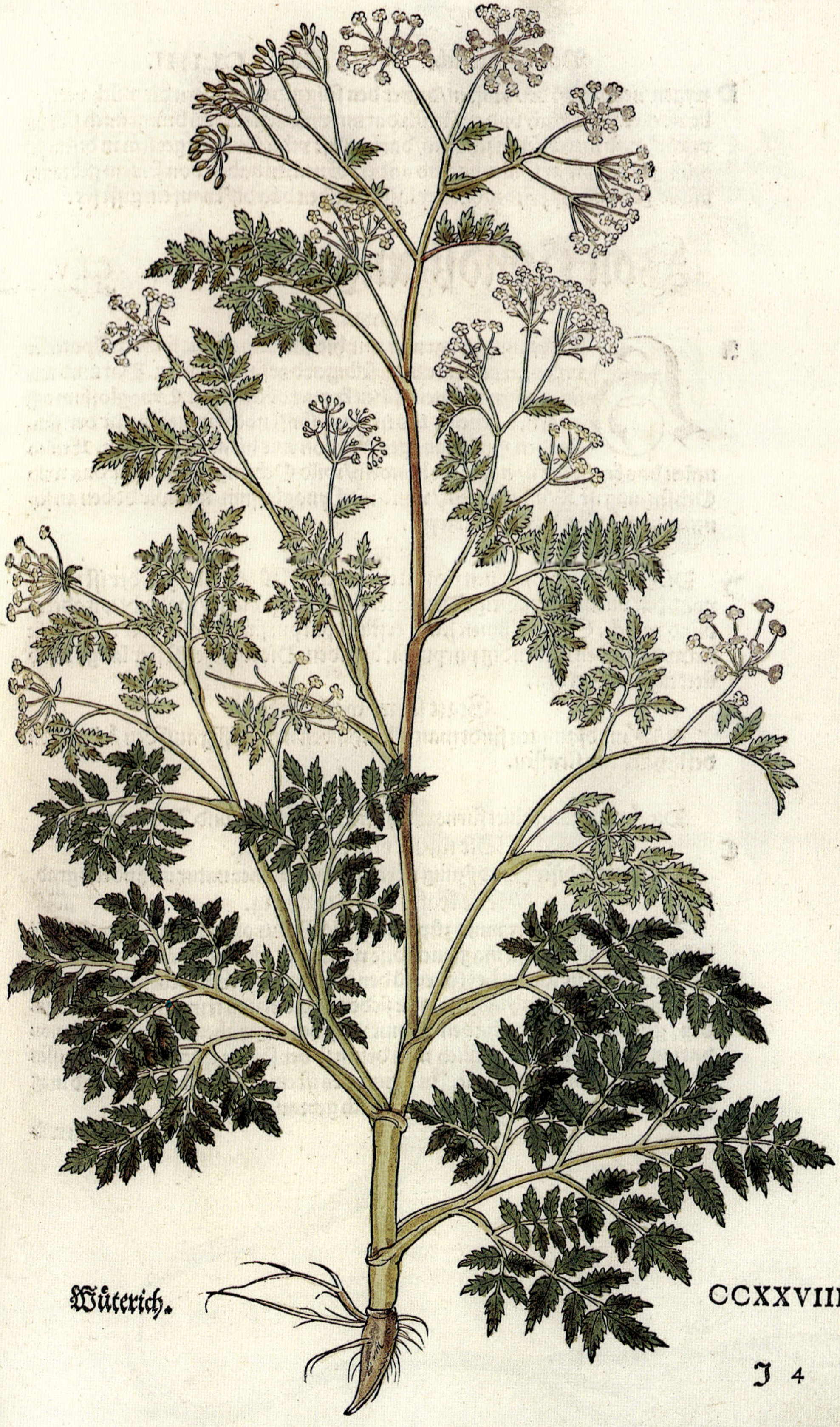

Wüterich. CCXXVIII.

D zeygen/nemlich zů den brüsten/das er den seügenden weibern die milch vertreibe/aber es ist mißlich vnd gefärlich darmit vmb zůgeen/ vñ bringt nach sich vil vnrath vnd mercklichen schaden/darumb ist vil besser man gee sein in disem fal müssig. Vnd zwar Galenus vnd andere Griechen haben von seinem gebrauch nichts geschriben / sonder darbey lassen bleiben das diß kraut ein gifft sey.

Von Hundßzungen. Cap. CLV.

Namen.

A Hundßzungen daruon wir hie handeln/ist die so etlich Apotecker vnd der mehrer teyl derselbigen darfür brauchen. Darumb wir sie in vnserm Lateinischen kreüterbůch haben Cynoglossum officinarum genent. Es ist auch sonst noch ein geschlecht der stinckenden Hundßzungen/daruon wir hie auch nit reden. Ettlich neñen das kraut daruon wir hie handeln/wild Ochsenzungen. Aber das wild Ochsenzung ist Echion genent/ vnnd nit Cynoglossum/wie wir doben an seinem ort gnůgsam haben angezeygt.

Gestalt.

B Die Hundßzung hat einen stengel elen hoch/vñ zů zeiten lenger/der ist rauch/ vnnd hat vil äst oder zweig. Die bletter seind schmal/lang/wollecht/on adern/ vnnd weych. Seine blůmen seind erstlich purpurfarb / volgends werden sie blaw/die haben inwendig purpurfarbe fäden. Die wurtzel ist seer lang / vnnd steet tieff in der erden.

Statt seiner wachsung.

Dise Hundßzungen findt man allenthalben überflüssig auff den äckern/sonderlich bey den strassen.

Zeit.

Die Hundßzung blüet fürnemlich im Brachmonat vnd Augstmonat.

Die natur vnd complexion.

C Die wurtzel diser Hundßzung ist kallter vñ truckner natur im andern grad.

Die krafft vnd würckung.

Die wurtzel gedörrt vnnd zů puluer gestossen in rotem wein getruncken heylet die roten rhůr. Man mag auch dise wurtzel zů allerley schäden vnnd wunden brauchen / in sonderheyt aber zů den bösen geschwären des munds / vnnd Frantzosen. Demnach mag man sie sieden vnd daruon trincken/oder die wunden / geschwär / vnnd schäden darmit wäschen/oder aber das puluer daruon darinn säen. Sie ist treffenlich nütz denen so der samen entgeet / zů den flüssen des haupts/vnnd schnudern. In summa/es ist ein gůt wundtkraut / vnd mag zů stellung der flüß/vnd des blůts/nützlich gebraucht werden.

Von wil=

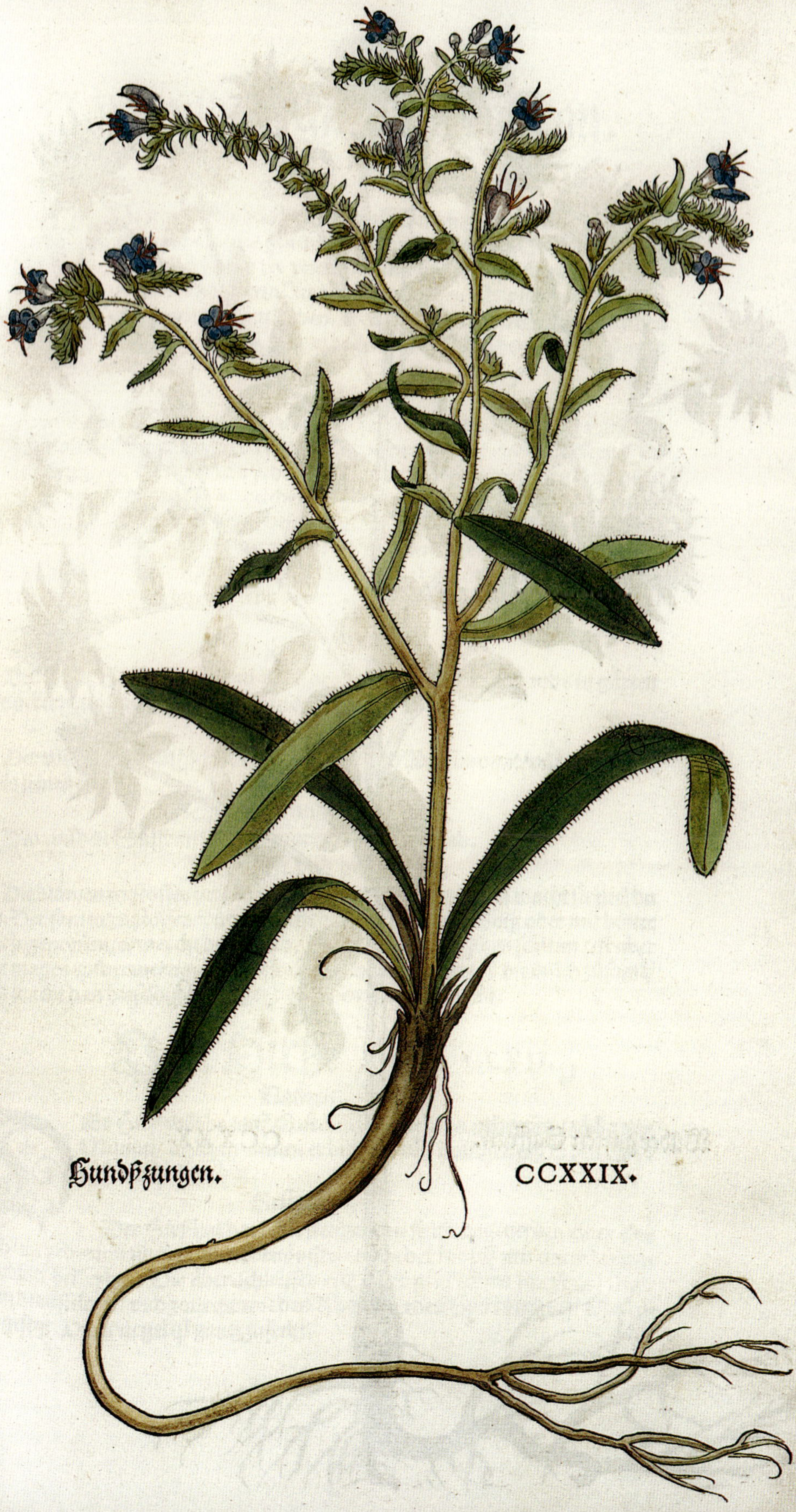

Hundßzungen. CCXXIX.

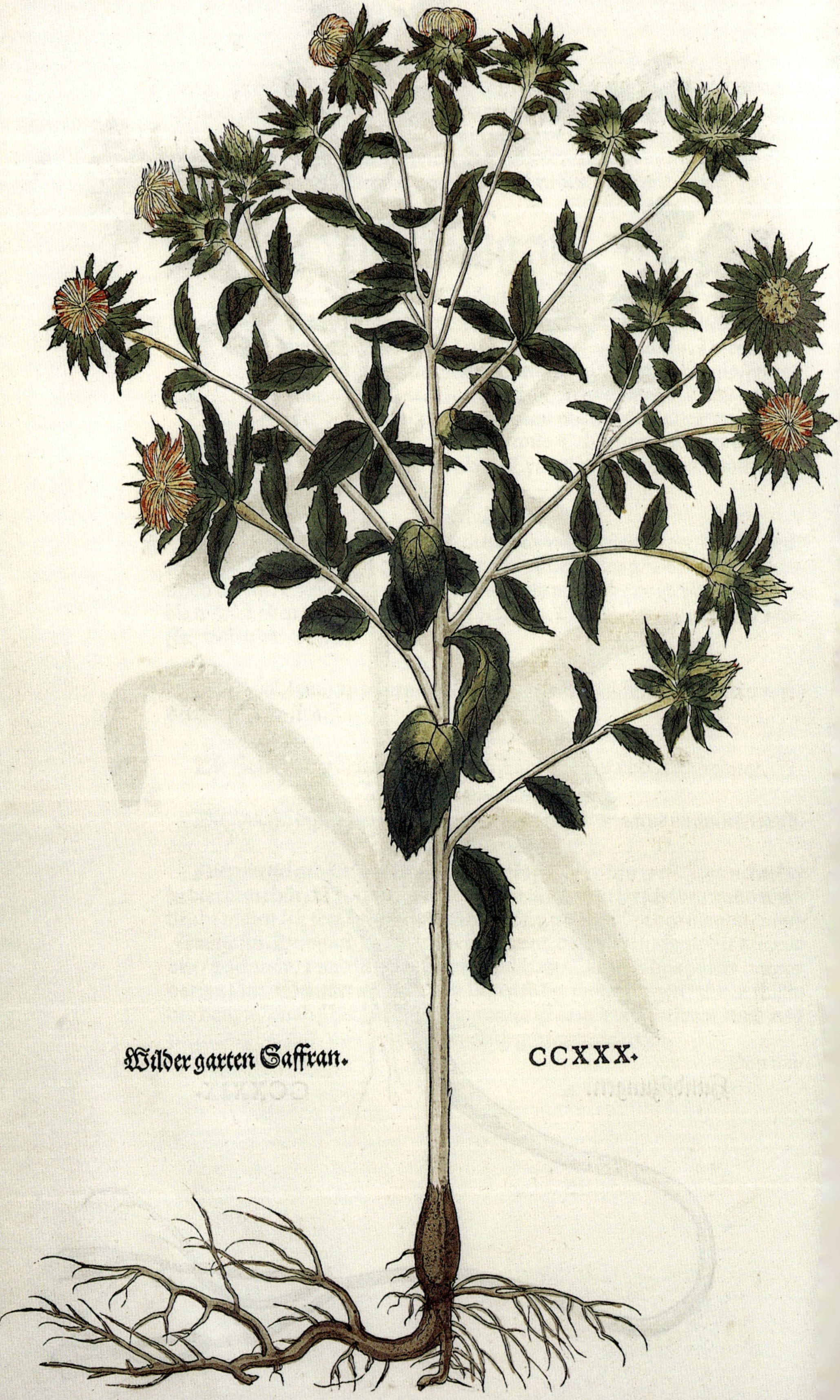

Wilder garten Saffran. CCXXX.

Von wildem garten Saffran.

Cap. CLVI.

Namen.

A Wir nennen hie das kraut so auff Griechisch vnd Lateinisch Cnicus vnd Cnecus genent würt/ wilden garten Saffran/ damit ein vnderscheyd sey vnder disem vnnd dem wilden feldt Saffran/ der zů Latein Atractylis geheyssen ist/ vnd von welchem wir doben gesagt haben. Den wilden garten Saffran nennen die Apotecker Cartamum vnd Crocum hortensem. Etlich heyssen denselbigen Crocum Sarracenicum.

Gestalt.

Der wild garten Saffran hat runde stengel/ zweyer elen hoch/ mit vilen satten/ schmalen/ langlechten/ zerkerfften/ scharpffen vnd stechenden blettern. Im
B obersten der stengel teylt sich ein yeder in vil nebenzweiglin/ dieselben gewinnen runde stachelechte distelköpff/ welche so sie sich auffthůn zů der blůst/ bringen sie schöne geele wolriechende blůmē/ dem rechten Saffran gleich. Ein yedes blůmlin so es für sich selbs außgezogen würdt/ ist es einem sternlin gantz gleich/ mit sechs vnderscheydlichen spitzlin. Sein same der in den stachelechten köpffen gefunden würt/ ist weiß/ langlecht vnd ecket/ zwüschen weissen harwollen ordenlich gesetzt.

Statt seiner wachsung.

Der wild Saffran würt an vilen orten vnsers Teütschen lands in gärten vnd äckern gepflantzt järlich wie andere frucht.

C
Zeit.

Der wild Saffran blůet im Hewmonat vnd Augstmonat/ vñ bringt nachmals seinen samen.

Die natur vnd complexion.

Des wilden Saffran same ist warm im dritten grad.

Die krafft vnd würckung.

Die blůmen zerstossen braucht man zů der speiß/ dann man macht sie geel damit. Der samen zerstossen/ vnd den safft außgetruckt/ mit hönig oder mit hůner brůe jngenom̃en/ erweycht den bauch/ vñ treibt auß den zähen schleim/ ist aber dem magen widerwertig. Der safft von disem samen tringt die milch zůsamē/ vnd macht das dieselbig kresstiger durch den stůlgang treibt.

Von Hirß. Cap. CLVII.

Namen.

A Der Hirß würdt auff Griechisch Kenchros geheyssen/ zů Latein Milium/ welchen namen er biß auff den heütigen tag in den Apotecken behallten hat.

Gestalt.

Der Hirß hat harechte stengel/ die seind vngeuerlich einer elen hoch/ ein yeder mit siben oder acht knöpffen/ ein yeder knopff mit einem langen rhorblatt bekleydet. Die äher schliessen auß einer graßechten scheyden/ seind gantz drausselecht/ vnd zottecht wie des Rhors. Yedes Hirßkörnlin ist sonderlich gesetzt. Die wurtzel ist gantz zasecht.

Statt

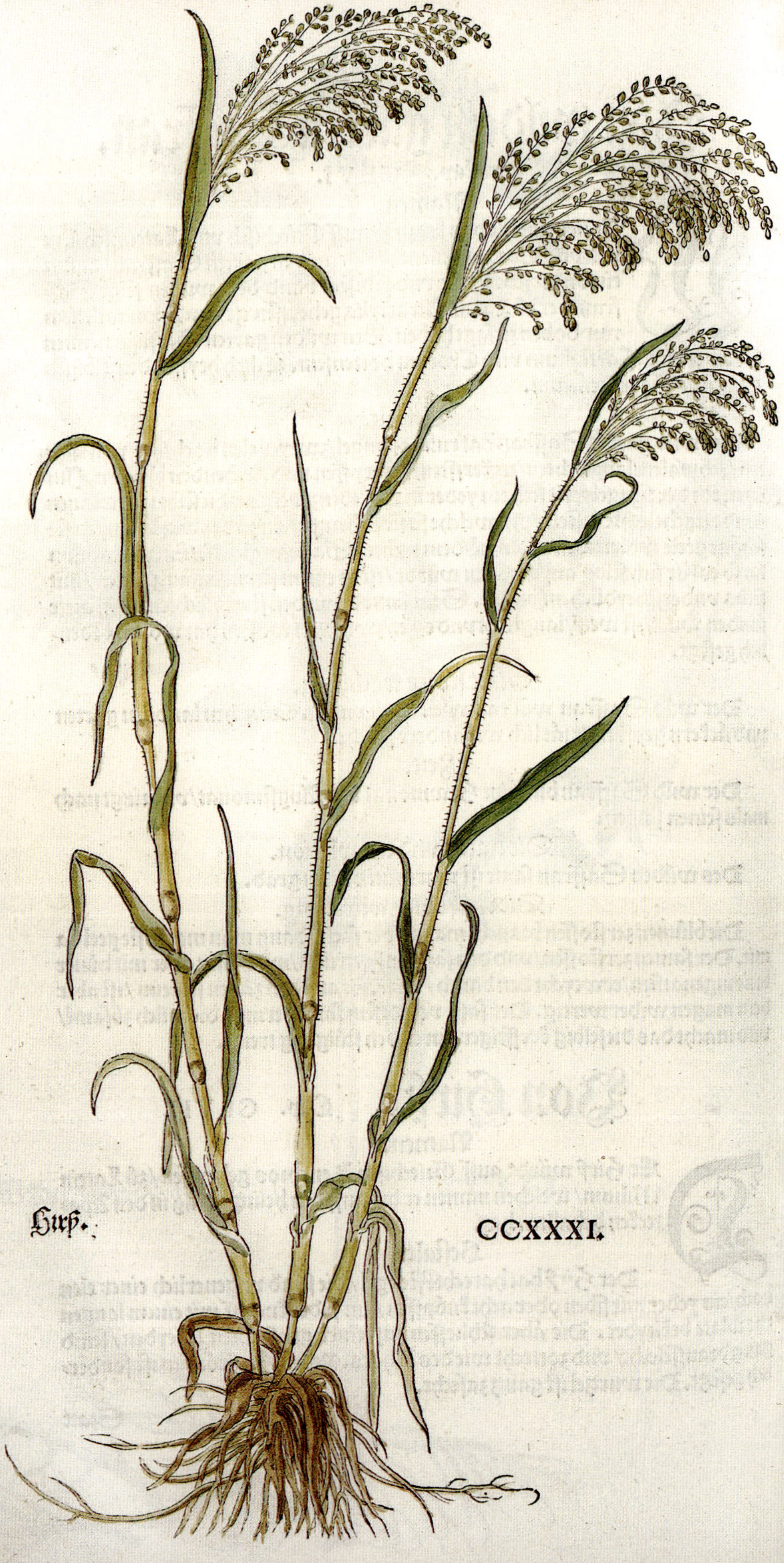

CCXXXI.

B Statt seiner wachßung.

Der Hirß wechßt gern in einem leymechten feüchten erdtrich/vnd würt fast allenthalben gebawet.

Zeit.

Der Hirß würdt im Lentzen vnd Brachmonat geſäet. Mag im Augßtmonat/wie andre frucht/geſamlet werden.

Die natur vnd complexion.

Der Hirß iſt kalt im erſten grad/vnnd trücknet im dritten/oder im andern gantz volkom̃en. Iſt ſubtiler ſubſtantz.

C Die krafft vnd würckung.

Der Hirß neeret weniger dañ andere frücht. So man brot oder gemüß auß Hirß macht/ſo ſtopfft es den bauch/vnd treibt den harn. Hirß gedörrt vnnd in leine ſecklin gethon/vnnd auff den bauch gelegt/benimpt das grim̃en/vnd ſtillt den ſchmertzen der neruen. Iſt auch gůt zů allen denen dingen die trücknens bedörffen. So man den Hirß zur ſpeiß wil brauchen/ſol er in milch gekocht werden/ſo ſchadet er weniger/dann ſo man jhn allein gebraucht. Dañ diſer geſtalt genoſſen/würt er leichtlicher verdewet/ſtopfft weniger/vnd würdt lieblicher zů nieſſen.

Von Köl. Cap. CLVIII.

Namen.

A KÖl iſt auff Griechiſch Crambe genent/zů Latein Braſſica ſatiua. Die Apotecker nennens Caulem. Vrſachen aber ſölcher namen haben wir im Lateiniſchen kreüterbůch angezeygt.

Geſchlecht.

Des Köls findt man fünfferley geſchlecht/fürnemlich deren ſo am breüchlichſten ſeind/groß/breyt/krauß/klein/vnnd Cappeßkraut genent. Der groß würt alſo geheyſſen von wegen ſeiner groſſen blettern. Der breyt iſt alſo genent/von wegen ſeiner bletter/die ettwas gröſſer vnnd breyter
B ſeind dann des kleinen. Der krauß hat auch ſeinen namen von ſeinen blettern/die ſeer krauß ſeind. Der klein würdt alſo genent von wegen ſeines ſtengels/vnd ſeiner bletter/die do zärter vnd kleiner ſeind/dañ der andern Kölen. Das Cappeßkraut hat ſeinen namen von dem Latein/dañ es würt Caulis capitulatus genent/darumb das ſich die bletter zůſamen thůn vnnd ſchlieſſen allwegen eins über das ander/vnnd ein geſtalt eines haupts machen/daher mans auch Heuptlin nent. Iſt ſeer breüchlich in vnſern landen/fürnemlich im Beyerland/do es überflüſſig gepflantzt würt in gärten.

C Geſtalt.

Das erſt geſchlecht/nemlich der groß Köl/bringt einen braunen dicken ſtengel. Seine bletter ſeind breyt/blawfarb/gröſſer dann des Cappes. Gewindt kein haupt/ſonder bleiben allzeit täſchen. Blüet im andern jar. Seine blůmen aber ſeind geel/vnd ſo dieſelbigen abfallen/gewindt er ſchäflin/dariñ iſt ſein ſame. Das ander/breyter Köl genent/iſt mit ſtengel/blůmen/vnd ſamen dem vorigen gleich/die bletter aber ſeind zerſchnitten vñ ringßvmbher zerkerfft/wie an dem kleinen/am vndern teyl gegen dem ſtengel/mit groben/oben auff aber mit kleinern kerflin zerſchnitten. Die wurtzel iſt zaſecht/vñ hangt neben daran ein knöpfflin aller geſtalt wie ein runds beerlin. Das dritt geſchlecht krauſer

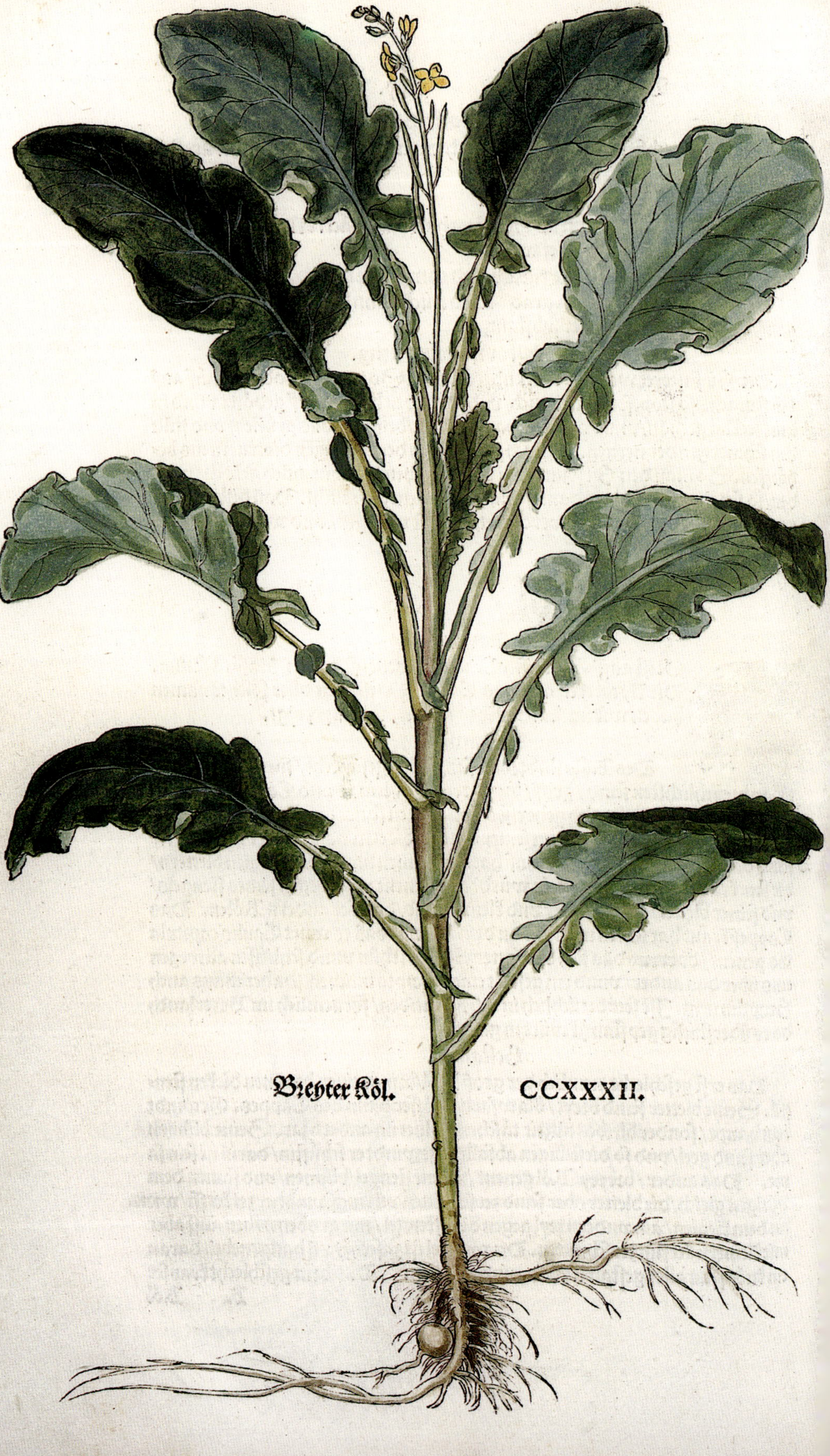

Breyter Köl. CCXXXII.

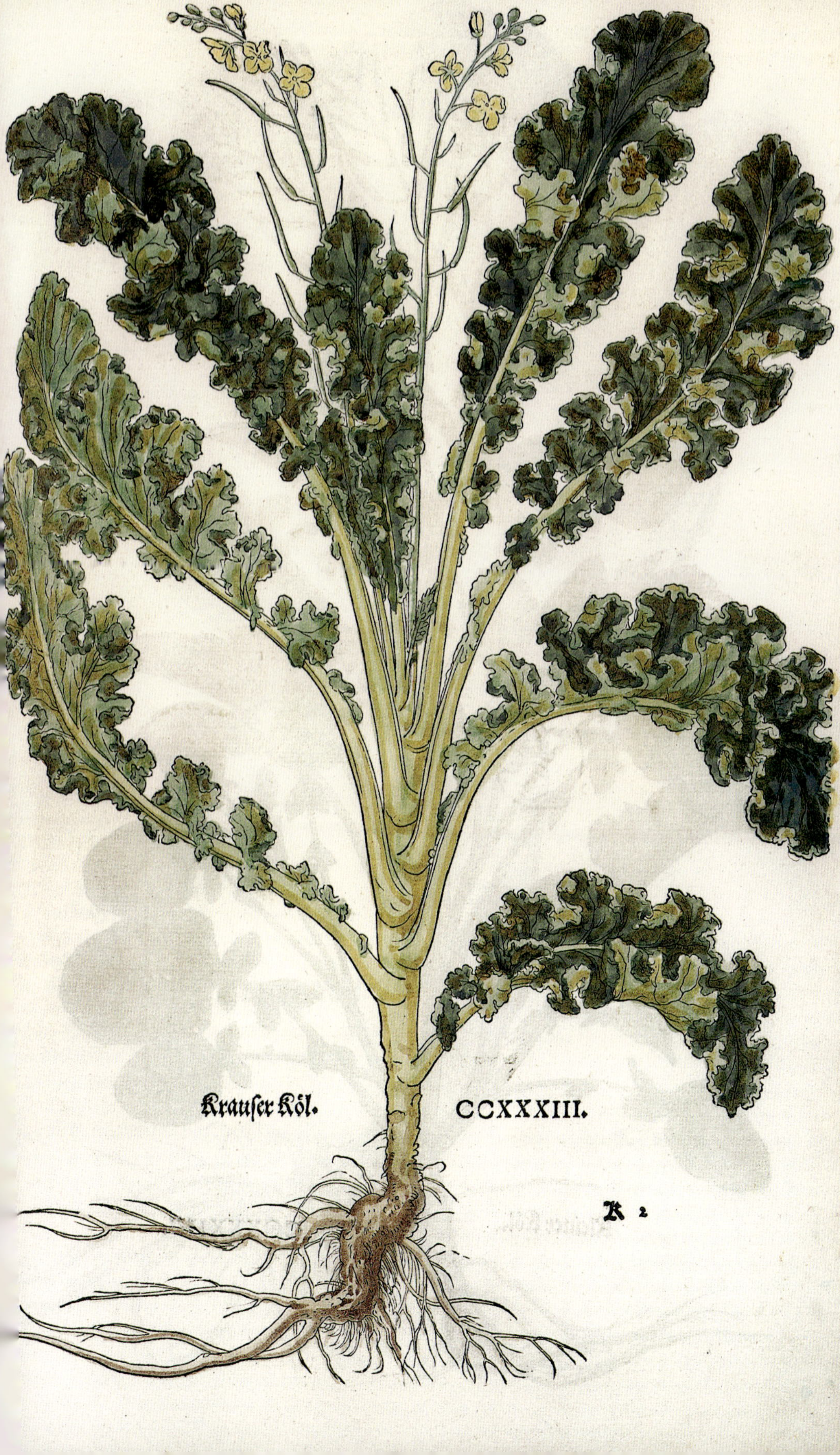

Krauser Köl. CCXXXIII.

K 2

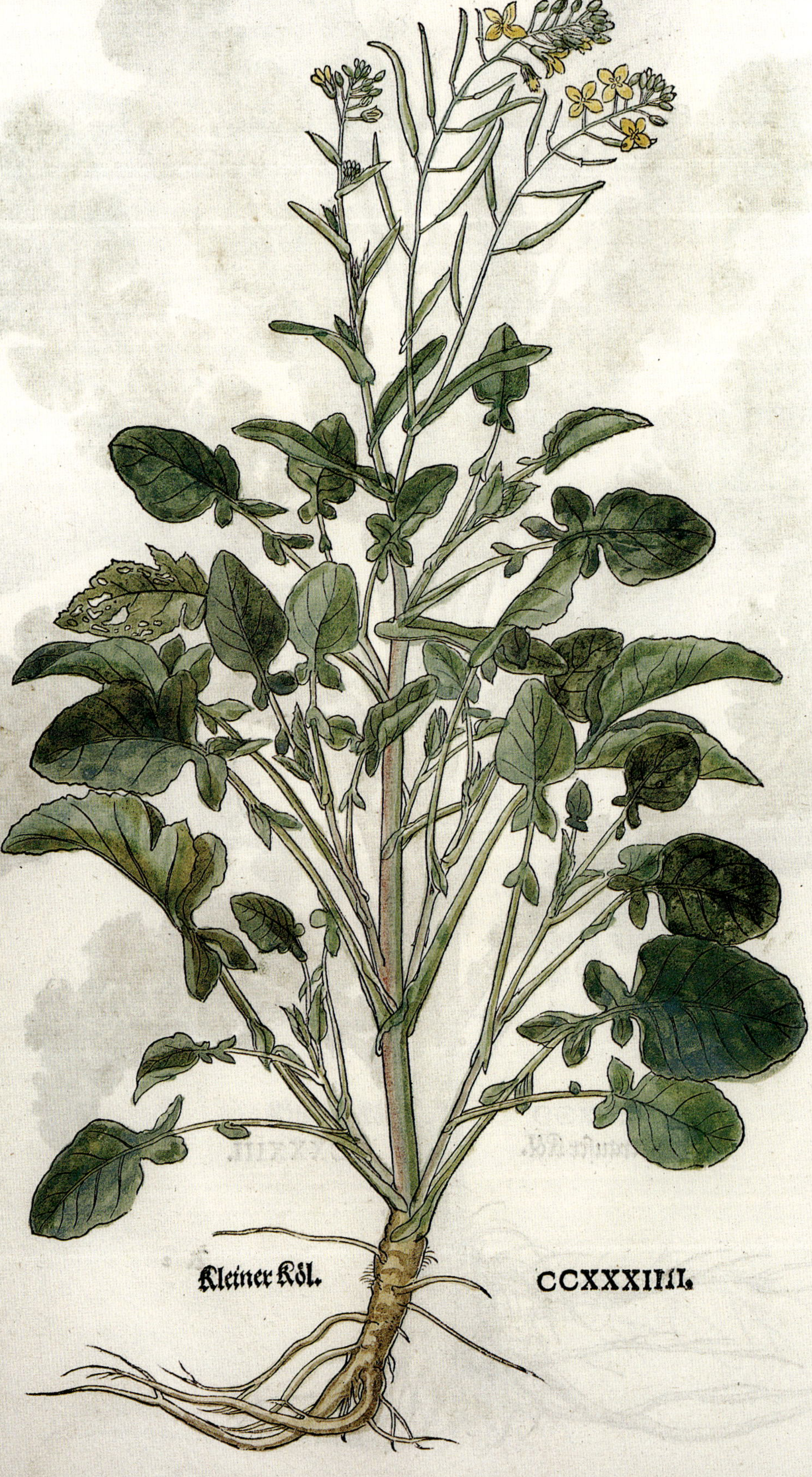
Kleiner Köl.
CCXXXIIII.

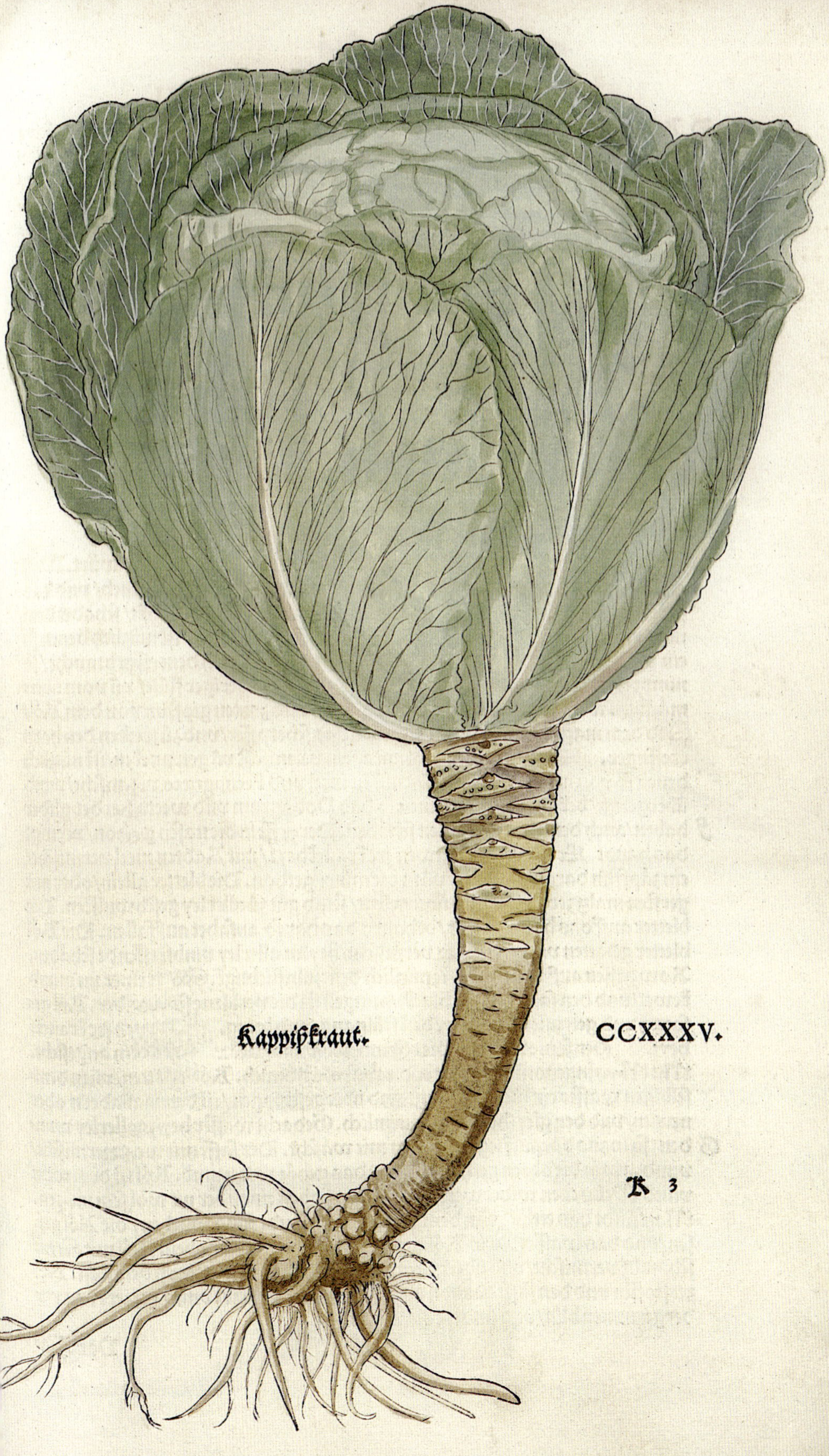

Kappißkraut. CCXXXV.

D Köl geheyssen/ist mit stengel/ blůmen vnd samen den vorigen gleich/aber seine bletter seind zinnelecht/ zů ringßvmbher zerschnitten vnd krauß/wie ein Kalbß kröß. Die wurtzel ist dem breytē Köl gleich/hat aber kein knöpfflin. Das vierdt/ nemlich kleiner Köl/ ist auch mit wurtzel/stengel vnnd samen den andern/fürnemlich dem breyten gleich/ aber seine bletter seind zärter vñ kleiner. Das Capeßkraut ist mit den blettern dem grossen Köl gantz gleich/ dañ sie seind runtzelecht/ groß/ vnd schleüßt sich allwegen eins über das ander/ wie vormals gemellt ist/werden zů letzst zů einem haupt.

Statt irer wachsung.

Die Kölkreüter pflantzt man hin vnd wider fast in allen gärten/ wachsen aber gern in kalten vnd feüchten orten/mögen sonst nit wol auff komen.

Zeit.

Die Kölkreüter blüen gemeinlich im Augstmonat/vñ bringen darnach jren samen.

E Die natur vnd complexion.

Die Köl seind warm vnd trucken im ersten grad.

Die krafft vnd würckung.

Der Köl ist gůt zů erweychen den bauch/so er ein wenig gesotten würt. Wañ er aber volkomenlich gesotten würt/so stelt er vnd erhertet den bauch/ vnd das fürnemlich wañ er zwey mal gesotten ist. Der im summer wechßt/ schadet dem magen/ vnd ist etwas scherpffer. Köl gesotten vnd gessen/ ist nützlich denen so ein blöd gesicht haben/ vnnd zittern. So man Köl nach dem essen braucht/ so nimpt er hinweg den schaden vnd nachteyl so auß überiger fülle/ vñ vom übermässigen weintrincken kompt. Die öbersten vnd zarten gipfflin von dem Köl/ seind dem magen nützlich/ seind aber etwas scherpffer/vnd zů treiben den harn krefftiger. Der safft vom Köl mit wein vermischt vñ getruncken/ist nützlich denen so von natern gebissen seind. Mit meel vnd Fœnogræco vermischt/vnnd übergelegt/ bekompt er wol denen so das Podagram vnd weetagen der glider F haben/auch den alten vnreynen schäden. Der safft in die nasen gethon/ reynigt das haupt. Er bringt den frawen jre kranckheyt/ mit Radten meel vermischt/ ein zäpfflin darauß gmacht/vñ in die můter gethon. Die bletter allein/oder mit gersten maltz zerstossen vnd übergelegt/ seind gůt zů allerley geschwulsten. Die bletter auff das haupt gelegt/ behalten das har so anfahet außfallen. Die Köl bletter gesotten vnd mit hönig vermischt/heylen allerley vmbfressende schäden. Row gessen auß essig/seind sie nützlich den miltzsüchtigē. So sie einer im mund kewet/vnd den safft hinab schluckt/bringen sie die verlorne stiñ wider. Köl gesotten vnd getruncken/lindert den stůlgang/vnd bringt den frawen jre kranckheyt. Der same vertreibt die roßmucken vnnd flecken vnder dem angesicht. Mit Meth jngenomen/ tödtet er die würm im bauch. Köl gesotten/vñ in demselbigen wasser ein tüchlin genetzt vnd übergeschlagen/ ist den spañadern oder neruen/vnd den gleychen seer bequemlich. Gedacht wasser heylet allerley wun- G den/so mans darauff legt/oder darmit wäscht. Der safft mit wein vermischt/ vnnd law in die ohren gethon/ bringt das gehör widerumb. Köl ist dem wein vnnd Weinreben widerwertig/ darumb sie bey einander nit wol sein mögen. Man findt das ettlich von dem Podagra gesundt seind worden/ die Köl gessen/vnd das wasser dariñ Köl gesotten ist/ getruncken haben. Köl mit alltem schmaltz vermischt/vnd übergelegt/ist seer gůt zů dem weetagen der hüfft. Köl zerstossen vnd den safft daruon übergestrichen/vertreibt vnnd verzert das vndergerunnen blůt/vnd andere blawe mäler.

Von Ma-

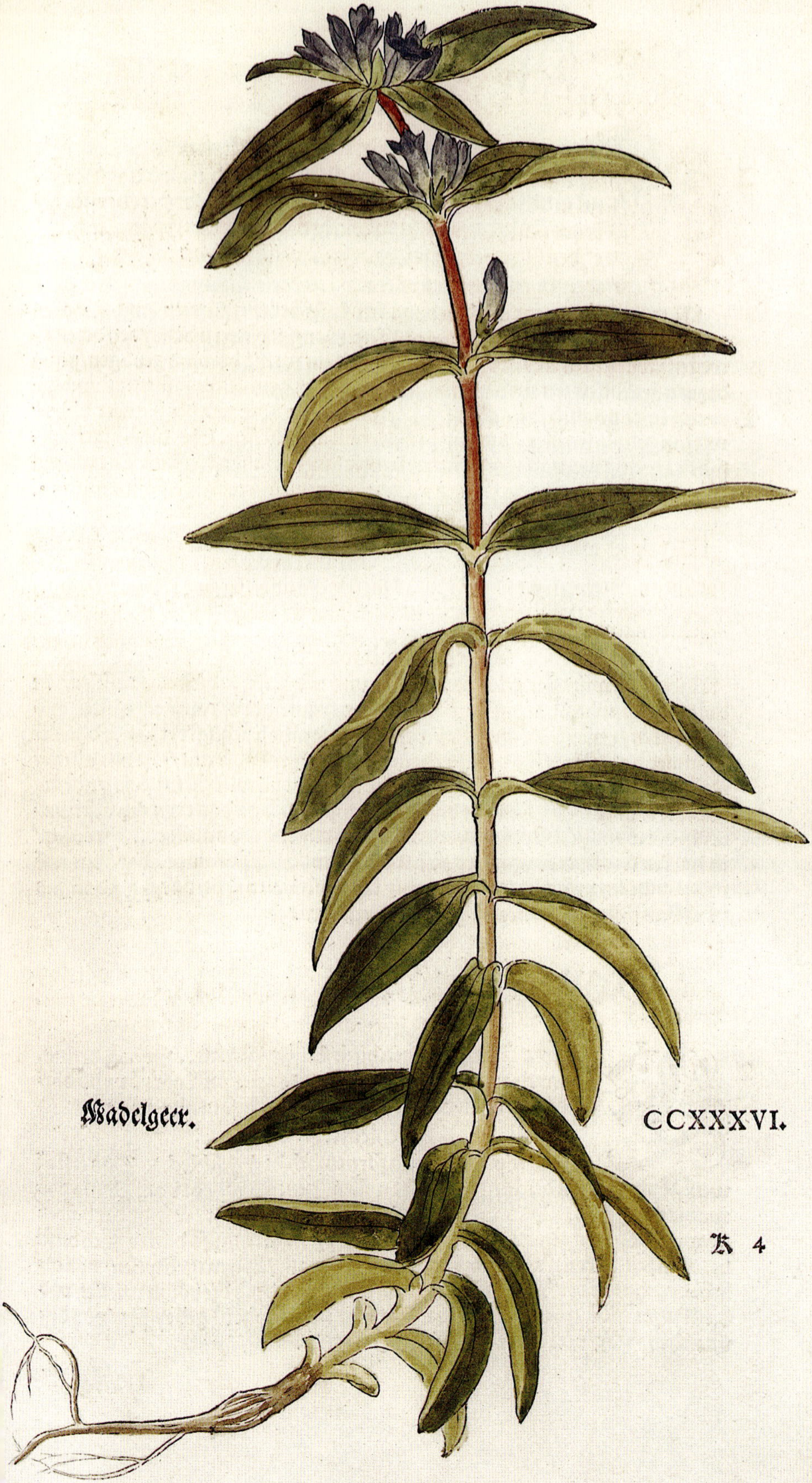

Madelgeer.

CCXXXVI.

Von Nadelgeer. Cap. CLIX.

Namen.

A Nadelgeer nennen ettlich auch Creützwurtz/darumb das die wurtzel in der mitten creützweiß durchstochen ist. Andere heyssen diß kraut vmb seiner heylung willen der wunden/Sperenstich. Ob es den alten bekant sey gewesen/kan ich noch nit wissen.

Gestalt.

Nadelgeer hat einen runden stengel/nit vil über ein spannen lang/der oben auff rotlecht ist/vnd ist mit schmalen/dicken/langen blettern bekleydet/deren alwegen zwey gegen einander steen/vnd seind ein wenig herumb gebogen/gegen der erden. Am obern theyl der stengel/zwüschen den blettern zů ringßvmbher
B wachsen gemeinlich sechs oder siben/etwan mehr oder minder blawer blůmē/ wie lange hole schellen/die auß grünen hülsen schlieffen. So dieselbigen außfallen/wechßt hernach goldtfarber kleiner same in langen secklin. Die wurtzel ist rund/lang/vñ weiß/in der mitten wie vor gemellt/creützweiß durchstochen.

Statt seiner wachsung.

Nadelgeer wechßt auff vngebawtē orten/fürnemlich aber auff den ägerten.

Die natur vnd complexion.

Nadelgeer/dieweil es am geschmack bitter erfunden würt/ist warmer vnd truckner natur.

Die krafft vnd würckung.

C Nadelgeer würt seer gelobt das es gůt vnd nützlich sey wider die pestilentz/gedörrt vñ ein pulver darauß gemacht. Das kraut mit der wurtzel gesotten vnd getruncken/reynigt die brust/vñ treibt auß die zähe feüchtigkeyt so sich daselbst gesamlet hat. Nadelgeer ist auch ein treffenlich wundkraut/darmit allerley brüch vnd schäden zůheylen. Soll aber das kraut vñ wurtzel in wein gesotten/ vnd die wunden vnd schäden darmit gewäschen/vnd das reyn gestossen pulver in die wunden gestrewet werden. Die Hirten gebends auch den schweinen/ zerhacken das kraut vnd wurtzel/so der schelm vnder sie kompt. Vnd das auß keiner anderen vrsachen/dann das diß kraut verhůten solle/das im gedachtem viech kein feüle werde/noch geschwär darinn wachse.

Von Ephew. Cap. CLX.

Namen.

A Ephew würdt auff Griechisch Cissos/zů Latein Hedera genent. Hat auch ander namen mehr/welche wir im Latein/vnnd darbey die vrsachen derselbigen/haben gnůgsam angezeygt.

Geschlecht.

Des Ephews seind fürnemlich drey geschlecht. Das erst ist weiß Ephew/von der weissen frucht willen/genent/würdt vom Plinio das weible geheyssen. Das ander bringt ein schwartze frucht/würdt derhalben schwartz Ephew genent. Henckt sich seer an die mauren/also das es auch dieselbigen zů zeiten zerreißt/darumb würt es auch maur Ephew geheyssen/von ettlichen baum Ephew/der vrsach halben/das es sich vmb die böum wicklet/vnd dieselbigen nidertruckt. Das dritt würdt klein Ephew geheyssen/von den Griechen Helix/von den Lateinischen Hederula.

Gestalt.

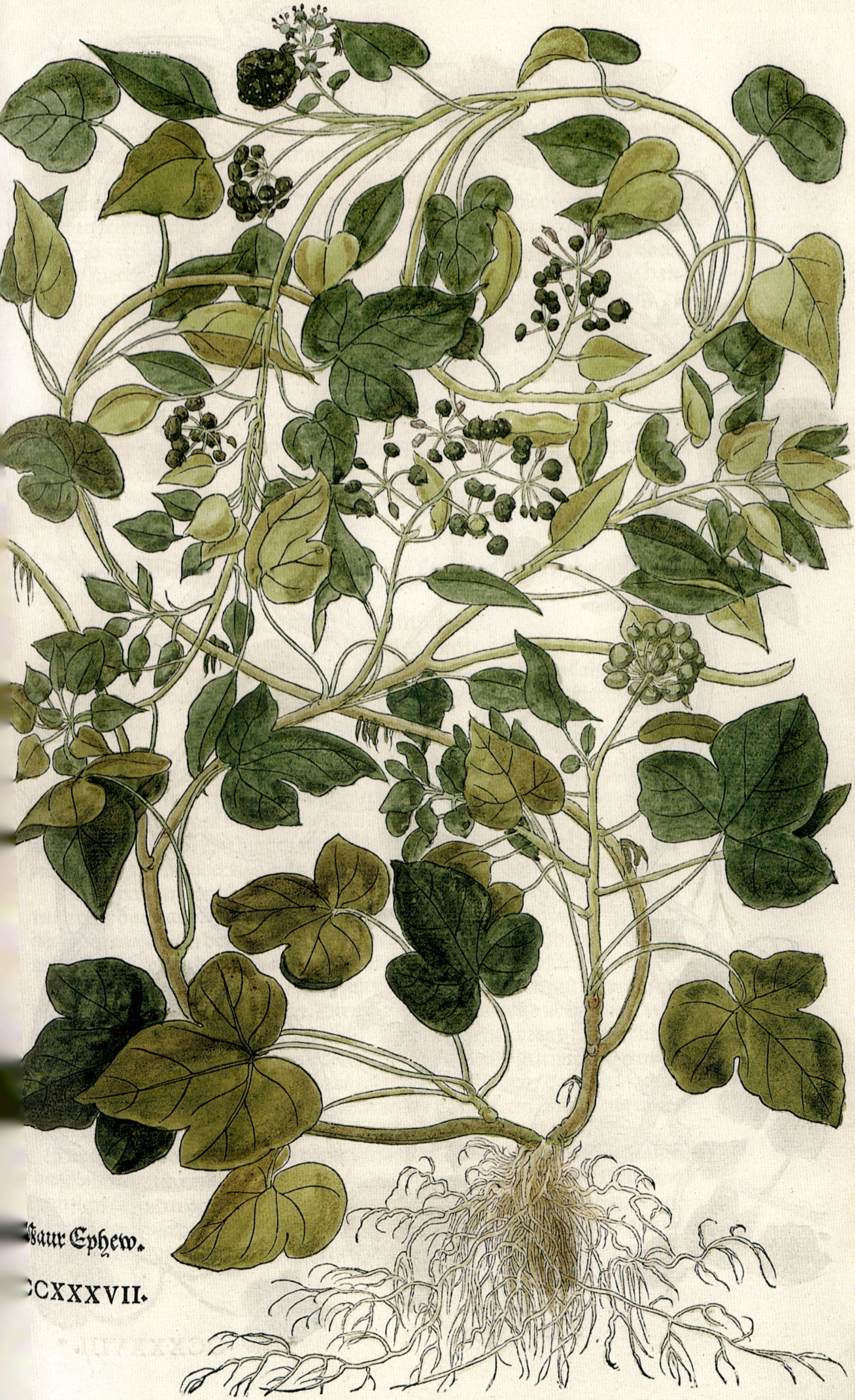

Maur Ephew.

CCXXXVII.

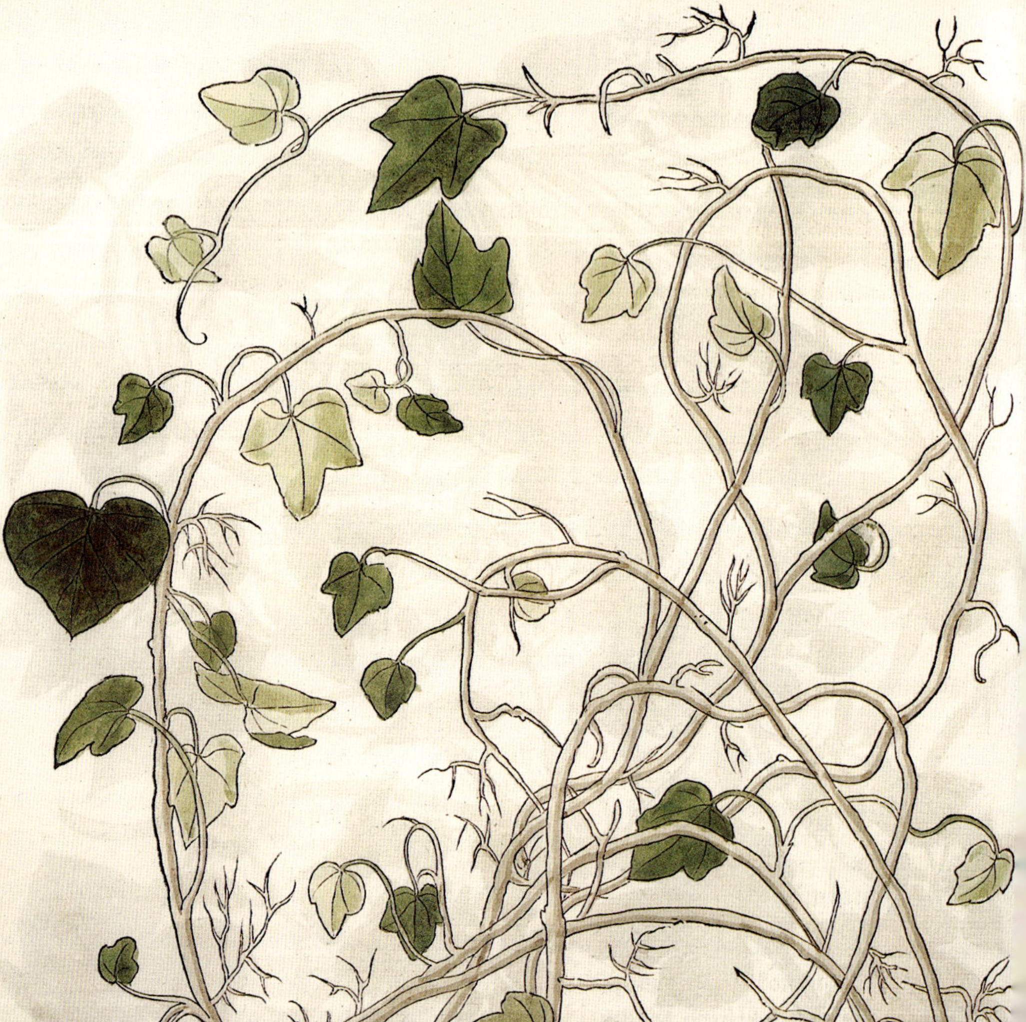

Klein Ephew.

Gestalt.

B Das schwartz Ephew kreucht vnd laufft zůringß vmb die böum/biß an die gipffel/henckt sich auch an die mauren mit seinen vilfaltigen zaſechten wurtzeln so steiff/das man ettwan maur / oder böum / vnd Ephew/on schaden nit mag vonn einander scheyden. Seine bletter so erstlich herfür kom̃en seind ecket / haben aber gemeinlich drey eck. Die allten bletter seind ettwas rund / feyßt / vnnd hert. Seine blůst ist klein/bleychgeel/schier wie der Weinreben / reucht nit übel/ darauß werden beer/ die sind erstlich grůn/vñ bald darnach schwartz/die hangen an langen stilen/gleich wie die trauben/doch nit so seer zůsamen getrungen/ sonder allein inn die beer geteylt. Das Weiß haben wir nit gesehen / darumb on not dasselbig zů beschreiben. Das Klein hat dreyeckete schwartzgrůne bletter / doch gegen dem Herbst werden sie auff der lincken seiten braunrot. Ist vnfruchtbar.

Statt irer wachsung.

C Zwey Ephew geschlecht wachsen in vnsern landen/nemlich das schwartz/ vnd klein. Das schwartz findt man allenthalben an den mauren vñ wenden. Das klein kreucht in wälden auff der erden her/vnder dem mieß/steigt nit leichtlich übersich.

Zeit.

Ephew grůnet summer vñ winter. Aber zů summers zeiten findt man seine blůst vnd frucht.

Die natur vnd complexion.

Ephew hat ein widerwertige natur/dañ es zeücht zum teyl zůsamen/vnnd ist auch etwas scharpff. Darumb sein substantz ettwas grob vnd kalt/auch ettwas warm ist / wie wir sölchs weitleüffiger im Lateinischen kreüterbůch haben angezogen.

Krafft vnd würckung.

D Ephew ist den neruen etwas schedlich. Die blůmen gedört vnnd zů puluer gestossen / vnnd auff ein quintlin vngeuerlich mit wein ingenom̃en / heylen die rhůr. So man auß den blůmen mit wachß ein pflaster macht/seind sie gůt über gelegt zů dem brand. Die jungen zarten bletter mit essig gesotten / oder row mit brot zerstossen/vnd über das miltz geschlagen/ heylen die gebrechen desselbigen.

Der safft vonn den blettern vnnd körnern mit essig vnnd rosenöl vermischt vnnd über das haupt geschlagen / benimpt den weetagen desselbigen. Ist auch gůt zů dem weetagen der ohren/vnd so sie schwären/darinn gethon. Die körner zerstossen/vnnd der safft an das haupt gestrichen/machen schwartz har.

Die bletter in wein gesotten / seind gůt übergelegt vnnd darmit gewäschen/ zů allerley wunden vnnd schäden. Dergleichen gesotten vnnd übergelegt / vertreiben sie die mäler vnder dem angesicht/vnnd heylen den brand krefftiglich.

E Die körner auff ein quintlin mit wein jngenom̃en vnnd getruncken / treiben den stein. Doch sollen sie den weiberen nit gereychet werden / dann sie machen dieselbigen vnfruchtbar. Der style daran die bletter steen / mit hönig überstrichen/vnnd inn die můter gethon / bringt den frawen jhre kranckheyt.

Der safft von den blettern inn die nasen gethon/ vertreibt den bösen gestanck derselbigen/vnnd reyniget die geschwär darinn. Der safft so auß dem Ephew fleußt vnnd tropfft/vertreibt die leüß vnd das har an allen orten dahin er angestrichen würdt. Der safft aber vonn der wurtzel mit essig getruncken/ ist gůt denen so vonn gifftigen thieren gebissen seind. Die körner vonn dem

weissen

F weissen Ephew zwey oder drey in Meth essig getruncke͂/treiben auß die würm im leib. Gleiche krafft haben sie auch so mans zerstoßt vnd über den bauch legt. Man findt das die trinckgeschirr so auß der wurtzel des Ephews gemacht werden/die miltzsüchtigen heylen.

Von kirschen. Cap. CLXI.

Namen.

A Kirschen seind auff Griechisch vn͂ Lateinisch Cerasa genent/von der statt Cerasunte/daruon sie erstlich in Welsch land gebracht seind/vnd volgends auch an andere ort.

Geschlecht.

Der Kirschen seind vilerley geschlecht/doch in vnsern landen findt man fürnemlich dreierley art. Die ersten seind rund/liechtrot vnd süß/die werden Amarellen geheyssen. Die andern seind der gestalt nach den yetzgemelten gleich/aber der farb nach/welche braunschwartz ist/haben sie einen vnderscheyd/seind auch vil saurer dan͂ die Amarellen/werden Weichsel genent. Die dritten seind vil kleiner vnd ettwas langlechter/nit gar rund/vnd deren seind ettlich rot/ettlich braun/werden an ettlichen ortten sonderlich Kerschen oder Kirschen genent. Kerschen aber ist jhr rechter nam/von dem Lateinischen Cerasa genom͂en.

Gestalt.

B Der Kirschenbaum hat fast bletter wie der Nespelbaum/doch herter/breyter/vn͂ zů ringß vmbher zerkerfft. Sein rinde ist glatt/weiß vn͂ schwartz durch einander. Die blůmen seind weiß/wie die Schlehen blůmen. Die frucht liechtrot/oder braunschwartz/rund oder langlecht.

Statt irer wachsung.

Die Kirschen seind seer gemein/wachsen in allen gärten/doch das dritt geschlecht würt auch in wälden gefunde͂/in sonderheyt an den wässerige͂ bergen.

Zeit.

Die Kirschen blüen im frůling/fast mit oder bald nach den Schlehen. Die frucht würt im Brachmonat vnd Hewmonat zeitig.

Die natur vnd complexion.

C Die Kirschen haben nit einerley natur vn͂ complexion. Die süssen so sie noch frisch seind/wermen ein wenig vnd feüchten. Die sauren vnd herben külen vnd trücknen.

Die krafft vnd würckung.

Die süssen vnd zeitigen Kirschen machen einen linden stůlgang/seind aber dem feüchten magen nit nützlich noch bequemlich. Die herben aber seind dem feüchten magen gantz bequem. Plinius schreibt/wan͂ einer zů morgens früe/die weil noch der thaw darauff ligt/Kirschen mit den kernen gantz hinab schlucke/so treiben sie seer durch den stůlgang auß. Das hartz so an dem Kerschenbaum gefunden würt/mit wein jngenom͂en vnd getruncken/ist gůt dem langwirigen hůsten/macht ein linde kelen/vnd lust zů essen. Es macht auch ein schöne haut am leib/vnd ein scharpff gesicht. In wein getruncken bekompt es wol denen so den stein haben. Mit essig vermischt vnd angestrichen/vertreibt es den jungen kindern das Nerisch oder Gespreng genent.

Von blaw

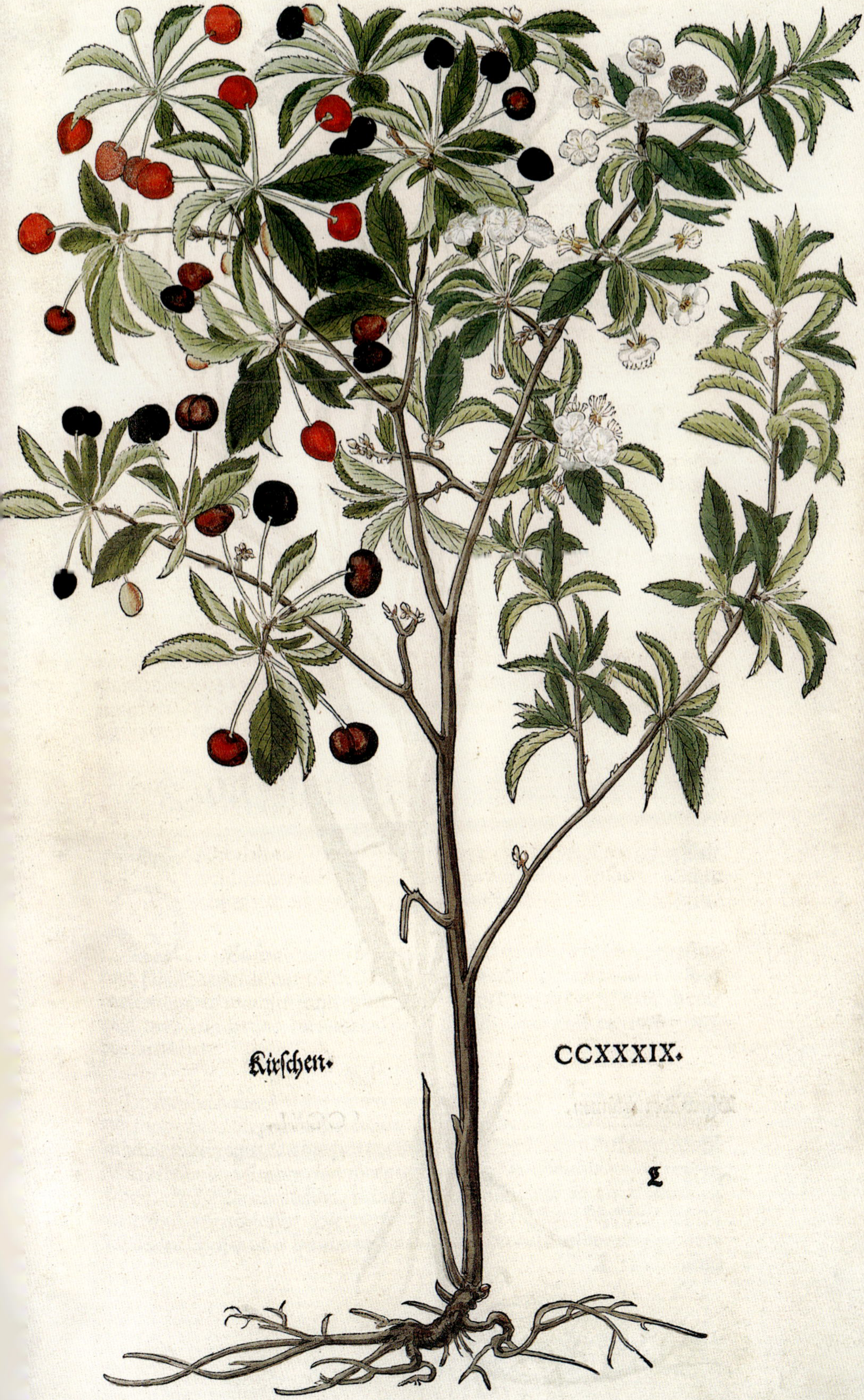

Kirschen.

CCXXXIX.

L

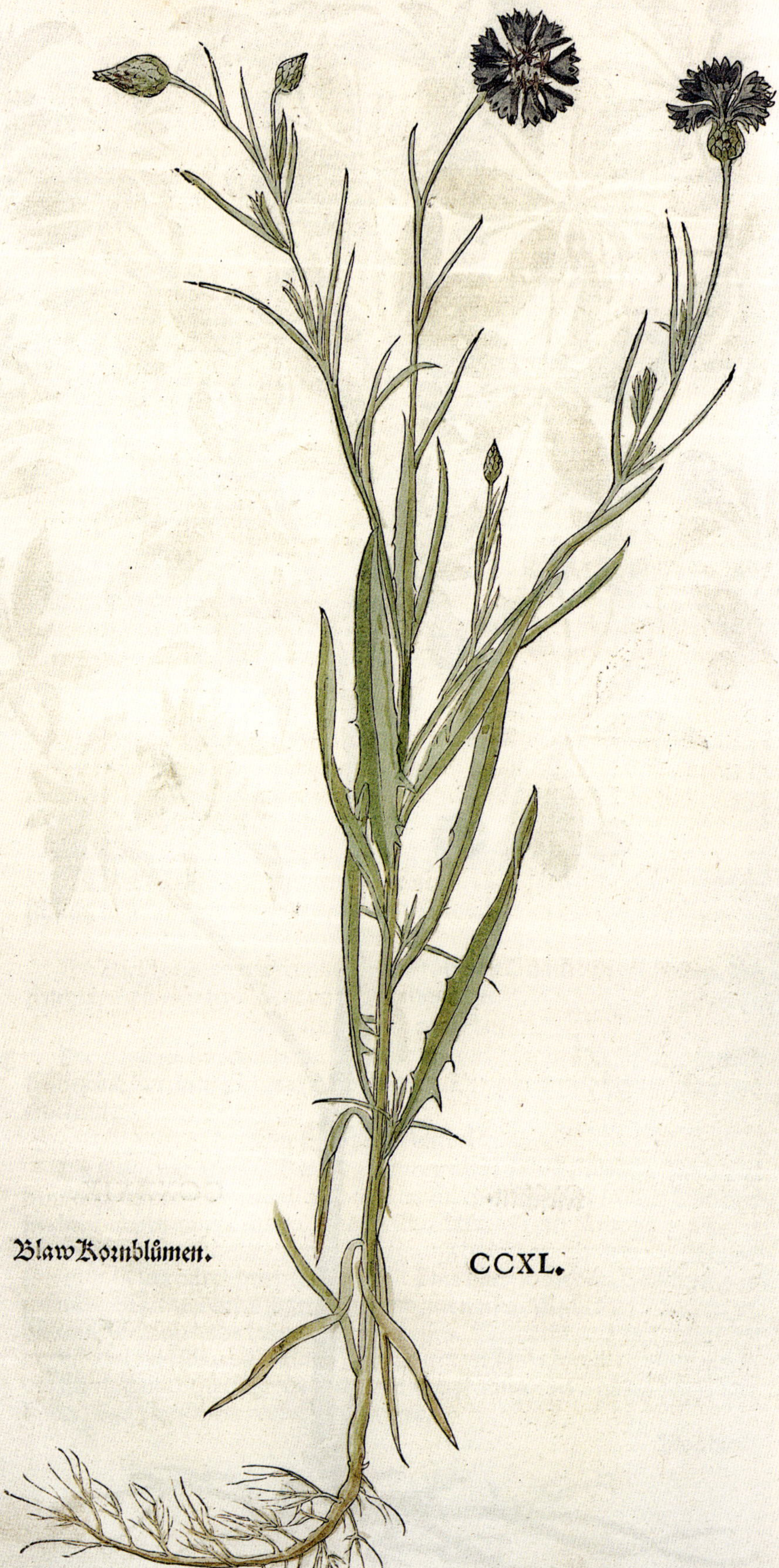

Blaw Kornblůmen.

CCXL.

Von blaw Kornblůmen. Cap. CLXII.

Namen.

A DJe blaw Kornblům würdt vom Plinio Cyanus genent/ von der farb wegen die jhre blůmen haben. Von ettlichen würt sie Baptisecula/ oder rechter Blaptisecula geheyssen/ wie wir sölchs in vnserm Lateinischen kreüterbůch nach der leng haben angezeygt.

Gestalt.

Blaw Kornblům hat einen ecketen stengel/ schmale/ spitzige/ vnd äschen farbe bletter. Die blůmē seind schön himelblaw/ vnd wachsen auß kleinen/ runden/ rauhen/ schůpechten köpfflin/ werden nach der blůst voller weiß harechtigs samens gefunden. Die wurtzel ist lang/ holtzecht/ vnd zasecht.

B
Statt seiner wachsung.

Diß kraut ist gemein/ vnd wechßt in allen früchten hin vnd wider.

Zeit.

Blüet im Brachmonat vnnd Hewmonat am fürnemlichsten/ ist gantz lieblich anzůsehen/ vnnd wiewol sie on allen geruch ist/ doch würdt sie in die krentz von dem gemeinen man gebraucht.

Die natur vnd complexion.

Diß kraut ist kalter natur vñ treibt hindersich/ wie man sölchs klärlich mag auß dem geschmack abnemen.

C
Krafft vnd würckung.

Dise blaw Kornblům ist fürtreffenlich gůt zů den hitzigen roten augen/ vnd allen andern hitzigen gebresten in der erste/ zerstossen vnd übergeschlagen. Sie ist auch nützlich zů bösen faulen wunden vnd schäden/ zerstossen vnd den außgetruckten safft darinn gethon. Oder gedörrt vnnd zů pulver gemacht/ vnnd darinn gestrewet.

Von Zwibeln. Cap. CLXIII.

Namen.

A ZWibel ist auff Griechisch Crommyon/ zů Latein Cepa geheyssen/ welchen namen die Apotecker behalten haben. Vrsachen sölcher namen hab ich gnůgsam im Lateinischen kreüterbůch angezogen.

Geschlecht.

Es seind vil geschlecht der Zwibel/ welche alle Theophrastus vnnd Plinius erzelen/ on not hie vil daruon zů schreiben. Die Zwibel aber so in vnnsern landen wachsen seind ettlich groß/ ettlich klein/ an der farb ettlich rot/ ettlich weiß/ ettlich rund/ die andern lang. Die besten aber seind die runden vnd von farben rot.

B
Gestalt.

Die Zwibel haben bletter fast wie der Lauch/ inwendig hol/ jre stengel oder rhör seind rund/ die gewinnen an den gipffeln runde köpfflin mit dünen weissen heütlin überzogen/ die brechen mit der zeit auff/ vñ kriechen die bleychweisse gestirnte blůmlin vil neben einander getrungen herfür. Sölch blůmlin werden zů kleinen knöpfflin oder böllin/ in deren yedem seind zwey oder drey schwartz eckete körnlin verschlossen. Die wurtzel ist rund wie ein kleins köpfflin/ auß vilen dünnen schelfen oder heütlin zůsamen gesetzt/ die aller außwendigsten aber

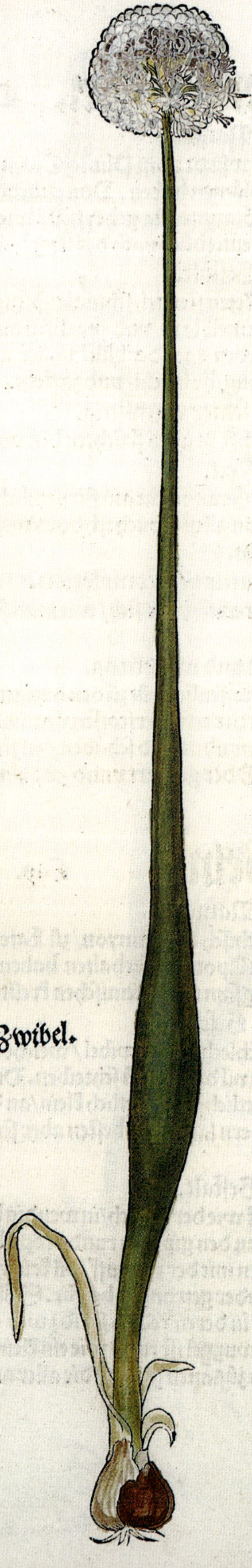

Zwibel. CCXLI.

C seind gantz zart vnnd rotlecht. An disem köpfflin hangen zů öberst kleine weisse zaseln wie das har.

Statt irer wachsung.

Die Zwibeln wachsen gern im feyßten mürben vnd feüchten erdtrich. Werden allenthalben in gärten gepflantzt.

Zeit.

Die Zwibel säet man im Mertzen / blüen im Hewmonat fürnemlich / bringen folgends den schwartzen samen. Die zeitigen Zwibel werden gemeinlich vmb Bartholomei außgezogen.

Die natur vnd complexion.

Der Zwibel ist warm im vierdten grad / vnd einer groben substantz / in sonderheyt wo der safft darauß getruckt würt.

D

Die krafft vnd würckung.

Die langen Zwibel seind scherpffer dañ die runden / die roten mehr dann die weissen / die dürren dañ die grünen / die rowen dann die gesotten. Doch beissen allerley Zwibel / machen bläst / oder wind / reytzen zů essen / zerteylen / machen durst / vnd reynigen. Sie lindern den stůlgang. So man sie schelet vnnd in öl legt / darnach zäpfflin darauß macht / vnd in den affter thůt / so eröffnens die gulden oder rosen ader. Der safft vonn Zwibeln außgetruckt / mit hönig vermischt vnd in die augen gethon / macht lautere augen / vertreibt die fäl / vnd den anfang des starns. Er bringt den frawen jre kranckheyt in die weiblich scham gethon. Reyniget das haupt in die nasen gethon. Zwibel safft mit saltz / rauten / vnd hönig vermischt / ein pflaster darauß gemacht vnd übergelegt / ist ein köstlich artzney zů den wunden / so von vnsinnigen hunden seind gebissen. Der safft mit essig vermengt / vnd an der sonnen angestrichen / vertreibt die weissen vnnd
E schwartzen masen am leib. Gedachter safft mit hennen schmaltz vermischt / ist nützlich denen so die schůch getruckt haben / ein sälblin darauß gemacht. Der safft in die ohren gethon / bringt das gehör / vnd nimpt das sausen im kopff. Er macht das har widerumb wachsen / so man das haupt darmit reibt. Der Zwibel so er zůuil würt in der speiß gebraucht / macht er weetagen des haupts. So er wol gesotten ist / treibt er den harn. In den kranckheyten zůuil gessen / auch gesotten / bringt er mit sich ein starcken schlaff. Mit kleinen weinbeerlin vnd feigen zerstossen vnd übergelegt / zeitiget er / vnd bricht die geschwär. Der Zwibel zerteylt die groben zähen flüß im leib.

Von Halßkraut. Cap. CLXIIII.

Namen.

A Halßkraut hat sein namen daher / das es zum weetagen des halß seer dienstlich ist / wie wir nachmals solches klärlich wöllen anzeygen. Wir habends auff Lateinisch Campanulam genent / darumb das seine blůmen den schellen oder glocken gleich seind.

Geschlecht.

Des Halßkrauts seind zweyerley geschlecht / groß vnnd klein. Das groß würt seer lang / das klein aber vil kürtzer. Beyder vnderscheyd kan man gnůgsam auß der gestalt / die hernach volgt / abnemen.

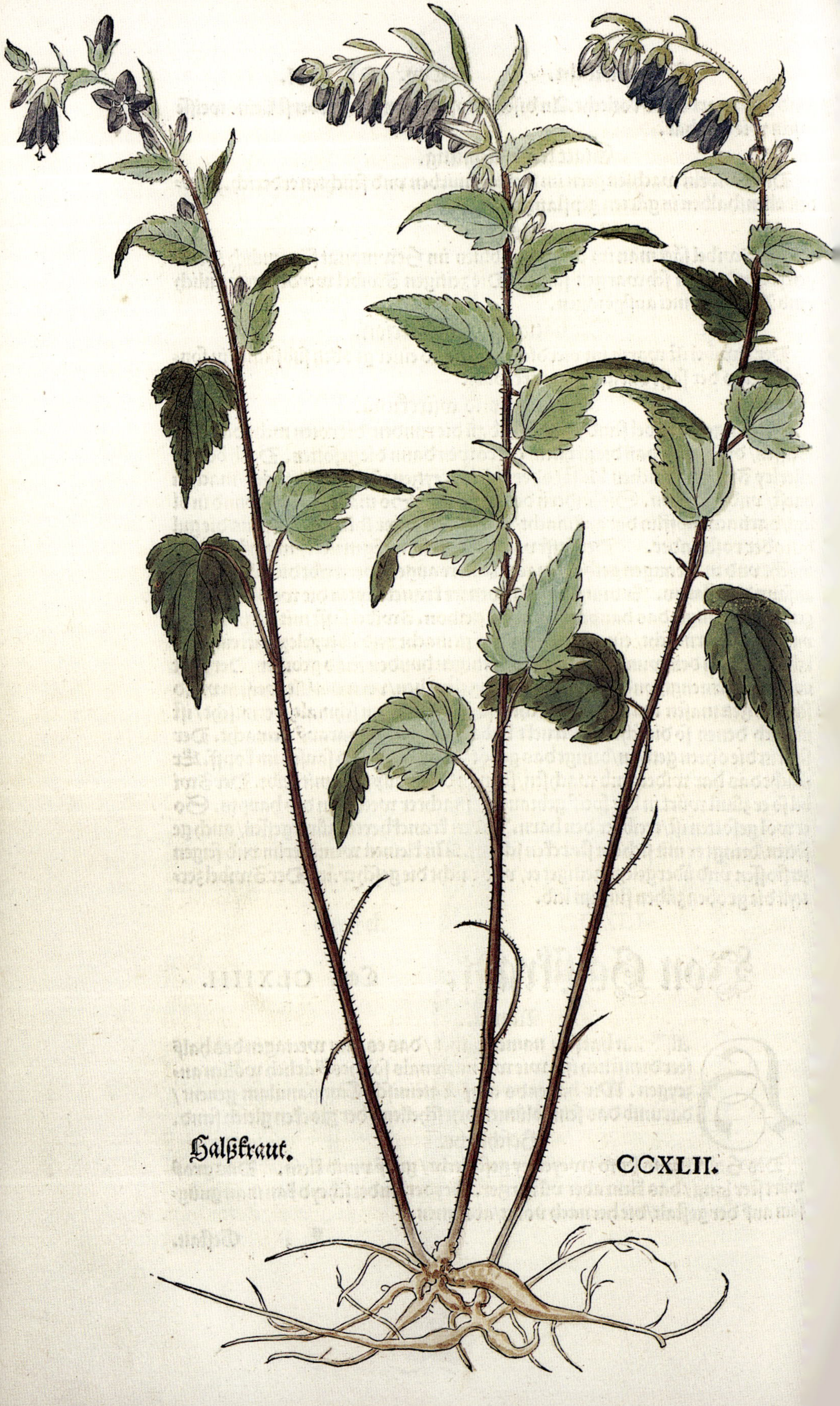

Halßkraut.

CCXLII.

B Gestalt.

Das groß Halßkraut hat einen vierecketen/hohen/rauhen/ vnd roten stengel. Die bletter seind rauch / schwartzgrün / hinden breyt / vornen zůgespitzt/zů ringßumbher zerkerfft/wie die Nessel bletter. Seine blůmen seind purpurfarbe schellen/die oben am gipffel übersich steen/eine nach der andern/welche sich der gestalt nach den Rapuntzeln schellen vergleichen/ seind aber grösser. Dise werden zů runden köpfflin als verschlossene bollen/ die seind mit seer kleinem grawfarben samen außgefüllt. Die wurtzel ist weiß/vnd in einander geflochten.

C Das klein Halßkraut ist mit dem stengel dem grossen gleich/doch nit so hoch/ daher es auch das klein genent würt. Die bletter seind etwas schmeler/vnd gar subtil zerkerfft. Seine violfarben schellen die steen am gipffel hart bey einander getrungen / nit eine nach der andern wie an dem grossen. Vnden herab hat es zwüschen den blettern zů zeiten eine oder zwo blůmē bey einander. Die wurtzel an disem Halßkraut ist dünner/mit vilen zaseln.

Statt irer wachsung.

Das groß Halßkraut wechßt gern hinder den zeünen vnd hecken so bey den dürren wisen seind. Das klein aber auff den wisen hin vnd wider.

Zeit.

D Blüen beyde im Brachmonat vnd Hewmonat am fürnemlichsten.

Die natur vnd complexion.

Beyde Halßkreüter ziehen zůsamen/vnd trücknen auch derhalben.

Die krafft vnd würckung.

Halßkreüter in wasser gesotten vnd in dem mund gehalten oder gurgelt/heylen allerley geschwär so sich dariñ erzeygen. Seind auch sonst zů allen wunden vnd schäden/wiewol fürnemlich zů den so im mund seind/wie angezeygt/nützlich zů brauchen/dann sie heylen dieselbigen.

Von Calaminthen. Cap. CLXV.

Namen.

A Dieweil diser Müntzen daruon wir yetzund handlen dreyerley geschlecht seind/vnnd ein yede jhren besondern namen hat/hab ich sie von den Griechischen vnnd Lateinischen namen her/Calaminthen genent.

Geschlecht.

Der Calaminthen/wie yetzund angezeygt/seind dreyerley geschlecht. Die erst würt Steinmüntz/darumb das sie gern an steynigen orten wechßt/genent/ oder Katzenmüntz/das sich die katzen gern daran reiben. Die ander würt wil der Poley/oder Kornmüntz geheyssen. Ist der Apotecker fast aller Calamen-
B tum/aber das recht Nepeta. Das dritt ist der Roßßmüntzen gleich / vnd würt genent geele Müntz/von wegen seiner geelen blůmen.

Gestalt.

Das erst geschlecht hat einen vierecketen rauhen stengel. Die bletter seind dem Basilien kraut ettwas änlich / weißlecht/zů ringßumbher zerkerfft wie ein säg. Seine blůmē seind purpurfarb/doch etwas mit weiß besprengt. Die wurtzel ist gantz zasecht. Das ander ist mit dem stengel dem vorigen gleich/sonst mit

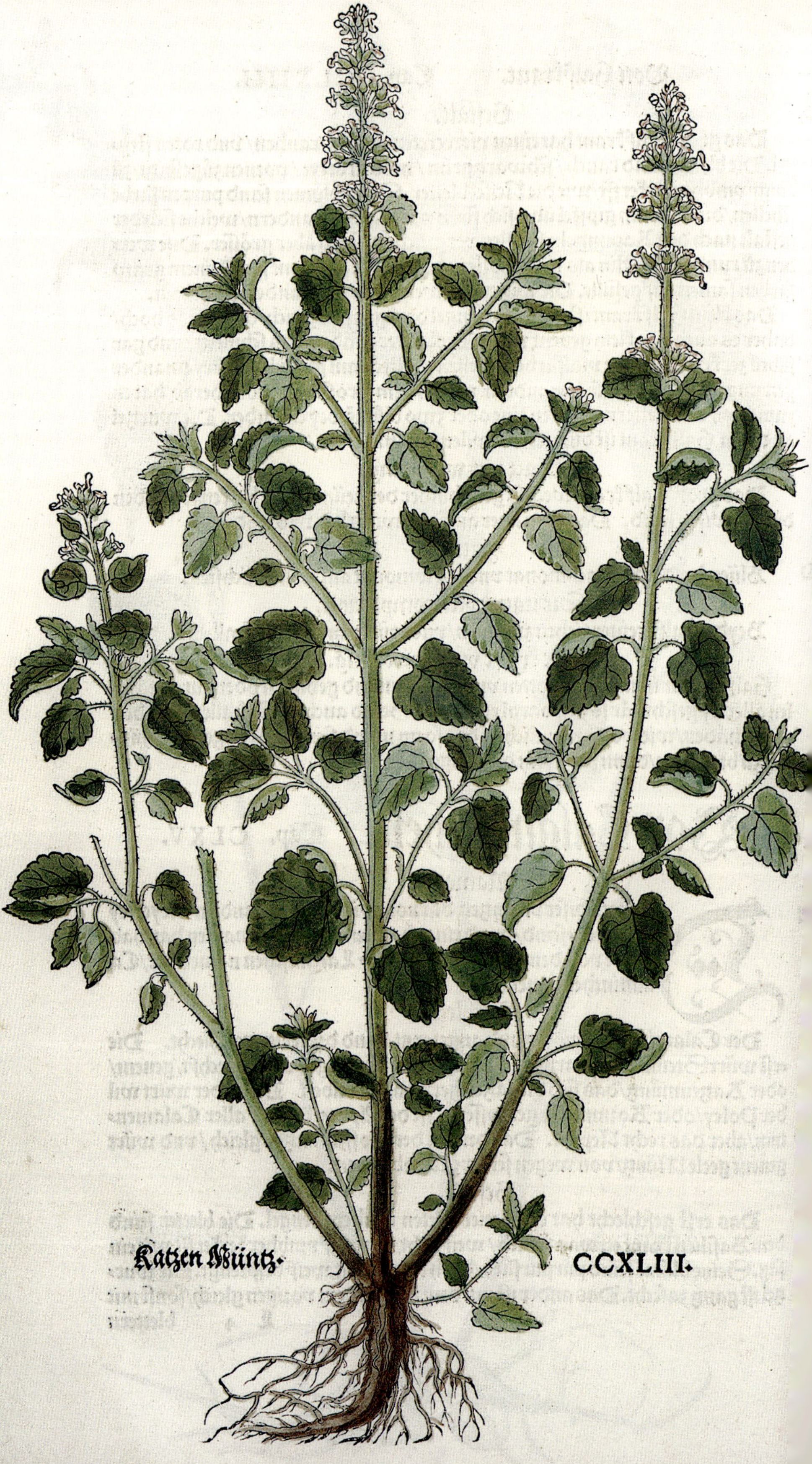

Katzen Müntz. CCXLIII.

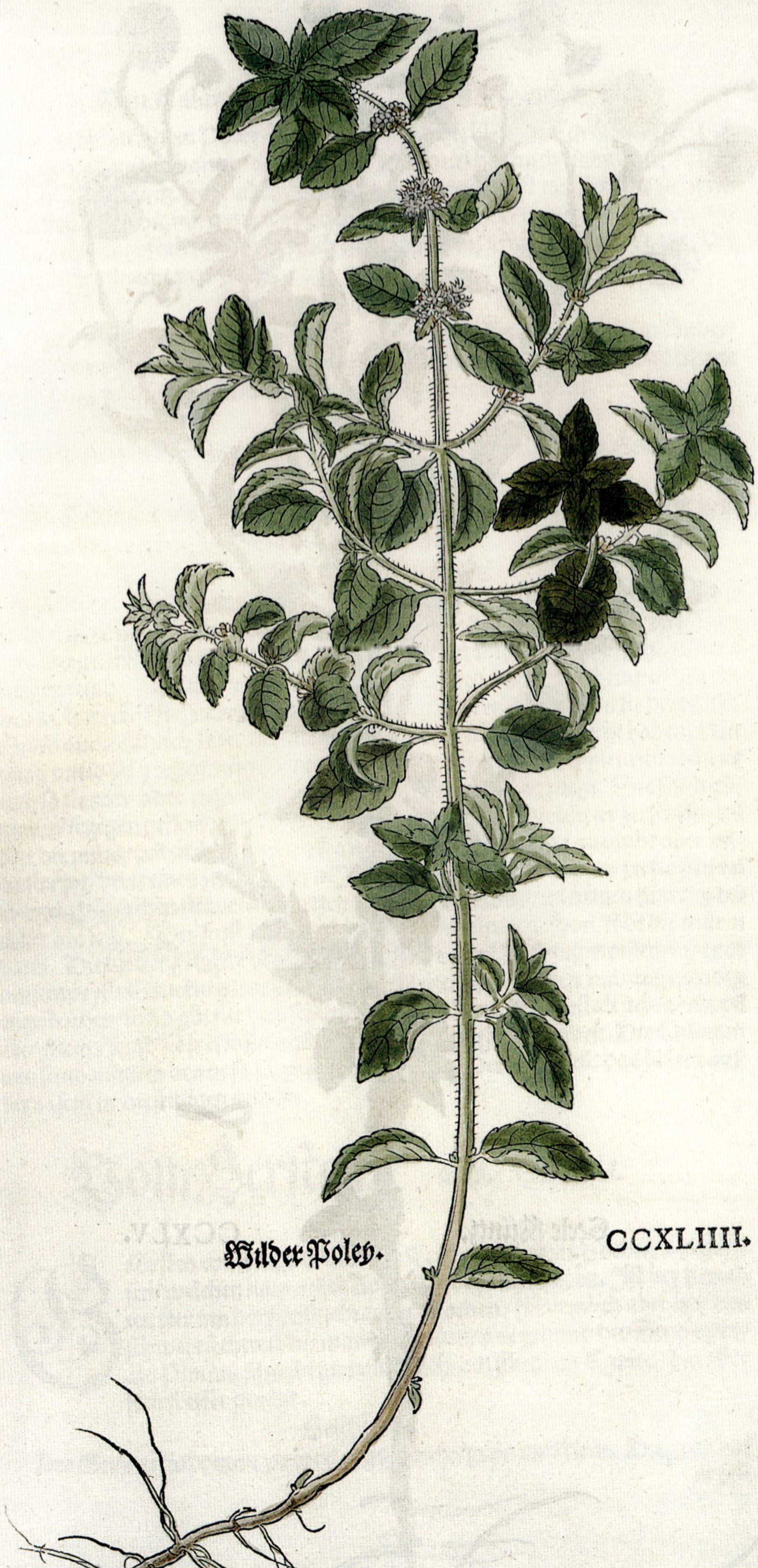

Wilder Poley.

CCXLIIII.

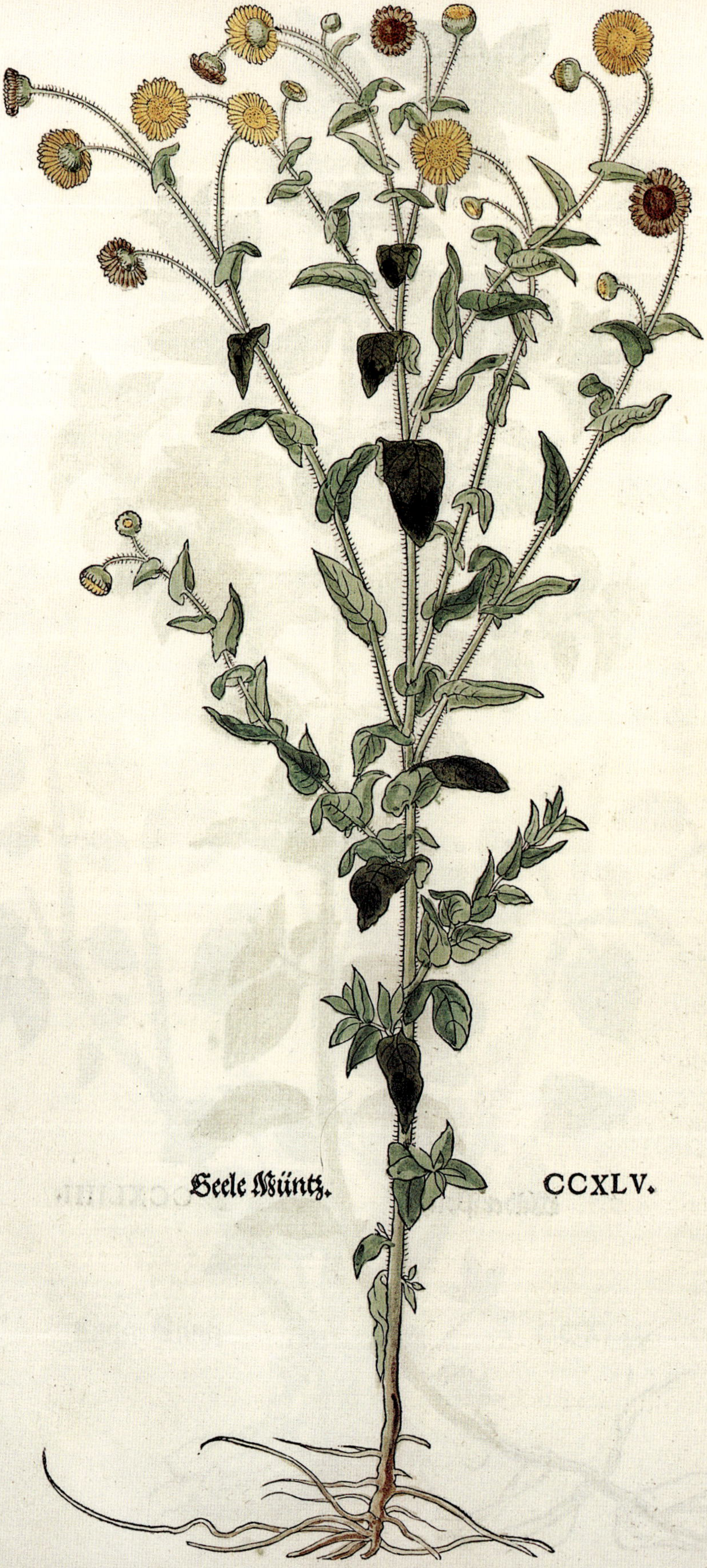

Seele Müntz. CCXLV.

C bletter vñ blůmen dem Poley ånlich/doch seind die bletter vil grősser. Die wurtzel lang/vnd mit anhangenden fasen. Das dritt hat auch einen harigen stengel/der Roßmüntz seer ånlich/mit langen blettern. Ist grősser mit stengeln vnd åsten dann die vorigen zwey geschlecht/aber vnkrefftiger. Seine blůmen seind geel/der gestalt nach seer gleich den blůmen an Sant Jacobs kraut. Die wurtzel ist holtzecht vnd zasig.

Statt irer wachsung.

Das erst geschlecht wechßt gern an rauhen vnnd steynigen orten/in sonderheyt auff den bergen. Das ander auff den heyden vnd åckern. Das dritt gemeinlich an wåsserigen stetten/vnd zů zeiten hinder den zeünen.

Zeit.

Die Calaminthen blüen im Brachmonat/fürnemlich aber im Hewmonat.

Die natur vnd complexion.

D Die Calaminthen seind warm vnnd trucken fast im dritten grad/wie wir sőlchs haben weitleüffiger im Latein angezeygt.

Die krafft vnd würckung.

Die bletter von den Calaminthen werden fürnemlich gebraucht/aber die wurtzel ist zů nichten nütz. Dieselbigen gesotten vnd getruncken/oder zerstossen vnd übergelegt/seind nützlich denen so von natern vnd andern gifftigen thiern gebissen seind. Gesotten vnd getruncken/treiben den harn/vnd bringen den frawen jre kranckheyt. In wein gesotten vnd getruncken/widerston sie dem gifft. Seind auch nützlich diser gestalt gebraucht denen so die geelsucht haben. Mit hőnig vnnd saltz jngenom̃en/tődten sie die würm im leib. Deßgleichen thůn sie auch so sie row oder gesotten werden zerstossen vnd übergelegt. Sie seind gůt den außsetzigen gessen/so sie schotten darauff trincken. Die bletter zerstossen vñ
E über die můter gelegt/bringen den frawen jre zeit. So mans anzündt oder vnderstrewt/vertreiben sie die natern. In wein gesotten/oder row zerstossen vñ übergelegt/machen sie die schwartzen wunden mal weiß/vñ nemen hinweg die måler am leib. Der safft von den blettern in die ohren gethon/tődt die würm dariñ. Die bletter gedőrt zů puluer gestossen/vñ in Meth jngenom̃en/bringen den schweyß vñ trücknen den leib auß. Die bletter in ől gsotten vnd außwendig angestrichen/seind gůt für das schütten in den febern. Der gestalt gebraucht vñ übergelegt/seind sie treffenlich gůt denen so das hüfftwee haben. Die Calaminthen seind nützlich denen so schwårlich athmen. Der safft stellt das blůten auß der nasen/in dieselbigen gethon.

Von Gersten. Cap. CLXVI.

Namen.

A Gersten würt auff Griechisch Crithe/zů Latein Hordeum geheyssen/welchen namen die Apotecker behalten haben. Ist bey den alten seer inn der speiß gebraucht worden/fürnemlich aber bey den schwertfechtern/die man derhalben/wie yetzund die Studenten/als Plinius schreibt im xviij. bůch/am sibenden Capitel/hat Gerstenfresser genent.

Geschlecht.

Der Gersten findt man zweyerley geschlecht/gros vnd klein. Die groß hat

grosse

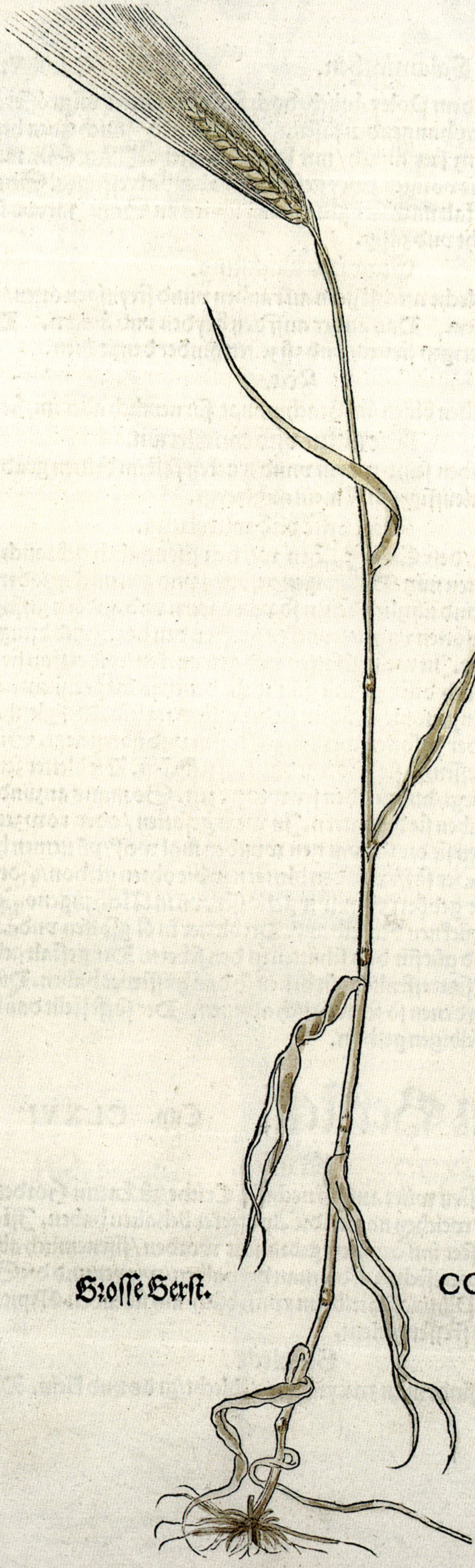

Groſſe Gerſt. CCXLVI.

Kleyne Gerst. CCXLVII.

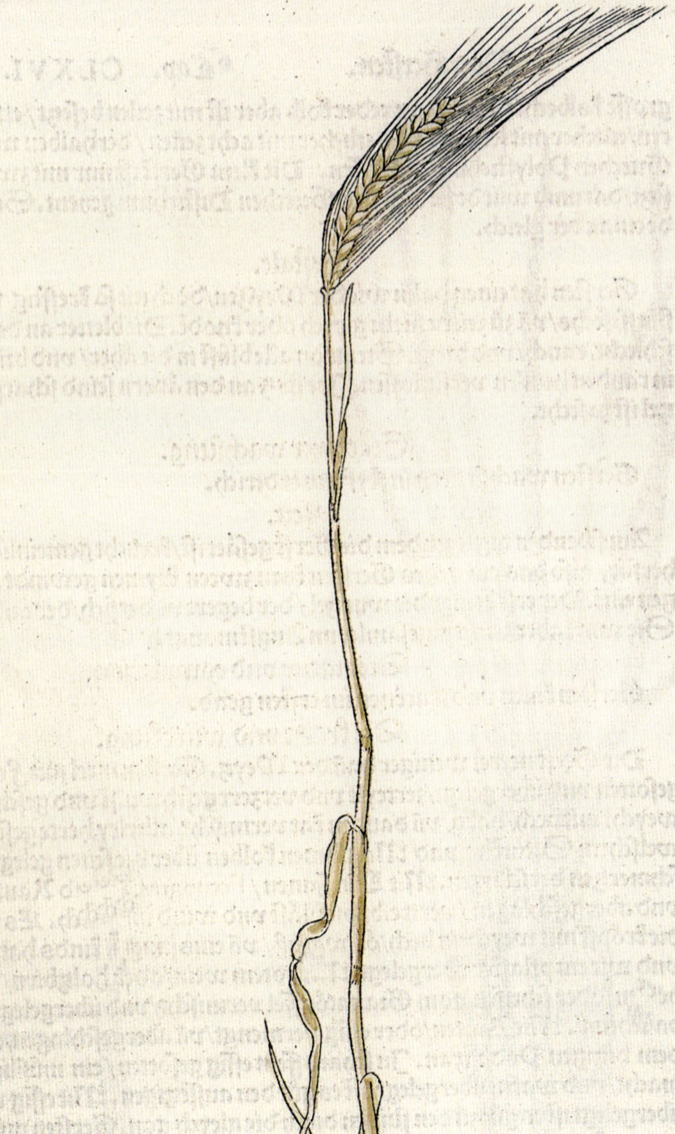

m

B grosse kolbechte ähern / ein yeder kolb aber ist mit zeilen besetzt / ettlicher mit vieren/etlicher mit sechsen/ vnd etlicher mit acht zeilen / derhalben würt sie bey den Griechen Polystichum geheyssen. Die klein Gerst ist nur mit zweyen zeilen besetzt/darumb würdt sie von den Griechen Distichum genent. Seind sonst beyde einander gleich.

Gestalt.

Gersten hat einen halm wie der Weytzen/doch nit so krefftig/vñ kleiner/mit fünff/sechs/vñ zů zeiten mehr gleych oder knodẽ. Die bletter an dem halm seind schlecht/rauch/vnd breyt. Steigt on alle blůst in die äher/ vnd bringt jre körner in rauhen heütlin verschlossen. Jre spitz an den ähern seind scharpff. Die wurtzel ist zasecht.

C

Statt irer wachsung.

Gersten wachßt gern in feyßtem erdtrich.

Zeit.

Am sibenden tag nachdem die Gerst gesäet ist/kreucht gemeinlich der keymen herfür/ also das ein yedes Gersten korn zween keymen gewindt / an yeder spitzen einẽ. Der erst bringt die wurtzel / der begert vndersich/der ander den halm. Sie würt aber zeitig jngesamlet im Augstmonat.

Die natur vnd complexion.

Gersten külen vnd trücknen im ersten grad.

Die krafft vnd würckung.

D Die Gerst neeret weniger dañ der Weytz. Gersten meel mit Feigen in hönig gesotten vnd übergelegt/zerteylt vnd verzert geschwulst vnd geschwär. Es erweycht mit bech/hartz/vñ dauben kat vermischt/allerley herte geschwulst. Mit welschem Steinklee vnd Magsamen kolben über die seiten gelegt/legt es den schmertzen derselbigen. Mit Lein samen / Fœnograeco / vnd Rauten vermengt vnd übergeschlagen / vertreibt die bläst vnd wind im bauch. Es machet zeitig die kröpff mit weychem bech/öl/wachß / vñ eins jungen kinds harn vermischt/ vnd wie ein pflaster übergelegt. Mit rotem wein/oder holtzbirn/ oder Brombeeren/oder schelfen vom Granatöpffel vermischt/vnd übergelegt/stellt es den bauchfluß. Mit Kütten/oder essig vermengt/vñ übergeschlagen/ist es nützlich
E dem hitzigen Podagran. Jn scharpffem essig gesotten / ein můßlin darauß gemacht/vnd warm übergelegt/ist es gůt den aussetzigen. Mit essig vermengt vñ übergelegt ist es gůt zů den flüssen die in die gleych gon. Gersten mit Fenchel samen gesotten vnnd getruncken / mehret vnnd bringt den weibern die versigene milch wider. Mit hönig vnd essig vermischt/vertreibt sie die roßmucken vnder dem angesicht. Gersten meel mit essig vermengt vnd warm übergeschlagen/ ist gůt zů den verzuckten glidern.

Von Saffran. Cap. CLXVII.

Namen.

A DEr Saffran würdt auff Griechisch vnnd Lateinisch Crocus genent/welcher name biß auff den heütigen tag in den Apotecken bliben ist. Vrsachen sölches namens hab ich im Lateinischen kreüterbůch angezeygt.

Gestalt.

Der Saffran hat seer schmale graßechte lange bletter. Sein blům ist nacket purpur-

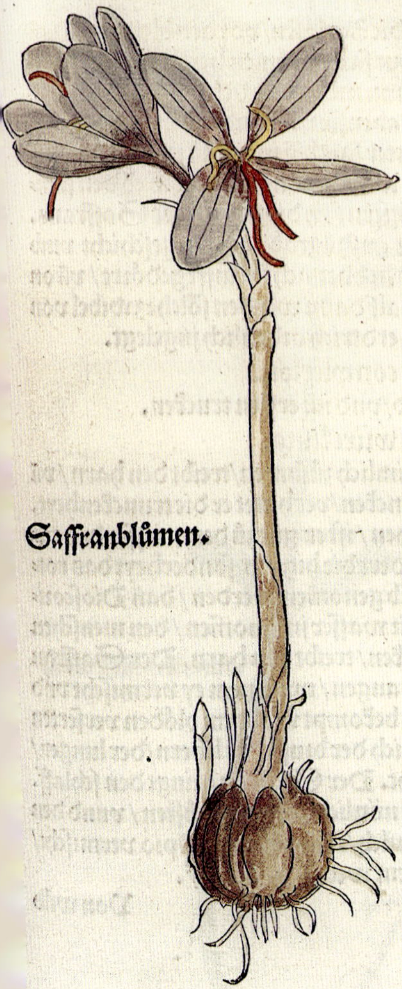

Saffranblůmen.

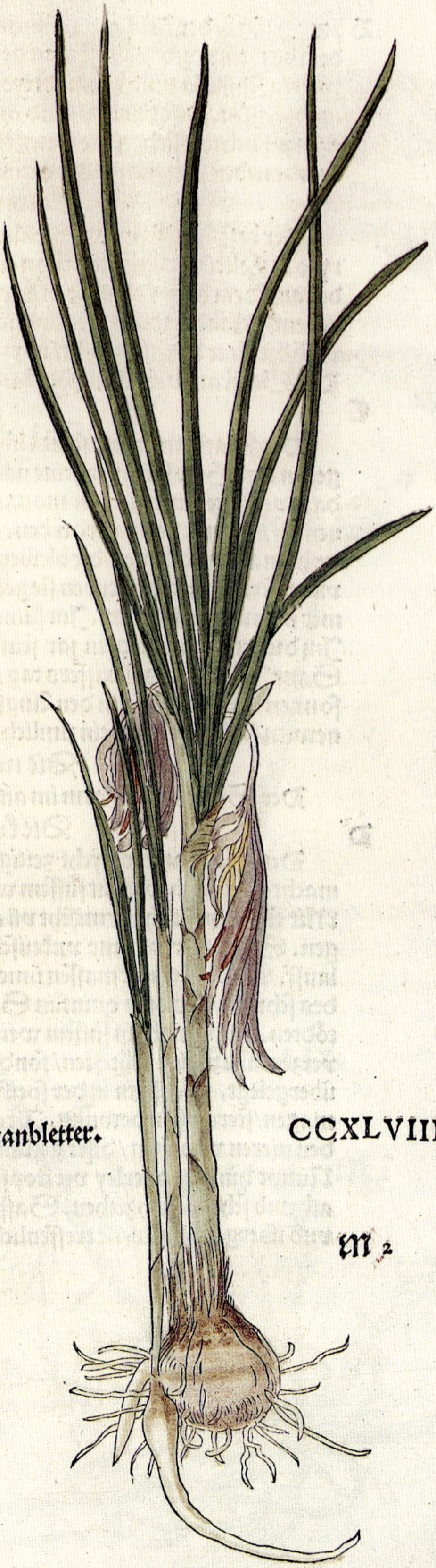

Saffranbletter.

B purpur farb/der Zeitlosen blůmen gleich/ vñ hat ein yede blům sechs bletter. In der mitte einer yeden findt man den blůtroten Saffran/der ist anzůsehen gleich wie ein schmals zünglin mit dreyen zincklin/ zwüschen den andern geelen zäpfflin wachsen. Dise blůmen seind on geruch/aber der Saffran bringt einen lieblichen geruch mit sich. Die wurtzel ist ein runder graw gekleyter zwibel/der gewindt neben jhm fünff oder sechs jung.

Statt seiner wachsung.

Der best Saffran/wie die alten haben angezeygt/wechßt auff dem berg Coryco in Cilicia gelegen/daruon er auch Coriceus genent ist worden. Darnach der auff dem berg Olympo in Lycia. Volgends der auß der statt Aetoliæ Aegis genent/gebracht würt. Yetzund würdt der Teütsch Osterreichisch Saffran so vmb die statt Wien wechßt/ über den Orientischen/ vnnd andere alle gebreißt. Der Saffran würt auch sonst an vil orten vnsers Teütschen lands gepflantzt.

C

Zeit.

Der Saffran bringt seine blůmen/ wie die Zeitlosen/vor den blettern. Dañ gegen dem Herbst komen seine nackete purpurfarbe blůmen herfür geschlossen/ das weret vngeuerlich ein monat lang. Man můß auch der blůmen wol warnemen/darmit sie nit verderben. So bald aber sie vergond/kommen die bletter hernach geschlichen/die bleiben über winter fast biß in den Meyen grůn vnd vnuersert/darnach werden sie geel vnd verwelcken/das mans durch den summer nit mehr spůren kan. Im summer eriüngern sich die zwibel des Saffrans. Im dritten oder vierdten jar seind sie zeitig außzůgraben/das geschicht vmb Sant Johans des Teüffers tag/die werden darnach im lufft gedörrt/ vñ on sonnen behalten biß inn den Augstmonat/alßdann werden sölche zwibel von newem schůchß tieff in ein zimlich gůt mürb erdtrich ordenlich jngelegt.

Die natur vnd complexion.

Der Saffran ist warm im andern grad/vnd im ersten trucken.

D

Die krafft vnd würckung.

Der Saffran erweycht/zeitigt/zeücht zimlich zůsamen/treibt den harn/ vñ macht ein gůte farb. Mit süssem wein getruncken/verhůtet er die trunckenheyt. Mit frawen milch vermischt vñ angestrichen/ ist er gůt zů den trieffenden augen. Saffran reytzt zur vnkeüscheyt. Lindert die hitz/ in sonderheyt das rotlauff. Er sol aber mit massen innerlich in leib genomen werden/ dañ Dioscorides schreibt das drey quintlin Saffran mit wasser jngenomen/den menschen tödten. Die wurtzel in süssem wein getruncken/ treibt den harn. Der Saffran verzert alle zeitige gebresten/ sonderlich der augen/ mit einem ey vermischt vnd übergelegt. Saffran in der speiß genossen bekompt wol dem blöden verserten magen/sterckt sein dewung. Ist auch nützlich der brust/der lebern/der lungen/ den nieren vñ blasen/ diser gestalt gebraucht. Der Saffran bringt den schlaff. Nimpt hinweg allerley verstopffung. Ist nützlich denen so hůsten/vnnd den athemb schwärlich ziehen. Saffran mit milch/rosenöl/ vnd Opio vermischt/ vnd übergeschlagen/ist treffenlich gůt zů dem weetagen der füß.

Von wild

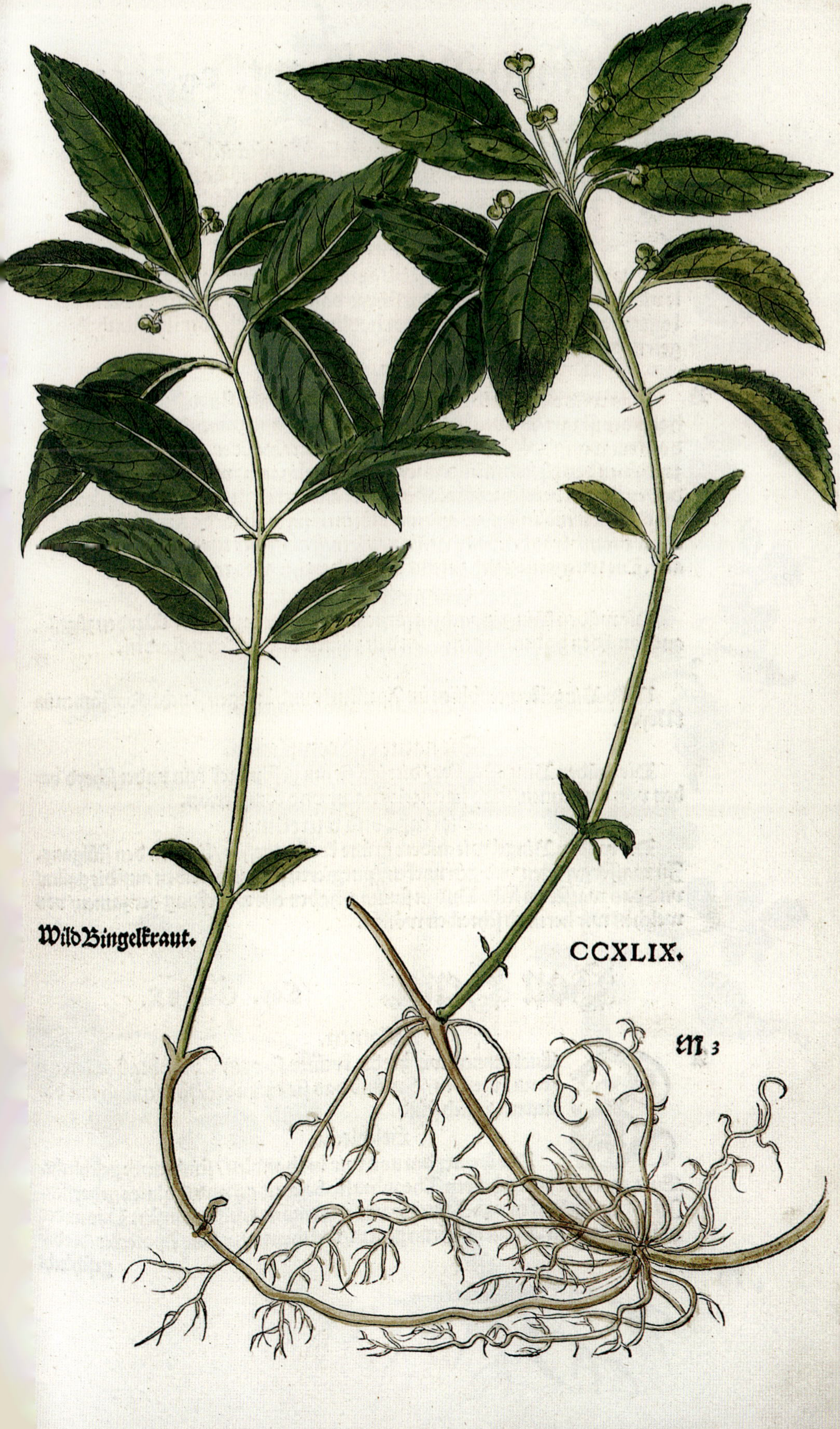

M 3

Von wild Bingelkraut. Cap. CLXVIII.

Namen.

A D As wild Bingelkraut würt auff Griechisch Cynocrambe genent/ oder Cynia / oder Linozostis agria / zů Latein Canina brassica/ vnd syluestris Mercurialis. Etlich heyssen diß kraut auff Teütsch Hundßköl nach dem Griechischen namen.

Geschlecht.

Des wilden Bingelkrauts seind auch wie des zamen zwey geschlecht/menn le vñ weible. Haben keinen vnderscheyd dañ allein im samen/welcher am menn le ist zwey runder kőrnlin/als zwey hődlin. Am weible aber ist er nach zůsamen getrungen/wie die kleinen treublin.

Gestalt.

B Das wild oder wald Bingelkraut gewindt einen stengel nit vil über spañen hoch/der ist zart/vñ weißlecht. Die bletter seind dem zamen Bingelkraut gleich/ doch ein wenig grősser / vnd gleychß weit von einander. Der sam am mennlin zwüschen den blettern/seind zwey runde kőrnlin/ als zwey hődlin neben einan= der/ in kleinen heütlin verschlossen. Aber am weible ist er gantz draussel echt wie die kleinen treublin bey einander an einem kleinen style/ das wechßt zwüschen den blettern herauß. So die zeitig werden/springt der rund blawfarb same her auß. Die wurtzel ist gantz zasecht vnd fladert hin vnd wider.

Statt irer wachsung.

Die wilden Bingel wachsen fürnemlich inn den wälden. Werden zů zeiten auch auff den hohen bergen neben den zeünen vnd hecken gefunden.

C Zeit.

Wild Bingelkreüter blüen im Aprillen/vnnd bringen frucht oder samen im Meyen.

Die natur vnd complexion.

Die wilden Bingelkreüter / dieweil sie am geschmack kein vnderscheyd ha= ben von den zamen/seind sie einerley natur vnd complexion.

Die krafft vnd würckung.

Die wilden Bingel wie andere grůne kreüter gessen / lindern den stůlgang. In wasser gesotten vnd getruncken / purgieren sie vnnd treiben auß die gallen/ vnd das wasser im leib. Vnd in summa/haben alle würckung der zamen/ von welchen wir hernach schreiben wőllen.

Von Senet. Cap. CLXIX.

Namen.

A S Enet nennen wir hie die kreüter so vom Theophrasto Coluteæ genent werden/ darumb das sie einander/ fürnemlich mit den blettern/gleich seind.

Geschlecht.

Der kreüter daruon wir hie handlen / seind zwey geschlecht. Eins würt fürnemlich vom Theophrasto beschriben/vnd Colutea geheyssen. Ist in den Apotecken vnbekant/bey vns nent mans welsch Linsen. Das ander würdt von dem Actuario Sena genent/welchen namen die Apotecker/die diß geschlecht

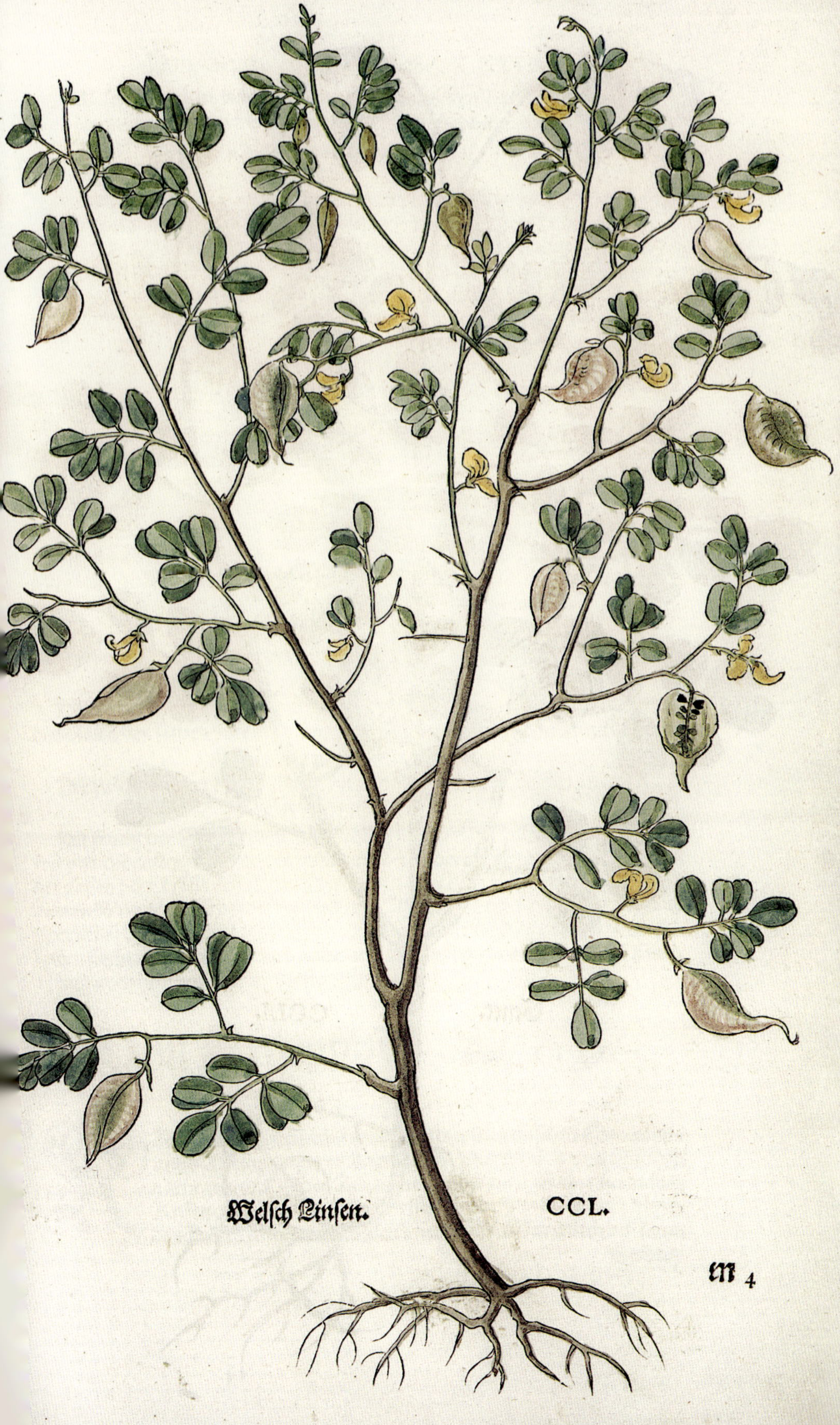

Welsch Linsen. CCL.

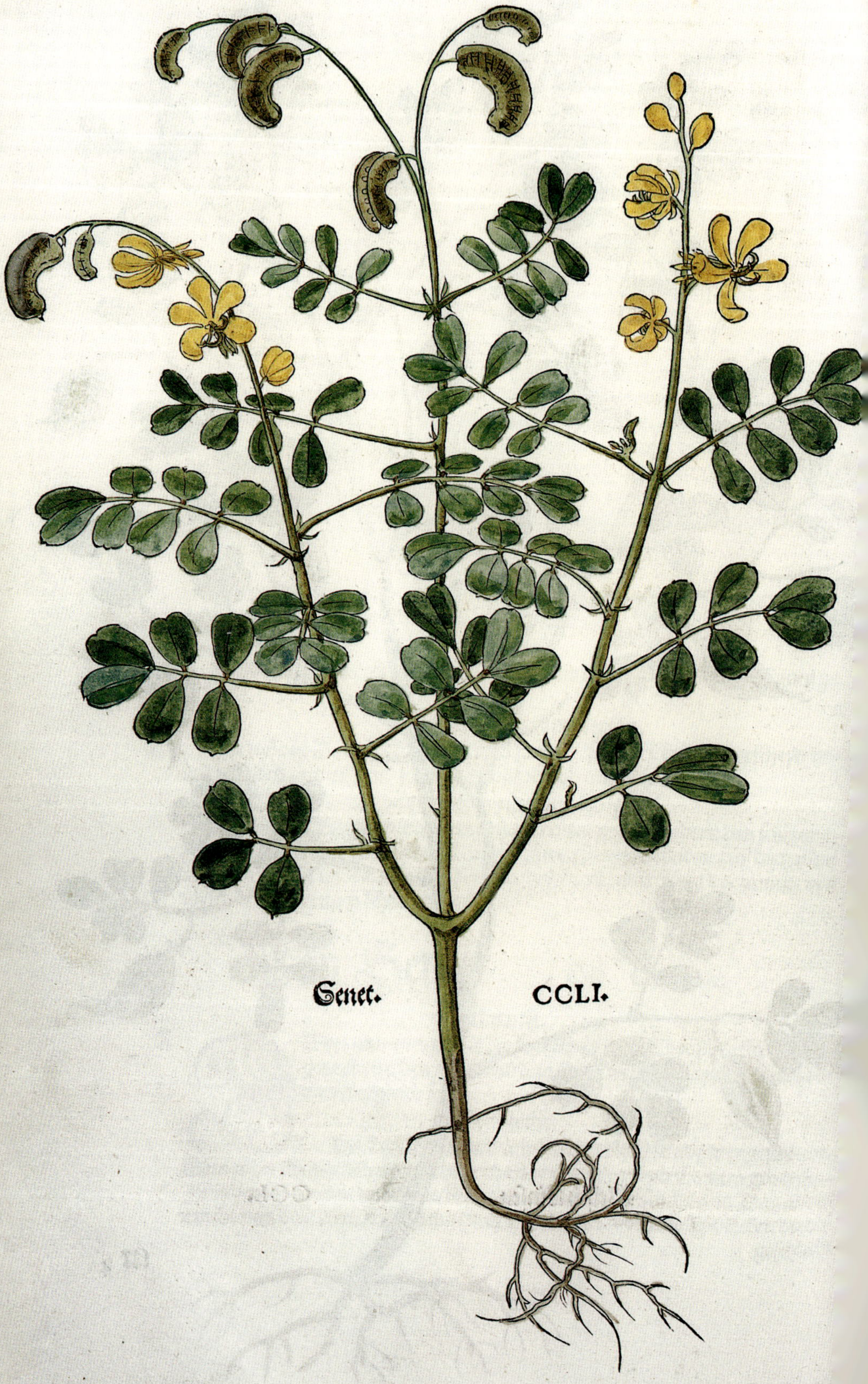

Senet. CCLI.

B geschlecht seer brauchen/behalten haben. Würt von vnsern Teütschen von seinem Lateinischen namen her/Senet geheyssen. Beyder vnderscheyd wöllen wir in der erklärung der gestalt gnůgsam anzeygen.

Gestalt.

Die welsch Linsen ist ein staud/der doch in vier jaren eim baum gleich würt/ mit vil kleinen vñ zarten ästen. Seine bletter seind dem Bockßhorn/Fœnũgræcum genent/seer änlich. Die blůmen vergleichen sich ettlicher maß der blůst so an der Ginst oder Erbiß gefunden würdt/seind an der farb geel. So dieselbigen vergeen/würdt darauß ein hülß oder blaß/die ist durchsichtig/gantz auffgeblasen/also das sie einen lauten knall oder thon laßt/wo sie mit der hand zerknütscht würt. In demselbigen bläßlin ist sein sam begriffen/welcher schwartz/ C hert/vnnd der gestalt nach den Linsen nit vngleich ist/am geschmack aber den Erbsen. Die wurtzel ist gantz holtzecht. Senet ist den blettern nach den yetzgenanten welschen Linsen gantz gleich/allein das sie ein wenig grösser/oder breyter seind. Die blůmen seind auch geel/aber anderst gestalt dañ der welschen Linsen/dañ sie seind grösser/an der farb bleychgeeler. Ein yede blům hat fünff bletter/die thůn sich etwas von einander/vnd machen doch keinen volkomnen stern/inn welcher mitte wechßt ein kleins krumbs hülßlin herauß/das würdt nach ab fallen der blůmen jmerzů grösser/zů letzst würt es auch breyt/aber nit also auffgeblasen wie an den welschen Linsen/vnd krumb/anzůsehen wie ein halber Mon. In den selbigen hülsen ist sein same/der ist grawlecht/vnd langlecht/ der gestalt nach einem hertzen nit vngleich. Die wurtzel ist zasecht.

Statt irer wachsung.

Beyde geschlecht pflantzt man in gärten.

D

Zeit.

Die welschen Linsen blüen im Meyen/vnd bringen alßdañ in jhren hülsen vnd blasen den samen/wie oben angezeygt. Senet aber blüet im Brachmonat.

Die natur vnd complexion.

Die zwey geschlecht seind warm im andern grad/vnd trucken im ersten.

Die krafft vnd würckung.

Die frucht der Senet treibt auß on allen nachteyl die kallten zähen feüchtigkeyt vnd die gallen/nach den zweyen auch die andern/fürnemlich die schwartzen gallen oder Melancholiam. Darumb in einer hennenbrüe jngenomen vnd getrunckē/vertreibt sie beyderley geelsucht. Ist auch nützlich gesotten vñ warm getruncken denen/so ein langwirig hauptwee haben/mit den rauden/dem fallenden siechtag/geflechten/vnd anderer vnsauberkeyt des leibs beladen seind. Nimpt auch hinweg allerley verstopffung.

Von Kräenfůß. Cap. CLXX.

Namen.

A Kräen oder Rappenfůß würt von den Griechischen Coronopus vnnd Astrion/von den Lateinischen Pes cornicis vnd Sanguinaria genent. Ist den Apoteckern vnbekant. Ist aber derhalben Kräen oder Rappenfůß geheyssen wordē/das diß krauts bletter den Kräen füssen ettwas gleich seind. Es neñen ettlich diß kraut

Herbam

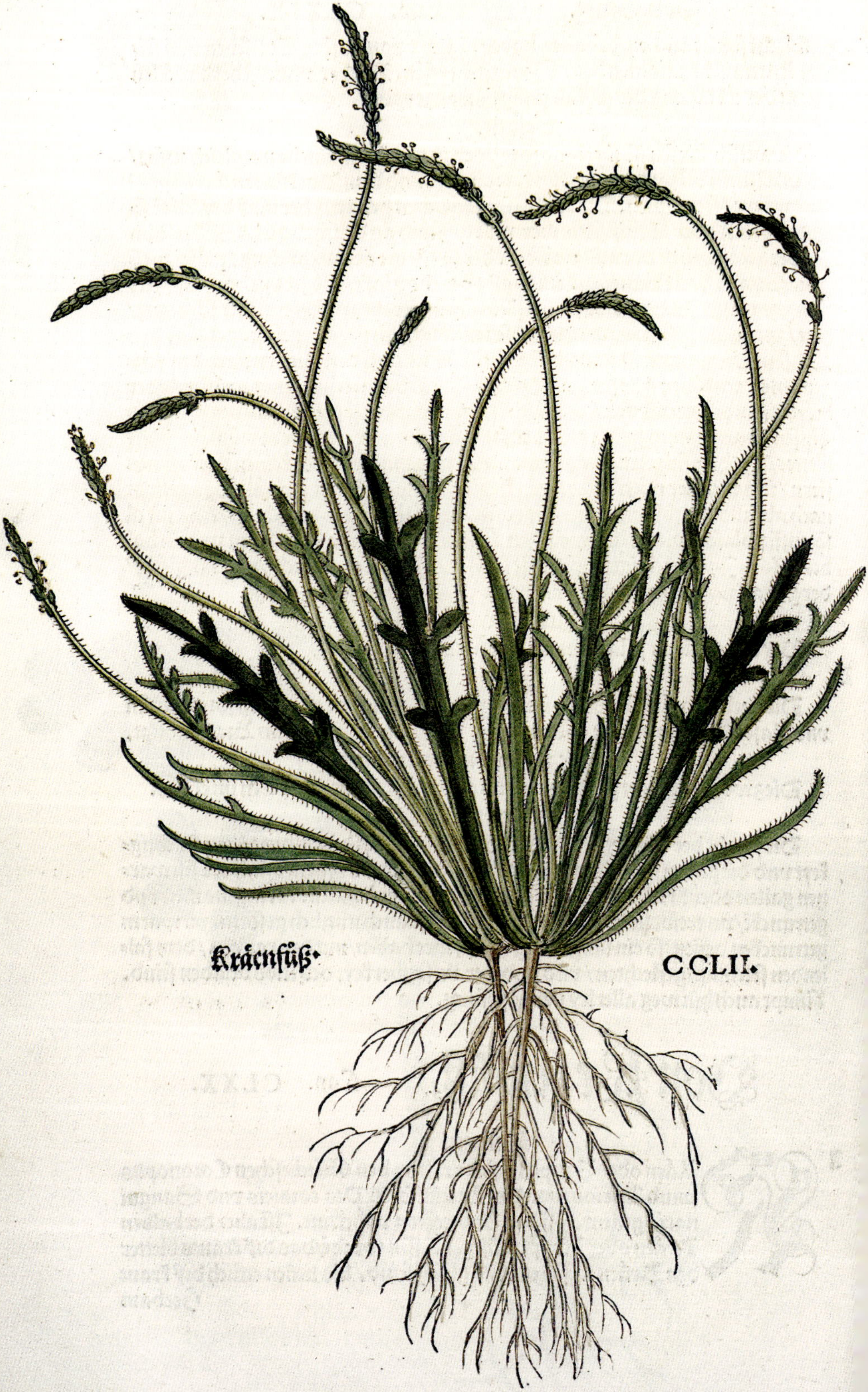

Kräenfüß.

CCLII.

B Herbam stellæ/vnd Cornu ceruinum. Welcher namen vrsachen ich alle im Lateinischen kreüterbůch hab anzogen.

Gestalt.

Kräenfüß ist ein kreütlin/welches zum teyl auff der erd ligt. Seine bletter seind schmal/lang/vnnd haben oben kleine zincklin/gestalt wie die Kräenfüß/vnd wo die zincklin nit weren/hetten sie kein vnderscheyd von den Psilien blettern. Die stengel seind rund vñ harig/daran wachsen kleine geele geäherte blůmen/so sie abfallen bringt es seinen samen/der do seer klein ist/aller gestalt nach wie die kleine flöhlin/oder wie der Psilien same/doch vil kleiner. Die wurtzel ist zasecht.

C Statt seiner wachsung.

Dioscorides schreibt das diß kraut wachse an den vngebawten orten/neben den wegen vnd heüsern. So vil vnd mir aber noch bewüßt/so wechßt es in vnsern landen nit von jm selbs/sonder můß in gärten gepflantzt werden.

Zeit.

Kräenfüß blüet im Brachmonat/vnd bringt volgends in den langen köpfflin oder ähern seinen samen.

Die natur vnd complexion.

Die wurtzel des Kräenfüß zeücht zůsamen vnd trücknet auß.

D Die krafft vnd würckung.

Das kraut gekocht vnd gesotten/würt gessen vnd in der speiß genossen wie andere grüne kreüter. Sein wurtzel stellet den bauchfluß/so sie in der speiß genossen würt. Sölchs thůt sie vil kreffiger/wañ sie in der äschen gebratë würt. Mehr haben die allten von der würckung des Kräenfüß nit geschriben.

Von Schweinbrot. Cap. CLXXI.

Namen.

A Schwein oder Sewbrot würdt von ettlichen Erdtwurtz/oder Erdtapffel genent. Bey den Griechen heyßt es Cyclaminus/vñ Ichtyotheron/auff Latein Rapum/Tuber/oder Vmbilicus terræ. In den Apotecken Cyclamen/Artanita/vnnd Panis porcinus. Schweinbrot aber würdt diß kraut darumb genent/das sein wurtz den schweinen oder sewen seer angenem ist. Erdtapffel derhalben/das die wurtzel im erdtrich etwas rund ist wie ein grosser apffel. Vrsachen der andern namen findt man im Lateinischen kreüterbůch.

Geschlecht.

B Man findt dises krauts zweyerley art. Eins hat bletter die seind langlecht vnd ecket. Das ander gantz runde/wie das gemäl anzeygt. Seind sonst einander gar änlich.

Gestalt.

Schweinbrot hat bletter wie das Ephew/die seind ettwas braun/vnden vñ oben mit weissen tropffen besprengt. Sein stengel ist ettwan vier oder fünff finger vngeuerlich lang/on bletter/darauff wachsen schöne leib oder purpurfarbe blůmen/den Rosen/der farb nach/nit vngleich. Die wurtzel ist schwartz/einer Růben gleich/die sich in die breyte auff thůt.

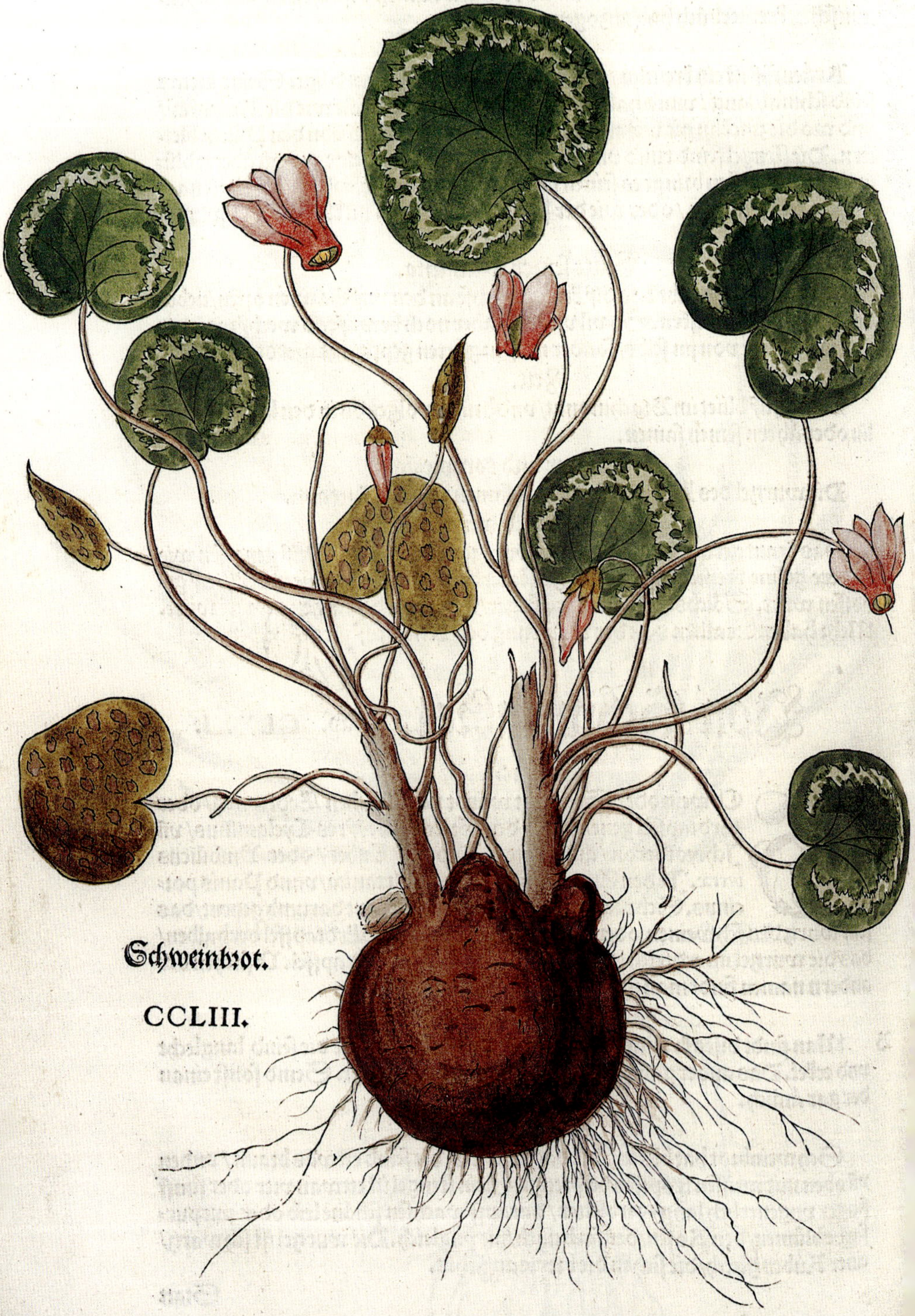

Schweinbrot.

CCLIII.

Statt irer wachsung.

C Beyderley geschlecht wechßt gern an schattechten orten/ vnder den hecken/ fürnemlich aber vnder den böumen. Seind doch an etlichen orten gar seltzam.

Zeit.

Sewbrot verleürt im Augstmonat jre bletter die sie das gantz jar behalten hat/ vnd bringt nachfolgends newe/ vnnd zwüschen denselbigen die blůmen/ welche den gantzen Herbst weren.

Die natur vnd complexion.

Sewbrot ist warm vnd trucken im dritten grad.

Die krafft vnd würckung.

D Die wurtzel gedörrt/ gepuluert/ vnd auff zwey oder drey quintlin schwär in Meth getruncken/ treibt auß durch den stůlgang die zähen feüchtigkeyten/ vnd das wasser so im leib ist. Sie bringt den frawen diser gestalt getruncken jhre zeit/ vnd sölchs thůt sie auch wann man ein zäpfflin darauß macht/ vnnd in die můter thůt. Es sollen sich die schwangern frawē hůten vor diser wurtzel/ ja nit darüber schreitten/ dann sie bringen sonst das kindt nit an die statt. So mans den geberenden frawen anhenckt/ so macht sie das dieselbige bald geberen. In wein jngenom̄en vñ getruncken/ ist sie nützlich wider allerley tödtlich gifft. So einer vonn natern gehecket oder gebissen würt/ der sol dise wurtzel überlegen/ so genißt er. Mit süssem wein/ oder wässerigem Meth getruncken/ heylet sie die geelsucht: doch sol sich der/ so dise wurtzel der gestalt nimpt/ nider legen/ vnnd warm zůdecken/ auff das er möge schwitzen. Der safft von diser wurtzel in die nasen gethon/ reynigt das haupt. So der safft an den nabel/ vñ vnderhalb
E des nabels am bauch würdt angestrichen/ so erweycht er den bauch/ doch sol man sölchs an den schwangern frawen nit versůchen. Der safft mit hönig vermischt vnd in die augen gethon/ vertreibt den starn/ vnd macht ein klar gesicht. So eim der affter außgeet/ dem sol diser safft mit essig vermischt angestrichen werden/ so treibt er jn widerumb hinein. Die wurtzel macht ein glatte haut/ vñ vertreibt die kindßblatern vñ flecken. Sie heylt wunden mit hönig vermischt/ vñ daran gestrichen. So mans überlegt/ macht sie das miltz klein. Sie nimpt hinweg allerley vngestalt des angesichts/ vnd verhůtet das har außfallen. So mans in wasser seüdt/ vnd die füß darmit bäet im Podagra/ nimpt sie den wee tagen hinweg. So man die wurtzel außhölet/ voller öl thůt/ vnd in die heyssen äschen setzt/ vñ zů zeiten ein wenig wachß darzů nimpt/ das es zimlich dick werde/ vnd einer salben gleich/ ist sie treffenlich gůt zů den erfrornen füssen. Der safft vonn diser wurtzel angestrichen/ eröffnet die gulden ader/ verzert kröpff/ vnd allerley herte geschwulst.

Von wildem Galgan. Cap. CLXXII.

Namen.

A Wilden Galgan haben die Griechischen vnd Lateinischen Cyperum oder Cypirum genent/ welcher nam biß auff den heütigen tag in den Apotecken verharret ist.

Gestalt.

Wilder Galgan hat bletter als der lauch/ aber lenger/ kleiner vnd herter. Sein stengel ist eins elenbogens hoch/ vnnd zů zeiten auch höher/

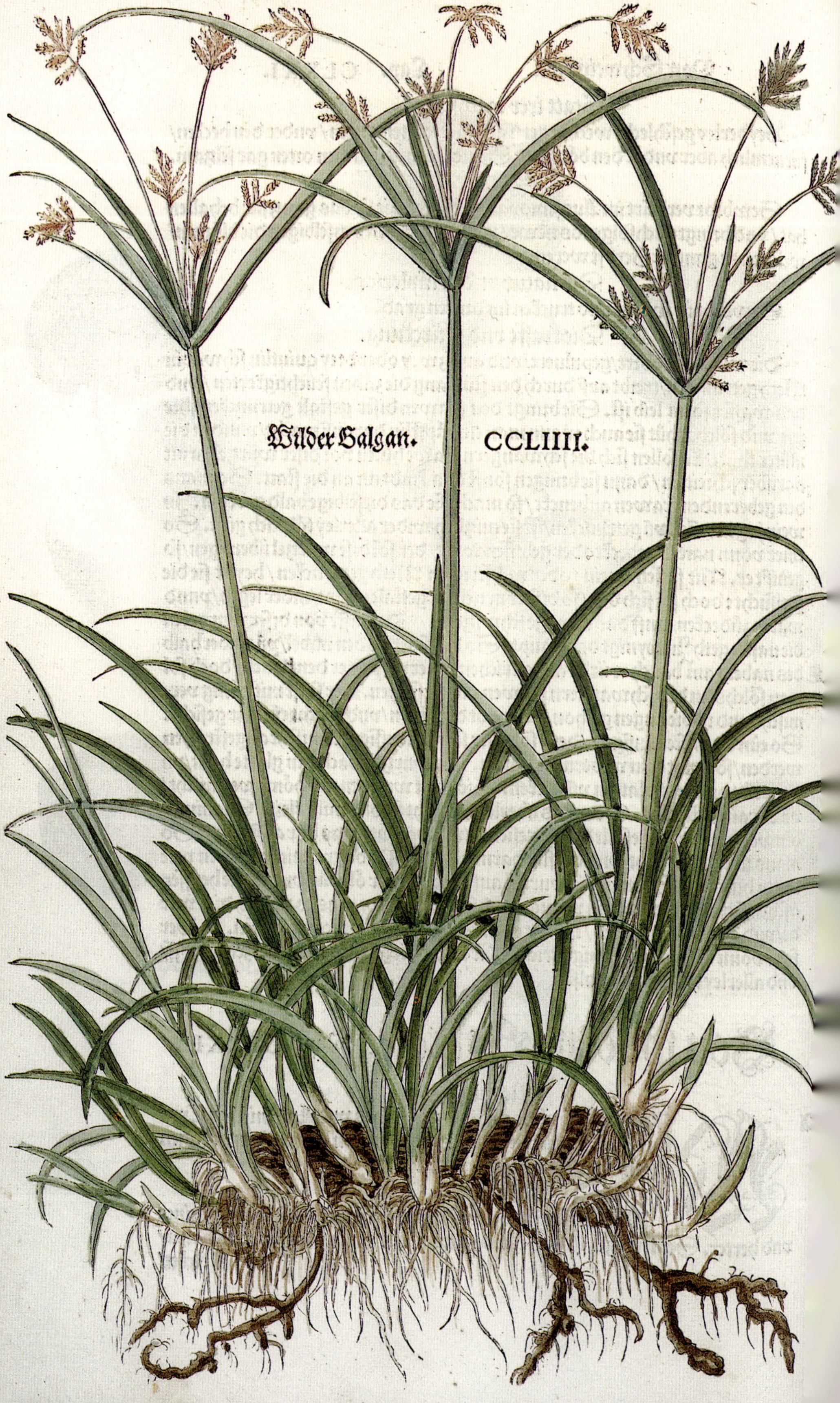

Wilder Galgan. CCLIIII.

B ecket/in welches gipffel wachsen kleine blettlin/ vñ zwüschen denselbigen der same. Die wurtzel ist zasecht vnd lang/in einander geschrenckt/ an ettlichen orten rund wie die Oliuen/an ettlichen aber klein/ an der farb schwartz/ eines gůten geruchs/vnd bitter.

Statt seiner wachsung.

Der wild Galgan wechßt gern an wässerigen/ doch gebawten orten. Inn vnsern landen/so vil mir bewüßt/wechßt er nit von jhm selbs/ sonder můß gepflantzt werden inn gärten/ wie ich dann gethon hab mit disem der hierin abgemalet ist.

Zeit.

Die kleine blettlin in der höhe mit dem samen gewindt er im Brachmonat vnd Hewmonat.

Die natur vnd complexion.

C Die wurtzel des wilden Galgan/ welche werden in der artzney gebraucht/ seind warm vnd trucken/haben gar kein scherpffe.

Die krafft vnd würckung.

Die wurtzel treibt den harn/ist auch gůt denen so das grieß haben / wassersüchtig seind/ gesotten vnd getruncken. Gesotten vnd zerstossen nachfolgends übergeschlagen/ bekompt sie wol denen so vonn natern gebissen seind. Sie ist treffenlich gůt vnd nützlich den frawen so die můter übersich steigt/warm übergeschlagen. Bringt auch den frawen jhre zeit diser gestalt gebraucht. Gedörret vnd gepuluert in die geschwär des munds gestrewet/ oder mit wein oder essig vermischt vnd angestrichen/ob sie schon vmb sich fressen/ heylet sie dieselbigen. Sie ist auch treffenlich gůt zů den geschwären an den gemechten / diser gestalt gebraucht. Die wurtzel in wasser gesotten vnd getruncken/ ist nützlich dem hůsten. Der sam gedörrt/vnd in wasser jngenomen/stellt den bauchfluß/vnd der weiber kranckheyt/wie Plinius schreibt/vnd bringt weetagen des haupts.

Von Springkörnern. Cap. CLXXIII.

Namen.

A Springkorn oder Springkraut/ würdt auch Treibkorn genent/ darumb das vnden vnd oben außtreibt. Springkraut aber ist es geheyssen worden derhalben/das sein same außspringt. Auff Griechisch vnd Lateinisch würdt sölch kraut Lathyris genent. In den Apotecken Cataputia minor. Welcher namen aller vrsachen findstu im Lateinischen kreüterbůch nach der leng angezogen.

Gestalt.

B Springkraut bringt einen stengel der ist braunfarb / elen lang / hol/fingers dick/mit langen feyßten blettern bekleydet / welche sich mit den Mandelblettern vergleichen / auff der einen seiten weißfarb. Am gipffel gewindt der stengel vil ästlin vnnd neben zweiglin/mit kürtzen vnnd kleinen blettlin besetzt/ die sich mit den blettern der Holwurtz oder Ephew etwas vergleichen. Zwüschen denselbigen bringt es seine frucht/das seind grüne nüßlin/ ein yedes mit dreyen fechlin oder heüßlin vnderscheyden / vnd in einem yeden fechlin ein korn/das ist rund/ vnd grösser dañ die Eruen. So bald die nüßlin dürr werden / springen sie mit einem knall von der sonnen hitz auß. Die körner so mans schelet / seind weiß vñ

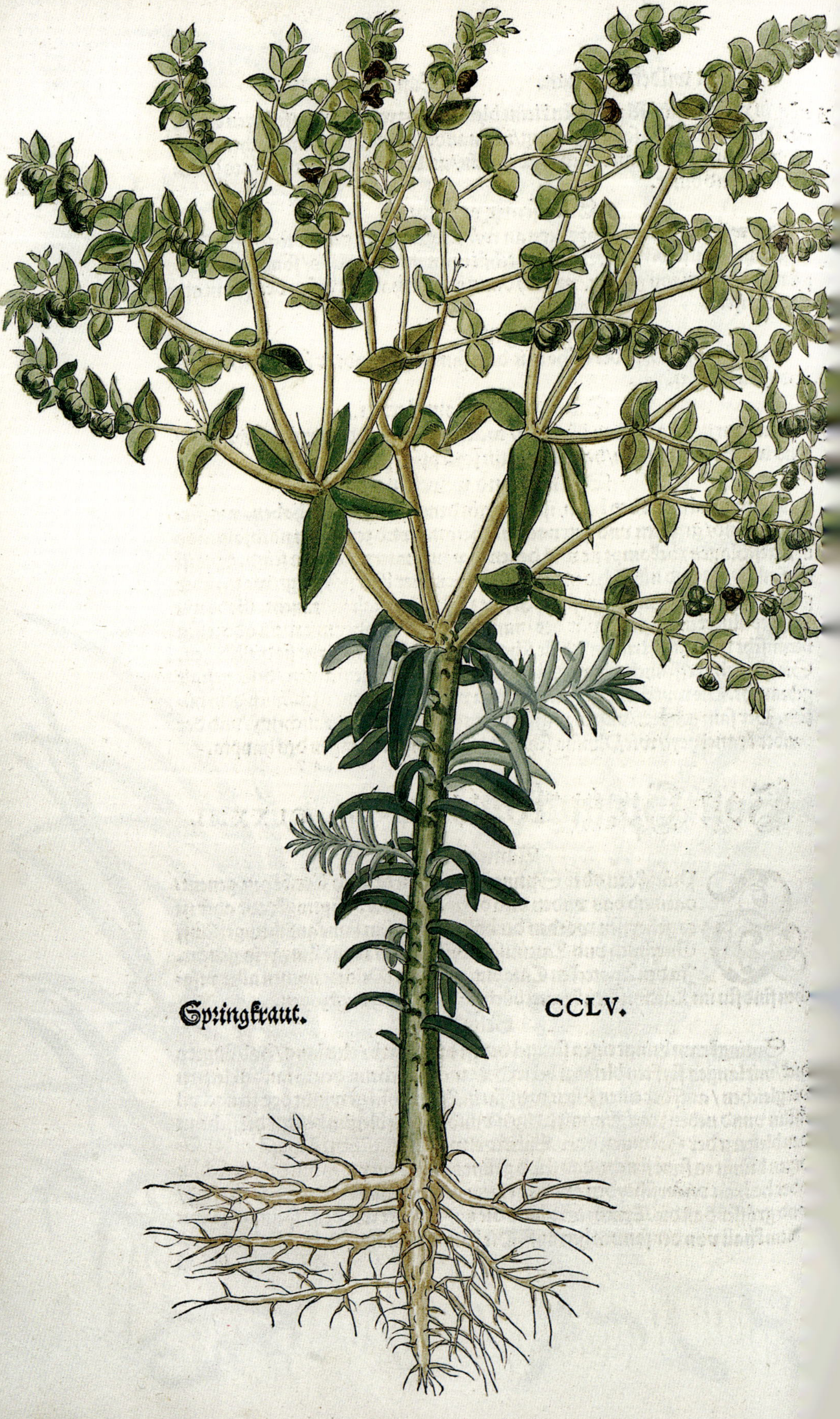

Spꝛingkraut. CCLV.

C süß/zů letzst aber brennen sie als der Aron. Die wurtzel ist klein/holtzecht/vnnd on allen brauch. Das gantz kraut ist ein recht milchkraut/ dann stengel/bletter/ vnd alles was daran ist geben überflüssige weisse zähe milch.

Statt seiner wachsung.

Springkraut wechßt gern an sandigen/doch gebawten orten. Wechßt fast in allen gärten.

Zeit.

Im Herbst würdt der same gesamlet/wann die nüßlin/darinn er ist/etwas dürr werden.

D Die natur vnd complexion.

Springkraut ist warm im dritten grad/vnd feücht im ersten.

Die krafft vnd würckung.

Sechs oder siben Springkörner für sich selbs/oder mit Feigen/oder Datteln jngenommen/ reynigen den leib durch den stůlgang/vñ treiben auß Flegma/ die gallen/vnd das wasser. Der milch safft hat gleiche krafft/aber derselbig ist schedlicher in leib genommen/ weder die körner. Die bletter mag man in hennen oder fleyschbrüe sieden / vnd dieselbigen trincken / hat gleiche würckung. Der safft ist vil mehr eüsserlich dañ innerlich zů brauchen/zů etzen/brennen/ vnd verzeren die bösen wärtzen/überigs fleysch/böse flecht vnd dergleichen.

Von geel/braun/vnd weiß Veiel.

Cap. CLXXIIII.

Namen.

A Die Veiel daruon wir hie handlen werden bey den Griechischen Leucoia genent/zů Latein Violæ albæ/ oder schlechtlich Violæ. Die Apotecker nennen sie Cheiri oder Cheirim/mit einem Arabischen wörtlin/des sie sich wie in andern kreütern mehr/gern gebrauchen.

Geschlecht.

Der yetzgedachten Veiel seind fürnemlich drey geschlecht/geel/braun/vnnd weiß/werden also den blůmen nach vnderscheyden/die in dem ersten geel/inn dem andern braun/in dem dritten weiß seind. Die zwey letzsten haben sonst in allen dingen kein vnderscheyd dañ allein in den blůmen. Aber das geel hat andere bletter/wie wir nachfolgends sölchs wöllen klärlich anzeygen.

Gestalt.

B Die geel Veiel ist ein grüner staud als ein kleines böumlin/mit vilen neben ästen besetzt. Seine bletter seind lang/schmal/vnzerkerfft/weych/vnd grawlecht. Am gipffel aller ästlin wachsen vil blůmen neben einander die seind geel. Ein yede Veiel hat vier blettlin/die riechen wol/so lang sie frisch vñ grün seind/ wie die Mertzen Veiel. Wann dise Veiel abfallen/werden schifflin darauß/etwan fingers lang/mit breytem geelen samen gefüllt. Die andern zwey geschlecht seind mit stengel vnd ästen dem yetzerzelten fast gleich/die bletter seind auch lang vñ schmal/doch nit so schmal als an den geelen Veieln/zů ringß vmb her zerkerfft. Die blůmen seind braun oder weiß/vnnd hat ein yede Veiel vier bletter. So sie abfallen/werden schifflin darauß/die seind ein wenig schmeler

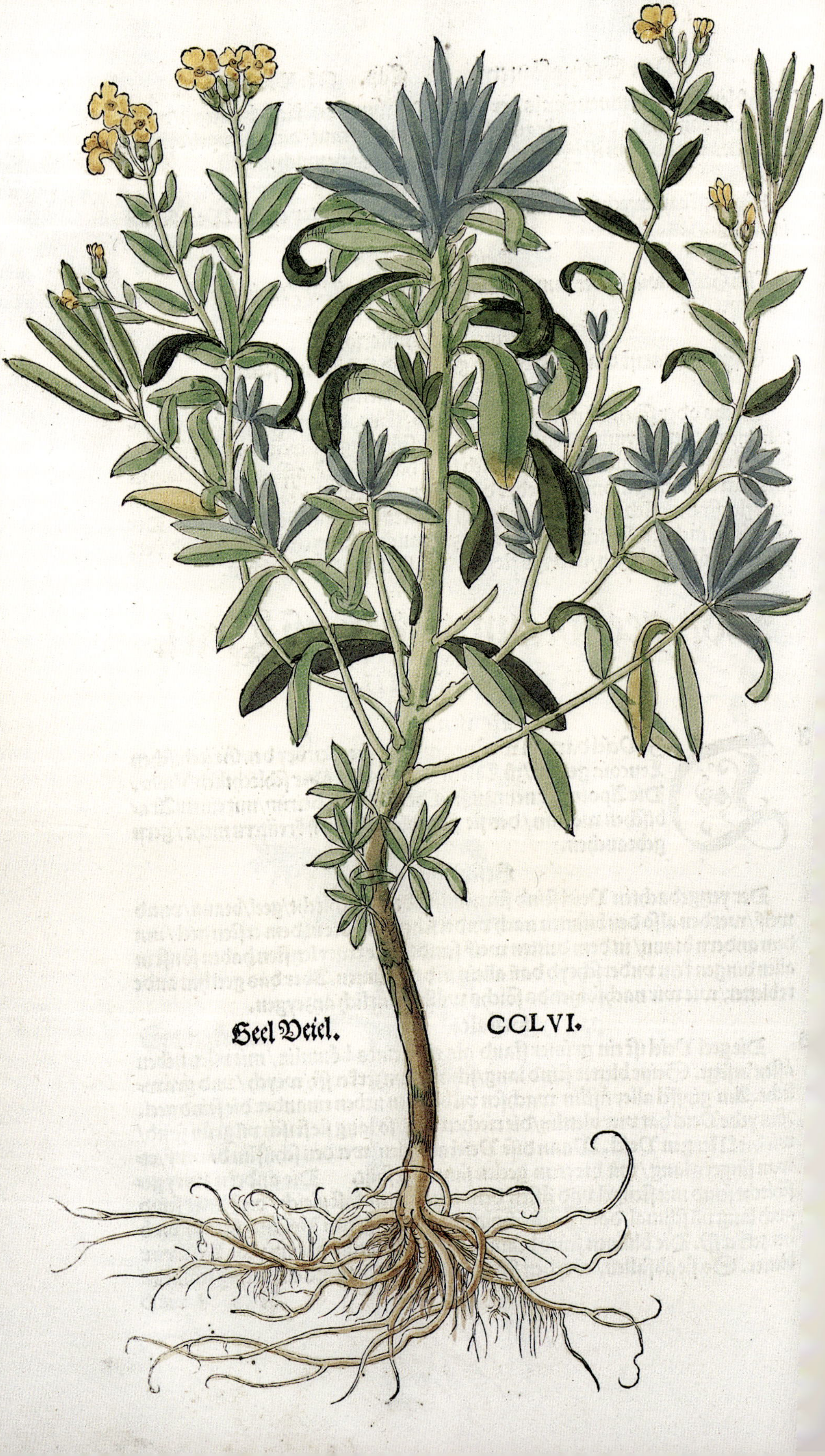

Geel Veiel. CCLVI.

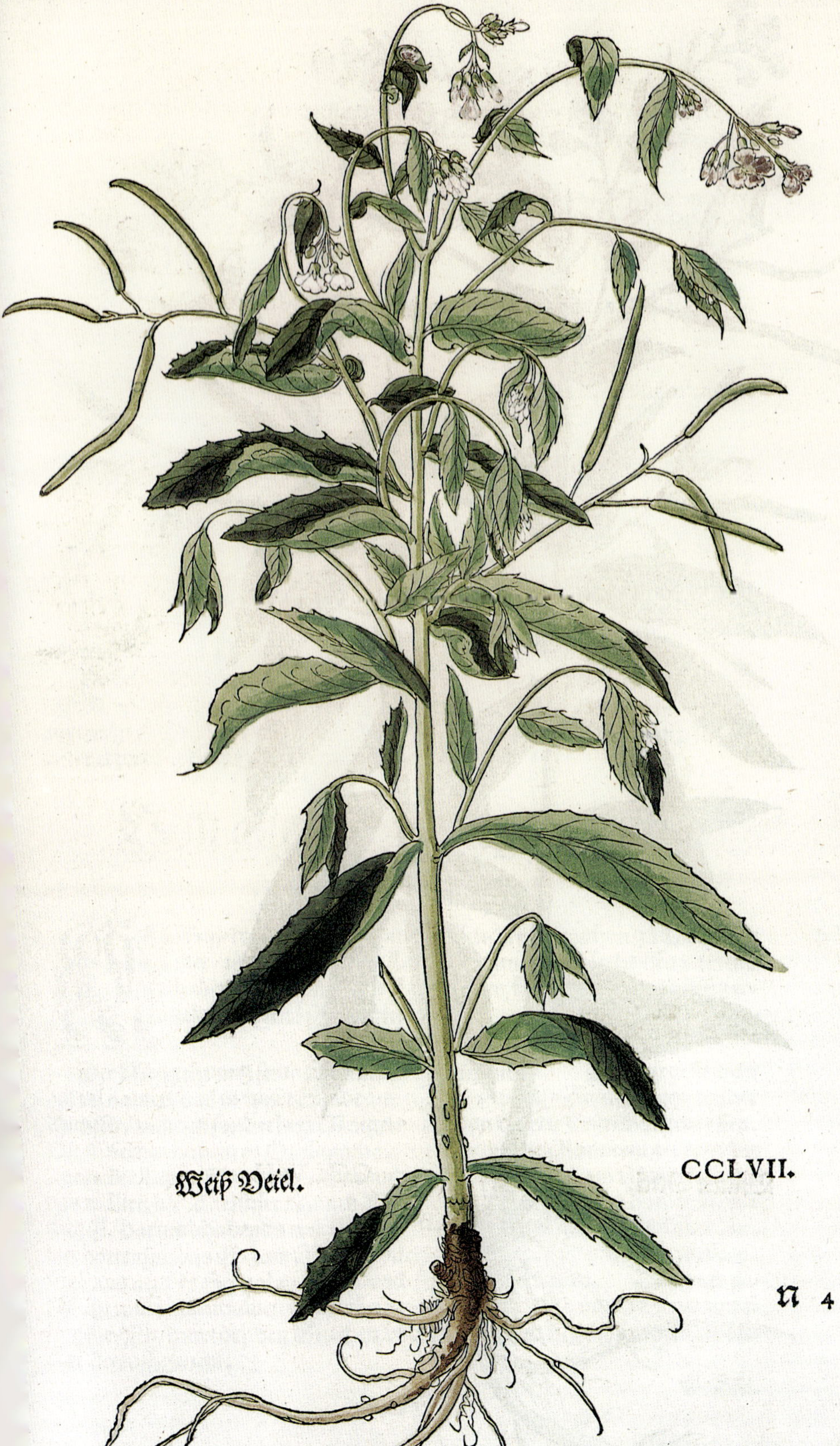

Weiß Veiel. CCLVII.

N 4

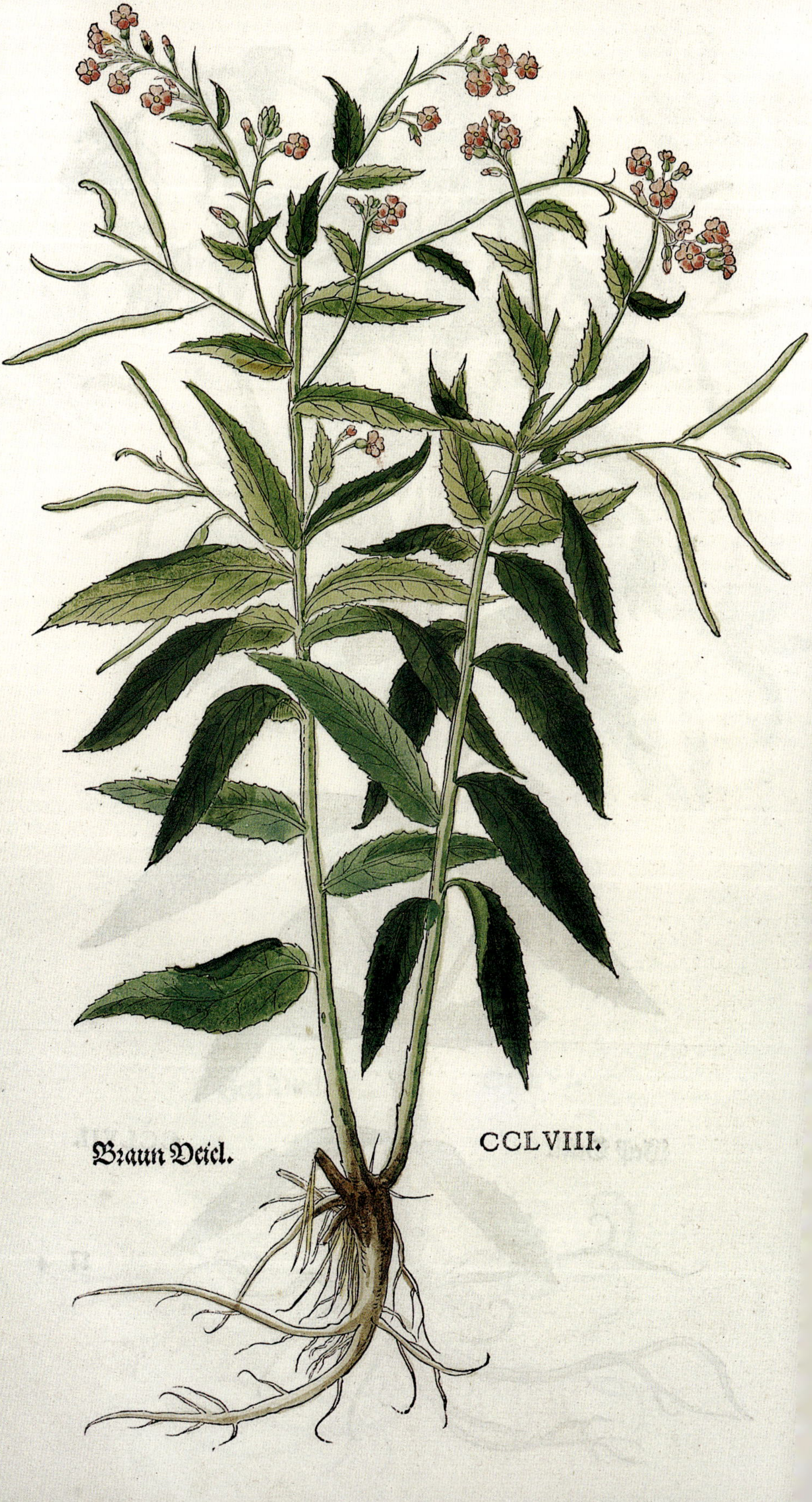

Braun Veiel. CCLVIII.

C vnd lenger / vnnd steen allwegen zwey von einander wie ein V / das in der zal fünffe bedeüt. In den schifflin würt der same / welcher dünn vnd breyt ist / funden.

Statt irer wachsung.

Dise Veiel werden in gärten gepflantzt / wachsen nit von sich selbs / man zyl sie dann vorhin. Die geelen aber wachsen an ettlichen orten von sich selbs auff den mauren.

Zeit.

Dise Veiel blüen gegen dem Meyen / in sonderheyt die geelen. Darnach brin gen sie jren samen / den sol man zů derselbigen zeit samlen.

Die natur vnd complexion.

Die Veiel daruon wir hie schreiben / seubern / vnnd seind einer subtilen substantz / darumb ist jhr natur vnd complexion zur werme geneygt.

D

Die krafft vnd würckung.

Vnder den yetzerzelten Veieln / seind die geelen am gebreüchlichsten. Die blůmen von den geelen Veieln gedörrt / gesottē / vñ ein bad darauß gmacht / treiben den harn / vnd bringen den frawen jhre zeit. Auß gedachten blůmen mit wachß ein pflaster gemacht vnd übergelegt / heylet den zerschrunden affter. Mit hönig aber vermischt / die geschwär des munds. Des samens auff zwey quintlin schwär in wein getruncken / oder ein zäpfflin darauß gemacht vnd in die můter gethon / bringt den frawen jhre blödigkeyt vnd das bürdlin. Die wurtzel mit essig zerstossen vnd übergelegt / bekompt wol den miltzsüchtigen / vnnd denen so das Podagram haben. In summa / die andern Veiel haben auch dise krafft vñ würckung / doch die geelen fürtreffenlich vñ vor den andren / wie vormals auch angezeygt. Der safft von allen Veieln in die augen gethon reynigt sie / zerteylt vnd verzert alle flecken darinn vnd dunckelheyt.

Von allerley Mengelwurtz.

Cap. CLXXV.

Namen.

A Mengelwurtz würdt von den Griechen Lapathon / zů Latein Rumex / in den Apotecken Lapatium genent. Vrsach dises namens haben wir in vnnserm Lateinischen kreuterbůch weitleüffig erzelet / hie on not zů erholen.

Geschlecht.

Der Mengelwurtz seind fürnemlich vier geschlecht. Das erst geschlecht hat vil namen / dañ es würt Grindtwurtz / Zitterßwurtz / Streiffwurtz / wilder Ampffer / vnnd in sonderheyt Mengelwurtz von vnsern Teütschen geheyssen. Die Griechen nennen es Oxylapathon / die Lateinischen Rumicem acutam / die Apotecker Lapatiū acutum. Das ander geschlecht ist die zam Mengelwurtz / das wöllen die Barfüsser Münch Rhabarbarū deüten / das es doch in keinen weg ist / darumb habends wir Münch Rhabarbarum genennt / sol aber Rumex hortensis / das ist / zam Mengelwurtz / wie angezeygt / geheyssen werden. Galenus nent es Hippolapathum vmb seiner grösse willen. Das dritt geschlecht würt allenthalben Güter Heinrich genent. Das vierdt Saurampffer geheyssen / würt bey den Griechen vnd Lateinischen Oxalis / in den Apotecken Acetosa genent.

Gestalt.

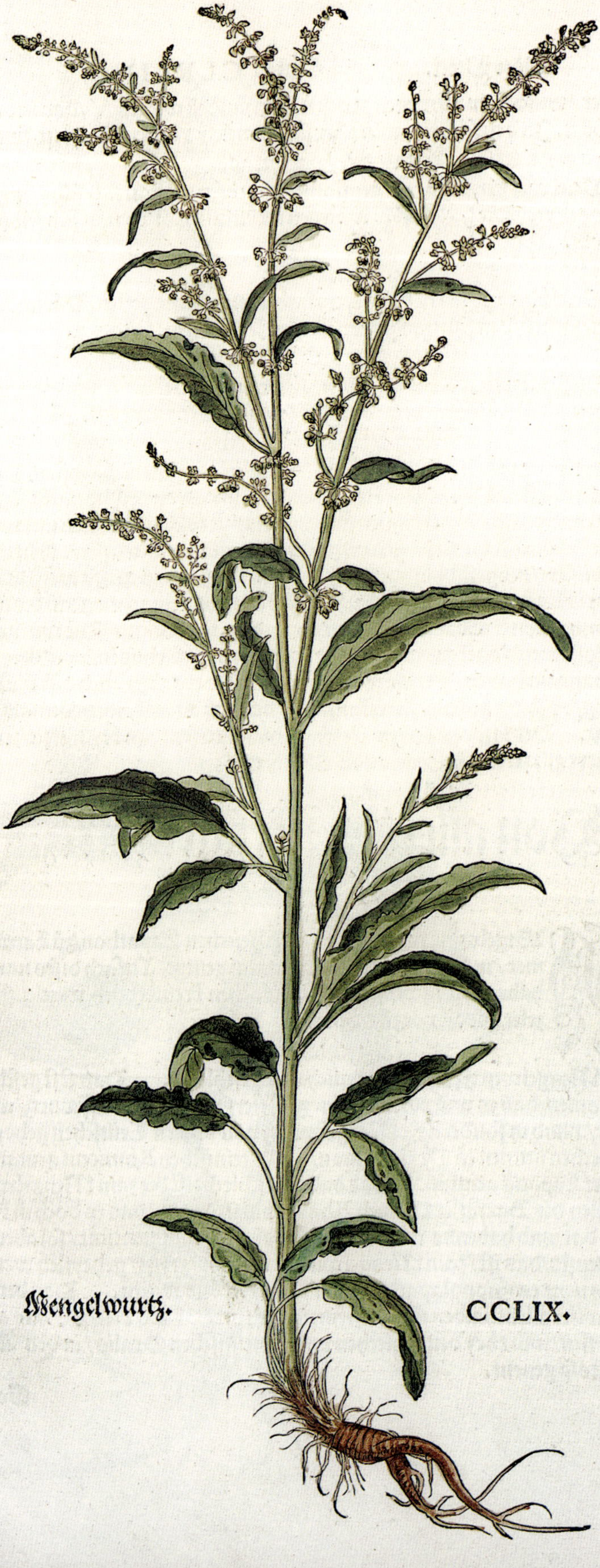

Mengelwurtz.

CCLIX.

Münch Rhabarbarum.

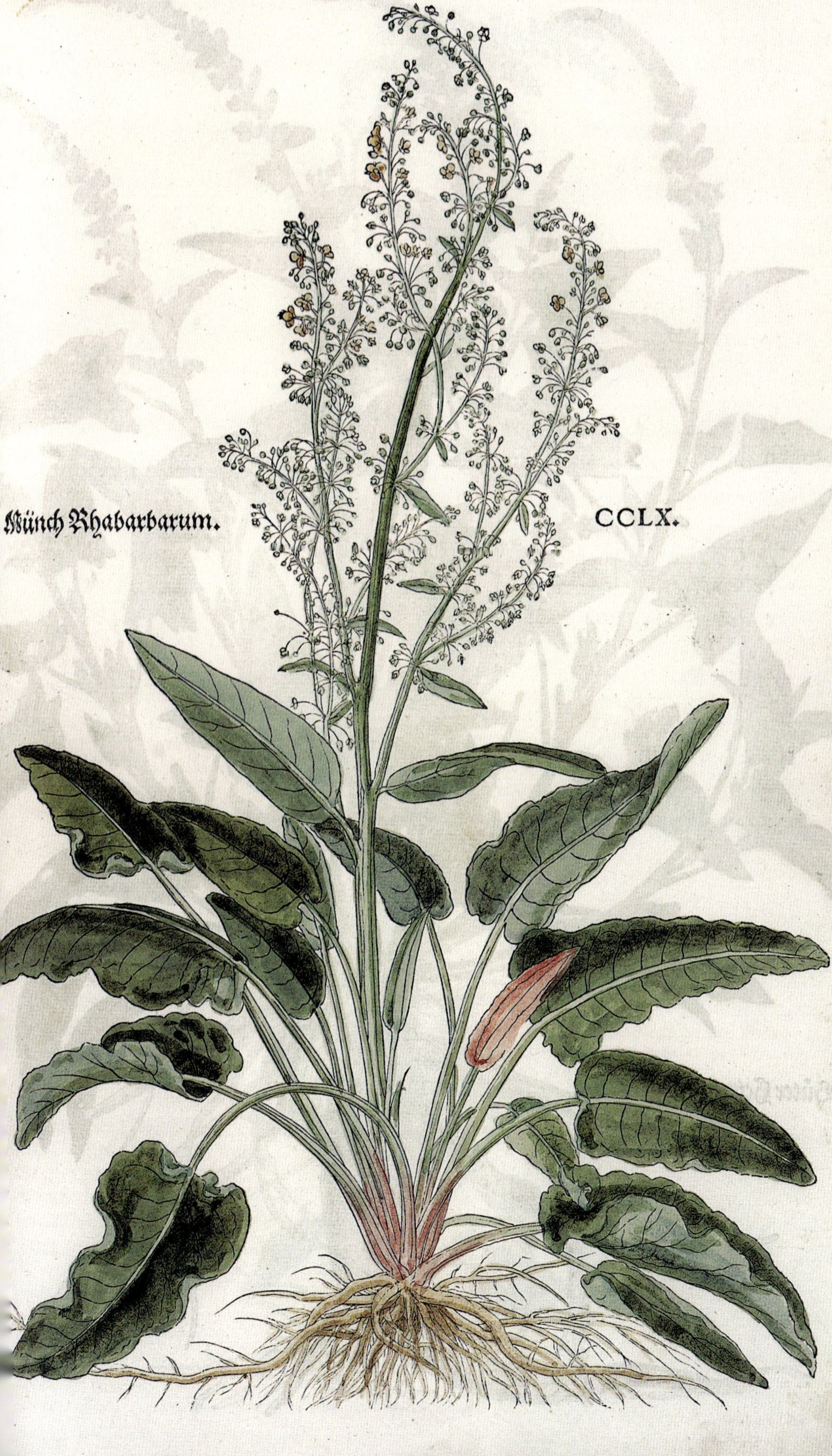

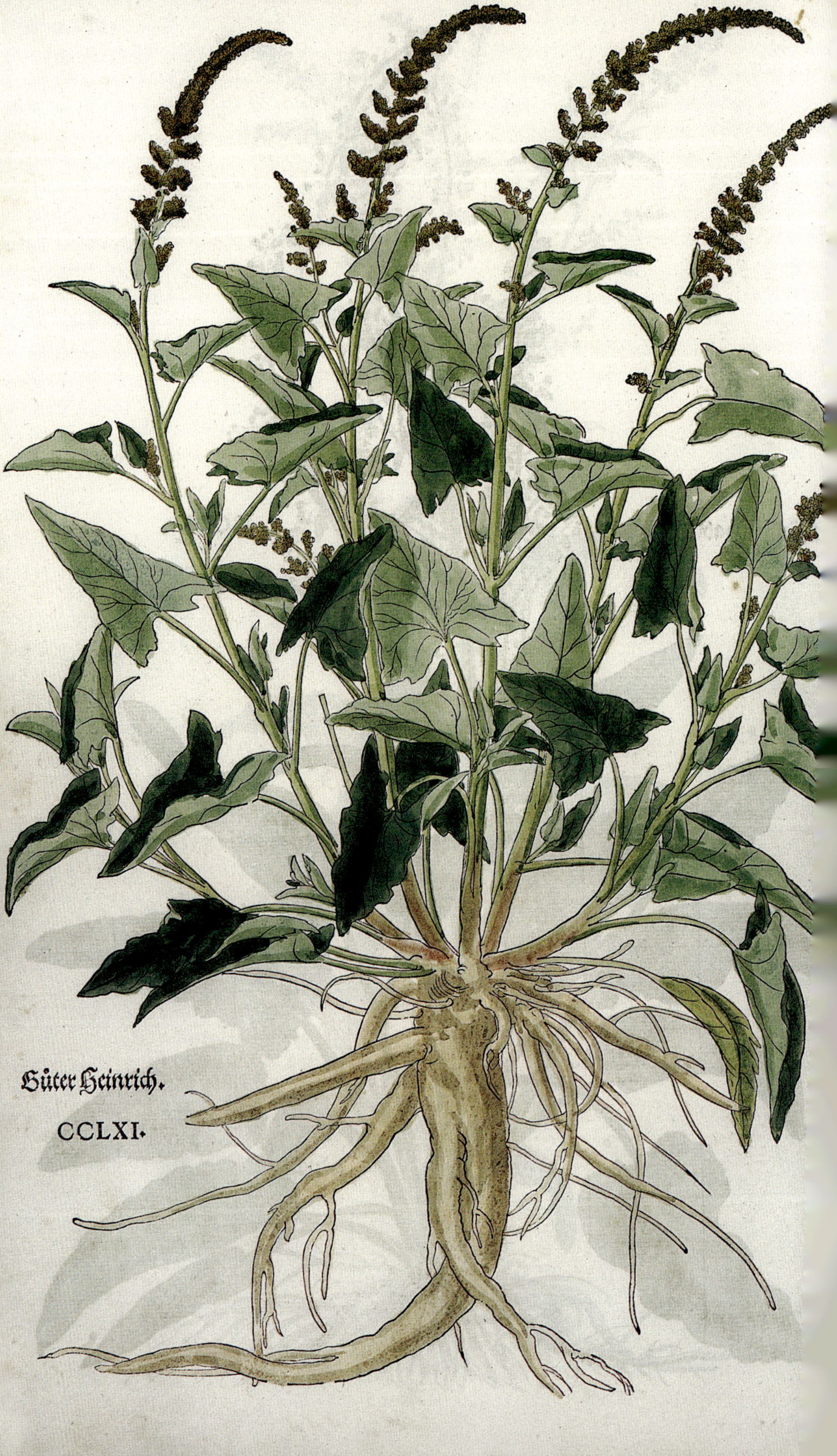

Güter Heinrich.

CCLXI.

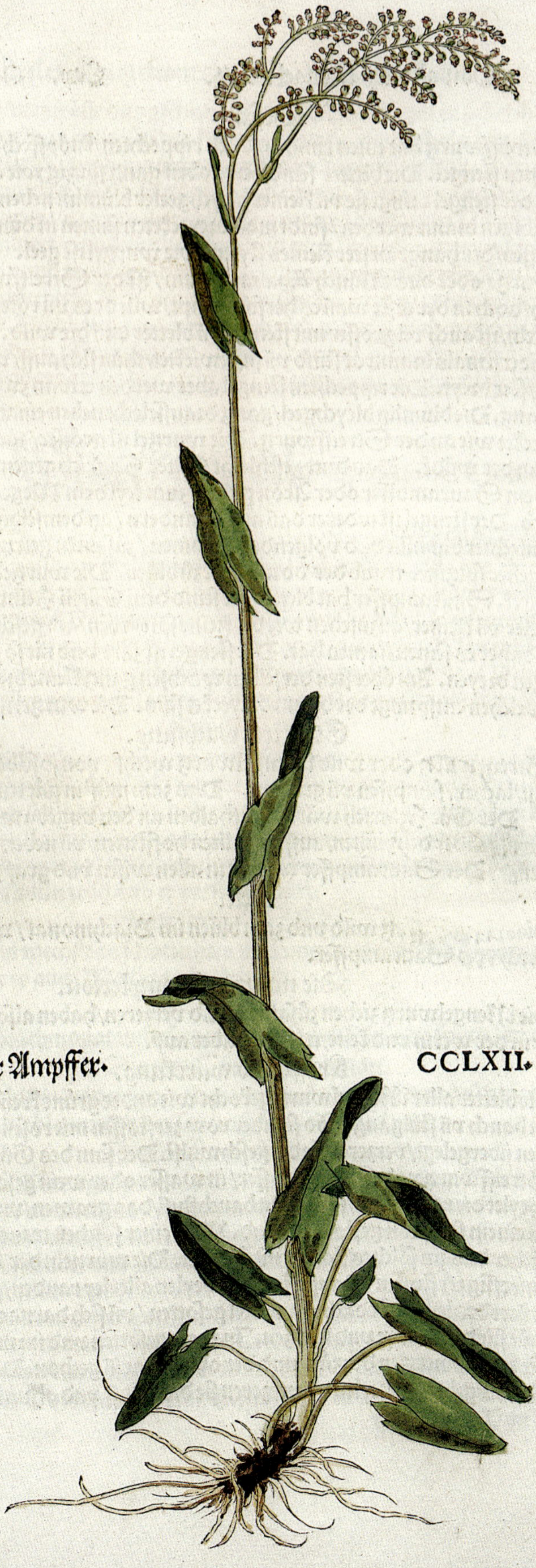

Saur Ampffer. CCLXII.

B

Gestalt.

Streiffwurtz hat einen runden/ doch rippechten/ knöpffechten/ holen vnnd braunen stengel. Die bletter seind hert/ oben gantz spitzig wie ein spieß. In der höhe der stengel bringt sie vil kleiner bleychgeeler blůmlin neben einander. Wañ dieselbigen braun werden/ findt man dreyecketen samen in dünnen heütlin verschlossen/ der hangt an seer kleinen stylen. Die wurtzel ist geel. Die zam Mengelwurtz/ oder das Münch Rhabarbarum/ ist der Streiffwurtz nit seer vngleich/ doch in der erste wañ es herfür kompt/ würdt es vil röter mit bletlin vnd stengeln/ ist auch vil grösser mit stengel vñ bletter dañ die wild. Der zamen bletter/ die erstmals braunrot seind vñ jngewicklet/ thůn sich auff/ vñ werden schön grün/ seer breyt. Die rippechten stengel aber werden etwan zweyer oder dreyer elen lang. Die blůmlin bleychgeel/ gantz drausselecht neben einander. Der samen
C dreyecket wie an der Streiffwurtz. Die wurtzel ist grösser/ zärter/ vnnd geeler dañ an der wildẽ. Das dritt geschlecht Gůter Heinrich genent hat bletter zum teyl dem Saurampffer oder Aron gleich/ zum teyl dem Wegerich/ am angriff weych. Der stengel ist niderer dañ an den andern/ an demselbigen wachsen vil braunlechter blůmlin vnd volgends der samen/ zůsamen getrungen wie ein getrungener spitziger traub der do anfacht zů blüen. Die wurtzel ist groß/ lang/ vnd geel. Saurampffer hat bletter die seind dem Gůten Heinrich änlich/ doch schmeler vñ kleiner/ anzůsehen wie die kleine spießeisen/ am geschmack halb essig saur/ daher es seinen namen hat. Der stengel ist zart vnd nit so groß als an den vorigen dreyen. Am öbersten derselben wachsen gantz kleine braunrote blůmle/ auß welchen entspringt der braun dreyecket sam. Die wurtzel ist auch geelfarb.

D

Statt irer wachsung.

Streiffwurtz oder wild Mengelwurtz wechßt von jr selbs in den feüchten gärten/ lachen/ sümpffen vñ grůben. Das zam můß in gärten gepflantzt werden. Der Gůt Heinrich würt allenthalben an den vngebawten orten/ in den dörffern/ hinder den zeünen/ auff den allten hoffstetten/ vñ neben den strassen gefunden. Der Saurampffer wechßt in allen wisen vnd graßgärten.

Zeit.

Die Mengelwurtz wild vnd zam blüen im Brachmonat/ wie auch der gůt Heinrich vnd Saurampffer.

Die natur vnd complexion.

Die Mengelwurtz ziehen zůsamen/ vnd verzeren/ haben also ein vermischte natur in der werm vnd kelte/ trücknen aber auß.

E

Krafft vnd würckung.

Die bletter aller Mengelwurtz gekocht wie andre grüne kreüter/ machen ein linden bauch vñ stůlgang. So sie aber row zerstossen mit rosenöl oder saffran werden übergelegt/ verzeren sie die geschwulst. Der sam des Gůten Heinrichs/ der Streiffwurtz vnd Saurampffer/ in wasser oder wein gesotten vñ getruncken/ heylet die roten rhůr/ stellet den bauchfluß/ das grawen/ vnd ist gůt denen so von einem scorpion gestochen seind. Wañ einer sölchen tranck zůuor nimpt/ ist er sicher das jm sölches stechen nit schadet. Die wurtzeln der Mengelwurtz row mit essig zerstossen vñ angestrichen/ heylen allerley rauden/ grind/ vnd vnsauberkeyt des leibs. Gedachte wurtzel gesotten/ vñ sich darnach drob gebäet/ seind gůt für das jucken vnd kratzen. In wein gesotten vnd im mund gehalten/ legen sie den schmertzen der zän/ vnd der ohren/ dariñ gethon. Dermassen gesotten vnd übergelegt/ zerteylen vñ verzeren sie die kröpff vnd ohrmützel. Mit essig

aber

F aber übergelegt/verzerē sie das gschwollen miltz. Etlich sagen es sollen die wurtzel gůt sein wider das wachsen der kröpff/so mans nur an hals hencke. Die wurtzel zerstossen vñ über die můter gelegt/stellen der weiber fluß. In wein gesotten vnd getruncken/seind sie gůt zů der geelsucht. Sie zermalen den stein in der blasen. Bringen den frawen jre zeit. Die wurtzel der zamen Mengelwurtz gedörrt vñ gepuluert/eins quintlin schwär in einer brüe morgens nüchter jngenom̃en/purgiert vnd treibt auß durch den stůlgang die gallen vñ zähen schleim vor andern geschlechten. Ist demnach fürtreffenlich gůt den geelsüchtigen diser gestalt genossen. Die bletter in wein gesotten vnd truncken haben gleiche krafft/wie auch der andern Mengelwurtz. Vnd ist darumb nit darfür zůhalten das diß Münch Rhabarbarum das recht sey/wie ettlich einfeltige vnd vnuerstendige meynen.

Von Wintergrüen. Cap. CLXXVI.

Namen.

A Wintergrůn hat sein namen daher/das es stäts schön grůn/vnd von dem frost vnerschrocken bleiben khan. Es hat aber sonst auch vil namen/dann an ettlichen orten nent mans Holtzmangolt/Waldtmangolt/vnd Waldtköl. Bey den Griechen würt es Limonium/wie auch zů Latein/geheyssen. Man nents auch in gedachter spraach Betam syluestrem. Zů vnsern zeiten würdt es Pyrola genent. Welcher aller namen vrsachen findt man im Lateinischen kreüterbůch.

Gestalt.

Wintergrůn hat bletter die seind gantz satt/vnd dem Mangolt nit seer vnänlich/doch kleiner vñ zärter/bleiben über winter frisch vnd grůn. Yedes steüdlin hat fünff oder sechs/zů zeiten auch zehen bletter. Zwüschen denselben kom̃en B herfür die zarten stengel/die bringen schneeweiß lieblich blůmen/anzůsehen wie die kleine glöcklin/oder Meyenblůmlin. So die abfallen kompt der rot samen hernach/der zůsamen zeücht/so er versůcht würt.

Statt seiner wachsung.

Wintergrůn wechßt an schattechten vnd vngebawten orten/fürnemlich in wälden/daher es auch Waldtmangolt heyßt.

Zeit.

Blüet im Brachmonat vnd Hewmonat/bringt folgends seinen samen.

Die natur vnd complexion.

Ist trucken biß in dritten grad/das man leichtlich auß dem geschmack mag abnemen/dañ die bletter vnd der samen seer zůsamen ziehen.

C Die krafft vnd würckung.

Der sam des Wintergrůns zerstossen vñ in wein getruncken/ist gůt denen so den bauchfluß/vnd die roten rhůr haben. Stellt der frawen kranckheyt. Die bletter haben gleiche krafft vnd würckung/welche auch in wein gesotten vñ getruncken alle eüsserliche vnd innerliche wunden heylen. Sie heylen auch allerley geschwär/schäden vnd fistel/darmit gewäschen/oder das kraut gedörrt vñ gepuluert in dieselben gestrewet. Das kraut grůn zůuor zerknütscht vnd übergelegt/heylt allerley schäden. In summa/die wundärtzt machen auß disem kraut in weissem wein gesotten ein heylsam wundtranck/inn sonderheyt so sie Synaw/Sanickel/Odermenig/Pfennigkraut/vnd Naterzünglin darzů thůn.

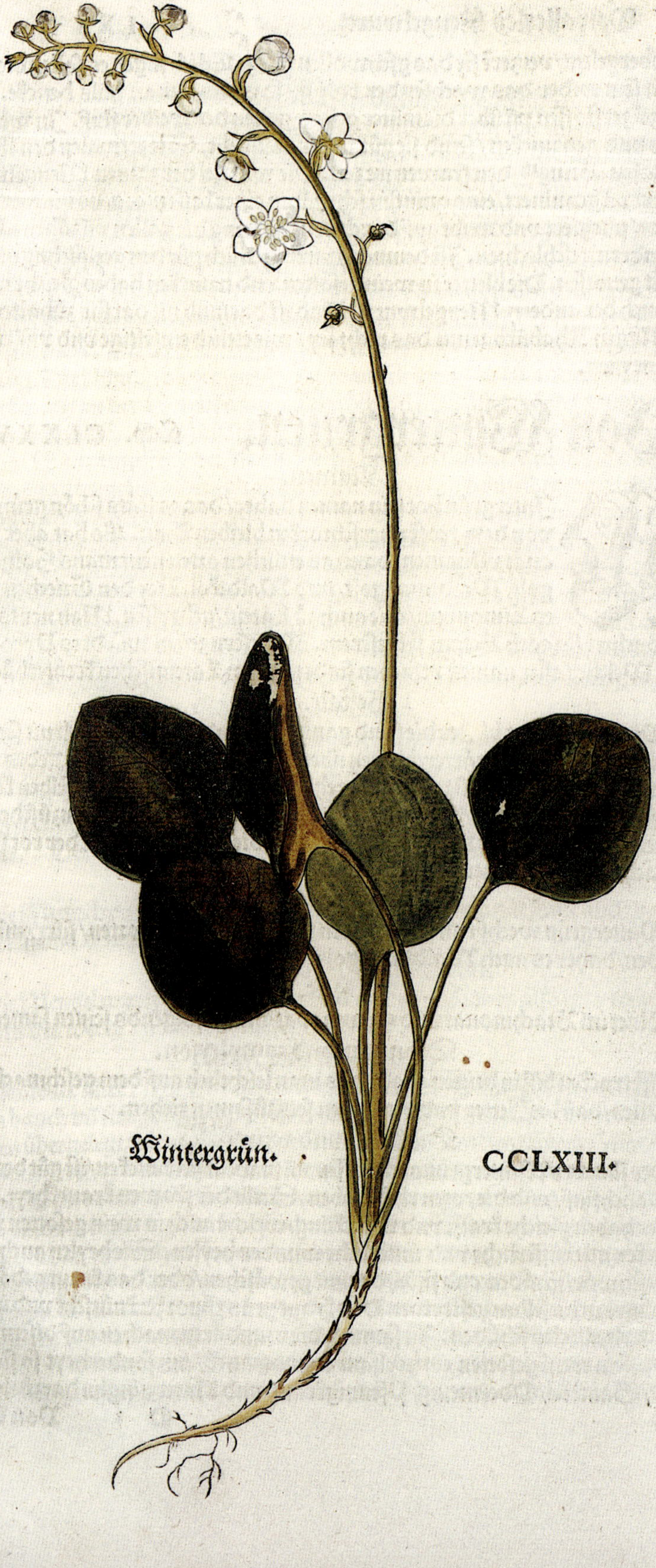

Wintergrün. CCLXIII.

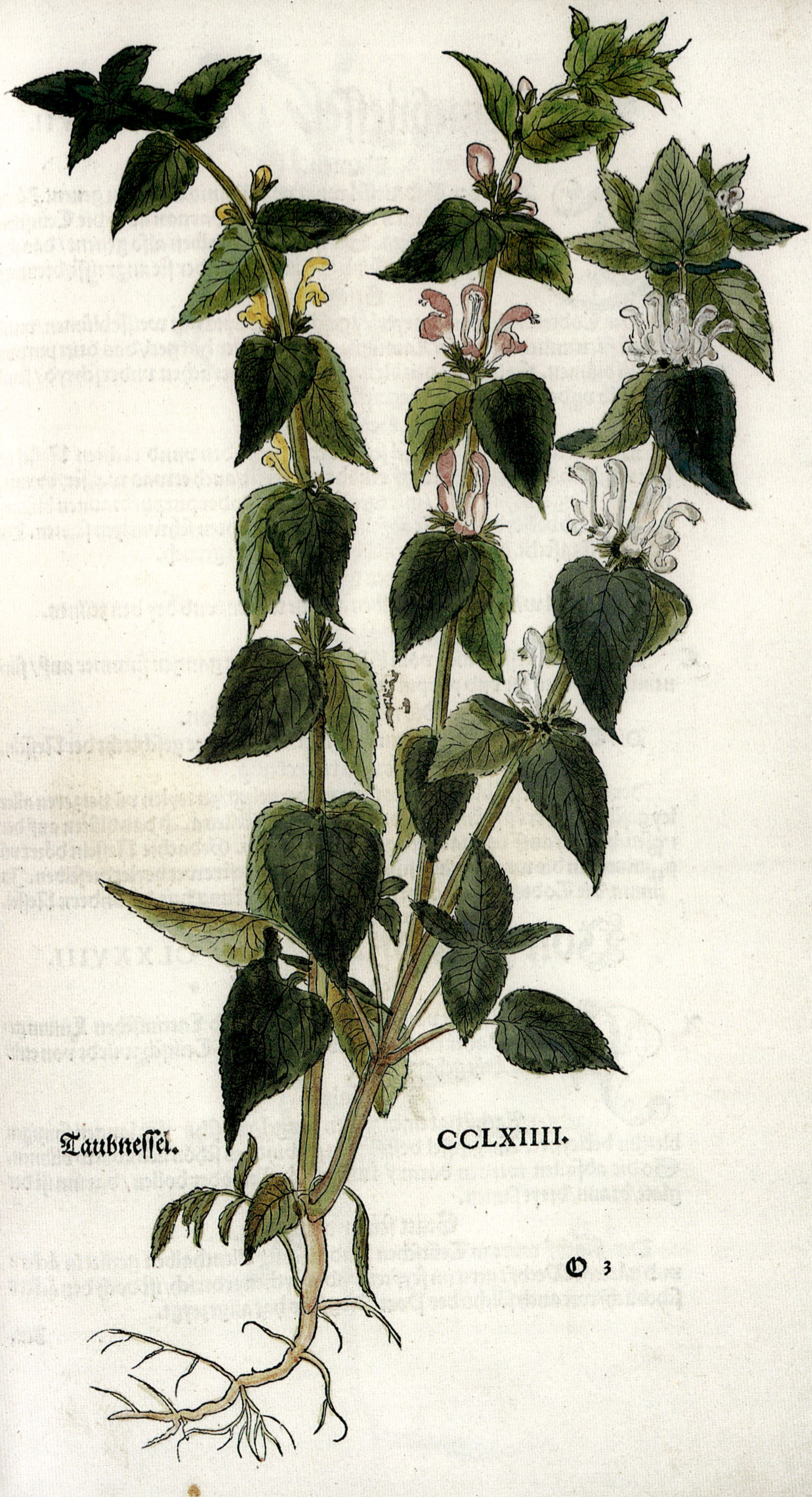

Taubnessel. CCLXIIII.

Von Taubnessel. Cap. CLXXVII.

Namen.

A T Aub oder Todtnessel würt vom Plinio Lamium genent. Zů vnsern zeiten Vrtica iners et mortua / daruon auch die Teütschen namen herkom̃en. Sie ist aber derhalben also genent / das jhre bletter gantz todt seind / vñ niemands der sie angreifft / brennen.

Geschlecht.

Der Todtennessel seind dreyerley geschlecht. Eins hat weisse blůmen / vnnd diß ist fürnemlich das recht Lamium. Das ander hat geel / das dritt purpurbraun blůmen. Haben inn den blettern keinen sonderlichen vnderscheyd / seind deßhalb vnder einem gemål begriffen.

Gestalt.

B Die bletter der Taubennessel seind der brennenden vnnd rechten Nessel nit seer vngleich / doch kleiner / ringß vmbher zerkerfft / auch etwas weisser / brennen nit. Der stengel ist vierecket / mit weissen / geelen / oder purpurbraunen blůmen geringß vmb bekleydt. So sie abfallen bringen sie jhren schwartzen samen. Die wurtzel ist zasecht. Das gantz kraut hat ein starcken geruch.

Statt irer wachsung.

Dise Nessel wachsen allenthalben an den wegen / vnd bey den zeünen.

Zeit.

C Die Todtennessel blüen vom Meyen an fast den gantzen summer auß / fürnemlich die weissen vnd purpurbraunen.

Die natur vnd complexion.

Die Taubennessel seind warm vñ trucken / wie andre geschlecht der Nesseln.

Krafft vnd würckung.

Der Todtennessel bletter zerstossen vñ übergelegt / zerteylen vñ verzeren allerley geschwulst / kröpff / knollen oder beulen. Sie stellen auch das blůten auß der nasen / hinden auff den nack gelegt oder gebunden. Gedachte Nesseln dörrt vñ gepuluert / in die wunden / alte schåden / vñ fisteln gestrewet heylet dieselben. In summa / die Todtennessel haben fast einerley würckung wie die andern Nessel.

Von Flachß. Cap. CLXXVIII.

Namen.

A F Lachß würt von den Griechischen vnd Lateinischen Linum genent / daher kompt es das er auch auff Teütsch würdt von ettlichen Lein geheyssen.

Gestalt.

Flachß hat einen zarten stengel / mit schmalen langen spitzigen blettlin bekleydet. Am gipffel desselbigen gewindt es schön liechtblaw blůmen. So die abfallen werden darauß runde knöpfflin oder bollen / darinn ist der glatt / braun / breyt samen.

Statt seiner wachsung.

Der Flachß würt in Teütschen landen schier allenthalben gezilet in äckern vnd gärten. Wechßt gern im feyßten vnd weychen erdtrich / ist doch den äckern schedlich / wie auch sölchs der Poet Virgilius hat angezeygt.

Zeit.

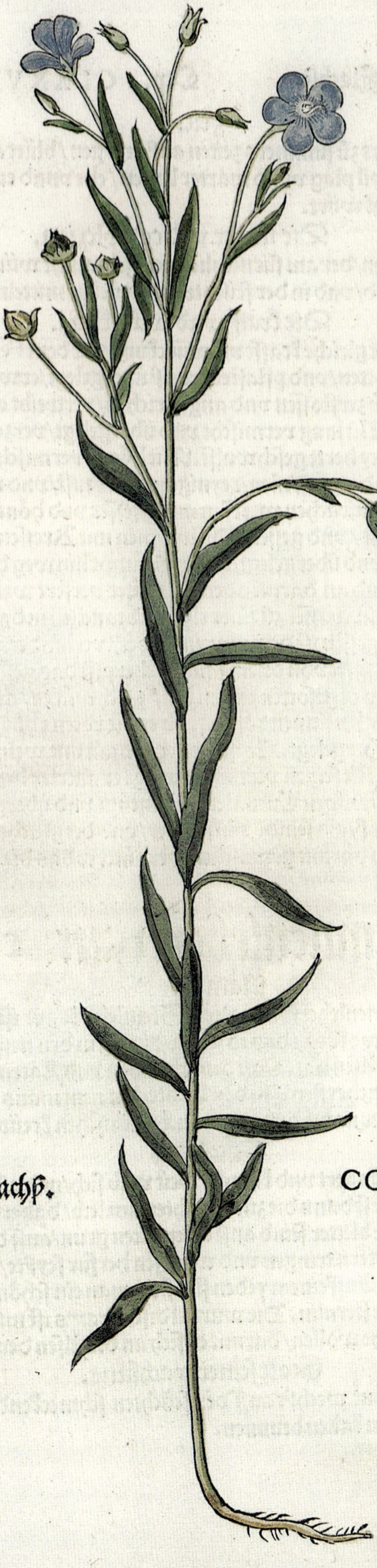

Flachß. CCLXV.

B Zeit.

Der Flachs würt zů summers zeiten außgezogen / blüet aber im Brachmonat. Er můß zwar vil plag vnnd marter leiden / ehe vnnd er dahin kompt das tůch darauß gemacht würt.

Die natur vnd complexion.

Der Flachßsamen/der am fürnemlichsten gebraucht würt zů der artzney/ist warm im ersten grad/vnd in der feüchte vnd trückne mittelmässig.

Die krafft vnd würckung.

C Der Leinsamē hat gleiche krafft vñ würckung mit dem Fœnogræco. Jn wasser/hönig/vñ öl gesotten/vnd pflasterßweiß übergelegt/erweycht vñ verzert er allerley beulen. Row zerstossen vnd angestrichen/vertreibt er allerley mäler vnder dem angesicht. Mit laug vermischt vnd übergelegt/verzert er die ohrmützel vnd erweycht allerley herte geschwulst. Mit hönig vermischt/vnd ein latwerg darauß gemacht/vnd jngenomen/reyniget er die brust/vnd miltert den hůsten. Bringt lust zů den natürlichen wercken mit Pfeffer vnd hönig vermischt/ein kůchen darauß gemacht / vnd gessen. Diser samen mit Kressen vnd hönig in gleicher maß vermischt vnd übergelegt/heylt vñ nimpt hinweg die rauhen scharpffen negel. So yemand an därmē oder der můter versert wer/der sol Leinsamē
D sieden/vñ das gesotten wasser zů einer clystier brauchen in bauch oder in die můter. Leinsamen aber gessen ist dem magen wider/ verhindert die dewung / vnd macht vil bläst. Der safft von disem samen scherpfft das gesicht. Er ist treffenlich gůt in wasser vnd öl gesotten zů den halß geschwären/ außwendig übergeschlagen. So man disen samen röstet/stellt er die roten rhůr/vñ den bauchfluß mit essig vermischt übergelegt. Er ist treffenlich gůt mit weinbeerlin gessen den schwindsüchtigen. Mit feigen vermischt zeitigt er allerley beulen vñ geschwär. Mit der wurtzel des wilden Cucumers vermengt vnd übergelegt/ zeücht er alles so im leib ist herauß/als seind bein/splitter/vnd dergleichen. Jn wein gesotten/vnd die wunden darmit gewäschen/verhůtet er das die schäden nit weiter vmb sich fressen.

Von Brunnenleberkraut. Cap. CLXXIX.

Namen.

A Brunnenleberkraut oder Steinleberkraut ist darumb also genent worden / das es sein wonung in den tieffen kalten brunnen vnd felsen hat. Von den Griechen vnd Lateinischen würt es Lichen geheyssen. Jn den Apotecken nent mans Hepaticā. Vrsach sölcher namē findt man im Lateinischen kreüterbůch angezeygt.

Gestalt.

Steinleberkraut fladert vnd kreucht weit vmb sich/mit vil schůpechten feyß-
B ten blettern/nit anderst dann die zitterflechten am leib/ daher es auch Lichen ist genent worden. Dise bletter seind auff einer seiten grün/auff der andern braunlecht. Vnder den blettern tringen vnd wachsen herfür feyßte/ kurtze vnd dünne stylen/als netzfäden. Auff einem yeden styl sicht man ein schöns rädle sitzen / geformiert wie ein klein sternlin. Die wurtzel dises krauts ist nit anderst dann ein reyne harechte weyche wollen/ darmit es sich an die felsen der brunnen knüpfft.

Statt seiner wachsung.

Brunnenleberkraut wechßt auff den feüchten schmeckenden felsen vnd steinen/auch in den tieffen kalten brunnen.

Zeit.

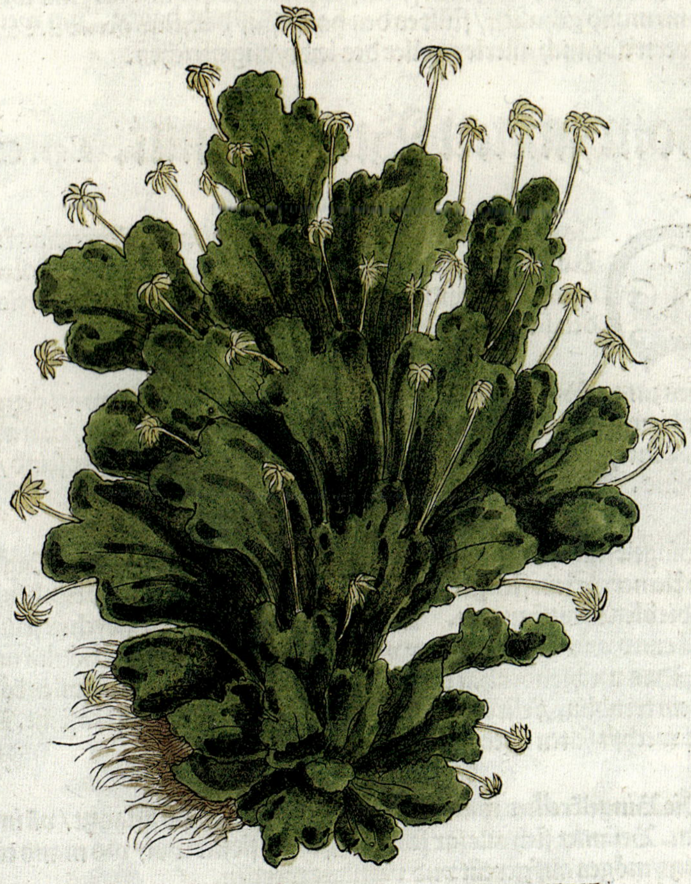

Steinleberkraut.

CCLXVI.

C Zeit.

Im Brachmonat vnd Hewmonat findt mans diser gestalt mit seinen rädlin oder sternlin wachsen.

Die natur vnd complexion.

Brunnenleberkraut ist kalter vnnd truckner natur/wie wir sölchs vrsachen haben in dem Lateinischen kreüterbůch gnůgsam angezeygt.

Die krafft vnd würckung.

Das brunnenleberkraut grůn zerstossen/ vnnd über die wunden gelegt/stellet das blůt/vnd lescht alle vnnatürliche hitz. Es heylt auch diser gestalt zerstossen vnd angestrichen die flechten. Mit hönig vermischt vnd angestrichen/vertreibt es die bösen farb denen so die geelsucht gehabt haben. Jnn wein gesotten vnd im mund gehalten/stillt es den hauptfluß der stäts herab in den hals fellt. Es vertreibt auch allerley mäler des leibs/angestrichen.

Vom zamen Bingelkraut. Cap. CLXXX.

Namen.

A Das zam Bingelkraut würt von ettlichen Mercurius kraut vnnd Kůwurtz genent. Von den Griechen Linozostis/zů Latein Mercurialis. Vnnd das darumb/das von dem Mercurio sol erfunden sein.

Geschlecht.

Des zamen Bingelkrauts/gleich wie des wilden/seind zweyerley geschlecht/mennle vnd weible. Haben keinen sonderlichen vnderscheyd/dañ allein im samen. Wiewol auch die bletter am mennle/ettwas schwertzer seind/dann des weiblins.

B Gestalt.

Bingelkraut hat bletter wie das groß Basilgen kraut/oder Tag vñ nacht/doch kleiner. Sein stengel vnnd ästlin haben vil gleych oder knoden/auß welchen die bletter entspringen. Das meñle bringt bey den gleychen seinen samen/der ist rund vnd rauch/ye zwey vnd zwey körnlin/als zwey hödlin neben einander. Das weible aber hat ein zůsamen getrungen samen auß vilen körnern wie ein klein treublin. Fellt etwan on samen ab. Die wurtzel ist zasecht. Das gantz kraut wechßt selten über anderhalb spannen hoch.

Statt irer wachsung.

C Die Bingelkreüter wachsen in gärten dahin mans pflantzt/vñ in den weingärten. Besamet sich alle jar selbs/allso das sie nit wol/wo mans ein mal hin pflantzt/mögen außgereüt vnd vertilget werden.

Zeit.

Im Augstmonat bringt diß Bingelkraut seinen samen.

Die natur vnd complexion.

Bingelkreüter seind warm vnd trucken im ersten grad.

Die krafft vnd würckung.

Beyde mennle vnnd weible wie andere grůne kreüter gessen/machen einen linden bauch vnd stůlgang. In wasser gesotten/vnd dasselbig getruncken/purgiert vnd treibt auß durch den stůlgang die gallen/vnd das wasser. Man sagt

wann

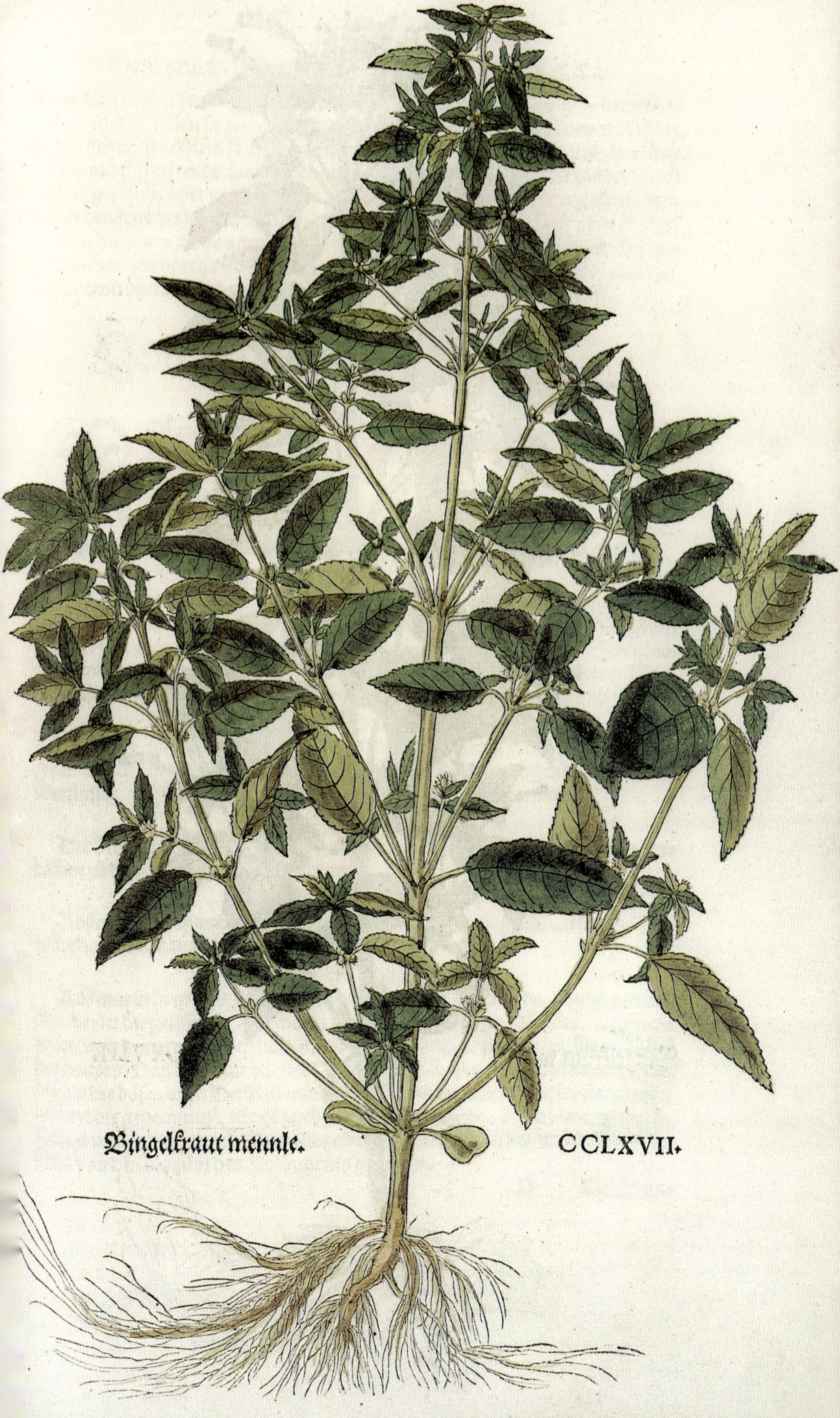

Bingelkraut mennle. CCLXVII.

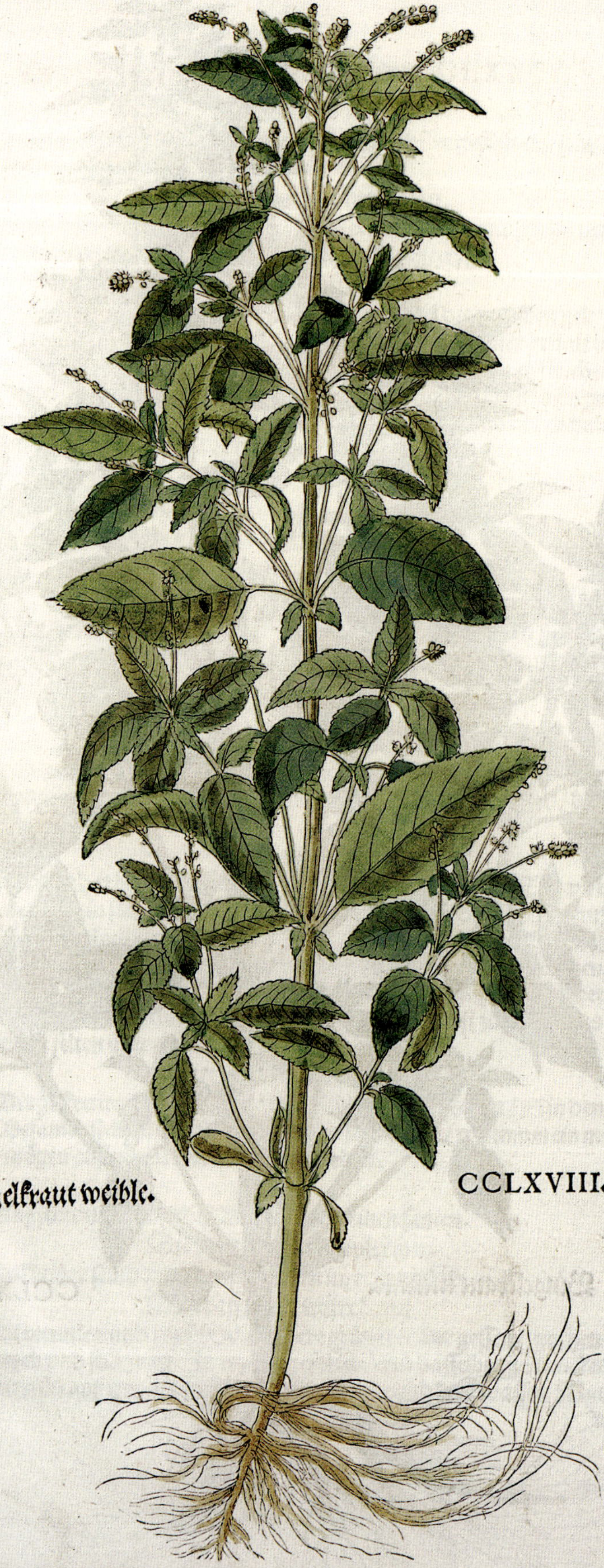

Bingelkraut weible.

CCLXVIII.

D wann das weible zerstossen/vnd den weibern nach der reynigung in die mûter gethon werde/sollen sie tôchterle empfangen. Vnd herwiderumb das meñle der gestalt gebraucht/sollen sie knâble geberen. Gleiche würckung sol auch der safft haben/mit süssem wein nach der reynigung getruncken. Vnnd die bletter mit öl vñ saltz gesotten/oder row mit essig gessen. Mit hônig in die mûter gethon/bringen sie den frawen jre zeit/vnd treiben das nachbürdlin. Der safft vom Bingelkraut in die ohren gethon/bringt das gehôr. Die bletter zerstossen vnnd übergelegt/treiben den harn/vnd seind der blasen nützlich. Die Bingelkreüter grün zerstossen vnd übergelegt/verzeren vnd zerteylen knollen vnd geschwulst.

Von Roßmarin. Cap. CLXXXI.

Namen.

A ROßmarin würt von den Griechen Libanotis/von Lateinischen Rosmarinus genent/welcher name in den Apotecken verharret ist. Der Roßmarin aber daruon wir hie schreiben/ist mit einem zûsatz genent Rosmarinus coronaria/darumb das man denselbigen seer zû den krentzen gebraucht hat/vñ noch tâglich braucht. Vrsachen anderer namen findt man im Latein durch vns gnûgsam anzeygt.

Gestalt.

Der Roßmarin hat kleine reißlin/die seind mit vilen schmalen langen vnnd zarten bletlin besetzt/welche auff der seiten gegen der erden gantz weißfarb/auff der ôbersten aber fast grün seind/eins gûten vnd starcken geruchs. Seine blûmen seind weiß mit ein wenig blaw vermischt/im angriff zâch wie hartz. Nach der blûst kompt herfür ein kleiner samen. Die wurtzel ist schwartz vnd zasecht.

B Statt seiner wachsung.

Bey vns Teütschen zilet man den Roßmarin in gârten vnnd scherben. Jnn Franckreich/in der Prouintz/Delphinat vnnd Langedock genent/wechßt er überflüssig/also das die inwoner daselbst kein ander holtz brennen.

Zeit.

Der Roßmarin blûet im jar zwey mal/im Lentzen vnnd Herbst. Mag derhalben zû disen zeiten gesamlet werden.

Die natur vnd complexion.

Roßmarin ist warm vnd trucken/das man auß dem geschmack vnd seiner würckung wol kan abnemen.

C Die krafft vnd würckung.

Roßmarin in wasser gesotten/vnd zû morgens früe vor der übung getruncken/heylet die geelsucht. Roßmarin reyniget vnd zerteylt. Jst gût so er gebrent würt/vnd der rauch in deñ hals vñ nasen empfangen/für den hûsten vnd flüß des haupts. Das hauß zur zeit der Pestilentz mit Roßmarin gereücht/vertreibt darinn die bôsen lüfft. Der Roßmarin sterckt das hirn/vnd allerley sinn/in sonderheyt die gedechtnuß. Er ist auch gût zû den zitternden vnnd lamen glidern. Bringt wider die spraach. Das alles aber thût fürnemlich der zucker oder Conserua von den blûmlin des Roßmarins gemacht.

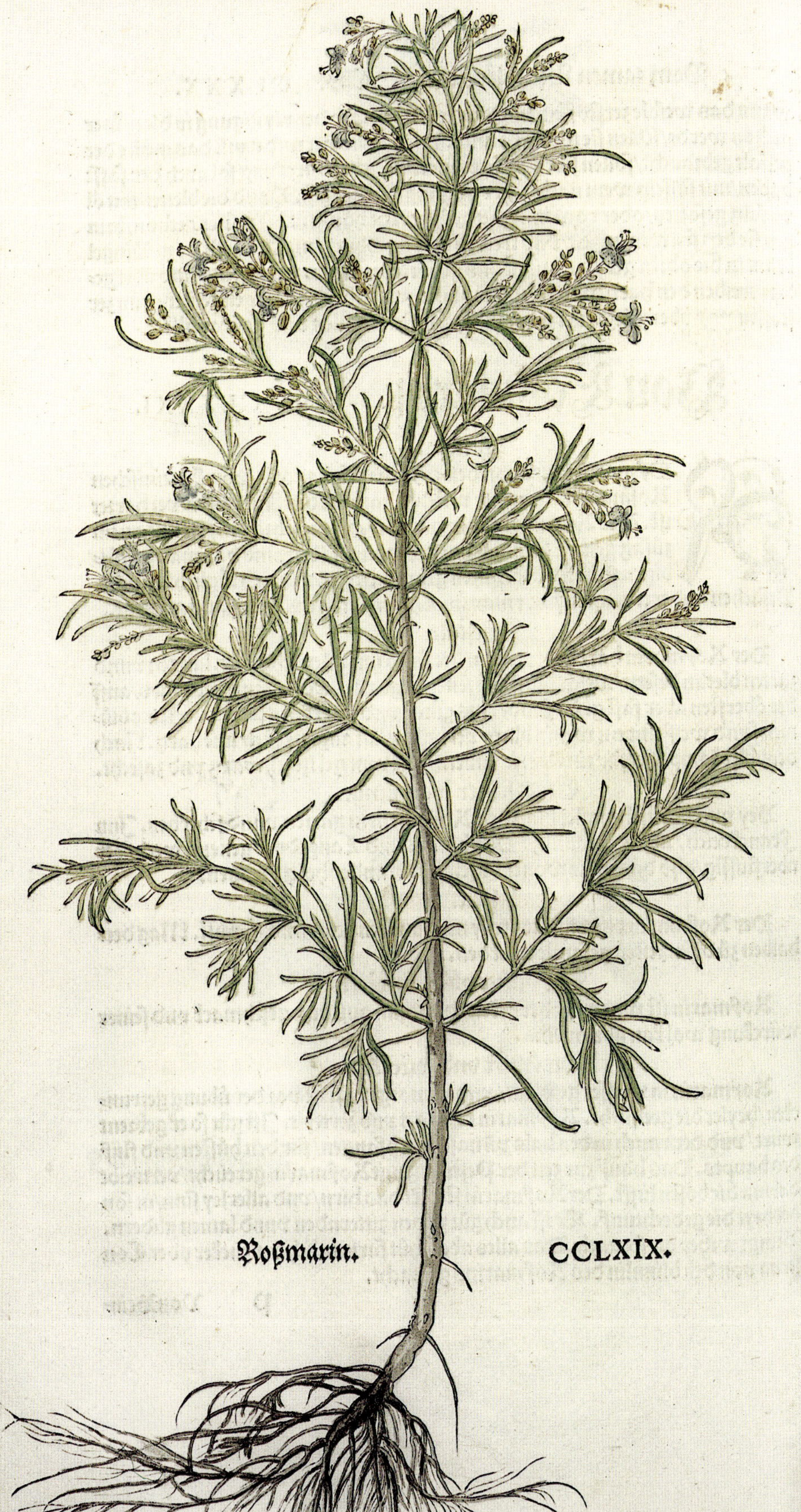

Roßmarin. **CCLXIX.**

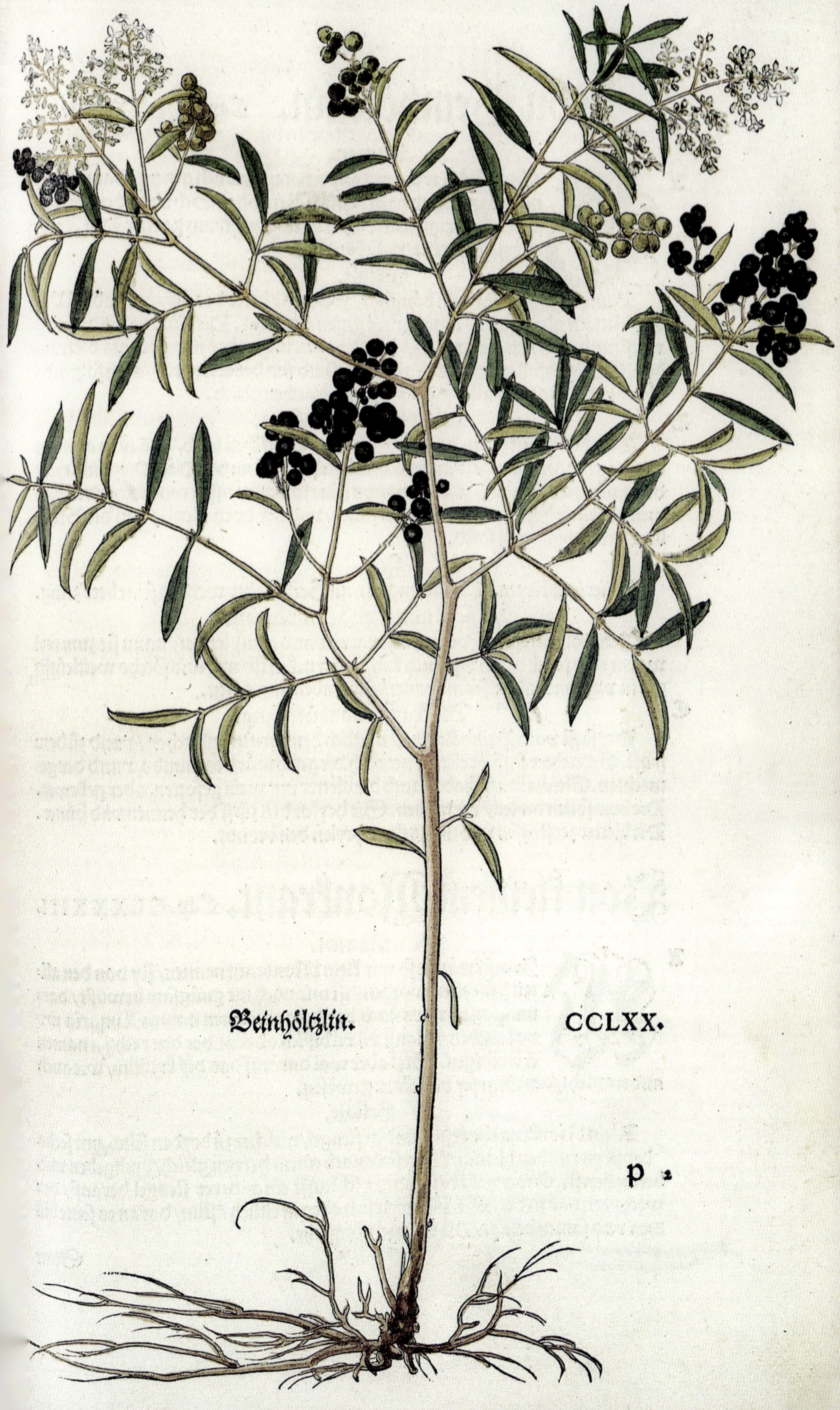

Beinhöltzlin. CCLXX.

Von Beinhöltzlin. Cap. CLXXXII.

Namen.

A Beinhöltzlin würt mit andern namen auch genent / dann ettlich nennens Mundholtz / ettlich Rein oder Schůlweiden / die andern Hartrigel. Zů Latein ist es Ligustrum genent. Den Apoteckern ist es gantz vnbekant.

Gestalt.

Beinhöltzlin ist ein klein böumlin / welches bletter des ölbaums oder Weiden blettern gleich seind / allzeit zwey gegen einander. Die blůmen seind schneeweiß / vnd eins starcken geruchs / die steen getrungen bey einander als die trauben. So sie abfallen gewindt es beer die seind inn der erste grůn / nachfolgends werden sie schwartz / aller gestalt fast den trauben gleich.

Statt seiner wachsung.

B Beinhöltzlin ist gantz gemein in vnserm Teütschen land / dañ es in allen hecken wechßt / vnd derhalben verächtlich gehalten würdt. Das Virgilius recht daruon geschriben hat / wie niemands seine schöne weissen wolriechenden blůmen auff läse / sonder man laß sie abfallen / vnd läß doch vleissig auff die Brombeer / die do schwartz seind.

Zeit.

Blüet im Meyen vñ Brachmonat / im Herbst aber werden seine beer zeitig.

Die natur vnd complexion.

Beinhöltzlin hat ein vermischte natur vnnd complexion / dann sie zum teyl warm vnd feücht / zum teyl auch kalt vnd trucken ist / wie wir sölchs weitleüffiger in vnserm Lateinischen kreüterbůch haben angezeygt.

Die krafft vnd würckung.

C Der safft vom Beinhöltzlin ist nützlich den neruen / gleychen / vnnd zů dem frost. Gedachter safft heylet fürnemlich die geschwär des munds / vnnd der gemechten. Gleiche krafft haben auch die bletter inn wein gesotten / oder gekewet. Die beer sollen die leüß vertreiben. Sie heylen den zipff der hennen vnd hüner. Die bletter zerstossen vnd übergelegt / heylen den brandt.

Von kleinem Monkraut. Cap. CLXXXIII.

Namen.

A Wie diß kreütlin so wir klein Monkraut nennen / sey von den allten geheyssen worden / ist mir noch nit gnůgsam bewüßt / darumb lassen wirs noch bey dem gemeinen namen Lunaria minor bleiben / so lang vñ vil biß ich oder ander den rechten namen erkündigen. Stet aber wol darauff das diß kreütlin / wie auch andere mehr / den alten sey vnbekant gewesen.

Gestalt.

Klein Monkraut hat einẽ runden stengel / welcher zů beyden seiten mit sechs oder siben runden blettlin / der gestalt nach einem hertzen gleich / vmbgeben vnd bekleydet ist. Vnderhalb diser bletter schleufft ein anderer stengel herauß / der wechßt etwas in die höhe / vnd teylt sich oben in ettlich ästlin / daran es seine blůmen vnd samen bringt. Die wurtzel ist zasecht.

Statt

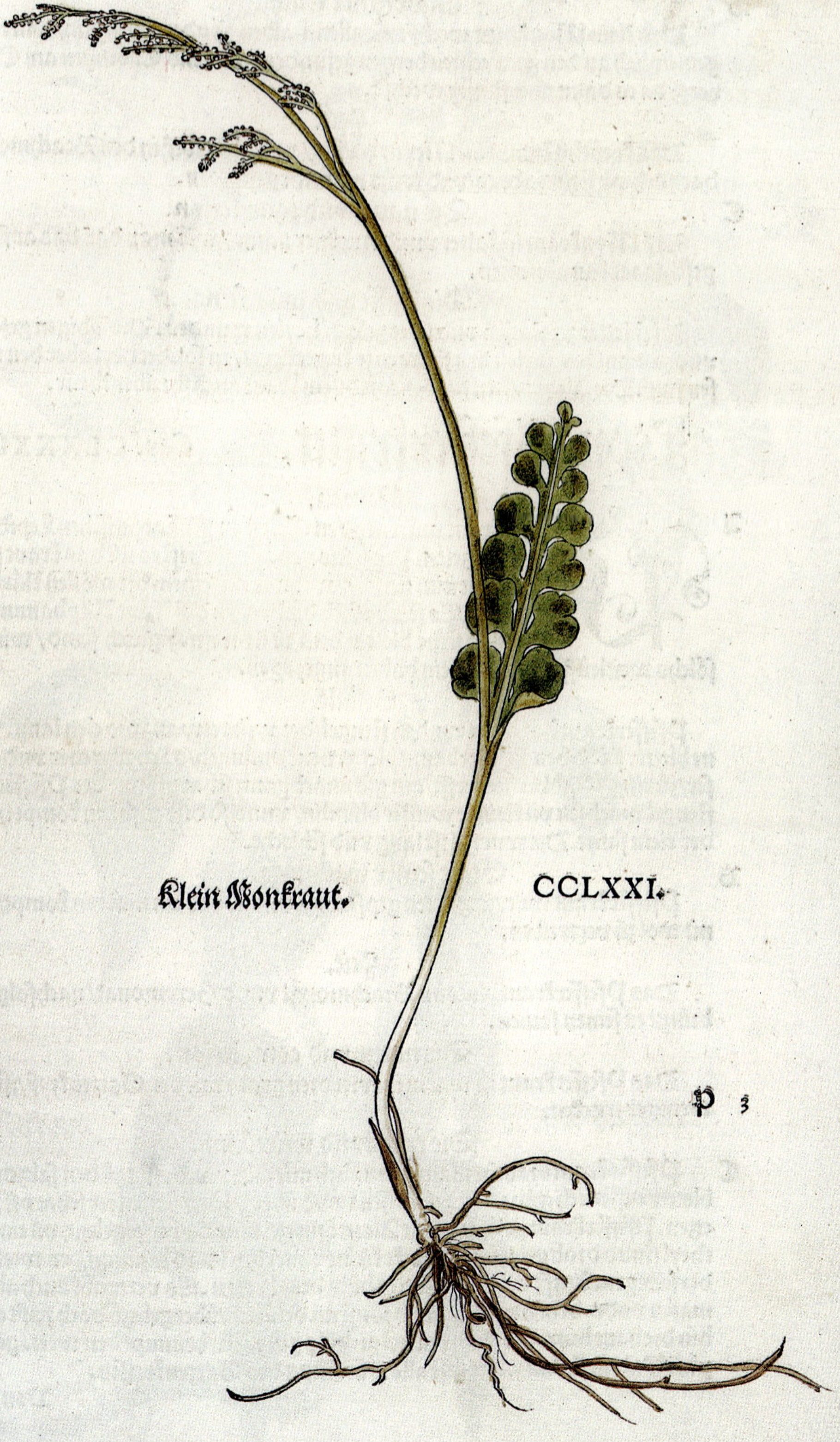

Klein Monkraut. CCLXXI.

B Statt seiner wachsung.

Das klein Monkraut wechßt nit allenthalben/sonder ist seltzam/würt aber gemeinlich an den graßechten bergen gefunden/ als vmb Tübingen am Osterberg/da es dann überflüssig wechßt.

Zeit.

Das kreütlin kumpt im Meyen herfür / vnd bleibt biß in den Brachmonat/ darnach verschwindt es/vnd würt nit mehr gefunden.

C Die natur vnd complexion.

Diß Monkraut ist kalter vnnd truckner natur / wie man dañ das auß dem geschmack kan abnemen.

Die krafft vnd würckung.

Die bletter zerstossen vnd übergelegt/ heylen wunden. Dieselbigen gesotten vnd getruncken/stellen den frawen jr kranckheyt / in sonderheyt aber den weissen fluß. Die Alchimisten treiben mit disem kraut auch jhr abentheür.

Von Pfefferkraut. Cap. CLXXXIIII.

Namen.

A Pfefferkraut würt bey den Griechen vñ Lateinischen Lepidium/ zů vnsern zeiten Piperitis genent/doch ist es nit das kraut so Plinius Piperitim nennet/ wie wir an seinem ort wöllen klärlicher anzeygen. Es seind etlich die heyssen diß kraut Raphanum/ darumb das seine bletter dem Mehrrettich gleich seind / wie wir sölchs weitleüffiger im Latein haben angezogen.

Gestalt.

Pfefferkraut hat einen runden stengel/der würt etwan zwo elen lang. Seine bletter seind den Lorberbaum blettern nit vnänlich/doch weycher vnd grösser/zů ringß vmbher zerkerfft/am gschmack gantz scharpff wie der Pfeffer. Am stengel wachsen vil kleiner weisser blůmlin/ vnnd so dise abfallen kompt herfür der klein same. Die wurtzel ist lang vnd schlecht.

B Statt seiner wachsung.

Pfefferkraut würt in gärten gepflantzt/vnd wo es ein mal hin kompt/ist es nit wol zů vertreiben.

Zeit.

Das Pfefferkraut blüet im Brachmonat vnnd Hewmonat/ nachfolgends bringt es seinen samen.

Die natur vnd complexion.

Das Pfefferkraut ist warm im vierdten grad/wie der Gartenkreß/ist aber weniger trucken.

Die krafft vnd würckung.

C Pfefferkraut braucht man fürnemlich mit saltz vnnd essig zů den saltzen. Die bletter eüsserlich gebraucht zerstossen vnnd übergelegt / seind seer scharpff/ vnd etzen. Pfefferkraut gestossen mit Alantwurtzel über die hüfft gelegt/vñ ein viertheyl stund drob gelassen/erweckt kleine bläterlin/vnnd benimpt den weetagen derselbigen. Auff das miltz gelegt/thůts dergleichen. Es vertreibt auch allerley masen vnder dem angesicht/vnd sonst an dem leib/übergelegt/doch frißt es vorhin die haut hinweg. Die wurtzel an hals gehenckt/benimpt den weetagen der zän. Vnd in summa/hat fast alle würckung des Gartenkressen.

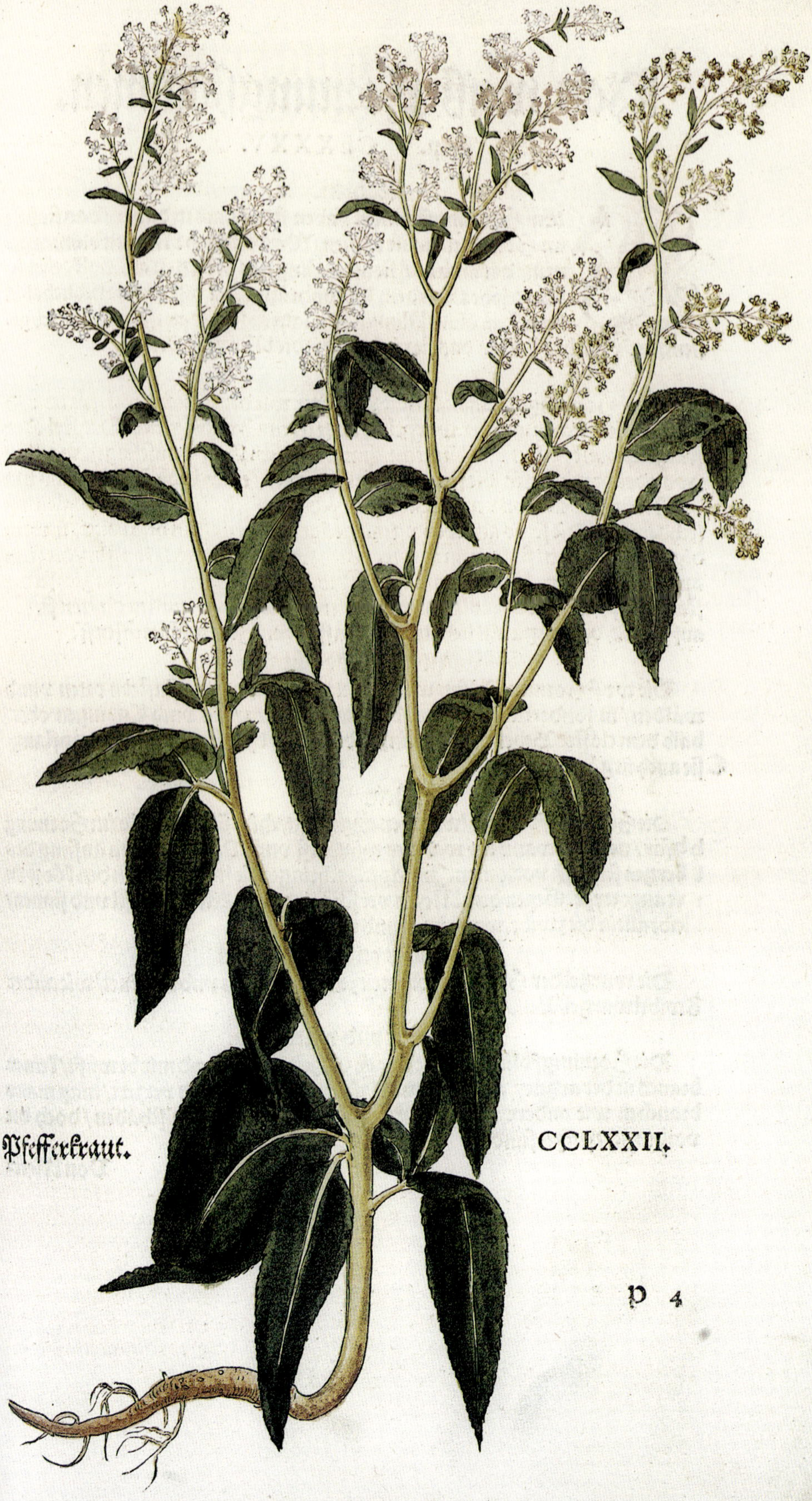

Pfefferkraut. CCLXXII.

Von weiß Hornungßblůmen.

Cap. CLXXXV.

Namen.

A Weiß Hornungßblůmen haben jhren namen daher / das sie früe im Hornung herfür komen. Werden auch Mertzen blůmen genent / darumb das sie im anfang des Mertzen am volkomlichsten gesehen werden. Theophrastus hat dise schöne liebliche blůmen Leucoion / Plinius Violam albam / das ist / weiß Veiel / genent / der vrsachen halben das sie riechen wie die Mertzen Violen.

Gestalt.

Weiß Hornungßblům hat kraut vñ bletter wie der Lauch / doch zärter vnd linder / die kriechen auß der wurtzel / welche ist eim Zwibel gleich. Der styl oder stengel ist rund / dünn vnd bintzecht / spannen hoch. Auff demselbigen wachsen
B zwo oder drey blůmen / die seind von farben weiß / eines lieblichen geruchs wie die Mertzen Veiel / vñ vergleicht sich ein yede einer schellen oder Cymbalen mit sechs spitzlin / die seind außwendig mit geelgrünen tröpfflin besprengt / inwendig aber in blůmen findt man in einer yeden sechs saffrangeele köpfflin / die steen auff kleinen fäden. Nach abfallung der blůmen erscheinen auff dem gipffel der stengel köpfflin / in der grösse einer Haselnuß / mit geelem runden glatten samen außgefüllt / der vergleicht sich ettlicher massen dem geelen Gartensenff.

Statt seiner wachsung.

Die weiß Hornungßblům wechßt gern in schattechten finstern orten vnnd wälden / in sonderheyt die neben dem wasser ligen / als vmb Tübingen oberhalb dem closter Bebenhůsen ist ein ort da wechßt sie überflüssig. Man pflantzt
C sie auch in gärten.

Zeit.

Die Hornungßblůmen / wie oben angezeygt / thůn sich gar bald im Hornung herfür / nemlich wann ein warmer winter ist vmb Valentini. Im anfang des Mertzen seind sie volkomen. Im Aprillen bringen sie jren samen in den köpfflin wie angezeygt. Gegen dem Meyen verschwindt das kraut / stengel vnd samen / bleibt allein die zwibelwurtz im grund vnuersert.

Die natur vnd complexion.

Die wurtzel der Hornungßblůmen zeücht zůsamen vnd trücknet / wie ander Zwibelwurtzel / Bulbi genent.

Die krafft vnd würckung.

Die Hornungßblůmen haben noch zur zeit / so vil vnnd mir bewüßt / keinen brauch in der artzney / aber dieweil sie zůsamen zeücht vnnd verzert / mag mans brauchen wie andere Zwibelwurtzel zů heylung der allten schäden / doch die vorhin gereyniget seind.

Von Meer=

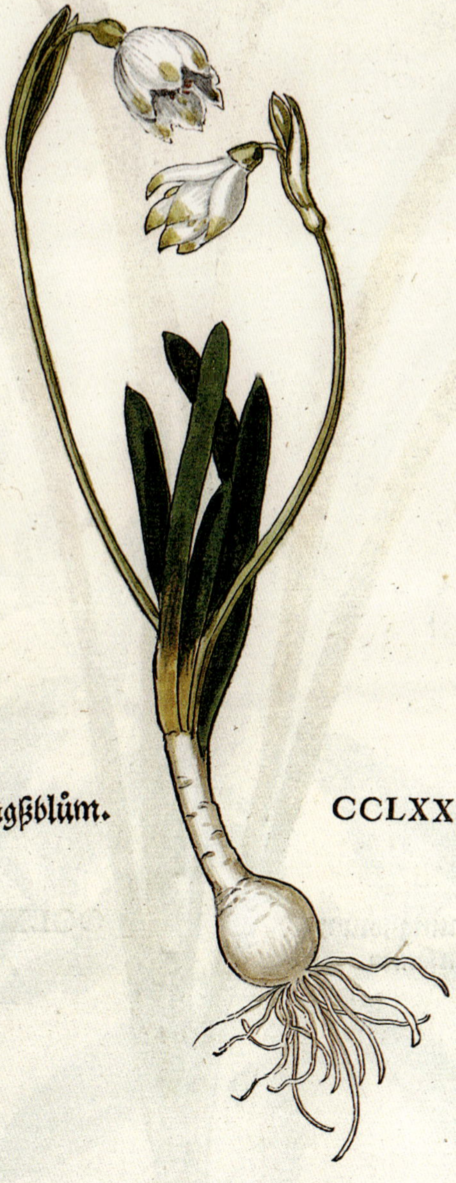

Hornungßblům. CCLXXIII.

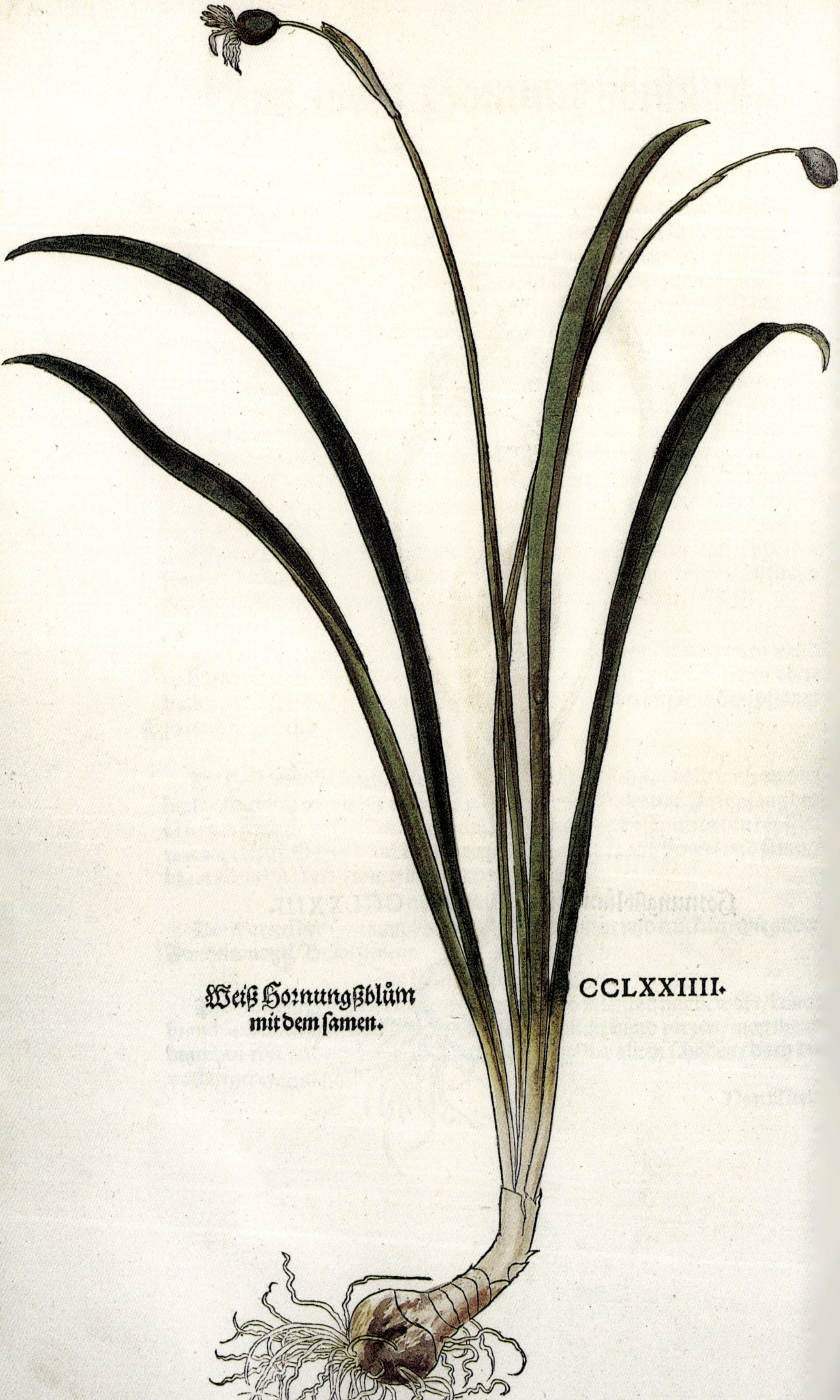

Weiß Hornungßblům
mit dem samen.

CCLXXIIII.

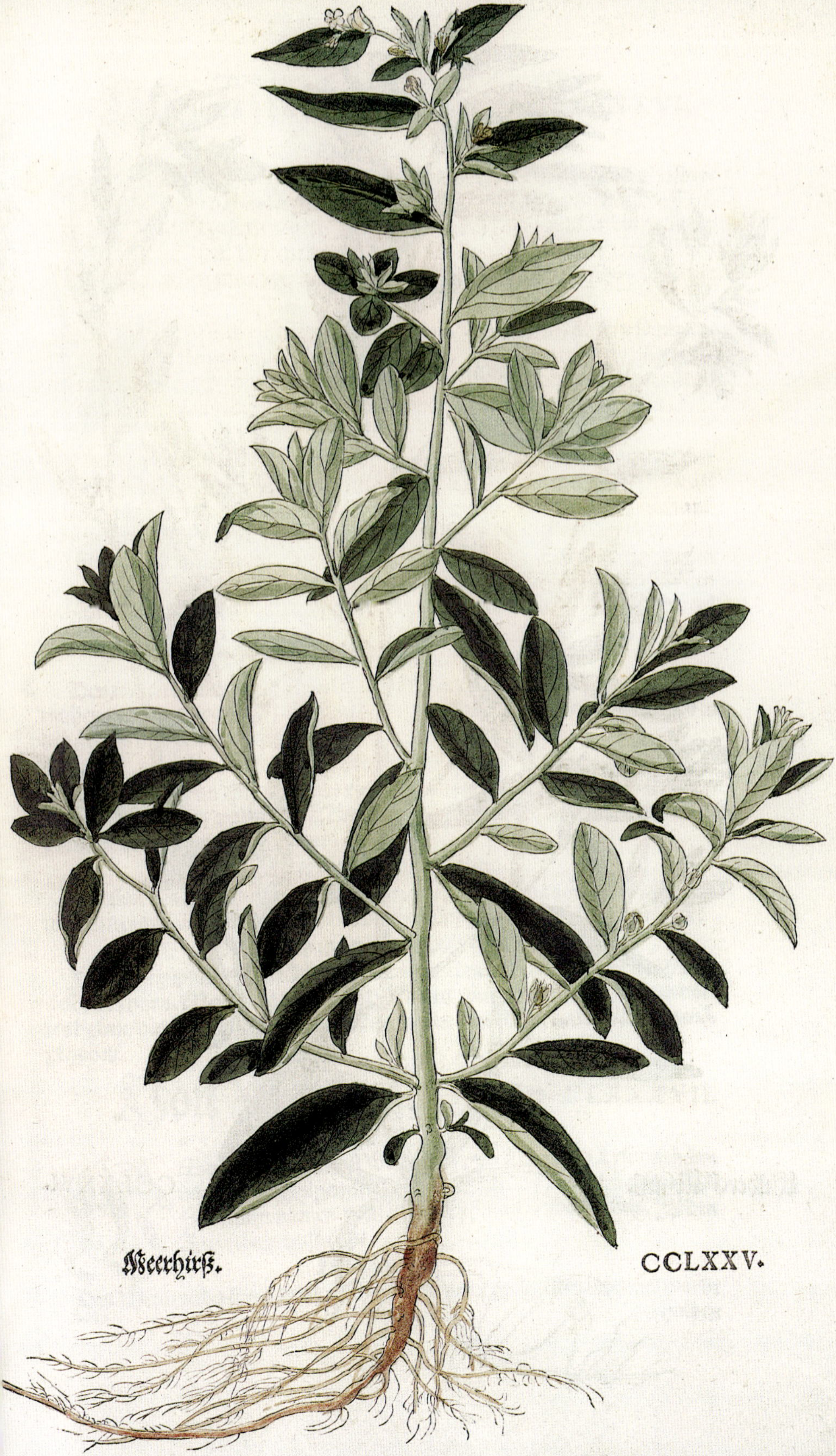

Meerhirß. CCLXXV.

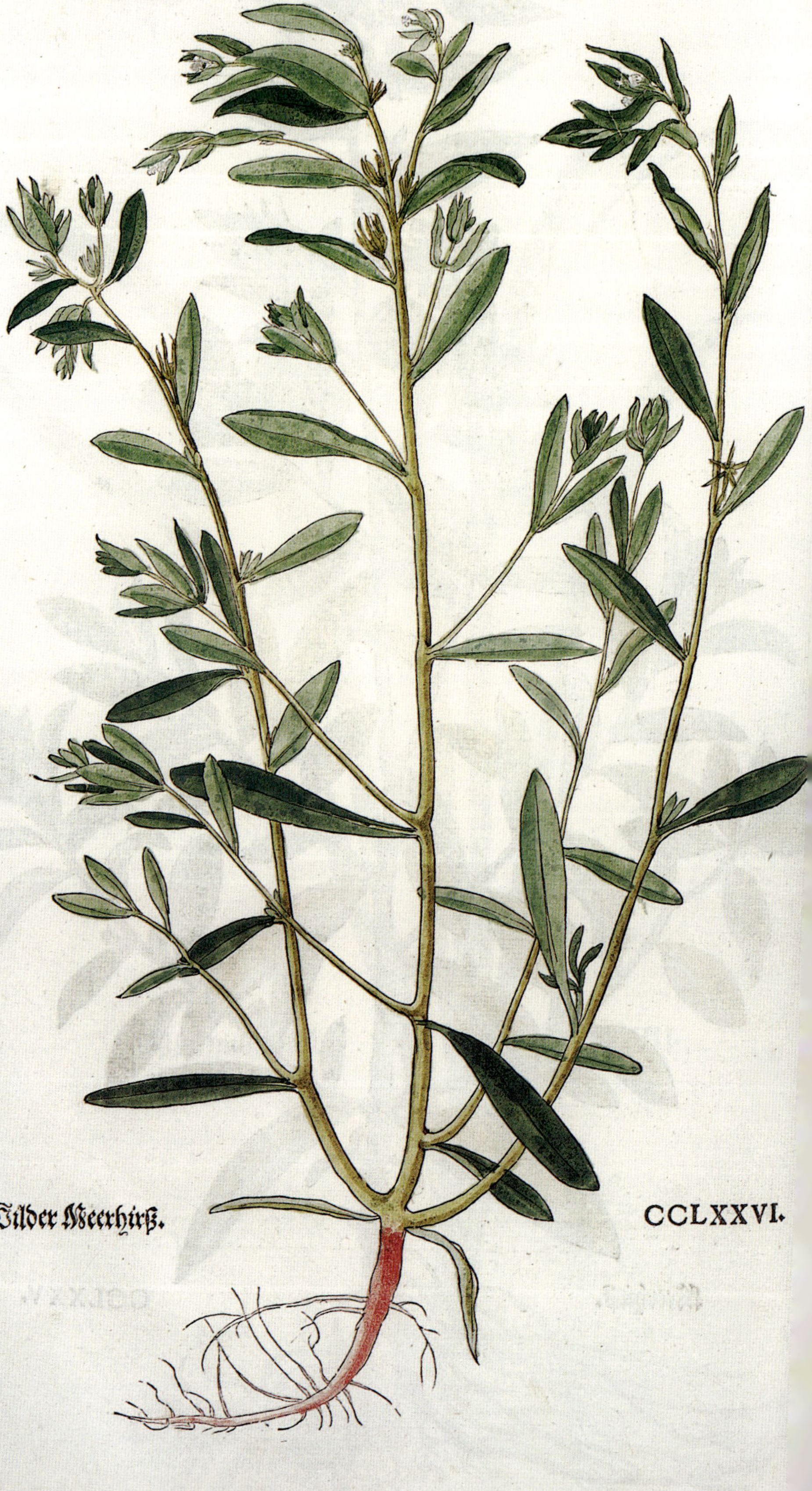

Wilder Meerhirß. CCLXXVI.

Von Meerhirß. Cap. CLXXXVI.

Namen.

A Meerhirß heyßt bey den Griechen vnnd Lateinischen Lithosper-mon/daher kompts das er auch Steinsamen von etlichen Teütschen genent würt. In den Apotecken würt er Milium solis geheyssen. Welche namen alle disem kraut von seinem samen seind geben worden/der do gantz hert als ein stein/ vñ schön weiß ist.

Geschlecht.

Des Meerhirß seind zwey geschlecht/zam vnd wild. Dieselbigen seind einander mit kraut/stengel vnnd blůmen gar gleich. Ist allein zwüschen jnen im samen ein vnderscheyd/dann im zamen ist er gantz glatt vnnd weiß/im wilden aber etwas runtzlecht/anzůsehen wie der gemeinen Ochsenzungen samen.

Gestalt.

B Meerhirß hat bletter die seind spitzig/ wie das laub an den ölbaumen/aber lenger vñ spitziger. Die gegen der wurtzel steen/ligen auff der erden. Seine äst vñ stengel seind rund/schlecht/dünn/vest/vñ holtzecht. Oben teylen sie sich auß in vil neben zincken wie ein klein böumlin. Zwüschen den neben stengeln vñ bletern findt man den steinigen samen/der ist rund/klein wie die perlen/ettwan drey oder vier körnlin neben einander herauß wachsen/nachdem der kleinen weissen blůmle/die diß kraut bringt/vil oder wenig gewesen seind. Die wurtzel ist außwendig gantz rotlecht/sonst schlecht vnd holtzecht.

Statt seiner wachsung.

C Den zamen Meerhirß zilt man gemeinlich in gärten/wiewol er an ettlichen rauhen orten auch von sich selbs wachsen ist. Der wild würt allenthalben in den äckern vnd feldern gefunden.

Zeit.

Der zam blüet im Brachmonat vnd Hewmonat. Der wild aber fahet im Meyen an zů blüen/vnd blüet fast den gantzen summer. Man findt fast allwegen blůst vnd samen bey einander.

Die natur vnd complexion.

Der sam des Meerhirß/welchen man in der artzney braucht/ist warm vnd trucken/wie wir des vrsachen haben im Lateinischen kreüterbůch angezeygt.

Die krafft vnd würckung.

D Der same gepuluert in weissem wein getruncken bricht den blasen stein/vnd treibt den harn. Man mag aber auch das kraut wol in wasser sieden vnd darinn baden/darmit der schmertz gemiltert werde/vnnd der harn sein gang möge haben.

Von Weiderich. Cap. CLXXXVII.

Namen.

A Weiderich würdt auff Griechisch vnd Lateinisch Lysimachium vñ Lysimachia genent. Ettlich nennen diß kraut Salicariam. Hat seinen namen vom könig Lysimacho überkom̄en. Ist den Apoteckern vnbekant.

Geschlecht.

Des Weiderichs seind zwey geschlecht/eins mit goldgeelen blůmen/würdt

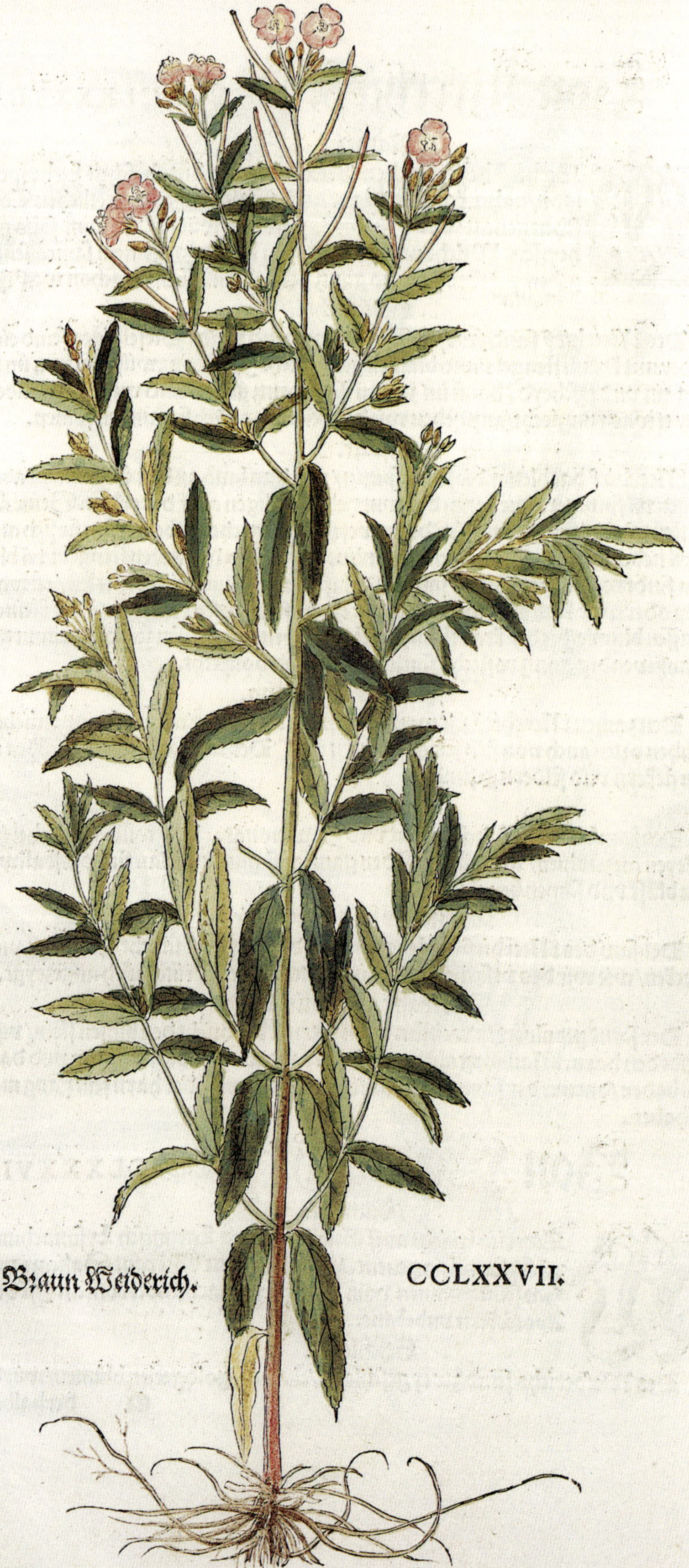

Braun Weiderich. CCLXXVII.

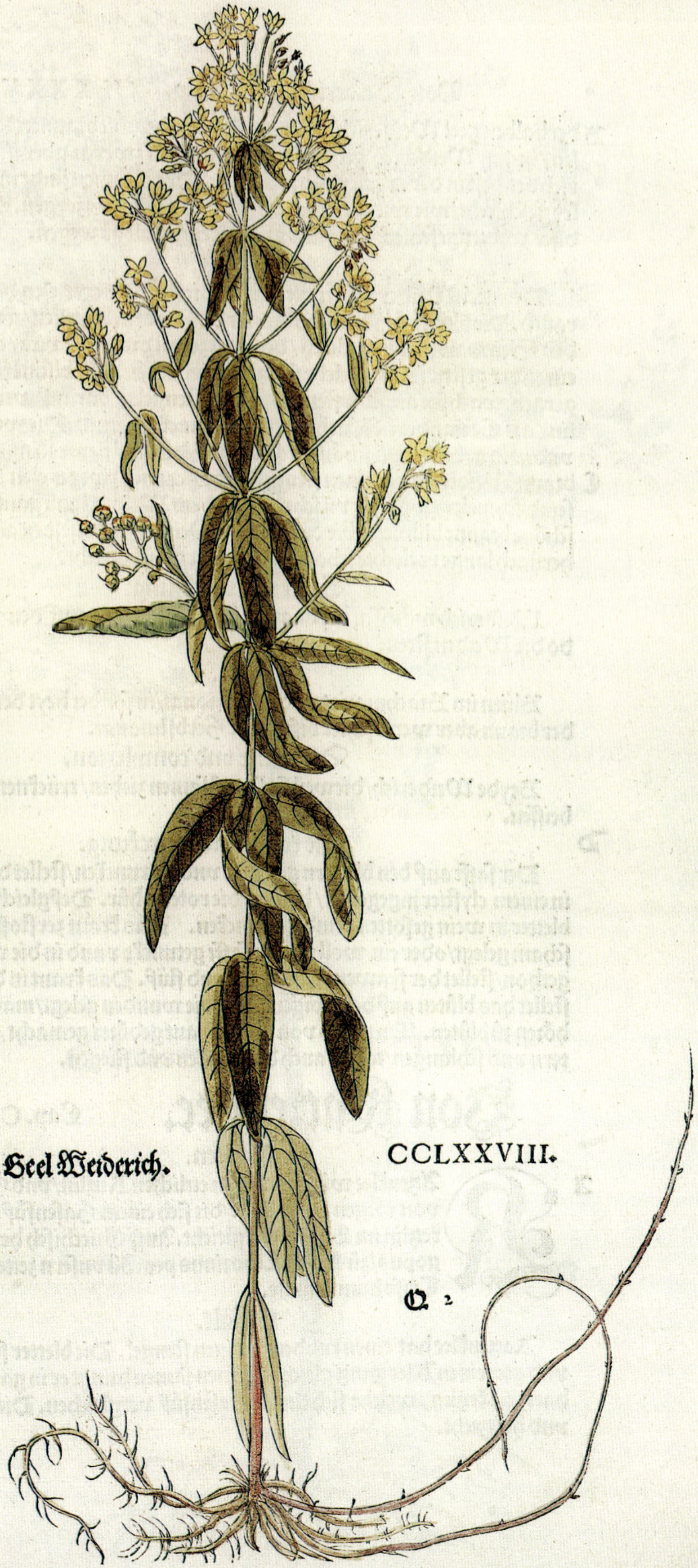

Geel Weiderich. CCLXXVIII.

Q 2

B derhalben geel Weiderich genent. Das ander mit braunen blůmen vnd Violen/ braun Weiderich geheyssen. Vnder disen zweyen aber ist der geel Weiderich der best in der artzney zů brauchen. Des braunen findt man auch zweyerley geschlecht/ wie wir an einem andern ort wöllen anzeygen. Den vnderscheyd diser zweyer geschlecht/ wöllen wir in jrer gestalt anzeygen.

Gestalt.

Der geel Weiderich bringt stengel die seind zweyer elen hoch/ ecket/ vnnd rauch. Die bletter seind etwas breyter dañ an dem braunen/ gar nach dem laub der Schwalbenwurtz gleich/ deren zů zeiten drey oder vier/ auch zwey gegen einander gesetzt seind/ welche seer zůsamen ziehen. Die blůmē seind geel on allen geruch/ wachsen am öbersten gipffel des stengels/ darauß werden runde körnlin/ als Coriander/ die ziehen am geschmack zůsamen. Die wurtzel fladert hin vnd wider/ bringt vil schöner roter schoß/ darauß newe stengel werden. Der
C braun Weiderich hat einen stengel der würt auch zweyer elen hoch/ des bletter seind schmeler/ spitziger vñ schwertzer/ dem Weiden laub gantz änlich. Bringt schöne braune blůmen/ wie die braunen Veiel. So dieselben abfallen/ wachsen hernach lange rotlechte schotten. Die wurtzel ist zasecht.

Statt irer wachsung.

Weiderich wachsen beyde an wässerigen orten/ auff den wassergestaden/ do die Weiden steen.

Zeit.

Blüen im Brachmonat vnd Hewmonat/ in sonderheyt der geel Weiderich/ der braun aber weret schier biß in den Herbstmonat.

Die natur vnd complexion.

Beyde Weiderich/ dieweil sie seer zůsamen ziehen/ trücknen sie auch on alles beissen.

D Die krafft vnd würckung.

Der safft auß den blettern getruckt vnd getruncken/ stellet das blůtspeien/ vñ in einem clystier jngegeben/ heylt er die roten rhůr. Deßgleichen thůn auch die bletter in wein gesotten vnnd getruncken. Das kraut zerstossen vnnd auff die scham gelegt/ oder ein woll in dem safft getunckt vnnd in die weiblichen scham gethon/ stellet der frawen kranckheyt vnd flüß. Das kraut in die nasen gethon/ stellet das blůten auß derselbigen. Auff die wunden gelegt/ macht es das sie auffhören zů blůten. Ein rauch von disem kraut gedörrt gemacht/ vertreibt die natern vnd schlangen/ tödtet auch die mucken vnd fliegen.

Von Katzenklee. Cap. CLXXXVIII.

Namen.

A KAtzenklee würt auch von ettlichen Ketzlin/ vnd Hasenfůß genent/ von wegen seiner blůst/ die sich einem Hasenfůß oder eim Felberketzlin im Lentzen vergleicht. Auff Griechisch heyßt diß kraut Lagopus/ zů Latein Leporinus pes. Zů vnsern zeiten Trinitas/ oder Trifolium humile.

Gestalt.

Katzenklee hat einen runden harigen stengel. Die bletter seind dem Wisen vnd gemeinen Klee gantz gleich. Seinen samen bringt er in gantz weissen vnnd harigen ketzlin/ welche sich einem Hasenfůß vergleichen. Die wurtzel ist klein vnd holtzecht.

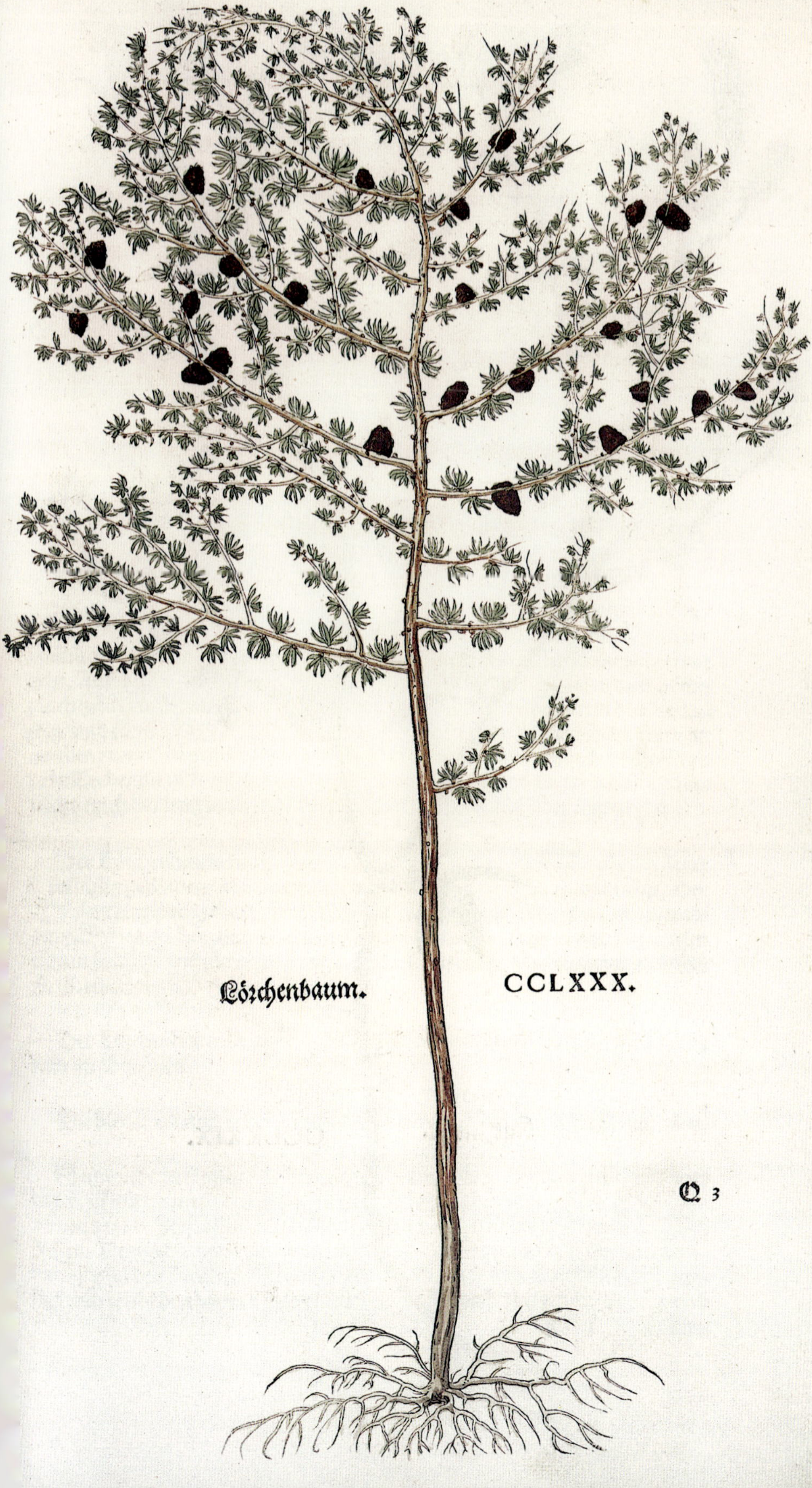

Lörchenbaum. CCLXXX.

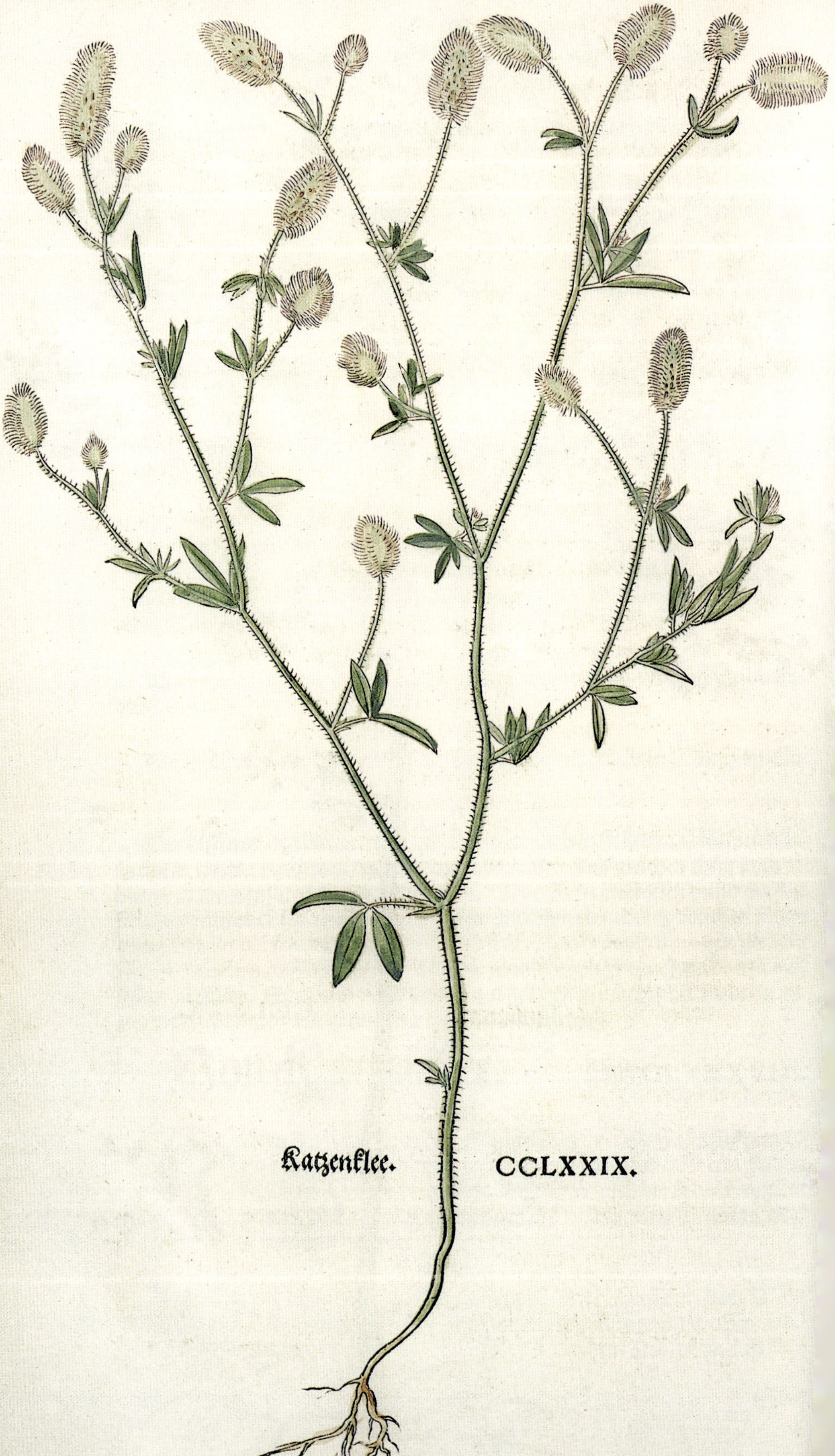

Katzenklee. CCLXXIX.

B Statt seiner wachsung.

Katzenklee wechßt in dem treyd vnd früchten hin vnd wider/vñ in gärten.

Zeit.

Die Ketzlin blüen im Brachmonat vnd Augstmonat am fürnemlichsten.

Die natur vnd complexion.

Katzenklee trücknet seer/wie man auß seiner krafft kan abnemen.

Die krafft vnd würckung.

Katzenklee in rotem wein gesotten vnnd getruncken ist fürtreffenlich gůt zů stellen den bauchfluß vñ die roten rhůr. Denen aber so das feber haben sol mans mit wasser jngeben. So einem die scham geschwollen ist/sol er diß kraut anhencken/so vergeet jm die geschwulst.

Von Lörchenbaum. Cap. CLXXXIX.

Namen.

A Lörchenbaum würt auff Griechisch vnd Lateinisch Larix genent/ in ettlichen Apotecken würt es Larga geheyssen.

Gestalt.

Lörchbaum ist der Kynthannen nit seer vngleich/aber dicker/ sein rinde ist auch gletter. Die bletter seind fetzet/ einem khañ n it vnänlich/ dick vnnd nach bey einander. Sein holtz laßt sich gern biegen/ist rotlecht. Auß disem Lörchbaum fleüßt ein hartz das ist der farb nach dem hönig gleich/zäch/ würt niñer dick. Dises verkaufft man allenthalben in den Apotecken/vnd sonst auch/für Terbentin/das sie Gloret nennen. Welcher namen jm on allen zweifel ist gegeben worden darumb/das der baum Lörch heyßt. Das recht Terbentin ist weiß/durchsichtig wie ein glaß/eins gůten geruchs/wie wir sölchs nach der leng in vnserm Lateinischen kreüterbůch haben angezeygt.

B Statt seiner wachsung.

Der Lörchenbaum wechßt nit allenthalben. In der Schlesien aber würt er überflüssig gefunden/ also das man auch mit seinem holtz die stuben täfelt. Der durchleuchtig hochgeborn Fürst vnd Herr Marggraff Georg etc. mein gnediger Herr/hat vil Lörchenböum gen Onoltzbach lassen füren/ vnnd dieselbigen alda in seiner Fürstlichen gnaden garten lassen pflantzen/daruon mir auch sein F. G. einen gen Tübingen hat geschickt.

Zeit.

Der Lörchenbaum bringt kein blůst/sonder sproßt herfür allein. Facht aber bald an zů grůnen.

Die natur vnd complexion.

Die bletter vñ rinden des Lörchbaums ziehen zůsamen wie die Kynthañen.

C Die krafft vnd würckung.

Sein rinde zerstossen vñ übergelegt/oder jngestrewt mit silberglet vnd weyrauch/ist gůt denen so den wolff geritten haben/vñ heylt die geschwär der haut vñ den brand. Zerstossen mit schůsterschwartz/ heylt sie die schäden so vmb sich fressen. Von gedachter rinden ein rauch vnden auff gemacht/ treibt das bürdlin auß von den frawen. Jn wasser gesotten vnnd getruncken/stellt den bauchfluß vnd treibt den harn. Seine bletter zerstossen vnd übergelegt/ lindern vnd

D miltern die enzündten wunden. Dieselbigen zerstossen vñ in essig gesotten/ vnd warm im mund gehalten/ stillen das zanwee. Sein hartz weycht/ wermt/ zerteylt vnd seubert. So es geleutert ist/ vnd würt wie ein latwerg jngenomen für sich selbs/ oder mit hönig/ ist es gůt vñ nützlich denen so hůsten/ vñ den schwind süchtigen/ seubert die brust/ treibt den harn/ zeitiget/ vnd macht einen linden stůl gang. Es verhůtet auch angestrichen/ das das har an den augbrawen nit außfelt. Es vertreibt allerley grind/ rauden/ geflecht am leib/ so mans mit rosenöl vermischt vnd anstreicht. Mit öl vnd hönig vermischt/ vnnd in die eyterechten ohren gethon/ heylt es dieselbigen. Angestrichen ist es nützlich zů dem weetagen der seiten. Die bletter haben ein sondere krafft wunden zů heylen/ deßgleichen ist auch das hartz gůt zů allen innerlichen wunden.

Von Melissen. Cap. CXC.

Namen.

A Melissen nent man auch Hönigblům. Bey den Griechen würdt sie Melissophyllon oder Meliphyllon/ zů Latein Apiastrũ vnd Citrago/ in den Apotecken Melissa geheyssen. Dise namen aber alle hat sie überkomen darumb das die Jmmen oder Bynen ein sondere lieb vnnd begird zů disem kraut haben/ vnd das hönig darauß saugen.

Geschlecht.

Man findt zů vnsern zeiten zwey geschlecht der Melissen. Eins das über die massen wol reucht/ wie die Citrinat öpffel/ vnd sölchs ist on zweifel das recht. Das ander reucht auch/ aber fast vnlieblich/ dañ sein geruch ist seltzam/ den stinckenden wantzen nit seer vngleich/ darumb es auch würdt Wantzenkraut genent. Jst nit das recht Melissen/ dann die Bynen nit vil darmit zethůn haben/ wie mit dem ersten/ das so einen lieblichen geruch hat/ das auch ein gantz gemach darinn es ligt/ ein gůten geschmack daruon überkompt.

B Gestalt.

Melissen hat stengel vnnd bletter dem schwartzen Andorn gleich/ aber der stengel würt nit hoch. Die bletter seind vil grösser vñ zärter/ auch nit so rauch/ eins gůten lieblichen geruchs/ wie die Citrinat öpffel. Die blůmẽ seind leibfarb. Die wurtzel gantz schlecht vnd holtzecht. Das Wantzenkraut hat einen viereckten stengel/ der ist einer elen hoch. Die bletter seind den blettern der rechten Melissen ettwas gleich/ aber nit so groß/ eines seltzamen geruchs/ gleich wie die wantzen oder wandleüß. Seine blůmen die sie ringß vmb den stengel gewindt seind weiß oder bleychgeel/ in kleinen heüßlin begriffen/ inn denselbigen samlet sich nach der blůst der samen/ der ist kleiner dann der samen der Agley. Seine wurtzel hat vil nebenwurtzelen durch einander/ darmit sie sich hin vnd wider in der erden flicht/ wie die Nessel.

C Statt irer wachsung.

Das erst geschlecht vñ recht Melissa wechßt nit an allen orten/ würt in wälden gefunden vmb Jngolstat vnd Onoltzbach/ do ichs dann überflüssig gesehen hab. Das Wantzenkraut zilt man allenthalben in gärten.

Zeit.

Jm Brachmonat vnd Hewmonat blůen beyderley geschlecht der Melissen.

Die natur

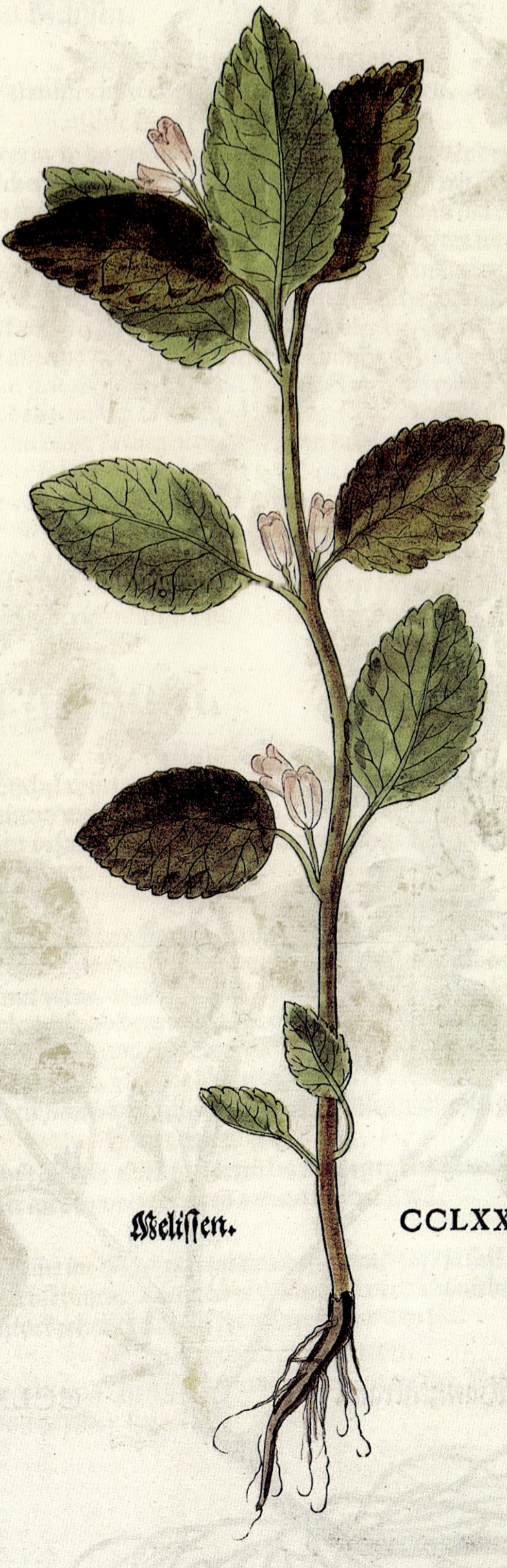

Melissen. CCLXXXI.

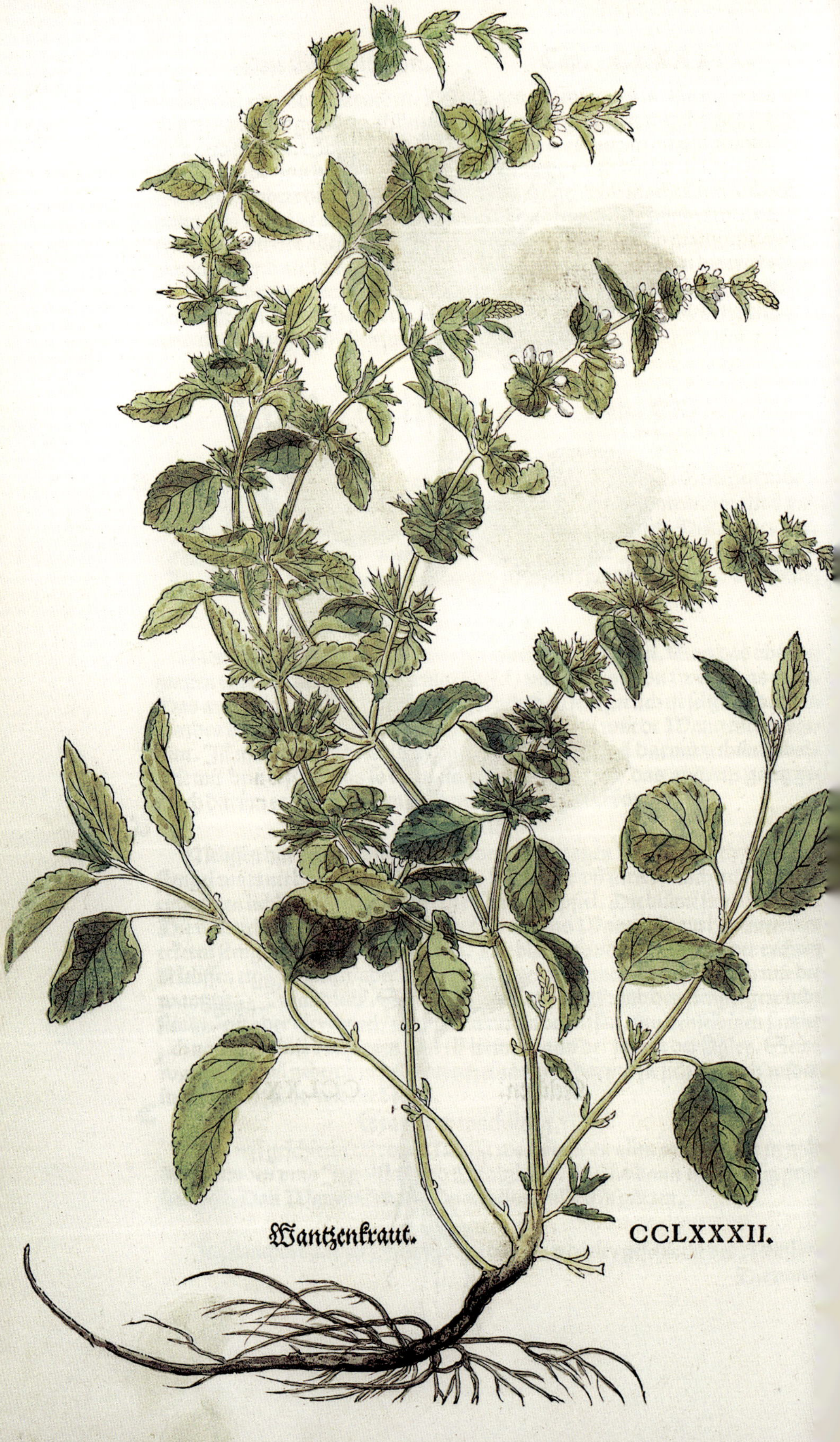

Wantzenkraut. CCLXXXII.

D Die natur vnd complexion.

Melissa ist warm im andern grad/vnd trucken im ersten.

Die krafft vnd würckung.

Melissen bletter in wein gesotten vnd getruncken/oder aber den leib mit sölchem wein bestrichen/ seind nützlich vnd gůt wider die bissz der schlangen/vnd andrer vergifften thier. Das kraut gesotten vñ ein lenden bad darauß gemacht/ bringt den frawen jr zeit. Das wasser dariñ das kraut gesotten im mund gehalten/stillt den weetagen der zän. In der rotē rhůr ist diß kraut nützlich zů den clystieren gebraucht. So einer gifftige schwammen gessen het/ der soll von disem kraut trincken. Man sol auch ein latwerg auß den blettern denen zů gebrauchen
E machen/ die dem athemb nit mögen haben dann auffrecht. Mit saltz vermengt vnd zerstossen übergelegt/verzeren sie die kröpff. Reynigen vñ seubern die wunden. Sie lindern den schmertzen der gleych übergeschlagen. So man die Ymmen körb mit disem kraut reibt/so fliegen die Binen nit hinweg. So einer von Ymmen gestochen würt/der sol diß kraut überlegen/so legt es den schmertzen. Es verhůtet das auffsteigen der můter. Ist fürtreffenlich gůt denen so traurig vñ schwärmůtig seind/in wein gesotten vnd getruncken/oder einen zucker vnd Conserven darauß gemacht/dañ es macht frölich. Der safft auß den blettern getruckt/ vnd inn die augen gethon/ macht ein klare gesicht. Man schreibt auch das der gebrauch diß krauts sinnreich mache/vnd gůte leichte tröum.

Von Fenchel. Cap. CXCI.

Namen.

A Fenchel würt auff Griechisch Marathron/zů Latein Foeniculū genent/welcher name inn den Apotecken bliben ist. Sölcher namen vrsachen haben wir im Lateinischen kreüterbůch gnůgsam angezeygt.

Gestalt.

Fenchel hat einen runden stengel/inwendig mit luckem marck außgefüllt/ der gewindt seine gleych vñ knöpff wie das rhor. Etliche der selben stengel werden mañß hoch/mit vil nebenzincken vnd ästen. Die außwendig schelf oder rinde ist grün. Die bletter seind dem Staubwurtz mennle gleich/aber lenger vnnd weycher/eines lieblichen geruchs. Auff den stengeln wachsen kronen die seind breyt vnd rund/blüen geel. So die blůmen vergeen/kompt hernach der same. Die wurtzel ist weiß/lang/vnd schlecht/vnd eins süssen lieblichen geruchs.

B Statt seiner wachsung.

Fenchel wechßt allenthalben in gärten do er hin gepflantzt würdt. Kompt auch von jm selber an den vngebawten orten/wie der Dyll.

Zeit.

Der Fenchel blüet im Brachmonat vnnd Hewmonat/ja fast den gantzen summer biß in Herbst hinein. Bleibt über winter vñ verdirbt nit bald/also das wol ein Fenchelstock zehen oder eylff jar vnuersert bleiben sol.

Die natur vnd complexion.

Fenchel ist warm im dritten grad/vnnd im ersten trucken. Vrsachen haben wir im Latein angezeygt.

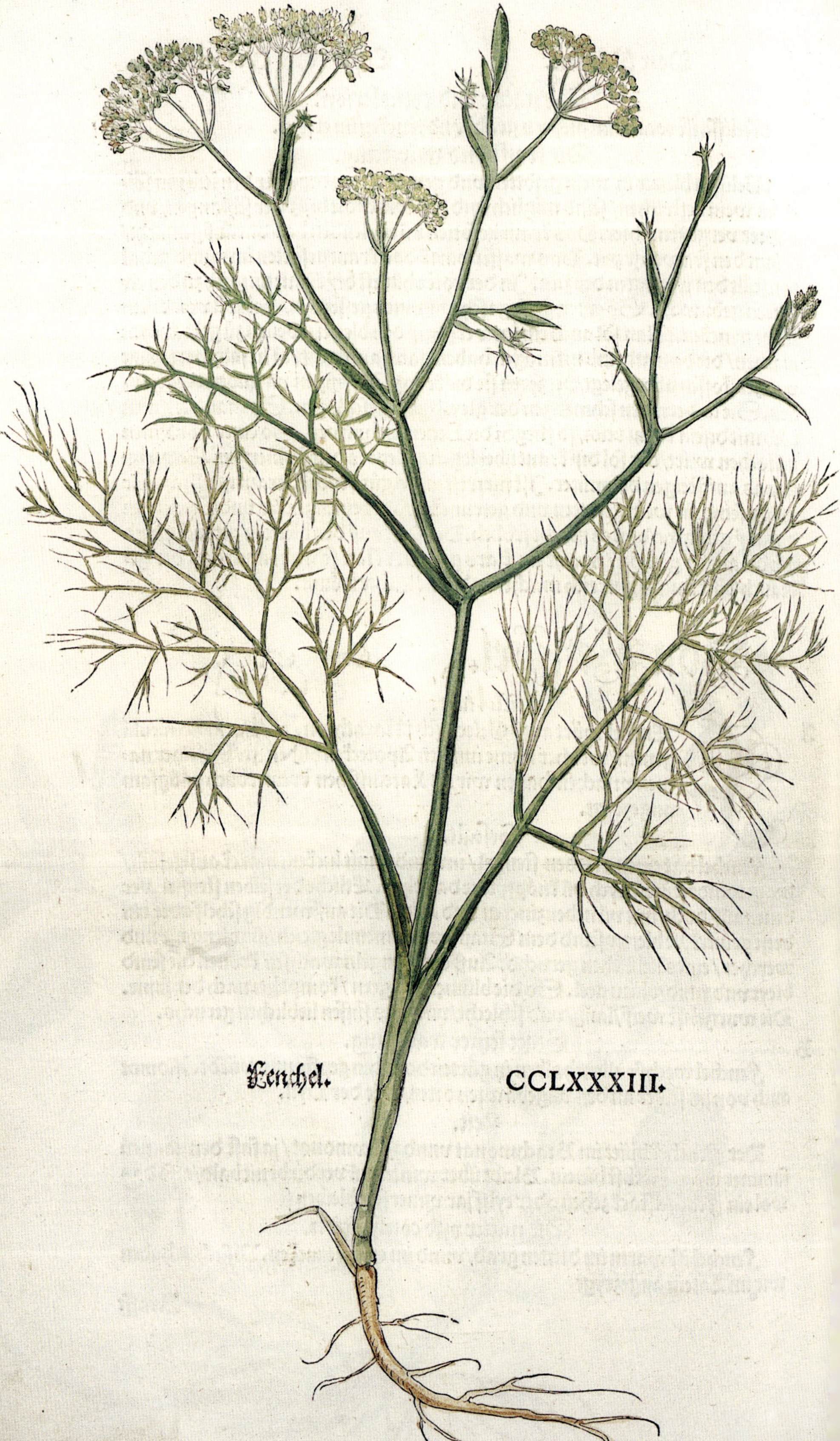

Fenchel. CCLXXXIII.

C Krafft vnd würckung.

Fenchelkraut gessen macht vil milch/ deßgleichen thůt auch der sam in wein gesotten vnd getruncken. Das kraut gesotten vnd übergelegt ist nützlich vñ gůt zů allerley gebresten der nieren vnd blasen/ treibt den harn/ hilfft denen so von schlangen gebissen seind worden. Bringt den frawen jre zeit. Deßg leichen thůt auch der same. Die wurtzel zerstossen/ vñ mit hönig vermischt übergelegt/ hilfft denen so von wůtenden hunden gebissen seind. Der safft vom kraut vñ stengel außgetruckt/ ist gůt den trůben augen abends vnd morgens dariñ gethon. Vertreibt auch den starn der newlich hat angefangen. Diser safft inn die ohren gethon/ tödt die würm dariñ. Den safft mag man also samlen/ nim das kraut/ die
D blůst/ oder den grünen vnzeitigen samen/ zerstoß die vñ trucke den safft herauß/ dörre jn darnach an der sonnen/ vnd heb jn vleissig auff/ ist ein köstlich artzney zů den finstern augen. Der samen gesotten vnd getruncken kreffiget den schwachen magen/ vnd legt das vnwillen. Er ist auch treffenlich gůt der lungen vnd der lebern. Miltert das grimen im leib. Die wurtzel in wein gesotten vñ getruncken/ ist den wassersüchtigen/ vnnd denen so den krampff haben seer dienstlich. Das kraut dermassen gesotten vnd getruncken/ treibt den stein. Es mehret den natürlichen samen. Verzert das vndergerunnen blůt.

Von Nigellen. Cap. CXCII.

Namen.

A Die Nigellen werden bey den Griechen Melanthia/ zů Latein Papauera nigra/ Nigellæ vnd Gith genent. Der namen Nigella ist in den Apotecken bliben biß auff den heütigen tag. Gedachte namen alle hat diß kraut von seinem samen überkomen/ der an der farb gantz kolschwartz ist.

Geschlecht.

Der Nigellen seind zweyerley/ zam vnnd wild. Der zamen aber findt man auch dreyerley geschlecht. Die ersten zwey seind einander in allen dingen gleich/ vñ ist zwüschen jnen kein vnderscheyd dañ allein in dem samen/ der ist in einem schwartz/ im andern geel. Darumb haben wir dise beyde vnder einem gemäl begriffen. Das erst mag bequemlich schwartz Kümich genent werden. Das ander aber geeler Kümmich. Das dritt hat gantz schmale bletter wie der Fenchel/ oder wie die bletter am öbersten des Corianders seind/ ein hüpsch vnd lustig ge
B wechß/ das haben wir schwartzen Coriander geheyssen. Die wild Nigell würt von etlichen Sant Catharinen blům genent/ darumb das sein blům einem rädlin gantz gleich ist. Mag auch wilder schwartzer Coriander genent werden.

Gestalt.

Das erst vnnd ander zam geschlecht der Nigellen hat blettlin die seind zerspalten wie Taubenkropff oder Erdtrauch/ doch an der farb grüner. Der stengel ist zart mit vilen ästlin/ der gewindt inn der höhe weißlechte blůmen/ ein yede mit fünff blettern. Darauß werden köpfflin mit fünff oder sechß fachen vnderscheyden/ deren ein yedes oben auff ein klein spitzlin hat gestalt wie ein hörnlin. Inn einem yeden fach ist der schwartz oder geel samen ordenlich auff einander gesetzt/ der ist scharpff auff der zungen vnnd reucht seer wol.

Das dritt zam geschlecht ist/ wie oben angezeyget/ ein seer lustig gewechß/

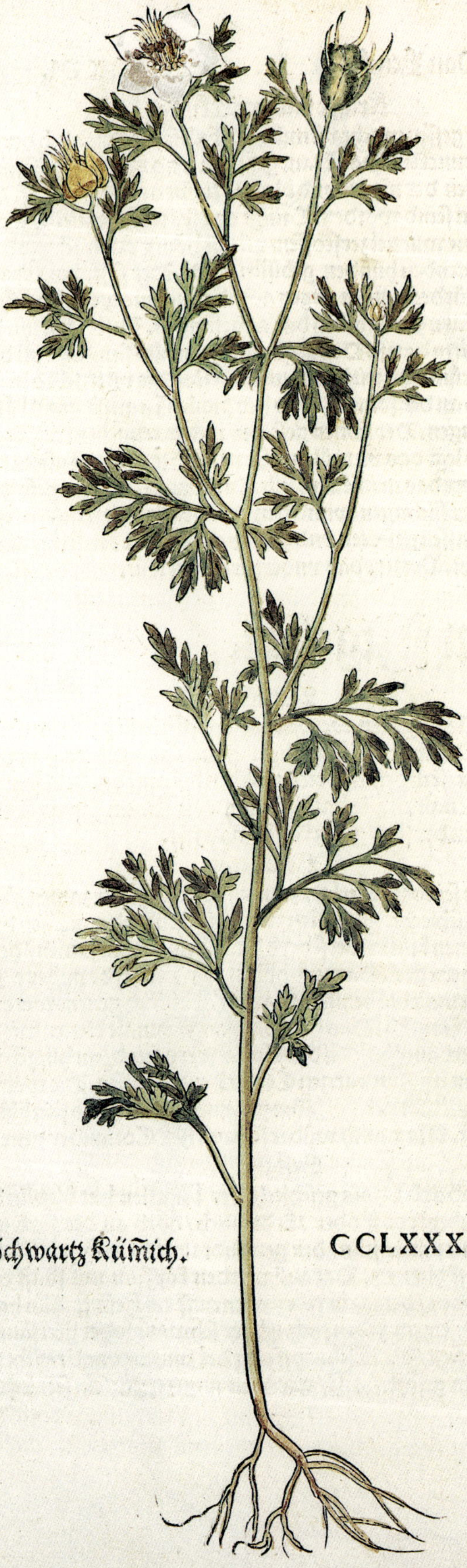

Schwartz Kümich. CCLXXXIIII.

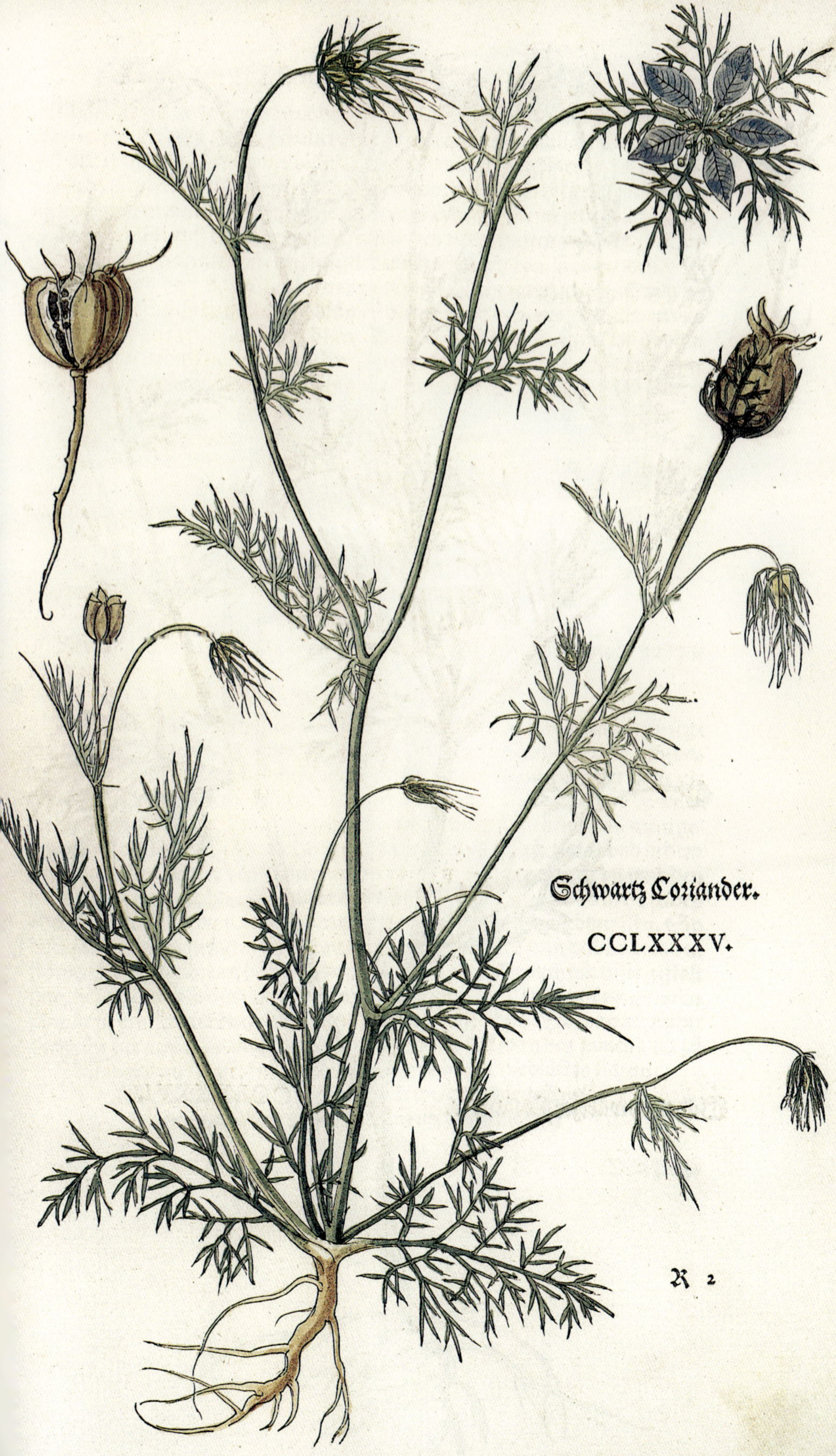

Schwartz Coriander.

CCLXXXV.

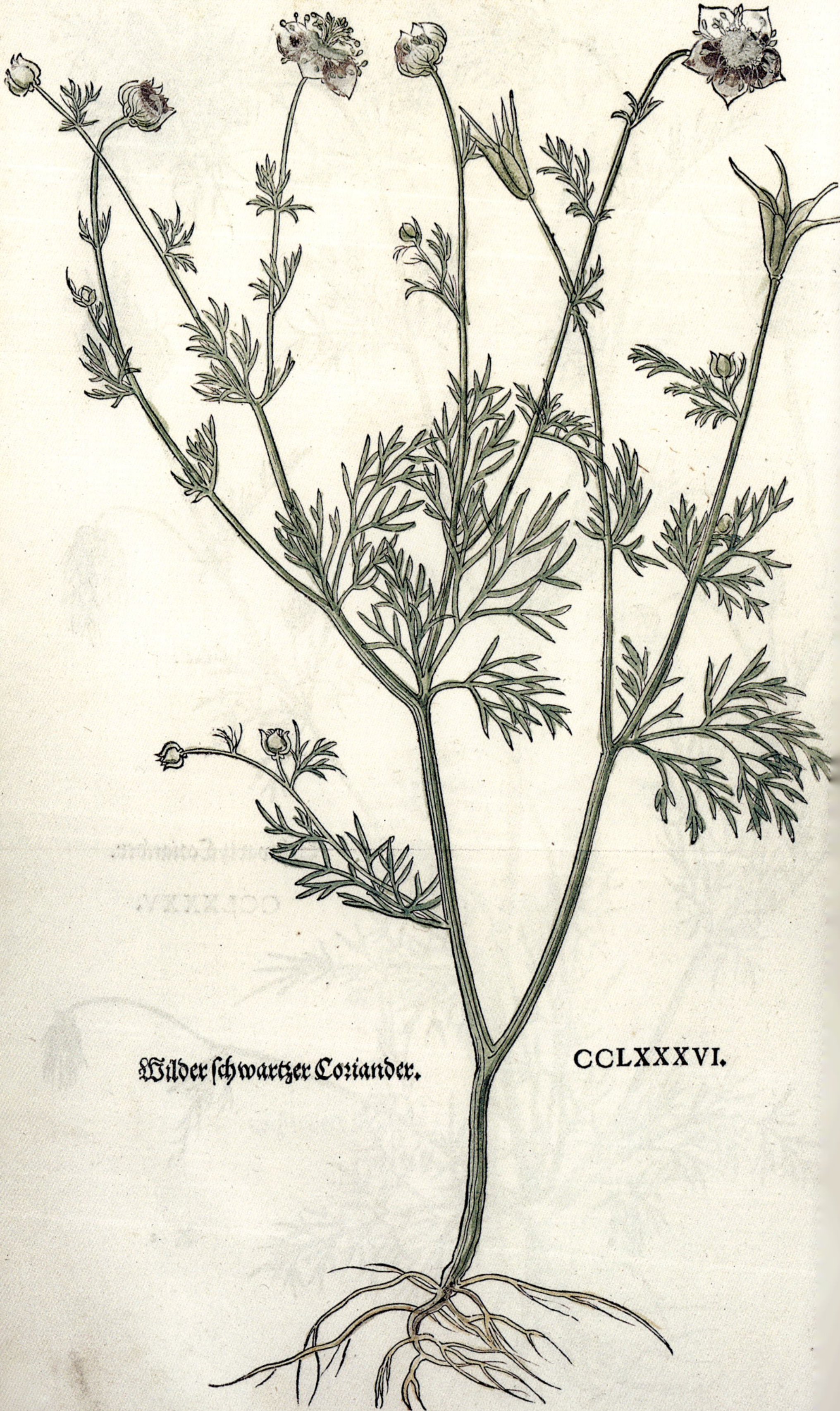

Wilder schwartzer Coriander.

CCLXXXVI.

C hat schöne grüne zarte stengel wie der Fenchel. Sein bletter seind schmeler dañ an den ersten zweyen / dem Fenchel oder Dyllkraut nit vnänlich. Gewindt in der höhe weißlecht blawferbig blůmen/die haben auch fünff bletter/vñ vergleichen sich einem rädlin/darauß werden auch köpfflin / doch vil grösser dann an den vorigen zweyen/mit sechßfachen vnderscheyden. In eim yeden fach ist der samen ordenlich auff einander gesetzt/wie in den vorgenenten zweyen. Das wild geschlecht hat einen ecketen stengel/der ist etwan zweyer spañen hoch. Seine blettlin seind dem vordrigen dritten zamen geschlecht gantz gleich / spitzig vñ zerspallten/äschenfarb grün. Die blůmen daran seind dem vorgenenten etwas gleich/doch von farben nit so gar blaw. Das köpfflin an disem gwechß ist oben außgespitzt mit fünff hörnlin / wie der Agleyen köpfflin / vnd so vil fachen oder schöttlin/in welchen der same verschlossen/der reucht auch lieblich.

D

Statt irer wachsung.

Die zamen Nigellen můß man in gärten pflantzen/koñen sonst von jnen selber in vnserm Teütschen land nit. Das wild wechßt vngepflantzt von jm selbs in den früchten/ als Rocken/Weytzen/Spelten vñ Gersten. Doch würt es nit allenthalben funden/ aber vmb Rotenburg am Necker wechßt es überflüssig.

Zeit.

Die zamen blüen im Brachmonat vñ Hewmonat/wie auch das wild. Der sam würt aber im Hewmonat vnd Augstmonat zeitig.

Die natur vnd complexion.

Beyde geschlecht zam vnd wild Nigellen seind warm vnd trucken im dritten grad.

E

Die krafft vnd würckung.

Der same von den Nigellen gestossen mit blaw Lilgen öl vnd an die stirn gestrichen/lindert den weetagen des haupts. In die nasen gethon / ist er nützlich dem starn der newlich hat angefangen. Mit essig angestrichen heylet er die zitter/roßmucken vnd flechten/verzert die geschwulst/vñ allerley herte. So einer die hüneraugen zů ringßvmbher schneidt / vnnd disen samen in altem wein gebeytzt darauff legt / zeücht er sie herauß. In wasser vñ essig gesotten vnd in dem mund gehalten/ legt er den schmertzen der zän. In wasser gesotten vñ vmb den nabel gestrichen / treibt er die würm auß dem leib. Zerstossen vnnd in ein seiden oder leine tůchlin gebunden vnd daran gerochen / heylet er die schnupffen. So
F diser same in wein gesotten vil tag an einander getruncken würdt/bringt er den frawen jre zeit/treibt den harn/ vnd mehret die milch. Ist auch gůt diser gestalt getruncken/denen so den athemb schwärlich ziehen. Er ist gůt auff ein quintlin schwär in wasser getruncken/wider allerley vergiffte thier. So man anzündt/ vertreibt der rauch daruon die schlangen. Doch soll man des samens nit zů vil brauchen / er ist sonst schedlich. Vertreibt seer die bläst so sich im leib gesamlet haben. Der sam gekewt/heylt die geschwär im mund. Der rauch daruon vertreibt die flöh vnnd mucken.

Von Pappeln. Cap. CXCIII.

Namen.

A Pappel würt bey den Griechen Malache/ zů Latein aber Malua genent/ welcher name in den Apotecken biß zů vnsern zeiten verharret ist. Warumb aber es vonn den Griechen vnnd Lateinischen sey allso geheyssen worden/ haben wir gnůgsam im Lateinischen kreüterbůch angezeygt.

Geschlecht.

Der Pappeln seind fürnemlich zwey geschlecht/ zam vnd wild. Die zamen nent man Ern oder Herbstrosen/ der zeit halben/ dann sie blüen am meysten in der Ernd biß in Herbst. Sie werden auch Römisch Pappel geheyssen derhalben vngezweifelt/ das mans kürtzlich in vnser land gebracht hat. Deren aber seind auch zweyerley/ ettlich mit purpurfarben oder roten rosen/ ettlich aber mit weissen. Vnder den roten seind ettlich gefüllt/ ettlich vngefüllt/ wie auch vnder
B den weissen/ die haben wir alle vnder einem gemäl begriffen. Der wilden Pappeln seind auch zwey geschlecht. Eine ist seer nider/ die nent man klein Pappel/ Genßpappel/ Hasen oder Käßpappel/ vmb des schleiblechten samens willen/ der einem käs gleich ist. Die ander wechßt höher auff/ vnd ist vil grösser dañ die vorige/ würt Roßpappel geheyssen.

Gestalt.

Die zam Pappel gewindt im andern jar jhre stengel/ die in kürtzer zeit/ vnd vil ehe dann in sechs oder siben monat/ wie Theophrastus im ersten bůch am fünfften Capitel schreibt/ so dick werden/ das sie sich einem spieß oder grossen stab vergleichen. Dieselbigen seind mit grossen runden rauhen blettern bekleydet/ die seind ettwas zerspalten/ vnnd zů ringßvmbher zerkerfft. Zwüschen den stengeln vñ blettern wachsen die knöpff an seer kurtzen stylen/ dieselben werden
C von tag zů tag grösser/ so lang biß sie sich auffthůn/ vnd die schönen rosen herauß kriechen/ deren ettlich schön leibfarb/ die andern gantz rot/ etlich schneeweiß seind. Die vngefüllten haben fünff bletter/ die gefüllten aber vil mehr. Seind on allen geruch. So die blůmen abfallen/ bringt sie jhren samen/ das seind runde käßlin in grünen wollechten hülsen verfaßt. Die wurtzel ist zasechter vñ kürtzer dañ an den andern wilden geschlechten. Die Genßpappel kreücht gemeinlich auff der erden her/ hat runde/ feyßte/ vnd zů ringßvmb zerkerffte bletter. Sein stengel ist dick/ an welchem wachsen leibfarbe rößlin/ mit kleinen braunen äderlin vnderzogen. Auß denselbigen so sie abfallen/ werden kleine runde käßlin/ das ist/ wie aller andern Pappeln/ jhr samen. Die wurtzel ist lang vnd
D weiß. Die Roßpappel ist grösser/ lenger vnd dicker dann die vorige. Seine bletter seind in fünff spitz zerspalten. Die blůmen seind auch grösser/ vnnd von farben röter/ mit vilen braunen äderlin zerteylt/ fast inn der gestalt wie die blůmen an der Sigmarßwurtz. Die wurtzel ist weiß vnd lang.

Statt irer wachsung.

Die Ernrosen werden wie andere zamen blůmen inn den gärten auffgezogen. Die wilden Pappeln wachsen auff vngebawtem erdtrich/ neben den zeünen/ in den gärten/ auff den Kirchhöfen fast allenthalben. Doch wechßt die Roßpappel in sonderheyt gern an feyßten vnd feüchten orten.

Zeit.

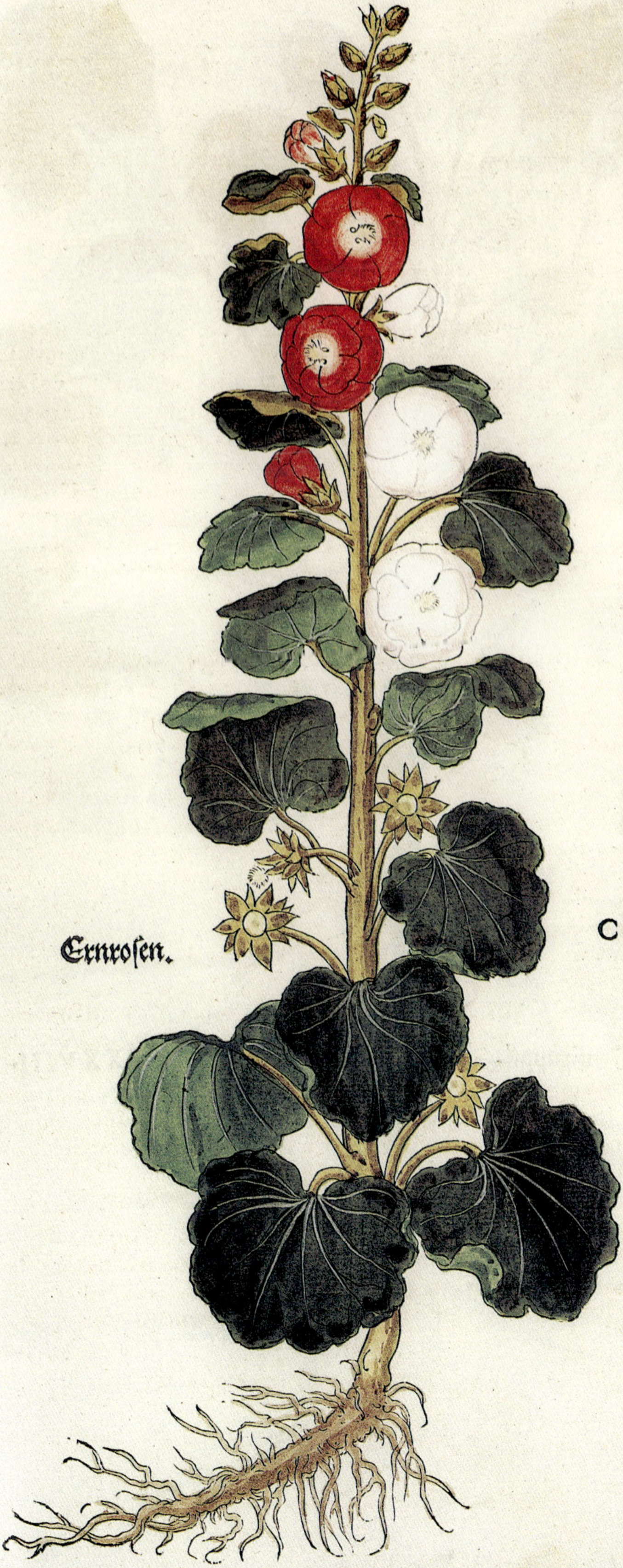

Ernrosen.

CCLXXXVII.

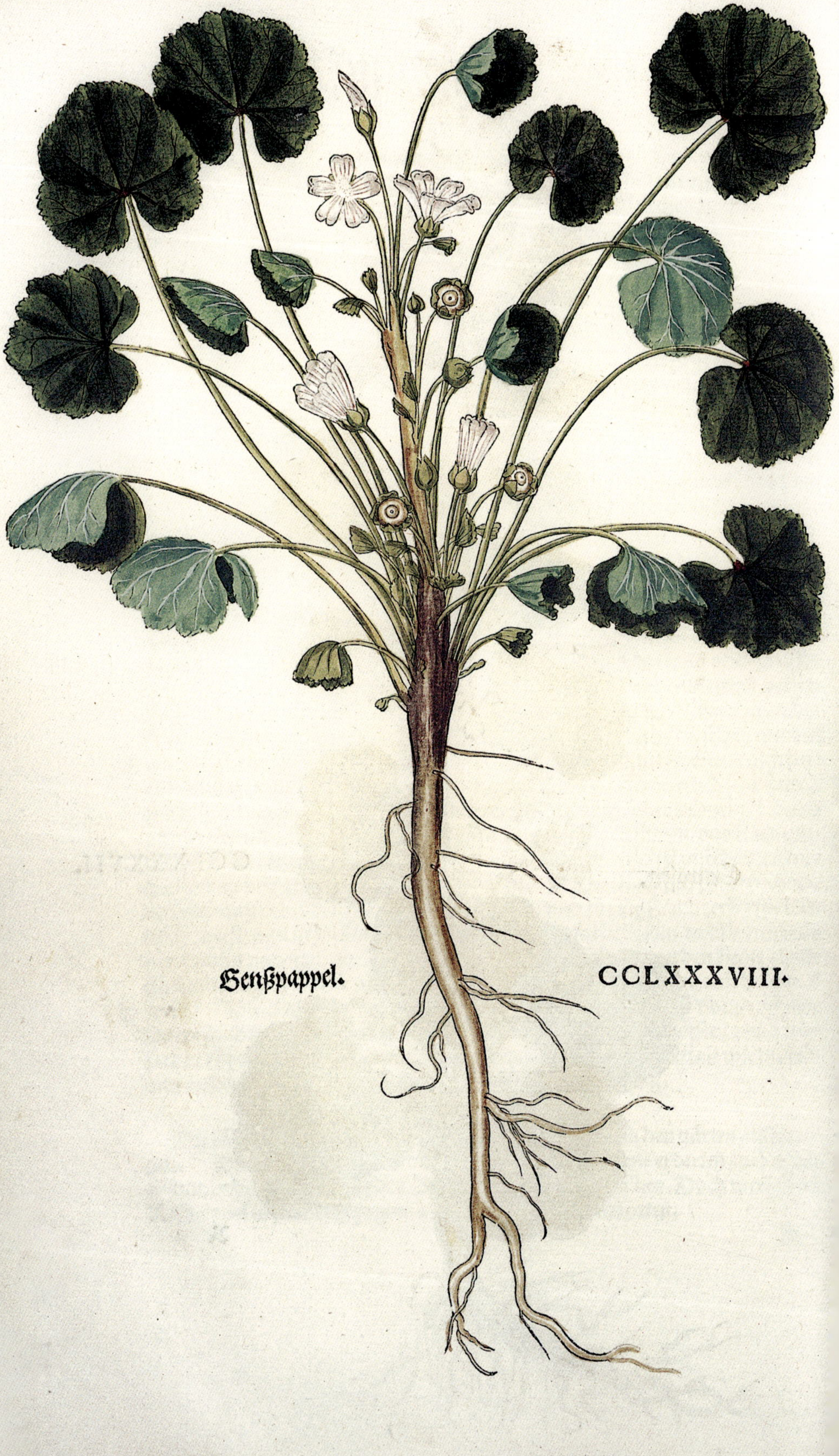

Genßpappel. CCLXXXVIII.

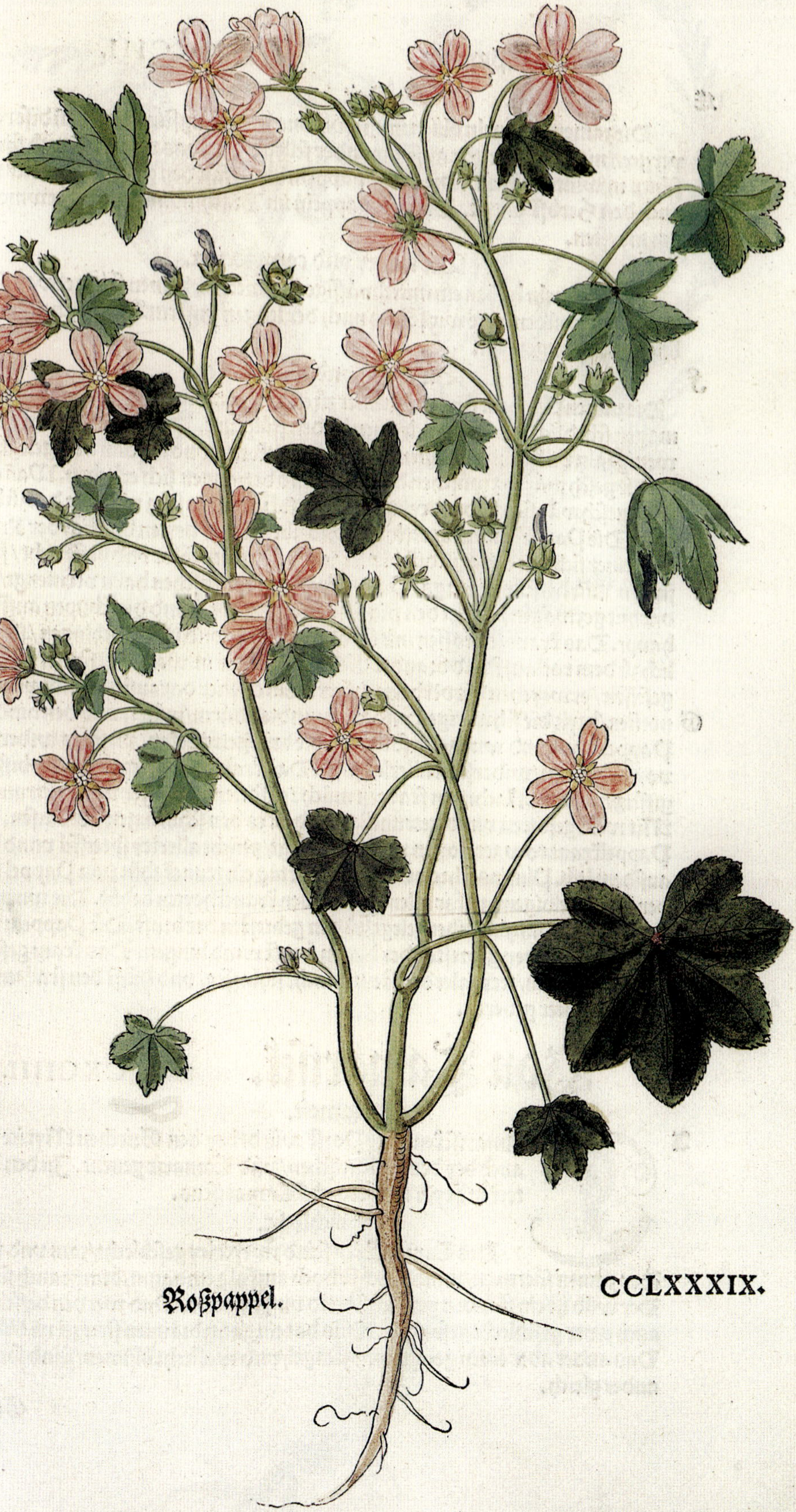

Roßpappel.

CCLXXXIX.

E Zeit.

Die zamen Pappeln blüen im Hewmonat vnd Augstmonat/dañ dise rosen vergeen nit bald/eine geet auff/die ander fellt ab/vnd das weret für vnd für biß schier in winter hinein. Die Genßpappeln blüen fast den gantzen summer vnd auch den Herbst darzů. Die Roßpappeln im Brachmonat vnnd Hewmonat am meysten.

Die natur vnd complexion.

Die Pappeln haben ein mittelmässige werme. Die zamen seind etwas feüch ter dañ die wilden/wie wir sölchs nach der leng in vnserm Lateinischen kreüter bůch haben angezeygt.

F Die krafft vnd würckung.

Die zamen Pappeln seind bequemer zů essen dañ die wilden/sie seind aber dem magen schedlich/machen auch einen linden stůlgang. Die rowen bletter mit ein wenig saltz vnd hönig vermengt im mund gekewet vnd alßdañ übergelegt/hey len die geschwär so zwüschen der nasen vnd den augen sich erheben. Wañ aber sölch geschwär sich zů der heylung schickt/sol man das saltz nit mehr darzů brau chen. Die Pappeln bletter zerstossen vnd übergelegt/heylen die stich der Jmmen. So einer sich mit öl dariñ dise bletter zerstossen seind salbt vnd bestreicht/sticht jn kein Jmme desselbigen tags. Pappelkraut vnd menschen harn vermengt/vnd darmit gezwagen/heylet den fliessenden erbgrindt/vnnd die schůpen auff dem haupt. Das kraut zerstossen mit öl/oder gesotten vnd übergeschlagen/ist nütz lich zů dem rotlauff vnd brandt. Gedachte bletter in wasser gesotten vñ dariñ gesessen/erweychen die verherte můter. Ein clystier darauß gemacht vnd jnge

G nommen/heylt die schwirigen vnd verwundten därm/můter/vnd den hindern. Pappelkraut vnd wurtzel gesotten vñ die brüe getruncken/vñ stäts widerumb von sich geben/widersteet allerley gifft. Das kraut übergelegt heylt die bissz der giffigen thier. Macht den frawen milch/gesotten in wasser vnnd getruncken. Mit wein gesotten vnnd getruncken/lindert es den schmertzen der blasen. Das Pappelkraut row zerstossen vnd übergelegt/zeücht allerley spreissel vnnd dörn auß dem leib. Plinius schreibt/welcher alle tag ein trunck thůt von Pappel safft/der sey denselbigen tag für allen zůfallenden kranckheyten behůt. Die wurtzel ist seer gůt vnnd nützlich übergelegt/zů den gebresten der brust. Die Pappeln seind sonderlich gůt den gebresten der blasen/brust vnnd lungen. Das kraut gesotten vnd getruncken/zermalet den stein/macht schlaffen/vnd hilfft den frawen das sie dest leichter geberen.

Von Tamarisck. Cap. CXCIIII.

Namen.

A Tamariscken oder Porst würdt bey den Griechen Myrice/wie auch bey den Lateinischen/vnd Tamarix genent. In den Apo tecken heyßt diß gewechß Tamariscus.

Geschlecht.

Des Tamariscken seind zweyerley geschlecht/zam vnd wild. Den zamen säet man/vnnd wechßt hoch auff als ein baum/bringt auch frucht. Der wild ist ein stauden gewechß/vnd vnfruchtbar. Vnd werden desselbigen auch zwey geschlecht gefunden. Eins hat ein gantz braunen stengel vñ blůmen. Das ander aber einen geelgrünen stengel/vnd wollecht blůmen/seind sonst ein ander gleich.

Gestalt.

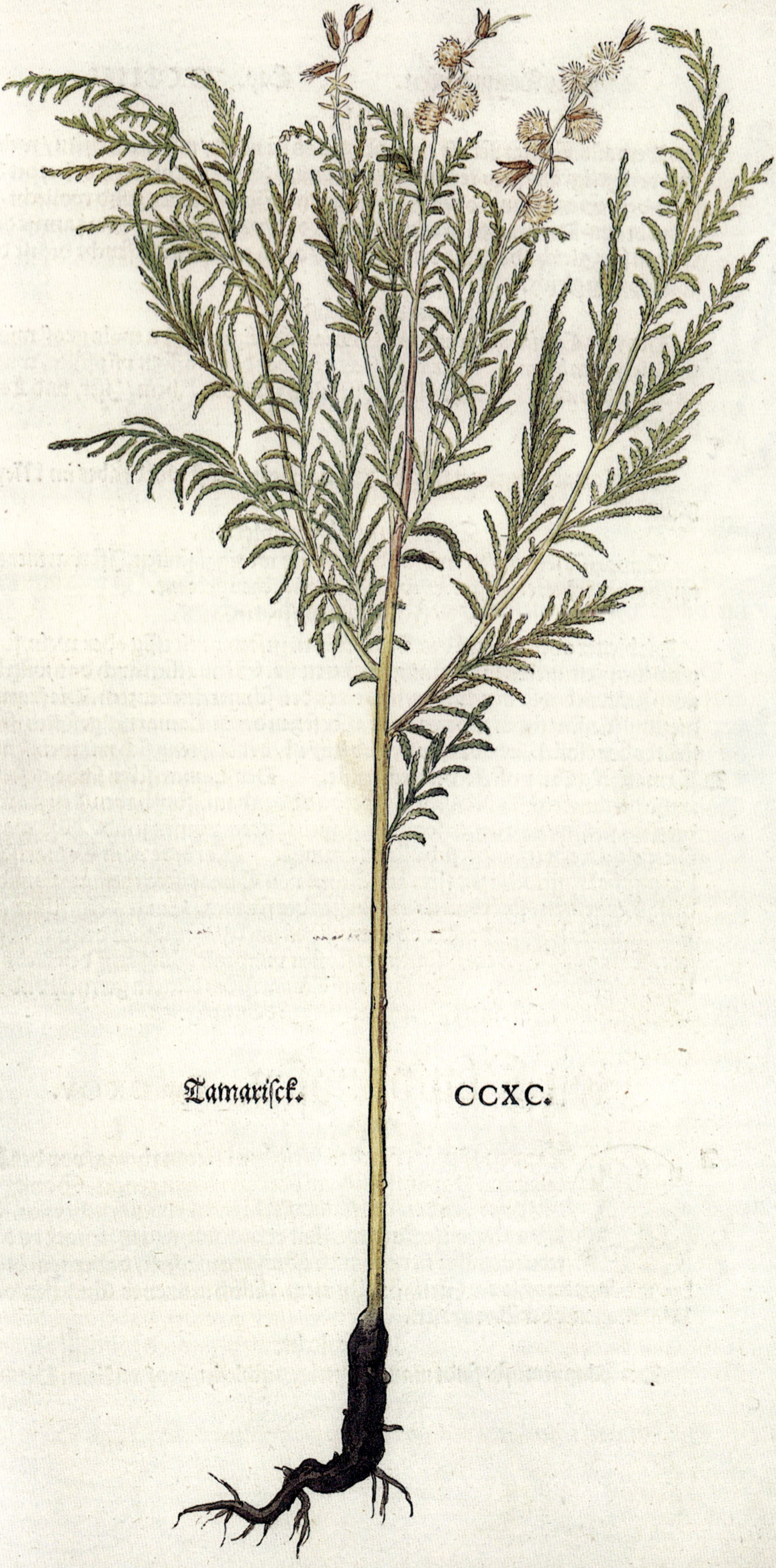

Tamarisck. CCXC.

Gestalt.

B Der wild Tamarisck ist ein gesteud das ist nider / mit vilen ästen / welche zum teyl geelgrün / zum teyl auch gantz braun seind / mit blettern bekleydet die seind dem Seuenbaum oder Heyden gleich. Seine blůmen seind wollecht / zů zeiten braun. Die wurtzel ist rund / fingers dick / vñ schwartz. Der zam ist dem wilden seer gleich / doch nit vnfruchtbar / dann es bringt ein frucht die ist den Gallöpffeln gleich.

Statt irer wachsung.

Der zam Tamarisck wechßt in Syria vnd Egypten / da er als groß würdt wie die hohen böum. Der wild steet gern bey den wassern vñ pfülen / würdt an vil orten vnsers Teütschen lands / nemlich vmb den Rhein / Iser / vnd Lech / gefunden.

Zeit.

C Der Tamarisck grůnet zů allen zeiten. Seine blůst würdt aber im Meyen gefunden.

Die natur vnd complexion.

Tamarisck seubert / zerteylt / vnd zeücht ein wenig zůsamen. Ist warmer natur / doch trücknet er nit seer / er werde dañ zů äschen gebrent.

Die krafft vnd würckung.

Die bletter oder wurtzel des Tamariscken gesotten mit essig oder wein / seind gůt denen getruncken so das miltz verhertet ist. Sie machen auch das miltz kleiner. Im mund warm gehalten / lindert es den schmertzen der zeen. Die frawen die zůuil fliessen / sollen sich in das wasser setzen dariñ Tamarisck gesotten ist / so stellt es den fluß. Wer voller nissz vnd leüß ist / der bespreng sich mit wein dariñ
D Tamarisck gesotten ist / so vertreibt er sie. Der Tamariscken same gesotten vnnd getruncken / ist gůt denen so blůt speien / den bauchfluß haben / den frawen die zůuil fliessen / vnd denen so von gifftigen thieren gebissen seind. Allso warm übergelegt treibt er hindersich alle geschwulst. Die rinde vom Tamariscken hat gleiche krafft. Ein zäpfflin auß äschen von Tamariscken gemacht vnnd in die můter gethon / stellt das überig fliessen der frawen. Ein trinckgeschirr auß Tamariscken holtz gemacht vnd darauß getruncken / ist nützlich den miltzsüchtigen. Tamarisck in wein gesotten / zerstossen vnnd mit hönig auff den krebs gelegt / heylt den selbigen. Der safft auß Tamariscken blettern getruckt vnd mit wein getruncken / ist ein treffenliche artzney zů dem miltz.

Von Klapperrosen. Cap. CXCV.

Namen.

A Klapperroß würt von den Griechen Mecon rhœas / von den Lateinischen Papauer fluidum oder erraticum genent. Sonst von den gemeinen kreütlern würt sie Papauer rubeum geheyssen. Die kinder haben jre kurtzweil mit disen blůmen / dañ sie mit den blettern schnallen in der handt oder stirn machen / daher würdt diß kraut Klapperroß / oder Hirnschnall genent. Etlich nennen es Glitschen / oder Wildmagen / oder Kornrosen.

Geschlecht.

Der Klapperrosen findt man zweyerley geschlecht / groß vñ klein. Die groß hat vil

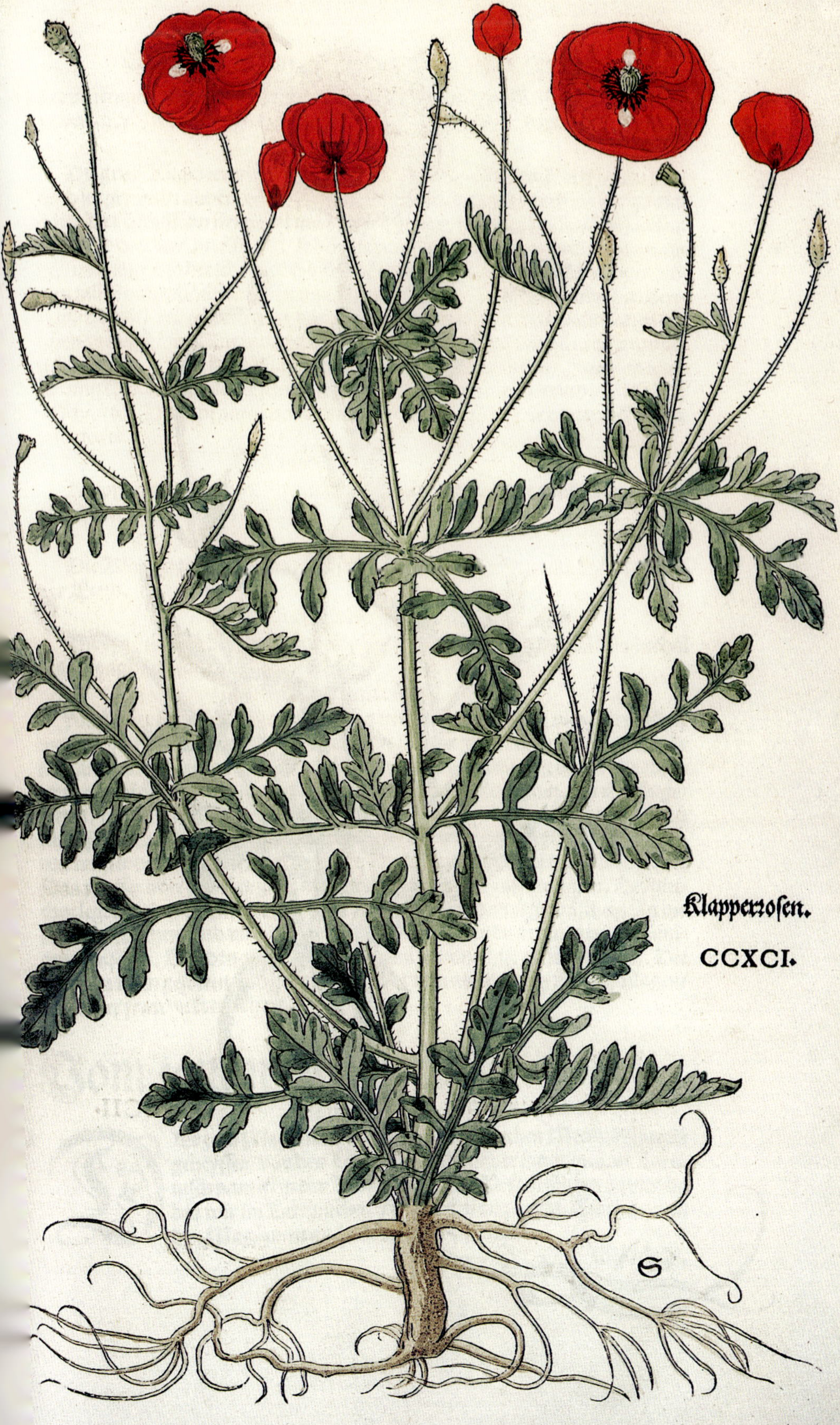

Klapperrosen.

CCXCI.

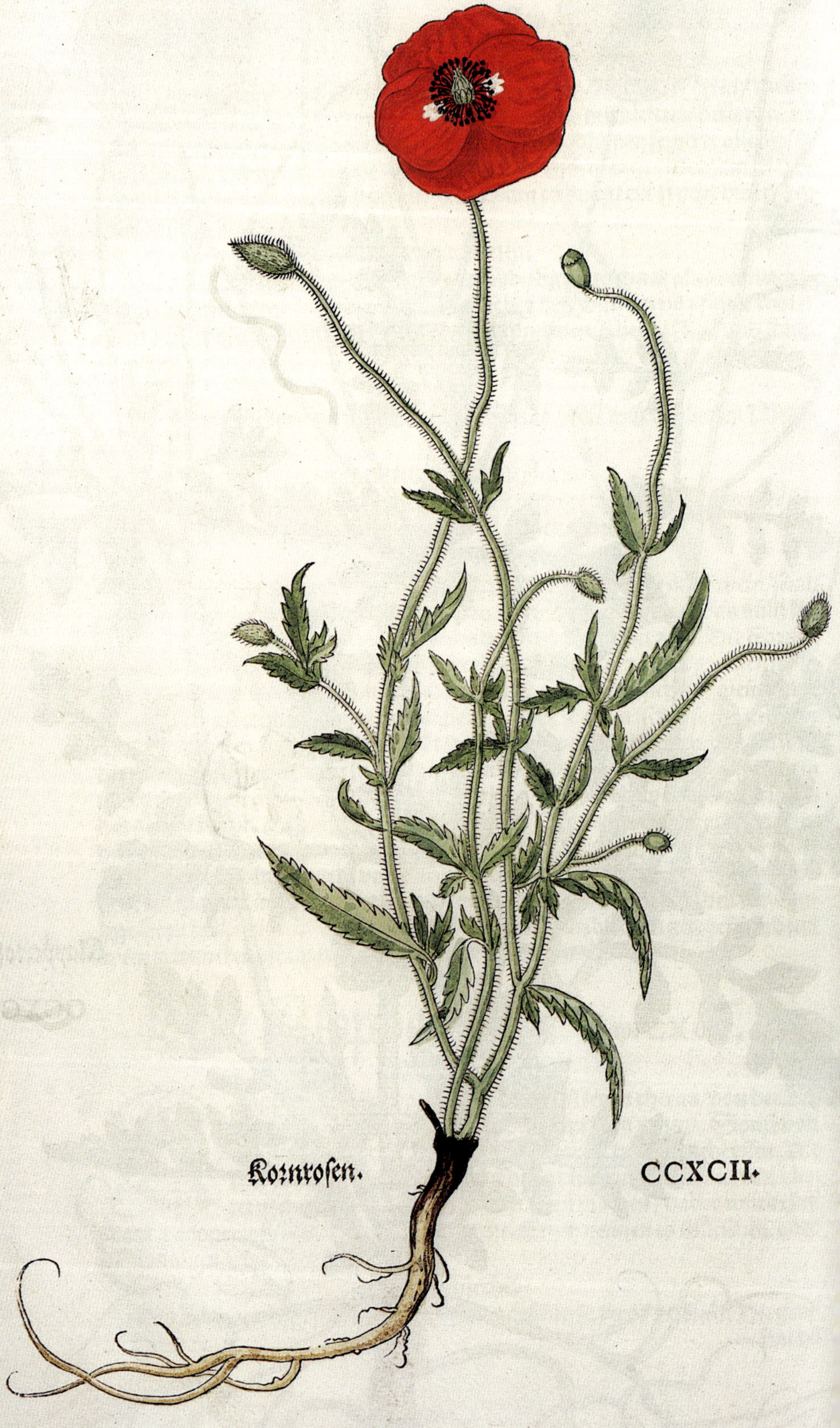

Kornrosen.

CCXCII.

B hat vil stengel vñ äst. Die kleiner ist nit to schecht als die erst. Haben sonst mehr underscheyd/ wie wir in der gestalt nachfolgends wöllen klärlich anzeygen.

Gestalt.

Die groß Klapperroß hat bletter wie der zam weiß Senff/ tieff zerspalten/ doch lenger vnd rauher. Sein stengel vnd äst seind gantz rauch vñ harig/ elen hoch. Der knopff am stengel ist mit zweyen grünen harigen heütlin beschlossen. So bald die blům herfür will/ fallen die zwey grüne harige heütlin von einander/ vñ tringt also die schöne rote blům oder roß herfür. Die bletter an diser blůmen fallen bald ab/ alßdañ sicht man ein langlechtigs köpflin das übersich steet/ ringßvmbher mit schwartzem har geziert. In demselben findt man samen der ist ein wenig braun. Die wurtzel ist fingers dick/ weiß/ vñ mit vilen nebenwürtzelin geziert. Die klein Klapperroß ist fast dem yetzgemellten gleich/ aber aller ding kleiner. Die bletter seind mehr dem Wegwart gleich/ vnnd nit also tieff
C zerschnitten. Die köpfflin in den blůmen sehen vndersich. Die wurtzel ist lenger vnd geeler.

Statt irer wachsung.

Klapperrosen wachsen beynach inn allen früchten. Die groß Klapperroß aber ist nit so gemein als die klein.

Zeit.

Die Klapperrosen blüen im frůling vnd den gantzen summer biß an die zeit der Ernd.

Die natur vnd complexion.

Die eygenschafft beyder Klapperrosen ist zur külung geneygt. Kůlen derhalben wie andre Magsamen kreüter.

D

Krafft vnd würckung.

Fünff oder sechs kölblin in wein gesotten über das halb teyl vnd getruncken/ macht schlaffen. Der samen zerstossen mit Meth getruncken/ erweycht den herten bauch. Deßgleichen thůt er auch so man jn in die Lebkůchen becht. Die bletter mit den kölblin zerstossen vnd übergelegt/ leschen allerley hitz. In wasser gesotten/ tůcher darinn genetzt/ vnnd vmb das haupt gebunden/ bringen sie den schlaff. Gedacht wasser lescht das rotlauff/ darüber geschlagen. Mit gedachtem wasser die zungen gewäschen/ oder darmit gegurgelt/ vertreibt die breüne. Das wasser über die leber geschlagen/ stellt das blůten auß der nasen. Deßgleichen legt es nider die geschwulst an heymlichen orten damit gewäschen. An die schläff gestrichen/ vnd vmb die stirn gebunden/ stillt es das wůten der vnsinnigen menschen. Legt den weetagen der augen so vonn hitz entstanden ist. Die bletter in wein gesotten vnd getruncken/ oder von außwendig übergeschlagen/ stellen der frawen kranckheyt.

Vom zamen Magsamen. Cap. CXCVI.

Namen.

A DEr zam Magsamen würt von den Griechen Mecon hemeros geheyssen/ von den Lateinischen Papauer satiuum. Der Lateinisch nam ist in den Apotecken bliben. Vrsach sölcher namen haben wir im Lateinischen kreüterbůch angezeygt. Etlich nennen den Magsamen auch Mon/ vnd ölsamen.

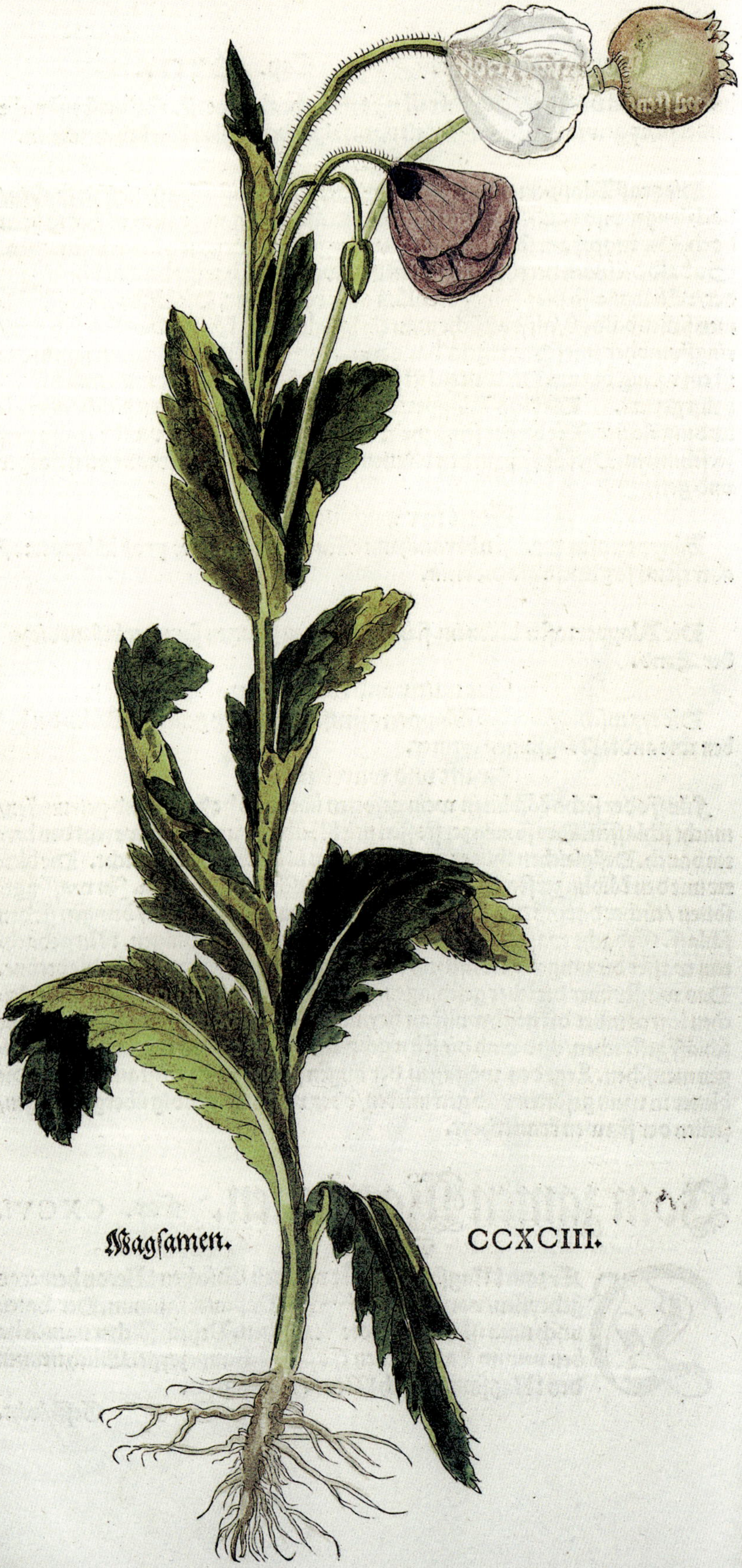

Magsamen. CCXCIII.

B
Geschlecht.

Des zamen Magsamen seind vilerley geschlecht/fürnemlich aber fünfferley/ seind einander mit stengeln/kraut vnd wurtzeln gleich. Jr vnderscheyd aber ist an den blůmen/die seind an einem gantz schneeweiß/am andren braun leibfarb/ am dritten gantz rot/am vierdten weiß mit roten flecken gegen dem köpflin/am fünfften oben auß weiß/mit braunen flecken gegen dem köpfflin. Dise haben auch ein vnderscheyd an dem samen/der ist am ersten geschlecht weiß/am andern vñ dritten schwartz/am vierdten bleychgeel/am fünfften grawfarb. Wir haben nur zwey auß disen geschlechten lassen abmalen.

Gestalt.

C Das kraut an jn allen ist harig/rauch/zerkerfft/zimlich breyt vñ lang/äschenfarb grůn/wechßt on alle styl am stengel/der ist fingers dick/rund/vnd harig. Die blůmen seind schön groß/wie der Klapperrosen/vnnd gemeinlich braun oder weiß/wie das gemäl außweißt. Wañ dise abfallen/bringen sie jren samen in den köpfflin. Die wurtzel ist schlecht/eintzig/vnd weiß.

Statt irer wachsung.

Die zamen Magsamen müssen in gärten gepflantzt werden.

Zeit.

Die Magsamen blüen zů summers zeiten/vnd bringen folgends jre samen.

Die natur vnd complexion.

Alle Magsamen külen im vierdten grad.

D
Die krafft vnd würckung.

Die bletter vnd köpff der Magsamen in wasser gesotten vnd sich darmit gebäet/bringen den schlaff widerumb. Diß wasser getruncken vertreibt das vil wachen. Die köpff zerstossen/mit gersten maltz vermischt vñ übergelegt/seind gůt zum rotlauff/vñ dergleichen hitzigen gebresten. Man sol aber die köpff dieweil sie noch grůn seind zerstossen/vnd runde kügelin darauß machen/dieselbibigen dörren zů dem täglichen gebrauch. Man kan auch auß den köpffen ein latwerg machen/die ist seer nütz zů dem hůsten/vnd flüssen so auß dem haupt auff die lungen vnnd brust herab fallen. Man můß aber die köpff in wasser/biß das halb teyl verzert würt/sieden/vnd nachfolgends hönig darunder thůn/vñ widerumb sieden lassen/biß dick gnůg würt zů einer latwerg. Der sam des braunen Magsamens zerstossen vnnd in wein getruncken/ist gantz nützlich zů dem
E bauchfluß/vnd den frawen so zůuil fliessen. Jn wasser gesotten vñ an die stirn vnd schläff gestrichen/vertreibt das vil wachen. Der safft auß dem braunen Magsamen getruckt kület mehr. Jn der grösse einer Eruen genomẽn/legt er den schmertzen/bringt widerumb den schlaff/ist nützlich dem hůsten/vñ dem bauchflusz. Doch wo er nit in gebürlicher maß würdt gebraucht vnd jngenommen/ bringt er mercklichen schaden/ja tödtet auch. Mit rosenöl vermischt vnnd über die stirn geschlagen/stillt er den weetagen des haupts. Mit Mandelöl/Myrrhen vnd Saffran vermischt vnd in die ohren gethon/benimbt er den schmertzen derselbigen. Er ist auch treffenlich gůt zů den hitzigen augen/mit einem gebratnen eyer totter vnd Saffrañ vermischt übergelegt. Jst dienstlich dem rotlauff vnnd allerley hitzigen wunden mit essig/denen so das Podagram haben mit frawen milch vnd Saffran vermischt/übergeschlagen. Der same von dem weissen Magsamen ist besser dann des braunen/welcher über die massen seer kület. Den safft so auß dem schwartzen oder braunen getruckt würdt/ heyßt man zů Latein Opium.

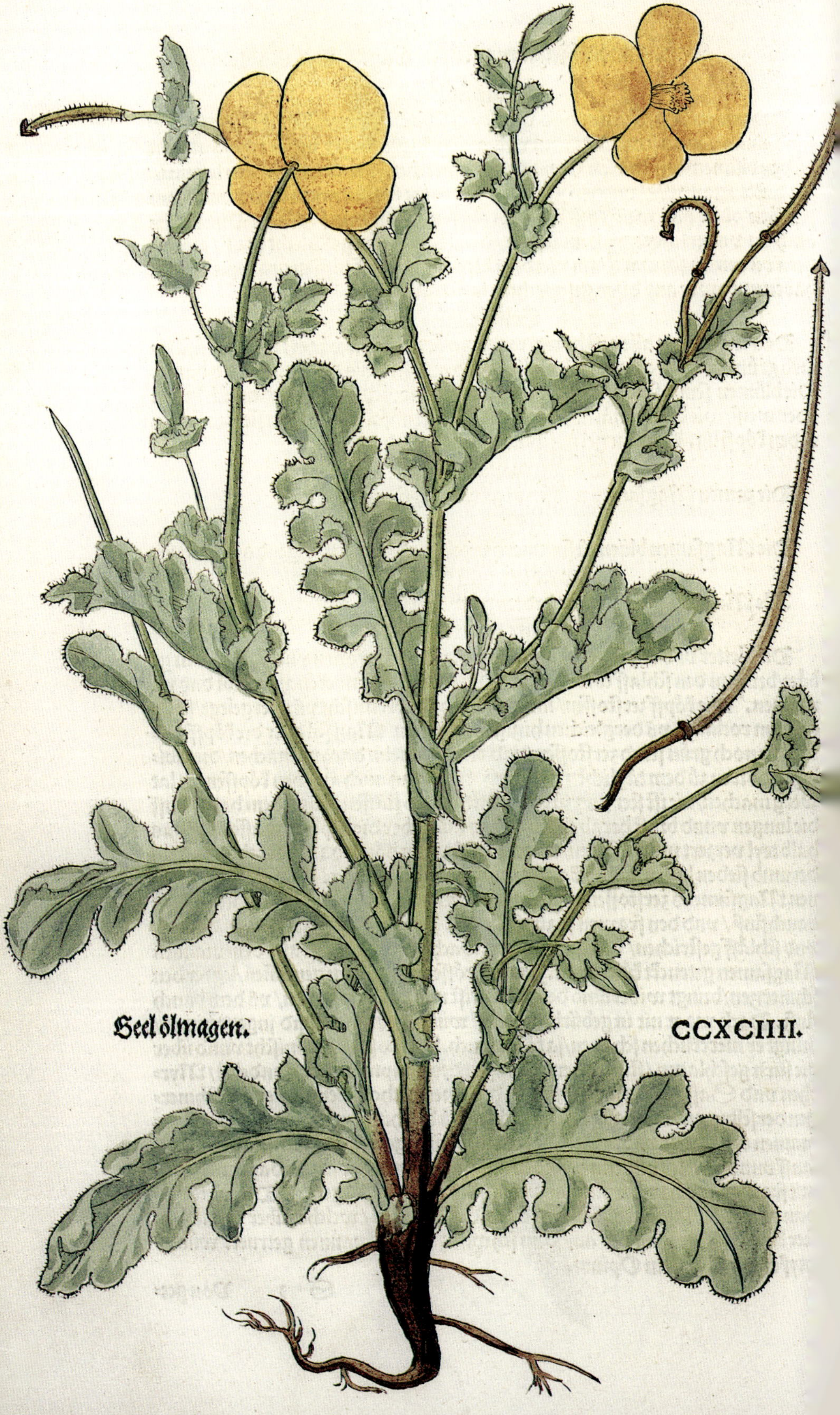

Geel ölmagen.

CCXCIIII.

Von geelem ölmagen. Cap. CXCVII.

Namen.

A Der geel ölmag würdt von den Griechen Mecon ceratitis geheyssen/ zů Latein Papauer cornutū/ welcher name ist in ettlichen Apotecken bliben. Ist aber von vns geeler ölmag genent worden darumb/ das er ein schöne hüpsche geele blůmen hat.

Gestalt.

Der geel ölmag hat äschenfarbe bletter/ rauch/ schier dem Wollkraut gleich/ zů ringß vmbher wie die Klapperrosen zerkerfft. Sein stengel ist auch harig wie an den Klapperrosen. Die blůmen hüpsch geel. So dieselbigen abfallen/ kompt hernach sein frucht/ die ist krum̄ jngebogen als ein horn/ nit seer vngleich der frucht so das Fœnumgræcū bringt. In gedachter frucht würt verschlossen der sam/ welcher seer klein/ vnd schwartz ist. Die wurtzel ist dick vnd schwartz.

Statt seiner wachsung.

B Der geel ölmag/ wie sölchs Dioscorides anzeygt/ wechßt an den orten so am meer gelegen/ vnd rauch seind. Würt nit an allen orten gefunden/ můß in gärten gepflantzt werden.

Zeit.

Der geel ölmag blüet im Brachmonat. Der sam aber würt vmb die Ernd reiff vnd zeitig.

Die natur vnd complexion.

Das diser geeler ölmag warm vn̄ trucken sey/ kan man auß dem geschmack vnd seinen würckungen wol abnemen.

Die krafft vnd würckung.

C Die wurtzel dises ölmagens in wasser gesotten biß das halb teyl jnseudt/ vn̄ getruncken/ ist nützlich dem weetagen der hüfften/ vnnd zů den gebresten der leber/ dan̄ sie heylt dieselbigen. Die bletter vnd blůmen seind gůt zů den vnreynen vnd bösen geschwären. Zů den reynen aber vnd geseuberten schäden vnd wunden sollen sie nit gebraucht werden/ dann sie seubern zů seer/ vnnd verzeren das fleysch. Gedachte bletter vn̄ blůmen mit öl vermischt vnd angestrichen/ nemen hinweg die rufen so ob den geschwären wachsen. Der same mit Meth getruncken/ purgiert gantz senfft. Die bletter mit öl zerstossen vnd angestrichen/ nem̄en hinweg die fäl vnd tunckelheyt der augen der vierfüssigen thier.

Von Maulbeeren. Cap. CXCVIII.

Namen.

A Der Maulbeerbaum ist von den Griechen Morea/ oder Sycaminea/ auff Lateinisch aber Morus genent/ welcher name biß auff den heütigen tag in den Apotecken bliben ist. Zů vnsern zeiten würt es Morus Celsi geheyssen.

Gestalt.

Der Maulbeerbaum hat runde bletter/ doch oben zůgespitzt/ zů ringß vmbher zerkerfft wie ein säge/ seind dem ersten geschlecht der zamen Müntzen gantz gleich. Gewindt wollechte blůst. Sein frucht ist erstlich weiß/ darnach rot/ vn̄ zů letzst wan̄ sie zeitig ist/ schwartz oder braun. Mit disen Maulbeer blettern werden erhalten die seiden würm/ bey welchen sich vil wunderbarliche ver-

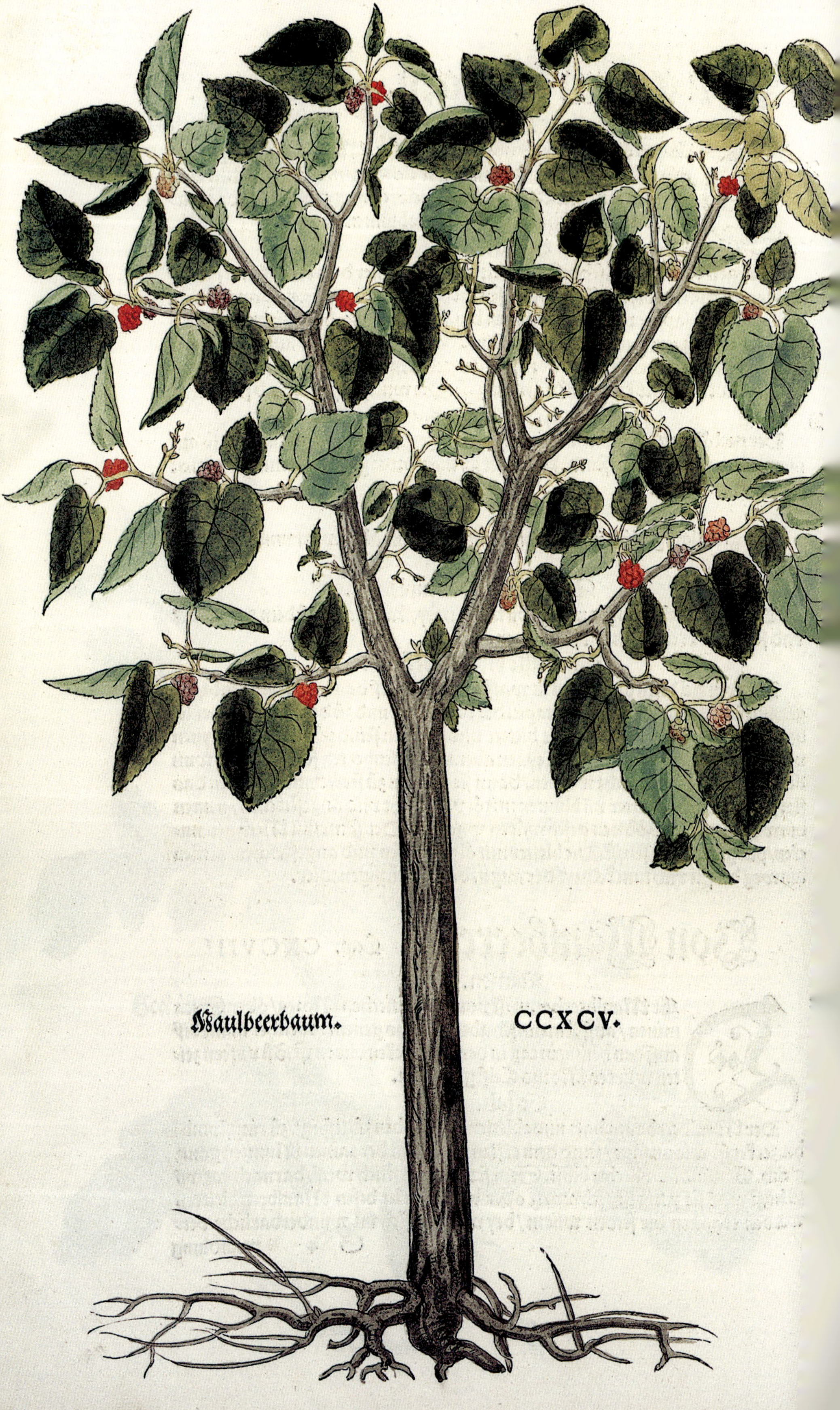

Maulbeerbaum. CCXCV.

B wandlung zůtragen/ehe vnd sie jhr werck volkomenlich verbringen. Dann gegen dem frůling wañ es schier vmb die zeit ist das der Maulbeerbaum grůnen vnnd außschlagen sol/ můß man die eyer so die Seidenwürm den vergangnen Herbst gesetzt haben/auff einem papyr oder tůchlin an die sonnen setzen/oder in einer warmen stuben behalten/ biß sie außschlieffen. Seind erstlich gantz klein wie die käßmaden/dieselbigen setzt man auff das Maulbeer laub/von welchem sie erneeret werden. Sie wachsen aber vonn tag zů tag biß sie ongeuärlich des kleinen fingers dick vnnd lang werden. Darnach setzt mans in ein guckheüßlin von papyr gemacht/so fahen sie an zespinnen/vnd verwicklen oder verspinnen sich selbs das mans schier nit mehr sehen kan. Im spinnen werden sie gantz dūñ vnd durchsichtig/zů letzst lassen sie ein feüchtigkeyt von sich vnd sterben. Wann sie nun gestorben seind / můß man über ettlich tag die seiden herab winden / so
C findt mans das sie inn mitler zeit ein geele schelfen wie ein krebs überkom̃en haben / vnd seind der gstalt nach einem wachtelpfeifflin nit vngleich/es geen auch die schelfen mit jren gleychen hindersich vnd fürsich. Wann sie ettlich tag in diser schelfen gelegen seind/werden sie widerumb lebendig / vñ schlieffen herauß/ vnd werden feinfalter/setzen sich auff einander wie die fliegen/vnd fladern hin vnd wider mit jren flügeln biß das sie jre eyer auff ein papyr oder tůchlin setzen/ welche der gestalt nach den Hirßkörnern änlich seind. Demnach sterben sie widerumb/vñ werden hinweg geworffen/dañ sie zů nichten mehr nütz seind. Die eyer aber behaltet man in einer trůhen biß zů anfang des frůlings / vnnd setzt sie alßdann/wie vormals angezeygt/an die sonnen. Sölche wunderbarliche verwandlung der natur hab ich hie bey dem Maulbeerbaum můssen erzelen vnnd anzeygen / darmit man künde sehen was für seltzame verwandlung vnd würckung die natur mit disen Seidenwürm übe vnd treibe.

D

Statt seiner wachsung.

Der Maulbeerbaum wechßt gern an warmen vnd sandigen orten. Er wil mist haben/vnd begert wart mit dem vmbgraben/wie andere böum mehr.

Zeit.

Der Maulbeerbaum blüet am letzsten vnder den heymischen böumen / vnd kompt sein laub nit herauß biß die kelte gantz fürüber ist. Daher würt er der aller fürsichtigest vnder allen andern böumen geheyssen/dieweil er diser gestalt allen reiffen vnd vngewitter entrinnet.

Die natur vnd complexion.

Der Maulbeerbaum ist einer vermischten art/dañ die vnzeitige frucht nach dem sie dürr würdt/zeücht seer zůsamen. Aber die zeitig frucht/allein mittelmässig. Die rinde des Maulbeerbaums ist etwas bitter/darumb seübert sie vñ purgiert. Die bletter haben ein mittelmässige natur im purgieren vñ zůsam̃e ziehen.

E

Die krafft vnd würckung.

Die frucht so sie zeitig würt/lindert den bauch/ würt leichtlich im magen zerstört/ist auch dem magen widerwertig. Gleiche krafft hat sein safft dieweil er row ist. So er aber gesotten würt vñ folgends an die soñen gestelt/zeücht er zůsamen. So man hönig mit disem safft vermischt / so stellt er vnd treibt hindersich die flüß vnd geschwulst der mandeln. Er ist auch nütz zů andern gebresten des munds. Die vnzeitigen Maulbeer dürr zerstossen vnnd gessen/stellen den bauchfluß. Die rinde von der wurtzel in wasser gesotten vñ getruncken/lindert den bauch. Sie treibt auch auß also genom̃en die breyten würm des bauchs. Die bletter zerstossen mit öl vermischt vnd angestrichen/heylen den brand. Die bletter vñ rinden gesotten vnd das wasser im mund gehalten/legt das zanwee.

Die

F Die vnzeitig frucht zeücht zůsamen / stellt den bauchfluß / vnnd heylet die roten rhůr. Wann die Maulbeer in einen gůten magen kom̃en / vnd vor andrer speiß genom̃en werden / geen sie schnell durch den bauch / vnnd machen den andern speisen einen weg. So sie aber nach den anderen speisen gessen werden / oder aber in einen bösen magen kom̃en / so werden sie mitsampt anderer speiß im magen zerstört.

Von wildem Körbel. Cap. CXCIX.

Namen.

A Wilder Körbel oder Körffel würdt von den Griechen vnd Lateinischen Myrrhis genent. Zů vnsern zeiten Cicutaria / darum̃ das er dem Wůterich / welcher Cicuta geheyssen ist / aller ding / außgenom̃en den geruch vnd geschmack / gleich ist.

Gestalt.

Der wild Körbel ist mit den blettern dem Wutzerling oder Schirling gantz änlich. Sein stengel ist hol / vnnd mit vilen rippen / oder holkälen vnderscheyden. Die gekrönte blůmen seind weiß / der same spitzig. Die wurtzel ist lang / zart / rund / eins gůten geschmacks / wie die geelen Růben.

B
Statt seiner wachsung.

Der wild Körbel wechßt von jhm selber in graßgärten / vnd auff den dürren wisen.

Zeit.

Der wild Körbel blüet im Meyen / vnnd seind zů derselbigen zeit die wisen gantz weiß von seiner blůst.

Die natur vnd complexion.

Der wild Körbel ist warm im andern grad / vnd einer subtilen substantz.

C
Krafft vnd würckung.

Die wurtzel in wein gesotten vnnd getruncken ist nützlich denen so von den gifftigen thiern Phalangia geheyssen / gebissen werden. Der gestalt gebraucht / bringt sie den frawen jhre zeit / vnd treibt auß das nachbürdlin. In einer fleysch brüe gesotten / ist sie gůt den schwindsüchtigen. Sie reyniget die brust vnnd lungen vonn allem zähen schleim. Macht lustig zů essen. So mans drey tag inn wasser beytzt / vnnd sich vnder dem angesicht darmit wäscht / heylet sie die geschwär desselbigen. In wein gesotten / vnnd des tags zwey oder drey mal daruon getruncken / behůtet vnnd bewaret sie vor der Pestilentz.

Von Stein-

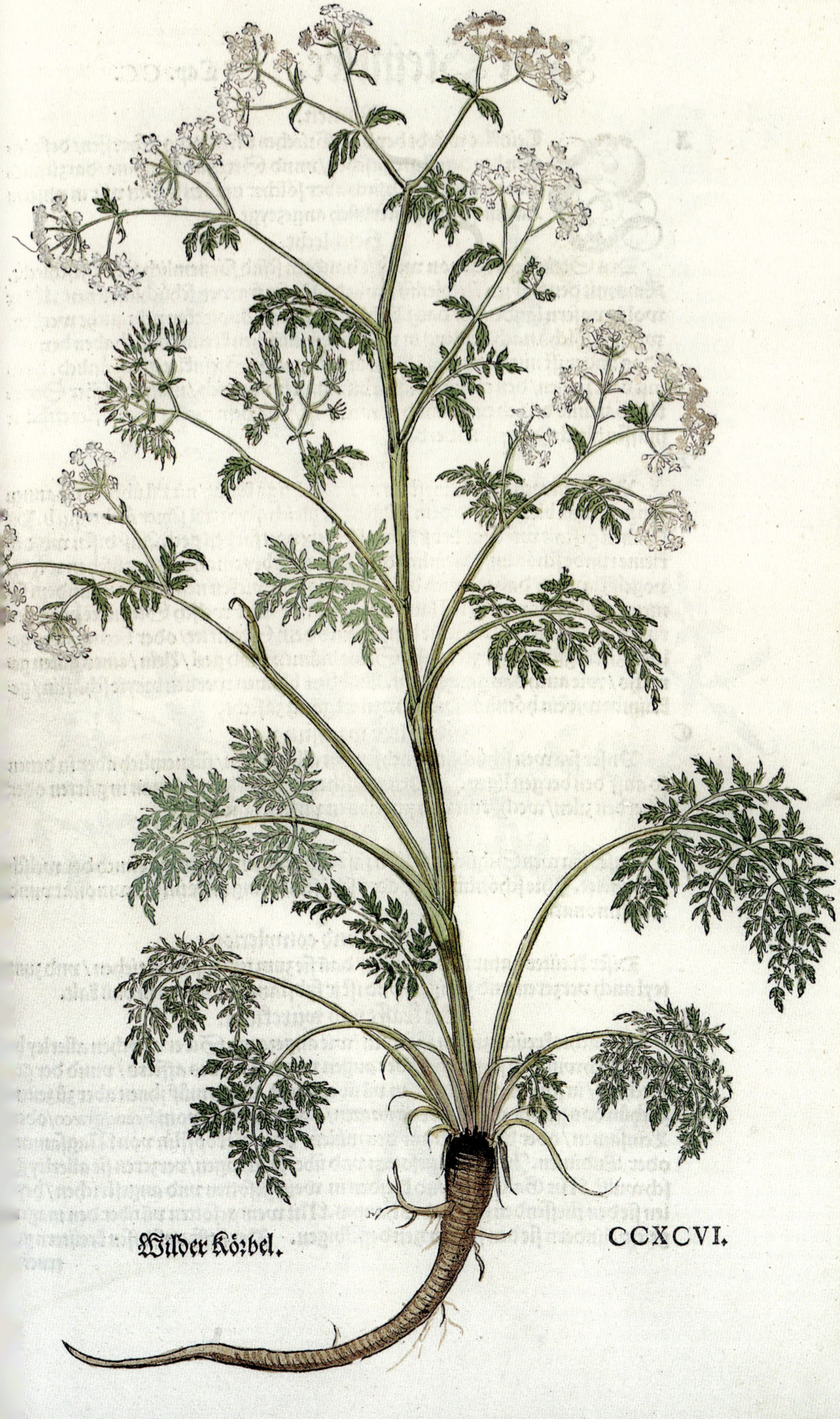

Wilder Körbel. CCXCVI.

Von Steinklee. Cap. CC.

Namen.

A S Teinklee würdt bey den Griechen Melilotus geheyssen/ deßglei- chen bey den Lateinischen/ vnnd Sertula campana/ darzů auch Corona regia. Vrsach aber sölcher namen haben wir in vnserm Lateinischen kreüterbůch angezeygt.

Geschlecht.

Des Steinklees daruon wir hie handeln seind fürnemlich zwey geschlecht. Eins mit den feyßten kleebletlin/ würdt Vnser frawen schůchlin genent. Mag wol in vnsern landen für das Melilotum in den Apotecken gebraucht werden/ wie wir sölchs nach der leng in vnserm Latinischen kreüterbůch haben bewert. Das ander ist mit blettern vñ blůmen dem geelen Steinklee gantz änlich/ doch mit dem samen/ den es inn schäflin bringt/ seer vngleich/ mag welscher Stein- klee/ darumb das es ein frembd gewechß ist/ vnd dem geelen Steinklee ettlicher massen gleich/ geheyssen werden.

B Gestalt.

Vnser frawen schůchlin ist ein nidertrechtigs kraut/ nit vil über ein spannen lang. Seine bletter seind dem Wisenklee gleich/ feyßt/ vñ schier äschenfarb. Die blůmen gestalt wie der Erbß/ aber kleiner/ von farben geel. Auß disen werden kleine runde schöttlin/ gmeinlich drey oder vier bey einander/ anzůsehen wie die vogelßklawen/ daher ettlich diß kraut Vogelßwicken nennen/ mit rundem sa- men gefüllt. Die wurtzel ist lang vnnd rot. Der welsch Steinklee hat einen runden roten stengel. Seine bletter seind dem Steinklee/ oder Fœnogræco ge- leich/ zů ringß vmbher zerkerfft. Seine blůmen seind geel/ klein/ eines gůten ge- ruchs/ wie auch das gantz kraut. Auß den blůmen werden breyte schäflin/ ge- krümbt wie ein hörnlin. Die wurtzel ist gantz zasecht.

C Statt irer wachsung.

Vnser frawen schůchlin wachsen inn allen wisen/ fürnemlich aber in denen so auff den bergen ligen. Den welschen Steinklee můß man in gärten oder scherben zilen/ wechßt nit von jm selbs in vnsern landen.

Zeit.

Vnser frawen Schůchlin blüen fast den gantzen sum̃er/ wie auch der welsch Steinklee. Jhre schöttlin aber/ oder schäflin/ bringen sie im Hewmonat vnnd Augstmonat.

Die natur vnd complexion.

Diser kreüter natur ist vermischt/ dañ sie zum teyl zůsamen ziehen/ vnd zum teyl auch verzeren vnd zeitigen/ vnd ist jr substantz mehr warm dañ kalt.

D Die krafft vnd würckung.

Gedachte kreüter ziehen zůsamen/ wie angezeygt. Sie erweychen allerley hi- tzige geschwulst/ in sonderheyt der augen vnd můter/ des affters/ vnnd der ge- mechten/ in süssem wein gesotten vñ übergelegt. Man můß jhnen aber zů zeiten zůthůn das geel vonn einem ey gebraten/ oder das meel vom Fœnogræco/ oder Leinsamen/ oder den staub auß den můlen/ oder die köpfflin von Magsamen/ oder Endiuien. Jn wasser gesotten vnd übergeschlagen/ verzeren sie allerley ge schwulst. Mit Gallöpffel vnd kreiden in wein gesotten vnd angestrichen/ hey- len sie den fliessenden grindt des haupts. Mit wein gesotten vñ über den magen gelegt/ lindern sie den schmertzen desselbigen. Der safft auß disen kreütern ge- truckt/

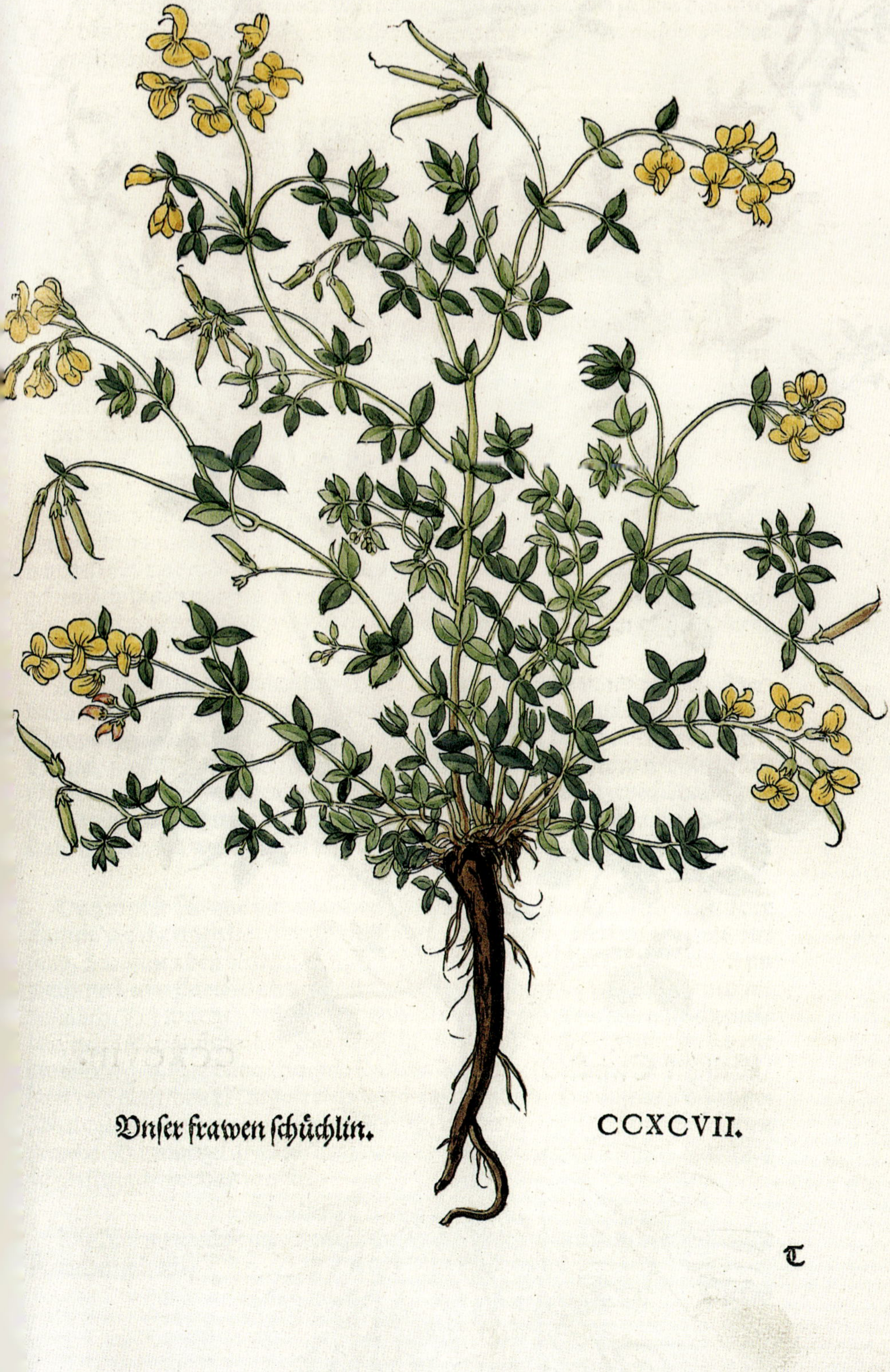

Vnser frawen schůchlin. CCXCVII.

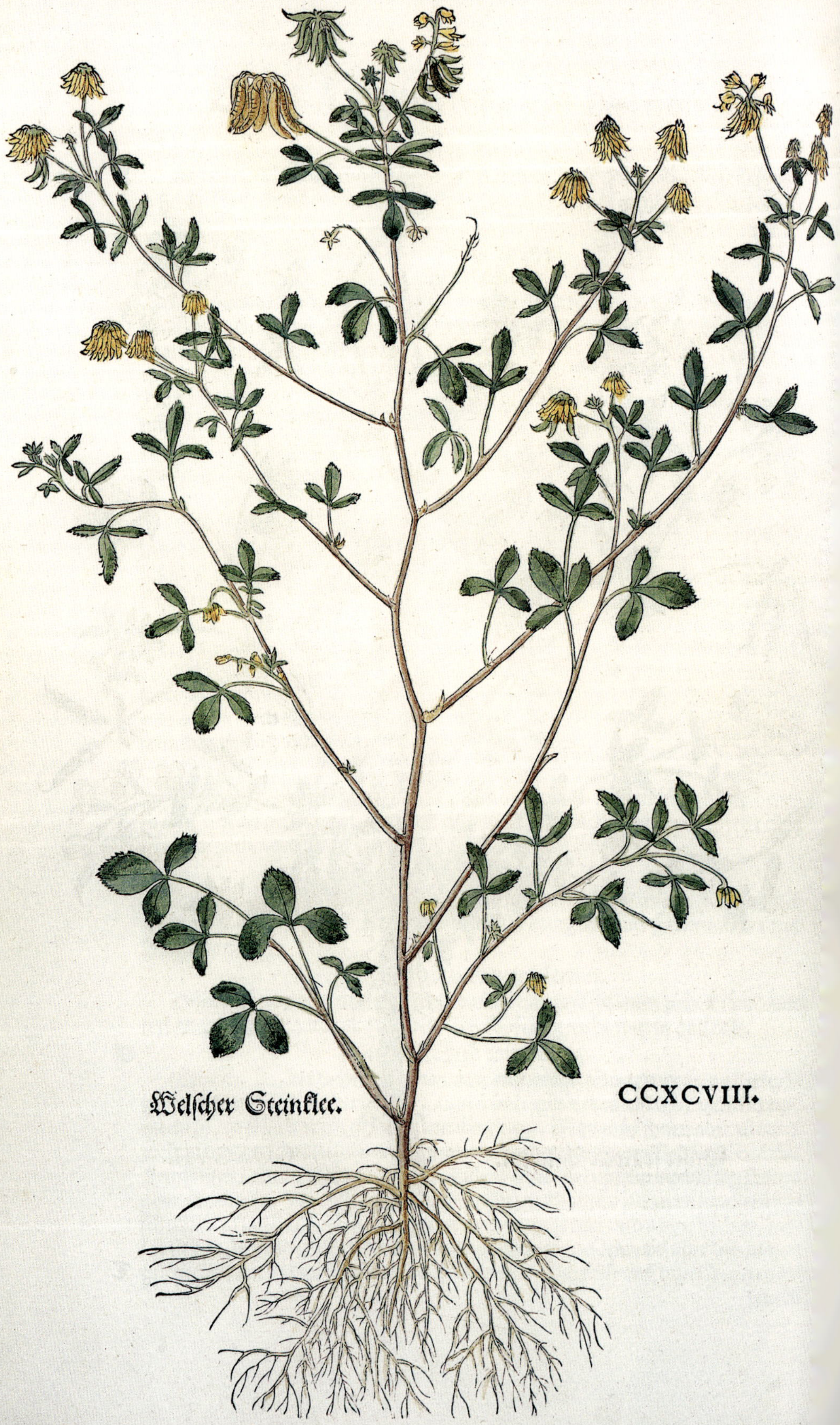

Welscher Steinklee.

CCXCVIII.

E truckt/vñ warm in die ohren gethon/legt den schmertzen derselbigen. Deßgleichen thůt er auch so er mit süssem wein vermischt/würdt inn die ohren gethon. Mit essig vnd rosenöl vermengt vnd übergeschlagen/legt vnd stillt er den weetagen des haupts. Die kreüter in wasser gesotten mit rosenöl vermischt vñ übergelegt/seind nützlich zů dem krebs.

Von Alraun. Cap. CCI.

Namen.

A Alraun ist bey den Griechen Mandragoras/oder Circæa/vnnd Anthropomorphos/zů Latein Mandragora/Canina oder terrestris malus genent. Vrsachen sölcher namen aller haben wir nach der leng im Lateinischen kreüterbůch anzeygt. Eine můß ich aber hie auch melden/nemlich das sie Anthropomorphos ist von dem Pythagora geheyssen worden/das ist darumb geschehen/das jr wurtzel ettlicher massen einem menschen gleich ist/wie dañ das gemäl klärlich anzeyget/vnd sölche wurtzel wechßt von sich selbs. Die Landstreicher/oder das ich sie recht nenne/die Landbescheisser/tragen wurtzel hin vnnd wider feyl/die seind nit also von sich selbs gewachsen/sonder auß den rhorwurtzeln vorhin also geschnitten das sie ein menschliche gestalt überkomen/dieselbigen setzens darnach widerumb jn/so werden sölche wurtzeln darauß/mit har/bart vñ andern dingen einem menschen änlich. Darzů liegen sie noch vil mehr/das man sölche
B wurtzel můß vnder dem galgen graben/mit ettlichen Ceremonien vnd Teufels gespensten/hie on not zů erzelen/welches lauter lug vnd betrug ist. Das hab ich hie wöllen anzeygen/darmit sich ein yeglicher vor sölchen bůben wisse zehůten.

Geschlecht.

Der Alraun seind fürnemlich zwey geschlecht/mennle vnnd weible. Das mennle ist weisser/welchs gestalt hie abgemalt ist. Das weible ist schwertzer. Theophrastus aber im sechsten bůch vonn der Histori der kreüter/am andern Capitel/schreibt noch von einem gschlecht/welchs frucht schwartz/vnd gestalt ist wie ein beer/vñ hat einen weinigen geschmack. Welchs on zweifel das kraut ist/so wir nachuolgends vnder den Nachtschatten wöllen erzelen/vnnd Dollkraut nennen/an welchem ort wir weiter daruon reden vnd schreiben wöllen.

C

Gestalt.

Das weible Alraun hat ein wenig schmelere vnnd kleinere bletter dann der Lattich/welche einen starcken geruch haben/vnnd auff der erden außgebreytet seind. Zwüschen den blettern bringt sie jr öpffel/die seind den eyer tottern nit vngleich/geel/eins starcken geruchs/inwendig voller samen/den byren kernen nit vnänlich. Die wurtzel seind groß/vnnd allwegen zwo in einander geschrenckt oder gewicklet/außwendig schwartzlecht/inwendig weiß/mit einer dicken rinden überzogen. Hat keinen stengel. Das meñle hat grosse bletter/die seind weiß/breyt vnd glatt/den Mangolt blettern nit fast vngleich. Die öpffel an disem geschlecht seind zwey mal grösser dañ an dem weible/eines starcken vnlieblichen geruchs. Die wurtzel ist gleich dem vorigen/aber grösser/vñ weisser. Hat auch keinen stengel/wie das weible.

Statt irer wachsung.

Die Alraun wechßt gern in wälden vnnd schattechten orten. Man pflantzt sie auch in gärten.

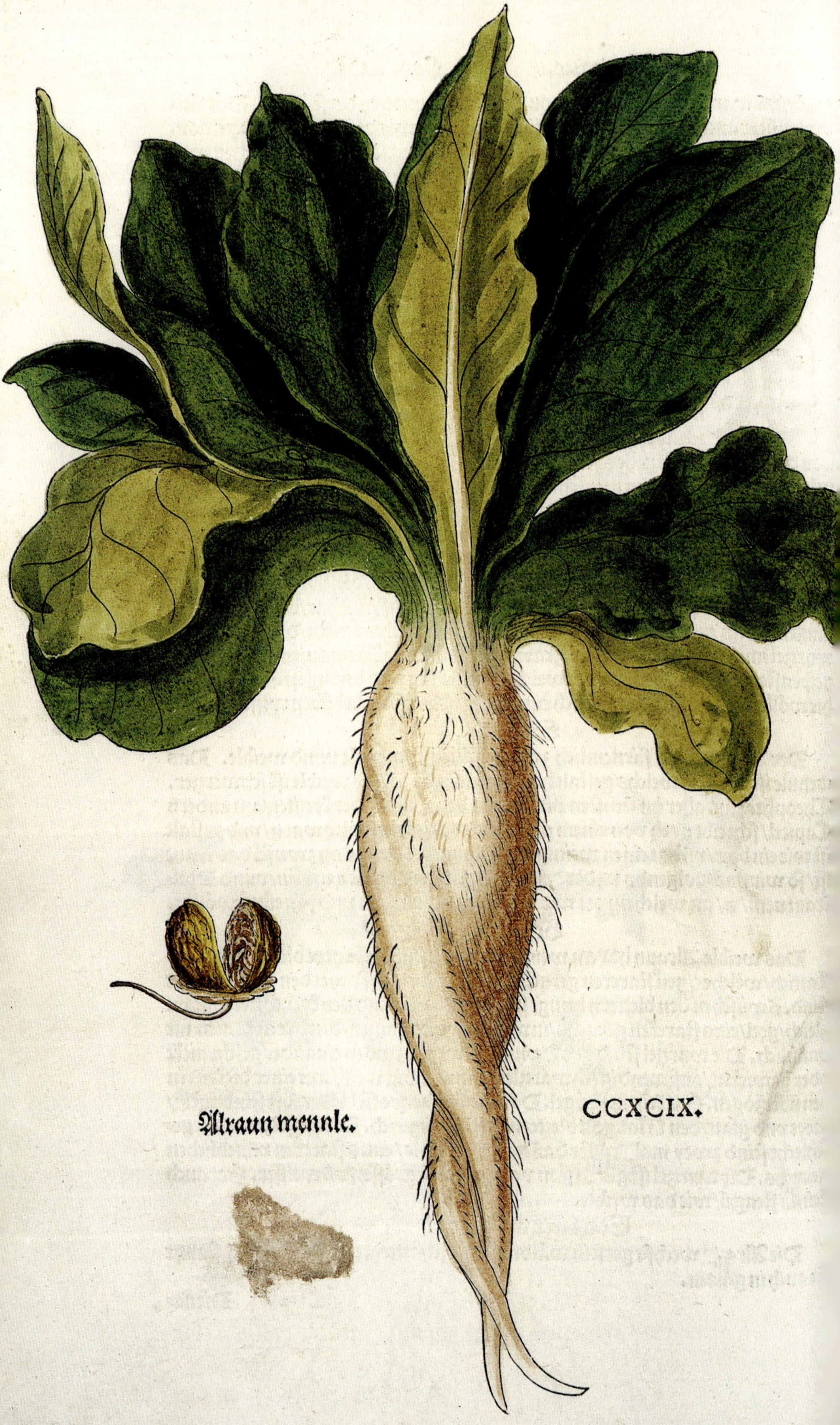

Alraun mennle.

CCXCIX.

D Die natur vnd complexion.

Alraun ist kalt im dritten grad. Die frucht ist etwas feüchter dann die wur-
tzel. Die rinde der wurtzel kület nit allein/sonder trücknet auch.

Die krafft vnd würckung.

Dieweil die wurtzel noch grün vnd frisch ist/stoßt mans vnd preßt ein safft
darauß/den laßt man an der sonnen steen in einem jrdischen geschirr biß er dick
würt. Man samlet auch auß den öpffeln einen safft/aber derselbig ist nit so kreff
tig als der auß der wurtzel kompt. Die rinden so man vonn der wurtzel schelet
henckt man auff zů dem täglichen gebrauch. Es seind ettlich die sieden die wur-
tzel des Alrauns in wein biß der dritt teyl jnseudt/seyhens darnach durch/vnd
geben daruon zůtrincken ein kleins becherlin vol denen so nit schlaffen mögen/
grossen schmertzen haben/vnnd die man on alle empfindlicheyt wil schneiden
oder brennen. Der safft der Alraun mit hönig auff einen scrupel schwär getrun-
E cken/treibt auß durch den stůlgang den zähen schleim vñ die schwartzen gallen/
wie die Nießwurtz. Wo aber mehr von disem safft dann yetz angezeygt würdt
auff ein mal jngenomen/so tödt er den menschen. Man mischt aber sölchen safft
vnder die artzneyen so zů den augen/vnnd zů legung der schmertzen gebraucht
werden. Man sagt das dise wurtzel das Helffenbein weych mache/so mans
sechs stund lang darmit sieden laßt/darnach mags einer in allerley form zwin-
gen/vnnd machen darauß was er wöll. Die frischen grünen bletter mit gersten
maltz vermengt vnd übergelegt/lindern die hitz der augen so von den geschwä-
ren sich erhebt hat. Sie zerteylen vnd verzeren allerley geschwulst/hertigkeyt
vnd kröpff/so mans fünff oder sechs tag fein seuberlich darmit reibt. Sie ver-
treiben auch die malzeychen. Die wurtzel in essig zerstossen vnd übergelegt/hey-
let das rotlauff. Mit hönig oder öl vermischt vnd übergestrichen/heylet sie die
bissz der natern. Mit wasser gesotten vnd übergelegt/verzert sie geschwulst vñ
F kröpff. Mit gersten maltz vermischt vñ überglegt/lindert sie den schmertzen der
gleych. Die öpffel so man daran reucht vnd schmeckt/bringen den schlaff. Söl
che krafft hat auch jr safft. Doch sol man diser nit zůuil brauchen/dañ sie tödten
sonst. Der sam so in den öpffeln gefunden würdt/reyniget die můtter. Dieweil
aber der innerlich gebrauch der Alraun seer geuärlich ist/so sol man den schlaff
mehr zů wegen bringen/wo sölchs die noturfft erfordert/durch die öpffel vnd
frucht derselbigen/in dem das man dran schmeckt/vñ sie nit in den leib nemen.

Von Melanzan. Cap. CCII.

Namen.

DJe Melanzan werden von ettlichen zů vnsern zeiten Mala insa-
na genent/von andern Poma amoris/vnd vom mehrer teyl Me-
lanzana. Vrsachen aber sölcher namen aller haben wir im Latei-
nischen kreüterbůch gnůgsam angezeygt/wer lust hat dieselbigen
zůwissen der mag sie am gedachten ort sůchen.

Geschlecht.

Der Melanzan seind zweyerley geschlecht/dann ettlichs bringt braunfarb
öpffel/daher es mag braun Melanzan geheyssen werden. Das ander bringt
weißlechte oder geele öpffel/darumb es geel Melanzan genent würdt. Seind
sonst einander an der gestalt gleich.

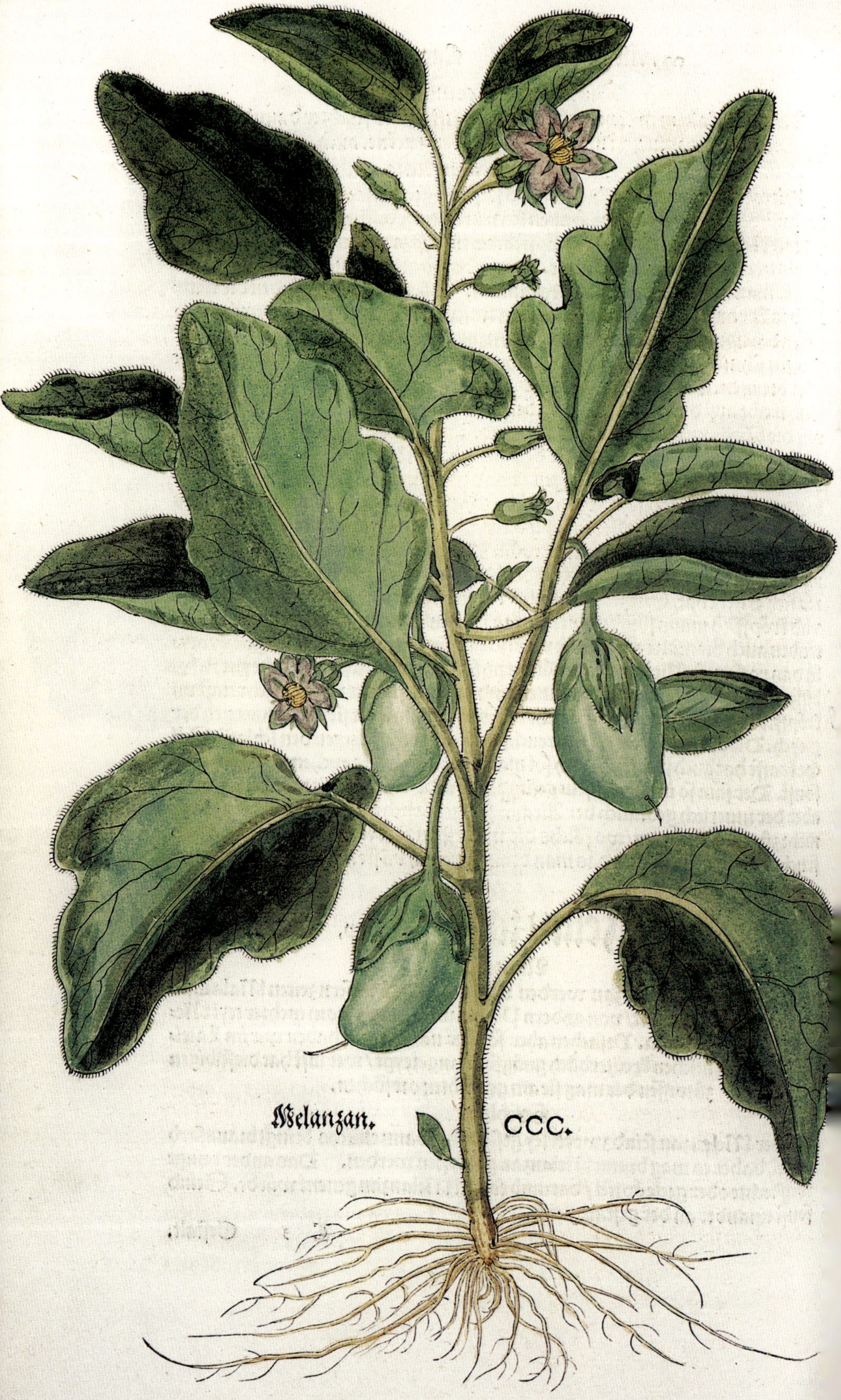

Melanzan. CCC.

B **Gestalt.**

Die Melanzan ist ein gesteud den grossen Kletten mit stengel vnnd blettern schier gantz gleich/doch seind seine bletter lenger/vnd mehr zerschnitten dañ der grossen Kletten. Seine blůmen seind purpurbraun / vnd hat ein yegliche sechs bletter/die vergleichen sich einem stern. Seine frücht seind lang/einem apffel nit vnänlich/inwendig voller samens/welcher dem Indianischen oder Calocutischen Pfeffer nit vngleich ist. Die wurtzel ist geel mit vilen fasen vnd zaseln.

Statt irer wachsung.

C Melanzan ist ein fremb gewechß / das in vnsern landen von jhm selber nit wechßt/sonder můß in gärten oder scherben gepflantzt vnd aufferzogen werden. Will eben wardt haben/wie die Kürbs vnd Melon.

Zeit.

Melanzan blüen im Augstmonat vnd zů zeiten im Herbst / dieselbigen aber mögen nit wol zeitige frucht bringen.

Die natur vnd complexion.

Die frücht der Melanzan seind on zweifel kalt vnd feücht wie die Kürbs.

D **Krafft vnd würckung.**

Die Melanzan/so vil vñ mir bewüßt/ haben noch keinen brauch in der artzney. Doch isset man die öpffel an ettlichen orten mit öl/saltz vnd pfeffer / wie die Pfifferling. Die andern lassens ein wenig bey dem fewr sieden/vñ machen darnach runde blettlin darauß/die brauchen sie zů dem essen/ mit essig / öl vñ pfeffer vermischt. Etlich machens jn mit saltzbrüe wie andere frücht/vñ setzens zů dem essen auff / wie rot Růben vnnd dergleichen. Aber sölche speiß lieben allein den schleckmeülern / die nit hoch achten wie gesund ein ding sey / wann es nur wol schmeckt. Die andern so der gesundtheyt wöllen pflegen / sollen sich vor diser frucht hůten/dann sie vngesundt vnd hertdewig ist.

Von Seeblůmen. Cap. CCIII.

Namen.

A Seeblůmen werden von ettlichen Wassermäen genent/vnd von der farb wegen Kollerwurtz. Auff Griechisch vnnd Lateinisch werden sie Nymphæa geheyssen. In den Apotecken Nenuphar. Vrsachen warumb sie Nymphæa sey genent worden/haben wir im Latein gnůgsam angezeygt.

Geschlecht.

Der Seeblůmen seind zwey geschlecht/eins mit weissen blůmen/der weissen Lilgen nit seer vngleich. Das ander mit geelen blůmen / welches derhalben
B würdt geel Seeblům genent. Mögen auch der wurtzel halben vnderscheyden werden/dañ die erst hat ein schwartze/die ander aber ein weisse wurtzel. Es ist aber vil besser das man jren vnderscheyd neme von den blůmen/die von yederman gesehen werdẽ/auch dieweil sie noch im wasser steen/ weder von den wurtzeln/die man nit sehen kan/biß sie außgegraben werden.

Gestalt.

Die weiß Seeblům hat stengel die seind rund vnd glat/ als die grossen weyher bintzen. Die bletter seind rund / gantz steiff als ein zäch leder / den Ephew blettern nit fast vngleich / schwimmen auff dem wasser/ettlich auch vnder dem

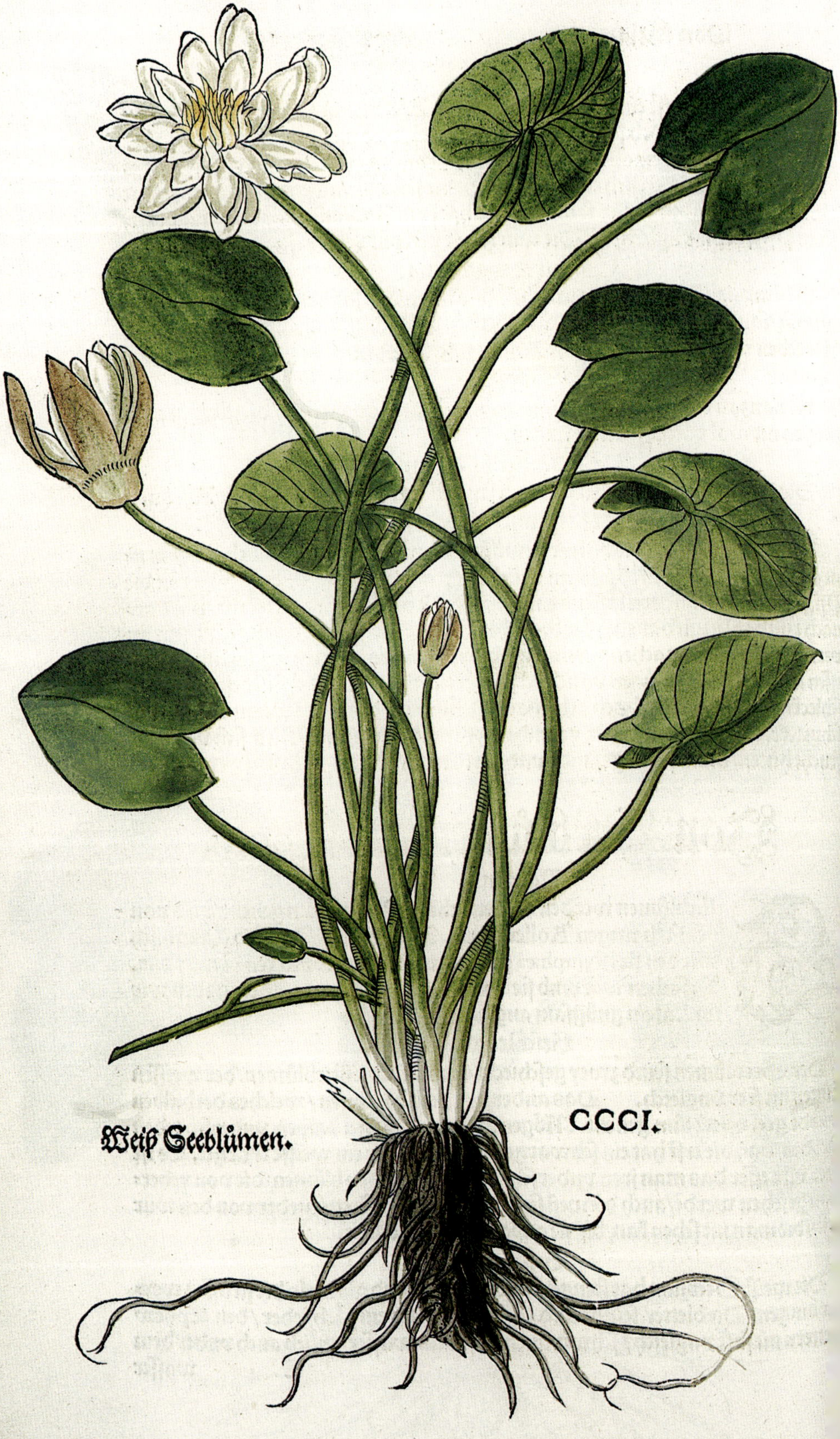

Weiß Seeblůmen.

CCCI.

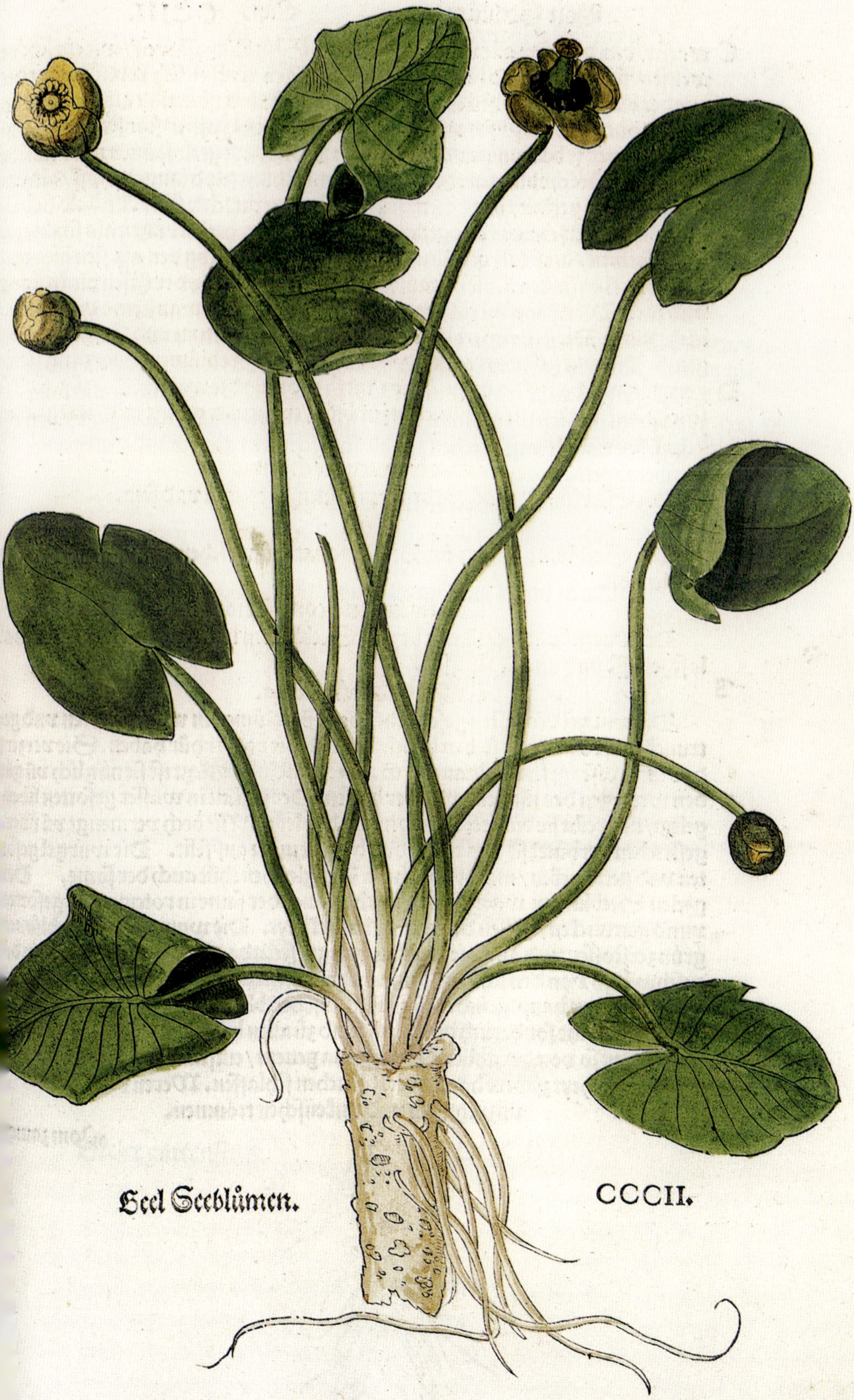

Geel Seeblůmen. CCCII.

C wasser/vnnd komen alle von einer wurtzel. Sein blům ist weiß/wie ein schöne weisse gefüllte Lilg/vnd haben ettlich derselbigen xxvj. ettlich xxviij. mehr oder minder bletter. Ein yedes derselben gefüllten blettern ist gestalt als ein daumen finger/oder wie die seyhten bletter an der gemeinen grossen Haußwurtzel. Inwendig einer yeden blůmen findt man ein schöne goldgeele sonnen mit vilen geelen zaseln. Sölche blůmen ehe das sie sich auffthůn/seind lange knöpff/als des Magsamens gestalt/mit braungrůnen blettern verschlossen. Als bald sie herauß schlieffen erscheinen dise gefüllte blůmen mit den geelen butzen als schöne gemalte sonnen/die seind on allen geruch. Nach abfallung der weissen blettern/werden Magsamen köpff darauß/mit samen außgefüllt/der ist schwartz/breyt vnd zäch. Die wurtzel ist schwartz/rauch/knöpffecht/etwan arms dick/mit vilen zaseln. Die geele Seeblům ist der weissen mit blettern vnd stengeln etwas gleich. Die wurtzel weiß/rauch/vnd knöpffecht. Jre blůmen seind gantz totter D geel/glitzend/den rosen nit onänlich/nit so groß als die weissen. Die zůgeschlossene knöpff/ehe das sie auff brechen zur blůst/erscheinen gantz rund/mit grůnen blettern überzogen.

Statt seiner wachsung.

Die Seeblůmen wachsen beyde in pfůlen/weyhern vnd seen.

Zeit.

Die Seeblůmen blůen im Brachmonat/zů welcher zeit man dieselbigen samlen soll.

Die natur vnd complexion.

Die wurtzel vnd der samen beyder Seeblůmen kůlen vñ trücknen auß on alle scherpffe vnd on alles beissen.

E

Krafft vnd würckung.

Die wurtzel des ersten geschlechts der Seeblůmen in wein gesotten vnd getruncken/ist denen gůt so den bauchfluß vnd die roten rhůr haben. Sie verzert das miltz diser gestalt gebraucht. Gesotten vnd übergelegt ist sie nützlich vñ gůt den weetagen des magens vnd der blasen. Der gestalt in wasser gesotten übergelegt/vertreibt sie die flecken vnd mäler des leibs. Mit bech vermengt vñ übergestrichen verhůtet sie das einem das har nit mehr außfellt. Die wurtzel gesotten vnd getruncken/macht keüscheyt. Deßgleichen thůt auch der same. Der geelen Seeblůmen wurtzel/deßgleichen auch der same in rotem wein gesotten vnnd getruncken/stellen der weiber kranckheyt. Die wurtzel der Seeblůmen grůn zerstossen vnd auff die wunden gelegt/stellt das blůt. Gedörrt vnd in die geschwär so von den schůhen gemacht seind gestrewet/heylet sie. Deßgleichen den fliessenden hauptgrind. Man mag auß den blůmen Conseruas vnd zucker machen/welche sonderlich dienstlich seind zů allen hefftigen febern/zů den weetagen so von der gallen/Bilis flaua genent/entstanden/in sonderheyt zů dem hauptwee. Machen schlaffen. Weren den vnzüchtigen vnd vnkeüschen tröumen.

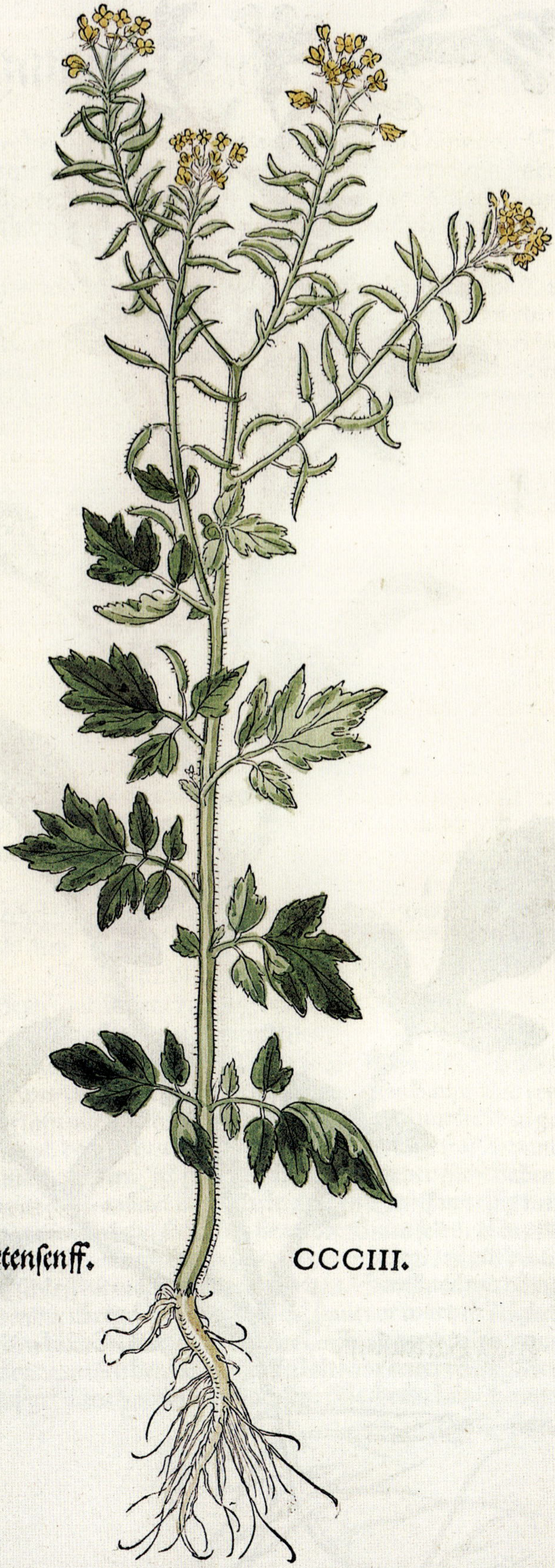

Seeler gartensenff. CCCIII.

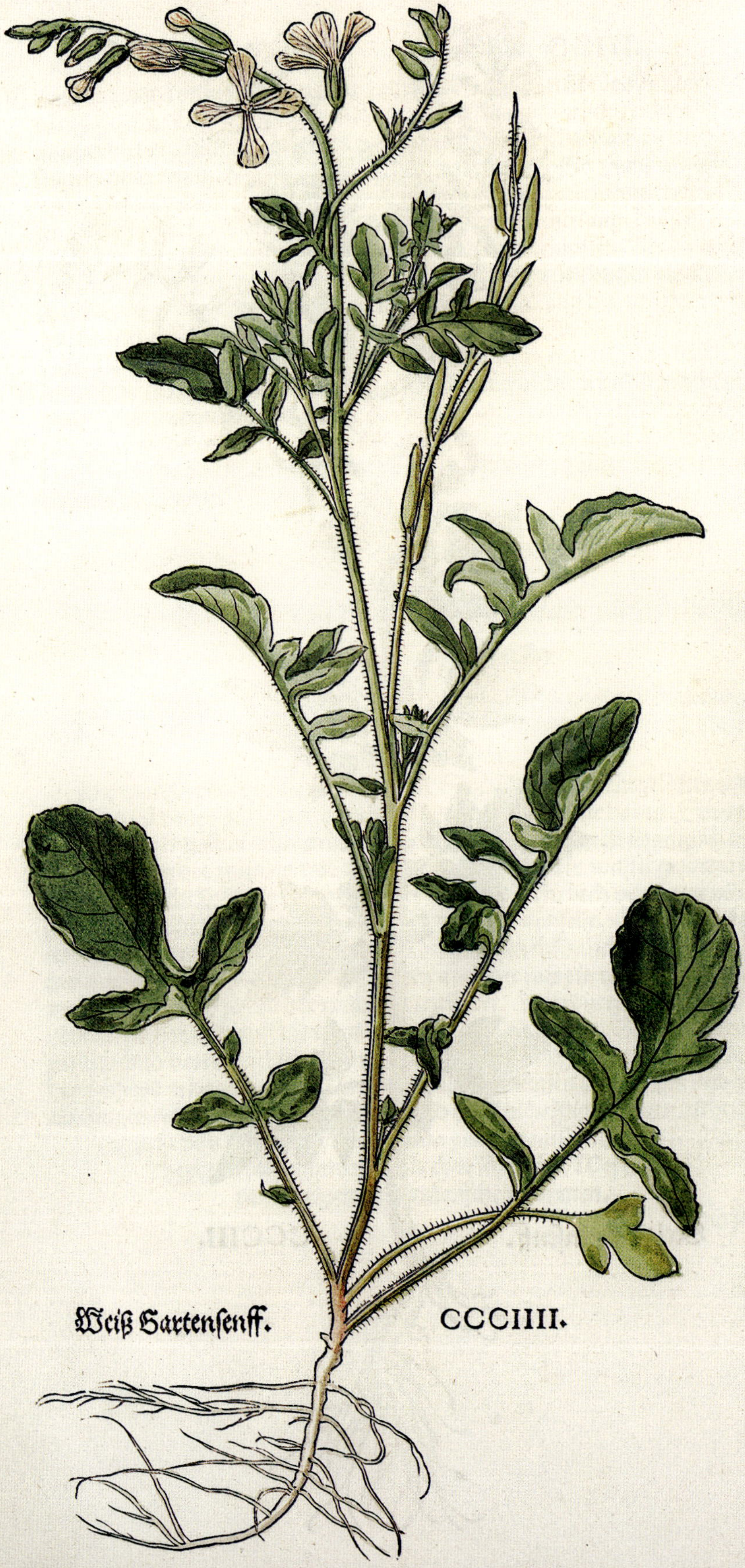

Weiß Gartensenff. CCCIIII.

Vom zamen Senff. Cap. CCIIII.

Namen.

A Der zam oder Gartensenff würt auff Griechisch Napy oder Sinipi genent/zů Latein Sinapis vnnd Sinapi/ welcher name ist in den Apotecken bliben biß auff den heütigen tag. Vrsach sölcher namen findestu in vnserm Lateinischen kreüterbůch angezogen.

Geschlecht.

Des Senffs daruon wir hie handeln/findt man zweyerley geschlecht. Das erst ist mit dem kraut den Rüben nit vngleich/hat geel blůmen/ daher würdt es geeler Gartensenff genent. Sein same ist weiß. Das ander geschlecht hat bletter fast wie der zam weiß Senff. Seine blůmen seind weiß/der sam aber schier rotlecht. Mag vonn der weissen blůmen wegen weisser Gartensenff geheyssen werden/darmit ein vnderscheyd sey vnder jm vnd dem zamen weissen Senff/ daruon wir oben an seinem ort geschriben haben.

Gestalt.

B Das erst geschlecht des Senffs hat einen rauhen/harigen/langen stengel/ mit vilen neben ästen vnd zincken. Seine bletter seind dem Rübenkraut nit vngleich/aber kleiner vnd rauher. Die blůmen seind geel vnd bleych/darauß werden runde harige schäflin/vol weisses samens. Die wurtzel ist weiß/schlecht vñ zasecht. Das ander geschlecht gewindt auch ein rauhen harigen stengel/aber nit so hoch. Seine bletter seind zerkerfft/ vñ dem kraut des weissen Senffs seer gleich/aber grösser vnd breyter. Die blůmen seind weiß oder bleych/der gestalt nach einem creütz gleich/ die werden zů runden vnd langen schäflin/voller rotlechts samens. Die wurtzel ist der vorigen änlich.

Statt irer wachsung.

C Beyde geschlecht des Senffs werden gemeinlich in den gärtē gezilet. Wachsen doch zů zeiten von sich selbs/ aber nit so lustig vnd schön als in gärten dahin sie gepflantzt werden.

Zeit.

Beyderley geschlecht blüen im Brachmonat vnd Hewmonat/ vnd bringen alßdann auch jren samen.

Die natur vnd complexion.

Die gedachten Senff seind warm vnd trucken im vierdten grad.

Die krafft vnd würckung.

D Senff zerteylt/ vnd zeücht auß dem leib allerley feüchtigkeyt eüsserlich übergelegt. Im mund gekewet/zeücht er den zähen schleim auß dem haupt/vnd reyniget das hirn. Senff safft mit Meth gesotten vnnd gurgelt/ist nützlich den geschwollnen mandeln/vnd der rauhen kelen. Der Senff samen gestossen vnnd in die nasen gethon/ macht niesen. Ist gůt denen so die fallenden sucht haben. Wann man den frawen so die můtter übersich steigt/ den Senff mit essig vermengt fürhelt vnd dran riechen last/ so komen sie wider zů jnen selbs. Ein pflaster auß Senffmeel gemacht/vñ auff das beschoren haupt gelegt/ ist gůt denen so von dem schwären schlaff nit mögen erweckt werden. Senffmeel mit hönig vermischt vnd außwendig übergelegt so lang biß die haut rot würt/ist nützlich zů dem hüfftwee/geschwollenem miltz/vnd allerley langwirigen bresten/dann es zeücht die feüchtigkeyt von iñen herauß. Diser gestalt temperiert vñ angestrichen/ macht es die außgefallene har wider wachsen. Macht ein hüpsch ange-

V sicht/

E sicht/vnd vertreibt die mäler vñ flecken. Mit hönig vñ genß schmaltz vermischt/ verzert es das vndergerunnen blůt. Mit essig temperiert vnd angestrichen/hey let es die böse rauden/ vnnd die geslecht. Mit Feigen vermischt vnd zerstossen/ bringt es das gehör wider/vnd vertreibt das sausen in ohren übergelegt. Der safft von dem grůnen samen angestrichen/macht klare augen/vnd vertreibt die reuhe der augbrawen. Senff mit essig zerstossen vnd übergelegt/ist gůt denen so vonn den natern oder scorpion gestochen seind. Ist gůt wider das gifft der Pfifferling. Der Senff ist dem magen treffenlich gůt. Inn der speiß genossen/ macht er leichlich außwerffen. Treibt den harn/vñ bringt den frawen jr kranckheyt. Den wassersüchtigen übergelegt/ verzert er die überige feüchtigkeyt derselbigen. Mit essig getruncken treibt er den stein. Der Senff sterckt die dewung/ vnnd zerteylt die groben speiß im magen. Verzeret auch allerley überflüssige feüchtigkeyt des magens. So man den Senff anzündet vnnd ein rauch darnon macht/veriagt er die natern vnnd andere gifftige thier.

Von Oleander. Cap. CCV.

Namen.

A Oleander würt auff Griechisch vnd Lateinisch Nerion/Rododaphne/vnnd Rododendrum genent/in den Apotecken Oleander. Warumb aber diß gewechß sey also geheyssen worden/hab ich im Lateinischen kreüterbůch gnůgsam angezeygt.

Gestalt.

Oleander hat bletter wie der Mandelbaum/ aber lenger vnd dicker. Sein blům ist den Rosen nit vngleich. Die frucht ist lang/wie ein horn gestalt. So sie sich auffthůt/ist sie inwendig voller samen/der ist harig vnd rauch. Die wurtzel ist lang/holtzecht/spitzig/vnd am geschmack gesaltzen.

B Statt seiner wachsung.

Der Oleander wechßt gern bey den wassern/am meer/vnd würdt auch in gärten gezilet.

Zeit.

Wann der Oleander blüet vnnd frucht bringt/ist vns diser zeit nit bewüßt/ dañ wir haben allein die bletter daran gesehen/darumb auch das gemäl allein dieselbigen anzeygt/on die blůmen.

Die natur vnd complexion.

Der Oleander ist warm im anfang des dritten grads/vñ trucken im andern.

C Krafft vnd würckung.

Die bletter vnd blůmen des Oleanders tödten die hund/esel/vnd andre vierfüssige thier mehr. Aber mit wein jngenom̃en vnd getruncken/seind sie den menschen ein heylsam artzney wider die bißz der gifftigẽ thier/in sonderheyt so man Rauten darzů thůt. Der Oleander sol aber nit allein gebraucht werden/dann Galenus schreibt das er auch den menschen/vnd nit allein den vierfüssigen thieren schedlich vnd tödtlich sey/so er innerlich in leib genom̃en werde. Er ist aber sonderlich den schaffen vnd geyssen schedlich/dann so man seine bletter allein in ein wasser legt vnd laßt die schaff vnnd geyß daruon trincken/sterben sie. Darumb sol er allein eüsserlich gebraucht werden/dañ er zerteylt vnd verzert.

Von Peissel-

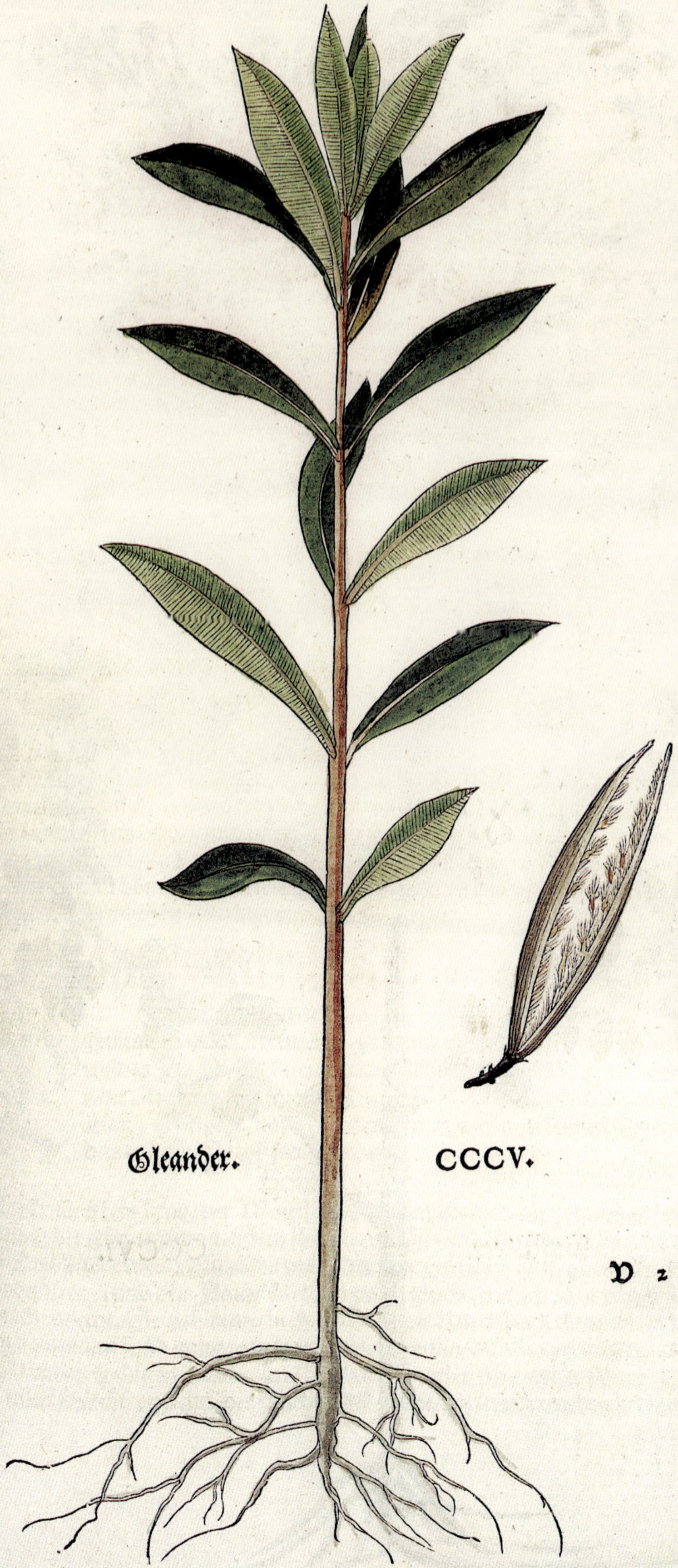

Oleander. CCCV.

V 2

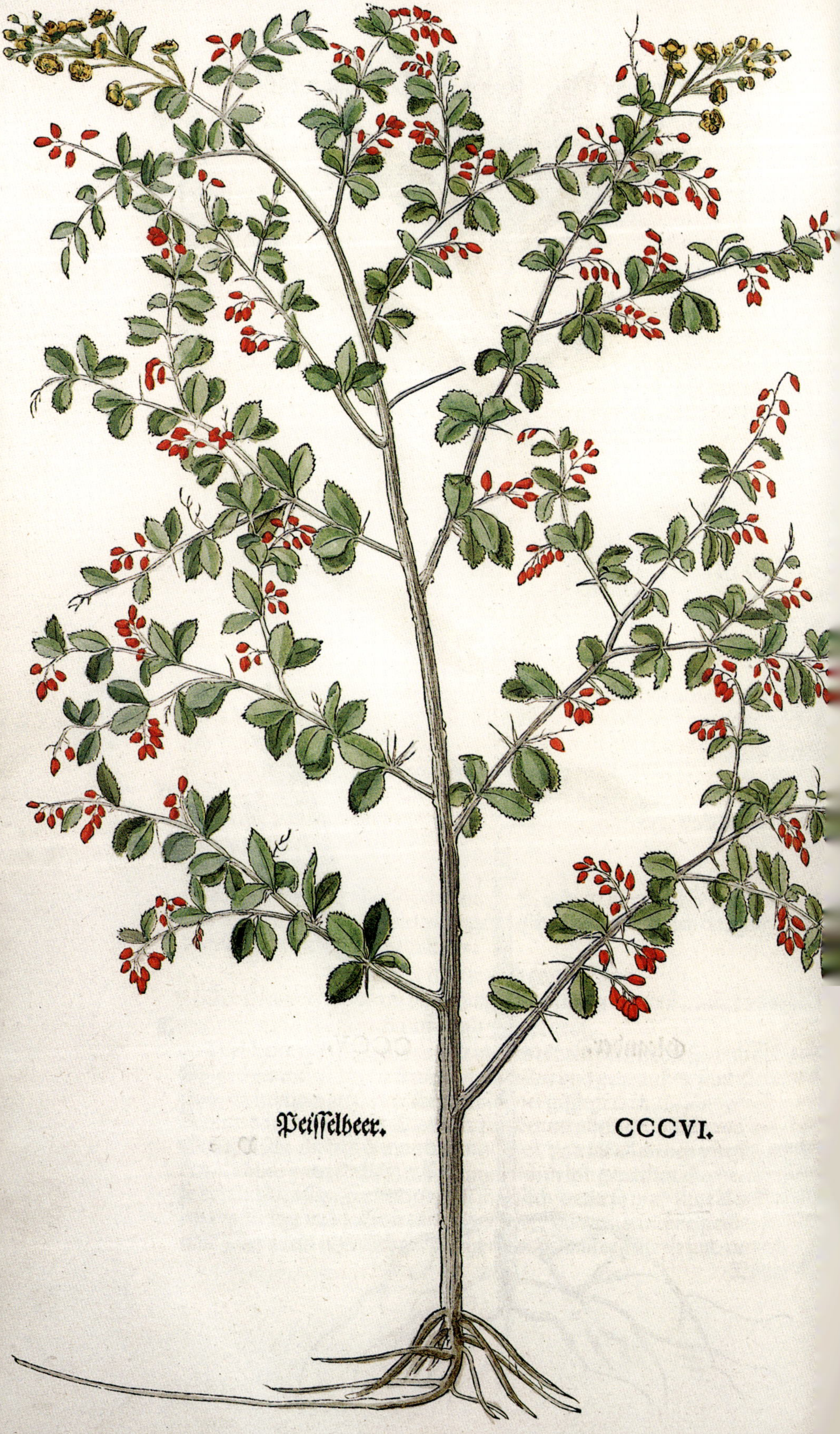

Peisselbeer.

CCCVI.

Von Peisselbeer. Cap. CCVI.

Namen.

A Peisselbeer haben vil ander namen mehr/ dann sie werden auch Versich/ Saurich oder Saurrauch/ vnd Erbsel genent. Auff Griechisch vnd Lateinisch Oxyacantha/ in den Apotecken Berberis. Den Griechischen vñ Lateinischen namen haben sie von den scharpffen dörn/ damit jre äst vnd zweig geziert seind.

Gestalt.

Peisselbeer ist ein böumlin dem wilden Holtzbyrbaum nit vnänlich/ doch kleiner/ vnnd mit vilen stechenden dörnen geziert. Seine bletter seind zů ringß vmbher subtil zerkerfft. Die blůmen geel/ wie kleine gefüllte rößlin gestalt. Die frücht seind schöne rote/ langlechte runde beer/ hangen an subtilen zarten stylen/ haben inwendig körnlin/ vnd seind am geschmack saur/ vnd etwas rauch. Die wurtzel ist in vil teyl zerspalten/ vnd lang.

B Statt seiner wachsung.

Saurrauch wechßt an vil orten/ nemlich in den wälden/ stauden/ auff dem feld/ an den bergen/ nassen vnd dürren enden.

Zeit.

Versich grünet vnd blüet im frůling. Im Herbstmonat vnnd Weinmonat findt man seine frucht/ die lustig ist anzůsehen.

Die natur vnd complexion.

Saurich zeücht zůsamen vnd trücknet/ ist kalt vnd trucken im andern grad. Die frucht ist einer subtilen substantz/ vnd durchschneidt ein wenig.

C Die krafft vnd würckung.

Die frucht des Versichs gessen vnd getruncken stellt den bauchfluß/ der weiber kranckheyt/ vnnd alle andere flüß. Die wurtzel zerstossen vnnd übergelegt/ zeücht auß dem leib dörn vnnd pfeil. Man sagt auch das dise wurtzel zerstossen dreymal über den bauch gestrichen den schwangern frawen sol schaden bringen. Die beer mit hönig oder zucker jngemacht/ leschen den durst/ vnnd die hitz des febers. Sie machen auch lust vnd begird zů essen.

Von Lynkraut. Cap. CCVII.

Namen.

A Lynkraut würt von ettlichen Flachßkraut/ vnser frawen Flachß/ wilder Flachß/ Krottenflachß/ Nabelkraut/ vnd Harnkraut genent. Auff Griechisch vnd Lateinisch Osyris. In den Apotecken Linaria. Sölche namen hat es aber fast all überkom̃en darumb/ das es dem Flachß seer gleich ist.

Gestalt.

Lynkraut ist ein kraut der Wolffßmilch so änlich/ das nit yederman wol von einander erkennen mag. Sein stengel vnd äst seind schwartzlecht/ zart vñ zäch. Die bletter/ welcher zů zeiten drey oder vier/ zů zeiten fünff oder sechs bey einander steen/ seind den Flachß blettern gantz gleich/ erstlich schwartzgrün/ darnach rotlecht. Seine blůmen liechtgeel/ wie die Rittersporn formiert. Mitten in disen blůmē seind gantz totterfarb geele strömlin/ on allen geruch/ die werden zů runden knöpffen oder bollen/ darinn ist breyter schwartzer samen. Die wurtzel ist schlecht/ von welcher wachsen vil andre/ die kriechen neben herumb.

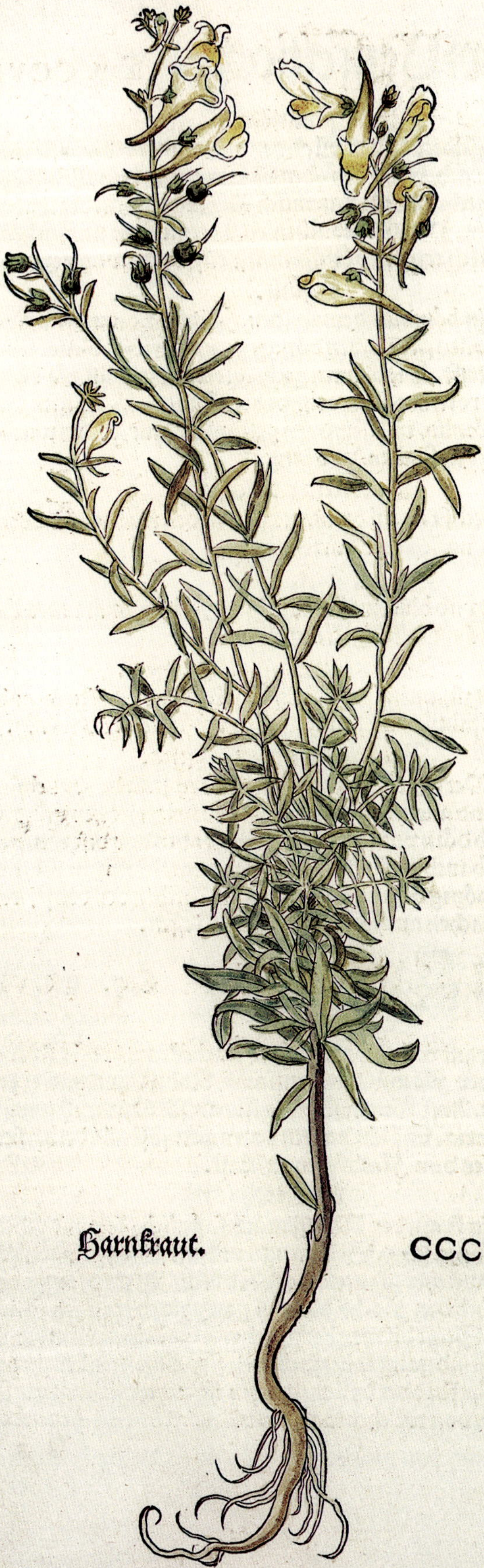

Harnkraut. CCCVII.

B Statt seiner wachsung.

Harnkraut wechßt auff vngebawten orten/auff den mauren/vnnd hinder den zeünen allenthalben.

Zeit.

Lynkraut blüet den gantzen summer vnd gegen dem Herbst.

Die natur vnd complexion.

Harnkraut ist warm vnd trucken/vnd in keinen weg kalt vnnd feücht/die weil es bitter ist/vnd den harn treibt/wie wir dann weitleüffiger sölchs in vnserm Lateinischen kreüterbůch haben angezeygt/an welchem ort wir auch vrsachen diser vnser meynung dargethon haben.

C Die krafft vnd würckung.

Lynkraut gesotten vñ getruncken/ist denen so die geelsucht haben seer dienstlich. Es nimpt auch hinweg allerley verstopffung der leber/vnd des miltz. Vertreibt allerley mäler vnd flecken des leibs/macht ein schön angesicht/in sonderheyt aber thůn sölchs die bletter. Lynkraut treibt auch den harn gewaltigklich/darumb es würt Harnkraut genent.

Von Basilgram. Cap. CCVIII.

Namen.

A Basilgram/oder Basilgen/oder Basilien/würdt vonn den alten Griechen vnd Lateinischen Ocimũ genent. Von den Griechen aber die zů letzst geschriben haben Basilicum/welcher nam noch biß auff vnser zeit geweret hat. Doch seind etlich zů vnsern zeiten die diß kraut Ocimum garyophyllatum heyssen. Vrsachen diser namen findt man in meinem Lateinischen kreüterbůch gnůgsam angezogen.

Geschlecht.

Des Basilgrams seind dreierley geschlecht/das groß/mittelmässig/vñ das klein. Dise haben keinen vnderscheyd von einander/dañ allein in den blettern/die seind an dem ersten groß vnd breyt/an dem andern mittelmässig/am dritten gar klein. Haben alle drey eynerley geruch. Vnd wiewol das klein vnd dritt geschlecht scheinet sein das Acinos Dioscoridis/doch dieweil es den andern zwey en gar änlich ist/haben wir sölchs lieber vnder die geschlecht des Ocimi setzen wöllen.

B Gestalt.

Die groß Basilgram hat einen runden stengel mit vilen ästlin. Seine bletter seind dem Bingelkraut gleich/schweitzergrün. Die blůmlin vmb die runden ästlin seind braun leibfarb. So sie abfallen/bringt es inn kleinen heüßlin seinen schwartzen samẽ. Die wurtzel ist lang/holtzecht/doch mit vil neben angehenckten zaseln. Die mittelmässig ist der vorigen gantz änlich/aber hat bletter die seind kleiner vnd schmeler. Seine blůmlin seind auch schneeweiß/vnd nit leibfarb wie an dem ersten. Das dritt vnd kleinest/ist das edlest vnd schönst/hat vil stämlin mit vilen ästlin/einem draussellechten böumlin gleich. Seine blettlin vergleichen sich dem Maioran/doch ein wenig grösser/vnd zerkerfft/eins köstlichen lieblichen geruchs. Die blůmlin vñ wurtzel seind dem andern gar änlich.

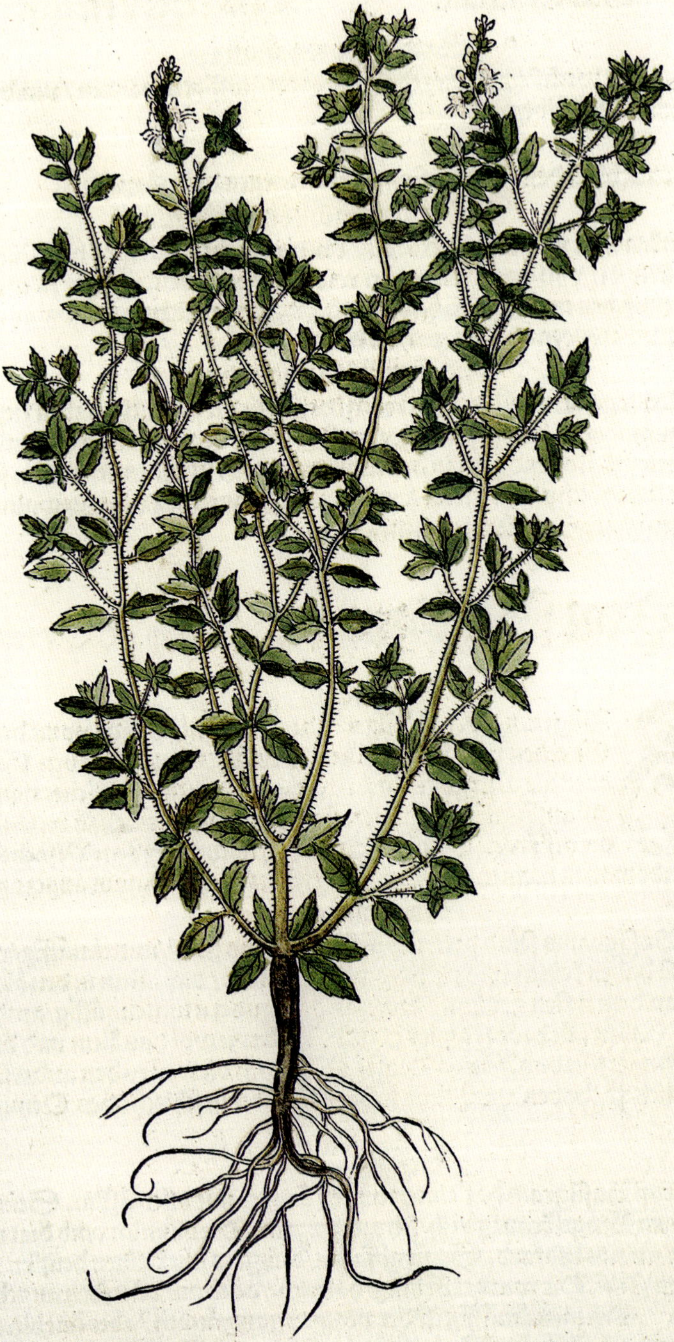

Klein Basilien.   CCCVIII.

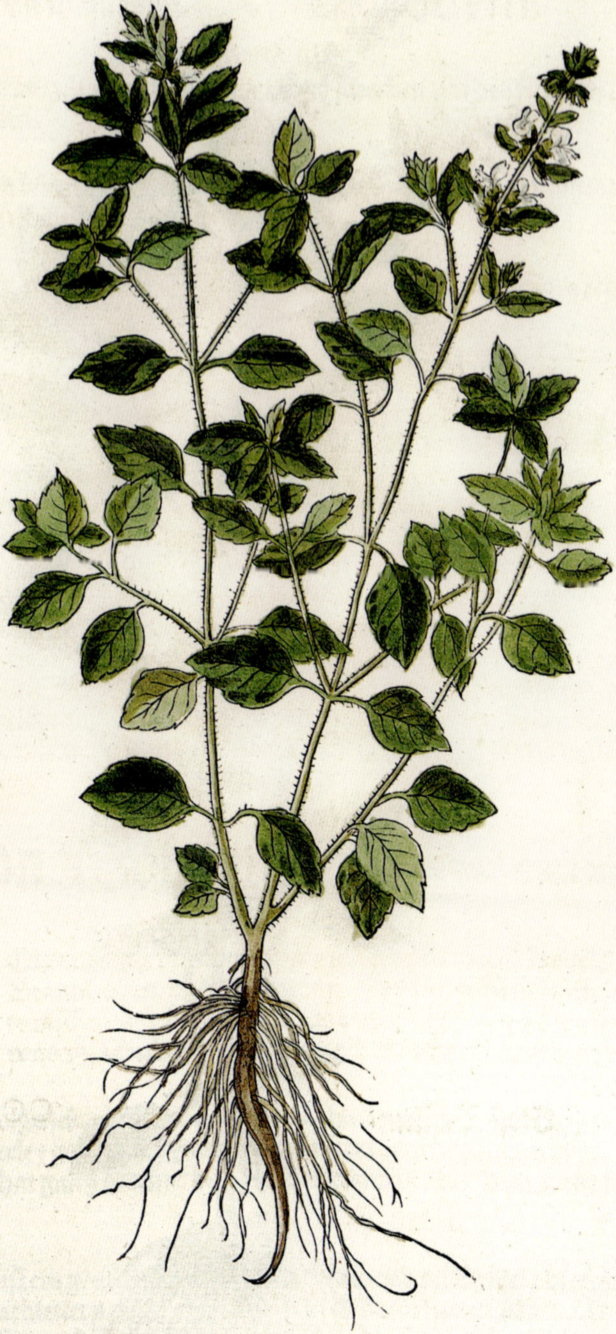

Mittel Basilien. CCCIX.

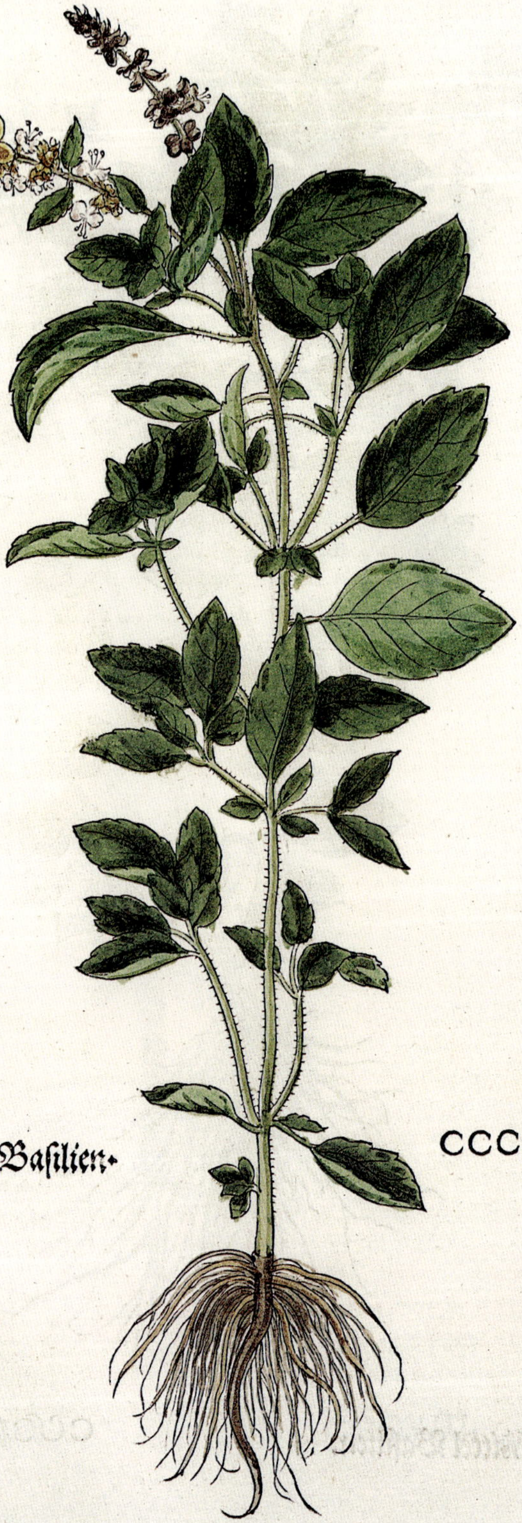

Groß Basilien. CCCX.

C **Statt irer wachsung.**

Die Basilgram zilt man gemeinlich in den scherben vor den fenstern / zů zeiten auch in gärten.

Zeit.

Die Basilien blüen im Brachmonat vñ Hewmonat / bringen volgends jren samen. Künnen keinen reiffen noch kellte leiden.

Die natur vnd complexion.

Die Basilien seind warm im andern grad / mit einer überflüssigen feüchte.

Die krafft vnd würckung.

D Basilgram in grosser menig gessen / machen dunckele augen. Weychen den bauch / vnd machen bläst / treiben den harn / bringen die milch / vnnd werden im magen nit leichtlich verwandlet. Mit gersten maltz / rosenöl vñ essig vermischt vnd übergelegt / leschen sie alle hitz vnd weetagen der augen. Der safft von Basilgram in die augen gethon / vertreibt die dunckelheyt derselbigen / vnd trücknet jre flüß auß. Der same gesotten vnnd getruncken / treibt den harn / vnnd fürdert die zeit der frawen. So man an den samen schmeckt / macht er niesen. Basilien außwendig übergelegt / ist treffenlich gůt denen so vonn eim scorpion gestochen seind. Es verzert auch vñ zeitiget allerley geschwulst übergeschlagen. Mit essig vermischt vñ dran gerochen / bringt herwider die so in onmacht ligen. Sterckt das haupt vnd das hertz. Macht freüd denen so von der schwartzen gallen in traurigkeyt fallen. Sie seind auch von den alten zů vilen andern dingen gebrauchet worden / welche alle zů erzelen on von nöten ist / dann sie nit allenthalben zůsamen stimmen / wie wir in vnserm Lateinischen kreüterbůch sölchs haben weitleüffiger angezeygt.

Von Wolgemůt. Cap. CCIX.

Namen.

A Wolgemůt hat vil namen / dann ettlich nennen diß kraut Dosten / Braundosten / vnd Bergmüntz. Von den Griechischen vnd Lateinischen würdt es Origanus vnd Origanum geheyssen. Auß was vrsach aber / haben wir nach der leng im Latein anzeygt.

Geschlecht.

Vnsers Wolgemůts / welchs ein wild geschlecht ist / sylvestre Origanum genent / seind dreierley geschlecht. Haben aber kein vnderscheyd dann allein in den blůmen. Eins hat gantz braune / das annder leibfarbe / das dritt gantz schneeweisse blůmen.

Gestalt.

B Wolgemůt ist ein gewechß das gewindt hoch vnd vil stengel / die seind harig vñ braun / mit blettern geziert die seind dem Quendel gantz änlich. Am gipffel gewindt er seine gekrönten blůmen / die seind der farb nach gestalt wie vormals angezeygt. Die wurtzel ist lang / holtzecht / mit vilen geschossen.

Statt irer wachsung.

Dosten wechßt gern in hecken / in sonderheyt so an den bergen gelegen.

Zeit.

Wolgemůt blüet im Brachmonat vnd Hewmonat.

Die natur

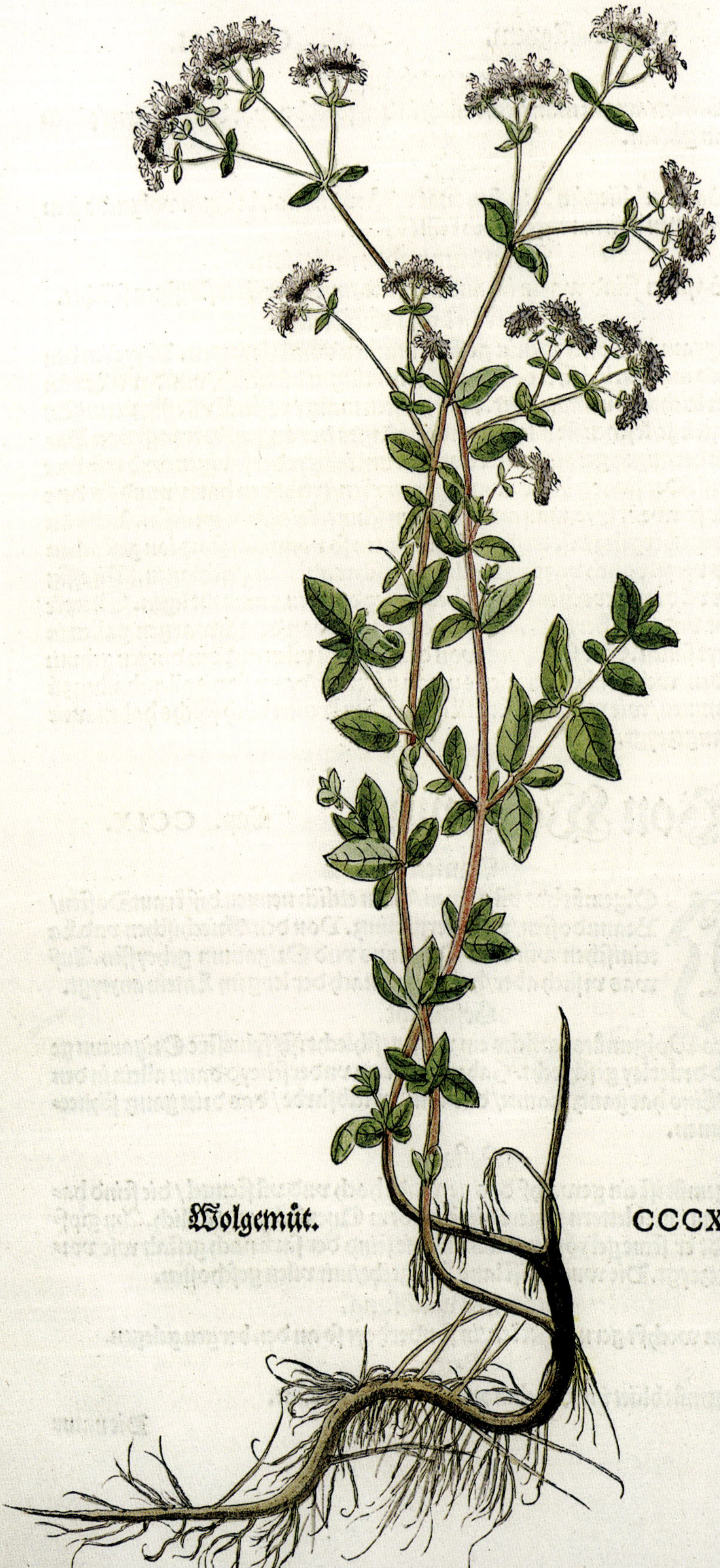

Wolgemůt.

C Die natur vnd complexion.

Wolgemůt ist warm vnd trucken im dritten grad.

Die krafft vnd würckung.

Dosten in wein gesotten vnd getruncken/ ist nützlich denen so von den giffti
gen thiern gebissen seind. Mit süssem wein getrunckē/ denen so Schirling/ oder
den safft von Magsamen gessen oder jngenom̄en haben. Mit Oxymelite in der
Apotecken geheyssen/ denen so Gyps oder Zeitlosen gessen haben. Mit Feigen
vermischt vnd gessen/ ist er gůt denen so den krampff haben/ oder wassersüchtig
seind. Wolgemůt gedörrt vnd mit Meth getruncken/ treibt auß die schwartzen
gallen durch den stůlgang/ vnd bringt den frawen jr zeit. Mit hönig vermischt
vnd ein latwerg darauß gemacht/ ist er nützlich zů dem hůsten. Wolgemůt ge-
sotten vnd im bad getruncken/ ist gůt denen so mit den rauden beladen seind/ vn̄
D die geelsucht haben. Der safft von dem grünen Wolgemůt außgetruckt/ ist
gůt zů den geschwollnen mandeln/ dem zäpfflin/ vnd geschwären des munds.
Mit milch vermischt/ vnd warm in die ohren gethon/ lindert er den schmertzen
derselbigen. Wolgemůt vndergestrewet/ veriagt die natern. Mit gersten maltz
vermengt vnd übergelegt/ vertreibt er vn̄ verzert allerley geschwulst. In wein
gesotten/ vnd den warmen dampff daruon in die ohren empfangen/ zerteylt er
das sausen vn̄ klingen derselbigen. Dosten in wein gesotten vn̄ übergeschlagen
verzert das vndergerunnen blůt. Gedörrt mit salpeter vnnd hönig vermischt
vnd angestrichen/ macht er weiß zän. Mit essig/ öl/ vnd gersten meel vermengt
vnd übergestrichen verzert die kröpff. Mit Feigen vermischt vnnd übergelegt/
stillt er den weetagen der seiten/ vnd das stechen.

Von Knabenkraut. Cap. CCX.

Namen.

A Knabenkraut würdt von den Griechen vnd Lateinischen Orchis
vnnd Cynosorchis geheyssen/ zů vnsern zeiten Testiculus canis.
Vrsach sölcher namen haben wir im Latein gnůgsam angezeygt.

Geschlecht.

Des Knabenkrauts findt man fünfferley geschlecht. Das erst
ist seer groß an blettern vnd blůmen/ würdt zů Latein Orchis mas latifolia ge-
heyssen/ zů Teütsch breyt Knabenkraut men̄le. Das ander geschlecht hat schme-
lere bletter/ würdt Orchis mas angustifolia zů Latein geheyssen/ auff Teütsch
schmal Knabenkraut men̄le. Das dritt geschlecht ist etwas niderer dan̄ die vo-
B rigen/ darumb es das weible geheyssen würt/ vnd seind desselbigen auch dreier-
ley geschlecht. Das erst ist Orchis fœmina maior genent/ das ist/ Knabenkraut
weible das grösser. Das ander Orchis fœmina media/ das ist/ Knabenkraut
weible das mittel. Das dritt Orchis fœmina minor/ das ist/ Knabenkraut
weible das kleiner.

Gestalt.

Das breyt Knabenkraut mennle hat gemeinlich drey oder vier bletter vmb
den stengel/ den Meyenblůmlin oder Zeitlosen blettern gleich. Sein stengel ist
vngeuärlich anderhalb span̄en hoch. Die blůmen seind leibfarb vn̄ gesprenckt.
Die wurtzel seind zwey hödlin die steen bey einander wie zwo Muscatnuß/ das
ein oben/ welches kleiner vnd völler ist/ das ander vnden/ welchs weycher vnd

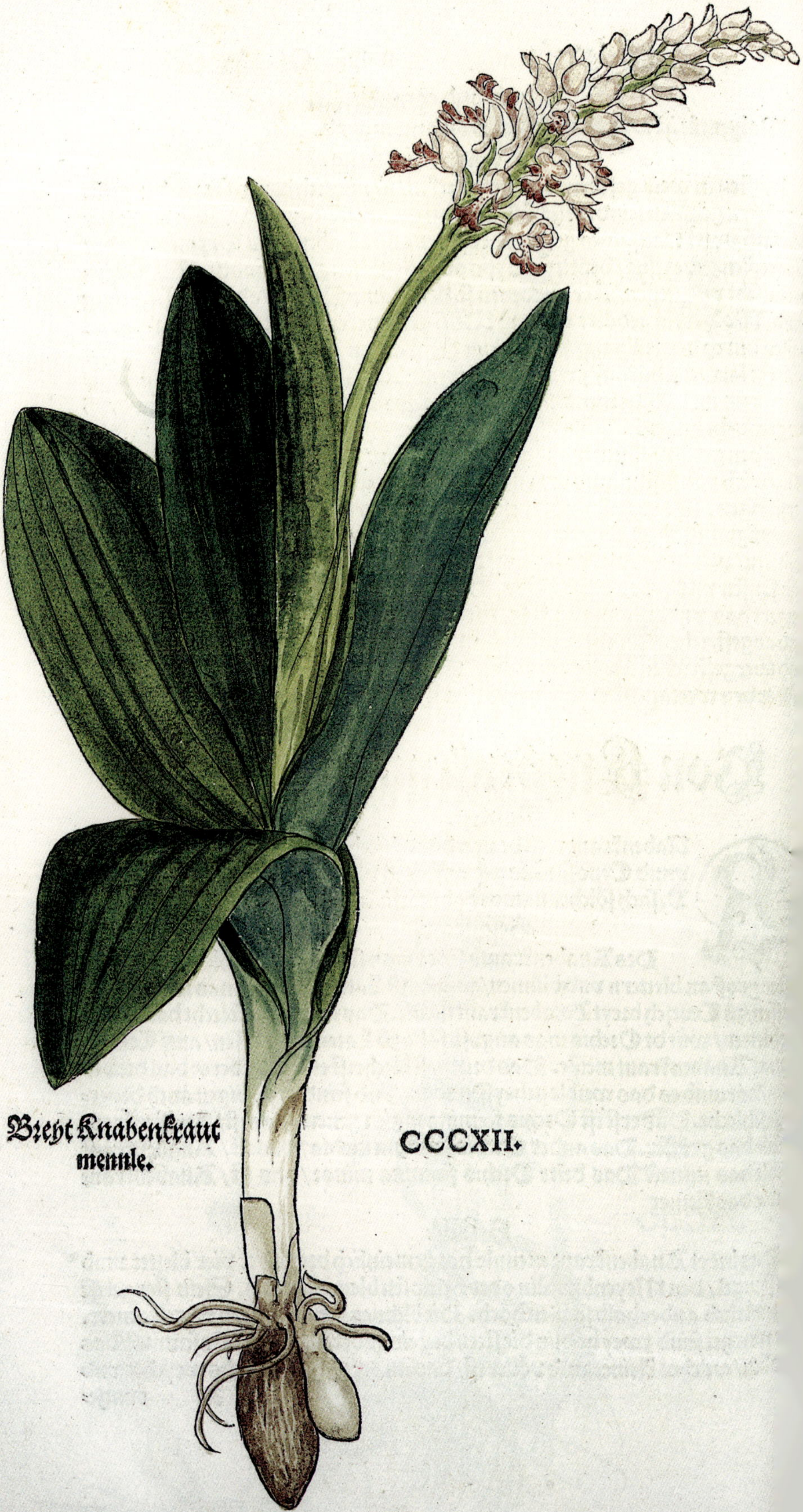

Breyt Knabenkraut mennle.

CCCXII.

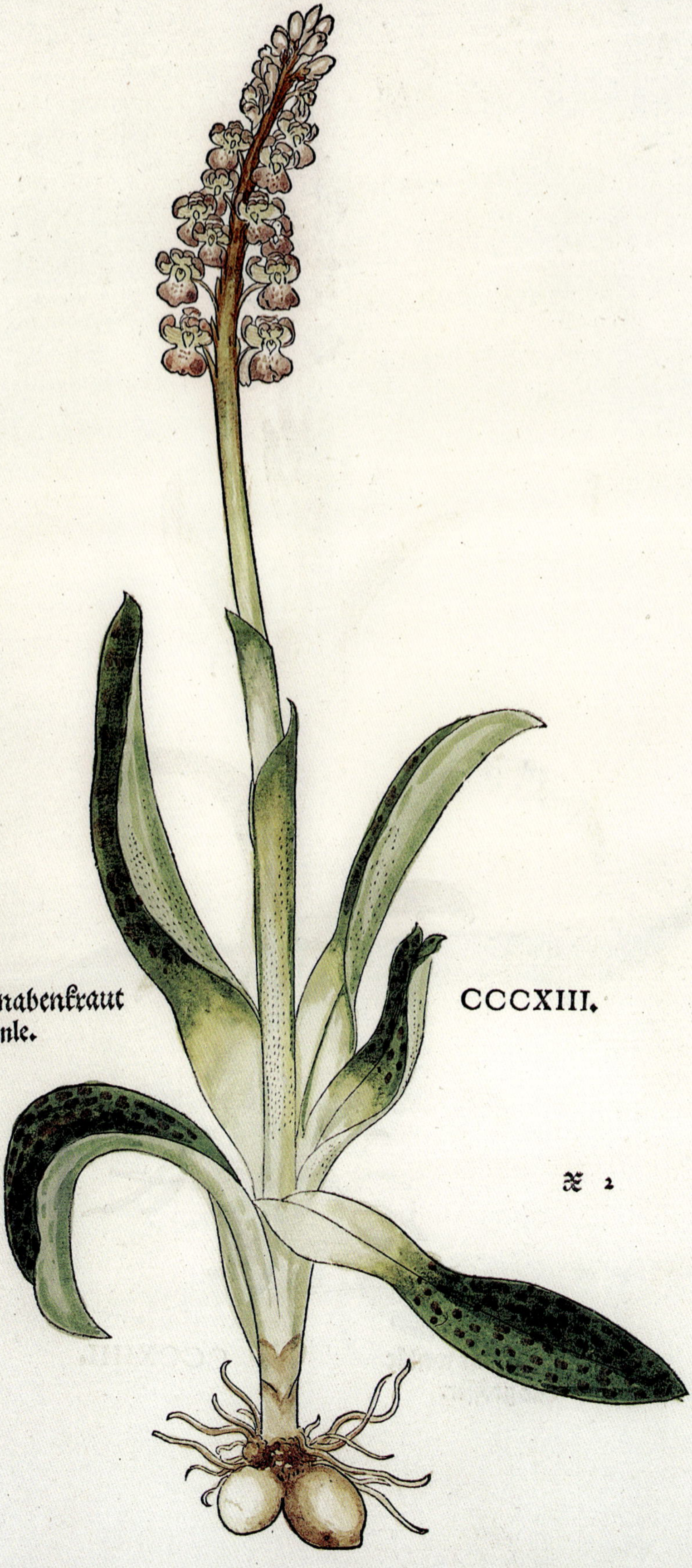

CCCXIII.

X 2

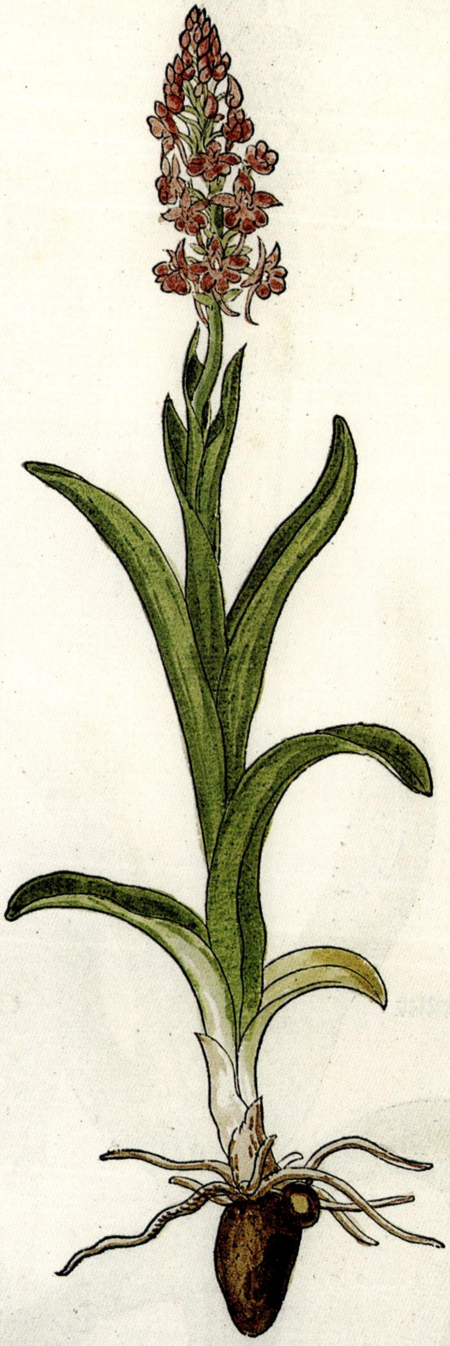

Knabenkraut weible das grösser.

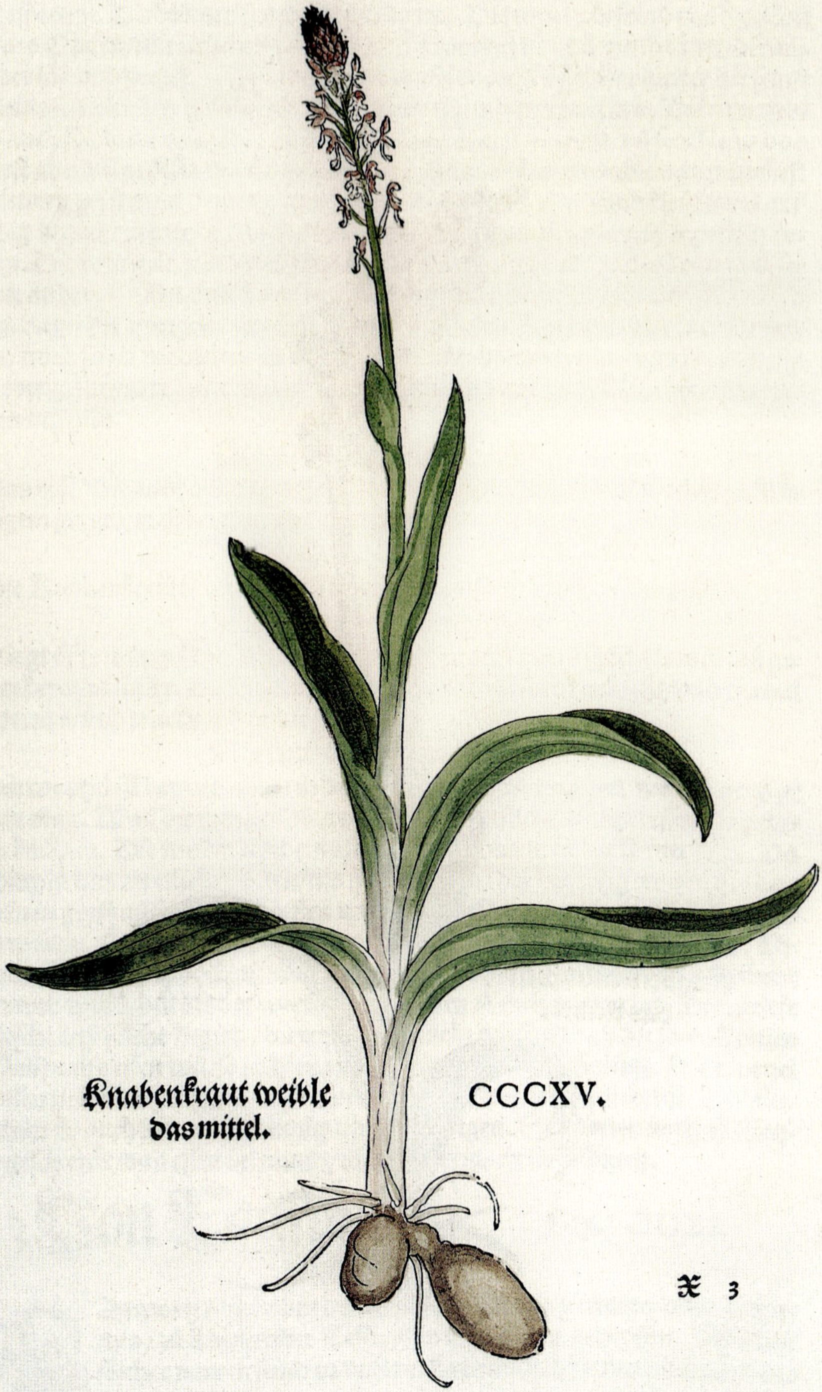

Knabenkraut weible
das mittel.

CCCXV.

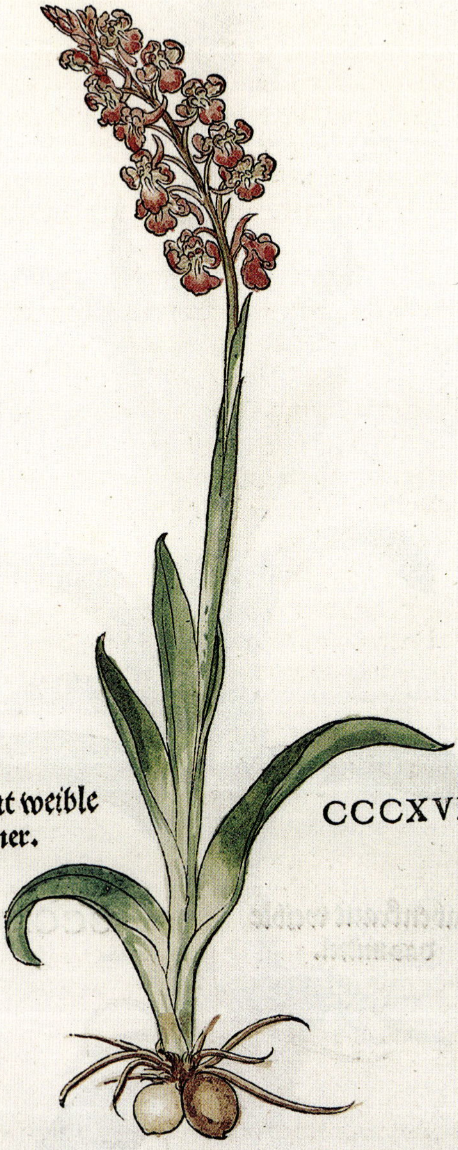

Knabenkraut weible
das kleiner.

CCCXVI.

C runtzelechter ist. Das schmal Knabenkraut mennle hat auch bletter wie die Zeitlosen/doch schmeler vnnd zärter/ die seind mit schwartzen oder braunen flecken besprengt. Die blůmen seind purpurbraun. Die wurtzeln seind rund gestalt wie zwo Oliuen/mit ettlichen zaseln. Die ein wurtzel ist voll vnnd tånet/die ander aber lår vnd welck. Knabenkraut weible das grösser hat bletter die seind den Zeitlosen blettern gar ånlich. Die blůmen seind purpurfarb. Die wurtzeln seind auch formiert wie zwey vogel eyer. Das öberst ist rund/vñ seer klein/ das vnderst aber vil grösser vnd langlechter. Knabenkraut weible das mittel/ist mit blettern vñ stengel dem vorigen gleich/die blůmen aber seind kleiner vñ außwendig braun/inwendig aber weiß mit seer kleinen schwartzen tüpffelin besprengt. Die wurtzeln seind wie zwo langlechte nuß gestalt/doch ist eine grösser
D dañ die ander. Knabenkraut weible das kleiner ist ein fein kraut/zärter vnd kleiner dann die vorigen/sonst ist es dem schmalen Knabenkraut mennle seer gleich/doch seind die bletter nit besprengt/vnnd die wurtzeln/welche auch als zwey eyer geformiert/vil kleiner/wie dann sölchs das gemål klårlich anzeygt/vnd an tag gibt.

Statt irer wachsung.

Das erst/wie auch alle andre geschlecht des Knabenkrauts/wechßt gern in sandigem grund/auff bergen/vnd in wisen.

Zeit.

Die Knabenkreüter bluen im Meyen vnd anfang des Brachmonats.

Die natur vnd complexion.

Die gröste wurtzel der Knabenkreüter ist warm vnnd feücht/vnnd am geschmack etwas süsser. Die kleiner aber vnd welcke ist mehr gekocht/vnd derhalben wermer vnd trückner dañ die groß.

E
Die krafft vnd würckung.

Die wurtzel ist bey den allten in der speiß gebraucht worden/welchs noch geschehen mag. Wañ die menner die grosse volkomenliche wurtzel essen/so geberen sie knåblin. Die weiber aber empfangen mägdlin so sie die kleiner essen. Daher kompts das an etlichen orten/als in Thessalia/der brauch gewesen ist/das die klein in geyßmilch ist jngenomen worden/auff das einer zur vnkeüscheyt gereytzt würde. Hergegen die lår vnd welcke/zů verhinderung derselbigen. Vrsach aber ist dise. Die volkomene wurtzel hat vil überige feüchtigkeyt vñ gebiert blåst vnnd wind/darumb erweckt sie lust zů den Elichen wercken. Die welcke aber lescht auß sölche begird/dieweil sie vil mehr trücknet dañ die so volkomen ist. Wañ mans essen wil/so můß mans braten wie die Pfifferling. Die wurtzel zerstossen vnd übergelegt/zerteylen vnd verzeren allerley geschwulst. Deßgleichen thůn sie auch mit gersten maltz übergeschlagen. Sie heylen auch alle fliessende geschwår/das essen im mund/vnd alle serigkeyt desselbigen.

Von Ragwurtz. Cap. CCXI.

Namen.

A Ragwurtz würdt bey den Griechen Orchis serapias/oder Triorchis/zů Latein aber Testiculus Serapias geheyssen. Vrsachen sölcher namen seind in vnserm Lateinischen kreüterbůch nach der leng angezeygt.

Geschlecht.

Der Ragwurtzen seind fürnemlich zwey geschlecht. Eins mit schönen pur-

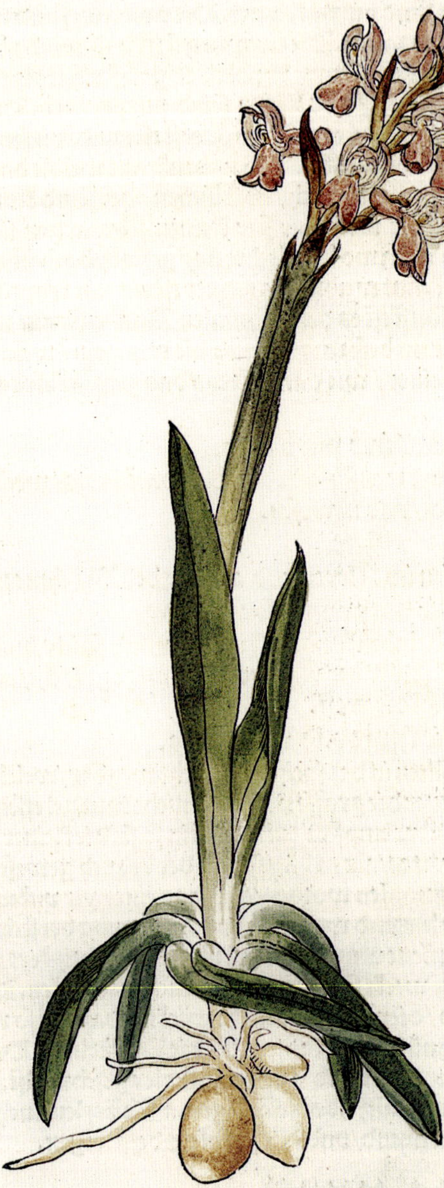

Ragwurtz mennle. CCCXVII.

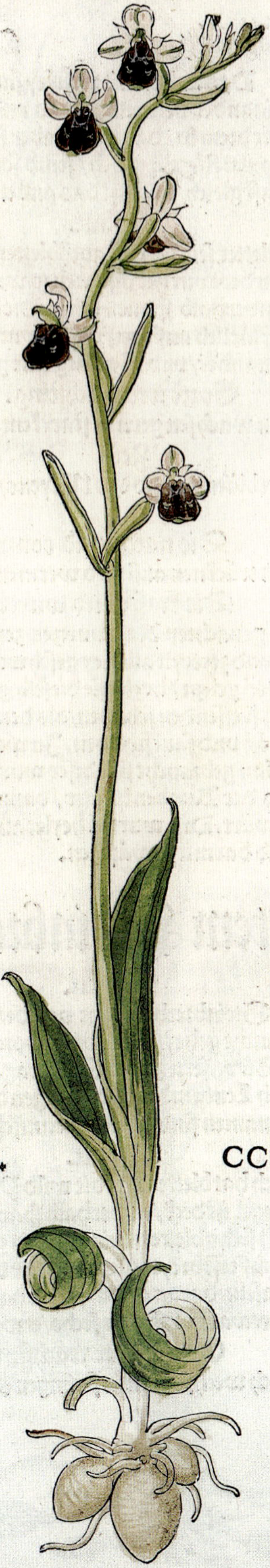

Ragwurtz weible. CCCXVIII.

B purfarben blůmen. Das ander mit vilerley farben/als purpurbraun/weiß/geel vñ grůn durch einander vermengt. Das vnderst an der blůmen vergleicht sich einer horneß oder bremen/das oberst aber sicht einem vögelin/mit seinem haupt vnd auffgethonen flůgeln gleich/seind sonst mit stengeln/blettern vnnd wurtzeln einander fast gleich/doch ist das ander geschlecht höher.

Gestalt.

Der Ragwurtz bletter seind den Lauchblettern gleich/aber breyter vnd feyßter/vnd vnden gegen der wurtzel zůsamen gewicklet vnd gebogen. Die stengel seind vngeuärlich anderhalb spañen lang. Die blůmen gestalt wie oben angezeygt/vñ das gemäl klärlich außweißt. Die wurtzel seind formiert wie die nuß/allwegen drey bey einander/vnd ist alweg eine grösser dañ die ander.

C Statt irer wachsung.

Die Ragwurtzen wachsen gern in starckem grund vnd in den wisen.

Zeit.

Die Ragwurtzen blůen im end des Meyens/vñ anfang des Brachmonats am fürnemlichsten.

Die natur vnd complexion.

Die Ragwurtzen trücknen auß vnd wermen/wie die Knabenkreüter.

Die krafft vnd würckung.

D Die wurtzel von gedachten Ragwurtzen zerknütscht oder zerstossen vnnd übergelegt/verzeret vnd zerteylt allerley geschwulst/reyniget die geschwär vnd schäden. Vber die fistel gelegt/heylet sie dieselbigen. Gedörrt vnd jngestrewet/heylet sie die vmb sich fressenden schäden/als den wolff/vnnd dergleichen. Sie heylet auch allerley böß vnd faul schäden. In wein gesotten vñ getruncken/stelt sie den bauchfluß. Man gebraucht sich diser wurtzel nit so seer zů erweckung der Elichen werck/als der Knabenkreüter/dann sie zů sölchem gebrauch nit so dienstlich erfunden würt. Dise wurtzel heylet auch die mundfeule/in wasser gesotten/vnd den mund darmit gewäschen.

Von rotem Steinbrech. Cap. CCXII.

Namen.

A Roter Steinbrech würdt von den Griechen vnnd Lateinischen Oenanthe geheyssen/in den Apotecken würdt er Filipendula genent. Zů vnsern zeiten Saxifraga rubea. Die Griechen nennen jn auch Leucanthon/von wegen der weissen blůst. Vrsachen anderer namen findstu im Lateinischen kreüterbůch angezogen.

Gestalt.

Roter Steinbrech hat bletter wie die wild Pasteney/oder wie der Teütsch Petersilg. Sein stengel ist dick/anderhalb spannen lang. Die blůmen schneeweiß/ein yegliche mit sechs blettern/einem stern gleich. Der same der nach abfalung der blůmen wechßt ist breyt/gleich als der Molten samen. Die wurtzel ist schwartz mit vilen zaseln/daran als an fäden hangen runde köpfflin oder nüßlin/an einer wurtzel etwan fünff oder sechs/etwan mehr oder minder.

Statt seiner wachsung.

Roter Steinbrech wechßt gern in steinigen orten/vñ rauhen herten bergen als vm

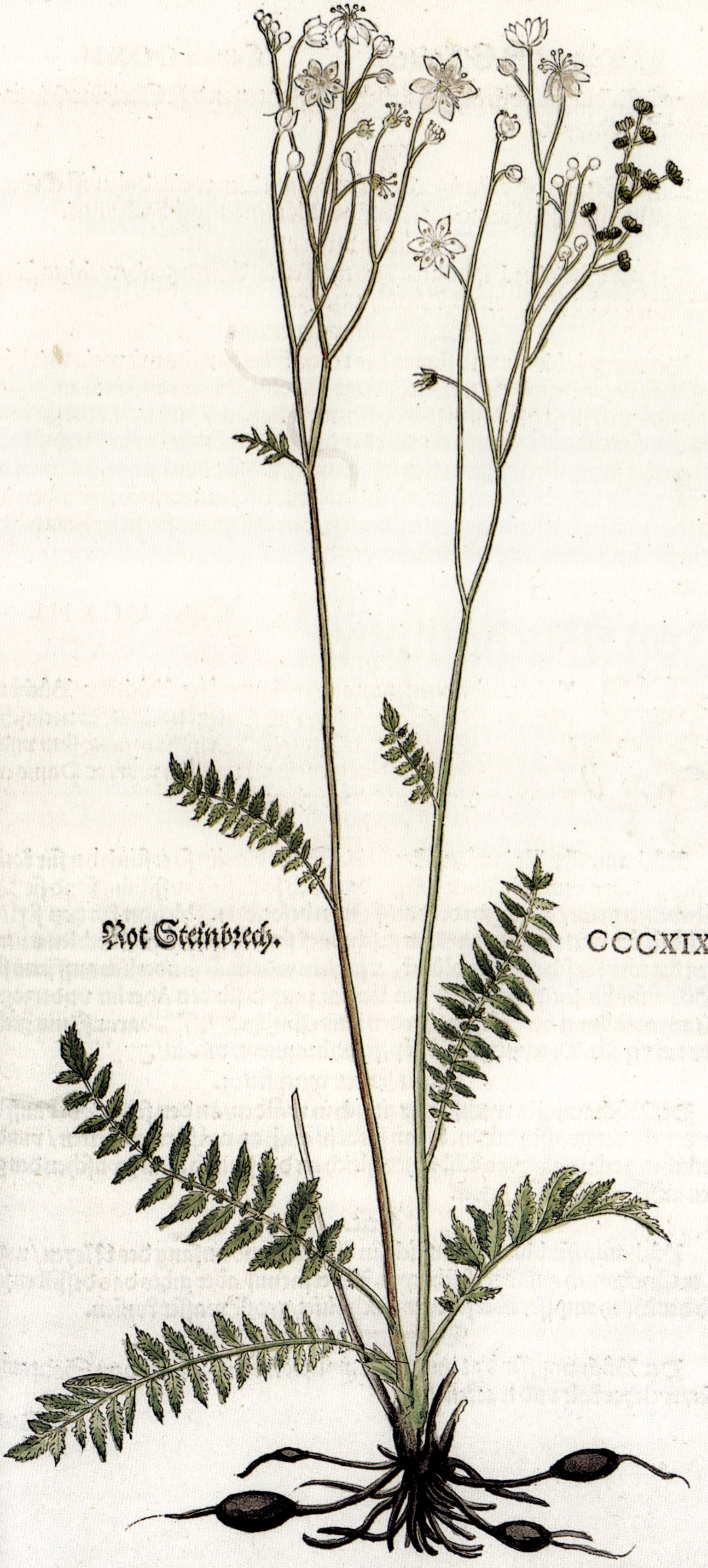

Rot Steinbrech. CCCXIX.

B als vmb Tübingen oben am Osterberg/da findt man dise Steinbrech in grosser menig wachsen.

Zeit.

Diser Steinbrech blüet im Brachmonat mit dem wein/ daher ist er Oenanthe genent/zů derselbigen zeit ist er auß den blůmen leichtlich zekennen.

Die natur vnd complexion.

Der rot Steinbrech ist warm vnd trucken im dritten grad/welches sein geschmack/der do seer bitter ist/klärlich anzeygt.

Krafft vnd würckung.

C Der stengel/bletter vnd samen des roten Steinbrechs mit wein vnd hönig gesotten vnd getruncken/treiben auß das bürdlin. Die wurtzel in wein gesotten vnd getruncken ist gůt denen so tropffenweiß harnen/ vnd heylet die geelsucht. Sie ist auch gůt zů allerley gebresten der blasen. Treibt den harn/zerbricht den stein. Sie zerteylt die bläst vnd wind im magen. Zů puluer gestossen vñ an das essen gethon/ist sie treffenlich nützlich denē so den fallenden siechtag haben. Die bletter mit hönig vermischt vñ ein latwerg darauß gemacht/stellen den hůsten/ vnd seind gůt denen so schwärlich athmen.

Von Bůchampffer. Cap. CCXIII.

Namen.

A Bůchampffer nent man auch Saurenklee/Bůchklee/Bůchbrot/ Gauchklee/Guckgauchklee/vnd Hasenklee. Auff Griechisch vñ Lateinisch Oxys/in den Apotecken Trifolium acetosum vnd Alleluya. Sonst von den gemeinen kreütlern würt es Panis cuculi/das ist/Guckgauch brot geheyssen.

Gestalt.

Bůchampffer ist ein niders kreütlin. Seine blettlin so erstlich herfür komen seind gefalten vnnd zůsamen gelegt/ darnach so sie sich auffthůn/seind sie schön schweitzergrün/ allwegen drey auff einem besondern kleinen kurtzen styl/die
B seind in der mitte zerkerfft/vñ am geschmack saur. Neben den Kleeblettern tringen die weissen schellechten blůmē herfür/ein yede auch sonderlich auff irem styl. Dise blůmlin seind durchauß mit kleinen purpurfarben äderlin vnderzogen. Nach abfallung derselbigen werden kleine spitzige köpfflin darauß/ mit geelem samen gefüllt. Die wurtzel ist knöpffecht/braunrot/vnd lang.

Statt seiner wachsung.

Der Bůchampffer wechßt gemeinlich in wälden/an den felsen/oder auff den wurtzeln der grossen böum. Man findt jn auch an wässerigen stetten / vnnd in ettlichen hecken/als vmb Tübingen gleich an der statt so man zwüschen den gärten auff den Osterberg geet.

C

Zeit.

Bůchampffer blüet fürnemlich im Aprillen vnd anfang des Meyen / wann der Guckgauch anfahet zů schreyen. Die erfarnuß aber gibts das desselben jars so der Bůchampffer überschwencklich blüet/grosse wasser komen.

Die natur vnd complexion.

Der Bůchampffer hat einerley complexion vñ natur mit dem Saurampffer/welcher kalt vnd trucken ist.

Kraff

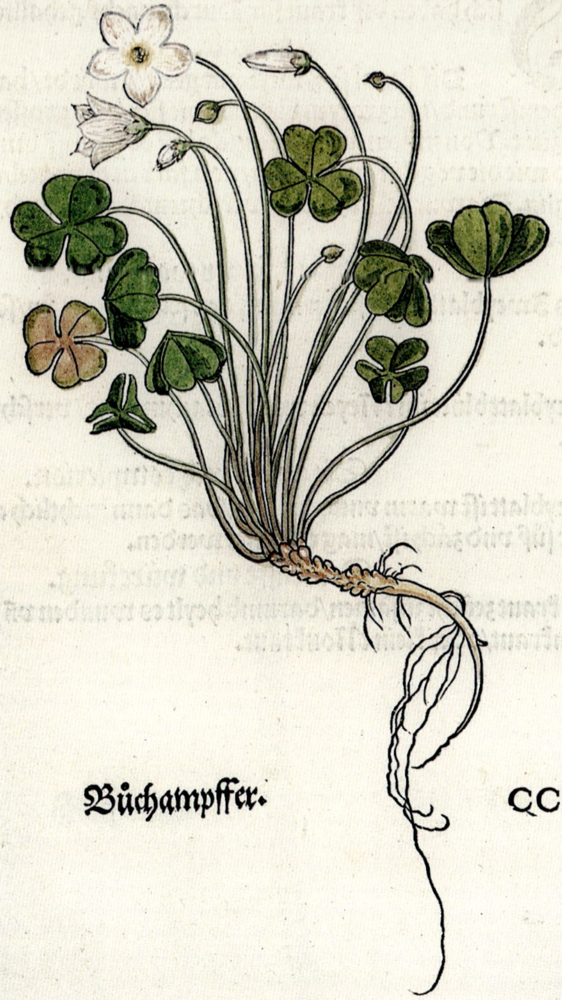

Bůchampffer.

CCCXX.

D Krafft vnd würckung.

Bůchampffer ist treffenlich gůt gessen/oder gesotten vñ getruncken/denen so ein blöden vnnd schwachen magen haben. Item den so brochen seind. Er ist auch gůt zů heylen allerley wunden/geschwär/vnd fistel/in sonderheyt aber zů der mundfeule. Er lescht den durst/vnd in summa/hat alle würckung vnd tugent so dem Saurampffer werden zůgelegt.

Von Zweyblatt. Cap. CCXIIII.

Namen.

A Zweyblatt hat seinen namen her vonn den blettern/dann es nur zwey überkompt. Darumb acht ich es sey des Plinij Ophris. Etlich haben diß kraut für Durchwachß gehallten/ist aber geirret.

Gestalt.

Diß kraut so Zweyblatt genent würdt/hat einen sonderlichen stengel der ist rund/mit zweyen blettern/die sich dem grossen Wegerich vergleichen/geziert. Von mitten an des stengels biß oben auff bringt es seine blůmlin/die seind wie die vögelin auffgethon/von farben grüngeel/mit jhren außgereckten zünglin. Die wurtzel ist zasecht/verschrenckt/vñ durch einander gewicklet/eins gůten geruchs.

B
Statt seiner wachsung.

Das Zweyblatt wechßt gern auff den feüchten wisen/so an den bergen gelegen seind.

Zeit.

Zweyblatt blüet im Meyen vnnd Brachmonat/verschwindt nachuolgender zeit.

Die natur vnd complexion.

Zweyblatt ist warm vnnd trucken/das dann leichtlich auß dem geschmack/welcher süß vnd zäch ist/mag erkennet werden.

Die krafft vnd würckung.

Diß kraut zeücht zůsamen/darumb heylt es wunden vñ geschwär/wie das Knabenkraut/oder klein Monkraut.

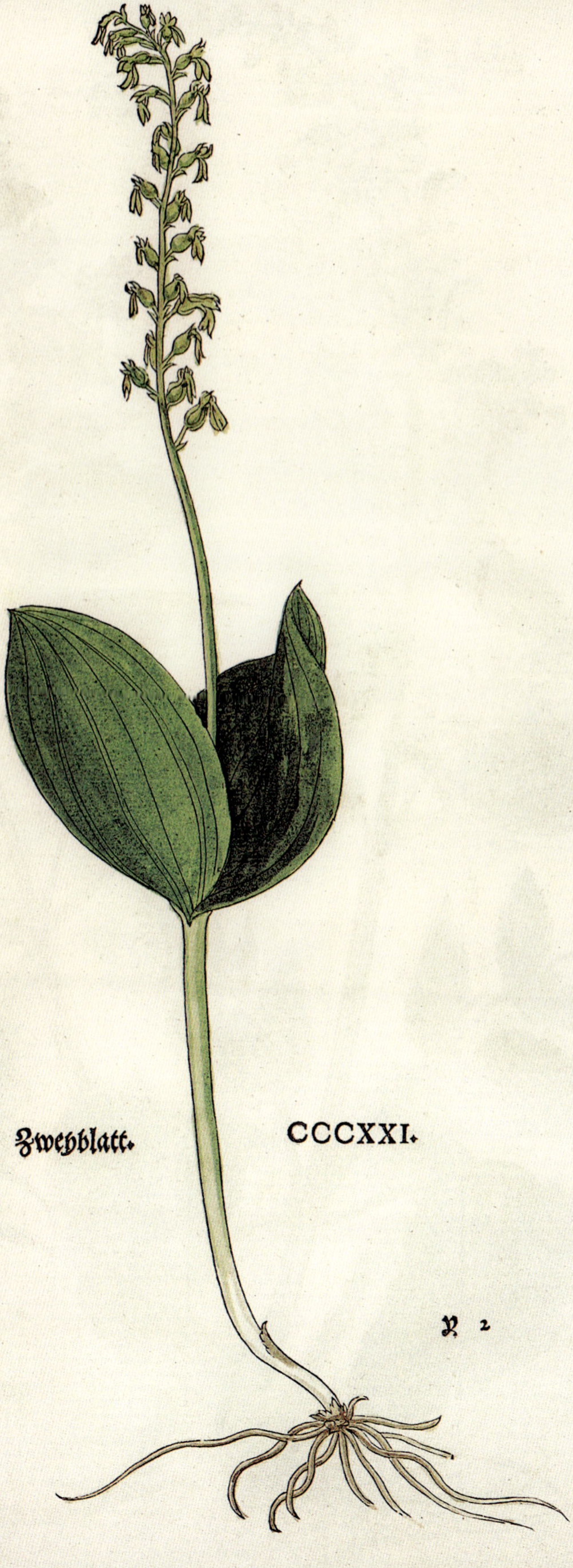

Zweyblatt. CCCXXI.

R 2

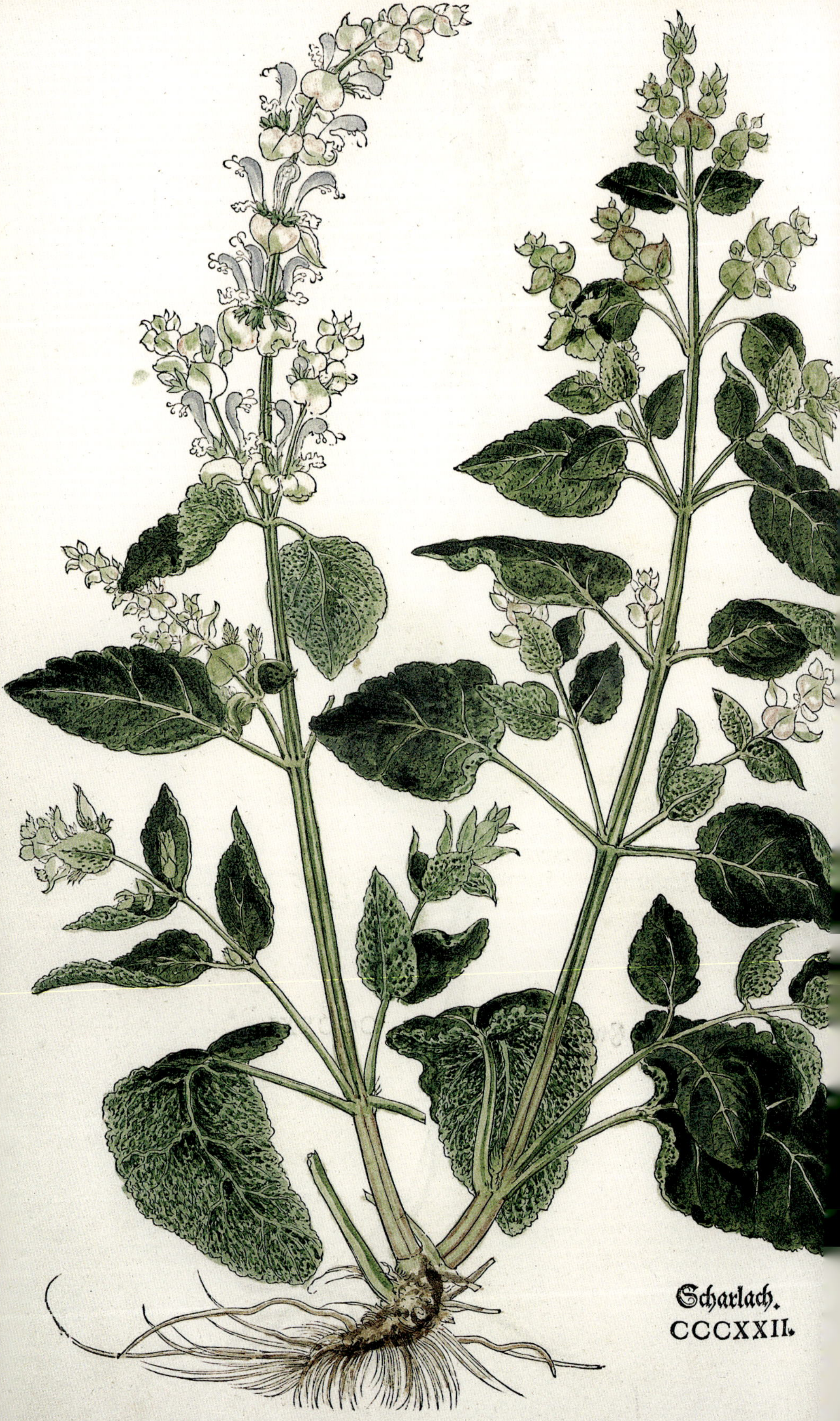

Scharlach.
CCCXXII.

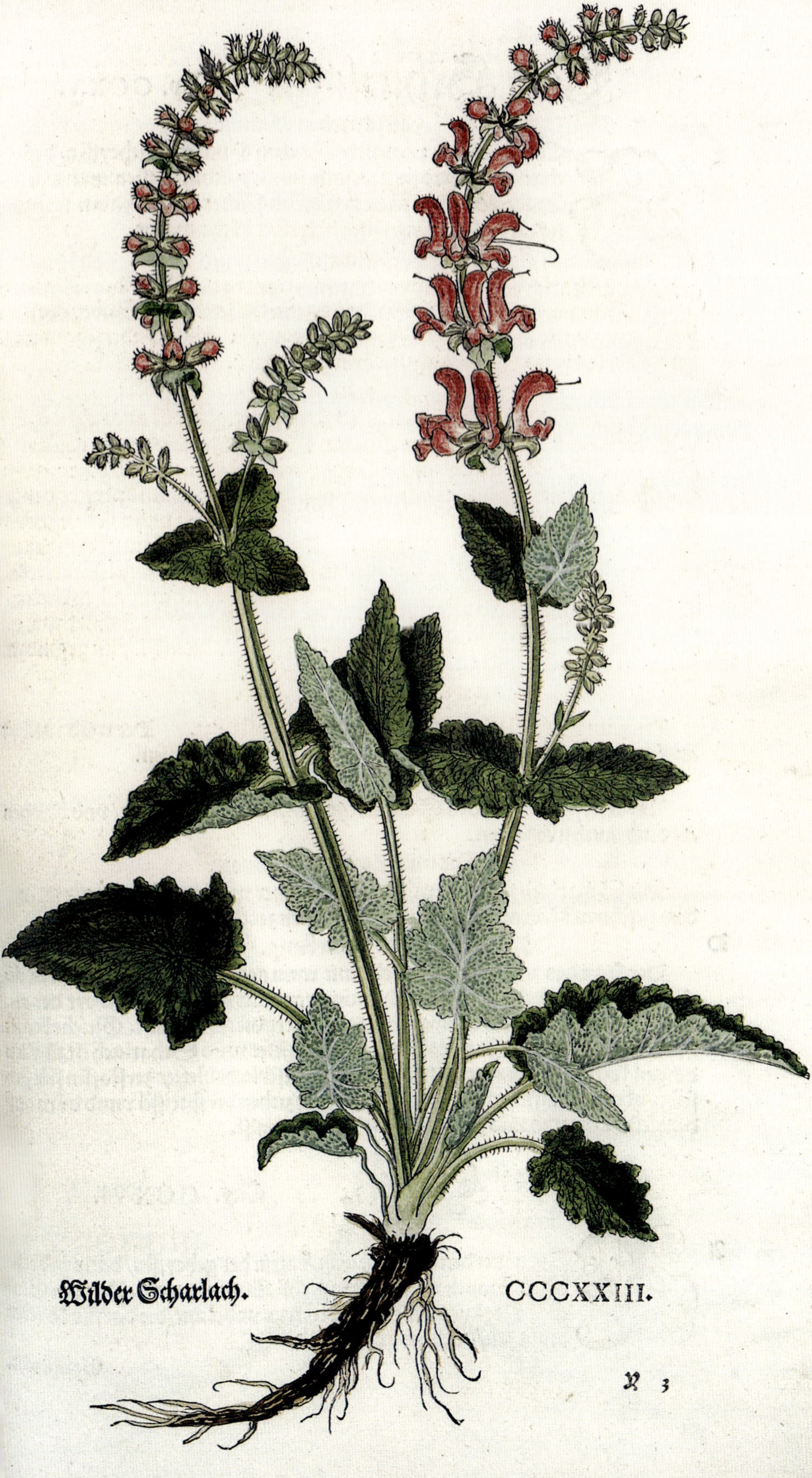

Wilder Scharlach. CCCXXIII.

Von Scharlach. Cap. CCXV.

Namen.

A Scharlach würt von den Griechen Orminum geheyssen/ deßgleichen auch von den Lateinischen/ vnnd darzů Geminalis/in den Apotecken Gallitricum. Vrsach sölcher namen haben wir zum teyl in vnserm Lateinischen kreüterbůch anzeygt.

Geschlecht.

Des Scharlachs seind zweyerley geschlecht/ zam vnnd wild. Der wild Scharlach würdt auch wilde Salbey/ darumb das ehr der Salbey am stengel/blettern vnd blůmen gleich ist/genent. Beyder geschlecht vnderscheyd wöllen wir in beschreibung der gestalt klårlich anzeygen.

B Gestalt.

Der zam Scharlach hat einen vierecketen stengel/ der ist eines elenbogens vngeuårlich lang/ von vnden auff braun. Seine bletter seind gantz rauch/harig/vñ eins starcken geruchs/åschenfarb grůn. Die blůmen weiß/ blawferbig/ der Salbey blůmen nit vnånlich. Nach abfallung der blůmen bringt er den samen/welcher schwartz ist vñ langlecht/ in heüßlin die sehen vndersich gegen der wurtzel/welche holtzecht vnnd geel ist. Der wild Scharlach ist dem zamen mit stengeln/ blettern vnnd samen ettwas gleich/ dann der stengel ist viereckt/ rauch vnd harig. Die bletter vergleichen sich etlicher maß den Salbey blettern. Die blůmen seind himelblaw mit purpurbraun vermischt/ gekrümet wie ein adler schnabel. Der same/welcher rund ist vnd geel/ würt in heüßlin gefunden. Die wurtzel ist holtzecht/vnd an der farb schwartz.

C Statt irer wachsung.

Der zam Scharlach würdt in den gårten gepflantzt. Der wild wechßt auff vngebawten feldern/vnd schier allenthalben in den wisen.

Zeit.

Beyderley geschlecht des Scharlachs blüen im Brachmonat/ vnd bringen alßdann auch jren samen.

Die natur vnd complexion.

Die Scharlach seind warm/ vnnd zimlicher weiß trucken/ das man auß dem geschmack kan abnemen/welcher zůsamen zeücht vnd bitter ist.

D Krafft vnd würckung.

Der same des zamen Scharlachs mit wein getruncken/ reytzt zů den Elichen wercken. Mit hönig vermischt/ nimpt er hinweg die dunckelheyt der augen. In wasser gesotten vñ übergelegt/verzert er die geschwulst. Gleiche krafft hat auch das kraut/diser gestalt gebraucht. Der wild Scharlach ist zů allen dingen krefftiger dann der zam. Beyderley geschlecht bletter zerstossen für sich selbs/oder in wasser gesotten vnd übergelegt/ziehen die spreissel vnnd dörn auß dem leib. Verzeren vnd zerteylen allerley geschwulst.

Von Eruen. Cap. CCXVI.

Namen.

A Eruen werden also von dem Latein her geheyssen/ dann in derselbigen spraach würt diß gewechß Eruum genent. Bey den Griechen Orobus. Ist den Apoteckern vnbekant/die darfür Wicken brauchen/doch nit on jrthumb.

Geschlecht.

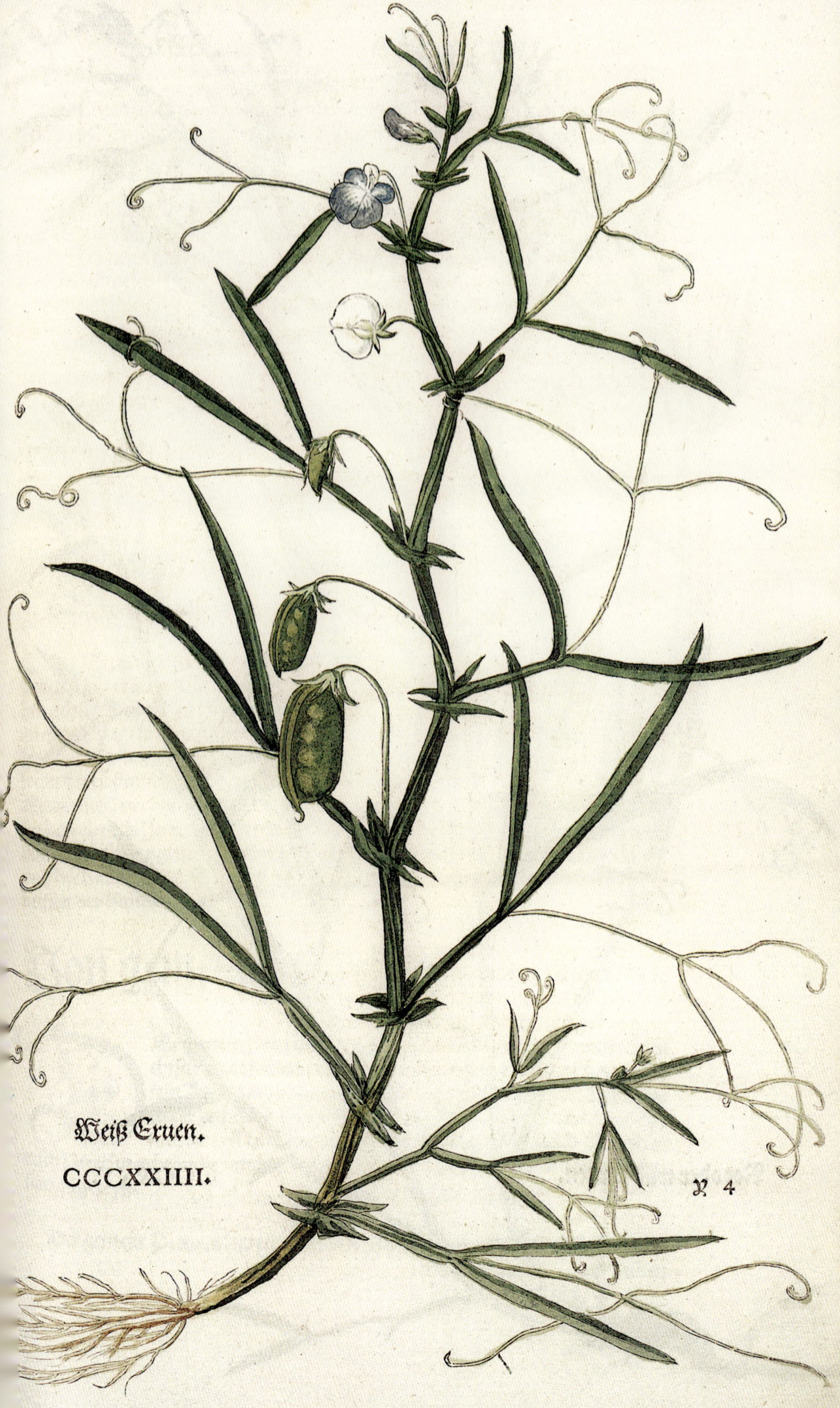

Weiß Eruen.

CCCXXIIII.

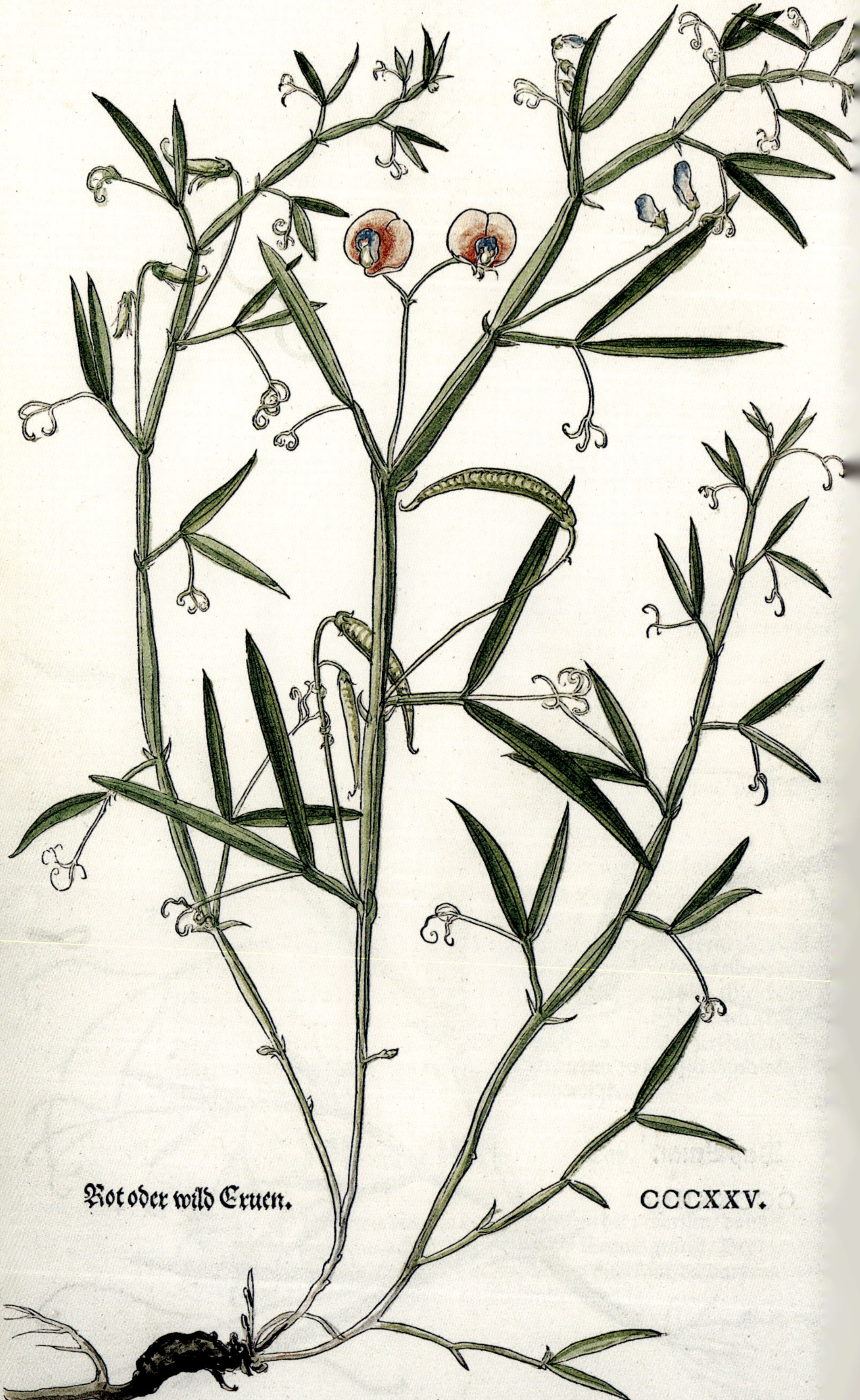

Rot oder wild Erueu. CCCXXV.

Geschlecht.

B Der Eruen findt man zweyerley/zam vnd wild/die haben jren vnderscheyd in blůmen/frucht/vnd der wurtzel/wie wir in beschreibung der gestalt weiter wöllen anzeygen.

Gestalt.

Die zam Eruen ist ein gesteud nit seer hoch/zart/subtil/mit schmalen blettern/weissen vñ blawlechten blůmen. So die blůmen abfallen/wachsen schäflin oder schöttlin hernach/die seind gar nach rund/doch etwas breyt/darinn ist der samen/welcher weiß vñ in der grösse einer welschen Erbsen ist/doch eckechter/vnd in keinen weg rund. Die wurtzel ist geel vñ zasecht. Die wilden Eruen seind den zamen mit kraut vnd stengeln gantz gleich/doch seind die blůmen rot/
C vnden aber vnd in der mitte blaw vnd geel. Die schäflin seind schmal vnnd vil lenger dann der zamen. Der sam dariñ ist rund/vnd schwartz oder grawlecht. Die wurtzel dick vnd holtzecht.

Statt irer wachsung.

Die Eruen wachsen gern an spröden vnnd dürren orten. Die zamen můß man in gärten zilen. Die wilden wachsen auff etlichen äckern vñ in den hecken.

Zeit.

Beyderley geschlecht der Eruen blüen im Brachmonat vnnd Hewmonat/bringen darnach jren samen.

Die natur vnd complexion.

Die Eruen seind warm im ersten grad/vnd trucken im andern.

Die krafft vnd würckung.

D Die Eruen inn grosser menig gessen/bringen das hauptwee/bewegen den bauch/vnd treiben blůt durch den harn. Wañ mans aber kocht vnd seudt/vnd den ochsen fürsetzt/so machen sie dieselbigen feyßt. Eruen meel mit hönig vermengt vnd ein latwerg darauß gemacht/ist nützlich denen so vil zäher feüchtigkeyt vmb die lungen vnd brust gesamlet haben. Es reyniget die geschwär/vertreibt die roßmucken vnd andere mäler am leib/vñ vnder dem angesicht. Das Eruen meel verhindert das die schäden nit weiter vmb sich fressen. Er weycht die herte brust. In wein gebeytzt vnd übergelegt/heylt es die bissz der menschen/hund vnd schlangen. Mit essig vermischt lindert es das grimmen/den zwang/vnd die harnwinde. Gesotten vnd übergestrichen/vertreibt es das jucken oder beissen der haut.

Von gemeinem Peterlin. Cap. CCXVII.

Namen.

A DEr gemein Peterlin darvon wir hie handlen/würt auff Griechisch Oreoselinum vnd Petroselinon agrion geheyssen/zů Latein Apium montanum/vnd Petroselinum sylvestre. Die Apotecker habends Petroselinum on allen zůsatz genennt/vnd der mehrer teyl derselbigen habends für das recht vnnd Macedonisch Peterlin gebraucht vnnd gehalten/wie wir sölchs im Latein haben gnůgsam angezeygt.

Gestalt.

Der gemein Peterlin hat ein einigen runden stengel/welcher auß einer zarten kleinen

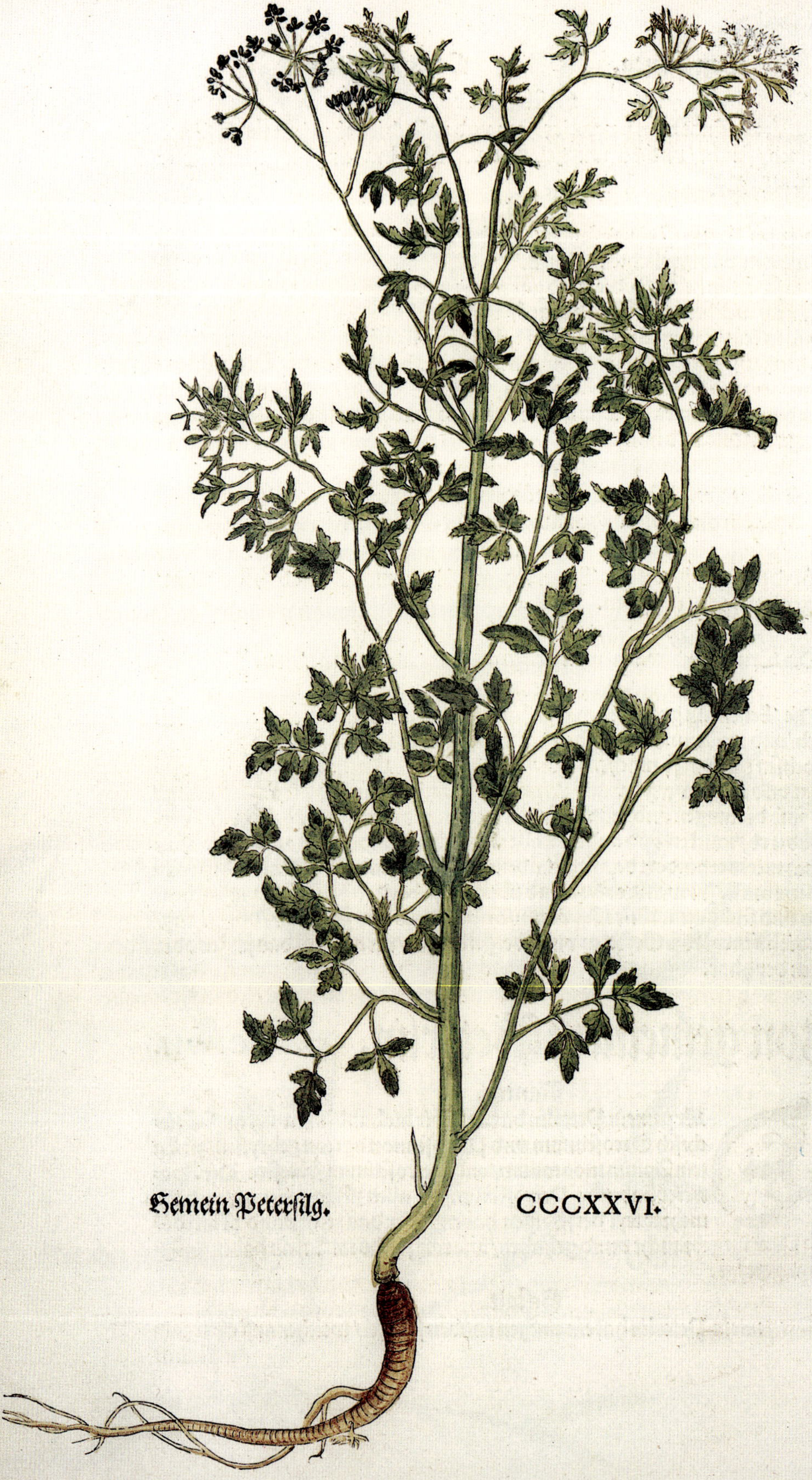

Gemein Petersilg. CCCXXVI.

B ten kleinen geelen wurtzel entspringt / derselbig bringt vil äst / die sich zů ringß-
vmbher außbreyten / mit kleinen schweitzergrünen außgeschnittnen zerkerfften
blettern geziert / welche dem Schirling kraut nit seer vngleich seind. Seine ge-
krönte blůmlin seind weiß / wie an dem Schirling / doch kleiner vñ zärter. Der
sam ist langlecht / räß / zart / eins gůten geruchs / dem welschen Kümmel gleich.

Statt seiner wachsung.

Diser Peterlin wechßt in vnsern landen nit von sich selbs / sonder můß in gär
ten gepflantzt werden. Aber an andern orten / daruon er erstlich in vnser land
gebracht ist worden / wechßt er von sich selbs auff den bergen vnd steynigen or-
C ten. Welchs zwar auch mit vilen andern kreütern gschicht / die anderßwo wild
seind / bey vns aber nur heymisch vnd zam.

Zeit.

Der gemein Peterlin blüet im Brachmonat vnd Hewmonat / vnnd bringt
alßdann auch seinen samen.

Die natur vnd complexion.

Diser Peterlin ist warm im andern grad / vnd trucken im dritten.

Die krafft vnd würckung.

D Der samen vnd wurtzel des gemeinen Peterlins in wein gesotten vnnd ge-
truncken / treiben den harn. Diser gestalt gebraucht / bringen sie den frawen jhre
zeit. Man braucht sie auch zů den artzneyen / so für das gifft gemacht vnd zůbe-
reytet werden. Deßgleichen zů denen so erwermen sollen / vñ den harn treiben.
In summa / diser Peterlin hat alle würckung vnnd krafft so dem Eppich wer-
den zůgelegt / von welchem wir an seinem ort sagen wöllen. Es ist auch diser ge
mein Peterlin ein recht küchenkraut / dann Peterlin kraut vnd wurtzel würt in
allen küchen zů der speiß gebraucht / vnd zwar nit vnbillich / dann sie verhinde-
ren die auffbläung des magens / fürdern die dewung / eröffnen das miltz / vnd
die leber / zerteylen die grobe feüchte / vñ haben andere würckung mehr / die wir
im Capitel vom Eppich erzelen wöllen.

Von Speierling. Cap. CCXVIII.

Namen.

A Speierling oder Sporöpffel werden von den Griechen Oa vnd
Va genent / zů Latein Sorba / welcher nam in den Apotecken bli
ben ist. Seind aber Sporöpffel oder Sproröpffel geheyssen
worden darumb / das sie gantz spör vnd rauch machen im hals /
so mans ißt.

Geschlecht.

Der Sporöpffel werden fürnemlich drey geschlecht gefunden. Eins / wel-
ches öpffel oder frücht gantz rund seind. Das ander geschlecht hat ein langlech-
te frucht / aller gestalt nach wie ein ey formiert. Das dritt hat ein frucht die ist ge-
gen dem styl zůgespitzt vnnd oben breyt / wie ein byrn. Sölche nent man Spör-
byrn / vnd ist hie abgemalet.

Gestalt.

Speierling ist ein hoher baum / mit einem auffrechten braunen stam̃en. Sei-
ne bletter wachsen an einem styl / der ist lang / in einer ordnung nach einander /
allwegen zwey gegen einander / wie die flügel außgebreytet / anzůsehen als wer

es nur

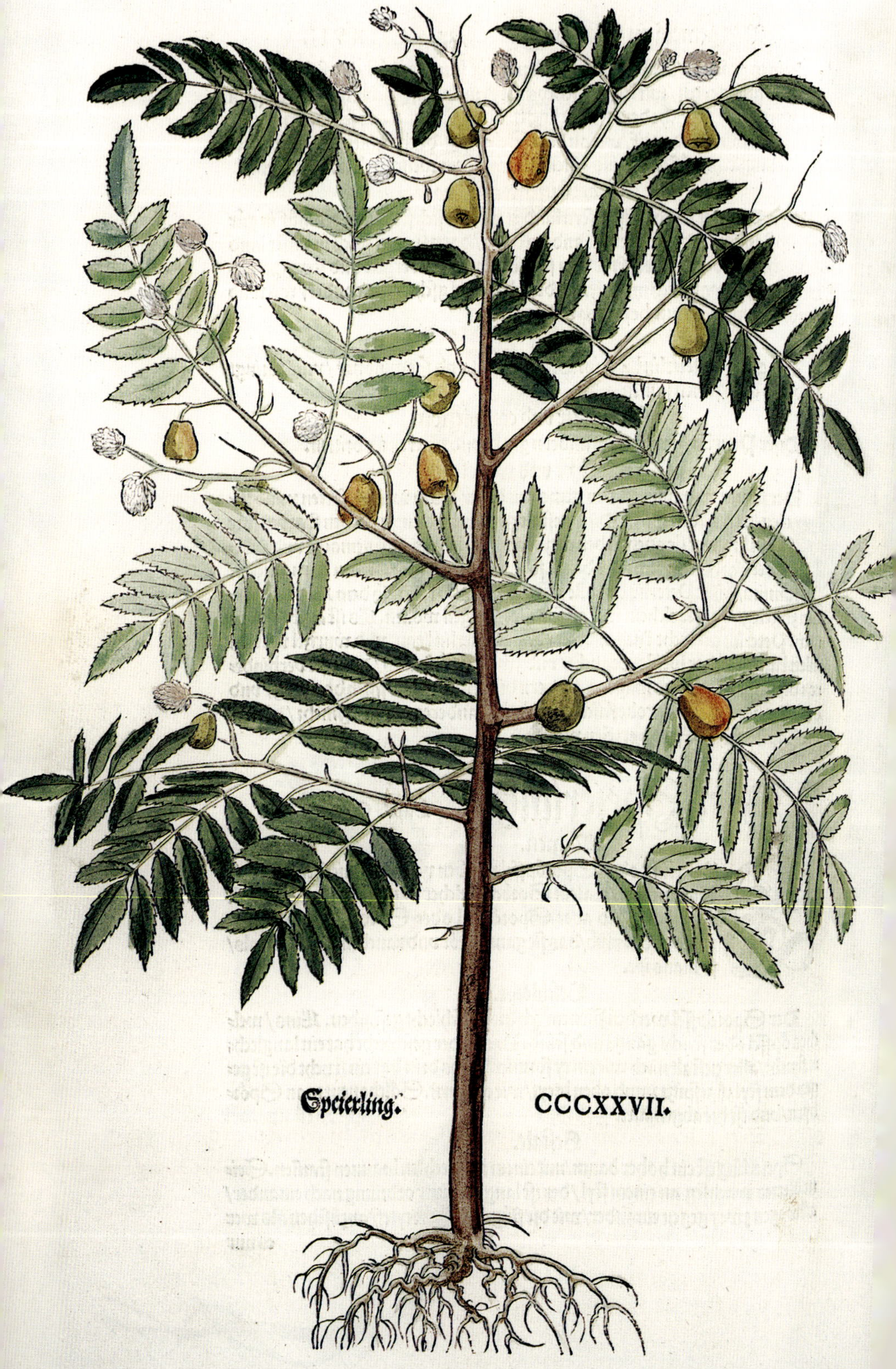

Speierling. CCCXXVII.

B es nur ein blatt. Am öbersten teyl ist ein vngerads blatt. Die bletter aber seind langlecht/zů rings vmbher zerkerfft/den Lorbeer blettern nit seer vngleich/doch kürtzer. Die blůmen seind weiß/der Hopffen blůst gleich. Die frücht rund/lang lecht/oder gestalt wie ein byrn/wie oben angezeygt. Die wurtzel steet nit tieff im erdtrich/ist aber dick/vnd verdirbt nit leichtlich.

Statt irer wachsung.

Spörbyrn wachsen gern an feüchten vñ kalten orten/auch an den gebirgen.

Zeit.

Im Herbstmonat erzeygen die Speierling jre frücht vnd byrn.

Die natur vnd complexion.

C Die Spörbyrn ziehen zůsamen / wie die Nespeln/ seind aber nit so krefftig.

Krafft vnd würckung.

Die vnzeitigen Sporöpffel zerschnitten vnd an der sonnen gedörrt gessen/ stellen den bauchfluß. Das meel von den Sporöpffeln in der speiß genossen/hat gleiche krafft. Die Spörbyrn gesotten vnnd getruncken/stellen den bauchfluß. Man sol aber dise frucht nit zůuil brauchen in der speiß/sonder allein als ein artz ney/dañ wir sölcher nit als einer speiß/sonder als einer artzney noturfftig seind.

Von Naterzünglin. Cap. CCXIX.

Namen.

A Naterzünglin hat seinen namen der figur vnd gestalt halben/wie wir hernach wöllen anzeygen/ überkommen. Mag Griechisch Ophioglosson/vñ zů Latein Lingua serpentina genent werden.

Gestalt.

Das Naterzünglin hat nur ein blettlin/das ist feyßt/dick/fin gers lang / dem Wasserwegerich kraut ettwas gleich. Am vndersten teyl diß bletlins kreucht ein kleins style herauß/ darauff wechßt ettwas grüns/das sicht einem spitzigen naterzünglin gantz gleich. Die wurtzel ist geel vnd zasecht.

Statt seiner wachsung.

Das Naterzünglin findt man auff ettlichen wisen/ auff den bergen gelegen. Aber vmb Tübingen/nemlich auff dem Osterberg/würt es mit hauffen funden.

Zeit.

B Diß Naterzünglin würt fürnemlich im Meyen gefunden/darnach aber ver schwindt es/vnd würt nit mehr gesehen.

Die natur vnd complexion.

Das Naterzünglin trücknet/doch on grosse hitz.

Krafft vnd würckung.

Das Naterzünglin ist ein recht wundtkraut/dann es hefft wider zůsamen/ vnd heylt die wunden in wenig tagen/wie die Walwurtz. Ist aber fürnemlich dienstlich zů allen hitzigen vnd bösen schäden. Es verzert vnd zerteylt auch die geschwulst/so mans mit schweinem schmaltz vermischt überschlecht.

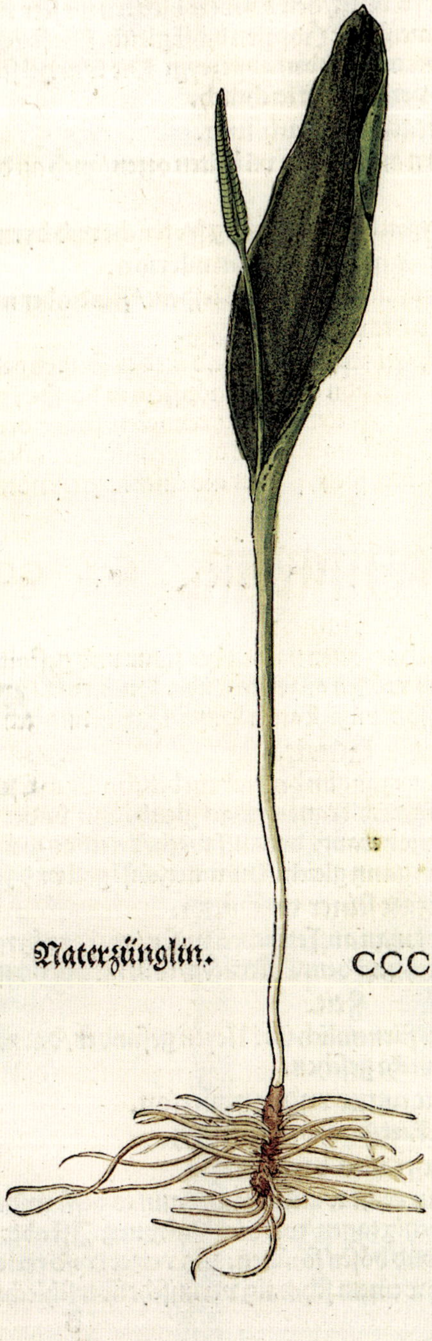

Naterzünglin. CCCXXVIII.

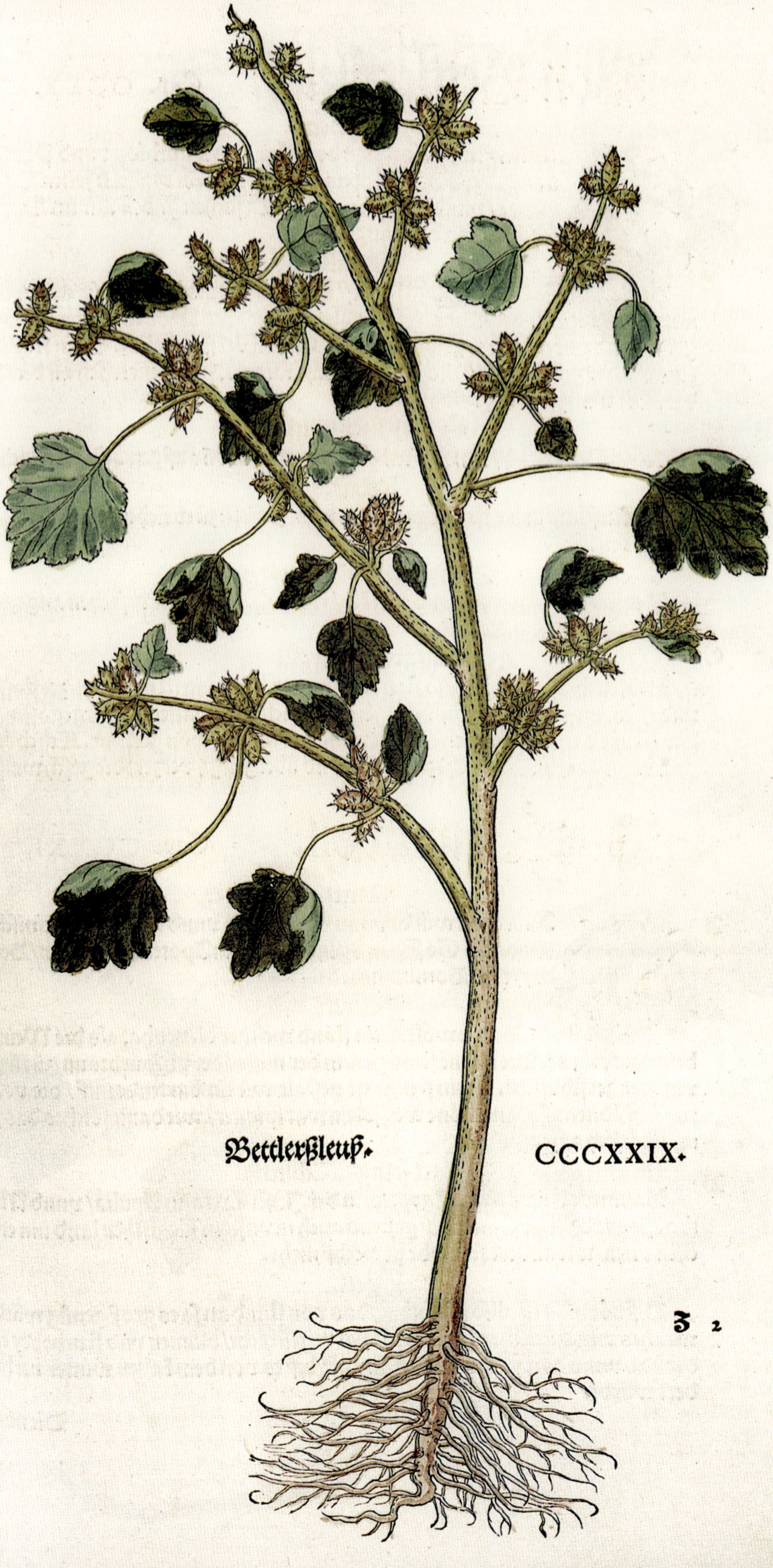

Bettlerßleuß.

CCCXXIX.

Von Bettlerßleuß. Cap. CCXX.

Namen.

A Bettlerßleuß würt von den Griechen Xanthion vnnd Phasganon geheyssen/ zů Latein Xanthium. Zů vnnsern zeiten Lappa minor/ vnnd Lappa inuersa. Vrsachen haben wir im Lateinischen kreüterbůch angezeygt.

Gestalt.

Bettlerßleuß hat einen stengel der ist eins elenbogens hoch/ feyßt/ ecket/ vnnd mit vilen tüpffelin besprengt. Seine bletter seind den Molten blettern etwas gleich/ vnd zerkerfft/ am geschmack dem Gartenkressen änlich. Sein frucht ist rund/ in der grösse einer Oliuen/ stachelecht wie ein Ygel/ henckt sich an die kleyder. Die wurtzel ist rot vnd zasecht.

Statt seiner wachsung.

B Bettlerßleuß wechßt an feyßten orten/ in pfützen vñ außgetrückneten lachen.

Zeit.

Bettlerßleuß bringt jre frucht gegen dem Herbst/ zů welcher zeit sie sol gesamlet werden.

Die natur vnd complexion.

Bettlerßleuß ist warm vnd trucken/ wie wir des haben vrsachen angezeygt im Lateinischen kreüterbůch.

Krafft vnd würckung.

C Die frucht dises krauts/ so sie noch nit gentzlich zeitig ist gesamlet/ zerstossen/ vnd in einem jrdischen geschirr behalten/ darnach law wasser daran gegossen/ vñ das haupt damit bestrichen oder gewäschen/ macht schön geel har. Etlich brauchen wein darzů. Die frucht zerstossen vnd übergelegt/ verzert die geschwulst.

Von Baumwoll. Cap. CCXXI.

Namen.

A Baumwoll würdt vonn dem Plinio vnnd andern Lateinischen Xylon vñ Gossipium genent. In den Apotecken Cotum/ Bombax/ vnd Bombasum.

Gestalt.

Baumwoll ist ein staud welcher bletter hat als die Weinreben/ aber kleiner. Die blůmẽ seind geel/ in der mitte aber purpurbraun/ zů ringßvmbher zerschnitten. Sein frucht ist gestalt wie ein bartende nuß/ die voller woll ist/ darauß man schöne weisse leinwat spinnet/ wie dann sölches das gemäl klärlich anzeygt.

Statt seiner wachsung.

B Baumwoll wechßt in Egypten/ in der Insel Creta/ in Apulia/ vnnd Maltha. Jetzund pflantzt man diß gesteud auch in vnserm Teütschen land inn etlichen orten/ wie andere frembde gewechß mehr.

Zeit.

Diß bäumlin ist allso fruchtbar/ das von stund an so es groß genůg würdt/ welches vngeuärlich in zweyen monaten geschicht/ blůmen vnd frucht bey einder hat/ vnnd hört sölchs zůthůn nit auff/ biß es von dem kalten winter verhindert würdt.

Die natur

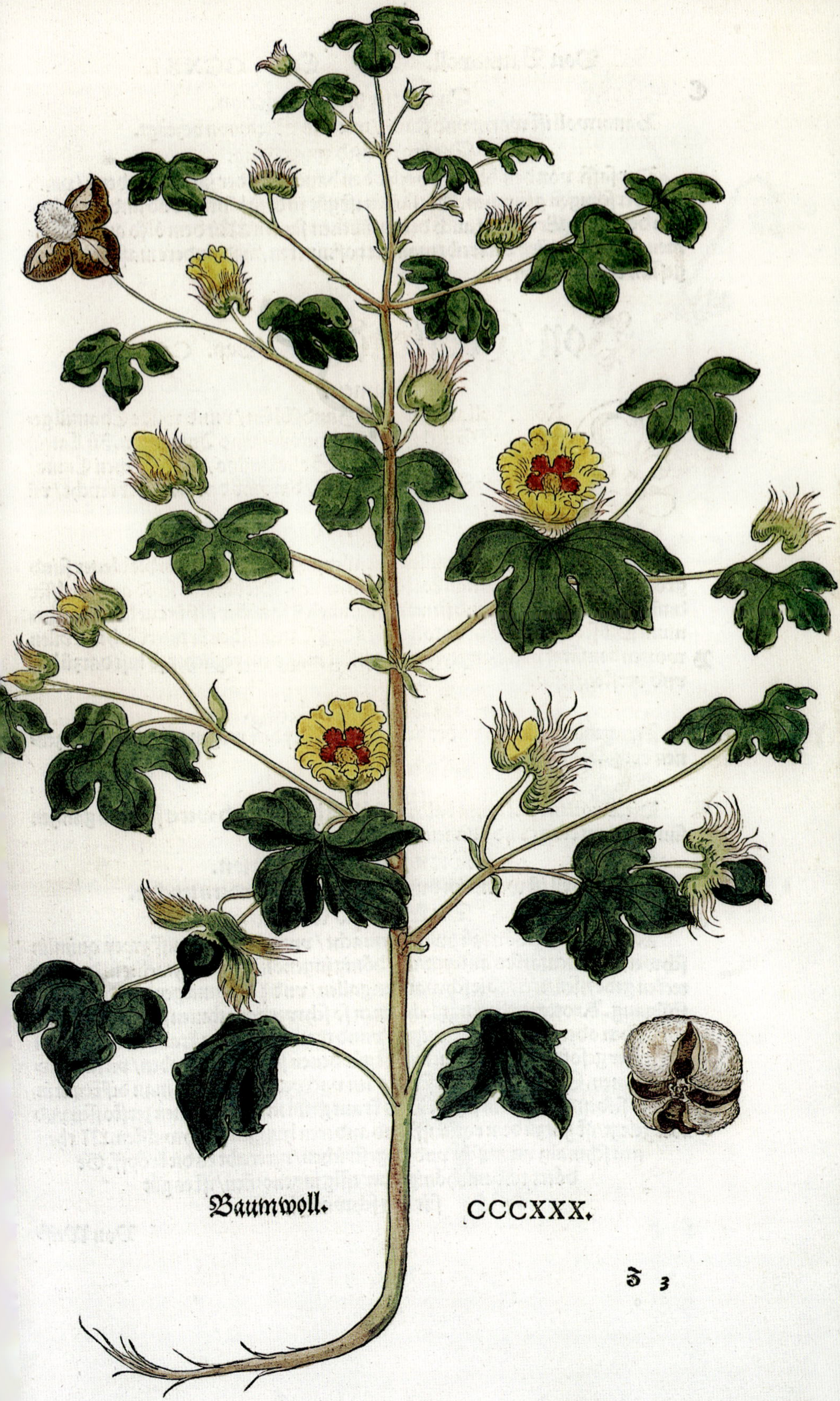

Baumwoll. CCCXXX.

Von Baumwoll. Cap. CCXXI.

C Die natur vnd complexion.

Baumwoll ist warm vnd feücht/wie das Serapion bezeügt.

Die krafft vnd würckung.

Der safft von den blettern heylet den bauchfluß der jungen kindern/vnnd stillt derselbigen grimmen. Der samen ist gůt zů dem hůsten/vnd andern gebresten der brust. Er mehret auch den menlichen samen. Mit dem öl so auß dem samen gemacht würt/vertreibt man die roßmucken/vnd andere masen oder vngestalt des angesichts.

Von Krottendill. Cap. CCXXII.

Namen.

A Krottendyll würdt auch Hundßblům/vnnd wilde Chamill genent. Auff Griechisch Parthenion/vnnd Amaracon. Zů Latein Parthenium/Amaracum/Solis oculus/von ettlichen Cauta/zů vnsern zeiten Cotula fœtida/darumb das sie starck reucht/vñ übel stinckt.

Gestalt.

Krottendyll ist der Chamillen mit aller gestalt gleich/allein die bletter seind grösser/den öbersten Coriander blettern änlich. Die blůmen seind auch grösser dañ an der Chamillen/vnd stincken seer übel. Das aber diß kraut das Parthenium Dioscoridis sey/haben wir in vnserm Lateinischen kreüterbůch mit vilen
B worten bewäret vnnd angezeygt/daselbst mags ein yeglicher so lust darzů hat vnd versteet/lesen.

Statt seiner wachsung.

Krottendyll wechßt vnder den früchten/bey den wegen/vñ hinder den zeünen der gärten.

Zeit.

Die Krottendyll kompt bald im früling herfür/vnd weret fast den gantzen summer/mit kraut vnd blůmen.

Die natur vnd complexion.

Krottendyll ist warm im dritten grad/vnd im andern trucken.

C Die krafft vnd würckung.

Krottendyll gedörrt zů puluer gemacht/vnnd daruon auff zwey quintlin schwer/wie Actuarius anzeygt/mit hönig jngenomen in Oxymelite in der Apotecken geheyssen/treibt die schwartzen gallen/vnd Phlegma genent/durch den stůlgang. Krottendyll ist nützlich denen so schwerlich athmen/vnd den melancholischen oder den schwermůtigen/vnnd traurigen. Das kraut on die blůmen in wasser gesotten vnd getruncken/ist gůt denen so den stein haben/vñ schwärlich athmen. So die můter verschwollen vnd verhertet ist/sol man diß kraut in wasser sieden/vnd darin̄ sitzen. Das kraut grün mit den blůmen zerstossen vnd übergelegt/ist gůt zů dem rotlauff/vnd anderen hitzigen geschwulsten. Mit hennen schmaltz vermischt vnd angestrichen/vertreibt es die kröpff. Gedörrt vnd mit hönig oder essig jngenom̄en/ist es gůt für den schwindel.

Von Weiß-

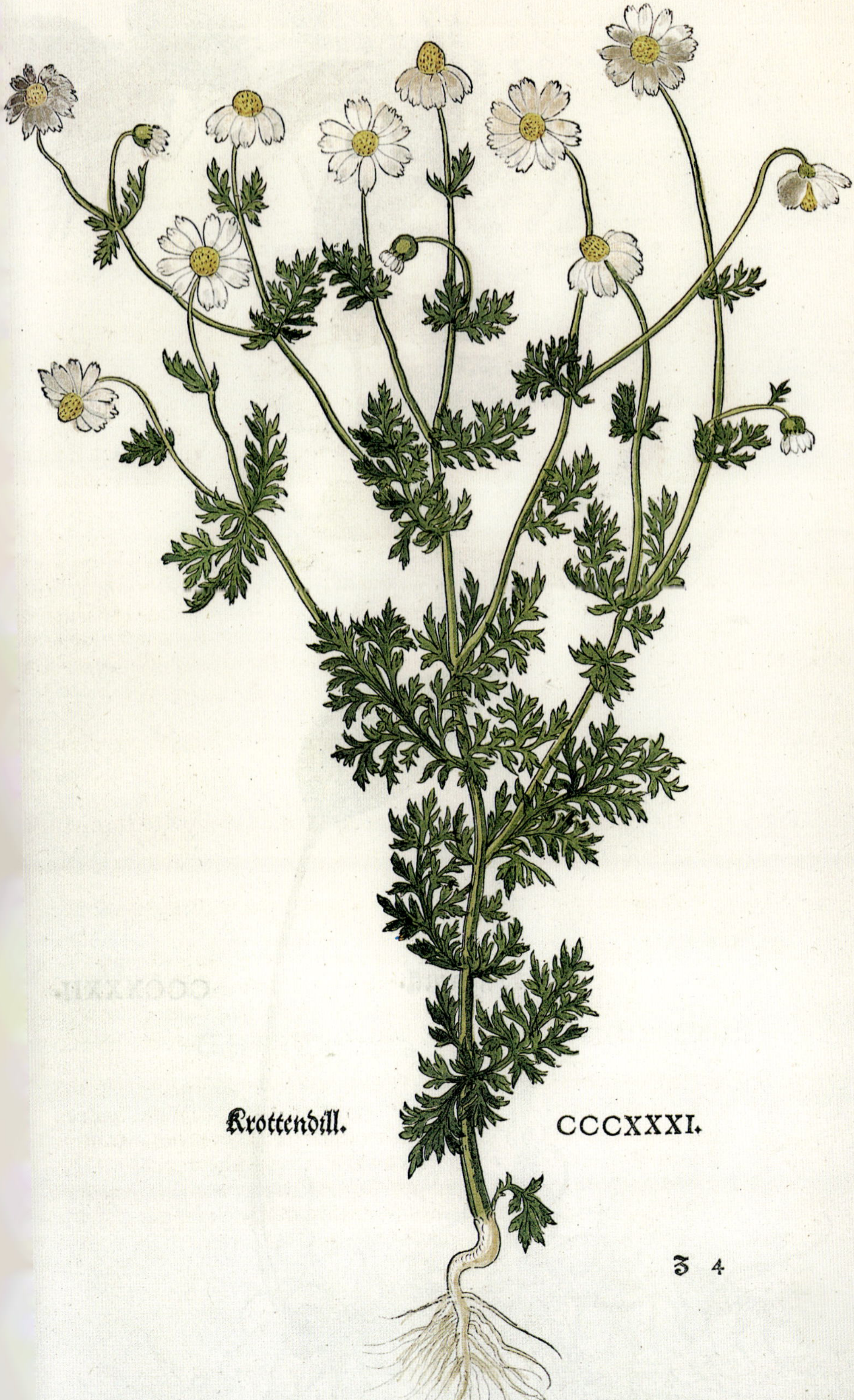

Krottendill. CCCXXXI.

Z 4

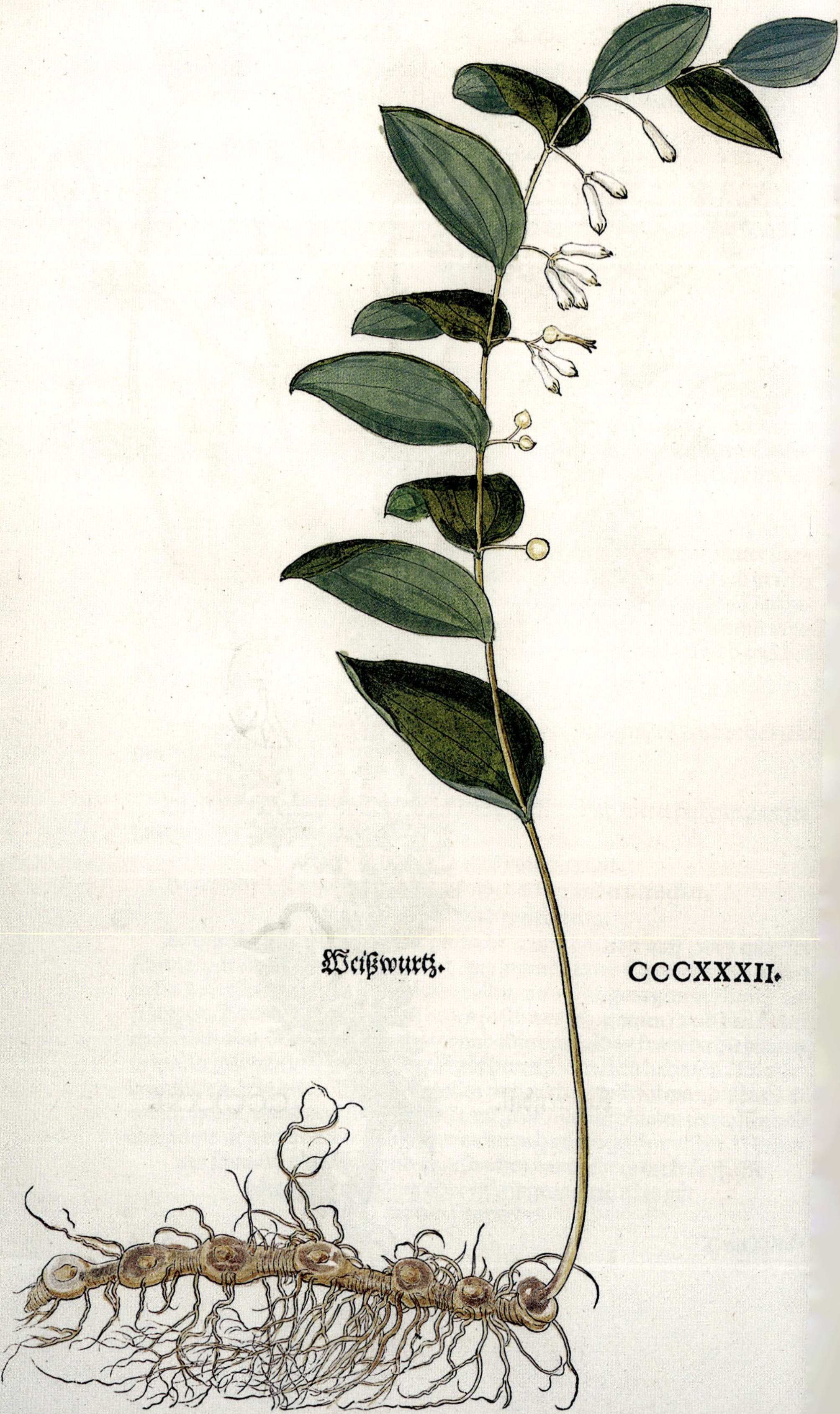

Weißwurtz.

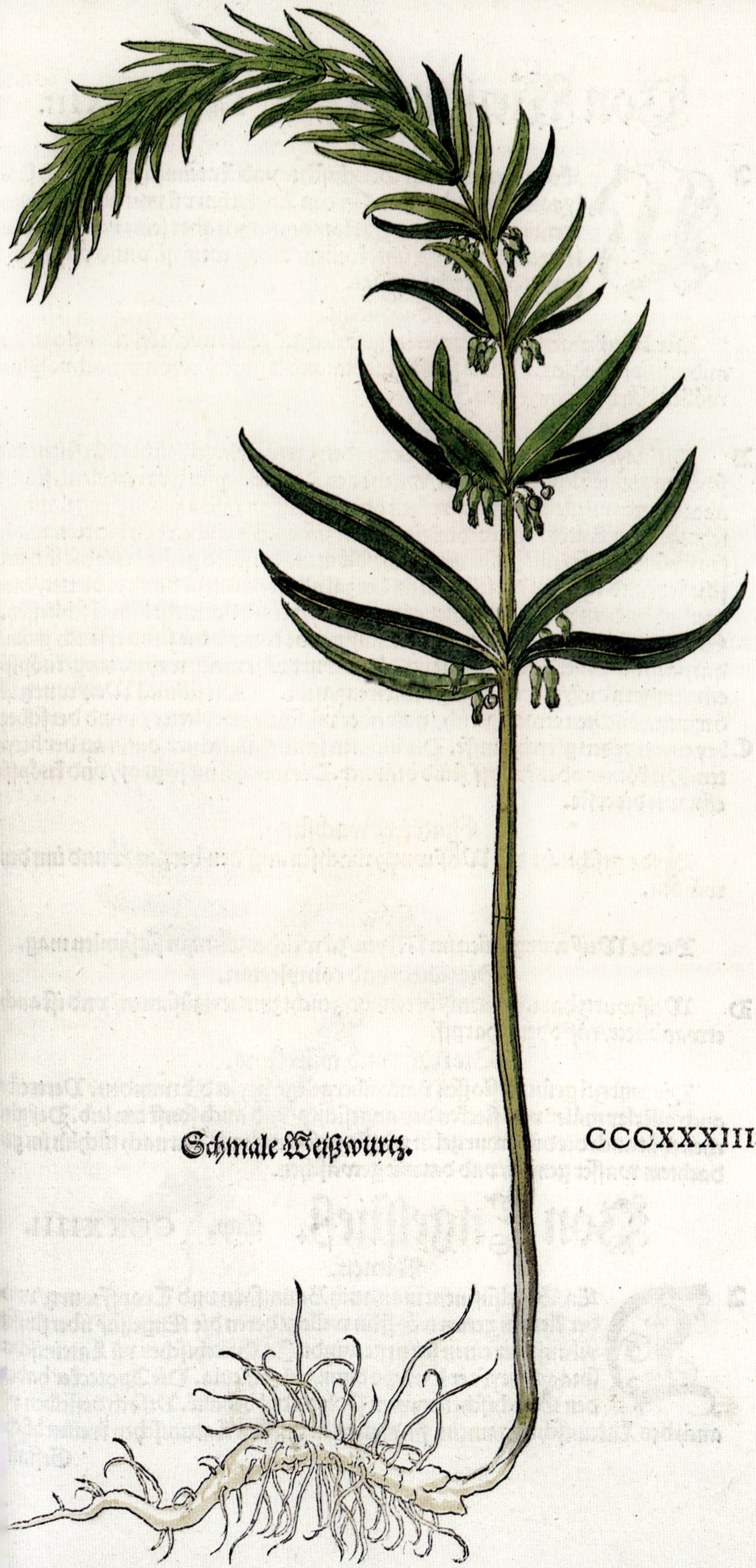

Schmale Weißwurtz.

Von Weißwurtz. Cap. CCXXIII.

Namen.

A W Eißwurtz würt in Griechischer vnd Lateinischer spraach Polygonatum geheyssen. In den Apotecken vñ von den gemeinen kreütlern Sigillum Solomonis. Hat aber seine namen fast alle von der wurtzel überkom̃en/ die do weiß ist/ vnnd vil gleych/ gewerb/ oder knöpff hat.

Geschlecht.

Der Weißwurtz seind zweyerley geschlecht. Eine mit breyten blettern/ die ander mit schmalen. Seind sonst schier einander gleich/ wie wir nachuolgens wöllen klärlicher anzeygen.

Gestalt.

B Die breyte Weißwurtz hat einen runden zarten stengel / zů beyden seiten mit schönen grünẽ blettern bekleydt/ welche den Lorbeerbaum blettern gleich seind/ aber breyter vñ gletter/ ettwan zehen oder zwölff an einem yeden stengel/ am geschmack den Kütten änlich/ dañ sie zůsamẽ ziehen. Zwüschen den blettern wachsen schöne weisse / mit grün vermischt/ blůmen / die seind gestalt wie die langen schellen/ vnd werden derselbigen an der zal allwegen mehr dañ der bletter/ dieweil auß yedem winckel der bletter zwo/ drey/ vier/ oder mehr blůmẽ schliessen. So sie verblüet haben / werden darauß runde körner / die seind erstlich grün/ darnach aber werden sie schwartz. Die wurtzel ist weiß/ weych/ lang/ knöpffecht/ fingers dick/ mit vilen angehenckten zaseln. Die schmal Weißwurtz ist der yetzgemellten etwas gleich / hatt aber vil schmelere bletter / vnnd derselben

C bey einem yeden gleych fünffe. Die blůmen seind grünlechter dann an der breyten. Die körner oder knöpff seind brauner. Die wurtzel nit so groß/ vnd knöpffecht wie die erste.

Statt irer wachsung.

Beyde geschlecht der Weißwurtz wachsen auff den bergen / vnnd inn den wälden.

Zeit.

Beyde Weißwurtz blüen im Meyen/ zů welcher zeit man sie samlen mag.

Die natur vnd complexion.

D Weißwurtz hat ein vermischte natur/ zeücht zum teyl zůsamen/ vnd ist auch etwas bitter/ räß oder scharpff.

Die krafft vnd würckung.

Die wurtzel grün zerstossen vnnd übergelegt/ heylet die wunden. Vertreibt auch allerley mäler vnd flecken des angesichts/ vnd auch sonst am leib. Deßgleichen thůt auch die dürr wurtzel in wasser gesotten / vnd darnach tůchlin im gedachtem wasser genetzt/ vnd darmit gewäschen.

Von Engelsüeß. Cap. CCXXIIII.

Namen.

A D En Engelsüß nent man auch Baumfarn vnd Tropffwurtz/ vmb der kleinen geelen tröpfflin willen/ deren die Engelsüß überflüssig vil auff der einen seiten gewindt. In Griechischer vñ Lateinischer spraach heyßt er Polypodium/ vñ Filicula. Die Apotecker haben den Griechischen namen Polypodiũ behaltẽ. Vrsach desselben vñ auch des Lateinischen namens findt man in vnserm Lateinischen kreüterbůch.

Gestalt.

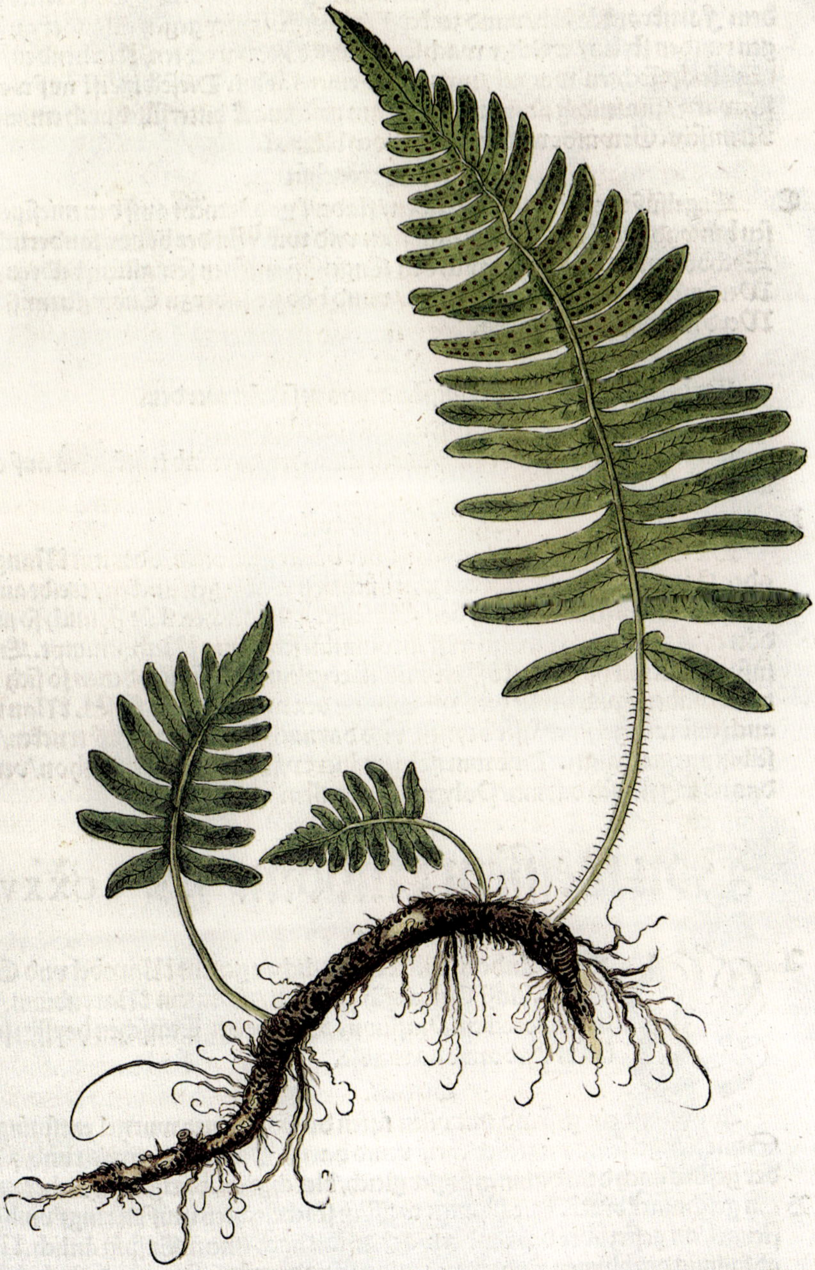

Engelsüß. CCCXXXIIII.

B
Gestalt.

Engelsüß ist ein kraut einer spannen vngeuärlich hoch. Seine bletter seind dem Farnkraut änlich/vnnd zerkerfft/allwegen zwey gegen einander an harigen runden stylen/welcher wachsen vil auß einer harechten/kriechenden/runden/knöpffechten wurtzel/mit vilen kleinen fäßlin. Dieselbige ist außwendig schwartz/inwendig aber grünfarb/am geschmack bittersüß durch einannder vermischt. Gewindt weder stengel noch blůmen.

Statt irer wachsung.

C Engelsüß wechßt in den wälden/fladert vnd kreucht auff den miesigen felsen hin vnd her. Item an den stammen vnd wurtzeln der böum/sonderlich der Eychböumen. Man findt auch den Engelsüß auff den seer allten Felbern oder Weidenköpffen am aller schönsten/vnnd hab sie selber zů Tübingen auff dem Werd nur hüpsch gefunden.

Zeit.

Engelsüß sol im end des Augstmonats gesamlet werden.

Die natur vnd complexion.

Engelsüß ist süß vnnd rauch durch einander/darumb trücknet es auß on alles beissen.

D
Die krafft vnd würckung.

Die wurtzel/welche im brauch ist/bey hünern gesotten/oder mit Mangolt/oder Pappeln/vnd die brüe daruon nüchtern warm getruncken/treibt auß allerley gallen vñ schleim durch den stůlgang. Deßgleichen thůt sie auch so mans dörret/zů puluer stoßt/vnnd auff ein quintlin schwer in Meth jnnimpt. Engelsüß wurtzel mit hönig gestossen vnnd übergelegt/ist nützlich denen so sich verrenckt haben/vnd heylet die schrunden an den henden vnnd füssen. Man mag auch dise wurtzel in wasser beytzen/vnd darnach den safft darauß trucken/derselbig purgiert auch. Dise wurtzel gepuluert vnnd in die nasen gethon/verzert das überig fleysch darinn/Polypum geheyssen.

Von weissem Andorn. Cap. CCXXV.

Namen.

A Weisser Andorn würt von ettlichen genent Marobel vnd Gots vergeß. Auff Griechisch Prasion/zů Latein Marrubium/inn den Apotecken Prassium. Ettliche der Teütschen heyssen sölch kraut Andorn das weible.

Gestalt.

Andorn ist ein gesteud mit vilen ästen die vonn einer wurtzel entspringen. Seine stengel seind vierecket/weiß vnnd harig. Die bletter etwas rund/schier der gestalt nach dem daumenfinger gleich/bleychgrün/harig/runtzlecht/vnnd
B am geschmack bitter. Die blůmen weiß/in stachelechten heüßlin ringß vmb den stengel/ein gesetz über dem andern/der gestalt nach einem Enspin änlich. Nach abfallung der blůmen findt man runden vnnd rauhen samen in disen heüßlin. Die wurtzel ist schwartz/mit vilen angehenckten zaseln.

Statt seiner wachsung.

Weisser Andorn wechßt gern auff vngebawten orten neben den mauren/zeünen vnd allten hoffstetten.

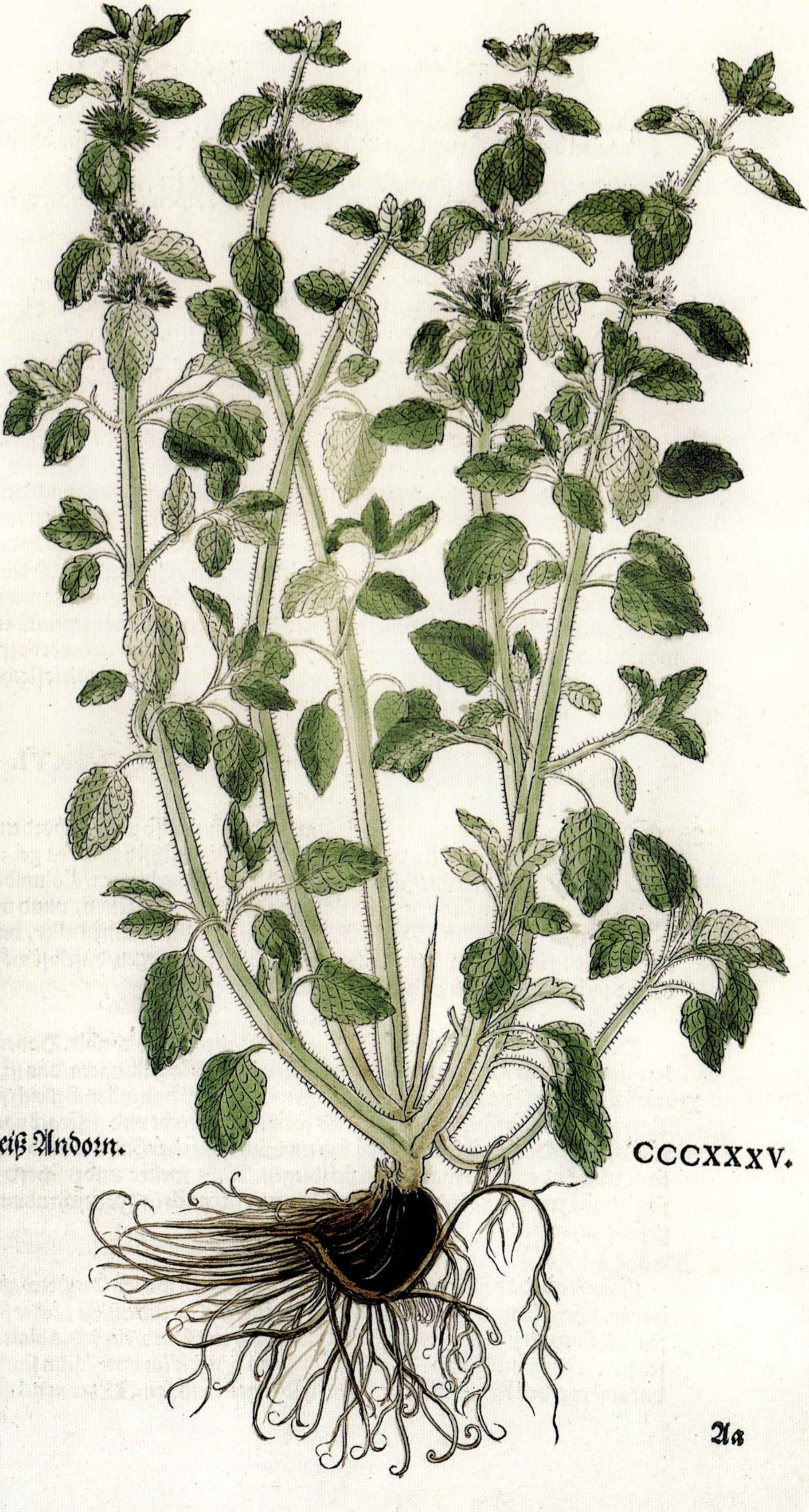

Weiß Andorn. CCCXXXV.

C **Zeit.**

Marobel blüet im Hewmonat/zů welcher zeit auch der sam gefunden würt.

Die natur vnd complexion.

Weisser Andorn ist warm im andern grad volkom̃enlich/vnnd trucken im dritten.

Die krafft vnd würckung.

Die bletter von weissem Andorn mit dem samen in wasser gesotten vnd getruncken ist gůt denen so schwerlich athmen/den hůsten vñ die schwindsucht haben. Deßgleichen thůt auch der safft auß den grünen blettern getruckt/mit hönig vermischt vnd als ein latwerg jngenom̃en. Mit dürrer Veielwurtz vermischt/treiben sie auß die grobe feüchte so sich vmb die brust gesamlet haben. Die bletter in wein gesotten vnd getruncken/eröffnen die verstopffte leber vnd miltz. Brin
D gen den frawen jr kranckheyt/vnd treiben auß das nachbürdlin. Sie seind gůt den frawen so schwerlich geberen/denen so von den natern gebissen seind/oder gifft getruncken haben. Doch schaden sie der verwundten blasen vnnd den nieren. Gleiche würckung hat auch der safft von den blettern. Die bletter mit hönig übergelegt/ reynigen die alten vnd vnreynen schäden / die geschwär der negel/vñ verhůten das die geschwär nit vmb sich fressen. Sie lindern die schmertzen der seiten übergelegt. Der safft mit hönig angestrichen / macht klare augen. Jn die ohren gethon/ legt er den schmertzen derselbigen. Die bletter mit dem samen vnd hennen schmaltz vermischt/vnnd übergelegt/ verzeren die kröpff. Gedachte bletter gedörrt vnd mit essig vermischt/seubern vnd heylen die flecht. Jn summa/weisser Andorn seubert/reyniget vnd verzert.

Von Eisenkraut. Cap. CCXXVI.

Namen.

A Eisenkraut oder Eisernhart ist darumb also genent worden/das man das eisen darmit hertet. Auff Griechisch würt es geheyssen Peristereon/Hiera botane/zů Latein Verbenaca/Columbaris/Columbina / Herba sagminalis. Zů vnsern zeiten / vnnd in den Apotecken / Verbena. Vrsachen aber diser namen aller / hab ich nach der leng in meinem Lateinischen kreüterbůch angezogen/daselbst mögens die spraachverstendigen sůchen vnd lesen.

Geschlecht.

Des Eisenkrauts seind zweyerley geschlecht/men̄le vnd weible. Das mennle würt von dem Dioscoride Recta genent/vnd Crista gallinacea/das ist/Ha
B nenkamb/ von seinen zerschnittnen blettern / die einem hanenkamb gleich seind. Recta/das ist / auffrecht/ darumb das seine äst auffrecht vnd gestrack übersich wachsen. Das weible würdt zů Latein Supina geheyssen/darumb das sich seine zweig oder äst ettwas vndersich biegen. Was weiter vnderscheyd zwüschen disen zweyen geschlechten ist/wöllen wir hernach in der beschreibung jrer gestalt anzeygen.

Gestalt.

Eisenkraut das men̄le würt gemeinlich anderhalb span̄en lang/etwan auch höher. Sein stengel ist gemeinlich nur eintzig / auß welchem die bletter schliessen/die seind zerspallten/vñ auff der einen seiten weißfarb/ein yedes blatt anzůsehen wie ein hanenkamb. Die blům̄e oben an den reißlin oder ästlin seind geel/darauß werden kleine schöttlin/dariñ ist der geel klein sam. Die wurtzel ist auch

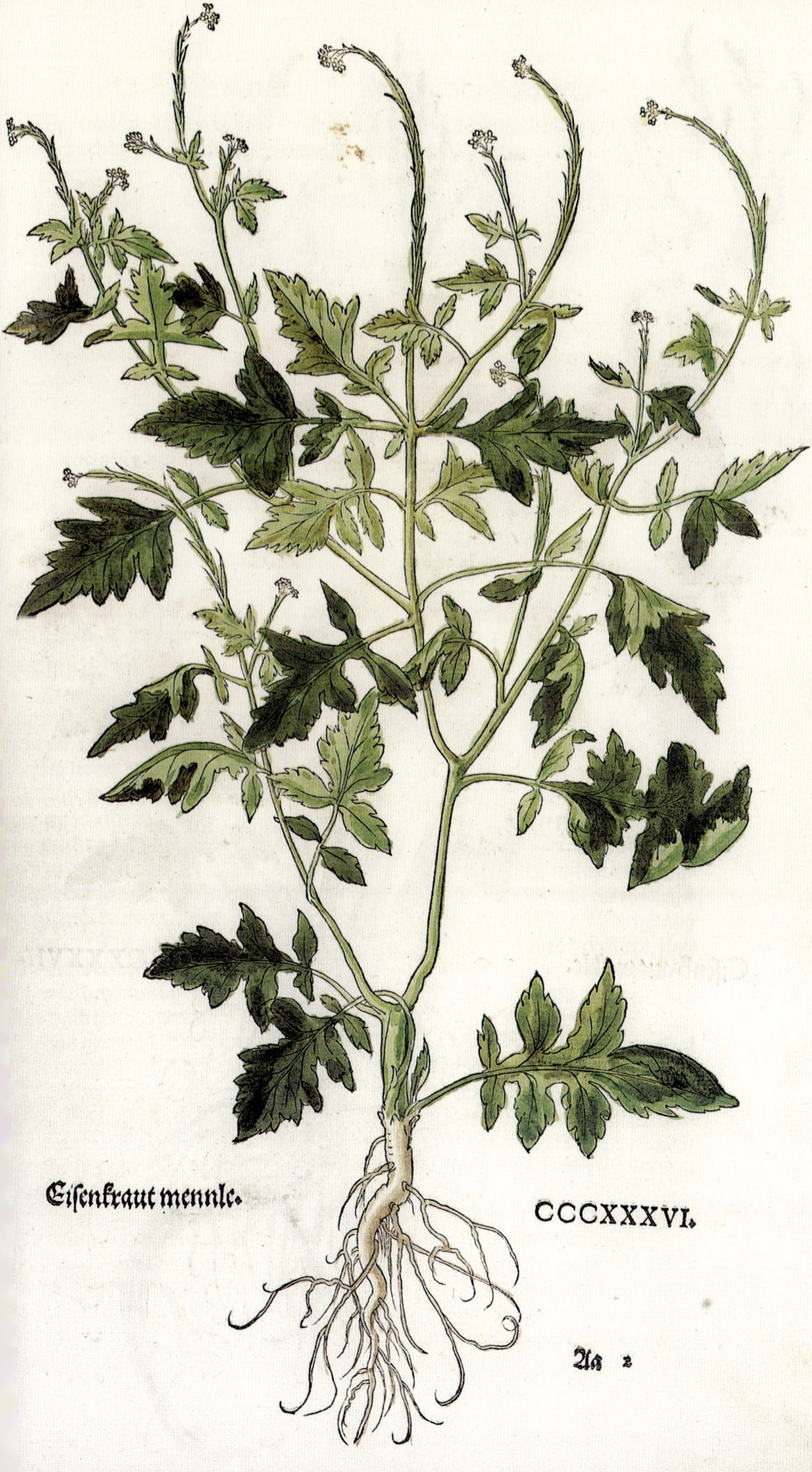

Eisenkraut mennle.

CCCXXXVI.

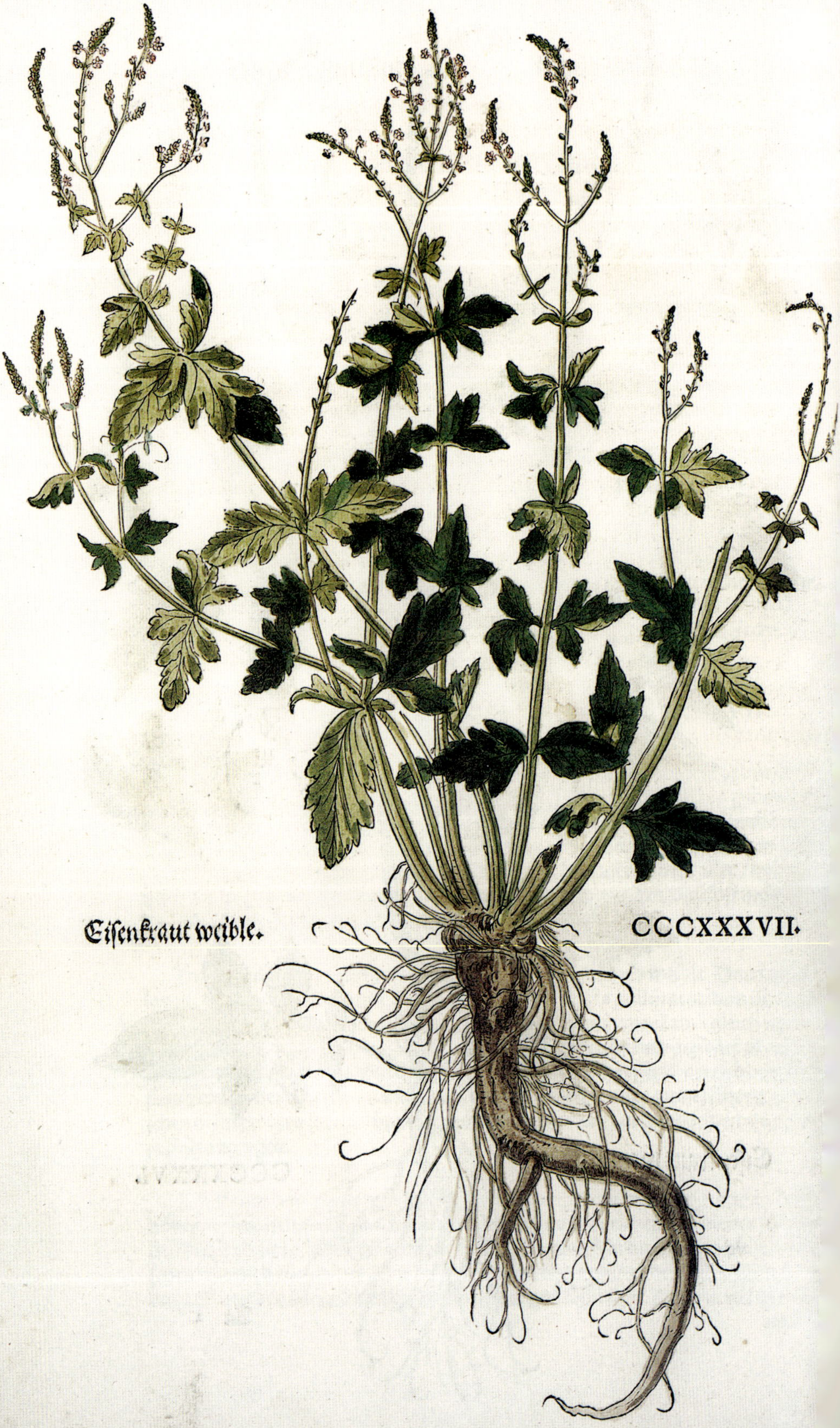

Eisenkraut weible. CCCXXXVII.

C eintzig/weiß/mit vilen zaseln. Das weible würdt eins elenbogens hoch/ zů zeiten auch höher. Seine stengel seind viereckt/an welchen wachsen bletter die seind zerspallten/ dem Eychen laub nit seer vngleich/ doch schmeler vnnd kleiner/zů ringßvmbher zerkerfft/auff der einen seiten weißfarb/ oder grawlecht. Am öbersten teyl der stengeln bringt es vil kleine purpurweisse leibfarbe blůmlin. So dise abfallen/ bringt es seinen samen/ der ist dem breyten Wegerich samen gleich. Die wurtzel ist lang/dick/vnd hat vil zaseln.

Statt irer wachsung.

D Das mennle wechßt auff vngebawten orten/bey den zeünen/vnd neben den wassergräben. Das weible würdt auch allenthalben gefunden/ in dörffern/ hinder den zeünen/an den mauren vnd wassergräben.

Zeit.

Das mennle kompt vil ehe herfür dann das weible/dañ es vmb die Hundß tag fürnemlich blüet/biß in Herbst hinein.

Die natur vnd complexion.

Beyderley geschlecht des Eisenkrauts ziehen zůsamen vnd trücknen auß.

E Die krafft vnd würckung.

Des Eisenkrauts mennlins bletter mit rosenöl vnnd frischem schweinen schmaltz vermischt vnnd übergelegt/ legen die schmertzen der můter. Mit essig vermengt vnd zerstössen/seind sie gůt zů dem rotlauff. Sie heylen auch die faulen vnnd vnreynen schäden/ zerstossen vnnd übergelegt. Deßgleichen auch die frischen wunden/vnnd die allten mit hönig vermischt.

Des weiblins bletter vnnd wurtzel in wein gesotten vnnd getruncken/oder angestrichen/seind treffenlich gůt wider allerley gifftige thier. Auff ein quintlin schwer mit weyrauch vnnd alltem wein viertzig tag lang nůchter getruncken/ heylen sie die geelsucht. In wasser gesotten/ oder grün zerstossen vnnd übergelegt/lindern sie die hitzigen geschwulst. Sie reynigen auch vnnd seubern die vnreynen schäden. Das gantz kraut in wein gesotten/heylet die mundfeule/vnd die geschwär des munds die vmb sich fressen. Das Eisenkraut mennle ist gůt zů den weetagen des haupts/ so man ein krentzlin darauß macht vnd auffsetzt/oder so mans zerstoßt mit essig vnd rosenöl/vnd überlegt. Oder so mans in rosenöl kocht vnd überschlecht. Sie verhůten auch das einem die har nit auß fallen. Die wurtzel in wasser gesotten/vnd die brüe im mund gehallten/miltert die weetagen der zän/macht dieselbigen fest vnnd steiff/ vnnd heylet die geschwär des munds. Gedachte wurtzel ein wenig zerstossen/ vnd in wasser biß das halb teyl verzert würdt gesotten/vnnd fünff tag getruncken/ist krefftig wider das grimmen der därm. Das weible in wasser gebeytzt vnnd den saal oder das gemach dariñ man isset darmit besprengt/ sol die gest frölich machen. Ist gůt denen so die roten rhůr haben/in wasser oder wein gesotten vnd getruncken. Es treibt auch den stein. Ist nützlich denen so mit dem fallenden siechtagen beladen seind/vnd die newlich mit dem außsatz seind überfallen worden/in wasser gesotten vnnd getruncken. Zerstossen vnd übergelegt/ heylet es das Podagram/weetagen der hüfft/vnd die wunden.

(Margin letters beside the text: F at "legt/lindern sie die hitzigen geschwulst"; G at "der das grimmen der därm".)

Von Waldtfarn. Cap. CCXXVII.

Namen.

A Waldtfarn würdt in Griechischer spraach Pteris oder Pterion/ in Lateinischer Filix geheyssen. Der Lateinisch nam ist in den Apotecken bliben. Vrsachen aber sölcher namen findt man inn vnserm Lateinischen kreüterbůch nach der leng angezogen.

Geschlecht.

Des Waldtfarn seind zweyerley geschlecht/ weible vnd mennle. Das mennle würdt bey den Griechen Pteris/ zů Latein Filix mas geheyssen. Das weible aber Thelypteris/ vnnd Filix fœmina. Was aber für vnderscheyd vnder disen beyden geschlechten sey/ wöllen wir volgends inn der beschreibung der gestalt gnůgsam anzeygen.

Gestalt.

B Waldtfarn mennle hat weder stengel/ blůmen/ noch samen. Seine bletter komen von einem styl/ der ist einer elen hoch/ vnd seind zů beyden seiten außgebreytet wie zwen flügel/ vnd zů ringß vmb zerkerfft/ auff der seiten gegen der erden mit vilen runden gantz kleinen tüpffelin besprengt/ welche so sie zeitig vnnd schwartz werden/ fallends ab/ darumb ettliche sölche tröpfflin für Farn samen samlen/ der sie doch nit seind. Der geschmack an den blettern ist ettwas starck. Die wurtzel ist außwendig schwartz/ dick/ vnnd etwas lang/ mit vilen jungen dolden. So sie durchschnitten würdt/ erscheint auff beyden seiten der wurtzel so nach der leng zerschnitten ist/ ein schwartzer auffgethoner vogel/ anzůsehen wie ein adler/ welches ich vnnd andere offt wargenomen haben.

C Das weible hat bletter wie das mennle auff beyden seiten außgebreytet/ vnd zerkerfft/ doch hangen sie nit an einem sonnderlichen eintzigen styl/ sonder auß dem eintzigen/ langen/ glatten/ grünen stengel komen vil zweiglin oder ästlin/ daran die bletter wachsen. Hat auch weder blůst noch samen. Die wurtzel ist lang/ außwendig schwartz/ kreücht überzwerch/ vnd weit im grund hin vnnd her zů allen seiten.

Statt irer wachsung.

Das mennle wechßt allenthalben in dunckelen/ schattechten/ feüchten/ sandigen gründen vnd tälern/ deßgleichen an den sandfelsen/ vnd in den wälden am liebsten. Das weible würt nit allenthalben gefunden/ wechßt aber in den hohen wälden vnd bergen.

Zeit.

Die Waldtfarn sollen im Herbst gesamlet werden.

D Die natur vnd complexion.

Dise Waldtfarn seind warm vnnd trucken/ das auß dem geschmack mag leichtlich abgenomen werden/ der do bitter ist/ vnd ein wenig zůsamen zeücht.

Krafft vnd würckung.

Die wurtzel des mennlins gepuluert vnnd daruon vier quintlin mit Meth getruncken/ treibt auß die breyten würme. Man mag aber ein halb quintlin schwartzer Nießwurtz darzů thůn/ so ist die würckung krefftiger. Dise wurtzel in wein gesotten vnnd getruncken/ ist gůt den miltzsüchtigen. Doch sollen sich die weiber für diser wurtzel hůten/ dann sie verhindert die empfengnuß/ vnnd tödtet die frucht im leib. Das puluer von diser wurtzel trücknet vnnd heylet über die massen seer die alten schäden on alles beissen.

Das weible hatt gleiche würckung. Sein wurtzel gepuluert/ vnnd mit

hönig

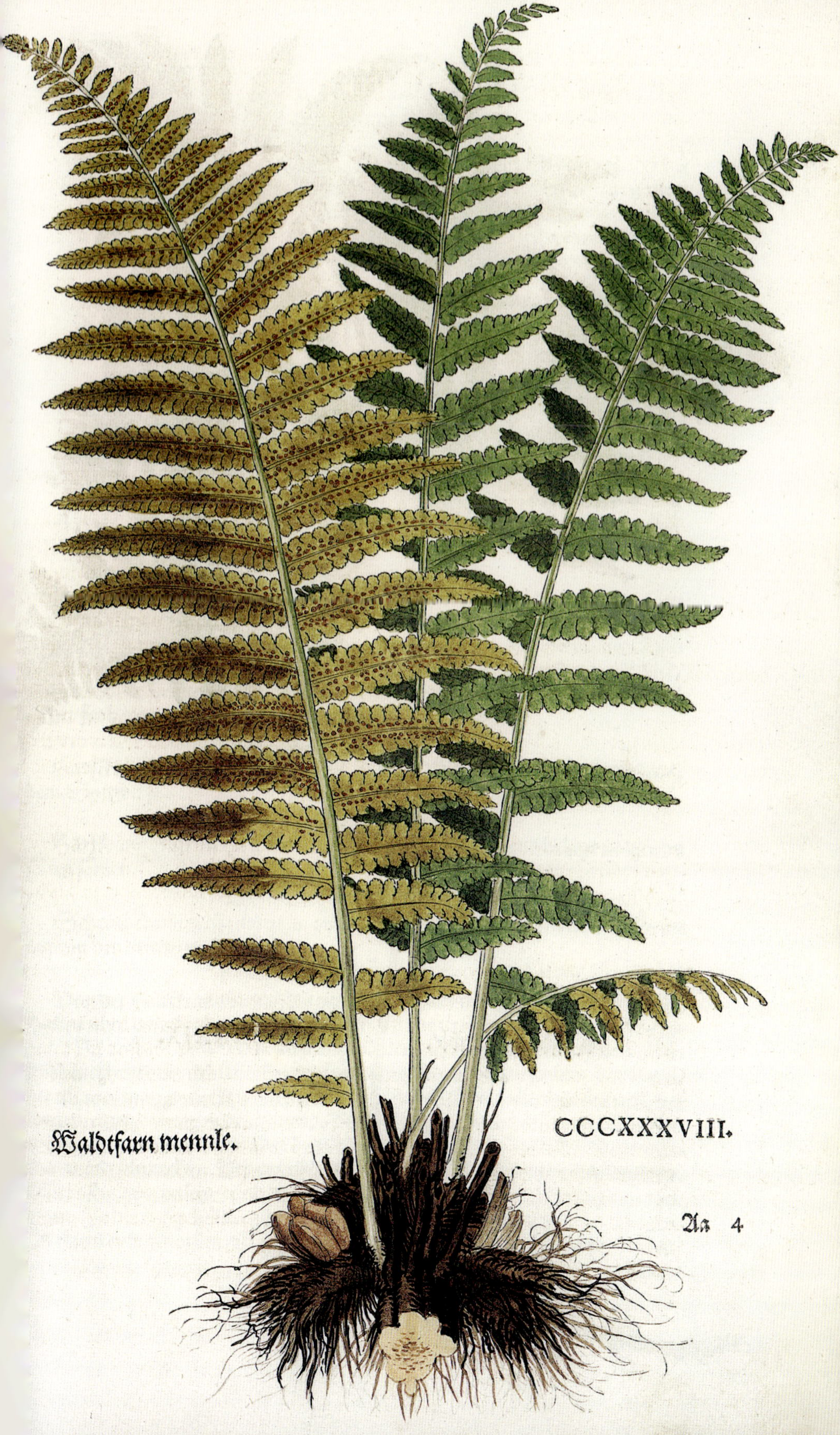

Waldtfarn mennle.

CCCXXXVIII.

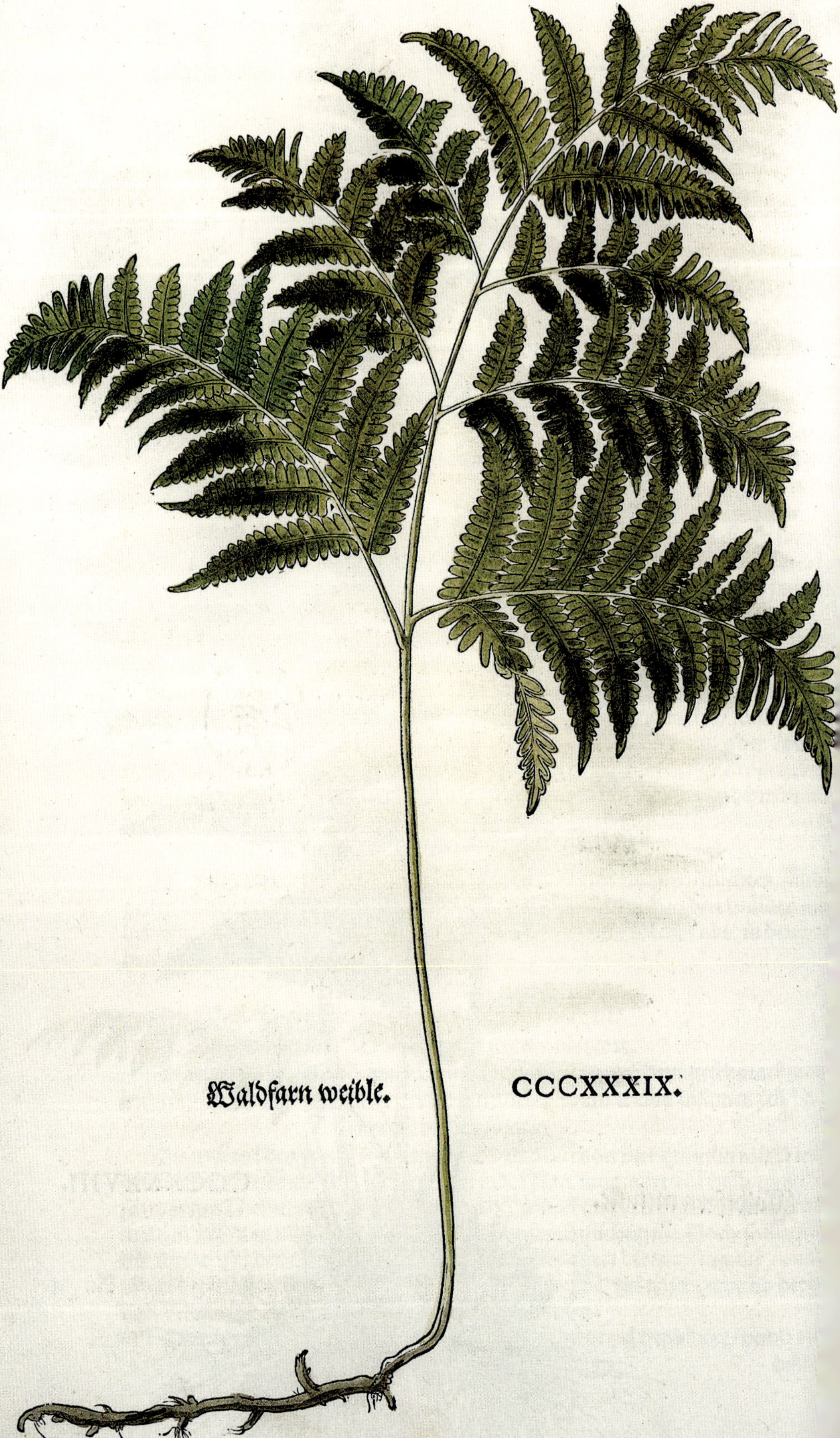

Waldfarn weible. CCCXXXIX.

E hönig in einer latwergen gestalt jngenommen/treibt auß die breyten würm. Aber mit wein dreier quintlin schwer jngenommen/ füret sie auß die runden würm. Sie macht die frawen vnfruchtbar. Die bletter so erst herfür kriechen/ wie andere grüne kreüter gessen/ lindern den bauch vnd stülgang. Treiben erstlich die gallen/ volgends wasser. Die bletter tödten die wantzen/vertreiben die natern vnd ander vngezifer. Darumb sol man dise bletter dem viech vnderstrewen/so seind sie alßdann sicher von gedachtem vngezifer. Der rauch vonn disen blettern vertreibt auch die natern vnd dergleichen vngezifer vnd gewürme.

Von Harstrang. Cap. CCXXVIII.

Namen.

A Harstrang würt mit andern namen auch genent/ nemlich Sewfenchel/vnd Schwebelwurtz/darumb das auß der wurtzel ein safft rinnet/dem schwebel gleich. Auff Griechisch vnd Lateinisch Peucedanus. In den Apotecken vñ bey den gemeinen kreütlern heyßt diß gewechß Fœniculus porcinus. Warumb aber diß kraut sey Peucedanus in Griechischer vnd Lateinischer spraach geheyssen/hab ich in meinem Lateinischen kreüterbůch gnůgsam angezeygt.

Gestalt.

Harstrang hat einen dünnen zarten stengel/dem Fenchel nit vngleich. Vnden am stengel bey der wurtzel hat er vil bletter/ die steen eng in einander/ den Fenchel blettern gleich/aber grösser vnd breyter. Seine gekrönte blůmen seind geel. Der same breyt. Die wurtzel außwendig schwartz/ inwendig weiß/dick/
B lang/eins starcken geruchs/voller saffts/welcher wie angezeygt/dem schwebel an der farb/vnd an dem geschmack gleich ist.

Statt seiner wachsung.

Harstrang wechßt auff den bergen. Vmb Tübingen findt man sein vil auff dem Spitzberg.

Zeit.

Harstrang blüet im Hewmonat vnd Augstmonat/ vnnd bringt volgends seinen samen.

Die natur vnd complexion.

Schwebelwurtz ist warm im andern grad volkomenlich/ vnd trucken im anfang des dritten grads.

C Krafft vnd würckung.

Von der Harstrang braucht man in der artzney die wurtzel/ vnd den safft. Haben aber einerley krafft vnnd würckung/ doch ist der safft ettwas kreffitiger. Mit rosenöl vnnd essig vermengt vnnd angestrichen/ ist er gůt zů allerley kranckheyt oder gebresten des geäders/als zů dem herten schlaaf darvon einer nit wol mag erweckt werden/dem schwindel/zů der fallenden sucht/zů den langwirigen weetagen des haupts/ dem krampff/ vnnd hüfftwee. Er bringt wider zů jhnen selbs die weiber denen die můter übersich steigt/so sie daran riechen vnnd schmecken. Der rauch darvon/veriagt die schlangen vnnd natern. Mit rosenöl vermischt vnnd in die ohren gethon/ legt er den schmertzen derselbigen. In die außgehölten zän gethon/ lindert er den schmertzen derselbigen. In einem ey jngenomen/ ist er gůt wider den hůsten. Macht leichtlich athmen/ legt das

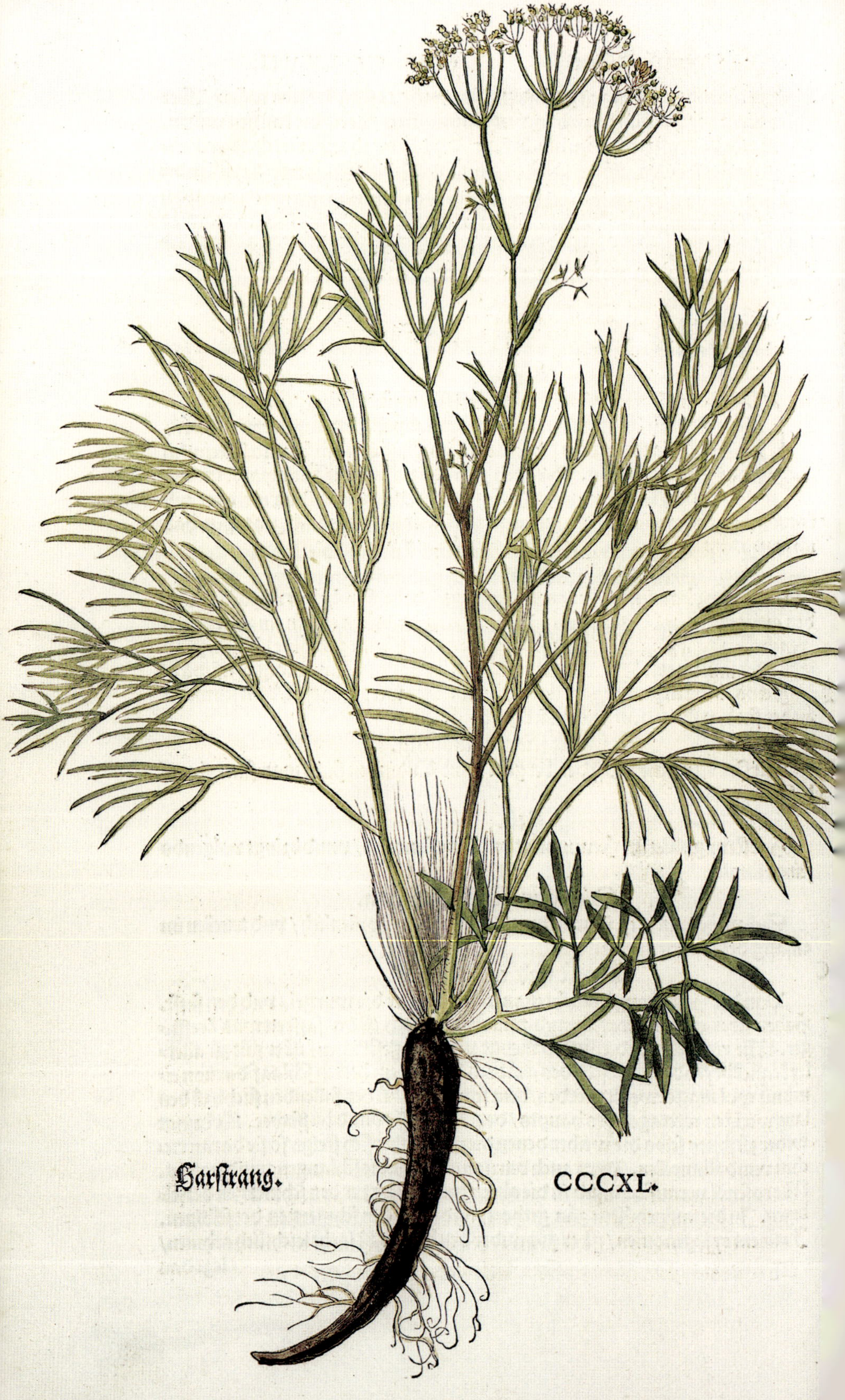
Harstrang.
CCCXL.

D legt das grimmen/ vnd zerteylt die bläst im leib. Erweycht den bauch. Macht das miltz klein/vnd kompt den frawen zů hilff die nit leichtlich geberen künden. Gedachter safft ist nützlich getruncken zů dem weetagen der blasen vnd nieren/ kompt auch zů hilff denen so den krampff haben. Er eröffnet auch die můter. Die wurtzel wie vormals angezeygt/hat gleiche würckung/ ist aber etwas vnkrefftiger. Man můß sie aber sieden in wasser/ vnd darnach dasselbig trincken. Gedachte wurtzel gedört vnd gestossen/in die vnreynen vnd alten schäden gestrewet/reyniget dieselben/vñ zeücht die schůpen schnell von den beynen/ macht fleysch/vnd heylet zů letzst. Man mag sie auch brauchen zů den pflastern vñ andern artzneyen so gebraucht werden zů wermung des leibs vnd der glider. Die wurtzel gesotten vnd getruncken treibt auß durch den stůlgang die gallen / vnd zähen schleim. Die wurtzel gedört vnd gepuluert mit Dyllen öl vermischt vnd angestrichen/bringt den schweyß.

Von Pfersichbaum. Cap. CCXXIX.

Namen.

A Pfersichbaum würt in Griechischer spraach Persice melea/in Lateinischer Persica malus genent. Hat sein namen darumb überkomen/das er auß Persia in vnser land gebracht ist.

Gestalt.

Der Pfersichbanm hat bletter dem Mandel laub gleich/aber grösser. Sein blůst ist leibfarb/die frucht rund/einem apffel gleich/safftig/außwendig harig vnd wollecht/ in der mitte hat sie einen rauhen vnd herten stein/ dariñ ist ein kern/dem Mandel kern seer gleich.

Statt seiner wachsung.

Der Pfersichbaum wechßt allenthalben in gärten/in sonderheyt aber würt er vil in den weingärten gepflantzt. Er wechßt auch gern bey den wassern.

Zeit.

B Der Pfersichbaum ist fast der erst vnder den böumē die do im frůling blüen. Sein frucht aber würt erst gegen dem Herbst zeitig/vnd faulet bald.

Die natur vnd complexion.

Die bletter des Pfersichbaums seind bitter / darumb jhre natur můß warm sein. Sein frucht aber ist kalt vnd feücht im andern grad.

Krafft vnd würckung.

Die bletter von dem Pfersichbaum zerstossen vnd auff den nabel gelegt/tödten die würm. Sonst gebraucht zerteylen vnnd verzeren sie allerley geschwulst C vnd feüchte. Die Pfersich vnd jhr safft werden leichtlich im magen zerstört/vñ bringen derhalben schaden. Sollen demnach vor anderer speiß genomen werden/ dañ so sie auff die andern speiß gessen werden / so verderben sie dieselbigen mit sich. Die zeitigen Pfersich row erstlich vor andrer speiß gessen/ machen den bauch weych. Die vnzeitigen aber/vñ so noch herb seind/stopffen. Dürre Pfersich gekocht vnd die brüe daruon getruncken/stellen die flüß des magens/vnnd des bauchs. Die bletter gedört vñ gepuluert in die frischen wunden gestrewet/ heylen dieselbigen. Die Pfersich kern mit öl vnd essig zerstossen vñ angestrichen legen den weetagen des haupts. Das gummi vom Pfersichbaum ist gůt zů dem bauchfluß. Dasselbig mit wein vermischt / bricht den stein. Mit essig zerstossen / heylet es die geflecht. Mit Saffran gesotten/ lindert es die geschwulst der kelen/

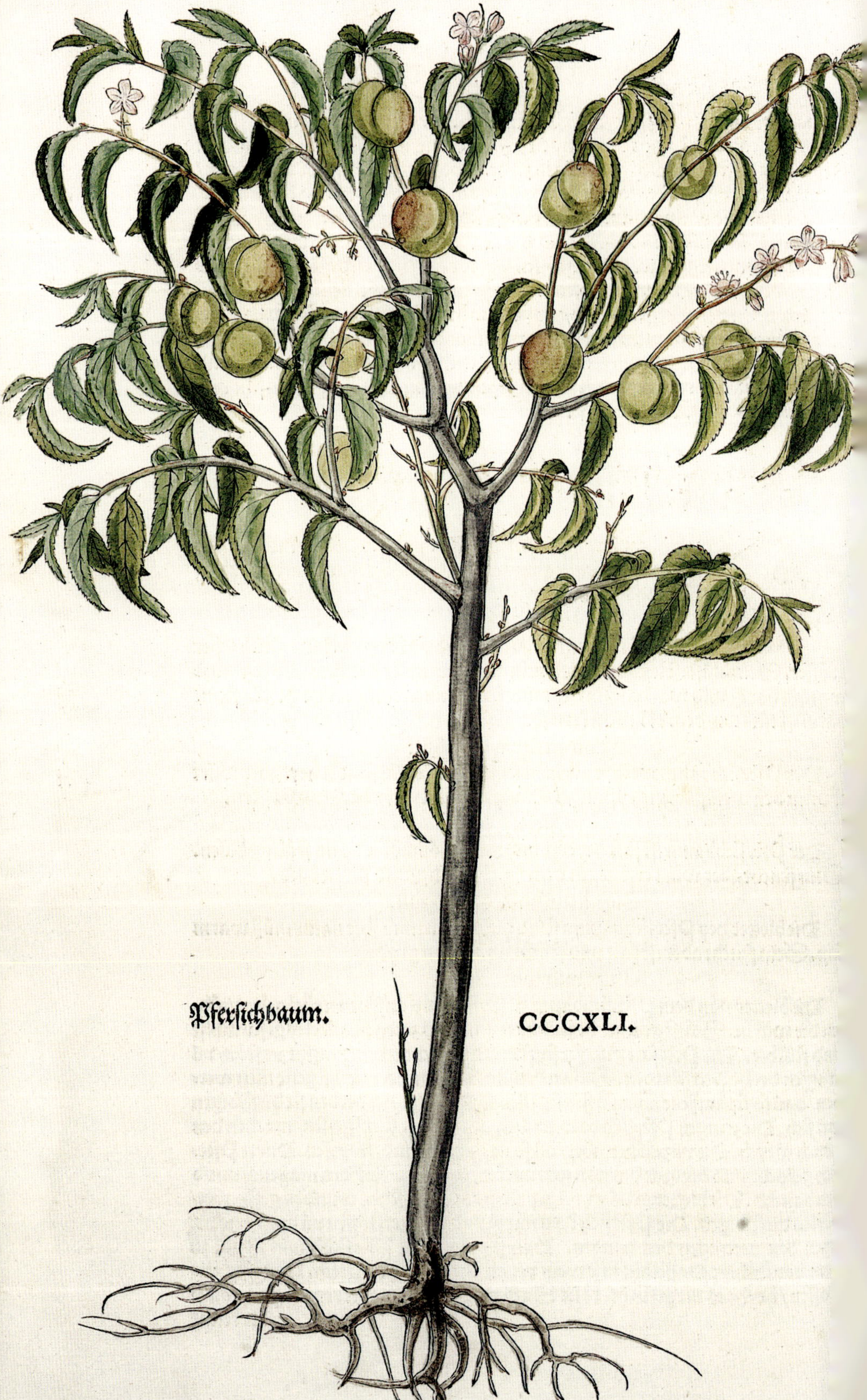

Pferſichbaum. CCCXLI.

D der kelen/vñ vertreibt die reuhe derselben. Diser gummi ist auch treffenlich gůt denen so blůt speien. Er reyniget die brust vnd lungen. Die blůst des Pfersichbaums mit zucker jngemacht/lindern den bauch vñ purgieren gar senfftiglich.

Von Teuffelszmilch. Cap. CCXXX.

Namen.

A Teuffelszmilch würdt in Griechischer vnd Lateinischer spraach Peplos genent. Von den gemeinen kreütlern vnd in den Apotecken Esula rotunda.

Gestalt.

Teuffelszmilch ist ein steudlin voller weisser milch/gestalt als ein kleins böumlin/anderhalb spañen lang vngeuärlich/mit vilen zincklin/die seind bekleydet mit seer kleinen blettlin/vñ vergleichen sich den Rauten oder Quendel blettern. Sein sämlin/welches klein/rund/vnd kleiner ist dañ des weissen Magen/ist in kleinē dreyfaltigen schöttlin verschlossen/wie der Wolffs milch. Die wurtzel ist lang/geel/mit ettlichen zaseln.

Statt seiner wachsung.

B Teuffelszmilch wechszt gemeinlich auff den stupffeläckern/in den kraut vnd weingärten.

Zeit.

Teuffelszmilch sol in der Ernd/vnd gegen dem Herbst gesamlet/vnnd am schatten getrücknet werden.

Die natur vnd complexion.

Die Teuffelszmilch ist/wie andere Wolffsmilch/im vierdten grad warm.

Krafft vnd würckung.

C Die wurtzel an der Teuffelszmilch hat keinen gebrauch in der artzney. Man gebraucht sich aber des krauts vñ des samens. Das kraut mit der speisz vermischt/erweycht den bauch. Der same in Meth jngenomen vñ getruncken/treibt ausz durch den stůlgang die gallen vñ zähe feüchtigkeyt/Phlegma genent. Das kraut macht man in ein saltzbrüe jn/so zerteylet es die bläst in dem miltz/in den därmen/vnd in der můtter. Die milch purgiert auch wie der anderen kreüter so Wolffsmilch genent werden.

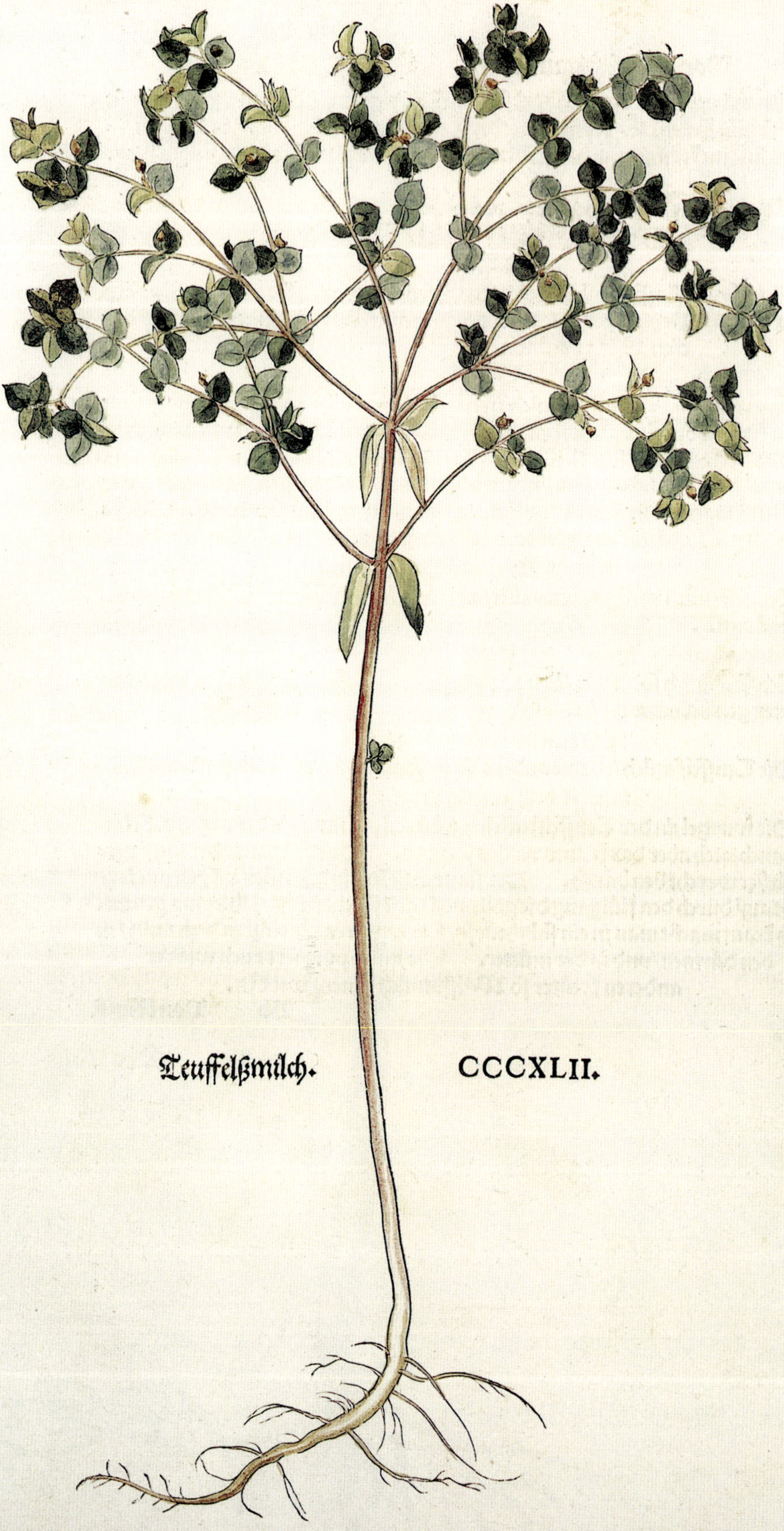

Teuffelßmilch. CCCXLII.

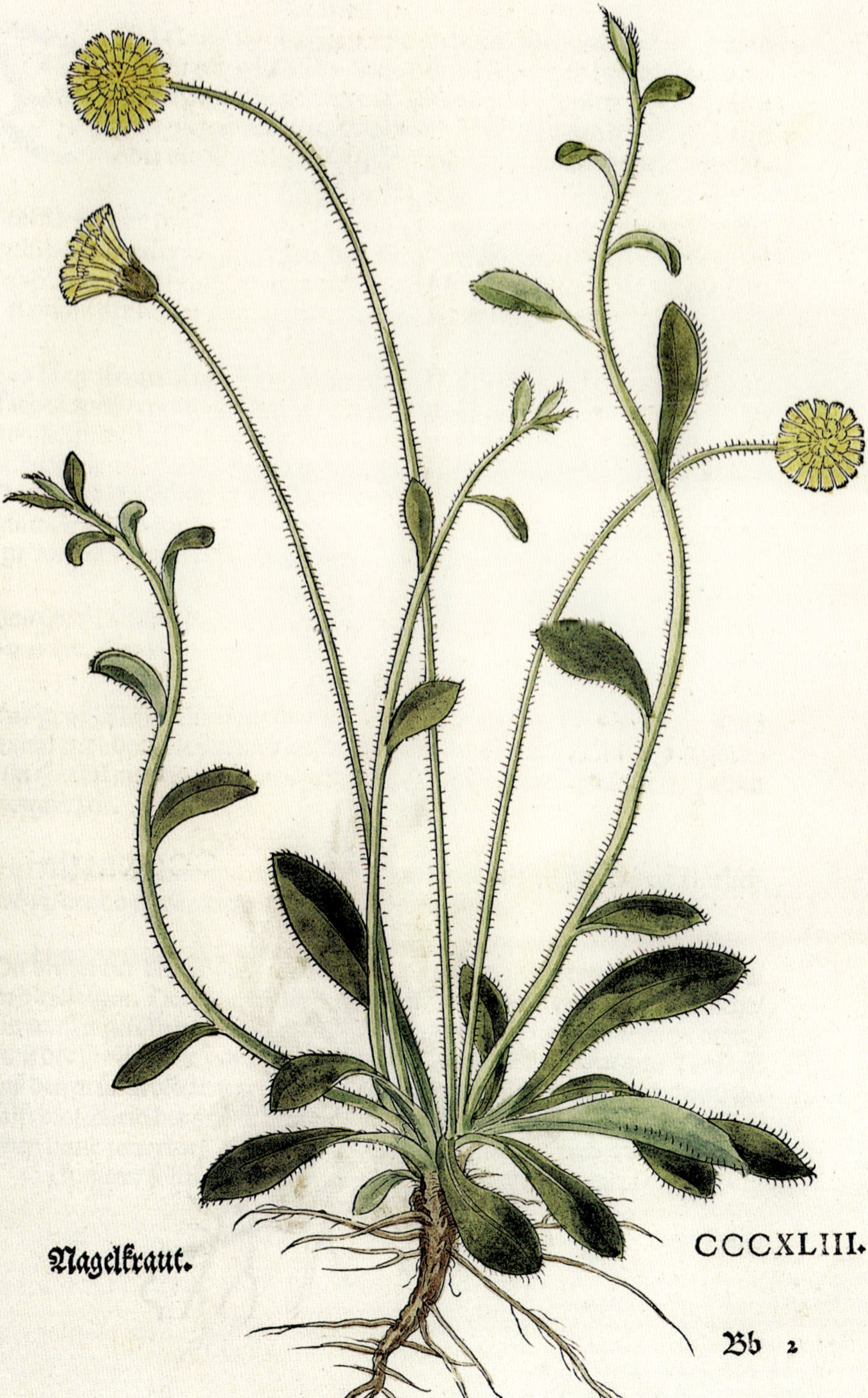

Nagelkraut.

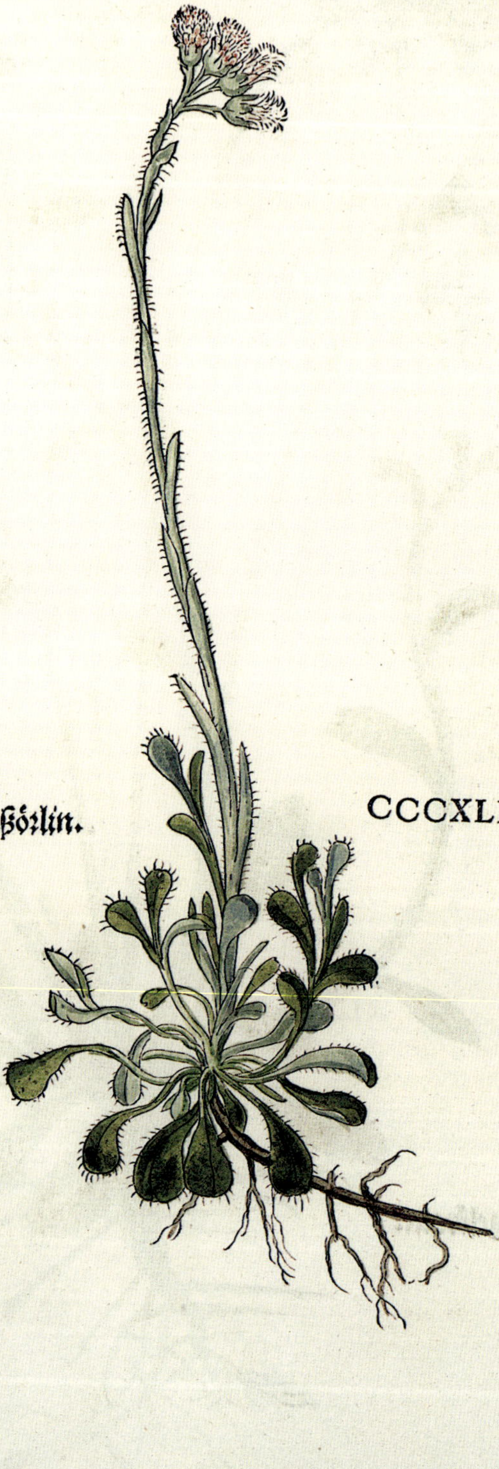

Meußörlin. CCCXLIIII.

Von Meüßörlin. Cap. CCXXXI.

Namen.

A Die Meüßörlin daruon wir an disem ort handlen / werden zů vnsern zeiten Pilosellæ/vmb der wollen vnnd har willen / darmit sie geziert seind/genent. Wie aber dise kreüter von den alten geheyssen worden seind/oder ob sie denselbigen bekant gewesen oder nit/ist noch zur zeit niemands / meins erachtens/ bewüßt.

Geschlecht.

Der Meüßörlin seind zweyerley geschlecht/groß vnd klein. Das groß würt von ettlichen Nagelkraut geheyssen/das klein aber fürnemlich Meüßörlin / vñ Hasenpfätlin. Was sonst für vnnderscheyd zwüschen disen geschlechten sey/ wöllen wir in der beschreibung beyder gestalt anzeygen.

B Gestalt.

Das Nagelkraut ist mit seinen blettern auff dem boden außgebreyt/die seind von farben weiß/ rauch vnd harig / ein yedes blatt anzůsehen wie die ohren an den grossen meüsen. Seine stengel seind anderhalb spañen lang/harig/die tragen bleychgeele gefüllte blůmen. Die wurtzel ist fingers lang/mit vilen zaseln.

Das klein Meüßörlin ist mit kraut vnnd wurtzel dem vorigen gleich / aber vil kleiner. Seine blůmlin seind von vilerley farben/weiß/rot/braun/vnnd gesprengt/wie das gemäl klärlich anzeygt.

Statt irer wachsung.

C Das groß Meüßörlin wechßt an sandigen magern bůheln/vnd an den reynen der äcker. Das klein auff dürren heyden.

Zeit.

Das groß Meüßörlin blüet fürnemlich im Meyen vnd Brachmonat. Das kleiner am ende des Meyen vnd anfang des Brachmonats. Das groß würdt noch im Herbst mit seinen blůmen gefunden. Das klein verschwindt nach oben angezeygter zeit.

Die natur vnd complexion.

Die Meüßörlin seind warm vnnd trucken / welches der geschmack klärlich außweißt/der do etwas bitter ist vnd zůsamen zeücht.

D Krafft vnd würckung.

Die bletter der Meüßörlin gedörrt vnd gepuluert in die wunden gestrewt/ heylen dieselbigen. Deßgleichen thůt auch die wurtzel diser massen gebraucht/ oder in wasser gesotten vnd getruncken. Gedachte wurtzel in wasser gesotten/ oder mit der speiß gessen/heylet den bruch. Gleiche würckung hat auch der safft der auß den grünen blettern getruckt würdt. Darumb bestreichen ettlich mit disem safft die schneid der messer vñ weeren/auff das sie allerley eisen durchschneiden vnnd zerteylen. In summa / die Meüßörlin seind rechte wundtkreüter / sollen der vrsach halben in eeren bey den wundtärtzten gehalten werden.

Groß Bibinell.
CCCXLV.

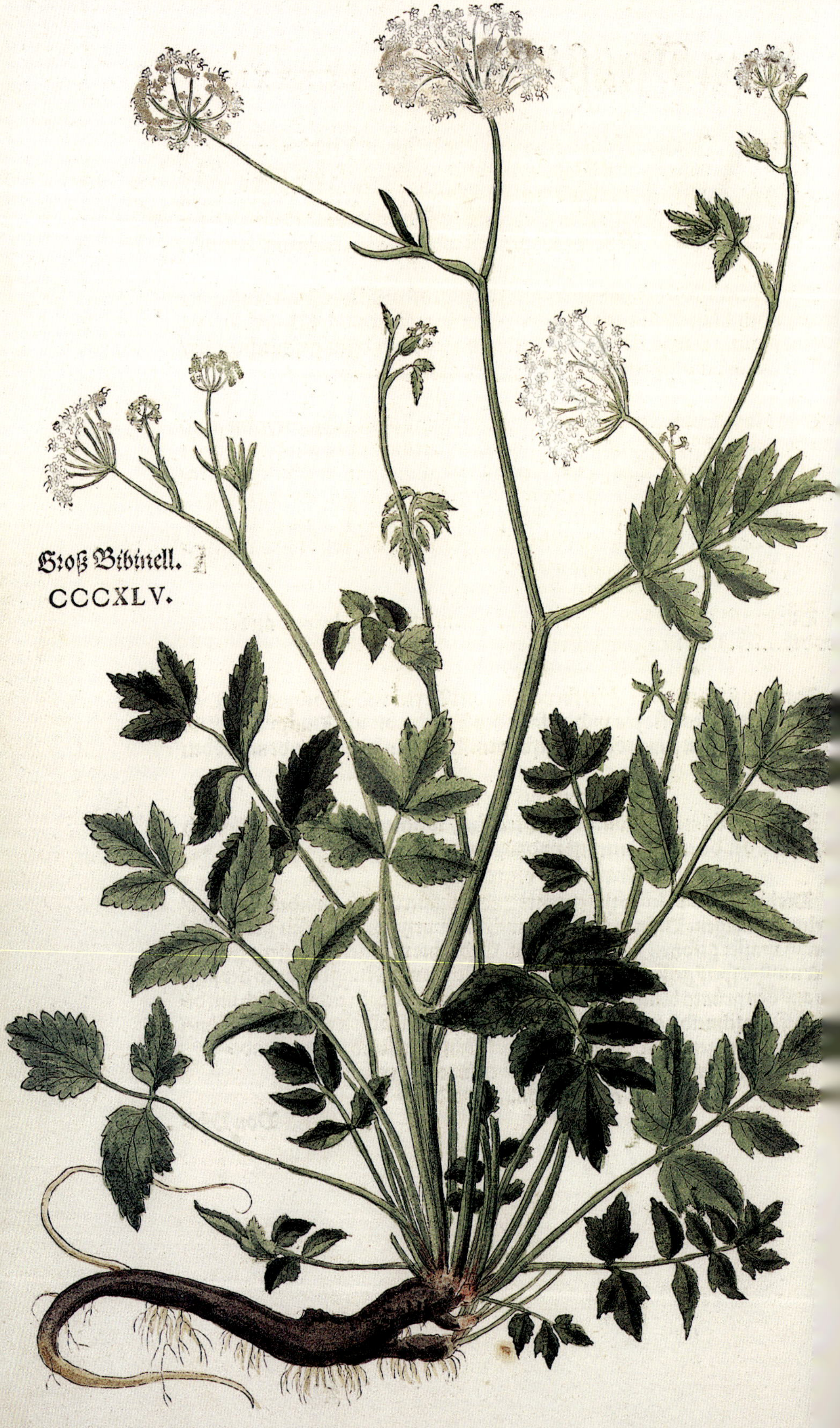

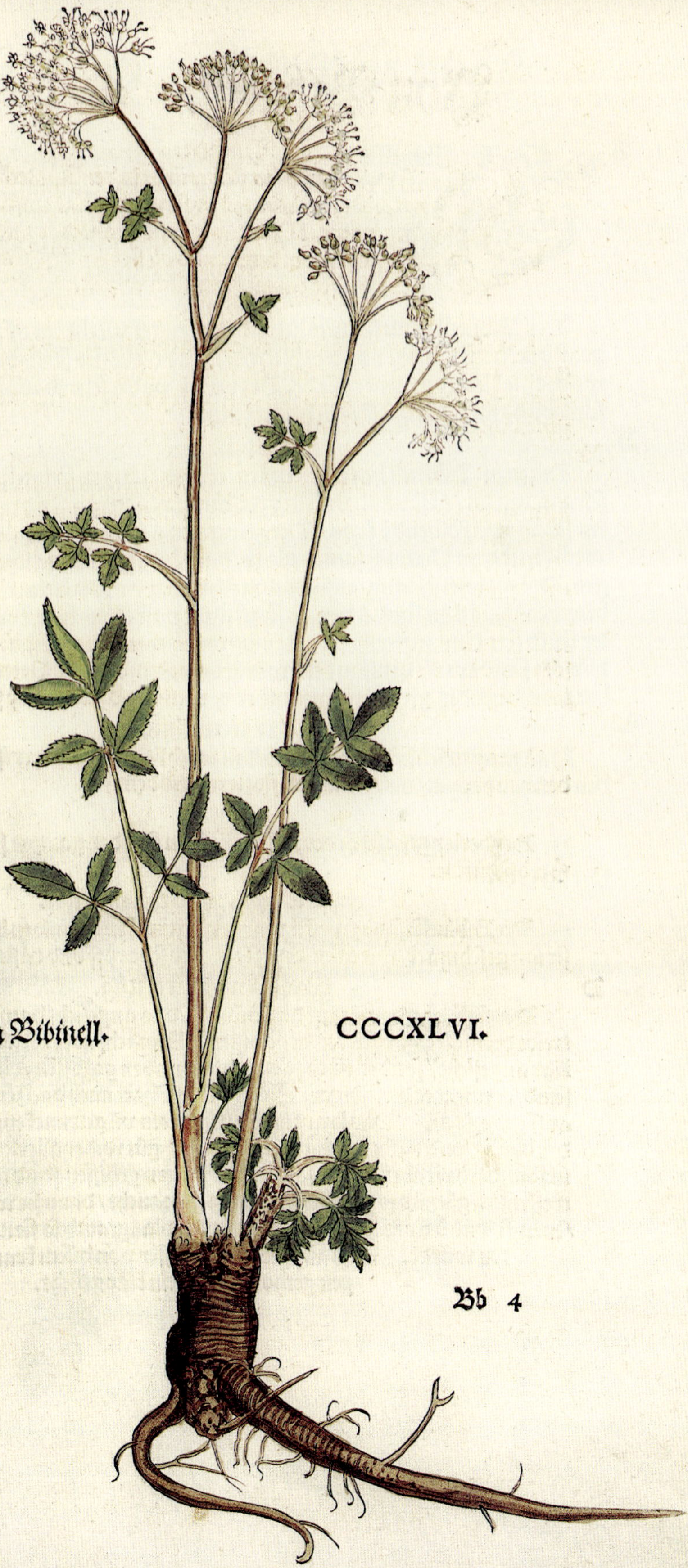

Klein Bibinell.

CCCXLVI.

Von Bibinell. Cap. CCXXXII.

Namen.

A Bibinell oder Bibernell würdt in den Apotecken Pimpinella genent. Von etlichen zů vnsern zeiten Lateinisch Pampinula vnd Bipennula. Wie sie aber bey den allten / vnnd den Griechen geheyssen sey worden / vnnd ob sie dieselbigen auch erkant haben / kan ich diser zeit nit eygentlich wissen.

Geschlecht.

Der Bibinell seind fürnemlich zweyerley geschlecht / groß vnd klein. Die groß hat jhren namen von den blettern / die do grösser seind dann der andern / welche die kleiner genent würdt. Beyderley vnderscheyd wöllen wir in der beschreibung jhrer gestalt klärlich anzeygen.

Gestalt.

B Die groß Bibinell hat einen holen / ecketen / langen stengel. Die bletter seind schwartzgrün / tieff vnnd vilfeltig zerschnitten. Am gipffel der stengel bringt sie ein schön weißblüende kron. Der zeitig same / so nach abfallung der blůmen wechßt / ist dem Peterlin samen gleich / doch hitziger vnd scherpffer auff der zungen. Die wurtzel ist lang / außwendig schwartz. Die klein Bibinell hat einen braunen stengel / in sonderheyt so sie zů jhrer volkomenheyt kompt. Seine bletter seind seer klein zerkerfft / vñ zů ringßvmbher wie ein säglin zerschnitten. Die blůmen seind weiß / der same ein wenig breyter dañ des Peterlins. Die wurtzel lang / außwendig geel / inwendig aber weiß / vnd seer scharpff auff der zungen.

Statt jrer wachßung.

C Das groß geschlecht der Bibinell wechßt auff dürren wisen. Das klein an den rauhen bergen / vnd in den finstern wälden.

Zeit.

Beyderley geschlecht der Bibinell blüen fast den gantzen summer / biß in den Herbst hinein.

Die natur vnd complexion.

Die Bibinell ist on zweifel warm vnd trucken biß in den dritten grad / dann sie am geschmack / wie oben angezeygt / seer scharpff vnd räß ist.

Krafft vnd würckung.

D Der safft von dem kraut der Bibinell / das angesicht damit gewäschen / vertreibt die mäler vnd flecken desselbigen. Er macht aber nit allein ein lauter vnd klar angesicht / sonder auch so er in die wunden gegossen würdt die do vnreyn seind / reyniget er dieselbigen. Sölche krafft hatt auch das zerstossen kraut darauff gebunden. Das kraut in wein gesotten vñ getruncken / bricht den stein in der blasen / vnd treibt den harn. Es ist auch gůt wider allerley gifft getruncken / in sonnderheyt aber denen so von den natern gebissen seind. Die wurtzel ist treffenlich gůt zů der zeit der Pestilentz gebraucht / dann sie widerstrebt dem bösen lufft / vnd bewart vor diser grausamen plaag / auch so sie nur im mund gehalten würdt. Das außgebrennt wasser von disem kraut in die augen gethon / macht ein klar gesicht.

Von Täschel

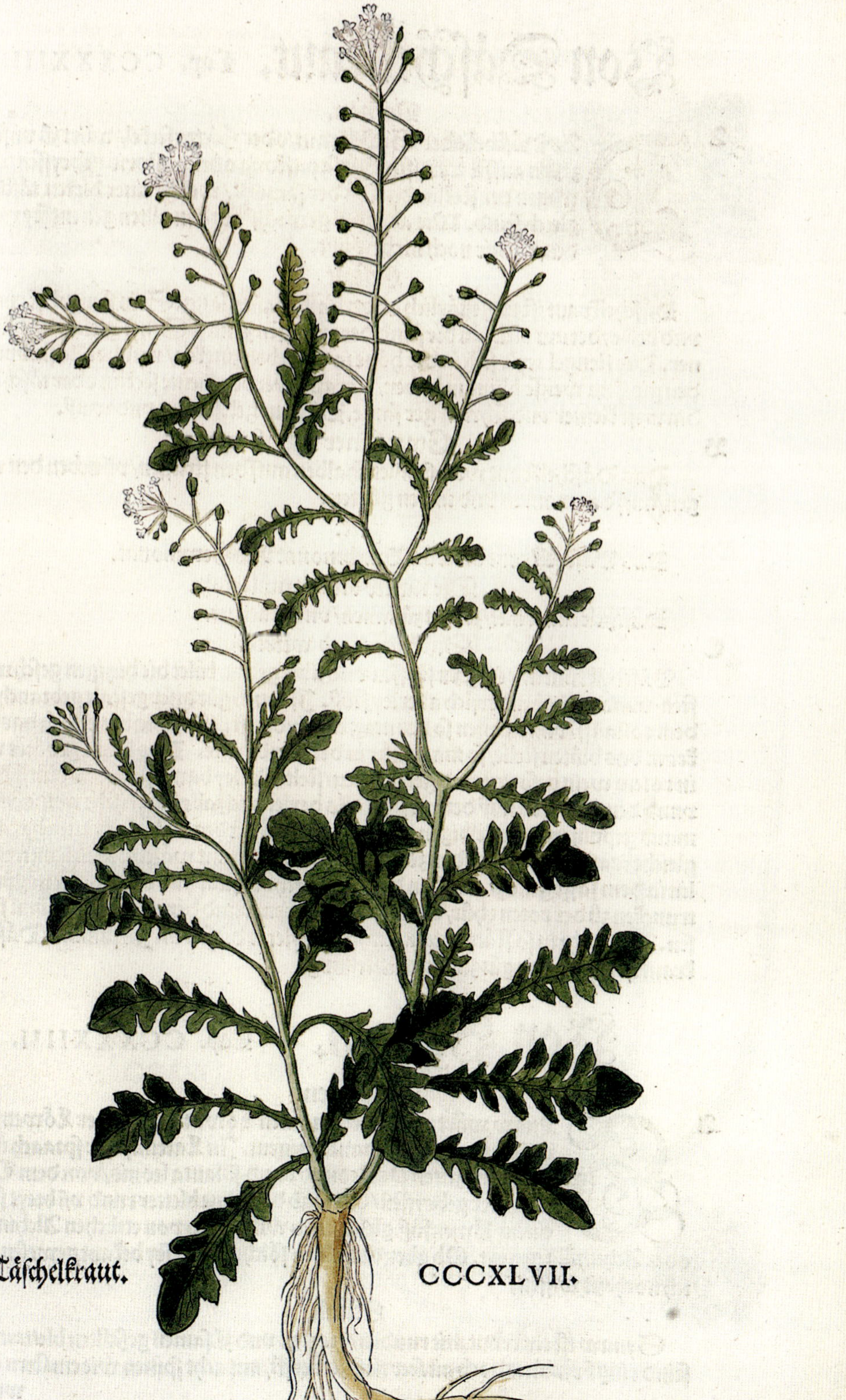

Täschelkraut.

CCCXLVII.

Von Däschelkraut. Cap. CCXXXIII.

Namen.

A Das Däschel oder Seckelkraut/oder Hirtenseckel/ würt zů vnsern zeiten auff Lateinisch Bursa pastoria oder pastoris geheyssen/ von wegen der secklin darinn der same ist/ welche einer hirten täschen gleich seind. Wie aber diß gewechß bey den allten genent sey worden/ ist mir noch nit bewüßt.

Gestalt.

Däschelkraut ist vngeuärlich anderhalb spanen lang. Sein stengel ist rund/ vnd bekleydet mit blettern die seind dem weissen zamen Senff gleich/ aber kleiner. Der stengel teylt sich in der höhe in vil neben zincken/ welche alle sampt an den gipffeln weisse blůmlin haben/ darauß werden kleine secklin oder täschlin/ dariñ ist kleiner vnd schwartzer same. Die wurtzel ist lang vnd weiß.

B Statt seiner wachsung.

Das Däschelkraut wechßt allenthalben auff den strassen/ vñ neben den wegen/ auff den mauren vnd in den gärten.

Zeit.

Das Däschelkraut blüet im Brachmonat vnd Hewmonat.

Die natur vnd complexion.

Däschelkraut kület/ zeücht zůsamen/ vnd trücknet.

C Die krafft vnd würckung.

Däschelkraut mit essig zerstossen vnd übergelegt/ kület die hitzigen geschwulsten/ vnnd treibt hindersich allerley flüß. Ist auch gůt diser gestalt gebraucht zů dem rotlauff/ vnnd denen so der mag entzündet ist. Es schreiben ettlich das diß kraut das blůten stelle/ so mans nur in der hand halte. Das kraut gedörrt vnd in rotem wein gesotten vnd getruncken/ stelt allerley bauchflüß/ das blůtspeien/ vnnd den überigen fluß der weiber. Es heylet auch allerley frische wunden/ so mans gepuluert in dieselbigen strewet. Der safft des Däschelkrauts hat auch gleiche krafft frische wunden zeheylen/ so mans damit wäscht. Ein leinen zäpflin in dem safft genetzt vnnd in die nasen gethon/ stillt das blůten. Er ist gůt getruncken zů der roten rhůr/ denen so blůt speien/ vnnd den weibern so zůuil fliessen. In die ohren so stäts eytern gethon/ heylet er dieselben. In summa/ Däschel kraut ist fürbündig gůt zů der blůtstellung.

Von Synaw. Cap. CCXXXIIII.

Namen.

A Synaw würt mit andern namen Löwentapen/ oder Löwenfůß/ vñ Vnser frawen mantel genent. In Lateinischer spraach ist sie zů vnsern zeiten Pes leonis/ vnnd Planta leonis/ von dem Teütschen her geheyssen/ darumb das seine bletter rund vñ breyt seind einem löwenfůß gleich. Es würt auch von ettlichen Alchimilla oder Achimilla genent. Ob aber den allten sölchs kraut sey bekant gewesen/ kan ich noch nit wissen.

Gestalt.

Synaw ist ein kraut mit runden/ breyten vnd zůsamen gefallten blettern/ die seind ringßvmbher doch nit seer tieff zerkerfft/ mit acht spitzen wie ein stern oder

wie ein

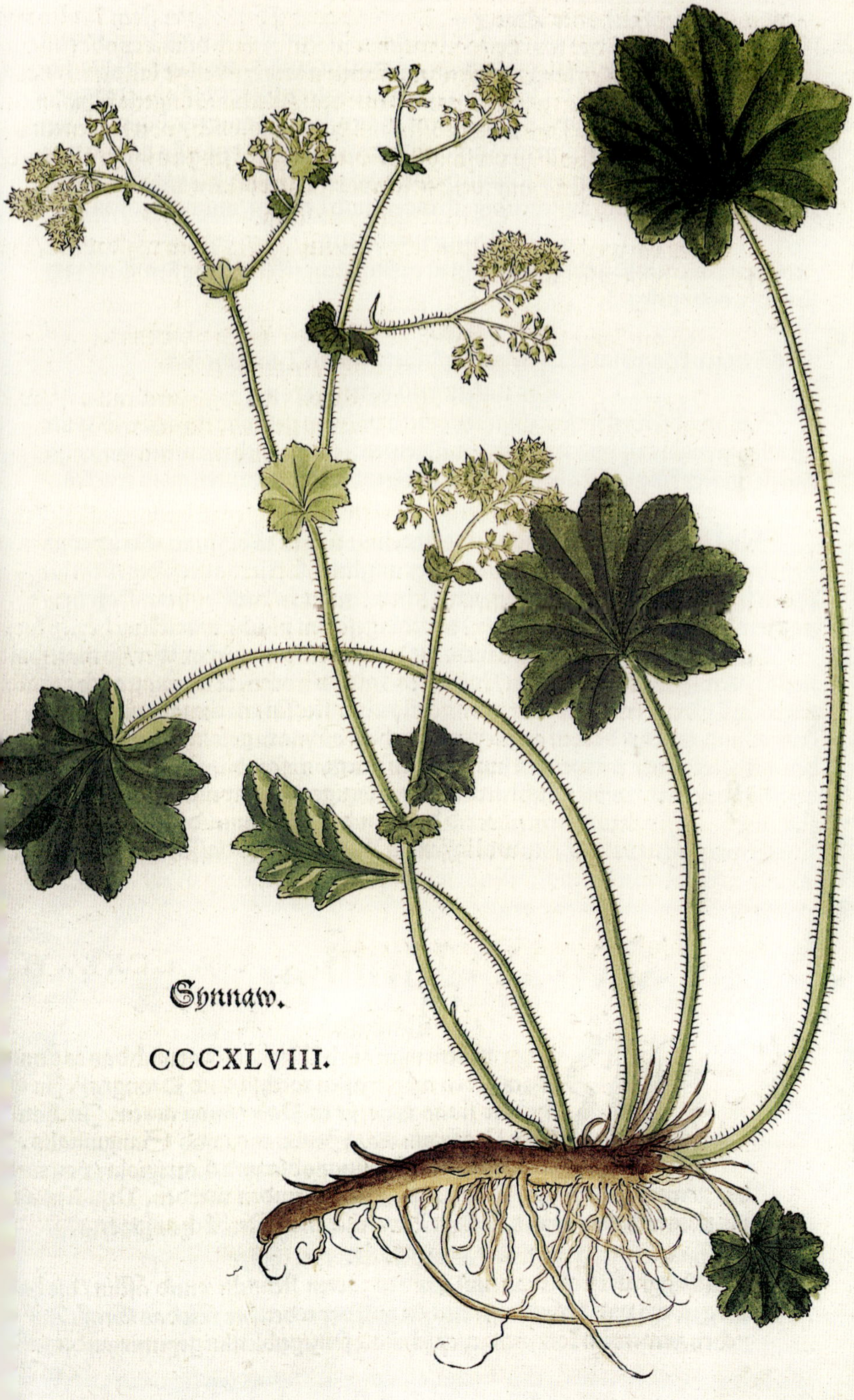

Synnaw.

CCCXLVIII.

B wie ein auffgethoner löwenfuß. Die styl darauff dise bletter steen kom̃en von stunden an auß der wurtzel/ von welcher wachsen auch dünne runde stengelin anderhalb spañen lang/ die seind mit kleinern blettern besetzt biß oben hinauß. Am gipffel derselben wachsen gantz kleine drausselechte grüngeele blümlin/ die werden zů kleinem samen/ nit grösser dañ der Magsamen/ von farben ein wenig geel/ in grüne heüßlin verschlossen. Die wurtzel ist fingers lang/ aber dicker dañ ein finger/ zasecht/ außwendig schwartz vnd rotlecht/ mit vilen zaseln.

Statt seiner wachsung.

Synaw wechßt gern in graßechten ortten/ auff ettlichen wald wisen/ vnd so in der höhe gelegen.

Zeit.

C Synaw kompt im Meyen herfür/ blüet aber im Brachmonat.

Die natur vnd complexion.

Synaw/ dieweil sie seer zůsamen zeücht vnd am geschmack rauch ist/ würt on allen zweifel kalt vnd trucken sein. Dieweil sie aber auch ein wenig bitter ist/ kan sie nit seer külen. Ist aber im andern/ oder biß in den dritten grad trucken.

Krafft vnd würckung.

Synaw ist der rechten wundtkreüter eins/ dañ es zů heylung allerley wunden/ brüch im vñ ausserhalb des leibs seer nützlich ist. In wasser oder wein gesotten vnnd die wunden darmit gewäschen/ heylet sie dieselbigen. Man mag auch ein tüchlin darinn netzen vnd überschlagen/ hat gleiche würckung.

D Das kraut vnnd wurtzel in wein gesotten vnnd getruncken/ heylen die innerlichen wunden vnnd brüch. Vnd ob ein kind gebrochen wer/ so man jhm disen tranck zů trincken gibt/ würde es daruon heylen. Man mag auch gedachts kraut vnnd wurtzel dörren vnnd zů puluer stossen/ nachmals zů pflastern/ salben/ vnd dergleichen artzneyen brauchen. Synaw gesotten in wasser vnd über die brüst der frawen vñ jungfrawen gelegt/ macht dieselbigen hert/ vest vnnd starrend. Synaw bletter über die hitzigen geschwulst gelegt/ benimpt den schmertzen/ lescht die hitz/ vnnd den brandt. In summa/ diß kraut sollen jhn die wundärtzt vnd scherer wol lassen befolhen sein/ vnd dasselbig theür achten.

Von Weggraß. Cap. CCXXXV.

Namen.

A Weggraß nent man auch Wegtritt/ darumb das es gemeinlich auff den wegstrassen wechßt/ vnd Denngraß. In Griechischer spraach heyßt es Polygonon arren. In Lateinischer Proserpinaca/ Seminalis/ vnd Sanguinalis. In den Apotecken Centumnodia vnd Corrigiola/ von wegen der gewerb vnd knöpff so an den stengeln gefunden werden. Vrsachen anderer namen haben wir in vnserm Lateinischen kreüterbůch angezeygt.

Gestalt.

Weggraß ist ein kraut mit runden zarten stengeln vnnd ästlin/ die haben vil gewerb vnd knöpff/ vñ kriechen auff der erden her wie das Graß. Auß eim yeden gewerblin kommen zwey schmale spitzige blettlin gegen einander gesetzt/

den Rau-

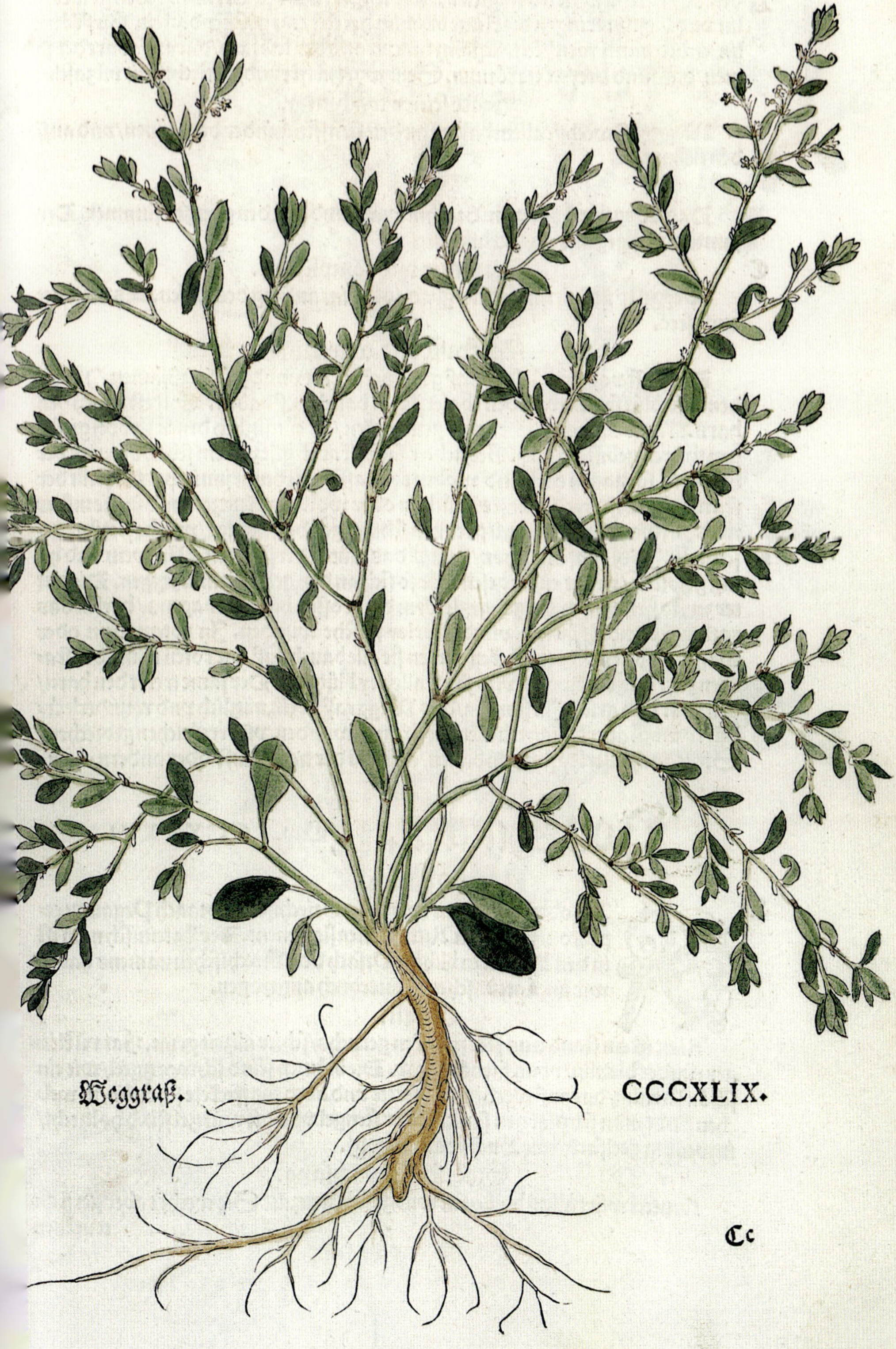

Weggraß.

CCCXLIX.

B den Rauten blettern nit vngleich / aber lenger. Zwüschen einem yeden gewerb-
lin vnd blettlin tringen die kleine blůmlin herfür / nit grösser dañ ein Hirßkörn-
lin/ettlich gantz weiß/ettlich gantz braunrot/oder leibfarb/darauß würt der sa
men/das seind dreyeckete körnlin. Sein wurtzel ist rund/rotlecht/mit vil zaseln.

Statt seiner wachsung.

Weggraß wechßt allenthalben an den strassen/hinder den zeünen/vnd auff
den äckern.

Zeit.

Das Weggraß blůet im Brachmonat / vnd fast den gantzen summer. Der
samen würt gegen dem Herbst zeitig.

C

Die natur vnd complexion.

Weggraß ist kalt im andern grad / oder im anfang des ersten. Es trücknet
auch seer.

Die krafft vnd würckung.

Der safft von dem Weggraß getruncken kült vnnd zeücht zůsamen. Ist gůt
denen so blůt speien/vnd den cholerischen bauchfluß haben. Er treibt auch den
harn. Mit wein vermischt vnnd getruncken / ist er nützlich denen so von giffti-
gen thieren gebissen seind. Gedachter safft ist auch gůt zů dem feber/dann er ver
hinderts so man jn ein stund vorhin ehe dasselbig kompt jnnimpt. Er stellt der
frawen kranckheyt/so man ein tüchlin oder woll dariñ netzt/vnnd in die můter
thůt. In die ohren gethon/legt er den schmertzen derselbigen/vnd heylet jhre ge-
D schwär. In die nasen gethon/stellt er das blůten derselbigen. Mit wein vnd hö
nig gesotten / heylet er die geschwär so sich an den gemechten erzeygen. Die blet
ter zerstossen vnnd übergelegt / leschen die grossen hitz des magens / heylen das
rotlauff/das blůt speien / vnnd allerley frische wunden. In rotem wein oder
wasser gesotten vñ getruncken/stellen sie alle bauchflüß/die roten thůr/der fra-
wen zeit/ das blůt speien/vnd sonst allerley blůten. Der same treibt den harn/
den stein vnd grieß. In summa/das Weggraß ist ein nützlich vnd wunderbar-
lich kraut zů allerley innerlicher verserung/ wunden/vñ dergleichen gebrechen.
Stellt auch allerley flüß/vñ blůten/es sey zů der nasen auß/ oder andern orten.

Von Rauten. Cap. CCXXXVI.

Namen.

A Raut oder Weinraut würdt in Griechischer spraach Peganon ce-
peuton/zů Latein Ruta hortensis genent. Der Lateinisch nam ist
in den Apotecken bliben. Vrsach des Griechischen namens haben
wir im Lateinischen kreüterbůch angezogen.

Gestalt.

Raut ist ein staud eins seer starcken geruchs/schier allzeit grůn. Hat vil klei-
ner runder blettlin/vonn farben graw. Die blůmen seind schwartzgeel/wie ein
schön sternlin/darauß werden viereckete vnd auch fünffeckete schöttlin/in wel-
chen findt man schwartzen samen. Der stengel vnd die wurtzel seind holtzecht/
inwendig geelfarb/wie Buchßbaume holtz.

Statt seiner wachsung.

Rauten würt allenthalben in würtzgärten gezilt. Sie wechßt aber gern an
trucknen

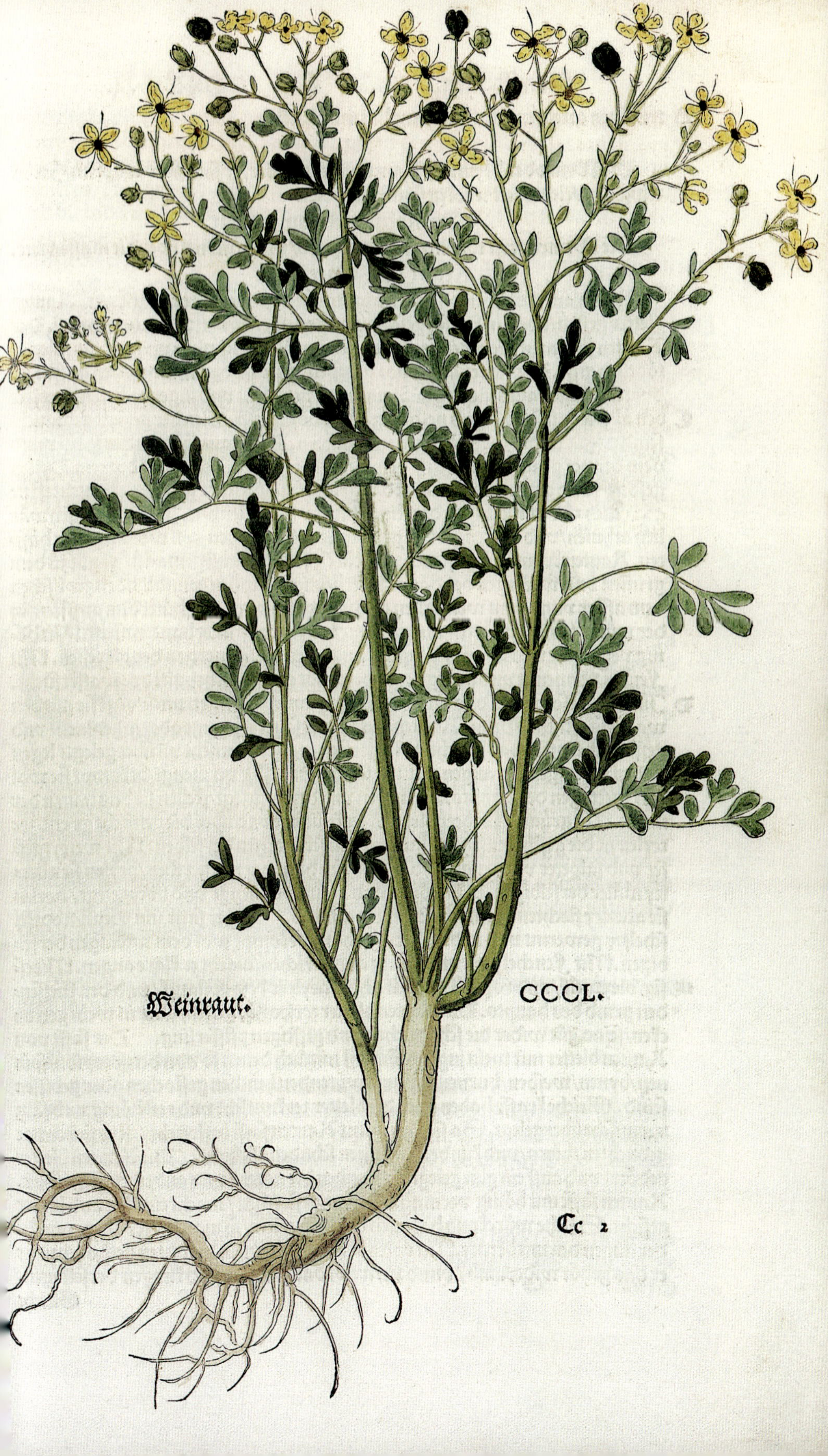

Weinraut. CCCL.

B trucknen orten/vnd do die sonne hin mag komen.

Zeit.

Die Wein oder heymisch Raut blüet im somer/jr sam aber würt im Herbst zeitig/zů welcher zeit er sol gesamlet werden.

Die natur vnd complexion.

Die Weinraut ist warm im dritten grad/vnd trücknet über die massen seer.

Krafft vnd würckung.

Weinraut treibt den harn/vnd bringt den frawen jhre kranckheyt. Rauten bletter gessen/oder in wasser gesotten vñ getruncken/stellen den bauchfluß. Der Rauten samen in wein gesotten vnd getruncken/ist nützlich vnd gůt für allerley tödtlich gifft. Die bletter allein vor der speiß gessen/oder mit welschen nussen vñ dürren Feigen alles gleich durch einander gestossen vnd jngenomen/widerstre
C ben allerley gifft/vnd dem pestilentzischen bösen lufft. Gleicher gestalt gebraucht seind sie gůt wider die schlangen vnd natern. Die Raut stäts in der speiß vnnd dem dranck genützt/tilget auß den meñlichen samen. Raut mit dürrem Dyllen gesotten vnd getruncken/miltert das grimmen. Gleicher gestalt gebraucht ist sie dienstlich zů den weetagen der seiten/brust vñ dergleichen. Item den so schwärlich athmen/vnd hůsten/zů den geschwären der lungen/vñ weetagen der hüfften. Rauten kraut in öl gesotten vnd ein clystier darauß gemacht/ist gůt zů dem grimen vnd weetagen der därm. Mit hönig zerstossen/vnnd vnden zwüschen dem affter vnnd dem weiblichen glid übergeschlagen/verhůtet das auffsteigen der můter. Mit öl gesotten vnd getruncken/fürt auß allerhand würm. Mit hönig vermischt vnd übergeschlagen/miltert es die schmertzen der gleychen. Mit Feigen vermengt vnd übergelegt/vertreibt es die geschwulst der wassersucht.
D In wein gesotten biß das halb teyl verzert würt/vnd getruncken/ist sie gůt den wassersüchtigen. Grüne Rauten bletter mit saltz besprengt oder jngemacht vnd gessen/scherpffen das gesicht. Mit gersten maltz vermischt vñ übergelegt/legen sie den weetagen der augen. Mit rosenöl vnnd essig vermengt/bekompt sie wol den weetagen des haupts. Zerstossen vnnd übergelegt/stellen sie das blůten der nasen. Mit grünen Lorbeer blettern zerknütscht vnd über die gemecht gelegt/zerteylen sie die geschwulst/vnd lindern den schmertzen derselben. Mit wein/pfeffer vnd salpeter vermengt/vnd die blossen haut darmit geriben/heylen sie allerley mäler derselbigen. Mit hönig vnd alaun vermengt vnd übergelegt/heylen sie allerley flechten/vnnd zittermäler am leib. Der safft inn Granatöpffel schelfen gewermt vnd in die ohren gethon/bekompt wol dem weetagen derselbigen. Mit Fenchel safft vnd hönig angestrichen/macht er klare augen. Mit es-
E sig/bleyweiß/vnd rosenöl angestrichen/heylt er das rotlauff/vnd den fliessenden grind des haupts. Die Rauten bletter zerstossen gessen/oder in wein getruncken/seind gůt wider die schädlichen vnd gifftigen pfifferling. Der safft von Rauten bletter mit wein jngenomen/ist nützlich denen so von den scorpion/spinnen/bynen/wespen/hurneuß/vnnd wůtenden hunden gestochen oder gebissen seind. Gleiche krafft haben auch die bletter zerknütscht vnd mit hönig vnd saltz vermischt übergelegt. So sich einer mit Rauten safft bestreicht/ist er sicher vor gedachten thiern/vnd künden jm keinen schaden zůfügen. Die Rauten bletter gedört vnd auff ein glůt gelegt/vertreiben die natern vnd andere gifftige thier. Rauten safft mit hönig vermischt vnd angestrichen/macht ein klar vnd lauter gesicht. Sölche würckung hat auch der safft allein/so man die eck oder winckel der augen darmit berürt. Mit rosenöl vermischt vñ in die ohren gethon/bringt er das gehör widerumb/vnnd vertreibt das sausen vnnd klingen derselbigen.

Gleiche

F Gleiche krafft hat er mit Rozöl vnd hönig vermischt. Mit essig vermengt vnd denen so mit dem tieffen schlaaf beladen seind fürgehalten das sie dran riechen/ macht dieselbigen widerumb munder vnd wacker. Mit wein vermischt vñ getruncken/ reyniget er die frawen nach der gebürt/ vnd treibt auß das bürdlin/ vnd die todten frucht. So einem die füß oder ein ander glid erfroren ist/ soll er Rauten bletter nemen vnd in öl sieden/ vnd dieselbigen überschlagen/ so erwermen sie die erfrornen glider. Rauten mit schweinem schmaltz vñ ochsen vnschlit vermengt vnd angestrichen/ heylen allerley rauden/ grind vnd kröpff. Rauten samen zerstossen mit wachß vermengt vñ übergelegt/ heylet die zerbrochnen gli

G der. Die wurtzel der Rauten gepuluert mit hönig vermischt vñ angestrichen/ verzert das vndergerunnen blůt/ vnnd allerley masen am leib. Rauten bletter gessen/ scherpffen das gesicht. Daher haben die alten maler sie ståts in der speiß gebraucht. So einer nit harnen mag/ sol er Rauten in öl sieden/ vnd dieselbigen darnach über die blasen schlagen. Das Rautē öl ist auch den dårmen auß einer angebornen eygenschafft nützlich. In summa/ die Rauten zerteylen die zähe vñ grobe feüchte. Welcher Rauten nüchter isset/ der würdt denselbigen tag für allerley gifft sicher sein.

Von Genserich. Cap. CCXXXVII.

Namen.

A Genserich oder Gensich hat seinen namen überkomen von den gensen/ die sölch kraut gern essen. Zů vnsern zeiten würt es in Lateinischer spraach Potentilla/ vnd Agrimonia syluestris/ vñ Tanacetum syluestre genent. Wie es aber bey den alten geheyssen sey worden/ vnd ob es jhnen bekant sey gewesen/ ist mir noch nit bewüßt.

Gestalt.

Genserich ist der Odermenig gar ånlich/ mit seinen gefiderten vnd zerspalten blettern/ auff der einen seiten gantz åschenfarb/ auff der andern aber grün. Kreucht mit seinen fäden/ stylen/ oder stengeln auff der erden hin vnd wider/ wie das Erdtbeerkraut/ oder Fünfffingerkraut. An den außgebreyten stylen wachsen bleychgeele blůmen/ die vergleichen sich den geelen blůmen an dem Fünfffingerkraut/ ein yedes blůmlin mit fünffblettlin. Die wurtzel ist zasecht/ etwan spañen lang/ außwendig rot/ inwendig weiß.

B Statt seiner wachsung.

Gensich wechßt allenthalben bey den wassern/ vnd feüchten awen/ do die genß jhr weyd gern haben.

Zeit.

Blüet im summer/ vnd den gantzen Herbst.

Die natur vnd complexion.

Genserich ist trucken biß in dritten grad/ vñ hat kein offenbarliche hitz. Darumb jrren die seer/ so meinen Genserich sey feüchter natur/ dann wo dem allso were/ kündt es nit so seer zůsamē ziehen/ wie wir sölchs weitleüffiger in vnserm Lateinischen kreüterbůch haben angezogen.

Krafft vnd würckung.

Genserich ist treffenlich gůt zů den fliessenden augen/ heylet die frischen vnd vmb sich fressenden wunden. Stellt der frawen kranckheyt/ vnd krefftiget die

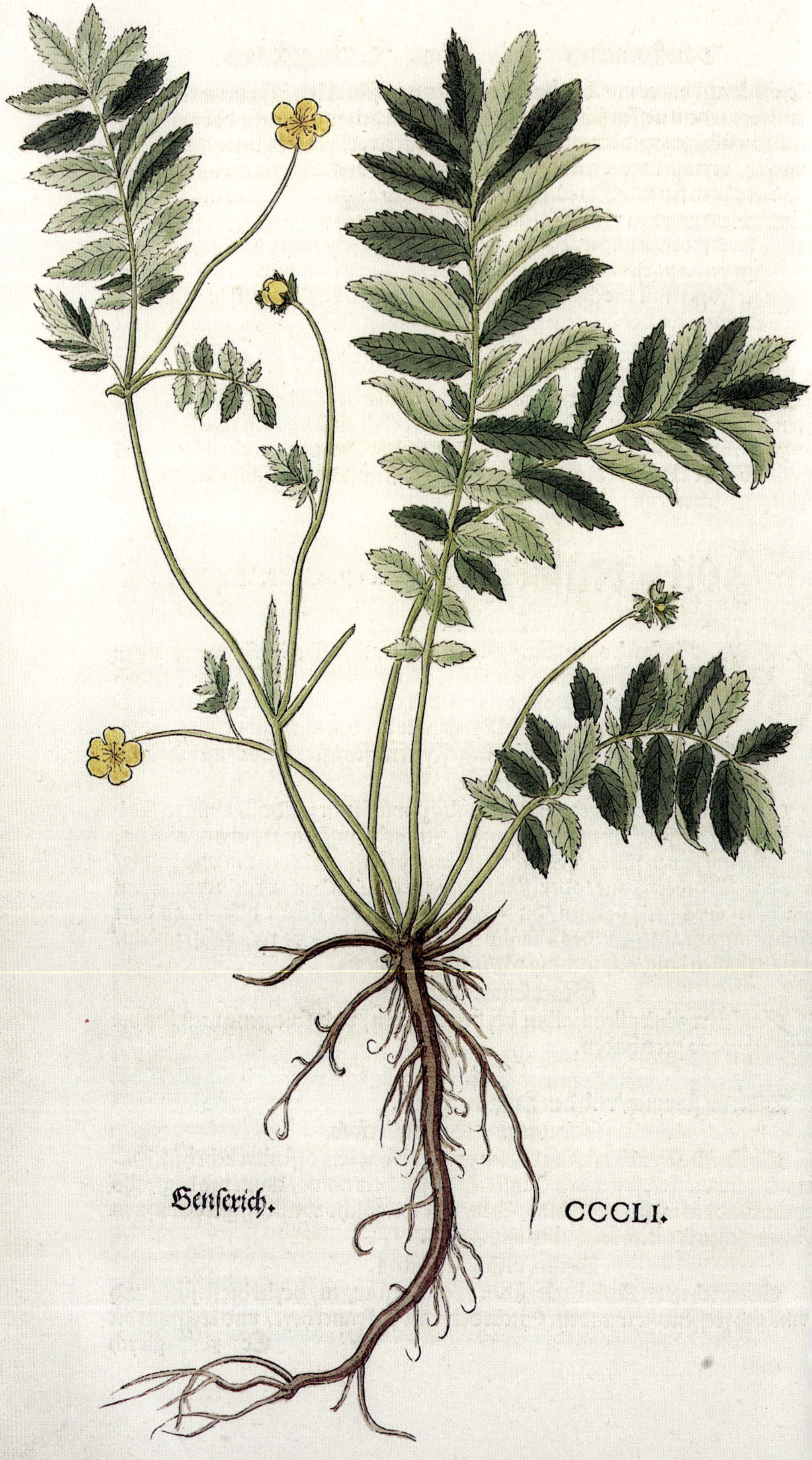

Genserich.

CCCLI.

C gleych vñ glider. Derhalben in wein gesotten vñ getruncken/ stellt es den bauch fluß/die roten rhůr/vnd allerley blůten. In wasser gesotten vnd das im mund gehalten/benimpt den schmertzen der zän. Das kraut zerknütscht vnnd übergeschlagen/legt den schmertzen der gleych/vnd das hüfftwee. In summa/Genserich hat alle krafft vnnd würckung so dem Fünff fingerkraut zůgelegt werden/ welche wir an seinem ort wöllen erzelen.

Von Braunellen. Cap. CCXXXVIII.

Namen.

A Braunell hat seinen namen daher/ das diß kraut seer bewäret ist wider die Breüne im mund. Würdt von ettlichen Gottheyl genent. In den Apotecken würt sie Prunella geheyssen. Wie aber sölchs kraut bey den alten sey genent worden / vnd ob es denselbigen bekant sey gewesen oder nit/ist mir noch nit bewüßt.

Gestalt.

Braunell hat einen viereckëten/feyßten/harigen stengel/spannen hoch/vnd zů zeiten höher. Jre bletter seind den Basilgen blettern nit fast vngleich/doch lenger/vnd spitzig. Die blůmen seind schön braun mit blawer farb vermengt/geähert wie an der braunẽ Betonick. Die wurtzel ist klein/mit vil zaseln oder fasen.

B Statt seiner wachsung.

Die Braunell wechßt auff den Weckholter bergen/graßwisen/ vnnd neben den äckern.

Zeit.

Braunell blüet im Brachmonat vnnd Hewmonat fürnemlich / biß in den Herbst hinein.

Die natur vnd complexion.

Die Braunell trücknet seer/thůt aber sölchs on offenbarliche grosse hitz.

C Krafft vnd würckung.

Braunell ist ein wundtkraut/welchs genützt würt zů allerley verserung des leibs/sie sey innerlich oder eüsserlich. Darum̃ mag man die Braunellen in wein oder wasser sieden vnnd trincken/so ein verwundung im leib ist. Aber die außwendige wunden/sie seind alt oder new/sollen mit disem wasser geseubert vnd gewäschen werden. Der Braunellen safft mit essig vnnd rosenöl vermischt vnd über die stirn vnnd schläff geschlagen / miltert den schmertzen des haupts. Diser safft heylet auch die mundfeule / vnd allerley verserung des hals/so er im mund gehalten/oder gegurgelt würt. Man mag auch die blůmen vñ das kraut mit einander in wein oder hönigwasser sieden/vñ darnach gurgeln. Braunellen safft ist auch treffenlich gůt zů der Breüne/wie oben angezeygt.

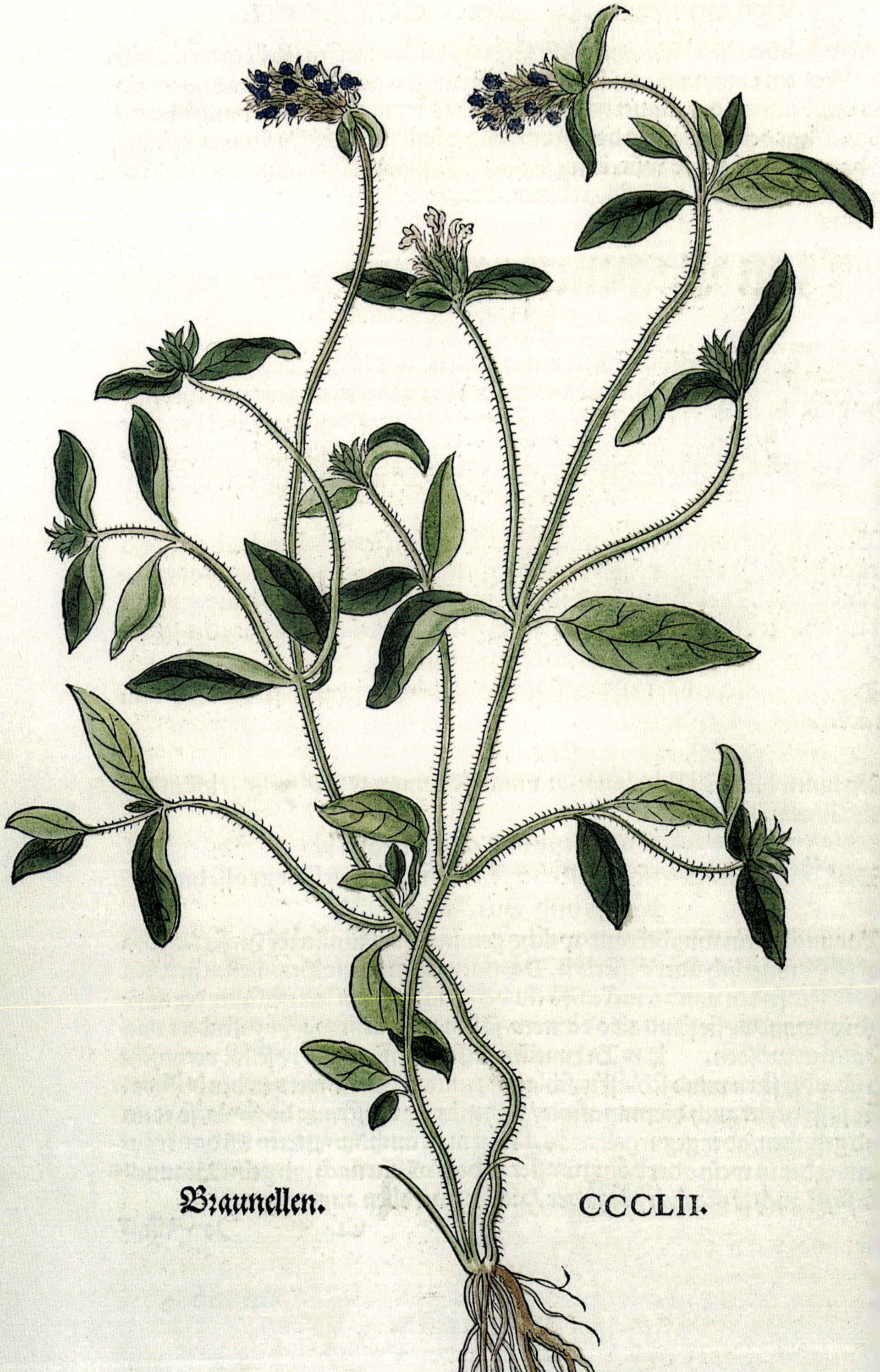

Braunellen. CCCLII.

Von Fünff fingerkraut. Cap. CCXXXIX.

Namen.

A Das Fünff fingerkraut / oder Fünffblatt / hat sein namen von den blettern / dañ ein yedes blatt ist in fünff vnderscheydliche fingerlin zerteylt. Auff Griechisch würt es Pentaphyllon genent / zů Latein Quinquefolium / welcher nam in den Apotecken bliben ist.

Geschlecht.

Des Fünff fingerkrauts seind dreierley geschlecht. Eins mit weissen blůmen welchs wir groß weiß Fünff fingerkraut genent haben. Das ander mit geelen blůmen / das haben wir groß geel Fünff fingerkraut geheyssen. Das dritt hat auch geel blůmen / ist aber vil kleiner dann die vorigen zwey geschlecht / darumb haben wirs klein Fünff fingerkraut genent. Was sonst für vnderscheyd vnder disen ist / wöllen wir volgends in der beschreibung der gestalt anzeygen.

B Gestalt.

Das groß weiß Fünff fingerkraut breytet sich auß vnd fladert hin vnd wider mit seinen stengeln / richt sich auch zů zeiten auff. Seine stengel seind gantz zart / düñ vnd harig. Die bletter lang / schmal / vnd an beyden seiten am fordern teyl zerkerfft. Die blůmen seind weiß / ein yede mit fünff blettlin. Wañ die blůmlin abfallen bleiben die mittelste knöpfflin steen / wie die kleinen böllin. Die wurtzel ist holtzecht / braun / lang / mit vilen angehenckten kleinen würtzelin. Das groß geel Fünff fingerkraut hat stengel die seind zart / vnnd fladern auff der erden hin vnnd her wie Genserich / oder Erdtbeer kraut. Die bletter seind lang / doch breyter dañ des vorigen / zů ringß vmbher wie ein säge zerkerfft. Die blůmen seind geel / mit fünff blettlin / wie des Genserichs. Wañ dise blůmlin abfallen / bleiben die mittleste knöpfflin steen / in der größ wie die kleinsten Erdtbeerlin / seind aber hert. Die wurtzel ist lang / braun / vñ holtzecht / mit kleinen zaseln.

C Das dritt fladert auff der erden / hat etwan fünff / ettwan siben fingerlin an einem blatt / welches vil kleiner ist dann der vorigen zwey / ist sonst mit blůmlin / samen vnd wurtzel / dem andern geschlecht gleich.

Statt irer wachsung.

Fünff fingerkreüter wachsen auff dürren vnnd sandigen orten / hinder den zeünen / an den mauren / vnd zů zeiten an den wässerigen vnd feüchten stetten.

Zeit.

Fünff fingerkraut blüet im Meyen vnd Brachmonat am fürnemsten.

Die natur vnd complexion.

Die wurtzel / welche man am meysten braucht / ist trucken im dritten grad / hat aber kein offenbarliche hitz. Es trücknen aber die bletter vnd blůmen auch / dieweil sie am geschmack seer zůsamen ziehen.

Die krafft vnd würckung.

Die wurtzel in wasser biß das dritt teyl verzert würt gesotten / vnd im mund warm gehaltē / miltert den weetagen der zän. Mit disem wasser gegurgelt / heylet es die geschwär des munds / vnd die serigkeyt oder verwundung des hals. Dergleichen gesotten vñ truncken / heylt sie die roten rhůr / weetagen der gleych vñ hüfft. Stellt allerley bauchflüß. Mit essig gesotten vnd übergeschlagen / verzert sie die kröpff / herte / geschwulst vñ die rauden. Der safft von der wurtzel dieweil sie noch jung vnd zart ist / würt gelobt zů den gebresten der leber / lungen / vñ allerley gifft. Die bletter in Meth / oder wässerigem wein gesotten mit ein wenig Pfeffers / verhůtet das schütten des febers. Dreissig tag an einander getruncken / hey-

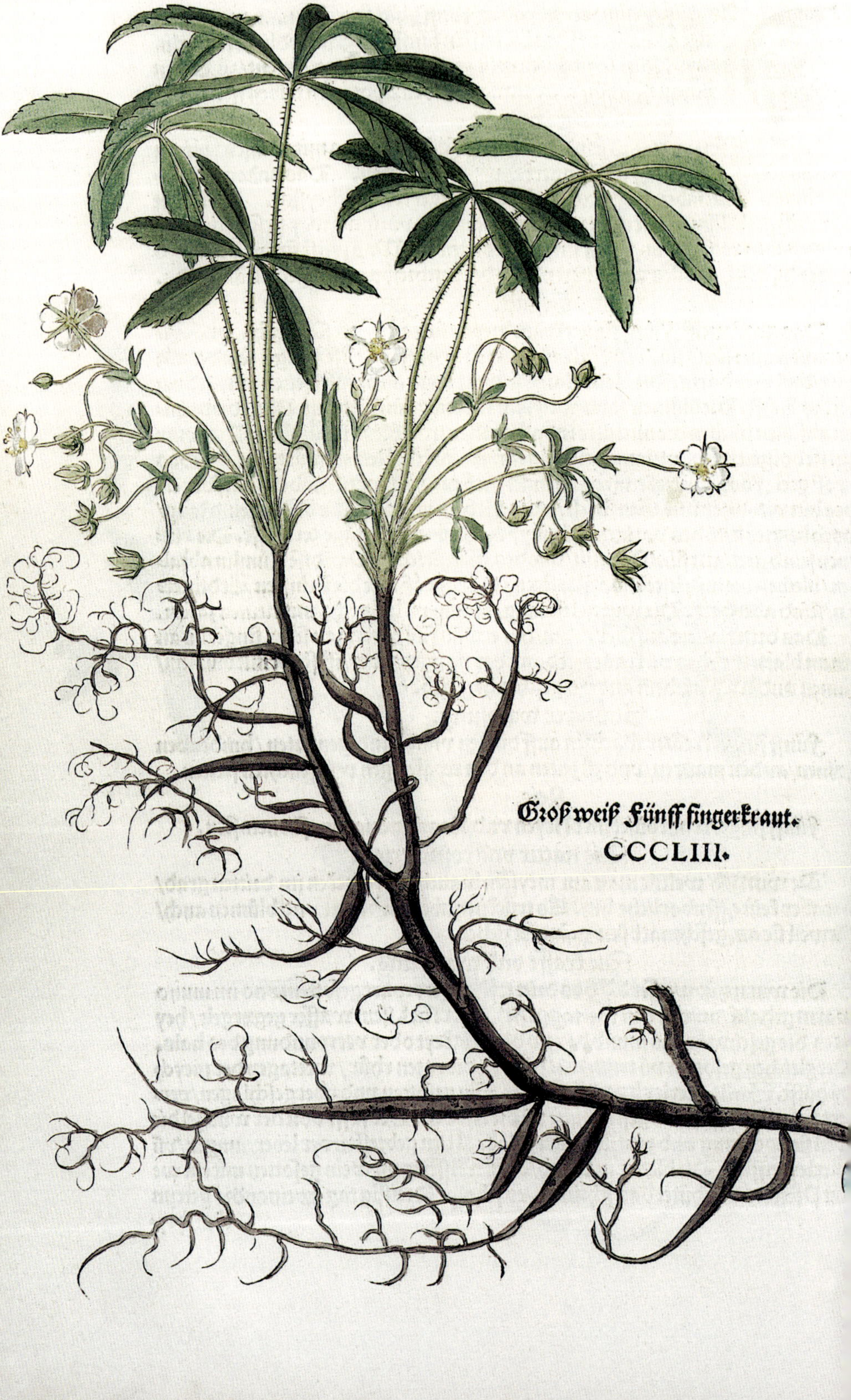

Groß weiß Fünff fingerkraut.
CCCLIII.

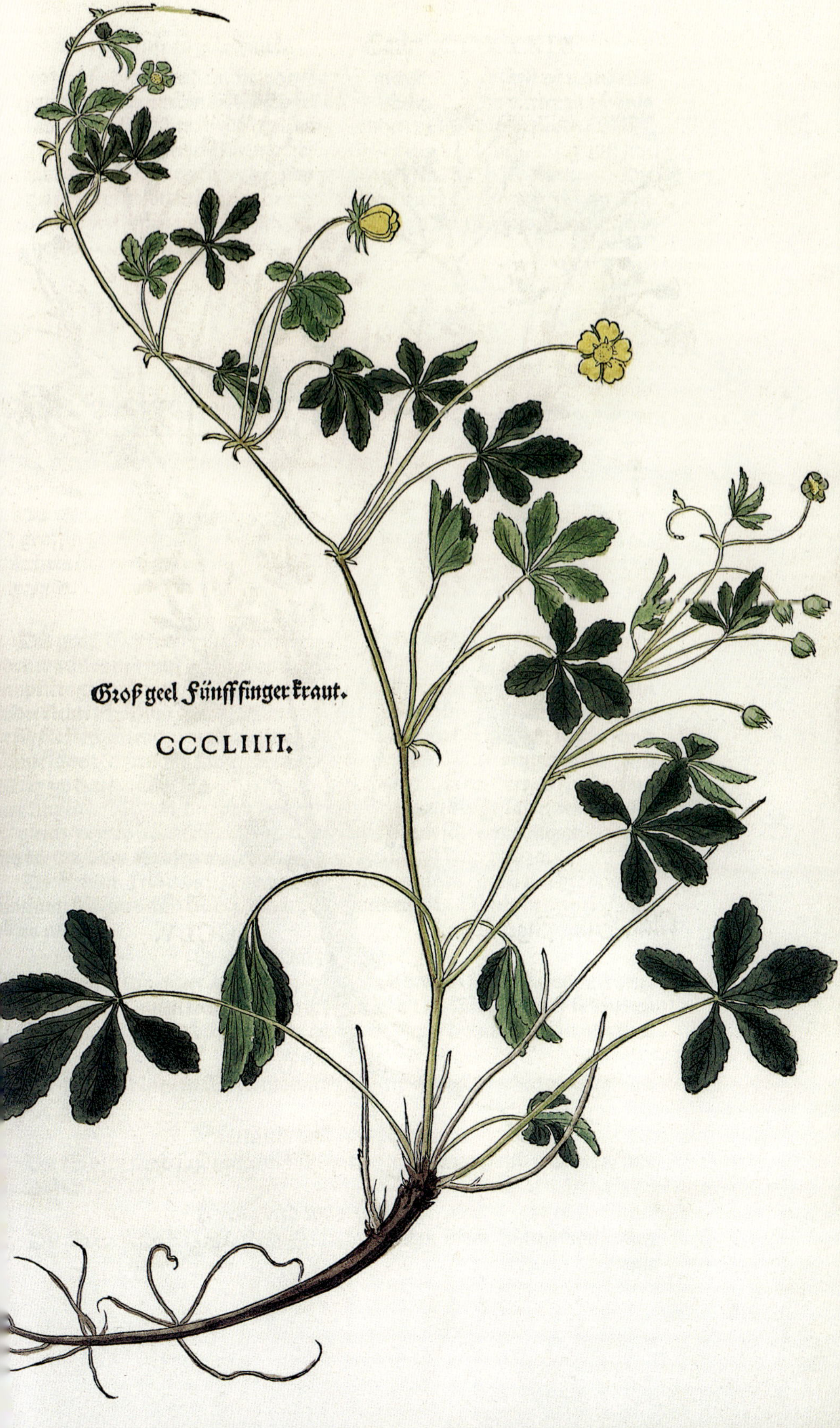

Groß geel Fünff finger kraut.

CCCLIIII.

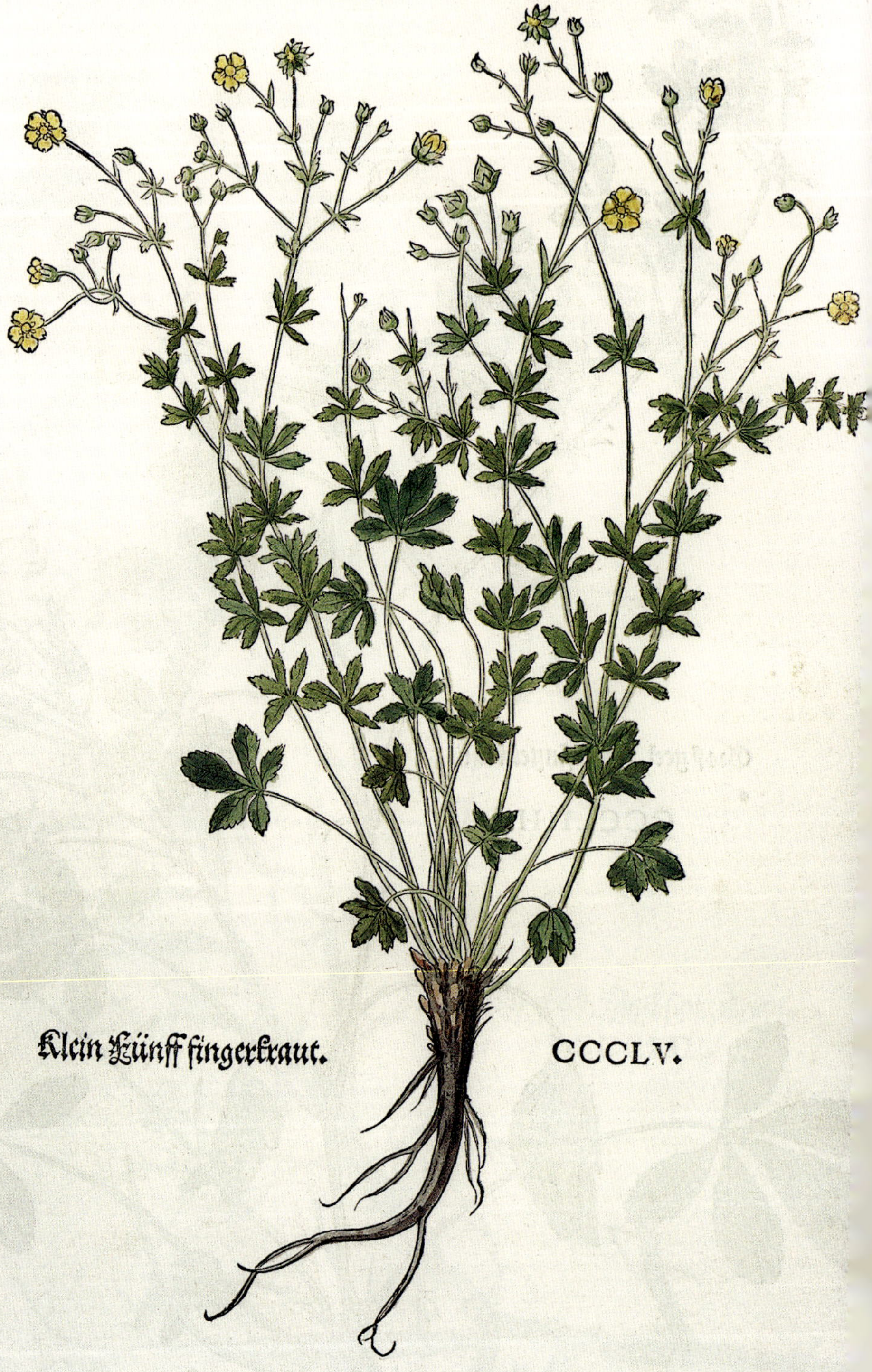

Klein Fünff fingerkraut. CCCLV.

E cken/heylen sie die fallende sucht/oder das vergicht. Der safft von den blettern ettlich tag getruncken/heylet schnell die geelsucht. Die bletter mit hönig vnd saltz vermischt übergelegt/heylen die wunden vnd ander fressende schäden der fistel. Die bletter zerstossen vnd übergelegt/heylen den bruch. Fünff fingerkraut gesotten/getruncken oder übergeschlagen/stellt allerley blůten. Die wurtzel in wein gesotten biß das dritt teyl verzert würt/heylet die geelsucht. Die bletter grůn zerstossen vnd übergelegt/oder der safft von denselbigen angestrichen/heylen die zittern oder flechten.

Von Erbsen. Cap. CCXL.

Namen.

A Erweyssen oder Erbß würt in Griechischer spraach Pison vnd Lecythos genent. Zů Latein Pisum/welcher name in den Apotecken vnnd vnder den ärtzten ist bliben biß auff dise zeit. Vrsachen dises namens haben wir im Latein gnůgsam angezogen.

Geschlecht.

Der Erbsen seind fürnemlichen zwey geschlecht/die kleinen Felderbsen/vnd die grossen Gartenerbsen. Was für vnderscheyd zwüschen disen zweyen geschlechten ist/wöllen wir nachuolgends in beschreibung der gestalt klärlichen anzeygen.

Gestalt.

Die groß Gartenerbsen haben stengel die breyten sich auff der erden auß/oder wachsen mit hilff der pfäl oder stecken übersich/seind hol. Zwüschen dem B hauptstengel vnd blettern/welche zů ringßvmbher als rädle wachsen/kom̃en andre kleine schößzlin oder zünglin herfür/die haben zů beyden seiten andre runde feyßte kleebletter gegen einander gesetzt. Die spitzlin derselbigen růtlin seind dünne fäden/darmit es sich an die pfäl anbindet. Zwüschen yetzgemellten gefiderten vñ den runden blettern/kriechen die kleinen nacketen kurtzen styl herfür/die bringen jre blůmen/die seind leibfarb oder weiß/an der gestalt einem Zwifalter gleich/ye zwo neben einander/darauß werden die schotten/darinn die runden körner/oder Erbsen wachsen. Die wurtzel ist gar klein vnd zart.

Die kleinen Felderbsen seind den yetzgenanten gleich/doch mit der gantzen substantz kürtzer vnnd kleiner/dann die Gartenerbsen. Wachsen on hilff/vnd blüen weiß.

C Statt irer wachsung.

Die grossen Gartenerbsen wachsen in gärten darinn sie gepflantzt werden. Wöllen an der sonnen steen/künden kein kellte leiden. Müssen auch feücht haben. Die kleinen Felderbsen wachsen auff den äckern/dahin sie gesäet werden.

Zeit.

Die Erbsen blüen im Brachmonat vnd Hewmonat/werden im Augstmonat zeitig.

Die natur vnd complexion.

Die Erbsen seind fast mittelmässig inn dem wermen vnnd trücknen/wie die Bonen.

Krafft vnd würckung.

Die Erweyssen haben fast ein gleiche substantz mit den Bonen/doch bläen

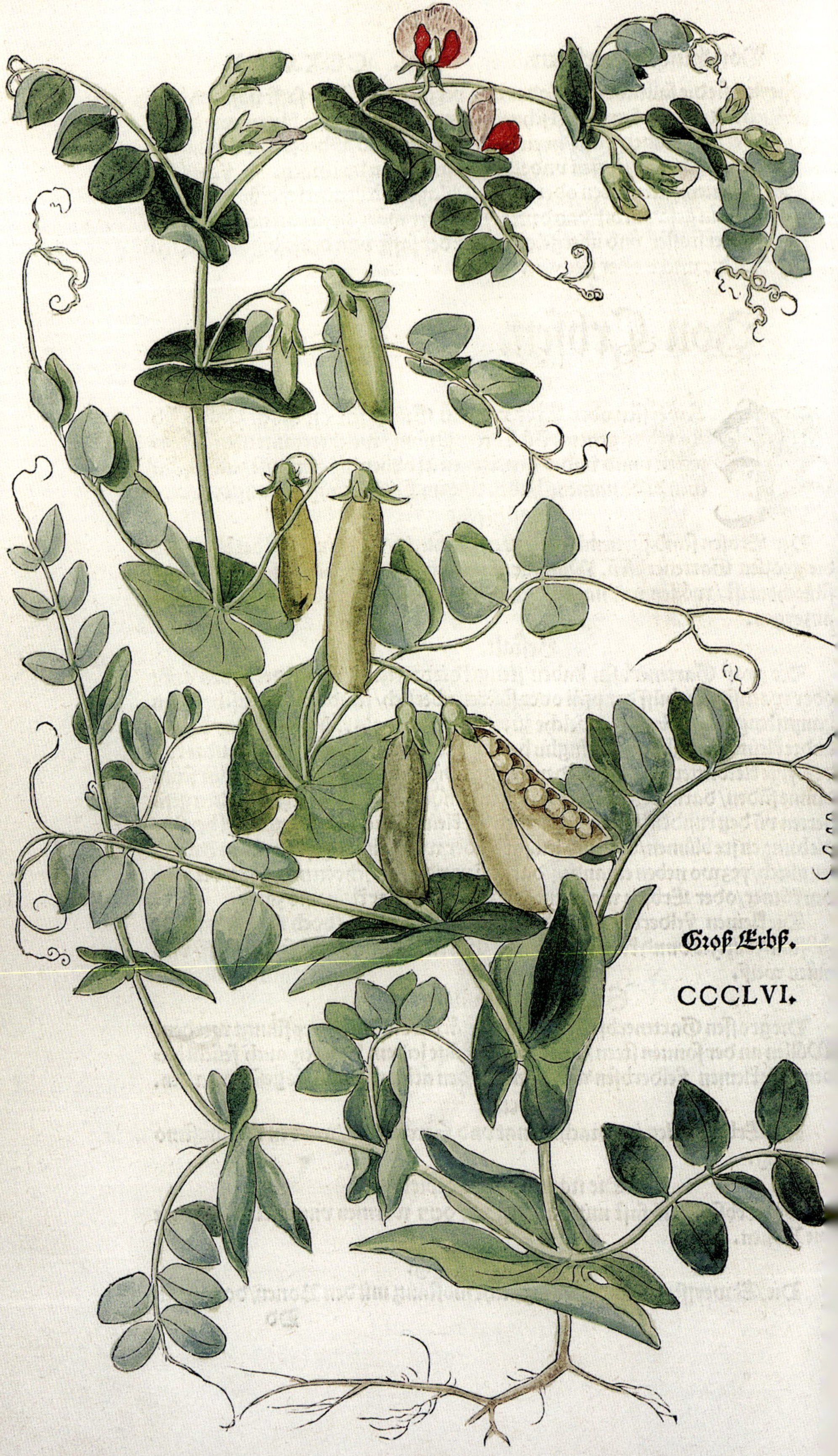

Groß Erbß.

CCCLVI.

D sie nit wie dieselbigen/seubern auch nit/darumb sie langsam vndersich tringen. So vil würckung haben die allten den Erbsen zůgeschriben vnnd nit mehr. Darumb sehen die newen ärtzt zů/die jhnen vil mehr krafft vnnd würckung zůschreiben dañ wir yetzund erzelt haben/wie sie sölches mit schrifft vertädingen vnd verantworten wöllen.

Das groß gulden Widerthon.
CCCLVII.

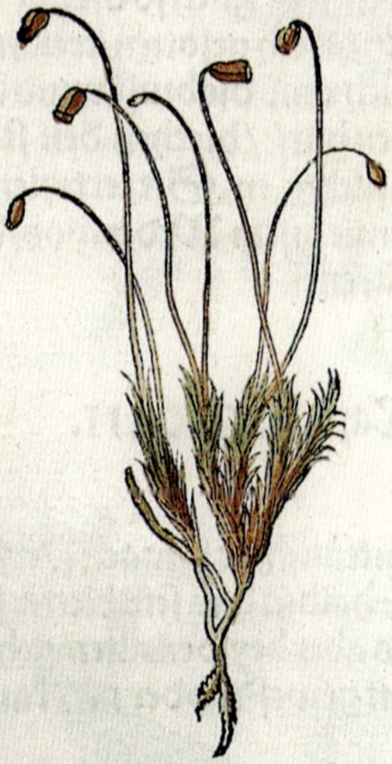

Das klein gulden Widerthon.
CCCLVIII.

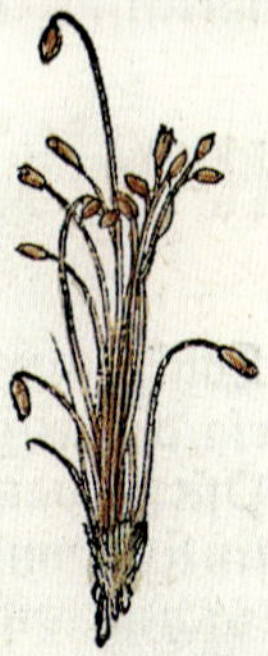

Von goldtfarbem Widerthon.

Cap. CCXLI.

Namen.

A Goldtfarber oder guldener Widerthon/oder Widertodt/ist on zweifel das Polytrichon Apuleij. Würdt inn den Apotecken nit gebraucht.

Geschlecht.

Des guldin Widerthons seind zwey geschlecht/eins groß/das ander klein/wie wir in beschreibung der gestalt weitleüffiger wöllen anzeygen.

Gestalt.

Das groß hat glatt braungeel härlin oder stengelin/fingers lang/am gipffel derselbigen seine körnlin/welche sich den Meerlinsen oder Weytzenkorn vergleichen/einerley farb mit den stengelin/vmb welche vil kleiner blettlin als die härlin wachsen/zum teyl grün/zum teyl auch goldtfarb. Das klein ist dem grossen gleich/aber kürtzer/vnnd mit dem obersten sämlin oder körnlin kleiner/wie sölchs das gemäl klärlich außweißt.

Statt irer wachsung.

Das groß wechßt auff den mosechten vñ allzeit nassen wisen so in den wälden zwüschen den bergen ligen/zů zeiten auch inn den hohen wälden auf dem

B mieß der alten böum die nidergefallen seind. Das klein würt gemeinlich allenthalben an den nassen felsen vnd mauren gefunden.

Zeit.

Beyderley geschlecht werden fürnemlich im Hewmonat gefunden.

Die natur vnd complexion.

Die gulden Widerthon seind in dem wermen vnd külen mittelmässig/trücknen aber/zerteylen vnd verzeren.

C Die krafft vnd würckung.

Die goldtfarben Widerthon in wasser oder in laug gesotten/ vñ darmit gezwagen/befestigen die harwurtzel/seind demnach denen nützlich so die har auß fallen/machen auch das har widerumb wachsen. In Meth gesotten/treiben sie auß durch das außwerffen allen zähen schleim der sich vmb die brust vnnd lungen gelegt hat. Der gestalt gebraucht/treiben sie den harn/brechen den stein/seind gůt denen so die geelsůcht haben/vnd den miltzsüchtigen. Sie zerteylen vñ verzeren die kröpff. Man treibt sonst vil abentheur mit disem Widerthon/das lassen wir als narrenwerck vnd Teufels gespenst faren.

Von Flöhkraut. Cap. CCXLII.

Namen.

A Flöhkraut würt zů vnsern zeiten in Lateinischer spraach Persicaria/das ist/Pfersichkraut/genent/derhalben das sein bletter dem Pfersichbaum laub gleich ist. Wie es aber bey den alten geheyssen sey/vnnd ob es denselbigen bekant gewesen oder nit/kan ich noch nit wissen.

Gestalt.

Flöhkraut hat bletter die seind dem Pfersichbaum laub/oder den Weiden gleich/vnd in der mitte besprengt/als were auff ein yedes ein blůts tropffen gefallen. Der stengel an disem kraut ist knöpffecht vnnd braunfarb. Die blůmen
B seind getrungen/einem spitzigen treüblin/oder einer äher gleich/leibfarb oder presilgenfarb. Nach abfallung derselbigen/gewindt es einen braunen schönen breyten samen. Die wurtzel ist zasecht/an der farb geel.

Statt seiner wachsung.

Flöhkraut wechßt an feüchten orten/als bey den weyhern/lachen vñ pfützen.

Zeit.

Flöhkraut blüet im Hewmonat vnnd Augstmonat/bringt volgends seinen samen.

C Die natur vnd complexion.

Flöhkraut ist kalt vnd trucken/das man auß dem geschmack leichtlich abnemen kan/dann es seer zůsamen zeücht.

Krafft vnd würckung.

Flöhkraut ist ein wundtkraut/darumb mag man die bletter grůn zerstossen/vnd über die frischen wunden legen/oder den safft darauß trucken/vnnd in die wunden thůn. Deßgleichen thůt es auch gedörrt zů puluer gestossen/vnd in die wunden/auch in die fistel/gestrewet. Es ist auch gůt zů stellen allerley bauchflüß/die roten rhůr/vnd ander gebrechen die külens vnd trücknens bedörffen.

Von Durch=

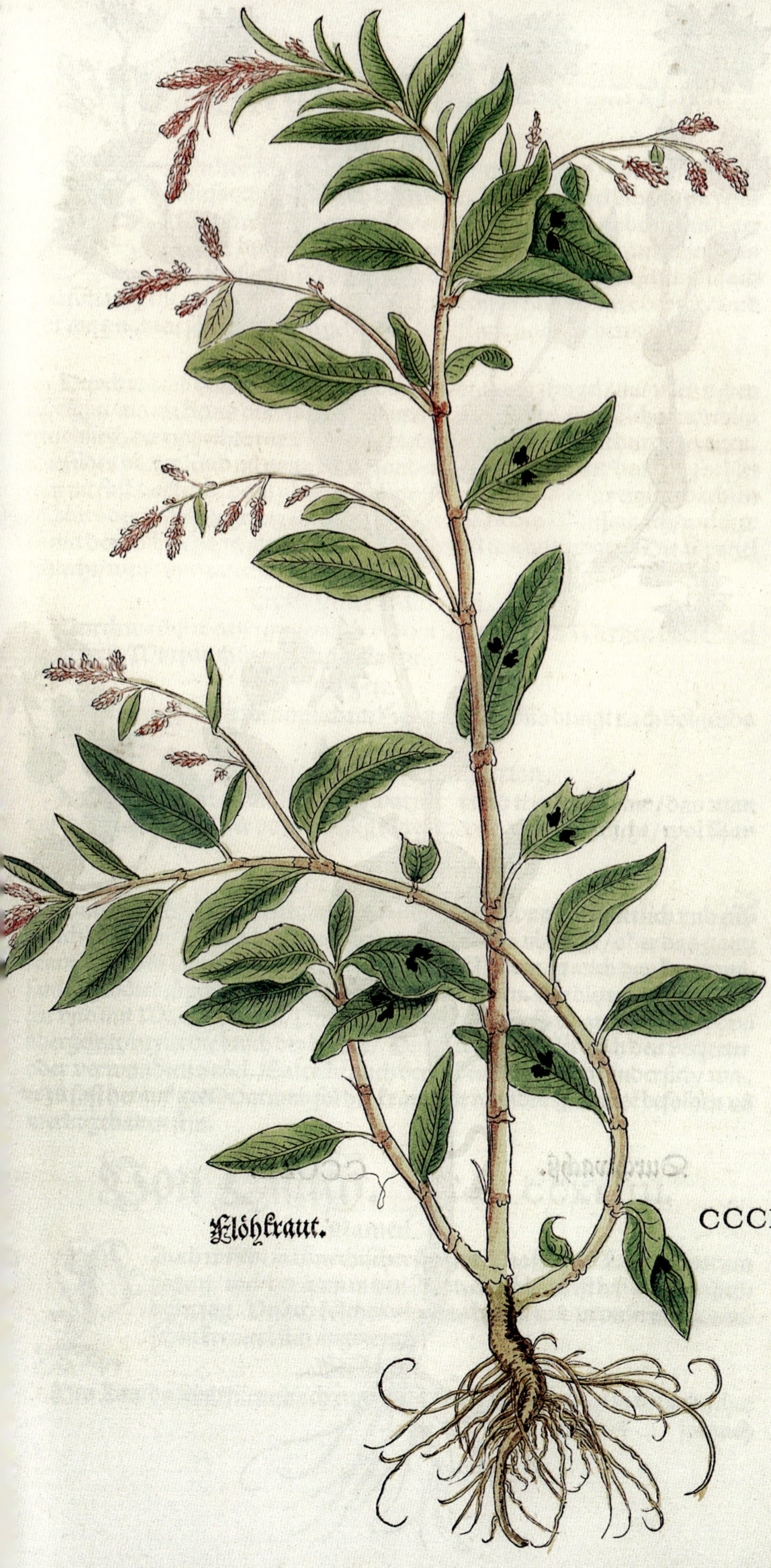

Flöhkraut.

CCCLIX.

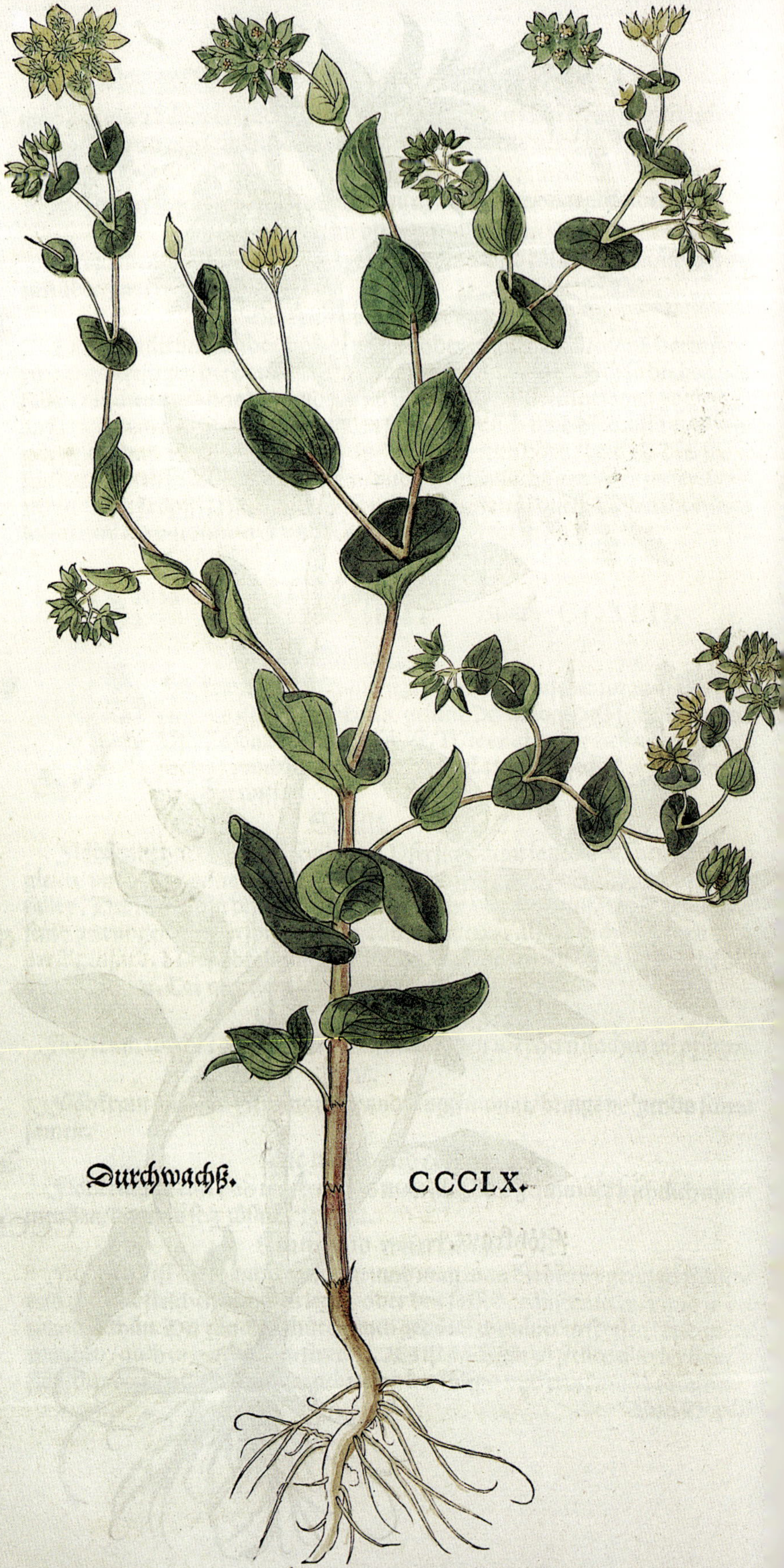

Durchwachß. CCCLX.

Von Durchwachß. Cap. CCXLIII.

Namen.

A Durchwachß ist darumb also genent worden/ das seine stengel allesampt geen durch die bletter. Würdt von etlichen geheyssen Bruchwurtz/ darumb das diß kraut zů des nabels vnnd gemecht brüchen gebraucht würdt. An ettlichen orten heyßt es Stopfloch. Zů vnsern zeiten würdt es in Lateinischer spraach Perfoliata genent. Ob aber die allten diß gewechß erkant haben oder nit/ vnd mit was namen sölchs bey jnen geheyssen sey/ ist mir noch nit bewüßt.

Gestalt.

Durchwachß hatt einen runden/ dünnen/ braunen stengel/ mit vilen neben zweiglin/ als ein kleins drausselechts böumlin. Die stengel aller sölcher zweiglin geen durch die rippechten aufferhebten bletter/ als weren sie dardurch gezogen. Dieselben bletter seind nit gantz rund/ sonder ein wenig gespitzt/ den Erbsen blettern nit fast vngleich/ doch zärter vñ gletter. Am gipffel aller zweiglin wachsen kölblin oder gekrönte grüngeele blůmlin/ fast wie an der Wolffsmilch/ welcher es mit den kölblin gantz gleich sicht. Der samen ist grawschwartz. Die wurtzel schlecht/ weiß/ vnd zasecht.

Statt seiner wachsung.

Durchwachß wechßt gemeinlich von jm selbs auff den Weytzen vnd Spelten äckern. Würt auch in gärten gepflantzt.

Zeit.

Durchwachß blüet fürnemlich im Hewmonat/ vnd bringt nachvolgends seinen samen.

Die natur vnd complexion.

Durchwachß ist on allen zweifel warmer vnnd truckner natur/ das man auß dem geschmack/ der do ein wenig bitter ist/ vnd zůsamen zeücht/ wol khan abnemen.

Krafft vnd würckung.

Durchwachß ist ein treffenlich gůt kraut allerley wunden innerlich vnd eüsserlich zů heylen/ so man die bletter grůn zerstoßt vnd überlegt/ oder das gantz kraut/ oder den samen allein seudt vnd trinckt. Man mag auch das kraut vnd samen gedörrt zů puluer stossen/ vnd darnach jngeben. Die bletter grůn zerstossen vnd mit Wachßwinden/ Propolis genent/ ein pflaster darauß gemacht vñ übergelegt/ heylet die brůch der kinder. Durchwachß heylet auch den verserten oder verwundten nabel. Es treibt auch denselben widerumb hindersich/ wañ er zů fast herauß geet. Darumb sol diß kraut den wundärtzten wol befolhen vñ werdt gehalten sein.

Von Lauch. Cap. CCXLIIII.

Namen.

Lauch würdt in Griechischer spraach Prason/ zů Latein Porrum genent/ welcher nam in den Apotecken bliben ist biß auff den heütigen tag. Vrsach sölches namens haben wir in vnserm Lateinischen kreüterbůch angezeygt.

Geschlecht.

Des Lauchs seind fürnemlich zwey geschlecht. Eins würdt in Griechischer

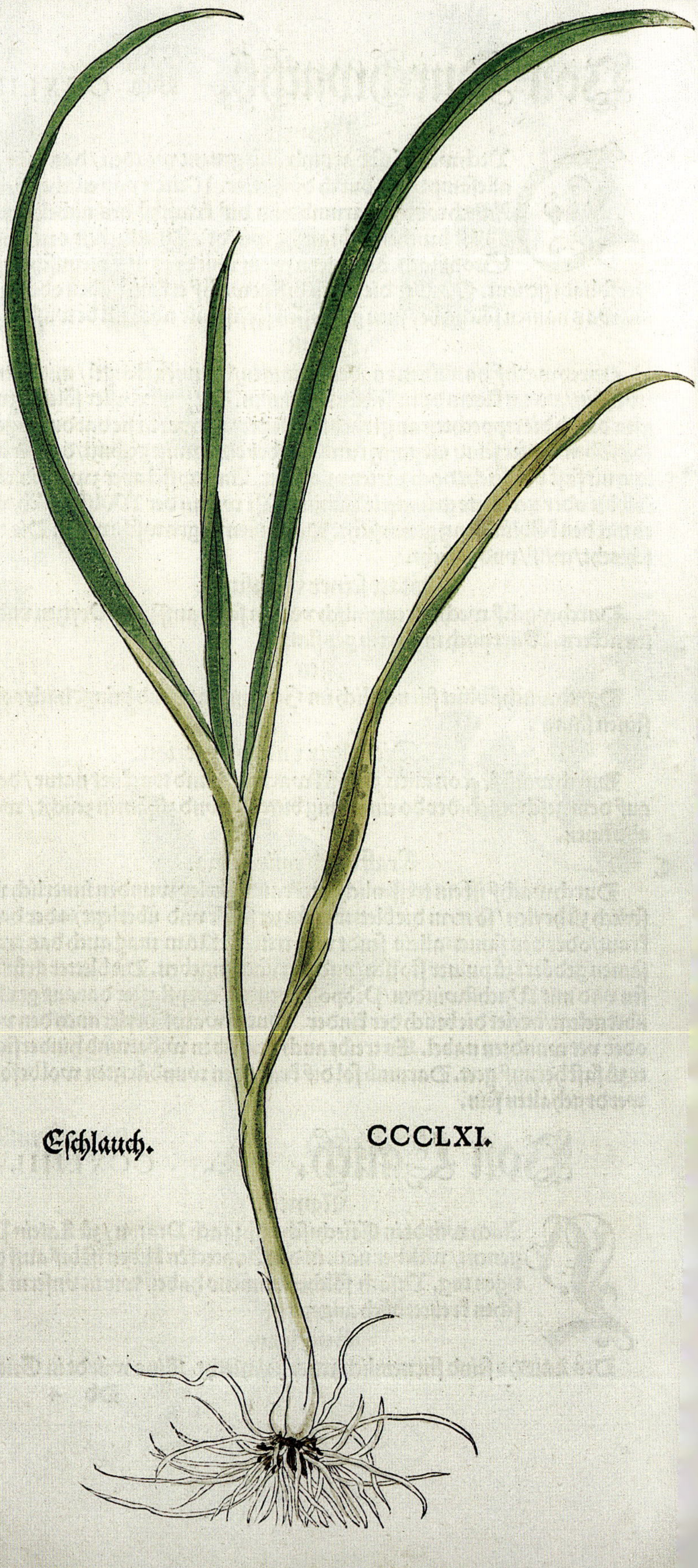

Eschlauch. CCCLXI.

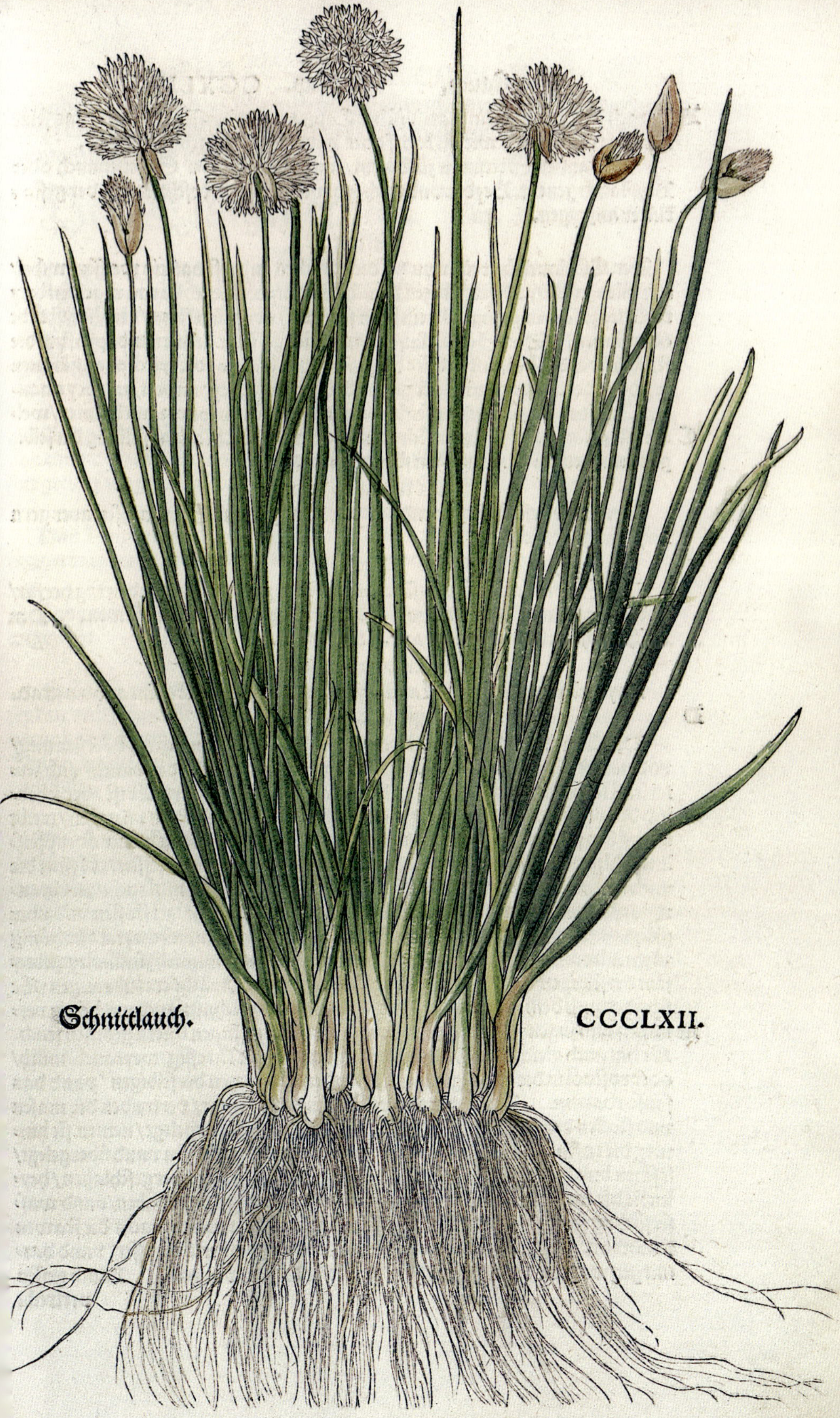

Schnittlauch. CCCLXII.

B spraach Kephaloton/in Lateinischer Capitatum geheyssen/darumb das seine wurtzel rund würdt wie ein kopff oder haupt. Zů Teütsch Eschlauch.

Das ander Sectiuum zů Latein/auff Teütsch aber Schnittlauch oder Bryßlauch genent. Beyder vnderscheyd wöllen wir in beschreibung der gestalt klärer anzeygen.

Gestalt.

Der Eschlauch hat ein wurtzel die ist nichts anderst dann ein weisser zwibel/mit vilen zaseln/auß derselbigen kreucht ein einiger stengel/daran wachsen drey te bletter zůsamen gefügt wie ein klein schifflin/oben zůgespitzt/on blůst/frucht oder samen. Der Schnittlauch hat vil stengel oder grüne runde pfeiflin/die seind inwendig hol/nit grösser dann die kleinen bintzen/die kriechen auß kleinen zwibeln/deren etwan ein stock gewindt biß in die zweyhundert/eng bey einander. Auff den gipffeln diser pfeiflin bringt er hüpsch purpurbraun blůmen/wel-

C che alle zůsamen vergleichen sich einer runden kugeln. Nach abfallung derselbigen bringt es in kleinen heüßlin seinen samen.

Statt irer wachsung.

Beyderley geschlecht zilet man in den krautgärten. Sie wachsen aber gern im feyßten erdtrich.

Zeit.

Der Schnittlauch so er gesäet würdt/kompt am achtzehenden tag her für/vnd bleibt biß auff das ander jar/darnach bringt er blůst vnnd samen. Den Eschlauch steckt man järlich wie andre zwibel.

Die natur vnd complexion.

Beyderley geschlecht des Lauchs seind warm vnd trucken im andern grad.

D

Krafft vnd würckung.

Der Lauch macht vil bläst vnnd wind. Gibt vonn sich ein böse narung/vnd macht schwere tröum. Treibt den harn. Macht ein linden bauch/vnd zerteylt. Macht trůbe augen. Bringt den frawen jhr kranckheyt. Er ist aber schedlich der verserten blasen/vnd den nieren. Mit gersten gesotten vñ gessen/treibt er auß den schleim der sich vmb die brust gelegt hat. Seine bletter oder pfeiflin in saltzwasser vnd essig gesotten vnnd darnach darinn gesessen/eröffnet die můtter/vnd erweychet dieselbigen. Der same des Schnittlauchs zeücht ettwas zůsamen/darumb mit weyrauch vnd essig vermischt/zerstossen vnd übergelegt/stellt er das blůten auß der nasen. Er reytzt zur vnkeüscheyt. Mit hönig zů einer latwerg bereyt/reyniget er die brust/vnnd ist nützlich zů allerley gebresten derselbigen. Doch wo er stäts gebraucht würdt/macht er trůbe augen. Er schadet auch dem magen. Der safft von dem Schnittlauch mit hönig ver-

E mischt vnd jngenomen/ist gůt denen so von den gifftigen thiern gebissen seind. Er hat auch gleiche krafft/von aussen übergelegt. Mit essig/weyrauch/milch/oder rosenöl in die ohren gethon/legt er den schmertzen derselbigen/vnnd das sausen darinn. Die bletter zerstossen vnnd übergelegt/vertreiben die masen vnd flecken des angesichts. Mit saltz vermischt vnd übergelegt/nemen sie hinweg die rufen. Die bletter des Schnittlauchs zerstossen vnnd übergelegt/leschen vnd heylen den brandt. Mit hönig vermengt vnd übergeschlagen/heylen sie die wunden. Der safft ist gůt denen so die geelsucht haben/vnnd wassersüchtig seind. Der Lauch offt in der speiß gebraucht/macht die frawen fruchtbar. Die schelf von den Lauchzwibeln gesotten in wasser/vnnd darmit getzwagen oder angestrichen/vertreibt die grawen har. Lauch gessen

vertreibt

f vertreibt die trunckenheyt. So man die Lauchzwibel in wasser kocht / vñ dasselbig zwey mal daruon seyhet/so stellen sie den bauchfluß/vnnd machen weniger wind dann row gessen.

Von Lungenkraut. Cap. CCXLV.

Namen.

A Lungenkraut hat seinen namen von der lungen / welcher es gleich sicht / oder welches gebresten es seer hilfflich ist. Zů vnsern zeiten würts in Lateinischer spraach Pulmonaria geheyssen. Wie aber diß gewechß bey den alten genent sey/ vnd ob es jnen bekant gewesen oder nit/kan ich diser zeit nit wissen.

Gestalt.

Lungenkraut hat breyte gerunzelte bletter über einander geschossen / weit von einander zerkerfft / mit vilen grůblin / oben schön grůn / vnden aber weiß/ mit geeler farb gemengt/wie ein leder/vnd mit vilen mackeln besprengt.

Statt seiner wachsung.

B Das Lungenkraut wechßt an den miesechten Eychböumen vnd Bůchböumen/etwan auch an den miesigen felsen/in den dunckeln wälden.

Zeit.

Lungenkraut würt im summer fürnemlich gefunden / an den orten yetzund angezeygt.

Die natur vnd complexion.

Fast all so von den kreütern geschriben haben/vermeinen das Lungenkraut sey kalt vnd feücht. Aber sie jrren/meins beduncken/nit wenig / dañ es einerley natur hat mit dem Eychbaum / daran es wechßt. Derhalben so trücknet das Lungenkraut seer/dieweil es seer zůsamen zeücht/ist aber in der werme fast mittelmässig.

Krafft vnd würckung.

C Das Lungenkraut gedörrt vnd ein puluer darauß gemacht jngenomen/heylet die geschwär der Lungen krefftiglich. Gedachts puluer in die andern wunden gestrewet / heylet dieselbigen. Es ist auch on zweifel gůt in wein jngenommen für das blůt speien/für den langwirigen bauchfluß/vnd den frawen so zů vil fliessen. Das Lungenkraut übergelegt / ist nützlich den frischen vñ zůnemenden beulen. Aber denen so volkomenlich gewachsen seind / ist es schädlich. Die Hirten geben diß kraut mit saltz vermischt dem viech vnd schaaffen/ so sie hůsten/vnd ein böse lungen haben.

Von wil-

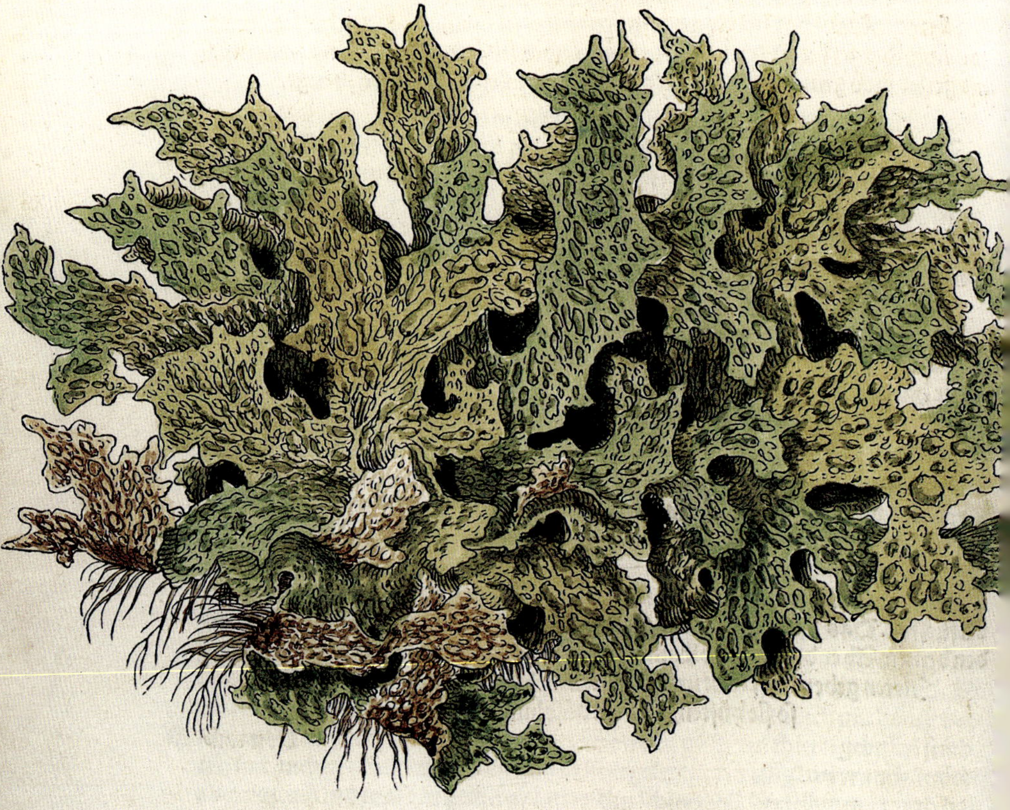

Lungenkraut. CCCLXIII.

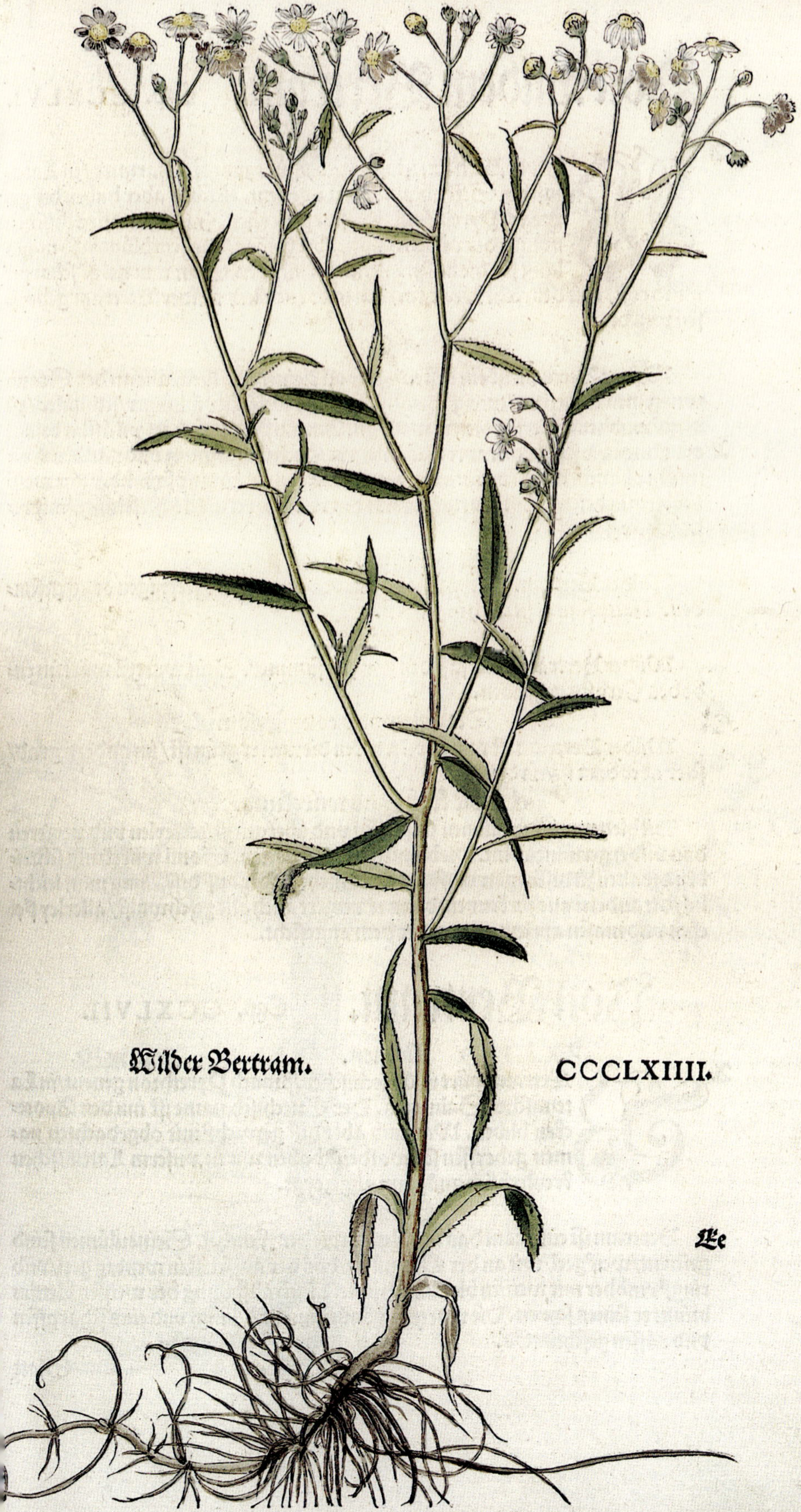

Wilder Bertram.

Von wildem Bertram. Cap. CCXLVI.

Namen.

A Wilder Bertram ist in Griechischer zungen Ptarmice / in Lateinischer Sternutamentaria genent. Ettlich aber haben diß gewechß Pyrethrum syluestre geheyssen. Hat seinen Griechischen namen der vrsach halben überkommen / das sein blůmen so mans lang für die nasen helt / niesen machen. Sein wurtzel ist scharpff vnnd räß / wie der recht Bertram / darumb es billich wilder Bertram geheyssen würdt.

Gestalt.

Wilder Bertram ist ein gesteud / mit vil kleinen / runden / wie an der Staubwurtz meñlin genent / zweiglin vnd ästlin / an welcher vil langer / schmaler / zů ringß vmbher zerkerffte bletter wachsen. Am gipffel der stengel vñ ästlin bringt
B er blůmen die seind rund wie ein rädle / vergleichen sich gantz vnd gar den Chamillen blůmen / haben in der mitte einen geelen apffel / zů ringß vmbher mit weissen blettlin besetzt. Die wurtzel fladert hin vnd her im erdtrich / ist lang / mit vilen zaseln geziert.

Statt seiner wachsung.

Wilder Bertram würdt zů zeiten an den bergen vnd steynigen orten gefunden. Man pflantzt jn auch in gärten.

Zeit.

Wilder Bertram blüet fast den gantzen summer. Sein wurtzel würt im ende des Herbsts gegraben.

C Die natur vnd complexion.

Wilder Bertram ist warm vñ trucken dieweil er grůn ist / im andern grad / so er aber dürr ist / im dritten.

Die krafft vnd würckung.

Die bletter mit den blůmen zerstossen vnd übergelegt / zerteylen vnd verzeren das vndergerunnen blůt. Die blůmen machen niesen. Souil würckung schreiben die alten zů disem gewechß / vnnd nit mehr. Aber auß disen mag man leichtlich die andern auch erkennen / dann er verzert auch alle geschwulst / allerley flecken vnd masen am leib vnd vnder dem angesicht.

Von Bertram. Cap. CCXLVII.

Namen.

A Bertram würt in Griechischer spraach Pyrethron genent / in Lateinischer Saliuaris. Der Griechisch name ist inn den Apotecken bliben. Warumb aber diß gewechß mit obgedachten namen geheyssen sey worden / haben wir in vnserm Lateinischen kreüterbůch gnůgsam angezeygt.

Gestalt.

Bertram ist ein kraut das hat bletter wie der Fenchel. Seine blůmen seind gestirnt / weißgeel / wie an der Chamillen / dañ der apffel ist inwendig geel / vnd ringß vmbher mit weissen blettlin gezieret. Nach abfallung der weissen blettlin bringt er seinen samen. Die wurtzel ist daumens dick / lang / vnd eins scharpffen vnd rässen geschmacks.

Statt

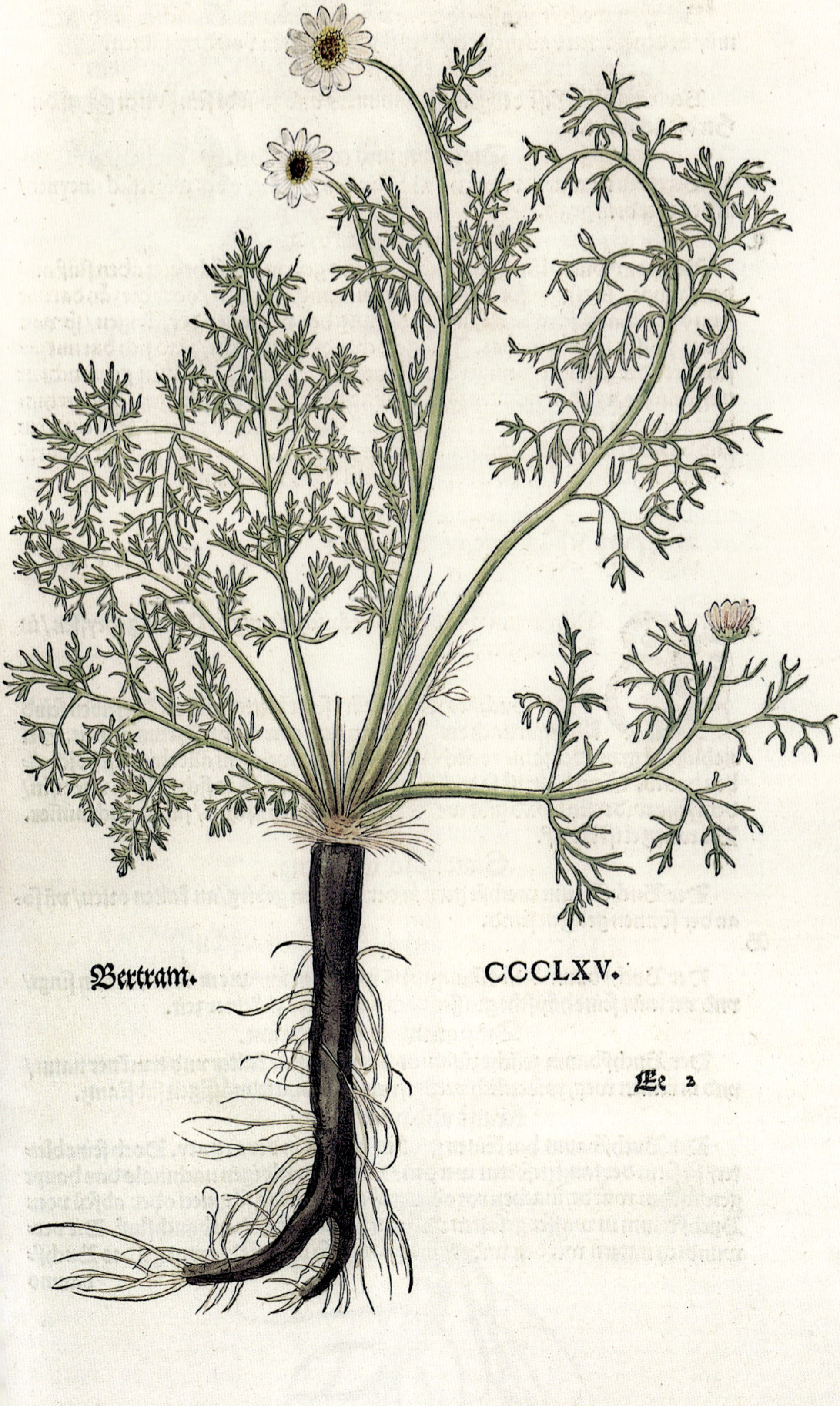

Bertram. CCCLXV.

B Statt seiner wachsung.

Bertram wechßt nit allenthalben von jhm selbs im Teütschen land/sonder müß in den gärten das meyst teyl gepflantzt werden von dem samen.

Zeit.

Bertram blüet fast den gantzen summer/vnd würdt sein samen gegen dem Herbst gesamlet.

Die natur vnd complexion.

Bertram ist warm vnd trucken biß in den dritten/oder wie ettlich meynen/in den vierdten grad.

C Krafft vnd würckung.

Bertram wurtzel im mund gehalten vnd gekewet/zeücht die zähen flüß auß dem haupt. In essig gesotten/vnd in dem mund gehalten/oder die zän darmit zum offtermal geschwenckt/nimpt hinweg den weetagen derselbigen/so von kalten flüssen sich erhebt hat. In öl gekocht oder geweycht/vnd sich darmit geschmirt oder gesalbet/bringet den schweyß. Bertram dermassen gebraucht ist treffenlich gůt zů den erkalten glidern/vnd zů der leme derselbigen. Es verhindert auch das schaudern der feber darmit den gantzen leib gesalbt. So einer ein glid hat am leib das die empfintlichkeyt verloren hat/der salbe sich mit öl darin Bertram gekocht ist/so überkompt er dieselbigen widerumb.

Von Buchßbaum. Cap. CCXLVIII.

Namen.

A Buchßbaum würdt in Griechischer zungen Pyxos geheyssen/in Lateinischer Buxus.

Gestalt.

Der Buchßbaum verleürt seine bletter nimer. Dieselben seind klein/garnach rund/wie an dem gewechß Myrtus genent. Seine blüst ist grun/der same rotlecht vnd rund/ab welchem alle thier ein abscheühen haben. Sein holtz ist so dick/spissig vnd hart/das es sich/gleich wie eisen/dem feur widersetzt/vnd gibt weder flammen noch äschen/faulet auch nimer. Die wurtzel ist krauß.

Statt seiner wachsung.

Der Buchßbaum wechßt gern in der höhe im gebirg/an kalten orten/vn so an der sonnen gelegen seind.

B Zeit.

Der Buchßbaum bleibt summer vn winter grün/wie man am liedlin singt/vnd verleürt seine hüpsche gleissende grüne bletter zů keiner zeit.

Die natur vnd complexion.

Der Buchßbaum zeücht zůsamen/darumb ist er kalter vnd truckner natur/vnd in keinen weg/wie ettlich vermeynen/einer mittelmässigen substantz.

Krafft vnd würckung.

Der Buchßbaum hat keinen grossen brauch in der artzney. Doch seine bletter/so sie in der laug gesotten werden/vn mit derselbigen nachmals das haupt gewäschen würdt/machen rot oder gelbs har. Das sägmeel oder abfeil vom Buchßbaum in wasser gesotten vnd getruncken/stellt den bauchfluß. Die verwundten natern werden widerumb geheylt/so bald sie die wurtzel des Buchßbaums

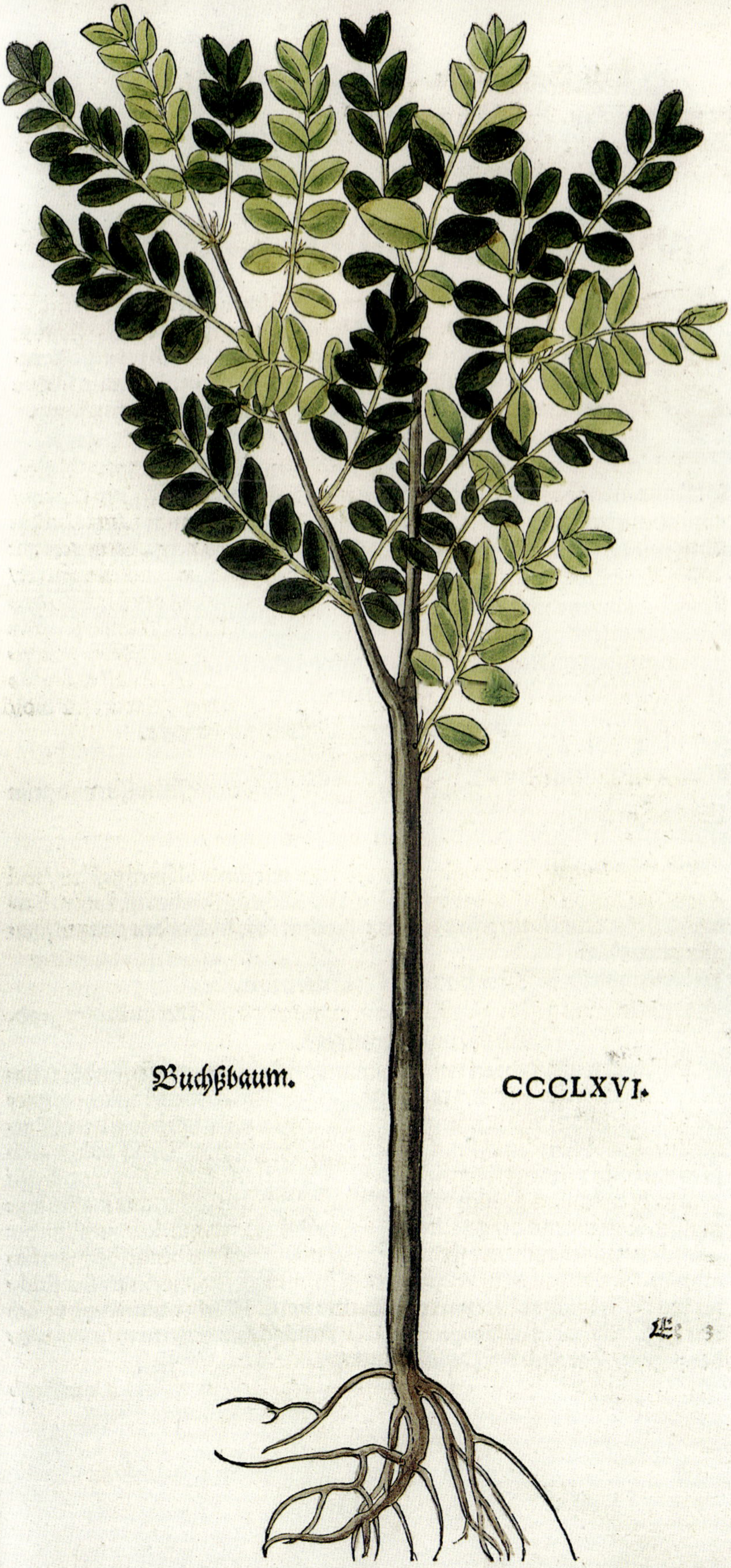

Buchßbaum. CCCLXVI.

C baums versůchen. Es sol sich menigklich hůten vnnd in keinen weg sich vnder Buchßbaum legen/noch vil weniger darunder schlaffen/dann sein geschmack dem hirn/ja der gantzen natur des menschen/widerwertig ist.

Von Pestilentzwurtz. Cap. CCXLIX.

Namen.

A Die Pestilentzwurtz nent man auch Bletzen. Ist aber darumb also genent worden/das sie ein kőstlich artzney ist wider die gifftige pestilentz. In Griechischer vnd Lateinischer spraach würt sie Petasites geheyssen. Ist in den Apotecken vnbekant. Vrsachen sőlches namens findstu in vnserm Lateinischen kreüterbůch angezeygt.

Gestalt.

Pestilentzwurtz thůt sich erstlich mit den blůmen herfür/on krant vñ bletter. Die blům aber ist gantz drausselecht/mit vilen kleinen weißleibfarben blůmlin/anzůsehen wie ein schőner traub in der blůst. Dise grosse drausselechte blům hat B einen holen stengel/zů zeiten spannen hoch/verwelckt vnd vergeet on frucht mit dem stengel/alßdann thůn sich die grawen runden äschenfarben bletter herfür/die seind in der erste dem Roßhůb gleich/aber nachmals werden sie groß/das man mit einem blatt ein kleins scheyblechts tischle bedecken mag/vnnd seind an einer seiten schweitzergrůn/an der andern weißlecht oder grawfarb. Ein yedes blatt hat seinen eygnen braunen harigen vnd holen styl/darauff es sitzt als ein breyter hůt/oder wie ein vmbkerter pfifferling. Die wurtzel würt seer dick/inwendig weiß vnd luck/eins starcken vnd bittern geschmacks.

C Statt seiner wachsung.

Pestilentzwurtz wechßt gemeinlich auff den feüchten nassen wisen vnd gründen/an den wasser gestaden.

Zeit.

Die Pestilentz würt im anfang des Mertzen mit seinen blůmen gesehen/welche im Aprillen on alle frucht verwelcken. Wo sőlches geschehen ist/koñen darnach die bletter mit jhren stylen herfür gekrochen/die bleiben den gantzen summer vnuerseert.

Die natur vnd complexion.

Pestilentzwurtz ist on zweifel warmer natur/vnd trücknet im dritten grad.

D Krafft vnd würckung.

Pestilentzwurtz gedőrt vnnd gepuluert in die bősen vmbfressenden wunden vnnd geschwär gethon/heylet dieselbigen. Sie ist auch ein kőstliche artzney wider die gifftigen vnd pestilentzischen feber/ein latwerg mit hőnig darauß gemacht. Treibt den schweyß mit gewalt auß. Deßgleichen thůt diß puluer auch so es mit wein vermengt getruncken würt. Sie ist auch ein bewärte vnd kresftige artzney wider das griñen vnd auffsteigen der můter/in gleicher massen jngenoñen. Dise wurtzel der gestalt gebraucht/tődt die würm im leib/nit allein der menschen/sonder auch der pferden. Sie ist nützlich vñ gůt denen so schwerlich athmen. Treibt den harn/vnd bringt den frawen jre zeit. Heylet die seer feüchten wunden/vnnd andere vnreynigkeyt der haut. Welcher würckung vrsach wir im Latein haben angezogen. Dañ alle krafft so andern bittern dingen werden zůgelegt/hat auch dise Pestilentz wurtzel.

Von Geyß-

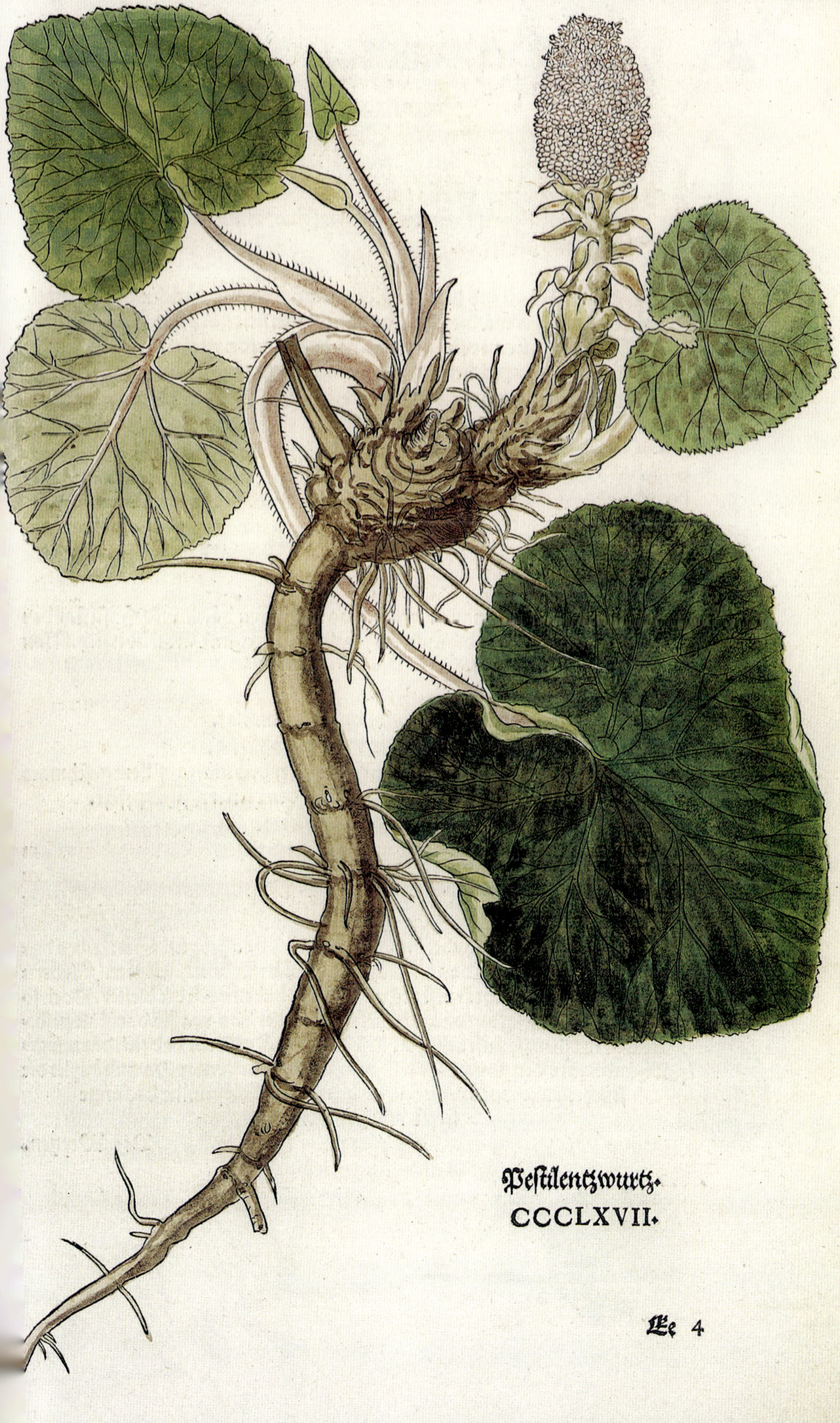

Pestilentzwurtz.
CCCLXVII.

Von Geyßblatt. Cap. CCL.

Namen.

A Geyßblatt nennen ettliche Speckgilgen/Waldtgilgen/vnd Zeünling. In Griechischer spraach würdt sie Periclymenos/zů Latein Volucrum maius/vnnd Syluæ mater/bey den gemeinen kreütlern Caprifolium vnd Mater sylua/von etlichen Lilium inter spinas geheyssen.

Gestalt.

Geyßblatt ist ein staud die gewindt vil langer dünner růtlin oder stengel/die wickeln sich vmb wie die Hopffen/dieselbigen seind zů beyden seiten mit bletern bekleydet/welche an einer seiten grůn/an der andern graw seind. Vnd die vndersten bletter vergleichen sich ettlicher maß dem Ephew laub/vnd seind in
B der mitte gespalten/wie ein nabel. Die öbersten aber seind den Weiden blettern änlich/doch zärter vnnd breyter. Am gipffel der růtlin oder stengeln wachsen schöne wolriechende liebliche weisse blůmen/die seind ehe vnd sie sich auffthůn rund/vnd der Bonen blůst nit seer vngleich. Ein yede blům für sich selbs/so sie sich auffthůt/ist in zwey teyl geteylet/vnnd hinden herumb gebogen wie ein spitziger spor. Auß disen blůmen werden treüblin/die seind erstlich grůn/darnach aber so sie zeitig werden rot/wie am Aron/doch kleiner. Die wurtzel ist holtzecht/inwendig weiß/vnd verkreücht sich im grund.

C Statt seiner wachsung.

Waldtgilgen findt man gemeinlich do die dicken bösch vnd Haselstauden wachsen/wickeln sich an die nechsten stauden/vñ steigen daran übersich. Man pflantzt sie auch in gärten.

Zeit.

Waldtgilg blůet im Brachmonat vnd Hewmonat.

Die natur vnd complexion.

Waldtgilg ist warmer vnnd truckner natur/das man auß dem geschmack mag leichtlich abnemen/der do/sonderlich an den blettern/scharpff ist.

D Krafft vnd würckung.

Die beer von den Waldtgilgen nachdem vnd sie zeitig seind worden gesamlet/vnd am schatten gedörret/auff ein quintlin schwer viertzig tag an einander in wein getruncken/machen das miltz kleiner/vnd verzeren dasselbig. Sie vertreiben auch die můde. Der gestalt gebraucht seind sie nützlich denen so keichen/vnd den athemb nit wol haben mögen. Item für das hertzgen. Sie treiben den harn krefftiglichen/allso das am sechsten tag blůt mit dem harn geet. Fürdern auch die gebůrt. Gleiche krafft vnd würckung haben auch die bletter. Doch so man sibenvnddreissig tag darab trinckt/oder aber das wasser dariñ sie gesotten seind/machen sie vnfruchtbar. Die bletter in öl gekocht vnd sich darmit gesalbt/erwermen den gantzen leib. Geyßblatt trücknet seer auß/vnnd heylet die feüchten vnreynen wunden/flechten vnd allerley mäler des angesichts vnd gantzen leibs.

Von Weytzen.

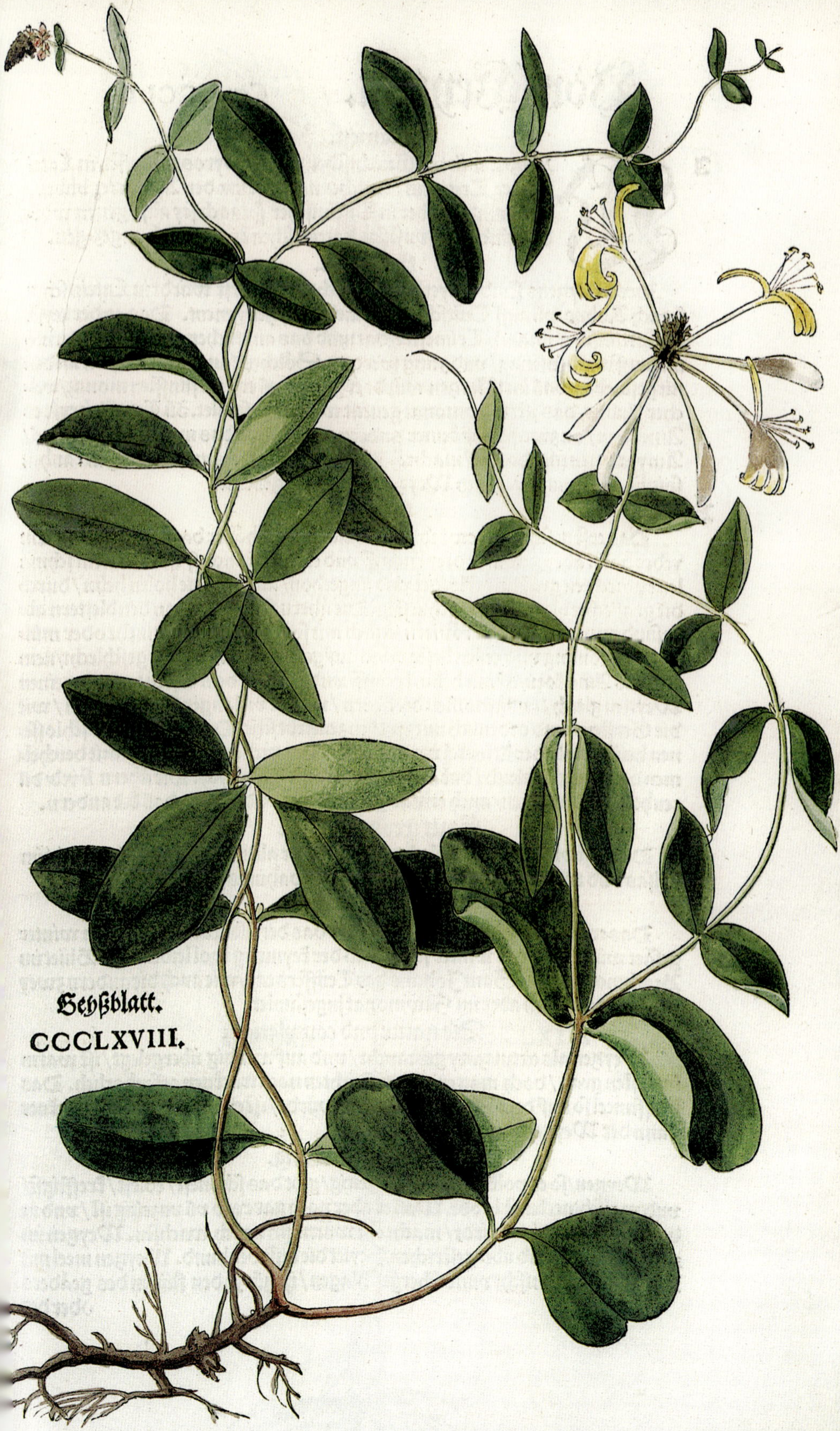

Geyßblatt.

CCCLXVIII.

Von Weytzen. Cap. CCLI.

Namen.

A Weytzen würt in Griechischer zungen Pyros geheyssen/in Lateinischer Triticum/ welcher name ist inn den Apotecken bliben. Warumb es aber in Lateinischer spraach sey allso genent worden/findstu in vnserm Lateinischen kreüterbůch angezeygen.

Geschlecht.

Des Weytzens seind dreyerley geschlecht. Das erst würdt in Lateinischer sprach Robus/vñ auff Teütsch schlechtlich Weytzen genent. Das ander heyßt in Lateinischer spraach Trimestre/darumb das an etlichen orten im dritten monat auffwachsen mag/ vnd zeitig werden. Sölches kan aber in vnsern landen nit geschehen/dañ im Mertzen würdt er gesäet/ vñ erst im fünfften monat/welcher Julius/das ist/Hewmonat genent würdt / gesamlet. Zů Teütsch heyßt es Amelkorn / on zweifel auß keiner andern vrsach/dañ das man das krafftmeel/ Amylum genent / darauß macht. Das dritt geschlecht mit den langen rauhen spitzlin/nent man welschen Weytzen/vnd Weytzenkolb.

B Gestalt.

Das erst geschlecht gewindt einen halm der ist höher dañ der Gersten. Ein yeder halm aber gewindt drey knöpff/vnd ein yeder knopff ist mit einem schmalen rhorechten gräßlin bekleydet vnd angethon/ also das die holen helm / durch die graßechte bletter herfür schlieffen. Die ähern seind weit von den blettern abgesündert/vnd mit vilen körnern/ettlich mit sechtzig / sibentzig/ mehr oder minder/on ordnung vnd zeilen besetzt vnd außgefüllt. Das ander geschlecht/nemlich das Amelkorn/ist mit helm/knöpff/ vnd körnern dem ersten vnd gemeinen Weytzen gleich / außgenomen die ähern / welche vil langer spitzlin haben / wie die Gersten / vnd ordenlich mit zweyen zeilen besetzt. Die körner in verschlossenen heüßlin/als der Dinckel verborgen. Der welsch Weytzen ist mit den helmen den vorigen gleich / hat aber vier knöpff oder gleych. Die ähern seind vil reuher dañ des ersten/ auch etwas getrungener vnd runder dañ die andern.

Statt irer wachsung.

Das erst vnd ander geschlecht wechßt schier allenthalben/aber das dritt im Elsas vnd vmb Tübingen auff vilen äckern dahin es gesäet würt.

C Zeit.

Das erst ist ein winter frucht/darumb das derselbig Weytz vor dem winter gesäet würt/auch den winter frost nach der keymung wol leiden kan. Blüet im Brachmonat vmb Sant Johans des Teüffers tag/wie auch die andern zwey geschlecht/werden aber im Hewmonat jngesamlet.

Die natur vnd complexion.

Weytzen als ein artzney gebraucht/ vnd außwendig übergelegt/ ist warm im ersten grad/ doch mag er weder feüchten noch trücknen offenbarlich. Das krafftmeel so auß dem Weytzen gemacht würdt / ist etwas kellter vnd trückner dann der Weytzen an jhm selbs.

Krafft vnd würckung.

Weytzen/so er volkomen ist vnd zeitig/ gibt das schönest/ edlest/ krefftigst/ vnd wolschmeckenst brodt. Wañ er aber noch gar row vñ vnzeitig ist/ vnd in der speiß gebraucht würdt/ macht ehr würm im bauch wachsen. Weytzen im mund gekewet vnd übergestrichen/ heylet die bisß der hund. Weytzen meel mit Bilsen safft vermischt vnnd übergeschlagen / ist gůt zů den flüssen des geäders

oder der

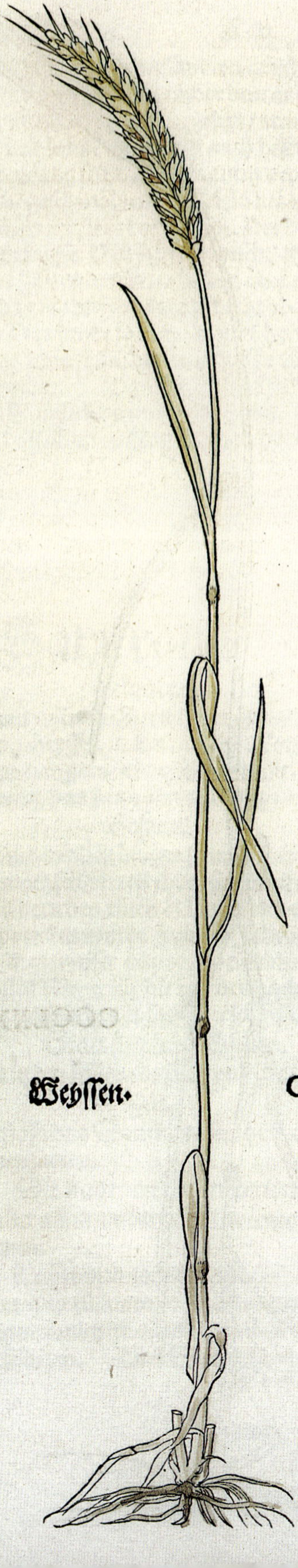

Weyssen. CCCLXIX.

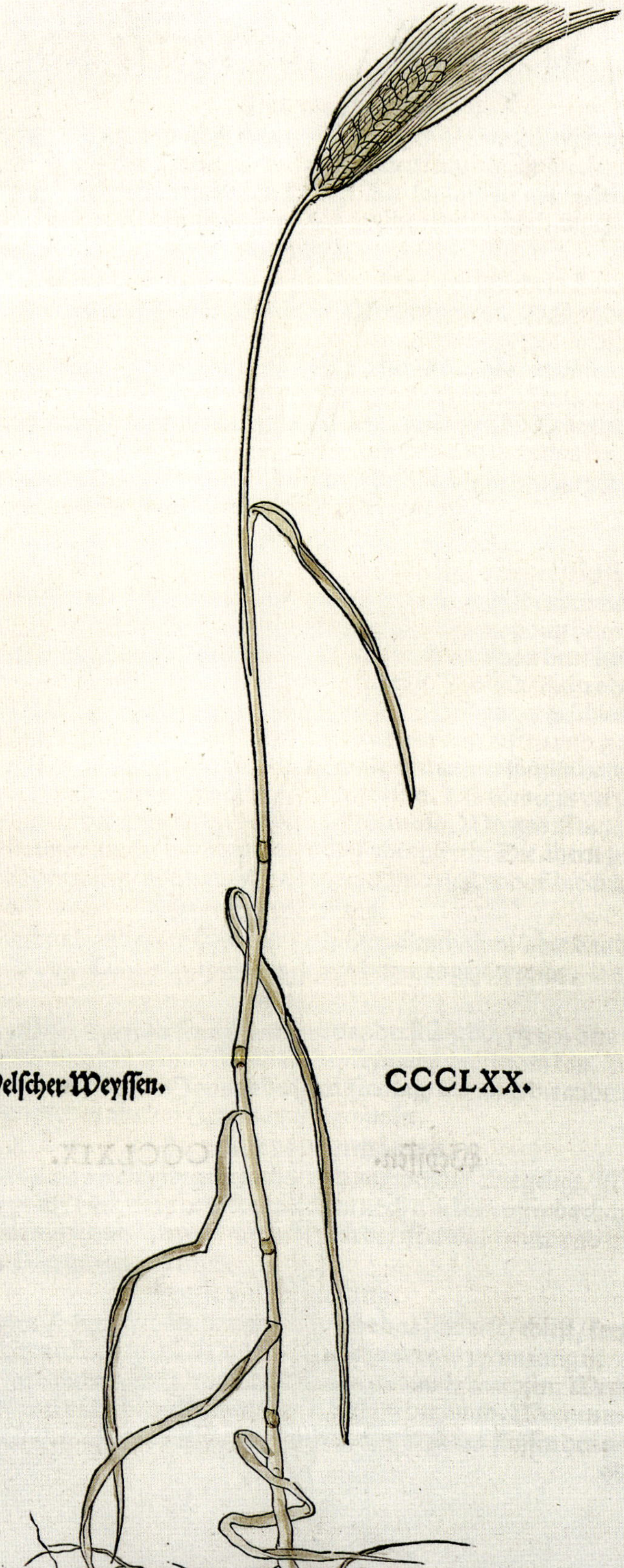

Welscher Weyssen. CCCLXX.

E oder der nerven. Mit Oxymelite in der Apotecken geheyssen vermengt vnd angestrichen / vertreibt er die roßmucken vnder dem angesicht. Weytzen kleien in rässem essig gesotten vnd also warm übergelegt / nemen hinweg die rauden vñ allerley vnsauberkeyt des leibs. Sie seind auch diser gestalt gebraucht gůt zů den beulen so noch im anfang seind. Mit Rauten vermischt gesotten vnd übergelegt/legen sie nider die geschwolnen brüst. So man mit gemelltem wasser die bissz der schlangen wäscht/heylt es dieselbigen. Der hefel von Weytzen ist einer warmen außziehenden krafft. Mit saltz vermischt/ thůt er auff/vnd zeitiget allerley geschwär. Das Weytzen meel in hönig/oder in wasser vnd öl gesotten/ verzert alle beulen. Das brodt mit hönig gekocht oder row übergelegt/miltert
F die gedachten beulen. Das brodt so nun alt ist vñ hert worden/stellt den bauchfluß/so es gessen würdt. Das frisch brodt in wasser vnd saltz gebeytzt/vertreibt die flechten vnd zittermäler. Das Krafftmeel gekocht vnd ein brey darauß gemacht/vnd gessen/ist nützlich denen so blůt speien. Weytzen kleien mit hönig vnd essig gesotten/vñ dasselbig wasser gegurgelt/heylt die geschwulst der mandeln. Sextus Pompeius ein Fürst in Hispanien hatt das Podagra mit Weytzen geheylt diser gestalt: Er ist biß über die knüe im Weytzen gesessen/ der hat die füß dermassen außgetrücknet/das er seines schmertzen ist wunderbarlicher weiß entlediget worden. Die spreuwer von dem Weytzen in wasser gesotten vnd übergeschlagen/seind gůt zů den brüchen.

Von Samkraut. Cap. CCLII.

Namen.

A Samkraut würt in Griechischer spraach Potamogeiton vñ Stachyites geheyssen/in Lateinischer Fontalis vnd Potamogeton/ darumb das gern in wassern wechßt. Spicata würt sie derhalben genent/das sein blům vnd sam/wie ein äher gestalt seind.

Gestalt.

Samkraut hat einen runden langen stengel/ mit vilen gleychen vnd gewerben/auß denselbigen wachsen zarte styl/die seind mit grünen blettern bekleydet/ welche sich mit den blettern des roten Mangolts vergleichen / oder aller ding dem laub so in den Apotecken würdt Folium Indi geheyssen/gleich seind/vnd schwimmen ein wenig im wasser empor. Seine blůmen seind leibfarb vñ geähert/wie an dem grossen Wegerich/die werden nachdem sie abfallen zů kleinen runden knöpfflin/darinn sein herter same verschlossen ist.

Statt seiner wachsung.

B Samkraut würt in den stillen wassern vnd gräben gefunden.

Zeit.

Im Hewmonat stoßt das Samkraut sein geäherte leibfarbe blůmen/ vnd bringt volgends seinen samen.

Die natur vnd complexion.

Samkraut ist kalter natur vnd trücknet/wie man sölchs leichtlich auß dem geschmack kan abnemen.

Krafft vnd würckung.

Das Samkraut zeücht zůsamen vnnd kület wie das Weggraß. Darumb wo es über die hitzigen/faulen/fliessenden/vmb sich fressenden schäden gelegt würdt/heylet es dieselbigen. Das Samkraut gedörret/inn wein gesotten

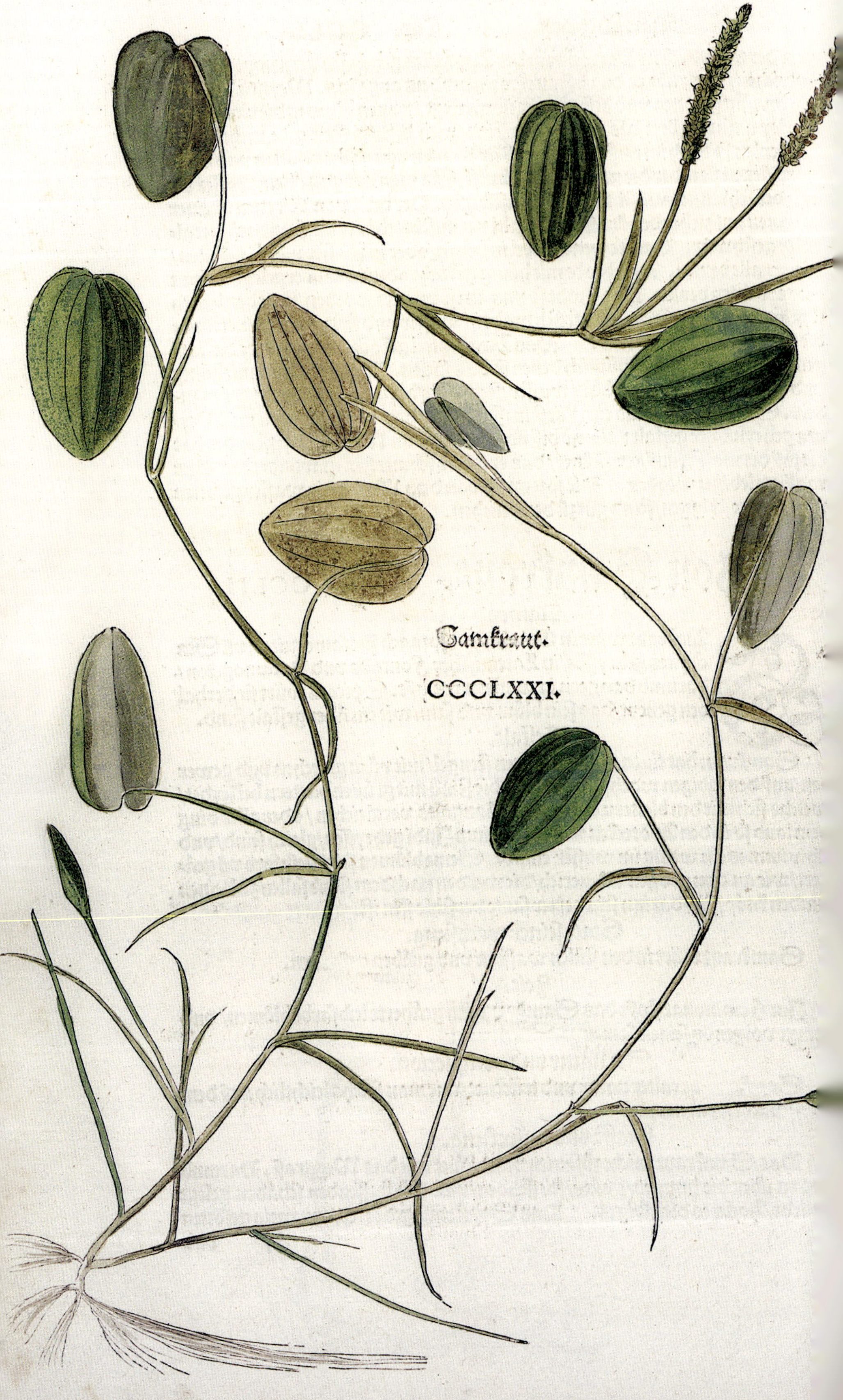

Samkraut.

CCCLXXI.

C vnd getruncken/heylt die roten rhůr/vnd stellt den bauchfluß. In summa/das Samkraut hat fast gleiche würckung wie das Weggraß/die wir nach der leng an seinem ort erzelet haben/ ist demnach nit von nöten dieselben hie widerumb zů erholen. Vnd zwar es kan vnd mag ein yeglicher auß den yetzangezogenen krefften vnd würckungen/leichtlich die andern bey sich selbs ermessen.

Von Genßfůß. Cap. CCLIII.

Namen.

A GEnßfůß oder Genßfüssel hat seinen namen daher/ das seine bletter anzůsehen/seind formiert wie ein genßfůß. Diß gewechß würt von ettlichen Schweinßtod/ oder Sewtod geheyssen darumb/ das die sew tödt/ so es von jnen gessen würt. Wie aber diß kraut bey den alten geheyssen sey/ vnnd ob sie sölchs auch erkant haben/ kan ich diser zeit nit wissen.

Gestalt.

Genßfůß hat einen stengel der ist elen hoch/mit holkelen vnderscheyden. Die bletter vergleichen sich etlicher massen mit dem laub der Judenkirsen/doch seind sie zů ringßvmbher mit spitzigen kerfen außgeschnitten/ vnd ist demnach ein yedes blatt anzůsehen gestalt wie ein genßfůß/ daher es auch seinen namen hat/ wie oben angezeygt. Die blůmen seind rotlecht/ seer klein. Der samen zůsamen getrungen melbecht/wie an der wilden Molten. Die wurtzel ist krumb/ mit vilen anhangenden kleinen würtzelin.

Statt seiner wachsung.

Der Genßfüssel wechßt gern inden krautgärten/vnd auff dem feld/do man den mist hin pflegt zů schütten vnd legen.

Zeit.

Genßfůß blüet fürnemlich im Brachmonat/vnnd bringt nachmals seinen samen.

Die natur vnd complexion.

Das kraut Genßfüssel genent/kůlet im andern grad/on allen zweifel/wie der Nachtschatt.

Krafft vnd würckung.

Genßfüssel ist ein schedlich vnd tödtlich kraut den schweinen/wie vormals auch ist angezeygt/ dañ welcher saw diß kraut vnder die speiß kompt/vnnd sie daruon isset/můß sterben. Im leib des menschen hat es alle krafft vñ würckung wie der garten Nachtschatt/ von welchem wir an seinem ort wöllen schreiben. Vnd ist zwar kein wunder/das ein kraut dem viech tödtlich ist/ aber dem menschen nit/ dann widerumb seind auch ettliche den menschen tödtlich/ als Nießwurtz vnd Wutzerling/die doch den Wachteln vñ Starnen vntödtlich seind/ vnd jhre speiß/ wie sölchs Galenus an vilen orten seiner schrifft anzeygt/vnd die täglich erfarnuß gibt.

Genßfüß.

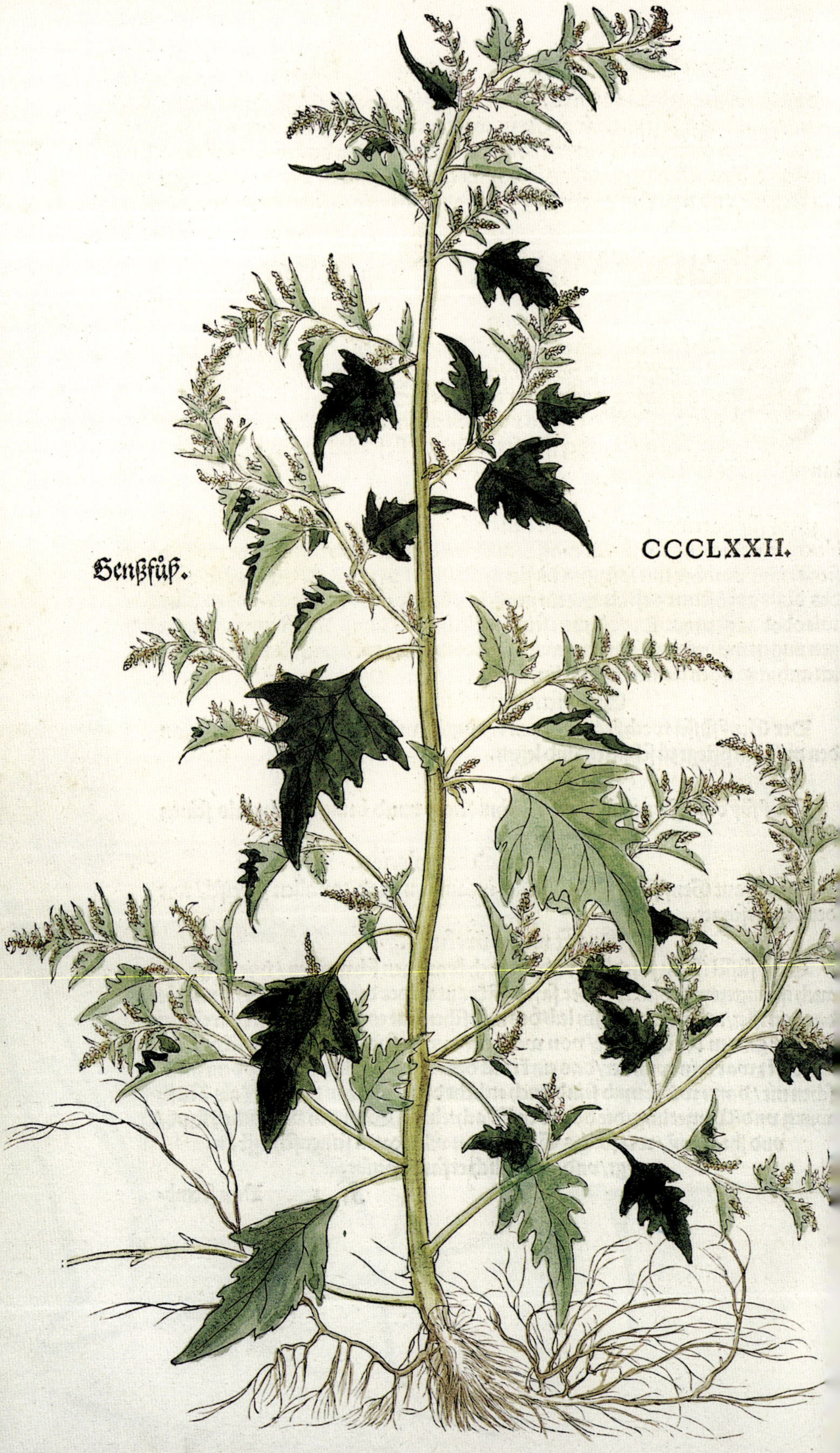

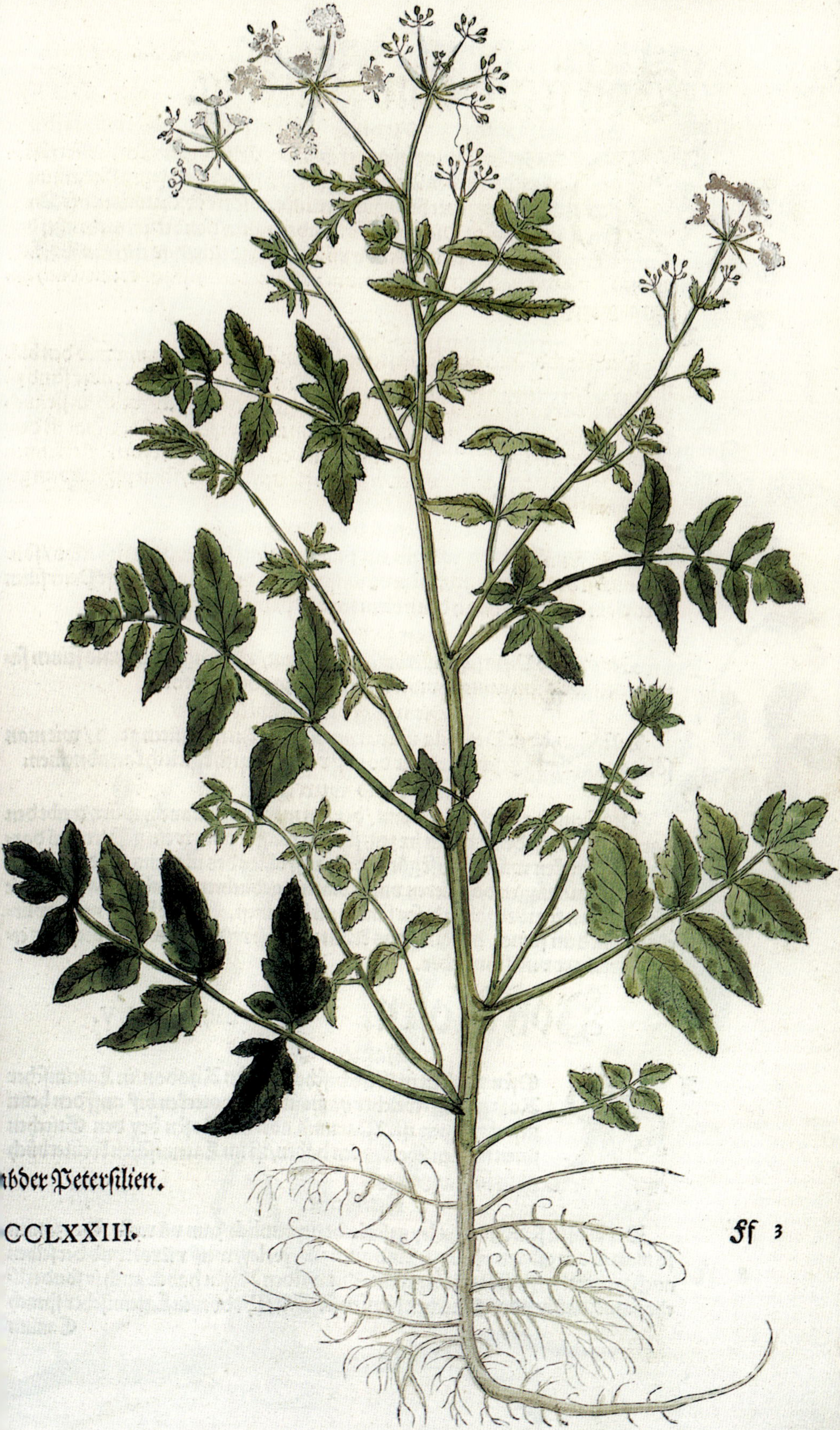

ubder Petersilien.

CCLXXIII.

Von frembdem Petersilg. Cap. CCLIIII.

Namen.

A D As kraut so wir yetzund frembden Petersilg nennen / würt fast in allen Apotecken Amomũ geheyssen / doch nit on grossen jrthumb / dañ sein gestalt sich gar nit reimpt auff die beschreibung des Amomi bey dem Dioscoride / vñ andern alten / sonder vil mehr auff das kraut so sie Petroselinon vñ Apium saxatile / das ist / stein Epffich / nennen / wie wir nach der leng sölches in vnserm Lateinischen kreüterbůch haben angezeygt.

Gestalt.

B Der frembd Petersilg ist mit stengeln / den öbersten blettern / vnnd den blůmen / dem Teütschen Petersilg gar gleich. Die vnndersten bletter aber seind zů ringßvmbher zerschnitten / wie das laub am grossen Epffich / welchem sie auch etwas gleich seind / aber lenger / schmeler / vnd mehr zůgespitzt. Der same ist dem Ammey samen so gleich / das man sie kaum von einander scheyden vñ erkennen mag. Doch ist der same dises gewechß am geruch stercker / scharpff / vñ dem gewürtz am geruch seer gleich.

Statt seiner wachsung.

C Diser frembder Petersilg wechßt nit in vnsern landen von sich selbs / sonder můß in den gärten gepflantzt vñ auffgezogen werden. Der best Petersilien wechßt in Macedonia / in den hohen steinen vnd felsen.

Zeit.

Der frembd Petersilg blůet im Augstmonat / vñ bringt nachmals seinen samen / von welchem er mag widerumb auffgezogen werden.

Die natur vnd complexion.

Diser frembder Petersilg ist warm vnd trucken im dritten grad / wie man sölchs auß seinem geschmack / der do räß vnd bitter ist / klärlich kan abnemen.

Krafft vnd würckung.

D Des frembden Petersilgen sam / der am meysten gebraucht würt / treibt den harn / vnd bringt den frawen jre zeit / so er in wasser oder wein gesotten vñ darnach getruncken würt. Er ist gůt zů dem auffbläen des magens / vñ dem grimmen / item weetagen der nieren vnnd blasen / gedachter gestalt gebraucht. Die schwangern frawen sollen disen samen nit jnnemen. Gleiche krafft vnnd würckung mit dem samen / hat auch das kraut vnd die wurtzel / doch ist dieselbig etwas geringer vnd schwecher.

Von Rosen. Cap. CCLV.

Namen.

A R Osen werden in Griechischer zungen Rhodon / in Lateinischer Rosa genent / welcher name in den Apotecken biß auff den heütigen tag bliben ist. Warumb aber die Rosen bey den Griechen jhren namen überkomen haben / ist im Lateinischen kreüterbůch gnůgsam angezeygt.

Geschlecht.

Der Rosen seind zweyerley geschlecht fürnemlich / zam vñ wild. Der zamen so man in den gärten pflantzt / seind auch zweyerley / weiß vñ rot: vnd derselben auch zweyerley / gefüllt vñ vngefüllt. Die wilden Rosen haben auch jr sonderliche namẽ / dañ bey den Griechen heyssen sie Cynorhodon / in Lateinischer sprach

Canina

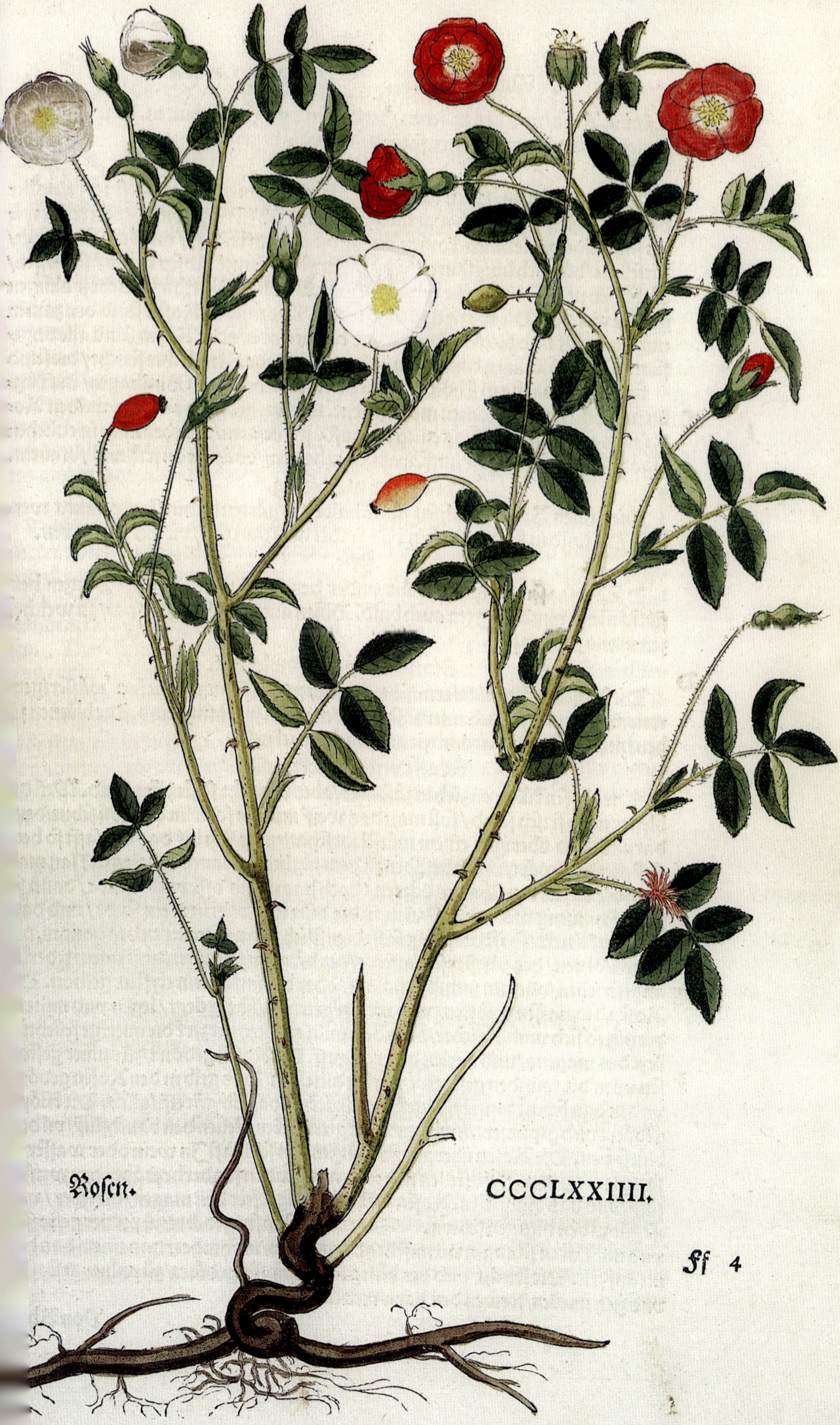

Rosen. CCCLXXIIII.

B Canina Rosa/vnd bey ettlichen Heydrosen vnd Hagenbutten. Wir haben bey derley geschlecht vnder einer form des gemäls begriffen.

Gestalt.

Die zamen Rosen haben rûten oder äst mit braunen mälern besprengt/voller dörn. Die bletter seind schwartzgrün/rauch/vnd zû ringß vmbher zerkerfft wie ein säg. Ehe vñ sie blüen/kom̃en herfür die runden knöpff/ wie büchsen gestalt/ dieselben thûn sich langsam auff/biß zû letzst die gantzẽ Rosen herauß schlieffen/ die haben in der mitte gelbe härlin/vñ darauff kleine köpfflin/ welche jr blûmen genent werden. Die wurtzel ist holtzecht. Die wilden Rosen seind den zamen mit rûten/äst vnd blettern gleich. Die blûmen aber oder Rosen seind alle vngefüllt. Nach abfallung der Rosen bringen sie runde/ langlechte früchte/ die seind erstlich grün/darnach schön rot/werden an etlichen orten Butzhagen/Arßkützlin/vnd mit andern namen mehr genent. Es wechßt auch an disen wilden Ro-
C sen ein harig gewechß/das etlich schlaaföpffel nennen/welches man in ettlichen Apotecken für Bedagar auff Arabisch geheyssen/doch nit on jrthumb/braucht.

Statt irer wachsung.

Die zamen Rosen wachsen allenthalben in gärten dahin sie gepflantzt werden. Die wilden findt man hin vnd wider auff dem feld/vnd in den hecken.

Zeit.

Die Rosen seind die letzst blûm vnder denen so im frûling oder Lentzen herfür kom̃en / vnnd vergeen auch bald. Blüen aber im Brachmonat/zû welcher zeit mans samlen soll.

Die natur vnd complexion.

D Die Rosen haben ein vermischte substantz/dañ sie zum teyl einer wässerigen/ warmen/zum teyl auch einer zûsamen ziehenden substantz seind. Die blûmen ziehen mehr zûsamen/darumb sie auch mehr trücknen.

Krafft vnd würckung.

Die Rosen külen vñ ziehen zûsamen/aber vil mehr so sie dürr seind. Weil die bletter noch frisch seind/ soll man das weiß mit eim scherlin daruon schneiden/ darnach das übrig in einem mörsel im schatten stossen biß das der safft so herauß geet dick würt/vnd denselben zû dem täglichen brauch behalten. Man mag auch die bletter am schatten dörren/ doch das mans offt vmbwende/ dann sie sonst schmutzig werden. Wañ man die dürren Rosen in wein seudt/ vnd darnach außtruckt/ so ist der selbig safft dienstlich zû den weetagen des haupts/der augen/ohren/ des zänfleysch/affters/der därm/vnd mûter / mit einem federlin
E angestrichen/oder im mund gehalten / oder darinn als ein clystier gethon. Die Rosen dermassen gesotten/ vnd nit außgetruckt/übergelegt / legen vnd miltern die hitz so sich vmb die leber/oder das miltz ereyget/verzerẽ die überige feüchtigkeyt des magens/vnd heylen das rotlauff. Die Rosen gedörrt/zû pulver gestossen vñ in die wunden gestrewt/heylen dieselben. Das gelb in den Rosen gedörrt vnd in das feücht zanfleysch gethon / trücknet dasselbig kreffltiglich. Die knöpff gedörrt vnd gepuluert/in rotem wein getruncken/stellen den bauchfluß/vñ das blûtspeien. Die Rosen übergelegt/bringen den schlaaf. In wein oder wasser gesotten vnd getruncken/stellen sie der frawen zeit/in sonderheyt aber den weissen fluß/vnd das blûtspeien. Rosen zucker kreffiget seer den magen/die leber / vnd ist gût zû den hitzigen febern. Die wilden Rosen gedörrt/zû puluer gestossen vnd mit Beren schmaltz vermischt angestrichen/verhindert das einem das har nit außfelt. Die frucht/vnd der harig schlaafapffel gedörrt/zû puluer gestossen vnd getruncken/treiben den harn vnd lendenstein.

Von Rhettich. Cap. CCLVI.

Namen.

A Rhettich würt von den Griechen Rhaphanos vnd Rhaphanis geheyssen/von den Lateinischen Raphanus/Radix/vnd Radicula. Warumb aber der Rhettich mit disen namen sey genent worden/haben wir in vnserm Lateinischen kreüterbůch angezeygt.

Geschlecht.

Des Rhettichs seind fürnemlich zwey geschlecht/zam vnd wild. Des zamen/welcher in den Apotecken würdt Raphanus minor geheyssen/seind auch zweyerley geschlecht/dañ ettlich haben gantz runde wurtzeln/das seind die gemeinen Rhettich. Die andern aber seer lang/etwan einer elen vngeuärlich/am geschmack süsser vnnd milter dann die runden. Seind sonst einander gleich.

Der wild Rhettich/welcher von dem Latein her Armoracia/Meerrhettich
B vnnd Kren genent würdt. In den Apotecken Radix vnnd Raphanus maior/ von den blettern die seer breyt vnnd groß an disem geschlecht seind. Oder von des wegen/das er vil scherpffer vnd rässer am geschmack ist weder der zam.

Gestalt.

Der zam Rhettich hat nur ein stam̃en oder stengel/wie ein baum/der hat vil zincken/die tragen bletter dem Rübenkraut nit vngleich/die seind zerschnitten/vnd zů ringß vmbher zerkerfft/mit rauhen ecken. Die blůmen seind schneeweiß/darauß werden hole runde schotten/die seind vornen spitzig/inwendig mit geel braunem rundem samen außgefüllt. Die wurtzel ist rund oder lang/wie die Rüben. Der Meerrhettich stoßt auß seiner wurtzel dicke stengel/ettlich zwo elen lang rundiert. Die bletter/so sie volkom̃en werden/seind den Pfefferkraut blettern nit vnänlich/doch grösser vñ breyter/zů ringß vmbher zerkerfft wie ein säg.
C An den gipffeln der stengel werden gantz drausselechte dolden/mit seer kleinen knöpfflin/die thůn sich auff/vnd werden zů kleinen weissen blůmlin/welche so sie widerumb abfallen/wachsen seer kleine schöttlin hernach/nit grösser weder des Besemkrauts. Die wurtzel ist schmal/lang/eins scharpffen geschmacks auff der zungen.

Statt irer wachsung.

Der zam Rhettich wechßt in gärten dahin er gepflantzt würt. Er will aber ein feyßt erdtrich haben. Der Meerrhettich wechßt zů zeiten von sich selbs on pflantzung in den wisen/als vmb Tübingen würt sein vil auff der Pfaffenwisen genent gefunden. Er würt auch in den gärten gezilet/vnnd derselbig ist ein wenig milter vnd besser/der wart vnd pflantzung halben.

Zeit.

D Die Rhettich künden wol kellte leiden/darumb sie zů aller zeit mögen gesamlet werden. Blüen im Brachmonat.

Die natur vnd complexion.

Der zam Rhettich ist warm im dritten grad/trucken im andern. Der Meerrhettich ist in beyden krefftiger. Vñ der same ist vil krefftiger weder das kraut.

Krafft vnd würckung.

Der zam Rhettich macht bläst vnd wind. Ist wol dem mund etwas angenem/aber dem magen schedlich. Er macht köpeln oder auffstossen/vnnd treibt den harn. Erweycht den bauch. So er nach dem essen genom̃en würt/hilfft er zů der außteylung der speiß in die glider. Vor dem essen genom̃en/ist er nützlich denen so vndewen wöllen. Er scherpfft die siñ. In wasser gesotten vnd hönig

darzů

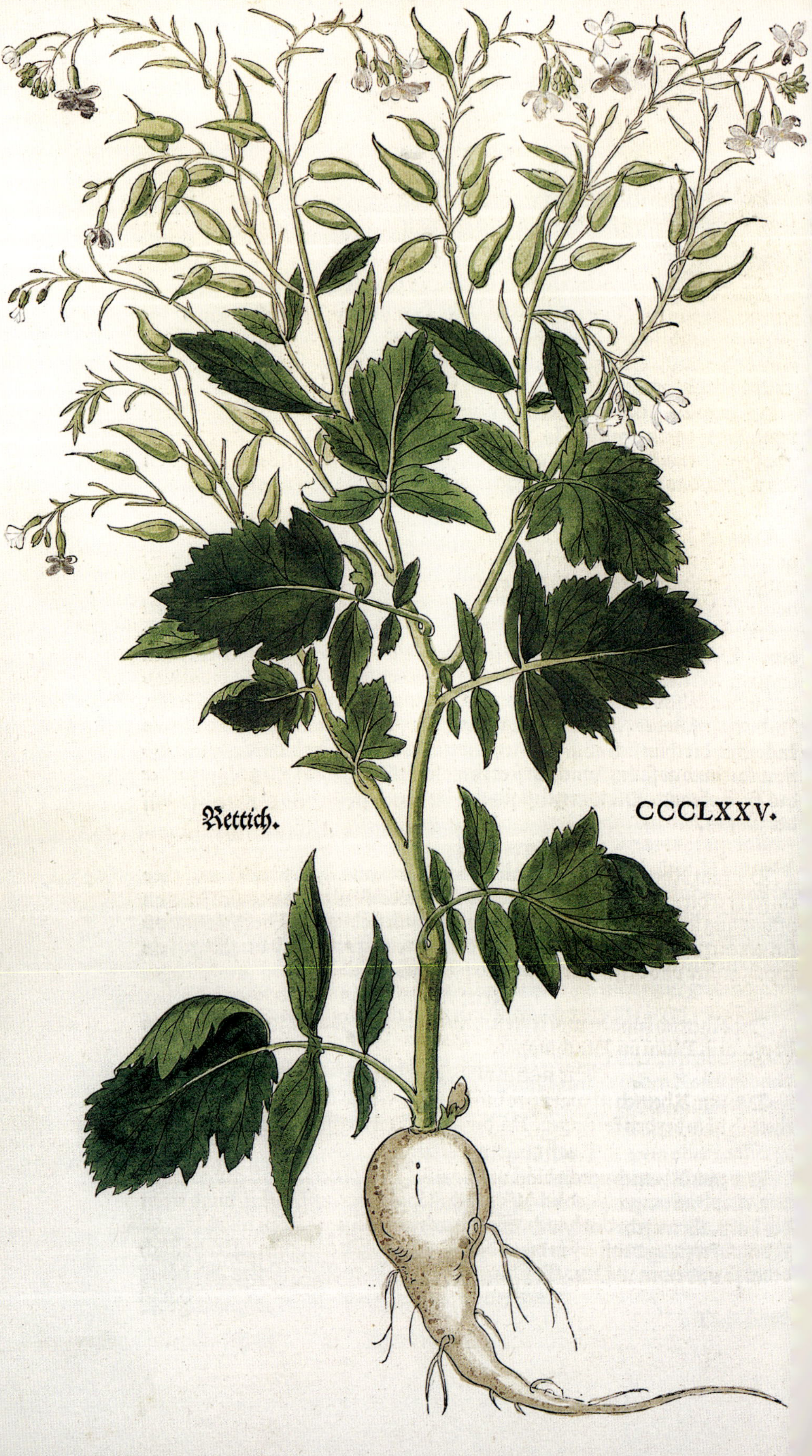
Rettich.
CCCLXXV.

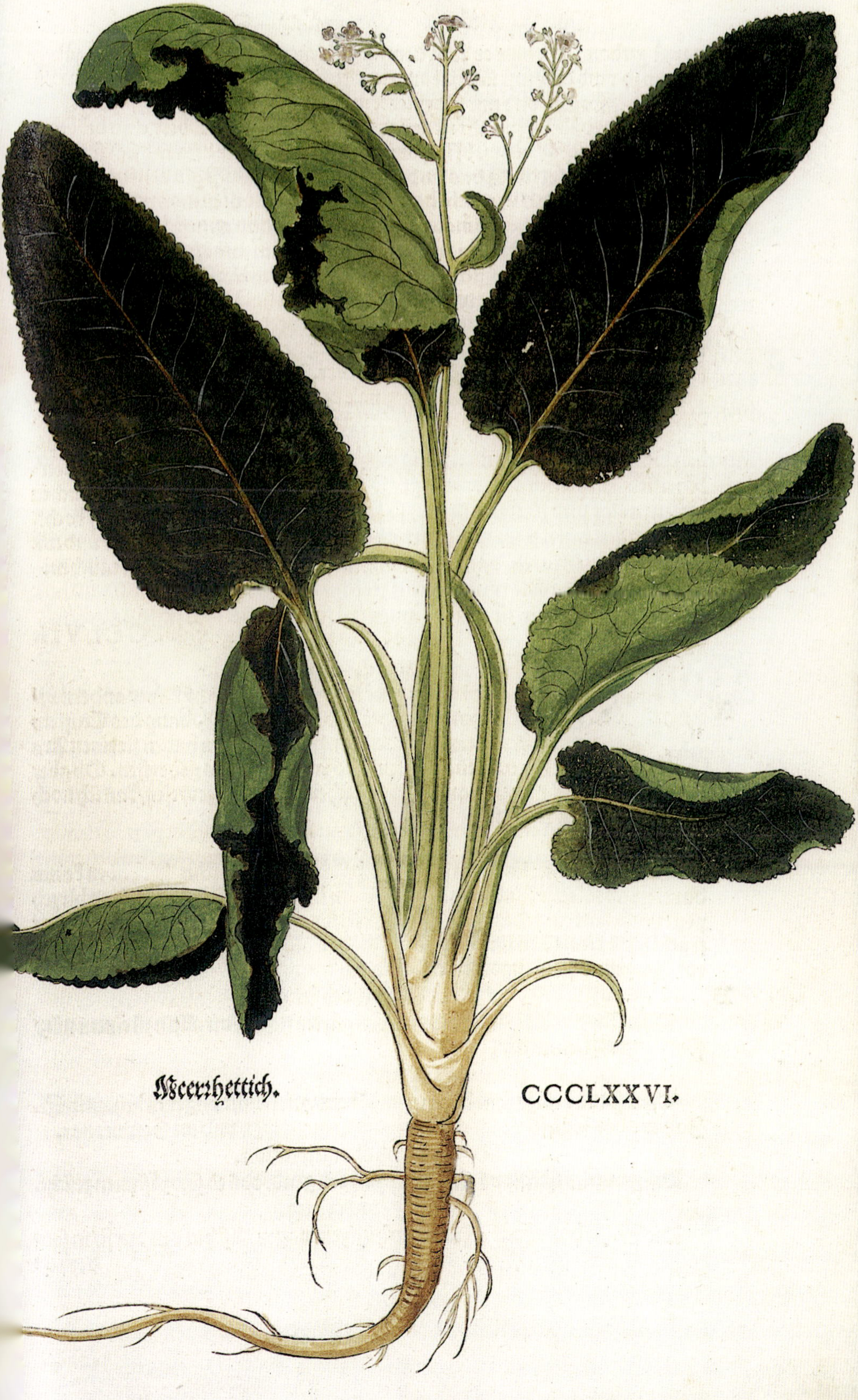

Meerrhettich.

CCCLXXVI.

E darzů gethon/bekompt er wol dem langwirigen hůsten/zerteylet den zähen schleim so vmb die brust sich hat angelegt/ettlich tag getruncken. Die rind vom Rhettich gestossen/vnd mit Oxymelite in der Apotecken geheyssen/jngenomen/ macht speien vnd kotzen. Er ist den wassersüchtigen gůt. Vbergelegt bekompt er wol den miltzsüchtigen. Mit hönig vermischt heylet er die vmb sich fressende schäden. Er verzert auch das vndergerunnen blůt. Er ist gůt denen so von natern gestochen seind. Er macht har wachsen. Mit Radten meel vnd hönig vermengt/vertreibt er allerley mäler vñ flecken vnder dem angesicht. Er bekompt wol denen so tödtlich pfifferling gessen haben. Rhettich samen macht speien/vñ treibt den harn. Mit essig getruncken/macht er das miltz kleiner. So der sam in Oxymel geheyssen gekocht würt/ist er denen so ein hals geschwär haben gegurgelt fast nützlich.

F Der Rhettich ist schwerlich zů verdewen/darum̃ jrzen die seer so den Rettich nach dem nachtmal diser vrsach halben essen/das er die dewung sol stercken/dieweil er sie vil mehr verhindert. Der Rhettich in wasser gesotten vnd morgens nůchter getruncken/zermalt den stein/vnnd treibt denselben auß. Rhettich somen gedörrt vnd mit hönig vermischt/ist gůt wider das gifft. So man Rhettich auff einen scorpion legt/so stirbt er. Der Rhettich vertreibt die schwartzen mäler vnd flecken am leib/so sie damit geriben werden. Der Meerrhettich treibt den harn seer. Es würt aber sonst sein wurtzel seer in der kuchen gebraucht an etlichen orten/dann man hennen vnd ander fleysch darbey kocht. Man pflegt auch gedachte wurtzel klein zerschneiden/darnach stossen/vnd mit saltz vnd essig abbereyten/zů eim salsament zů fisch vnd fleysch zůgebrauchen.

Von S. Johans beerlin. Cap. CCLVII.

Namen.

A Sant Johans beerlin oder treüblin werden auß keiner andern vrsachen also genent/weder das sie vmb S. Johans des Teüffers tag reiff vñ zeitig werden. In den Apotecken haben sie einen Arabischen namen behalten/vnd werden Ribes geheyssen. Ob aber diß gewechß auch den Griechen sey bekant gewesen/kan ich noch nit wissen.

Gestalt.

S. Johans beerlin ist ein staud der hat vil brauner ästlin/die haben keinen dorn. Seine bletter seind dem kleinen Reben laub gleich. Die blům̃e seind bleych geel/vnnd hatt ein yedes blůmlin fünff blettlin vnderscheydlich zerteylt. Seine frücht seind kleine beerlin/erstlich grün/darnach wañ sie zeitig werden gantz rot/hangen an seer langen stylen herab.

B Statt seiner wachsung.

Diser staud würt allenthalben in den gärten gezilet/nit allein zů einem nütz/ sonder auch zů einer zier.

Zeit.

Diser staud bringt seine blůmen im Meyen/die frucht vngeuärlich vmb S. Johans des Teüffers tag/wie vormals ist angezeygt/vnd im Hewmonat.

Die natur vnd complexion.

Diß gewechß ist kalt vñ trucken im andern grad/dañ es seer zůsamen zeücht.

Krafft vnd würckung.

Die S. Johans beerlin külen den hitzigen magen/leschen den durst/in sonderheyt

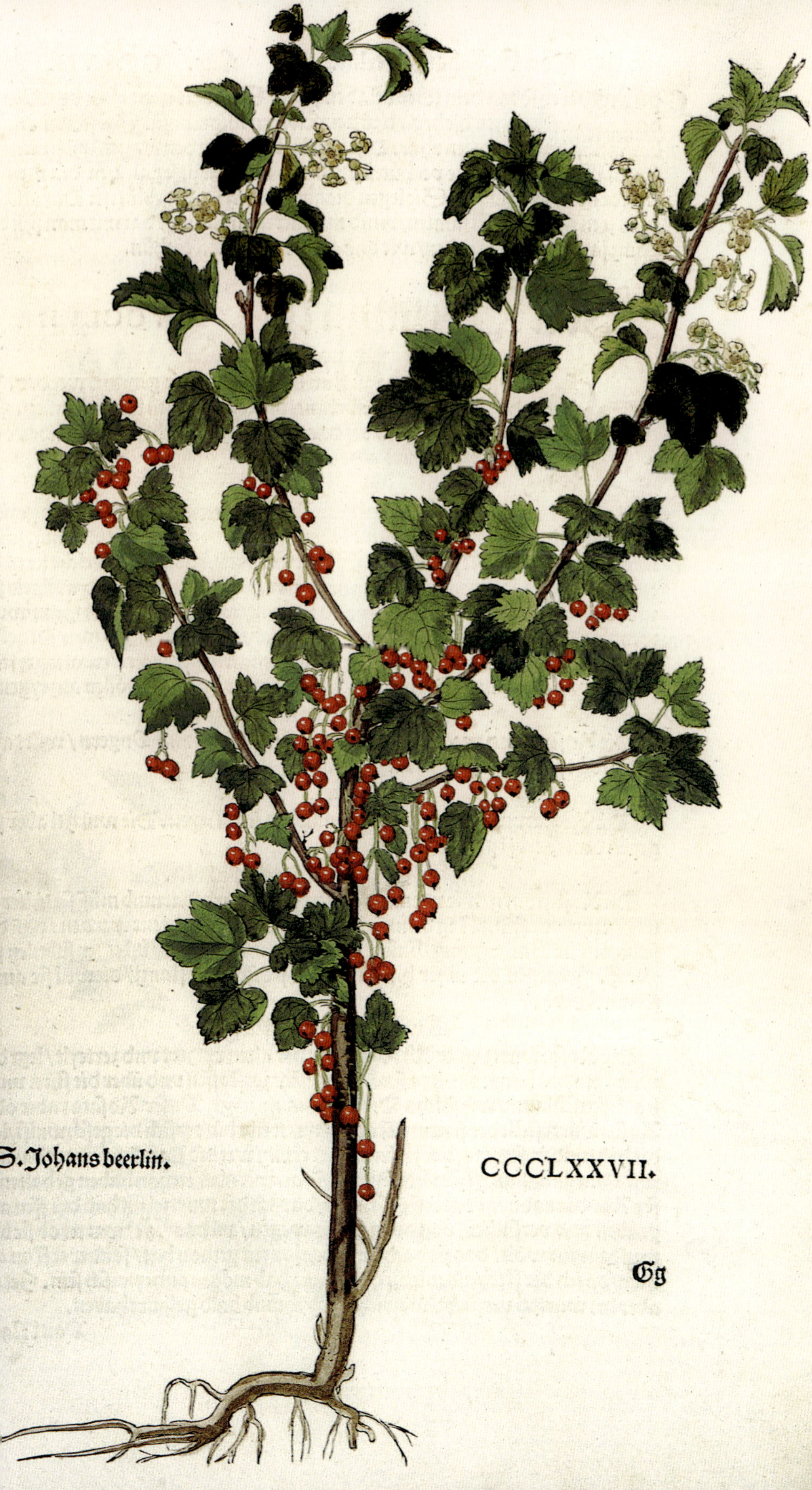

S. Johans beerlin.

CCCLXXVII.

Gg

C derheyt deren so mit dem feber beladen seind. Sie vertreiben allen vnwillen zů dem essen/vñ bringen die begird zů demselbigen widerumb. Sie stellen allerley bauchflüß/vnd die roten rhůr. Dise beerlin krefftigen den magen/vñ stillen das speien vnnd kotzen. Sie verhůten auch das die scharpffe gall den dårmen nitt schade noch serig mach. Sie legen die überige hitz so im geblůt ist. Darumb sol man jren safft vleissig samlen/vnnd mit zucker jnmachen/damit man jhn das gantz jar möge gebrauchen/wie dañ auch die Apotecker thůn.

Von Rosenwurtz. Cap. CCLVIII.

Namen.

A Rosenwurtz mag zů Latein Rosata radix genennt werden. Ist den Apoteckern vnbekant/vnd bey jhnen in keinen brauch. Hat jhren namen daher/das die wurtzel reucht/so sie zerriben oder zerstossen würt/als ein Roß.

Gestalt.

Rosenwurtz gewindt vil stengel/mit feyßten blettern zů beyden seiten geziert/die vergleichen sich den blettern am Wundtkraut weible/doch ein wenig schmeler/vnd am öbersten teyl zerkerfft. Sie gewindt auch blůmen/welche sie zů der zeit do ichs hab lassen malen/noch nit gehabt/derhalben sie seind außgelassen worden. Seind an der farb geel vnnd gestirnt/wie an der kleinen Hauß wurtz mennle. Die wurtzel ist dick mit vilen zaseln/am geschmack herb/wie Drackenwurtz. Darumb kan sie Rhodia radix von den alten genent/wiewol ich erstlich sölches von ettlichen beredt war/nit sein/wie wir hernach wöllen anzeygen.

B

Statt seiner wachsung.

Die Rosenwurtz wechßt fürnemlich in Österreich vnnd Vngern/würt aber yetzund bey vns auch in gårten gepflantzt.

Zeit.

Die Rosenwurtz blůet zeitlich/nemlichen im Meyen. Die wurtzel aber soll gegen dem Herbst gegraben werden.

Die natur vnd complexion.

Die Rosenwurtz/wie vormals angezeygt/ist herb/darumb můß sie kalter vñ truckner natur sein. Mag demnach nit Rhodia radix genent werden/dañ dieselbige ist nach anzeygung Galeni warm im andern grad/vñ einer subtilen substantz. Hergegen die vnser hat ein grobe jrdische substantz/dieweil sie am geschmack herb ist.

C

Krafft vnd würckung.

Die Rosenwurtz oder Rhodia radix der alten verzert vnd zerteylt/legt den weetagen des haupts/mit rosenöl vermischt zerstossen vnd über die stirn vnnd schlåff geschlagen/wie sölchs Dioscorides anzeygt. Vnser Rosata radix oder Rosenwurtz stellt der frawen kranckheyt/treibt hindersich die geschwulst/legt die hitz/vnd in summa/hat fast alle würckung wie die Drackenwurtz/daruon wir oben gnůgsam geschriben haben. Das wir aber etwan haben gehalten es sey Rhodia radix/ist darum̃ geschehen/das ich die wurtzel nit hab dürffen außgraben vnd versůchen/von des gemåls wegen/vñ das ich erwartet ob sie blůmen bringen wolt/das sie doch im ersten jar nit gethon hat/sonder erst im andern/do ich der sterbender leüff halben nit hab mögen anheymisch sein. Het ich aber die wurtzel versůcht/wolt ich den jrthumb bald gespürt haben.

Von Maio-

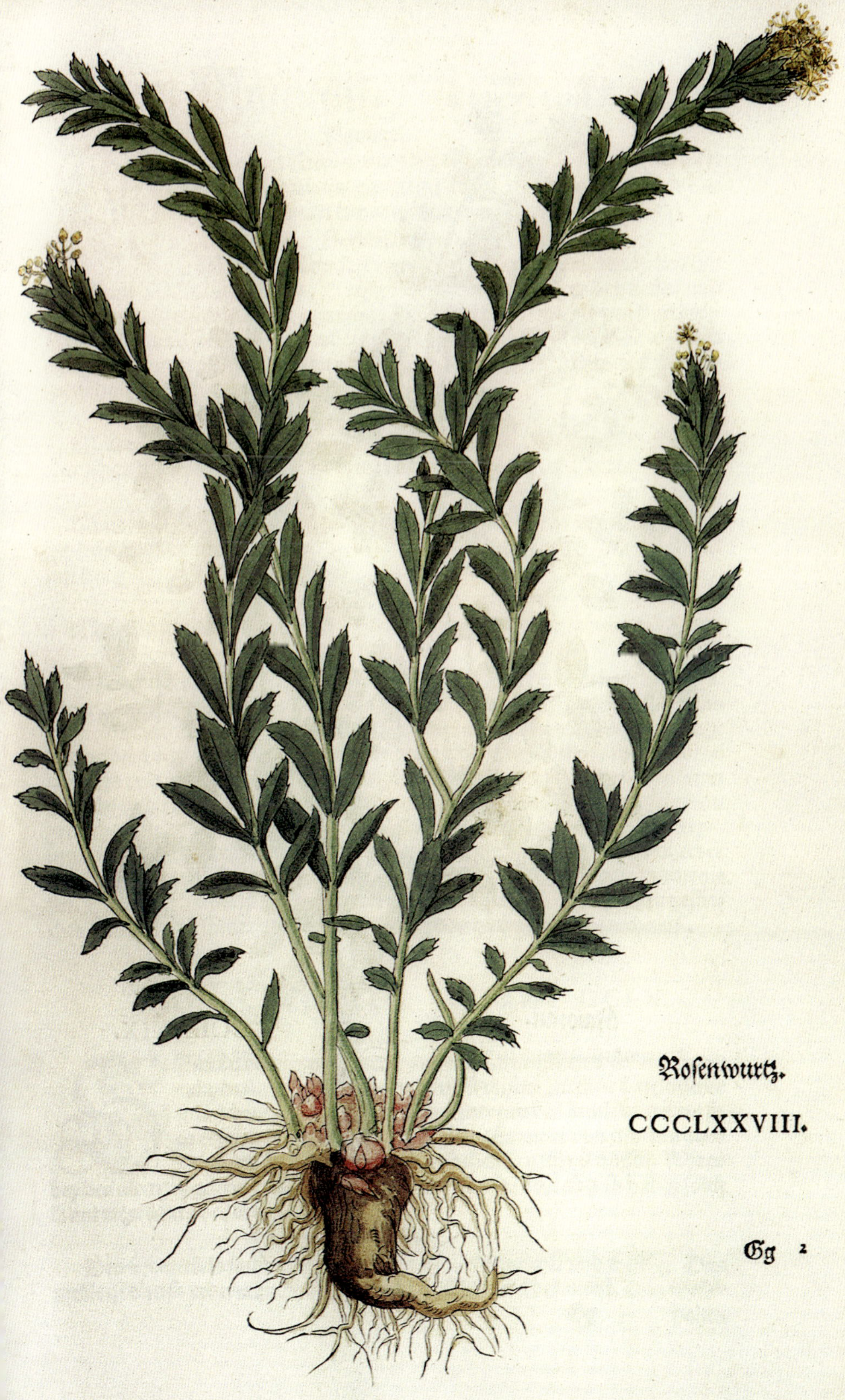

Rosenwurtz.

CCCLXXVIII.

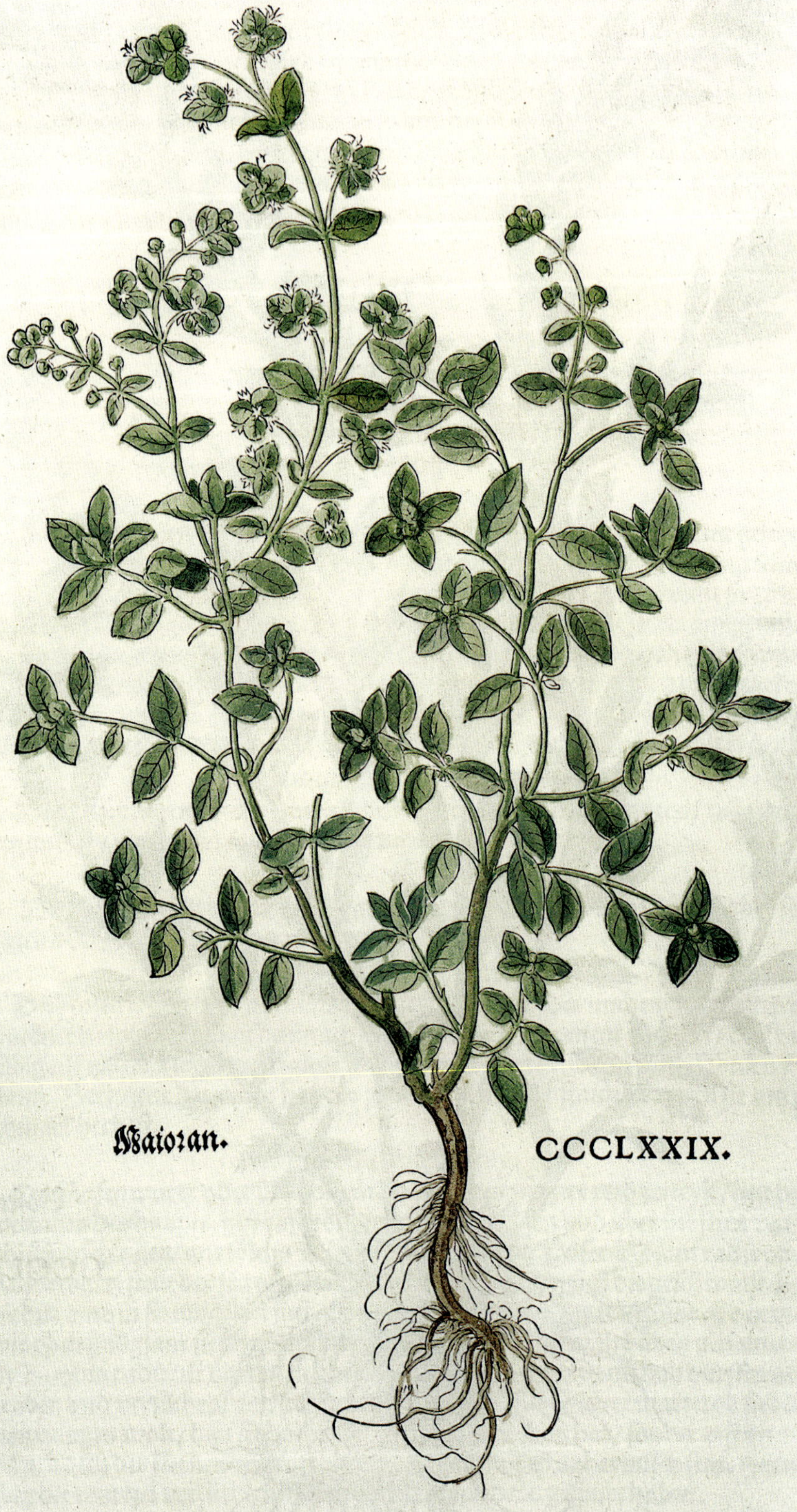

Maioran.

CCCLXXIX.

Von Maioran. Cap. CCLIX.

Namen.

A Maioran oder Meiron würdt in Griechischer spraach Sampsychon vnd Amaracon genent/zů Latein Maiorana vnd Amaracus. Die Apotecker haben den namen Maiorana behalten.

Gestalt.

Maioran ist ein fast zart kraut mit vilen braunen äſtlin/hat zarte kleine blettlin/nit über eins pfennigs breyt/dunckel/äschenfarb grün/lind vnd weych/eins seer lieblichen geruchs. Zwüschen den blettlin gegen dem gipfel der äſtlin vnd stengelin gewindt er seer kleine weisse blůmlin/so sie abfallen bringt er seinen gar kleinen braunen samen in runden kleinen böllin. Sein wurtzel ist holtzecht/schwartzlecht/mit vilen zaseln.

B Statt seiner wachsung.

Maioran würt allenthalben in scherben vnd wurtzgärten gezilet. Er will aber schatten haben/vnd offt begossen werden/darzů begert er mist.

Zeit.

Maioran ist ein recht summerkraut/mag keinen frost leiden/darumb er gegen dem winter můß außgesetzt/vñ in warmen kellern behalten werden. Blüet fast den gantzen summer.

Die natur vnd complexion.

Maioran ist warm vnd trucken im dritten grad/vñ einer subtilen substantz.

C Krafft vnd würckung.

Maioran kraut in weissem wein gesotten/ist nütz getruncken denen so anfahen wassersüchtig zů werden. Treibt/also genützt/den harn/vnnd lindert das grimen im leib. Meiron kraut gedörrt/zů pulver gestossen/mit hönig vermengt vnnd übergelegt/verzert das vndergerunnen blůt. Ein zäpfflin auß Maioran gemacht vnd in die můter gethon/bringt den frawen jre blödigkeyt. Maioran mit saltz vnd essig vermischt übergeschlagen/ist gůt denen so von den scorpion gestochen seind. Ein pflaster auß wachß vnd Maioran gemacht vnd übergelegt/richtet widerumb jn die verruckte glider. Dergleichen gebraucht/verzert er allerley geschwulst so von kelte kompt. Maioran in die nasen gethon/macht niesen. Sein safft dermassen gebraucht/reyniget das hirn. Auff die zungen gestrichen/bringt er die spraach widerumb/sterckt das hirn vnd die gedechtnuß.

Von Sanickel. Cap. CCLX.

Namen.

A Sanickel hat seinen namen von dem Lateinischen wörtlin Sanicula/dañ also würt diß gewechß zů vnsern zeiten in Lateinischer spraach geheyssen/von wegen seiner grossen krafft vñ tugent so es erzeygt in den wunden zů heylen. Es würt von ettlichen auch Diapensia genent/auß was vrsachen kan ich nit wissen. Wie es bey den alten sey geheyssen worden/ist mir nit bewüßt/acht aber sie haben sölch kraut nit erkant noch beschriben.

Geschlecht.

Des Sanickels findt man zweyerley geschlecht/mennle vnd weible. Das meñle ist das so yederman vnder dem namen Sanickel bekant ist. Das weible

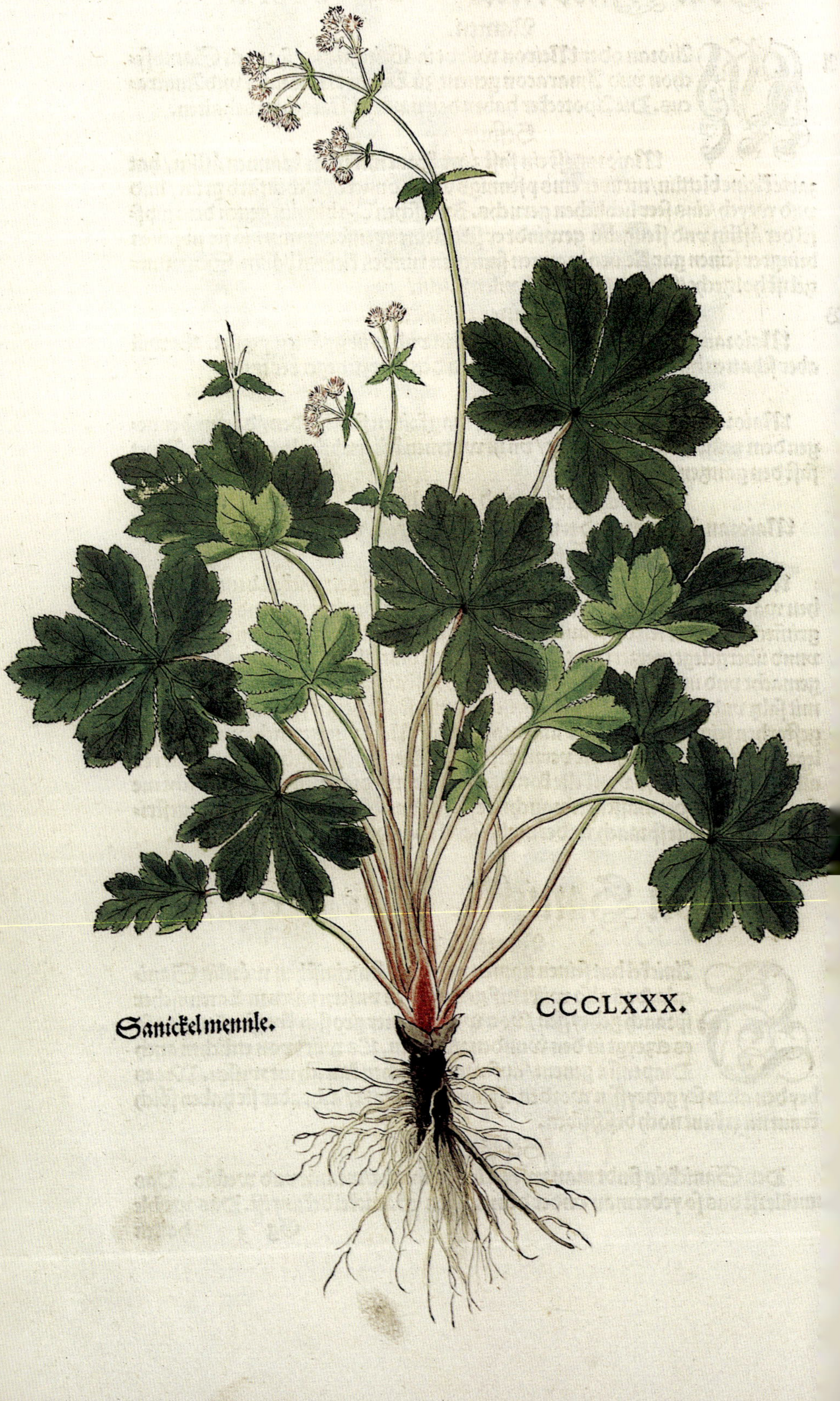

Sanickel mennle. CCCLXXX.

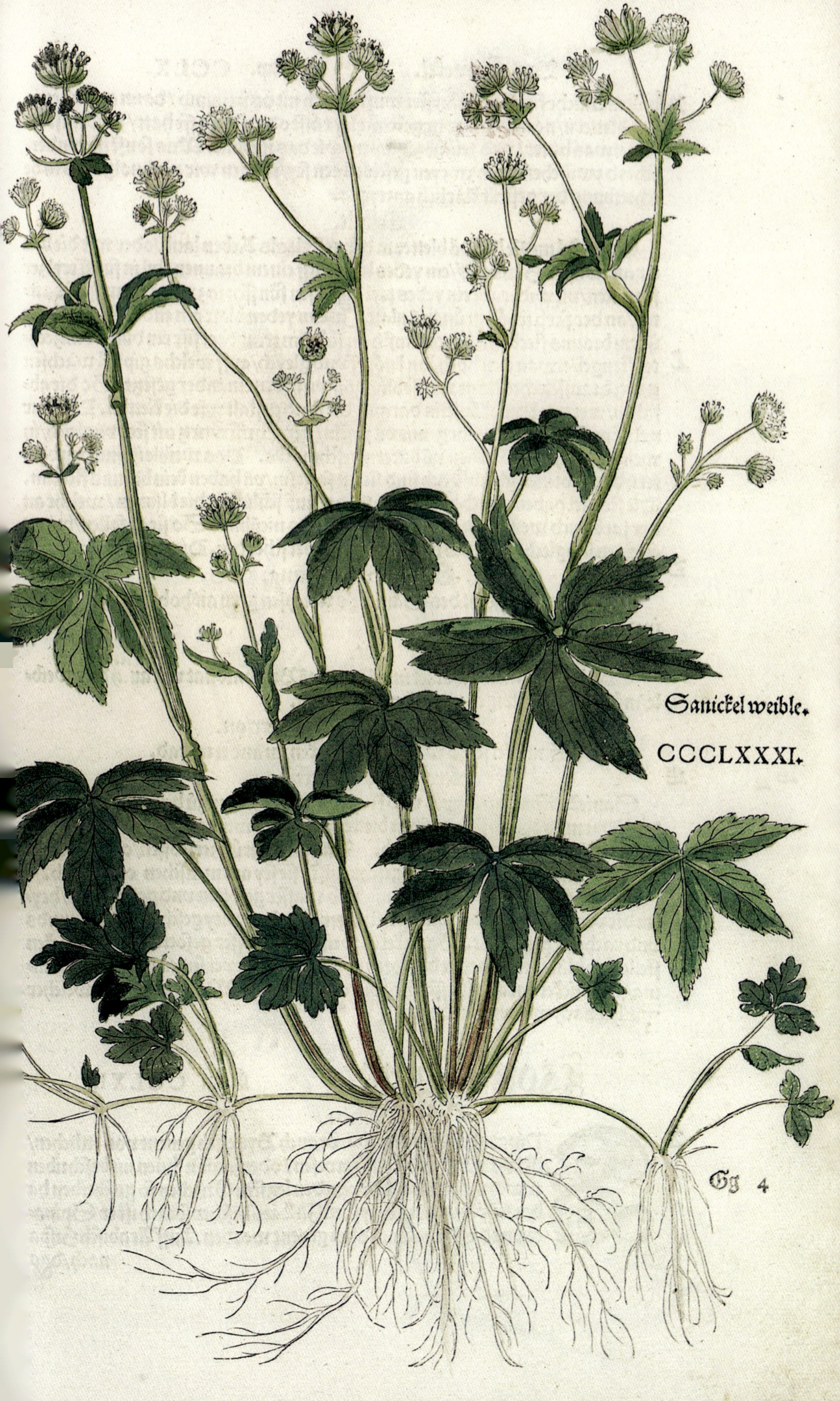

Sanickel weible.

CCCLXXXI.

B halten ettliche für klein Meysterwurtz/ doch nit on jrthumb / dann es weder in den blettern/noch in der wurtzel einerley räſſe oder ſcherpffe hatt / ſonder iſt allein etwas bitter/ vnd zeücht zůſamen/ wie das mennle. Was ſonſt für vnderſcheyd zwüſchen diſen zweyen geſchlechten ſey/ wöllen wir nachuolgends in beſchreibung der geſtalt klärlich anzeygen.

Geſtalt.

Sanickel meñle hat vil bletter in der geſtalt als Reben laub/oder wie die bletter am waſſer Hanenfůß/ein yedes blatt auff einem braunen ſtyl in fünff teyl zerſchnitten/ vñ widerum̃ ein yedes teyl auß diſen fünffen in zwey teyl außgeſchnitten/an der farb ſchön grün/ vñ glatt. In eim yeden blatt am ende ſeiner teylung iſt ein brauns flecklin. Mitten auß dem ſtöcklin tringt herfür ein düñer bintzechter ſtengel/etwan elen hoch/ on knöpff vnd gleych/ auff welchs gipffel wachſen
C gantz drauſſelechte kleine weiſſe blůmlin/ vil neben einander geſetzt. So die abfallen/werden kleine köpfflin darauß/die ſeind geſtalt wie die klettlin. Die wurtzel iſt außwendig ſchwartz/mit vil zaſeln/ der Chriſtwurtz nit ſeer vngleich/inwendig weiß/eins herben vñ bittern geſchmacks. Das weible iſt mit den blettern dem vorigen gleich/doch ſind ſie nit ſo grün/vñ haben kein brauns flecklin. Die ſtengel haben gleych vnd knöpff / darauß ſchlieffen die blůmen / welche an der farb auch weiß ſeind/aber gröſſer dañ des meñlins. So ſie abfallen/bringt es einen langlechten ſamen mit holkelen vnderſcheyden. Die wurtzel iſt weiß.

D

Statt irer wachſung.

Beyderley geſchlecht des Sanickels wachſen gern an hohen bergen / vnnd in wälden.

Zeit.

Sanickel das mennle blüet im Meyen vñ Brachmonat wie auch das weible/mögen zů derſelbigen zeit geſamlet werden.

Die natur vnd complexion.

Beyde Sanickel ſeind warm vnd trucken im andern grad.

E

Krafft vnd würckung.

Sanickel iſt ein berümpts vnd krefftigs wundtkraut zů heylen allerley wunden. Darumb der ſafft ſo auß den blettern getruckt würt getruncken/heylt wunderbarlich allerley wunden im leib. Das kraut grün zerſtoſſen/oder geſotten vnd übergelegt/truckt nider die geſchwulſt / ſie ſey am menſchen oder viech.

Die bletter vnd wurtzel mit hönig vnd waſſer geſotten vnd getruncken/heylen die verſerten vnd verwundten lungen / auch allerley geſchwär des munds vnd rachen / gegurgelt. Sanickel in wein oder waſſer geſotten vñ getruncken ſtellt das blůt ſpeien/ heylet die roten rhůr / vnnd die verſerten nieren. In ſumma/ Sanickel hat alle krafft vnd würckung wie die Walwurtz / von welcher wir hernach wöllen ſchreiben.

Von Spinat. Cap. CCLXI.

Namen.

A Spinat oder Spenet würdt auch Bynetſch genent von ettlichen/ iſt den alten nit bekant geweſen / oder ja von jhnen nit beſchriben worden/ſonder allein von den letzſten Griechen ſo geſchriben haben Spanachia geheyſſen. In Lateiniſcher ſprach iſt er Spinacea vnd Spinaceum olus genent worden. Auff Arabiſch Hiſpanach/das

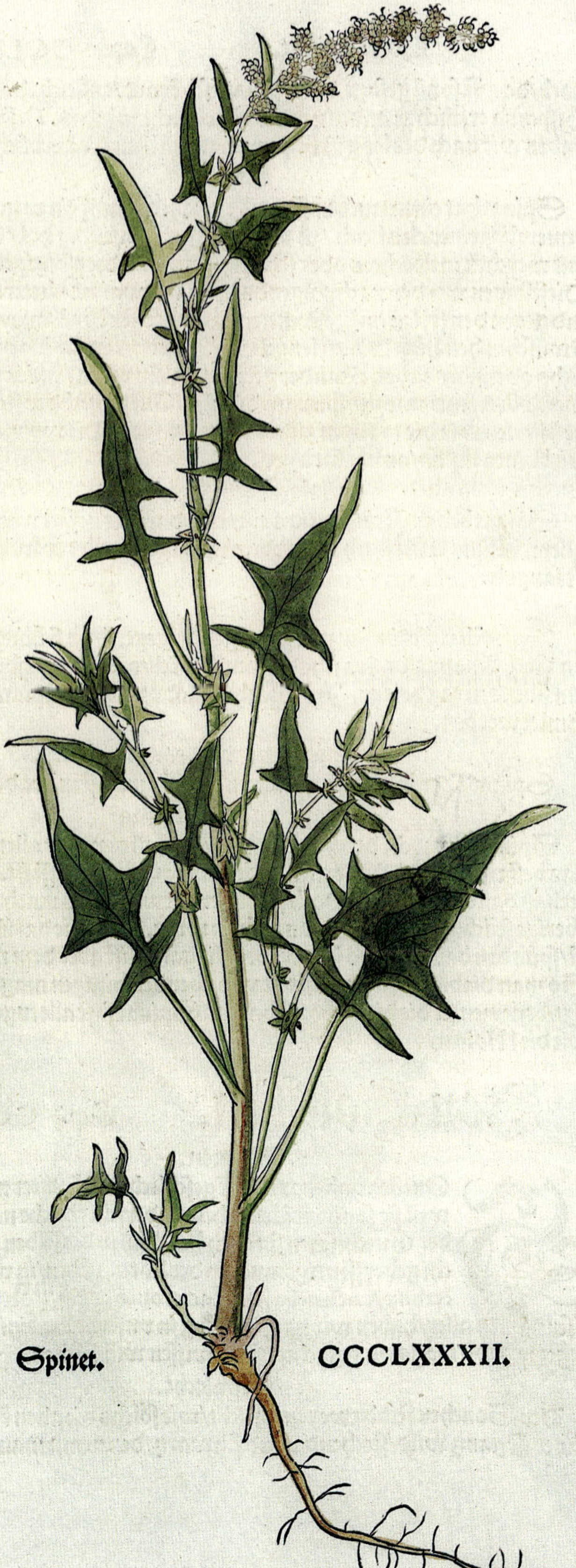

Spinet. CCCLXXXII.

B nach/das ist souil gesagt/als Hispanisch kraut/villeicht darumb/das es auß Hispania erstlich in ander nation ist gebracht worden. Vrsach anderer namen haben wir nach der leng in vnserm Lateinischen kreüterbůch angezeygt.

Gestalt.

Spinat hat einen runden stengel/von vnden auff ein wenig braunrot/der ist gemeinlich einer elen hoch/zů zeiten höher/inwendig hol/der würdt erstlich mit weychen melbechten oder schmutzigen/vnd dreyspitzigen blettern bekleydt. Dieselbigen werden nachuolgends den Wegwarten blettern gleich/vnnd am end gegen den stylen außgeschnitten zů beyden seitē/mit zweyen spitzigen ohren. Zwüschen den flügeln der stengel vnnd blettern wechßt der stechend same/ye sechs oder siben neben einander getrungen/ein yedes sämlin für sich selbs ist ein wenig breyt mit zweyen spitzigen dörnlin. Am gipffel der stengel gewint es sei-
C ne blůmen wie die trauben zůsamen getrungen. Die wurtzel ist lang/schmal/ mit kleinen fäßlin/an der farb geel.

Statt seiner wachsung.

Spinat bedarff kein sonders erdtrich dariñ er gesäet werde/sonder wechßt allenthalben/würt auch von yederman gezilet vmb der kuchen willen/wie der Mangolt.

Zeit.

Bynetsch würt im jar zwey mal gesäet/gegen dem früling im Mertzen/vnd im Herbstmonat/dañ es schadet jhm kein kellte. So man jhn gesäet hat/geet er am sibenden tag herfür. Im Brachmonat vnd Hewmonat mag sein same gesamlet werden.

Die natur vnd complexion.

D Spinat oder Bynetsch ist kalt vnd feücht im ersten grad.

Krafft vnd würckung.

Spinat erweycht den herten bauch/darum̃ er vnder allen kochkreütern fast das best vnd lieblichst ist denen so der stůlgang verstopfft ist. Der Spinat neeret baß dañ die Molten. Doch samlet er die wind vnd macht vndewen/so die überige feüchtigkeyt nit daruon gethon würt. Die brüe dariñ Spinat gesotten ist/spült den bauch/vnnd lindert den stůlgang/ist aber dem magen nachteylig. So man die bletter grůn zerstoßt vnd über den hitzigen magen wie ein pflaster legt/benemen sie die hitz. Sonst hat der Spinat fast alle tugent vñ würckung/ wie die Molten.

Von Sonchen. Cap. CCLXII.

A

Namen.

Sonchen haben wir dise geschlecht der kreüter můssen nennen/die weil sie sonst im Teütschen vnderscheydliche namen haben/von der Griechischen spraach her/dañ in derselben werden sie Sonchi geheyssen/wie auch in der Lateinischen/in welcher sie auch Cicerbitæ/Lactucellæ/vñ Lacterones genent werden. Vrsach aber diser namen aller/haben wir nach der leng in vnserm Lateinischen kreüterbůch angezeygt/do mags ein yeglicher/so sie wissen will/sůchen.

Geschlecht.

Der Sonchen seind zwey geschlecht/wie sölchs die alten klärlich anzeygen. Einer ist gantz wild/stechend vnnd schwartz/den nennt man auff gůt Teütsch

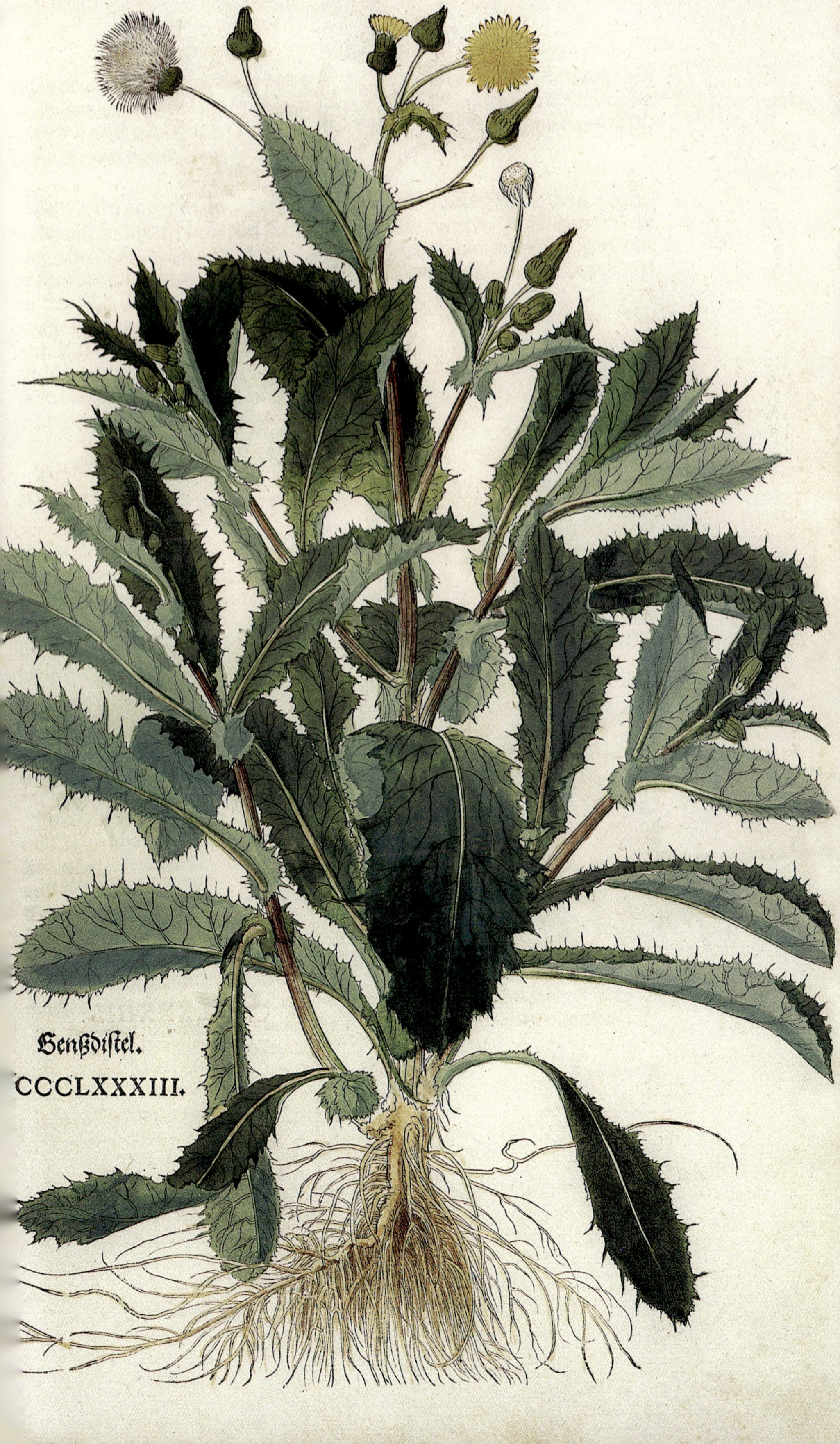

Genßdistel.

CCCLXXXIII.

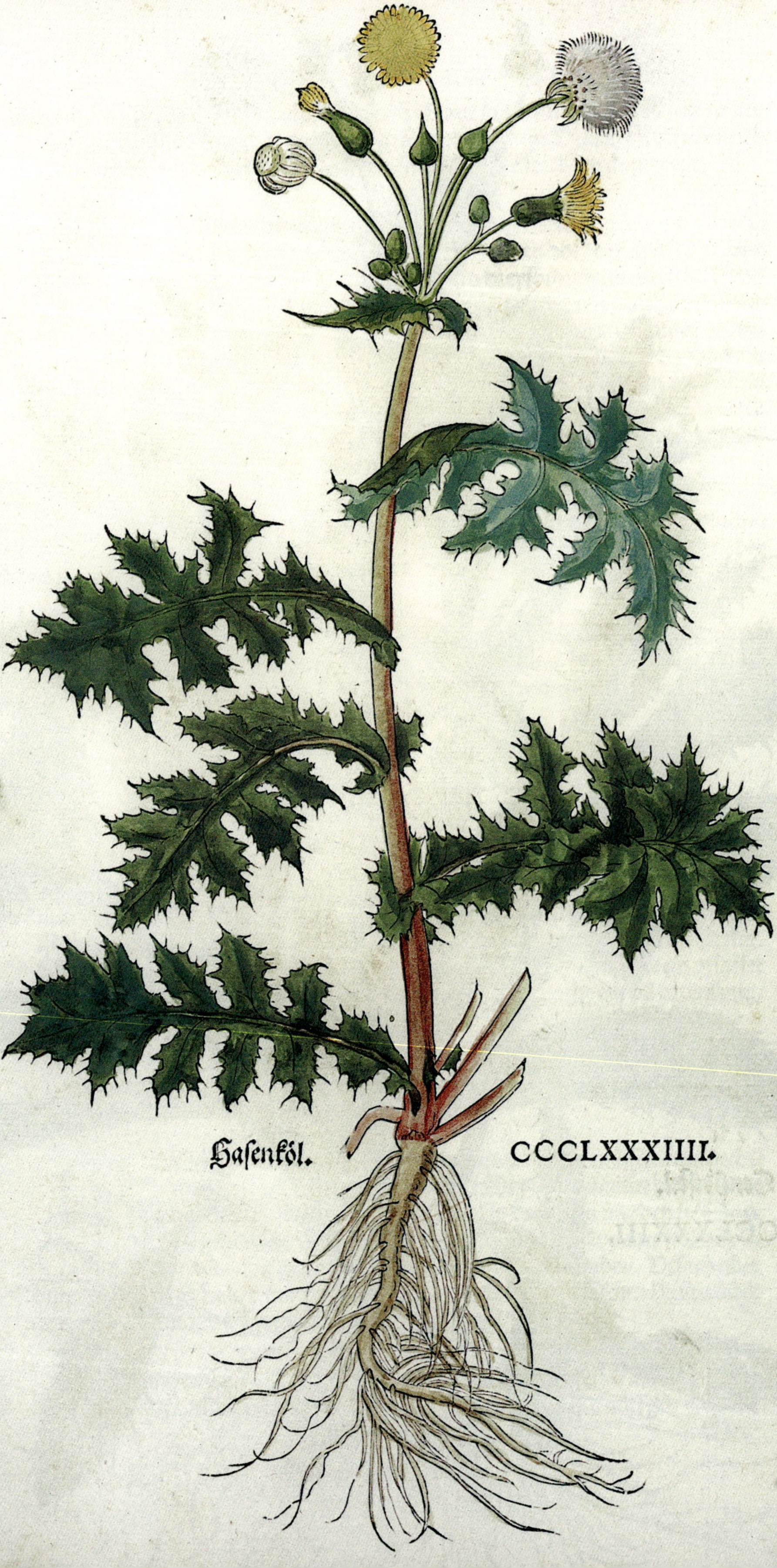

Hasenköl. CCCLXXXIIII.

B Noß oder Genßdistel. Der ander ist vil zärter / vnnd nit so schwartz / den heyßt Apuleius Lactucam leporinam / das ist / Hasen Lattich. Zů Teütsch aber würt diß geschlecht Hasenkől / vnd Hasenstrauch genent / darumb das sich die hasen pflegen darunder zů kůlen.

Gestalt.

Genßdistel hat einen stengel der ist elen hoch / ecket / inwendig hol / braunlecht / voller milch / vnd ist bekleydet mit langen Lattich blettern / anzůsehen wie ein zung / zů ringßvmbher zerschnitten / vnd mit spitzigen stacheln geziert. Dise bletter seind an einer seiten grůn / an der andern graw oder weißlecht. Am gipffel der stengel bringt sie geel gestirnte vnd gefüllte blůmen / die werden zů grawem harigen samen oder münchßkőpffen / wie an der Creützwurtz / vñ fliegen darvon. Die wurtzel ist lang / schmal / geel / mit seer vil zaseln. Hasenkől ist mit stengel / blůmen / münchßkőpffen vnnd wurtzel dem vorigen gleich. Aber die bletter
C seind nit gantz / sonder tieff zerschnitten / vñ in vil teyl gespallten / haben auch nit so scharpffe dőrn als die Genßdistel.

Statt irer wachsung.

Beyde geschlecht der Sonchen wachsen allenthalben in den feyßten gärten / in sonderheyt aber findt man sie in den weingärten / do wachsen sie seer gern.

Zeit.

Die Genßdistel vnd der Hasenkől blüen im Brachmonat vnd Hewmonat.

Die natur vnd complexion.

Der Sonchen complexion vnnd natur ist vermischt auß einer wässerigen vnnd jrdischen substantz / welche doch beyde ein wenig kalt seind. Ziehen auch ein wenig zůsamen. Wañ sie aber nun dürr werden / so würt jhr substantz gantz jrdisch / vnd überkompt alßdañ ein kleine werme.

D

Krafft vnd würckung.

Beyde geschlecht der Sonchen dieweil sie kůlen vnd ein wenig zůsamen ziehen / seind dem hitzigen magen vnnd auch andern hitzigen geschwulsten / so sie grůn zerstossen vnd übergelegt werden / seer nützlich. Der safft mit einer brüe jngenommen / miltert das nagen vnnd beissen im magen / vnnd mehret die milch. Ein woll darinn getunckt vñ über den affter gelegt / oder in die můtter gethon / miltert die überige hitz derselbigen. Das kraut / deßgleichen auch die wurtzel übergelegt / ist gůt denen so von den Scorpion gebissen seind. Die milch die auß den Sonchen fleüßt jngenommen / ist gůt denen so schwärlich athmen. Treibt den lendenstein durch den harn / vnd vertreibt den stinckenden athemb / im mund gehalten. Der safft in weissem wein getruncken / vnd darauff vmb gangen / macht das die frawen bald vnd leichtlich gebären. Der stengel von den Sonchen gesotten vnd getruncken / mehret den seügammen die milch / vnd macht das die kinder ein gůte farb überkomen. Der safft in die ohren gethon / benimpt den weetagen derselbigen. Warm getruncken / ist er gůt denen so tropffenweiß harnen.

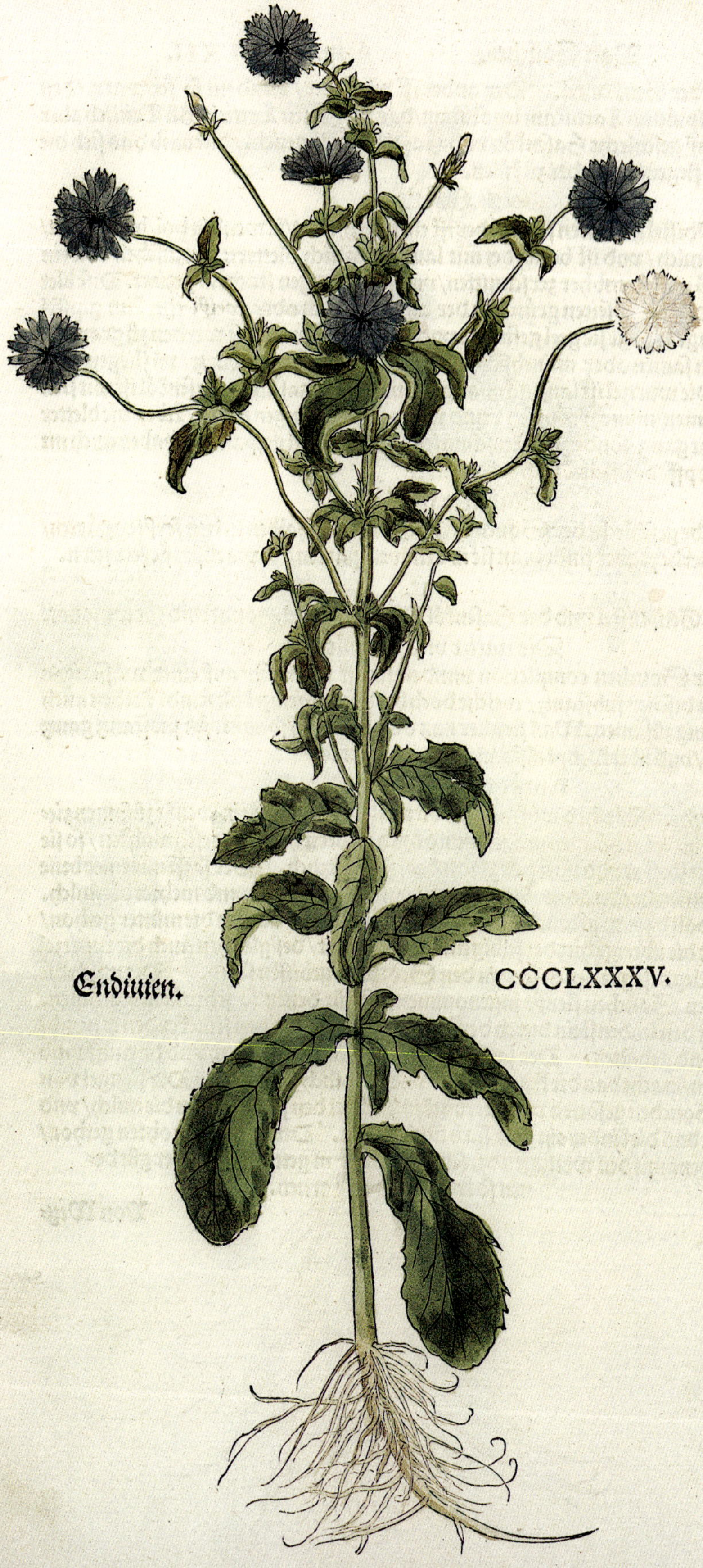

Endiuien.

CCCLXXXV.

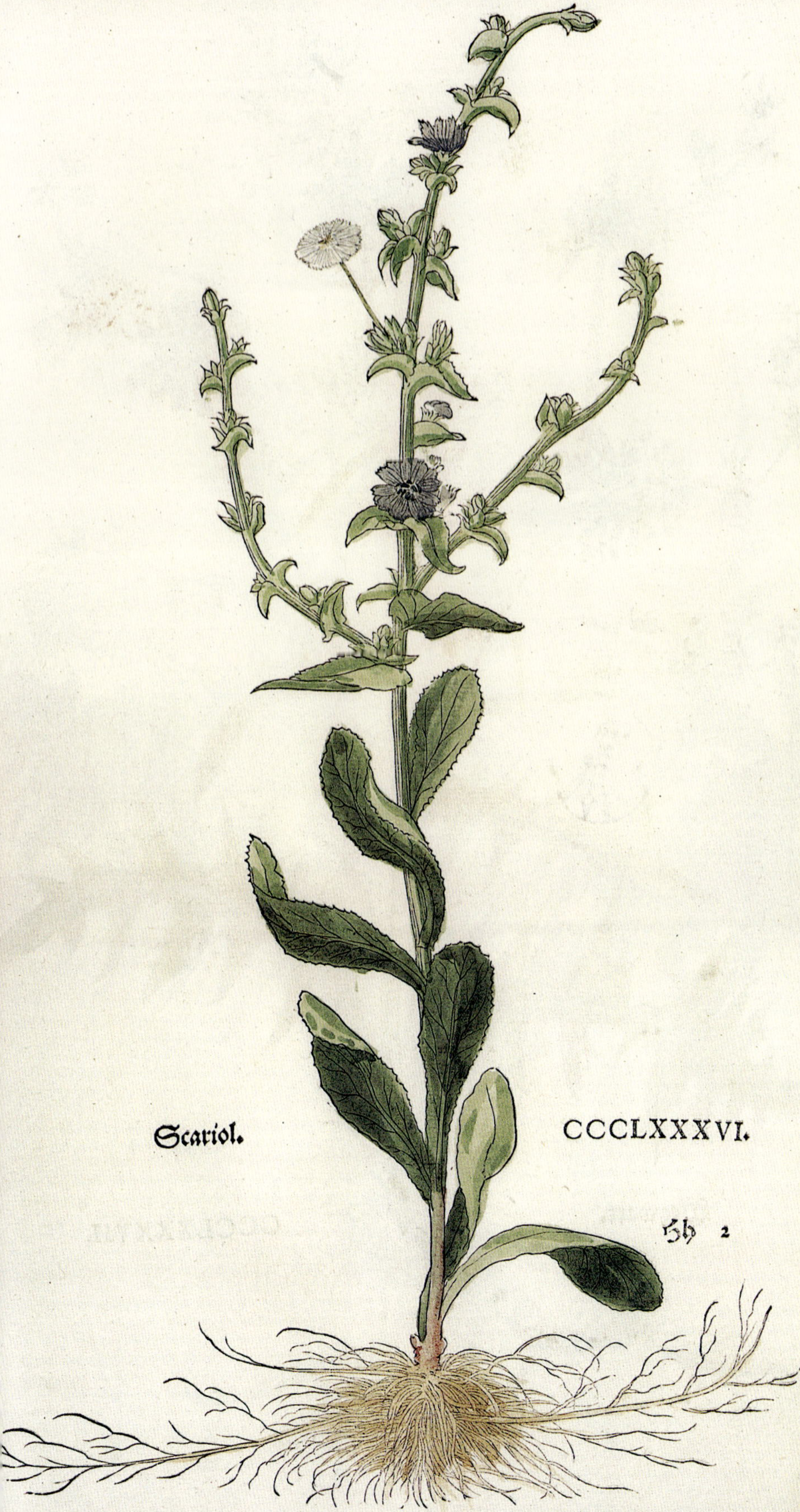

Scariol. CCCLXXXVI.

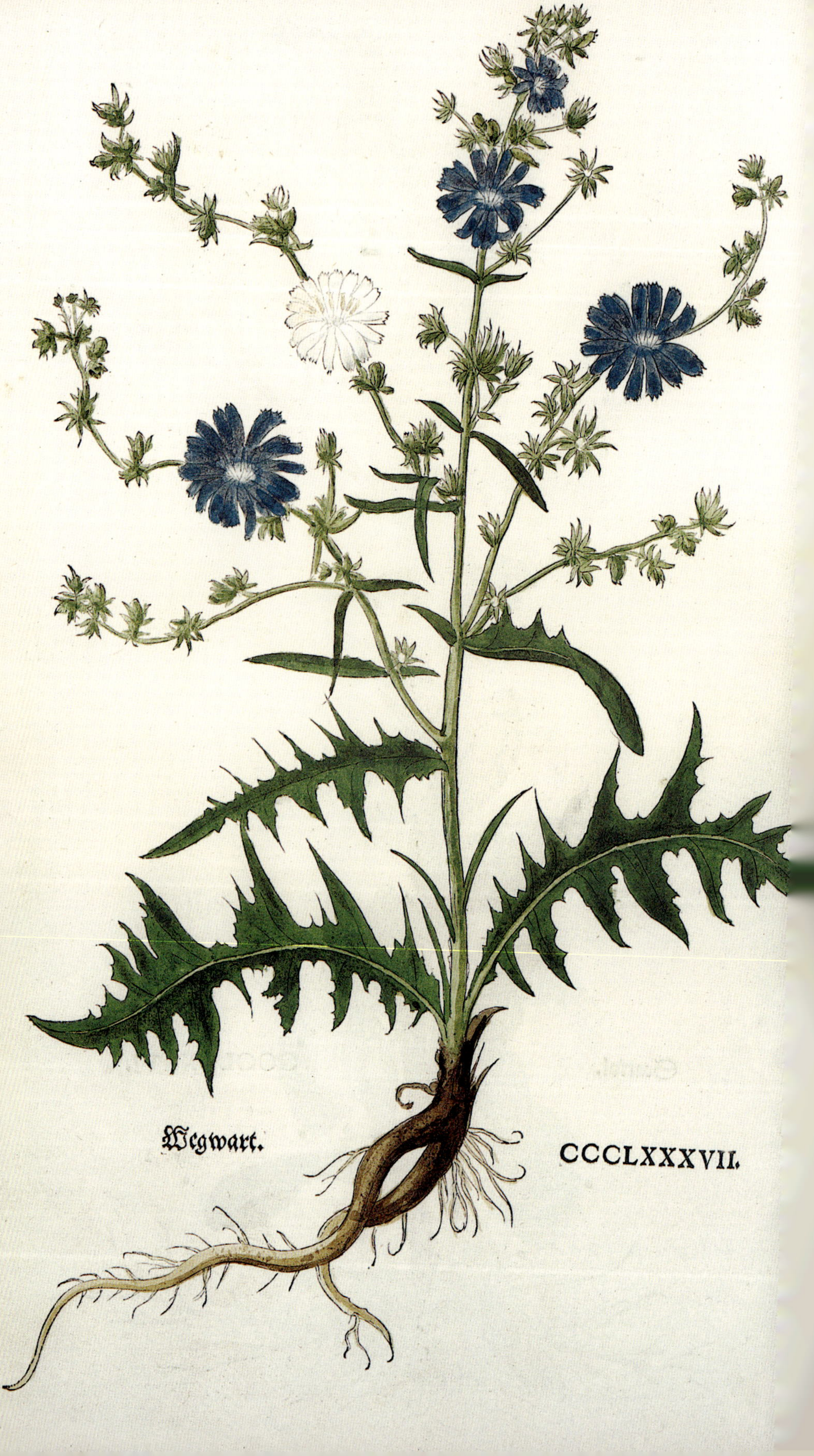

Wegwart. CCCLXXXVII.

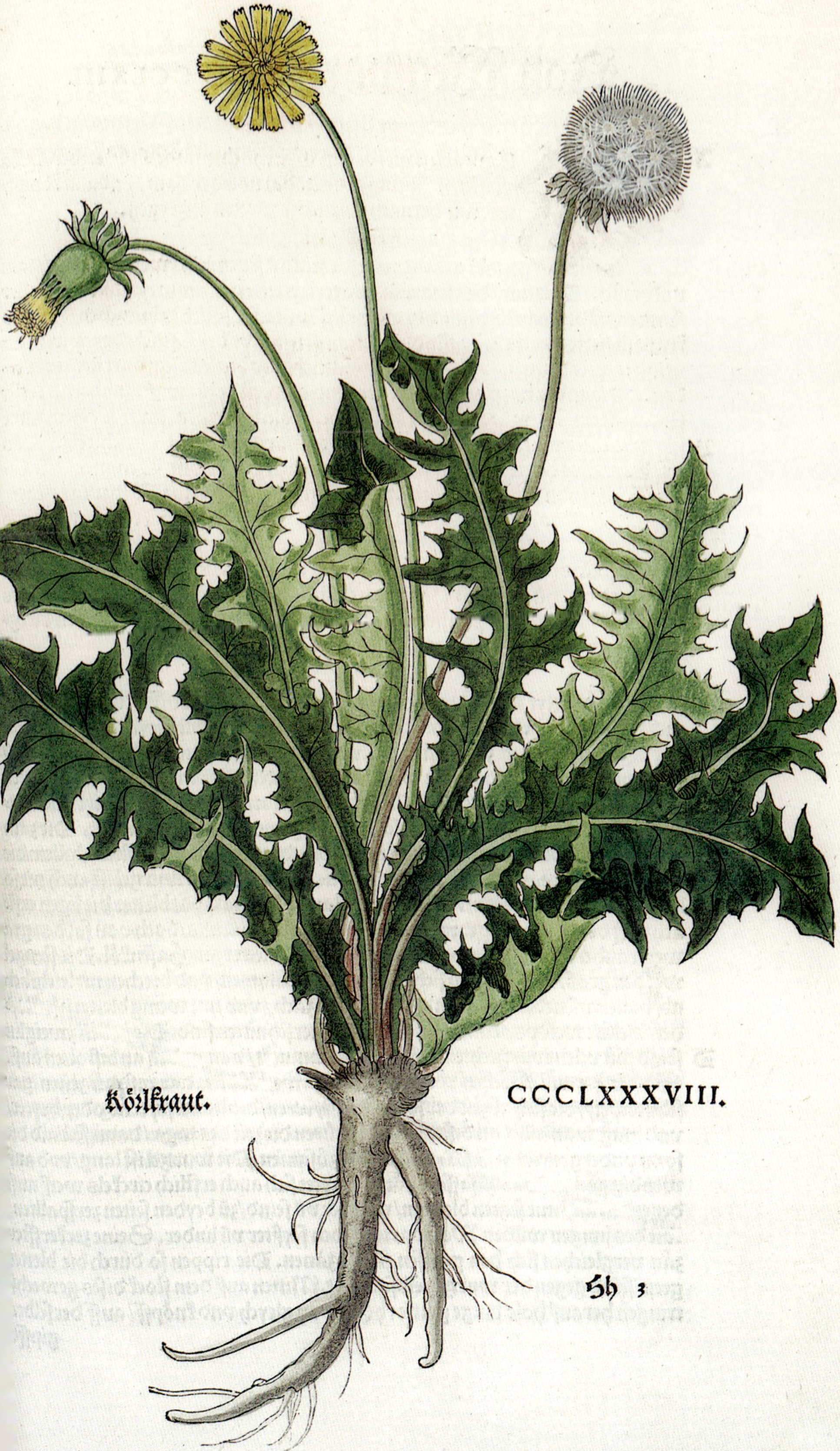

Rörlkraut. CCCLXXXVIII.

Von Wegwart. Cap. CCLXIII.

Namen.

A Wegwarten werden in Griechiſcher ſpraach Serides/in Lateiniſcher Intubi genent/ darvon der nam Endiuia kompt/ wie wir hernach klärlicher wöllen anzeygen.

Geſchlecht.

Der Wegwarten ſeind fürnemlich zwey geſchlecht/ zam vnd wild. Die zam Wegwart iſt zweyerley/eine hat ſeer breyte bletter wie der Lattich/iſt die recht Endiuia/der ſich alle Apotecker ſollen gebrauchen/dañ das kraut ſo ſie gemeinlich für Endiuia brauchen/iſt wilder Lattich/den wir an ſeinem ort beſchriben haben. Mag auff Teütſch zam breyt Wegwart genent werden. Die ander hat ſchmelere bletter/vnd dieweil ſie zů ringß vmbher zerkerfft ſeind wie ein ſäg/würdt ſie zů Latein Scariola geheyſſen. Auff Teütſch zame
B ſchmale Wegwart. Der wilden Wegwarten ſeind drey geſchlecht. Das erſt dieweil es bitter iſt / heyßt bey den Griechen Picris vnd Cichorion / zů Latein Cichorium vnnd Cichorea. Mag füglich wilde blawe Wegwart genent worden. Das ander geſchlecht mit den breyten blettern würt bey dem Plinio Hedypnois / bey dem Theophraſto Aphaca geheyſſen. Die gemeinen kreütler nennen ſölchs gewechß Dentem leonis/vñ Roſtrum porcinum. Die Apotecker Taraxacon. Zů Teütſch Pfaffenrhörlin / oder Rörlkraut. Ettlich heyſſens Münchßblatten/oder Pfaffenblatten. Das dritt iſt der wilden blawen Wegwarten gantz gleich/würt derhalben geele Wegwart geheyſſen.

Geſtalt.

Die zam breyt Wegwart oder Endiuia / hat einen groſſen runden ſtengel/ auß welchem wachſen vil zweiglin oder äſtlin/geziert mit breyten/langen/vnd
C zů ringß vmbher tieff zerkerfften blettern. Die blůmen ſeind den wilden Wegwart blůmen gleich / doch ein wenig braunlechter vnd kleiner. Sie ſeind auch zů zeiten gantz weiß. Nach abfallung derſelben bringt ſie ſamen der iſt wie Lattich ſame geſtalt. Die wurtzel iſt ſchmal/lang/mit vilen zaſeln geziert. Die zam ſchmal Wegwart oder Scariol iſt der Endiuien aller ding gleich / allein die bletter ſeind etwas ſchmeler/ vnd nit ſo tieff zerkerfft / die wurtzel iſt auch nit ſo lang/vnd hat mehr faſen. Die wild blaw Wegwart hat bletter die ligen erſtlich auff der erden außgebreytet/wie des Pfaffenrhörlins/doch von farben grawer/rauher/vnd kleiner zerſchnitten / wie die bletter am Haſenköl. Die ſtengel werden groß/rauch/laſſen ſich biegen oder krümmen/vnd brechen nit leichtlich ab/haben vil neben zweiglin/die ſeind ſeer zäch / vnd mit wenig blettern bekleydet/welche weit von einander/vñ nit tieff zerſchnitten ſind. Die neben zweiglin
D ſeind mit vilen wartzechten knöpfflin geſchmuckt/ von vnden an biß oben auß. So die herauß kriechen werden liechtblawe blůmen darauß / zů zeiten gar ſchneeweiß/die ſich allzeit der ſonnen nach keren/der himel ſey trůb oder heyter/ vnd mag man allſo an diſen blůmen ſpůren die zeit des tags / dann ſo bald die ſonn vndergeet/thůn ſie ſich widerumb zůſamen. Die wurtzel iſt lang/vnd außwendig geel. Das Pfaffenrhörlin breytet ſich auch erſtlich circkels weiß auff der erden auß mit ſeinen blettern/welcher vil ſeind/zů beyden ſeiten zerſpalten/ wie des jungen wilden Wegwarten/doch feyßter vñ linder. Seine zerkerfften zän vergleichen ſich den groſſen ſägen zänen. Die rippen ſo durch die bletter geen/ſeind gegen der wurtzel leibfarb rot. Mitten auß dem ſtock diſes gewechß tringen herauß hole lange glatte rhörlin/ on gleych vnd knöpff / auff derſelben

gipffel

E gipffel wachsen grüne bartete knöpfflin/ welche so sie auffgeen werden zů schönen geelen totterfarben gefüllten blůmen/ als gemalte schöne sonnen. Als bald sölche blůmen zeitigen/ werden harige runde vnd wollechte köpff darauß/ die fliegen seer bald daruon/ das ist der same. Nachdem steen die rhörlin mit den weissen beschornen runden blatten ledig/ wie die nacketen Münchßkopff. Die wurtzel ist dick/ vnd erdenfarb/ mit wenig fäßlin. Die geel Wegwart ist der blawen aller gestalt gleich/ außgenommen die bletter seind gantz rauch/ mit vilen kleinen stacheln/ als die Endiuien. Die blůmen seind geel gefüllt. Die wurtzel ist lang vnd schlecht.

Statt irer wachsung.

Die zamen Wegwarten můssen in gärten gezilt werden/ wachsen von jnen selbs nit. Die wilde blawe Wegwart wechßt allenthalben bey den wegen vnd strassen die durch die frücht äcker geen/ daher sie auch jhren Teütschen namen hat überkommen. Die Pfaffenrhörlin werden auff den wisen/ vnd fast al
F lenthalben gefunden. Die geel Wegwart würdt auch bey der blawen gefunden neben den äckern/ strassen/ vnd rauhen wisen.

Zeit.

Die zamen Wegwarten blüen im Brachmonat vnnd Hewmonat. Die blaw vnd geel Wegwarten fahen auch fast zů derselbigen zeit an zů blüen/ vnd weren biß in den Herbst hinein. Pfaffenrhörlin bringen jre blůmen von stund an im Mertzen/ vnd fort an den gantzen sommer/ biß in den Herbst/ ja biß in kalten winter hinein.

Die natur vnd complexion.

Die Wegwarten seind kalter vnnd truckner complexion biß in den andern grad. Die heymschen aber vnnd zamen seind ettwas kellter dann die wilden/ trücknen auch nit so seer.

G

Krafft vnd würckung.

Allerley Wegwarten ziehen zůsamen/ vnnd stercken den magen. Wann sie gesotten vnd mit essig gessen werden/ stellen sie den stůlgang. Die wilden seind dem magen besser vnd angenemer. Mit gersten maltz vermengt vnnd übergelegt/ seind sie gůt denen so weetagen haben im magenschlund. Deßgleichen gebraucht/ dienen sie wol zů dem hitzigen Podagra/ rotlauffen/ vnd hitzigen geschwulsten der augen. Der safft von Wegwarten bletter mit rosenöl vnd essig vermischt vnnd übergelegt/ miltert den schmertzen des haupts. Mit wein vermischt vnd getruncken/ bekompt er wol den lebersüchtigen/ vñ der blasen. Darumb nimpt er hinweg allerley verstopffung der leber. Wegwarten gesotten vñ getruncken helffen denen so die geelsucht haben. Sie machen zimlich schlaffen. Bringen den frawen jhre zeit/ vnd treiben auß die todten frucht. Pfaffenrhörlin gesotten vnd getruncken/ stopffen den bauchfluß. Mit Linsen gesotten/ seind sie gůt getruncken denen so die roten rhůr haben. Wann einem der mennlich same entgeet/ so soll er von den Pfaffenrhörlin trincken. Sie seind auch treffenlich gůt denen so blůt außspeien.

Von Pastnachen. Cap. CCLXIIII.

Namen.

A Pastnachen oder Pasteney würdt bey den Griechen Staphylinus/vnd zů Latein Pastinaca genent. Vrsach aber sölches namens haben wir im Latein gnůgsam angezeygt.

Geschlecht.

Der Pastnachen seind zweyerley geschlecht/ zam vnd wild. Der zamen findt man widerumb zweyerley. Eins so yetzund würt Carota geheyssen/welchs ettlich rot Růben nennen/mag aber füglicher zam rot Pastiney geheyssen worden. Das ander geschlecht ist so von menigklich würt geel Růben genent/ möcht wol zam geel Pasteney geheyssen werden. Das wild geschlecht würt fürnemlich bey den Griechen Staphylinus genent/ auff Teütsch aber wild Pasteney.

B Gestalt.

Die zam Pastnachen so man Rot růben nent/ hat einen holen rauhen stengel/mit vilen zweiglin. Seine bletter seind des Körbelkrauts blettern nit seer vngleich. Am gipffel der stengel gewindt sie einen dolden von weissen blůmen/auß welchen darnach ein rauher hariger same würt. Die wurtzel ist lang / vnnd zů öberst gegen dem stengel braunrot/ daher mans rot Růben nent. Die geelen Růben haben auch einen holen rauhen stengel/ die bletter seind schwartzgrůn/ gantz zinnelecht/zerteylt als des wilden Körbelkrauts/ ein wenig schmeler dañ der vorigen Pasteney. Sie bringen auch jre weisse gekrönte blůmen / vnd darnach samen/der ist dem Eniß samen nit vngleich. Die wurtzel ist geel/ vñ lang.

Die wild Pastnach ist mit dem rauhen vñ harigen stengel den obgenanten gleich. Die bletter seind etwas grösser vnd rauher dann der vorigen. Seine gekrönte blůmen seind weiß / in derselbigen findt man ein besonders eintzigs pur-
C purfarbs knöpffechts blůmlin. Der samen ist rauch / harig/ gleich als mit kleinen stacheln oder disteln überzogen. Der dold thůt sich zůsamen / vñ macht ein gestalt eins vogelnests. Die wurtzel ist fingers dick/spannen lang/vnnd reucht wie die geelen Růben.

Statt irer wachsung.

Die roten vnd geelen Růben/ daruon wir hie schreiben/ můssen in gärten gezilt werden. Die wilde Pasteney wechßt allenthalben an den wegen vnd steinigen orten von sich selbs.

Zeit.

Die Pastnachen blüen im Hewmonat vnd Augstmonat/ vnd bringen volgends jren samen.

D Die natur vnd complexion.

Die zamen Pastnachen wermen vñ seubern/doch thůt sölchs auch die wild/ vnd mehr dann die zam.

Krafft vnd würckung.

Die zamen Pastnachen seind vnkrefftiger dañ die wild/ doch seind sie füglicher vnd bequemer zů der speiß. Der sam aber aller Pastnachen gesotten vñ getruncken/oder in die můter gethon/bringt den frawen jre zeit. Treibt den harn/ ist gůt den wassersüchtigen/ vnnd denen so von gifftigen thieren gebissen seind. Vnnd so einer zůuor von disem samen innimpt / ist er nachmals vor gedachten thiern sicher. Er fürdert zů der gebůrt. Die wurtzel gesotten vnnd getruncken treibt den harn/ vñ reytzt zů den Eelichen wercken. So man die wurtzel in die

můter

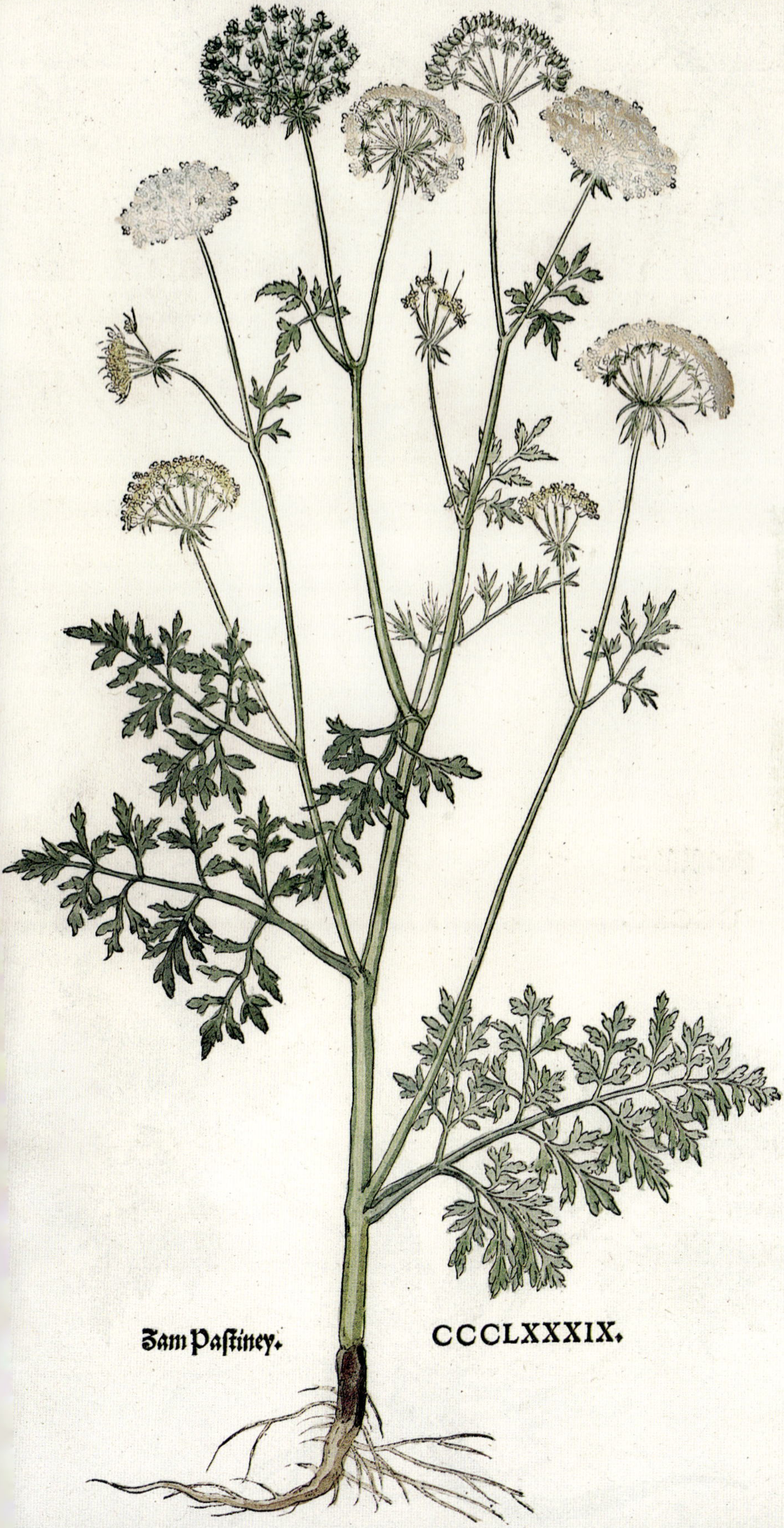

Zam Pastiney. CCCLXXXIX.

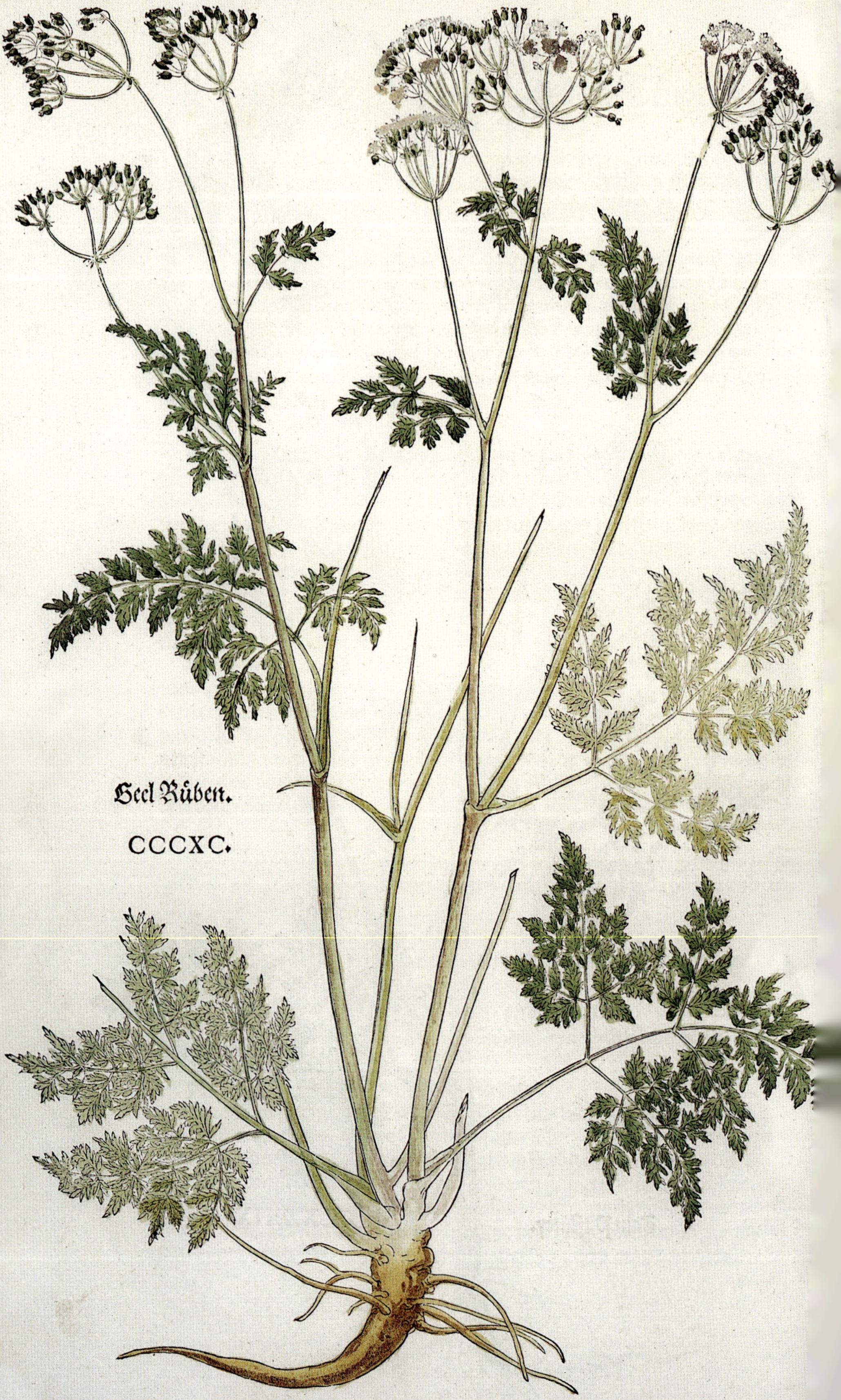

Geel Rüben.

CCCXC.

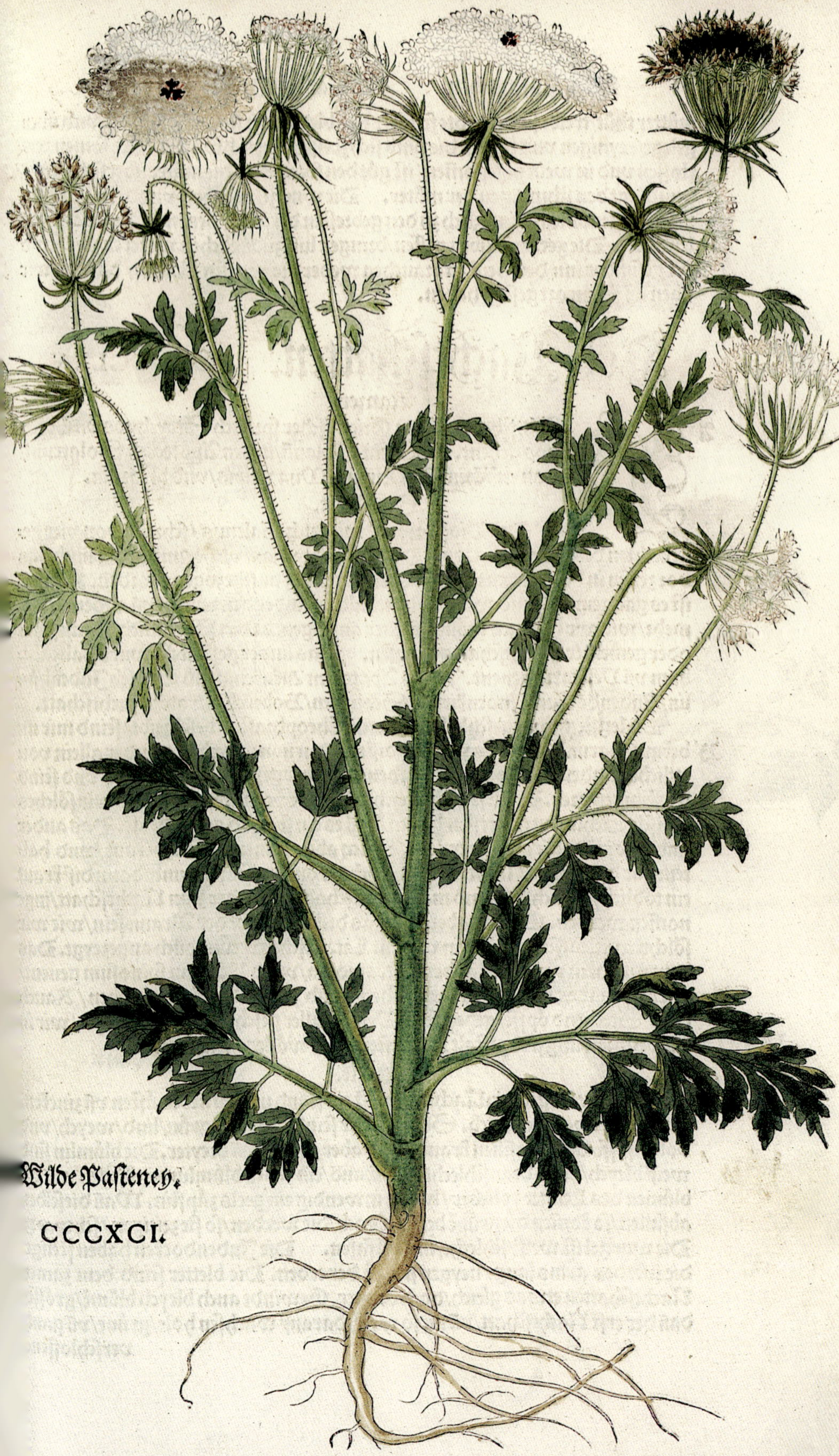

Wilde Pastenen.

CCCXCI.

E müter thůt/treibt sie die todte frucht. Die bletter mit hönig zerstossen vnd über gelegt/reynigen vnd heylen die vmb sich fressende geschwär. Der samen zerstossen vnd in wein jngenommen/ ist gůt den frawen so die můter übersich steigt/ vnnd legt den schmertzen der můter. Die wurtzel gedörret vnnd gepuluert in Meth jngenommen/ist nützlich zů den gebresten der leber/des miltz/der nieren vñ lenden. Die geelen Růben gessen/bringen lust zů Eelichen wercken/ vñ seind vil gesunder inn der speiß zů brauchen weder die weissen Růben/ daruon wir oben an jhrem ort gesagt haben.

Von Nachtschatten. Cap. CCLXV.

Namen.

A Nachtschatt würt in Griechischer spraach Strychnos vñ Trychnos genent. Zů Latein Solanũ/in den Apotecken Solatrum/ von ettlichen Vua Lupina/ Vua vulpis/vnd Morella.

Geschlecht.

Der Dioscorides / wie auch Galenus / schreibt von vier geschlechten des Nachtschattens. Das erst nent er zam vñ heymisch/darumb das vor zeiten in den gärten mit andern kreütern ist auffgezogen worden. Yetzund ist es gar gemein / vnd wechßt allenthalben hinder den zeünen vñ andern orten mehr/wie wir hernach wöllen weiter anzeygen. Würt schlechtlich Nachtschat oder gemeiner Nachtschatt geheyssen. Das ander geschlecht würt Halicacabum vñ Vesicaria genent. In den Apotecken Alkakengi. Zů Teütsch Judenhütlin/Judendöcklin/Judenkirsen/Schlutten/Boberellen/roter Nachtschatt.

Die letzsten zwey geschlecht/die auch Theophrastus beschreibt/ seind mir nit
B bekant/darum̃ ich nichts wil auff diß mal daruon schreiben / sonder allein von ettlichen andern Nachtschatten reden / welcher gestalt hie abgemalt/ vnd seind derselbigen drey. Der erst ist ein geschlecht der Schlutten / darumb wir sölches welsch Schlutten geheyssen haben/dañ es ein frembd gewechß ist. Das ander haben wir Dollkraut geheyssen. Ettlich aber nennen es Sewkraut / vnd haltens für den zamen Nachtschatten/doch nit on grossen jrthumb/dann diß kraut ein tödlich gewechß ist/vnd mag nit on schaden/wie der zam Nachtschatt/jngenommen werden. Es mag aber wol das dritt gschlecht der Alraun sein/wie wir sölchs weitleüffiger haben in vnserm Lateinischen kreüterbůch angezeygt. Das dritt würdt in welschen landen Stramonia/vnnd Pomum spinosum genent/ darumb haben wirs auch der rauhen vnnd stechenden frucht halben / Rauch oder Stechend öpffel geheyssen. Welcher aller geschlecht vnderscheyd / wir in der beschreibung jrer gestalt volkomenlicher wöllen anzeygen.

Gestalt.

C Der zam vnd gemein Nachtschatt ist ein staud mit vil neben ästen vñ zincken/ der würt etwan elen hoch. Seine bletter seind schwartzgrün/lind/weych/vnd voller safft/dem Basilien kraut gleich/aber grösser vñ breyter. Die blůmlin sind weiß bleych/ steen drauschlecht bey einand/ein yedes blůmlin anzůsehen wie die blůmen des Lenger ye lieber / haben inwendig ein geels zäpflin. Wañ dieselben abfallen/so komen die grünẽ beer hernach/die werden/so sie zeitigen / schwartz. Die wurtzel ist weiß/schlecht/mit vil fasen. Die Judendocken haben stengel die werden arms lang / neygen sich zů der erden. Die bletter seind dem zamen Nachtschatten etwas gleich/doch breyter. Gewindt auch bleych blůmẽ/grösser dañ der erst Nachtschatt/vñ nit so weiß/darauß wachsen hole/grüne/vñ gantz verschlossene

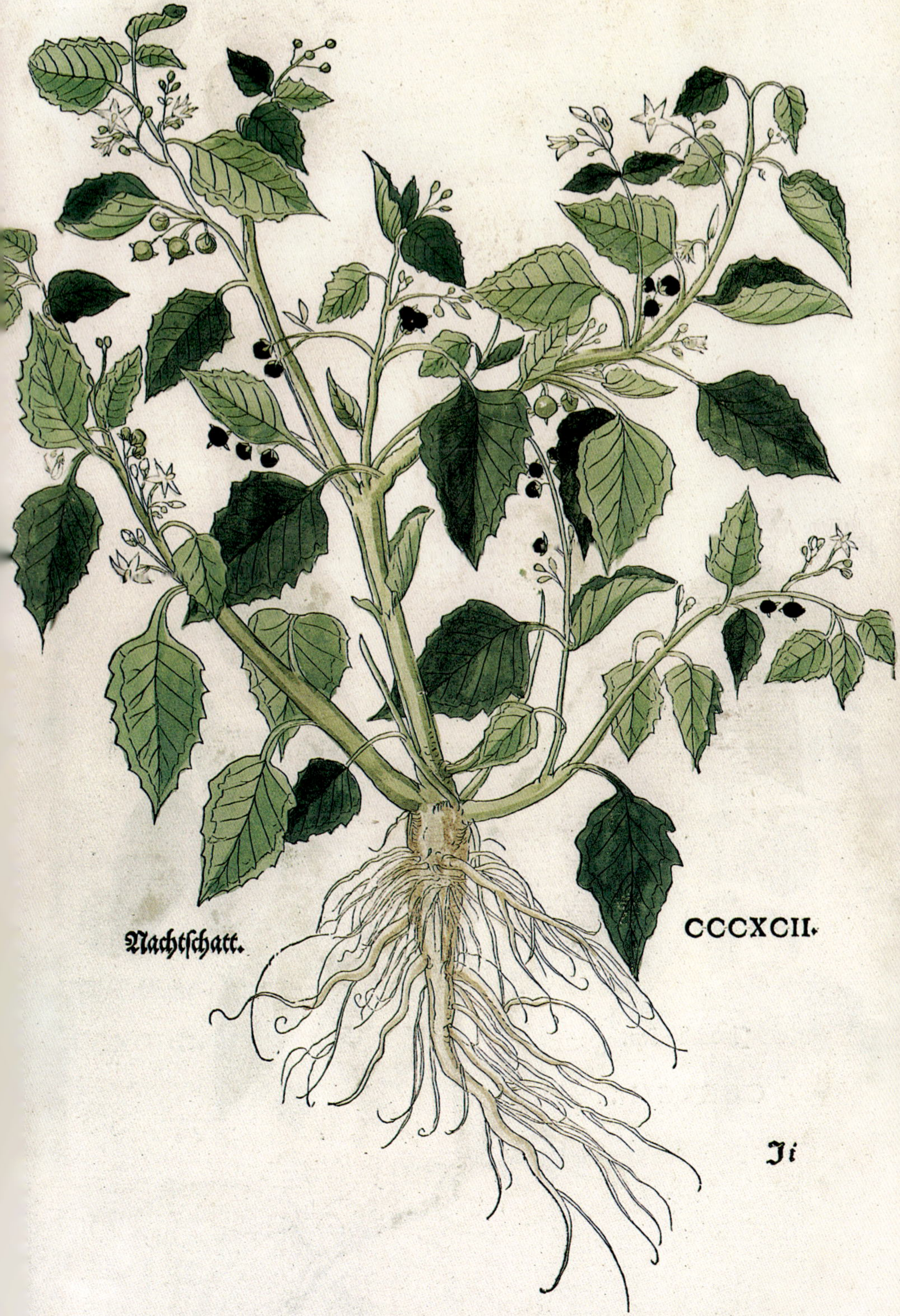
Nachtschatt.

CCCXCII.

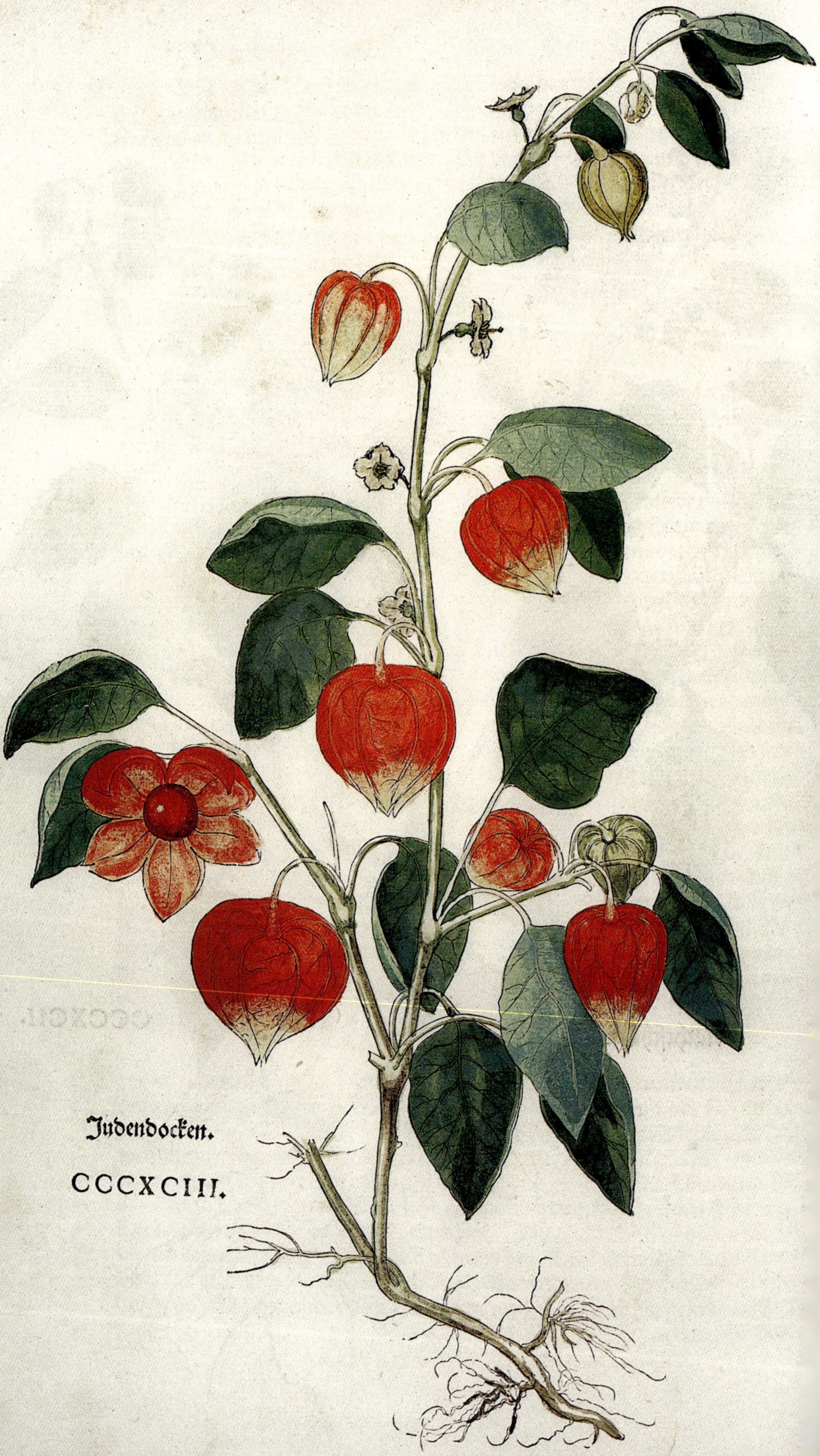

Judendocken.

CCCXCIII.

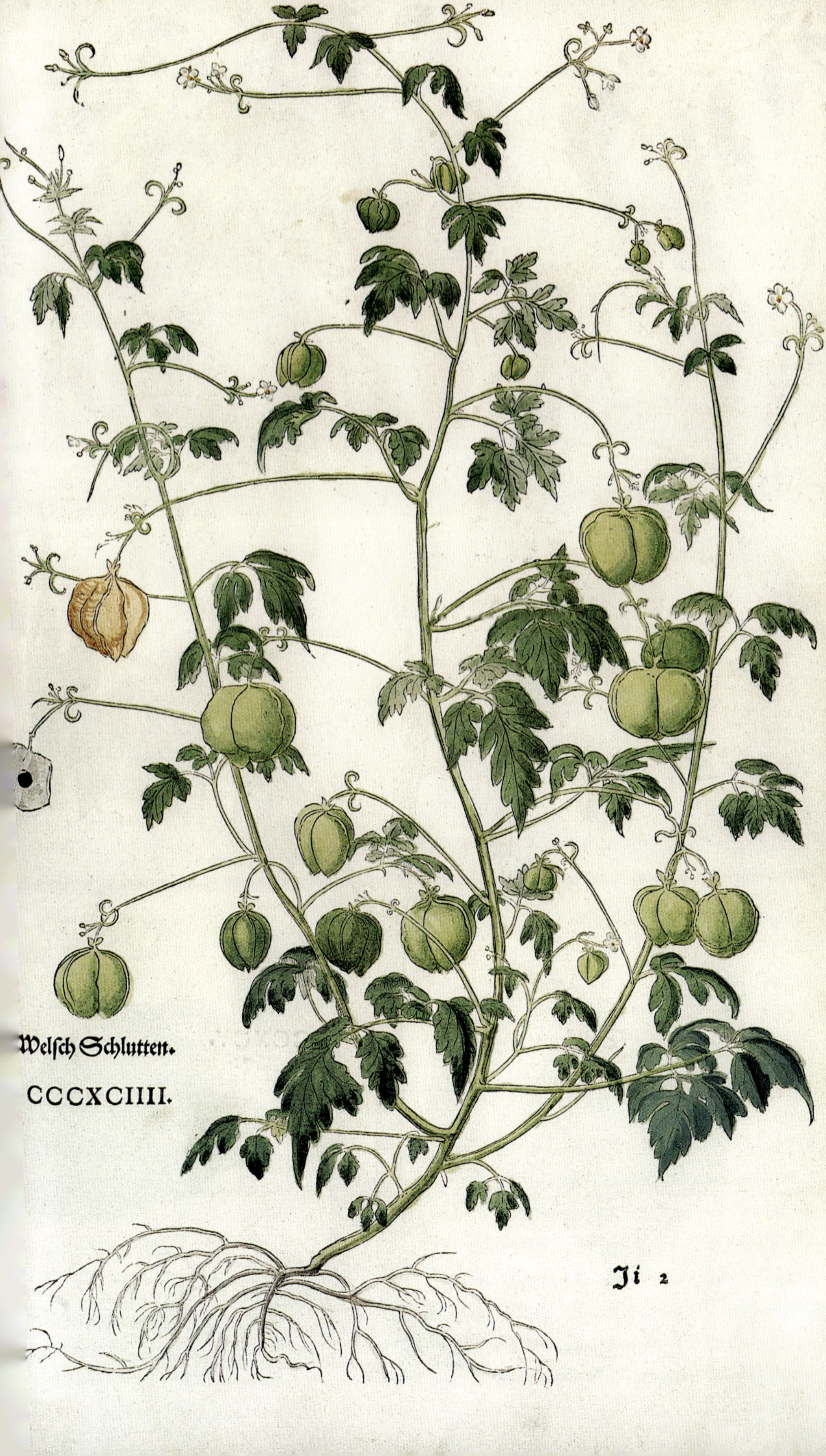

Welsch Schlutten.

CCCXCIIII.

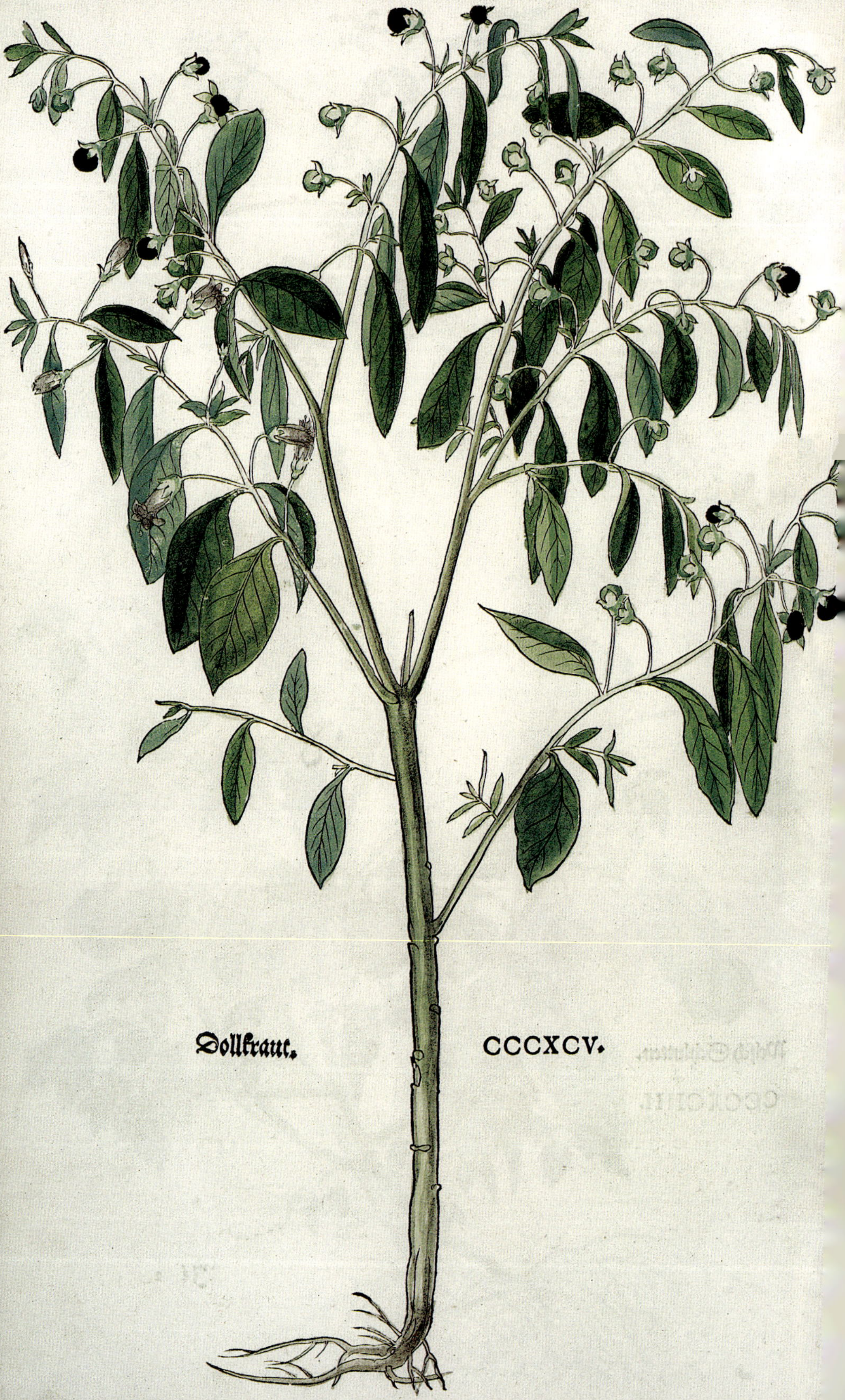

Dollkraut. CCCXCV.

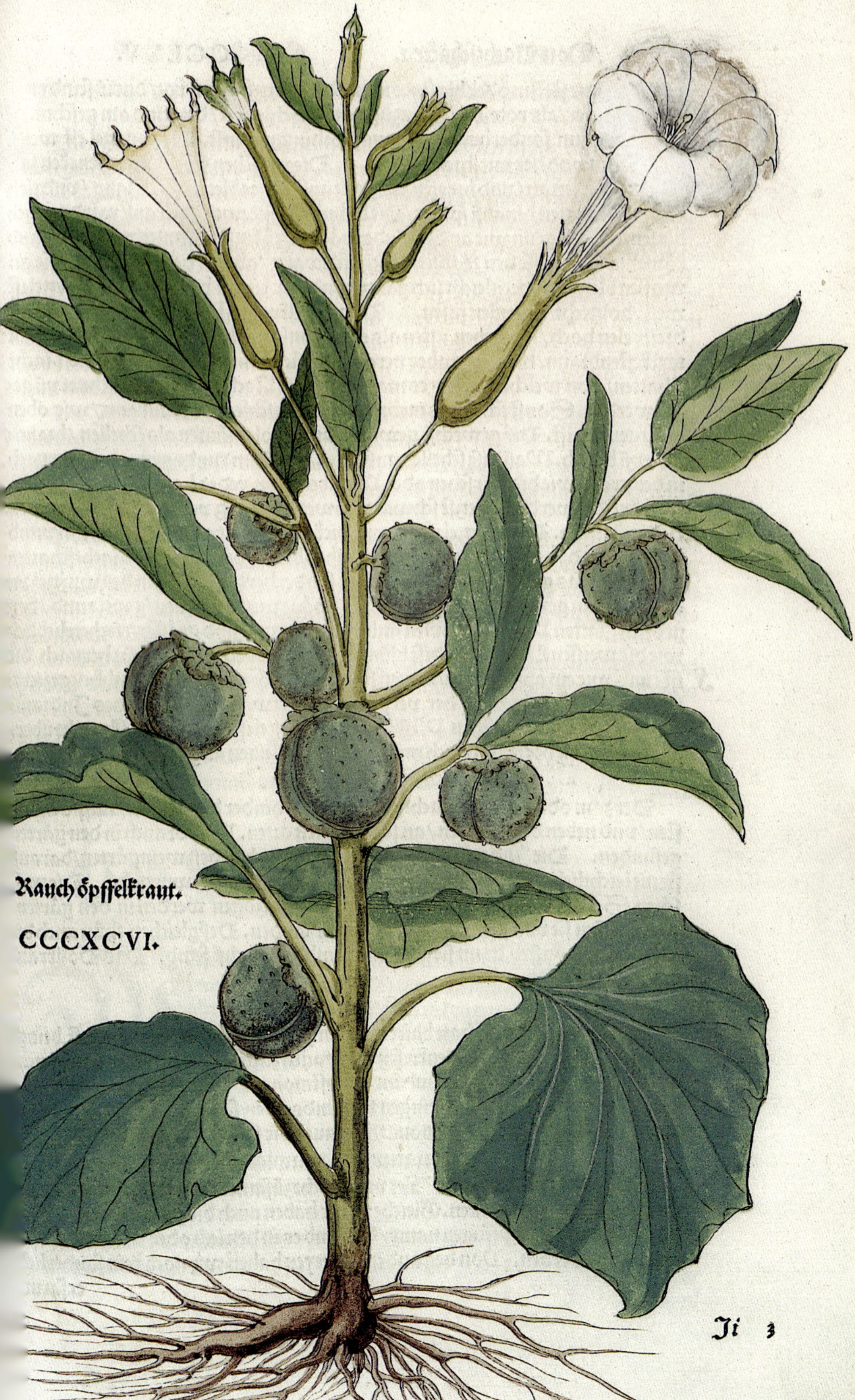

Rauch öpffelkraut.

CCCXCVI.

D verschlossene secklin oder blasen/die werden zů letzst gantz rot/ darinn seind runde rote kőrner/als rote Kirsen anzůsehen/verschlossen/die seind am geschmack seer bitter/inn sonderheyt wo mans vorhin angreifft. Die wurtzel ist weiß/ kreucht hin vnd her mit jhren zincken. Die welschen Schlutten hencken sich mit jhren fäden an/ vnd breyten sich weit auß. Jhre bletter seind lang/ vnd tieff zerkerfft/vornen hinauß spitzig. Die blůmlin schneeweiß/darauß werden auch blasen/erstlich grůn wie an den Judendőcklin/zů letzst braunlecht/darinn seind kőrner in der grősse den Erbsen gleich/ schwartz/ aber in der mitte haben sie ein weissen bletz/ der vergleicht sich gantz vnnd gar einem hertzen. Die wurtzel ist weiß/holtzecht/mit vilen fasen. Das Dollkraut ist ein feiner staud/ ettwan dreier elen hoch/ mit neben åsten als ein bőumlin gestalt. Die stengel seind zum teyl kestenbraun/ die bletter aber vergleichen sich dem zamen vñ gemeinẽ Nacht
E schatten/ von welcher wegen es mag vnder die Nachtschatten gerechnet vñ gezelt werden. Sonst scheint es mehr zů sein ein geschlecht der Alraun/ wie oben auch gemellt ist. Diß gewechß gewindt lange hole blůmen als schellen/ braunfarb vñ bleych. Wañ dise schellen außfallen/wachsen runde grůne beer hernach in der grősse wie die Kirschen oder Weinbeer/ ein yedes beer sonderlich an seinem styl/die werden zů letzst schwartz/inwendig gantz voller brauns saffts/vñ kleiner kőrnlin. Die wurtzel ist fingers dick/vnd lang/verkreücht sich hin vnnd her im grund. Die Rauhen őpffel haben bletter die seind den Nachtschatten blettern etwas gleich/aber vil grősser/in sonderheyt die so gegen der wurtzel vn den an disem gewechß steen. Gewindt schőne weisse blůmen/gantz rund/ den grossen glatten Winden blůmen ånlich/aber lenger vnd grősser/riechen lieblich wie die weissen Lilgen. So dise blůmen abfallen wechßt die frucht hernach/die
F ist rund wie ein apffel/grůn/mit vil stechenden dőrnen zů ringß vmbher geziert/ inwendig voller samens/ der vergleicht sich ettwas dem samen des Indianischen oder Chalecutischen Pfeffers. Die wurtzel ist braunlecht/ kreucht überzwerch hin vñ her im erdtrich mit seinen vilen kleinen angehenckten würtzelin.

Statt irer wachsung.

Der zam oder gemein Nachtschatt wechßt hinder den zeünen/ auff den misten/ vnd neben den mauren/ an schattechten orten. Würdt auch in den gårten gefunden. Die Judenkirsen wachsen gemeinlich in den weingårten/darauß sie nit leichtlich mőgen gebracht werden/wo sie ein mal jnwurtzeln. Die welschen Schlutten můssen von dem samen auffgezogen werden in den gårten/ sonst komen sie von sich selbs nit in vnsern landen. Deßgleichen thůn auch die Stechenden őpffel/ dann sie auch ein frembd gewechß seind. Das Dollkraut wechßt in wålden.

G

Zeit.

Der gemein Nachtschatt blüet den gantzen summer/ aber im Herbst bringt er seine frücht. Die Judenkirsen blüen auch zů gedachter zeit/aber die frucht erscheinet im Augstmonat vnnd im Herbstmonat. Die welschen Schlutten blüen im Hewmonat/vnd bringen volgends jhren samen. Das Dollkraut blüet im Meyen vnd Brachmonat/wie auch die Stechenden őpffel thůn.

Die natur vnd complexion.

Der gemein Nachtschatt kület vnd zeücht zůsamen/ ist aber mittelmåssig in dem trücknen vnd feüchten. Gleiche natur haben auch die Judenkirsen. Das Dollkraut ist einer gifftigen natur/ darumb es in den leib oder innerlich nit soll gebraucht werden. Von den andern zweyen haben wir noch kein sonderliche erfarung

G erfarung/dañ es frembde gewechß seind/vnd newlich in vnser land gebracht.

Krafft vnd würckung.

Die bletter des gemeinen Nachtschatten mit gersten maltz vermischt vnnd übergelegt/seind nützlich zů dem rotlauff. Dise bletter für sich selbs zerstossen/vñ übergelegt/heylen den weetagen des haupts/sind gůt dem hitzigen magen/vñ zů allen andern hitzigen gebresten der augen/ohren/brüsten/lebern/nieren/vnd blasen. Mit saltz zerstossen vnd übergeschlagen/zerteylen vnd verzeren sie die ohrmützel. Der safft von den blettern mit rosenöl/silberglett/vnd bleyweiß vermischt/ist nützlich zů dem rotlauff. So ein rässer fluß in die augen felt/soll man disen safft mit dem weissen von einem ey vermischen/vnnd überschlagen. Ein woll in disen safft getruckt/vnnd in die můter gethon/stellet der frawen kranckheyt. In summa/diser Nachtschatt ist gůt zů allen gebresten/die külens vnd hindersich treibens bedörffen.

Die Judendocken/so vil vnnd die bletter berůrt/haben einerley würckung
H mit dem gemeinen Nachtschatten. Jre frucht aber treibt den harn/reynigt vnd nimpt hinweg die verstopffung der leber. Ist derhalben gůt denen so die geelsucht haben. Sie reyniget auch die nieren vnd blasen/ist demnach kreffiglich den stein treiben.

Von den welschen Schlutten vñ den Stechenden öpffeln haben wir noch kein sondere erfarung/darumb wir auff diß mal von jrer würckung nichts künden anzeygen. Dieweil es aber schöne gewechß seind/habend wirs nit wöllen überschreiten/auff das wir den andern vrsach geben nachzůdencken was derselbigen würckung weren.

Das Dollkraut hat on zweifel die krafft des vierdten Nachtschatten/der da schellig vnd vnsinnig macht/dañ es dem menschen ein tödtlich kraut ist/welchs die erfarung gibt. Ich weiß auch gewißlich das zwey kinder so die beer/welche seer süß am geschmack seind/gessen haben/bald darauff gestorben seind/welche doch zůuor gantz frisch vnd gesund gewesen. Ich acht es sey das dritt geschlecht des Alrauns/wie vormals angezeygt/vnd sölches im Latein mit mehr worten von vns bewert ist.

Von Walwurtz. Cap. CCLXVI.

Namen.

A Walwurtz nent man auch Schwartzwurtz/Schmerwurtz/vnd Beinwellen. In Griechischer spraach würdt sie Symphyton/vnd Symphyton mega genent. Zů Latein Symphyton vnd Solidago. In den Apotecken würt sie Consolida maior geheyssen. Hat alle jhr namen von jrer tugent vñ würckung/so sie hat in heylung der wunden vnd geschwären überkomen.

Geschlecht.

Der Walwurtz seind zweyerley geschlecht/meñle vnd weible. Das mennle hat braune/das weible aber bleych weißgeel blůmen. Haben sonst gar keinen vnderscheyd/darumb wir beyde geschlecht vnder einer figur begriffen haben.

Gestalt.

Walwurtz hat einen stengel der ist elen lang/vnnd ettwan auch lenger/seer harig vnnd rauch/inwendig hol/ecket/mit vilen zweiglin/die seind mit rau-

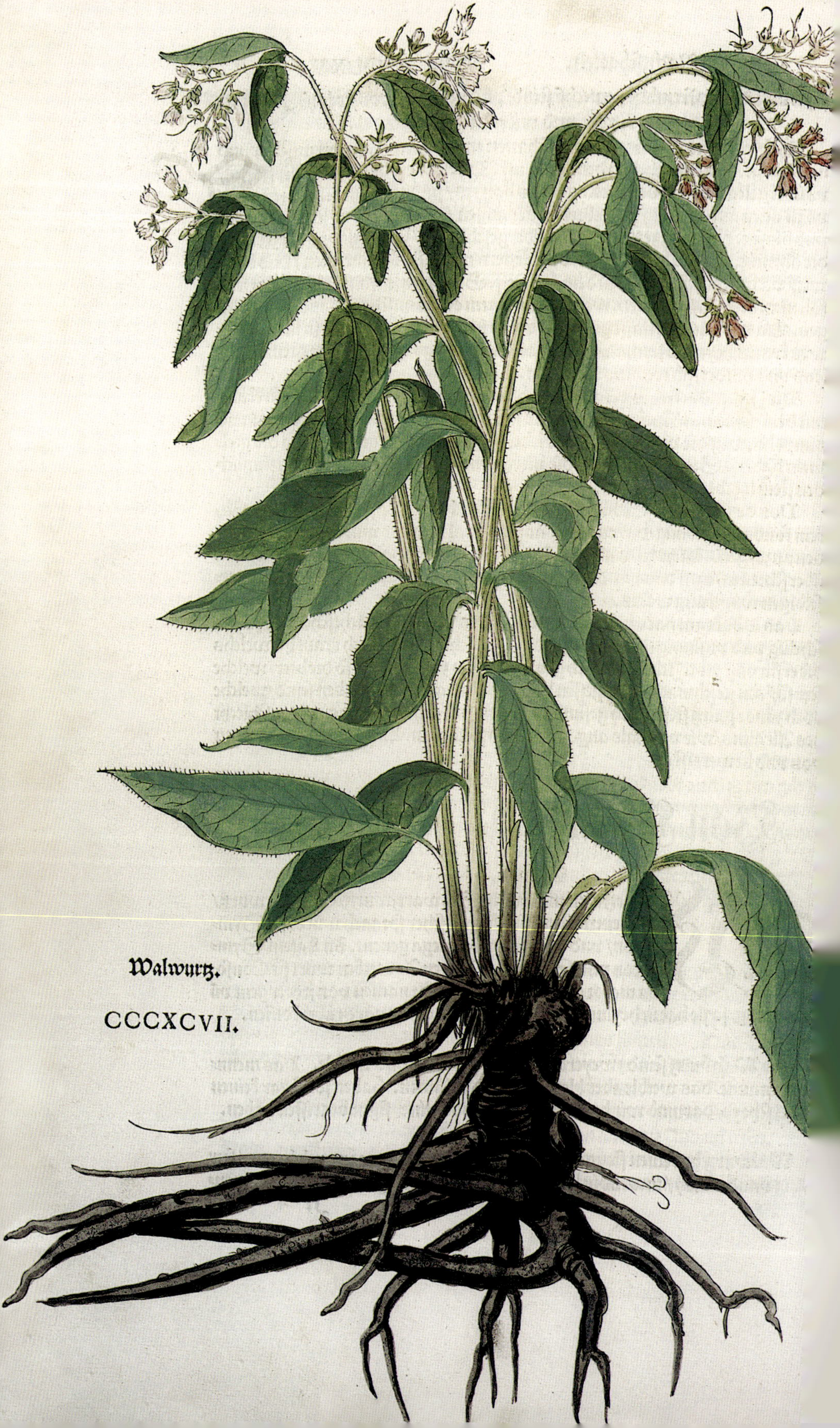

Walwurtz.

CCCXCVII.

B hen/langen/vnnd schmalen blettern bekleydet/wie die welschen Ochsenzun-
gen. Die blůmen werden runde hole schellen/ettlich bleych weiß geelferbig/wie
vormals angezeygt/ettlich braun. So dise abfallen findt man den samen inn
grůnen heüßlin. Die wurtzel ist außwendig schwartz/inwendig aber gar weiß
glatt/leymecht vnd schlupfferig.

Statt irer wachsung.

Walwurtz wechßt gern in feüchten awen/an wasser gestaden/würdt auch
in den gärten gezilet/in sonderheyt das mennle/dañ das weible ist gemeiner.

Zeit.

Walwurtz blüet fürnemlich im Brachmonat vnd Hewmonat.

Die natur vnd complexion.

Die Walwurtz wermet vnnd trücknet im andern grad/zeücht auch seer zů-
samen.

C Krafft vnd würckung.

Die wurtzel geseubert in wein oder wasser gesotten vnd getruncken/ist nütz
lich denen so blůt außspeien/vñ inwendig gebrochen seind. Sie ist auch treffen-
lich gůt zů allen wunden/dañ sie seer heylsam ist. Ein pflaster darauß gemacht
vnd über die frischen wunden gelegt/hefftet dieselbigen zůsamen. Wañ sie bey
fleysch gesotten würt/wachsen die stück widerumb zůsamen/wie Dioscorides
schreibt. Dise wurtzel mit Creützwurtz bletter zerstossen vnd übergelegt/leschet
die hitz des affters. Walwurtzel in wein gesotten/stellt die roten rhůr/vnd der
weiber kranckheyt. Reynigt auch die brust vñ lungen von dem eyter. Dise wur
tzel zerstossen vnd übergelegt/heylet die brüch. In summa/Walwurtz ist nütz-
lich zů allerley wunden vnd beinbrüchen/darumb sie bey den wundärtzten in
grossen ehren sol gehalten werden.

Von Cucumern. Cap. CCLVII.

Namen.

A CVcumern werden in Griechischer spraach Sicys/vñ Sicys he-
meros geheyssen. Zů Latein Cucumis vnd Cucumer/welcher na
men in den Apotecken bliben ist. Aetius nent sölch gewechß An-
gurium. Vrsach des Griechischen vnd Lateinischen namens ha-
ben wir in vnserm Lateinischen kreüterbůch angezeygt.

Geschlecht.

Der Cucumern seind mancherley geschlecht/fürnemlich aber sechs. Das
erst geschlecht ist gantz gemein/würdt von ettlichen Anguria genent. Daher
kompts das diß geschlechts früchten auff Teütsch von ettlichen auch Gurchen
B geheyssen werden. Das ander geschlecht würt Türckischer Cucumer genent
darumb/on zweifel/das diß gewechß erstlich auß der Türckey ist in vnser land
koñen. Das dritt geschlecht würt zů Latein Cucumer marinus geheyssen/da
her nent man sölchs gewechß Zucco marin. Mag wol Meer Cucumer genent
werden. Das vierdt geschlecht nent man in den Apotecken Citrulum/vnd
auff Teütsch Citrullen. Das fünfft geschlecht seind Pfeben/Pepones genent
in Griechischer vñ Lateinischer spraach. Das sechst Melon/die werden auch
in beyden gedachten spraachen vñ in der Apotecken Melones geheyssen. Diser
aller vnderscheyd wöllen wir in beschreibung der gestalt klärlich anzeygen.

Gestalt.

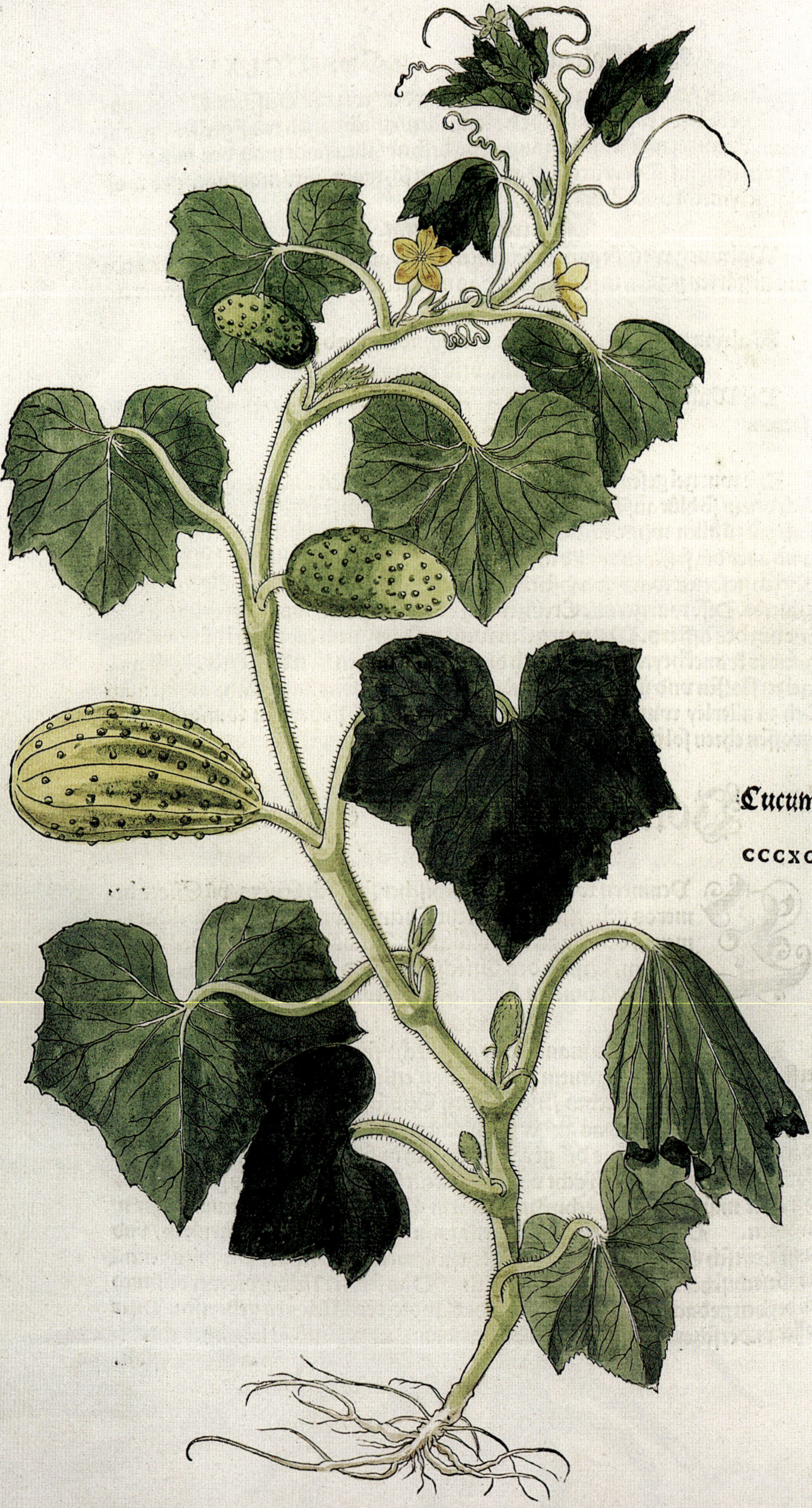

Cucumer.

CCCXCVIII.

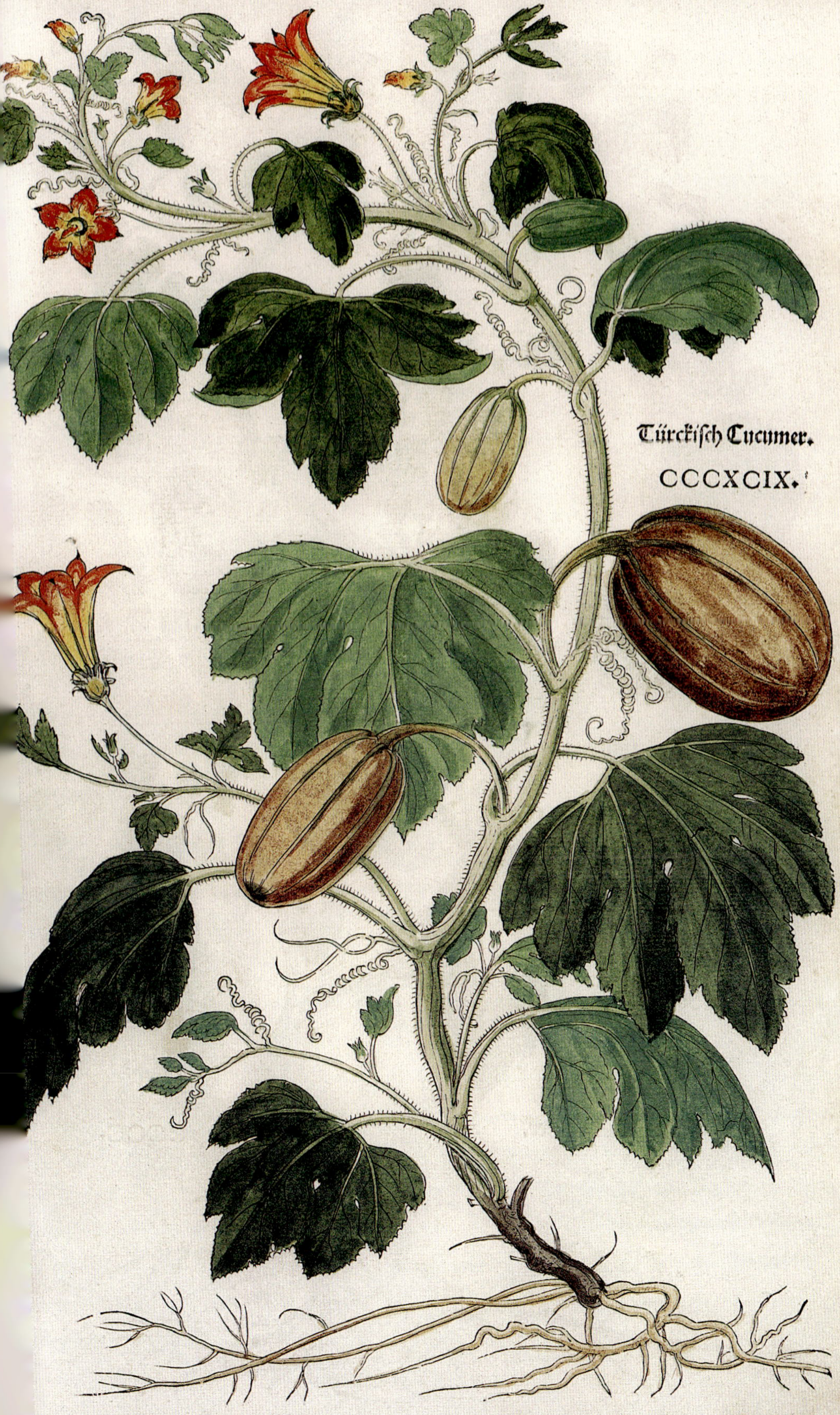

Türckisch Cucumer.

CCCXCIX.

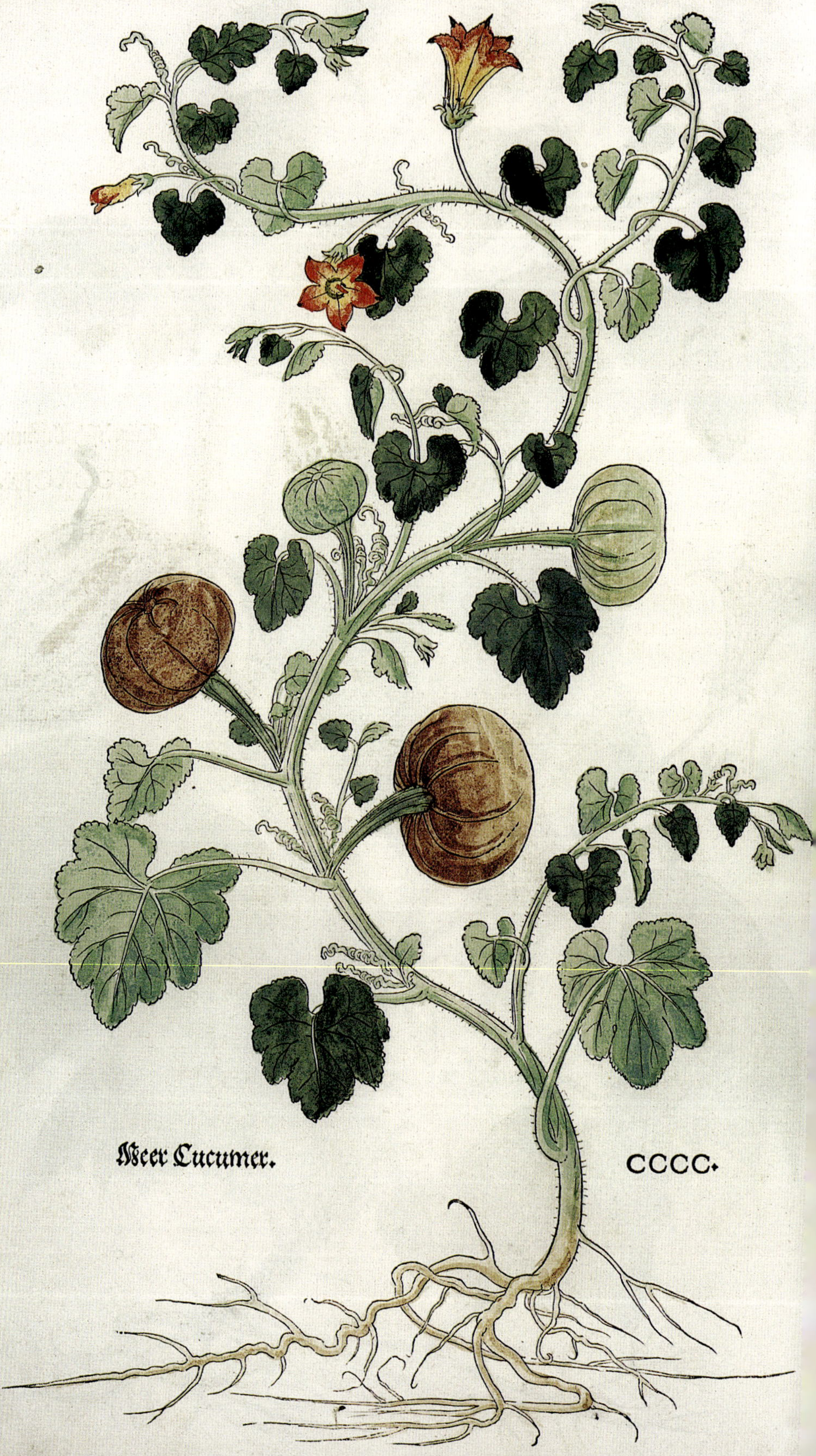

Meer Cucumer.

CCCC.

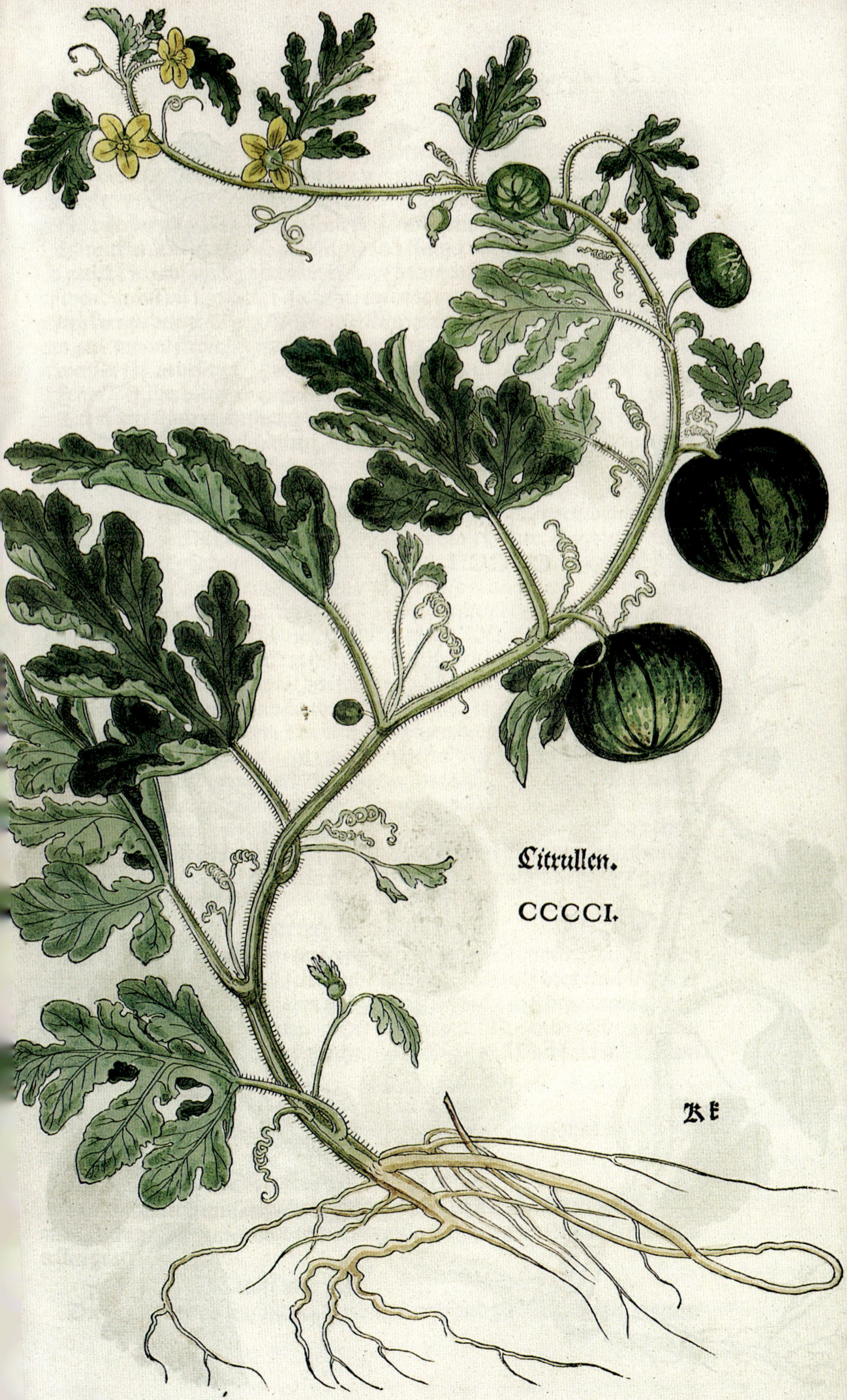

Citrullen.

CCCCI.

Kk

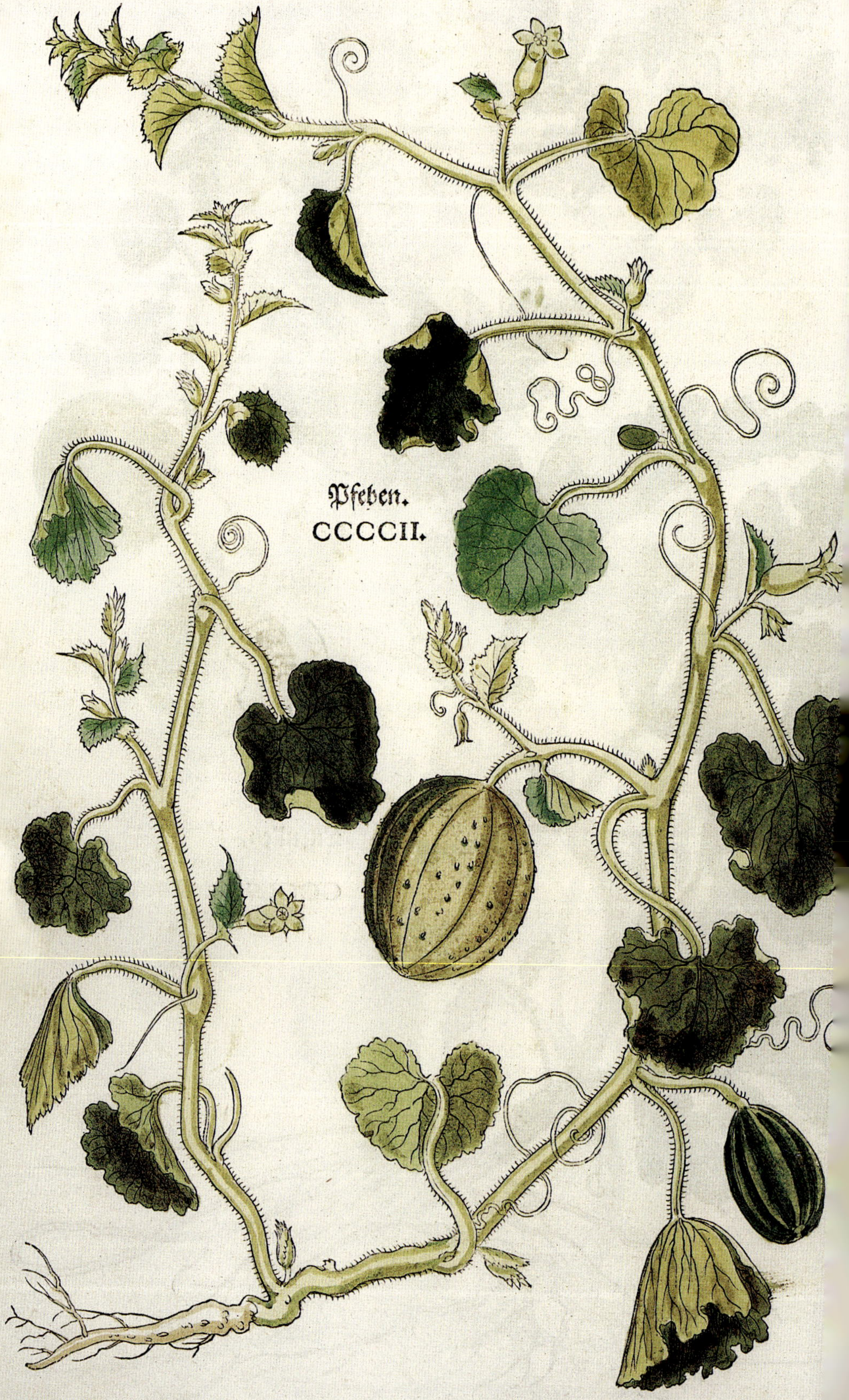

Pfeben.
CCCCII.

C

Gestalt.

Das erst geschlecht/Cucumer in den Apotecken geheyssen/hat einen rauhen stengel/der kreucht auff der erden her. Seine bletter seind rauch/schwartzgrün/ecket/vñ vornen zůgespitzt/der kleinen Ephew blettern nit vngleich/aber grösser vnd breyter. Es hat auch seine hefftlin/darmit es sich an die nechsten gewechß wicklet. Die blůmen so zwüschen dem stengel vnd den blettern wachsen/sind geel. Nach abfallung der blůmē kompt hernach die frucht/welche lang ist/außwendig mit vil tüpffelin besprengt/inwendig durchauß mit spitzigen vnd breyten kernen besetzt. Dise öpffel seind erstlich grün/darnach so sie zeitigen/werdens geel/mit vil strömlin oder fürchlin geziert. Die wurtzel ist schlecht/mit vilen weissen fäßlin besetzt. Der Türckisch Cucumer ist dem gemeinen mit stengel/kraut/hefftlin/blettern/blůmen vñ öpffel etwas gleich/aber aller ding grösser.
D Die bletter seind vil tieffer zerschnitten/grüner/vnd gegem dem styl nit wie die Ephew bletter außgeschnitten. Die blůmen seind vil grösser/gestalt wie die glocken/doch vornen in fünff oder sechs teyl zerspallten/gantz saffranfarb. Die öpffel werden seer groß/vnd gantz vñ gar geel. Die wurtzel ist holtzecht. Der Zucco marin oder Meer Cucumer ist mit stengel/hefftlin/blettern/blůmen vnd wurtzel dem Türckischen gar änlich/aber aller ding kleiner. Die bletter seind auch mehr den Ephew blettern gleich/dann des Türckischen. Die öpffel seind gantz rund/geströmt/vñ an der farb erstlich grün/darnach geel. Die Citrullen seind mit stengel/blettern/welche mit vilen schnitten oder kerffen zerspalten/vñ blůmen den frembden Coloquinten gantz gleich. Die öpffel seind auch rund/grün/aber vil grösser/inwendig mit grossen braunen breyten kernen besetzt.

Die Pfeben vnd Melonen haben fast einerley kraut/stengel vnd blůmen. Li-
E gen mehr auff der erden dann sie übersich wachsen. Jre hefftlin seind vil kleiner dann der andern Cucumern. Die bletter seind rund/rauch/den Reben blettern gleich. Die neben zweiglin tragen zweyerley geeler blůmen/wie der Cucumern/die ersten fallen ab/die andern haben hinder jhnen bützlin nachuolgen/darauß werden die öpffel/ettlich lang vnd geel/die werden Pfeben genent/ettlich gantz rund vnd grün/die nent man Melonen/darumb das sie rund/vñ gestalt seind wie die öpffel. Dise beyde frücht seind geströmt/vnnd ettwas rauch/inwendig gantz geel/safftig/vñ mit kernen in einer ordnung durchauß besetzt/am geruch lieblich/am geschmack süß.

Statt irer wachsung.

Die Cucumern alle wöllen ein feyßt erdtrich/vnd vil sonnen haben. Das erst geschlecht ist gemein in vnsern landen/aber die andern drey geschlecht der
F Cucumern seind vor kurtzen jaren erst zů vnns gebracht worden/das man auß jhren namen wol mag abnemen. Die Pfeben vnd Melonen wöllen auch ein wolgebawt erdtrich haben/deßgleichen auch vil soñen. Wachsen vmb Nürenberg in grosser menig.

Zeit.

Die Cucumern/Melonen vnd Pfeben/werden im Hewmonat vnd Augstmonat zeitig.

Die natur vnd complexion.

Die Cucumern mitsampt den Melonen vnd Pfeben seind kalt vñ feücht im andern grad. Der samen aber vnd wurtzel/so sie gedörrt werden/trücknen im ersten grad.

Krafft vnd würckung.

Die Cucumern gessen/lindern den bauch/vñ seind gůt dem hitzigen magen.

G Sie seind auch der blasen nützlich. Der sam treibt den harn. Mit milch oder süssem wein jngenom̃en/ist er gůt denen so die blaß schwirig ist. Die bletter mit wein zerstossen vnd übergeschlagen/heylen die bissz der hund. Die Pfeben gessen/treiben den harn. So mans über die stirn legt/leschen sie die hitz der augen. Die eüsser schelfe übergelegt/treibt hindersich die flüß so in die augen geen. Der safft an der sonnen getrücknet vñ angestrichen/macht ein schön angesicht. Die wurtzel gedörrt/gepuluert/vnnd in Meth jngenom̃en eines quintlins schwer/macht speien. Mit hönig vermischt vnnd übergelegt/heylt sie die fliessenden geschwär. So man mit den Pfeben die vnreynen haut/vnd das angesicht reibt/vertreiben sie allerley masen/flecken/roßmucken vnnd dergleichen vngestalt so daran gefunden würdt. Gessen/machen sie ein böß geblůt/vnd bringen mit sich die kranckheyt/dariñ einer vnden vnnd oben zůmal von sich gibt/Cholera genent.

H Der Pfeben samen treibt den lendenstein. Die Melonen seind nit so schädlich als die Pfeben/dienẽ auch dem magen baß. So einer der in onmacht fellt zů den Pfeben oder Melonen schmeckt/kompt er widerumb zů jhm selbs. Wañ man der Gurchen zů vil braucht/vnd der andern Cucumern/so leschen sie den meñlichen samen auß/vnd machen vnlust zů den Elichen wercken. Sie machen auch vil zäher böser feüchtigkeyt im leib/darauß langwirige feber entsteen/vnd griñen der därmen.

Von wildem Cucumer. Cap. CCLXVIII.

Namen.

A Wilder Cucumer/oder Esels Cucumer/würdt in Griechischer spraach Sicys agrios/oder Elaterion/zů Latein Cucumis anguinus/syluestris vnd erraticus/in den Apotecken Cucumis asininus genent.

Gestalt.

Der wild Cucumer ist mit stengel vnd blettern dem Meer Cucumer etwas gleich/doch seind die bletter reuher/vñ das mehrteyl zůsamen gebogen. Er hat aber kein hefftlin darmit er sich an die nechsten gewechß anhencke. Die blůmen seind bleychgeel/der gestalt nach der Citrullen blůmen änlich. Sein frucht ist vil kleiner dañ der andern Cucumern/gantz rauch/grün/rund vnd langlecht/inwendig voller saffts vñ brauner körner/die springen schnell herauß/so man den styl außzeücht/also das einer můß darab erschrecken. Die wurtzel ist weiß/vnd groß/oben gestalt wie ein weisse Růb/mit vil neben würtzelin vnnd fasen. Das gantz gewechß ist seer bitter.

B

Statt seiner wachsung.

Diß gewechß wechßt nit von jm selbs/so vil vnd mir bewüßt/in vnsern landen/sonder můß von dem samen gepflantzt werden. Wo es aber ein mal hin kompt/besambt es sich selbs järlich/also das man sein darnach nit mag abkommen. Wechßt gern in sandigen orten.

Zeit.

Der wild Cucumer blüet im Augstmonat/vnd bringt volgends gegen dem Herbst seine frücht oder öpffel.

Die natur vnd complexion.

Diß gewechß dieweil es/wie angezeygt/seer bitter ist/můß von nöten warm vnd trucken sein.

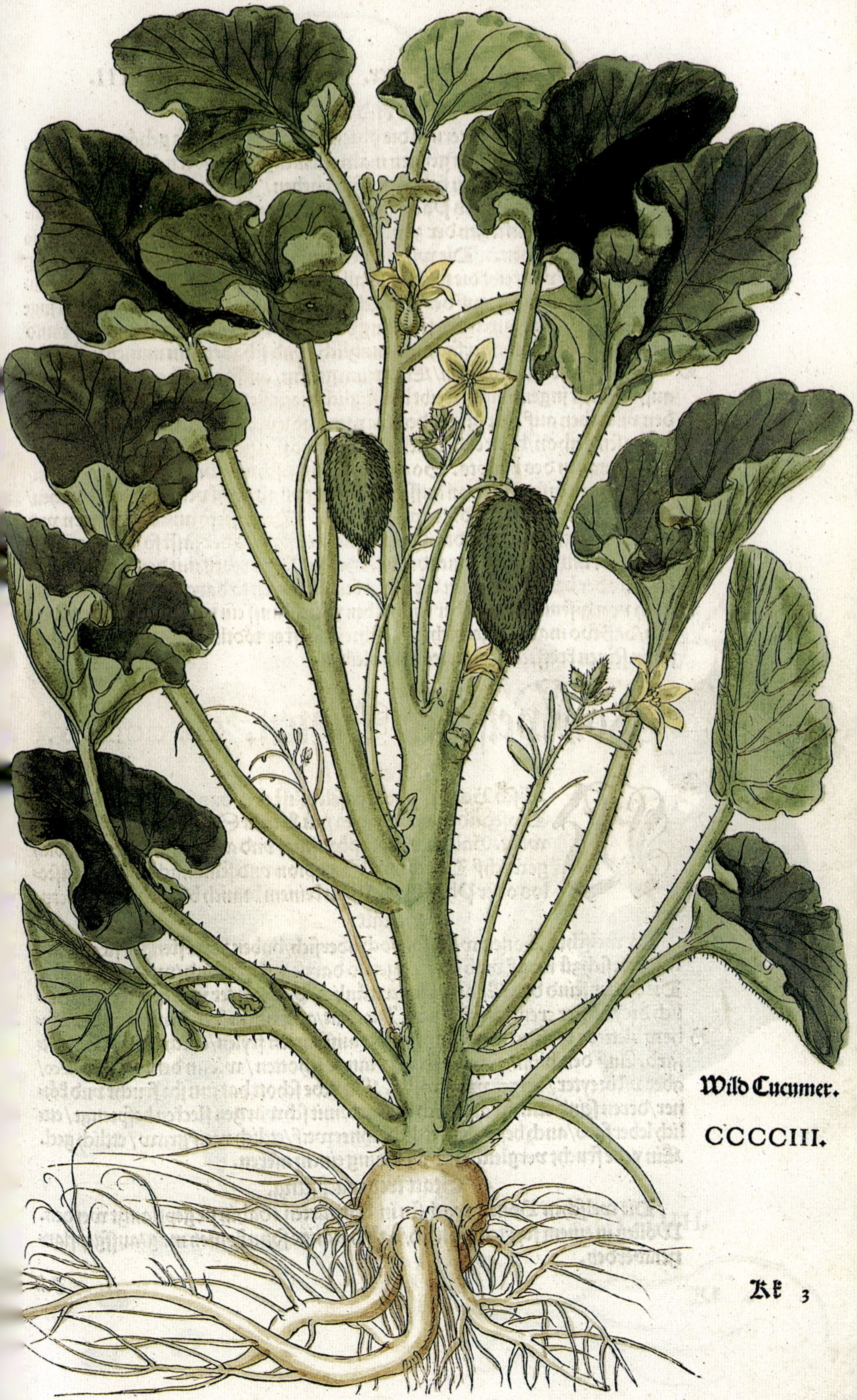

Wild Cucumer.

CCCCIII.

C Krafft vnd würckung.

Der safft von den blettern in die ohren gethon/bringt das gehör widerumb. Die wurtzel zerstossen mit gersten maltz vermengt vnd übergelegt/verzert allerley geschwulst/ so sich von kalten flüssen erheben. In essig gesotten vnd übergeschlagen/ vertreibt sie das Podagra. In wasser gesotten vnd im mund gehalten/legt sie den schmertzen der zän. Die brüe ist nützlich zů einer clystier denen so das hüfftwee haben. Die wurtzel gedörrt/ zů puluer gestossen vnd mit hönig angestrichen/vertreibt die flecht vnd allerley masen des angesichts vñ des gantzen leibs. Der safft auß der wurtzel auff ein halben scrupel zum höchsten jngenommen/treibt auß durch den stůlgang die gallen vnd zähen feüchtigkeyt / vnnd ist fürnemlich den wassersüchtigen nützlich / vnd schadet dem magen nichts.

D Der safft von den öpffeln/Elaterium genent/ auff ein halben scrupel schwer auffs höchst jngenomen / treibt krefftiglich die gallen vnd zähe feüchtigkeyt vnden vnd oben auß. Er bringt den frawen jhre zeit. Mit milch vermischt vnd in die nasen gethon/heylt er die geelsucht. Dermassen gebraucht/nimpt er hinweg den weetagen des haupts. So einer ein halßgeschwär hatt/Angina genennt/ dem sol man disen safft von aussen mit hönig vñ altem öl vermengt anstreichen/ dañ er verzert die inwendigen geschwulst. Der safft so auß den blettern vnd der wurtzel getruckt würdt/ ist nit so gar krefftig/ als der safft so auß der frucht kompt. Man sagt/wañ einer die wurtzel der Weinreben mit dem Elaterio bestreich oder berür/ so fressen die vögel keine trauben so daran wachsen. Es soll auch von disem safft nit über ein halben scrupel auff ein mal jngenommen werden/dañ wo man diß gewicht überschreit/so ist er tödtlich. Er mag aber zehen jar in seinen krefften verharren vnd bleiben.

Von welschen Bonen. Cap. CCLXIX.

Namen.

A Welsch Bonen / oder Faselen / ist eben das gewechß so bey dem Dioscoride Smilax cepæa / zů Latein Smilax hortensis genent würt. Galenus/Theophrastus/vnd ander mehr nennen sölch gewechß Dolichum. Serapion vnd seine nachuolger/ Faseolos oder Phasiolos. Ist in keinem brauch bey den Apoteckern.

Gestalt.

Die welschen Bonen wachsen hoch übersich/haben zarte stengel/flechten vñ hencken sich zů ringß vmb die stangen so darzů gesteckt seind/wie der Hopffen. Die bletter seind den Ephew blettern änlich/ doch zärter vnd breyter / gemeinlich drey bletter creützweiß/als ein Kleeblat/auff einem styl. Zwüschen den Ephew

B blettern kom̃en die blůmen herfür/auff zarten stylen/etlich weiß/etlich rotfarb. Auß den blůmen wachsen seer lange schotten / wie an dem Fœnogræco/ aber vil breyter / lenger vnd grösser. Ein yede schott hat inn jhr frucht vnd körner/deren seind ettlich rot/ettlich leibfarb/mit schwartzen flecken besprengt / ettlich leberfarb/auch besprengt/ettlich schneeweiß/ettlich weißgraw / ettlich geel. Ein yede frucht vergleicht sich aller ding einem nieren.

Statt irer wachsung.

Die welschen Bonen wachsen in den gärten / dahin sie gepflantzt werden. Wöllen in einem feyßten erdtrich/dahin stätige sonn kom̃en mag/auffgepflantzet werden.

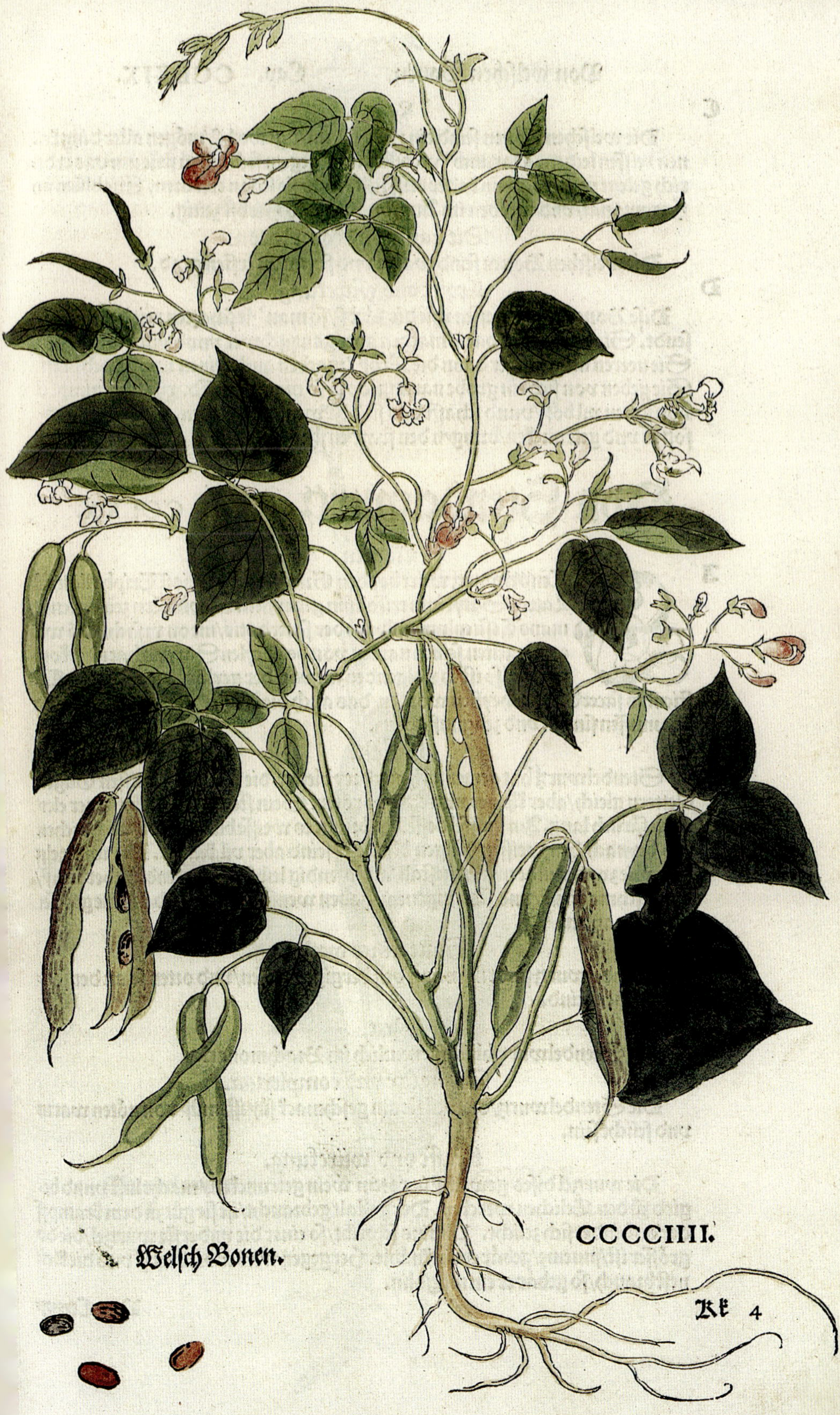

CCCCIIII.

Welsch Bonen.

C Zeit.

Die welschen Bonen seind ein recht summer gewechß/mögen aller ding keinen reiffen leiden. Darumb wo dise frucht gegem frůling zů frůe inn das erdtrich gelegt würt/vnd ein kalter reiff fellt/ seind sie schon erfroren. Sie blůen im Hewmonat/vnd werden im Augstmonat vnd Herbst zeitig.

Die natur vnd complexion.

Die welschen Bonen seind warm vnd feücht im ersten grad.

D Krafft vnd würckung.

Dise Bonen seind zů essen wie die Erbß/so man die schotten mit den körnern seudt. Sie treiben den harn/machen aber gantz schwer vnnd vnrůwig schläf. Sie neeren nit weniger dann die Erbß / machen auch keinen wind noch bläst. Sie geben von sich ein grobe narung/doch so man Senff darzů thůt/nimpt er von jhnen vil böß/vnnd schafft das sie dest weniger schaden. Dise Bonen gesotten vnd getruncken/bringen den frawen jhre zeit.

Von Stendelwurtz. Cap. CCLXX.

Namen.

A STendelwurtz würt bey den Griechen Satyrion Triphyllon/zů Latein Satyrium trifolium geheyssen. Zů vnnsern zeiten nennt mans Testiculum vulpis oder sacerdotis/nit on vrsach/dañ wie es vor zeiten seinen namen von den geylen Satyris hat überkommen/allso ist es volgender zeit von der geylheyt der Pfaffen Testiculus sacerdotis geheyssen worden/das auch die kreüter von jrer boßheyt haben müssen singen vnd zeügnuß geben.

Gestalt.

B Stendelwurtz hat gemeinlich nur drey bletter/die seind den weissen Gilgen blettern gleich/aber kleiner vnd ettwas röter. Sein stengel ist nacket/einer elen vngefärlich lang. Am gipffel desselben bringt es weisse blůmen / die vergleichen sich beynach den weissen Gilgen blůmen/ seind aber vil kleiner. Die wurtzeln sind wie zwey runde nüßlin gestalt/außwendig leibfarb/inwendig aber weiß/am geschmack süß/vnd seer angenem/haben wenig zaseln/vnnd ist eine grösser dann die ander.

Statt seiner wachsung.

Stendelwurtz findt man auff den bergigen wisen/vnd orten so an der sonnen gelegen seind.

C Zeit.

Die Stendelwurtz blůet fürnemlich im Brachmonat.

Die natur vnd complexion.

Die Stendelwurtz/dieweil sie am geschmack süß ist/můß von nöten warm vnd feücht sein.

Krafft vnd würckung.

Die wurtzel dises gewechß in rotem wein getruncken / macht lust vnnd begird zů den Elichen wercken. Der gestalt gebraucht/ist sie gůt zů dem krampff der do hindersich zeücht. Plinius schreibt/so einer die vnderste wurtzel/die do grösser ist/jnneme/gebär er ein knäble. Hergegen wañ er die öberst vnd die kleinest brauch/so gebär er ein mägdlin.

Von Creutz-

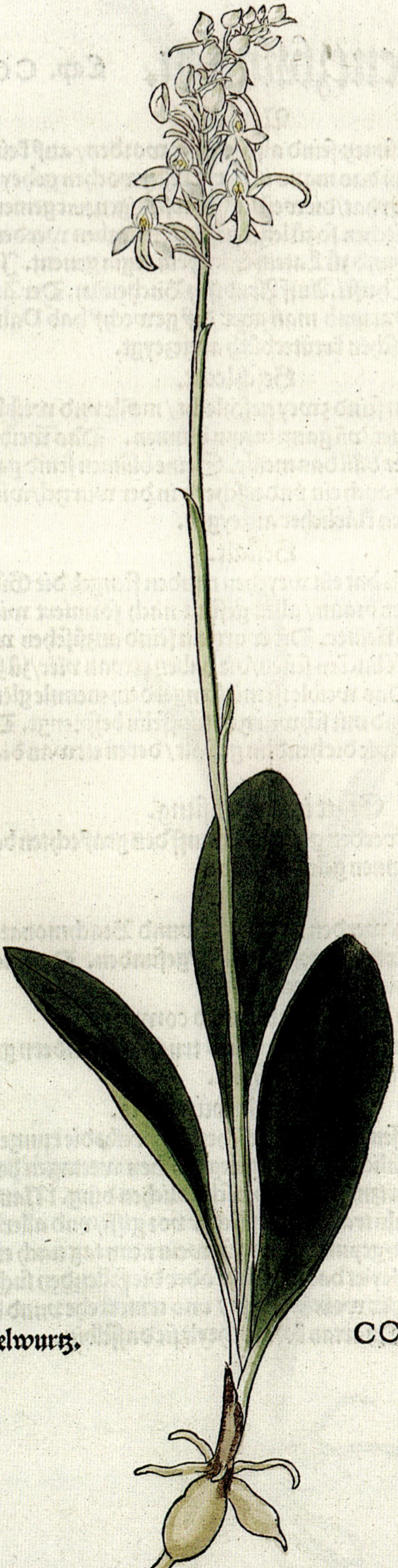

Stendelwurtz.

CCCCV.

Von Creutzblůmen. Cap. CCLXXI.

Namen.

A Creutzblůmen seind also genent worden / auß keiner andern vrsachen / dañ das mans in der Creutzwochen geheyssen / am meysten gefunden hat / dieweil sie zů derselbigen zeit gemeinlich blůen. Bey den Griechen so zů letzst geschriben haben werden sie Satyria basilica / vnnd zů Latein Satyria regia genent. In den Apotecken nent mans Palmas Christi. Auff Arabisch Bucheiden. Der Auicenna heyßt sie Digitos citrinos. Warumb man aber diß gewechß hab Palmam Christi geheyssen / ist im Lateinischen kreüterbůch angezeygt.

Geschlecht.

Der Creutzblůmen seind zwey geschlecht / meñle vnd weible. Das mennle hat vnbesprengte bletter / vñ gantz braun blůmen. Das weible hat besprengte
B bletter vnnd vil breyter dañ das meñle. Seine blůmen seind gar leibfarb. Dise zwey geschlecht haben auch ein vnderscheyd in der wurtzel / wie wir in beschreibung der gestalt wöllen klärlicher anzeygen.

Gestalt.

Creutzblům mennle hat ein weychen runden stengel / die Gilgen bletter seind gar schmal / die blůmen braun / aller gestalt nach formiert wie die blůmen der Stendelwurtz / doch kleiner. Die wurtzeln seind anzůsehen wie zwey hendlin zůsamen gelegt auff die lincken seiten / die haben etwan vier / zů zeiten fünff / sechß oder mehr finger. Das weible ist mit stengel dem mennle gleich / aber die bletter seind vil breyter / vnd mit schwartzen tüpffelin besprengt. Die blůmen seind leibfarb. Die wurtzel wie die hendlin gestalt / deren ettwan drey oder mehr an einem stengel hangen.

C

Statt irer wachsung.

Die Creutzblůmen werden gemeinlich auff den grasechten bergen gefunden / vnd orten so an der sonnen gelegen seind.

Zeit.

Die Creutzblůmen werden im Meyen vnnd Brachmonat / zů welcher zeit man etwan mit den Creutzen gegangen ist / gefunden. Das mennle im Brachmonat / aber das weible im Meyen.

Die natur vnd complexion.

Die Creutzblůmen seind warm vnnd trucken im andern grad. Vnnd das weible ist etwas bitterer dañ das mennle.

D

Krafft vnd würckung.

Die wurtzel zerstossen vnd angestrichen / vertreibt die runtzel / vnd macht ein glatte haut. Ist treffenlich gůt übergelegt zů den weetagen des geäders. Die wurtzel ist ein sondre artzney wider die schädlichen ding. Man sagt auch / so einer dise wurtzel am hals trage / das er sicher vor gifft / vnd allerley zauberey sein soll. Der same gedörrt / gepuluert / vnd in wein neun tag nach einander getruncken vnd jngenom̃en / heylet das vergicht oder die fallenden sucht. So man die wurtzel schabet / in wein jnnimpt / vnd trinckt ehe vnnd das feber Quartan kompt / heylt sie dasselbig.

Von Teüffels

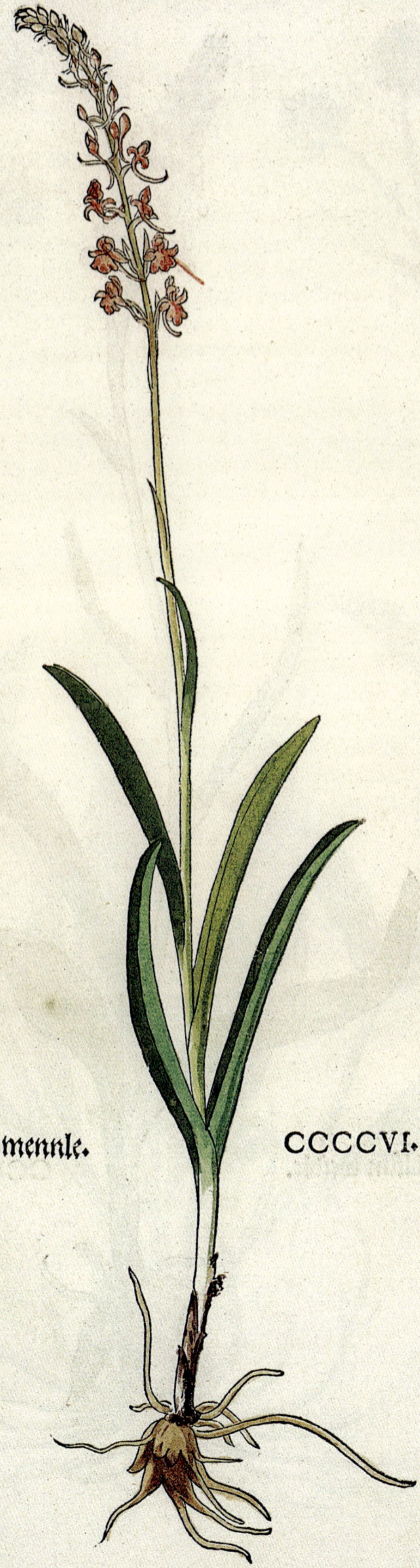

Creutzblům mennle. CCCCVI.

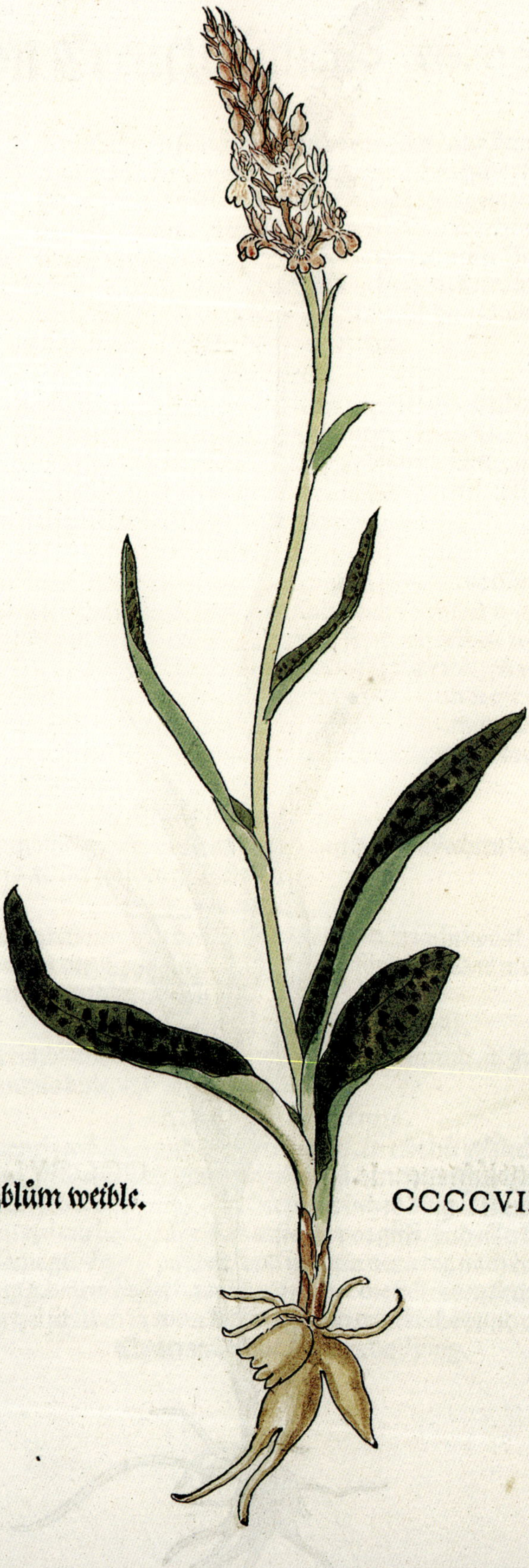

Creutzblům weible.

CCCCVII.

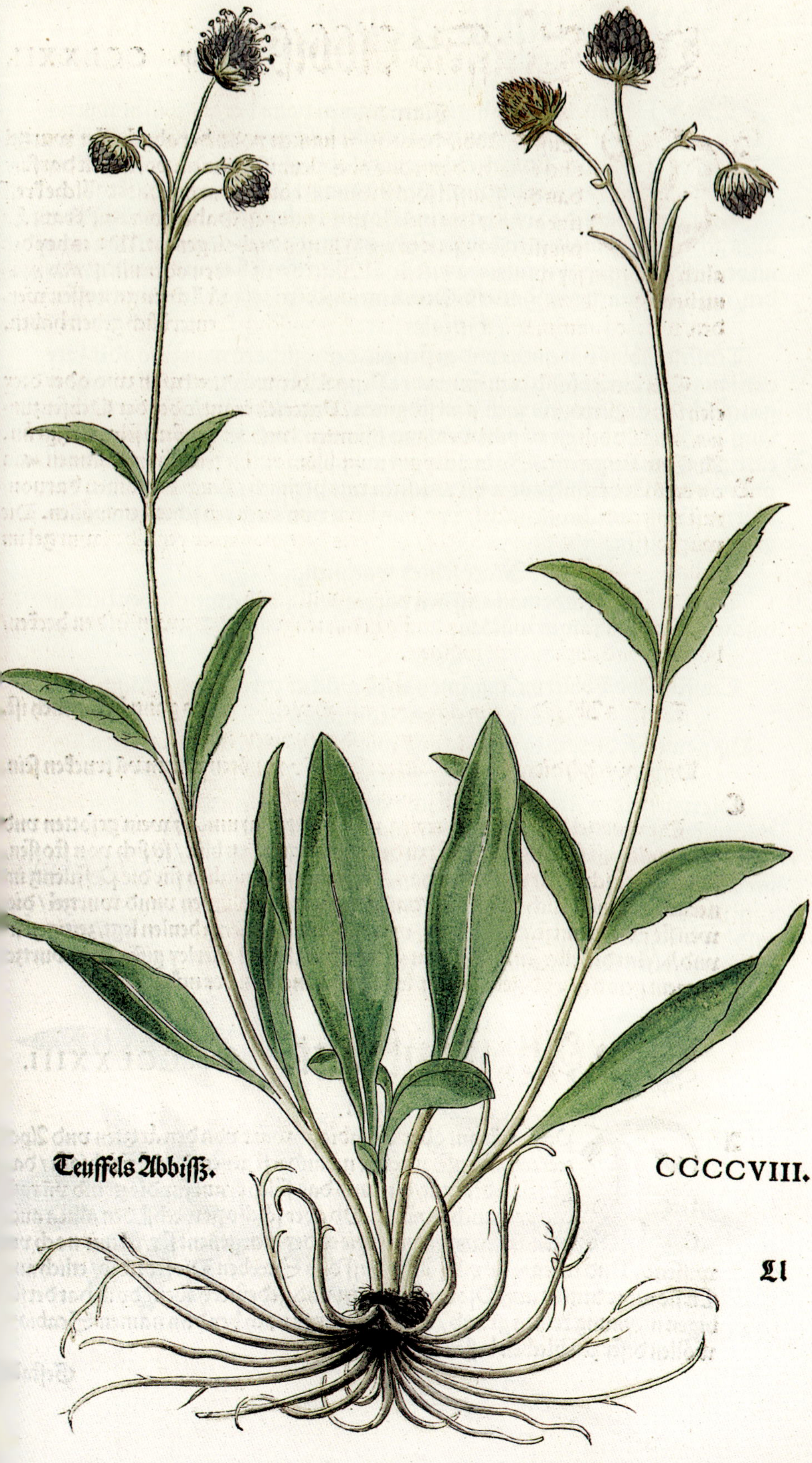

Teuffels Abbissz.

CCCCVIII.

Von Teuffels Abbiß. Cap. CCLXXII.

Namen.

A Teuffels Abbiß hatt seinen namen vonn der abgebissen wurtzel überkommen/ dann das abergleubisch gemein volck halt darfür/ das der Teuffel sölche wurtzel abbeiß/ darum̃ das er sölche kreff tige artzney den menschen nit gunnet. Daher würt diß kraut Lateinisch zů vnsern zeiten Morsus diaboli genent. Wie es bey den alten geheyssen sey worden/ vñ ob sie sölchs erkennet haben oder nit/ ist mir noch nit bewüßt. Es mag aber füglich vnnd wol Succisa zů Latein geheyssen werden/ welchen namen wir jhm in vnserm Lateinischen kreüterbůch geben haben.

Gestalt.

Teuffels Abbiß hat einen runden stengel/ der würdt ettwan zwo oder drey elen lang. Die bletter seind dem spitzigen Wegerich kraut/ oder der Ochsenzungen gleich/ doch gletter/ ein wenig zerschnitten/ vnd an der farb schwartzgrün. Auff den stengeln bringt es purpurbraun blůmen/ die seind hart zůsamen/ als
B ein rundes hůtlin/ gesetzt. So dieselbigen außfallen/ fleugt der samen daruon/ wie von dem Apostemkraut/ von welchem wir hernach schreiben wöllen. Die wurtzel ist zasecht/ schwartzlecht/ vnd das hertz von einer yeglichen wurtzel im grund abgebissen.

Statt seiner wachsung.

Teuffels Abbiß findt man auff den dürren wisen vnd awen/ in den hecken/ böschen/ vnd abgehawen wälden.

Zeit.

Teuffels Abbiß blüet im Augstmonat/ zů welcher zeit es gantz bekantlich ist.

Die natur vnd complexion.

Diß gewechß/ dieweil es seer bitter ist/ můß von nöten warm vñ truckẽ sein.

Krafft vnd würckung.

C Die wurtzel des Abbiß zerteylt vnd verzert/ darumb in wein gesotten vnd getruncken/ ist sie sonderlich gůt zů dem vndergerunnen blůt/ so sich von stossen/ fallen/ oder schlagen versamlet hatt. Ist auch seer nützlich für die Pestilentz innerlich vnd eüsserlich gebraucht/ dañ so man kraut/ blůmen vnnd wurtzel/ dieweil sie noch grün seind/ zerstoßt/ vnd über die Pestilentz beulen legt/ zeitigen sie vnd heylen dieselbigen. Diß kraut ist auch nützlich zů allerley gifft. Die wurtzel in wein gesotten vnd getruncken/ legt den schmertzen der můter.

Von Apostemkraut. Cap. CCLXXIII.

Namen.

A Apostemkraut oder Scabioß/ würt von den ärtzten vnd Apoteckern zů vnsern zeiten nit anderst genent dañ Scabiosa/ das ist/ Grindtkraut/ darumb das sölch kraut für die grind vñ rauden gebraucht würdt. Ob aber sölchs gewechß den allten auch bekant gewesen/ vnd wie es bey jnen genent sey/ ist mir noch vnwissend. Vnd wiewol jr vil/ sölchs auff das Stœben Dioscoridis/ etlich auff Cirsion/ die dritten auff Psoram gezogen vnd gedeütet haben/ doch hat derselbigen meynung keinen grund/ darumb wir es noch bey dem namen Scabiosa wöllen diser zeit bleiben lassen.

Gestalt.

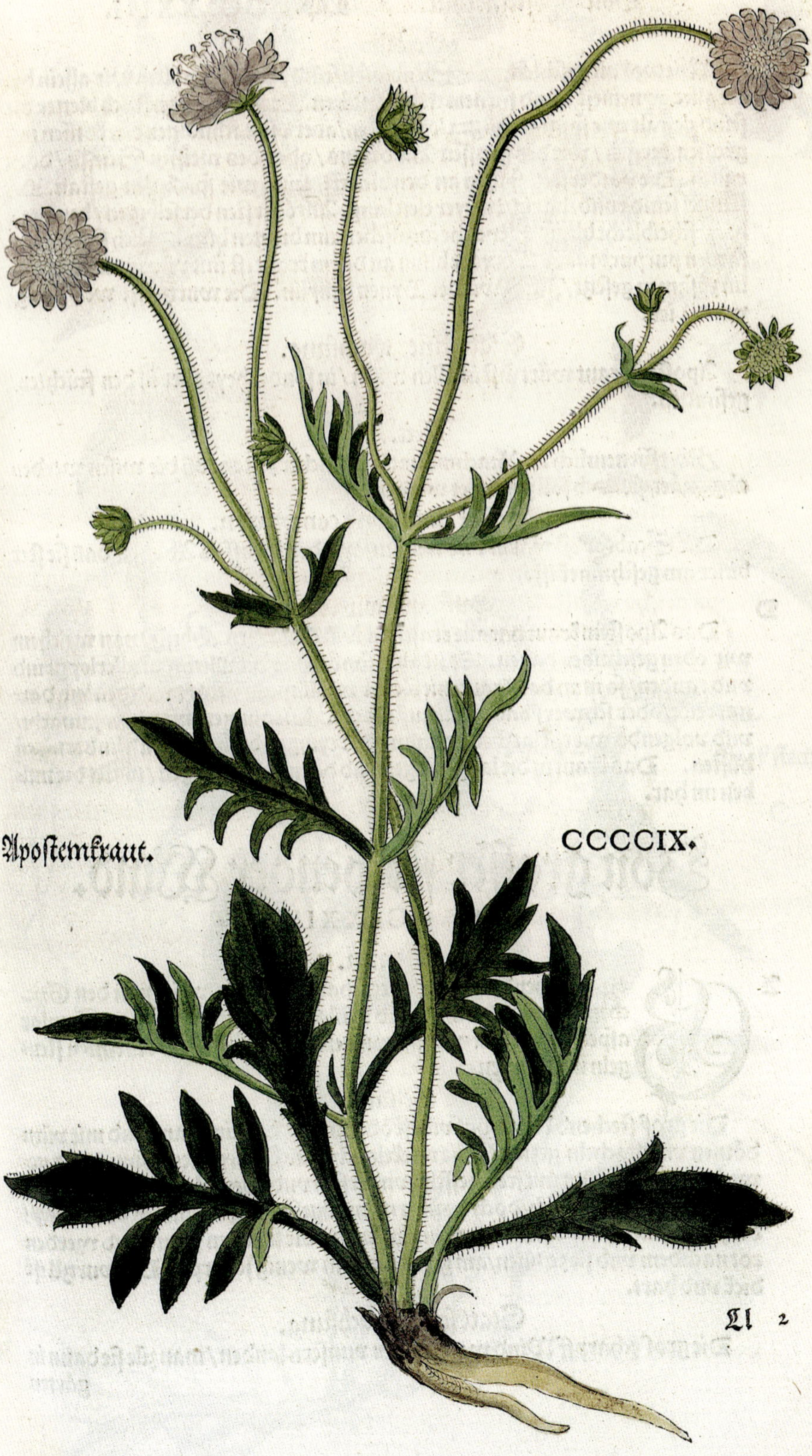

Apoſtemkraut.

CCCCIX.

B Gestalt.

Wiewol vil geschlecht der Scabiosen seind / yedoch wöllen wir allein hie die aller gemeinest vnnd fürnemest beschreiben. Dieselbig hat erstlich bletter die seind gestalt wie spitzige zungen/on kerffen/aber die nachuolgenden komen mit grossen kerffen / wie des grossen Baldrians / oder des weissen Senffs / doch rauch. Die vordersten spitzen an den blettern seind wie spießeisen gestalt. Die stengel seind rund/harig/zweyer elen lang. Am öbersten derselbigen / bringt sie breyt scheiblecht blůmen / welche anzůsehen eim breyten hůtlin gleich seind / von farben purpurbraun. Ein yede blům an disem kraut ist mit vilen kleinen blůmlin zůsamen gesetzt / gleich wie der Bynen heüßlin. Die wurtzel ist weiß/lang/ vnnd dick.

C Statt seiner wachsung.

Apostemkraut würt fast in allen wisen / in sonderheyt aber in den feüchten/ gefunden.

Zeit.

Blüet fürnemlich im Brachmonat/ zů welcher zeit ehe vñ die wisen werden abgemäet/sie auch soll gesamlet werden.

Die natur vnd complexion.

Die Scabioß ist warm vnd trucken/ wie des Teuffels Abbissz / dañ sie seer bitter am geschmack ist.

D Krafft vnd würckung.

Das Apostemkraut hat alle krafft vñ würckung des Abbissz/ von welchem wir oben geschriben haben. Es ist aber sonderlich gůt vñ nütz zů allerley grind vnd rauden/ so man das kraut mit bletter vñ blůmen zerstoßt vnd den leib darmit reibt/oder schweyßbäder darauß macht. Die blůmen mit zucker jnmacht/ vnd volgends wie ein latwerg gebraucht / reynigen die brust / vnd lindern den hůsten. Das kraut in die laug gelegt vnnd darmit getzwagen / tödtet die milben im har.

Von grosser stechender Wind.

Cap. CCLXXIIII.

Namen.

A Groß stechende Wind/oder scharpffe Wind/würt von den Griechen Smilax trachia/ vnd Milax geheyssen. Zů Latein Smilax aspera. Hat jren namen von den scharpffen vnd dörnechten stengeln überkomen.

Gestalt.

Die groß stechend Wind hat vil äst oder zweig/die seind zart/vnd mit vilen dörnen vnd stacheln geziert. Sie wickelt sich vmb die nechsten böum vnnd gewechß/henckt sich an mit jren hefftlin vndersich vnd übersich. Die bletter seind dem Ephew laub änlich/doch vornen mehr zůgespitzt. Die blůmen seind weiß/ die frücht seind beer / deren vil bey einander wie die trauben steen / vnd werden rot nachdem vnd sie zeitigen/am geschmack ein wenig scharpff. Die wurtzel ist dick vnd hart.

Statt seiner wachsung.

Die groß scharpff Wind wechst nit in vnnsern landen / man zile sie dann in

gärten

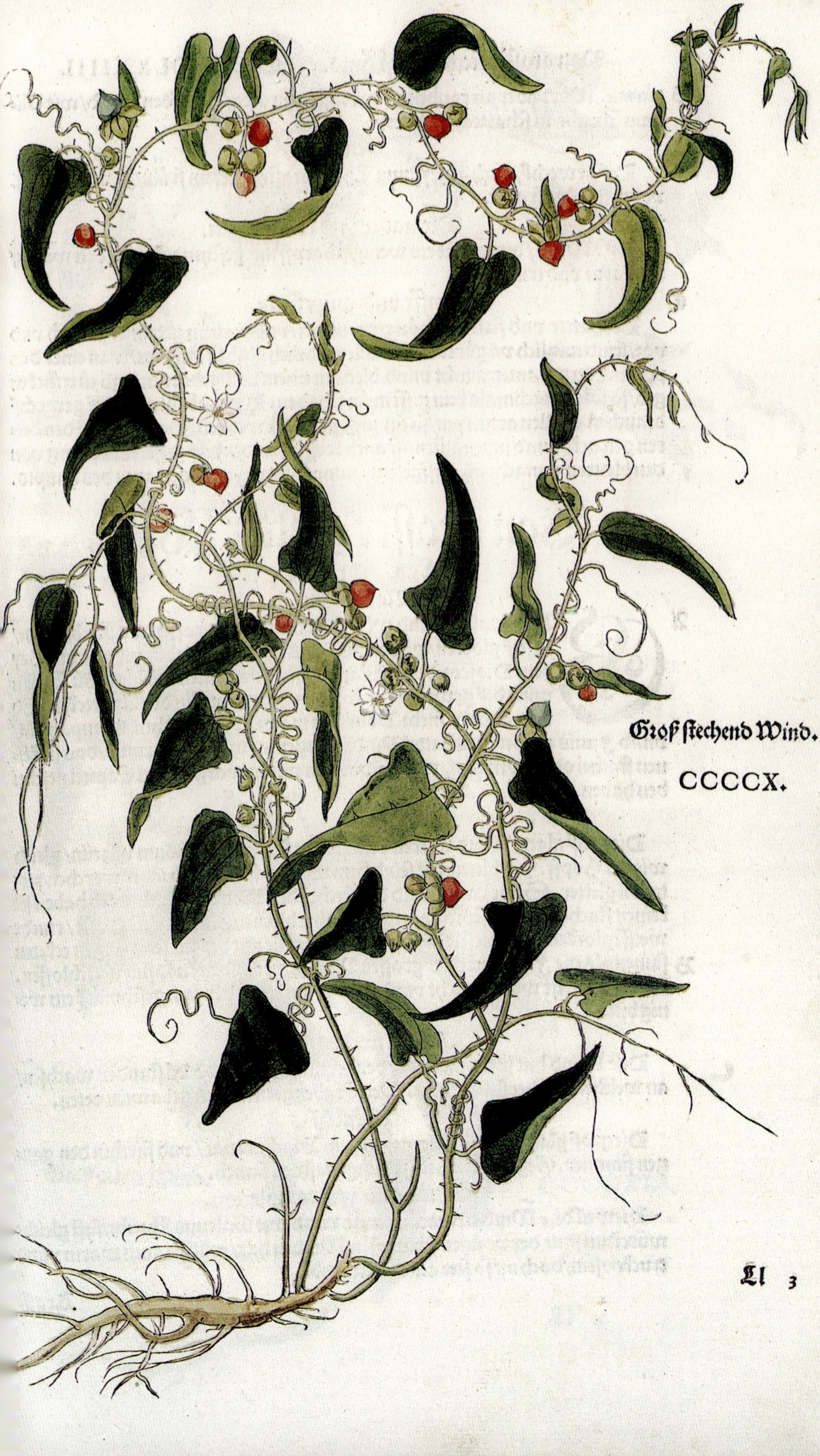

Groß stechend Wind.

CCCCX.

B gärten. Würt aber an rauhen vnd wässerigen orten gefunden/vnnd/wie Plinius schreibt/in schattechten tälern.

Zeit.

Diß gewechß/nach anzeygung Theophrasti/blüet im früling/vnnd bringt volgends jhre frucht.

Die natur vnd complexion.

Dise Wind/dieweil sie ein wenig scharpff am geschmack erfunden würdt/ist warm vnd trucken.

C Krafft vnd würckung.

Die bletter vnd frucht gedörrt/gepuluert/vnd in wein getruncken nach vnd vor/seind nützlich vn̄ gůt wider allerley tödtlich gifft. Man sagt/wañ einer das puluer von genanten frucht vnnd blettern einem newgebornen kind zů trincken geb/so sol jm nachmals kein gifft mehr schaden. Darumb sol man diß gewechß brauchen zů allen artzneyen/so für gifft gemacht werden. Der safft auß den beeren getruckt vnnd jngenom̄en/ist auch krefftig wider das gifft. Ein krantz von den blettern gemacht vn̄ auffgesetzt/nimpt hinweg den weetagen des haupts.

Von grosser glatter Wind.

Cap. CCLXXV.

Namen.

A Groß glatte Wind würt von wegen der grossen weissen blůmen/ Weiß glocken/vn̄ des wickelns halben/Windkraut genent. Bey dem Dioscoride Smilax lia/bey dem Galeno Milax. Zů Latein würt diß gewechß Smilax læuis geheyssen. In den Apotecken vnd von andern mehr Volubilis maior/von ettlichen Campanella/vnnd Funis arborum. Glatte Wind ist sie genent worden darumb/das sie keinen stachel oder dorn hatt/wie die/daruon wir im vorgeenden Capitel geschriben haben.

Gestalt.

Die groß glatte Wind wickelt vnd windt sich vmb die böum vn̄ zeün/gleich wie der Hopff. Hat bletter die seind dem Ephew laub gleich/aber weycher/zerter vn̄ gletter. Seine zweig seind der stechenden Winden gleich/doch haben sie keinen stachel/sonder seind gantz glatt. Jhre blůmen seind schöne grosse/runde weisse glocken. So dieselben abfallen/bringt sie mit der zeit schwartzen ecketen B samen als die Feigbonē oder grossen Wicken/in runden knöpflin verschlossen. Die wurtzel ist weiß/kreucht vnnd fladert inn der erden/am geschmack ein wenig bitter.

Statt irer wachsung.

Dise Wind hat jr wonung bey den zeünen/vn̄ orten do vil stauden wachsen/an welchen sie übersich kreucht. Wechßt aber gern an den gebawten orten.

Zeit.

Die groß glatte Wind blüet gegen dem Brachmonat/vnd fürthin den gantzen summer. Gegen dem Herbst bringt sie jhren samen.

Die natur vnd complexion.

Dieweil dise Wind ettwas bitter ist/vnnd wie Galenus schreibt/fast gleiche würckung mit der vorigen scharpffen Winden hat/můß sie auch warm vnnd trucken sein/doch nit so seer als die stechend.

Krafft

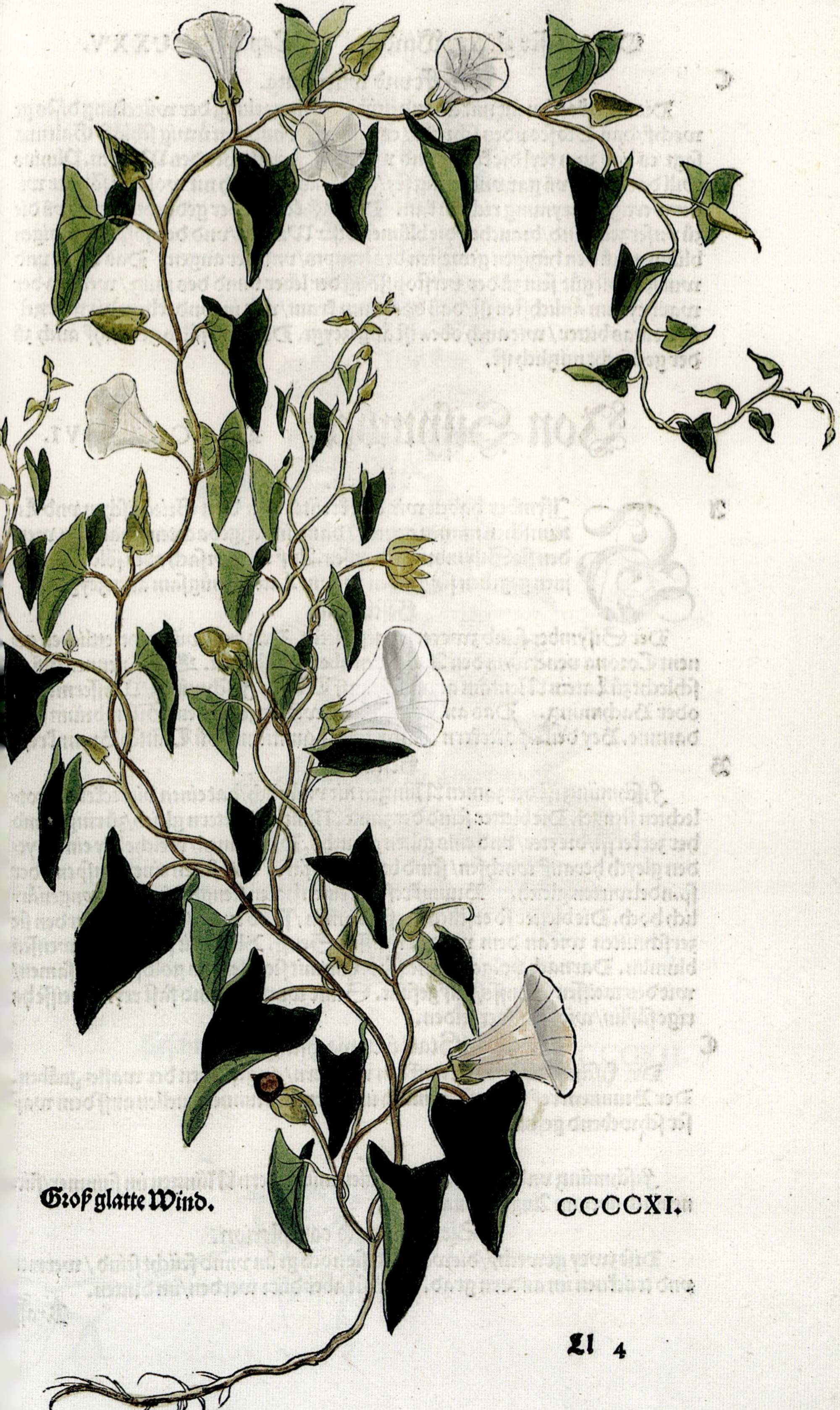

Groß glatte Wind.

CCCCXI.

C Krafft vnd würckung.

Die alten kom̃en nit mit einander überein in erzelung der würckung dises gewechß/dañ Dioscorides schreibt/ es mach vil vnnd vnrůwig schläf. Galenus sagt/es hab zum teyl die krafft vnd würckung der stechenden Winden. Plinius will das gantz vñ gar vnkrefftig sey/allso das man sich nit wol auß sölcher widerwertiger meynung richten kan. Die nachkom̃en der gedachten lerer/vñ die zů vnser zeit seind/brauchen die blůmen diser Winden/vnd den safft der selbigen blůmen/zů den hitzigen gebresten des haupts/vnd der augen. Das kraut vnd wurtzel soll gůt sein zů der verstopffung der leber vnnd des miltz/welches der warheyt am änlichsten ist/dañ das gantz kraut/vnd in sonderheyt die wurtzel/ist etwas bitter/wie auch oben ist angezeygt. Darumb sölch gewechß auch zů der geelsucht nützlich ist.

Von Sisymber. Cap. CCLXXVI.

Namen.

A SJsymber haben wir dise kreüter von dem Griechischen vnd Lateinischen namen genent/dann in yetzgedachten spraachen werden sie Sisymbria geheyssen. Auß was vrsach aber sölcher name jnen gegeben sey/haben wir im Latein gnůgsam angezeygt.

Geschlecht.

Der Sisymber seind zweyerley geschlecht. Das erst würt von ettlichen genent Corona veneris/in den Apotecken aber Balsamita. Ettlich nennen diß geschlecht zů Latein Mentam aquaticã/auff Teütsch Fischmüntz/Wassermüntz/oder Bachmüntz. Das ander geschlecht würdt geheyssen Sisymbrium cardamine. Bey den Apoteckern Nasturtium aquaticum. Zů Teütsch Brunnkreß.

B

Gestalt.

Fischmüntz ist der zamen Müntzen nit vnänlich/hat einen vierecketen/rotlechten stengel. Die bletter seind der zamẽ Müntzen blettern gleich/zů ringßvmbher zerkerfft/breyter/vnd eins gůten geruchs. Die blůmen/welche bey einem yeden gleych herauß wachsen/seind braun leibfarb/vnd sehen einem enspen oder spindelwirten gleich. Brunnkreß hat einen holen stengel/einer elen vngeuärlich hoch. Die bletter so erstlich herfür kom̃en/seind rund/darnach werden sie zerschnitten wie an dem wilden weissen Senff. Blüet mit seer kleinen weissen blůmlin. Darnach volgen kleine schöttlin/mit seer kleinem goldfarbem samen wie des weissen Senffs/außgefüllt. Seine wurtzeln seind fast reyne weisse rige fäßlin/wie har oder seiden.

C

Statt irer wachsung.

Die Fischmüntz wechßt auff den weyhern/an gestaden der wassergräben Der Brunnenkreß würt fürnemlich in warmen brunnenquellen auff dem wasser schwebend gefunden.

Zeit.

Fischmüntz vnd Brunnenkreß blüen mit andern Müntzen im summer/fürnemlich aber im Augstmonat.

Die natur vnd complexion.

Dise zwey gewechß/dieweil vnd sie noch grün vnnd feücht seind/wermen vnd trücknen im andern grad. Wañ sie aber dürr werden/im dritten.

Kra

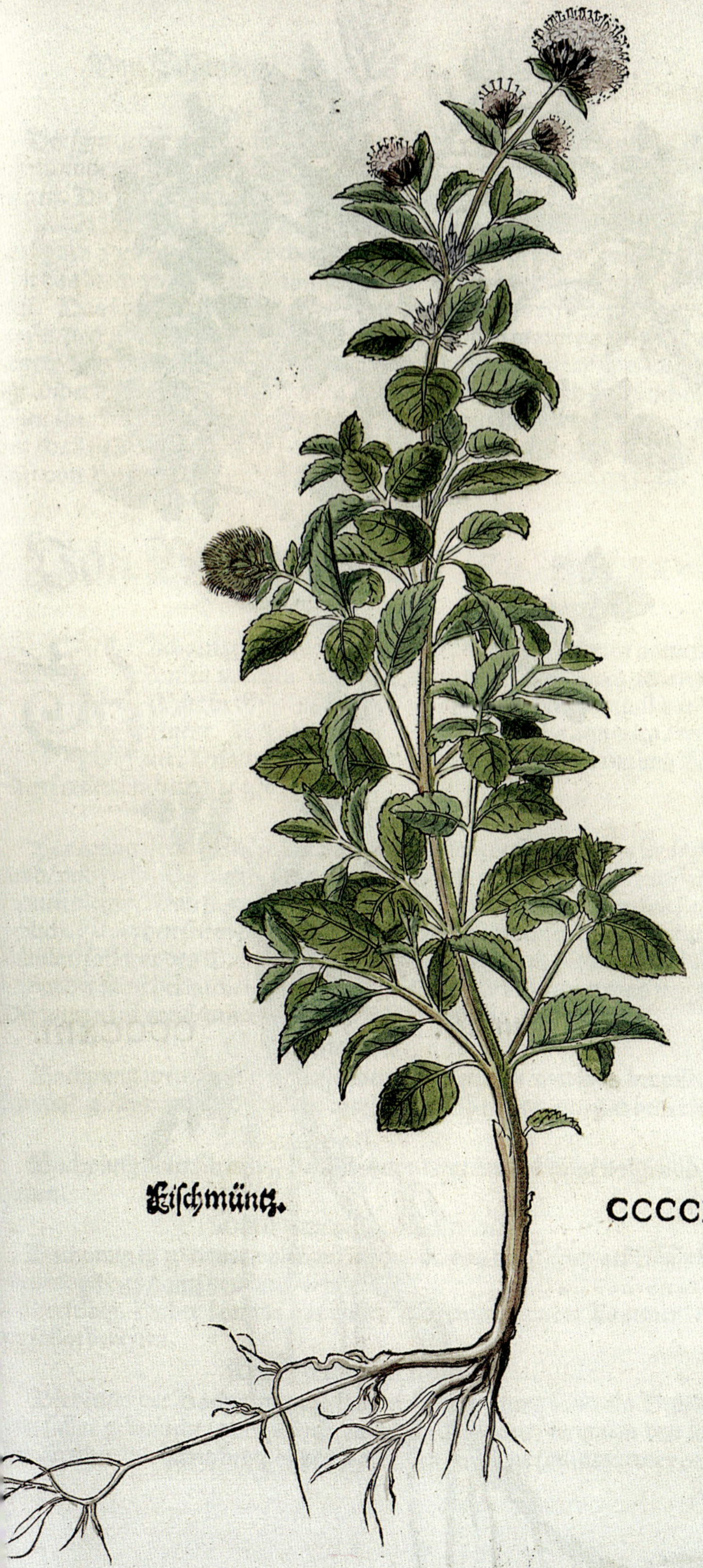

Fischmüntz. CCCCXII.

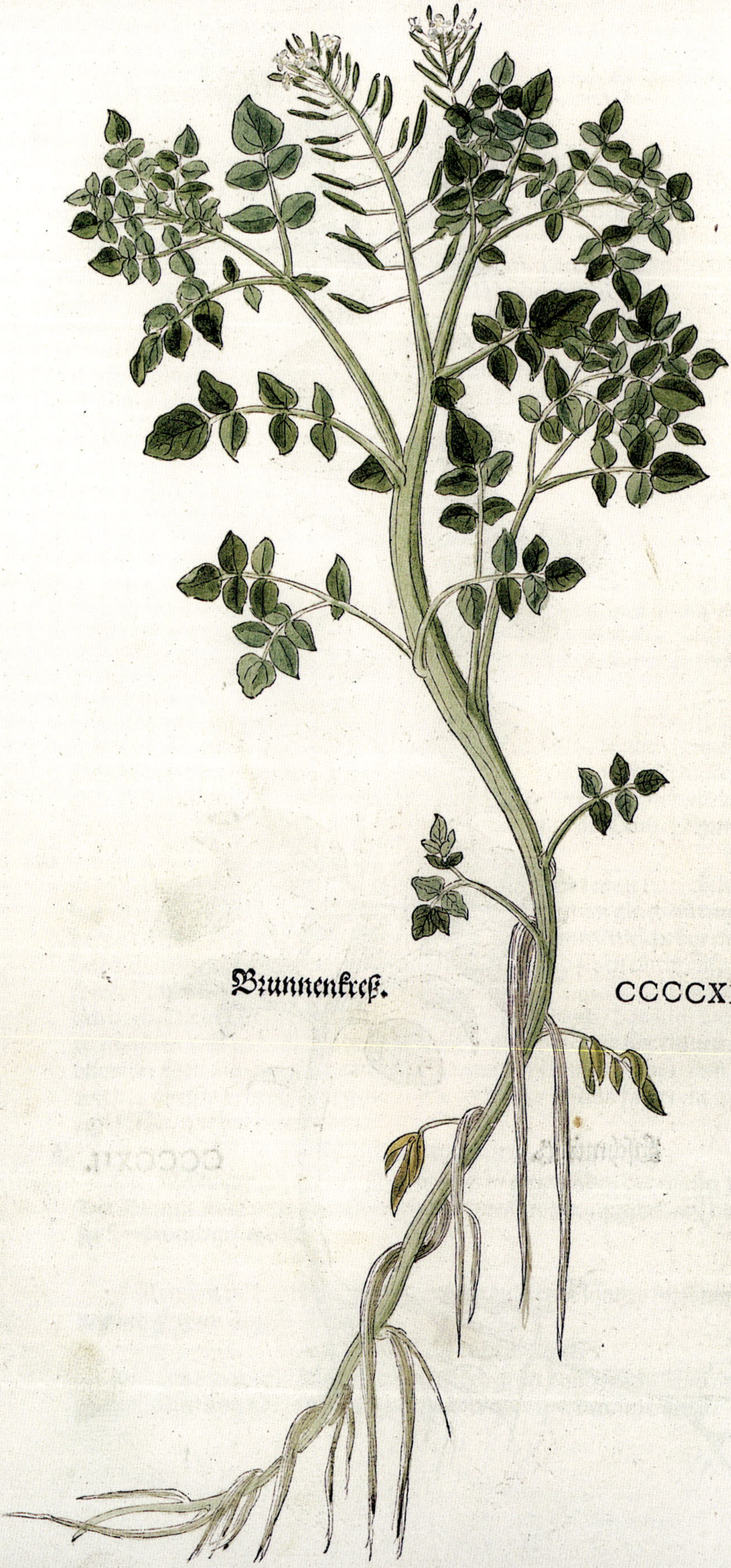

Brunnenkreß.

CCCCXIII.

D Krafft vnd würckung.

Der ſamen der Fiſchmüntz in wein geſotten vnnd getruncken/ iſt gůt zů der harnwinde vnd dem lendenſtein. Er lindert das grim̃en der därmen / vñ das hertzen. Die bletter zerſtoſſen vnd über die ſtirn vnnd ſchläf gelegt/ lindern den ſchmertzen des haupts. Sie ſeind auch treffenlich gůt übergelegt denen ſo von den bynen oder weſpen geſtochen ſeind. Der ſamen geſotten vnnd getruncken ſtellt das brechen. Der Brunnenkreß treibt den harn/ geſotten vnd getruncken. Das kraut zerſtoſſen vnd die gantzen nacht darauff gelegt/ vertreibt alle maſen/ flecken/ reuhe / vnd vngeſtalt der haut / ſoll zů morgens aber widerumb abgewäſchen werden. Beyde Fiſchmüntz vnd Brunnenkreß übergelegt/ ſeind gůt wider allerley thier ſo ſtechen / als ſeind die hurneüß vnd dergleichen. Sie ſollen aber von den ſchwangern frawen nit inwendig in leib genommen werden / dañ ſie treiben zů ſeer. So man einen will wachend machen / ſoll jhm der ſafft von Brunnenkreß mit eſſig vermiſcht in die naſen gethon werden.

Von Bachpungen. Cap. CCLXXVII.

Namen.

A Bachpung / Waſſerpung / oder Pung / hatt ſeinen namen überkom̃en von den bächen vñ waſſern/ in welchen es gern wechßt. Würt in Griechiſcher ſprach Sion / oder Anagallis enydros genent. In Lateiniſcher Sium/ Anagallis aquatica / vnd Laver. Vrſachen aber ſölcher namen findt man in vnſerm Lateiniſchen kreüterbůch angezogen.

Geſtalt.

Bachpung iſt ein ſteudlin mit vil kleinen neben zincken/ welchs ſtengel ſeind rund/ vnd feyßt. Die bletter ſattgrün/ dick/ ſafftig vnnd feyßt / garnach wie die Bonen bletter. Wañ ſie mit den fingern zerriben werden/ ſo ſchmecken ſie nit vnlieblich. Zů beyden ſeiten der ſtengel/ nit am gipffel/ wachſen ſchöne liechtblawe blůmlin/ faſt wie des Gauchheyl weiblins blůmle. Wañ dieſelbigen abfallen/ kompt der ſamē hernach/ welcher ſich dem Hůnerſerb ſamen etwas vergleicht. Die wurtzel iſt weiß/ zaſecht/ wie am Brunnenkreß.

B Statt ſeiner wachſung.

Bachpung wechßt in den flieſſenden vnd ſteenden warmen brunnenwaſſern vnd gräben. Würt offt ſo die waſſer anlauffen/ von jnen gar bedeckt.

Zeit.

Bachpung blüet fürnemlich im Brachmonat/ vnnd bringt volgends ſeinen ſamen.

Die natur vnd complexion.

Bachpung iſt warmer vnd truckner natur/ das der geſchmack klärlich außweißt/ dañ das gantz gewechß iſt bitter/ faſt wie Brunnkreß / doch nit ſcharpff als derſelbig. Daher kompts das ettlich diß gewechß vnder Brunnenkreß für ein ſallat bereyten.

Krafft vnd würckung.

Die bletter der Bachpungen ſo ſie noch zart vnd jung ſeind als Brun̄enkreß zum ſallat gebraucht / oder gekocht in der ſpeiß genützt / zermalen den lendenſtein/ treiben den harn/ bringen den frawen jre zeit. Der ſam auff zwey quintlin

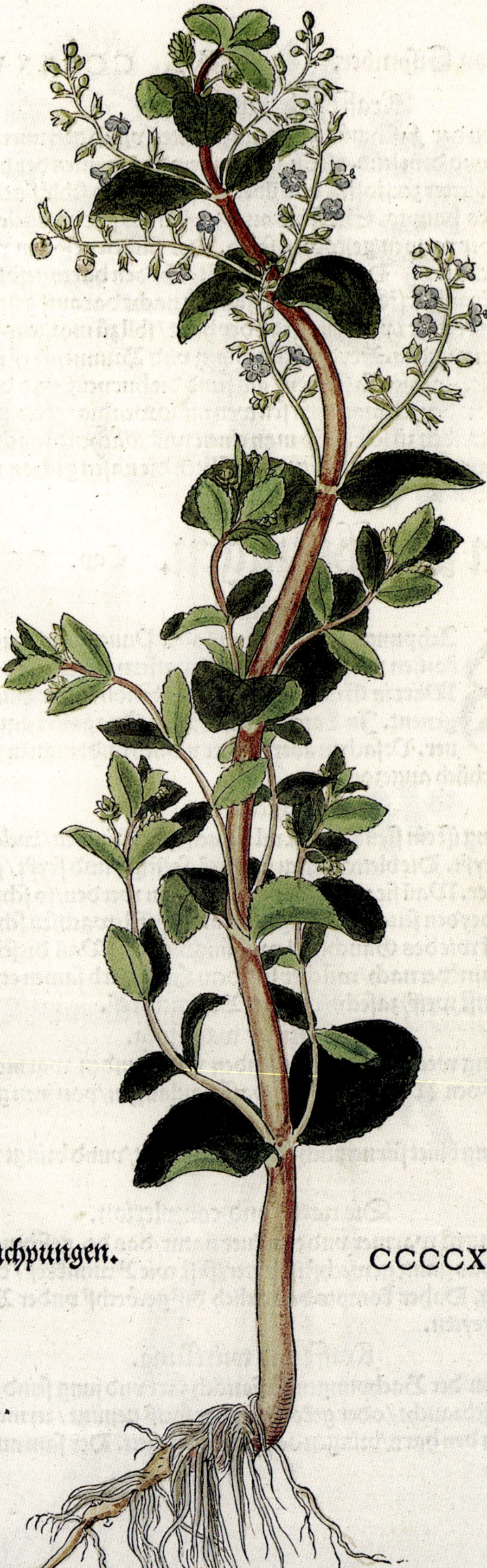

Bachpungen. CCCCXIIII.

schwer in wein jngenommen/hat gleiche würckung. Das kraut gesotten vnd die brüe zů einem clystier gebraucht/ ist nützlich denen so die roten rhůr haben. So man die grůnen bletter zerstoßt/ vnd zů nachts überlegt / oder den safft daruon anstreicht/machen sie ein schön angesicht/vnd vertreiben die masen vnd flecken darinn. Die Pferdartzet brauchen die Bachpungen noch heüt zů tag/zů vertreiben allerley geschwulst vnd rauden der pferdt.

Von Garb. Cap. CCLXXVIII.

Namen.

Garb/Schafgarb/Schafripp/Tausentblatt/oder Gerbel/würt bey den Griechen Stratiotes chiliophillos genennt. Zů Latein Stratiotes millefolia. In den Apotecken Millefolium. Vrsach seiner namen hab ich im Lateinischen kreüterbůch angezogen.

Geschlecht.

Der Garben seind fürnemlich zwey geschlecht. Eins hat gantz weisse blůmlin/das ander leibfarbe / haben sonst keinen vnnderscheyd zwüschen einander/ darumb wir sie beyde vnder einer figur des gemäls begriffen haben.

Gestalt.

Garb ist ein fast zinnelecht zerspallten kraut / ehe dañ es stengel hatt. Seine stengel aber seind rund/hol/auff anderhalb elen hoch/ mit vilen kleinen rauhen gefiderten/kurtzen vnd zerschnittnen blettlin bekleydet biß zů der kronen/die alle zůsamen an einem styl vergleichen sich den flůgeln der jungen vögel. Die kronen der blůmen/welche gantz weiß oder leibfarb erscheinen/seind dick vnd volkomenlich/dañ die stengel sich oben in vil zweiglin teylen darauff die blůmē wachsen. Der außgefallen samen ist der gemeinen Chamillen samen gleich. Die wurzel ist schwartz/zasecht/kreücht hin vnd wider im erdtrich.

Statt irer wachsung.

Die Garben wachsen allenthalben an herten vnd dürren orten/in den graßgärten/an den wegen vnd strassen.

Zeit.

Beyde geschlecht der Garben blüen den gantzen summer biß in den Herbst.

Die natur vnd complexion.

Garben ziehen zůsamen/trücknen/vnd heylen eüsserlich vnd innerlich.

Krafft vnd würckung.

Die Garbkreüter seind nützlich zů allerley eüsserlichen vñ innerlichen wunden vnd geschwären gebraucht/in wein gesotten vnd getruncken/ oder zů pflastern vnd salben gebraucht. Sie heylen auch die allten bösen fistel. Stellen das blůt/zerstossen vnd übergelegt. Gleicher gestalt genützt/stellen sie den frawen so vil fliessen jhre kranckheyt. Sie treiben auch auß das gerunnen blůt/vñ seind in summa treffenliche gůte wundtkreüter/vnd derhalben bey den wundärtzten in täglichem brauch.

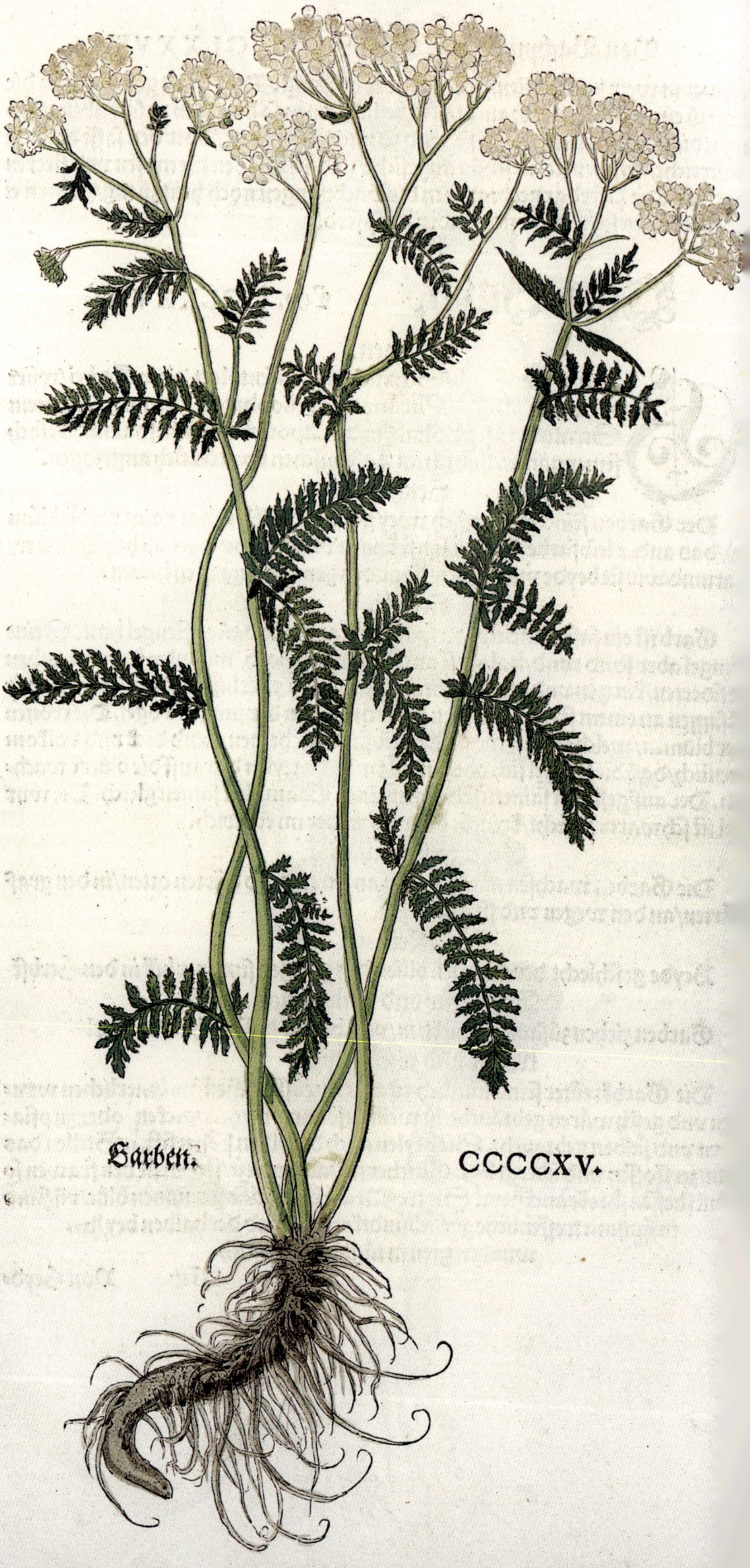

Garben.

CCCCXV.

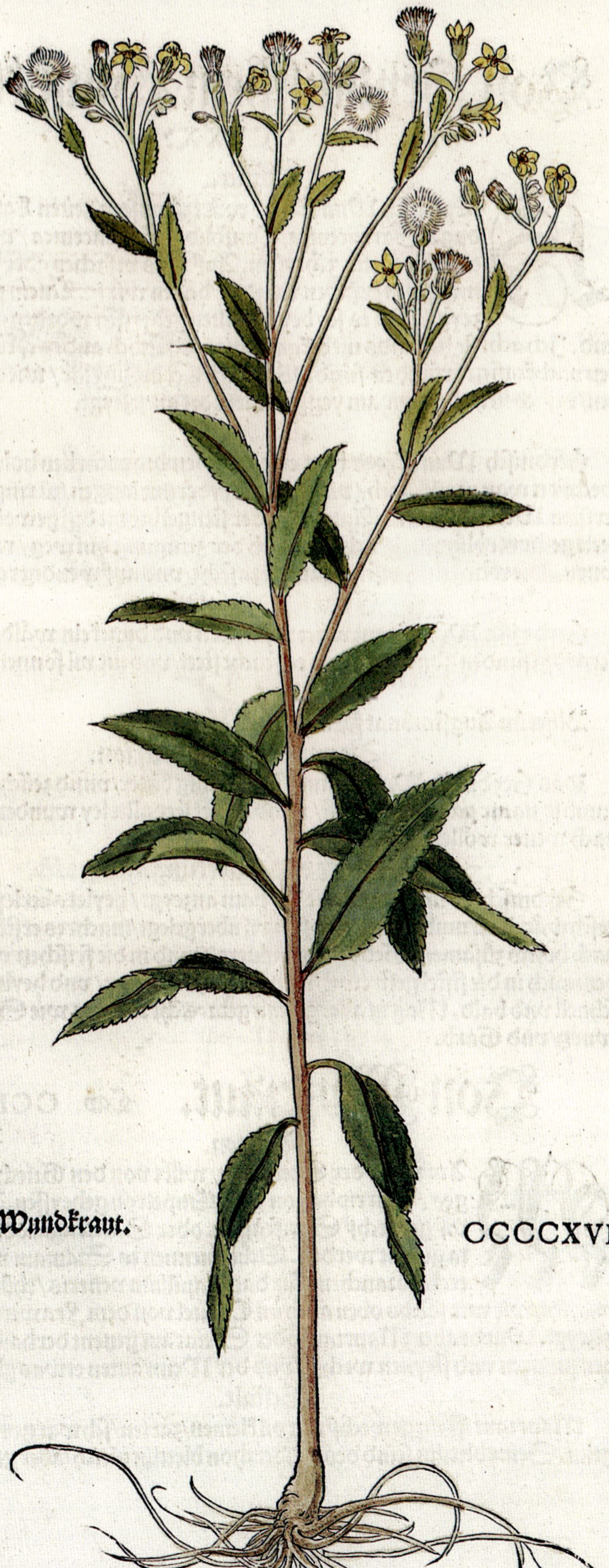

Heydnisch Wundkraut.

CCCCXVI.

Von Heydnischem Wundkraut.

Cap. CCLXXIX.

Namen.

A Heydnisch Wundkraut würt zů vnsern zeiten Lateinisch Solidago Sarracenica/Consolida Sarracenica/ vnd Herba fortis oder fortis geheyssen. Auß was vrsachen aber jhm sölche namen seyen gegeben worden/haben wir im Latein gnůgsam angezeygt. Wie es sey bey den alten geheyssen worden/ist mir nit wissend. Ich acht sie habends nit erkant/ wie auch ettlich ander kreüter so erst von den nachkomen erfunden seind. Es ist nit Ceratophylax/ wie ettlich vermeynen/vrsachen haben wir am yetzgemellten ort angezeygt.

Gestalt.

Heydnisch Wundkraut hatt einen runden braunfarben holen stengel/der wechßt etwan manß hoch/ vnnd ist bekleydet mit langen/zů ringß vmbher zer-
B kerfften Weiden blettern. Am gipffel der stengel bringt diß gewechß seine bleych geele gestirnte blůmen/die fliegen nach der zeitigung hinweg/ wie der Creützwurtz. Die wurtzel an disem kraut ist zasecht/vnd außwendig rotlecht.

Statt seiner wachsung.

Heydnisch Wundkraut würt in finstern vnd dunckeln wälden/vnd hohen bergen gefunden/sonderlich wo es feücht steet/vnd nit vil sonnen hat.

Zeit.

Blüet im Augstmonat fürnemlich.

Die natur vnd complexion.

Das Heydnisch Wundkraut ist ein wenig bitter/vnnd zeücht zůsamen/darumb jr natur gantz trucken ist/ vnnd heylet seer allerley wunden/wie wir hernach weiter wöllen anzeygen.

C Krafft vnd würckung.

Heydnisch Wundkraut/wie der nam anzeygt/ heylet allerley wunden vnd geschwär. Darumb grün zerstossen vñ übergelegt/macht es erstlich fleysch/darnach heylts zůsamen. Gedörrt/gepuluert/ vnnd in die frischen vnd alten wunden/auch in die fistel gestrewet/reyniget sie zum ersten/ vnd heylts darnach gar schnell vnd bald. Mag in aller gestalt gebraucht werden wie Sanickel/Walwurtz/vnd Garb.

Von Maurraut. Cap. CCLXXX.

Namen.

A Maurraut oder Steinraut/würt von den Griechen Saxiphragon/Sarxiphagon vnd Empetron geheyssen. Zů Latein mag diß gewechß Saxifragum oder Saxifraga/oder Muraria ruta genent werden. Ettlich nennen es Saluiam vitam. Die Apotecker brauchens für das Capillum veneris/ thůnd aber daran vnrecht/wie wir sölchs oben auch im Capitel von dem Frawen har haben angezeygt. Würdt aber Maurraut oder Steinraut genent derhalben/das sie auff den mauren vnd steynen wechßt/vnd der Weinrauten etwas gleich ist.

Gestalt.

Maurraut ist ein gewechß mit vil kleinen/zarten/schwartzen vñ kurtzen stengelin. Seine blettlin seind des Widerthon blettlin gleich/aber grösser/oder den

Weinrauten

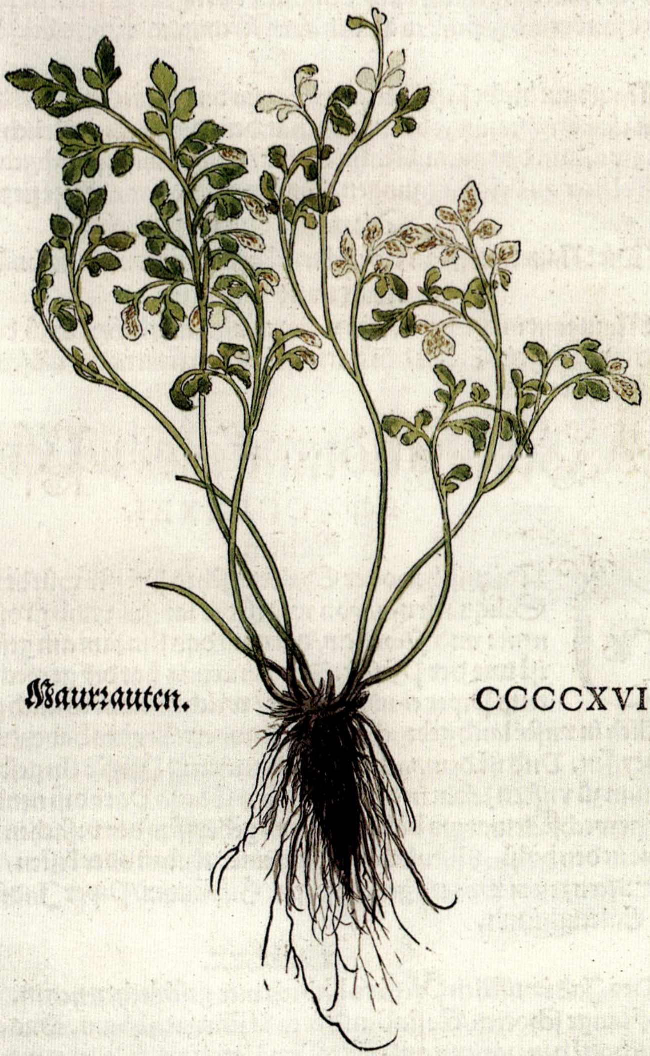

Maurrauten. CCCCXVII.

B Weinrauten blettern/doch mit kerffen zerspalten vnd kleiner. Dieselbigen seind auff der einen seiten glatt/auff der andern gewinnen sie goldgeel tipffelin/schier wie der Engelsüß. Bringt weder blůmen noch samen. Die wurtzel ist waſecht/ schwartz/vnd hat in der artzney keinen gebrauch.

Statt irer wachsung.

Die Maurraut wechßt auß den rissen vñ fůgen der steynen vñ mauren. Würt aber sonderlich gefunden an den alten kirchmauren/vnd dergleichen gebewen.

Zeit.

C Maurraut bleibt fast über winter grůn vnd vnuersert. Verdirbt nit/ es seyen dañ zůuor andre junge blettlin vorhanden/die kriechen järlich gegen dem April len zwüschen den allten blettlin herfür/gantz stumpff vmbgebogen wie die ersten bletter an der Hirtzzungen. Im Brachmonat aber ist sie zum hüpschten.

Die natur vnd complexion.

Die Maurraut ist on zweifel truckner natur/vnd mittelmässig warm.

Krafft vnd würckung.

Maurraut in wein gesotten vnd getruncken ist nützlich zů der harnwinden/ vnd dem hertzen. Treibt den harn/ bricht den stein in der blasen/vnd bringt den frawen jhrezeit.

Von Indianischem Pfeffer.

Cap. CCLXXXI.

Namen.

A INdianischer oder Chalecutischer Pfeffer würdt von dem Plinio Siliquastrum/von wegen der langen vnnd grossen schotten/ genent: vnd Piperitis/darumb das sein sam am geschmack scharpff ist wie der Pfeffer. Der Auicenna hat diß gewechß meins erachtens Piper caninũ genent/ welchen namẽ es auch gehabt do mans erstlich in vnser land gebracht hat. Die andern Arabes habends Cordumenum geheyssen. Vnd ist demnach diser gegenwertig Pfeffer ein geschlecht der frucht so man zů vnsern zeiten in den Apotecken Grana Paradisi nent. Ich glaub das diß gewechß Actuarius hab Capsicum geheyssen/der vrsachen halben/das sein same in den hülsen ordenlich/ wie inn einer truhen oder kisten/ verschlossen ist. Zů vnsern zeiten würt es genent Piper Hispanum/Piper Indianum/ vnd Piper Calecuthicum.

Geschlecht.

B Des Indianischen Pfeffers hab ich vier geschlecht gesehen. Das erst bringt groß lange schotten/die sind an der farb schwartzbraun. Das ander geschlecht hat schottẽ den vorigen an der grösse vñ lenge gleich/aber gantz menigrot. Das dritt bringt schmeler bletter dañ die andern/die schotten seind auch schmeler/ lenger vnd menigrot. Das vierdt geschlecht hat groß vñ rund schotten/etlich seind gestalt wie die Spitzhůtlin/ ettlich wie die gemeinen Kürbs/ doch an der farb menigrot/wie wir in beschreibung jrer gestalt klärlicher wöllen anzeygen.

Gestalt.

Indianischer Pfeffer ist ein kraut mit einem braunlechten viereckechten stengel/ welcher elen lang ist/mit vil gewerben/vnd runden ästlin/welche mit schwartz grůnen zarten blettern bekleydet seind/ die vergleichen sich beynach den gemeinen Nachtschatten oder Lorbeer blettern/ seind aber schmeler vnd spitziger dañ des Nachtschattens. Zwüschen den flůgeln der stengel vnnd blettern an dicken

styler

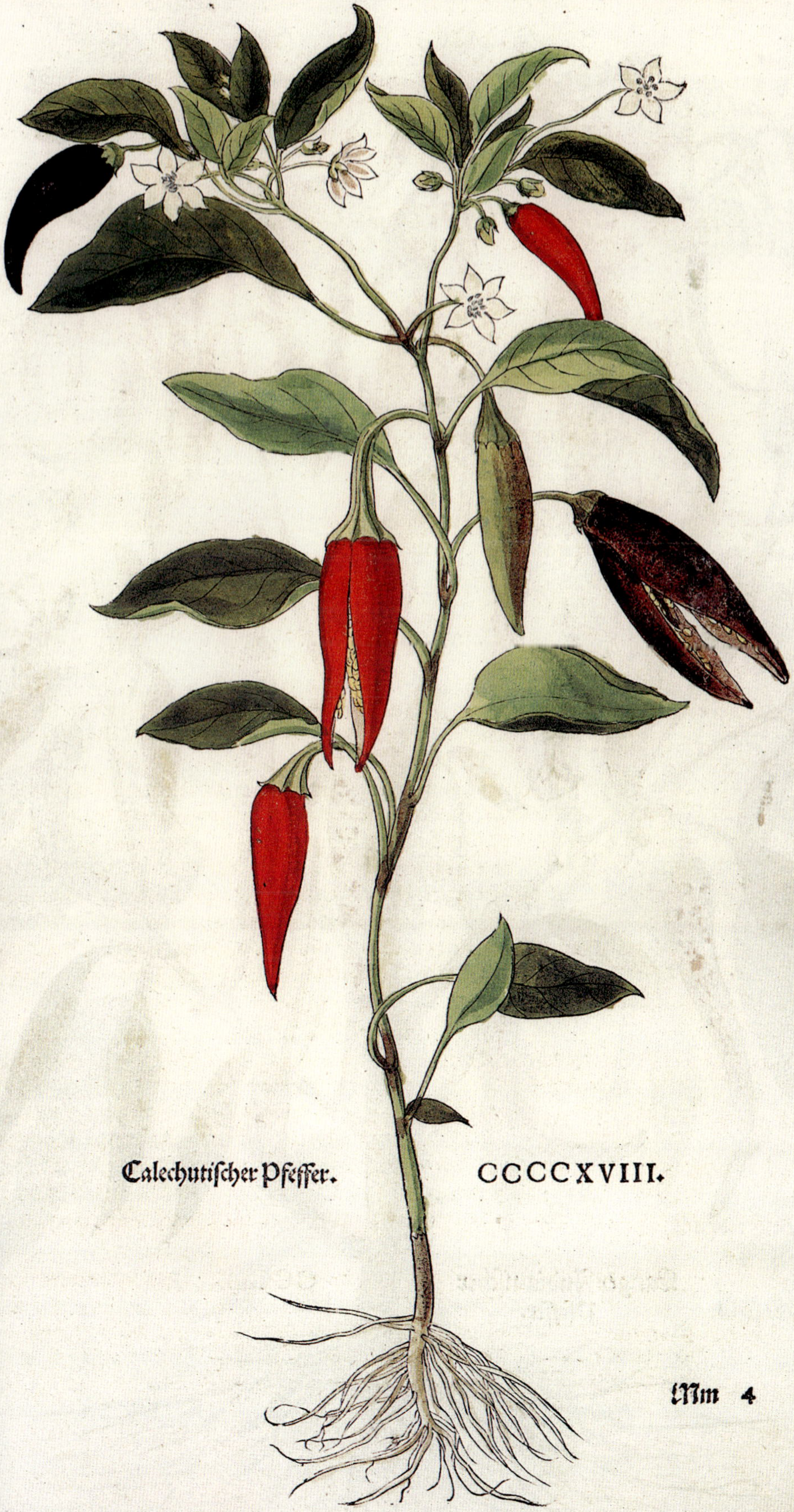

Calechutischer Pfeffer. CCCCXVIII.

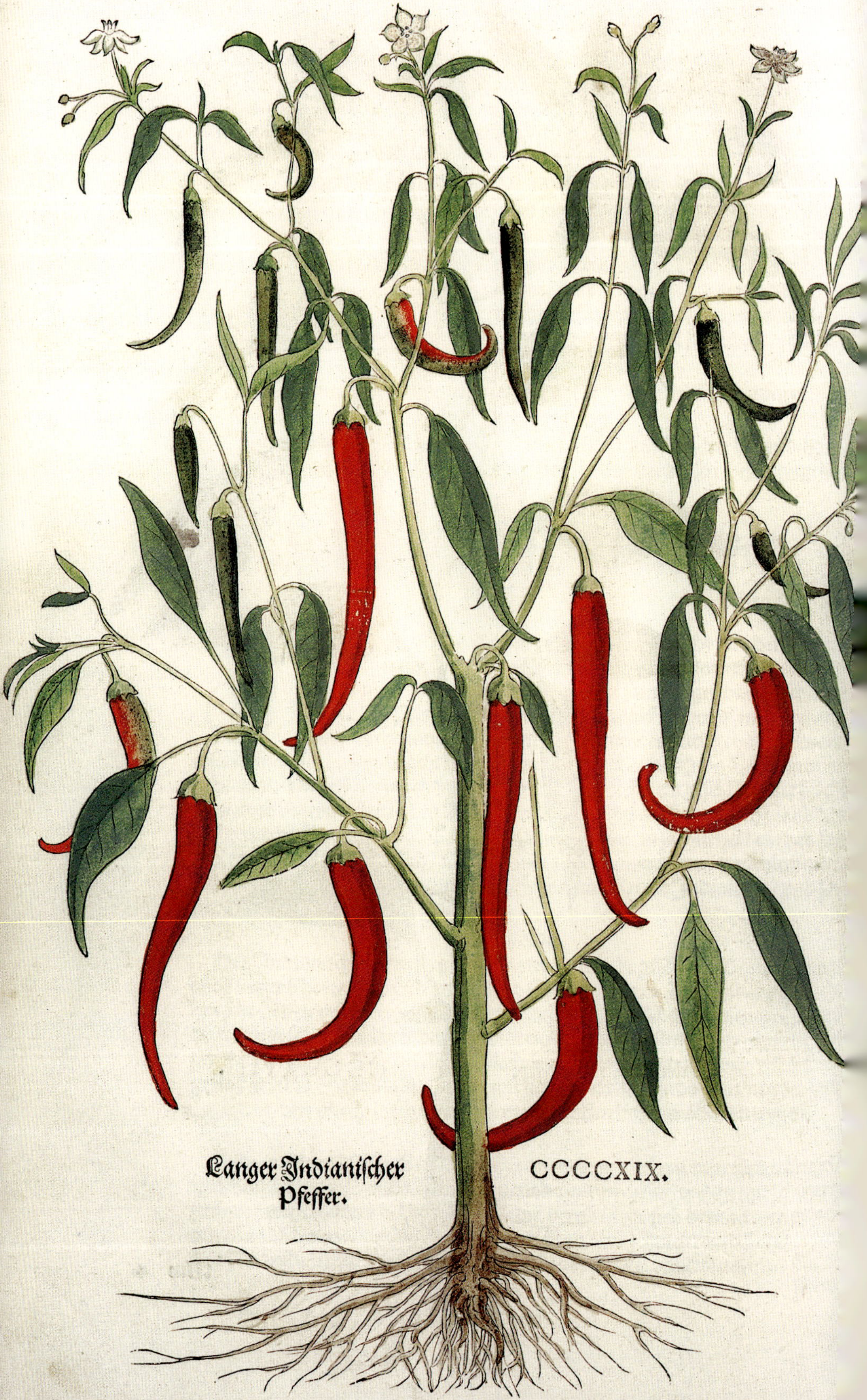

Langer Indianischer Pfeffer.

CCCCXIX.

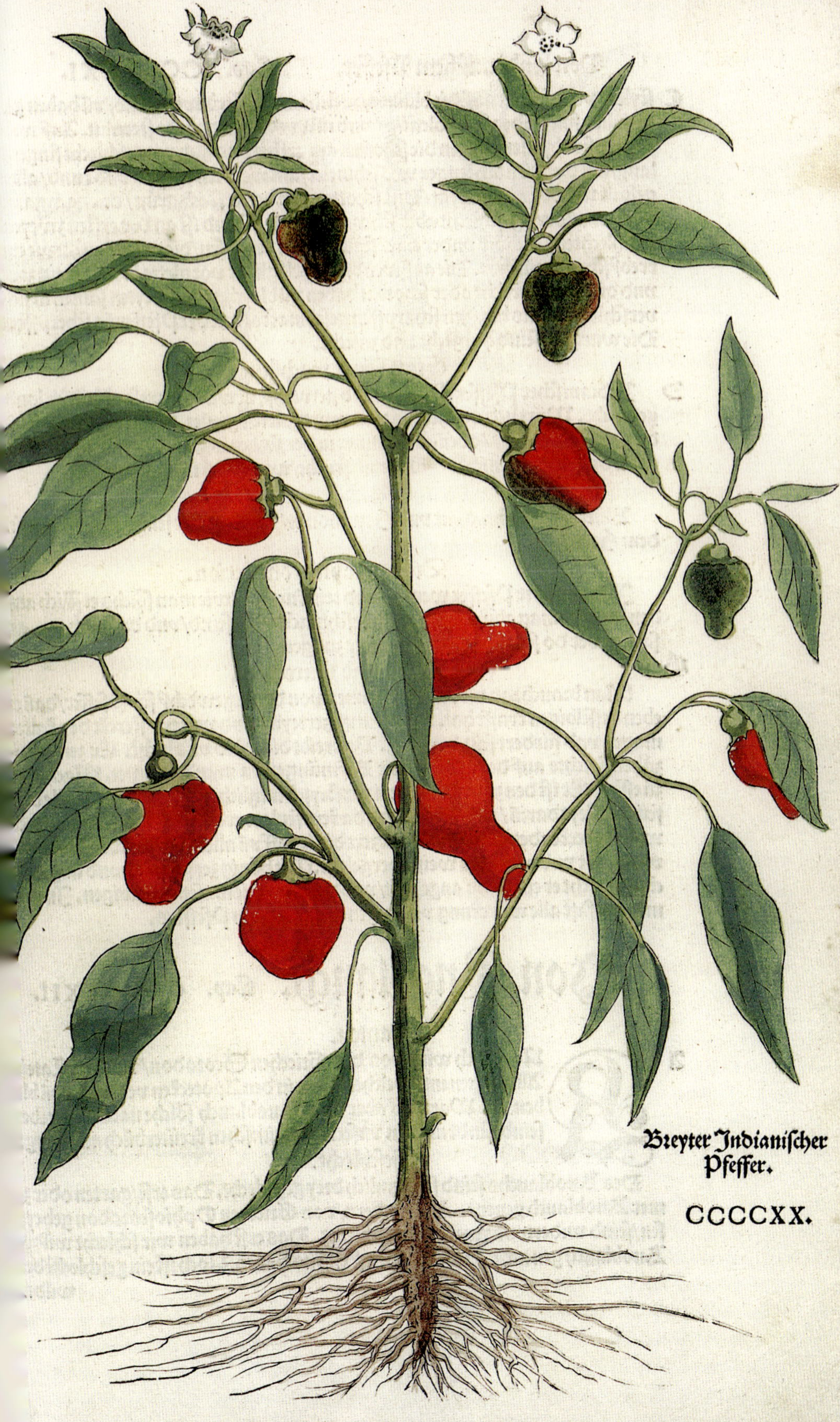

Breyter Indianischer Pfeffer.

CCCCXX.

C stylen wachsen herauß die blůmen/welche an der farb weiß seind/vñ haben gemeinlich fünff oder sechß blettlin/vnd inwendig ein grünes sternlin. Auß welchen so sie abfallen/folgen die schotten am ersten vnd andern geschlecht fingers lang/am dritten noch lenger vnd schmeler/am vierdten breyter vnd rund/aller gestalt wie oben angezeygt. Dise schotten werden erstlich grün/darnach gantz rot/am andern geschlecht aber schwartzbraun. Vnnd ist an den ersten zweyen geschlechten/die wir vnder einer figur haben begriffen/die zeitig frucht wie ein krebßscher anzůsehen. Die außwendige schelf glitzet vor glette/vñ ist gantz zart vnd dünn. Die frücht oder schotten haben vil bleychgeelen breyten samen in sich verschlossen/eins hitzigen scharpffen geschmacks/wie der Pfeffer/ja scherpffer. Die wurtzeln seind holtzecht vnd zasecht.

Statt seiner wachsung.

D Indianischer Pfeffer ist ein frembd gewechß/newlich in vnser Teütsch land gebracht. Würt in den scherben vnd wurtzgärten gezilet. Mag keinen frost leiden/můß außgesetzt/oder über winter in der stuben behalten werden/so bringt es im volgenden summer widerumb frucht/wie es dañ mir gethon hat.

Zeit.

Blüet im Brachmonat vnd Hewmonat/vnnd bringt seine zeitige frucht in dem Herbst.

Die natur vnd complexion.

Indianischer Pfeffer wermet vnd trücknet seer/wie man sölchs erstlich auß den blettern mag abnemen/die am geschmack bitter seind/vnd darnach an dem samen/der do seer scharpff ist auff der zungen.

E

Krafft vnd würckung.

Man braucht an vil orten den samen von disem gewechß für Pfeffer/dañ er eben desselbigen krafft hat. Er wermet/zerteylt vnnd verzert/sterckt den kalten magen vnd fürdert sein dewung. Vertreibt die wind vnd bläst. Er zeücht die zähen feüchte auß dem kopff/mit Bißmüntzen im mund gekewet. Macht lust zů essen. Er ist den zänen vnd dem zanfleysch nützlich/dann er verzert alle böse feüchtigkeyt dariñ/vnnd wert das da kein feule werd. Macht derhalben einen wolschmeckenden mund. Er verzert die kröpff vñ allerley geschwulst mit bech vermischt vnd pflasters weiß übergelegt. Mit hönig zerstossen vnnd angestrichen/macht er ein schön angesicht/vnd vertreibt die masen desselbigen. In summa/hat fast alle würckung vnd tugendt des rechten Pfeffers.

Von Knoblauch. Cap. CCLXXXII.

Namen.

A Knoblauch würt von den Griechen Scorodon/vnnd zů Latein Allium genent/welcher name in den Apotecken verharret vñ bliben ist. Warumb aber dem Knoblauch sölche namen gegeben seind/findt man in vnserm Lateinischen kreüterbůch angezeygt.

Geschlecht.

Des Knoblauchs seind fürnemlich drey geschlecht. Das erst/garten oder zamer Knoblauch genent. Des andern/von Griechen Ophioscorodon geheyssen/seind widerumb zweyerley geschlecht. Das erst haben wir schlecht wilden Knoblauch genent/das ander aber Feldknoblauch. Noch ist ein geschlecht des wilden

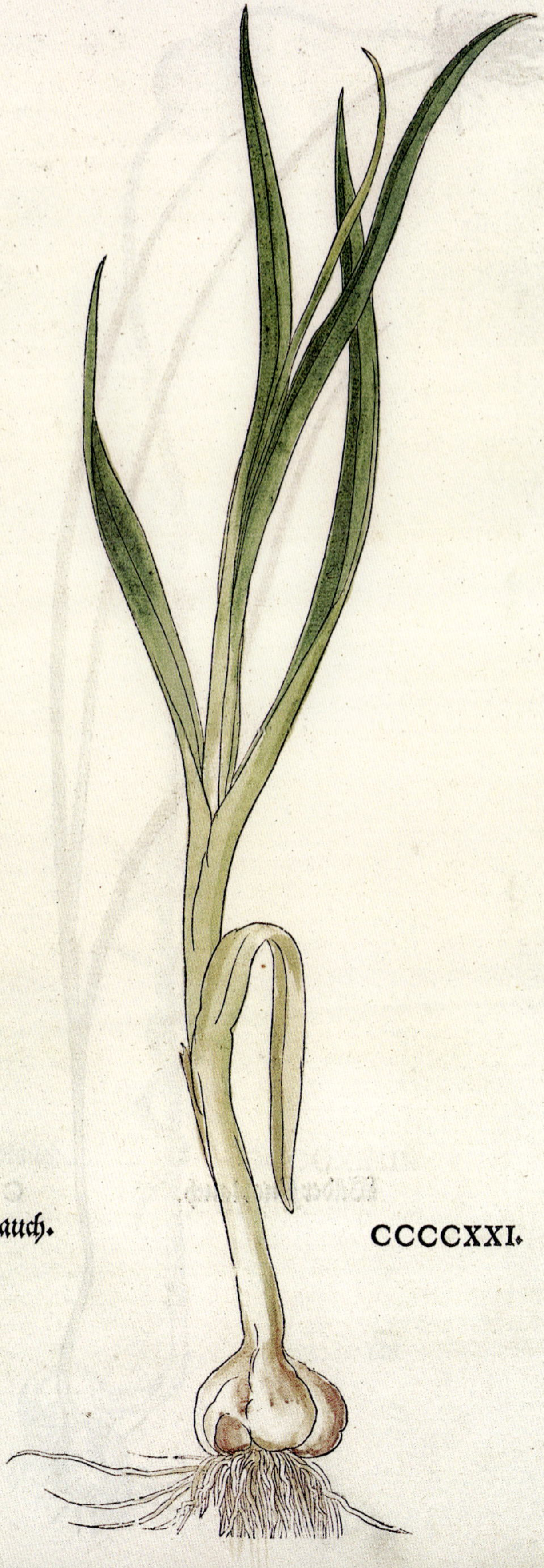

Garten Knoblauch.

CCCCXXI.

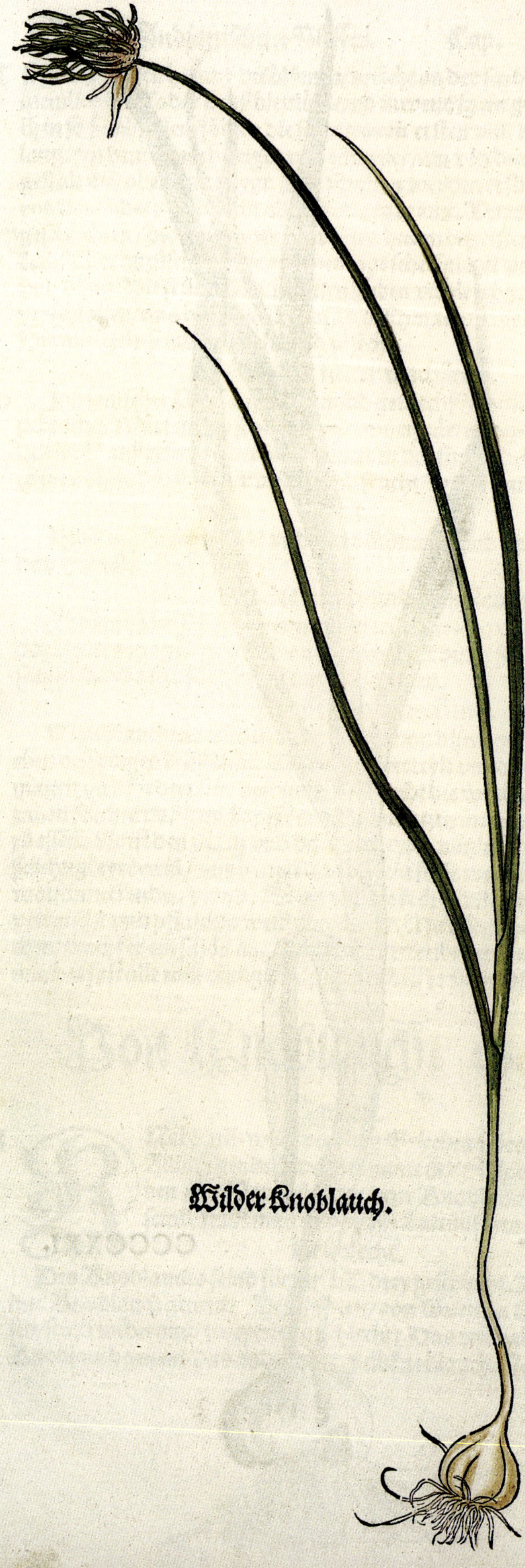

Wilder Knoblauch.

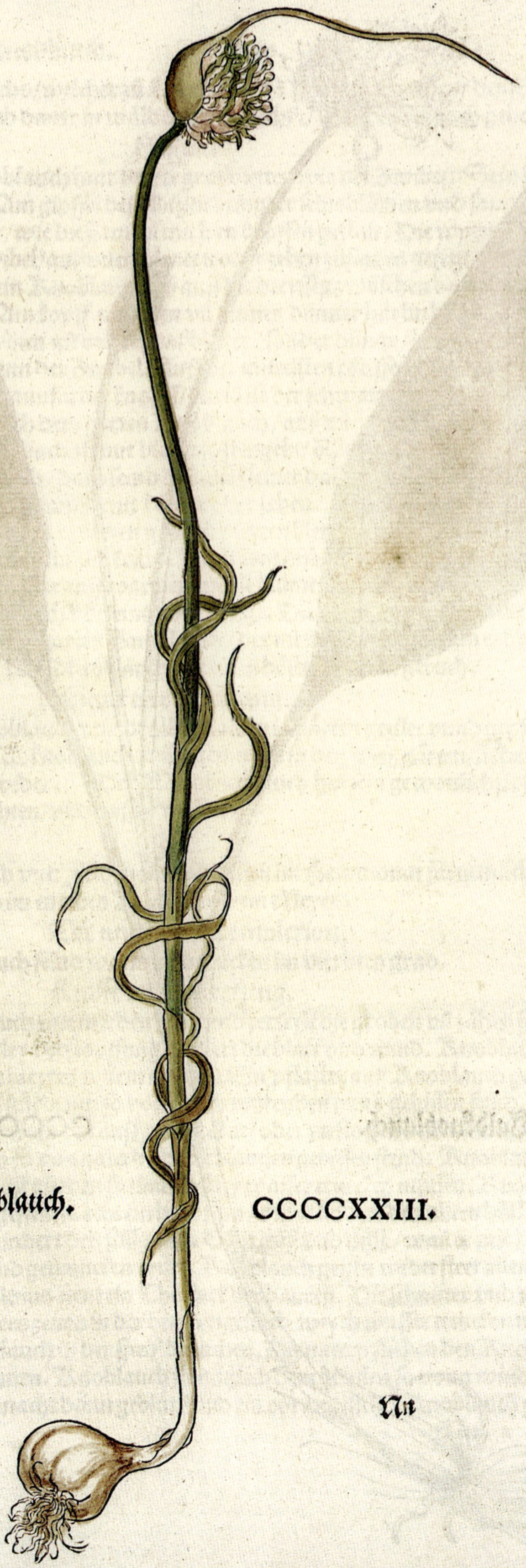

Feldknoblauch. CCCCXXIII.

Nn

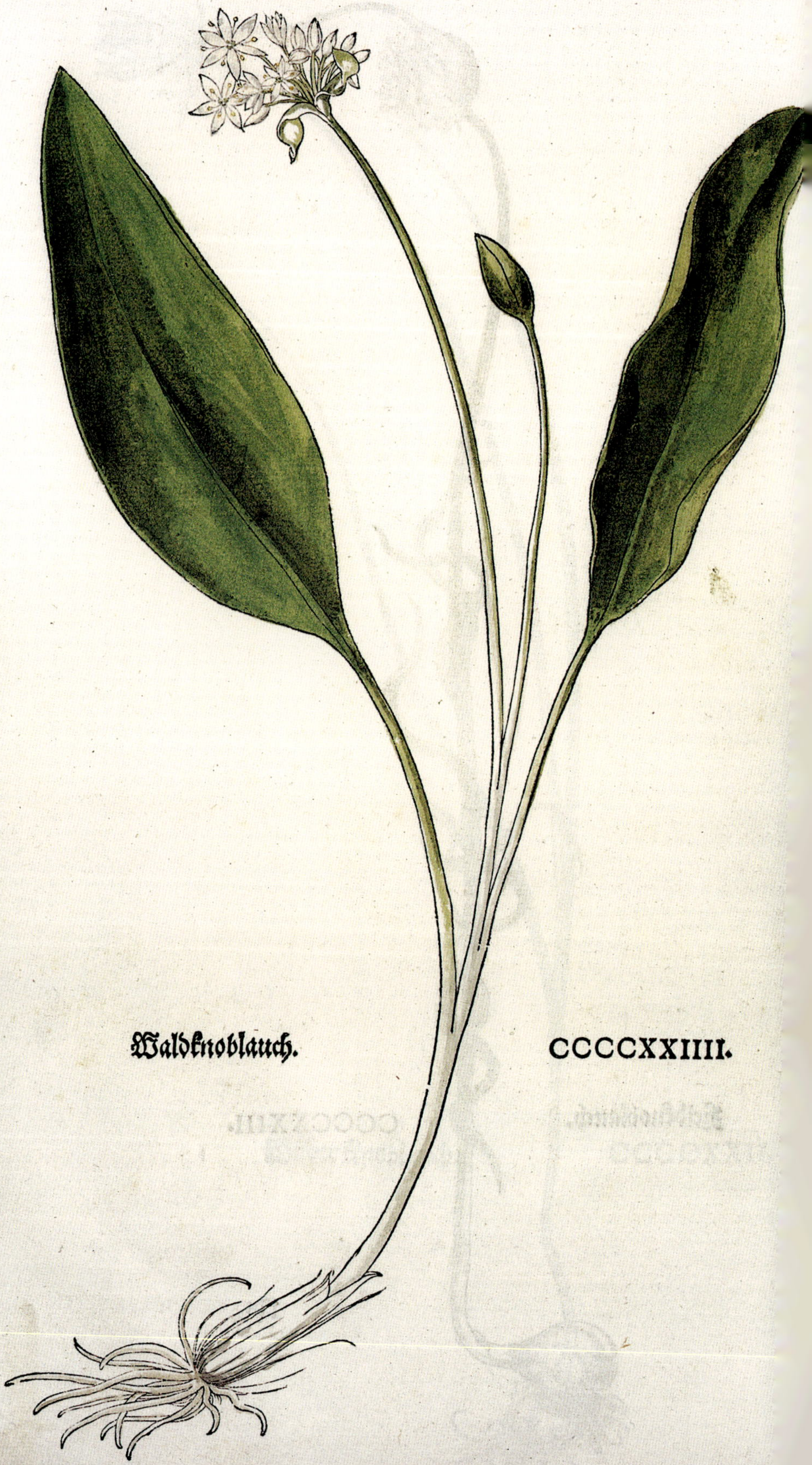

Waldknoblauch.

CCCCXXIIII.

B wilden Knoblauchs/welcher zů Latein würt Vrsinum geheyssen/ denselbigen haben wir darumb das er in wälden gern wechßt/Waldknoblauch geheyssen.

Gestalt.

Der zam Knoblauch hatt breyte graßbletter wie der Zwibel. Sein stengel ist rund vnd hol. Am gipffel desselbigen bringt er seine blůmen vnd samen/doch erst im andern jar/wie die Zwibel mit jren köpffen gestalt. Die wurtzel ist auch gestalt wie ein zwibel/auß vilen körnern oder zehen zůsamen gesetzt/ dañ derselbigen hat etwan ein Knoblauch biß auff die dreyssig zwüschen den dünen heütlin verschlossen. Am kopff wachsen vil kleiner dünner härlin herauß. Der wild Knoblauch hatt nit breyte graßbletter / sonder dünne / lange/runde/ hole pfeiflin/kleiner dann der Zwibel. Auff der mittelsten pfeiffen am gipffel wechßt
C ein stachelechter braunfarber knopff/dariñ ist der schwartz samen verschlossen. Die wurtzel ist gleich dem garten Knoblauch / auß vilen zehen zůsamen gesetzt.

Der Feldknoblauch ist mit blettern/stengeln/ blůmen vnd samen dem garten Knoblauch gleich / doch seind dise alle kleiner dañ an dem gemeinen Knoblauch. Die wurtzel gewindt nit körner oder zehen. Der Waldknoblauch ist ein kraut gemeinlich mit zweyen grossen breyten blettern/die vergleichen sich aller ding dem Meyenblůmlin kraut. Zwüschen disen blettern kreücht herauß ein stengel oder zween/darauff wachsen weisse blůmen/die seind gestirnt / vnd die blettlin vnderscheydlich von einander gesetzt. Die wurtzel ist weiß / anzůsehen als ein kleiner junger garten Knoblauch / der nit über ein monat im erdtrich ist gestanden. Diser Waldknoblauch hat einen bösen starcken geruch.

D

Statt irer wachsung.

Der zam Knoblauch würdt allenthalben in gärten gezilet vnnd gepflantzt. Der wild vnd Feldknoblauch würt gefunden in den weingärten/äckern/vnd feldern hin vnd wider. Der Waldknoblauch hat sein gewonlichste statt in den finstern/feüchten/vnd nassen wälden.

Zeit.

Der zam/wild vnd Feldknoblauch blüen im Hewmonat fürnemlich. Der Waldknoblauch im end des Aprillen vnd im Meyen.

Die natur vnd complexion.

Die Knoblauch seind warm vnd trucken im vierdten grad.

Krafft vnd würckung.

Der Knoblauch wermet den leib / vnd zerteylt die groben vñ zähen feüchte. Er eröffnet allerley verstopffung/verzert die bläst vnd wind. Knoblauch gessen/treibt auß die breyten würm im leib. Ein pflaster auß Knoblauch gemacht vñ übergelegt/ist gůt denen so von einem wůtenden hund gebissen seind. Knoblauch gessen/vnd wein darauff getruncken/ oder zerstossen vnd in wein getruncken/ist gůt denen so von natern oder schlangen gebissen seind. Knoblauch inn der speiß genützt/ist gůt den so mancherley wasser trincken můssen. Knoblauch row oder kocht gessen/macht ein helle stim̃ / vnnd lindert den allten hůsten. Er treibt den harn/lindert den stůlgang. Tödt leüß vnd nissz / wañ er mit Wolgemůt gesotten vnnd getruncken würt. Knoblauch gessen widersteet allem gifft/ darumb jhn Galenus nent ein Theriack der bauren. Die schnitter vnd mäder/ welche zů summers zeiten in der hitz/ vngesund weych wasser trincken můssen/ sollen den Knoblauch in der speiß brauchen. Die natern fliehen den Knoblauch wie die Weinrauten. Knoblauch ist nützlich dem grimen so vonn winden entstanden ist. Er macht dünn geblůt / vnd ein rot angesicht. Knoblauch zerstos-

F sen/vnd mit dem außgetruckten safft die haut gesalbet/ vertreibt allerley grind/ rauden/masen vñ flecken/sie seyen wo sie wöllen am leib. Knoblauch zů äschen gebrent/vnd mit hönig vermischt/ist zů obgenanten mälern vnd flecken kreffti-ger/vñ macht das außfallend har widerumb wachsen/darmit bestrichen. Ein rauch mit Knoblauch vnd seinen blettern gemacht/bringt den frawen jhre blödigkeyt. Der Knoblauch ist den hitzigen naturen nit gůt/sonder schädlich / fürnemlich aber den augen/dem haupt / lungen vnd nieren derselbigen. Er macht auch durst row gessen/vñ schadet den gesunden augen. Knoblauch macht neygung zum schlaff/vnd lust zů den Elichen wercken. Er ist auch nützlich gessen den hůnern vnd hennen so den zipff oder die schnuder haben.

Von S. Jacobs blům. Cap. CCLXXXIII.

Namen.

A SAnt Jacobs blům nent man diß kraut darumb/das vmb S. Jacobs tag in der besten blůst gefunden würdt. Ob aber sölchs gewechß den alten sey bekant gewesen/kan ich diser zeit nit wissen.

Gestalt.

S. Jacobs blům ist ein kraut mit einem langen braunen stengel wie des Beyfůß/die haben vil holkelen / vnd seind mit vilen neben ästlin besetzt. Im ersten jar stoßt sie keinen stengel. Die bletter seind zerspallten vnd vilfeltig außgeschnitten/ wie an dem zamen weissen Senff/oder Creützwurtz. Auff den ästlin wachsen vil geeler gestirnter blůmen/wie der Chamillen/die werden nach der zeitigung zů grawem wollechten samen / fliegen daruon / wie an der Creützwurtz. Die wurtzel ist weiß vnd zasecht/wie der Wegerich kreüter.

B Statt seiner wachsung.

S. Jacobs blům wechßt allenthalben an den rheynen der äckern / bey den wasser gestaden/vnd auff vngebawten sandigen vnd herten orten.

Zeit.

Diß gewechß blüet im Hewmonat vnnd Augstmonat / aber am lustigsten vmb S. Jacobs tag/wie vormals angezeygt ist.

Die natur vnd complexion.

S. Jacobs blům oder kraut ist warmer vnd truckner natur/wie sölchs der geschmack desselbigen/welcher bitter ist vñ zůsamen zeücht / klärlich außweißt.

C Krafft vnd würckung.

Diß kraut mit seinen geelen blůmen würdt gebraucht zur heylung der wunden/vnd alten schäden/deßgleichen zů den fisteln / dann es verhinderts das sie nit weiter vmb sich fressen. Man mag aber das kraut grün zerstossen vnd überlegen/oder aber gedörrt vorhin zů puluer stossen/vnd in die wunden vnd schäden strewen. Darumb dieweil es ein wundkraut ist/sollens die wundärtzt hoch in eeren haben.

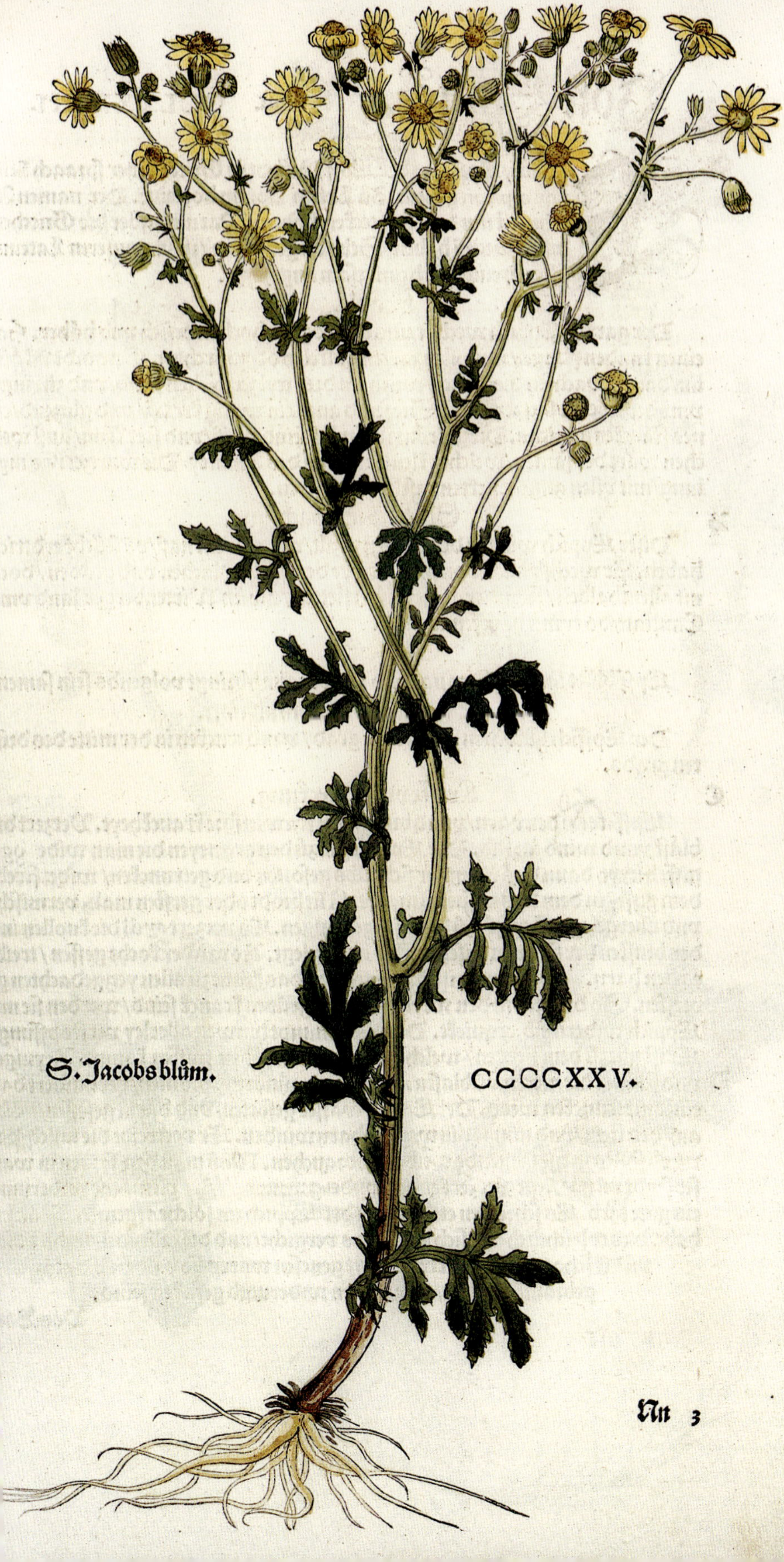

S. Jacobsblům.

CCCCXXV.

Von Eppich. Cap. CCLXXXIIII.

Namen.

A Eppich/Epffich oder Epff/ würdt in Griechischer spraach Selinon cepæon genent. Zů Latein Apium hortense. Der namen Apium ist inn den Apotecken bliben. Warumb aber die Griechen diß gewechß haben Selinon geheyssen/ ist in vnnserm Lateinischen kreüterbůch gnůgsam angezeygt.

Gestalt.

Der garten Eppich wechßt eins elenbogens hoch übersich vnd höher. Hat einen runden stengel/ mit vilen zarten holkelen oder fürchlin. Gewindt vil ästlin/daran wachsen die bletter/welche in drey teyl zerspalten seind/vnd zů ringß vmbher wie ein säg zerkerfft. Sie seind auch ein wenig krauß/ vnd glitzend/eines starcken geruchs. Die gekrönte blůmlin seind weiß/vnd seer klein/ auß welchen würt der samen/welcher kleiner ist dañ des Ammey. Die wurtzel ist einig/lang/mit vilen angehenckten zaseln oder haren.

B Statt seiner wachsung.

Diser Eppich würt in den gärten gezilt/wil aber ein naß/vñ feücht erdtrich haben. Er wechßt auch von jm selbs bey den pfülen/ lachen vnd gräben/ doch nit allenthalben/ sonnder an gewissen stetten/ als im Wirtenberger land vmb Canstatt/do er mit hauffen wechßt.

Zeit.

Epff blüet im Brachmonat vnd Hewmonat/bringt volgends sein samen.

Die natur vnd complexion.

Der Epffich ist warm im andern grad / vnnd trucken in der mitte des dritten grads.

C Krafft vnd würckung.

Epff treibt den harn/vnnd bringt den frawen jhre kranckheyt. Verzert die bläst vnnd wind im leib. Der Epff ist gůt zů den artzneyen die man wider das gifft bereyt/dann das kraut für sich selbs gesotten vnd getruncken/ widerstrebt dem gifft/ in dem das es speien macht. Mit brodt oder gersten maltz vermischt vnd übergelegt/ist es gůt zů den hitzigen augen. Es verzert auch die knollen inn den brüsten der frawen diser gestalt übergelegt. Row oder kocht gessen/ treibt es den harn. Der samen ist krefftiger dañ das kraut zů allen yetzgedachten gebresten. So die fisch in den weyhern vnnd gräben kranck seind/ werden sie mit Eppich widerumb erquickt. Der Epff nimpt hinweg allerley verstopffung. Er ist gůt zů dem hertzen/ welcher von groben zähen flüssen kompt. Reyniget
D vnd seübert die nieren vñ blasen. Der samen zůuor jngenomen/verhindert das einer nit truncken werd. Der Epff in wasser gesotten/vnd dariñ gesessen/treibt auß den stein/vnd nimpt hinweg die harnwinden. Er vertreibt die milch/darumb sollen jn die seügende weiber nit brauchen. Wañ man den samen in wasser seüdt vñ überlegt/verzert er das vndergerunnen blůt/ vñ macht widerumb ein gůte farb. Es schreiben ettlich/das der Eppich ein sölche eygenschafft an jm habe/das er leichtlich mit sich bring das vergicht/vnd die fallenden sucht/dann vil die schon von diser kranckheyt genesen waren/so bald sie Eppich gebraucht haben/in dieselben widerumb gefallen seind.

Von Bar-

Epffich.

CCCCXXVI.

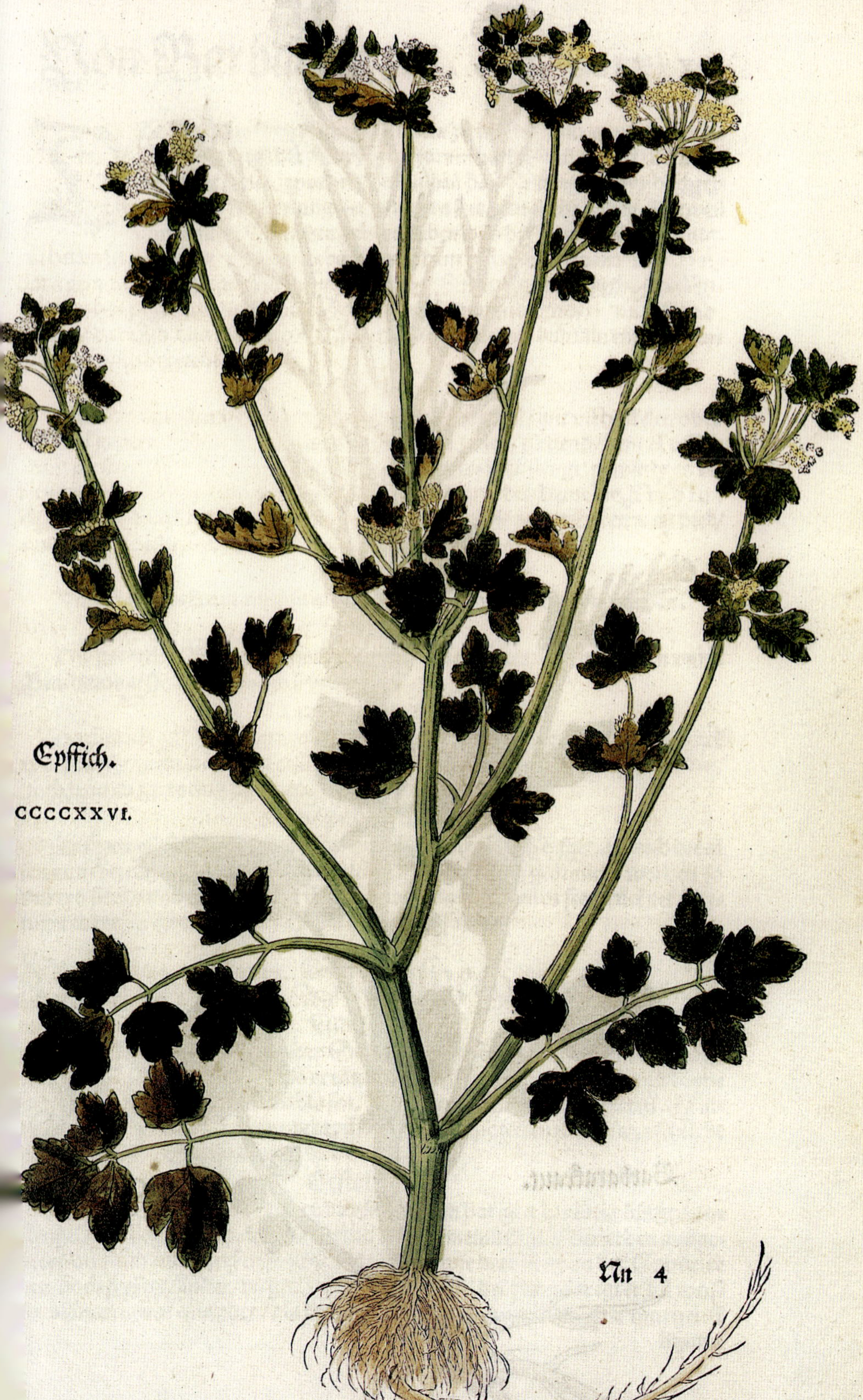

Nn 4

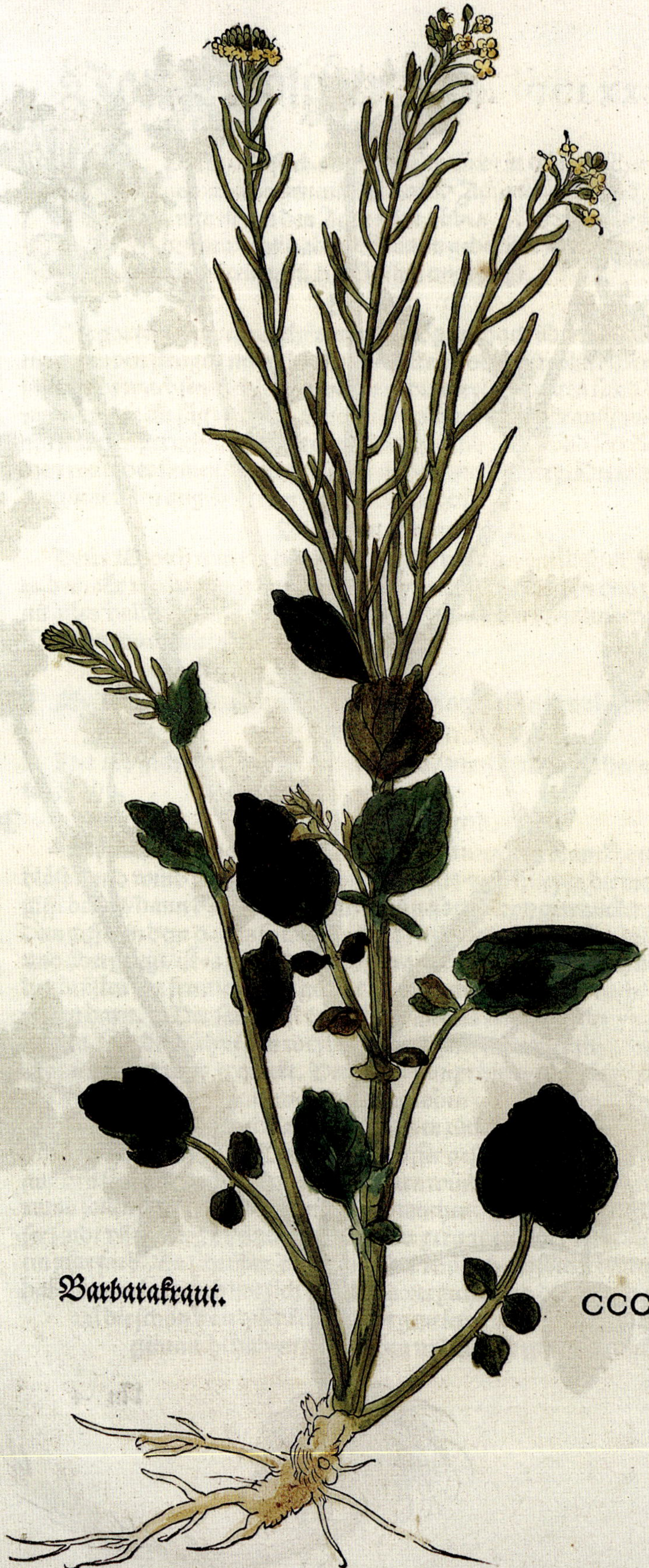

Barbarakraut.

Von Barbarakraut. Cap. CCLXXXV.

Namen.

Das Barbarakraut scheinet sein ein zerstörter nam von den Lateinischen worten her/ Carpentariorum herba/ dañ also ist zů Latein diß kraut genent worden/ derhalben das die wagner vnnd schreiner sölchs zur heylung der wunden seer gebraucht haben. Dieweil nun vnnser Teütschen gehört haben das diß gewechß Carpentaria herba ist geheyssen worden/ haben sie auß dem wörtlin Carpentaria/ Barbara gemacht/ wie sie auch in vilen andern dergleichen kreütern gethon haben. Plinius hat gegenwertigs kraut Scopam regiam vnnd Sideritin latifoliam genent/ darumb das es mit seinen geelen drauschelechten blůmlin einem besem gleich ist/ vnd breyte bletter hat.

Gestalt.

B Das Barbarakraut hat einen runden/ vesten stengel/ mit vil holkelen oder fürchlin geziert. Seine bletter seind rund/ feyßt/ zäch/ glitzend/ dem Epffich kraut nit seer vngleich/ doch breyter. Am öbersten teyl der stengel gewindt es vil kleiner geeler blůmen/ auß welchen/ so sie abfallen/ werden kleine lange vnd runde schotten/ dariñ der klein samen verschlossen ist. Die wurtzel ist ettwas dick/ vnd lang/ kreücht überzwerch im erdtrich her.

Statt seiner wachsung.

Das Barbarakraut wechßt allenthalben auff den heyden vnd rechen.

Zeit.

Diß gewechß/ Barbarakraut geheyssen/ blüet fürnemlich im Meyen vnnd Brachmonat/ bringt darnach seinen samen.

Die natur vnd complexion.

Barbarakraut ist warmer vñ truckner natur/ das man auß dem geschmack wol kan abnemen/ dañ am versůchen scheint es erstlich etwas scharpff sein/ darnach zeüchts ein wenig zůsamen.

Krafft vnd würckung.

Diß gewechß ist ein wundkraut/ wie sölchs die täglich erfarung/ vnd die alten auch bezeugen. Sol aber fürnemlich zů den wunden gebraucht werden so vnreyn seind/ vnnd faul vnnütz fleysch haben/ dañ dieweil es seer trücknet/ reyniget es dieselbigen/ vnd verzert das überig fleysch.

Von weissem Steinbrech. Cap. CCLXXXVI.

Namen.

Weisser oder hoher Steinbrech hat seinen namen von der krafft vnnd tugendt so er täglich erzeygt in brechung des steins beyde der nieren vnd blasen. Zů vnsern zeiten würt es Saxifraga alba vnd maior geheyssen. In den Apotecken nent mans schlecht Saxifragam.

Gestalt.

Weisser Steinbrech hat einen blossen runden harigen braunen bintzechten stengel/ elenbogen hoch. Seine blettlin ligen gemeinlich auff der erden außgebreyt/ die seind rund/ zerkerfft/ schier anzůsehen wie die bletter an der Gundelreben/ doch feyßter/ linder/ vñ geelgrůner. Am gipffel der stengel tregt er vil weisser blůmen neben einander/ als die weissen Veielen anzůsehen. Die wurtzel ist

braun-

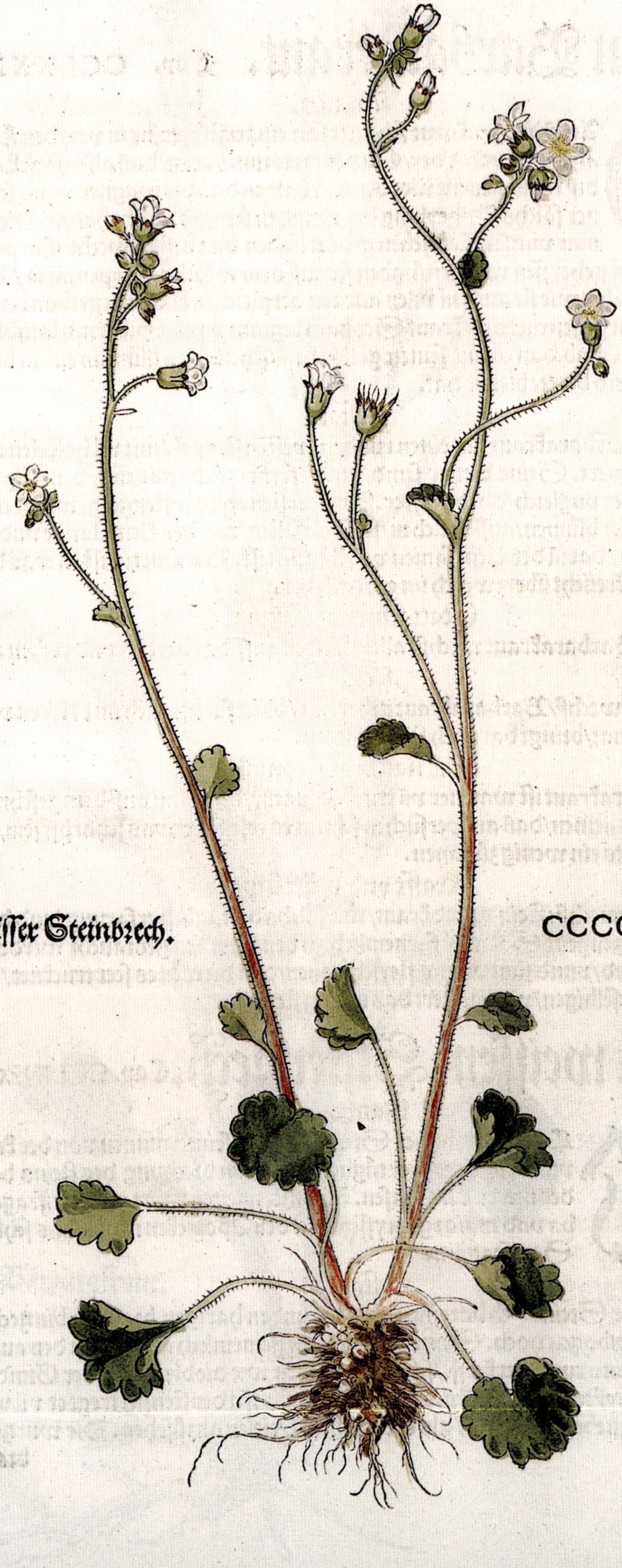

Weisser Steinbrech.

B braunlecht vnd zasecht/daran hangen vil körnlin/anzůsehen wie ein eyerstock in einer hennen/dann allso hangen dise runde leibfarbe körnlin an einander inn der erden/nit grösser dañ der Coriander samen/am geschmack seer bitter/welcher sich die Apotecker für den samen gebrauchen.

Statt seiner wachsung.

Der weiß Steinbrech wechßt gern an dürren/rauhen/steynigen vnd sandigen bergen. Zů zeiten in den wisen an bergen gelegen/vnd in den sandigen graßgärten.

Zeit.

Der weiß Steinbrech blůet im Meyen/zů welcher zeit man jn sůchen vñ samlen soll/dañ nach diser zeit verschwindt er/vnd würt nit mehr gesehen.

C Die natur vnd complexion.

Dieweil bletter/blůmen vnnd wurtzel an disem gewechß am geschmack seer bitter seind/volgt darauß das es im dritten grad warm vnd trucken sey.

Krafft vnd würckung.

Steinbrech mit seiner wurtzel in wein gesotten vnnd getruncken/treibt den harn/zermalt vnd bricht den lenden vñ blasen stein. Er ist nützlich zů der harnwind/reyniget/seubert vnd zerteylt die grobe feüchte in adern. Bringt den frawen jre zeit/vnd reyniget die brust von den groben zähen flüssen.

Von Siben gezeit. Cap. CCLXXXVII.

Namen.

SIben gezeit hat seinen namen daher/das er zum tag siben mal seinen geruch hat/vñ so offt auch widerumb verleürt/so lang er im feld steen bleibt. Nachdem er aber außgerupfft/auffgehaben vñ gedörrt würt/behelt er den geruch stäts für vnd für. Doch wañ trůb wetter anfallen will/ereygt sich der geruch an gedachtem kraut so gewaltig/das es yederman im hauß/wo das kraut ligt oder hangt/fülen vnd riechen můß. In Griechischer spraach würdt diß kraut Lotos emeros vnd Triphyllon/zů Latein Lotus satiua/vñ Trifolium/das ist/zamer Lotus oder Klee genent.

Gestalt.

Siben gezeit hat einen runden/holen/glatten/vnd weißfarben stengel/der würt anderhalb elen hoch/vnd etwan auch höher/mit vilen zincken vnd rütlin die durchauß mit Kleeblettlin geziert seind/allweg drey an einem styl/vnnd zů ringßvmbher zerkerfft/wie am laub des Fœnograeci. Ein yedes zincklin hat seine getrungene purpurblawe blůmlin in der höhe wachsen/dem geelen Wisenklee gleich. Auß yedem blůmlin würt ein stachelechts kölblin/dariñ ist der geel samen verschlossen/welcher sich des Fœnograeci samen etwas vergleicht/ist aber vil kleiner. Die wurtzel ist schlecht/weiß/wie am Dyllkraut. Aber das gantz gewechß/on die wurtzel/hatt einen besonndern geruch/beynach wie ein woltriechends bech/am geschmack ein wenig bitter.

Statt seiner wachsung.

Diser Klee/Siben gezeit geheyssen/würt nit auff dem feld wie andre Klee gefunden/sonder můß in gärten gezilet werden. Ist auch ein recht sum̃er kraut/můß järlich von dem kleinen samen auffgezogen werden.

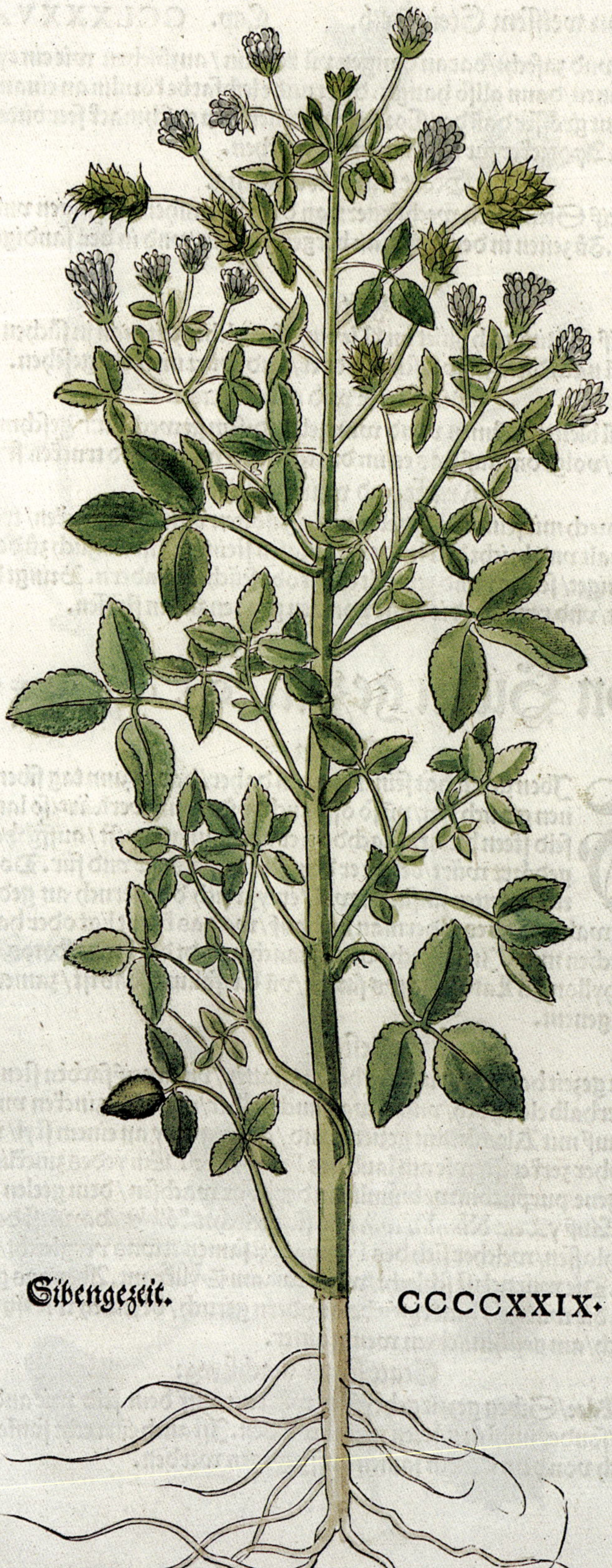

Sibengezeit.

C Zeit.

Blüet fürnemlich im Hewmonat/vnd bringt volgends seinen samen in den spitzigen heüßlin.

Die natur vnd complexion.

Siben gezeit ist in der werm vñ kelt mittelmässig/trücknet aber zimlich auß.

Krafft vnd würckung.

D Der safft auß disem kraut getruckt/ mit hönig vermischt/vnd in die augen gethon/macht ein klar gesicht. Ist zů allen den gebresten gůt so trücknens vnd seuberns bedörffen. Das gantz gewechß aber/fürnemlich der same/ trücknet/zerteylt/macht sübtil/vnd verzert allerley geschwulst/vnd die kröpff/eüsserlich gebraucht vnd übergelegt. Der samen gesotten vnnd getruncken/ fürdert das außwerffen der groben vnd zähen flüß so sich vmb die brust vnd lungen gesamlet haben. Er stellt den bauchfluß/diser gestalt gebraucht/ vnd treibt den harn. Hat fast alle krafft des wilden Loti/ist doch nit so krefftig.

Von Steinklee. Cap. CCLXXXVIII.

Namen.

A Steinklee/oder geeler Klee/würt von ettlichen auch geeler Steinbrech geheyssen/ist nichts anderst bey dem Dioscoride vñ andern Griechen/dann Lotos agrios / auff Lateinisch Lotus syluestris/das ist/ wilder Lotus oder Klee geheyssen. Die allten Römer haben diß kraut Trifolium minus / das ist/ kleinen Klee genent/on zweifel von wegen der bletter/die etwas schmeler seind weder der andern Klee/fürnemlich aber dañ des zamens Klees/daruon wir im vorgeenden Capitel geschriben haben. Die Apotecker brauchen diß gewechß für Melilotũ/ doch nit on jrthumb / wie wir sölches im Lateinischen kreüterbůch mit mehren worten haben angezeygt.

Gestalt.

B Steinklee hat einen runden stengel der würt zweyer elen hoch / vnd etwan auch höher/mit vilen zweiglin oder ästlin. Seine bletter seind dem Wisenklee/ oder des Bockßhorns blettern gleich/zů ringß vmbher zerkerfft / allwegen drey an einem styl. Die blůmlin seind geel geähert/an der gestalt den Erbsen blůmen gleich/aber kleiner/sehen vndersich/vnd riechen wol. Nach abfallung der geäherten blůmlin/wachsen runde schöttlin oder secklin hernach/ darinn ist der samen/welcher dem Bockßhorn/das man Fœnogræcũ nent/gar gleich ist/am geschmack den blůmlin gleich. Die wurtzel ist lang/wie ein kleins rüblin gestalt.

Statt seiner wachsung.

Steinklee wechßt auff den äckern/vnd allenthalben an den rheynen.

Zeit.

Steinklee blüet den gantzen summer/fürnemlich aber im Hewmonat.

Die natur vnd complexion.

Steinklee/fürnemlich aber der samen/ist warm vñ trucken im andern grad.

Krafft vnd würckung.

Der Steinklee wermet/vnd seubert zimlich. Darumb mit hönig vermengt vnd angestrichen / nimpt er hinweg allerley flecken vnd masen des angesichts. Gedörrt/zů puluer gestossen/vñ in süssem wein getruncken/ist er nützlich zů den weetagen der blasen. Er treibt den harn/zermalt den stein/ zerteylt vnnd treibt

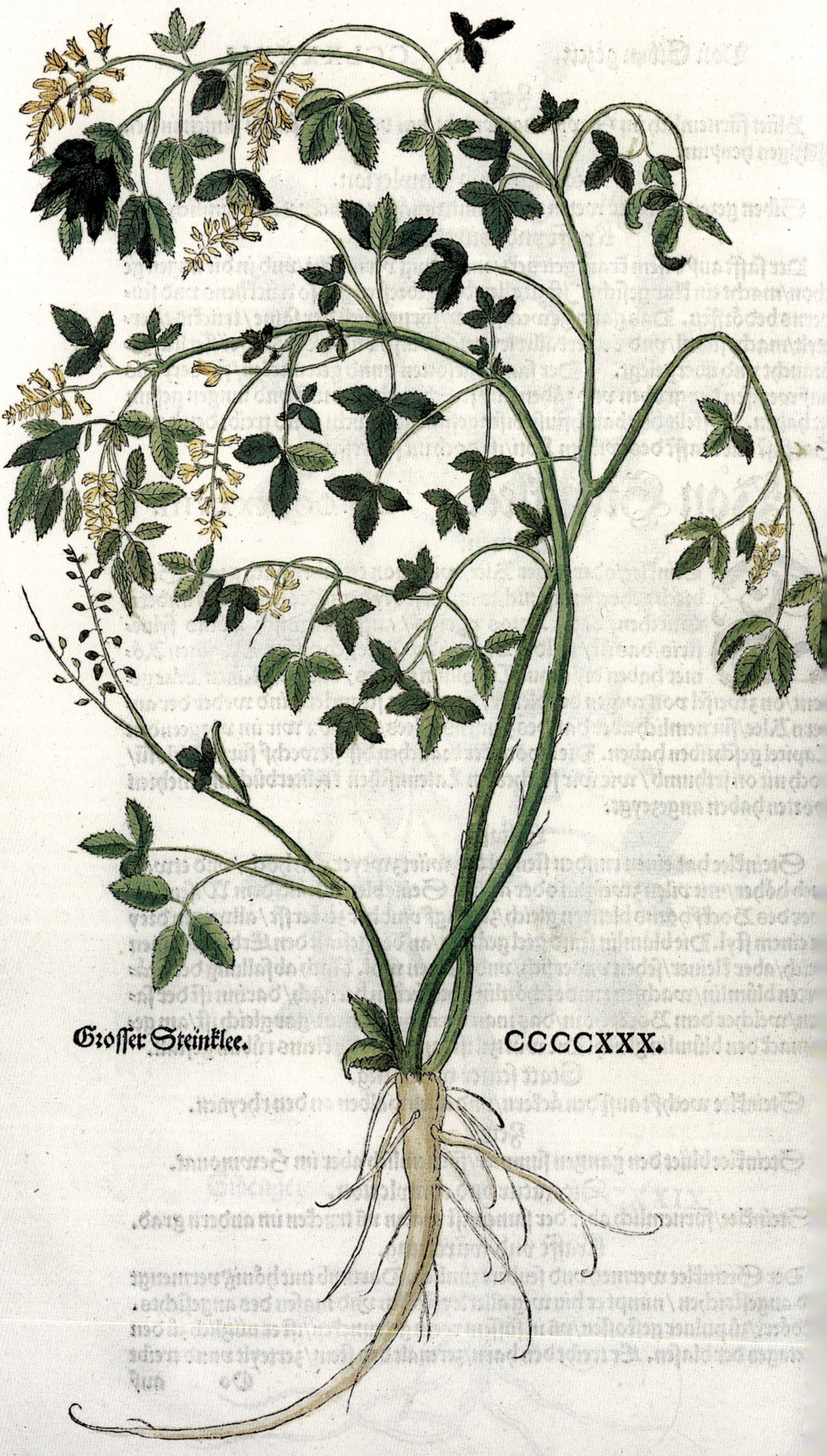

Grosser Steinklee.

CCCCXXX.

B auff die zähen groben feüchtigkeyt so sich vmb die brust vnnd lungen gelegt hat. Der safft von den blůmen oder blettern außgetruckt/ ist gůt zů den dunckeln augen/ vnd macht ein lauter gesicht/ dañ er zerteylt vnd verzert die fål darinn. Diß kraut nimpt hinweg die verstopffung der leber vnd des miltz.

Von Sisern. Cap. CCLXXXIX.

Namen.

C Sisern haben wir dise kreüter vonn dem Lateinischen namen hergenent/ dann die Griechen nennen die kreüter daruon wir in disem Capitel handlen/ Sisara/ die Lateinischen Sisera/ vñ ettlich auch Pastinacas.

Geschlecht.

Der Sisern seind fürnemlich zwey geschlecht. Eins zam/ das ander wild. Das zam würt widerumb in zwey geschlecht geteylt. Eins ist groß/ vnnd sicht dem wilden geschlecht gantz vnd gar gleich/ darumb mag mans recht vnd billich groß zam Moren heyssen. Das ander zam geschlecht ist vil kleiner/ vñ den andern zweyen geschlechten nit seer gleich/ wie wir inn der beschreibung klärlicher wöllen anzeygen. Würdt bey vns Teütschen Gerlin/ weiß Morelen/ klein zam Morele oder Morchele geheyssen. Das wild geschlecht ist dem ersten zamen gleich/ vnd würt in ettlichen Apotecken Baucias genent.

Gestalt.

D Die groß zam Moren hat einen stengel der ist mañs hoch/ mit vilen holkelen vnd fürchlin. Die bletter seind langlecht/ vil an einem styl/ zů ringß vmbher zerkerfft/ gantz grün. Am gipffel der stengel bringt sie jhr schöne geele blůmlin/ vnd wañ dieselbigen abfallen/ einen breyten samen. Die wurtzel ist an der gestalt vñ dem geschmack den geelen Růben gleich. Die Gerlin haben einen braunen stengel/ mit vilen holkelen. Die bletter seind etwas runder/ vnnd nit so tieff zerschnitten. Die blůmen weiß/ vñ nach disen der samen nit so gar breyt. Der wurtzeln seind vil bey einander/ gestalt wie die kleine Růblin/ an der farb weiß/ vnd am geschmack süß vnd lieblich. Die wild Moren ist der grossen zamen in allen dingen gleich/ aber sie ist mit stengeln vnd blettern kleiner dañ die zam.

Statt irer wachsung.

E Die groß zam Moren wechßt nit von sich selbs/ sonder můß gepflantzt werden in gärten/ ist noch nit gemein worden in vnsern landen. Die Gerlin aber wachsen fast allenthalben in den krautgärten/ dahin sie gezilet werden. Die wild würt allenthalben in wisen/ an den wegstrassen/ vnd andern vngebawten orten gefunden.

Zeit.

Allerley geschlecht der Sisern blüen im Brachmonat vnd Hewmonat fürnemlich/ bringen darnach den samen.

Die natur vnd complexion.

Die Sisern seind warm im andern grad/ vnnd trucken im ersten. Doch ist die wild Siser etwas trückner dañ die zamen.

Krafft vnd würckung.

Die wurtzel der Sisern/ in sonderheyt des Gerlins/ gesotten/ ist gantz lieblich zů essen/ dem magen nützlich/ treibt den harn/ vnnd macht lust zů essen. Der

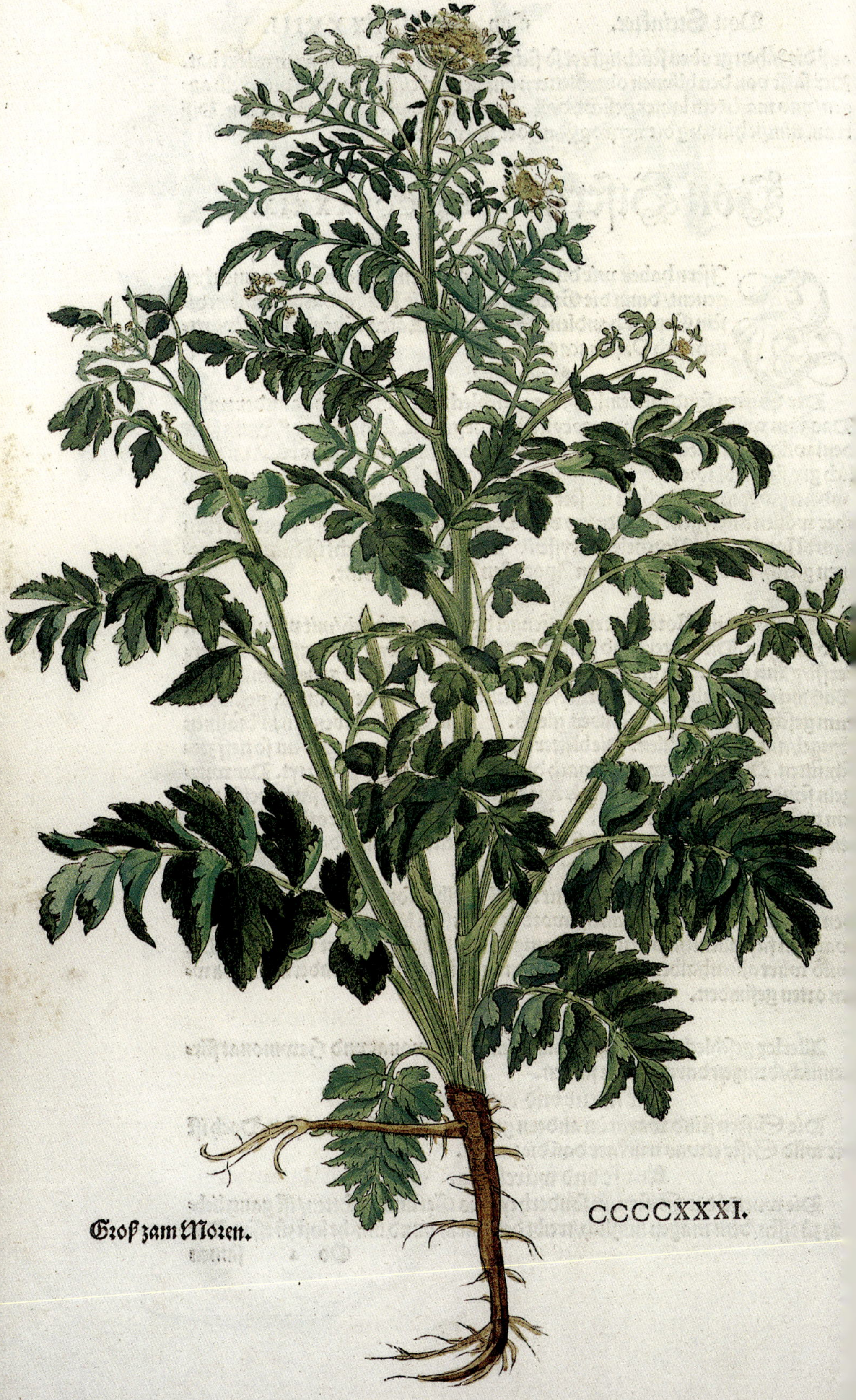

Groß zam Moren.

CCCCXXXI.

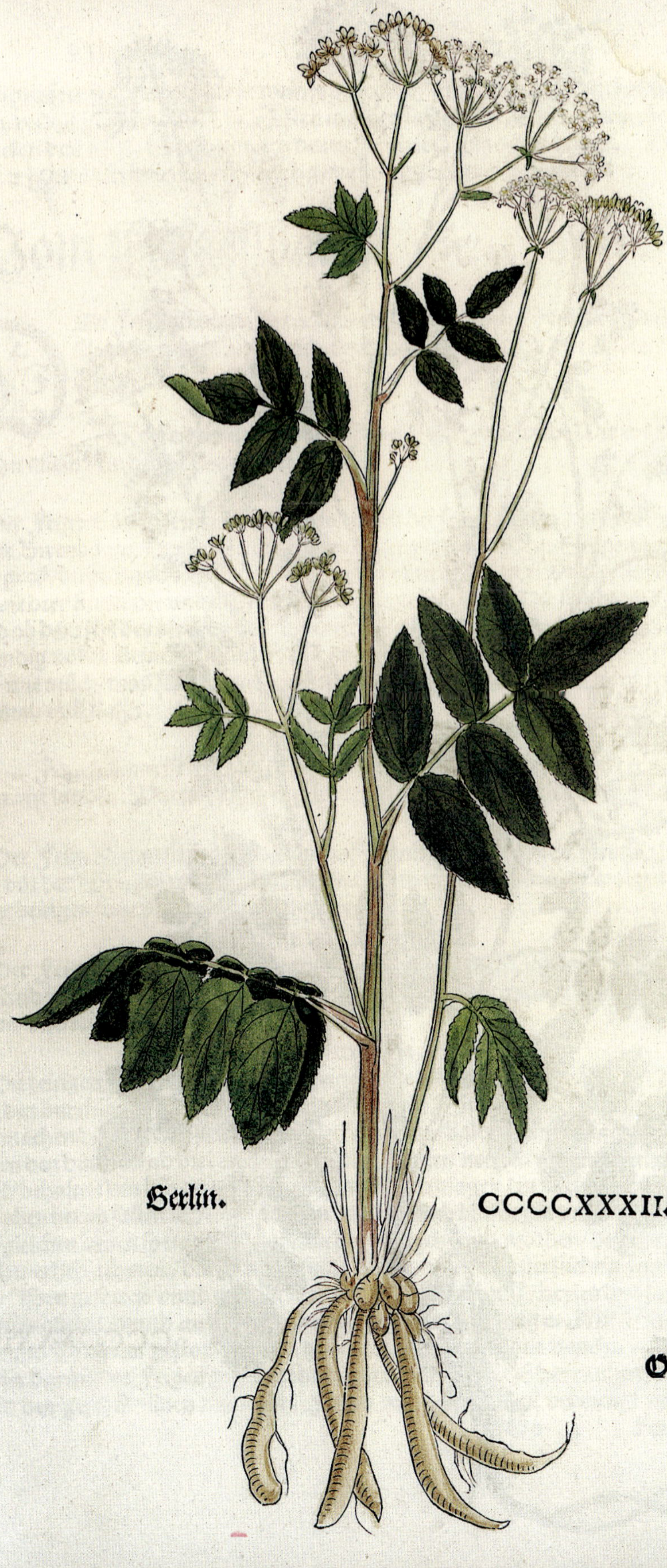

Berlin. CCCCXXXII.

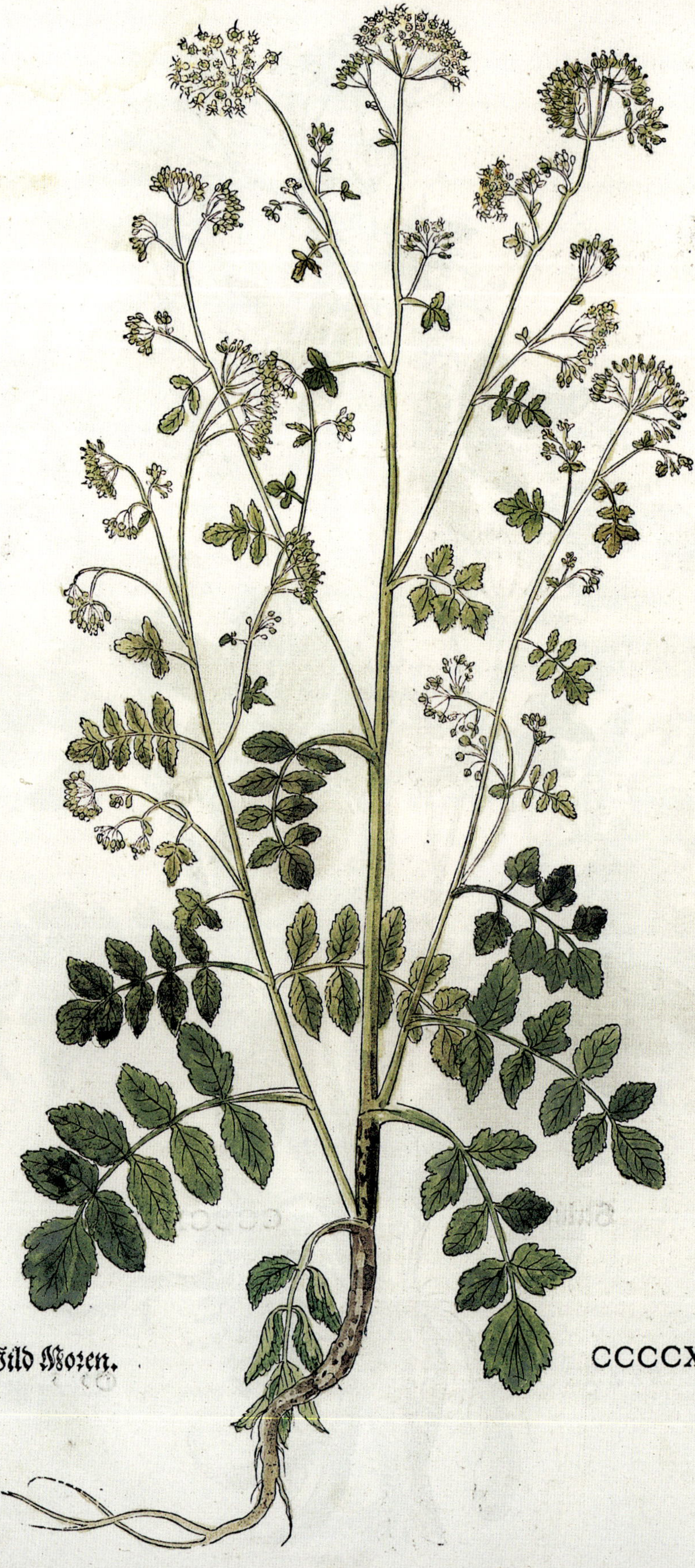

Wild Mozen.

samen gedörrt/gepuluert/vnd in wein jngenom̃en/ ist gůt denen so den heschen haben/vnd grim̃en im leib. Die Sisern machen lust zů den Elichen wercken. Stercken das hertz. Seind nützlich denen so sich seer erbrochen haben. Der safft der zamen Sisern mit geyßmilch getruncken/stellt den bauchfluß.

Vom Feigenbaum. Cap. CCXC.

Namen.

DEr Feigenbaum würt in Griechischer spraach Syce/ in Lateinischer Ficus genent/ welcher name nachmals ist in den Apotecken bliben.

Geschlecht.

Der Feigen seind zwey geschlecht/zam vnd wild. Wir wöllen aber hie allein von den zamen sagen.

Gestalt.

Der Feigenbaum ist nit hoch/wiewol ettlich derselbigen seer groß werden/ als die Birenböum. Der stam̃ ist kürtz/ mit einer glatten rinden. Seine bletter seind groß/breyt/vnnd tieff zerkerfft/ ein yedes blatt in drey teyl geteylt/ anzůsehen wie drey finger die vndersich hangen. Bringt kein blůst. Die frucht/welche gerad ob dem styl der blettern herauß wechßt/ist rund wie ein byrle/ weych/ inwendig voller kleiner körnlin. So sie anfacht zů zeitigen ist jr safft inwendig weiß wie milch/wañ sie aber gar zeitig ist/würt er geel wie hönig. Die wurtzel ist krumb vnd lang.

Statt seiner wachsung.

Der Feigenbaum ist seer zart/mag kein kelte leiden/ darumb wechßt er gern in warmē landen. Würt bey vns in gärten gepflantzt/bringt aber selten frucht.

Zeit.

Der Feigenbaum schlecht langsam auß/nemlich erst nach dem Lentzen/ nit lang vor der Sonnenwende/ darumb mag er in vnsern landen nit wol zeitige frucht bringen/wie vormals auch angezeygt.

Die natur vnd complexion.

Der Feigenbaum ist warmer natur/ vnd einer subtilen substantz. Die Feigen seind warm im ersten grad volkommenlich/ oder im anfang des anndern grads/vnd trucken in der mitte des ersten.

Krafft vnd würckung.

Die zeitigen/zarten/vnd frischen Feigen/ seind dem magen schädlich. Machen den durchlauff/ der sich doch bald selbs stellt. Sie bringen den schweyß/ vnd machen das die kindßblatern vñ flecken genent/bald herauß schlagen. Sie leschen den durst vnnd die hitz. Die dürren Feigen neeren/wermen/bringen durst/ behalten den leib offen. Schaden aber dem magen/ in welchen die flüß von oben herab fallen. Seind der kelen/nieren vnnd blasen gůt vnnd nützlich. Deßgleichen denen so nach langer kranckheyt bleych seind worden/ denen auch so schwerlich athmen/ die fallende sucht haben/ vnnd wassersüchtig seind. Mit Jspen gesotten vnnd getruncken/ reynigen sie die brust/ heylen den langwirigen hůsten/ vnnd andere dergleichen gebresten der lungen. Mit Salpeter vnnd Saffran gestossen vnnd gessen/ erweychen sie den bauch. Das wasser darinn die Feigen gesotten seind/ gegurgelt/ ist gůt zů der rauhen kelen/ vnnd den geschwollnen mandeln. Feigen mit gersten meel vermengt vnnd

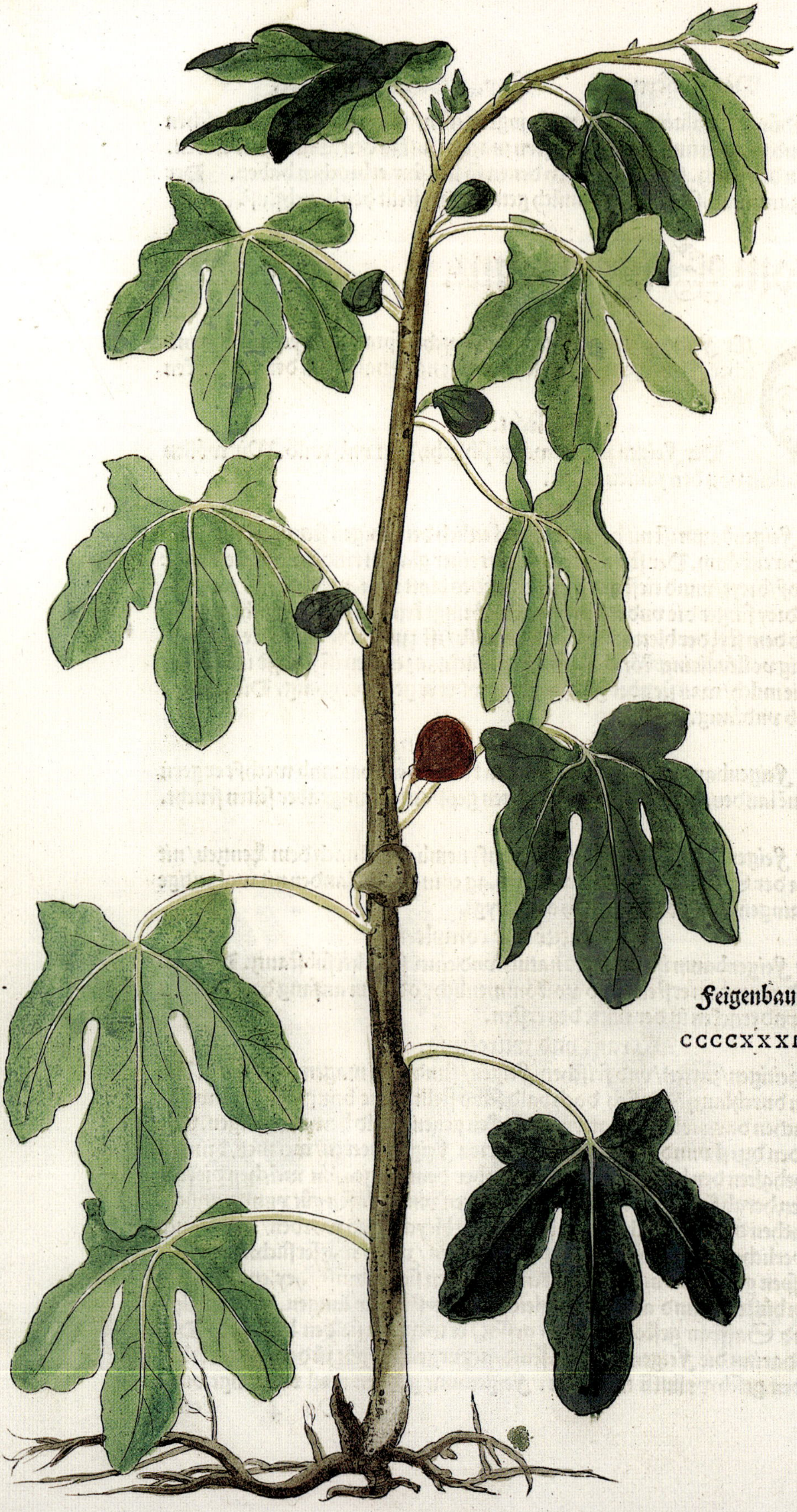

Feigenbaum.

CCCCXXXIIII.

enograeco/darnach gesotten vñ zerstossen übergelegt/verzerē alle geschwulst/
i erweychen die herte. Mit Veielwurtz/salpeter vnd kalch vermischt/zerstos=
n vnd übergelegt/weychen sie auff die ohrmützel/vnd andere beulen. Gleiche
afft haben sie auch row/mit yetz gedachtem zůsatz gebraucht. Mit wein/Wer
üt vnd gersten meel gekocht vnd übergeschlagen/seind sie gůt den wassersüch
gen. Feigen zů puluer gebrent vnd mit wachß vermengt/ein pflaster darauß
macht/heylen die erfrornen füß. Row Feigen mit senff vermischt vnd gestos=
n über die ohren gelegt/benem̄en das sausen vnnd klingen dariñ. Der Feigen
fft macht die milch zůsamen lauffen/vnd teylts widerumb wann sie zůsamen
gelauffen/wie der essig. Er etzt auff den leib/vnnd eröffnet die ader. Diser
fft eröffnet auch den stůlgang. So man disen safft mit einem eyer totter ver=
scht vnd in die můtter thůt/bringt er den frawen jhre zeit. So er mit Foeno=
aeci meel vnd essig vermischt übergelegt würdt/bekompt er wol denen so das
odagra haben. Mit gersten maltz vermengt vnd übergelegt/heylet er die rau
n/flechten/zittermal/masen/vnd andere vngestalt des angesichts/vnd des
ntzen leibs. So einer von einem scorpion gestochen/oder von einem wüten=
n hund gebissen ist/heylt er dieselbigen/wañ er in die wunden getreüfft würt.
r heylet vnd lindert das zanwee/so man ein baumwoll darinn tunckt/vnnd
n den holen zan thůt. Er vertreibt die wartzen/wann man jhn mit schmaltz
rmischt/vnd zů ringß vmbher darmit das fleysch bestreicht. Die grünen Fei=
n gessen/reynigen vnnd seubern/darumb treiben sie den sand oder grieß auß
n nieren. Die dürren Feigen machen khein gůt geblůt/darumb werden die
usig/so derselbigen stäts vnd vil essen. Die Feigen bletter zerstossen vnnd
ergelegt/verzeren die kröpff/erweychen vnnd zerteylen auch alle andere ge=
hwulst. Die Feigen haben ein sondere krafft wider das gifft/wañ sie täglich
ichter werden gebraucht vnd jngenom̄en/in sonderheyt mit zůthůn der Wel=
en nuß. Die äsch von dem Feigenbaum gibt ein gůte laug/welche heylt al
ley böse geschwär/so man einen schwammen dariñ tunckt/vnnd auff die ge=
hwär legt. Mit wachß vnnd rosenöl vermengt/ein pflaster darauß gemacht
d übergelegt/heylet den brand. In wasser getruncken ist sie treffenlich gůt de
n so hoch gefallen vnd gebrochen seind. Zerteylt das vndergerunnen blůt.

Von Pfrimmen. Cap. CCXCI.

Namen.

DAs wir hie Pfrimmen nennen/ist bey den Griechen Sparton/
oder Spartion/von den Römern Spartum genent worden.
Die allten haben sölch gewechß seer gebraucht die Weinreben
darmit zů binden.

Gestalt.

Pfrim̄ ist ein staud mit langen zähen vnnd starcken růten/welche gar khein
att haben/dann die schmalen zünglin die sie bringt/seind nit werdt bletter ge=
nt zů werden. Die blůmen seind geel/nit seer vngleich den blůmen der geelen
eiel. Nach abfallung derselbigen bringt es schäflin/vnd dariñ breyten samen
ie Wicken gestalt. Die wurtzel ist lang vnd schmal.

Statt seiner wachsung.

Pfriñ wechßt gern an dürren orten/vnd ist fast gestalt wie ein Bintz.

Zeit.

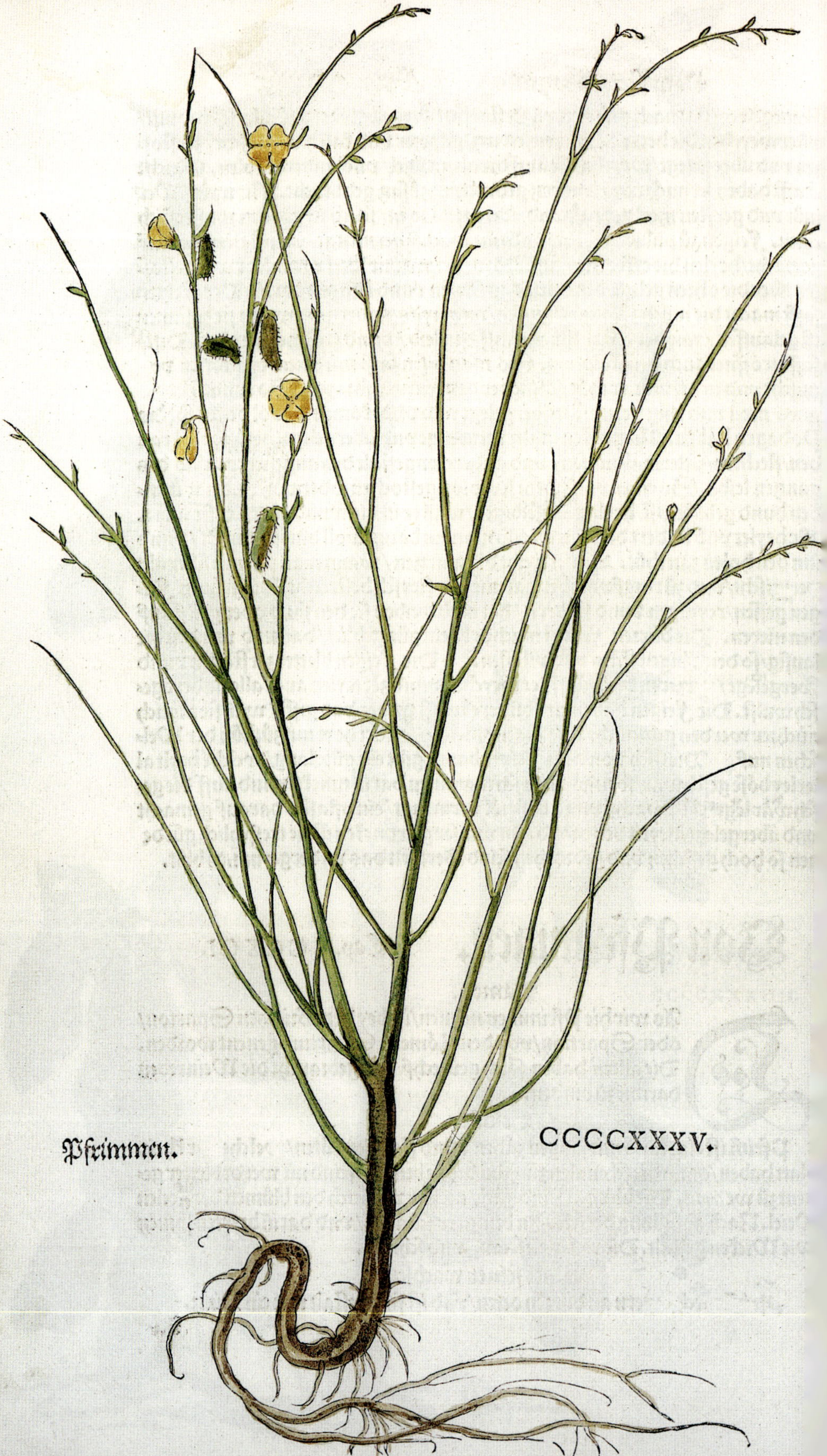

Pfrimmen.

CCCCXXXV.

B

Zeit.

Die Pfrim̃ blüet im Brachmonat/vnd bringt nachmals jren samen.

Die natur vnd complexion.

Die Pfrim̃ ist warm vnnd trucken / das man auß jrer würckung vnnd geschmack/mag klärlich abnemen.

Krafft vnd würckung.

C Der samen vnd blůmen der Pfrimmen auff ein quintlin schwer in Meth ingenom̃en/ purgieren übersich durch das brechen / wie die Nießwurtz / doch on geuärlicheyt. Der same allein purgiert vndersich durch den stůlgang. Der safft auß den růten der Pfrimmen jngenom̃en/purgiert auch. Man můß aber die růtlin in wasser beytzen/ darnach stossen vnnd außtrucken. Von sölchem safft soll man nůchtern drey lot trincken. Diser safft mag auch nützlich inn die clystier gebraucht werden/deren so das hüfftwee haben.

Von Liebstöckel. Cap. CCXCII.

Namen.

A Liebstöckel / oder Libstöckel / ist bey den Griechen vnnd Römern Smyrnium geheyssen worden. Zů vnsern zeiten würdt er in den Apotecken Leuisticum genent. Warumb aber sölchs gewechß sey Smyrnium geheyssen/haben wir in vnnserm Lateinischen kreüterbůch angezeygt.

Gestalt.

Liebstöckel hat einen holen runden knöpffechten stengel/mit vilen zweiglin. Die bletter seind dem Eppich laub nit seer vngleich/ aber breyter/feyßt/vest/an der farb etwas geel/eins starcken geruchs. Seine grosse kronen blüen geel / vn̄ hat ein yedes blůmle sechs oder siben blettlin. Der samen ist rund/schwartz/am geschmack scharpff. Die wurtzel reucht starck/ist auch seer scharpff auff der zungen/zart/safftig/gibt aber von sich ein geelen zähen safft/außwendig schwartz/ inwendig weißlecht oder gelflecht.

Statt seiner wachsung.

Der Libstöckel wechßt allenthalben in gärten. Er will aber ein naß feücht erdtrich haben.

Zeit.

Der Liebstöckel blüet gegen dem Hewmonat.

Die natur vnd complexion.

Der Libstöckel ist warm vnd trucken im dritten grad.

Krafft vnd würckung.

Die bletter mit essig vn̄ saltz jngemacht/ mögen wie andre deßgleichen kochkreüter gessen werden/stellen aber den bauchfluß. Die wurtzel gesotten vnd getruncken/ist gůt denen so von den natern vnd schlangen gebissen seind. Lindert den hůsten/ vnd den schweren athemb. Treibt den harn. Grůn zerstossen vnd übergelegt/verzert sie allerley geschwulst vnnd herte. Sie heylet wunden zůsamen. Der samen ist treffenlich gůt zů allerley verstopffung der leber/des miltz/ der nieren vnd blasen/ gesotten vnd getruncken. Diser gestalt genützt / bringt er den frawen jre zeit/vnnd treibt auß das nachbürdlin. Mit wein jngenom̃en/ist er nützlich denen so das hüfftwee haben. Er nimpt hinweg das auffbläen des magens.

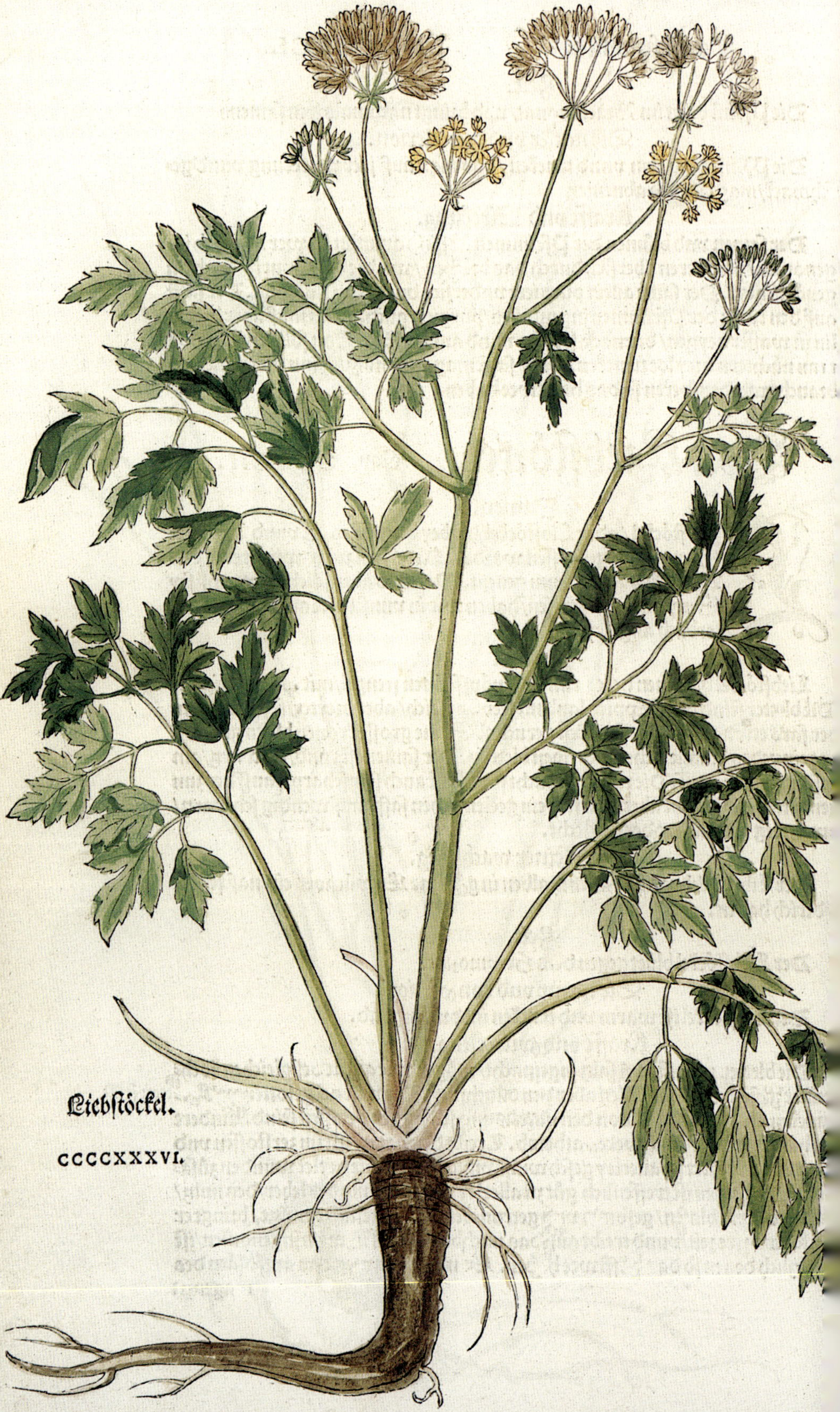

Liebstöckel.

CCCCXXXVI.

D magens. Bringt den schweyß. Er ist aber in sonderheyt gůt den wassersüchtigen in wein jngenom̃en. Der samen zermalt den stein. Die wurtzel gedörrt vnd gepuluert/ ist am geschmack dem Pfeffer nit vnänlich/ darumb mag sie zů der speiß wie derselbig genützt werden/ dann sie dient wol dem kalten magen/ hilfft dewen/ vñ verzert alle überflüssige feüchtigkeyt. Sie ist auch treffenlich gůt für allerley gifft. Die kindbettern sollen sölche wurtzel in jrer speiß brauchen/ dañ sie macht das dieselbigen nach der gebůrt wol gereynigt werden. Man mag auß dem kraut dampff vnd wasserbäder machen/ dañ es treibt den harn/ den stein/ bringt der frawen kranckheyt/ vnnd erwermet alle innerliche glider. Der safft vom Liebstöckel macht ein klar angesicht/ vñ ein schöne weisse lautere haut/ dar mit ettlich tag gewäschen. Er heylet auch alle serigkeyt im mund/ hals/ am hindern/ vnd an allen heymlichen orten/ darmit gewäschen/ vñ leine tůchlin darüber geschlagen. In summa/ Liebstöckel ist ein treffenlich kraut/ vnd würt demnach billich in allen gärten gezilet.

Von Meisterwurtz. Cap. CCXCIII.

Namen.

A Meisterwurtz ist on zweifel ein geschlecht des gewechß so vonn den Griechen Silphion/ vnd von den Römern Laser/ vnd Laserpitium genent ist worden. Daher kompts das zů vnsern zeiten würdt Osteritium geheyssen/ von ettlichen aber Ostritium/ von andern Asteritium/ welche namen alle/ wie auch der name Meisterwurtz/ auß dem alten wörtlin Laserpitium entsprungen seind. Vnd ist sölch kraut/ meins erachtens/ vor zeiten Laserwurtz genent worden/ vnnd volgends darauß geflossen der name Meisterwurtz/ wie wir sölches im Lateinischen kreüterbůch weitleüffiger haben angezeygt.

Gestalt.

B Meisterwurtz hat einen runden knöpffechten stengel/ wie die Angelick/ oder der Fenchel/ welcher gegen der wurtzel zů/ braun ist. Die bletter seind dem Eppich laub etwas gleich/ aber vil grösser. Es seind aber auff eim yedem styl drey bletter/ vnd ein yedes blatt mit zweyen oder dreyen schnitten zerspallten/ vñ außwendig zů ringß vmbher mit kleinen kerflin/ als ein säg/ zerkerfft. Auff den stengeln bringt sie jre kronen/ die tragen vil weisser kleiner blůmlin/ als der Eppich/ die werden zů breytem samen/ wie der Dyllsamen/ grawschwartz/ anzůsehen wie die wantzen. Die wurtzel ist fingers dick/ etwan dicker/ fladert vnd wechßt hin vñ her/ außwendig grawschwartz/ inwendig weiß/ eins starcken vñ lieblichen geruchs/ gibt ein gelen zähen safft/ ist seer scharpff/ vñ breñt auff der zungē.

Statt irer wachsung.

C Die Meisterwurtz würt auff den hohen gebirgen funden/ vñ yetz fast allenthalben in den gärten gezilet. Das aller best Silphium wechßt in Aphrica/ vnd würdt desselbigen safft zů vnsern zeiten in den Apotecken Belzuinum oder Ben Juinum geheyssen/ vor zeiten aber ist er Succus Cyrenaicus genent worden. Der safft des Silphij so auß Media vnd Syria gebracht würdt/ heyßt in den Apotecken Asa fœtida/ das ist/ Teüffels dreck/ darumb das er so übel stinckt/ als het jhn der Teuffel geschissen.

Zeit.

Die Meisterwurtz blüet im Brachmonat/ vnd bringt darnach jren breyten samen/ der gestalt ist wie ein kleins blettlin.

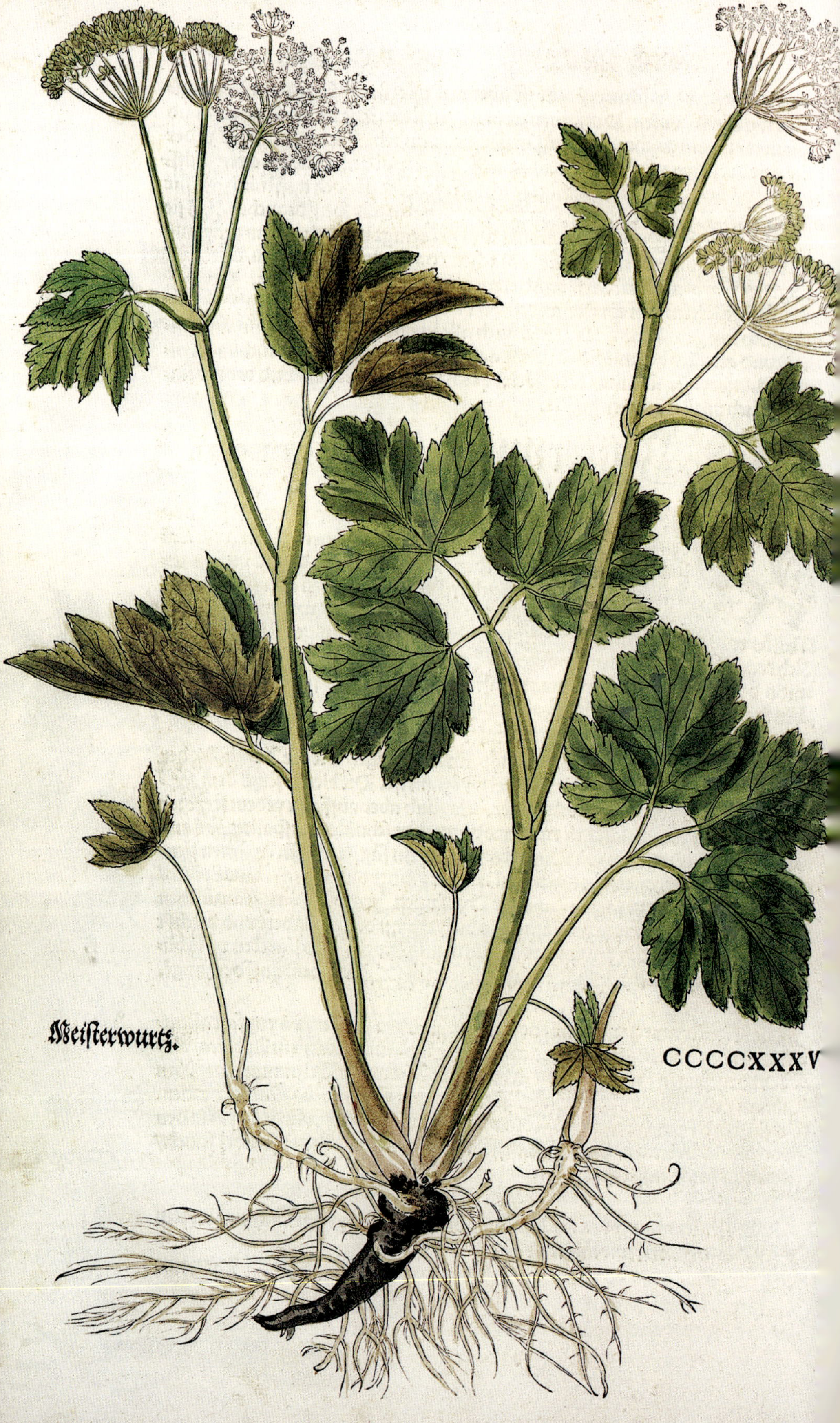
Meisterwurtz.
CCCCXXXV

Die natur vnd complexion.

Die Meisterwurtz ist hitziger vnd scherpffer dann der Pfeffer/darumb sie warm vnd trucken sein můß biß in den dritten grad. Die wurtzel aber vnd der samen übertreffen die bletter vnd den stengel.

Krafft vnd würckung.

Die wurtzel/der samen/kraut vnnd safft der Meisterwurtz seind treffenlich nütz vnd gůt wider allerley gifft. Sollen in sonderheyt zů der zeit der Pestilentz wider den vergifften bösen lufft gebraucht werden. Sie zerteylen vnd verzeren die groben/zähen/kalten flüß im leib. Seind gůt zů dem hůsten der von kellte kompt. Sie verzeren auch die groben feüchtigkeyt so sich vmb die brust gesamlet hat. In sonderheyt aber der safft jngenom̃en/oder von außwendig angestrichen ist gůt wider allerley stich vnd bißz der gifftigen thier. Mit essig vermengt vnnd angestrichen/heylet er die flecht. Er ist gůt denen so die geelsucht haben/oder wassersüchtig seind/mit dürren feigen jngenom̃en. So er an dem essen gebraucht würdt/überkompt der gantz leib daruon ein gůte farb. Er zerteylt die knollechte milch/vnnd das zůsamen gerunnen blůt/wañ man jhn eüsserlich anstreicht. In eim weychen oder lind gesottnen ey jngenom̃en/sterckt er den magen/macht lust zů essen/treibt den harn/vnd bringt den frawen jre zeit. Die grünen bletter zerstossen/vñ in die wunden so von einem wůtenden hund/oder natern gebissen seind/gethon/heylet dieselbigen. Das kraut in wein vñ wasser gesotten/heylet die innerlichen wunden. Reynigt auch diser gestalt genützt die můter/vnd treibt auß die todte frucht. So es dürr würt/ein rauch damit zum offtermal gemacht/vertreibt es allerley wartzen so am hindern gewachsen seind. Der safft mit gekochtem hönig vermischt vnd angestrichen/ist gůt zů dem hüfft wee. In wein jngenom̃en ist er gůt zů bewegung des schweyß/hilfft dem erstorben kalten mañ wider auff. Ein halber scrupel daruon jngenommen/ist gůt zů dem krampff/vnd dergleichen kalten gebresten der neruen. Er ist gůt zů der kalten lungen/dem keichen/vnnd andern dergleichen gebresten der brust. Mit essig vnd wasser gemischt vnd übergeschlagen/lindert er das Podagra.

Von stinckendem Andorn. Cap. CCXCIIII.

Namen.

Stinckender oder riechender Andorn/würdt von ettlichen auch feld Andorn geheyssen/auff Griechisch vñ Lateinisch Stachys. Vrsach sölchs namens haben wir in vnserm Lateinischen kreüterbůch angezeygt.

Gestalt.

Stinckender Andorn hatt einen gantz rauhen/harechten/viereckEten stengel. Seine bletter seind gantz wollecht/grawlecht/oder weiß wie des Wullkrauts/zů ringßvmbher zerkerfft. Die blůmen seind von farben braun/oder rotlecht/in heüßlin verschlossen. Der samen ist rund. Das gantz kraut ist eins starcken geruchs. Die wurtzel geel vnd zasecht.

Statt seiner wachsung.

Riechender Andorn wechßt an vngebawten rauhen orten/do die Distel vnd vnkreüter gefunden werden.

Zeit.

Der riechend Andorn blüet im Brachmonat vnd Hewmonat.

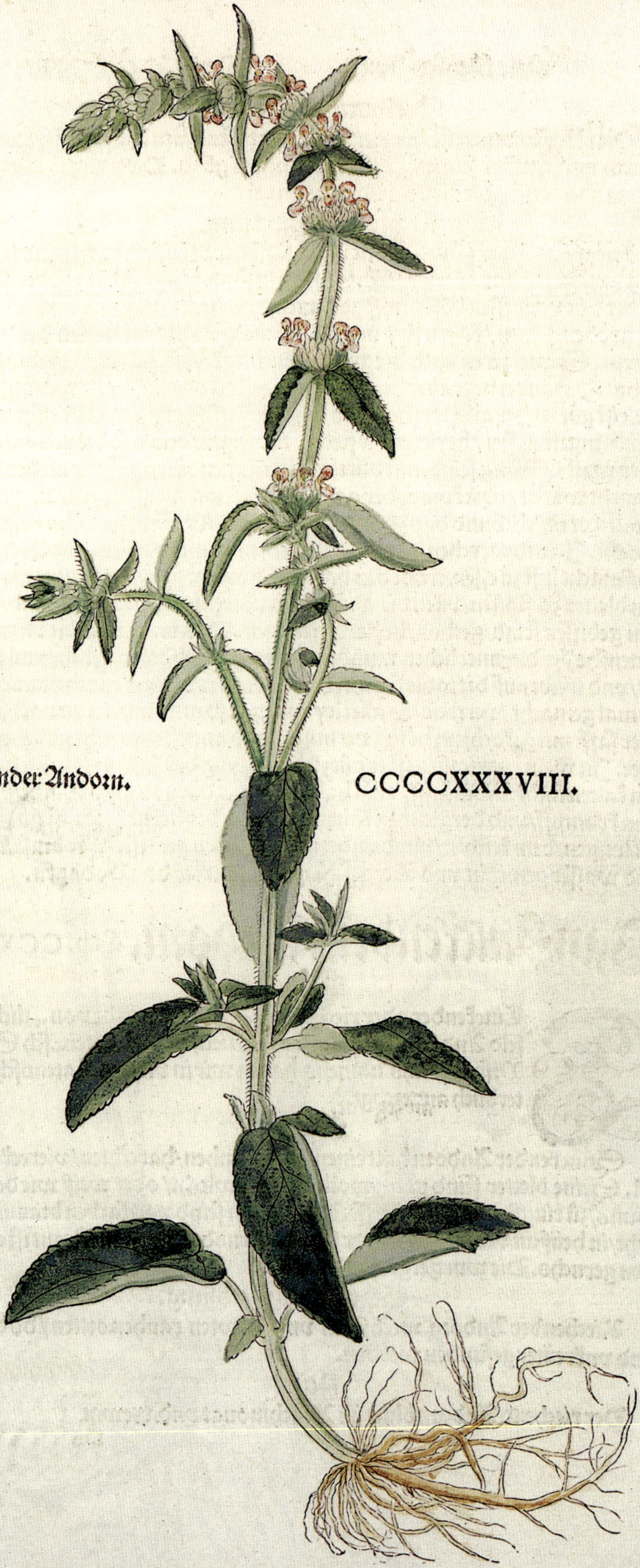

Stinckender Andorn. CCCCXXXVIII.

Von stinckendem Andorn. Cap. CCXCIIII.

Die natur vnd complexion.

C Diß gewechß ist bitter vnd scharpff/darumb an der natur warm biß in dritten grad/vnd trucken.

Krafft vnd würckung.

Die bletter des riechenden Andorns gesotten vnnd getruncken/ bringen den frawen jre zeit/vñ treiben auß das bürdlin. Es sollen sich aber die schwangern frawen vor disem kraut hůten. Hatt sonst alle würckung wie die andern Andorn/welche wir an seinem ort erzelet haben.

Von Rocken. Cap. CCXCV.

Namen.

A Rocken korn ist nit Siligo zů Latein genent / wie ettlich meynen. Dañ nach anzeygung Plinij im xviij. bůch/am ix. capitel/so würt auß dem Siligine das lieblichst/ zärtest/ vnnd weissest brodt gemacht. Auß dem Rocken aber würt das aller gemeinst/ schwartzest vnd schwerst brodt gebachen/welchs allein der gemein man vñ die armen/zů enthaltung des hungers/gebrauchen. Item Siligo bringt ein äher das steet gestracks übersich/aber des Rocken ähern sehen vndersich zů der erden. Darzů so hatt Siligo schöne weisse glatte körner/in vilen sprewern verschlossen/ aber des Rocken same oder korn ist schwartz/mit vil fürchlin geziert/ vñ in wenig hülsen oder spreüwern verschlossen. So hatt auch Siligo an den ähern kein spitzlin/ vnd ist doch des Rocken äher von spitzlin gantz rauch/wie wir dañ sölchs weitleüffiger in vnserm Lateinischen kreüterbůch haben angezogen. Des Rocken aber rechter name bey dem Plinio ist Secale vnd Farrago.

B Gestalt.

Rocken hat einen halm dem Weytzen gleich/doch zärter vñ lenger/mit scharpfen rhorechten graß scheyden angezogen / an yedem knopff ein besondere. Der knöpff aber werden gemeinlich vier an yedem halm / daher der Rocken höher steigt weder andere frücht. Seine äher werden rauch/steen selten übersich/ sonder biegen sich fast allwegen vnndersich gegen der erden. Blüet bleychgeel. Der sam ist nit wol in den hülsen verschlossen/darumb würt er schwartz/schmutzig vnd vnlieblich anzůsehen.

Statt seiner wachsung.

Rocken wechßt schier in eim yeden erdtrich/ darumb er fast allenthalben gebawt würt in vnsern landen/fürnemlich aber im Rieß vnd Beyerland.

Zeit.

C Rocken würt zwey mal im jar gesäet. Erstlich im Herbstmonat vnd Weinmonat/bleibt also über winter ein grůner waß / gegen dem frůling scheüßt er in seine helm. Würt derhalben winter Rocken geheyssen. Sölcher Rocken zeitiget nach der blůst in fünff wochen. Das ander sum̃erkorn säet man im frůling mit der Gersten. Werden beyde im Hewmonat jngesamlet.

Die natur vnd complexion.

Rocken ist mehr wermer vnd trückner weder der Weytzen / doch nit so trucken als gie Gersten oder der Dinckel.

Krafft vnd würckung.

Rocken ist etwas zäch vnd schleimerig/darumb er leichtlich verstopffung gebiert. Das brodt so auß dem Rocken gemacht würt/in sonderheyt so es nit wol gebeutlet ist/beschwert den magen. Darumb es nur für das gemein volck / das do arbeytet/vnd speiß bedarff die wol settiget/sol gebraucht werden.

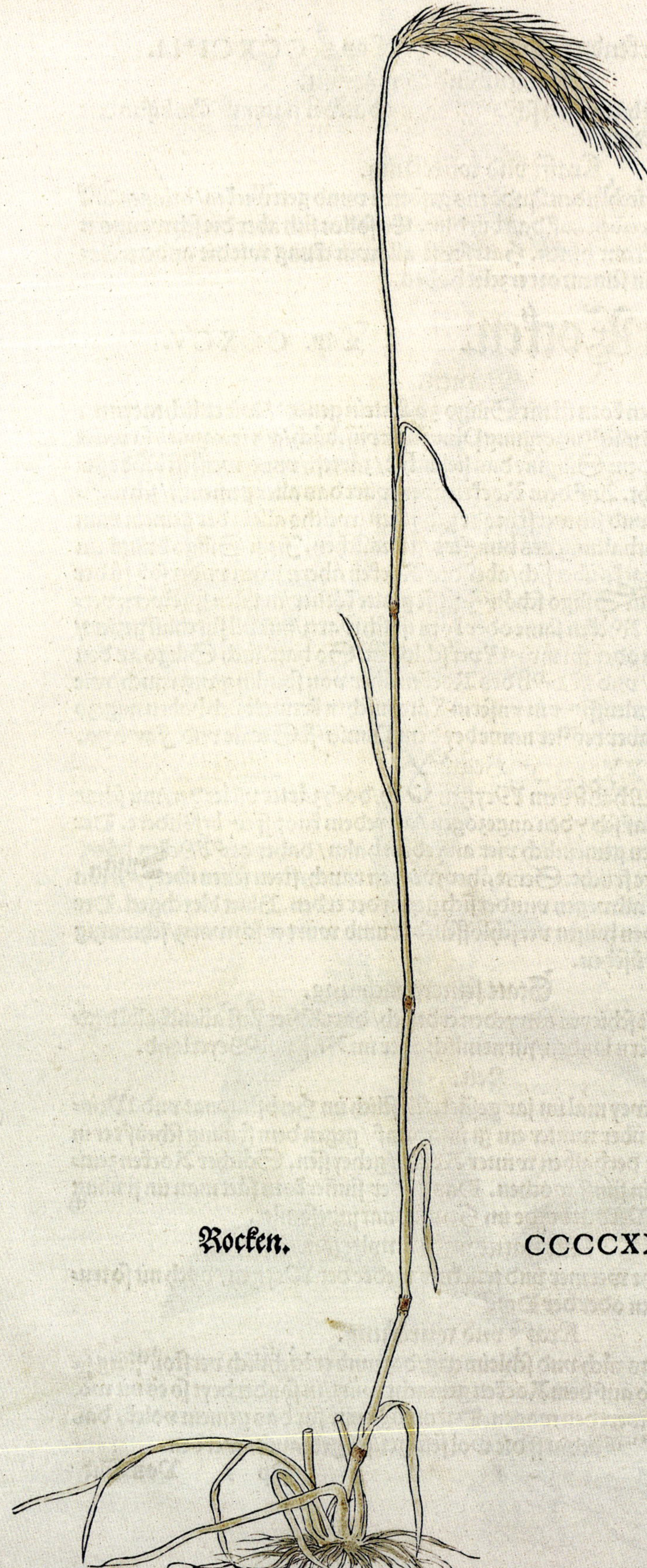

Rocken. CCCCXXXIX.

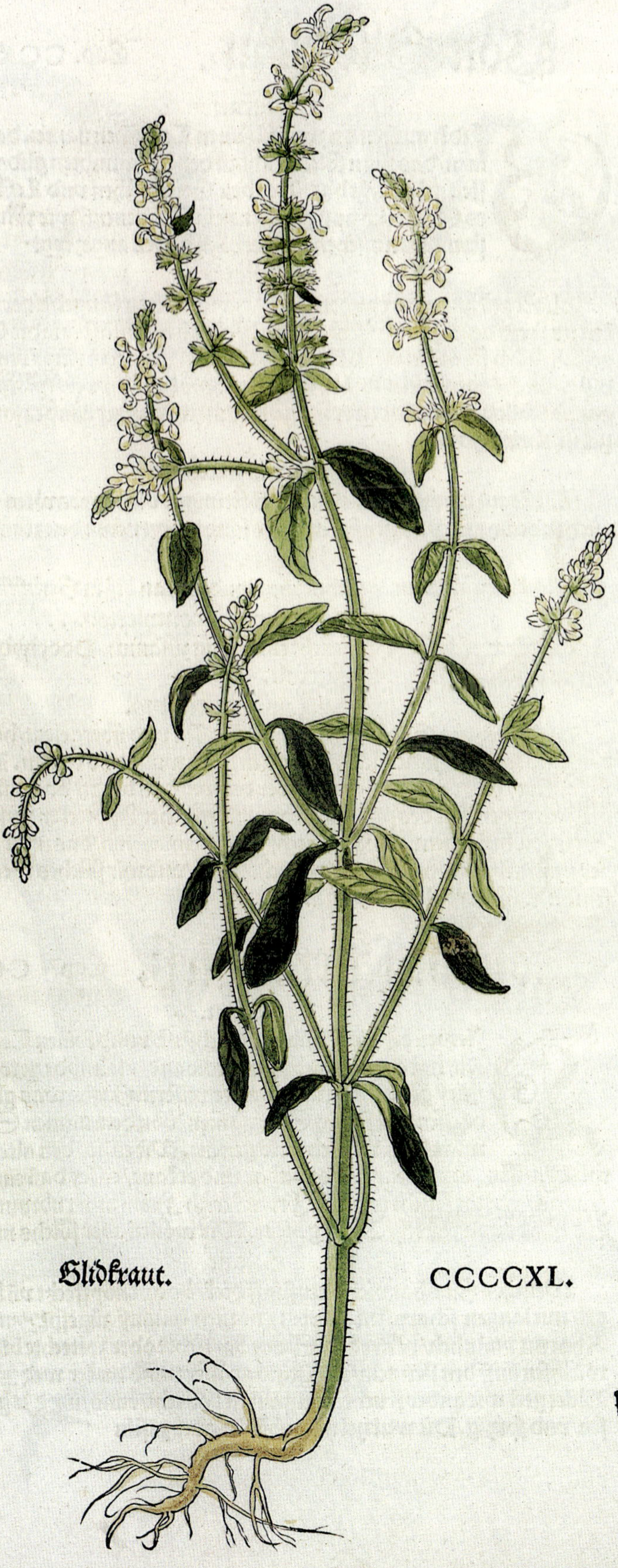

Glidkraut. CCCCXL.

Von Glidkraut. Cap. CCXCVI.

Namen.

A Glidkraut hat on zweifel seinen Teütschen namen daher überkommen/das man sölch kraut zů den verwundten glidern am fürnemsten gebraucht hat. Bey den Griechischen vnd Lateinischen würt es Sideritis auß gleicher vrsachen genent/wie wir sölches in vnserm Lateinischen kreüterbůch haben angezeygt.

Gestalt.

Glidkraut hat einen rauhen harigen vierecketen stengel/einer elen hoch. Die bletter seind dem Andorn etwas gleich/aber lenger/fast wie die Salbey bletter gestalt/doch schmeler vnnd kleiner. Vmb den stengel zů ringß vmbher gewindt diß gewechß weißgeele blůmen in hülsen oder heüßlin verschlossen/ in welchen
B nach abfallung der blůmen würt gefunden schwartzer runder samen. Die wurtzel ist dünn vnd geel.

Statt seiner wachsung.

Glidkraut wechßt gern an rauhen steinigen vñ vngebawten orten/zů zeiten auch in den wisen vnd graßgärten/in sonderheyt neben den zeünen derselben.

Zeit.

Glidkraut blůet im Brachmonat/vnd fort an biß in Herbst hinein.

Die natur vnd complexion.

Glidkraut seubert/vnd zeücht ein wenig zůsamen. Doch ist das mehrer teyl daran feücht/vnd mittelmässig kalt.

C
Krafft vnd würckung.

Die bletter des Glidkrauts grůn zerstossen vnd übergelegt/heylen die wunden/vnd treiben hindersich die hitzigen geschwulst vnd beulen. Diß kraut ist also krefftig/das es so bald mans über die wunden bindt/das blůt stellet. Hie můß ich gedencken des grossen jrthumbs etlicher Apotecker vnsers Teütschen lands/die diß gegenwertig gewechß für Chamæpytin/das man Ye lenger ye lieber nent/gebrauchen/dañ es das recht nit ist/wie wir sölches weiter hernach in seinem Capitel wöllen anzeygen.

Von welschem Hirß. Cap. CCXCVII.

Namen.

A Dieweil diß ein frembd gewechß ist/vnnd keinen Teütschen namen hat/haben wir sölchs auch wie ander frembde gewechß/welschen Hirß genent/darumb das er vnserm Hirß etwas gleich ist. Etlich heyssen dise frucht Sorgsamen/von dem namen Sorgi/dañ also würt sie in Welsch land genent. Wie es bey den alten sey geheyssen worden/ist noch nit gentzlich offenbar vnd erkant/ es sey dañ ein geschlecht des Farris/ welche frucht würt in Franckreich Frumentũ rubrum vnd barbatũ/ das ist/rot vnd zottecht Korn genent. Wir wöllen aber sölchs nit bestreiten.

Gestalt

Welscher Hirß hat vier oder fünff dick/ hoch/knöpffecht vñ braunlecht stengel/ mit langen scharpffen breyten/ vornen hinauß zůgespitzten blettern/ dem Rhor nit vnänlich/ bekleydet. Seine bartechte oder zottechte braunrote ähern wachsen auff den stengeln/vnd seind grösser vnnd dicker weder des Pfenichs. Blůet geel wie ander frucht. Der sam ist rotlecht/rund/inn der grösse einer Linsen/vnd spitzig. Die wurtzel hat vil fasen oder zaseln.

Statt

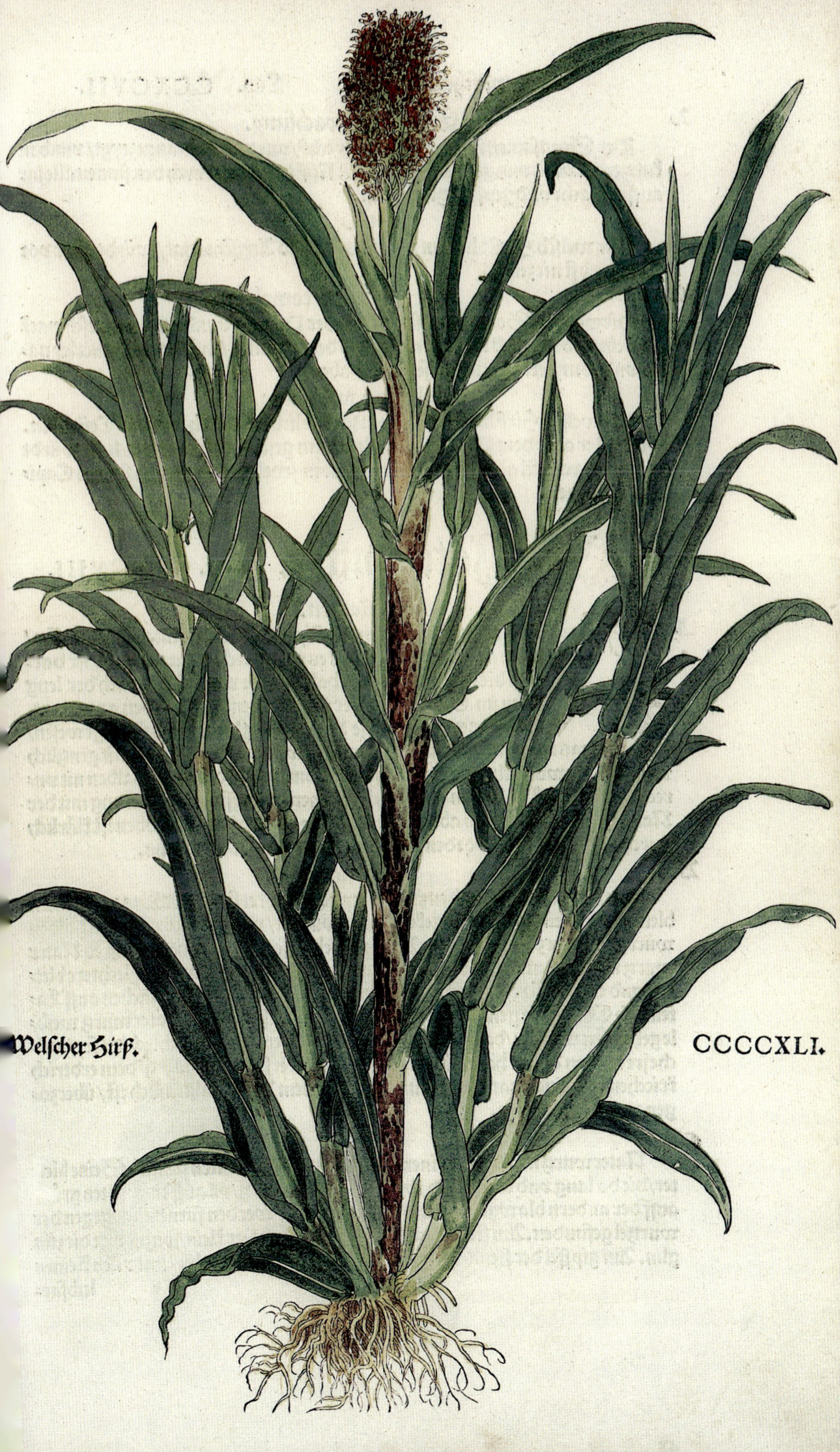

Welscher Hirß.

CCCCXLI.

B Statt seiner wachsung.

Der Sorgsamen ist ein frembd gewechß / wie vormals angezeygt / vnnd in kurtzen jaren zů vns gebracht worden. Můß in gärten durch den samen alle jar auffgebracht vnd gepflantzt werden.

Zeit.

Der welsch Hirß blůet im Hewmonat vnd Augstmonat / würdt aber vor dem Herbst nit zeitig.

C Die natur vnd complexion.

Dieweil der Sorgsamen süß ist wie der Pfenich / vnnd auch am geschmack gar kein vnderscheyd ist vnder jhm vnd dem Pfenich / můß er auch einerley natur vnd complexion mit demselbigen haben.

Krafft vnd würckung.

Der welsch Hirß hatt noch keinen sonderlichen brauch bey vns Teütschen. Dieweil er aber dem Pfenich oder Fench am geschmack gantz gleich ist / würdt er auch on zweifel alle seine würckung haben / welche wir oben in seinem Capitel erzelt haben.

Von Naterwurtz. Cap. CCXCVIII.

Namen.

A Naterwurtz würdt inn den Apotecken Serpentaria geheyssen / doch nit on jrthumb / dañ es nit die recht Serpentaria ist darvon die allten geschriben haben / wie wir sölches nach der leng oben im Capitel von der Schlangenwurtz haben angezeygt. Ob aber gegenwertige Naterwurtz den alten bekant gewesen / vnd mit was namen sie von jhnen genent sey worden / kan ich noch nit gentzlich wissen. Wiewol ettlich meynen es sey Limonium / ist der krafft halben nit vnrecht / dañ das Limonium der alten hatt einerley krafft vnd würckung mit der Naterwurtz. Wir halten aber ein anders für Limonium / wie oben ist klärlich durch vns angezeygt worden im Capitel von dem Wintergrůn.

B Geschlecht.

Der Naterwurtz werden zweyerley geschlecht erfunden. Eins mit glatten blettern / vnd einer zůsamen gekrümbten wurtzel / welches der vrsachen halben würt zů vnsern zeiten zů Latein Bistorta geheyssen. Auff Teütsch mag es Naterwurtz mennle genent worden. Das ander geschlecht hatt runtzlechtere bletter / vnd ein grössere wurtzel / mit vilen zaseln. Diß würt von ettlichen auff Lateinisch Colubrina genent. Bey vns mag es füglich vñ recht Naterwurtz weible geheyssen werden / damit ein vnderscheyd vnder beyden geschlechten sey / welche jre namen daher haben überkom̃en / das sie erstlich wans auß dem erdtrich kriechen / mit einem zarten heutlin / welchs einem Naterbalg änlich ist / überzogen vnd bedeckt seind.

C Gestalt.

Naterwurtz mennle hat einen zarten bintzechten glatten stengel. Seine bletter / die do lang vnd breyt seind wie der Mengelwurtz / vñ auff einer seiten grůn / auff der andern blawgrůn / vnnd rumbgebogen / werden fürnemlich gegen der wurtzel gefunden. Am stengel aber gar wenig / vnd seer klein / spitzig wie die zünglin. Am gipffel der stengel bringt sie schöne kolbechte äherlin / mit vilen kleinen

leibfar=

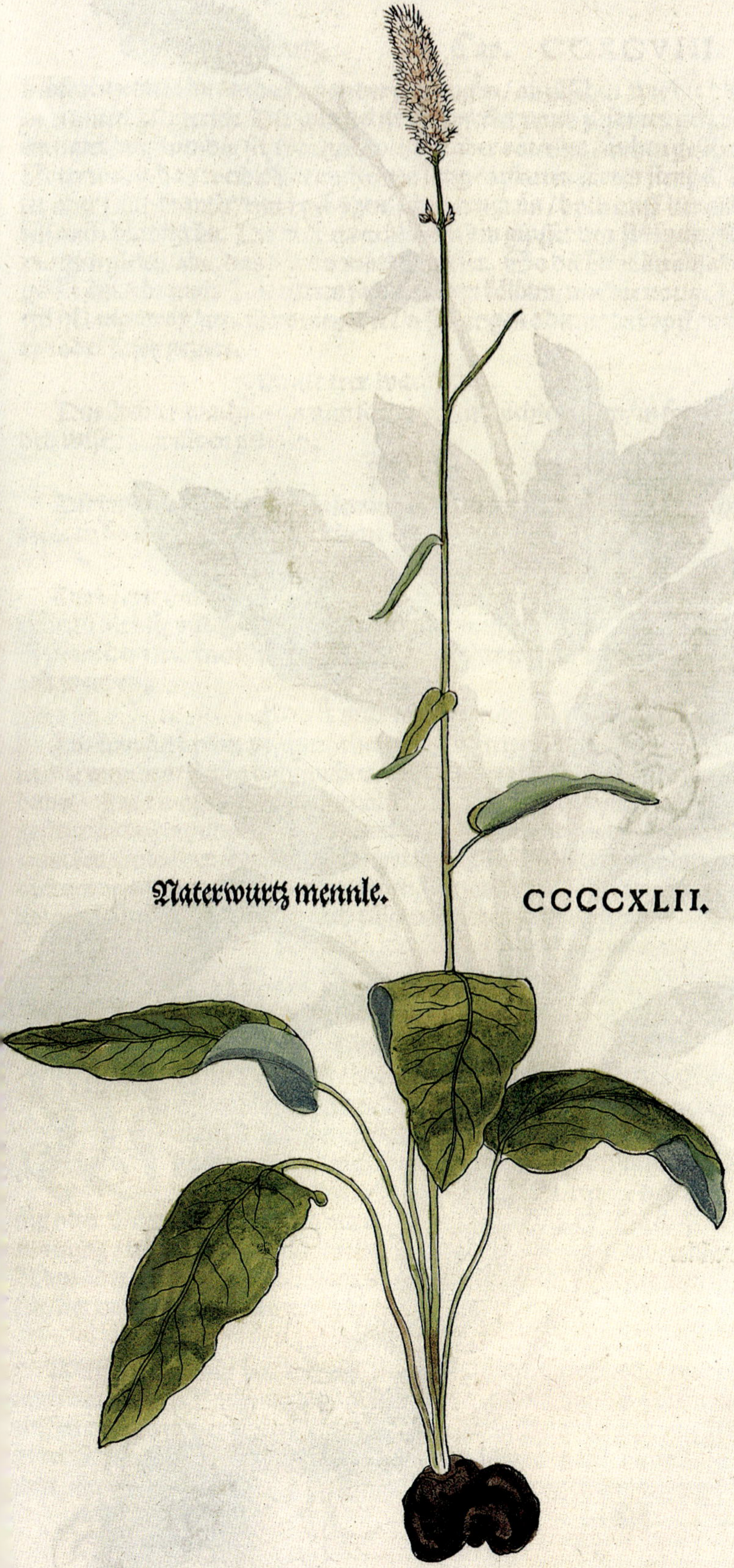

Naterwurtz mennle. CCCCXLII.

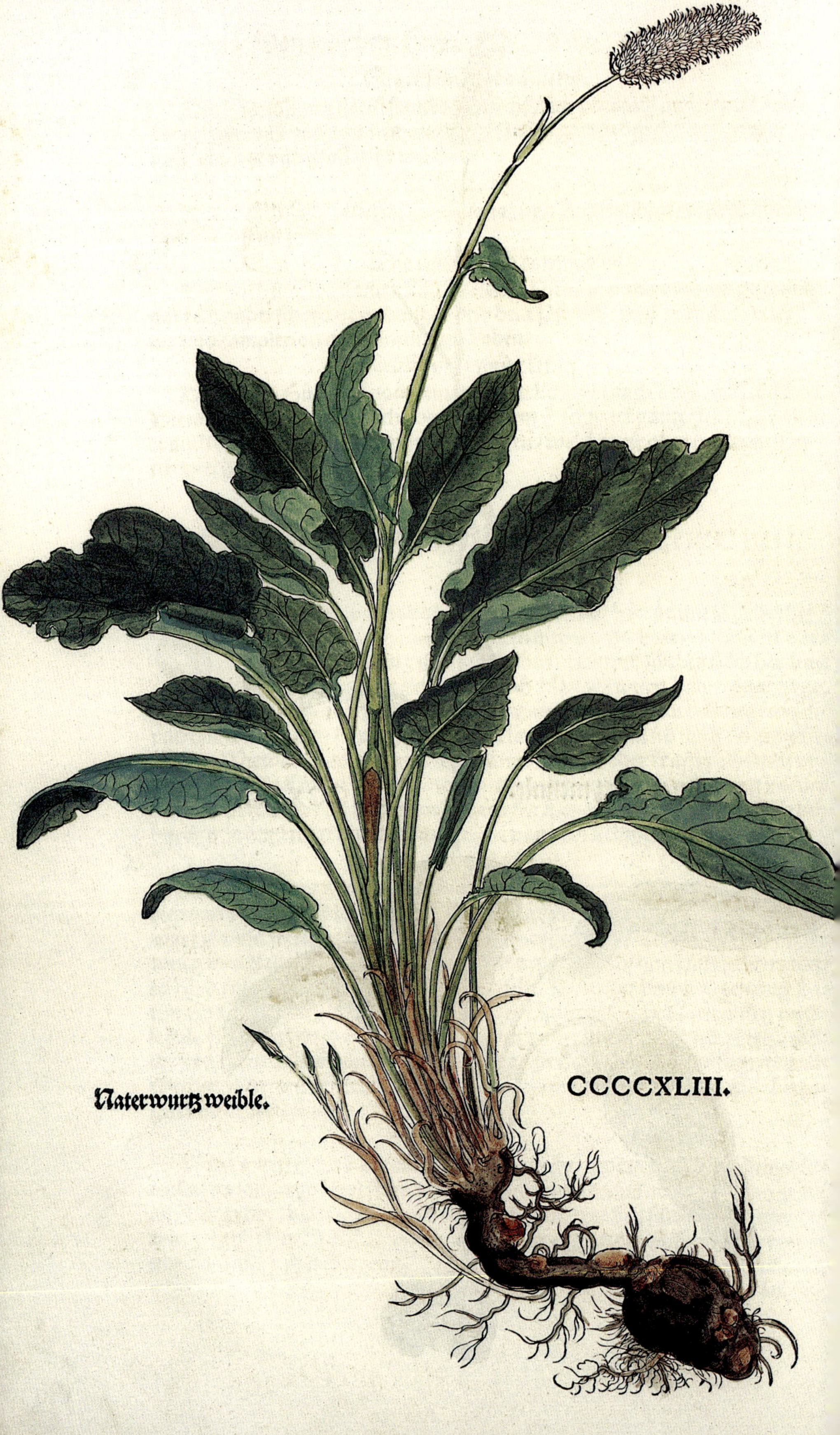

Naterwurtz weible.

CCCCXLIII.

D leibfarben blůmlin / neben einander getrungen / anzůsehen wie die blůmen an dem mittel Wegerich. Die wurtzel ist verwicklet vnnd zůsamen gekrümbt wie ein nater/außwendig schwartz/inwendig aber rot/eins rauhen geschmacks. Naterwurtz das weible hat auch einen langen glatten zarten stengel. Die bletter aber seind krauser/rumbgebogen/schwartzgrůn / doch auff der andern seiten auch blawgrůn. Die geäherten blůmen am gipffel des stengels / seind den vorigen gleich/aber das kölblin würdt grösser. So die blůmlin abfallen/bringet sie jhren braunlechten ecketen samen in den kölblin/wie die vorig. Die wurtzel ist lang/groß/gestalt vornen wie ein schlangen oder naterkopff / mit vil haren oder fasen geziert.

E Statt irer wachsung.

Dise kreüter wachsen gern an schattechten feüchten orten/ in sonnderheyt in den wisen in wälden gelegen.

Zeit.

Die zwey geschlecht der Naterwurtz blüen im Meyen vnnd Brachmonat/ bringen darnach jren ecketen samen.

Die natur vnd complexion.

Die Naterwurtz/dieweil sie am geschmack rauch seind / vnnd seer zůsamen ziehen/kůlen sie vnd trücknen/wie ettlich meynen/im dritten grad/welches war ist vonn dem trücknen / sie seind aber nit so kalter natur / das sie im dritten grad kalt werden.

F Krafft vnd würckung.

Die wurtzel beyder geschlecht der Naterwurtz gesotten vnd getruncken/heylen die wunden/ stellen das brechen / vnd komen zůhilff denen so die roten rhůr haben. Das wasser im mund gehalten vnd gegurgelt/heylet die vmbfressende geschwär des munds. Die Naterwurtz mit kraut vnd wurtzel gesotten vnd getruncken/stellen der frawen blödigkeyt. Deßgleichen thůt das pulver vonn der Naterwurtz/in rotem wein jngenomen. In summa/dise kreüter seind gůt zů allerley gebresten die trücknens vnd zůsamen ziehens bedörffen.

Von wasser Bathenig. Cap. CCXCIX.

Namen.

A Wasser Bathenig / oder Scordien / würt von den Griechischen Scordion/von den Römern Trixago palustris genent. Vrsachen sölcher namen findt man in vnnserm Lateinischen kreüterbůch nach der leng angezeygt. Diß gewechß aber ist vonn mir wasser Bathenig geheyssen worden darumb/ das dem Bathenig oder Gamenderlin etwas mit den blettern vnd blůmen gleich ist/vnnd sein wonung / wie wir nachmals weiter anzeygen wöllen / bey den wassern hatt. Wem aber sölcher name/der jhm von dem Lateinischen her gegeben ist/ nit gefelt/der mag es Scordien heyssen.

B Gestalt.

Wasser Bathenig hat viereckt stengel/mit blettlin bekleydet die der gestalt nach dem kleinen Bathenig laub gleich seind/doch lenger vnd grösser/ vñ nit so tieff zů rings vmbher zerkerfft/am geschmack dem Knoblauch gantz änlich/ vñ bitter. Die blůmen seind der kleinen Bathenig blůmen gantz vnd gar gleich/komen allenthalben am stengel herfür/vnd in keinen weg oben am gipffel der sten gel allein/

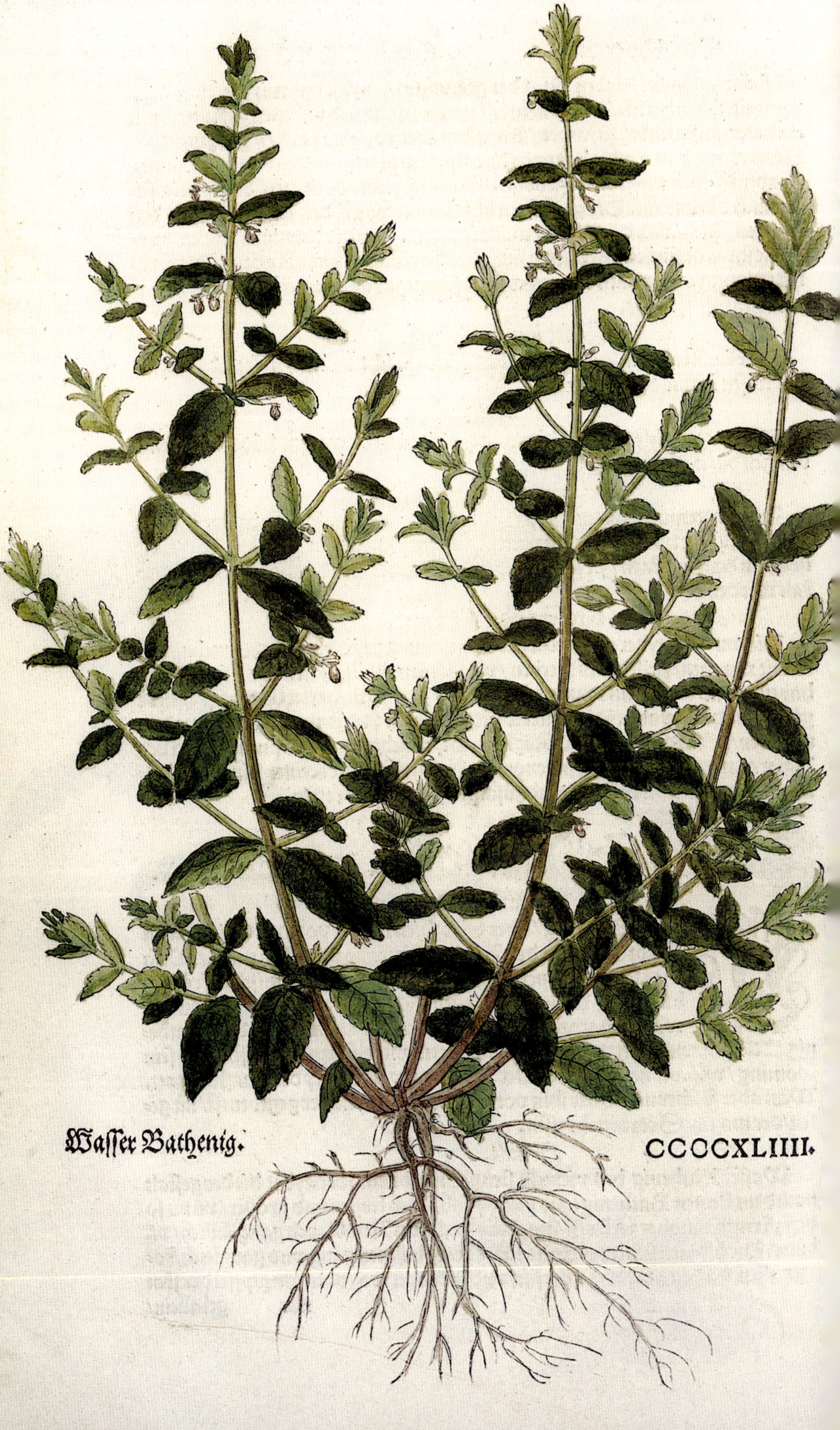

Wasser Bathenig.

CCCCXLIIII.

C gel allein/ wie ettlich meynen. Die wurtzel ist manigfeltig zerteylt mit vilen zaseln/kreucht hin vnd wider. Diß kraut kennen wenig Apotecker in vnsern landen/ vnd sol doch in den Theriack gebraucht werden. Sie nemen aber darfür zů sölchem gebrauch den wilden Knoblauch/nit on grossen jrthumb.

Statt seiner wachsung.

Wasser Bathenig wechßt gern an feüchten orten/doch die etwas in der höhe gelegen seind. Ist vor kurtzen jaren wenig oder schier gar niemands bekant gewesen. Yetzund aber wechßt es an vil orten dahin es gepflantzt würdt. Bekompt gern wo man nur ein steudlin mag haben/dañ es wurtzelt bald jn/vnnd kreucht darnach hin vnd wider/vnd breytet sich selbs auß.

D Zeit.

Wasser Bathenig blüet im Brachmonat vnd Hewmonat. Vnnd so vil ich hab künden vermercken/so bleibt ein blůmlin nit über einen tag/also volgt jmerzů eins nach dem andern.

Die natur vnd complexion.

Das wasser Bathenig ist warm vnd trucken/ dann es am geschmack bitter vnd ein wenig scharpff ist.

Krafft vnd würckung.

Das kraut gedörrt/gepuluert vñ mit wein getruncken/treibt den harn/ist gůt denen so von den natern gebissen seind/vñ tödtlich gifft getruncken haben. Mit Meth auff zwey quintlin schwer jngenomen/heylet es die roten rhůr/die verserung des magens/ vnd die harnwinden. Es reyniget die brust von den zähen vnd groben feüchtigkeyten. Mit hönig vermischt vnnd ein latwerg darauß gemacht/ist es treffenlich gůt zů dem langwirigen hůsten. Wasser Bathenig gesotten vnd getruncken/bringt den frawen jre zeit/ist nützlich denen so inwendig gebrochen seind/den krampff haben/ vnnd eröffnet die verstopffung der lebern vñ des miltz. Das kraut grün zerstossen vnd übergelegt/ heylt die grossen alten wunden. So mans aber gedörret vnd gepuluert jnstrewet/ reynigt es erstlich die vnsaubern wunden/ vnd heylt sie zů letzst. Deßgleichen thůts auch so mans mit hönig vermischt vnd überstreicht. Das kraut gepuluert vnnd jngestrewet/ verzert das faul vnd überig fleysch so in den wunden wechßt. Gesotten in wasser oder mit essig übergelegt/bekompts wol den so das Podagra haben. Man mag auch auß disem kraut einen safft trucken/ welcher so er jngenomen vnd getruncken würt/gleiche krafft vnd würckung hat wie das kraut.

Von Stichaskraut. Cap. CCC.

Namen.

Stichaskraut/oder Stichskraut/ist ein frembd gewechß. Darumb dieweil es noch keinen Teütschen namen hatt/můssen wirs nach dem Griechischen vnd Lateinischen wörtlin Stichas oder Stœchas/ dañ allso würt es in disen beyden spraachen genent/ Stichaskraut heyssen. Welcher ein besseren namen weyß/den mag er jhm mit der zeit geben. In den Apotecken würt sölch gewechß Stichas Arabica geheyssen. Vrsachen seines namens findt man in vnserm Lateinischen kreüterbůch angezeygt.

Gestalt.

Stichskraut ist ein gewechß mit vilen zarten zweiglin vnd ästlin/dem Thy

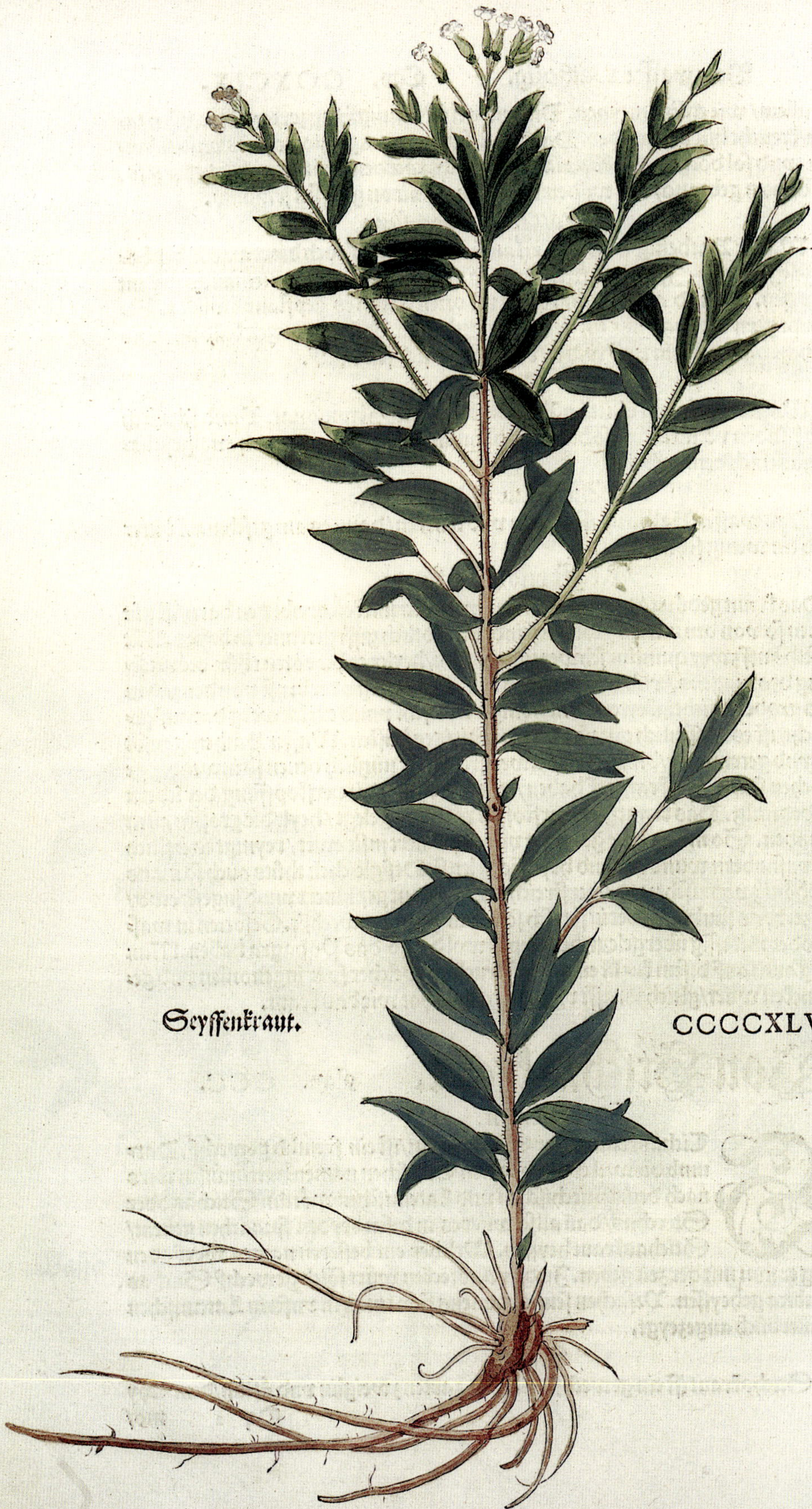

Seyffenkraut. CCCCXLVI.

B mo / welchen man welschen Quendel nennt / nit seer vngleich. Doch seind seine bletter lenger / fast wie an der Jspen oder dem Lauendel / aber kleiner / zarter vñ geeler. Am gipffel der stengel gewindt es geäherte kolben / die vergleichen sich schier den braunen Betonick blůmen. Sölche geäherte kolben seind zůsamen gesetzt auß vil kleinen blawen blůmlin. So dieselbigen verderben vnnd abfallen / würt das kölblin gantz geelfarb / vnd findt man dariñ den samen / welcher klein vñ braun ist. Die wurtzel ist klein vnd holtzecht. Das gantz gewechß / so es grün ist / reucht seer wol.

Statt seiner wachsung.

Stichskraut wechßt fürnemlich inn den Jnseln so Stichades genent werden / die ligen gegen Massilien über / vnd hat diß gewechß daruon seinen namen
C überkomen. Es würt aber auch in Arabia vnnd andern orten mehr gefunden. Bey vns zilt mans in den scherben vnd wurtzgärten / můß wardt haben / wil mans auffbringen / dañ es ein zart gewechß ist.

Zeit.

Das Stichaskraut blüet im Brachmonat mit dem Lauendel / welchem es mit den blettern / wie vormals angezeygt / gleich ist.

Die natur vnd complexion.

Stichaskraut ist zůsamen gesetzt auß zweyerley substantz / wie man sölches auß dem geschmack mag abnemen / dañ es zeücht zůsamen / vnnd ist bitter. Darumb / wie sölchs seine würckung klärlich außweisen / ist es warmer vnnd truckner complexion.

D

Krafft vnd würckung.

Das Stichaskraut mit seinen blůmen gesotten vnd getruncken / nimpt hinweg allerley verstopffung / zerteylt / reyniget vnd sterckt die inwendige glider / vnd den gantzen leib. Es ist auch treffenlich gůt zů den gebresten der brust vnd der lungen / wie der garten Jspen. Mag ye eins für das ander genomen werden. Diser gestalt genützt / bringt es den frawen jhre zeit. Würt auch gebraucht zů den artzneyen so wider gifft gemacht werden. An das kraut vnd blůmen gerochen / krefftigen sie das blöd schwindelecht hirn. Man mag zwar diß gewechß wol in eeren haben / vmb seines lieblichen geruchs wegen / wie den Lauendel / Spicanardi / vnnd dergleichen kreüter / die man zů sterckung des haupts braucht.

Von Seyffenkraut. Cap. CCCI.

Namen.

Seyffenkraut würdt in Griechischer spraach Struthion / in Lateinischer Radicula vnd Lanaria / in den Apotecken Condisi genent. Von ettlichen würdt diß gewechß Herba fullonum / vonn den andern Saponaria / dauon sein Teütscher nam her kompt / geheyssen. Sölche namen aber seind disem kraut darumb gegeben worden / das es seer von den Walckern genützt würt zů den kleydern / dañ dieselbigen reynigt vnd seubert es von allerley masen vnd vnsauberkeyt / nit anderst dañ die Seyff. Warumb es aber ander namen überkomen habe / ist nach der leng in vnserm Lateinischen kreüterbůch durch vns angezeygt worden / daselbst mögens die so sölche zů wissen lust haben / sůchen vnd lesen.

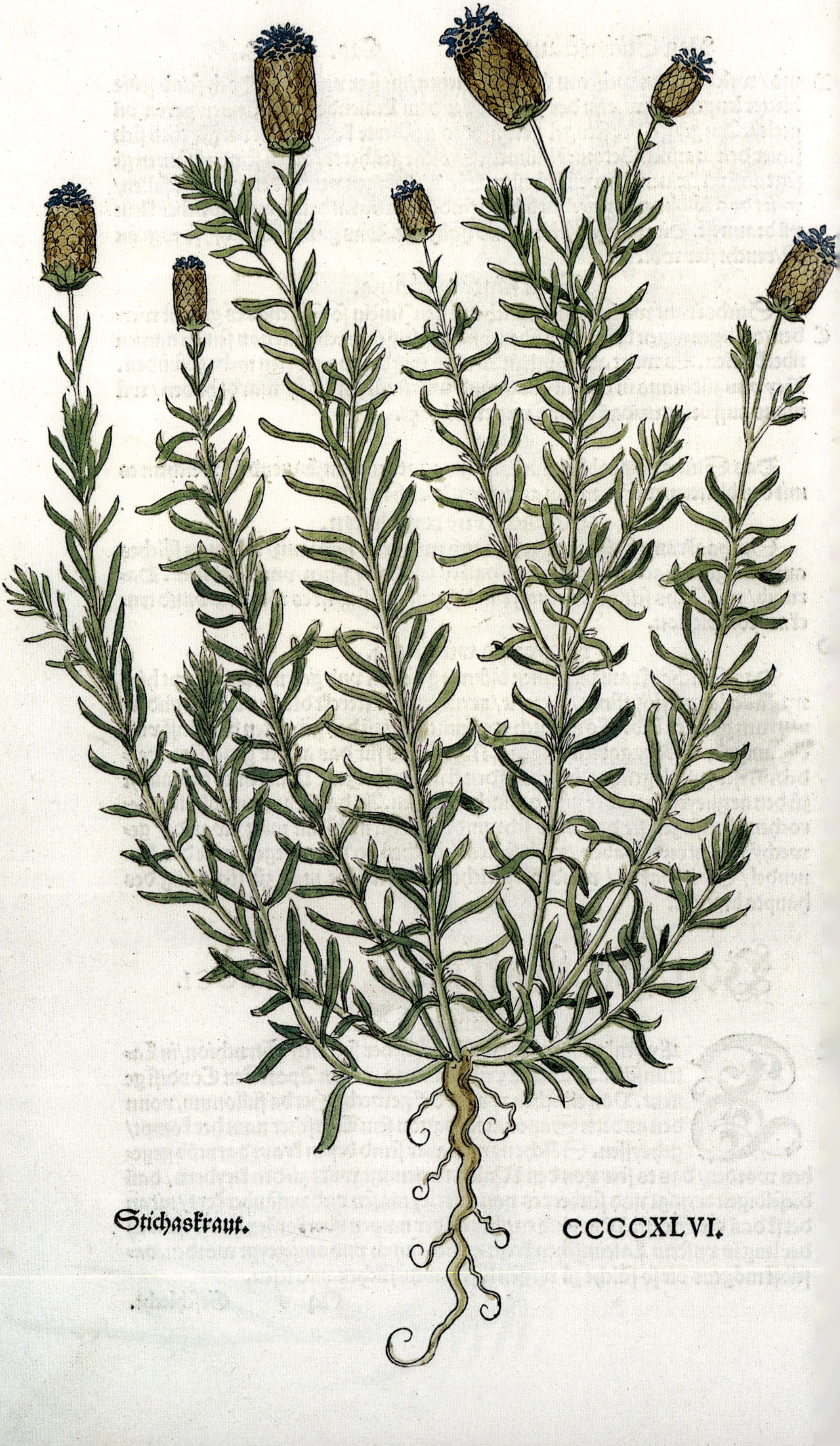

Stichaskraut. CCCCXLVI.

B
Geschlecht.

Des Seyffenkrauts seind zwey geschlecht/zam vnd wild. Das zam würt nit in vnsern landen gefunden/sonder můß in gärten gepflantzt werden. Das wild wechßt allenthalben/wie wir nachmals weiter wöllen anzeygen. Sehen einander seer gleich.

Gestalt.

Zam Seyffenkraut hat einen roten harigen stengel/mit vilen gleychen. Seine bletter seind schmal/spitzig wie des ölbaums/an der farb grün/deren kommen etwan fünffe zůsamen. Am gipffel der stengel gewindt es schöne weisse blůmlin gestalt wie die Negelin blůmen/aber kleiner/die kriechen auß einem holen runden bläßlin oder säcklin herauß. Die wurtzel ist außwendig rot/groß/rund vñ lang/kreucht nach der leng oben hin im erdtrich. Dise zerschneidt man/vnd seubert die woll vnd kleyder darmit. Das wild ist dem zamen gleich/doch seind
C die stengel nit so gar rot/sonder braunlecht. Die bletter vñ blůmen seind ettwas grösser dañ an der zamen. Es seind auch die bletter lind/vnd am griff feyßt.

Statt irer wachsung.

Das zam Seyffenkraut wechßt gern an rauhen vnd steinigen orten/würt bey vns nit gefunden dañ in gärten/dahin mans pflantzen můß/wie vormals angezeygt. Das wild wechßt allenthalben inn den hecken/neben den äckern vnd zeünen.

Zeit.

Seyffenkraut blüet im Brachmonat fürnemlich/vnd verharret volgends zween gantz monat in der blůst.

Die natur vnd complexion.

Seyffenkraut/in sonderheyt das zam/ist warm vnnd trucken gar nach im vierdten grad.

D
Krafft vnd würckung.

Die wurtzel/welche scharpff ist/mit hönig vermengt vnnd wie ein latwerg genossen/treibt den harn/ist nützlich den lebersiechen/dem hůsten/vnnd denen so schwerlich athmen. Sie macht einen linden bauch/diser gestalt gebraucht. Mit Cappern wurtzel vermischt jngenommen/bricht sie den stein/vnd treibt jhn durch den harn auß. Sie macht das miltz kleiner/dermassen wie vormals angezeygt genützt. In die weiblichen scham gethon/bringt sie den frawen jhr zeit/vnnd treibt auß die todten frucht. Mit gersten maltz vnnd essig vermischt vnd übergestrichen/heylet sie rauden vnnd grind. Mit gersten meel in wein gesotten vnd übergelegt/verzeret sie geschwulst vnd beulen. Sie würdt auch gebraucht zů den artzneyen darmit man ein klar vnnd lauter gesicht macht. Gepuluert in die nasen gethon/macht sie niesen. Aber mit hönig vermengt vnnd in die nasen gethon/reyniget sie durch den mund. Die wurtzel gesotten vnnd getruncken ist gůt denen so die geelsucht haben/vñ zů den gebresten der brust/treibt den harn/lindert den bauch/vnnd reyniget die můtter. Die wurtzel gepuluert auff ein quintlin schwer in Meth jngenommen/hilfft denen so einen schweren athemb haben.

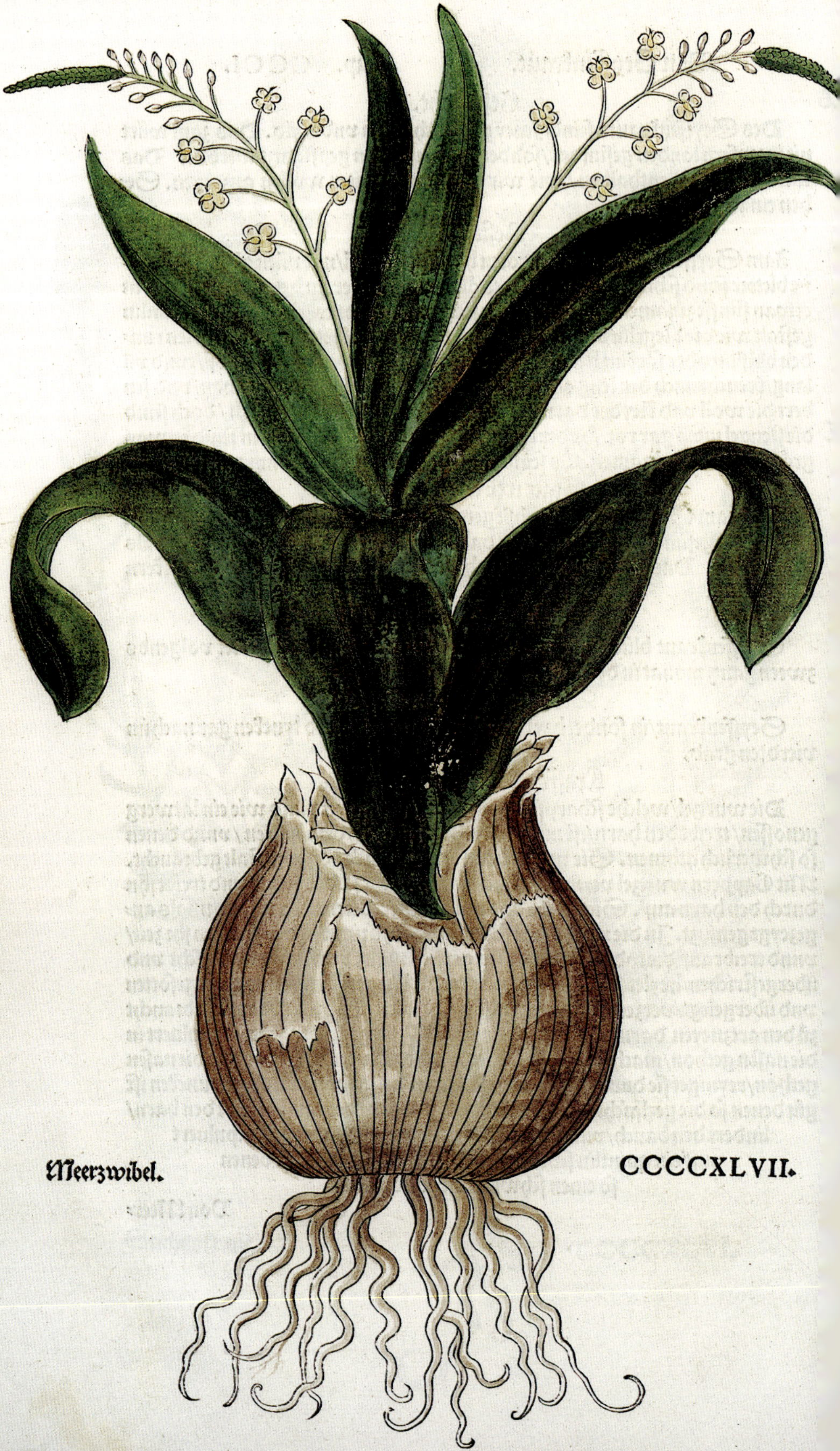

Meerzwibel.

Von Meerzwibel. Cap. CCCII.

Namen.

A Meerzwibel würt in Griechischer vñ Lateinischer spraach Scilla/in den Apotecken Squilla genent.

Gestalt

Die wurtzel des Meerzwibels hat vil schelfen über einander/ wie der Zwibel. Auß derselben wechßt ein stengel/als am Saffran/ auff welchem wachsen weißgeel oder bleych blůmen. Wann dieselbigen veralten/so kommen nach vilen tagen herfür die bletter/welche an kheinem styl wachsen/vnd vergleichen sich ettlicher maß mit den Zwibel blettern/seind aber grösser vnd breyter/ vñ biegen sich der mehrer teyl derselbigen gegen der erden.

B Statt seiner wachsung.

Der Meerzwibel wechßt allenthalben dahin er gepflantzt würdt/ wie der Zwibel vnd Knoblauch.

Zeit.

Der Meerzwibel/wie Theophrastus schreibt/blůet drey mal/vnd zeygt mit sölcher blůst an wañ man bequemlich vnd füglich äckern sol.

Die natur vnd complexion.

Meerzwibel zerteylt alle grobe feüchtigkeyt/vnd ist im andern grad warm.

Krafft vnd würckung.

C Wann man den Meerzwibel brauchen will/ so soll er vorhin gesotten oder gebraten werden/dann allso ist er nit so scharpff/ vnnd vnschädlicher zů dem gebrauch. Meerzwibel row in öl gekocht/oder mit hartz vermischt vnnd übergelegt/heylt die schrunden der füß. In essig gekocht vnnd übergeschlagen/hilfft er denen so von den natern gebissen seind. Einen teyl des gebrennten Meerzwibels/acht teyl saltz zůgesetzt/vnd vnder einander gestossen vnd gessen/erweycht den bauch. Meerzwibel würdt gebraucht zů den artzneyen die den harn treiben. Er ist gůt denen so die geelsucht haben/den wassersüchtigen/vnd denen so hůsten/schwerlich athmen/vnd das grimmen im leib haben/ mit hönig auff ein halb quintlin schwer vermischt vnd jngenomen. Mit hönig gekocht vnnd gessen/ sterckt er vnd fürdert die dewung des magens. Meerzwibel gebraten über die wartzen gelegt/ vnd die erfrornen füß/heylt dieselbigen. Es sollen aber alle die/den gebrauch des Meerzwibels fliehen vnd meiden/so im leib serig vnd ver wundt seind. Es wöllen ettlich/ wann man einen gantzen Meerzwibel für ein hauß hencke/das er dasselbig vor allem gespenst vnnd zauberey beware. Der Meerzwibel mit hönig vnd essig gebraucht vñ jngenomen/vertreibt die würm vnd andere vngezifer im leib. Frischer Meerzwibel vnder der zungen gehalten/vertreibt den wassersüchtigen den grossen vnleidlichen durst.

Von Bißmüntz. Cap. CCCIII.

Namen.

Bißmüntz würdt von den Griechen Staphis agria geheyssen/ welchen namen es inn den Apotecken behallten hatt. Zů Latein nent man diß gewechß Herbam pedicularem vnd Pituitariam. Vrsach sölcher namen haben wir in vnserm Lateinischen kreüterbůch angezeygt.

Gestalt.

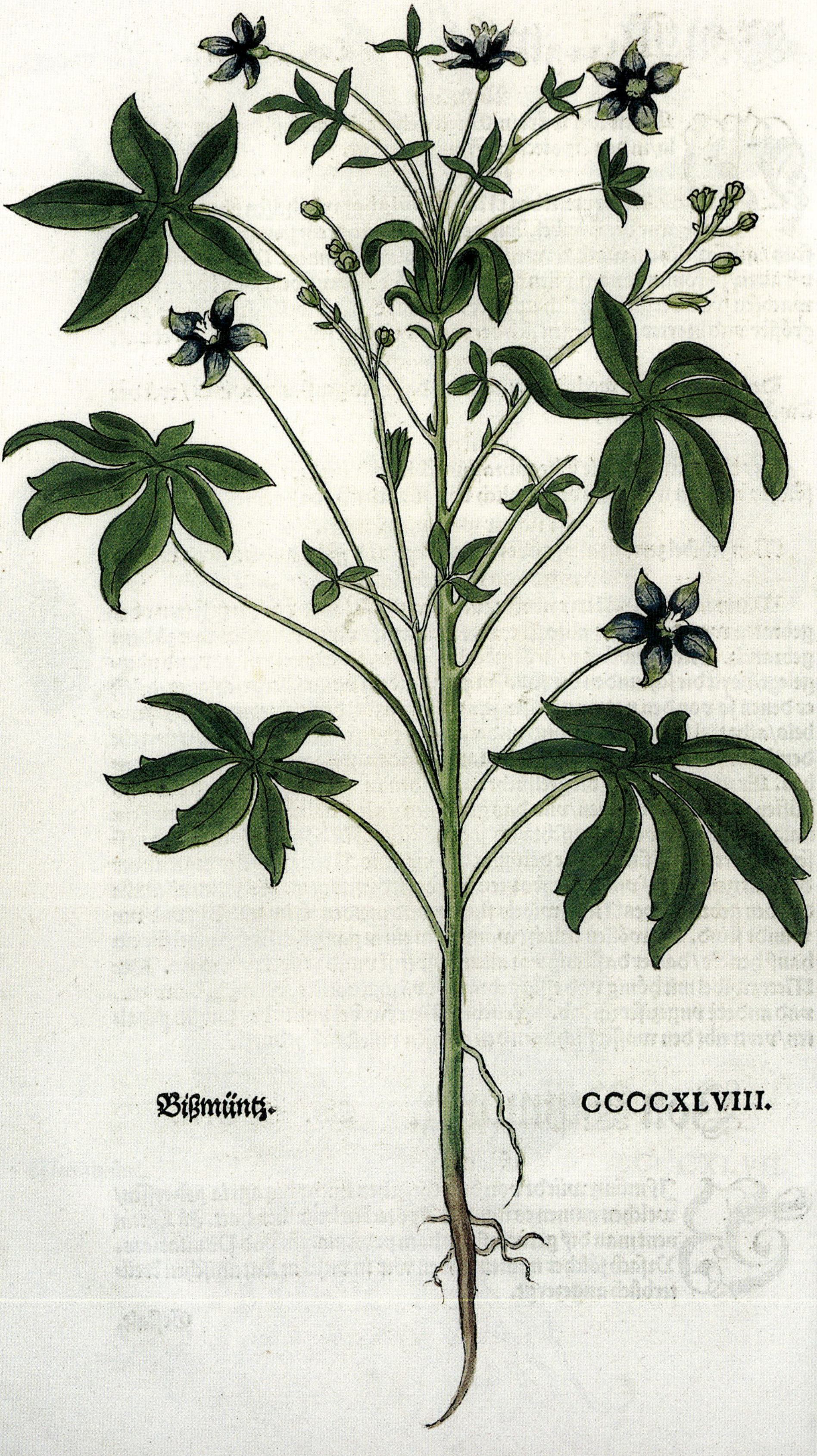

Bißmüntz. CCCCXLVIII.

Von Bißmüntz. Cap. CCCIII.

B **Gestalt.**

Bißmüntz hat gerad/weych/vñ schwartzgrüne stengel. Die bletter sind dem laub der wilden Reben änlich/inn siben / sechs / zů zeiten auch weniger teyl zerschnitten. Die blůmen / welche auff sondern stylen wachsen / seind schön himelblaw/ vnd ist ein yede blům in sechs vnderscheydliche blettlin geteylt. Nach abfallung der blůmen bringt sie ein dreyeckteten schwartzbraunen samen in grünen heüßlin/der ist am geschmack scharpff. Die wurtzel schlecht vnd holtzecht. Auß welchem allen offenbar würt/das diß gewechß ein gschlecht des Staphidis agriæ ist. Ob es aber das recht Staphis agria sey/steet noch im zweifel/dieweil es nit geele blůmen hat als der Weyd/Jsatis genent.

C **Statt seiner wachsung.**

Bißmüntz můß man in gärten zilen. Das recht Staphis agria wechßt gern an schattechten orten.

Zeit.

Bißmüntz blüet im summer.

Die natur vnd complexion.

Bißmüntz ist warm vnd trucken im vierdten grad/dañ es brent.

Krafft vnd würckung.

D Des samens fünffzehen körnlin zerstossen vnnd in Meth ingenomen/ treibt oben auß durch das brechen die groben zähen feüchtigkeyten. Es sollen aber die jhenige so gemellte artzney haben gebraucht vnd ingenomen/ auff vñ nider spacieren/den hals stäts mit Meth schwencken/dañ sie brennen seer/ wo sölchs nit geschicht. Der samen im mund gehalten vnd zerkewet/ zeücht herauß die zähen feüchte von dem haupt vnd hirn. Das kraut/samen oder wurtzel in essig gesotten/vnd warm im mund gehalten/ legt das zanwee. Die wurtzel gepuluert vñ mit hönig vermischt/heylt die geschwär vnnd feule des munds. Das kraut/samen oder wurtzel grün zerstossen / oder gedörrt/gepuluert/vñ mit öl vermengt zů einer salben/vertreibt vnd tödt die leüß vnd nissen/ heylt das jucken vnnd die rauden. Die wurtzel inn wasser oder laugen gesotten/darmit gewäschen/hatt gleiche würckung. Man braucht auch die Bißmüntz zů den artzneyen so brennen. Seine blůmen gedörrt/zerstossen vnd in wein getruncken/seind gůt denen so von den natern gebissen seind. Das kraut in essig gesotten vñ die kleyder darmit besprengt/vertreibt die leüß so dariñ gewachsen seind.

Von Sesel. Cap. CCCIIII.

Namen.

A SEsel haben wir dise kreüter genent von dem Griechischen vñ Lateinischen namen her/dañ in beyderley spraach werden sie Seseli geheyssen. Wie aber ein yedes in sonderheyt bey vns Teütschen genent werde/wöllen wir gleich hernach anzeygen.

Geschlecht.

Der Sesel seind drey geschlecht. Das erst würt zů Latein Seseli Massiliense geheyssen. Jn den Apotecken Siler montanũ/das ist/berg Sesel. Jst meins erachtens (dann ichs noch nit hab sehen wachsen/dieweil mir der same/ den ich doch zum offtermal gesäet hab/nit hat wöllen auffgon) das gewechß so ettlich berg Fenchel nennen/darumb das dem Fenchel gleich sicht/vnd gern in den hohen bergen wechßt. Hab hie sein gestalt nit künden gemalet darthůn. Das ander

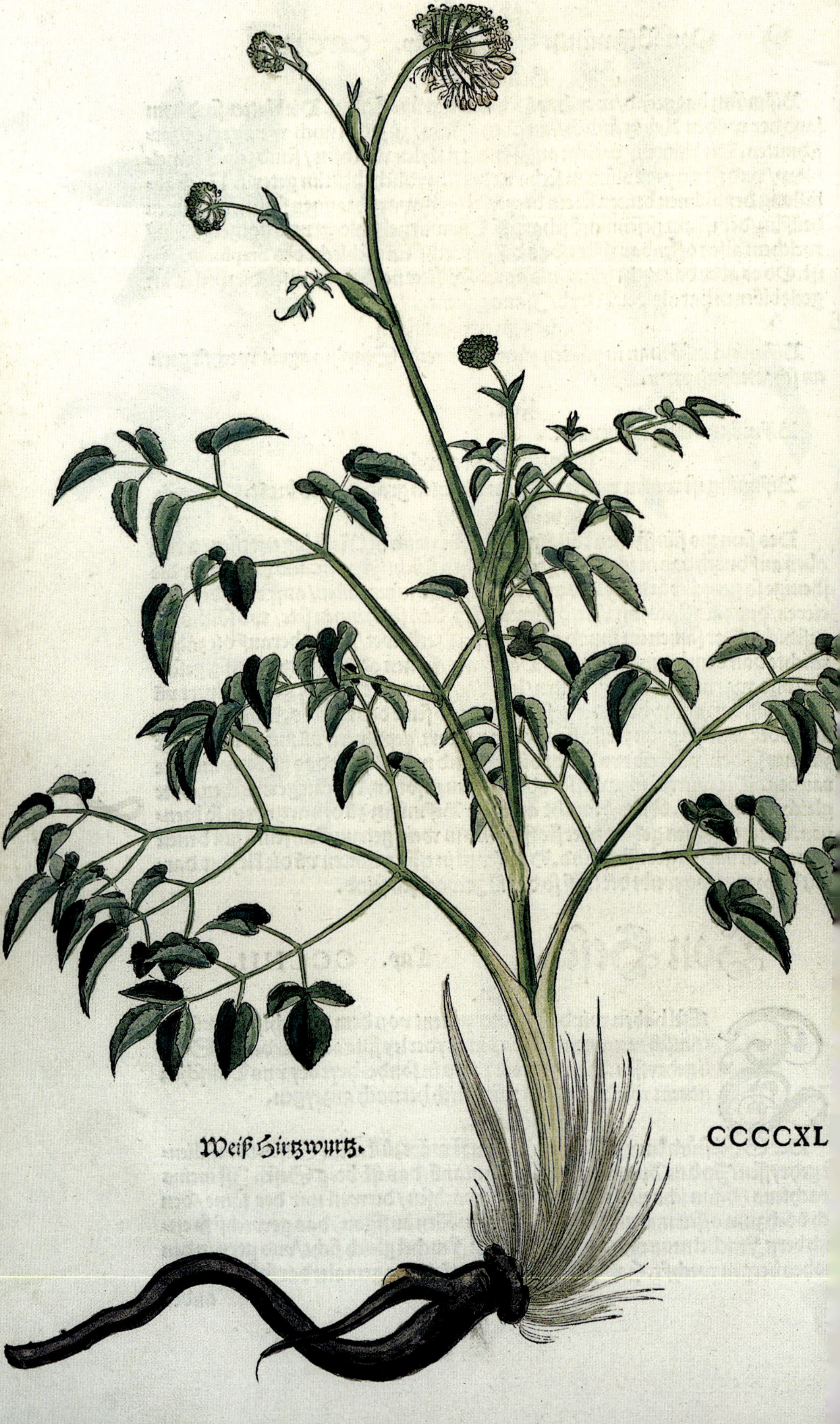

Weiß Hirtzwurtz.

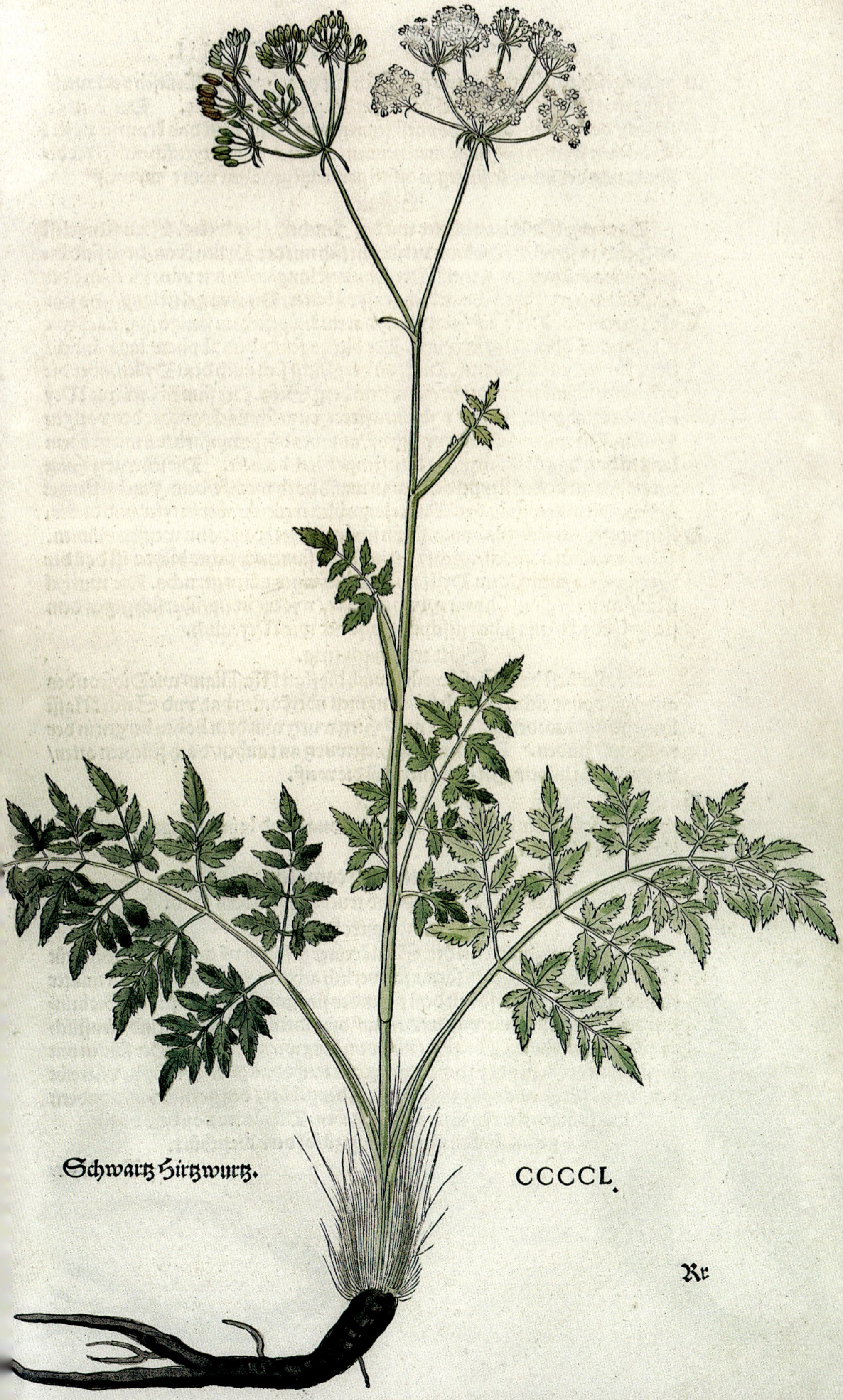

Schwartz Hirtzwurtz.

CCCCL.

B ander geschlecht Aethiopicum geheyssen / ist das so man zů Teütsch nent weisse Hirtzwurtz/wie sölchs die beschreibung der gestalt außweißt. Das dritt geschlecht des Seseli so Peloponnesiacum genent würdt / ist das kraut so vnsere Teütschen schwartze Hirtzwurtz nennen/ welches auch augenscheinlich die beschreibung der alten/so sie gegen disem gewechß gehalten würt/außweißt.

Gestalt.

Das berg Sesel hatt bletter wie der Fenchel / aber dicker. Sein stengel ist auch etwas stercker. Die kron vergleicht sich mit der Dyllen kron/doch sind die gekrönten blůmen gantz weiß. Der samen ist lang/ecket/mit vilen fürchlin oder holkelen geziert/am geschmack scharpff vñ bitter. Die wurtzel ist lang/eins star-
C cken geruchs. Die weiß Hirtzwurtz hat ein knöpffechten stengel/gar nach wie die Angelick oder Meisterwurtz. Die bletter seind dem Ephew laub ånlich/ doch kleiner/vñ langlechter. Die kron vergleicht sich auch dem Dyllen/aber die gekronten blůmē seind weiß/wie an dem berg Sesel. Der sam ist dick wie Weyzen/bitter/ aber scherpffer / vnd eines sterckern geschmacks weder des vorigen Sesels. Die wurtzel ist lang vnd groß/außwendig braunfarb/vñ mit grobem langen har/das übersich gegen dem stengel steet/bedeckt. Die schwartz Hirtzwurtz hat ein hohen stengel der etwan mañs hoch wechßt/dem Fenchel stengel ånlich. Die bletter seind des Wutzerlings bletter gleich/aber breyter vnd dicker.
D Am gipffel des stengels bringt sie ein schöne breyte kron vonn weissen blůmen. Wañ dieselben abfallen/wechßt hernach der samen/welcher breyter ist dañ der weissen Hirtzwurtz/dem Dyll samen ånlich/eines gůten geruchs. Die wurtzel ist außwendig gantz schwartz/vnd mit har / wie die vorig/übersich gegen dem stengel bedeckt/eins gůten geschmacks/schier wie Weyrauch.

Statt irer wachsung.

Der aller best berg Sesel wechßt vmb die statt Massiliam/wie Dioscorides anzeygt/von welcher es auch seinen namen überkom̃en hat/vnd Seseli Massiliense genent worden ist. Die weiß Hirtzwurtz würdt in hohen bergen in der wildtnuß funden. Die schwartz Hirtzwurtz an rauhen/doch feüchten orten/ vnd auff den büheln. Ist gemeiner dañ die weiß.

E

Zeit.

Die Sesel blüen fürnemlich im Hewmonat/vnd bringen gegen dem Herbst iren zeitigen samen.

Die natur vnd complexion.

Die Sesel kreüter seind warm vnd trucken im andern grad.

Krafft vnd würckung.

Der samen vnd wurtzel der Sesel kreüter gesotten vñ getruncken/seind gůt zů der harnwinden/denen so gar schwerlich athmen/ den frawen so die můtter empor geet/vnd denen so mit dem fallenden siechtagen beladen seind. Sie bringen den frawen ihre zeit/vnd treiben auß die todten frucht. Sie seind dienstlich zů allerley innerlichen gebresten / vnd dem langwirigen hůsten. Der samen mit wein ingenom̃en ist gůt zů der dewung/vertreibt das grim̃en im leib / vñ treibt den harn. Er ist auch gůt zů fürderung der gebürt / den geyssen vnnd andern vierfüssigen thieren zů trincken gegeben. Die bletter von dem viech gessen/ haben gleiche krafft zů fürdern die gebürt.

Von Beer.

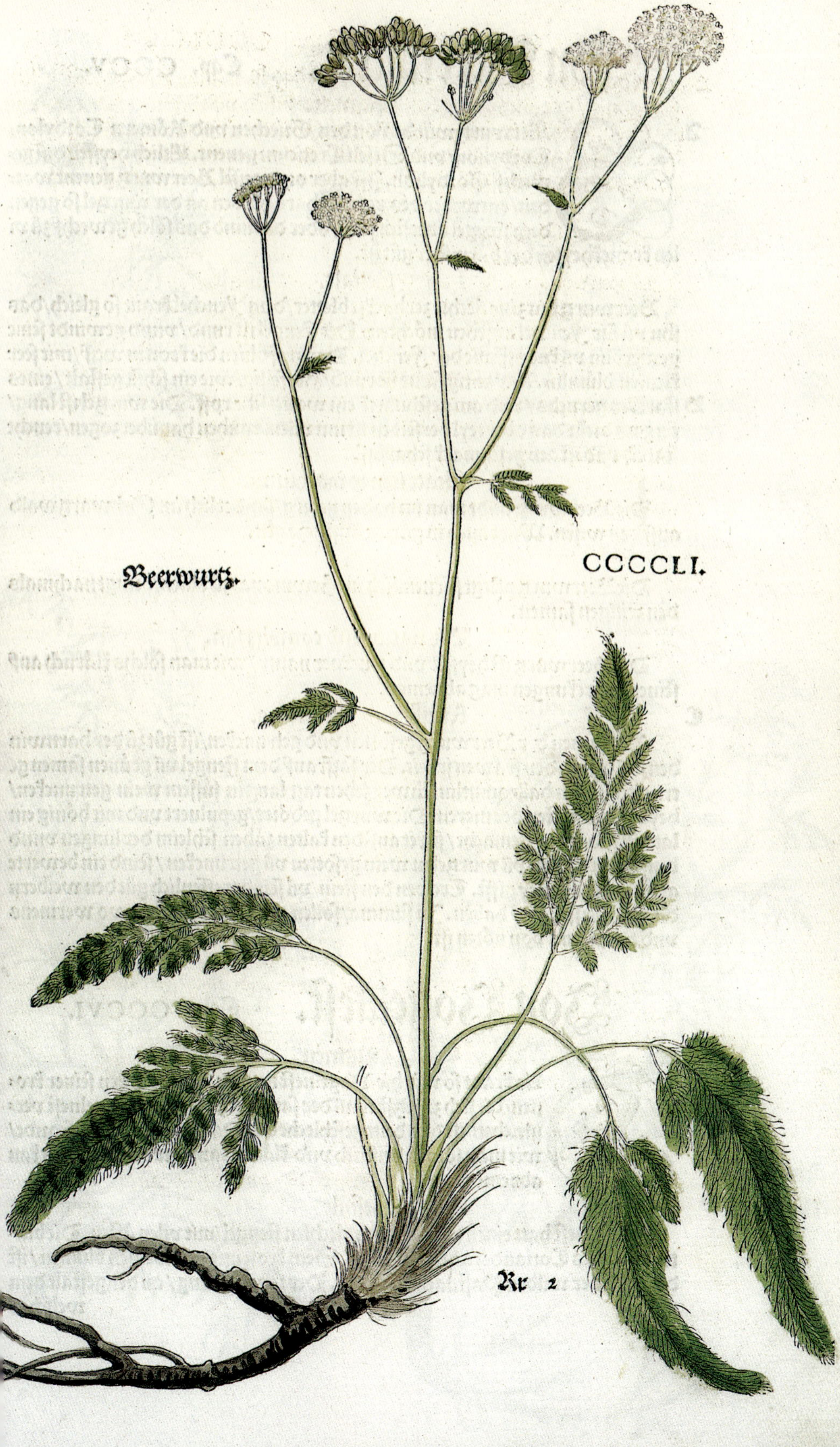

Beerwurtz.

CCCCLI.

Von Beerwurtz. Cap. CCCV.

Namen.

A Beerwurtz würdt von den Griechen vnd Römern Tordylon/ Tordylion/vnd Seseli Creticum genent. Etlich heyssen diß gewechß Gordylion. Ist aber on zweifel Beerwurtz genent worden/ entweder des rauhen hars halben an der wurtzel so gegen dem stengel übersich sicht/oder darumb das sölch gewechß zů vilen kranckheyten der bärmůter gůt ist.

Gestalt.

Beerwurtz hat zinnelechte zerhackte bletter/dem Fenchel kraut so gleich/das jhn vil für Fenchel ansehen möchten. Der stengel ist rund/ vnnd gewindt seine gewerblin vñ knöpff wie der Fenchel. Darauff blüen die kronen weiß/mit seer kleinen blůmlin. Der zeitig same ist rund/zwifeltig/wie ein schilt gestalt/eines
B starcken geruchs/vnd am geschmack ein wenig scharpff. Die wurtzel ist lang/ fingers dick: das ober teyl derselben ist mit vilem rauhen har überzogen/reucht starck/vnd ist am geschmack scharpff.

Statt seiner wachsung.

Die Beerwurtz findt man im hohen gebirg/sonderlich im Schwartzwald auff den wisen. Würt auch in gärten auffgezogen.

Zeit.

Die Beerwurtz pflegt fürnemlich im Hewmonat zů blüen/bringt nachmals den zeitigen samen.

Die natur vnd complexion.

Die Beerwurtz ist heysser vnd truckner natur / wie man sölchs klärlich auß seinen würckungen mag abnemen.

C
Krafft vnd würckung.

Der samen der Beerwurtz gesotten vnd getruncken/ist gůt zů der harnwinden/vñ bringt den frawen jr zeit. Der safft auß dem stengel vñ grünen samen getruckt/auff ein halb quintlin schwer zehen tag lang in süssem wein getruncken/ heylt die gebresten der nieren. Die wurtzel gedörrt/gepuluert vnd mit hönig ein latwerg darauß gemacht / füret auß den kalten zähen schleim der lungen vnnd brust. Der samen vñ wurtzel in wein gesotten vñ getruncken / seind ein bewerte artzney für allerley gifft. Treiben den stein/vñ seind treffenlich gůt den weibern die den weissen fluß haben. In summa/sollen gebraucht werden wo wermens vnd trücknens von nöten ist.

Von Vogelnest. Cap. CCCVI.

Namen.

Das kraut so wir hie Vogelnest nennen/vonn wegen seiner kronen/die sich zů letzt wañ der sam zeitig würt eim vogelnest vergleichen/ist das dritt geschlecht des Dauci bey dem Dioscoride/ wie man sölchs deütlich vnd klärlich auß der beschreibung kan abnemen.

Gestalt

Vogelnest hatt einen runden braunlechten stengel/mit vilen ästen. Die bletter seind des Corianders bletter gleich. Sein kron mit den weissen blůmen / ist der kron der wilden Pastnachen änlich. Der same ist lang / an der gestalt dem welschen

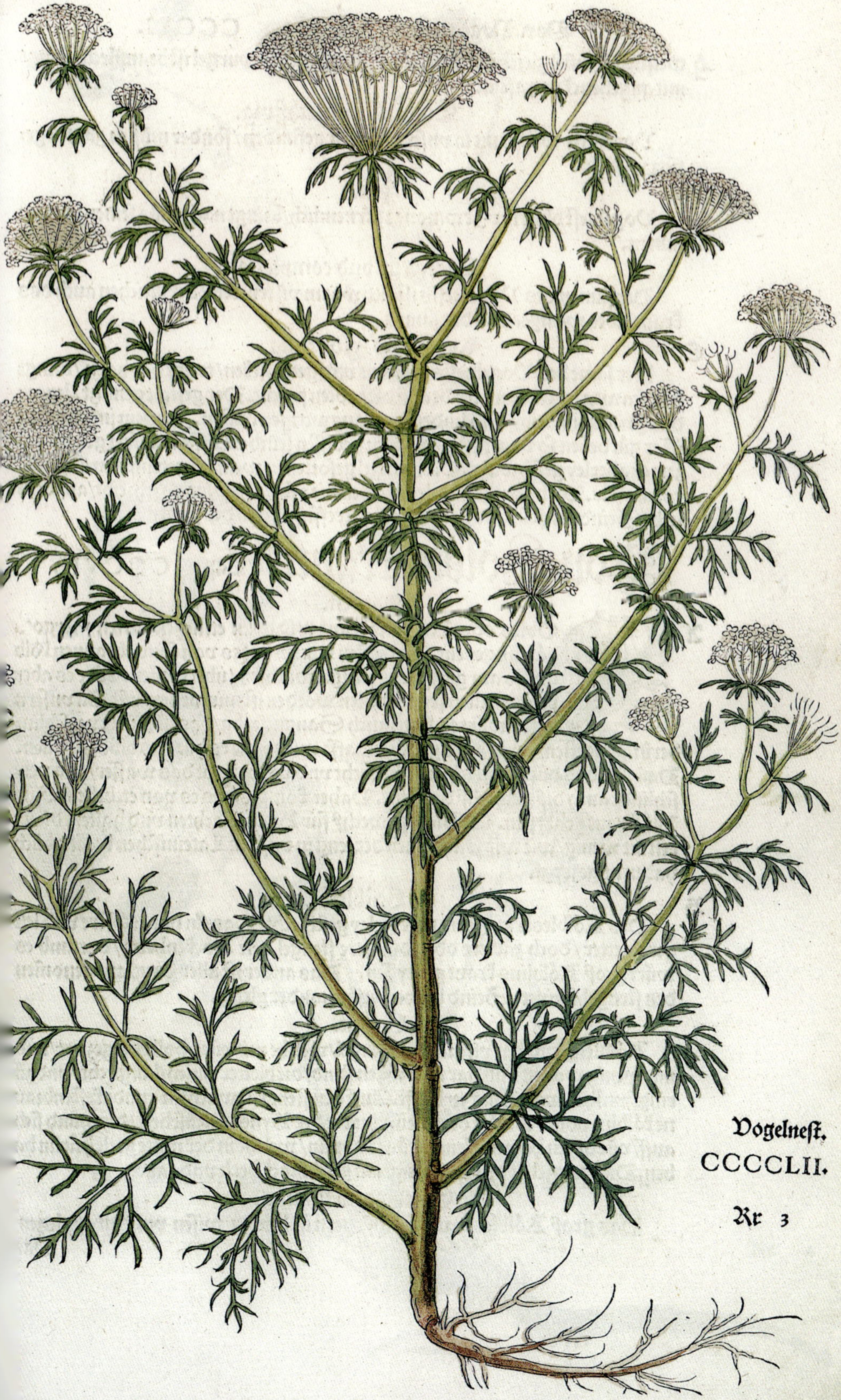

Vogelnest.
CCCCLII.

B welſchen Kiñel gleich/am gſchmack ſcharpff. Die wurtzel iſt braunlecht/lang/ mit angehenckten zaſeln.

Statt ſeiner wachſung.

Vogelneſt würdt nit in vnſern landen gefunden/ſonder můß in gärten gezilet werden.

Zeit.

Vogelneſt blüet im Hewmonat fürnemlich/bringt nachmals ſeinen zeitigen ſamen.

Die natur vnd complexion.

Der ſamen des Vogelneſts iſt ſeer warm vñ trucken/deßgleichen auch das kraut/aber weniger dañ der ſamen.

C

Krafft vnd würckung.

Der ſame des Vogelneſts geſotten vnd getruncken/treibt den harn/bringt den frawen jre zeit/vnd treibt auß die todten frucht. Der geſtalt genützt/legt er das griñen im leib/vnd lindert den langwirigen hůſten. In wein jngenomen iſt er gůt denen ſo von gifftigen thiern gebiſſen ſeind. Eüſſerlich übergelegt/verzert er allerley geſchwulſt. Die wurtzel geſotten in wein vñ getruncken/ſtellt die roten rhůr. Die bletter übergelegt/ziehen die pfeil/wie Plinius ſchreibt/auß dem leib. Seind ſonſt in andern dingen vnkrefftiger dañ der ſamen.

Von Kölbleskraut. Cap. CCCVII.

Namen.

A KÖbles oder Kölblinskraut würdt an ettlichen orten Hergots bärtlin genent. Den erſten namen hat es von ſeinen braunen kölblin/ſo am gipffel der ſtengel wachſen/überkomen. Wie es aber bey den alten ſey geheyſſen worden iſt mir nit bewüßt. Zů vnſern zeiten würt es Lateiniſch Sanguiſorba/das iſt/Blůtverſchlinderin/geheyſſen/vmb ſeiner groſſen krafft willen die es hat das blůt zů ſtellen. Dañ wie das dürr erdtrich an ſich zeücht vnd verſchlindt das waſſer/alſo verſchlindt auch diß gewechß das blůt. Daher kompts das es von ettlichen würt Blůtkraut geheyſſen. Die ſölche gewechß für Bibinell achten vnd halten/die jrren nit wenig/wie wir ſölchs nach der leng in vnſerm Lateiniſchen kreüterbůch haben angezeygt.

B

Geſchlecht.

Des Kölbleskraut ſeind zweyerley geſchlecht. Das ein hat gröſſere vnd lengere bletter/doch zärtere oder dünnere ſtengel wie Rockenhelm/darumb es würt groß Kölblins kraut geheyſſen. Das ander iſt aller ding/außgenomen den ſtengel/kleiner. Seind beyde ſonſt einander gleich.

Geſtalt.

Kölbleskraut hat vil brauner ſtengel/welche mit vilen holkelen geziert/vnd mit wenig wollen vnd har überzogen ſeind/die bletter rauch/langlecht/vnd zirings vmher wie ein ſäg zerkerfft. Auff den ſtengeln wachſen runde keſtenbraune kölblin voller löchlin oder heüßlin wie der Bynen anzůſehen/die thůnd ſich auff/vñ komen herauß kleine grüne blůmlin/welche in der mitte geele härlin haben. Die wurtzel iſt dick vnd lang/am geſchmack herb vnd rauch.

Statt irer wachſung.

Das groß Kölbleskraut wechßt gern in dürren wiſen vnnd graßpletzen

Das

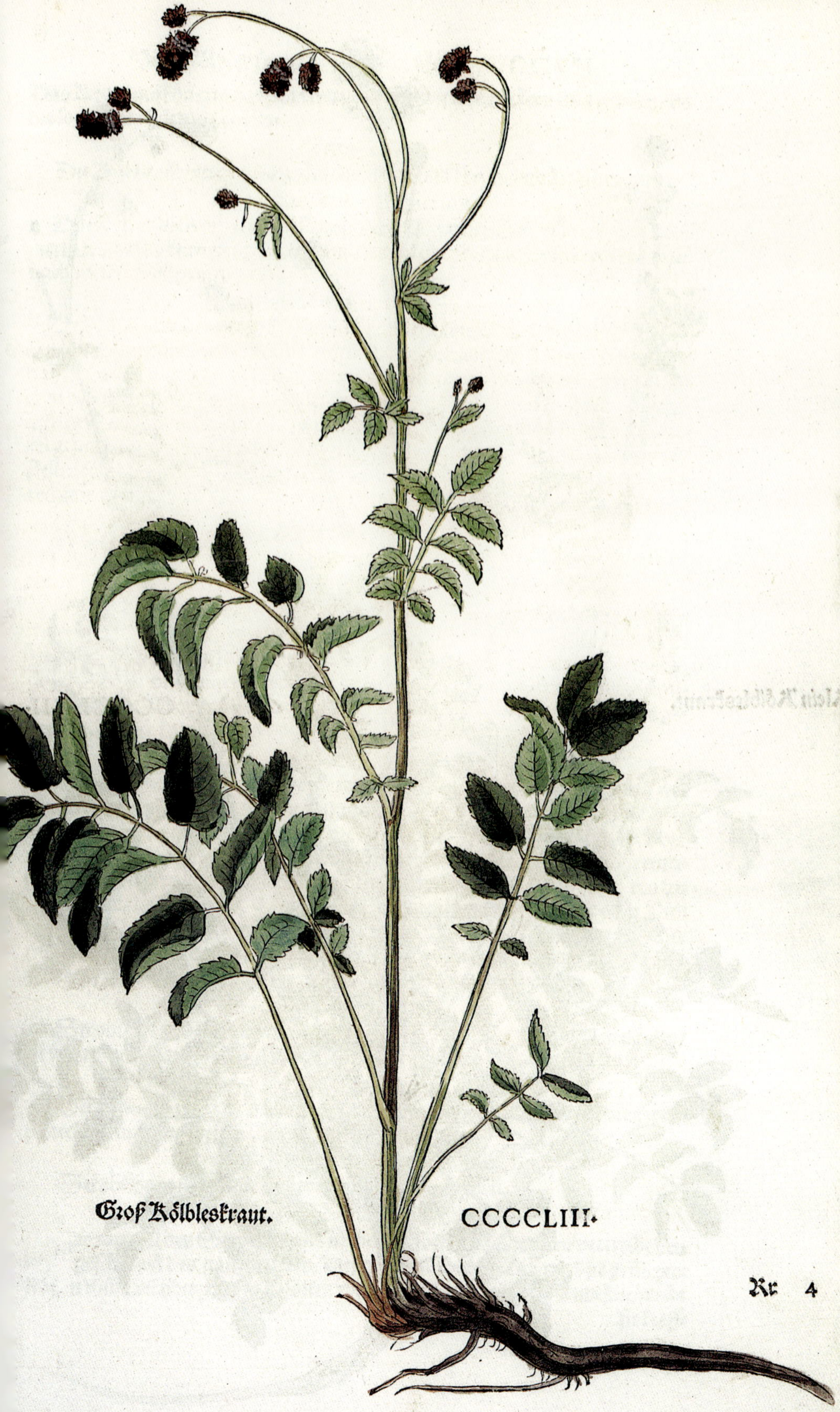

Groß Kölbleskraut.

CCCCLIII.

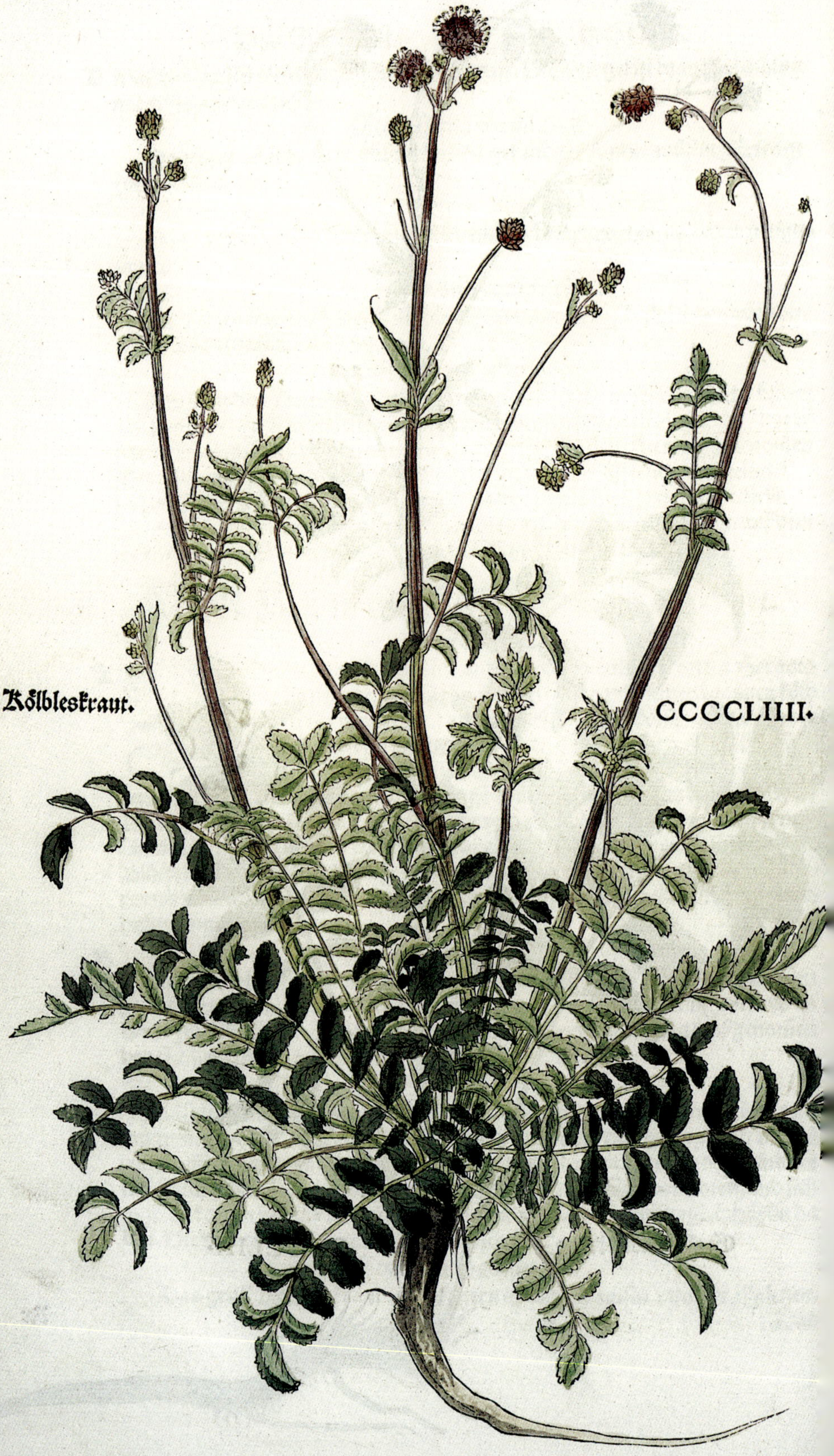

Klein Kölbleskraut.

C Das kleiner auff dürren rauhen rheynen/ vngebawten äckern vnd feldern/ do die sonn ståts hin mag kom̃en.

Zeit.

Die Kölbleskreüter beyde geschlecht blüen im Meyen vnd Brachmonat.

Die natur vnd complexion.

Dise kreüter dieweil sie am geschmack seer zůsamen ziehen/ vnd etwas schleimerig seind/ trücknen sie nit wenig/ vnd stellen über die massen seer/ wie wir her nach weiter wöllen anzeygen.

D Krafft vnd würckung.

Die Kölbleskreüter stellen krefftiglich allerley blůtflüß/ also das auch etlich sagen/ wañ mans nur in der hand trag/ so stellen sie das blůt. Die erfarung gibts das nichts krefftiger sey zů stellen der frawē kranckheyt so sie überflüssig ist/ als eben dise zwey gschlecht der Kölbleskreüter. Die bletter grün zerstossen übergelegt/ heylen die wunden/ fisteln/ vñ den krebs. Deßgleichen thůn sie auch gedörrt vñ gepuluert/ dariñ gestrewet. Jn wein oder wasser gesotten vnd getruncken/ stellen sie gewaltiglich die roten rhůr/ vnd andre bauchflüß. Seind in summa rechte wundtkreüter/ darumb sollen sie die wundårtzt in grossen eeren halten.

Von Strobildorn. Cap. CCCVIII.

Namen.

A Strobildorn/ oder wie etlich ander jn nennen/ Cardchoffil/ ist ein frembd gewechß von dem Lateinischen namē her also geheyssen/ dañ auff Griechisch würt es Scolymus/ zů Latein Strobilus vñ Cinara genent. Zů vnsern zeiten würt das kraut von etlichen Arocum/ von andern Alcocalum/ Articocalus vnd Articoca geheyssen. Daher kompts das von vilen würt Artischock genent.

Gestalt.

Strobildorn hat grosse bleychgrüne stachelechte vnnd zů beyden seiten zerschnittene bletter/ mit scharpffen spitzigen dörnen zů ringß vmbher besetzt/ seer lang. Mitten zwüschen den blettern wechßt ein runder stengel/ steckens dick/ der ist mit etlichen kleinen stachelechten blettern besetzt/ vnd bringt in der höhe einen grossen schönen runden vñ seer scharpffen schůpechten distelkopff/ schier als die nussen oder zapffen an den Kiffern böumen/ die blüen schön purpur oder Viol
B braun. Jn disen zeitigen Ygels köpffen ligt der weiß graw samen inn weycher wollen verborgen/ der vergleicht sich schier dem samē des wilden garten Saffrans/ so man Cnicum nent. Die wurtzel ist seer lang vnd groß.

Statt seiner wachsung.

Strobildorn wechßt nit in vnsern landen/ man pflantze jhn dañ in gårten/ ist in kurtzen jaren auß Jtalia vnd Franckreich zů vns gebracht worden.

Zeit.

Strobildorn fahet an zů blüen vmb die Sonnenwende/ wann die Hewschrecken am aller meysten schreien.

Die natur vnd complexion.

Strobildorn ist warm vnd trucken im andern grad.

Krafft vnd würckung.

Die wurtzel des Strobildorns in wein gesotten vñ truncken/ vertreibt den bösen geschmack des gantzen leibs. Deßgleichen thůt sie auch wañ sie grün zerstossen würt vñ übergelegt. Gesotten wie vormals gemellt vnd truncken/ treibt sie kreff-

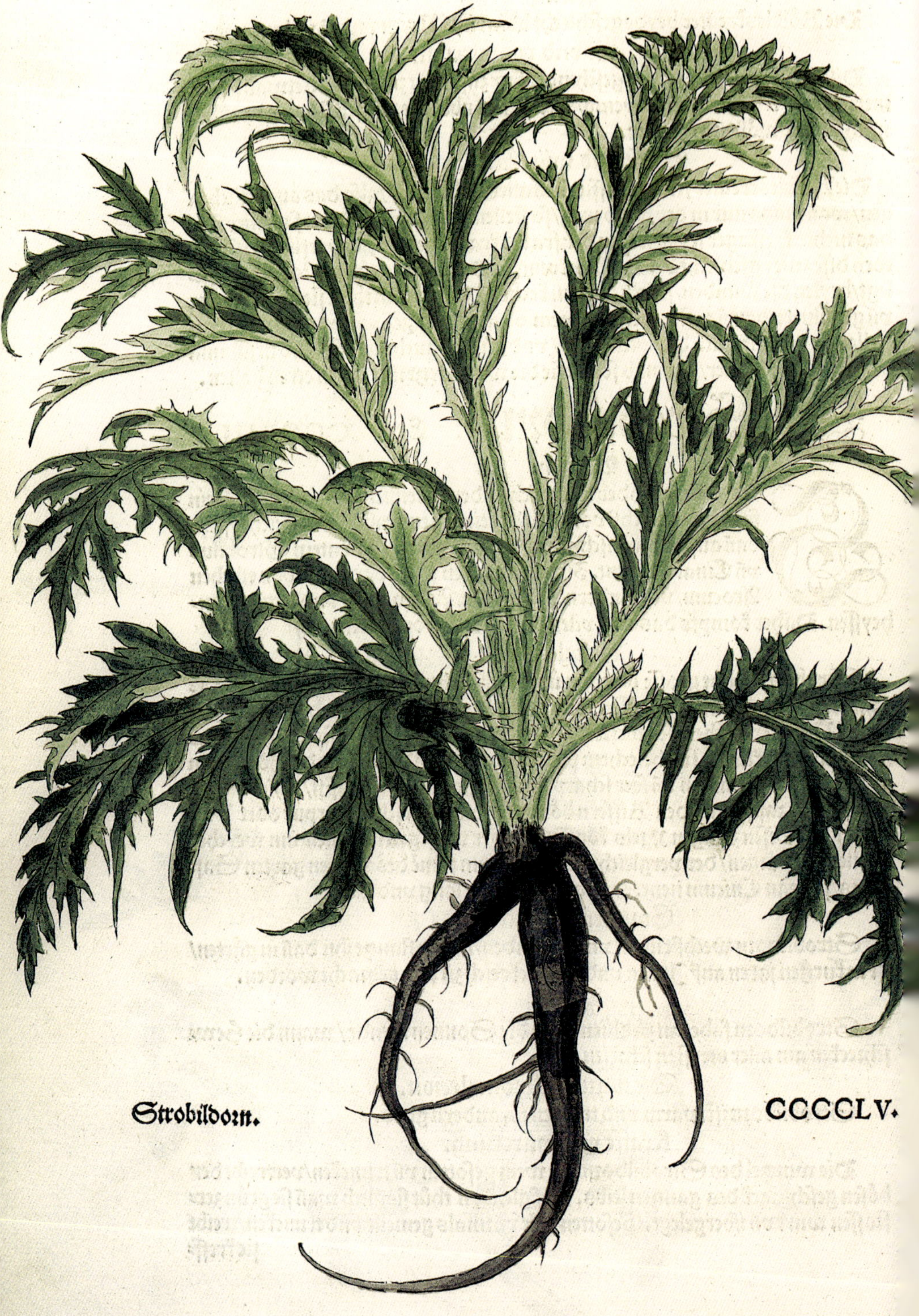

Strobildorn. CCCCLV.

C sie krefftiglich den stinckenden harn. Die bletter/so sie noch zart vnd jung seind/ werden wie Spargen vñ andere dergleichen kochkreüter gessen. Die Walhen bereyten auch die öbersten köpfflin wañ sie noch jung seind zů der speiß/machen lust vnd begird zů Ehelichen wercken. Die wurtzel zerstossen mit essig/vnd ange strichen/heylet die rauden vnd flecht.

Von Wandtleüßkraut. Cap. CCCIX.

Namen.

A Wandtleüßkraut scheint ein geschlecht Xiphÿ oder Gladioli sein/ wiewol die wurtzel dises krauts anderst gestalt dann des Xiphÿ/ wie wir sölchs weitleüffiger im Lateinischen kreüterbůch haben angezeygt. In den Apotecken nennt mans Sphatulam fœtidam. Ist aber Wantleüßkraut geheyssen worden darumb/ das es die wantzen oder wantleüß tödtet.

Gestalt.

Wandtleüßkraut hatt bletter wie der blawen Gilgen gestalt/doch kleiner vnnd spitziger. Zwüschen denselbigen kreucht der stengel herfür/auff welches B gipffel wachsen grosse hülsen/schier den Peonien rosen hülsen gleich. So sich dieselbigen auffthůn/findt man dariñ einen schönen runden roten samen. Die wurtzel ist etlicher massen oben rund/vnd koñen darauß vil kleiner würtzelin.

Statt seiner wachsung.

Wandtleüßkraut wechßt bey den zeünen vñ hecken/ist gemein in Welschen landen/aber bey vns würt sie nit allenthalben gefunden.

Zeit.

Gegen dem Herbst bringt diß gewechß seine hülsen/die thůn sich darnach auff/vnd erzeygen den samen.

Die natur vnd complexion.

C Wandtleüß ist warm vnd trucken/dañ es am geschmack seer scharpff ist.

Krafft vnd würckung.

Wandtleüß hatt fast einerley würckung mit der Bißmüntz. Seubert vnnd reyniget krefftiglich/darumb ist es/fürnemlich sein safft/nützlich vnnd gůt die rauden vnd kretzen darmit zů vertreiben. Sie zeücht pfeil vnd dörn auß dem leib on allen schmertzen. Veriagt vnd tödt die wantzen/wie vormals angezeygt ist.

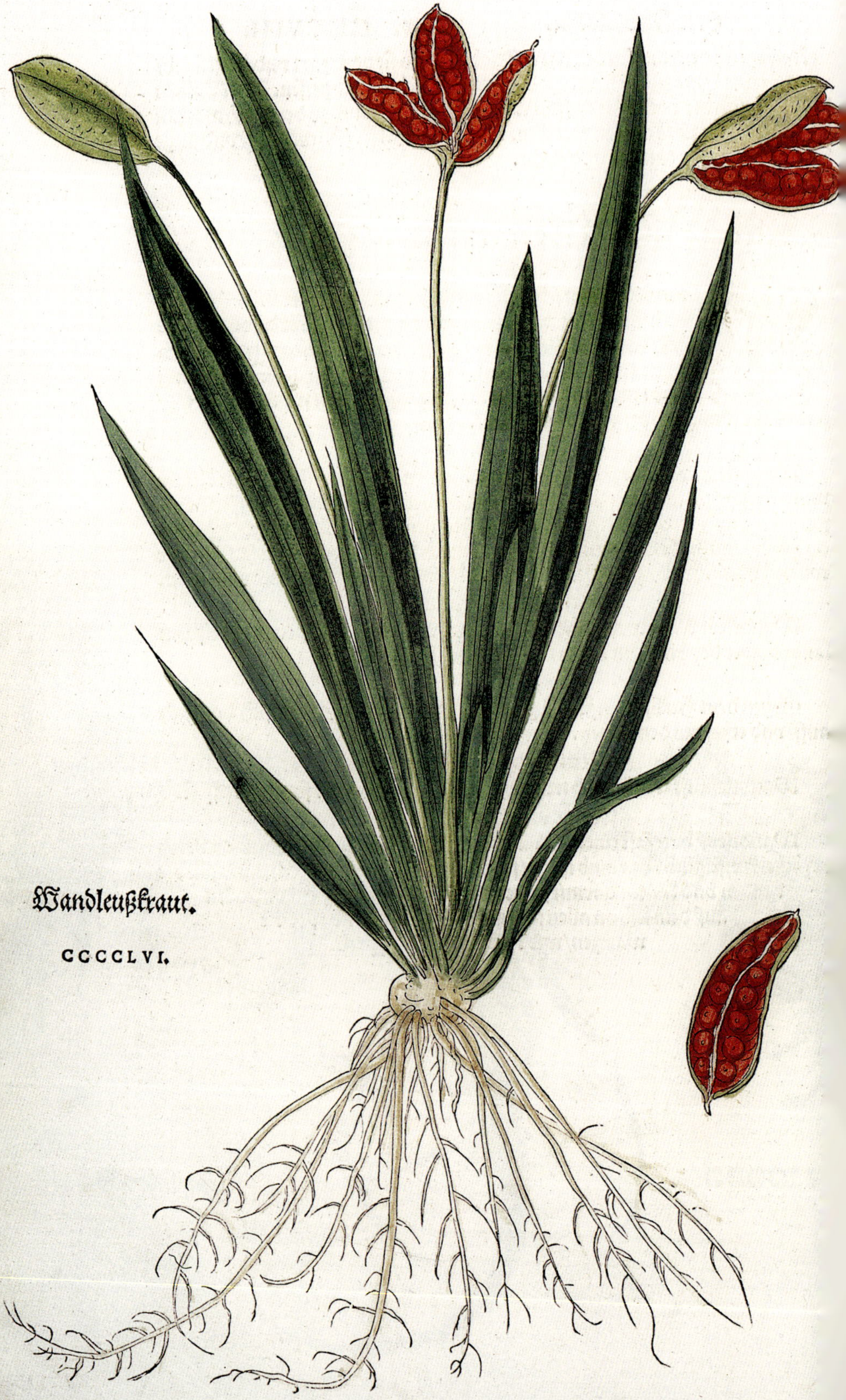

Wandleußkraut.

CCCCLVI.

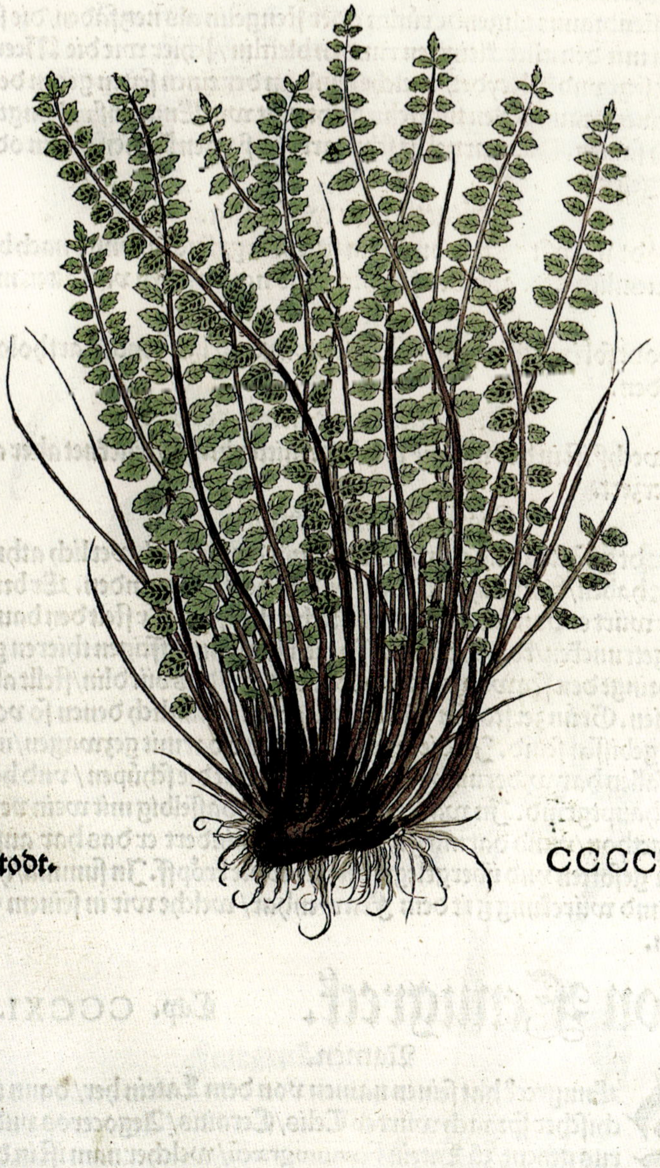

Widertodt. CCCCLVII.

Von Widertodt. Cap. CCCX.

Namen.

A Widertodt würdt vonn ettlichen auch Abthon genent. Bey den Griechen vnd Lateinischen ist es Trichomanes vñ Capillaris geheyssen worden. Inn den Apotecken Polytrichon/ wiewol felschlich vnd vnrecht/ dañ sölcher nam gebürt dem Frawenhar/ welchs Adiantum genent würdt. Vrsachen seiner namen findt man im Lateinischen kreüterbůch angezeygt.

Gestalt.

Der Widertodt ist ein kleins kreütlin vngeuärlich spañen hoch/ welchs hat seer kleine kestenbraune glitzende rütlin oder stengelin als netzfäden/ die seind zů beyden seiten mit den aller kleinsten runden blettlin/ schier wie die Meerlinsen/ durchauß besetzt vnd bekleydet/ welche seind an der einen seiten gegen der erden B mit vilen kleinen braungeelen tüpffelin besprengt wie Engelsüß. Bringt weder blůmen noch samen. Die wurtzel ist schwartz/ auß vilen kleinen haren oder fäßlin zůsamen gesetzt.

Statt seiner wachsung.

Widertodt wechßt gern in dunckeln feüchten gründen/ vnnd nach bey dem wasser/ fürnemlich aber auff den feüchten vnd nassen felsen vnd alten mauren.

Zeit.

Widertodt sol im anfang des Herbsts/ vngeuärlich vmb Bartholomei/ gesamlet werden.

Die natur vnd complexion.

Diß gewechß ist in der werme vnd kelte mittelmässig/ trücknet aber auß/ zerteylt vnd verzert.

C Krafft vnd würckung.

Widertodt gesotten vnd getruncken/ ist gůt denen so schwerlich athmen/ vñ die geelsucht haben/ den miltzsüchtigen/ vnd zů der harnwinden. Er bricht den stein/ daher würt er von etlichen Steinbrech geheyssen. Er stelt den bauchfluß. Inn wein getruncken/ kompt er zůhilff denen so vonn gifftigen thieren gebissen seind. Er bringt den frawen jre zeit/ vnd treibt auß das bürdlin/ stellt aber das blůt außspeien. Grün zerstossen vñ übergelegt/ ist er nützlich denen so von gifftigen thieren gebissen seind. In die laug gelegt vnnd darmit gezwagen/ macht er das außgefallen har widerumb wachsen/ vertreibt die schüpen/ vnd heylt den fliessenden hauptgrind. In wasser gesotten vnd dasselbig mit wein vermischt in die laug gethon/ vnnd darmit gezwagen/ verhindert er das har außfallen. Dermassen gesotten vnd übergelegt/ verzert er die kröpff. In summa/ hat einerley krafft vnnd würckung mit dem Frawenhar/ welche wir in seinem Capitel erzelt haben.

Von Fenugreck. Cap. CCCXI.

Namen.

A Fenugreck hat seinen namen von dem Latein her/ dann in Griechischer spraach würt er Telis/ Ceraitis/ Aegoceros vnd Bucerus genent/ zů Latein Fœnumgræcũ/ welcher nam ist in den Apotecken bliben. Vrsach sölcher namen findt man in vnserm Lateinischen kreüterbůch angezogen. Nach dem Griechischen namen mag diß gewechß füglich vnd wol Bockßhorn vnd Kůhorn genent werden.

Gestalt.

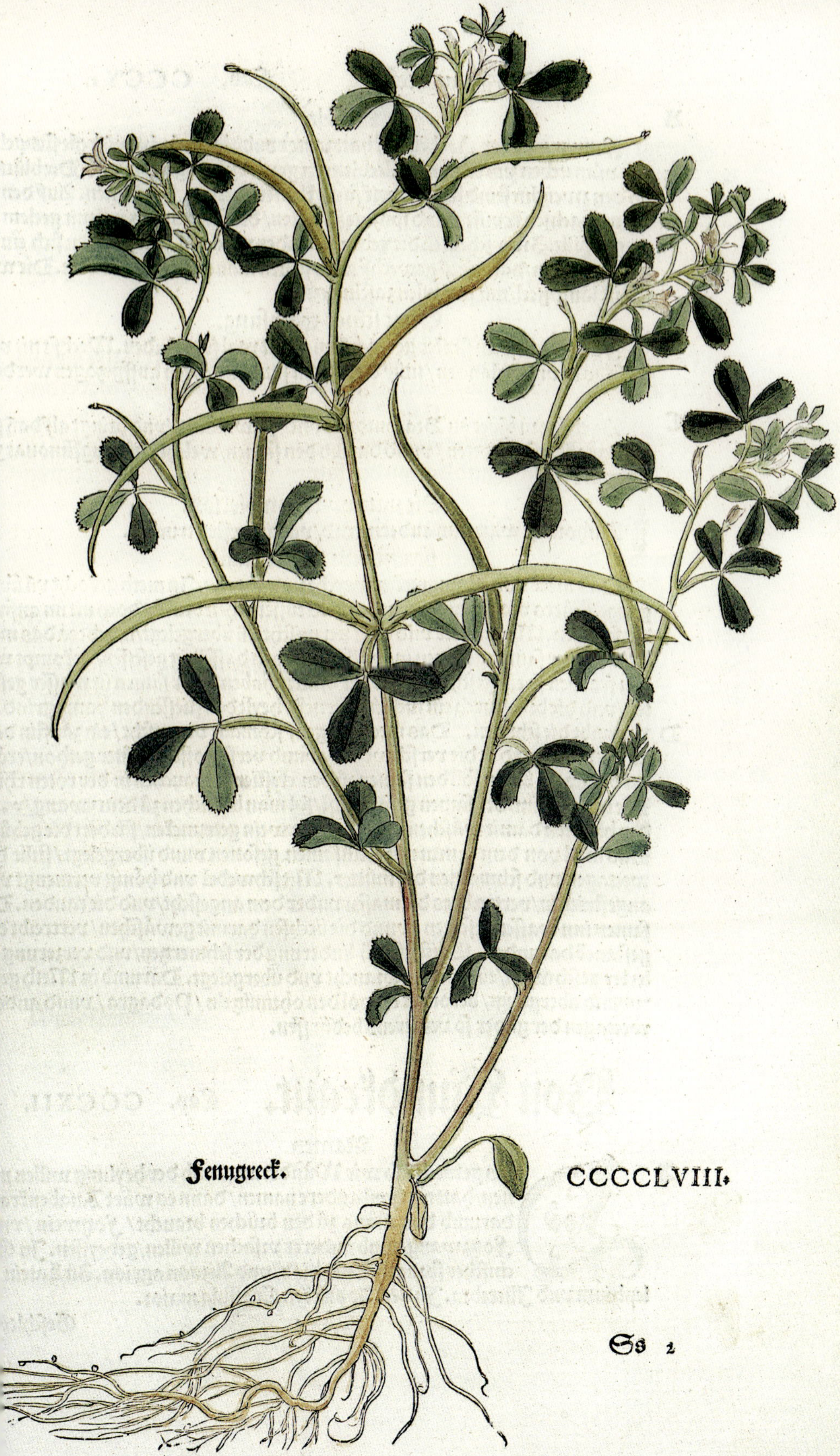

Fenugreck.

B
Gestalt.

Fenugreck oder Bockßhorn hatt zarte runde braunlechte vñ hole stengelin/ mit vilen neben zincken vnd Kleeblettern geziert vnnd geschmuckt. Die blůmen an den zweiglin seind bleych weißfarb/kleiner dañ der Feigbonen. Auß denselbigen wachsen krum̃e vnnd spitzige schotten/ die seind durchauß mit geelem samen gefüllt. Zwo schotten die neben einander wachsen / vergleichen sich einem bocks gehürn/daher diß gewechß auch seinen namen hat überkom̃en. Die wurtzel ist lang/geel/mit seer vilen zaseln geziert.

Statt seiner wachsung.

Fenugreck ist ein sum̃er gewechß/mag nit wol frost leiden. Wechßt nit von jm selbs in vnsern landen/ můß durch den samē in gärten auffgezogen werden.

Zeit.

C Bockßhorn blüet im Brachmonat vnd Hewmonat/vnd bringt alßdañ seine lange krum̃e schotten / vnnd darinn den samen/welcher im Augstmonat zeitig würdt.

Die natur vnd complexion.

Kůhorn ist warm im andern grad/vnd im ersten trucken.

Krafft vnd würckung.

Das meel von Fenugreck erweycht vnd verzert. In meth gekocht vñ übergelegt/thůt es wol allen innerlichen vnd eüsserlichen beulen/doch nit im anfang derselbigen. Mit salpeter vnd essig vermischt vñ übergelegt/macht es das miltz kleiner. Der samen gesotten in wasser/vnnd in dasselbig gesessen/ bekompt wol den frawen so ein geschwulst an der můtter haben. Der samen in wasser gesotten/vnd die brüe durch ein tůchlin getruckt/heylt den fliessenden hauptgrind vñ
D vertreibt die schůpen. Das meel mit genßschmaltz vermischt / ein zäpflin darauß gemacht vnd in die verschwollene vnnd verschlossene můter gethon/eröffnet dieselben. Man soll den samen zů den clystieren brauchen in der roten rhůr. Die brüe darinn der samen gesotten ist/sol man brauchen zů dem zwang/vnnd den hindern damit wäschen. Der samē in wein getruncken/fürdert die gebürt. Das meel von dem samen mit Leinsamen gesotten vnnd übergelegt / stillt den weetagen vnd schmertzen der mütter. Mit schwebel vnd hönig vermengt vnd angestrichen/vertreibt es die masen vnder dem angesicht/vnd die rauden. Der samen inn wasser gesotten / vnnd die üechsen darmit gewäschen/ vertreibt den gestanck darunder. Er ist gůt zů linderung der schmertzen/vnd verzerung allerley geschwulst/eüsserlich gebraucht vnd übergelegt. Darumb in Meth gesotten vnd übergelegt/ bekompt er wol den ohrmützeln / Podagra / vnnd andern weetagen der glider so verzerens bedürffen.

Von Wundkraut. Cap. CCCXII.

Namen.

A Das gewechß so wir Wundkraut/vmb der heylung willen nennen/hatt noch vil andere namen/ dann es würt Knabenkraut/ darumb das mans zů den brüchen braucht / Fotzwein / vnnd Fotzzwang/vmb anderer vrsachen willen/geheyssen. In Griechischer spraach Telephion/vnd Aizoon agrion. Zů Latein Telephium vnd Illecebra. In den Apotecken Crassula maior.

Geschlecht.

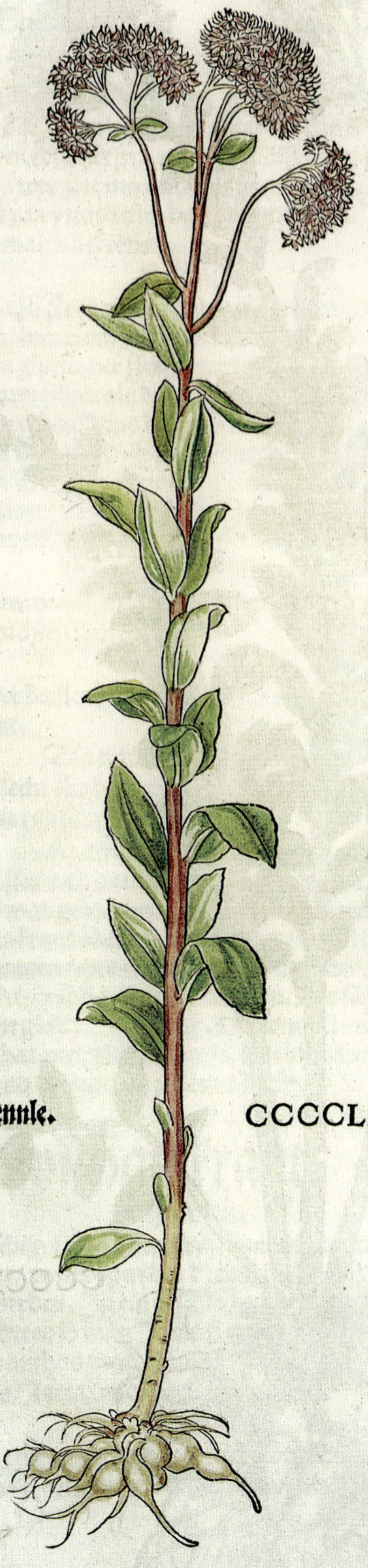

Wundkrautmennle. CCCCLIX.

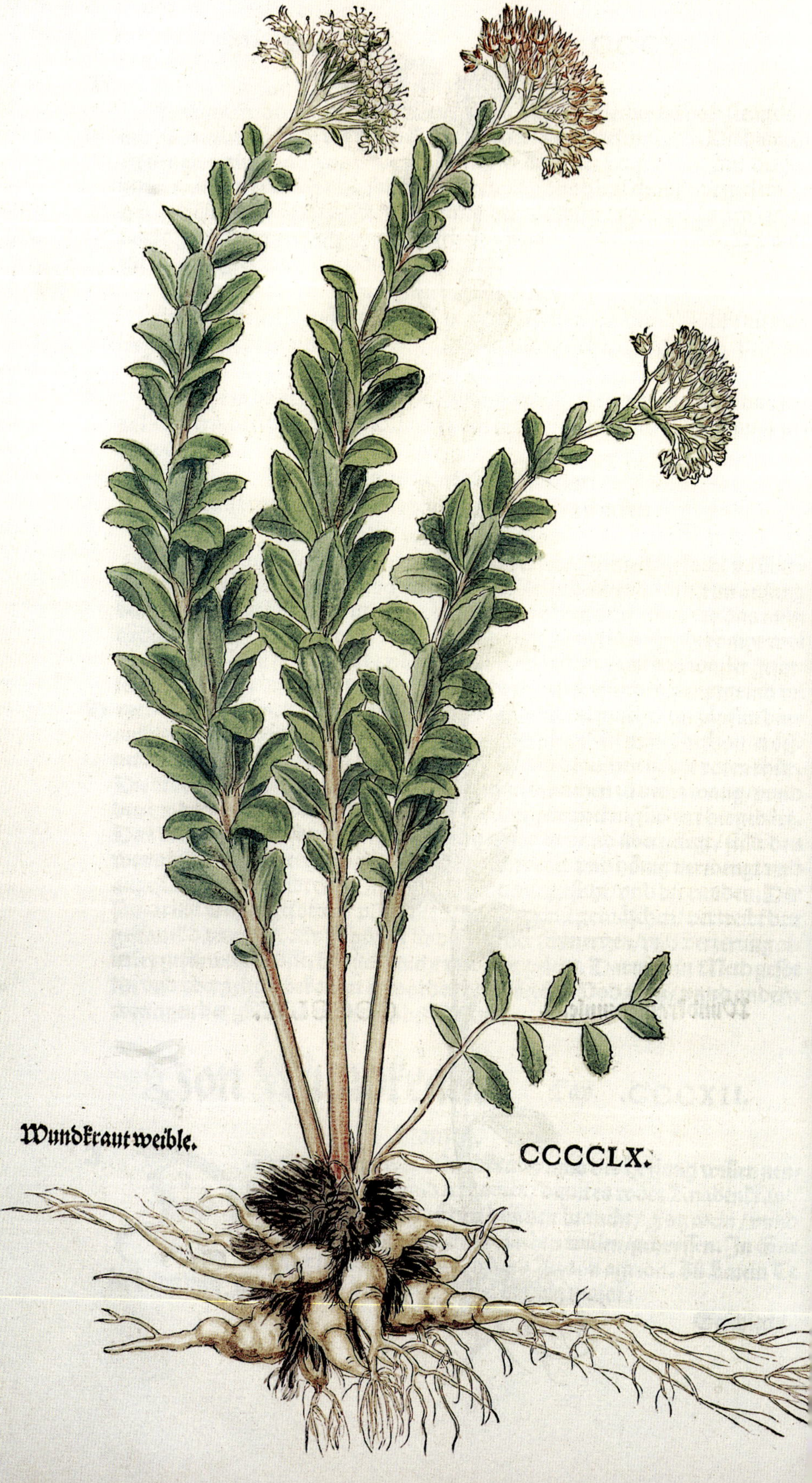

Wundkraut weible.

CCCCLX.

B Geschlecht.

Diß gewechß seind fürnemlich zwey geschlecht. Eins mit purpurbraunen blůmen/welchs für das mennle mag gehalten werden. Das ander mit weissen blůmen / mag weible geheyssen werden. Dise zwey haben ein vnderscheyd auch in den blettern / wie wir inn beschreibung der gestalt klärer wöllen anzeygen. Es ist über dise zwey noch eins das hat geel blůmen/hab aber sölchs zů diser zeit nit mögen zů malen bekom̃en.

Gestalt.

Knabenkraut meñle stoßt einen runden feyßten braunen stengel/mit feyßten blettern voller saffts/durchauß bekleydet/die seind den Burtzel blettern gleich/ vnd nit zerkerfft. Am gipffel der stengel tregt es schöne braune gekrönte blůmen/ on geruch/in aller form schier als die wasser Dosten/ wiewol von farben schöner vnd brauner / ein yedes kleins blůmlin wie ein kleins holdseligs sternlin an-

C zůsehen. Die wurtzel ist weiß/knöpffecht/durch einander verwicklet. Knabenkraut das weible ist dem mennle seer gleich. Doch seind die stengel nit so gar braun/die bletter grůner/ vñ zerkerfft oder schartecht wie die Hanenkemb. Die blůmen an der farb weiß/die wurtzel grösser vnd knöpffechter.

Statt irer wachsung.

Die Knabenkreüter wachsen gern an schattechten orten/in den weingärten/ vnd sonst auch an feüchten stetten.

Zeit.

Die Wundkreüter kom̃en gantz frůe herfür im Lentzen. Blůen im Hewmonat vnd Augstmonat.

Die natur vnd complexion.

Dise beyde geschlecht seind warm im ersten grad / vnnd trucken im andern volkom̃enlich/oder im anfang des dritten.

D Krafft vnd würckung.

Das kraut zerstossen vnd darüber geschlagen/hefftet vñ heylt allerley wunden/sonderlich aber was gebrochen ist an heimlichen enden. Es stelt auch das blůt krefftiglich. Das kraut über die brůch gelegt / heylet dieselben / vnd alle verserung / sie seien im magen / an der lungen/lebern/můter / oder ingeweyd. Darumb es in der roten rhůr soll gebraucht werden. Der safft auß den stengeln vñ blettern getruckt/hatt gleiche würckung. Die wurtzel mit hönig in wein gesotten vnd getruncken/hat auch gleiche krafft. Die bletter mit essig zerstossen/vertreiben die weissen vnd schwartzen mäler am leib.

Von Freyschamkraut. Cap. CCCXIII.

Namen.

A Freyschamkraut oder Freyssam würt auch Dreyfeltigkeyt blům genent / von wegen der dreyen farben so an seiner blůmen gesehen werden. Ist ein geschlecht der Violen / vnnd/meins erachtens/deren so man Iouis florem zů Latein/vnd auff Griechisch Dios anthos nent. Zů vnsern zeiten würt diß gewechß geheyssen Herba Trinitatis/Iacea/vnd Herba clauellata.

Geschlecht.

Diß krauts seind zweyerley geschlecht/zam vnd wild / einander seer gleich/ wie wir volgends in beschreibung der gestalt weitleüffiger wöllen anzeygen.

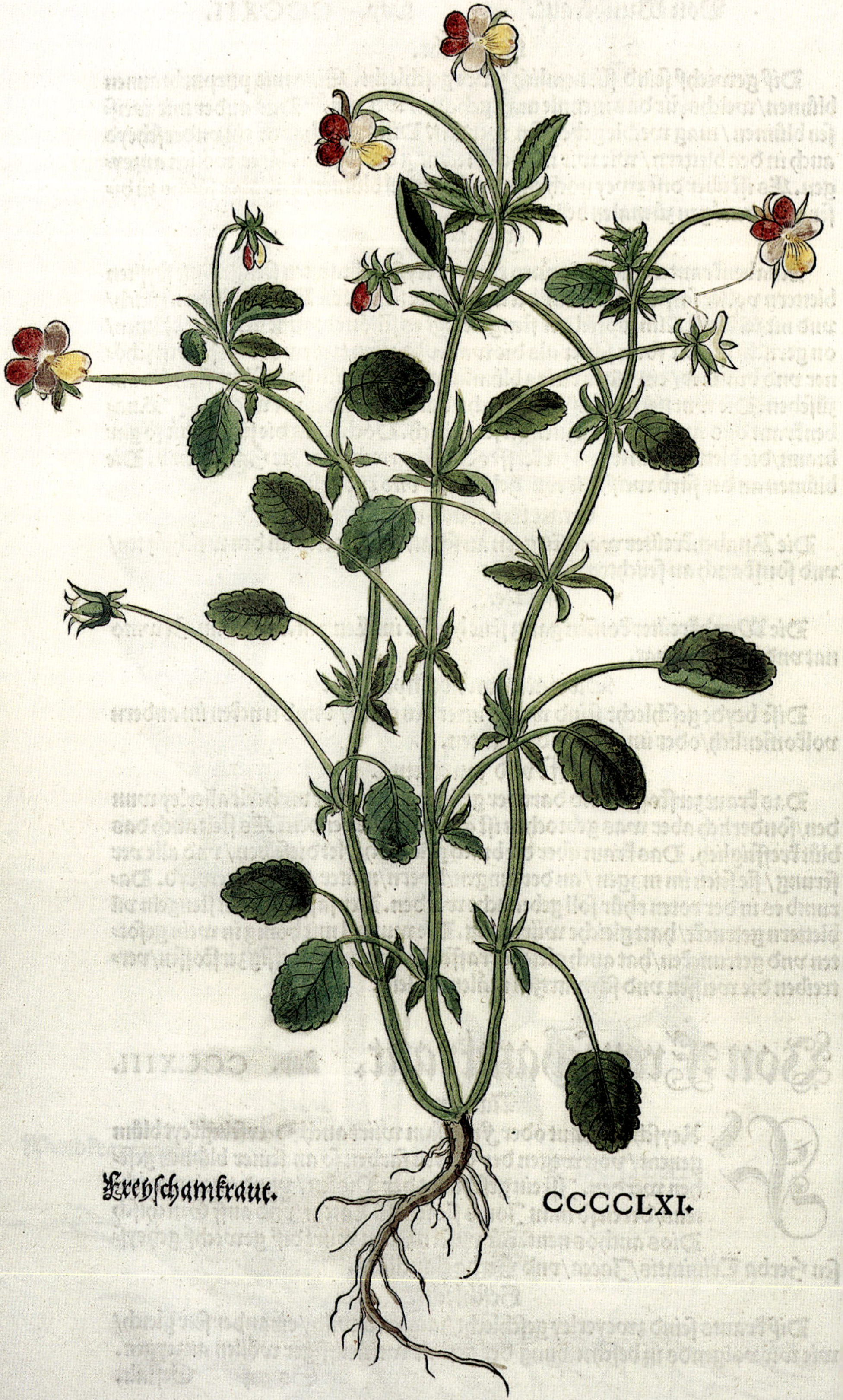

Freyſchamkraut.

Von Freyschamkraut. Cap. CCCXIII.

B Gestalt.

Zam Freyschamkraut hat einen stengel der ist dreyecket/ inwendig hol/ mit vilen holkelen vnd gleychen oder gewerben. Die bletter so erstlich herfür kommen seind rund/ zů ringß vmbher zerkerfft/ schwartzgrün/ darnach werden sie langlechtig. Auß den gewerblin wachsen herauß lange blosse dünne styl/ darauff seind die schönen blůmen von vilen/ fürnemlich dreyen/ farben zůsamen gesetzt. Ein yedes blůmlin oder Viol hat fünff bletlin. Die zwey öbersten seind gemeinlich gantz purpurbraun/ die andern zwey weiß/ vnd das fünfft geel. Ettliche diser Violen haben zwey himelblawer blettlin neben den braunen/ mit schwartzen strichlin oder linien vnderzogen/ aber mitten inn der gantzen Violen werden dieselben strichlin am meysten in den geelen sternlin wargenom̃en. Zum dritten findt man auch drey blawer bletlin vnder den zweyen purpurbraunen gesetzt. Mitten in denen allen sicht man das sternlin. Dise Violen seind alle on geruch. Wann sie abfallen so gewindt diß kraut seinen geelfarben samen in
C bollen oder köpfflin verschlossen. Vnd wañ derselbig zeitig würdt/ reissen sich die bollen auff/ alßdañ sicht man die kleinen goldfarben sämlin neben einander gesetzt/ kleiner dañ der samen von dem Schölkraut. Die wurtzel ist grawlecht/ zasecht vnnd kurtz/ mit vilen härlin. Das wild Freyschamkraut ist dem zamen fast in allen dingen gleich/ außgenom̃en die blůmlin seind kleiner/ von farben nit so schön/ sonder weiß vnd geel/ ettliche blaw vñ geel. Besamet sich selbs wie auch das zam.

Statt irer wachsung.

Zam Freyschamkraut würt in gärten auffgezogen. Das wild wechßt in äckern von sich selbs.

Zeit.

Beyde geschlecht kom̃en im frůling nach den Mertzen Violen herfür/ vnnd blüen den gantzen summer.

D Die natur vnd complexion.

Die Freyschamkreüter seind nit kalter/ wie ettlich meynen/ sonder warmer vnd truckner natur/ wie man sölchs auß dem geschmack vnd den würckungen mag klärlich abnemen/ vnnd wir in vnserm Lateinischen kreüterbůch auch haben angezeygt.

Krafft vnd würckung.

Freyschamkraut ist nützlich gesotten vnnd getruncken denen so schwerlich athmen/ reynigt die brust vnd lungen von allerley schleim vnd eyter. Es ist gůt den jungen kindern so das freysch oder vergicht haben/ daher ist es auch Freyschamkraut geheyssen worden. Gedörrt/ gepuluert/ mit hönig vermischt vñ angestrichen/ heylt es die rauden vnd das jucken. In die wunden gestrewet/ reyniget vnd heylt es dieselbigen.

Von Mangolt. Cap. CCCXIIII.

Namen.

A Mangolt würt bey den Griechen Teutlon oder Seutlon genent/ zů Latein Beta/ welcher nam in etlichen Apotecken bliben ist. Vrsach seiner namen haben wir im Lateinischen kreüterbůch angezogen. Diß gewechß würt an ettlichen orten Biessen geheyssen.

Geschlecht.

Des Mangolts seind fürnemlich zwey geschlecht/ der weiß vnnd rot. Der weiß

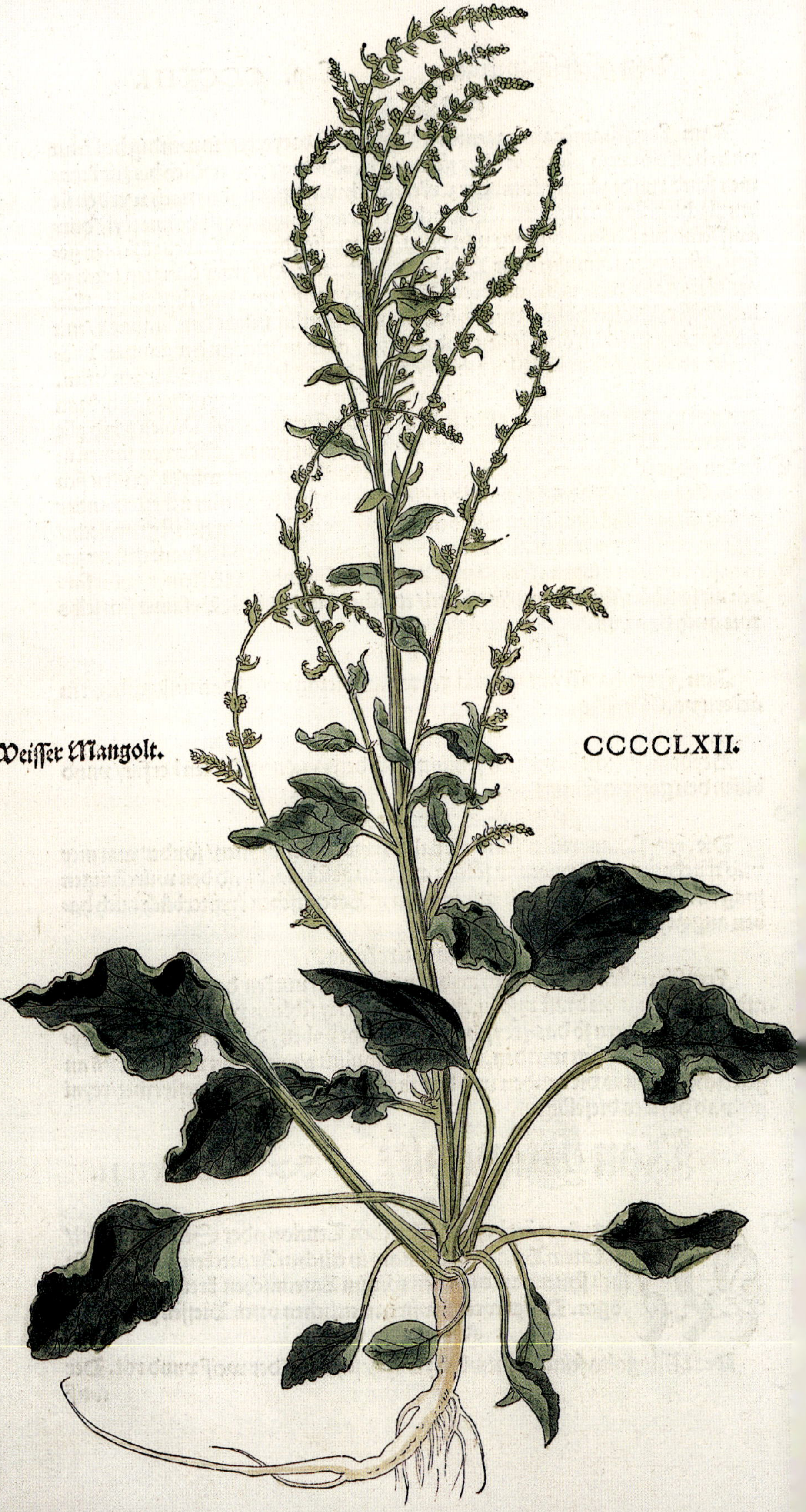

Weisser Mangolt.

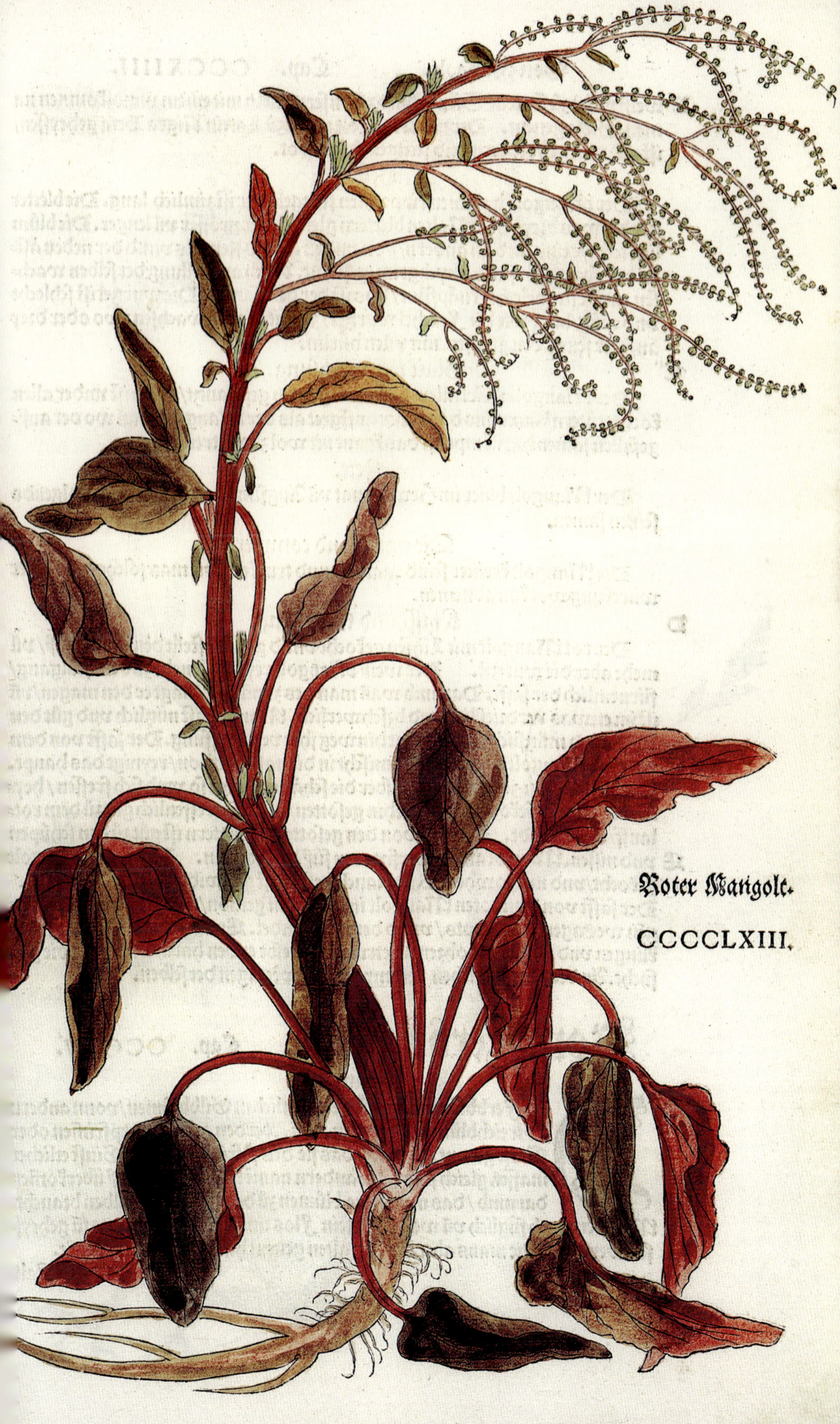

Roter Mangolt.

CCCCLXIII.

B weiß würt zů Latein Sicula/vnd zů vnsern zeiten mit einem vnuolkomnen namen Sicla genent. Der rot Mangolt würt zů Latein Nigra Beta geheyssen/ ist mit wurtzel/blettern vnd stengeln braunrot.

Gestalt.

Der Mangolt hat einen rippechten stengel/der ist zimlich lang. Die bletter seind etwas breyt/den Molten blettern gleich/aber grösser vñ lenger. Die blůmlin steen ye eins an dem andern/von vnden an des stengels vnnd der neben ästlin biß oben auß: seind bleychgrün/gestirnt. Nach außfallung derselben wachsen runde stachelechte knöpfflin/das ist der hert samen. Die wurtzel ist schlecht vnd einig/lang wie die Fenchel wurtzel/zů zeiten aber wachsen zwo oder drey auß der seiten den grossen/mit vilen härlin.

C Statt irer wachsung.

Der Mangolt würt allenthalben in gärten gepflantzt/vnnd ist vnder allen kochkreütern kaum eins das lieber auffgeet als der Mangolt/dañ wo der außgefallen samen hin kompt/ist das kraut nit wol zů vertreiben.

Zeit.

Der Mangolt blüet im Hewmonat vñ Augstmonat/bringt auch volgends seinen samen.

Die natur vnd complexion.

Die Mangolt kreüter seind warm vnnd trucken/wie man sölches auß jhrer würckung wol kan abnemen.

D Krafft vnd würckung.

Der rot Mangolt mit Linsen gekocht vnnd gessen/stellt den bauchfluß/vil mehr aber die wurtzel. Der weiß Mangolt reytzt vil mehr zů dem stůlgang/fürnemlich der safft. Darumb wañ man des zůuil isset/nagt er den magen/vñ ist jm etwas verdrießlich vnd beschwerlich. Mangolt ist nützlich vnd gůt den leber vnnd miltzsüchtigen/nimpt hinweg jhre verstopffung. Der safft von dem weissen Mangolt mit hönig vermischt in die nasen gethon/reynigt das haupt. Die bletter grün zerstossen vnd über die schäden gelegt so vmb sich fressen/heylen dieselben. Gekocht oder vorhin gesotten/seind sie treffenlich gůt zů dem rotlauff/vnd brandt. Die brüe von den gesottenen blettern ist gůt zů den schůpen

E vnd nissen. Man sol auch die erfrornen fůß darob bäen. Der weiß Mangolt gekocht/vnd mit rowhem Knoblauch gessen/ist gůt wider die würm im leib. Der safft von dem roten Mangolt in die ohren gethon/ist gůt zů dem langwirigen weetagen des haupts/vnnd dem schwindel. Er nimpt auch hinweg das klingen vnd sausen der ohren. Getruncken treibt er den harn/vnd heylt die geel sucht. An die zän gestrichen benimpt er den weetagen derselben.

Von Ferbblůmen. Cap. CCCXV.

Namen.

A Die Ferbblůmen werden von ettlichen Gilbblůmen/vonn andern Streichblůmen geheyssen. Sie werden auch Ackerpfriñen oder Ginst genent/darumb das sie den Pfriñen vñ der Ginst etlicher massen gleich sind. Die andern namẽ hat diß gewechß überkomen darumb/das man seine blůmen zů dem ferben vñ gilben braucht. Mag demnach füglich vñ wol zů Latein Flos tinctorius oder tinctorũ geheyssen werden. Wie mans aber bey den alten genent hab/ist mir nit bewüßt.

Gestalt.

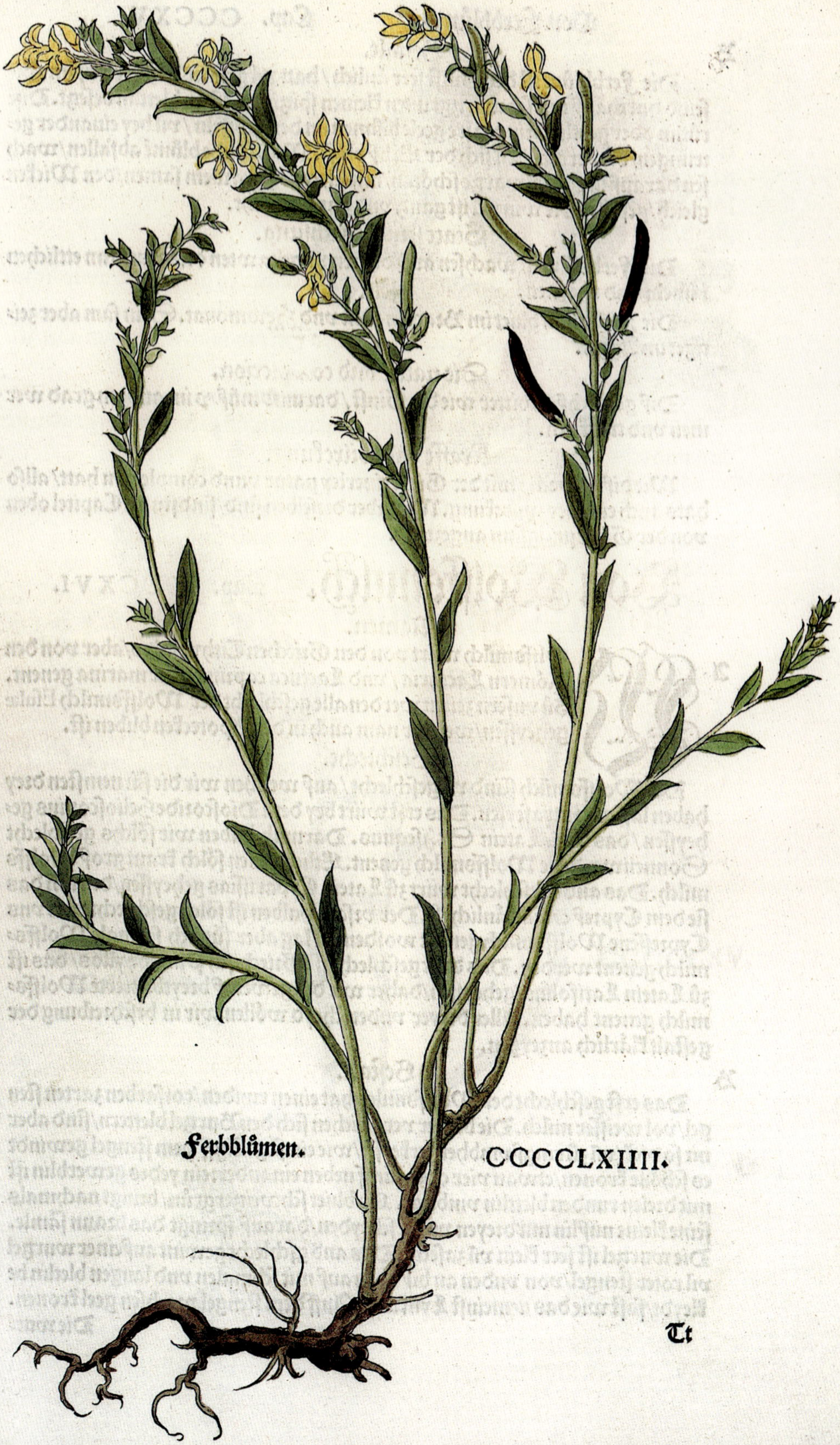

Ferbblůmen. CCCCLXIIII.

Von Ferbblůmen. Cap. CCCXV.

B

Gestalt.

Die Ferbblům ist der Ginst seer änlich/hatt vil grůner dünner reißlin/die seind durchauß mit schwartzgrůnen kleinen spitzigen Jspen blettlin besetzt. Dise rütlin oder gertlin bringen jre geele blůmen an den gipffeln/vil bey einander getrungen/die vergleichen sich der Erbß blůst. Wañ sölche blůmẽ abfallen/wachsen darauß lange schwartze schötlin/mit schwartzgrawem samen/den Wicken gleich/gefüllt. Die wurtzel ist gantz vnd gar holtzecht.

Statt seiner wachsung.

Die Ferbblůmen wachsen auff dürren vngebawten orten/vnd an ettlichen büheln vnd rheynen.

Zeit.

Die Ferbblům blüet im Brachmonat vnd Hewmonat. Sein sam aber zeitiget im Augst.

C

Die natur vnd complexion.

Diß gewechß ist bitter wie die Ginst/darumb můß es im andern grad wermen vnd trücknen.

Krafft vnd würckung.

Wie diß gewechß mit der Ginst einerley natur vnnd complexion hatt/allso hats auch einerley würckung. Was aber dieselben sind/findstu im Capitel oben von der Ginst gnůgsam angezeygt.

Von Wolffsmilch. Cap. CCCXVI.

Namen.

A Wolffsmilch würt von den Griechen Tithymalus/aber von den Römern Lactaria/vnd Lactuca caprina oder marina genent. Zů vnsern zeiten werden alle geschlecht der Wolffsmilch Esulæ geheyssen/welcher nam auch in den Apotecken bliben ist.

Geschlecht.

Der Wolffsmilch seind vil geschlecht/auß welchen wir die fürnemsten drey haben lassen contrafeyten. Das erst würt bey dem Dioscoride Helioscopius geheyssen/das ist zů Latein Solisequus. Darumb haben wir sölchs geschlecht Sonnenwendede Wolffsmilch genent. Etlich neñen sölch kraut groß Wolffsmilch. Das ander gschlecht würt zů Latein Cyparissias geheyssen/darum̃ das sie dem Cypreß etwas änlich ist. Der vrsach halben ist sölch geschlecht von vns Cypressene Wolffsmilch genent worden. Mag aber füglich schmale Wolffsmilch genent werden. Das dritt geschlecht ist Griechisch Platyphyllos/das ist zů Latein Latifolius/geheyssen/daher wir diß gewechß breytbletterte Wolffsmilch genent haben. Aller dreyer vnderscheyd wöllen wir in beschreibung der gestalt klärlich anzeygen.

B

Gestalt.

Das erst geschlecht der Wolffsmilch hat einen runden/rotfarben zarten stengel/vol weisser milch. Die bletter vergleichen sich den Burtzel blettern/sind aber nit so dick/vñ zů ringß vmbher zerkerfft/wie ein säg. Auff dem stengel gewindt es schöne kronen/etwan vier oder fünff neben einander: ein yedes gewerblin ist mit dreien runden blettlin vmblegt. Es blüet schweitzergrün/bringt nachmals seine kleine nüßlin mit dreyen vnderscheyden/darauß springt das braun sämle. Die wurtzel ist seer klein vñ zasecht. Das anď gschlecht gewint auß einer wurtzel vil roter stengel/von vnden an biß oben auß mit schmalen vnd langen bletlin bekleydt/fast wie das gemeinst Lynkraut. Auff dem stengel wachsen geel kronen.

Die wur-

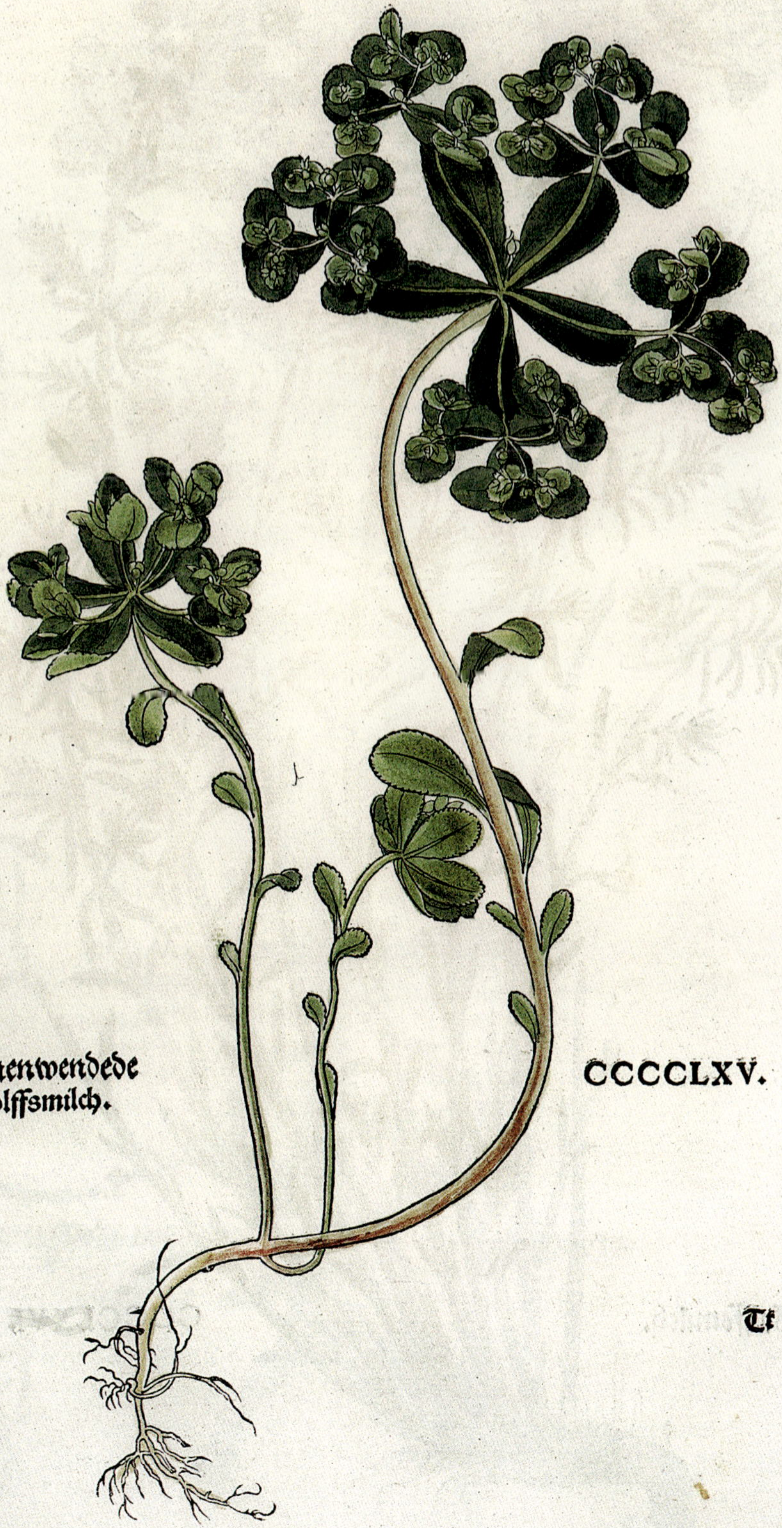

Sonnenwendede
Wolffsmilch.

CCCCLXV.

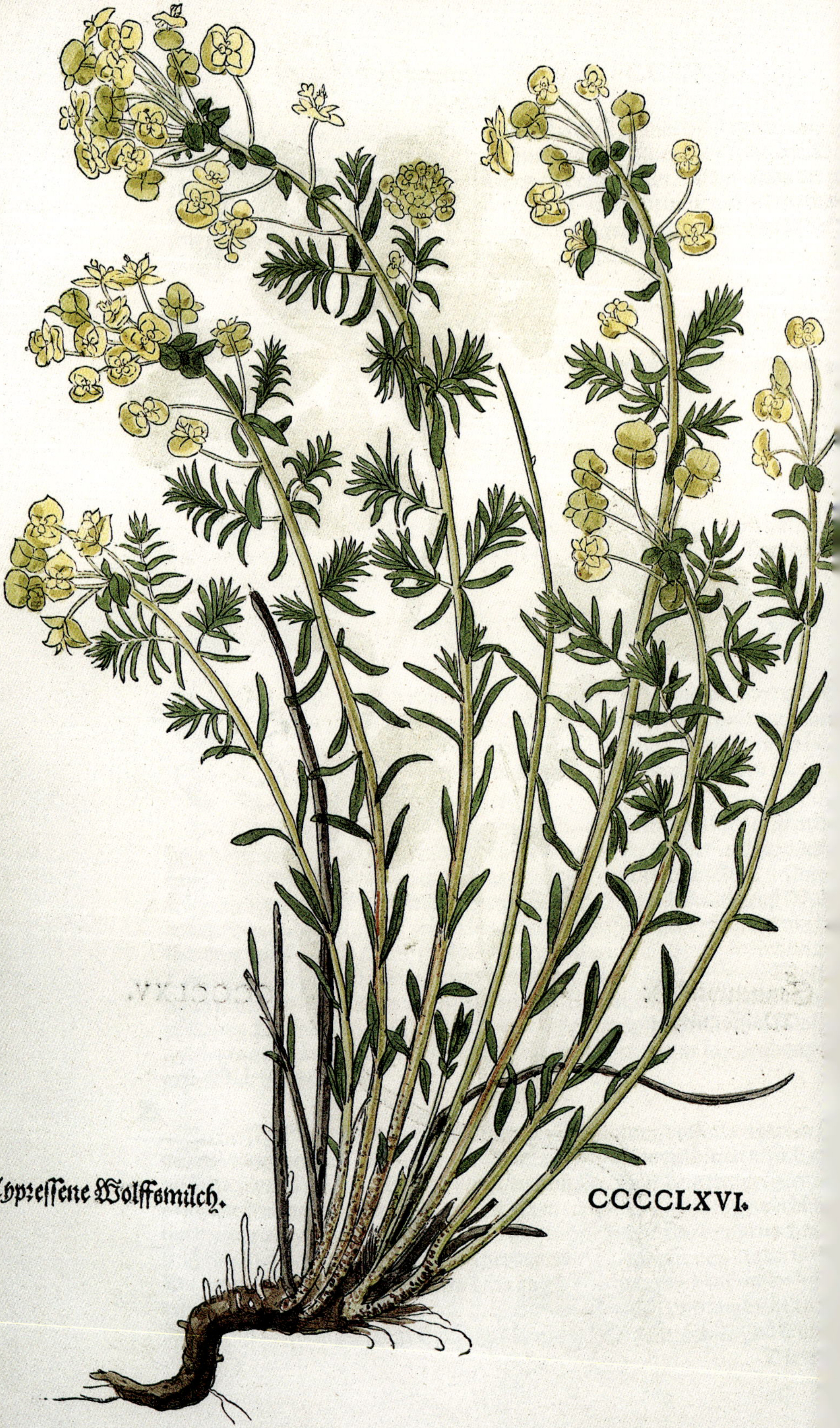

Cypressene Wolffsmilch.

CCCCLXVI.

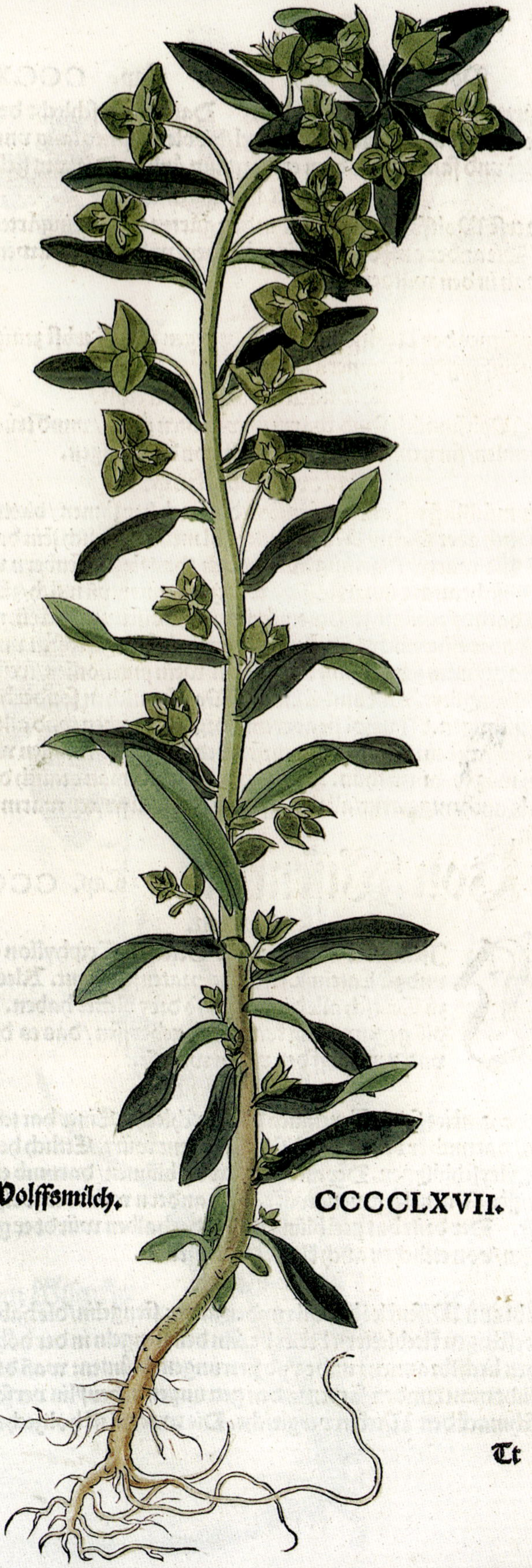

Breytbletterte Wolffsmilch.

CCCCLXVII.

C Die wurtzel ist braun vnd holtzecht. Das dritt geschlecht der Wolffsmilch hat einen dicken langen grünen stengel/die bletter seind lang vnnd schmal. Mit dem blůst vnd samen ist es dem ersten gantz änlich. Die wurtzel ist holtzecht.

Statt irer wachsung.

Die erst Wolffsmilch wechßt in den gärten vnd weingärten hin vnnd wider. Die ander auff den sandigen heyden/vnd feüchten awen. Das dritt findt man in den wälden.

Zeit.

Der samen der Wolffsmilch würdt gegen dem Herbst zeitig. Den safft soll man im anfang des summers samlen.

Die natur vnd complexion.

Die Wolffsmilch seind warm im vierdten grad/vnnd trücknen seer/etzen vnd brennen/fürnemlich aber die milch von denselbigen.

D Krafft vnd würckung.

Der milchsafft ist am krefftigsten/darnach der samen/bletter vnd wurtzel. Der brauch aber sölcher Wolffsmilch sol mehr eüsserlich sein dañ iñerlich/har/grind/vnd wartzen darmit zů vertreiben/dañ sie seer seubern vnnd reynigen. Man braucht auch dise zerstossene wurtzel/kreüter/vñ milch/zů dem erbgrind/ein salb darauß gemacht. Die eüsserst rinden diser wurtzel ein nacht vñ ein tag in milch oder essig gebeytzt/vñ widerumb gedörrt/gestossen vnd gepuluert/vñ ein halbs quintlin schwer mit Meth oder wein jngenom̄en/treibt auß alle wässerige feüchtigkeyt. Darumb seind die Wolffsmilch in sonderheyt nützlich den wassersüchtigen. Man sol sie aber mit sorgen brauchen/vnd allwegen Mastix/darmit jr krafft ein wenig gedempfft werd/vñ sie dem magen weniger schaden bringen mögen/hinzů thůn. Es ist aber vil besser man brauch dise kreüter/wie vormals auch angezeygt/allein eüsserlich/dieweil sie seer warm seind/etzen vnd brennen.

Von Wisenklee. Cap. CCCXVII.

Namen.

A WIsenklee würdt von den Griechen Triphyllon chortocopÿon̄/vnd zů Latein Trifolium pratense genent. Klee aber nent man zů Teütsch alle die kreüter so drey bletter haben. Darumb würt diß gegenwertig kraut also geheyssen/das es drey bletter hatt/vnd gern auff den wisen wechßt.

Geschlecht.

Des Wisenklee seind fürnemlich drey geschlecht. Einer hat schön liechtbraun blůmen/darumb er brauner Wisenklee genent würt. Ettlich heyssen denselben braune Fleyschblůmen. Der ander hat weiß blůmen/darumb er von denselben her weisser Wisenklee genent würt. Von andern würdt er weisse Fleyschblům geteufft. Der dritt hat geel blůmen/vnd derhalben würdt er geeler Wisenklee geheyssen/von ettlichen auch kleiner Steinklee.

B Gestalt.

Der braun Wisenklee hat vil runder zarter stengelin/die haben jr gewerblin mit dreyfeltigen kleeblettern bekleydt. An den stengeln in der höhe erscheinen die lieblichen liechtbraunen runde vnd getrungene blůmen: wañ dieselben verwelcken/findt man runden samen in den getrungenen heüßlin verschlossen/der sich am geschmack den Wicken vergleicht. Die wurtzel ist holtzecht vnnd lang.

Der weiß

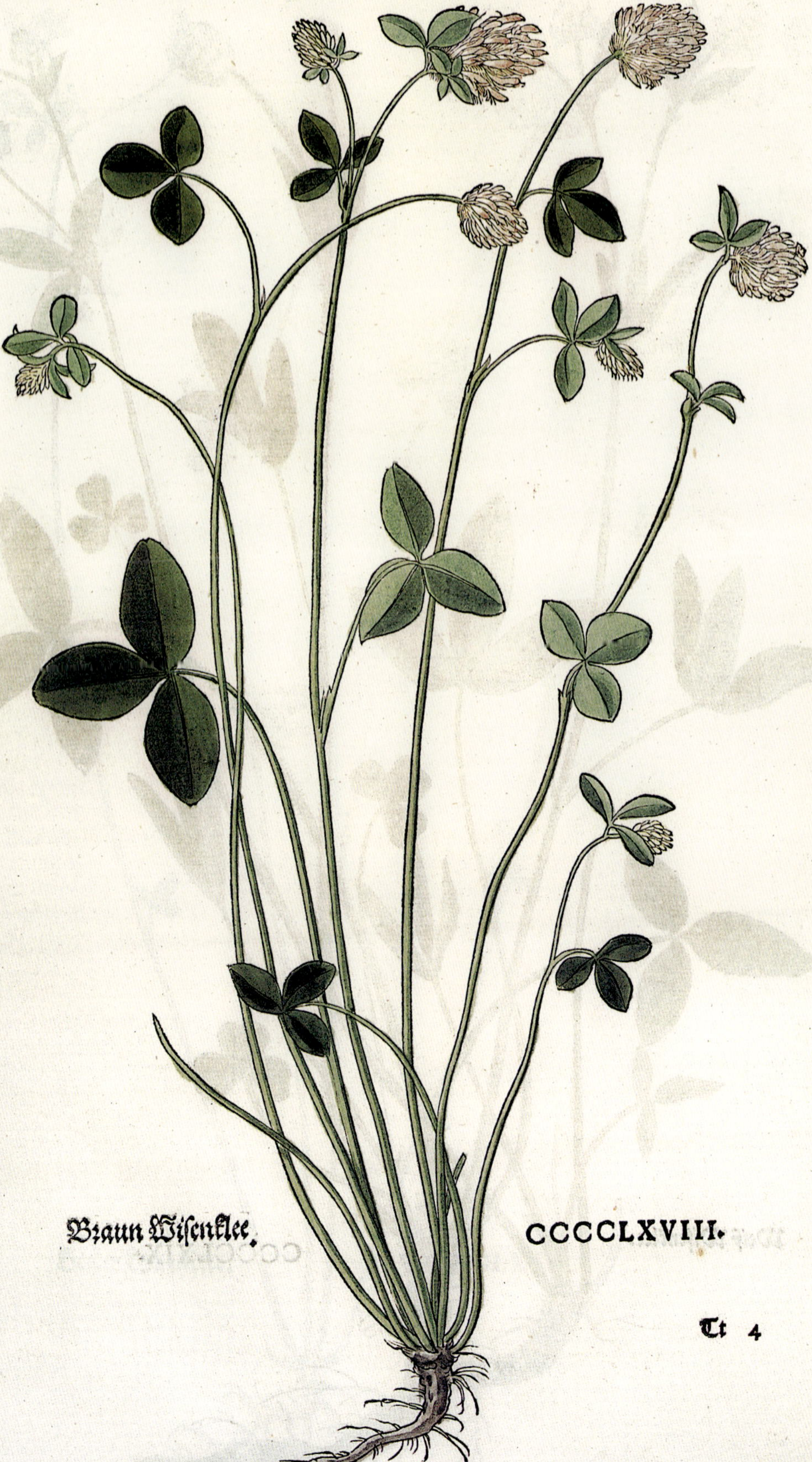

Braun Wisenklee. CCCCLXVIII.

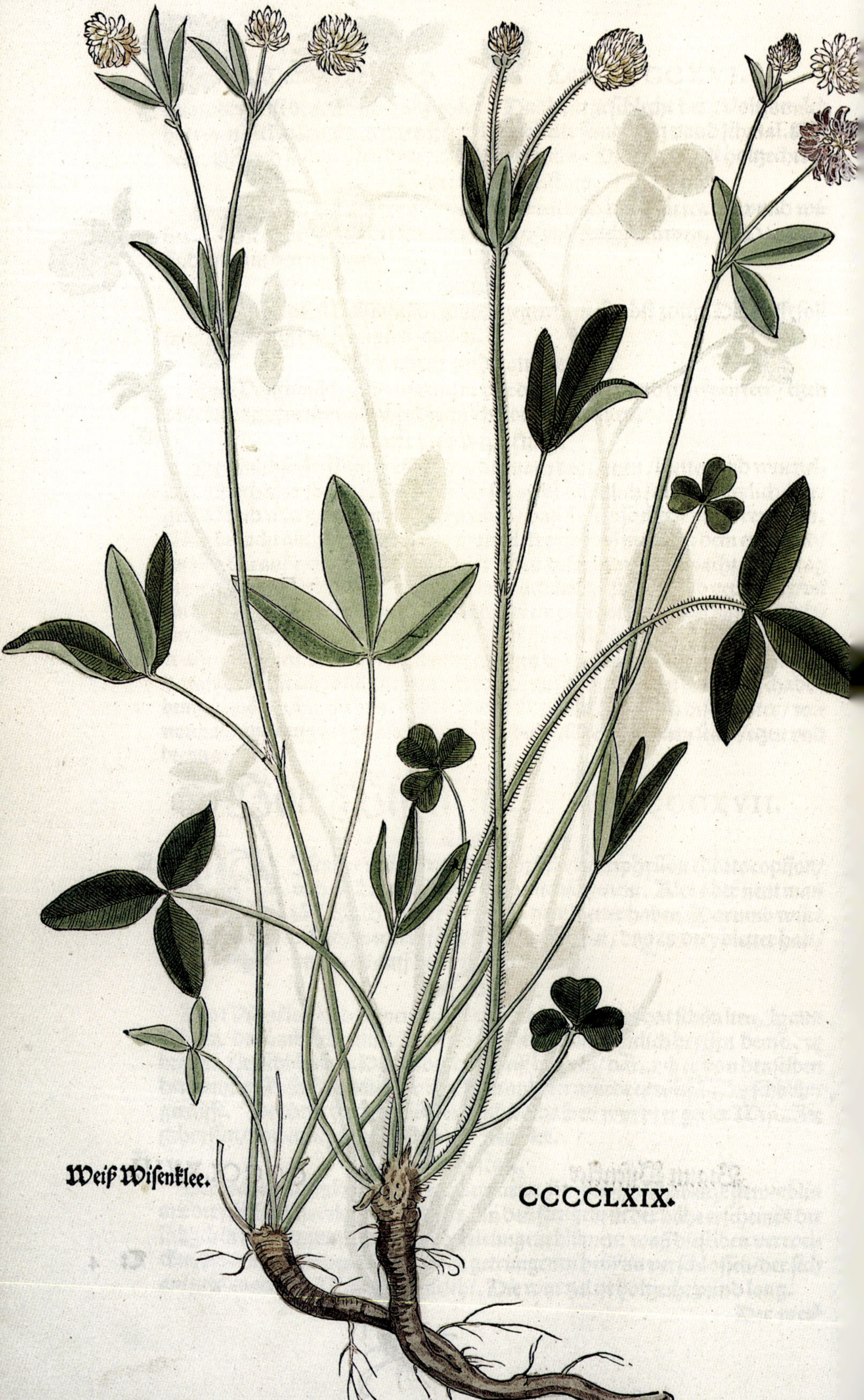

Weiß Wisenklee.

CCCCLXIX.

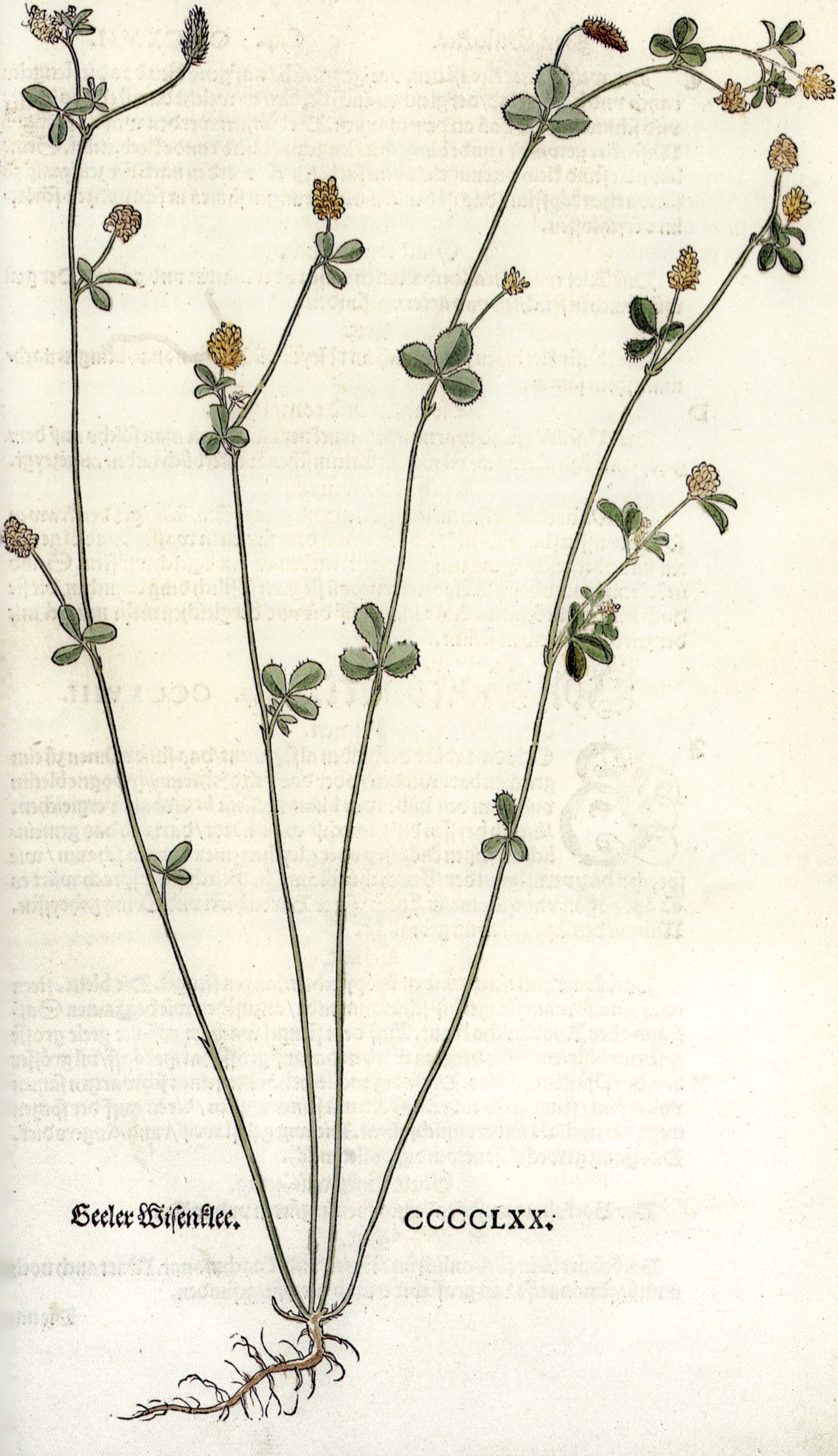

Geeler Wisenklee. CCCCLXX.

C Der weiß Wisenklee ist dem vorigen gleich / außgenom̃en das die stengelin rauch vnd harig seind/deßgleichen auch die bletter/welche darzů etwas lenger vnd schmeler seind dañ an dem braunen. Die blůmen werden weiß. Der geel Wisenklee gewindt runde bintzechte stengelin / vnnd runde kleeblettlin. Seine blůmlin seind klein getrungen/ vonn farben geel / werden nach der zeitigung zů schwartzen köpfflin / das ist der krumb getrungen samen in schwartzen schöttlin verschlossen.

Statt irer wachsung.

Dise Klee wachsen allenthalben in wisen oder matten vnd gärten. Der geel würt auch in früchten vnd äckern gefunden.

Zeit.

Die Wisenklee blüen fürnemlich im Meyen vñ Brachmonat/bringen nachmals jhren samen.

D Die natur vnd complexion.

Die Wisenklee seind warmer vnd truckner natur/wie man sölchs auß dem geschmack kan abnemen/vñ wir im Lateinischen kreüterbůch haben angezeygt.

Krafft vnd würckung.

Die Wisen oder Mattenklee gesotten vnd getruncken/seind gůt den frawen so den weissen fluß haben. Die blůmen mit dem samen in wasser vnnd öl gesotten vnd übergeschlagen / zeitigen die herten beulen vnnd geschwulsten. Seind in keinem brauch bey den Apoteckern/dañ sie gern köstlich ding brauchen/die sie doch selten recht kennen. Aber man můß die vnd dergleichen mehr mengel mit der zeit bessern vnd abstellen.

Von Bocksbart. Cap. CCCXVIII.

Namen.

A Bocksbart würt derhalben also genent/das seine blůmen zů eim grawen bart werden / oder das sich die herumbgebogne bletlin vnden an den hülsen der blůmen einem bocksbart vergleichen. Ettlich heyssen diß gewechß Gauchbrot / darumb das gemeinlich an seinen knöpffen oder gleychen einen weissen schaum / wie speychel hat/vermeynen der Gauch thů sölchs. In Griechischer sprach würt es Tragopogon vnnd Come/in Lateinischer Barba hirci vnd Coma geheyssen. Würt in den Apotecken nit gebraucht.

Gestalt.

Bocksbart hatt einen runden knöpffechten langen stengel. Die bletter steen nach einander am stengel biß schier zum ende / anzůsehen wie des zamen Saffrans oder Knoblauchs kraut. Auff dem stengel wachsen gefüllte geele grosse gestirnte blůmen/so die vergeen werden darauß grosse harige köpff/vil grösser
B dañ des Pfaffenrhörlins. Dasselbig wollecht har hat seinen schwartzen samen vnder jhm / fleugt allso ein yedes korn mit seiner wollen / die es auff der spitzen tregt/daruon/als andere milchsamen. Die wurtzel ist weiß/rund/fingersdick. Das gantz gewechß ist inwendig voller milch.

Statt seiner wachsung.

Der Bocksbart wechßt allenthalben in gärten vnd wisen.

Zeit.

Bocksbart blüet fürnemlich im Meyen vnd Brachmonat. Würt auch noch im Augstmonat/so das graß widerumb wechßt/gefunden.

Die na-

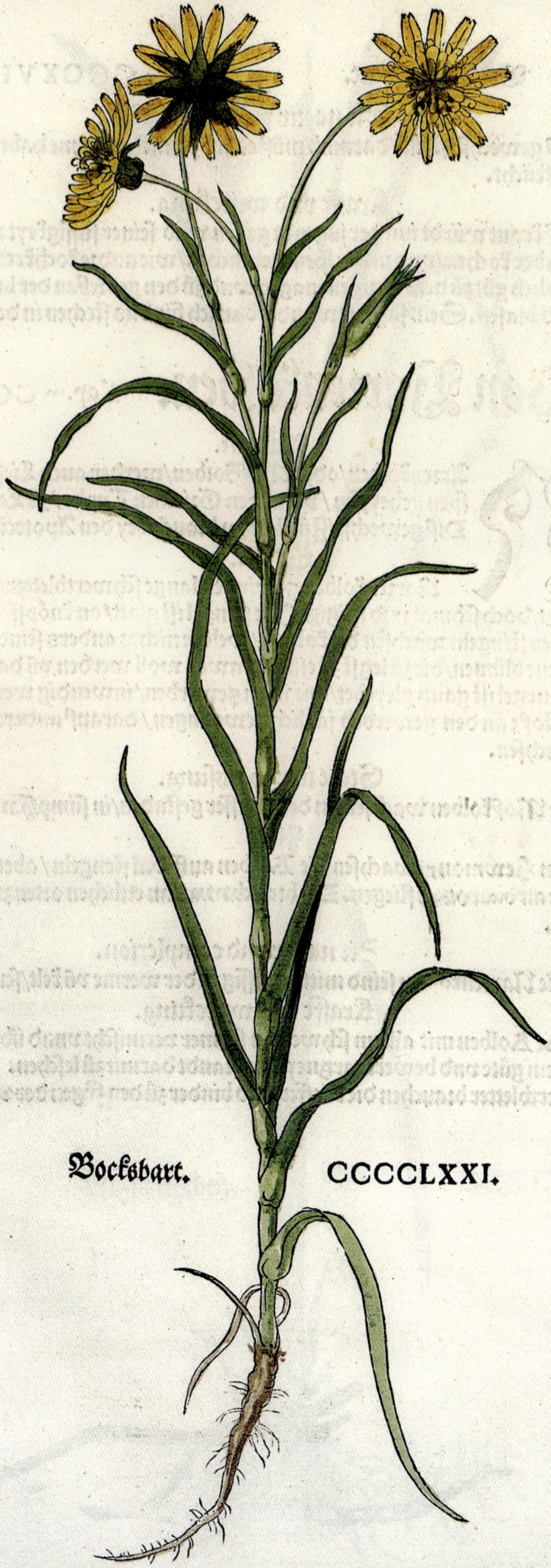

Bocksbart. CCCCLXXI.

C Die natur vnd complexion.

Diß gewechß ist süß/darumb muß es ein zimliche werme haben/ist auch ein wenig feücht.

Krafft vnd würckung.

Diß kraut würdt inn der jugendt gessen vmb seiner süssigkeyt willen. Man mags aber kochen/vnd in der speiß gebrachen/wie andre kochkreüter. Ist aber fürnemlich gůt zů dem hitzigen magen/vnd zů den gebresten der brust/leber/ nieren vnd blasen. Sein safft ist wunderbarlich für das stechen in der seiten.

Von Narrenkolben. Cap. CCCXIX.

Namen.

A Narrenkolben/oder Moßkolben/werden auch Liessen vnd Knospen geheyssen/ vonn den Griechen Typhe/ zů Latein Typha. Diß gewechß ist in keinem brauch bey den Apoteckern.

Gestalt.

Narrenkolben gewinnen lange schwertbletter/wie der wild Galgat/doch schmal vnd spitzig. Ihr stengel ist glatt/ on knöpff/vnnd nit hol. Auff den stengeln wachsen die kolben / welche nichts anders seind dañ seine getrungene blůmen/die zů letzst zů einer grawen woll werden vñ daruon fliegen. Die wurtzel ist gantz gleychet/mit vilen gewerben/ inwendig weiß vnnd gantz luck / stoßt an den gewerben järlich newe augen / darauß andere schwertbletter wachsen.

B Statt irer wachsung.

Die Moßkolben wachsen an den wasser gestaden/in sümpffen vñ weyhern.

Zeit.

Im Hewmonat wachsen die Kolben auff den stengeln / aber im Augst fahen sie an daruon zů fliegen. Die braucht man an ettlichen orten zů betten vnnd küssen.

Die natur vnd complexion.

Die Narrenkolben seind mittelmässig in der werme vñ kelt/seubern zimlich.

Krafft vnd würckung.

Die Kolben mit alltem schweinen schmer vermischt vnnd übergeschlagen/ seind ein gůte vnd bewerte artzney den brandt darmit zů leschen. Die langen schwertbletter brauchen die küeffer vnd binder zů den fügen der vaßböden.

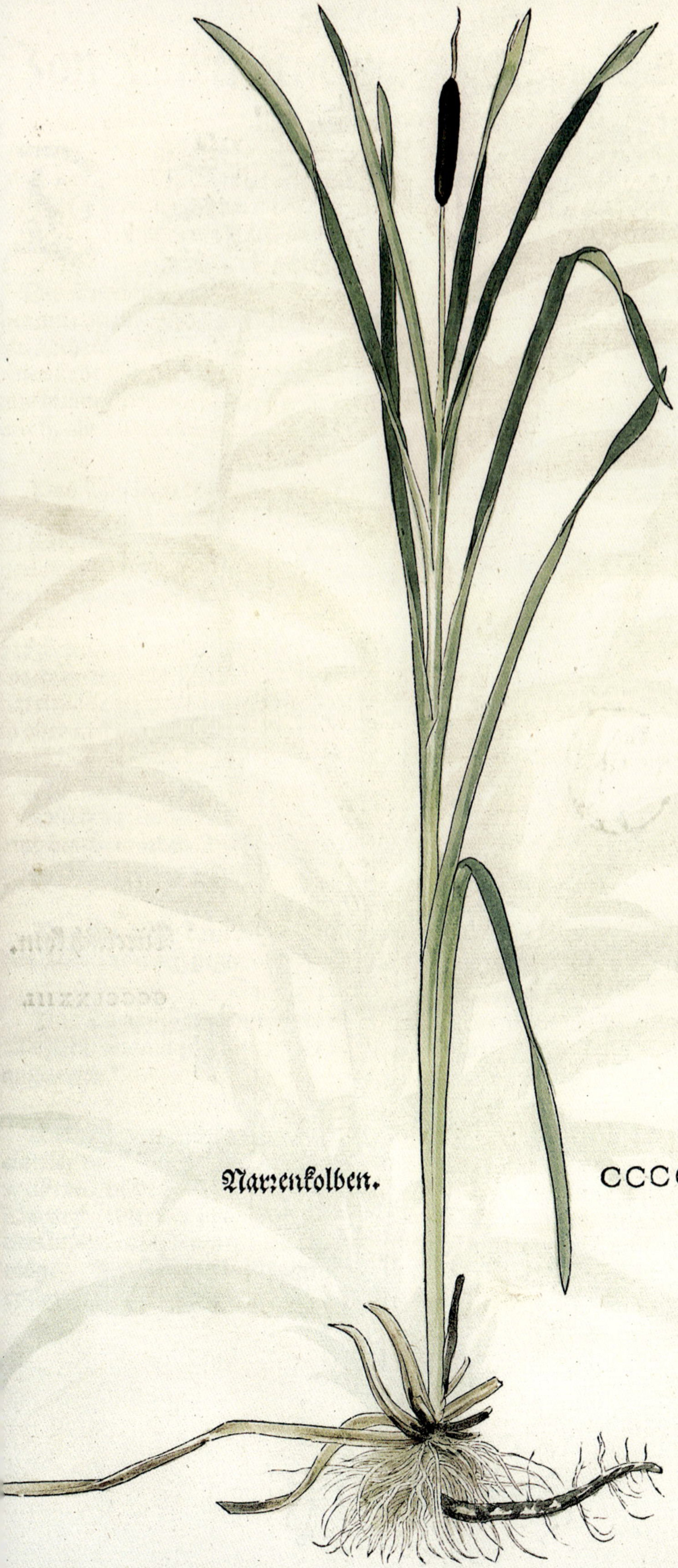

Narrenkolben.

CCCCLXXII.

Vv

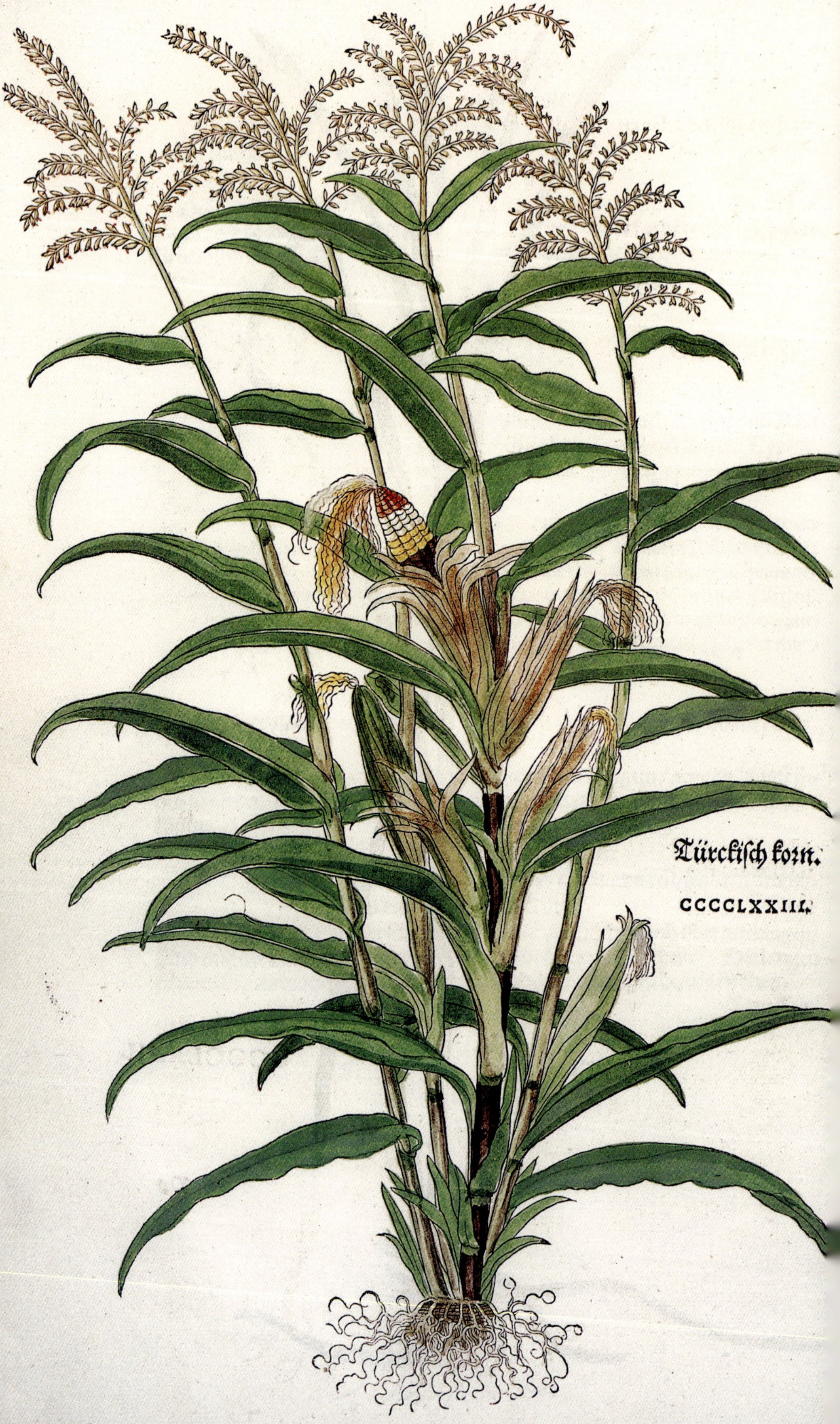

Türckisch korn.

CCCCLXXIII.

Von Türckischem Korn. Cap. CCCXX.

Namen.

A Das gegenwertig gewechß ist auch newlich auß der Türckey/Asia vñ Griechen land zů vns gebracht worden/ darumb es Türckisch korn genent würdt. Ist zů Latein noch nit anders geheyssen dann Turcicum frumentum.

Geschlecht.

Des Türckischen korns sind viererley geschlecht. Eins mit braunem/das ander mit rotlechtem/das dritt mit geelem/das vierdt mit weissem korn. Sie haben auch ein vnderscheyd inn den ähern / welche/ wiewol sie alle on spitz seind/ blüen sie doch mit mancherley farb/darnach das korn so sie bringen/geferbt ist/ eins braun/das ander rot/vñ so fort an. Seind sonst einander gleich/darumb wir sie alle vnder einem gemäl vnd figur begriffen haben.

Gestalt.

B Das Türckisch korn bringt seer hohe helm oder stengel / welche rund/dick/ vnd gegen der wurtzel braun seind/mit vilen knöpffen oder gewerben. Die bletter seind lang/den scharpffen Ried oder Rhorblettern gleich. Auff den stengeln gewindt es äher die seind on spitz vnd gantz leer / dann sie darinn keinen samen bringen/die blüen wie der Rocken/yetz braun/yetz rot/ weiß oder geel/darnach sie korn bringen. Die korn aber seind dreiecket/vnd ligen in grossen runden oben außzottechten graßscheyden/welche nach der seiten der helm auß den gewerben wachsen/verschlossen. Es seind auch dise korn hart zůsamen getrungen / vnnd hat etwan ein scheyd acht zeil/die ander zehen/sellten darüber. Das zottecht har so oben auß den graßscheyden wechßt/hat eben die farb welche das korn hat so dariñ verschlossen ist. Die wurtzel ist auß vilen kleinen härlin zůsamen gesetzt.

Statt irer wachsung.

C Dise korn seind erstlich/wie vormals gemellt ist/ auß der Turckey in vnnser land bracht worden. Bekom̃en gern/darumb sie nun fast gemein seind / vnd in vilen gärten gezilt werden.

Zeit.

Das Türckisch korn můß im früling / fürnemlich im Aprillen / gesäet werden. Würt aber erst gegen dem Herbst in vnsern landen zeitig.

Die natur vnd complexion.

Das Türckisch korn hat on zweifel einerley natur vnd complexion mit dem Weytzen/wie wir sölchs vrsachen haben in vnnserm Lateinischen kreüterbůch angezeygt.

Krafft vnd würckung.

D Wie das Türckisch korn einerley natur hat mit dem Weytzen/also hats auch einerley würckung. Man macht aber auß disem korn über die massen schön weiß meel/vñ becht darnach brodt darauß/das macht leichtlich verstopffung. Darumb / wie man sagt / so ist diß korn in der Türckey inn keinem gebrauch zů dem brodt / es sey dann thewre vorhanden/vnnd man andere frucht nit haben mög. Der safft auß den blettern sol ettwas kalt sein / darumb jhn vil zů dem rotlauff brauchen.

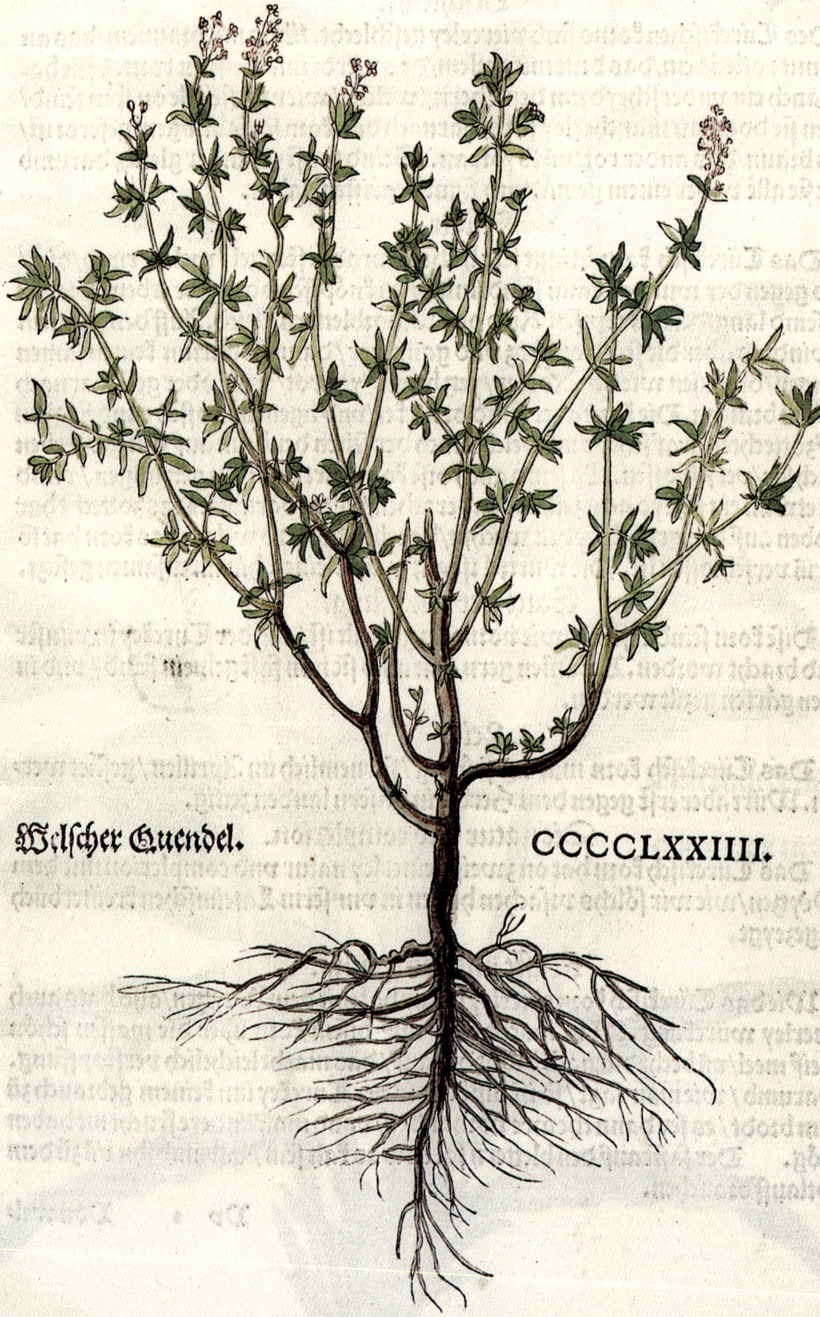

Welscher Quendel. CCCCLXXIIII.

Von welschem Quendel. Cap. CCCXXI.

Namen.

A Welscher oder Römischer Quendel würdt nit vnbillich also genent/ dann er ist mit gestalt der blettlin/ vnd dem geruch/ vnserm Teütschen Quendel gantz gleich. Mag aber auch Thym geheyssen werden/ dann er in Griechischer vnd Lateinischer spraach Thymus genent würt. Warumb er aber von jhnen also sey geheyssen worden/ haben wir in vnserm Lateinischen kreüterbůch angezeygt.

Gestalt.

Der Thym ist ein steudlin mit vilen ästlin/ welche mit seer kleinen blettlin bekleydet seind/ den Quendel blettlin gleich/ aber kleiner vnnd schwartzgrüner. Am gipffel der zincklin oder ästlin gewindt er schöne kleine leibfarbe blůmlin/ wie der Saturon. Die wurtzel ist zasecht/ vnd hat vil grüner schoß/ darmit sie sich erfrischet. Das gantz gewechß hat einen starcken geruch/ wie der Quendel/ aber lieblicher.

B Statt seiner wachsung.

Der welsch Quendel ist nit lang in vnsern landen gewesen/ sonder wie andere frembde gewechß/ von vleissigen gartnern erstmals auff kommen vnnd gepflantzt worden. Wechßt gern an magern vnd steinigen orten/ so vil sonnen haben.

Zeit.

Der Thym blüet spat/ wie sölchs auch Theophrastus anzeygt/ nemlich vmb Joannis des Teuffers tag/ oder vmb die zeit der Sonnen wende/ vnd seind seine blůmen allzeit voller Immen.

Die natur vnd complexion.

Der welsch Quendel ist warm vnd trucken im dritten grad.

Krafft vnd würckung.

C Der Thym mit hönig gesotten vnd getruncken ist bequem vnnd nützlich denen so keichen vnd einen schweren athemb haben. Er treibt auß die würm/ das bürdlin/ bringt den frawen jre zeit/ vnnd zerteylt das gerunnen blůt. Mit saltz vnd essig getruncken/ treibt er auß durch den stůlgang die zähen feüchtigkeyt/ Pituita geheyssen. Auß dem gedörrten vnd gepuluerten Thym ein latwerg mit hönig gemacht/ vnd gebraucht/ macht außwerffen. Der Thym mit essig zerstossen vnnd übergelegt/ verzeret die geschwulst so von kalten flüssen kommen. Er vertreibt die wartzen darüber gelegt. Mit wein vnd gersten maltz vermengt vnnd übergelegt/ ist er hilfflich dem hüfftwee. Alle die so blöde augen haben/ sollen den Thym stäts inn der speiß brauchen/ dann er jhnen treffenlich nütz ist. Der Thym ist auch seer nützlich denen so die fallenden sucht haben. Vnd wann dieselbigen gefallen seind/ sol mans daran riechen lassen/ so kommen sie wider zů jhn

D selbs. Er vertreibt auch gewaltiglich die bläst vnd wind im bauch/ mit hönig vnd essig vermischt vnd übergelegt. Deßgleichen thůt er auch wann die gemecht auffgeblasen vnnd geschwollen seind darüber geschlagen. Gleiche würckung hat er so man jhn dörrt/ vnnd von dem puluer ein quintlin schwer nüchter mit Meth jnnimpt. Thym gestossen zů puluer vnd mit saltz vermischt/ zů der speiß genützt/ macht lust zů essen.

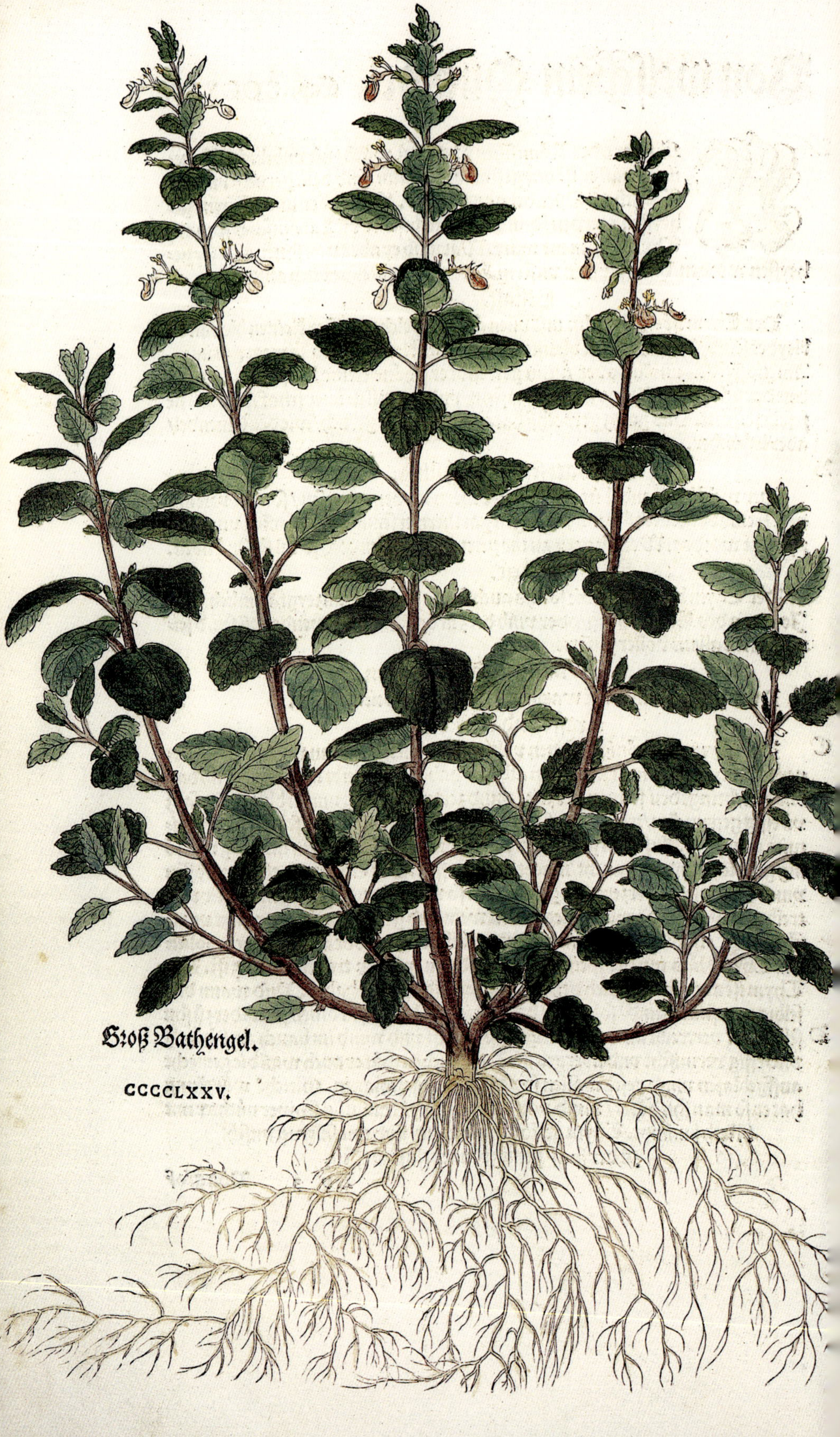

Groß Bathengel.

CCCCLXXV.

Von groß Bathengel. Cap. CCCXXII.

Namen.

A Groß Bathengel würt in Griechischer vnnd Lateinischer spraach Teucrium genent. Vrsachen sölches namens findt man nach der leng in vnserm Lateinischen kreüterbůch angezogen. Ist auch ein frembd gewechß/derhalben den Apotecken noch vnbekant. Groß Bathengel aber würt es wol vnd recht geheyssen/dañ es dem Bathengel gantz vnd gar gleich ist/doch vil grösser vnd höher.

Gestalt.

Groß Bathengel ist ein gewechß einer růten gleich/mit braunen stengeln/vñ runden krausen blettern/ den Bathengel blettlin gantz änlich/zů ringß vmbher wie ein säg zerkerfft. Seine blůmlin sind klein braun/wie am Bathengel kraut. Die wurtzel ist auß vilen kleinen dünnen weissen zäßlin zůsamen gesetzt.

B Statt seiner wachsung.

Groß Bathengel ist nit lang in vnsern landen/so vil vnnd mir bewüßt/gewesen/dann es ein frembd gewechß ist/můß in gärten durch den samen auffgebracht vnd gepflantzt werden.

Zeit.

Groß Bathengel blüet im Brachmonat vnd Hewmonat/wie das Bathengel/bringt nachmals seinen samen.

Die natur vnd complexion.

Diß gewechß ist warm im andern/vnd im dritten grad trucken.

C Krafft vnd würckung.

Groß Bathengel gedörrt gesotten vnd getruncken/macht das miltz krefftiglich kleiner. Mit essig vnd Feygen vermischt über das miltz gelegt/bekompt es wol den miltzsüchtigen. Mit essig aber allein vermengt vnd übergeschlagen/ist es nützlich denen so von gifftigen thiern gebissen seind.

Von S. Johanskraut. Cap. CCCXXIII.

Namen.

A Sant Johanskraut würt von den Griechen vnd Römern Hypericum genent. Vnd diser nam ist biß auff den heütigen tag in den Apotecken bliben. Vonn den gemeinen kreütlern würdt diß gewechß zů Latein Perforata vnd Fuga dæmonum geheyssen/darumb das seine blettlin so sie gegen der sonnen werden gehalten/sehen als werens mit nadeln vilfeltig durchstochen/vnnd das es alle gespenst vertreiben soll.

Gestalt.

S. Johanskraut hat ein braunroten viereckten stengel/mit vilen ästlin geziert. Seine blettlin seind den Rauten blettern nit vngleich/klein vnnd schmal/alle anzůsehen als weren sie mit einer nadel/wie oben angezeygt/durchstochen. Die blůmen so auff dem gipffel steen/seind geel/vnnd hatt ein yede blům fünff blettlin. Wann mans mit den fingern zerreibt/so geben sie einen braunroten blůtigen safft vonn sich. Nach abfallung der blůmen koñen hernach schäflin/die sind gegen dem styl rund/oben auß zůgespitzt/einem gersten korn gleichförmig/darinn findt man schwartzen samē/der schmeckt wie hartz. Die wurtzel ist holtzecht/lang vnd geel.

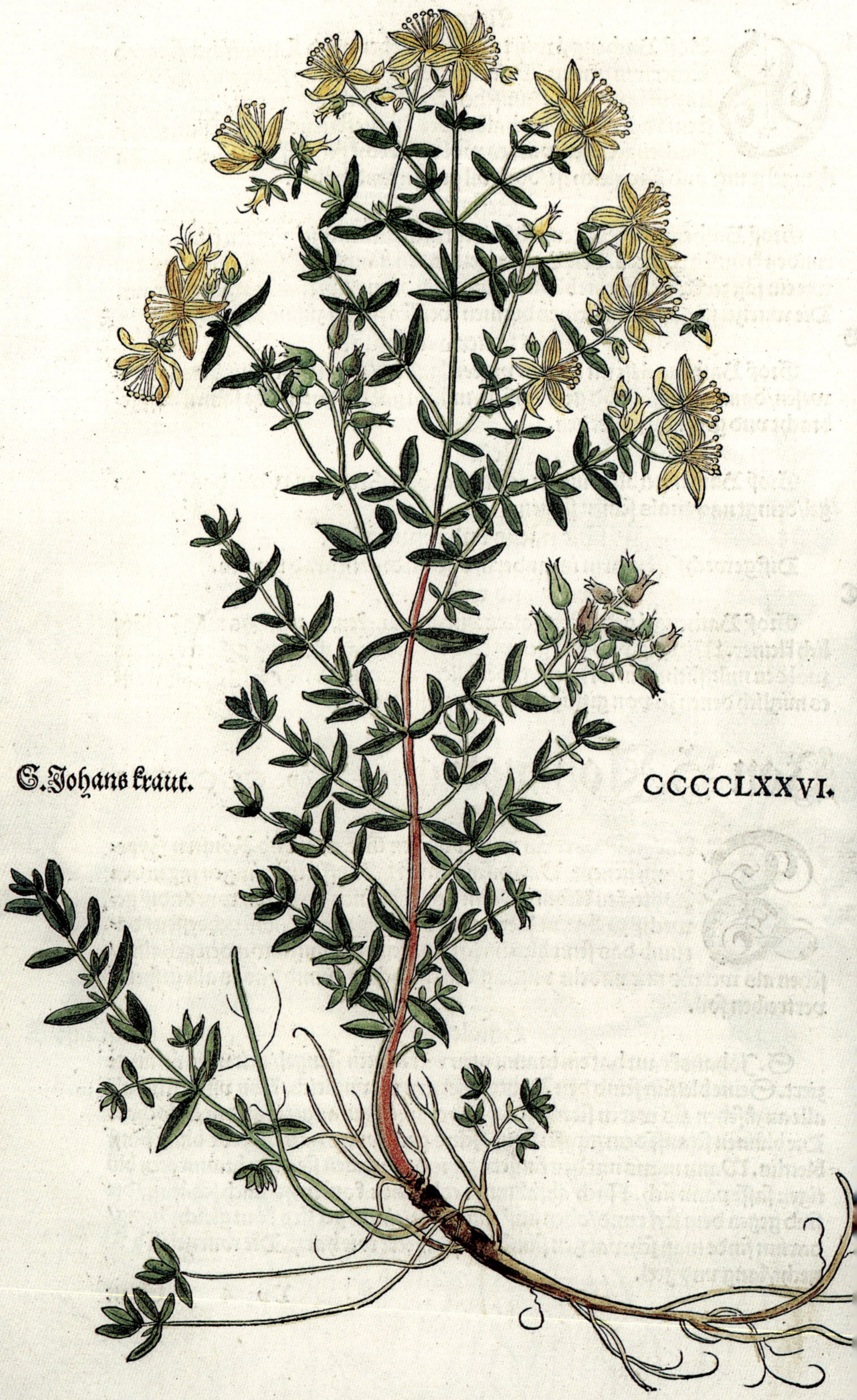

S. Johans kraut. CCCCLXXVI.

B Statt seiner wachsung.

S. Johanskraut würt allenthalben in den hecken/vnd an den rheynen der äcker gefunden.

Zeit.

Diß gewechß blüet am meysten im Hewmonat vnnd Augstmonat/bringt volgends seinen samen in den schäflin.

Die natur vnd complexion.

S. Johanskraut ist warmer vñ truckner natur/vñ einer subtilen substantz.

Krafft vnd würckung.

C S. Johanskraut mit blůmen vnd samen gesotten vñ getruncken/treibt den harn/vnd bringt den frawen jr zeit. In wein gesotten vñ getruncken/vertreibt es das drittäglich vnd viertäglich feber. Sein sam gesotten vnd viertzig tag an einander getruncken/heylet das hüfftwee. Die bletter mit dem samen zerstossen vnd übergelegt/heylen den brandt. Die bletter gedörrt/vnd zů puluer gestossen/ in die faulen schäden vnd geschwär gestrewet/heylen dieselbigen. Der samen gesotten vnnd getruncken/stellt den bauchfluß/vnnd ist treffenlich gůt zů dem blasen stein.

Von Bilsenkraut. Cap. CCCXXIIII.

Namen.

A Bilsenkraut nennen ettlich Sawbonen vnd Schlaafkraut. In Griechischer vnd Lateinischer spraach würdt es Hyoscyamus vnnd Apollinaris geheyssen. Die Araber nennen diß gewechß Altercum. In den Apotecken heyßt mans Jusquiamum. Vrsachen seiner namen haben wir in vnnserm Lateinischen kreüterbůch angezogen.

Geschlecht.

Wiewol bey den alten drey geschlecht des Bilsen erzelt werden/wie wir dañ sölchs klärlich im Latein haben angezeygt/yedoch so ist vns noch zů diser zeit nit mehr dañ eins bekant/welchs cõtrafeytung wir hie dargethon haben. Wöllen derhalben auff diß mal nur dasselbig allein beschreiben/vnnd die andern faren lassen.

B Gestalt.

Bilsen ist ein staud die hat seer dicke stengel. Seine bletter seind erstlich vast breyt/lind/weych vnd wollecht/zerschnitten vnd zerspallten beynach wie Eychen laub/schwartz äschenfarb grün. Dise werden am stengel oben außhin schmeler/kleiner vnnd spitziger/zerkerfft mit fünff oder siben spitzen/anzůsehen wie ein hendlin. Seine blůmen seind bleych totterfarb schellen/die do erstmals auß Bynen heüßlin kriechen/haben inwendig vier oder fünff purpurfarber köpfflin/welche wann sie abfallen zů häfelin werden/mit kleinen decklin verdeckt/die wachsen am stengel nach einer ordnung biß oben auß. Der samen so dariñ zeitig würt/ist dem Magsamen gleich/doch grawer vnnd erdenfarber. Die wurtzel ist geel/schlecht/fingers dick/mit vilen zaseln.

Statt seiner wachsung.

Das Bilsenkraut wechßt allenthalben bey den gestaden der wasser/an den wegen/vnd alten hofstetten.

Zeit.

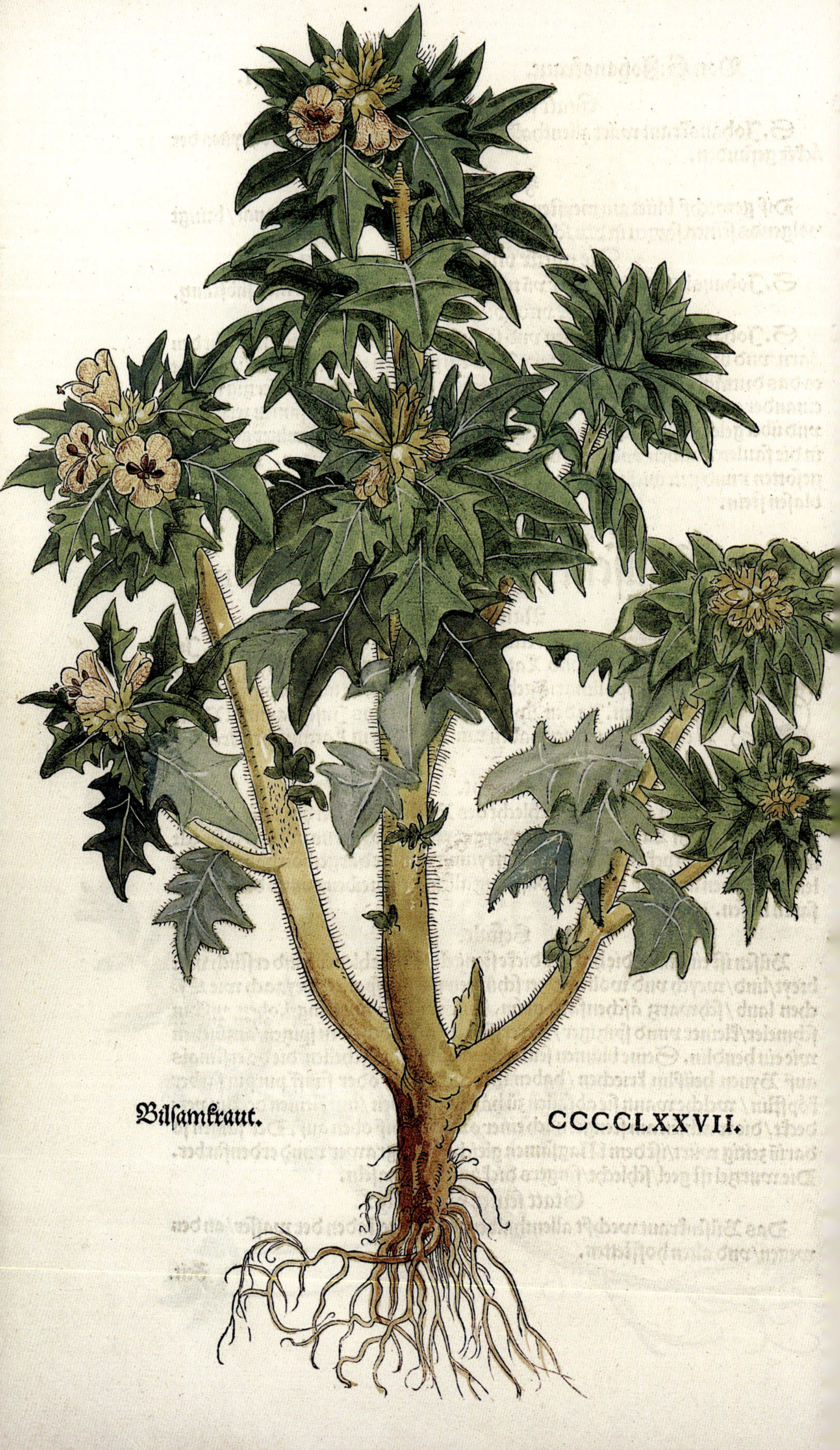

Bilsamkraut.

CCCCLXXVII.

C

Zeit.

Bilsenkraut blüet den gantzen summer/fürnemlich aber im Hewmonat.

Die natur vnd complexion.

Bilsen kraut vnd samen seind kalter natur/vnd dem menschen schädlich/ja tödtlich/darumb sie nit sollen in den leib genom̃en werden.

Krafft vnd würckung.

Das Bilsenkraut grün zerstossen allein/oder mit gersten maltz vermischt vñ übergelegt/stillen allerley schmertzen. Der safft vonn dem kraut außgetruckt/tůchlin dariñ naß gemacht/vnd über die hitzige/trieffende vnnd schmertzliche augen gelegt/lescht die hitz/stillt den fluß vnd den schmertzen derselbigen. Der safft oder das öl von dem samen inn die ohren gethon/legt vnnd stillt die stich darinn/vnnd den schmertzen. Doch sollen dise mit grosser sorg gebraucht werden. Die bletter also grün übergeschlagen/trucken nider/vnnd treiben hindersich allerley geschwulst. Mit gersten maltz vermengt/zerstossen vñ übergeschlagen/stillen vnd vertreiben sie die weetagen der glider/das Podagra so von hitz
D kompt. Ein fůßwasser vonn Bilsen gemacht/bringt den schlaaf. Deßgleichen thůt das öl vom samen gemacht mit essig vermischt/vnnd über die stirn vnnd schläf gestrichen. Die bletter zerstossen vnd übergelegt/stellen das blůten/vnd das übrig fliessen der frawen. Die wurtzel von Bilsen in essig gesotten vnnd im mund ein zeit lang gehalten/stillt den grossen vnnd vnleidlichen schmertzen der zän. In summa/die grüne Bilsen bletter/der samen/vnd safft/dieweil sie nit allein den menschen/sonder auch das vieh doll vñ vnsinnig machen/sollen nit innerlich/sonder allein eüsserlich die schmertzen zů stillen/vnd den schlaaf zů machen/gebraucht werden/vnd alßdañ auch mit gůter bescheydenheyt. Das hab ich gemeldet von der landstreicher wegen/die zů zeiten vngeschickt mit den Bilsen vmbgeen. Aber wann ein Oberkeyt/der es zůsteet/ein jnsehen hette/vnnd disen lotterßbůben nit gestattet allso die leüt jemerlich zů betriegen/bedürfft man sölcher warnung gar nit.

Von Mertzenblůmen. Cap. CCCXXV.

Namen.

A Dise gewechß so wir hie Mertzenblůmen nennen seind nichts anderst/dañ geschlecht der blůmen die von den Griechen vnd Lateinischen Hyacinthi genent werden/wie dañ sölchs die beschreibung derselben klärlich außweißt. Sie werden aber Mertzenblůmen derhalben geheyssen/das der mehrteyl derselbigen im Mertzen/mit den blawen Violen/herfür kommen/wie wir nachmals weiter wöllen anzeygen.

Geschlecht.

Der Mertzenblůmen/nach anzeygung Columellæ/seind fürnemlich zweyerley art/blaw vnd schneeweiß. Die blawen nent er Cæruleos/vnd seind derselbigen vns vier geschlecht bekant. Die erst ist ettwas grösser an der wurtzel vnnd blettern weder die andern/darumb haben wir dieselben zů einem vnderscheyd groß blaw Mertzenblům mennlin geheyssen. Die ander ist der vorigen gantz änlich/aber ettwas mit wurtzel/blettern vnnd blůmen kleiner. Sölche haben

wir groß

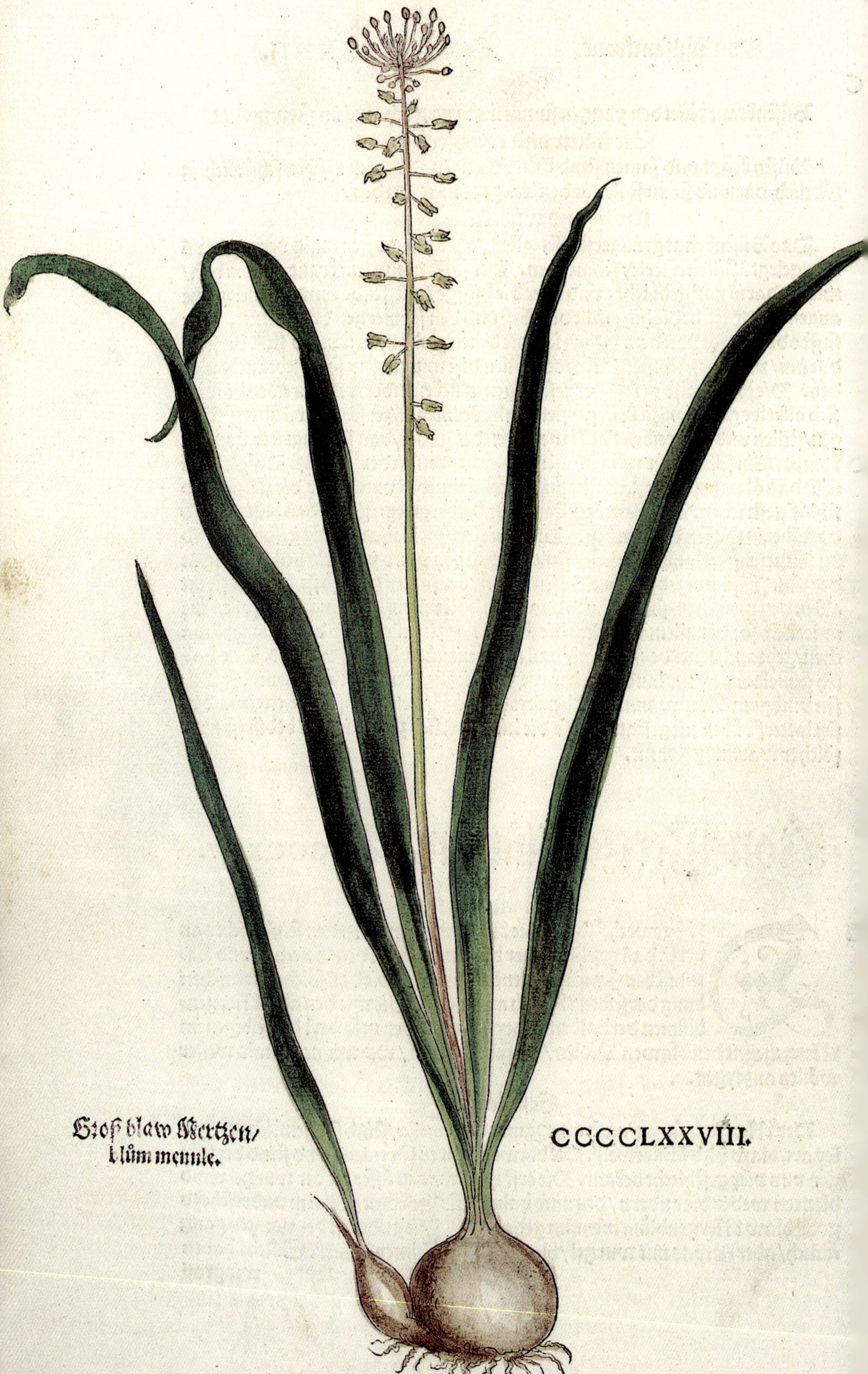

Groß blaw Mertzen/
blům menule.

Groß blaw Mertzen-
blům weible.

CCCCLXXIX.

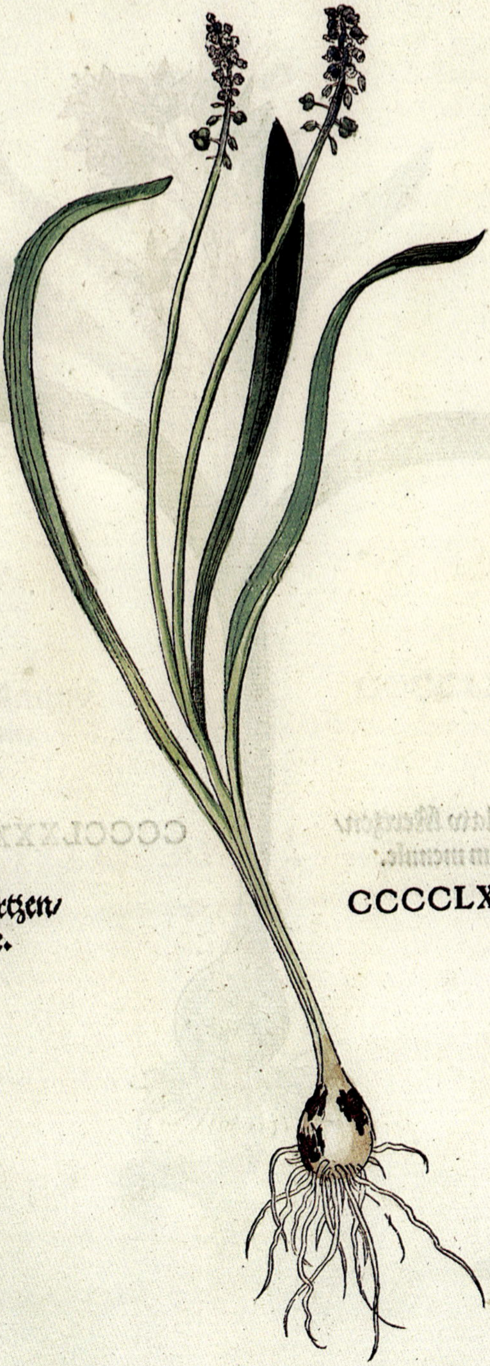

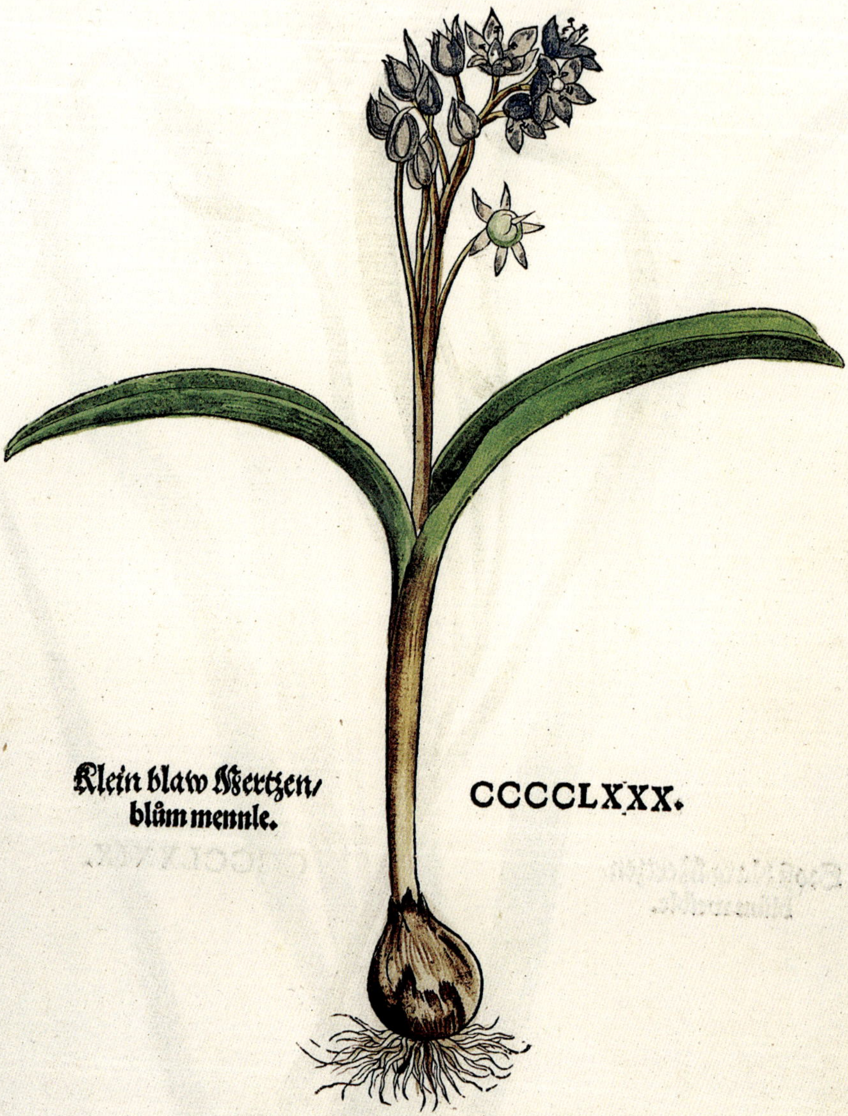

Klein blaw Mertzen/
blům mennle.

CCCCLXXX.

CCCCLXXXI.

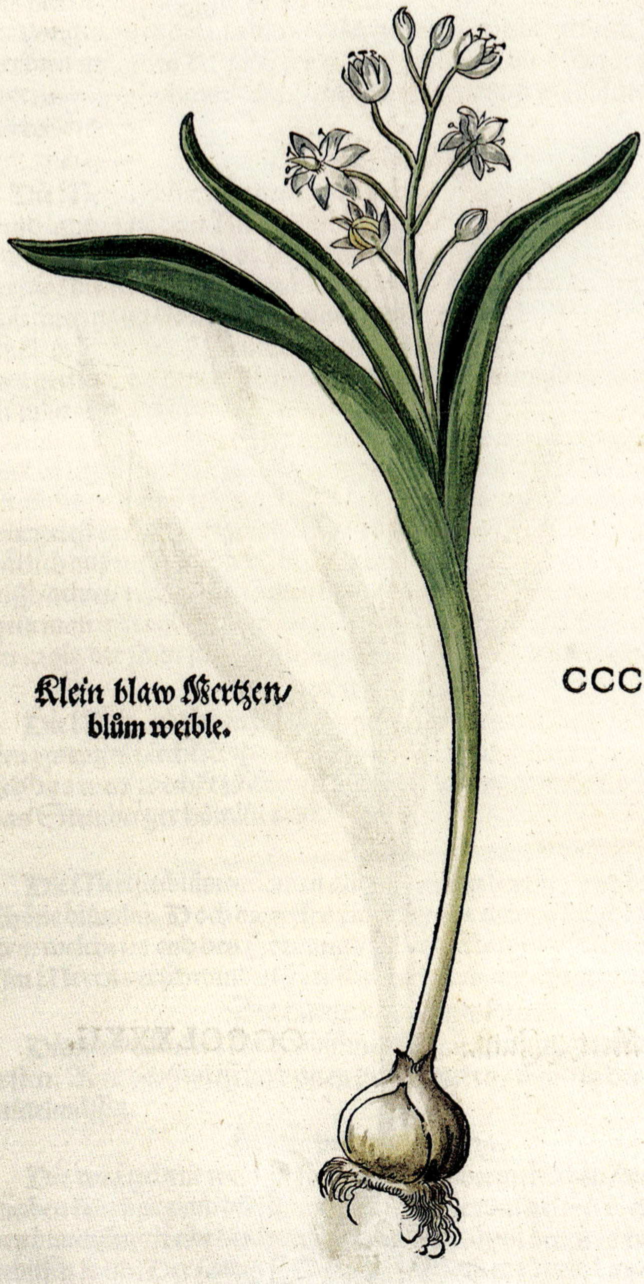

Klein blaw Mertzen-
blům weible.

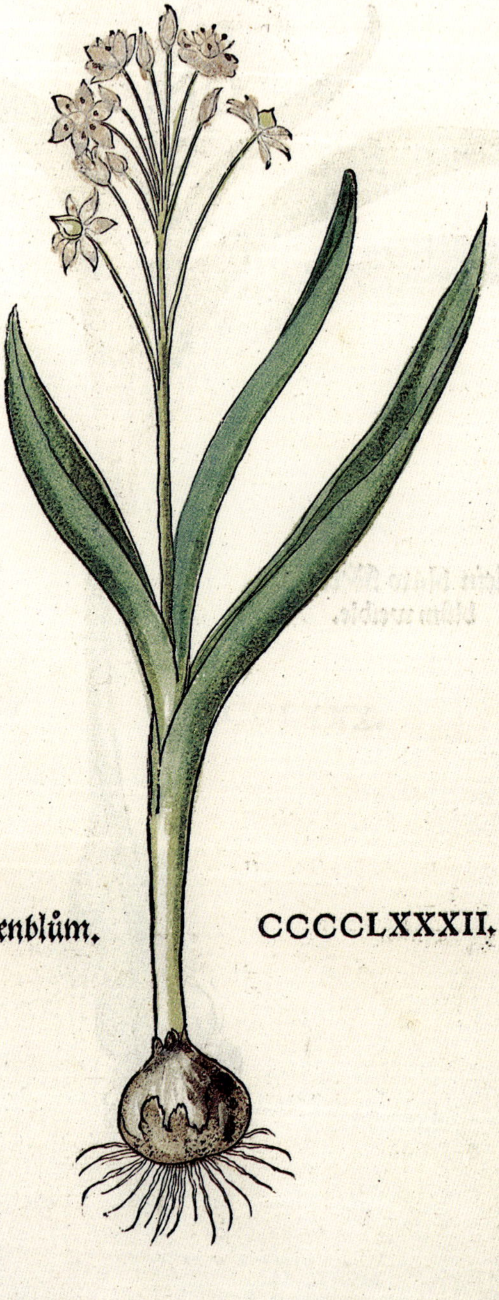

Weiß Mertzenblům. CCCCLXXXII.

B wir groß blaw Mertzenblům weible genent. Die dritt Mertzenblům hat gemeinlich nur zwey bletter/vnd jre blůmen seind gestirnt/den blawen Violen nit seer vngleich/dise würdt von vns klein blaw Mertzenblům mennle geheyssen. Die vierdt hat gemeinlich drey bletter/vnd jhr blůmen seind vil bleycher weder der vorigen/würdt klein blaw Mertzenblům weible genent. Die fünfft ist der vierdten mit allen dingen gleich/außgenommen die blůmen seind schneeweiß. Darumb der Columella diß geschlecht recht vnnd wol Niueum Hyacinthum geheyssen hatt.

Gestalt.

Die Mertzenblůmē haben gemeinlich zwey oder drey bletter/die sind schmal vnnd lang/fast dem Knoblauch kraut/oder des Feldzwibels blettern gleich. Zwüschen denselbigen blettern kommen die kleine dünne glatte bintzen stengelin C herfür/die seind mit blawen blůmlin besetzt/welche an den ersten zweyen geschlechten gantz klein vñ rund sind/gestalt wie ein laßkopff/vñ ist oben darauff ein klein schön weiß sternlin. An den andern zweyen geschlechten seind die blůmen gestirnt/an dem letzsten schneeweiß/wie vormals auch gemellt ist. So die blůmlin abfallen/werden an den ersten zweyen geschlechten dreyeckete köpfflin darauß/vñ ist in eim yeden fach ein runds schwartzgrawes sämlin beschlossen. An den letzsten dreyen werden runde knöpff auß den blůmen/in der grösse als ein Erbß/vnnd zů zeiten grösser/mit goldtgeelem samen/als Hirß/gefüllt. Die wurtzel ist ein runder zwibel/eine grösser dann die ander/wie sölchs das gemäl klärlich außweißt. So vil den gegenwürff von den zweyen bůchstaben AI betrifft/achten wir on von nöten hie darauff zů antworten/dieweil sölchs der gemein man nit wol versteen mag. Wer aber ye sölche verantwortung gern wissen wolt/der findt sie im Lateinischen kreüterbůch nach der leng angezogen.

D Statt irer wachsung.

Die Mertzenblůmen wachsen gern in dicken wälden vnd gebirgen. Die ersten zwey geschlecht seind nit so gemein als die andern zwey. Das fünfft/nemlich das weiß wechßt zů aller nechst bey Nurtingen in einem wäldlin/das man das Steinberger höltzlin nent.

Zeit.

Die Mertzenblůmen kommen alle im früling herfür/vnd bringen alßdañ jhre schöne blůmlin. Doch die ersten zwey kommen ettwas langsamer weder die letzsten/welche im end des Hornungs vñ des Mertzen gemeinlich herfür kommen. Im Meyen verschwinden sie widerumb/wie andere gewechß mehr.

Die natur vnd complexion.

Die wurtzel diser Mertzenblůmen ist kalt im andern grad/vnnd trucken im ersten. Aber der sam ist im dritten grad trucken/vnnd in der werme vnnd kellt mittelmässig.

E Krafft vnd würckung.

Die wurtzel mit wein zerstossen vnnd übergestrichen/verhindert das den knaben kein har vmb die scham wechßt. Die wurtzel mit wein getruncken/stelt den bauchfluß/treibt den harn/vnd bekompt wol denen so von gifftigen thiern gebissen seind. Der samen stellt mehr/darumb er zů dem bauchfluß kräfftiger ist weder die wurtzel. Der samen mit wein getruncken/heylt die geelsucht. Die anderen thůnd Staubwurtz darzů.

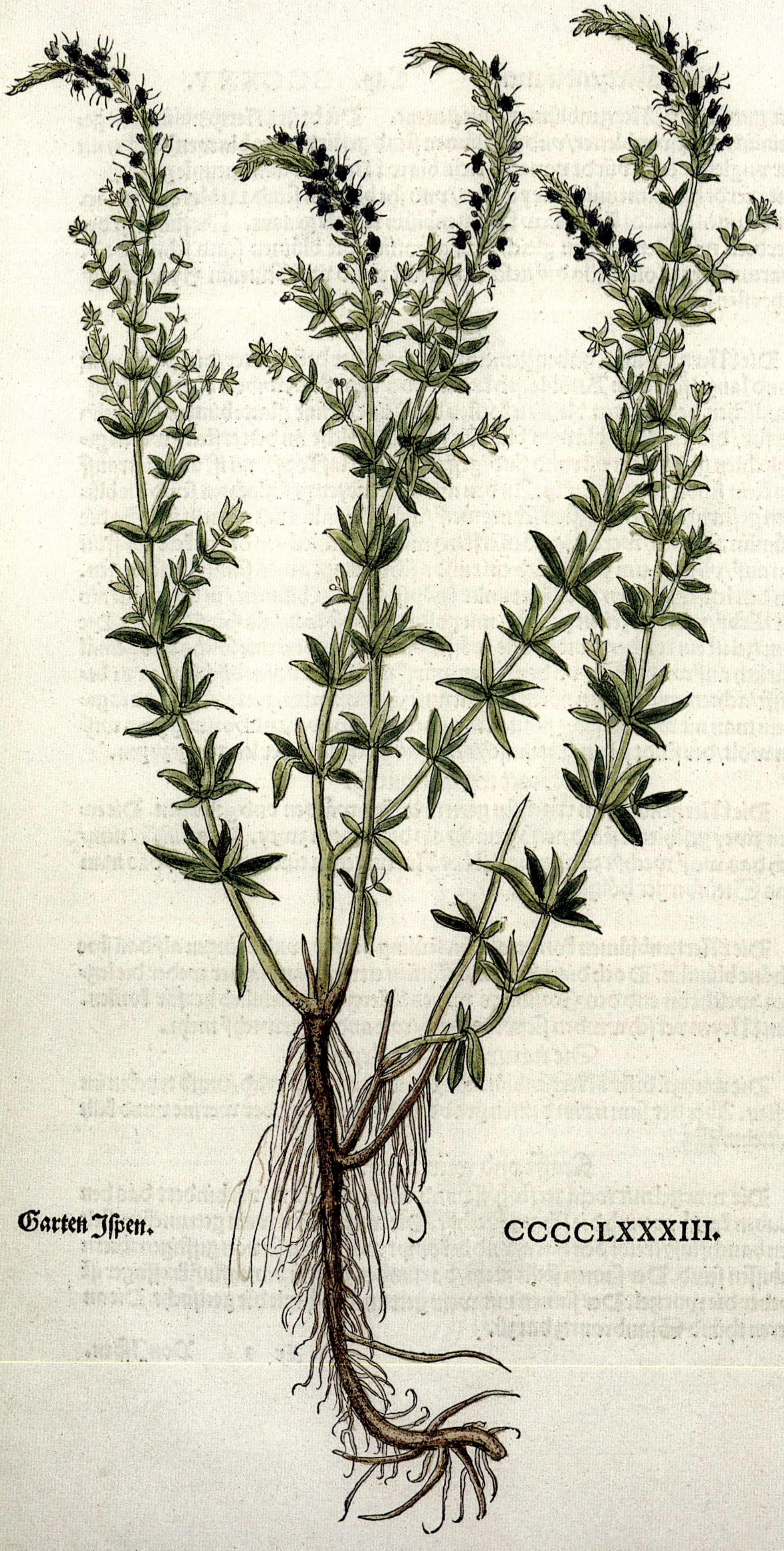

Garten Jſpen.

CCCCLXXXIII.

Von Jspen. Cap. CCCXXVI.

Namen.

A Jspen oder Hyssop würt von ettlichen Closter Hyssop geheyssen. Die Griechen vñ Römer nennen sölch gewechß Hyssopum. Sein rechter nam ist in den Apotecken bliben biß auff den heütigen tag.

Geschlecht.

Des Hyssops seind zweyerley geschlecht/zam vnd wild. Den zamen/dieweil er in den gärten gezilt würdt/nent mant garten Jspen. Den wilden/darumb das er auff den bergen wechßt/heyßt man berg Jspen.

Gestalt.

Garten Hyssop ist ein kraut auff holtz geartet/auß einer harten wurtzel ein stam̃/ettwan zween/drey/nachdem der stock allt würdt. Gewindt vil zweig oder rüten/die von vnden an biß oben auß mit schönen grünen blettlin bekleydt seind/welche sich des Saturons blettlin der gestalt nach vergleichen. Bringt seine blůmen auff braunblaw gerferbt/vnd ist ein blům an der andern biß oben
B auß/einer äher gleich. So die blůmen auff fallen/kompt ein kleines sämlin hernach inn heüßlin verschlossen. Die wurtzel ist lang vnd holtzecht.

Der wild Hyssop ist vns noch nit zůsehen worden/darumb wir seine gestalt nit beschreiben künden.

Statt irer wachsung.

Der zam Hyssop würt allenthalben in gärten gepflantzt. Der wild wechßt/wie vormals auch ist angezeygt/auff den bergen.

Zeit.

Der garten Hyssop blüet fürnemlich gegen dem Hewmonat/zů welcher zeit man jhn auch samlen soll von wegen der blůmen.

Die natur vnd complexion.

Der Hyssop ist warm vnd trucken im dritten grad/vnnd ist einer subtilen substantz.

C
Krafft vnd würckung.

Jspen mit Feygen/Rauten vnd hönig in wasser gesotten vnd getruncken/hilfft denen so keichen vnd schwerlich athmen/dem langwirigen hůsten/vnd schnudern. Hyssop mit hönig vermischt vnd wie ein latwerg jngenom̃en/tödt die würm. Jspen mit Oxymelite in der Apotecken geheyssen/jngenom̃en vnnd getruncken/treibt den zähen schleim auß durch den stůlgang. Mit grünen Feygen gessen/lindert er den stůlgang. Er macht ein gůte farb. Jn wasser gesotten vnd übergeschlagen/verzert er das vndergerunnen blůt. Mit Feygen gesotten vnnd mit der brüe gegurgelt/ist er gůt zů den halßgeschwulsten. Mit essig gesotten/vnnd die brüe im mund gehalten/lindert er den schmertzen der zän. Mit welschem Küm̃el/hönig vnd saltz zerstossen vnnd übergelegt/ist er treffenlich gůt zů den naterbissen. Hyssop in öl gekocht vnnd angestrichen/vertreibt die leüß. Das wasser darin̄ Hyssop gesotten ist/heylet alle rauden/grind vnnd flechten/darmit gewäschen.

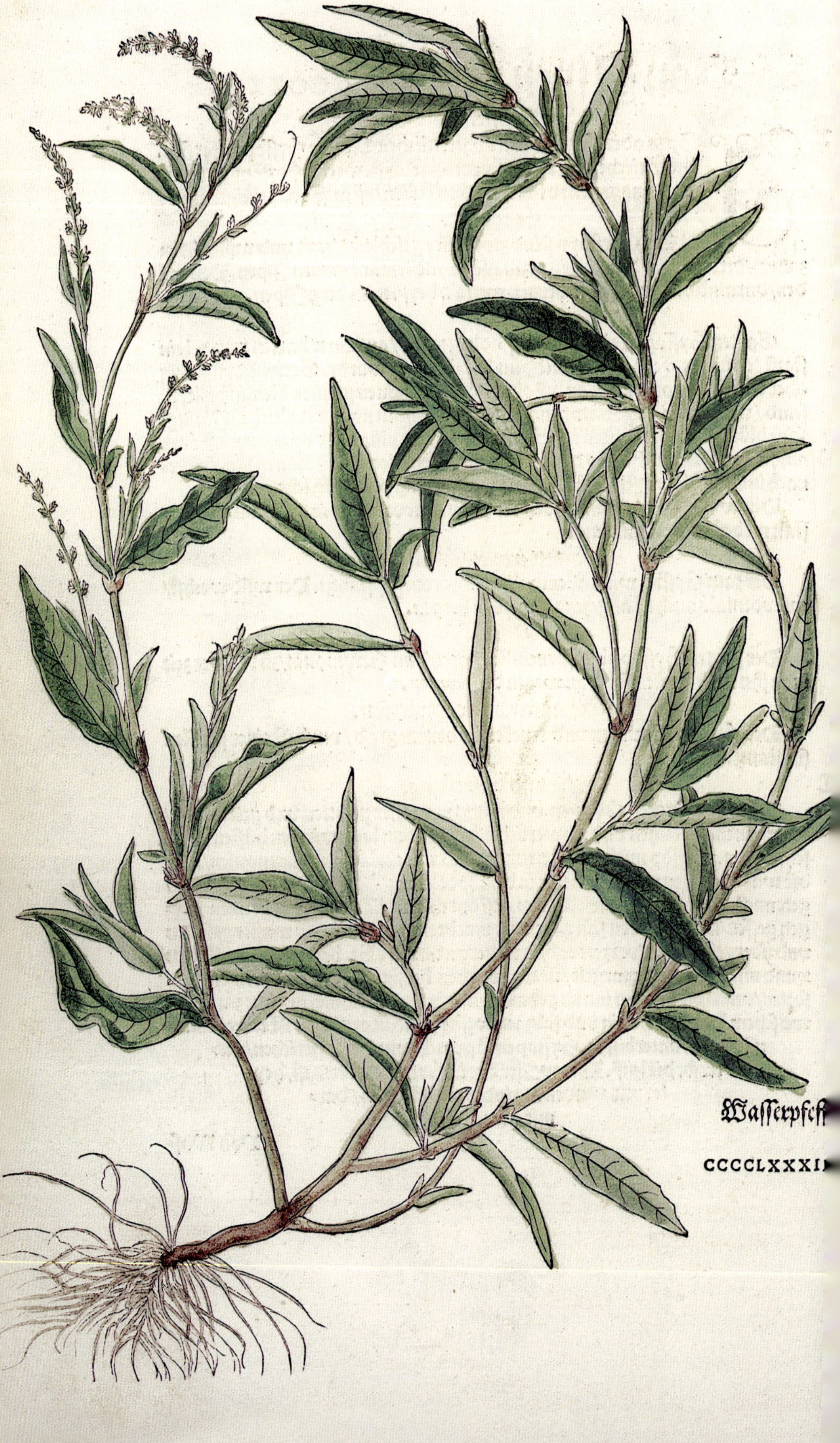

Wasserpfeff

CCCCLXXXI

Von Wasserpfeffer. Cap. CCCXXVII.

Namen.

A Wasserpfeffer würt auch von ettlichen Muckenkraut geheyssen. Den ersten namen hat diß gewechß von seiner scherpffe überkommen / dieweil es am geschmack räß ist / vnnd wie der Pfeffer auff der zungen brennt. Den andern namen hatt es von den mucken erlangt / die nichts anrüren so mit dem safft dises krauts besprengt ist.

Gestalt.

Wasserpfeffer hat einen stengel mit vilen knöpffen vnd gleychen / der ist vest. Auß demselbigen wachsen seine bletter / die seind den Weiden blettern gleich / an der farb grawlecht / in sonderheyt an der einen seiten gegen der erden. Die blůmen seind getrungen / einer spitzigen schmalen äher gleich / an der farb schneeweiß. So dise abfallen bringt er seinen braunen breyten samen / welcher auch auff der zungen hitzig ist. Die wurtzel ist seer zasecht.

B Statt seiner wachsung.

Wasserpfeffer / wie sein nam außweißt / wechßt gern an feüchten orten / bey den weyhern / lachen vnd pfützen.

Zeit.

Der Wasserpfeffer blüet fürnemlich im Augstmonat / vnnd bringt darnach seinen samen.

Die natur vnd complexion.

Der Wasserpfeffer ist seer warm vnd trucken.

Krafft vnd würckung.

Die bletter vnd samen zerstossen vnnd übergelegt / verzeren die geschwulst / vnd das vndergerunnen blůt. Die bletter gedört vñ gepuluert / mögen an statt des Pfeffers zů der speiß gebraucht werden. Der safft auß den blettern getruckt ist nützlich zů den faulen wunden darmit gewäschen.

Von Wullkraut. Cap. CCCXXVIII.

Namen.

A Wullkraut / oder Kertzenkraut / Brennkraut / Himelbrandt / Vnholden kertz / vnnd Künigskertz heyßt bey den Griechen Phlomos / zů Latein Verbascum / Candela regis / Candelaria vnnd Lanaria. In den Apotecken Tapsus barbatus. Vrsach sölcher namen findt man im Lateinischen kreüterbůch angezogen.

Geschlecht.

Des Wullkrauts seind vil geschlecht / fürnemlich aber sechs. Das erst so von dem Dioscoride ist Verbascum candidum mas / das ist / weiß Wullkraut menle / genent. Das ander so von gedachtem Dioscoride würt Verbascũ candidum fœmina / das ist / weiß Wullkraut weible / geheyssen. Das dritt geschlecht würt schwartz Wullkraut genent. Das vierdt ist das so Dioscorides Verbascum sylvestre heyßt / das ist / wild Wullkraut. Das fünfft würt Verbasculum / das ist / klein Wullkraut geheyssen. Vnd das ist zweyerley art. Eins reucht seer wol vñ starck / würt von meniglich Schlüsselblům / oder geel Schlüsselblům / Himelschlüssel / vnnd S. Peters schlüssel genennt. Das ander reucht nit / heyßt wild Schlüsselblům / oder weiß Himelschlüssel. Das sechst geschlecht heyßt Lychnitis / zů

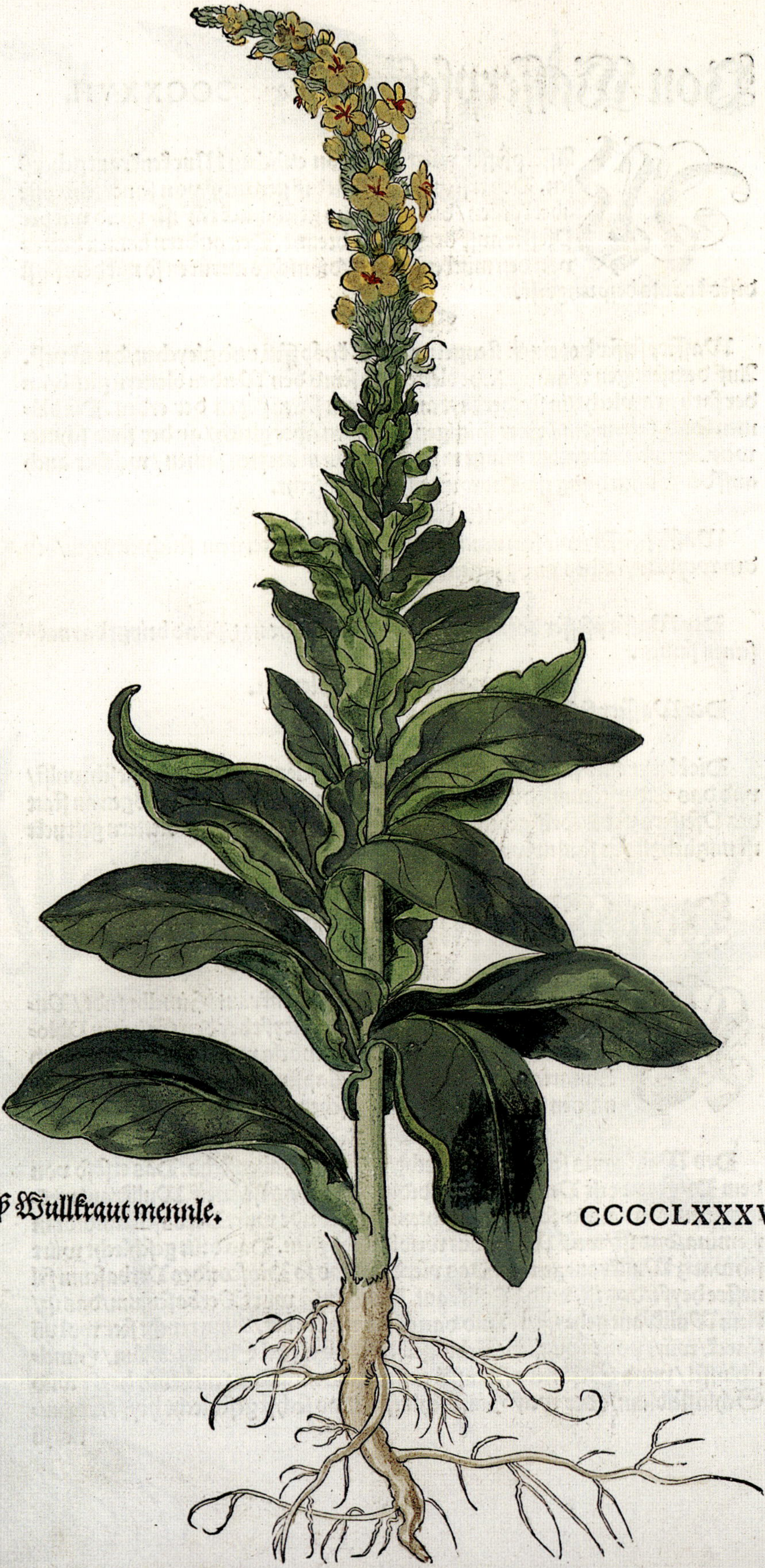

Weiß Wullkraut mennle.

CCCCLXXXV.

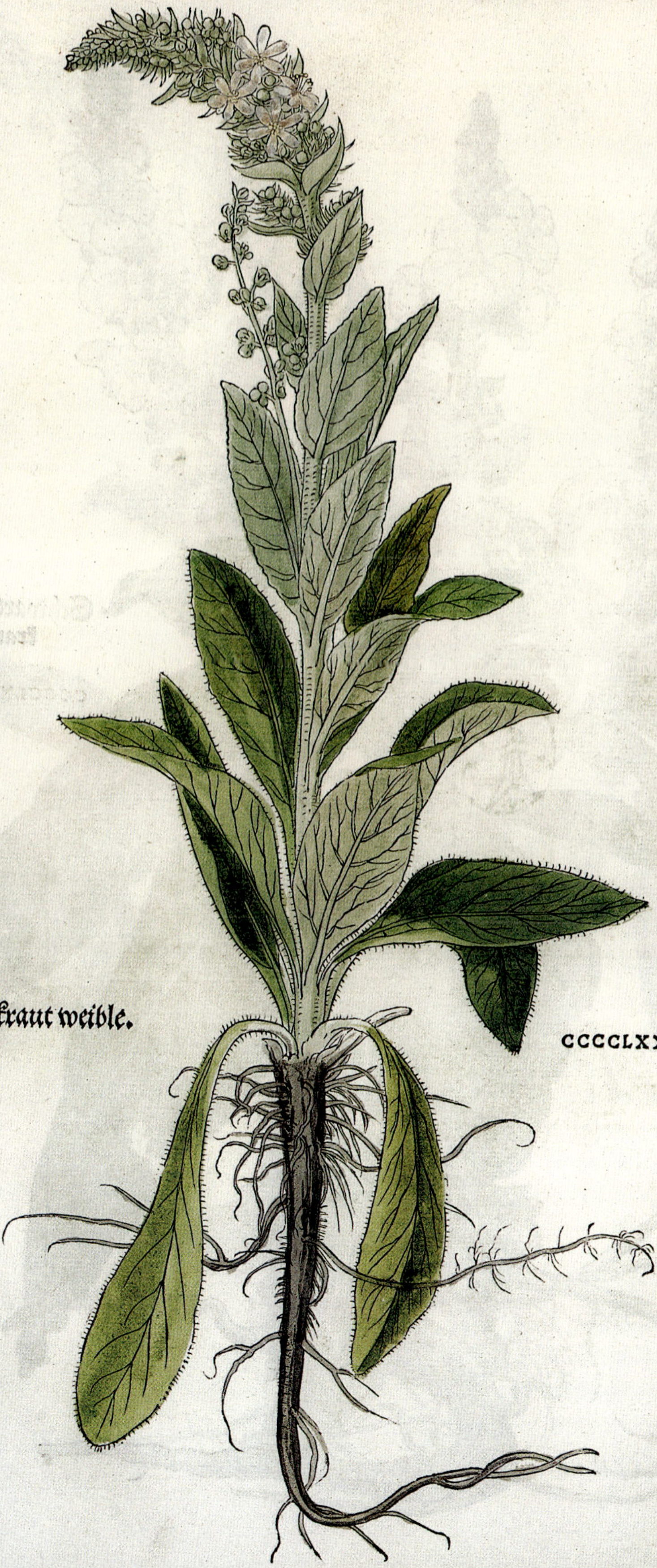

Weiß Wullkraut weible.

CCCCLXXXVI.

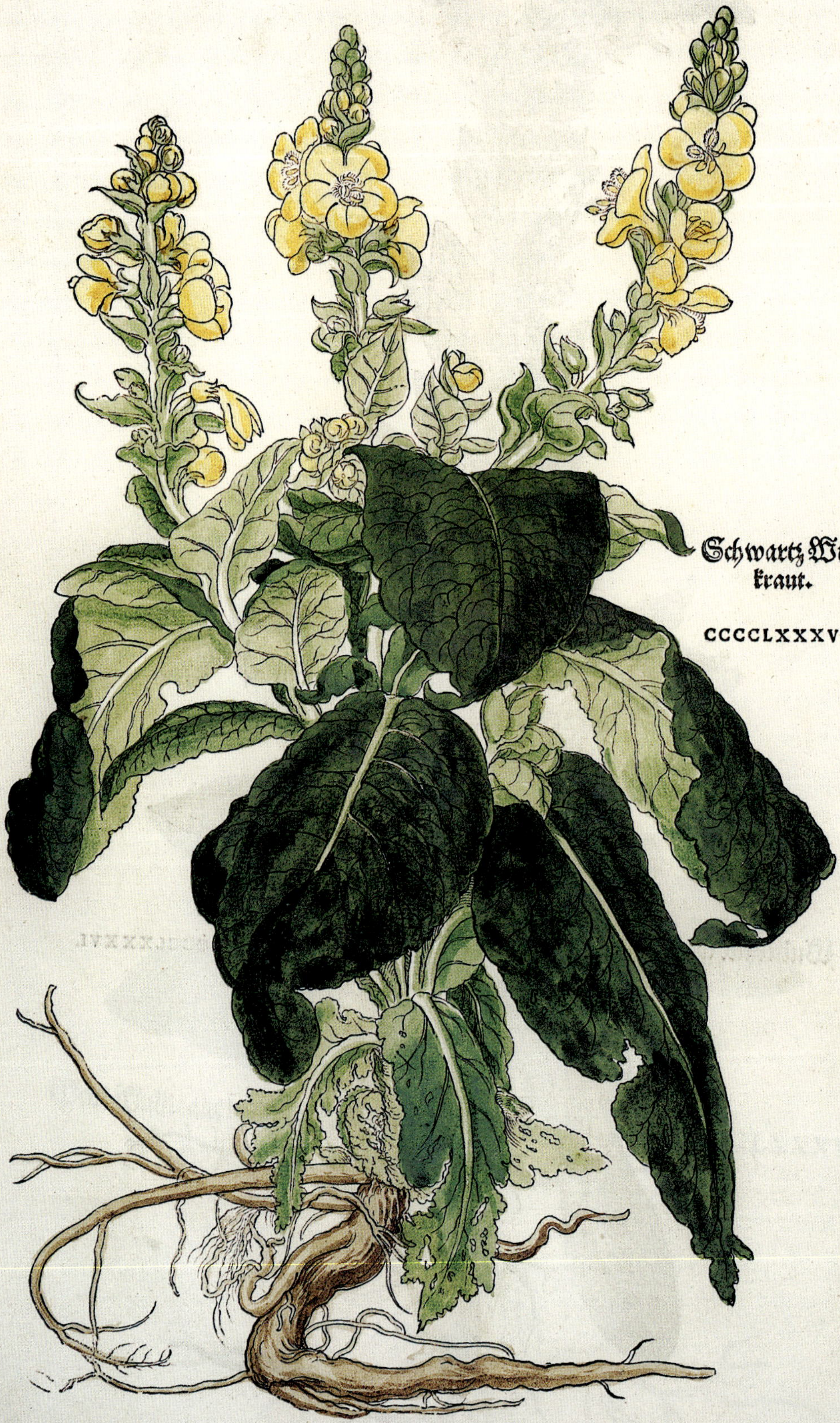

Schwartz Wullkraut.

CCCCLXXXVII.

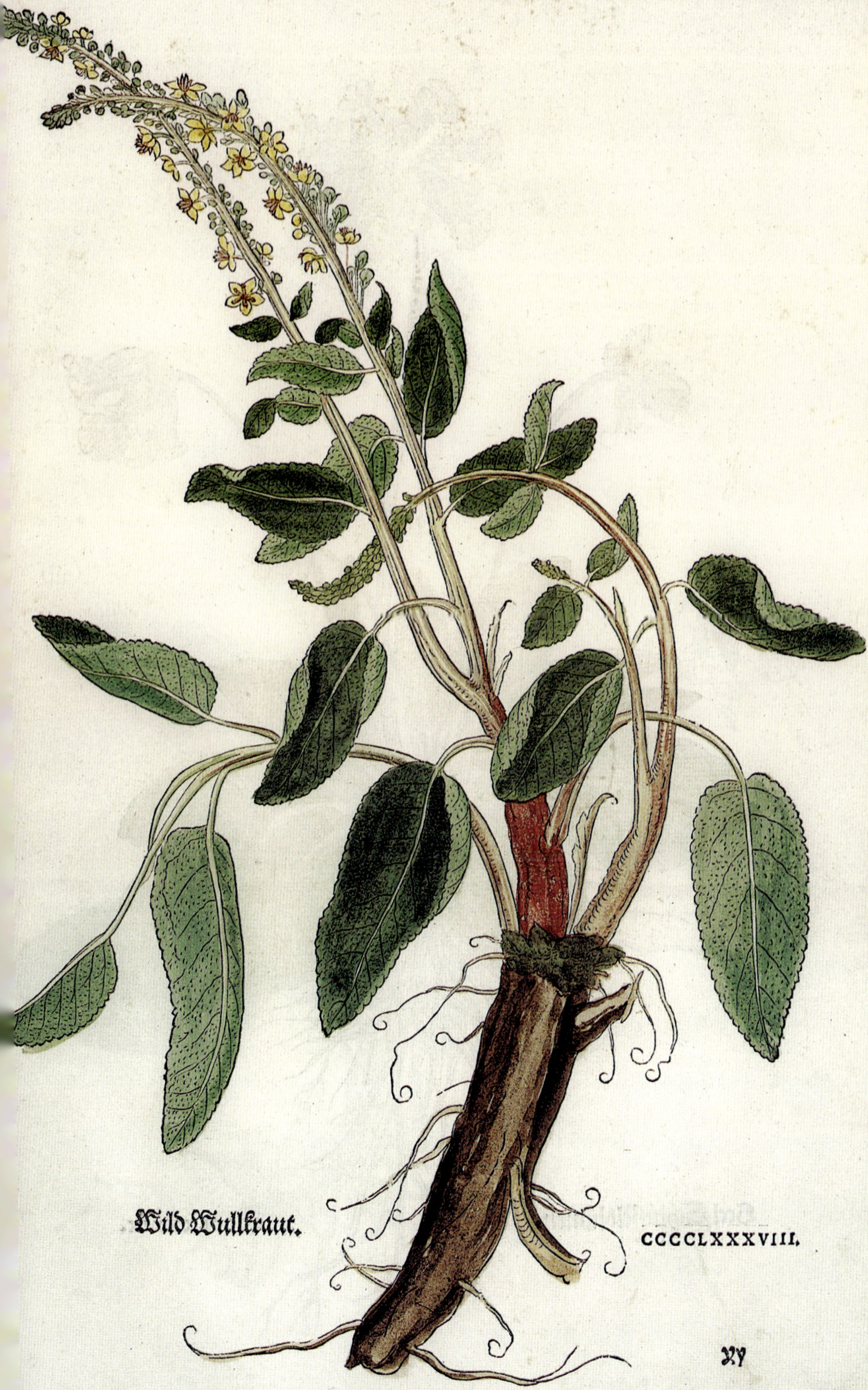

Wild Wullkraut.

CCCCLXXXVIII.

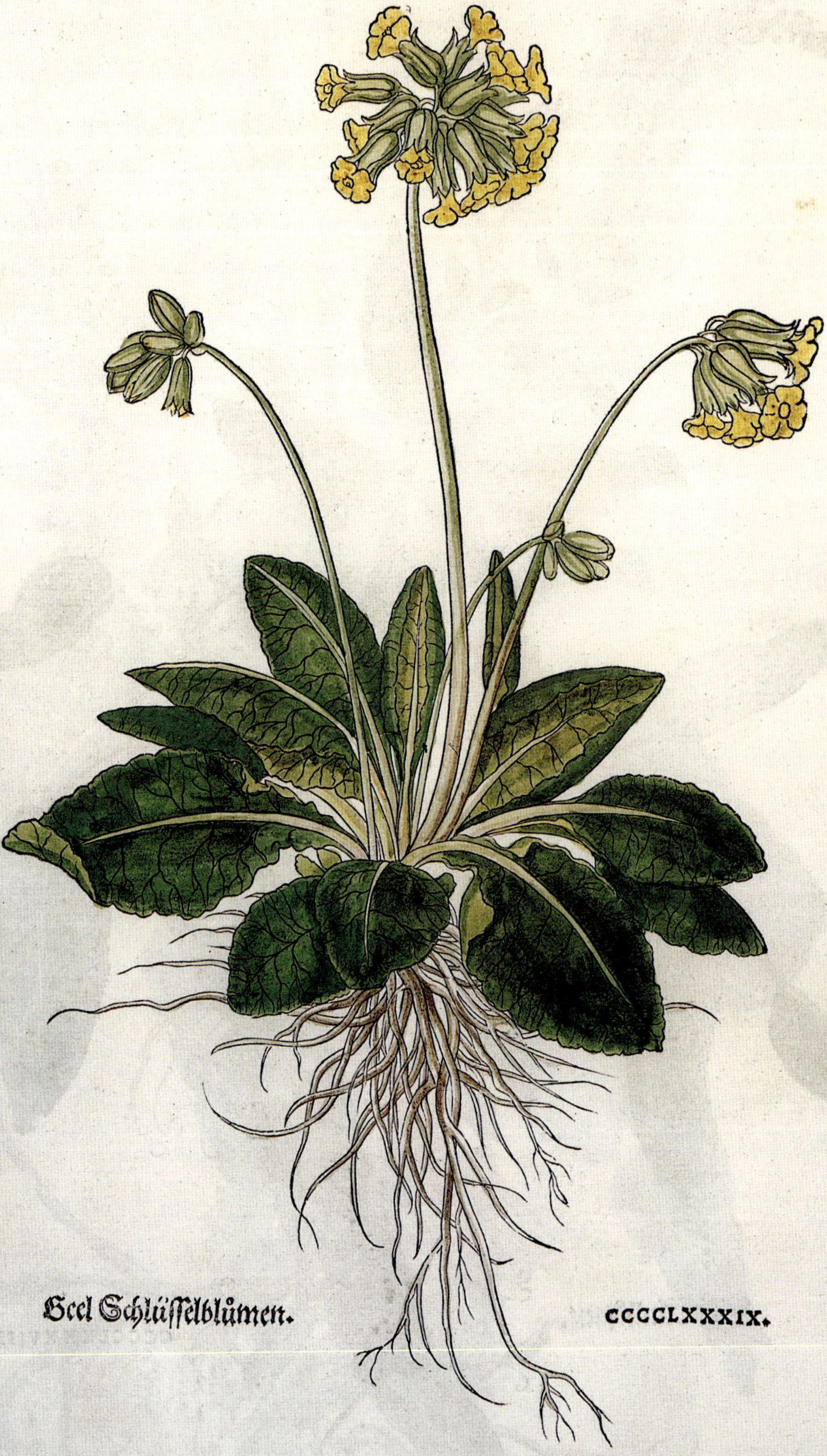

Seel Schlüsselblůmen.

CCCCLXXXIX.

Weiß Schlüsselblům. CCCCXC.

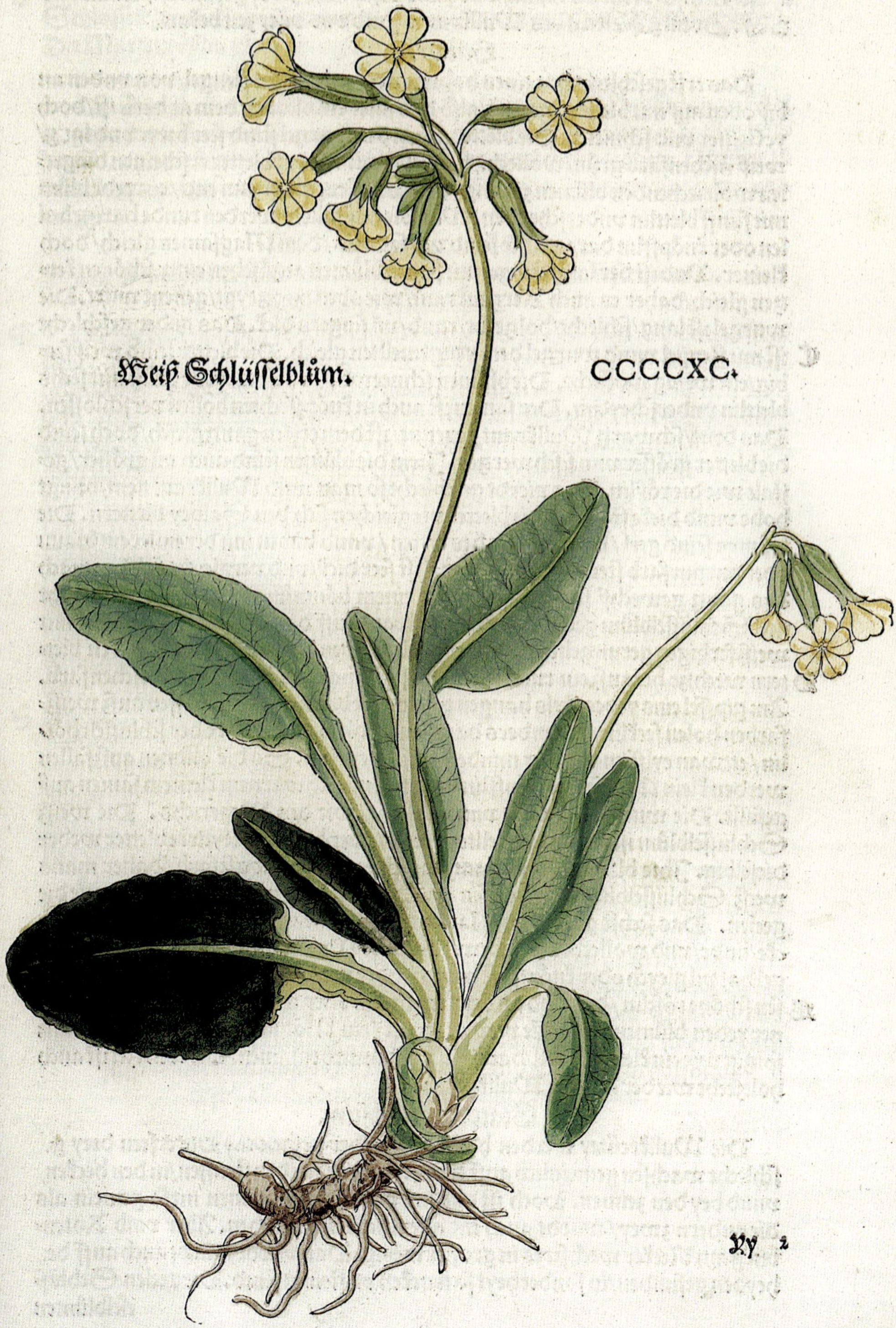

B tis/zů Teütsch Marien röͤßlin/vnd seind dises auch zwey geschlecht/braun vnd
weiß. Souil geschlecht des Wullkrauts seind vns diser zeit bekant.

Gestalt.

Das erst geschlecht hat einen hohen grawen harigen stengel/von vnden an
biß oben auß mit blettern geziert/also das jm̃er ein blatt an dem andern ist/doch
ye kleiner vnd schmeler. Die bletter gegen der wurtzel seind seer breyt vnd lang/
weiß äschenfarb grün/wollecht/lind. Oberthalb der bletter erscheinen die gee-
len wolriechenden blůmen zů ringßvmb den stengel biß zum end / ein yede blům
mit fünff blettlin vnderscheyden. Wañ die außfallen/ werden runde harige bol
len oder knöpfflin darauß/die seind vol samens / dem Magsamen gleich/ doch
kleiner. Vnd ist der lang stengel mit seinen blůmen anzůsehen einer schönen ker-
tzen gleich/daher es auch Kertzenkraut/wie oben angezeygt/genent würt. Die
wurtzel ist lang/schlecht/holtzecht/rund/vñ fingers dick. Das ander geschlecht
C ist mit stengel vnnd wurtzel dem yetzgemellten gleich. Die bletter seind weißfer-
big/ein wenig wollecht. Die blůmen schneeweiß/ vñ ist ein yede blům mit sechs
blettlin vnderscheyden. Der samen ist auch in knöpffechten bollen verschlossen.
Das dritt/schwartz Wullkraut genennt/ ist dem ersten gantz gleich/doch seind
die bletter grösser vnnd schwertzer. Item die blůmen seind auch vil grösser/ ge-
stalt wie die röͤßlin. Das vierdt geschlecht so man wild Wullkraut nent/bringt
hohe vnnd dicke stengel. Die bletter vergleichen sich den Salbey blettern. Die
blůmen seind geel / kleiner dann des ersten / vnnd haben inn der mitte ein braun
oder purpurfarb sternlin. Die wurtzel ist seer dick/vnd vergleicht sich demnach
das gantz gewechß so darauß kompt einem böumlin. Das fünfft geschlecht
geel Schlüsselblům geheyssen / hatt ein kraut auff der erden auszgebreytet / mit
weiszferbigen geruntzelten / vnnd erstlich runden blettern. Zwüschen den blet-
D tern wechszt herausz ein runder glatter styl / spannen hoch / vnnd äschenfarb.
Am gipffel eins yedes styls hangen tottergeele blůmen/ die schlieffen ausz weisz-
farben holen secklin/ nit anders dann ausz khleinen glöcklin oder schlüsselrhör-
lin / ettwan eylff/mehr oder minder auff einem styl. So die blůmen auszfallen
werden klein Magsamen köpfflin darausz/mit schwartzem kleinem samen auß
gefüllt. Die wurtzel ist weisz vnnd zasecht / wie des Wegerichs. Die weisz
Schlüsselblům ist der yetzgemellten gleich/ aber hatt vil breyttere bletter weder
dieselbig. Ihre blůmen seind gantz bleychgeel / schier weiszfarb / daher mans
weisz Schlüsselblůmen geheyssen hatt. Haben keinen sondern geruch wie die
geelen. Das sechst geschlecht Marien röszlin genent/hat äschenfarb grüne/di-
cke/linde/vnd wollechte bletter/wie das erst Wullkraut/aber zärter. Der sten-
gel hat vil gleych oder knöpff/ist harecht oder wollecht. Auff dem stengel wach
E sen schöne röszlin / die seind an der farb braun oder weisz / vnnd würdt ausz ei-
ner yeden blůmen wann sie vergangen ist / ein Magsamen köpfflin / obenausz
spitzig wie ein klein Eychel/darinn ist äschenfarber samen. Die wurtzel ist auch
holtzecht wie der andern Wullkreüter.

Statt irer wachsung.

Die Wullkreüter werden hin vnnd wider gefunden. Die ersten drey ge-
schlecht wachsen gemeinlich auff den heyden/neben den strassen/in den hecken/
vnnd bey den zeünen. Doch ist das mit den weissen blůmen nit so gemein als
die andern zwey / würdt auch nit allenthalben gefunden. Aber vmb Roten-
burg am Necker wechszt es in grosser menig. Das vierdt würdt auch auff den
heyden gefunden/in sonderheyt so trucken vñ steinig seind. Die geelen Schlüs-

selblůmen

F selblůmen wachsen in trucknen wisen/vnnd in den graßgärten. Die weissen Schlüsselblůmen findt man gemeinlich auff den bergen/vnd in den wälden. Die Marienrößlin zilt man in gärten.

Zeit.

Die Wullkreüter blüen fürnemlich im Hewmonat vnd Augstmonat. Sollen gegen dem Herbst gesamlet werden. Aber die Schlüsselblůmen kom̃en bald herfür/vnd verkünden vns gewißlich den gegenwertigen früling. Müssen zů derselbigen zeit gesamlet werden/dann sie bald widerumb verschwinden vnd vergeen.

Die natur vnd complexion.

Die Wullkreüter seind alle truckner natur/vnd doch nit seer warm.

Krafft vnd würckung.

G Die wurtzel von den Wullkreütern in rotem wein gesotten vnd getruncken/stellt den bauchfluß. In wasser gesotten vnd getruncken/bekompt sie wol den gebrochnen/vnnd denen so ettwas im leib zerrissen oder zerknütschet ist. Item dem langwirigen hůsten. Die brüe im mund warm gehalten/lindert die schmertzen der zän. Die Wullkreüter mit den geelen blůmen in die laug gethon/machen schön har. Die bletter in wasser gesotten dnd übergeschlagen/verzeren die kalten geschwulst/vnd andere beulen. Sie seind auch gůt denen so von einem Scorpion gestochen seind/übergelegt. Dise bletter gedörrt/gepuluert/vñ mit hönig vermischt vñ in die geschwär vnd wunden gethon/heylen dieselben.

Die bletter des wilden Wullkrauts zerstossen vnnd übergelegt/heylen den brandt. Wañ man Feygen über ein jar vnuersert behalten will/so sollen dieselbigen mit den blettern des weissen Wullkraut weiblins vnderlegt werden/dann alßdañ bleiben sie vnuersert. Die wurtzel der Wullkreüter mit Rauten in wasser gesotten vnnd getruncken/ist gůt denen so von einem Scorpion

H gestochen seind. Das Wullkraut mit den geelen blůmen ist nützlich gesotten vnd getruncken zů allerley gebresten der brust. Der samen in wein gesotten vnd zerstossen übergelegt/ist gůt denen so die glider außeinander seind/dañ er nimpt hinweg den schmertzen/vnd die geschwulst. Wann man die bletter mit sampt dem samen in wein seudt/vnd darnach zerstoßt vnd überlegt/so ziehen sie dörn vnd spreissel auß dem leib.

Die Schlüsselblůmen haben eben gleiche krafft vnnd würckung. Dann die bletter vnd blůmen trucken nider vnd verzeren die geschwulst/darumb sie treffenlich gůt seind zů den weetagen der gleychen. Daher diß gewechß ist Arthritica auff Griechisch von ettlichen geheyssen worden/vnd zů vnsern zeiten Herba paralysis. Die brüe dariñ die Schlüsselblůmen gesotten seind/vertreibt die blawen vnnd schwartzen mäler/so sie darmit gewäschen werden. Das thůt auch der safft auß den blůmen getruckt. Darumb pflegen die weiber sich mit disem safft vnder dem angesicht zů bestreichen vnd wäschen/in hoffnung er soll alle flecken/masen/vnd runtzel vertreiben.

Von Erdtbeerkraut. Cap. CCCXXIX.

Namen.

A Erdtbeerkraut würdt zů vnnsern zeiten Fragaria geheyssen/darumb das seine frücht/Erdtbeer genennt/von dem Poeten Virgilio Fraga geheyssen werden. Wie aber diß schön lieblich kraut bey den alten Griechen genent sey worden/kan ich nit eygentlich wissen/es sey dañ Rubus Idæus/fürnemlich der so on stachel vnd dörn ist/wie wir dañ sölchs mit mehr worten in vnserm Lateinischen kreüterbůch haben angezogen.

Geschlecht.

Der Erdtbeer kreüter seind zwey geschlecht. Das ein hat grösser blůmen vñ frucht weder das ander/vnd ist sölche frucht vil röter dann des kleinen Erdtbeerkrauts/haben sonst keinen vnderscheyd. Derhalben wir beyde geschlecht vnder einer figur begriffen haben.

Gestalt.

B Erdtbeerkraut kreucht vñ fladert auff der erden/hat keinen stengel/gewindt aber vil lange fäden/die kriechen auß der wurtzel herfür/als netzfäden/hencken sich allenthalben auff der erden an/mit kleinen knöpfflin/darauß werden junge stöcklin. Die styl seind harig/vnnd wachsen auff einem styl nit mehr dann drey bletter/vnnd ist ein yedes blettlin ringß vmbher zerkerfft wie ein säg. Sie seind auch auff der einen seiten gegen der erden gantz äschenfarb/mit vilen rippen. Wañ sie sich erstlich herfür thůn/seind sie zůsamen gefalten/wie der Klee/gantz runtzlecht. Die blůmen seind schöne weisse gestirnte Violen/inwendig geel. So die fünff weissen neben blettlin abfallen/würt auß dem mittelsten geelen butzen ein rauhes beer/das ist erstlich grůn/darnach wañ es gar zeitig würt schön rot/inwendig voller kleiner sämlin/eins lieblichen geruchs vnd süssen geschmacks. Die wurtzel ist außwendig braun/inwendig aber weiß/harig vnd zasecht.

Statt irer wachsung.

C Die Erdtbeeren wachsen auff dürzen graßechten rheynen/inn den hecken/vnd gärten/am liebsten aber in den wälden/vnd jungen hawen.

Zeit.

Das Erdtbeerkraut blüet im früling vñ den gantzen summer biß in Herbst. Doch würdt sein frucht selten im jar gefunden/weder allein im anfang des summers.

Die natur vnd complexion.

Die bletter vnd wurtzel der Erdtbeer seind kalt vnd trucken im ersten grad. Die frucht dieweil sie noch vnzeitig ist/kület vnd trücknet. Die zeitig frucht aber ist warm vnnd trucken. Das haben wir in vnnserm Lateinischen kreüterbůch weitleüffiger angezeygt.

Krafft vnd würckung.

D Das Erdtbeerkraut zerstossen vnnd übergelegt/heylet die wunden. Gesotten vnnd getruncken/stellt es den bauchfluß/der frawen kranckheyt. Die brüe daruon im mund gehalten/bekrefftiget vnnd befestiget das zanfleysch/heylet die mundfeule/vnnd vertreibt den bösen geschmack des munds. Der safft von den blettern heylet allerley geschwär/inn sonderheyt aber des angesichts/darmit gewäschen. Darumb sollen die sölchen safft offt brauchen die rotbrecht vnder dem angesicht seind. Die Erdtbeer aber leschen den durst/vnd seind dem hitzigen vnnd Cholerischen magen dienstlich.

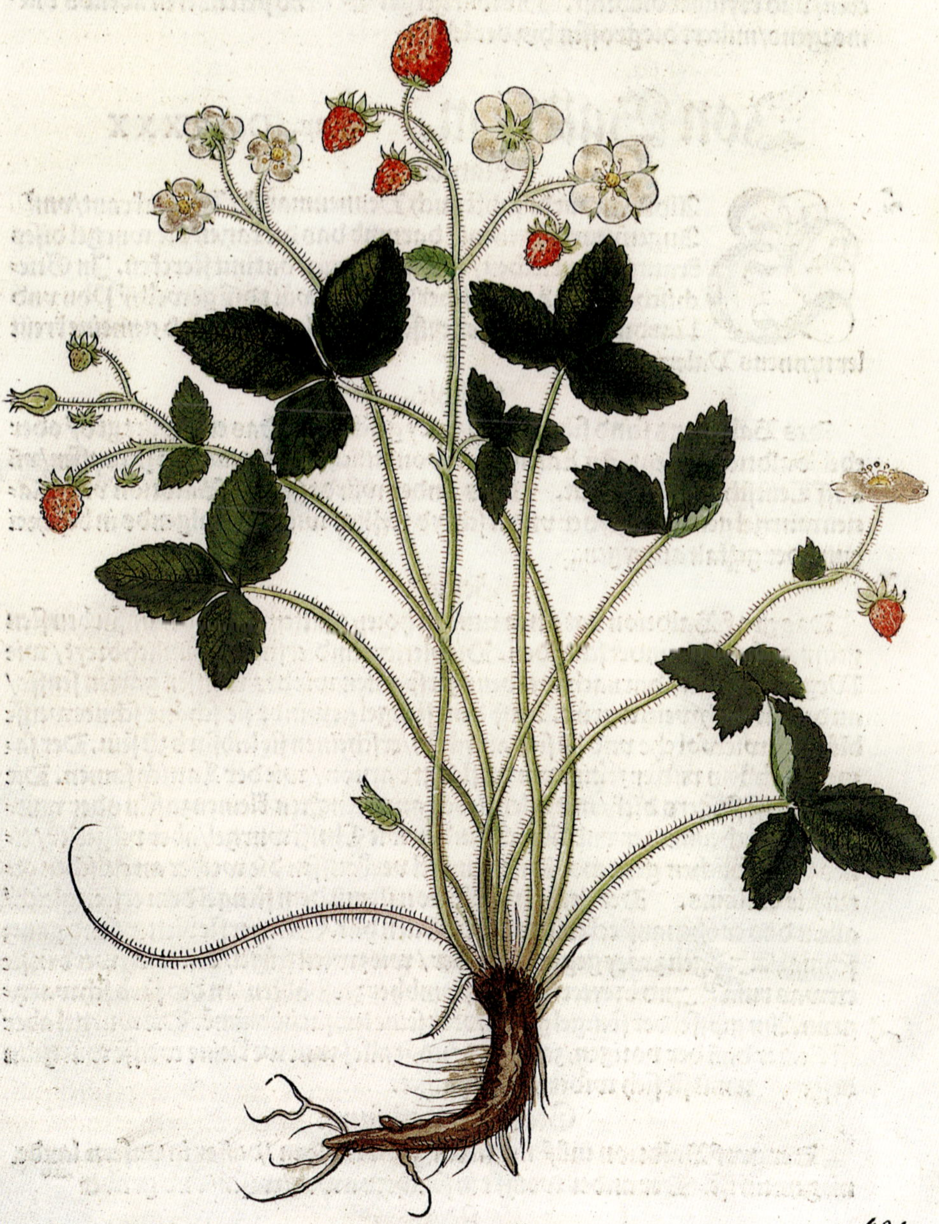

Erdtbeer. CCCCXCI.

E Der safft von zeitigen Erdtbeeren ist gůt denen so das grieß haben/ getruncken/ vnd reyniget die brust. Die wurtzel gesotten vnd getruncken abends vnd morgens/ miltert die grossen hitz der leber.

Von Baldrion. Cap. CCCXXX.

Namen.

A Baldrion würdt sonst auch Dennenmarck/ Katzenkraut/ vnnd Augenwurtzel genent/ darumb das die katzen die wurtzel dises krauts gern riechen/ vnd jhre augen darmit stercken. In Griechischer vnd Lateinischer spraach würt diß gewechß Phu vnd Nardus syluestris geheyssen. Die Apotecker vnd gemeine kreütler nennens Valerianam.

Geschlecht.

Des Baldrions seind fürnemlich zwey geschlecht. Das erst würt groß oder edel Baldrion genent. Zů Latein ist sie von ettlichen Theriacaria geheyssen/ vñ auff Teütsch Triackskraut. Das ander würdt gemein Baldrion vnd Katzenwurtzel genent. Beyder vnderscheyd wöllen wir nachuolgends in beschreibung der gestalt anzeygen.

B
Gestalt.

Das groß Baldrion hat einen runden holen glatten zarten braunfarben stengel/ mit gleychen vnderscheyden. Die bletter seind erstmals zimlich breyt/ wie Wegerich bletter/ darnach werdens zerspallten wie des weissen garten senffs/ an der farb schweitzergrůn. Auff dem stengel gewindt sie schöne schneeweisse blůmen/ wiewol ehe vnd sie sich auffthůn/ erscheinen sie leibfarb zů sein. Der samen nachdem vnd er zeitig würdt/ fleugt daruon/ wie der Lattich samen. Die wurtzel ist fingers dick/ mit vilen neben angehenckten kleinen zaseln oder wurtzelin/ durcheinander vnd übereinander wie Christwurtzel/ aber vil geeler/ eines gar lieblichen geruchs. Dise wurtzel verkauffen die weiber an ettlichen orten für Calmus. Der gemein Baldrion ist mit dem stengel dem ersten gleich/ allein das er obenauß ecket ist/ oder holkelen hat. Seine erste bletter seind gantz schmal/ allwegen zwey gegen einander/ wie zween flügel/ darnach werden sie ettwas runder vnd breyter/ zů ringßvmbher zerspallten/ an der farb schwartz-
C grůn. Am gipffel der stengel gewindt er seine leibfarbe blůmē. Die wurtzel aber ist kleiner dañ der vorigen/ zasecht. Stoßt alle jar newe kleine weisse würtzelin beseytz/ darmit sie sich widerumb reyniget.

Statt irer wachsung.

Der groß Baldrion můß in gärten gezilt werden/ dañ er in vnsern landen nit gemein ist. Der ander wechßt in feüchten awen/ wisen/ vnd gräben.

Zeit.

Der Baldrion blüet den gantzen summer.

Die natur vnd complexion.

Baldrion ist warm vnd trucken im andern grad.

Krafft vnd würckung.

Baldrion wurtzel gesotten vnd getruncken/ treibt den harn. Gleiche krafft hat auch das puluer derselben in wein getruncken. Sie stillt den weetagen der seiten. Bringt den frawen jhre zeit. Sie würt vnder die artzneyen vermischt so

Groß Baldrion.

CCCCXCII.

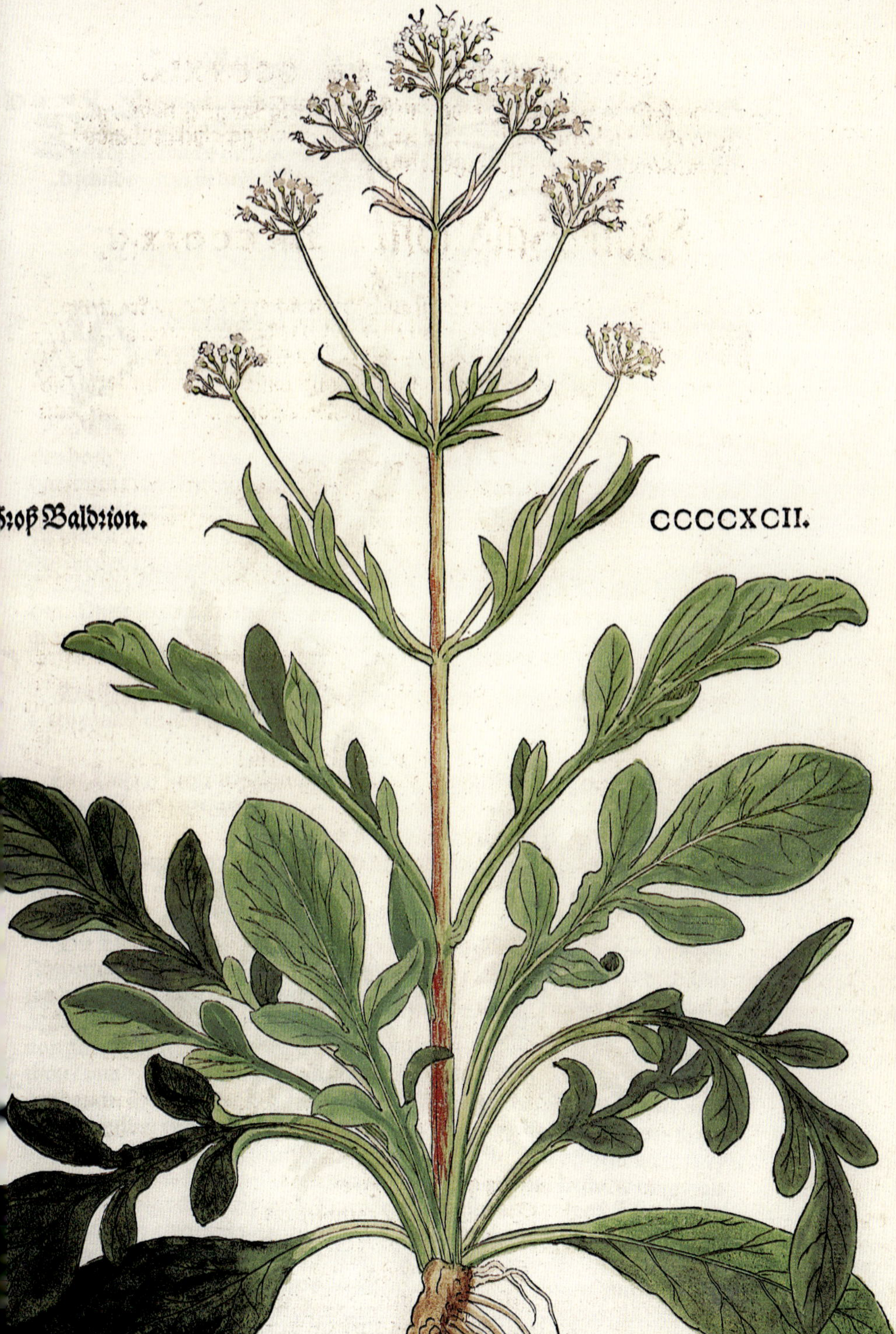

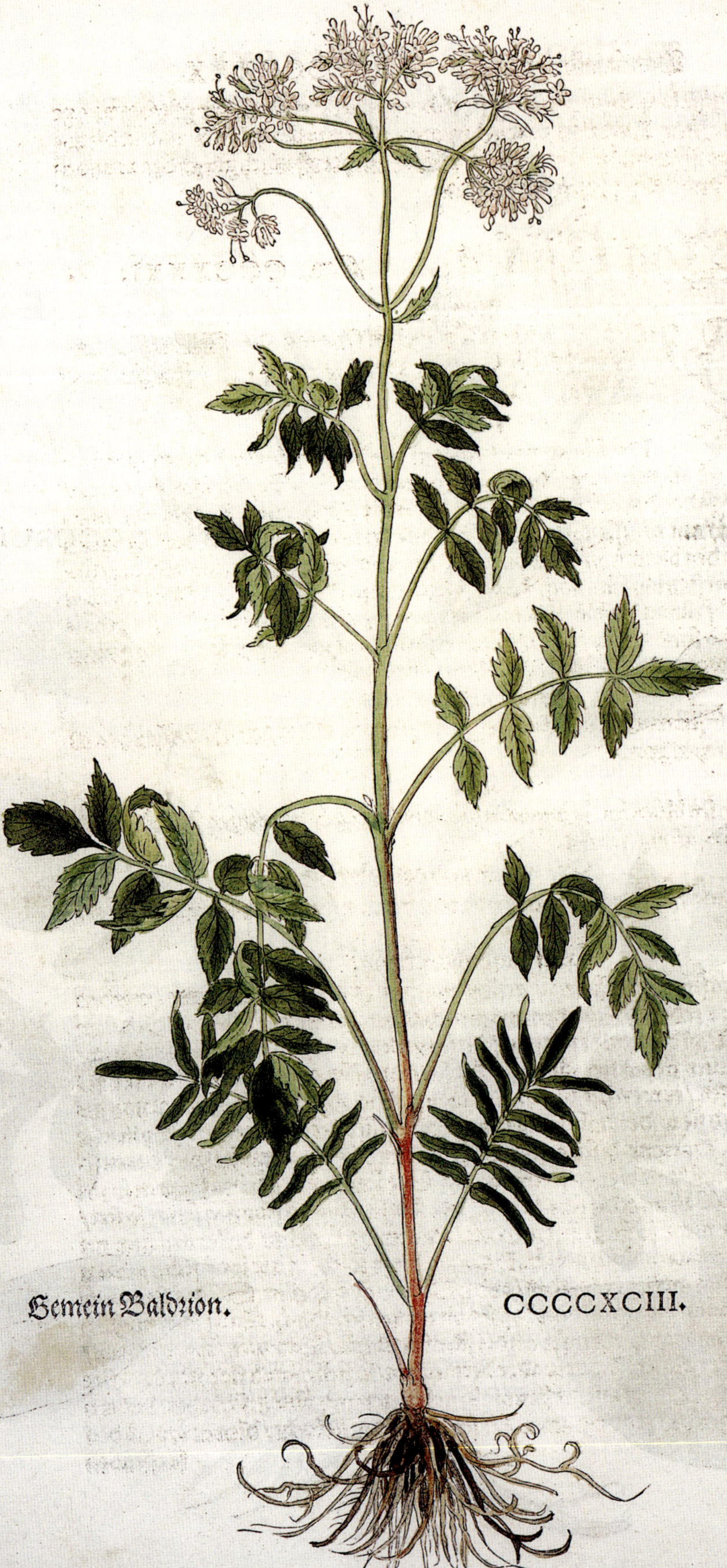

Gemein Baldrion.

CCCCXCIII.

D man für gifft braucht/darumb ist sie zů der zeit der Pestilentz seer gůt/daruon getruncken. Item Baldrion wurtzel in wein oder wasser gesotten vnd in die augen getropfft/macht ein klar gesicht. Sie ist auch treffenlich gůt zů den wunden vnd schäden/dañ sie heylet dieselbigen.

Von Linsen. Cap. CCCXXXI.

Namen.

A Linsen werden bey den Griechen Phacos oder Phace/zů Latein Lens vnd Lenticula genent. Der Lateinisch name ist in den Apotecken bliben.

Gestalt.

Die Linsen wachsen auff wie die Wicken/mit kleinen stengeln elen hoch/zů allen seiten mit kleinen gefiderten blettlin bekleydt. Ein yedes blatt hat seinen faden darmit es sich anbindt/wie die Erweyssen. Die blůmlin werden braun/mit weisser farb vermischt: dise kriechen vnden auß dem stengelin zwüschen den blettlin biß oben auß/also wann die vndersten zeitig werden/haben die öbersten blůmlin noch kaum jr schöttlin gestossen. In den schöttlin aber so nach abfallung der blůmlin wachsen/werden selten über vier Linsen gefunden. Vnnd seind ettlich der Linsen leberfarb/die andern geelweiß/die dritten grawschwartz. Die wurtzel ist zart/mit vilen fasen.

B Statt irer wachsung.

Die Linsen werden in äckern auffgezogen/wie ander gemüß/wöllen haben einen zimlichen grund.

Zeit.

Die Linsen blüen im Hewmonat/bringen darnach jre zeitigen schöttlin/vnd werden alßdañ jngesamlet.

Die natur vnd complexion.

Die Linsen seind in der werm vnd kellt mittelmässig/vnnd trücknen im andern grad.

Krafft vnd würckung.

Die Linsen zum offtermal gessen/machen dunckele trůbe augen/werden schwerlich verdewt/seind dem magen schädlich/bläen denselben vñ die därm seer auff. Wañ die Linsen mit jren schelfen gessen werdē/so stellen sie den bauch/dañ jre schelfen ziehen seer zůsamen. Linsen in wasser gesotten vnd die brüe daruon genossen/erweychet den harten bauch. So aber die erst brüe daruon gethon/vnnd sie widerumb in einem andern wasser gekocht werden/stopffen sie den bauch. Darumb diser gestalt bereytet/seind sie ein nützliche speiß denen so den bauchfluß/vnd die roten rhůr haben. Sie seind auch gůt den frawen so zů uil fliessen. Wañ man die schelfen von den Linsen thůt/so stopffen sie nit so seer/neeren aber mehr so sie gessen werden/machen doch nichts dester weniger ein grobs böß melancholisch geblůt. Darumb die so sölche in der speiß stäts gebrauchen/leichtlich außsetzig werden/vnd den krebs überkom̃en. Sie machen auch schwere tröum/vnd seind dem kopff vnd neruen schädlich. Es ist aber nützlich vnnd gůt das man den Linsen on die schelfen zůthüe/Endiuien/Burtzelkraut/Nespeln/dürr Rosen/Kütten/oder dergleichen/so stellen vnd stopffen sie dester krefftiger. Die Linsen mit gersten maltz gesotten vnnd übergeschlagen/lindern die schmertzen des Podagrams. Linsen mit hönig gekocht/dienen wol zů den

fliessenden

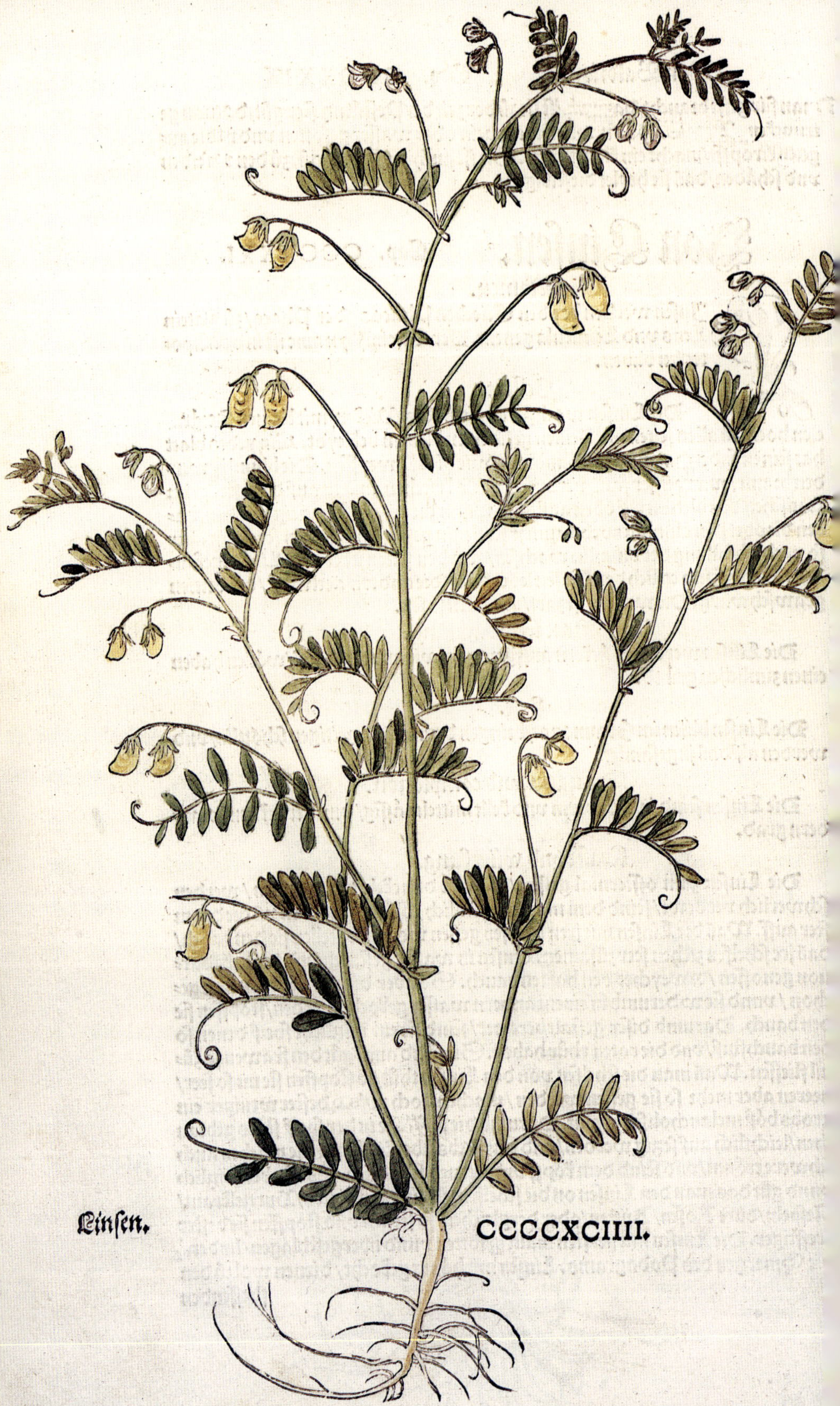

Linsen. CCCCXCIIII.

D fliessenden vñ vmb sich fressenden schäden. In essig gesotten vñ übergelegt/zerteylen sie die herten geschwulst/vnd die kröpff. Linsen in mehr oder saltzwasser gesotten vnd übergelegt/zerteylen die knollende milch in den brüsten/ vnd verzeren auch die überige milch darñ. Die Linsen seind gůt zů allerley geschwären/ grinden vñ rauden des leibs. Sie heylen auch die zerschrundene glider/in meth gesotten vnd übergeschlagen. Die Linsen wol gesotten/darnach zerstossen vnd übergelegt/stellen das blůt so zů den wunden vnd anderßwo herauß fleüßt. In der speiß genossen/sind sie allein gůt denen so überflüssig feücht sind: denen aber welcher natur seer trucken ist/ seind sie überdie massen schädlich / dann sie seer trücknen. Darumb dieweil sie den meñlichen samen verzeren vnd außtilgen/nemen sie hinweg den lust zů Elichen wercken. Sollen aber von denen so keüsch leben wöllen mehr dañ von den so im Elichen stand seind gebraucht werden.

Vom Lindenbaum. Cap. CCCXXXII.

Namen.

A Der Lindenbaum würt bey den Griechen Philyra genent. Zů Latein Tilia/welcher namen in den Apotecken biß auff disen tag verharret ist.

Geschlecht.

Die allten alle vnderscheyden den Lindenbaum in zweyerley geschlecht/nemlichen in das meñle vnnd weible. Das mennle hat ein hart falb knopffecht holtz / ein dicke rinden / die sich / so sie abgeschelet würdt / nit biegen laßt/ist bas geschmacker weder des weiblins. Bringt auch weder blůmen noch frucht. Das weible ist eins dicken stam̃ens/vnd hat weiß holtz/seine rind laßt sich biegen/dañ man macht wiegen darauß. Bringt blůst vñ frucht. Das weible ist vns allein bekant / darumb wir auch desselbigen gestalt allein beschreiben wöllen.

Gestalt.

B Lindenbaum das weible hatt einen dicken stam̃en / der breytet sich weit mit seinen ästen auß. Seine bletter seind dem Ephew laub nit vnänlich/aber weycher/obenauß mehr zůgespitzt / vnnd zů ringßvmbher wie ein säg zerkerfft. Die blůmen/ weil sie noch in jhren secklin stecken/seind grůn / wann sie herauß kommen bleychgeel. Darauß würt die frucht/welche rund ist/ wie die beer am Ephew. Vñ dise frucht versůcht oder isset kein thier/so sie doch die bletter nit scheühen vnd essen.

Statt irer wachsung.

Die Lindenböum wachsen gern im gebirg. Werden aber yetzund/in sonderheyt das weible/allenthalben vnder die thor/vñ sonst an andere ort gepflantzt.

Zeit.

C Das weible blüet im Brachmonat.

Die natur vnd complexion.

Der Lindenbaum ist warm/zeücht ein wenig zůsamen/vnd seubert.

Krafft vnd würckung.

Die bletter vom Lindenbaum dem weible/ grůn mit essig zerstossen vnnd übergelegt/heylen die wunden. Der safft auß den blettern vñ blůmen/vertreibt

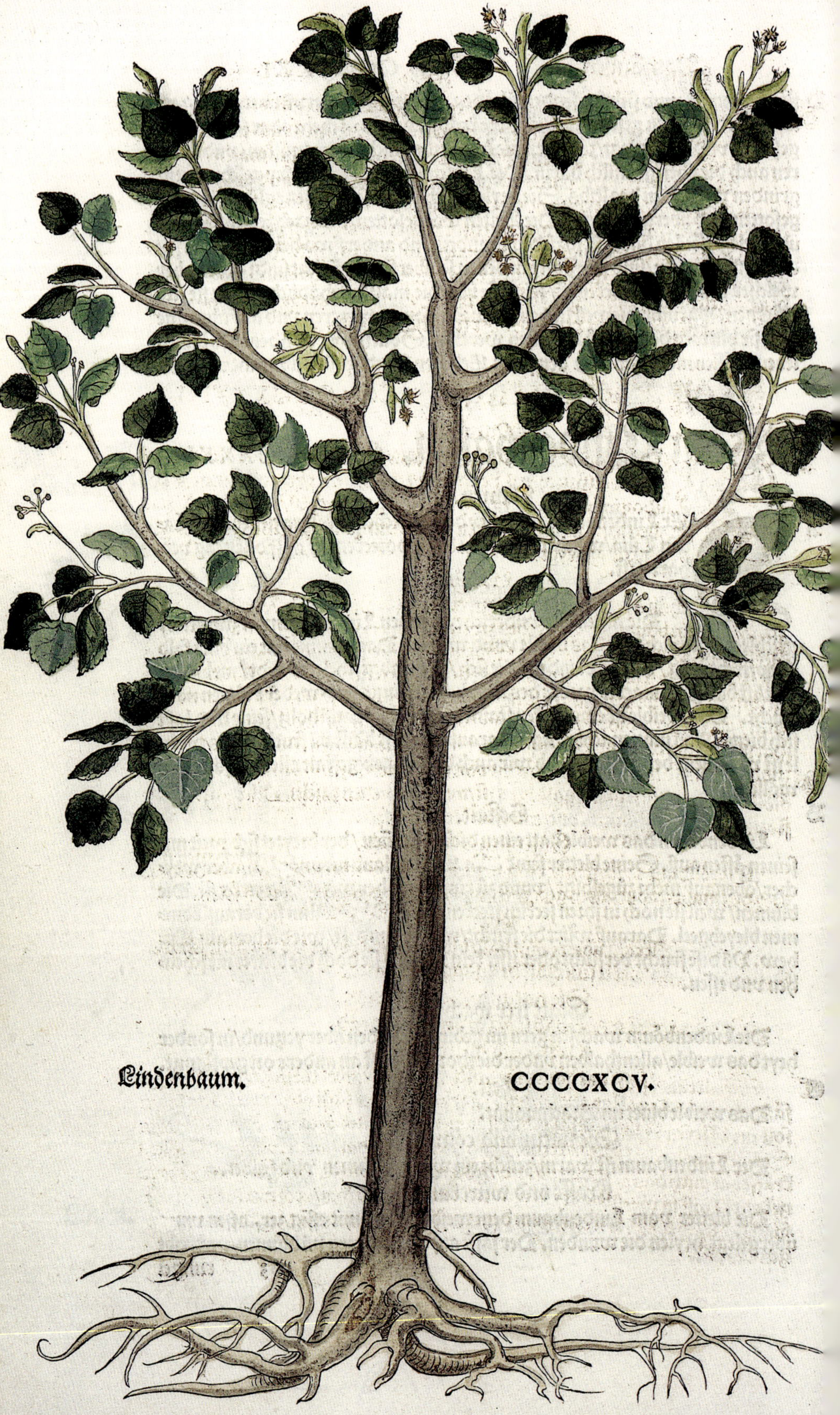

Lindenbaum. CCCCXCV.

D runtzel vñ flecken des angesichts/darmit gewäschen. Der safft von der innern rinden angestrichen/legt nider die geschwulst. Die rind im mund gekewet vnd übergelegt/heylet die wunden. Gedachter safft angestrichen/macht das har wachsen/vnd verhindert das es nit außfelt. Die bletter im mund gekewet/heylen die mundfeule. Inn wein oder wasser gesotten vnnd getruncken/treiben sie den harn/vñ bringen den frawen jre zeit. Sie seind auch diser gestalt gebraucht gůt denen so die fallende sucht haben/vnnd treiben das grieß. Die wurtzel hatt gleiche krafft. Die bletter zerknütscht vnnd auff die geschwollne füß gelegt/treiben die geschwulst hinweg. Man macht auß Linden blůst ein Conserua/oder zucker/der ist gůt zů dem vergicht oder freischlin genent.

Von Schölkraut. Cap. CCCXXXIII.

Namen.

A Schölkraut/Schölwurtz/oder groß Schwalbenkraut/würdt von den Griechen Chelidonion mega geheyssen. Zů Latein Chelidonium maius. In den Apotecken schlecht Chelidonia. Vrsachen seins namens haben wir in vnnserm Lateinischen kreüterbůch angezeygt.

Gestalt.

Das Schölkraut hatt einen zarten runden harigen stengel/mit vilen neben ästen/wie ein bäumlin. Ein yedes zweiglin am rechten stengel ist gleychet vnd knöpffecht. Die bletter seind dem Hanenfůß etwas gleich/aber zärter/zerschnitten/vonn farben schweitzergrün/auff der andern seitten spongrün/oder blaw grünfarb. Die stengel vnnd ästlin bringen in der höhe schöne saffrangeele blůmen/als die geele violen/darauß werden zů letzst lange schöttlin oder hörnlin/dariñ ist geeler bleycher kleiner samen/wie der Magsamen. Das kraut/stengel/ B vnd blůmen so mans zerreibt/geben von sich geelen safft/am aller meysten aber die wurtzel/welche gantz goldtgeel ist/mit vilen neben zaseln. Diser safft ist saffrangeel/scharpff/bitter/vnd eins starcken geruchs.

Statt seiner wachsung.

Schölkraut wechßt allenthalben an den schattechten orten/in sonderheyt bey den mauren vnd alten gebewen/auch hinder den zeünen vnd hecken.

Zeit.

Das Schölkraut überkompt bald blůmen/fast zů der zeit wañ die schwalben koñen/vnd weret sein blůst den gantzen summer.

Die natur vnd complexion.

Schölkraut ist warm vnd trucken im dritten grad.

Krafft vnd würckung.

C Schölkraut safft mit hönig vermischt/vnd in einem ehrin geschirr oder gefäß gekocht/macht klar augen/dariñ getropfft. Der safft aber von disem kraut soll im Meyen vnnd anfang des summers gesamlet werden. Der safft vom Schölkraut heylet fisteln/krebs/vnnd den wolff/darmit gewäschen. Sölche krafft hat auch das gedörrt puluer/in die wunden vñ schäden gethon. Die wurtzel mit Eniß in weissem wein gesotten vnnd getruncken/eröffnet die verstopfung der leber/vñ vertreibt die geelsucht. Im mund gekewet/legt sie den schmertzen der zän.

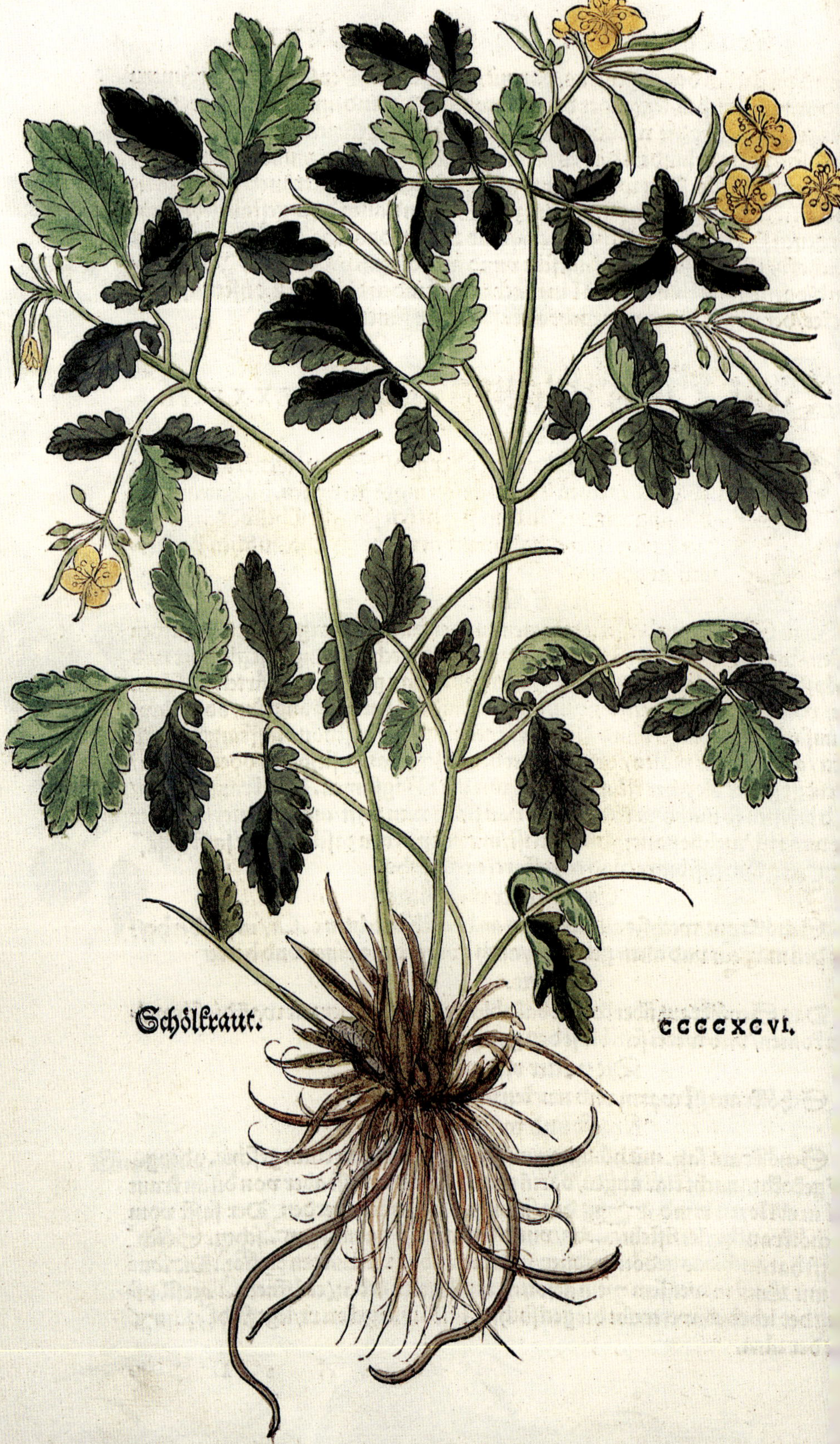

Schölkraut.

CCCCXCVI.

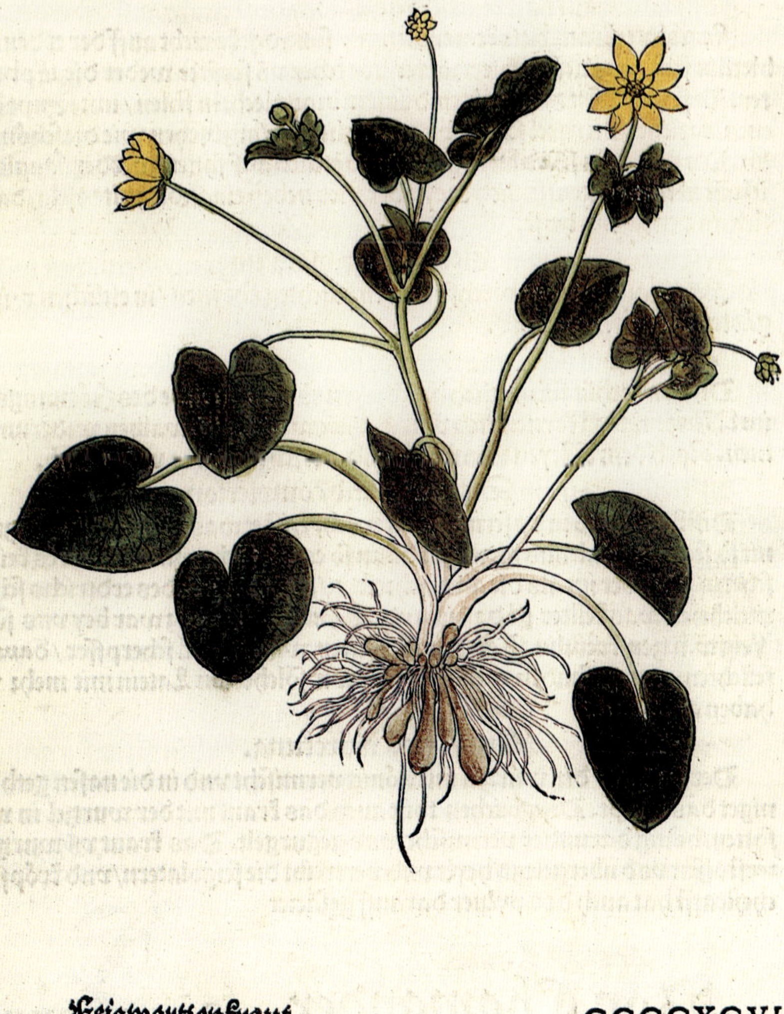

Feigwartzenkraut. CCCCXCVII.

Von Feigwartzenkraut. Cap. CCCXXXIIII.

Namen.

A F Eigwartzen oder Feigblaternkraut/ würdt auch Pfaffenhödlin/ Meyenkraut/ klein Schölkraut/ Scherbockßkraut/ Biberhödlin/ vnd Schwalbenkraut genent. Bey den Griechen würt es Chelidonion micron/ zů Latein Chelidonium minus geheyssen. Jn den Apotecken nent mans Scrofulariam minorem.

Gestalt.

Feigblaterkraut hatt keinen stengel/ sonnder kreucht auff der erden. Seine blettlin seind runder/ kleiner/ zärter/ weycher vñ feyßter weder die Ephew bletter. Dise wachsen auff kleinen dünnen braunlechten stilen/ mit sampt den blůmen/ welche tottergeel seind/ vnd fast glitzend/ anzůsehen wie die schönen sternlin. Die wurtzeln seind knöpffecht/ vnd ettlich auß jhnen werden langlecht wie Gersten körner/ gemeinlich drey oder vier neben einander mit zaseln/ darmit es sich an den grund hefft.

B Statt seiner wachsung.

Feigwartzenkraut wechßt an den feüchten rheynen/ in ettlichen wisen vnd gärten die do feücht seind.

Zeit.

Diß kraut thůt sich zeitlich herfür/ nemlichen im ende des Hornungs. Blüet im Mertzen/ vnd fürnemlich vmb die zeit wañ die schwalben widerumb kommen. Nach dem Meyen verwelckt vnd verschwindt es widerumb.

Die natur vnd complexion.

Diß kreütlin so in vnsern landen wechßt/ ist etwas scharpff vnd hitzig/ doch nit so seer als Galenus anzeygt: dann so es versůcht würdt/ hatt es kein sölche scherpffe hinder jm als die alten schreiben/ das villeicht des erdtrichs schuld ist/ welchs etwas kellter ist dañ in andern landen. Vnnd zwar bey vns seind die Feigwartzen kreütlin so an dürren stetten wachsen vil scherpffer/ dann so inn feüchten orten gefunden werden/ wie wir sölches im Latein mit mehr worten haben angezogen.

C Krafft vnd würckung.

Der safft auß der wurtzel mit hönig vermischt vnd in die nasen gethon/ reyniget das haupt. Deßgleichen thůt auch das kraut mit der wurtzel in wein gesotten/ hönig darunder vermischt/ vnd gegurgelt. Das kraut vñ wurtzel grün zerstossen vnd übergelegt/ heylt vnd vertreibt die feigblatern/ vnd kröpff. Sölche krafft hat auch das pulver darauff gesäet.

Von Chamander. Cap. CCCXXXV.

Namen.

A C Hamander neñen wir hie das geschlecht der kreüter/ welchs von den Griechen Chamædrys/ vnnd zů Latein Trixago geheyssen würdt. Der Griechisch name ist in den Apotecken bliben. Sonst nennt mans auch Querculam minorem/ vnd Serratulam. Vrsachen sölcher namen findt man in vnnserm Lateinischen Kreüterbůch angezeygt.

Gestalt.

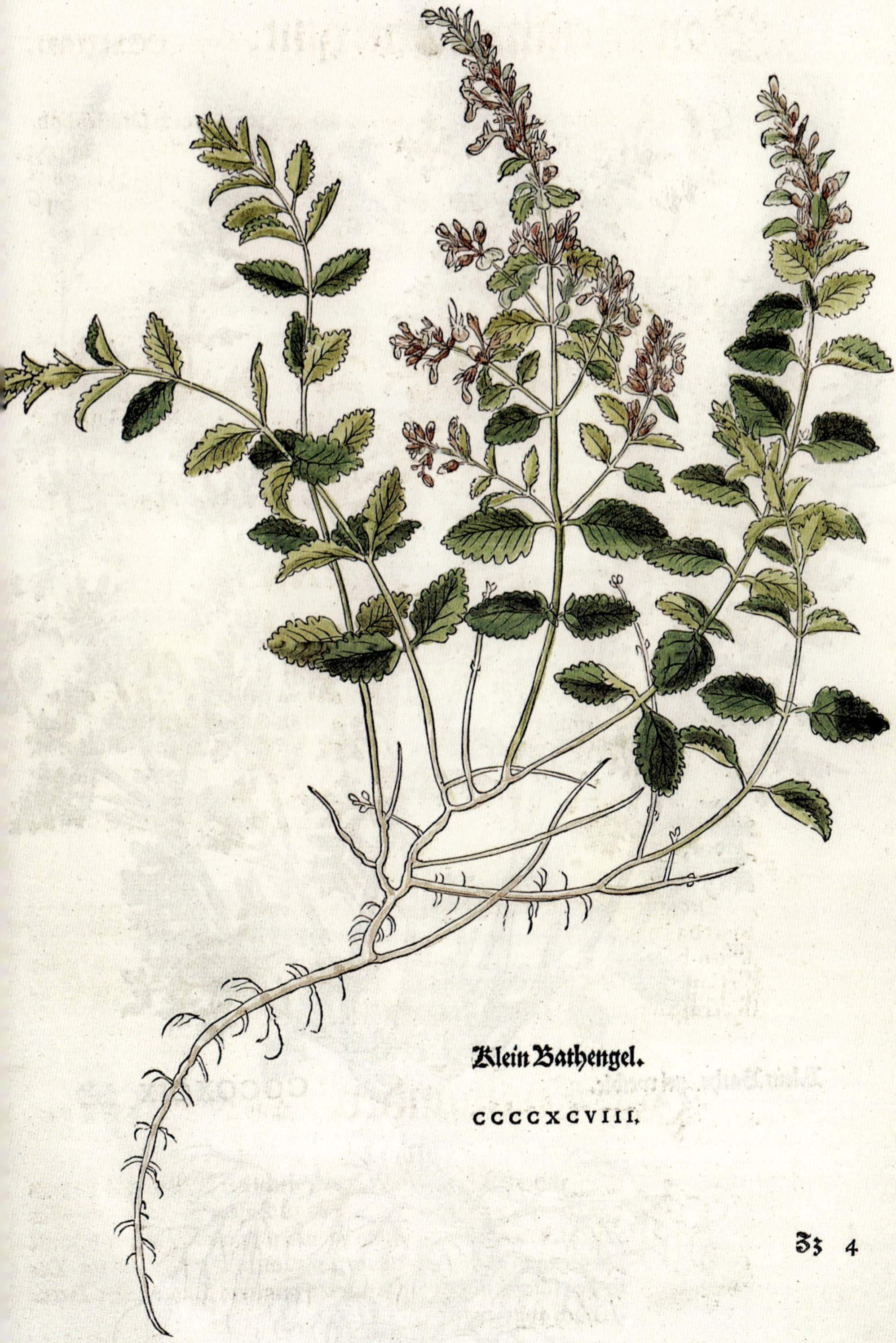

Klein Bathengel.

CCCCXCVIII.

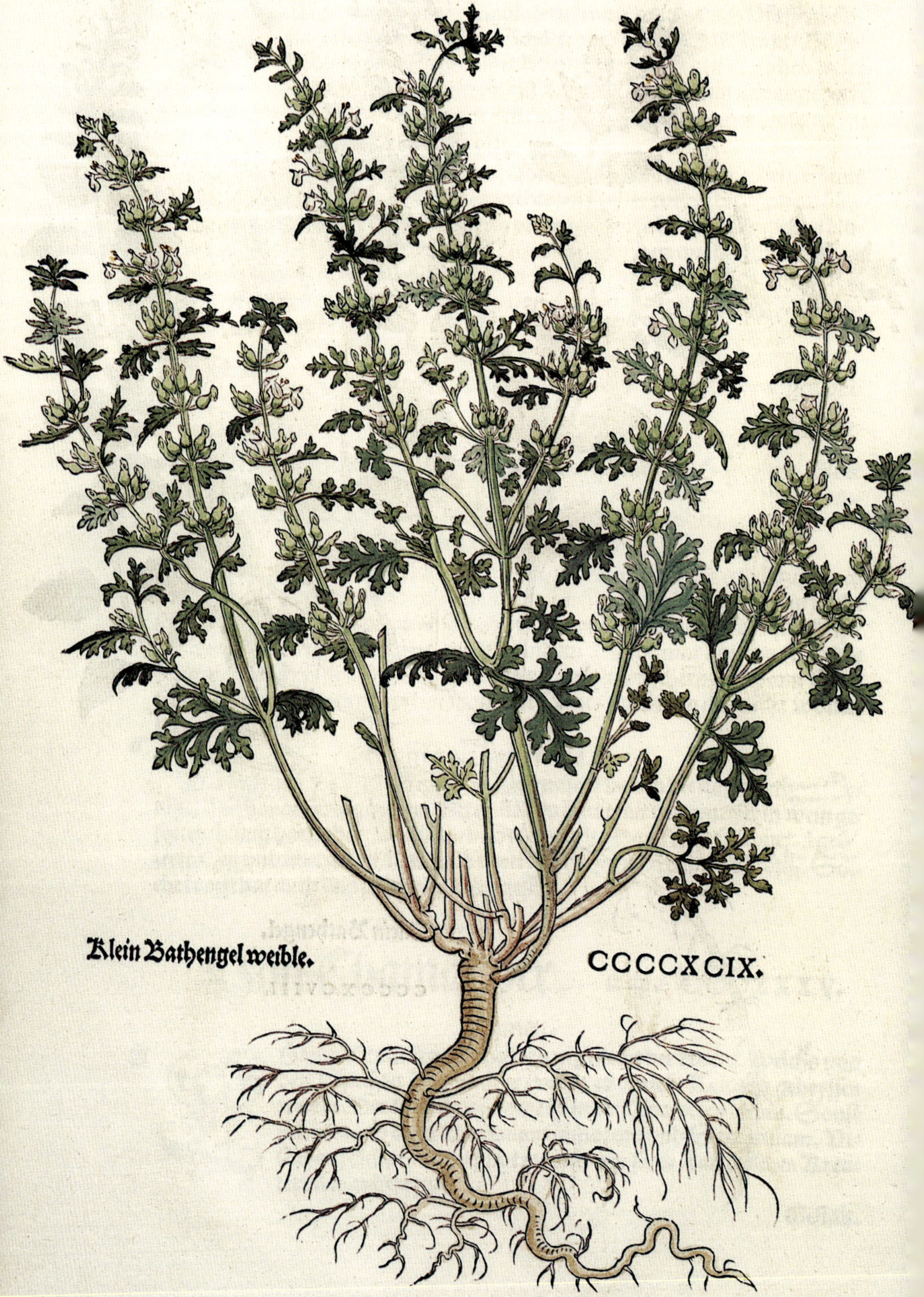

Klein Bathengel weible.

CCCCXCIX.

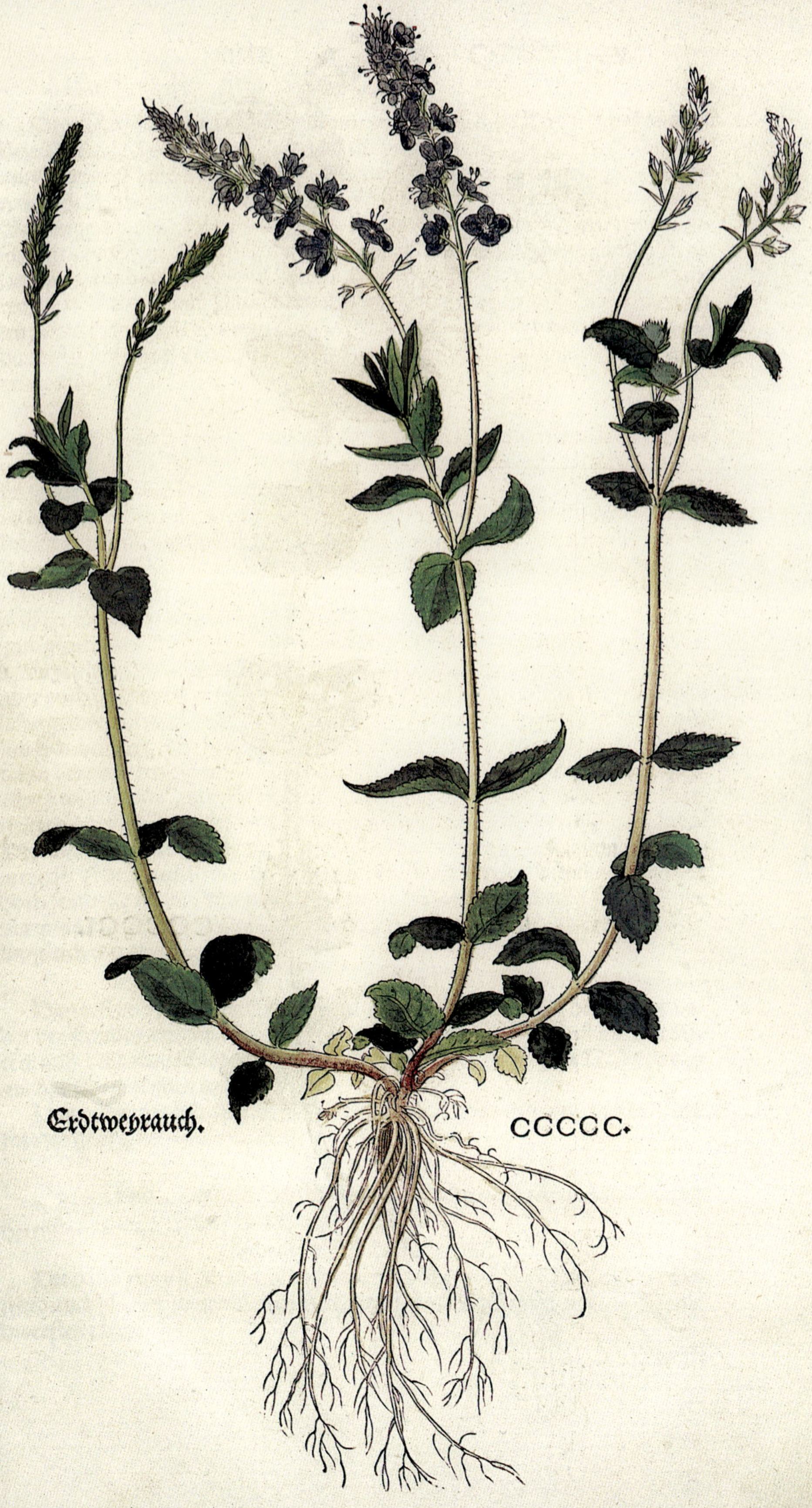

Erdtweyrauch.

CCCCC.

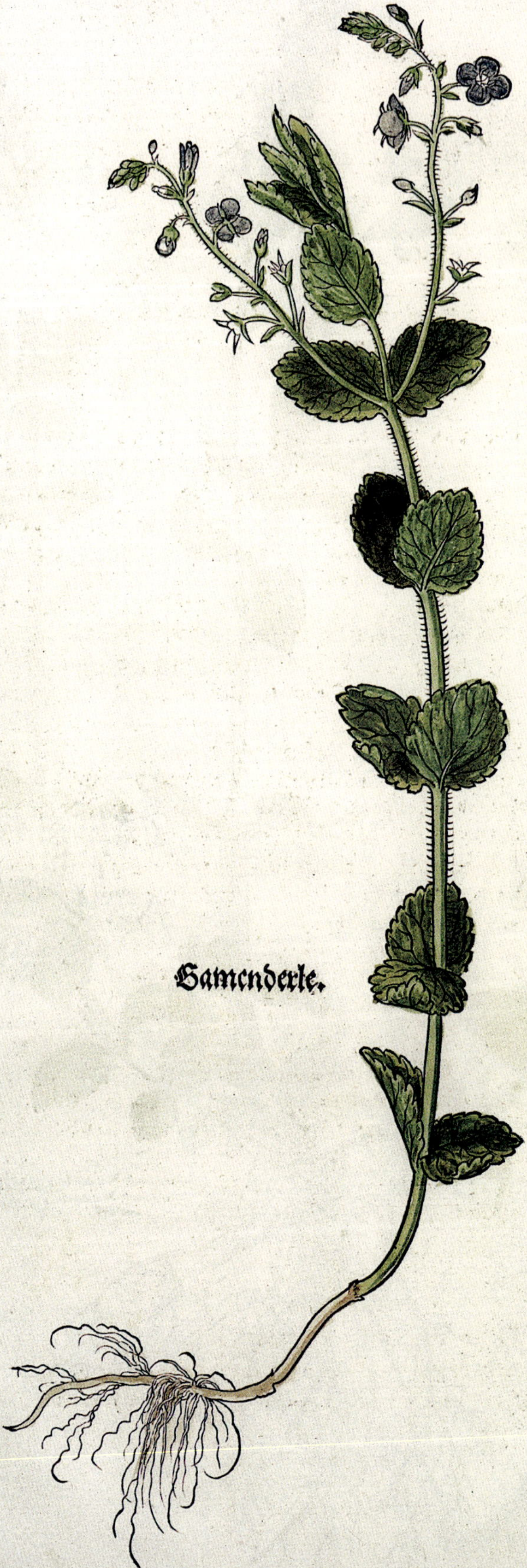

Gamenderle. CCCCCI.

B ## Geschlecht.

Des Chamanders seind fürnemlich vier geschlecht. Das erst haben wir klein Bathengel mennle genent/ vnnd ist das recht Chamædrys/ das sich gantz vnnd gar auff die beschreibung der allten reimbt. Das ander geschlecht haben wir klein Bathengel weible geheyssen. Das dritt Erdtweyrauch. Das vierdt Gamenderlin oder Blawmenderlin. Dise vier gewechß seind one zweifel geschlecht des Chamanders. An dem ersten ist kein zweifel/ dann es würdt in allen Apotecken darfür gebraucht. Das annder reycht seer wol/ vnnd ist auch ein recht Chamander/ dañ Plinius am ix. bůch am x. cap. schreibt/ das es einen gůten geruch haben sol. Die letzsten zwey werden auch billich darunder gezogen/ dieweil sie sich sonst vnder kein Capitel baß/ dañ eben vnder das gegenwertig/ reimen wöllen.

Gestalt.

Das erst geschlecht ist ein steudlin vngeuärlich anderhalb spañen hoch/ hat vil dünner rütlin mit jhren kleinen blettlin gezieret/ ye zwey gegen einander zerkerfft/ dem Eychen laub seer änlich/ vnd am geschmack bitter. Gewindt braune blůmlin in der höhe auff vnnd auff/ wie ein äher gestalt. So die abfallen/ bringt es in den heüßlin kleinen runden schwartzen samen. Die wurtzel ist düñ/
C klein vnd weiß/ kreucht vnd fladert hin vnnd her im grund. Das ander geschlecht hat einen treffenlichen gůten geruch/ ist mit den blůmen/ welche auß den heüßlin wachsen/ dem ersten gantz änlich. Die bletter seind auch dem Eychen laub gleich/ aber kreütz weiß zerhawen vnd zerspallten/ vnd wie Wermůt blettlin anzůsehen/ doch kleiner vnnd schöner. Die wurtzel ist ettwas dicker/ kreucht aber auch hin vnnd her mit jhren zaseln. Das dritt geschlecht ist ein seer liebliches gewechß/ hat einen stengel oder drey/ die seind rund/ harig/ vnd vngeuärlich spannen lang. Die blettlin an den stengeln seind ettwas lenger vnd spitziger dann der anndern geschlecht/ doch auch zů ringß vmbher zerkerfft wie ein säg. Es gewindt seine gantz schöne blawe holtselige geäherte blůmlin nit am öbersten teyl oder gipffel der stengel/ sonnder zů den seiten/ wie das erst geschlecht. Die würtzelin seind zasecht vnd dünn. Das vierdt geschlecht vnd aller gemeinest/ ist dem nechsten mit wurtzel/ stengel/ blettlin vnnd blůmlin seer gleich: doch seind die blettlin ettwas grösser vnnd breyter/ die blůmlin seind nit gar blaw/ noch geähert wie an dem dritten. Bringt seinen samen inn zweyen täschlin/ gleich wie Eerenbreiß.

D ## Statt irer wachsung.

Das erst vnd aller beste Chamander geschlecht wechßt auff den bergen vnder den stauden/ etwan an den steinigen rheynen/ als vmb Rotenburg am Necker auff dem alten schloßberg/ vnnd an den rheynen neben dem Necker/ do es mit hauffen gefunden würdt.

Das ander wechßt gern an steinechten orten. Das dritt vnd vierdt in wisen vnd graßgärten allenthalben.

Zeit.

Das erst vnd ander geschlecht blüen fürnemlich im Brachmonat vñ Hewmonat. Die andern zwey im anfang des Meyen.

Die natur vnd complexion.

Die ersten zwey seind warm vnd trucken im dritten grad. Die letzsten zwey seind auch gleicher natur/ doch nit so hoch im grad der werme vnd trückne als die ersten zwey.

Krafft

E Krafft vnd würckung.

Die Chamander kreüter vnd blůmen in wasser gesotten vnnd getruncken/ seind fürtreffenlich gůt denen so hůsten / ein hart miltz haben / nitt wol harnen mögen/vnd so newlich seind wassersüchtig worden. Sie bringen den frawen jhre zeit/nemen hinweg die verstopffung der inwendigen glider/ vnd zerteylen die groben zähen feüchtigkeyt. Mit essig vermischt vnd getruncken / machen sie das miltz kleiner. Inn wein jngenomen / widersteen sie allerley gifft/auch auswendig übergelegt. Gedörrt vnnd gepuluert mit hönig vermischt/reynigen sie die allten schäden. Mit öl vermischt vñ angestrichen/heylen sie die brüch/wunden/vnnd vmb sich fressende schäden. Der safft von den blettern mit öl vermischt vnnd angestrichen/vertreibt die dunckelheyt der augen. In summa/die Chamander gewechß sind heylsame vnd nützliche wundtkreüter/ dienen auch wol zů der zerteylung aller groben feüchtigkeyt / darumb sie nit allein vonn den wundärtzet/sonder auch andern sollen hoch vnd groß geachtet werden.

Von Cypressen. Cap. CCCXXXVI.

Namen.

A Cypreß würt von den Griechen Chamæcyparissus geheyssen/zů Latein pumila Cupressus / das ist/niderer oder kleiner Cypreß/ von wegen des baums der also genent würt/ darmit ein vnderscheyd vnder disen zweyen were.

Gestalt.

Cypreß ist ein holtzecht geschlecht / wie Lauendel / das gantz kraut aber ist äschenfarb grün/mit fast kleinen runden zerschnittnen blettlin/schier wie Heyd so sie erstlich anfacht zů wachsen / oder wie die Staubwurtz das weible. Am gipffel seiner ästlin gewindt er schöne geele blůmen / gestalt wie der Maßlieben blůmen/ein yede blům aber sonderlich auff einem stengelin/die ist wie ein käßlin darauff gesetzt. Die wurtzel ist holtzecht vnd zasecht. Diß gantz gewechß ist eines seer gůten geruchs/wie der Cypreßbaum.

B Statt seiner wachsung.

Den Cypreß zilt man in den gärten vnd scherben allenthalben.

Zeit.

Der Cypreß blüet im Hewmonat/vnd würt selten mit den blůmen funden.

Die natur vnd complexion.

Der Cypreß trücknet on grosse hitz / wie das sein geschmack klärlich außweißt.

C Krafft vnd würckung.

Die Cypreß bletter zerstossen vnd übergelegt/heylen die wunden/ vnd stellen das blůt. Dermassen gebraucht/heylen sie auch die brüch. Sie seind auch nützlich/in sonderheyt so man gersten maltz darzů thůt/zů dem rotlauff / vnnd dergleichen hitzigen geschwulsten/doch nit im anfang derselbigen. Die bletter gesotten vnd getruncken stellen den bauchfluß / die roten rhůr / verzeren vnd trücknen auß alle überige feüchtigkeyt des leibs. Die wurtzel mitsampt den blettern gesotten vnd getruncken/seind nützlich der blasen/vnnd der harnwinden. Das kraut gedörret vnnd das puluer daruon inn wein getruncken / ist gůt wider allerley gifft.

Von Gun=

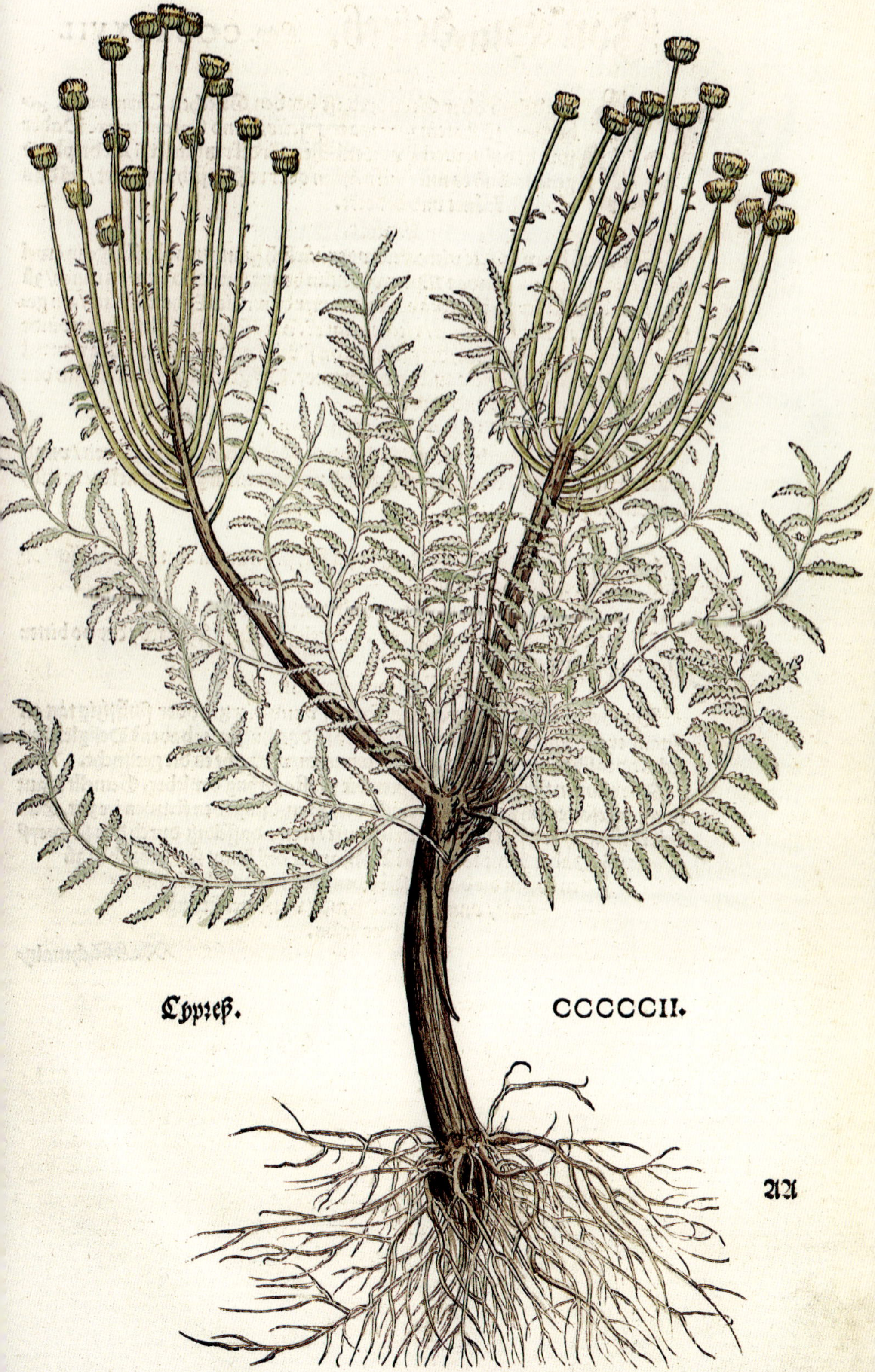

Cypreß. CCCCCII.

Von Gundelreb. Cap. CCCXXXVII.

Namen.

A GUndelreb oder Grundreb ist bey den Griechen Chamæcissos geheyssen / zů Latein Hedera terrestris / vnnd Corona terræ. Daher würdt diß gewechß von ettlichen Erdtkrentzlin / vñ Erdtephew genent / dañ es mit seinen åstlin oder reißlin sich außbreyt / vñ das erdtrich krönet vnd bedeckt.

Gestalt.

Grundreb hat vil zarte viereckete / vngenårlich spannen hohe stengelin / welche zů allen seiten mit runden Ephew blettlin besetzt / die seind ettwas rauch / zů ringß vmbher zerkerfft / kleiner aber vnd zarter dann die Ephew bletter / am geschmack zur bitterkeyt geneygt / riechen starck. Zwüschen den blettern gewindt es seine purpurfarbe violen / die fallen ab on frucht / vnd on samen. Die wurtzel ist klein / vnd hat keinen gebrauch in der artzney. Diß gewechß henckt sich an den grund / vnd kreucht hin vnd wider.

B Statt seiner wachsung.

Die Gundelreb wechßt gemeinlich in den gårten / hinder den zeünen / vnnd gemewren allenthalben. Vberzeücht auch zů zeiten einen gantzen acker / wie ich wol dieselbigen gesehen hab.

Zeit.

Grundreb kompt bald im Mertzen herfür / fahet an im Aprillen zů blüen / vñ blüet fürhin den gantzen summer.

Die natur vnd complexion.

Diß gewechß ist warm vnd trucken / welches sein geschmack / der do bitter ist / gnůgsam anzeygt.

C Krafft vnd würckung.

Gundelreben kraut in wasser gesotten / vnnd viertzig oder fünfftzig tag an einander getruncken / bekompt wol denen so das hüfftwee haben. Deßgleichen sechs oder siben tag nach einander getruncken / vertreibt es die geelsucht.

Die blůmen für sich selbs eröffnen die verstopffung der leber. Gemellt kraut in wein gesotten vñ getruncken / treibt den harn / bringt den frawen jre zeit. Gundelreb ist auch krefftig wider allerley gifft / treibt dasselbig durch den schweyß auß. Daher kompts das die Roßartzet diß kraut seer brauchen zů den rossen die das feysel haben. Es heylt auch die mundfeule / vnnd andere grind / vnnd verserung des leibs.

Von Schmaltz-

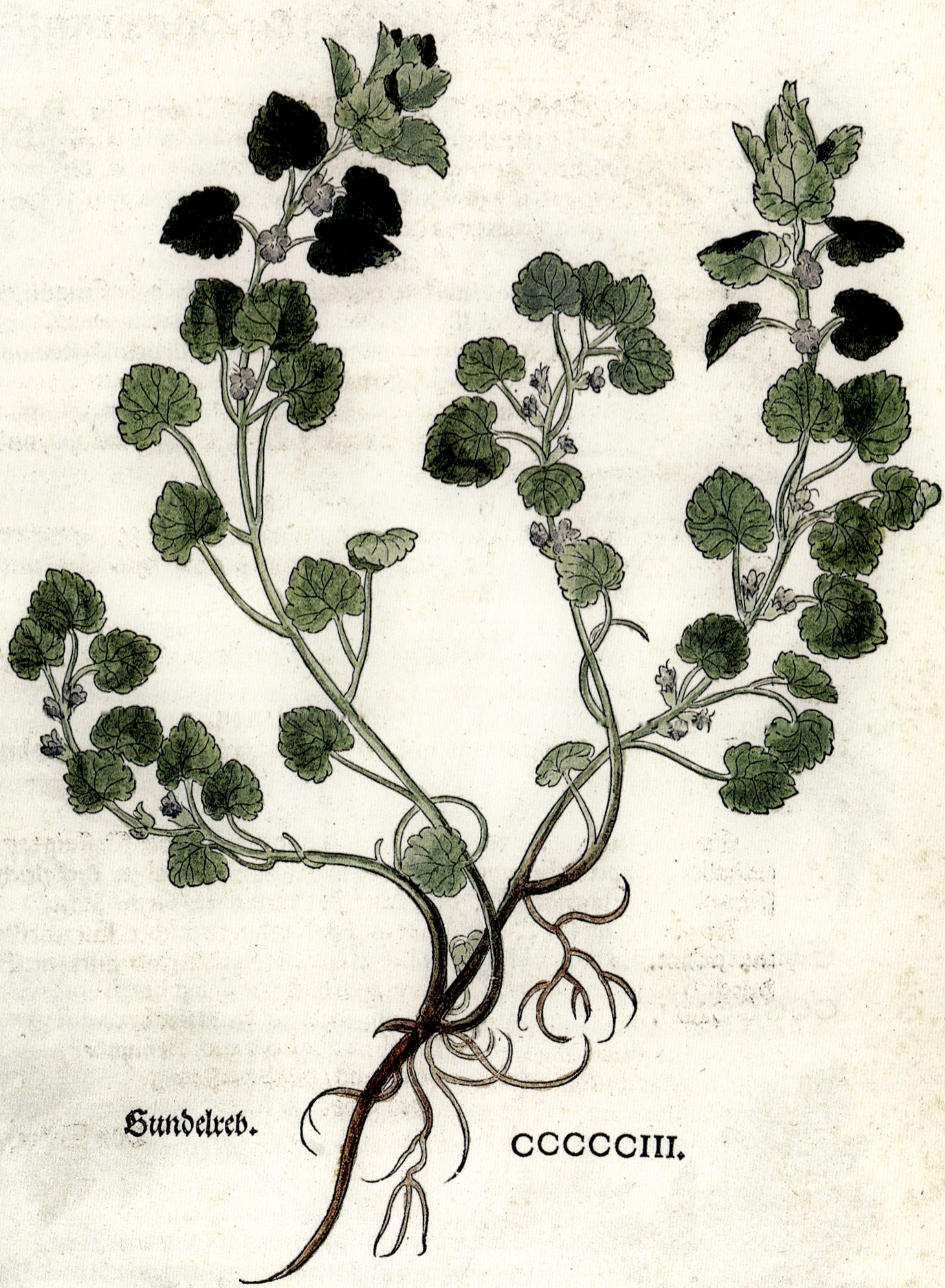

Gundelreb.

CCCCCIII.

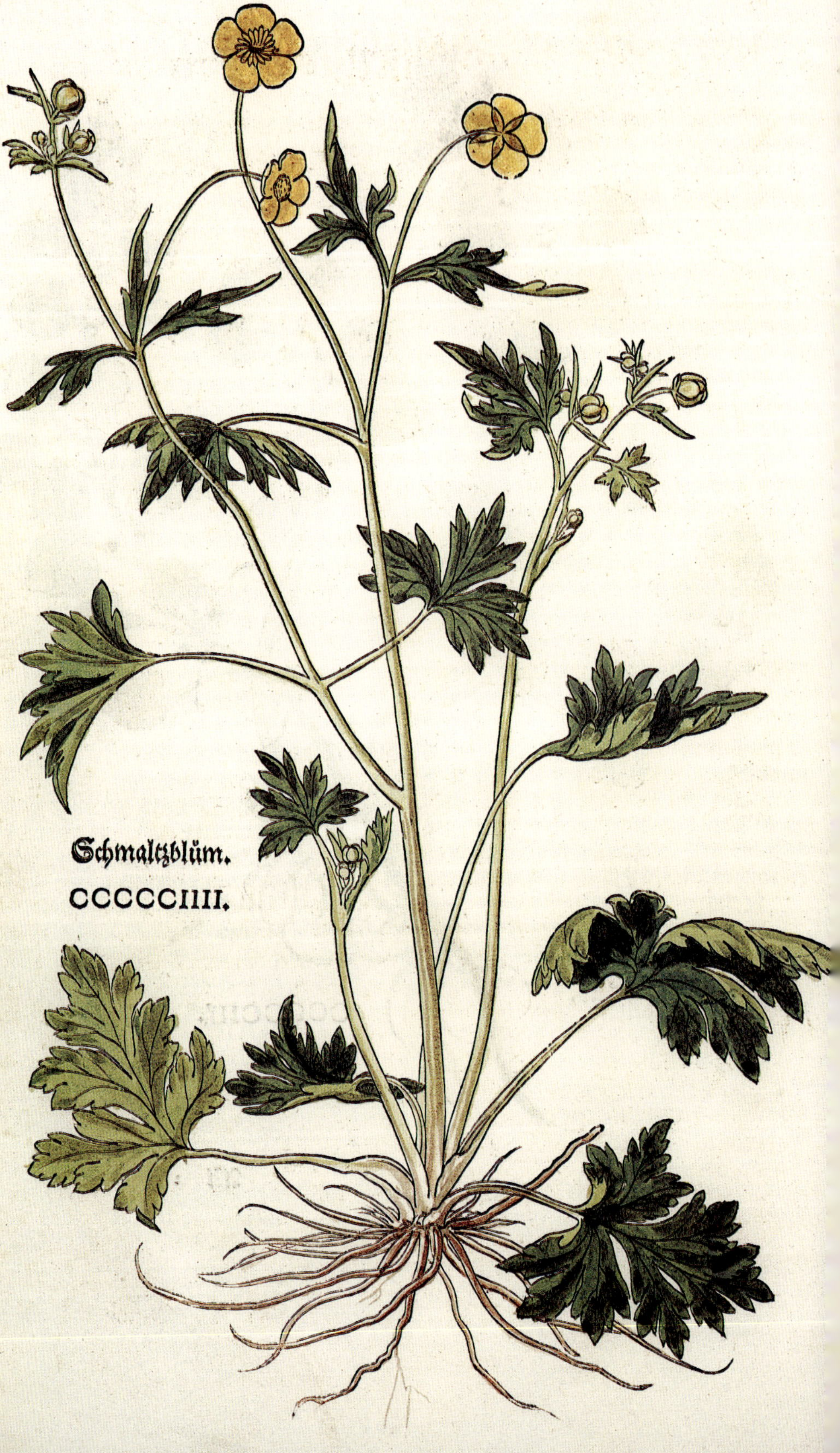

Schmaltzblům.
CCCCCIIII.

Von Schmaltzblůmen. Cap. CCCXXXVIII.

Namen.

A Schmaltzblům oder Goldtblům würt von den Griechen vnd Lateinischen Chrysanthemum geheyssen. Jst also genennt worden von seinen blůmen her/die do goldtgeel seind/glitzend/vnd wañ sie mit den fingern zeriben werden/lassen sie ein feyßte von jnen.

Gestalt.

Schmaltzblům ist ein zart kraut/doch schier gestaltet wie ein staud. Seine stengel seind glatt/vnnd die bletter vilfeltig zerschnitten/wie der Hanenfůß. Die blůmen am gipffel der stengel seind goldtgeel/glitzend/vnnd rund/wie ein aug. Die wurtzel ist zůsamen gesetzt auß vilen kleinen geelen würtzelin.

Statt seiner wachsung.

B Goldtblům wechßt gern in den feüchten wisen/vnd andern wässerigen orten: dañ wo diß kraut wechßt/da würdt man gewißlich wasser finden/so man anderst dasselbig durch das graben ist vleissig sůchen.

Zeit.

Diß kraut blüet im Meyen/vnd gleissen daruon die wisen/vñ andere feüchte stett/daran es gern/wie angezeygt/wechßt.

Die natur vnd complexion.

Diß kraut ist warm vnd trucken aller gestalt wie das Rindßaug.

Krafft vnd würckung.

C Die Goldtblům gesotten/vnd nach dem bad/dariñ einer ein gůte weil verharret hatt/getruncken/heylt die geelsucht. Sie treibt auch den stein der blasen. Die blůmen mit wachß vermengt/ein pflaster darauß gemacht vñ übergelegt/verzeren vnd zerteylen allerley geschwulst.

Von Eberwurtz. Cap. CCCXXXIX.

Namen.

A Eberwurtz hat on zweifel jhren namen von dem Latein her überkoñen/dann in sölcher spraach würdt sie Carduus suarius geheyssen. Bey den Griechen vnd Römern würdt sie Chamæleon vnnd Carduus varius genent. Jn den Apotecken nennt mans Cardopatium/welcher namen von dem wörtlin Pancratium/(dañ also heyßt diß gewechß der Apuleius)ist her koñen/wie wir sölchs in vnserm Lateinischen kreüterbůch/mitsampt den vrsachen seiner namen/gnůgsam haben angezeygt.

Geschlecht.

B Der Eberwurtz seind zwey geschlecht. Das erst ligt auff dem grund/dann es keinen stengel hat/recht daruon zů reden/dañ den styl darauff die stachelecht blům steet/welcher nit fingers lang ist/mag kein stengel in einem sölchen grossen gewechß genent werden. Würdt Chamæleon albus/das ist/weisse Eberwurtz geheyssen. Das ander geschlecht gewindt einen stengel der würt elenbogens hoch/würt Chamæleon niger/das ist/schwartze Eberwurtz genent/dann die wurtzel schwertzer ist weder an der ersten/welcher wurtzel etwas weisser ist. Seind sonst einander fast gleich.

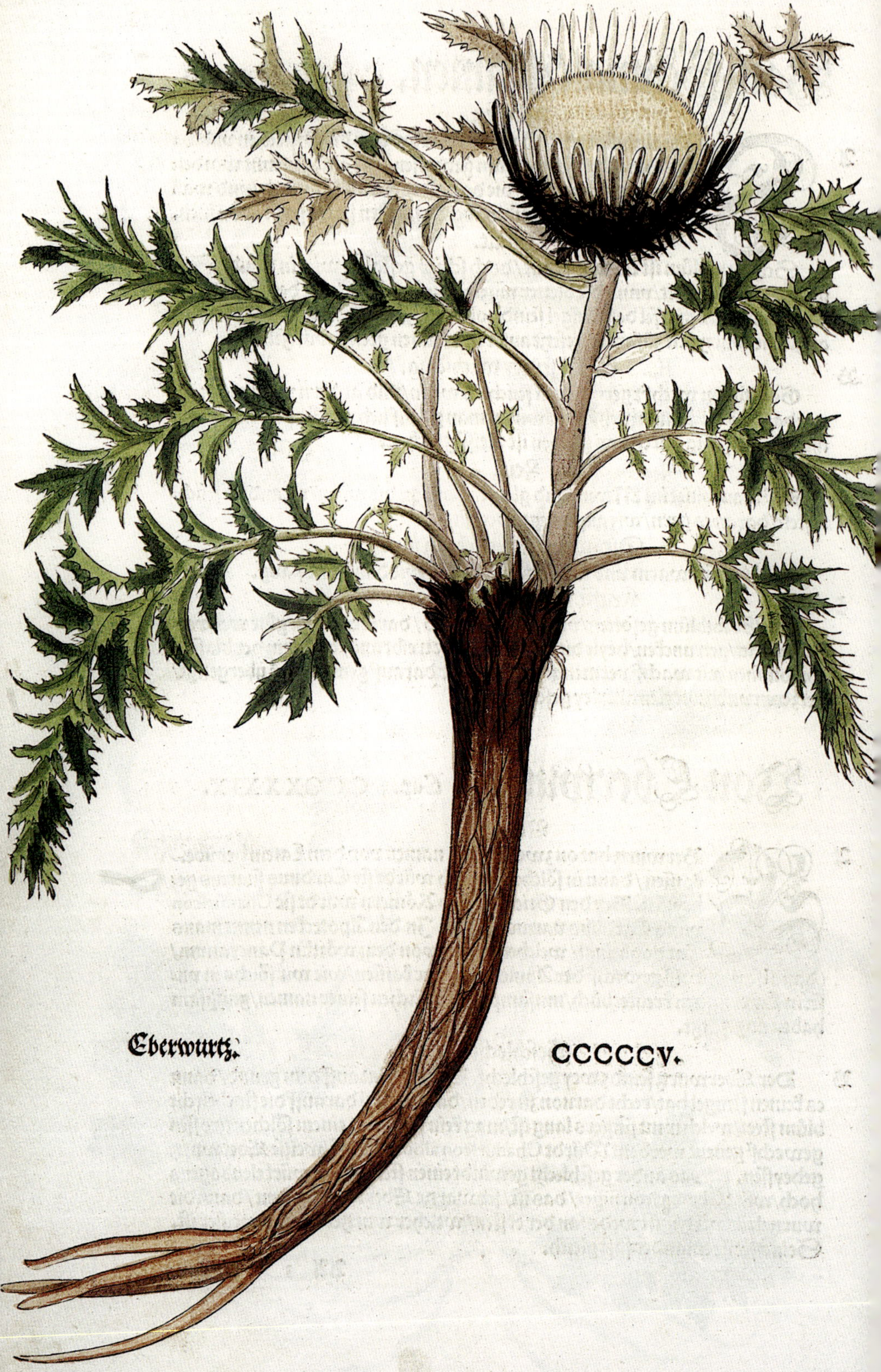

Eberwurtz.

CCCCCV.

C **Gestalt.**

Eberwurtz die weiß hat bletter die seind des Strobildorns blettern gleich/ aber scherpffer vnd spitziger/die ligen auff dem grund. Hatt keinen stengel/sonder allein das/darauff die stachelechte blůmen köpff steen/ist nit fingers lang. Dise köpff aber blüen purpur oder rosin rot/vnd werden darnach zů grawem har/darinn der sam verborgen ligt/der ist dem wilden garten Saffran samen gleich. Die wurtzel ist lang/dick/inwendig weiß/eins starcken geruchs/vnnd süß. Die schwartz Eberwurtz ist mit den blettern der weissen gleich/seind doch etwas rotfarber. Sein stengel ist fingers dick/rotlecht/anderhalb spannen lang/darauff erscheinen die stachelechte bleychfarbe blůmen/wie an dem vorigen. Die wurtzel ist auch lang/schwartz/dick/im hertzen gemeinlich auffgerissen oder zerspallten/vnnd zernagt: ist inwendig geel/vnnd ettwas räß auff der zungen.

D **Statt irer wachsung.**

Die weiß Eberwurtz wechßt gern auff den rauhen bergen/in starckem weissem grund. Die schwartz Eberwurtz wechßt in wälden/vnd auff den rauhen hohen bergen.

Zeit.

Die Eberwurtzen blüen im Hewmonat vnnd Augstmonat am volkomelichsten.

Die natur vnd complexion.

Die wurtzeln beyder Eberwurtzen seind trucken im dritten/aber die weiß ist warm im andern/die schwartz im dritten grad.

Krafft vnd würckung.

E Die wurtzel der weissen Eberwurtz gepuluert/vnd ein quintlin schwer mit wein jngenom̃en/treibt auß die breyten würm/macht klein die wassersüchtigen vnd treibt den harn krefftiglich. Sie ist auch diser gestalt nützlich wider allerley gifft/sonderlich aber wider die Pestilentz. Dise wurtzel in essig gesotten/vñ sich darmit gewäschen/vertreibt die rauden/grind vnd flechten. Jm mund gehalten/lindert sie den schmertzen der zän. Die wurtzel der schwartzen Eberwurtz hatt ettwas tödtlichs an jhr/wie Galenus schreibt/darumb sie nit in den leib sol gebraucht werden. Eüsserlich aber sol jr brauch sein zů den rauden/zittermälern/flechten/vnd zů allerley dergleichen gebresten die reynigens bedörffen. Sie würdt auch zů den artzneyen gebraucht darmit man pflegt zů etzen. Wañ mans zerstoßt vnd überlegt/heylt es die schäden so vmb sich fressen/vnd seer vngeschlacht seind.

Von welsch Distel. Cap. CCCXL.

Namen.

A Welschen distel neñen wir diß gewechß/darumb das frembd ist/vnnd in vnsern landen von sich selbs nit wechßt. Wie es bey den alten sey geheyssen worden/kan ich noch diser zeit nit wissen/dañ es gewißlich nit Chamæleon niger ist wie ettlich meynen/vñ wir sölchs auch in vnserm Lateinischen kreüterbůch gemellt haben. Jst den Apoteckern auch vnbekant.

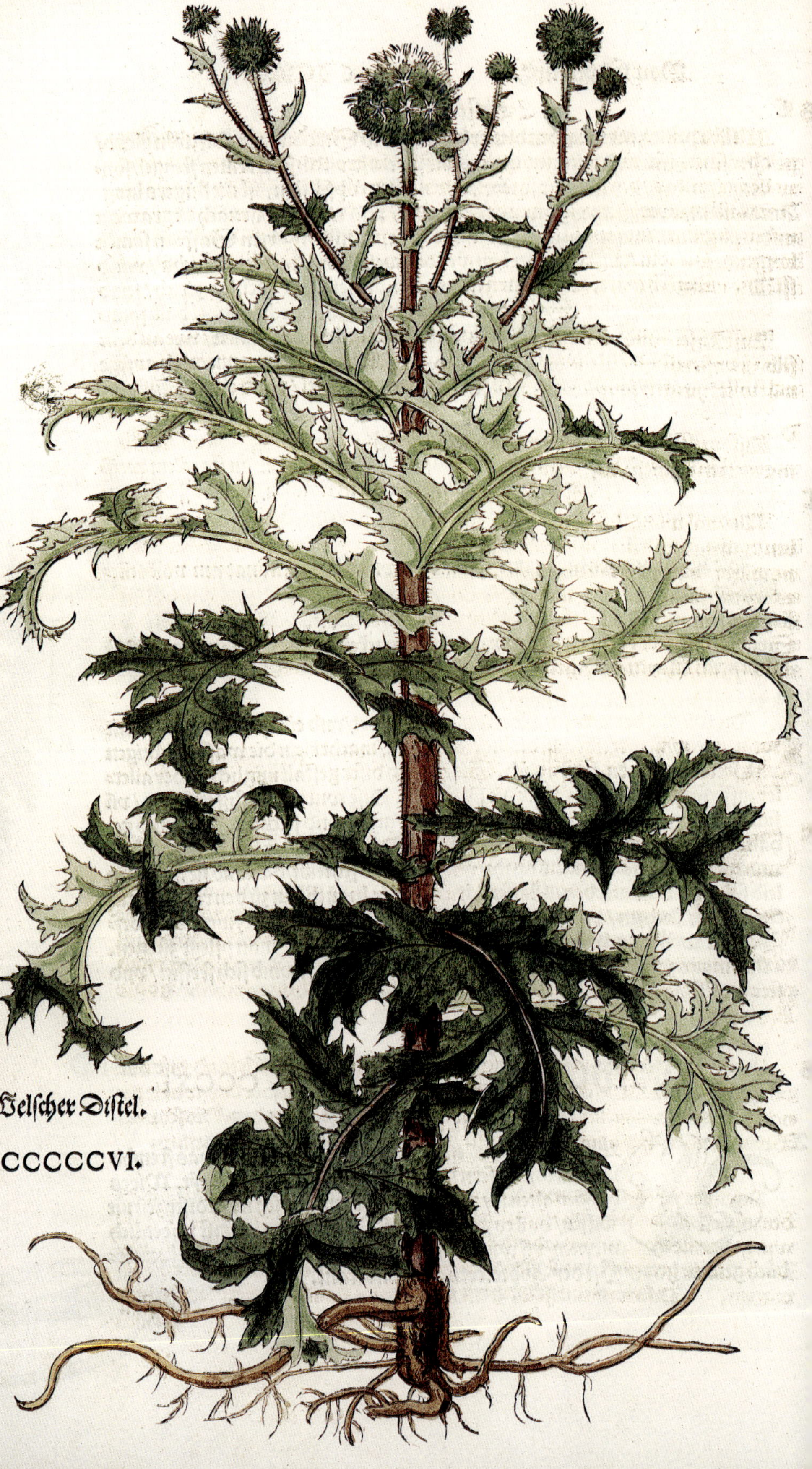

Welscher Distel.

CCCCCVI.

B
Gestalt.

Welsch distel hatt einen runden hohen fingers dicken braunen harigen stengel. Jre bletter seind groß/bleychgrün/auff der einen seiten gar äschenfarb/vnd wollecht/zů beyden seiten zerschnittē/haben keinen scharpffen stechenden dorn. Am gipffel der stengel bringt sie schöne runde ygels köpff/die blüen weiß/doch mit wenig blaw vndermischt. Wañ sie zeitigen so ligt grawer samen dariñ verborgen/der vergleicht sich fast dem Habern/allein das er oben auß seer harecht ist. Die wurtzel ist schwartz vnd holtzecht.

Statt seiner wachsung.

Dise Distel/wie vormals auch ist angezeygt worden/wechßt nit vonn jhr selbs in vnsern landen/sonder můß in gärten gepflantzt werden. Vñ wo sie einmal würt hin gepflantzt/besampt sie sich darnach alle jar selbs. Bekompt gern.

Zeit.

Dise welsche Distel blüet im Hewmonat/vnnd bringt volgends im Augstmonat jren rauhen harigen samen.

C
Krafft vnd würckung.

Wiewol wir noch kein besondere erfarung von disem schönen gewechß haben/doch nichts dester weniger haben wirs lassen cōtrafayten vmb seiner schöne willen/darmit jm andere auch vleissig nachgedechten/vnnd erforschten wie es bey den alten geheyssen were. Dieweil vnd aber die Walhen dise distelköpff so sie noch jung seind bey den hůnern vnd anderm fleysch kochen/wie auch den Strobildorn/acht ich das sie in der würckung vñ natur auch nit weit von einander seind. Wer dieselbigen begert zů wissen der sůch sie oben an seinem ort.

Von Ye lenger ye lieber. Cap. CCCXLI.

Namen.

A Ye lenger ye lieber würt von den Griechen Chamæpitys genent/zů Latein Aiuga/oder Abiga/von etlichē Jbiga. Daher kompts das es in den Apotecken Jua geheyssen würdt. Vrsachen seiner namen haben wir in vnserm Lateinischen kreüterbůch nach der leng angezeygt. Es möchte aber diß gewechß wol niders Kindeñlin genent werden/von dem Griechischen namen her/dann es gantz vnnd gar nider ist/kreucht schier auff der erden jnher/vnd schmeckt wie hartz oder Kindann.

Geschlecht.

B Wiewol drey geschlecht seind der nidern Kindennlin/doch seind mir nur zwey auß disen bekant/nemlich das erst/so ich Ye lenger ye lieber das weible genent hab/vnd das mennle/welches das dritt geschlecht ist bey dem Dioscoride. Beyder vnderscheyd kan man auß der beschreibung jhrer gestalt abnemen.

Gestalt.

Ye lenger ye lieber das weible ist ein khlein kreütlin das kreucht auff der erden jnher/vnd krümbt sich etlicher maß. Seine blettlin sind der kleinen Haußwurtz mennle bletlin gleich/aber harig/vnd haben ein zähe feüchtigkeyt in sich. Die blůmlin geel oder weiß. Die wurtzel schlecht/holtzecht/wie an der Wegwarten. Das mennlin ist auch ein kleins feins kreütlin/mitt braunlechten harigen

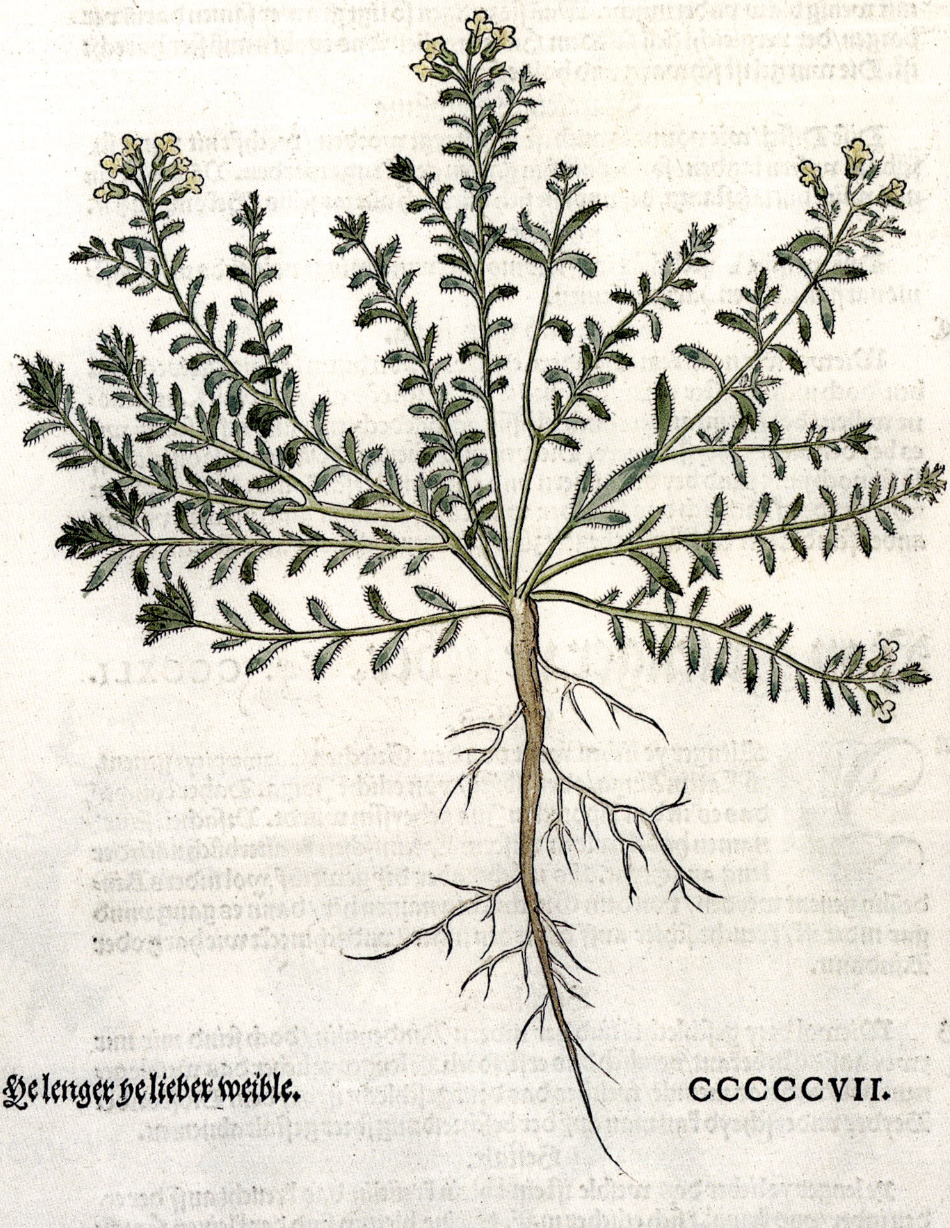

Ye lenger ye lieber weible.

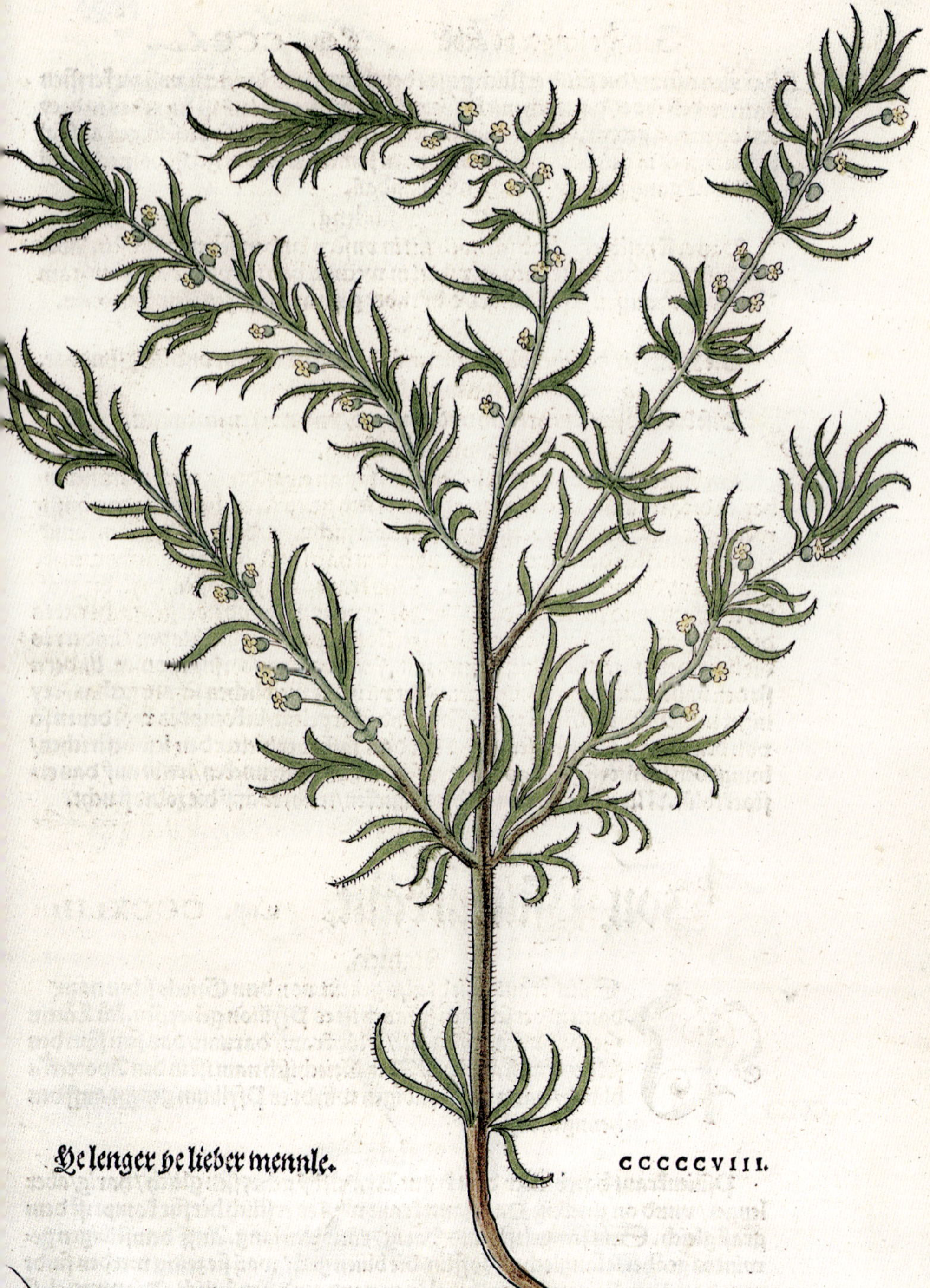

Ye lenger ye lieber mennle. CCCCCVIII.

C harigen ästlin / die seind erstlich gegen der wurtzel mit breytern vnd zerkerfften blettern bekleydet / darnach mit kleinern / die seind harig / vñ ist ein yedes in drey teyl oder spitz geteylt. Seine blůmlin seind schön geel / vnd so dieselbigen auß fallen / bringt es in den heüßlin kleinen runden samen. Die wurtzel ist holtzecht / vñ geel. Das gantz gewechß reucht wie Kindañ.

Statt irer wachsung.

Das erst geschlecht hab ich noch nit in vnsern landen sehen wachsen. Aber das dritt / welches sonst auch an vil orten wechßt / hab ich vmb Rotenburg am Necker mit hauffen gefunden. Wechßt aber gern an bergigen steinigen orten.

Zeit.

Die Ye lenger ye lieber blüen fürnemlich im Hewmonat vnd Augstmonat.

Die natur vnd complexion.

Dise kreüter seind warm im andern grad / vnd trucken im dritten.

D

Krafft vnd würckung.

Die bletter der Ye lenger ye lieber siben tag an einander in wein getruncken / heylen die geelsucht. Viertzig tag aber in Meth getruncken / heylen sie das hüfftwee. Sie seind auch sonderlich gůt den lebersüchtigen / der harnwinden / vnnd andern gebresten der nieren. Sie treiben den harn / vnd bringen den frawen jre kranckheyt / diser gestalt gebraucht. Das kraut grün zerstossen / heylt die grossen wunden / vnd faule schäden. Mit hönig vermischt vnd übergelegt / heylet es die vmb sich fressende schäden. Grün zerstossen vnd übergeschlagen / lindert es die herte der brüst. Gepuluert vnnd mit Feygen vermischt jngenomen / lindern sie den bauch. Aber mit hönig vermischt vñ in die weiblichen scham gethan / reyniget es die mûtter. Grün zerstossen vnnd übergelegt / bekompt es wol denen so von den natern gebissen seind. Mit dem safft der bletter den leib bestrichen / bringt den schweyß. Das kraut gesotten vnnd getruncken / treibt auß das erstockt blůt. Mit essig gesotten vnd getruncken / treibt es auß die todte frucht.

Von Psilienkraut. Cap. CCCXLII.

Namen.

A PSilienkraut würdt also genent von dem Griechischen namen / dann in derselbigen spraach ist es Psyllion geheyssen. Zů Latein Herba pulicaris / das ist / Flöhkraut / darumb das sein sam den flöhen gantz änlich ist. Der Griechisch nam ist in den Apotecken bliben / dann in denselbigen würdt es Psyllium genent auff den heütigen tag.

Gestalt.

Psilienkraut hatt bletter dem kraut Kräenfůß geheyssen gleich / harig / aber lenger / vnnd on zincken. Das gantz kraut wañ es erstlich herfür kompt ist dem graß gleich. Sein stengel ist rund / harig / einer elen lang. Auff dem selbigen gewint es geäherte langlechte köpfflin / die blüen geel / wañ sie zeitig werden findt man dariñ den kleinen samen / den flöhen gantz vnd gar änlich. Die wurtzel ist schlecht / weiß / mit vilen zaseln oder neben würtzelin.

Statt seiner wachsung.

Psilienkraut wechßt nit von jhm selbs in vnnsern Teütschen landen / so vil

vnd

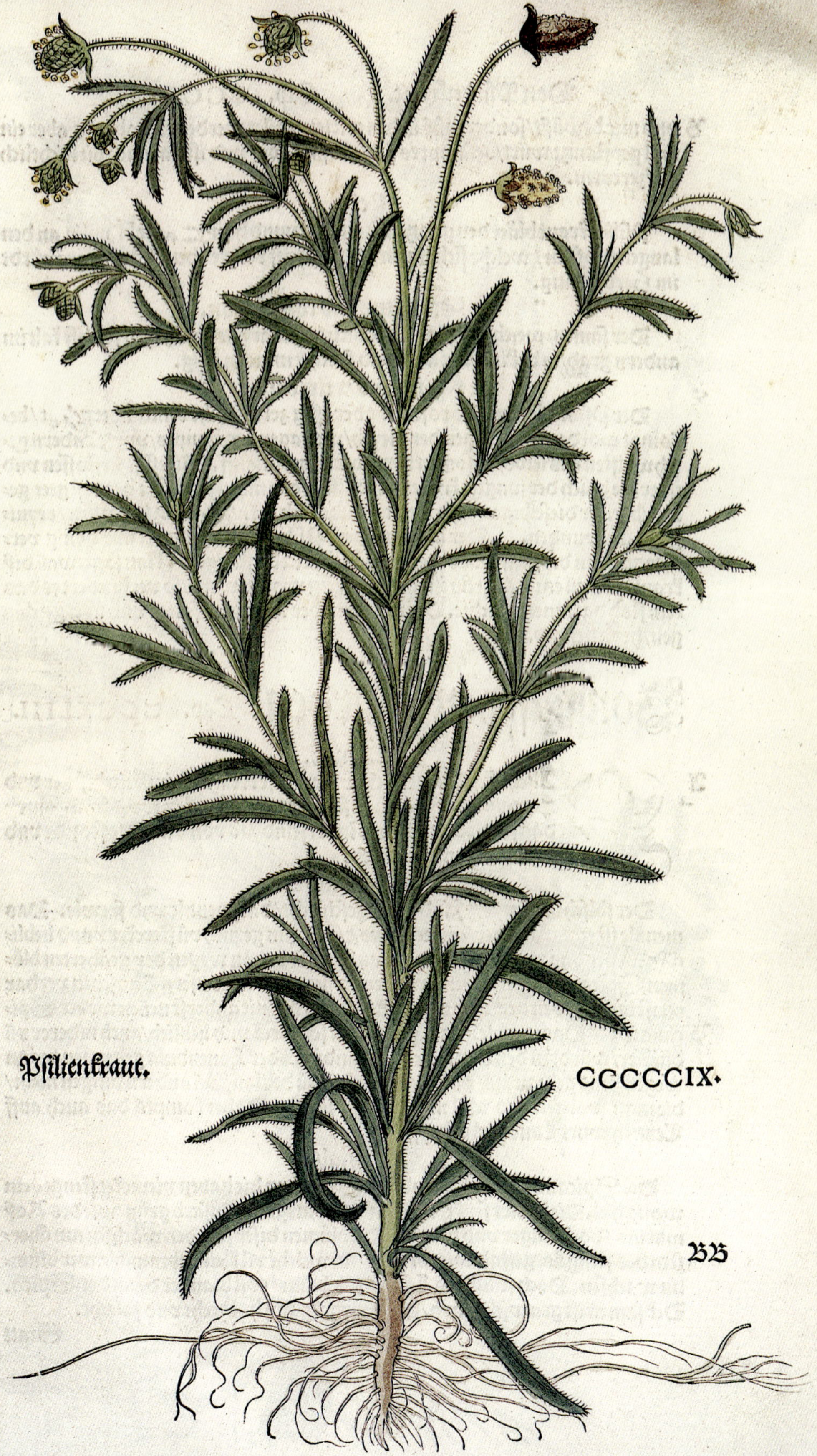

Psilienkraut.

CCCCCIX.

B vnd mir bewüßt/sonder müß in den gärten gezilet werden. Wohin es aber ein mal gepflantzt würt/besampt es sich alle jar selbs/vnd ist darnach nit leichtlich außzereuten.

Zeit.

Psilienkraut blüet den gantzen summer/vnnd hangen seine blümlin an den langen köpfflin/welche sich einem hundßkopff vergleichen. Sein sam würdt im Herbst zeitig.

Die natur vnd complexion.

Der samen/welchen man fürnemlich in der artzney brauchen sol/ist kalt im andern grad/in der trückne aber vnd feüchte mittelmässig.

C Krafft vnd würckung.

Der Psilien samen mit rosen öl oder essig zerknütscht vnnd übergelegt/bekompt wol dem schmertzen der gleych/weetagen des haupts/vnnd andern geschwulsten des leibs/in sonderheyt aber dem rotlauff. Mit essig zerstossen vnd über die brüch der jungen kinder/auch über den nabel so zü ferr herauß geet gelegt/heylt er dieselbigen/vnd treibts hindersich. Mit schmaltz zerstossen/reyniget er die wunden. Der safft auß dem Psilienkraut getruckt mit hönig vermengt/vñ in die fliessende ohren gethon/heylet dieselbigen. Man sagt/wañ diß kraut dieweil es noch grün ist/in ein hauß getragen werd/so verhindert es das kein floh darinnen wachse. Diß kraut mit der wurtzel gesotten vnd übergeschlagen/heylt den zwang.

Von falschen Narden. Cap. CCCXLIII.

Namen.

A Falsch Narden nennen wir hie dise kreüter so in Griechischer vnd Lateinischer spraach Pseudonardi geheyssen werden/darumb das sie nit die rechten Nardi seind/so von dem Dioscoride vnd andern alten beschriben.

Geschlecht.

Der falschen Narden seind zwey geschlecht/das mennle vnd frewle. Das mennle ist ettwas höher/dicker/breyter/vnd am geruch vil stercker vnnd lieblicher weder das weible. Würdt zü vnsern zeiten von wegen der geäherten blümen Spicanardi geheyssen/welcher namen auch bey vnsern Teütschen verharret ist biß auff den heütigen tag/dañ sie diß kraut nit anderst neñen weder Spi-
B canard. Das weible ist am geruch nit so starck vnd lieblich/auch niderer vñ dünner/würdt in den Apotecken Lauandula oder Lauendula geheyssen/vonn wegen seins gebrauchs/dañ mans im bad zü der laug vñ andern dingen mehr/die man wolriechend will machen/gebraucht. Daher kompts das auch auff Teütsch würt Lauendel geheyssen.

Gestalt.

Die Spicanard vnd Lauendel seind stauden die haben vierecket stengel/ein wenig hol. Die bletter feyßt/dick/schmal/harig/äschenfarb grün/wie des Roßmarins/doch lenger vnd breyter. Die blümen diser stauden wachsen am obersten des stengels/gestalt wie ein äher/an welchẽ vil kleiner braunblawer blümlin wachsen. Doch seind des Lauendels blümen vil brauner dann der Spica. Der samen ist grawschwartz. Die wurtzel gantz holtzecht vnd fasecht.

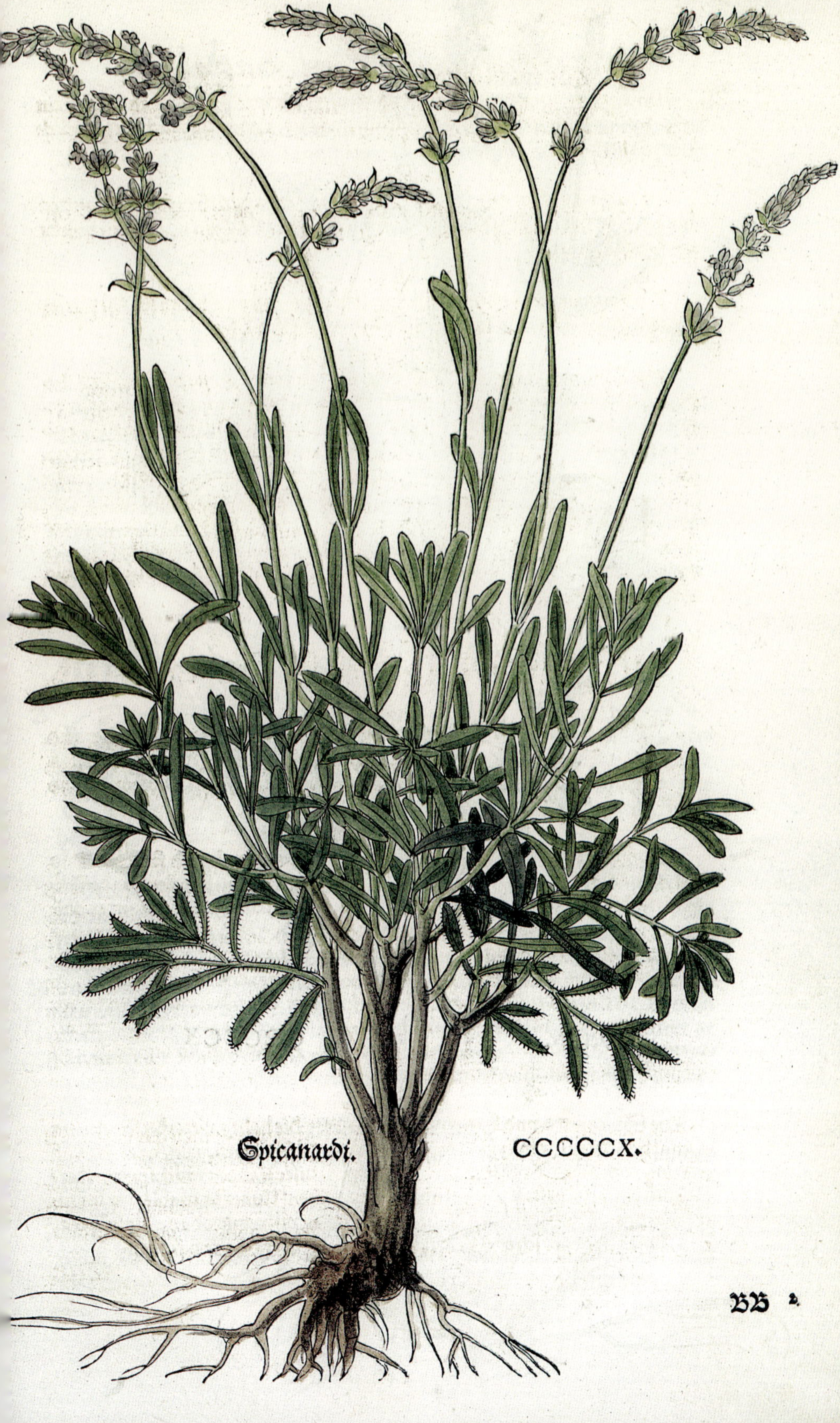

Spicanardi. CCCCCX.

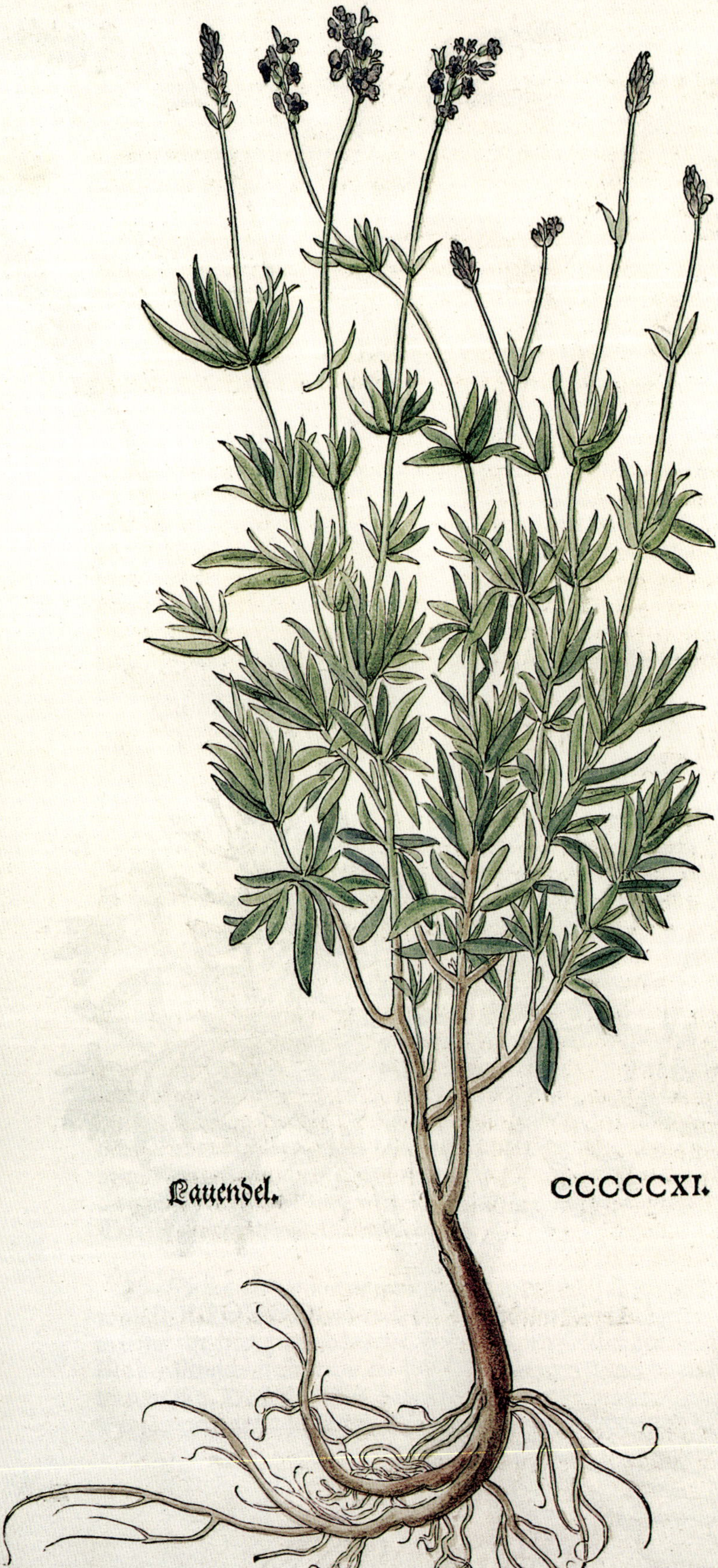

Lauendel.

CCCCCXI.

C **Statt irer wachsung.**

Dise stauden wachsen gern an steinigen orten vnd so an der sonnen gelegen seind. Mögen von dem samen auffgebracht werden/aber vil ehe so man zweig abreißt/vnd wider in den grund legt.

Zeit.

Im früling werden dise stauden widerumb grün/blüen im Brachmonat vnd Hewmonat/zů welcher zeit jhre lieblichen wolriechenden blůmen sollen gesamlet werden.

Die natur vnd complexion.

Dise stauden seind warm vnd trucken im andern grad/vnnd einer subtilen substantz.

Krafft vnd würckung.

D Spica vñ Lauendel mit wein gesotten vñ getruncken/treiben den harn/vñ seind gůt allerley gebresten der nieren vñ blasen. Sie bringen den frawen diser gestalt ein tag oder vier gebraucht/jre kranckheyt/vñ treiben auß das bürdlin. Erwermen den kalten magen/vnd vertreiben die bläst dariñ. Legen die weetagen der můtter/erweychen die herte des miltzes/nemen hinweg die verstopfung der leber/vñ heylen die geelsucht. Dise kreüter eüsserlich übergelegt/vertreiben das hauptwee/vñ den schwindel/dañ sie stercken das schwach haupt seer. Seind auch nützlich den lamen glidern/vñ vertreiben das zittern derselbigen.

Von Kuchenschell. Cap. CCCXLIIII.

Namen.

A Kuchenschell würdt allso genent/darumb das seine blůmen den schellen oder Cimbaln gleich seind. Würdt von ettlichen Hacketkraut geheyssen. Bey den Griechen ist diß gewechß Anemone agrios/vnd zů Latein Anemone syluestris genent worden/wie wir sölchs an eim andern ort klärlicher wöllen anzeygen. Sonst heyßt mans Herbam venti.

Gestalt.

Kuchenschell hat vil harige stengel/anderhalb spannen lang vngeuärlich. Seine bletter sind dem Fenchelkraut gleich/oder dem Coriander/doch vil zärter vnd hariger/ligen gemeinlich außgebreyt auff der erden. Am gipffel der stengel gewindt sie jhre schöne purpurbraune blůmen/die vergleichen sich den
B schellen/haben inwendig geele fäßlin wie die rosen. Dise blůmen thůn sich am meysten auff so der wind wäet. So dise blůmen abfallen/so erscheinet darnach ein grawer hariger runder kopff/die har aber seind graw mit braun vermengt/gestalt wie die Sewbürsten. Die wurtzel ist schwartz vnd zasecht. Das gantz gewechß ist scharpff/vnnd eins brennenden geschmacks auff der zungen/wie der scharpff Hanenfůß vnd Aron.

Statt seiner wachsung.

Kuchenschell wechßt gern auff den dürren sandigen bergen/deßgleichen in den wälden.

Zeit.

Die Kuchenschell blüet zeitlich/dann gar bald im Mertzen fahet sie an zů blüen. Werden darnach den gantzen summer blůmen daran gefunden/dann ich sie noch im Hewmonat vnd später mit schönen blůmen gesehen hab.

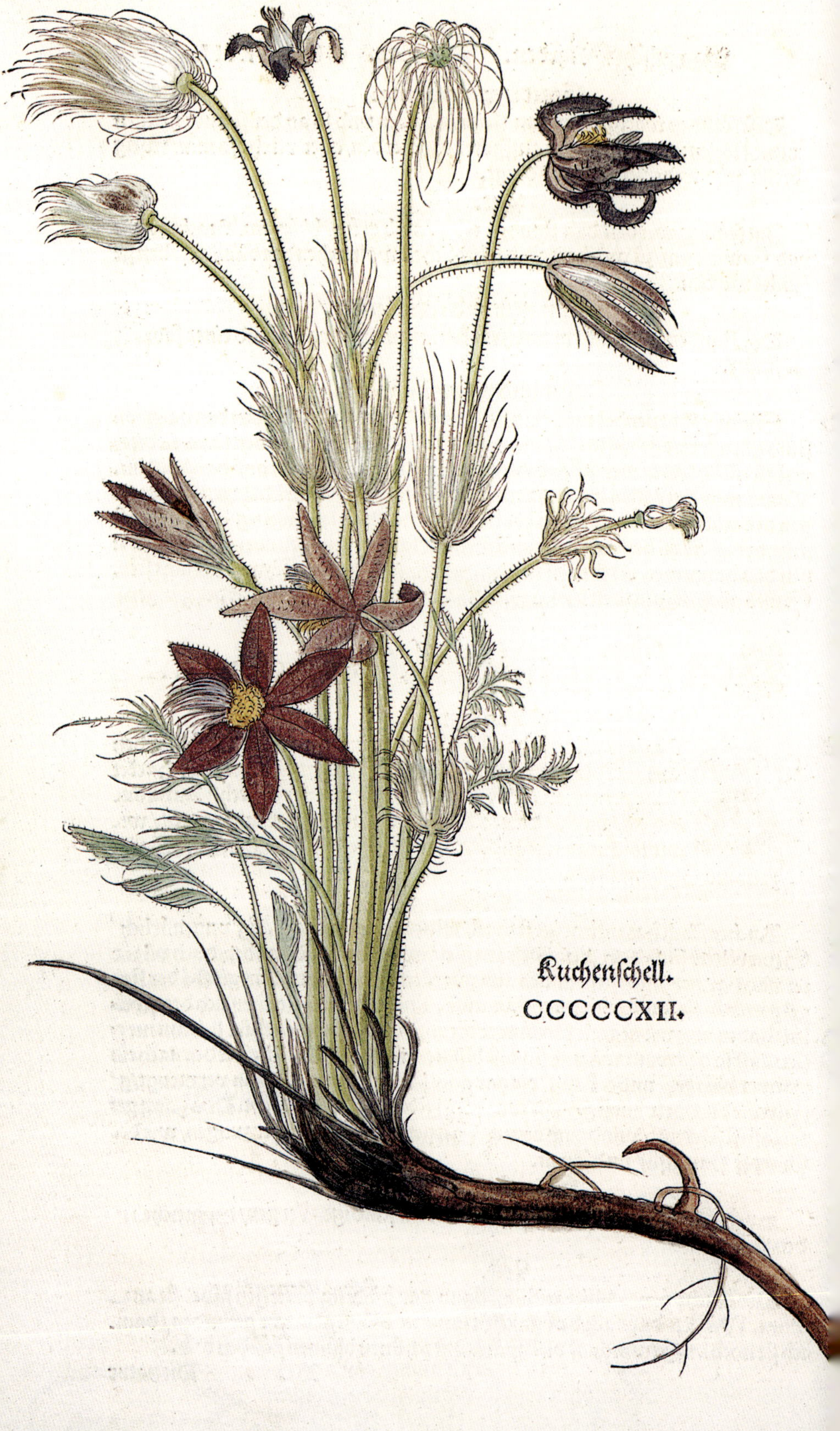

Kuchenschell.
CCCCCXII.

C Die natur vnd complexion.

Die Kuchenschell ist seer hitzig vnd trucken/ nemlich im vierdten grad/ wie der Senff/ das man auß dem geschmack/ der do über die massen scharpff ist/ wol kan abnemen.

Krafft vnd würckung.

Dieweil diß kraut hefftig auff der zungen brent/ mag es zů etzen gebraucht werden/ dan es an sich zeücht/ vnd alle feüchtigkeyt so inwendig im leib ist/ herauß locket. Die wurtzel gekewet/ zeücht die zähen feüchtigkeyt auß dem haupt. Der safft von der wurtzel in die nasen gethon/ reyniget das haupt. In die augen getropfft/ verzert er die groben fäl so darin gewachsen seind/ vnd macht ein klar gesicht. Das kraut vnd stengel mit gersten von jhren hülsen gereyniget/

D gesotten vnd gessen/ mehret die milch. Deßgleichen thůn sie grůn zerstossen über die brůst gelegt. Der gestalt gebraucht/ heylen sie die rauden/ vnd andere vnsauberkeyt des leibs. Sie reynigen auch der gestalt übergelegt die vnsaubern vnd vnreynen schäden. Gleiche krafft hat der safft auch/ so auß dem kraut vnd stengeln getruckt würdt. Ein woll darin getunckt vnnd in die weibliche scham gethon/ bringt den frawen jhre kranckheyt. Er heylet auch die vnreynen wunden so er darinn gethon würt.

Von Fingerhůtkraut. Cap. CCCXLV.

Namen.

A Diß gewechß würdt von vnsern Teütschen Fingerhůt geheyssen/ darumb das seine blůmen einem fingerhůt/ so man zů dem näen braucht/ gantz vnd gar änlich seind. Wie es bey den alten geheyssen sey worden/ kan ich nit wissen/ ist jhnen villeicht nit bekant gewesen. Man mags in mittler zeit/ biß man einen bessern namen findt/ wie wir in vnserm Lateinischen kreüterbůch gethon haben/ Digitalem zů Latein/ dem Teütschen namen nach nennen.

Geschlecht.

Des Fingerhůts kraut sind zwey geschlecht. Eins hat schön leibfarb braun blůmen/ mag derhalben zů vnderscheydung der geschlecht/ braun Fingerhůtkraut genent werden. Das ander aber hat schön geel blůmen/ würt demnach füglich geel Fingerhůtkraut geheyssen. Haben sonst kheinen vnderscheyd zwüschen einander dan allein in den blůmen.

B Gestalt.

Fingerhůtkraut hatt ein runden stengel/ der ist einer elen lang. Die bletter seind breyt vnd lang/ dem Wegerich kraut nit seer vngleich/ doch zů ringß vmbher zerkerfft wie ein säg. An der seiten der stengel gewindt es seine hüpsche liebliche blůmen/ die steen nach einer ordnung von mitten an des stengels biß oben auß nach einander/ an der farb leibfarb braun/ oder geel/ der gestalt nach einem fingerhůt gantz vnnd gar änlich. Wan dise blůmen abfallen/ so erscheinet darnach sein same/ welcher ist breyt vnnd ettwas langlecht/ hat vornen ein langen spitz/ der gewindt oben zwey gäbelin. Die wurtzel ist schwartz vnnd hat vil zaseln. Ist in summa ein schön lustig kraut anzůsehen/ habs derhalben nit künden übergeen/ vnangesehen das es noch in keinem brauch ist bey den ärtzeten/ so vil vnd mir bewüßt.

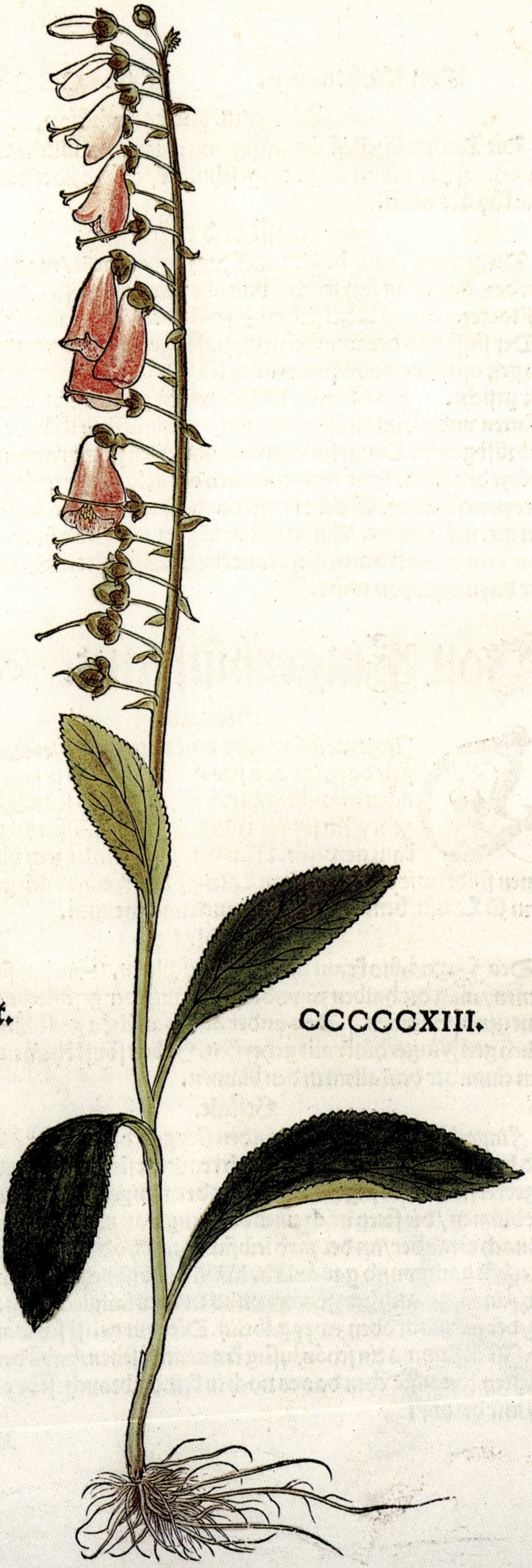

Brauner Fingerhůt.

CCCCCXIII.

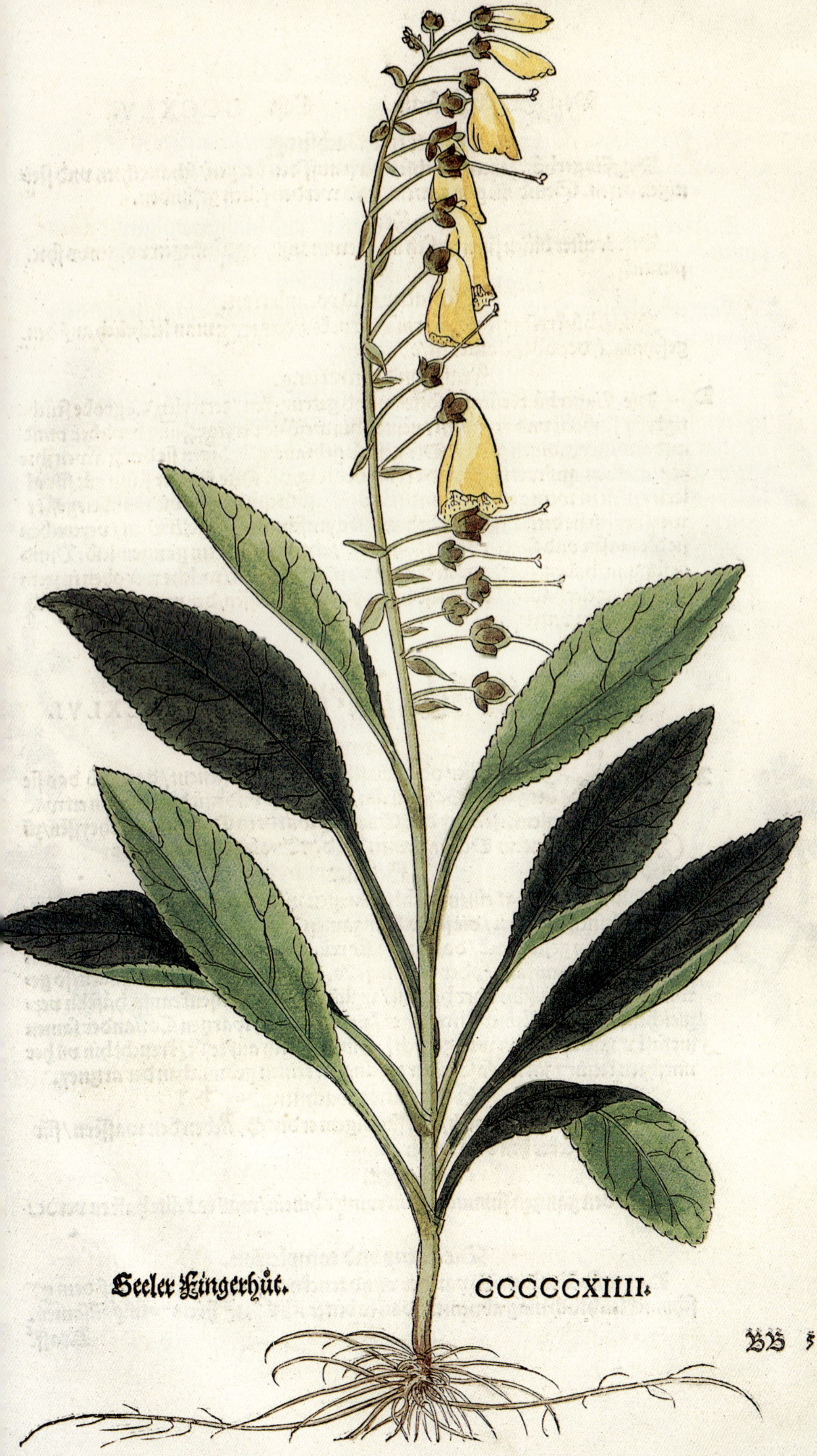

Geeler Fingerhůt.

CCCCCXIIII.

C Statt irer wachsung.

Die Fingerhůtkreüter wachsen gern auff den bergen/ schattechten vnd steinigen orten. Seind nit gar gemein/vnd werden selten gefunden.

Zeit.

Dise kreüter blüen fürnemlich im Hewmonat/ vnd bringen volgends jhren samen.

Die natur vnd complexion.

Fingerhůtkreüter seind warm vñ trucken/das mag man leichtlich auß dem geschmack/der do seer bitter ist/abnemen.

Krafft vnd würckung.

D Die Fingerhůtkreüter gesotten vnnd getruncken/zerteylen die grobe feüchtigkeyt/ seubern vnd reynigen/nemen hinweg die verstopffung der leber vnnd anderer inwendigen glider. Der gestalt gebraucht/ bringen sie den frawen jhre zeit/machen außwerffen/vnd reynigen die brust. Dise kreüter seind gůt für allerley gifft in wein gesotten vnnd getruncken. Gepuluert in die wunden gestrewet/ heylen sie dieselbigen. Mit hönig vermischt vnd angestrichen/vertreiben sie die masen vnd flecken vnder dem angesicht/vnd an dem gantzen leib. Vnnd in summa/haben allerley würckung so die Entian hat/welche wir oben in jrem Capitel erzelet haben. Wer dieselbigen begert zů wissen/der mag sie am gedachten ort süchen vnd lesen.

Von wild Basilien. Cap. CCCXLVI.

Namen.

A WIld Basilien oder Basilg würdt allso genent/darumb das sie der zamen Basilien am geschmack vnd mit den blettern ettwas gleich ist. Bey den Griechen würdt es Ocimoides geheyssen/zů Latein Ocimastrum. Ist den Apoteckern vnbekant.

Gestalt.

Wild Basilien hat einen rauhen harigen viereckten stengel/der ist bekleydet mit kleinen blettern/die seind dem zamen Basilien gantz gleich mit der gestalt vnd dem geschmack/doch nit so starck. Seine blůmlin zů ringßvmb den stengel seind braunfarb/oder purpurfarb. Wann die blůmlin abfallen/so gewindt es kleine hülßlin oder häfelin/welche sich des Bilsenkrauts häfelin vergleichen/dariñ ist kleiner schwartzer samen/dem schwartzen Coriander samen
B nit fast vngleich. Sein wurtzel sich fast im erdtrich außteylt/kreucht hin vñ her mit jhren kleinen zarten fasen oder zaseln/hat keinen gebrauch in der artzney.

Statt seiner wachsung.

Das wild Basilien wechßt in sandigem erdtrich/neben den wassern/fürnemlich am Necker hin vnd wider.

Zeit.

Blüet den gantzen summer biß in winter hineiñ/wañ es kellte halben verderben můß.

Die natur vnd complexion.

Das wild Basilien ist warmer vnnd truckner natur/das man auß dem geschmack leichtlich mag abnemen/ dañ es bitter ist/vñ zeücht ein wenig zůsamen.

Krafft

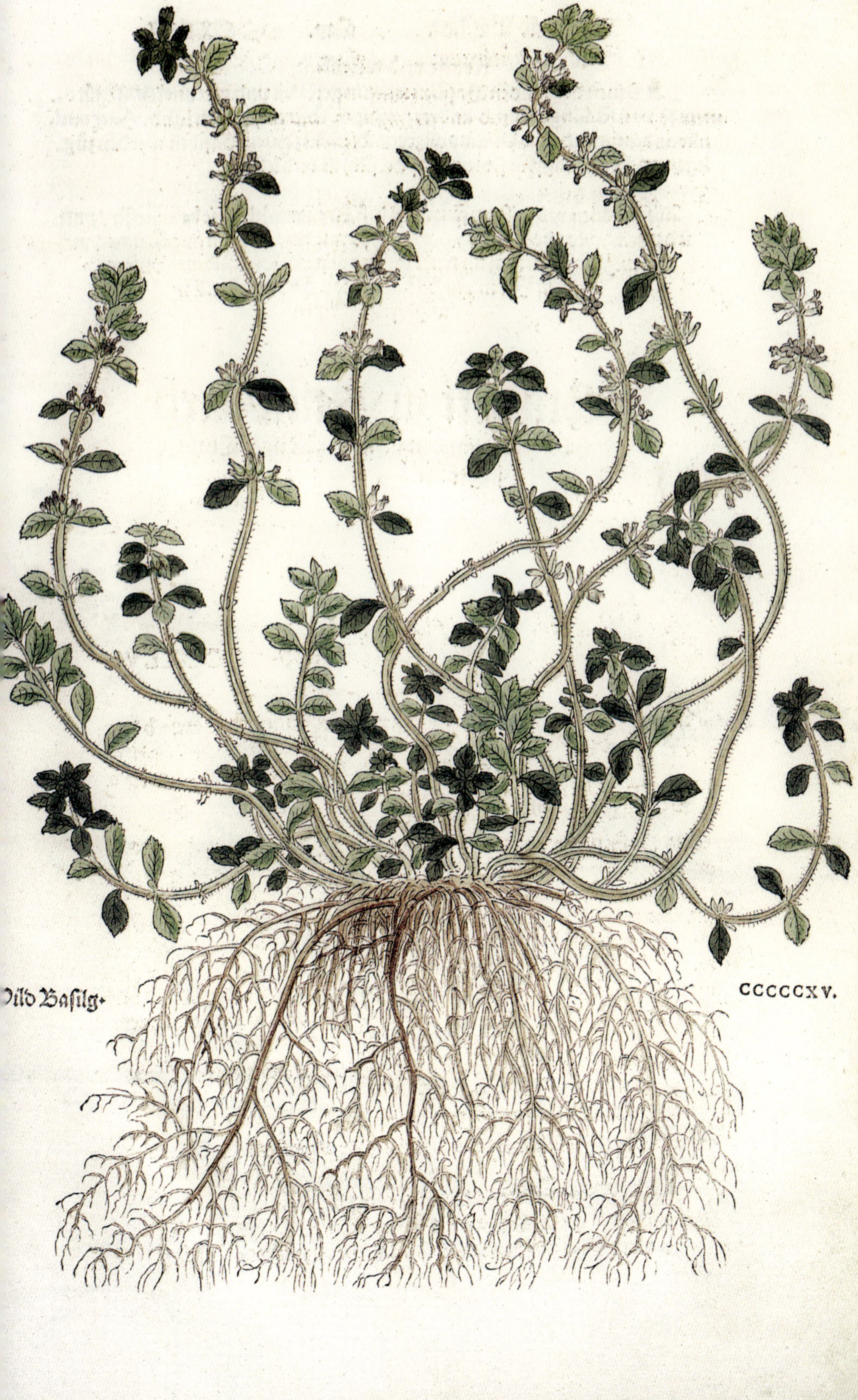

Vild Basilg.

CCCCCXV.

C Krafft vnd würckung.

Der samen der wilden Basilien in wein gesotten vnd getruncken/ist gůt denen so von schlangen vnnd andern gifftigen thieren gebissen seind. Hatt auch alle ander tugend/wie Plinius anzeygt/ die dem zamen Basilien werden zů gelegt/welche du magst in seinem Capitel sůchen vnd lesen.

Allso wöllen wir disen ersten theyl diß Kreüterbůchs hie beschliessen/ vnnd mit der zeit/wils Gott/den andern teyl/so wir schon haben angefangen / auch meniglichem zů nutz im truck lassen außgeen. Demselbigen vnserm lieben Herrn vnnd Gott sey lob ehr vnnd breiß in ewigkeyt. Amen.

Getruckt zů Basell/durch Michael Jsingrin/do man zalt nach Christi gebůrt M. D. XLIII.

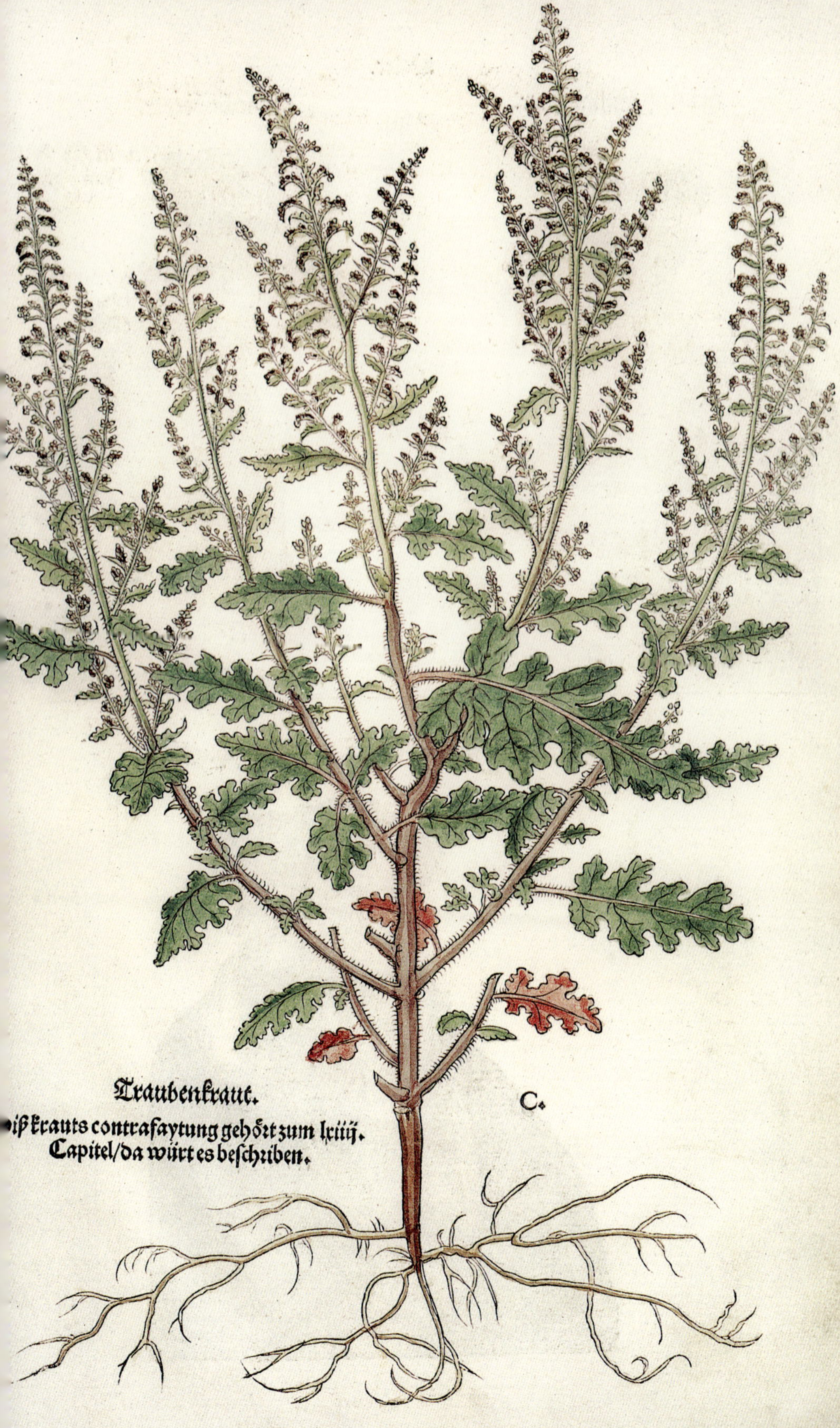

Traubenkraut.

[D]iß krauts contrafaytung gehört zum lxxiiij.
Capitel/da würt es beschriben.

C.

Maler.

Heinrich Füllmaurer. Albrecht Meyer.

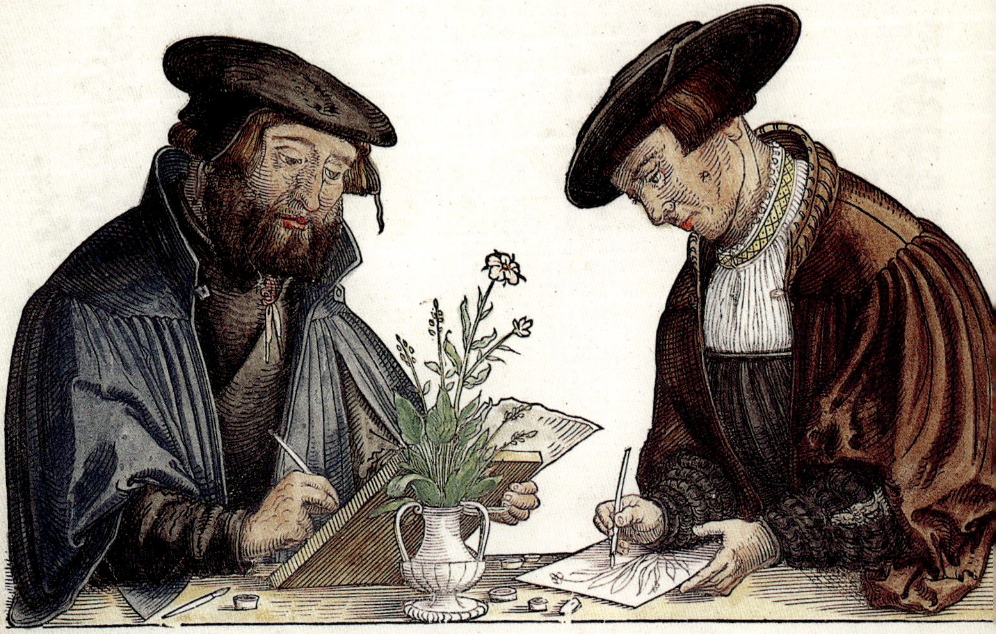

Veyt Rüdolff Speckle formschneider.

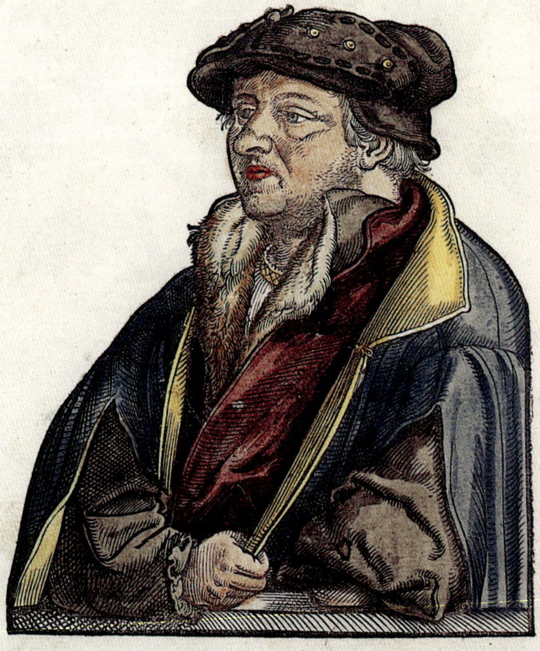

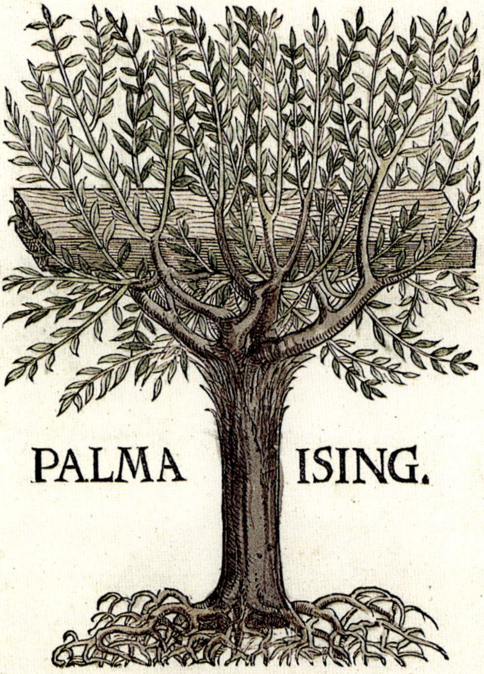
PALMA ISING.

ZUM BESSEREN VERSTÄNDNIS UNGEWOHNTER AUSDRÜCKE

Die vorliegende vollständige Wiedergabe des Fuchs'schen Kräuterbuchs bietet die sehr empfehlenswerte Möglichkeit, nicht nur die schönen Bilder zu betrachten, sondern sich auch in den Text einzulesen. Der interessierte und aufmerksame Leser wird dabei viel historisch Bedeutsames, aber auch aus unserer heutigen Sicht Kurioses finden. Natürlich werden am Anfang die Sprache und die uneinheitliche Schreibweise sehr ungewohnt sein. In vielen Fällen helfen aber lautes Lesen und ein wenig Sprachphantasie. Die wichtigsten medizinischen Fachausdrücke, die häufiger wiederkehren und schwer verständlich sind, werden im Folgenden kurz erläutert.

ander grad	der zweite Stärke-Grad in der Säftelehre
apostema	Abszess, Geschwür
bauchfluß	Durchfall, Ruhr
bläst	Blähung
blöd	in der normalen Funktion gestört, untauglich (blöder magen, blöde augen)
blödigkeit der frawen	Menstruation
blödigkeit, bringt den frawen ihre b.	menstruationsfördernd
blust	Blüte
breyte würm	Bandwurm
bürdlin	Nachgeburt
denen die mu(t)ter über sich steigt	Gebärmutter als Tier (Kröte) gedacht, das im Körper wandert
dewung (= däuung)	Verdauung
fallender siechtag	Epilepsie
fell der augen	Bindegewebswucherung am Auge
flachßader	Sehne
freysch, freischlin	Fraissen, Krampfanfälle bei Kindern
gemecht	männliches Geschlechtsteil
gleych, das	Gelenk
gleychen, das	Podagra, „gleychsichtig“
grawlecht	grau
gulden ader	Hämorrhoiden
hauptfluß	Katarrh, Schnupfen, Schmerzen im Kopf
hexgen	Schluckauf
heymliche orte	Genitalbereich
knöpff	Knoten
knöpff am hindern	Feigwarzen
leibfarb	fleischfarben
lendenstein	Nierenstein
luck	locker
mut(t)er	Gebärmutter (s. a. denen die mutter ...)

ohrmützel	Mumps
raess	scharf
roßmucken	Sommersprossen
row	roh
üchse	Achselhöhle
undewen	erbrechen
zasel	Faser
zilen	Pflanzen ziehen, anbauen
zwagen	waschen

RÖMISCHE ZAHLZEICHEN

Zeichenwert: I = 1 V = 5 X = 10 L = 50 C = 100

Der Zahlenwert ergibt sich durch Zusammenzählen des Werts der einzelnen Zeichen, soweit dieser von links nach rechts fallend ist, z. B. XI = 11; XVI = 16; XX = 20; CV = 105; CCLXXVII = 100+100+50+10+10+5+1+1 = 277.

Steht ein niedrigerwertiges Zeichen vor einem höherwertigen, ist sein Wert von diesem abzuziehen, z. B. IX = 10-1 = 9; CCXC = 100+100+(100-10) = 290; XCIIII = (100-10)+1+1+1+1 = 94

Statt des üblichen „D" für 500 verwendet Fuchs „CCCCC" und statt „IV" für 4 „IIII". Diese originale Nummerierung haben wir beibehalten.

WERNER DRESSENDÖRFER

„BETTLERSLEUSS" UND „WUNDERBAUM"

ZU DEN PFLANZEN DES *NEW KREÜTERBUCH*

Im Laufe des Jahres 1543 erschienen drei wissenschaftliche Bücher, die, jedes auf seinem Fachgebiet, in weitgehendes Neuland führten. Nikolaus Kopernikus veröffentlichte in Nürnberg sein „De Revolutionibus Orbium Coelestium Libri VI", in dem er die Erde und damit auch den Menschen aus dem Zentrum der Welt rückt und die Sonne in den Mittelpunkt des Universums stellt. In Basel bei Oporinus erschien Andreas Vesals „De Humani Corporis Fabrica", eine monumentale Bestandsaufnahme vom Bau des menschlichen Körpers, die die Irrtümer der antiken Ärzte offenbarte und damit das Fundament für die Entwicklung hin zur modernen Anatomie legte. Ebenfalls in Basel, aber in der Offizin Michael Isingrins, kam das „New Kreüterbuch" des Tübinger Mediziners Leonhart Fuchs heraus, dessen kunstvolle Abbildungen einen bis heute bewunderten Höhepunkt der botanischen Buchillustration darstellen und dessen Text bereits ahnen lässt, wie sich die Botanik in den kommenden Jahrzehnten weiter entwickeln wird.

Fuchs hatte sich, wie er auf dem Titelblatt weitschweifig verkündet, das ehrgeizige Ziel gesetzt, alles Wissen über die Kräuter in einem Umfang darzulegen, „deßgleichen vormals nie gesehen, noch an den Tag kommen." Das „vormals" bezieht sich dabei in erster Linie wohl auf die vergleichbaren Werke von Otto Brunfels und Hieronymus Bock, die 1532 bzw. 1539, also nur wenige Jahre zuvor, erschienen waren und eine noch recht junge Tradition fortsetzten, die 1484 mit dem ersten derartigen bebilderten Druck in Mainz begonnen hatte. Dieser „Hortus sanitatis" war noch in lateinischer Sprache abgefasst, richtete sich also an die Ärzte und Apotheker. Aber schon im folgenden Jahr erschien mit deutlich größerem Umfang der deutschsprachige „Gart der Gesundheit", der nun auch für Laien verständlich war. Obwohl die Holzschnitte der Pflanzen anfangs noch sehr grob und schematisch ausfielen, entsprach die wörterbuchartige Verbindung von beschreibendem Text und identifizierendem Bild doch so sehr dem Interesse der Menschen, dass dieser neue Buchtyp, das „Kräuterbuch", zu einem Bestseller nicht nur des 15. und 16. Jahrhunderts wurde, sondern bis in die Gegenwart immer wieder neue Ausgaben erlebte.

Leonhart Fuchs gliedert seine Texte nach einem streng durchgehaltenen Schema: der Überschrift samt Kapitelnummer folgt der Abschnitt „Namen", in dem er die deutschen, lateinischen und griechischen Bezeichnungen nennt und teilweise auch von ihrem Wortsinn her erklärt. Andere übliche Namen werden bei Bedarf vermerkt, insbesondere die in den Apotheken gebräuchlichen, wobei es sich der Arzt nicht verkneifen kann, diese pharmazeutische Nomenklatur hin und wider etwas spöttisch zu kritisieren, so wenn er z. B. im Kap. V die Apotheker betreffend anfügt: „haben allwegen gern etwas besunders."

Unter der Überschrift „Geschlecht" folgen botanische Angaben, durch die verschiedene Arten der gleichen Gattung unterschieden werden. Dies wird z. B. im Kap. LVII deutlich, wo vom Hahnenfuß die Rede ist und sieben verschiedene Abbildungen die Aussage „Es seind ... vil geschlecht der Hanenfuß" anschaulich bestätigen. Häufig finden sich hier, wie z. B. beim Gauchheil, Kap. VI, auch „mennlin“ und „weiblin“ genannt, worunter jedoch keineswegs eingeschlechtliche Pflanzen zu verstehen sind, sondern verschiedene Arten oder Varietäten, die sich bei sonstiger Ähnlichkeit z. B. durch die Blütenfärbung oder ihre Wuchsgröße unterscheiden.

Der Abschnitt „Gestalt“ beschreibt parallel zur Abbildung das äußere Erscheinungsbild der Pflanze, wobei auch die verschiedenen Reifestadien, z. B. von der Knospe über die geöffnete Blüte zur Frucht, Berücksichtigung finden. „Statt irer wachsung“ nennt Fuchs typische Standorte, an denen die Pflanze zu finden ist. Hier erwähnt er mehrfach auch Vorkommen in der Umgebung Tübingens und an anderen, ihm bekannten Orten. Im Abschnitt „Zeit“ gibt er die Blütezeit an und nennt häufig auch den Zeitraum, in dem die jeweilige Arzneipflanze gesammelt werden soll.

Für uns heute unverständlich sind die Angaben, die sich unter „Die natur und complexion“ finden, denn wenn darin von „werme“, „kelte“, „feucht“, „trucken“ oder ähnlichen Begriffen, aber auch vom Geschmack die Rede ist, werden wir mit der Grundlage der antiken Vorstellungen von der Materie konfrontiert. Danach sollten alle Dinge der belebten und unbelebten Natur aus einer Mischung der vier „Elemente“ Feuer, Wasser, Luft und Erde bestehen. Diesen Elementen sprach man je zwei Eigenschaften, auch Qualitäten genannt, zu, von denen je eine aus den beiden Gegensatzpaaren „kalt – warm“ und „feucht – trocken“ stammte. In der Medizin setzte man darüber hinaus die Elemente mit Körpersäften gleich, die indirekt auch das jeweilige Temperament der Person regierten, sodass man diese „Humoralpathologie“ (lat. humor = Saft) oder „Säftelehre“ in folgendem Schema kurz darstellen kann:

Element	**Eigenschaft**	**Geschmack**	**Körpersaft**	**Temperament**
Feuer	trocken + warm	bitter	gelbe Galle	Choleriker
Wasser	feucht + kalt	salzig	Schleim	Phlegmatiker
Luft	feucht + warm	süß	Blut	Sanguiniker
Erde	trocken + kalt	sauer	schwarze Galle	Melancholiker

Für jeden Menschen sollte lebenslang ein individuelles Mischungsverhältnis dieser vier Säfte gelten. Solange es erhalten blieb, war der Mensch gesund, wurde es jedoch gestört, entstand daraus eine Erkrankung. Aufgabe des Arztes war es dann, durch die Untersuchung des Patienten festzustellen, an welchem Saft im Körper des Kranken Überschuss oder Mangel bestand. Daraus ergaben sich jene Qualitäten, die entweder verringert oder verstärkt werden mussten, um die Säfte des Kranken wieder in das Stadium des Gleichgewichts und ihn selbst wieder zur Gesundheit zu bringen. Deshalb wurden alle Heilpflanzen ebenfalls nach diesen Qualitäten klassifiziert und dementsprechend als Medikament eingesetzt. Auf die Säftelehre beziehen sich auch Begriffe wie „ausleitend“, „ableitend“ oder „ausführend“, mit denen die erwünschte Verringerung der überschüssigen Körpersäfte vor allem durch Anregung von Blase und Darm bezeichnet wird. Hatten sich diese Säfte an bestimmten Stellen im Körper angesammelt, was sich z. B. durch Schwellungen oder Verhärtungen zeigen konnte, mussten sie „zerteilt“, sozusagen also zum „Auseinanderlaufen“ gebracht werden.

Folgerichtig beschäftigt sich der nächste Abschnitt „Die krafft und würckung“ mit den Indikationen, also den Anwendungsgebieten der Heilpflanzen, wobei oft auch ein kurzer Hinweis auf die Art der Arzneizubereitung gegeben wird.

Für diese Aussagen spielt allerdings recht häufig eine magische Anschauung die entscheidende Rolle: die „Signaturenlehre". Diese „Kunst Signatum", wie sie Paracelsus nennt, ist eine Vorstellung, die den menschlichen Körper als Mikrokosmos begreift, der in direkter Beziehung zur Ordnung des universalen Makrokosmos steht. Innere Verwandtschaften zwischen beiden, sogenannte „Sympathien", sollten durch äußerliche Ähnlichkeiten, die „Signaturen", wie z. B. übereinstimmende Farben oder Formen und sonstige Auffälligkeiten bezeichnet werden und sich so erkennen lassen. So schienen gelber Milchsaft oder gelbe Blüte einer Pflanze deren Wirkung auf die gelblich-grüne Galle ebenso anzuzeigen, wie Rot auf die Anwendung bei Blutungen oder die herzförmigen Blätter der Melisse auf deren Wirksamkeit bei Herzbeschwerden schließen ließen.

Aus alledem werden nicht nur Denkweisen der mittelalterlichen Medizin deutlich, ebenso klar wird, dass die Aussagen, die sich in den alten Kräuterbüchern finden, durchaus nicht unkritisch als heute noch gültige Empfehlungen für die Selbstbehandlung zu verstehen sind, sondern bestenfalls als Hinweise auf lange Erfahrung, deren Wert und Berechtigung mit modernen wissenschaftlichen Methoden untersucht werden sollte, damit Wertvolles nicht verloren geht, Nutzloses oder Gefährliches aber nicht länger unberechtigt den Ruf des Altbewährten behält. Beides findet sich auch im Kräuterbuch des Leonhart Fuchs.

Der WERMUT (I*) eröffnet die lange Reihe der 346 Kapitel. Seinen ungewöhnlichen, bis heute nicht völlig geklärten Namen leitet Fuchs in kühner Etymologie vom bitteren Geschmack des Krautes ab, der alle „freud und mut weret und vertreibt". Was die Anwendung betrifft, wird man die Wirkung auf Magen und Verdauungstrakt auch heute noch anerkennen, das ganze Spektrum der weiteren Empfehlungen lässt aber bereits ahnen, mit welch barocker „Indikationslyrik" der Leser in den folgenden Kapiteln konfrontiert werden wird.

Die „STAUBWURTZ" (II), botanisch eng mit dem Wermut verwandt, wird heute als Eberraute bezeichnet und nur noch gelegentlich als Gewürz verwendet.

Auch die HASELWURZ (III) spielt als Heilpflanze keine nennenswerte Rolle mehr und wird nur noch vereinzelt bei Atemwegserkrankungen eingesetzt, sie fand sich früher auch in Niespulvern.

Die gelbblühende Sumpf-Schwertlilie erscheint unter der Bezeichnung „DRACHENWURTZ" (IIII) und wird als zusammenziehendes Mittel empfohlen.

Mit dem EIBISCH (V) erscheint wieder eine der wichtigen Heilpflanzen, allerdings ist ihre Anwendung nur teilweise vom tatsächlich vorhandenen Schleimgehalt und seiner lindernden und erweichenden Wirkung geprägt. Die erwähnte Verwendung zur Austreibung der Nachgeburt und „andere überflüssikeyt so nach der geburt ist in muter leib beliben" besitzt ebenso wie der Einsatz gegen den Biss giftiger Tiere nur historische Bedeutung.

Beim GAUCHHEIL (VI) ist besonders die Erklärung des Pflanzennamens reizvoll, wenn man weiß, dass „Gauch"

* Römische Zahlen bezeichnen das Kapitel, bei Abbildungen wird der Zahl „Taf." vorangesetzt.

früher einen Tunichtgut und lästigen Menschen bezeichnete.

Die vier Arten „HÜNERDÄRM" (VII) zeigen die Probleme, die die Botaniker des 16. Jahrhunderts noch hatten, verschiedene Arten und nah verwandte Gattungen auseinander zu halten.

Noch deutlicher wird dies überraschenderweise bei der wohlbekannten KAMILLE (VIII), wo nicht nur die bis auf die Blütenfarbe ähnlich aussehende ECHTE KAMILLE (Taf. XIII) und die Färber-Hundskamille (Taf. XIIII) darunter verstanden werden, sondern auch der botanisch überhaupt nicht verwandte und völlig andere Blüten tragende Rittersporn als „dritt geschlecht" angeführt wird, das zudem bei innerlicher Anwendung nicht ungefährlich ist.

Den DILL (IX) kennen wir heute praktisch nur noch als Gewürz, umso überraschender ist das breite Anwendungsspektrum, das Fuchs ihm zuschreibt: milch-, harn- und blähungstreibend, gegen Schluckauf und Feigwarzen wirksam, ebenso bei Geschwüren und außerdem schmerzstillend und schlaffördernd. Aber auch unerwünschte Wirkungen werden ihm bei längerer Anwendung zugeschrieben. So „tilgt er aus den samen der geburt dienstlich" und „macht die augen dunckel und finster".

Als „DONNERBART" kannte früher jedes Kind die eigenartige dickblättrige Pflanze, die oftmals auf Hausdächern wuchs und deshalb „HAUSSWURTZ" (X) genannt wurde. Dieser Bewuchs war keineswegs unerwünscht, denn man sprach der Pflanze die Fähigkeit zu, Blitze und Sturm abzuhalten. Auch ihre medizinische Wirkung wurde hochgelobt, denn sie sollte bei Rotlauf, Entzündungen und Geschwüren helfen, der Saft darüber hinaus bei Ruhr und Durchfällen, aber auch bei Wurmerkrankungen dienlich sein.

Auch der WEGERICH (XI) ist ein uralter Begleiter des Menschen. Seine Blätter, die ihm wegen ihres Aussehens den Namen „Schafszunge" einbrachten, wurden gerne als Orakelpflanze verwendet, weil beim Durchreißen aus den Blattrippen die Leitbündel herausragen und aus ihrer Zahl und Länge magisch oder spielerisch gefolgert werden konnte. Medizinisch wurde die austrocknende und zusammenziehende Kraft z. B. bei nässenden Hautausschlägen und Wunden genutzt, daneben aber auch noch bei zahlreichen anderen Erkrankungen.

Analog hierzu konnte auch der WASSERWEGERICH (XII) verwendet werden, obwohl hier keinerlei botanische Verwandtschaft gegeben ist.

Mit dem BEIFUSS (XIII) begegnet uns wieder der Name einer wichtigen Heilpflanze, unter dem allerdings mit dem GEWÖHNLICHEN BEIFUSS (Taf. XXIIII), dem MUTTERKRAUT (Taf. XXV), dem RAINFARN (Taf. XXVI) und der STUDENTENBLUME (Taf. XXVII) vier sehr unterschiedliche Pflanzen zusammengefasst werden. Sie finden nach Fuchs bei Frauenkrankheiten ebenso Einsatz wie bei Steinerkrankungen und gegen giftige Tiere, der Rainfarn insbesondere auch bei Wurmerkrankungen.

Das Kletten-Labkraut, Fuchs nennt es anschaulich „KLEBKRAUT" (XIIII), soll ebenfalls gegen den Biss giftiger Tiere helfen, daneben auch gegen Ohrenschmerzen und außerdem gegen Kröpfe wirken.

Unter „BERNKLAW" (XV) wird der wegen seiner dekorativen Blätter aus der Kunst wohlbekannte Akanthus, der Echte Bärenklau, vorgestellt, aber auch der WIESEN-BÄRENKLAU (Taf. XXX) als „Teütsch bernklaw". Die Wirkungen werden unterschiedlich beurteilt, wobei der Ausdruck „die gleych verruckt" ein ausgekugeltes Gelenk meint.

„WEISS DISTEL" (XVI) bezeichnet bei Fuchs die schon von Hildegard von Bingen gelobte MARIENDISTEL (Taf. XXXI), für deren auffällig weißgefleckten Blätter der Name durchaus zutreffend ist, was allerdings ebenso für die weiß-silbrig überlaufene ESELSDISTEL (Taf. XXXII) gilt.

Der SPARGEL (XVII) ist auch heute nicht nur den Feinschmeckern vorbehalten, sondern wegen seiner harntreibenden Wirkung immer noch in medizinischem Gebrauch, ebenso wie der HAUHECHEL (XVIII), über dessen Namensherkunft Fuchs ausführliche Überlegungen anstellt.

Als Gewürz und Heilpflanze wird auch der ANIS (XIX) in Form seiner Früchte und seines aromatischen Öls nach wie vor geschätzt, weil er z. B. in der Mischung mit Fenchel und Kümmel ein hervorragendes blähungstreibendes Mittel ergibt und auch in Hustenmitteln einsetzbar ist.

Herrgotts-Apotheke heißt der HOLUNDER oder HOLDER (XX) wegen seiner Heilwirkung im Volk. Fuchs bildet den Schwarzen Holunder und den Attich, auch Zwerg-Holunder genannt, ab und spricht beiden übereinstimmende Wirkungen zu, denen wir jedoch heute nicht mehr folgen werden.

Die Knorpelmöhre, der „AMMEY" bei Fuchs (XXI), wird heute nicht mehr arzneilich verwendet.

Der auffällige Blütenbau des ARONSTABS (XXII) musste das Interesse auf sich ziehen. Arzneilich wird er zur Wundsanierung empfohlen, die Blätter darüber hinaus bei überreifem Käse zur Entfernung der Maden.

Die GROSSE KLETTE (XXIII) findet heute praktisch nur noch volkstümlich in Form eines öligen Auszugs als Haarwuchsmittel Verwendung.

Hinter dem Namen „HARTHAW" (XXIIII) verbirgt sich das BEHAARTE JOHANNISKRAUT (Taf. XLI), dessen Ähnlichkeit mit dem Tüpfelhartheu, dem Echten Johanniskraut, Fuchs ebenso richtig erkennt wie die mit dem „KUNRATH" (XXV), dem Berg-Johanniskraut.

Der WACHOLDER (XXVI) war früher neben vielen anderen Bezeichnungen auch als Machandel und Kranewitt bekannt. Heute benötigen wir sein Holz nicht mehr als Räuchermittel bei Pest, seine Beeren finden aber immer noch Anwendung als stark entwässerndes Mittel und sein Öl als Zusatz zu muskelentspannenden Bädern.

Unverkennbar zu den Malvengewächsen gehört das SIGMARSKRAUT (XXVII), das sogar durch das bloße Umhängen der Wurzel die Sehkraft stärken sollte.

Das VENUS- oder FRAUENHAAR (XXVIII), ein zierlicher Farn des Mittelmeergebiets, dient in der Volksmedizin nur noch sehr selten als Bronchialmittel.

Der WEINSTOCK (XXIX) spielt für uns heute nur noch als Lieferant süßer Trauben und des daraus hergestellten Weins eine Rolle, wobei mäßigem Weingenuß nicht selten auch eine gesundheitsfördernde Wirkung zugebilligt wird.

Der Name „WOLFFSWURTZ" (XXX) – die Pflanze wurde früher als Köder zum Töten von Wölfen verwendet – weist bereits auf die Giftigkeit des EISENHUTS (Taf. XLVIII) hin und auch DOLWURTZ (Taf. XLVII) für die botanisch nicht verwandte Einbeere lässt beobachtete Vergiftungen erahnen. Fuchs warnt ausdrücklich vor innerlicher Anwendung.

Auch im Kapitel „HOLWURTZ" (XXXI) werden unterschiedliche Pflanzen zusammengefasst. Die „LANG HOLWURTZ" (Taf. XLIX), die Osterluzei, wurde wegen ihrer möglichen schweren Nebenwirkungen inzwischen aus dem Arzneischatz genommen, die „RUNDE HOLWURTZ" (Taf. L) wird vereinzelt als Beruhigungsmittel verwendet.

Die „STICKWURTZ" (XXXII) wurde auch Gichtwurz genannt, weil sie gegen diese schmerzhafte Krankheit empfohlen wurde, Zubereitungen aus der Wurzel dienten als drastische Abführmittel.

Als weitere rankende Pflanze führt Fuchs unter der Bezeichnung „LYNEN“ (XXXIII) die Waldrebe an, die früher gegen Ekzeme und Geschwüre, aber auch bei Rheumatismus eingesetzt wurde.

Im Kapitel „AMARANT“ (XXXIIII) werden wieder zwei völlig unterschiedliche Pflanzen als „zweyerley geschlecht“ geführt: die „SAMATBLUM“ (Taf. LIIII) heißt botanisch auch heute noch Amaranth oder Garten-Fuchsschwanz, die „RHEINBLUMEN“ (Taf. LIII) werden als Sandstrohblumen bezeichnet und fanden hier nur Aufnahme, weil ihre auch getrocknet noch leuchtenden Blüten dem Wortsinn von „Amaranth“ entsprechen: unverwelklich.

Die Akelei, „AGLEY“ (XXXV) wird nur noch in der Homöopathie verwendet und schon Fuchs warnt vor erdichteten Indikationen.

Der KNOBLAUCHSRAUKE (XXXVI) folgen die NESSELN (XXXVII) mit drei verschiedenen Arten.

WILDE WICKEN (XXXVIII) werden empfohlen bei Durchfall, aber auch bei Sodbrennen.

Aus dem lateinischen Portulaca bildete sich das deutsche „BURTZELKRAUT“ (XXXIX), für das eine umfangreiche Liste der Anwendungen genannt wird, wozu auch die Verwendung als Gemüse und der Knospen als Kapernersatz gehört.

Im Kapitel „GOLDWURTZ“ (XL) erweist sich Fuchs als Kenner seiner Lokalflora, wenn er vermerkt, dass der Türkenbund „zu Tübingen am Österberg … mit hauffen wechst.“

Die „MOLTEN“ (XLI), heute sprechen wir von Melde, werden bei Verdauungsbeschwerden und Leberproblemen, aber auch bei Abszessen empfohlen.

Wer beim „WILDEN FELDSAFFRAN“ (XLII) den Safrankrokus erwartet, sieht sich unvermittelt der Kleinen EBERWURZ (Taf. LXVI) und dem BENEDIKTENKRAUT (Taf. LXVII) gegenüber, wobei letzterer Name im Volk als „gesegnetes Kraut“ übersetzt wurde und so die häufige Verwendung der Pflanze erklärt.

Auch der Name Engelwurz, „ANGELICK“ (XLIII), lässt die Achtung spüren, die man der stark riechenden Pflanze entgegenbrachte, deren ätherisches Öl noch heute in manchen Magenmitteln enthalten ist.

Die KORNRADE (XLIIII) ist ein schönes, aber gefürchtetes Ackerunkraut, das heute praktisch ausgerottet ist, früher jedoch auch als Heilpflanze geschätzt wurde.

Der selten verwendeten „SCHWALBENWURTZ“ (XLV) folgt die „ERDNUSS“ (XLVI), bei der es sich jedoch nicht um die ursprünglich aus Amerika stammende, heute weltweit verbreitete Frucht handelt, aus der auch ein wertvolles Öl gewonnen wird, sondern um die einheimische Knollen-Platterbse.

Das STERNKRAUT (XLVII) wird bei Erkrankungen des Unterleibs empfohlen.

Es mag vielleicht überraschen, dass sich in einem Kräuterbuch auch ein Kapitel über GRAS (XLVIII) findet, doch wollen wir nicht vergessen, dass noch heute Heublumen relativ oft medizinisch verwendet werden.

Die ALOE (XLIX) wuchs zu Zeiten Leonhart Fuchs’ zwar schon in manchen Gärten, den getrockneten Saft, der als Arznei gebraucht wurde, bezog man aber über den Fernhandel. Als extrem bitter schmeckendes Abführmittel fand er angemessene Verwendung, wenngleich der länger andauernde innerliche Gebrauch heute wegen einiger Nebenwirkungen sehr kritisch gesehen wird und unterbleiben sollte.

Unter „ROSSHUB“ (L) beschreibt Fuchs den Huflattich, dessen Rauch unter anderem bei Husten und Asthma durch ein Rohr inhaliert werden sollte.

Dem „BURRETSCH“ (LI) billigt Fuchs auch psychoaktive Wirkungen zu, denn seine Blüten in Wein gelegt sollen fröhlich machen und Traurigkeit vertreiben.

Die Falsche Kamille, wegen ihrer typischen Blüten „RINDSSAUG“ (LII), wegen der zerteilten Blätter auch Kuhdill genannt, gilt als schärfere Art der Kamille.

„Apffel“ nennt Fuchs den gelben Blütenboden und „Rädle“ den Kranz der weißen Blütenblätter bei „MASSLIEBEN“ (LIII), worunter er das zierliche GÄNSEBLÜMCHEN (Taf. LXXIX, LXXX) und die deutlich größere WUCHERBLUME (Taf. LXXXI) zusammenfasst.

Der „SEVENBAUM“ (LIIII), eine Wacholderart, wurde früher oftmals als Abtreibungsmittel verwendet.

Die beiden „geschlecht“ der „BROMBEER“ (LV) lässt Fuchs an ein und derselben Pflanze abbilden, um die Größenunterschiede zu verdeutlichen.

Der „SCHWARTZ ANDORN“ (LVI) wird heute noch volkstümlich in Teemischungen bei Bronchialerkrankungen und Gallebeschwerden eingesetzt.

Die verschiedenen HAHNENFUSS-Arten (LVII) werden nur noch selten wegen ihrer hautreizenden Wirkung volksmedizinisch gegen Warzen, aber auch bei Gicht und Rheumatismus angewendet.

„HOPFFEN“ (LVIII) wird heute wegen seines bitteren Geschmacks zur Appetitanregung gebraucht, insbesondere aber als Bestandteil beruhigender Präparate. Unverzichtbar ist er bei nach dem Reinheitsgebot gebrautem Bier.

Der EHRENPREIS (LIX) wurde auch Grundheil genannt, worin seine von Grund auf heilsame Wirkung zum Ausdruck kommt.

Hinter dem Namen „FELDZWIBEL“ (LX) verbirgt sich der zierliche WALD-GELBSTERN (Taf. XCV), der wohl nur sehr selten tatsächlich angewendet wurde.

Die WICKEN (LXI) werden offenbar aus botanischem Interesse berücksichtigt, medizinische Gründe finden sich nicht.

Auch der „MAIER“ (LXII) und die STECKRÜBEN (LXIII) spielen keine arzneiliche Rolle.

Beim TRAUBENKRAUT (LXIIII) kommt es zu einer Unregelmäßigkeit: die zugehörige Abbildung wurde beim Druck vergessen und findet sich am Ende des Bandes nachgetragen.

„GEYSSBART“ (LXV) und SCHABENKRAUT (LXVI) werden wegen ihres bitteren Geschmacks als Heilpflanzen beschrieben, HAFER (LXVII) zur Anwendung bei Durchfall und Husten empfohlen.

Als „KRÜSELBEER“ (LXVIII) wird die Stachelbeere bezeichnet, bei der Fuchs auf ihre vermeintlich schadenabwehrende Wirkung verweist, weshalb sie an Zäunen gezogen werde.

Unter der Bezeichnung BALSAMKRAUT (LXIX) vereint Fuchs zwei Pflanzen, die aus Asien erst „newlich in das Teutschland gebracht“ wurden und deren Anwendung deshalb noch nicht gesichert ist. Beim „mennle“ handelt es sich um MOMORDICA BALSAMINA (Taf. CV), ein Kürbisgewächs, beim „weible“ um IMPATIENS BALSAMINA (Taf. CVI), aus der Familie der Balsaminengewächse.

Mit großem Lob wird das „SÜESSHOLTZ“ (LXX) erwähnt, von dem besonders das aus Bamberg stammende berühmt war. Zubereitungen aus der Wurzel wurden z. B. bei Heiserkeit und Magenschleimhautentzündung zu Recht eingesetzt.

„BRAUNWURTZ“ (LXXI) wurde überwiegend äußerlich angewendet, konnte aber auch bei der Einnahme als Wurmmittel wirken.

Die Bezeichnung „WALSTRO“ (LXXII) für das Echte Labkraut leitet sich von „Wagel“, dem alten Wort für Wiege, ab, denn die getrockneten Pflanzen wurden gerne als Polster in die Wiegen gelegt, um die Kinder vor Zauberei zu schützen.

Die „POLEY“ (LXXIII) ist die erste Minzenart, auf die wir im Fuchs'schen Kräuterbuch stoßen. Sie wird heute praktisch nicht mehr verwendet, aus ihrem ätherischen Öl wird jedoch Menthol gewonnen.

„ENTZIAN“ (LXXIIII) spielt auch heute noch als magenwirksames Bittermittel eine gewisse Rolle in der Pflanzenheilkunde, die anderen Indikationen sind vergessen.

Die Pfingstrose erscheint unter dem Namen „GICHTWURTZ“ (LXXV), weil sie neben anderen Anwendungen auch gegen das Gegicht, epilepsieartige Krampfanfälle, wirken sollte und dazu die Wurzel um den Hals gebunden wurde.

Sechs Arten der Gattung STORCHSCHNABEL (LXXVI) werden im Bild vorgestellt und ihre unterschiedlichen Wirkungen besprochen.

Mit den RÜBEN (LXXVII), zu denen auch die „RAPUNTZEL“ (Taf. CXXI) als „wild geschlecht“ gerechnet wird, begegnet uns wieder ein Nahrungsmittel, das auch medizinischen Einsatz finden kann und mit dem KERBEL (LXXVIII) ein bekanntes Gewürz, das „mehr ein artzney dann ein speys“ ist.

Wegen seiner ausführenden, also entwässernden Wirkung wird der „GINST“ (LXXIX) bei Podagra und Blasensteinen empfohlen, soll aber auch bei Kropf helfen. Im Vergleich zum BESENGINSTER (Taf. CXXIII) ist der DEUTSCHE GINSTER (Taf. CXXIIII) kleinwüchsig, erdnäher, und erhält deshalb den Namen „ERDTPFRIMMEN“ (LXXX).

Das Anwendungsgebiet kommt beim RUHRKRAUT (LXXXI) bereits im Pflanzennamen zum Ausdruck, denn es galt als Medizin beim roten, weil blutigen Bauchfluss, einer von starken Krämpfen begleiteten bakteriellen Dysenterie.

Bei der WEBER- oder KARDENDISTEL (LXXXII) wundern wir uns heute, dass dem in den Blättern gesammelten Wasser und sogar den „würmlin“ im Stängel Arzneikraft zugeschrieben wurde.

Als „ZEILAND“ (LXXXIII) ist der Seidelbast heute sicherlich nicht mehr bekannt, umso mehr aber als sehr giftige Pflanze, und deshalb überraschen die Angaben, die Fuchs zur Anwendung macht, insbesondere die Behauptung, dass 15 „Körner“ (Früchte, Samen?) „volkommenlich purgieren“, denn beim Verschlucken von zehn Früchten besteht bereits Lebensgefahr.

Die EICHE (LXXXIIII) war und ist wegen ihres Gerbstoffgehalts eine wichtige Heilpflanze, doch irrt Fuchs, wenn er die gerbstoffreichen Galläpfel auf den Blättern für eine zweite Art von Früchten neben den Eicheln hält, denn diese Wucherungen entstehen durch den Stich der Gallwespe, die dort ihre Eier ablegt.

Die Gemeine Drachenwurz mit ihrer imponierenden Blüte erscheint als GROSS SCHLANGENKRAUT (LXXXV), und soll neben mancher Arzneiwirkung auch Schlangen vertreiben.

Davon unterschieden wird die Sumpf-Calla als „KLEIN SCHLANGENKRAUT“ (LXXXVI), bei dessen Beschreibung Fuchs auf Vorkommen an der Pegnitz nahe Nürnberg hinweist.

„ZÄPFFLINKRAUT“ (LXXXVII) erhielt seinen Namen wegen des auffälligen Hochblatts, das die Frucht umgibt und im Zusammenspiel mit den großen, zungenähnlichen Blättern an das Gaumenzäpfchen erinnert.

Das MAIGLÖCKCHEN (LXXXVIII) erfreut durch sein hübsches Aussehen und wird immer noch als wirksames Herzmittel verwendet.

Als harntreibendes Mittel und auch bei Bronchialerkrankungen wird ALANT (LXXXIX) heute immer noch in der Volksmedizin verwendet, wie auch der ODERMENNIG (XC) bei Durchfall sowie Leber- und Galleerkrankungen noch eingesetzt wird.

Der Name AUGENTROST (XCI) beschreibt die Heilwirkung der kleinen Pflanze mit der schönen Blüte, deren Inneres an ein bewimpertes Auge erinnert und deshalb die eindeutige Signatur erhielt.

Zu den wertvollsten Arzneipflanzen gehört ohne Zweifel der SALBEI (XCII), bei dessen früherer Anwendung man sich mehrfach die desinfizierende Wirkung zu Nutze machte.

Ebenso findet sich auch der QUENDEL (XCIII) bis heute in Hustentees und wird volksmedizinisch bei Durchfällen eingesetzt.

„FENCH“ (XCIIII) ist der heute ungebräuchliche Name für die Kolbenhirse, die weniger geschätzt wird als die Hirse.

Obwohl die „HEYD“ (XCV) laut Fuchs „bey den Apoteckern in keinen brauch“ steht und dies auch für den HEDERICH (XCVI) gelten soll, nennt er überraschenderweise für beide eine ganze Reihe medizinischer Wirkungen.

„MITTELWIND“ (XCVII) bedeutet mittlere Winde und bezeichnet die weit verbreitete Ackerwinde.

TORMENTILL (XCVIII) ist ein Musterbeispiel für die Signaturenlehre, weil sein aus der zerbrochenen Wurzel austretender roter Milchsaft die Verbindung zum Blut anzuzeigen scheint. Da diese Färbung durch Gerbstoffe hervorgerufen wird, kann der Saft tatsächlich zur Blutstillung bei kleinen Wunden, aber auch bei Durchfall verwendet werden.

Der „WEISS SENFF“ (XCIX) dient bei Verdauungsproblemen ebenso wie zur Beseitigung von Hautflecken, aber auch als Gewürz wird er erwähnt.

Giftwidrige und ausführende Wirkung, aber auch der Einsatz als Wundkraut wird dem KUNIGUNDENKRAUT (C) zugeschrieben.

Die Kichererbse, nach dem lateinischen Namen „ZISER“ (CI) genannt, erhält, obwohl sie in vielen Gegenden als Nahrungsmittel dient, auch zahlreiche arzneiliche Anwendungen, insbesondere ausführende, zugesprochen.

Bei der Wilden OCHSENZUNGE (CII) erweist sich Fuchs wieder als Kenner der lokalen Flora, denn er erwähnt Rottenburg am Neckar als Wuchsort der vermeintlich giftwidrigen Pflanze.

Als „WASSEREPFF“ (CIII) bildet Fuchs den SCHMALBLÄTTRIGEN MERK (Taf. CL) ab und verweist ansonsten auf das Kapitel zum Garteneppich.

Ihre nasenreizende Wirkung gab der NIESWURZ (CIIII) den Namen, ihre hohe Giftigkeit verhinderte jedoch die innerliche Anwendung weitestgehend, machte sie allerdings zur Vernichtung von Ungeziefer geeignet, wie auch das „LEUSSKRAUT“ (Taf. CLIII), das neben der GRÜNEN NIESWURZ (Taf. CLII) im Kapitel CHRISTWURZ (CV) vorgestellt wird.

„TAG UND NACHT“ (CVI) nannte man das Glaskraut wohl, weil seine Blätter durchscheinend punktiert aussehen und somit Hell neben Dunkel steht, während der heute noch gebräuchliche Name Glaskraut auf die frühere Verwendung seiner Asche zum Glasreinigen anspielt. Medizinisch wird vor allem auf die äußerliche Anwendung bei Geschwüren und Hautkrankheiten hingewiesen.

Im Kapitel „RÖDTE“ (CVII) erfasst Fuchs die eigentliche Färberröte (Taf. CLV), die als Krapp eine wichtige Färberpflanze war, und ebenso das botanisch nicht sehr eng verwandte WIESEN-LABKRAUT (Taf. CLVI), deren Wirkung nicht weiter unterschieden wird.

Als „SPELTZ“ (CVIII) oder Dinkel wird die uralte Weizenart heute noch bezeichnet, die bei Hildegard von Bingen eine große Rolle spielt, während das EINKORN (Taf. CLVIII) heute nicht mehr kultiviert wird.

GRINDKRAUT (CIX) sollte nicht nur bei krustenbildenden Hautkrankheiten helfen, sondern auch bei Blutspeien und Husten gute Dienste leisten.

Die „MÜNTZEN“ (CX) werden durch fünf Abbildungen von Vertretern der Gattung Mentha, Minze, vorgestellt. Die Pfefferminze, die wir heute in erster Linie darunter verstehen, war allerdings zur Zeit von Fuchs noch nicht bekannt.

Dass die bei Milzerkrankungen eingesetzte HIRSCHZUNGE (CXI) zu den Farnen gehört, darauf weisen höchstens die strichförmigen braunen Sporenhaufen auf der Unterseite der Blätter hin.

Die Herkunft des Namens „MANSSTREW“ (CXII) ist nicht sicher zu belegen, jedenfalls lassen die bei Fuchs erwähnten Heilanzeigen nichts davon vermuten, dass man ihr eine treue, also sichere Wirkung auf die männliche Potenz nachsagte.

Der Abschnitt LATTICH (CXIII) führt uns mit dem RÖMISCHEN SALAT (Taf. CLXVII) und dem KOPFSALAT (Taf. CLXVIII) zwei noch heute gebräuchliche Nutzpflanzen vor, an denen die Unterschiede zur heutigen Kulturform gut sichtbar werden.

„SATURON“ (CXIIII), das Bohnenkraut, ist nicht nur als Gewürz angezeigt, sondern auch ähnlich dem Quendel arzneilich verwendbar.

Den „WILDEN KRESSEN“ (CXV) wird ausführende Wirkung zugeschrieben, die sie sogar für den vermeintlich giftwidrigen Theriak geeignet erscheinen ließ.

Den bitter schmeckenden „FEIGBONEN“ (CXVI), die wir heute Lupinen nennen, wurde neben ihrer Rolle als Wurmmittel auch heilende Wirkung bei Leber- und Milzerkrankungen bis hin zu Hautausschlägen des Viehs zugeschrieben.

MÄRZVEILCHEN (CXVII) sind nicht nur schöne Frühlingsboten, als Heilpflanze werden sie seit Langem eingesetzt, heute allerdings kaum mehr gebraucht.

Ihre Frostbeständigkeit brachte der Nachtviole den Namen WINTERVIOLE (CXVIII) ein. Fuchs bildet von ihr drei Exemplare in unterschiedlicher Blütenfärbung ab.

Von der blauen „GILGEN“ (CXIX), der Blauen Schwertlilie, hat sich am längsten die Anwendung ihres Wurzelstocks – wegen des veilchenähnlichen Geruchs wird er Veilchenwurzel genannt – zur Schmerzstillung bei zahnenden Kindern gehalten.

„HABICHKRAUT“ (CXX) wird durch die ACKER-GÄNSEDISTEL (Taf. CLXXIX) und den DACH-PIPPAU (Taf. CLXXX) repräsentiert.

Zum Kapitel „SCHAFFTHEW“ (CXXI) bildet Fuchs zwei Arten ab, den giftigen SUMPF-SCHACHTELHALM (Taf. CLXXXI) und den ACKER-SCHACHTELHALM (Taf. CLXXXII), für die er vor allem harntreibende und wundheilungsfördernde Wirkungen beschreibt.

Bei der „GAUCHBLUM“ (CXXII) lässt sich der Name nicht wie beim Gauchheil erklären, vielmehr kommt der erste Teil hier vom Guckgauch, dem Kuckuck, von dem man meinte, er würde die Schaumklümpchen auf dem Wiesenschaumkraut verursachen.

Der „GROSS EPPICH“ (CXXIII) fand nicht nur als Gewürz Verwendung, er sollte sogar gegen Tollwut helfen.

Die IMMERGRÜNE MISTEL (CXXIIII), bereits im Zusammenhang mit der Eiche erwähnt, erscheint hier mit einer eigenen, wenn auch kurzen Beschreibung ihrer ableitenden und zerteilenden Kraft.

Beim WAID (CXXV), Fuchs schreibt „Weydt“, werden zwei Varietäten abgebildet, die sich im Habitus deutlich unterscheiden. Für den wichtigen Färberwaid nennt er Aachen und das thüringische Erfurt als Anbauorte, für den Wilden Waid führt er das heimatliche Tübingen als Standortbeispiel an.

Die WEIDEN (CXXVI) schließen sich an und hier deuten die Anwendung gegen Podagra auf die tatsächlich schmerzstillende Wirkung und die Beobachtung, dass der Sud Schuppen auf dem Kopf löst, auf die keratolytische Wirkung hin.

Zu den alten Heilpflanzen gehört auch der „ERDTRAUCH“ (CXXVII), der noch heute als gallenwirksames Mittel eingesetzt wird, wie dies schon Fuchs beschrieb.

Hinter der Bezeichnung WUNDERBAUM (CXXVIII) erwartet man nicht unbedingt den Rizinus, der erst „newlich in unser Teutschland kommen“ ist und wegen seiner auffälligen Blüten zu Fuchs' Zeiten schon „allenthalben in gärten gepflantzt“ wird. Die Samen werden wegen ihres eigenartigen Aussehens Zeckenkörner genannt und die Einnahme einer Zubereitung aus 30 Körnern empfiehlt Fuchs unverständlicherweise als Abführmittel, denn eine derartige Dosis der hochgiftigen Samen wäre für einen Erwachsenen tödlich. Wenigstens vermerkt er, dass eine „sölche purgation unlieblich und müeselig“ wäre, denn die beschriebenen Wirkungen sind bereits die lebensgefährlichen Symptome einer Vergiftung.

Bei den „ZAMEN OCHSENZUNGEN“ (CXXIX), deren Wirkung dem Borretsch gleichkommt, unterscheidet Fuchs die DEUTSCHE, ECHTE OCHSENZUNGE (Taf. CXCIII) und die „WELSCHE“, ITALIENISCHE OCHSENZUNGE (Taf. CXCIIII), die besonders gerne in den Gärten gezogen wurde. Für die kleinere Art erwähnt er Vorkommen bei Nürnberg und Tübingen.

Der KORIANDER (CXXX) kommt bei der Beschreibung nicht gut davon, denn Fuchs betont, dass „kein wantz kann nit so übel stincken als der grün Coriander“ und bekräftigt, dass seine Blätter „stincken wie die wandleuß“.

Das auf dem Lein schmarotzende FILZKRAUT (CXXXI), die Flachsseide, ist heute nicht mehr im medizinischen Gebrauch, auch wenn sie früher als sehr leberwirksam galt.

Ähnliches gilt für „BETONICK“ (CXXXII), der bereits in der Antike ganze Traktate gewidmet wurden und die „einen grossen brauch in der artzney“ hatte, heute jedoch nur noch in der Volksheilkunde verwendet wird.

Die „NEGELBLUMEN“ (CXXXIII) bezeichnen wir heute als Nelken, schätzen sie wegen ihrer Schönheit und suchen sie deshalb im Garten und nicht in der Apotheke. Fuchs berichtet jedoch über eine ganze Reihe wichtiger medizinischer Einsatzgebiete, die heute allesamt vergessen sind.

Vor der Giftigkeit der in Deutschland damals weitverbreiteten ZEITLOSEN (CXXXIIII), insbesondere der Wurzel, warnt Fuchs ausdrücklich und gibt sogar Anweisungen zur Behandlung einer Vergiftung. Heute wird der isolierte Inhaltsstoff zur Behandlung akuter Gichtanfälle erfolgreich und sicher eingesetzt.

Das Immergrün, früher „SYNGRÜEN“ (CXXXV) genannt, ist in der Tat ein „Evergreen“, denn in der modernen Phytotherapie spielen seine Wirkstoffe bei der Verbesserung der Hirndurchblutung und des Gehirnstoffwechsels eine wichtige Rolle.

GARTENKRESSE (CXXXVI) wird eine lange Reihe von Indikationen zugestanden, die teilweise denen des Senfs entsprechen.

Die MADONNENLILIE (Taf. CCV) und die FEUERLILIE (Taf. CCVI) erfasst Fuchs im Kapitel von „GILGEN“ (CXXXVII) und nennt für die einzelnen Pflanzenteile ein breites Spektrum ihrer medizinischen Verwendung.

Dies gilt auch für den KÜRBIS (CXXXVIII), der in dreierlei Arten vorgestellt wird. Sein Saft dient zu vielfältiger Arznei, während vor dem Genuss von rohem Kürbis gewarnt wird.

Die botanisch eng verwandte KOLOQUINTHE (CXXXIX) schließt sich an. Sie wurde als drastisches Abführmittel eingesetzt und, wegen ihrer durchschlagenden Wirkung, von allerlei Scharlatanen an Arzt und Apotheker vorbei angeboten. Die daraus entstehende Gefahr prangert Fuchs mit leidenschaftlichen Worten an, um vor Schäden durch unsachgemäßen Umgang mit den nicht ungiftigen Früchten zu warnen.

Die QUITTEN (CXL) sind heute in Deutschland selten geworden und ihre Früchte dienen überwiegend zur Konfekt- oder Geleeherstellung. Fuchs kennt noch ihre medizinische Anwendung und erwähnt auch ihre vermeintlich positiven Wirkungen auf das ungeborene Kind, das „sinnreich und geschickt“ werden soll, falls die schwangeren Mütter häufig Quitten essen.

„KESTEN“ (CXLI) ist das alte Wort für Kastanien und bezeichnet die essbaren, die im Winter als Maroni geröstet werden. Als eine Art Eicheln betrachtet, wird ihnen zusammenziehende Wirkung, aber auch „merckliche narung“ zugeschrieben.

Als vorerst letzte Frucht schließt sich die „WELSCHNUSS“ (CXLII) an, die wir heute als Walnuss kennen. Ihr erster Namensbestandteil „Welsch“ deutet auf die fremdartige Herkunft hin und soll sie klar von der einheimischen Nuss, der Haselnuss, unterscheiden. Manche Anwendungen lassen die Wirkung des tatsächlich vorhandenen Gerbstoffs erahnen.

Mit den RINGELBLUMEN (CXLIII) stellt Fuchs eine der auch heute noch beliebtesten Heilpflanzen vor, wenngleich die damalige Anwendung heute keine Zustimmung mehr erhalten wird.

Die BENEDIKTENWURZ (CXLIII) macht durch den nelkenähnlichen Geruch des Wurzelstocks auf sich aufmerksam, erhielt deshalb den Namen Nelkenwurz, wurde gerne zwischen die Wäsche gelegt, fand aber auch in Arzneien Verwendung.

Nicht der Geruch, sondern der auffallend bittere Geschmack empfahl das TAUSENDGÜLDENKRAUT (CXLV) als Heilpflanze bei Fieber und Verdauungsbeschwerden; es wurde allerdings auch zur Wundheilung und sogar bei Sehbeschwerden eingenommen. Hierzu und zu einer ganzen Reihe anderer Anwendungen empfiehlt Fuchs auch die BOHNEN (CXLVI), auf deren blähende und magenbelastende Wirkung er ausdrücklich hinweist.

Der „GULDEN GUNTZEL“ (CXLVII) war zur Wundheilung sehr geschätzt, weshalb er Consolida genannt wurde, da er die Wunden wieder „zusammenfügte“.

Wegen seines häufigen Missbrauchs gehört der HANF (CXLVIII) heute nicht mehr zum offiziellen Arzneischatz, war früher jedoch sogar als Nahrungsmittel gebräuchlich.

„HERTZGESPANN“ (CXLIX), auch Löwenschwanz genannt, diente in erster Linie als Medikament bei nervösen Herzbeschwerden und wird auch heute teilweise noch so eingesetzt.

Der KÜMMEL (CL) eignet sich wegen seiner ätherischen Öle hervorragend als Gewürz und blähungstreibendes Mittel.

Die HASELNUSS (CLI) wird in ihrer Wirkung der fremdländischen Walnuss vorgezogen, doch finden sich keine sinnvollen Angaben zur medizinischen Anwendung.

Das EGELKRAUT (CLII), das wir heute Pfennigkraut nennen, war früher ein geschätztes Mittel bei äußerlichen und innerlichen Verletzungen.

Zu den PFLAUMEN (CLIII) bildet Fuchs als „zam geschlecht" die GARTEN-PFLAUME (Taf. CCXXVI) und als wilde Form die SCHLEHE (CCXXVII) ab, die aber beide keine sehr große Bedeutung als Arznei besaßen.

Hinter dem Namen WÜTERICH (CLIIII) verbirgt sich der hochgiftige Schierling, dessen Saft bekanntlicherweise schon Sokrates das Leben gekostet hat. Fuchs warnt denn auch vor der Anwendung und weist auf die Gefahr versehentlicher Vergiftung hin, wobei sein Ratschlag, zur Hilfe guten Wein zu verabreichen, allerdings im Notfall leider wirkungslos bleiben dürfte.

Die HUNDSZUNGE (CLV) ist „überflüssig auf den äckern" und als Heilpflanze durchaus begehrt bei der Ruhr und zur Wundheilung. Erstmals erwähnt Fuchs hier ausdrücklich auch die „frantzosen", wie in Deutschland die seit dem Ende des 15. Jahrhunderts neu und verbreitet auftretende Syphilis genannt wurde.

Als Nahrungsfärbemittel wurden die Blüten des „WILDEN GARTEN SAFFRAN" (CLVI), des Färber-Saflor, in den Küchen gebraucht, der Same vereinzelt zur Arznei.

Der mit Milch bereitete Hirsebrei war sicherlich früher die Hauptverwendung für die HIRSE (CLVII), daneben erwähnt Fuchs auch Umschläge mit den Früchten.

Gleich fünf verschieden Arten stellt Fuchs beim KOHL (CLVIII) vor, unterscheidet ihre Wirkung jedoch nicht weiter. Neben der Anregung der Verdauung durch ihre Ballaststofffunktion erwähnt er auch die häufigen Blähungen und empfiehlt sogar Kohlblätter gegen Haarausfall und den Saft gegen Blutergüsse.

Der Name „MADELGEER" (CLIX) für den Kreuz-Enzian ist uns heute nicht mehr geläufig, ebenso wie dessen Anwendung zur Wundheilung, wegen des zerstochen aussehenden Wurzelstockes, und zur Anregung der Verdauung.

Als wirksames Hustenmittel sind Zubereitungen aus dem EFEU (CLX) heute sehr beliebt, finden sich aber trotz langer Aufzählung hier nicht genannt.

Der Kunstgriff, den Fuchs anwenden ließ, um die drei „geschlecht" der KIRSCHEN (CLXI) in einer einzigen Abbildung darzustellen, wird erst in der kolorierten Ausgabe deutlich, wenn sich die hellere Amarelle oder Glaskirsche neben der dunklen Morelle oder Süßweichsel deutlich abhebt und auch die kleineren Früchte der Vogelkirsche erkennbar sind. Verblüffend ist die Anweisung, die noch taufeuchten Früchte mitsamt dem Stein zu schlucken, um den Stuhlgang anzuregen.

Auch die KORNBLUME (CLXII), das heute selten gewordene schöne blaue Ackerunkraut, wird bei der Wundheilung und bei Entzündungen empfohlen, wobei allerdings keine spezifische Wirkung zu erwarten sein dürfte.

Mit der altbekannten ZWIEBEL (CLXIII) erscheint wieder eine Pflanze, die gleichermaßen der Nahrung wie der Heilkunde dient. Ihre reizende Wirkung auf Auge und Nase wird ebenso erwähnt wie z. B. der Einsatz als Hämorrhoidalzäpfchen, bei Tollwut und bei Haarausfall.

Halsschmerzen und Beschwerden im Mundbereich sollten durch das HALSKRAUT (CLXIIII) gelindert werden.

Bei den Abbildungen zum Kapitel „CALAMINTHEN" (CLXV) zeigt sich deutlich die Unsicherheit der Botaniker in der vorlinéeischen Zeit, denn die vermeintlich dritte Minzen-Art nach der Katzenminze und der Acker-Minze, das Ruhr-Flohkraut, ist keineswegs auch ein Lippenblütler, sondern ein Korbblütler und damit botanisch überhaupt nicht verwandt.

Überwiegend äußerlich angewendet wird das Mehl der GERSTE (CLXVI).

Zu den teuersten Gewürzen zählt der SAFRAN (CLXVII), dessen Narbenschenkel das begehrte Pulver liefern, mit dem die Speise intensiv gelb gefärbt werden kann. In der Medizin nutzte man in erster Linie die harntreibende Wirkung, obwohl man um die Giftigkeit der Pflanze wusste, die teilweise auch zu Abtreibungen verwendet wurde.

Das BINGELKRAUT (CLXVIII) findet wohl wegen seines häufigen Vorkommens Erwähnung und wird zur Anregung der Verdauung eingenommen.

Nur die auffällig blasigen Hülsenfrüchte führten offensichtlich dazu, dass der Blasenstrauch als „WELSCH LINSEN“ (Taf. CCL) und die SENNA (Taf. CCLI) im Kapitel „Senet“ (CLXIX) zusammen aufgeführt und – für Senna berechtigterweise – als Abführmittel empfohlen werden.

Beim KRÄHENFUSS (CLXX), einer Wegerich-Art, geht es offenbar mehr um die Erfassung der bevorzugt an Küsten wachsenden Pflanze als um deren medizinische Anwendung, zumal sie „den Apoteckern unbekant“ ist.

Unter der Bezeichnung „SCHWEINBROT“ (CLXXI) würden wir wohl kaum das Alpenveilchen erwarten, das hier wegen seiner purgierenden und lindernden Wirkung besprochen wird und dem vermeintlich fatale Auswirkungen auf Schwangere zugeschrieben werden.

Nicht der asiatische Galgant, sondern der WILDE GALGANT (CLXXII), der in Deutschland angebaut werden kann, erscheint bei Fuchs als harntreibend, wundheilungsfördernd und wirksam bei Frauenkrankheiten.

Als stark abführend wurde das SPRINGKRAUT (CLXXIII), eine mittelmeerische, in Deutschland eingebürgerte Wolfsmilchart, eingeschätzt, deren Saft äußerlich angewendet Hautwucherungen, Warzen und Flechten beseitigen sollte.

Die Bezeichnung „Veiel“, Veilchen, wurde früher auf viele Blumen angewendet. So finden sich auch im Kapitel CLXXIIII zwei unterschiedliche Pflanzen, der GOLDLACK (Taf. CCLVI) und die NACHTVIOLE (weiß: Taf. CCLVII; violett: Taf. CCLVIII), gemeinsam aufgeführt.

Als „MENGELWURTZ“ (CLXXV) bezeichnet Fuchs den AMPFERKNÖTERICH (Taf. CCLIX) und fügt noch zwei AMPFERARTEN (Taf. CCLX, CCLXII) und den altbekannten GUTEN HEINRICH (Taf. CCLXI) als weitere Geschlechter an, für die er die einzelnen arzneilichen Wirkungen auflistet.

Das WINTERGRÜN (CLXXVI) ist nicht nur in der Natur recht selten geworden, auch in der Medizin wird man es heute kaum mehr finden.

Bei der Abbildung der TAUBNESSEL (CLXXVII; Taf. CCLXIIII) vereinigt Fuchs wieder die drei Arten Goldnessel, Gefleckte Taubnessel und Weiße Taubnessel in einer Pflanze, weist im Text jedoch ausdrücklich darauf hin.

Mit dem FLACHS (CLXXVIII) erscheint eine der wichtigsten Nutzpflanzen überhaupt, von der die ölhaltigen Samen, bekannt als Leinsamen, früher wie heute als Abführmittel gebraucht wurden.

Auch wenn Fuchs von einem Kraut, dem BRUNNENLEBERKRAUT (CLXXIX), spricht, handelt es sich botanisch um ein Lebermoos, das überwiegend äußerlich angewendet wurde.

Beim BINGELKRAUT (CLXXX) gibt es tatsächlich ein „mennle“ und ein „weible“, weil die Pflanze zweihäusig ist, also männliche und weibliche Blüten an jeweils getrennten Pflanzen auftreten. Da Fuchs jedoch vom Habitus ausgeht und die Blüte noch nicht als Sexualorgan der Pflanze erkennen kann, trifft er allerdings genau die falsche Zuordnung.

Auch heute noch ist der ROSMARIN (CLXXXI) als Heilpflanze unverzichtbar, wird jedoch nicht mehr innerlich, sondern äußerlich zu Einreibungen und zu Bädern verwendet.

Das „BEINHÖLTZLEIN" (CLXXXII) dagegen ist nach wie vor in der Pflanzenheilkunde ungebräuchlich.

Das „MONKRAUT" (CLXXXIII) – heute nennen wir es Mondraute – erregte offenbar wegen seines Vorkommens „umb Tübingen am Österberg" die Aufmerksamkeit von Fuchs, der auch anmerkt, die Alchemisten trieben „mit disem kraut auch ihr abentheur."

Der scharfe Geschmack hat zu dem noch heute gebräuchlichen Namen PFEFFERKRAUT (CLXXXIIII) für die Breitblättrige Kresse geführt, die früher auch als Gewürz verwendet wurde.

Als Chimäre müssten wir die Abbildung der „HORNUNGSBLUM" (CLXXXV; Taf. CCLXXIII) bezeichnen, denn hier haben die Künstler eine Pflanze geschaffen, die links die Blütenmerkmale der Frühlingsknotenblume zeigt, rechts aber deutlich eine Schneeglöckchenblüte erkennen lässt. Weil die Märzenbecher beim Kloster Bebenhausen in der Nähe Tübingens wachsen, hat Fuchs die Pflanze aufgenommen, obwohl sie medizinisch keine Rolle spielte.

Die „MEERHIRSS" (CLXXXVI), auch Steinsame genannt, war als steinbrechendes und entwässerndes Mittel begehrt.

Beim WEIDERICH (CLXXXVII), laut Fuchs den Apothekern unbekannt, werden die blutstillenden Eigenschaften erwähnt.

Fieber ist eine der Indikationen für den KATZENKLEE (CLXXXVIII).

Bei der LÄRCHE (CLXXXIX) erinnert sich Fuchs an seine Zeit in Ansbach, wo sein „gnediger Herr" Lärchen anpflanzen und seinem früheren Leibarzt auch eine nach Tübingen schicken ließ. Medizinische Verwendung finden die Rinde, die Nadeln und das Harz.

Das „WANTZENKRAUT" (Taf. CCLXXXII) ist kein sehr schöner Name für die als Heilpflanze nach wie vor sehr beliebte MELISSE (CXC) und leitet sich von der etwas strengen Geruchsnote der späten Pflanze ab. Als angebliche MELISSE (Taf. CCLXXXI) wird dagegen das Immenblatt abgebildet, das „über die massen wol reucht, wie die Citrinatöpffel" und bei Ingolstadt und Ansbach von Fuchs gefunden wurde. Von der später sehr beliebten Anwendung bei nervösen Herzbeschwerden findet sich hier noch nichts.

Auch der FENCHEL (CXCI) hat über die Jahrhunderte seine Bedeutung in der Phytotherapie behalten, allerdings nicht in dem ausufernden Umfang des 16. Jahrhunderts, sondern in erster Linie bei Bronchialerkrankungen und gegen Blähungen.

Hochaktuell ist der Schwarzkümmel, die „NIGELLEN" (CXCII), dessen Öl bei allergischen Reaktionen, wie zum Beispiel Heuschnupfen, empfohlen wird.

Der alte Ausdruck PAPPEL (CXCIII) bezeichnet nicht den gleichnamigen Baum, sondern krautige Malvengewächse wie die STOCKROSE (Taf. CCLXXXVII), die WEG-MALVE (Taf. CCLXXXVIII) und die WILDE MALVE (Taf. CCLXXXVIIII), die auch heute noch Käsepappel heißt. Wegen ihres Gehalts an pflanzlichem Schleim werden sie z. B. bei Bronchialerkrankungen eingesetzt.

Die Deutsche TAMARISKE (CXCIIII; Taf. CCXC) kommt auch heute noch an Isar und Lech in größeren Beständen wild vor, wird aber medizinisch nicht mehr verwendet.

KLAPPERROSEN (CXCV) nannte man den Klatschmohn, während der Schlafmohn als MAGSAMEN (CXCVI) bezeichnet wurde. Beide werden bei Schmerzen und zur Schlafanbahnung empfohlen, erhalten zusätzlich jedoch auch zahlreiche andere Indikationen zugeschrieben, die nur noch historische Bedeutung besitzen. Aus dem Schlafmohn wird Opium gewonnen, dessen Hauptwirkstoff, das schmerzstillende Alkaloid Morphin, der deutsche Apotheker Sertürner 1805 daraus isolierte.

Das alte Wort „Mag" für Mohn findet sich auch in „ÖLMAGEN" (CXCVII), worunter der GELBE HORNMOHN (Taf. CCXCIIII) verstanden wird.

Bei den MAULBEEREN (CXCVIII) geht Fuchs ausführlich auf die Seidenraupenzucht ein, zu der die Blätter als Futter benötigt werden. Medizinisch wird u. a. die Anwendung als Bandwurmmittel erwähnt.

Auf die große Gefahr einer Verwechslung mit dem giftigen Schierling wird beim KERBEL (CXCIX) ausdrücklich hingewiesen. Medizinisch wird er heute nicht mehr verwendet.

Der HORNKLEE (Taf. CCXCVII) und der ITALIENISCHE BOCKSHORNKLEE (Taf. CCXCVIII) werden im Kapitel STEINKLEE (CC) zusammengefasst und zur Auflage bei entzündlichen Geschwülsten empfohlen.

Die ALRAUNE (CCI), mit der das dritte Hundert der Pflanzenbeschreibungen beginnt, ist sicherlich die sagenumwobenste Pflanze überhaupt. Da ihre Wurzel wegen der meist gegabelten Spitze entfernt an einen menschlichen Körper mit zwei Beinen erinnert, schrieb man ihr dämonische Eigenschaften zu, die nicht nur das Herausziehen zu einem lebensgefährlichen Unternehmen werden ließen, sondern sie auch als unheilabwehrenden Talisman interessant und kostbar machten. Fuchs, der all diese abenteuerlichen Erzählungen vom „Galgenmännlein" natürlich kannte, wendet sich ausdrücklich gegen die damit begangenen Betrügereien. Angewendet wurde der giftige Saft insbesondere zur Schmerzstillung und Schlafförderung, aber auch zu einer Art Narkose bei Patienten, „die man on alle empfindlicheyt will schneiden oder brennen".

Ebenfalls zu den Nachtschattengewächsen gehört die „MELANZAN" (CCII), die wir heute als Aubergine kennen. Sie war zu Zeiten von Leonhart Fuchs noch sehr neu in Europa, wurde noch nicht arzneilich genutzt, hatte aber unter den Feinschmeckern schon viele Liebhaber gefunden.

Auch für die SEEBLUMEN (CCIII), nämlich die WEISSE SEEROSE (Taf. CCCI) und die GELBE TEICHROSE (Taf. CCCII), nennt Fuchs Arzneiwirkungen, insbesondere auf den Verdauungstrakt.

Unter dem „ZAMEN SENFF" (CCIIII) wird die SENF-RAUKE (Taf. CCCIIII) verstanden, die bei Erkältungen, aber auch äußerlich als durchblutungsförderndes Pflaster eingesetzt wird.

Obwohl vor der Giftigkeit des OLEANDERS (CCV) für Tiere ausdrücklich gewarnt wird, findet sich auch eine Empfehlung zur „heylsamen artzney" für Menschen, die von giftigen Tieren gebissen wurden.

Bei Durchfall, aber auch zum Herausziehen von Dornen und Pfeilen wird der Sauerdorn empfohlen, der hier „PEISSELBEER" (CCVI) genannt wird.

Harntreibend soll das „LYNKRAUT" (CCVII) sein und gegen Gelbsucht wirken, wobei im letzteren Fall sicherlich die gelbe Blütenfarbe als Signatur gewertet wurde.

Drei Varietäten des Basilienkrauts werden im Kapitel „BASILGRAM" (CCVIII) vorgestellt. Im Namen dieser lange Zeit hochgerühmten Pflanze steckt das griechische Wort für „königlich" als Ausdruck der einstigen Wertschätzung.

Studiert man die Anwendungsempfehlungen, die Fuchs für den Dost aufzählt, wundert es nicht, dass diese aromatisch riechende Pflanze den Namen „WOLGEMUT" (CCIX) erhielt.

Das Männliche, das Kleine und das Brand-Knabenkraut, aber auch die Hundswurz, eine andere Orchideenart, werden im Kapitel KNABENKRAUT (CCX) abgebildet. Der eigentümliche Name leitet sich von der hodenähnlich aussehenden Wurzel ab und galt natürlich als eindeutige Signatur für die Wirkung.

Ebenfalls zu den Orchideen zählt die „RAGWURTZ" (CCXI), bei deren äußerlicher und innerlicher Anwendung der in den Wurzelknollen des SALEP-KNABENKRAUTS (Taf. CCCXVII) enthaltene Pflanzenschleim zur Geltung kommt.

Der STEINBRECH (CCXII) sollte nach Anschauung der alten Ärzte seinem Namen alle Ehre machen und auch Blasensteine zerkleinern.

Reizvoll ist es, die verschiedenen Namen des „BUCHAMPFFER" (CCXIII) zu lesen, den wir heute Sauerklee nennen. Die nicht ungiftige Pflanze findet heute nur noch in der Homöopathie vereinzelt Anwendung.

Das „ZWEYBLATT" (CCXIIII), zu dem Fuchs nur wenig anmerkt, spielte in der Medizin keine nennenswerte Rolle.

Als SCHARLACH (CCXV), abgeleitet vom lateinischen „sclareia", bezeichnete man verschiedene Salbei-Arten. MUSKATELLER-SALBEI (Taf. CCCXXII) und WIESEN-SALBEI (Taf. CCCXXIII) sollen die Sehkraft stärken, Geschwülste zerteilen und Splitter herausziehen.

Obwohl die „ERVEN" (CCXVI) in den Apotheken nicht bekannt waren, gibt Fuchs für die Platterbsen verschiedene medizinische Einsatzmöglichkeiten an.

Vom „PETERLIN" (CCXVII), der Garten-Petersilie, werden Kraut, Samen und Wurzel auch heute noch wegen ihrer entwässernden Wirkung verwendet.

Die Früchte des SPEIERLINGS (CCXVIII) sind zwar essbar, ihr Wert liegt für Fuchs aber in der arzneilichen Anwendung bei Durchfall.

Als Wundkraut wird das „NATERZÜNGLIN" (CCXIX) beschrieben und sein häufiges Vorkommen bei Tübingen erwähnt.

So wie die Läuse auf den Bettlern bleiben die Klettenfrüchte der „BETTLERSLEUSS" (CCXX) an der Kleidung der Vorbeigehenden hängen.

Von der BAUMWOLLE (CCXXI) werden noch nicht die Samenhaare als Watte verwendet, sondern der Saft der Blätter, die Samen und das Samenöl als Arznei empfohlen.

Den „KROTTENDILL" (CCXXII), den wir heute als Stinkende Hundskamille bezeichnen, setzten die Ärzte früher u. a. zum Ausführen des Schleims und der Schwarzen Galle ein.

Die beiden Namen „WEISSWURTZ" (CCXXIII) und Salomonssiegel nehmen Bezug auf die helle Wurzel, die siegelähnliche Narben aufweist und deshalb auch als Wundkraut und bei fleckigen Pigmentstörungen eingesetzt wurde.

Der süß schmeckende Wurzelstock führte zum Namen „ENGELSSÜSS" (CCXXIIII) für den auch in Tübingen vorkommenden Farn, dem man große Heilwirkung zuschrieb.

Auch wenn die Liste der medizinischen Anwendungen lang ist, war der ANDORN (CCXXV) in erster Linie ein Heilmittel bei Bronchialleiden und Asthma.

Vielleicht waren es die harten Stängel, vielleicht seine angebliche Verwendung bei der Eisenherstellung, die der Verbena den Namen EISENKRAUT

(CCXXVI) einbrachten. Beim „EISENKRAUT MENNLE“ (Taf. CCCXXXVI) handelt es sich allerdings um die weitverbreitete Wegrauke, die nur entfernte Ähnlichkeit mit dem „WEIBLE“ (Taf. CCCXXXVII) besitzt.

Auch beim „WALDTFARN“ (CCXXVII) werden unterschiedliche Farne als männliche und weibliche Art verstanden und als Medikament gegen die „breyten“ und „runden Würm“, also gegen Bandwürmer und Spul- bzw. Madenwürmer, empfohlen, Schwangere jedoch ausdrücklich vor der Anwendung gewarnt.

Es waren wohl die Wurzelhärchen, die zum Namen „HARSTRANG“ (CCXXVIII) und der unangenehm nach Schwefelbalsam riechende Wurzelsaft, der zum volkstümlichen Namen „Schwebelwurz“ führte.

Der PFIRSICH (CCXXIX) ist uns heute nur noch als wohlschmeckende Frucht bekannt, die aber früher ebenso wie die Blätter, der Kern und der Gummi auch als Arznei verwendet wurden.

Der Name „TEUFFELSMILCH“ (CCXXX) lässt ebenso wie das heute gebräuchliche Wolfsmilch auf die Giftigkeit der Pflanze schließen, die dennoch arzneilich eingesetzt wurde.

Wie so oft finden sich auch unter „MEUSSÖRLIN“ (CCXXXI) zwei Pflanzen zusammengefasst, die botanisch nicht derselben Gattung angehören. Sie werden als Wundkraut hochgelobt, ihr Saft soll sogar Messer schärfen.

BIBERNELL (CCXXXII) erfreute sich besonders zu Zeiten der Pest zusammen mit dem Wacholder größter Beliebtheit, als man empfahl: „Esst Kranewitt und Bibernell, dann sterbt ihr nicht so schnell!“

Die blutungsstillende Wirkung des HIRTENTÄSCHELS (CCXXXIII), die auch Fuchs erwähnt, wird noch heute genutzt.

„SYNAW“ (CCXXXIIII) ist die heute unverständliche Bezeichnung für den Frauenmantel, der seinen Namen wegen der einem Radmantel ähnlichen Form der Blätter erhielt und als Wundkraut hochgeschätzt war, aber auch in der Frauenheilkunde Verwendung fand.

Der Vogel-Knöterich fand sich so häufig an den Wegen, dass er früher „WEGGRASS“ (CCXXXV) genannt wurde. Ihm wurden blutstillende, harntreibende, fiebersenkende und zahlreiche andere Eigenschaften zugebilligt.

Der isolierte Wirkstoff der im Mittelalter hochgeschätzten RAUTE (CCXXXVI), das venenwirksame Rutosid, findet noch heute in vielen Medikamenten Anwendung.

Die Eigenschaften des „GENSERICH“ (CCXXXVII), den wir heute Gänsefingerkraut nennen, werden mit denen des Fünffingerkrauts verglichen, das zwei Kapitel später besprochen wird und botanisch derselben Gattung angehört.

Unter „braun“ verstand man früher einen blau-violetten Farbton, sodass die BRAUNELLE (CCXXXVIII) ihren Namen ursprünglich wohl wegen der Blütenfarbe bekommen hat, auch wenn Fuchs ihn auf die Verwendung gegen die Mundbräune zurückführt, eine Entzündung der Mundschleimhaut.

Beim FÜNFFINGERKRAUT (CCXXXIX) waren es die handförmigen bzw. fünfteiligen Blätter, die ihm den Namen gaben, die gelben Blüten ließen es bei Gelbsucht geeignet erscheinen.

Die ERBSEN (CCXL) stellt Fuchs zwar mit einer prachtvollen Abbildung dar, bleibt bei ihrer medizinischen Verwendung jedoch sehr unbestimmt.

Die Signatur des Haares drängt sich beim „WIDERTHON“ (CCXLI) auf, der gegen Haarausfall verordnet wurde. Wegen seiner geringen Wuchshöhe werden die beiden Pflanzen nicht mit einer ganzseitigen Abbildung vorgestellt, sondern ihre Bilder zwischen den Text eingeschoben.

Die dunkelroten Flecken auf den Blättern verstand man als Hinweis darauf, dass mit dem „FLÖHKRAUT“ (CCXLII) ein wertvolles Wundheilkraut vorliegt.

Die auffälligen, vom Stängel durchwachsenen Blätter gaben dem DURCHWACHS (CCXLIII) seinen Namen und ließen ihn bei Verwundungen und Nabelbrüchen angezeigt sein.

Mit dem PORREE (Taf. CCCLXI) und dem SCHNITTLAUCH (Taf. CCCLXII) erscheinen nach der ZWIEBEL (CLXIII) zwei ebenfalls noch heute gebräuchliche Arten von LAUCH (CCXLIIII).

Unter LUNGENKRAUT (CCXLV) versteht Fuchs die Lungenflechte, deren Aussehen den Namen und die medizinische Anwendung bestimmt hat. Das „blut speien“ ist als Symptom der Tuberkulose zu werten.

Das Niesen, das der WILDE BERTRAM (CCXLVI) auslöst, ist im Sinne der Säftelehre als ein Abführen von Schleim zu verstehen.

BERTRAM (CCXLVII) leitet sich ab vom lateinischen Pflanzennamen Pyrethrum, der seinerseits auf das griechische Wort „pyros“, Feuer, zurückgeht und den wegen des ätherischen Öls scharf brennenden Geschmack der Wurzel bezeichnet, durch den auch die medizinische Anwendung bestimmt wird.

Eindringlich warnt Fuchs davor, unter dem BUCHSBAUM (CCXLVIII) zu schlafen, weil er der Natur des Menschen zuwiderlaufe.

Es bleibt unverständlich, warum die „PESTILENTZWURTZ“ (CCXLIX) in den Apotheken unbekannt gewesen sein soll, wenn sie eine derart „köstlich artzney ... wider die pestilentz“ war.

Seine auffällige Blüte machte das „GEYSSBLATT“ (CCL) in den Gärten begehrt, seine Blätter und Beeren wurden jedoch auch arzneilich verordnet, wobei einige der beschriebenen Wirkungen als Anzeichen einer beginnenden Vergiftung zu werten sind.

Die wichtigste Verwendung des WEIZENS (CCLI) ist sicherlich die Verarbeitung seines Mehls zu Brot und anderem Gebäck, dennoch ist es reizvoll, auch seine angeführten medizinischen Wirkungen zu lesen.

„SAMKRAUT“ (CCLII) kennen wir als Wasserpflanze heute unter dem Namen Laichkraut, jedoch nicht mehr aus der Pflanzenheilkunde.

Warum der „GENSSFUSS“ (CCLIII) für Schweine tödlich sein soll, bleibt unklar, vielleicht spielt die Ähnlichkeit der Blätter mit jenen des Stechapfels eine Rolle, wofür auch der Vergleich mit dem Nachtschatten spricht.

Bei der „FREMBDEN PETERSILG“ (CCLIIII) handelt es sich keineswegs um eine Petersilienart, sondern die Gewürzdolde, der jedoch trotzdem die Wirkung der Petersilie zugeschrieben wird.

Auch wenn wir die ROSE (CCLV) nur noch als Zierpflanze kennen, kann für die früheren Jahrhunderte ihre Bedeutung und Verwendung in der Medizin kaum überschätzt werden. Letzte Überreste sind der Rosenhonig gegen Mundfäule und das Rosenwasser, das heute nur noch zur Marzipanherstellung gebraucht wird. Tafel CCCLXXIIII stellt eine Kombination von HUNDSROSE, links, und ESSIG-ROSE, rechts, dar.

Neben den medizinischen Anwendungen erwähnt Fuchs beim RETTICH (CCLVI), zu dem er auch den Meerrettich zählt, ebenso die noch heute beliebten Einsatzmöglichkeiten der scharf schmeckenden Wurzel in der Küche.

Magenstärkend und appetitanregend sollten die Früchte der ROTEN

JOHANNISBEERE (CCLVII) sein, der Saft wird fiebernden Patienten empfohlen.

Zu den Dickblattgewächsen gehört die „ROSENWURTZ" (CCLVIII), bei deren Beschreibung der Wirkung wir die früheren Probleme der botanischen Identifikation gut nachvollziehen können.

Der MAJORAN (CCLIX) wird wegen seiner harntreibenden Eigenschaften geschätzt, soll aber auch das Hirn stärken.

Der „SANICKEL" (CCLX) wird als Wundkraut gerühmt, dessen Eigenschaften denen des Beinwells entsprechen.

Beim SPINAT (CCLXI) steht trotz einiger Anmerkungen zur Arzneiwirkung der Küchengebrauch eindeutig im Vordergrund.

Bei der Bezeichnung „SONCHEN" (CCLXII) hat Fuchs den lateinischen Pflanzennamen Sonchus, der noch heute gültig ist, einfach eingedeutscht.

Wie so oft, finden sich auch bei der WEGWARTE (CCLXIII) mehrere Pflanzenarten zusammengefasst: die WINTER-ENDIVIE (Taf. CCCLXXXV), die SCHMALBLÄTTRIGE ENDIVIE (Taf. CCCLXXXVI), die eigentliche WEGWARTE (Taf. CCCLXXXVII) und überraschenderweise auch der LÖWENZAHN (Taf. CCCLXXXVIII), dessen alter Name „Pfaffenröhrlin" ebenso derb wie bildhaft ist, wenn man den teilweise kahlen Fruchtboden der Pusteblume als Kopf mit der mönchsüblichen Tonsur betrachtet.

Drei verschiedene Vertreter der Möhre erscheinen im Kapitel „PASTNACHEN" (CCLXIIII), von denen der Gelben Rübe neben allerhand arzneilicher Wirkung auch eine aphrodisische zugeschrieben wird.

Mit Ausnahme der „WELSCH SCHLUTTEN" (Taf. CCCXCIIII) gehören die anderen vier abgebildeten Pflanzen tatsächlich zu den NACHTSCHATTEN (CCLXV) und zeichnen sich durch mehr oder weniger starke Giftigkeit aus. Sie fallen alle durch bemerkenswerte Früchte auf, die aufgeblasen sind wie bei der JUDENKIRSCHE (Taf. CCCXCIII) oder den „WELSCH SCHLUTTEN" (Taf. CCCXCIIII), dornig wie beim STECHAPFEL (CCCXCVI) oder schön appetitlich glänzend wie beim Schwarzen NACHTSCHATTEN (Taf. CCCXCII) oder der TOLLKIRSCHE (Taf. CCCXCV), für die Fuchs ausdrücklich einen Fall tödlicher Vergiftung schildert.

Der „WALWURTZ" (CCLXVI) oder „Schwarzwurtz" wurde der Beinwell genannt, dessen Wurzel als Wundmittel und bei Knochenbrüchen höchst begehrt war. Das optimale Zusammenwachsen sollte so weit gehen, dass sogar Fleischstücke wieder zusammen wachsen würden, wenn sie im Kochtopf nur mit Beinwell gekocht würden.

Gurke, Kürbis und Melonen erscheinen im Kapitel „CUCUMER" (CCLXVII) angeführt. Unter den zahlreichen Indikationen findet sich auch das Problem „so die blaß schwirig ist" und dies deckt sich mit der uns heute vertrauten Anwendung der Kürbiskerne.

Als „WILDER CUCUMER" (CCLXVIII) wird die Spritzgurke vorgestellt, die dadurch Aufsehen erregt, dass beim Ablösen der Früchte Saft und Samenkerne mit großem Druck verspritzt werden. Auf die Giftigkeit des u. a. als Abführmittel verordneten Saftes weist Fuchs ausdrücklich hin.

Mit den „WELSCHEN BOHNEN" (CCLXIX) kommt wieder ein Gemüse vor, das auch in der Medizin eingesetzt wird. Seine harntreibende Wirkung findet sich noch lange in den Anschauungen der Volksmedizin, ebenso wie die angebliche Senkung des Zuckerspiegels durch Bohnenschalentee.

Unter „STENDELWURTZ" (CCLXX) und „CREUTZBLUMEN" (CCLXXI) werden drei verschiedene Orchideen verstanden, die schon lange nicht mehr im medizinischen Gebrauch sind.

Da angeblich der Teufel die Wurzel abgebissen hat, um diese wertvolle Heilpflanze zu vernichten, erhielt sie den eigenartigen Namen „TEUFELS ABBISS“ (CCLXXII). Sie sollte bei Blutergüssen helfen, aber ebenso gegen die gefürchtete Pest.

Als „APOSTEM“ bezeichnete man Geschwüre, weshalb der Name Apostemkraut (CCLXXIII) oder Grindkraut bereits alles über die Anwendung aussagt.

Die beiden folgenden Kapitel besprechen zwei Windenarten: die große „STECHENDE WIND“ (CCLXXIIII) und die einheimische große „GLATTE WIND“ (CCLXXV), wobei der ersten phantastische giftwidrige Eigenschaften zugebilligt werden, bei der zweiten jedoch die Unsicherheit der Überlieferung im Text deutlich wird.

Als „SISYMBER“ (CCLXXVI) bezeichnet Fuchs die Wasser-Minze und die Brunnenkresse. Das ätherische Öl der Minze mag das „grimmen der därme“ gelindert haben und das Einflößen von Brunnenkressesaft mit Essig hat sicherlich den Patienten „wachend“ gemacht.

Die „BACHPUNGEN“ (CCLXXVII), eine Art des Ehrenpreis, werden insbesondere wegen ihrer harntreibenden und den Nierenstein ausführenden Wirkung beschrieben.

Die SCHAFGARBE (CCLXXVIII) fällt durch ihre sehr fein zerteilten Blättchen auf, die ihr den botanischen Artnamen „millefolium“, die tausendblättrige, einbrachten. Sie war ein sehr geschätztes Wundkraut und stand „derhalben bey den wundärtzten in täglichem brauch.“

Das gilt ebenso für das „HEYDNISCHE WUNDTKRAUT“ (CCLXXIX), zu dem aber eine ganz andere Besonderheit zu vermerken wäre: bis vor Kurzem lautete sein botanischer Name Senecio fuchsii, deutsch heißt es immer noch Fuchs’sches Kreuzkraut und erinnert damit an den Verfasser unseres Kräuterbuches, der damals freilich noch nichts von der zukünftigen Ehre wissen konnte.

Bei der MAUERRAUTE (CCLXXX) handelt es sich um einen relativ häufigen, zierlichen Streifenfarn, dem harntreibende Wirkung zugeschrieben wird.

Den „INDIANISCHEN PFEFFER“ (CCLXXXI) kennen wir heute als Paprika, von dem Fuchs drei Exemplare mit unterschiedlichen Fruchtformen abbilden lässt. Seine Überlegungen, wie die Pflanze in der Antike oder bei den arabischen Ärzten geheißen haben mag, bleiben aber müßig, denn Paprika stammt aus Amerika und wurde somit in Europa erst nach 1492 bekannt. Medizinisch wird er weitgehend mit dem ebenfalls scharf schmeckenden Pfeffer gleichgesetzt. Die beiläufige Bemerkung, dass er dem Zahnfleisch nützlich sei, könnte ein Hinweis auf die unbewusste Anwendung des Vitamin-C-Gehalts der Früchte sein, die den durch Vitaminmangel hervorgerufenen Skorbut mit dem dabei zu beobachtenden Rückgang des blutenden Zahnfleischs heilen.

Auch der KNOBLAUCH (CCLXXXII) gehört zu den heute immer noch hochgeschätzten Heilpflanzen und wird manchmal durch den WALD-KNOBLAUCH (Taf. CCCCXXIIII), den Bärlauch, ersetzt, während der WEINBERG-LAUCH und der GEMÜSE-LAUCH (Taf. CCCCXXII, CCCCXXIII) keine arzneiliche Verwendung finden. Der weitläufigen Beschreibung der Wirkungen des Knoblauchs werden wir allerdings nur zu einem kleinen Teil folgen wollen.

Die „SANKT JACOBS BLUM“ (CCLXXXIII) ist botanisch nahe mit dem HEIDNISCHEN WUNDKRAUT (CCLXXIX) verwandt und wird auch entsprechend eingesetzt.

Eigenartig sind manche Angaben über die Wirkung des „EPPICH“

(CCLXXXIIII), heute Sellerie genannt. Während die harntreibende Wirkung unbestritten ist, bleibt die Behauptung, dass er epileptische Anfälle auslösen könne, rätselhaft.

Ob Fuchs mit seiner Herleitung des Namens BARBARAKRAUT (CCLXXXV) recht hatte, ist bis heute noch nicht geklärt, nur der Name hat sich erhalten. Interessant ist der Hinweis, dass es besonders bei „unreinen“, also infizierten Wunden gebraucht werden soll, weil hier ein Hinweis auf die Wirkung der in Kreuzblütlern verbreitet vorhandenen Senfölglykoside vermutet werden kann.

Als harntreibende und Blasen- sowie Nierensteine vermeintlich brechende Heilpflanze machte der STEINBRECH (CCLXXXVI) seinem Namen alle Ehre.

Der von der Luftfeuchtigkeit abhängige, stark aromatische Geruch der Pflanze führte zur Meinung, dass er sich siebenmal am Tag ändere und damit zum ungewöhnlichen Namen „SIEBEN GEZEIT“ (CCLXXXVII). Schabzigerklee wird er heute genannt, weil er wegen seines Aromas dem gleichnamigen Käse zugesetzt wird.

Dem STEINKLEE (CCLXXXVIII) werden wegen der fast gleichen Complexion auch dieselben Wirkungen zugeschrieben wie dem Schabzigerklee.

Der PASTINAK (Taf. CCCCXXXI, CCCCXXXIII) und die ZUCKERWURZ (Taf. CCCCXXXII) verbergen sich hinter dem „SISERN“ (CCLXXXIX), der harntreibend, verdauungsfördernd und appetitanregend eingeordnet wird.

Mit dem FEIGENBAUM (CCXC) erscheint wieder eine sehr bekannte Nutzpflanze, deren frische Früchte abführen, deren getrocknete, obwohl als magenschädlich angesehen, aber vielseitig verordnet werden.

Als „PFRIMMEN“ (CCXCI) bezeichnete man den Ginster, dessen Samen und ausgepresster Saft als Abführmittel gebraucht wurden.

Aus dem lateinischen Levisticum hat sich der deutsche Name LIEBSTÖCKEL (CCXCII) für die Maggi-ähnlich riechende Pflanze entwickelt, die als Gewürz ebenso beliebt war und ist wie als entwässernde Heilpflanze.

Bereits der Name „MEISTERWURTZ“ (CCXCIII) lässt die Einschätzung ahnen, die man mit der meisterlich wirkenden Wurzel verband. Fuchs mutmaßt, dass es sich dabei um das berühmte Silphion der Antike handelt und berichtet über ausleitende und giftwidrige Eigenschaften.

Der „STINCKENDE ANDORN“ (CCXCIIII) wird nur kurz besprochen und als menstruationsfördernde Pflanze vorgestellt, vor deren Anwendung durch Schwangere gewarnt wird.

Wie sehr Fuchs bemüht war, die antiken Beschreibungen und Namen mit den ihm bekannten Pflanzen in Einklang zu bringen, zeigt sich an der Diskussion des Namens für den ROGGEN (CCXCV), der dann jedoch nur als Brotgetreide erwähnt wird.

Auch das „GLIDKRAUT“ (CCXCVI) ist wie der Stinkende Andorn (CCXCIIII) ein Ziest, bei dem jedoch die wundheilende Wirkung im Vordergrund steht.

Die Mohrenhirse, die Fuchs mangels eines eigenen deutschen Namens „WELSCH HIRSS“ (CCXCVII) nennt, ist heute die wichtigste Hirseart, war zu seinen Zeiten aber im medizinischen Gebrauch noch unbekannt und wird der Kolbenhirse gleichgeachtet.

Wundheilend, den Durchfall stoppend und menstruationsfördernd, so wird die Wirkung der „NATERWURTZ“ (CCXCVIII) beschrieben.

Unter „WASSER BATHENIG“ (CCXCIX) versteht Fuchs den stark riechenden Knoblauch-Gamander, der als Bestandteil des giftwidrigen Theriak begehrt war und in vielem mit dem Knoblauch verglichen wurde.

Die Abbildung zum „STICHASKRAUT“ (CCC) findet sich erst nach dem folgenden Kapitel unter falscher Nummer. Sein angenehmer Geruch sollte „das Haupt stärken“, Zubereitungen der Pflanze sollten abführen und gegen Gifte wirksam sein.

Weil die Pflanze beim Schütteln mit Wasser einen stabilen Schaum ergibt, erhielt sie den Namen „SEYFFENKRAUT“ (CCCI) und wurde zu Recht schon früher harntreibend und als schleimlösendes Hustenmittel eingesetzt.

Die Inhaltsstoffe der MEERZWIEBEL (CCCII) spielen noch heute eine Rolle in herzwirksamen Medikamenten, bedingen jedoch auch die Giftigkeit der Pflanze. Die Herzwirkung war für Fuchs jedoch noch nicht feststellbar, sehr wohl aber die stark diuretische, harntreibende, Wirkung.

Hinter „BISSMÜNTZ“ (CCCIII) verbirgt sich keine Minze, sondern der Läuse-Rittersporn, dessen sehr giftige Samen unter starken Nebenwirkungen Erbrechen auslösen, aber auch das Zahnweh lindern sollen, während ein Essigabsud des Krauts die Läuse in den Kleidern vertreibt.

Obwohl Fuchs drei „geschlecht“ des „SESEL“ (CCCIIII) nennt, kann er nur die Weiße und die Schwarze „Hirtzwurtz“ abbilden lassen. Den eigentlichen Siler montanum hat er noch nicht mit eigenen Augen wachsen sehen können. Dass er deshalb nicht auf Phantasiebilder zurückgreift, wie dies früher sehr wahrscheinlich gewesen wäre, spricht für seine wissenschaftliche Anschauung.

Ob der Name „BEERWURTZ“ (CCCV) wegen der behaarten Wurzel auf das Fell der Bären zurückzuführen ist oder wegen der medizinischen Wirkung auf die Gebärmutter, ist ungeklärt. Arzneilich heute nicht mehr verwendet, dient er aber noch der Herstellung eines aromatischen Magenschnapses.

Zwar nicht mehr unter VOGELNEST (CCCVI), aber unter Ammi visnaga wird man den Zahnstocher-Ammei finden, der noch heute in manchen Medikamenten enthalten ist.

Die roten Blütenköpfchen des „KÖLBLESKRAUTS“ (CCCVII) signalisieren nach der Signaturenlehre eine Wirkung auf das Blut, weshalb die Sanguisorba, die Blutaufsaugerin, wie Fuchs erklärt, zur Blutstillung eingesetzt wurde.

Als Heilpflanze ebenso begehrt wie als delikates Nahrungsmittel ist die ARTISCHOCKE (CCCVIII) noch heute, medizinisch wird sie jedoch zur Unterstützung der Fettverdauung eingesetzt und nicht mehr äußerlich angewendet.

Den Namen „WANDTLEUSSKRAUT“ (CCCIX) erklärt Fuchs mit der Verwendung der Pflanze gegen Wanzen und Läuse, wobei wohl der unangenehme Geruch der Stink-Schwertlilie die Signatur hierfür abgegeben haben dürfte.

Das Volk hatte größtes Vertrauen in den „WIDERTODT“ (CCCX), der auch zauberisch verwendet wurde und gegen alle Krankheiten, eben wider den Tod, helfen sollte. Fuchs beschreibt die Pflanze nüchterner, wobei unter anderem die haarfeinen Stängel den Einsatz bei Haarausfall nach alter Ansicht rechtfertigten.

Lange Zeit wurden die Samen des „FENUGRECK“ (CCCXI), des Griechischen Bockshornklees, zur Erweichung bei Furunkeln als Bähung, also als feucht-warme Umschlagpackung, gebraucht, aber auch als Gewürz fand der eigenartig aromatisch schmeckende Same Verwendung.

Ein weiteres „WUNDKRAUT“ (CCCXII) erscheint mit der Purpur-Fetthenne, der man stark zusammenziehende Wirkung zusprach, die zur Blutstillung und Wundheilung ebenso dienlich war wie zu dem, „was gebrochen ist an heimlichen enden“, womit Fuchs dezent auf den Gebrauch anspielt, den manche Frauen vom Saft der Pflanze machten.

Das Feldstiefmütterchen, „FREYSCHAMKRAUT“ (CCCXIII) genannt, wird heute vor allem innerlich bei Hautkrankheiten zur „Blutreinigung“ verwendet, manchmal auch noch so wie früher bei verschleimtem Husten.

Als delikates Gemüse kommt auch heute manchmal noch der Mangold, bei Fuchs „MANGOLT“ (CCCXIIII), auf den Tisch, zur Arznei wird er dagegen nicht mehr gebraucht.

In der alten Bezeichnung „FERBBLUMEN“ (CCCXV) kommt ebenso wie im modernen Namen Färber-Ginster der frühere Gebrauch als gelb färbende Pflanze zum Ausdruck. In der Medizin sollte seine Wirkung der des Ginsters entsprechen.

Die Giftigkeit der „WOLFFSMILCH“ (CCCXVI) war Fuchs wohl bekannt, weshalb er ihre Anwendung ausdrücklich auf die äußerliche beschränken will, die mit teilweise starken Hautreizungen durch den Saft einhergehen kann.

Drei Kleearten erscheinen unter „WISENKLEE“ (CCCXVII) zusammengefasst, obwohl sie in den Apotheken damals ungebräuchlich waren und Fuchs auch nur wenige Angaben zur medizinischen Anwendung machen kann.

Der BOCKSBART (CCCXVIII) ist heute zwar noch weit verbreitet, in der Medizin jedoch ungebräuchlich.

NARRENKOLBEN (CCCXIX) war der wenig schmeichelhafte Name für den Rohrkolben, der als Medikament keine nennenswerte Rolle spielte.

Der Name „TÜRCKISCHES KORN“ (CCCXX) für den Mais täuscht, denn die Pflanze stammt ursprünglich aus Amerika. Da sie in Europa jedoch erst nach einem Umweg über die Türkei verbreitet wurde, wird dieser Name verständlich. Fuchs lobt zwar das Maismehl, betont aber die schlechte Bekömmlichkeit des daraus gebackenen Brotes, das auch in der Türkei nur zu Zeiten von Teuerungen genossen werde.

Quendel und Thymian sind botanisch und von ihren Wirkstoffen sehr eng verwandt und werden deshalb heute wie früher gleichartig bei Husten, aber auch bei Magen- und Darmproblemen eingesetzt. Da der echte Thymian in Mitteleuropa nicht einheimisch ist, nennt Fuchs ihn also zu Recht „WELSCHEN QUENDEL“ (CCCXXI), d. h. fremdländischen Quendel.

Zwischen dem Großen „BATHENGEL“ (CCCXXII) und seiner kleinen Form, die im Kapitel CCCXXXV abgehandelt werden wird, besteht tatsächlich eine sehr enge botanische Verwandtschaft. Die angebliche Heilwirkung wird allerdings heute nicht mehr genutzt.

Zu den bekanntesten Heilpflanzen gehört ohne Zweifel das „SANT JOHANSKRAUT“ (CCCXXIII), heute Johanniskraut genannt. Die Blätter, die, gegen das Licht gehalten, wegen der durchscheinenden Ölbehälter wie von feinen Nadeln durchstochen aussehen, empfahlen seine Verwendung als Wundheilmittel. Heute wird das rote Öl zur Hautpflege, der Extrakt aus der ganzen Pflanze als stimmungsaufhellendes Beruhigungsmittel eingesetzt.

Das BILSENKRAUT (CCCXXIIII) gehört zu den sagenumwobensten Giftpflanzen überhaupt. Sorgfältig eingesetzt, konnte der Arzt damit Schmerzen lindern, aber man erzählte sich auch von Giftanschlägen damit oder gar von Hexen, die die Pflanze zur Zubereitung ihrer Salben benötigten, wenn sie zum Hexensabbat fliegen wollten.

Sehr viel weniger gefährlich sind die als „MERTZENBLUMEN“ (CCCXXV) bezeichneten Traubenhyazinthen und Blausterne, die heute allerdings in der Pharmazie keine Rolle mehr spielen, nach wie vor aber gesuchte Zierpflanzen sind.

Nur noch sehr selten findet sich heute der „ISPEN“ (CCCXXVI), den wir inzwischen Ysop nennen, in der Medizin.

Der scharf schmeckende WASSERPFEFFER (CCCXXVII) fand neben seiner durchblutungsanregenden Wirkung auch als Gewürz Verwendung.

Als „WULLKRAUT“ (CCCXXVIII) findet sich zu Recht die wegen ihrer wolligen Behaarung noch heute „Wollblume“ genannte Königskerze mit vier verschiedenen Arten, aber überraschenderweise auch die Schlüsselblume. Von den zahlreichen Anwendungsgebieten ist bis heute allerdings nur der Einsatz bei Bronchialerkrankungen übrig geblieben.

Beim „ERDTBEERKRAUT“ (CCCXXIX) richtete sich das Interesse der Ärzte nicht auf die wohlschmeckenden Früchte, sondern auf das ganze Kraut und den Saft der Blätter, die heute noch gerne in Haustees verwendet werden.

Liest man die Indikationen des „BALDRION“ (CCCXXX), meint man nicht, dass damit der wohlbekannte Baldrian gemeint ist, der heute als meistverwendetes pflanzliches Beruhigungsmittel aus der Therapie nicht wegzudenken ist. Im 16. Jahrhundert schätzte man dagegen nicht nur seine harntreibende und giftwidrige Wirkung, sondern auch die vermeintliche Stärkung der Sehkraft.

Bei den LINSEN (CCCXXXI) spielte die Art der Zubereitung für die Wirkung sowohl als Gemüse als auch als adstringierendes Arzneimittel eine große Rolle.

Der LINDENBAUM (CCCXXXII), dessen Blüten heute bei Erkältungen als Tee zubereitet werden, lieferte früher eine Vielzahl von Arzneien, die längst vergessen sind.

Das „SCHÖLKRAUT“ (CCCXXXIII), als Schöllkraut auch heute noch bekannt, erregte wegen seines gelben Milchsaftes das Interesse der Ärzte, die daraus seine Gallewirksamkeit ableiteten und damit tatsächlich Recht hatten. Dagegen ist die Behauptung einer augenstärkenden Wirkung falsch, auch wenn sie sich in der Volksmedizin bis heute findet.

Das „FEIGWARTZENKRAUT“ (CCCXXXIIII) ist heute als Scharbockskraut bekannt und weist mit diesem Namen darauf hin, dass seine Vitamin-C-reichen Blätter früher als Salat gegen den Scharbock, die Vitamin-C-Mangelkrankheit Skorbut, gegessen wurden.

Die Bezeichnung „CHAMANDER“ (CCCXXXV), die Fuchs verwendet, hat sich als Gamander im Namen von drei der vier abgebildeten Pflanzen bis heute erhalten, die einst hochgeschätzte medizinische Verwendung allerdings konnte nicht in gleicher Weise überdauern.

Die „CYPRESSEN“ (CCCXXXVI), wegen ihres lateinischen Namens Santolina auch Heiligenkraut genannt, werden als zerteilendes Wundkraut mit austrocknender Wirkung beschrieben, später arzneilich jedoch in erster Linie als Wurmmittel verwendet.

Die GUNDELREBE (CCCXXXVII) findet sich wildwachsend heute noch häufig, ist in der Medizin zwar noch bekannt, wird jedoch nur noch sehr selten bei Durchfall oder als harntreibendes Mittel eingesetzt.

Die leuchtend gelben Blüten der bekannten „SCHMALTZBLUMEN“ (CCCXXXVIII) ließen ihre Verwendung bei Gelbsucht sinnvoll erscheinen.

Als Silberdistel findet sich die „EBERWURTZ“ (CCCXXXIX) bevorzugt im Gebirge und war früher eine begehrte Heilpflanze für Mensch und Tier, insbesondere auch zu Pestzeiten.

Die „WELSCH DISTEL“ (CCCXL), heute nach der Form ihrer Blütenstände Kugeldistel genannt, ließ Fuchs „umb seiner schönheit willen“ abbilden, obwohl die medizinische Verwendung noch nicht üblich war.

„JE LÄNGER JE LIEBER" (CCCXLI) werden verschiedene Pflanzen genannt; Fuchs versteht darunter zwei Günsel-Arten mit einem überraschend breiten Wirkspektrum nach damaliger Ansicht.

Der Floh-Wegerich, bei Fuchs „PSILIENKRAUT" (CCCXLII), ist zwar heute noch als Abführmittel in medizinischem Gebrauch, die einstigen Anwendungen sind jedoch vergessen.

Die wohlriechende Narde findet sich schon im antiken Schrifttum häufig genannt, doch bereitete ihre Identifizierung große Schwierigkeiten. Der Echte Lavendel und der Speik werden wegen ihres Wohlgeruchs hier als „FALSCHE NARDEN" (CCCXLIII) aufgeführt und innerlich wie äußerlich zur Arznei gebraucht.

Die Schönheit der „KUCHENSCHELL" (CCCXLIIII) darf nicht über ihre Giftigkeit hinwegtäuschen. Äußerlich tritt eine starke Hautreizung auf, bei Überdosierung der Einnahme kann es zu starken Reizungen der Niere und der Harnwege kommen. Die Pflanze wurde früher auch als Abtreibungsmittel verwendet.

Mit dem ROTEN (Taf. CCCCCXIII) und dem GROSSBLÜTIGEN FINGERHUT (Taf. CCCCCXIIII) liefert Fuchs die ersten botanischen Abbildungen des FINGERHUTKRAUTS (CCCXLV), das der antiken Medizin unbekannt war, wie er zu Recht vermutet. Er nennt richtig die diuretische und ausführende Wirkung, hat aber offenbar die hohe Giftigkeit noch nicht erkannt. Als Herzmittel kommt Digitalis erst am Ende des 18. Jahrhunderts in den Arzneischatz, wo es sich bis heute erhalten hat.

Mit dem „WILDEN BASILIEN" (CCCXLVI) führt Fuchs nochmals eine Pflanze auf, die den Apothekern seiner Zeit noch unbekannt war und besonders gegen Gifte helfen sollte.

Am Ende dieser kurzen Übersicht mögen jene Worte stehen, mit denen Leonhart Fuchs selbst sein Buch beschließt:

Allso wöllen wir disen ersten theyl diß Kreüterbuchs hie beschliessen unnd mit der zeit, wills Gott, den andern theyl, so wir schon haben angefangen, auch meniglichem zu nutz im truck lassen außgeen. Demselbigen unserm lieben Herrn und Gott sey lob, ehr unnd breiß in ewigkeyt. Amen.

Diese Hoffnung des Botaniker-Arztes hat sich nicht erfüllt. Es blieben ihm zwar noch 23 Jahre bis zu seinem Tod, doch reichte diese Zeit nicht mehr aus, die geplante Fortsetzung erscheinen zu lassen. Fast vierhundert Jahre vergehen, bis sein Manuskript und die Zeichnungen durch Zufall wieder entdeckt werden. Der erste Band aber hat ausgereicht, um Leonhart Fuchs unsterblich zu machen.

WERNER DRESSENDÖRFER

HEILPFLANZEN IN DER MODERNEN PHYTOTHERAPIE

Liest man die jeweiligen Abschnitte zu „krafft und würckung" im Fuchs'schen Kräuterbuch aufmerksam durch, wird deutlich, dass diese Aussagen als Grundlage einer sinnvollen Heilpflanzenanwendung heute, wenn überhaupt, nur äußerst beschränkt und mit großer Vorsicht und Sachkenntnis herangezogen werden können. Die teilweise stereotypen Wiederholungen bei völlig unterschiedlichen Pflanzen, die zum großen Teil auf Mutmaßungen und Theorien der Säftelehre basieren, und ebenso die extreme Breite der unterschiedlichsten Anwendungsempfehlungen für ein und dieselbe Pflanze („Indikationslyrik"), machen deutlich, dass sich die Bewertungs- und Beurteilungsmaßstäbe im Lauf der letzten 450 Jahre grundlegend geändert haben. Es wäre also falsch, aus einem romantischen Gefühl heraus das vermeintlich „Altüberkommene" und „Altbewährte" kritiklos beizubehalten. Niemand wird sich heute nach dem Standard des ausgehenden Mittelalters operieren lassen, denn der ungeheuere Fortschritt der medizinischen Kenntnisse ist für ihn alltäglich erfahrbar. Genauso hat sich das Wissen um die Heilpflanzen und deren Beurteilung sehr weiterentwickelt und dabei stark verändert. Die moderne Phytotherapie vertraut deshalb nicht kritiklos der tatsächlichen oder vermeintlichen Erfahrung zum überlieferten Umgang mit Heilpflanzen. Sie ist vielmehr bestrebt, wissenschaftlich bestätigte Grundlagen für eine abgesicherte Kenntnis der Heilpflanzen, ihrer Inhaltsstoffe und ihrer Wirkungen zu schaffen. Nicht zuletzt deshalb mag es interessant sein, in der folgenden kurzen Aufzählung stichwortartig etwas über die heutige Anwendung jener wichtigen Heilpflanzen zu erfahren, die bereits Leonhart Fuchs vor mehr als 450 Jahren in seinem Kräuterbuch empfahl. Dabei entsprechen die römischen Zahlenangaben hinter dem Pflanzennamen den Nummern der Abbildungen bei Fuchs. Danach wird der verwendete Pflanzenteil oder die Zubereitung vermerkt, dann die heute gebräuchliche Anwendung. Äußerliche Anwendung wird ausdrücklich als solche bezeichnet. Die Verwendung von Extrakten erfolgt meist in Form moderner Fertigarzneimittel. Auf gravierende Nebenwirkungen wird in einigen Fällen hingewiesen, daraus kann jedoch nicht gefolgert werden, dass in allen anderen Fällen die Anwendung pflanzlicher Mittel problemlos möglich ist. Im Zweifelsfall sollten vor der Verwendung Arzt oder Apotheker befragt werden.

ALOE (LXXV)
Eingetrockneter und gereinigter Zellsaft aus den Blättern. ❧ Abführmittel. Bei Langzeitanwendung ist mit Nebenwirkungen zu rechnen. Geschmacks- und wirkungsbestimmender Bestandteil des Schwedenbitters.

ANIS (XXXV)
Früchte, ätherisches Öl. ❧ Blähungstreibend, krampflösend, bei Verdauungsbeschwerden, Husten.

ARTISCHOCKE (CCCCLV)
Extrakt, Presssaft. ❧ Bei Verdauungsstörungen, Leber- und Galleerkrankungen, Blutcholesterin senkend (standardisierter Extrakt!).

AUGENTROST (CXXXVI)
Kraut. ❧ Traditionell zur Spülung bei Entzündungen der Augenlider und der Bindehaut, zur vorbeugenden Augenpflege.

BALDRIAN (CCCCXCIII)
Wurzel. ❧ Beruhigend, ausgleichend, einschlaffördernd.

BÄRLAUCH (CCCCXXIIII)
Kraut, Zwiebel. ❧ In der Volksmedizin Verwendung wie Knoblauch.

BEINWELL (CCCXCVII)
Wurzel, Blätter. ❧ Äußerlich bei Prellungen, Zerrungen und Verstauchungen. Wegen möglicher Nebenwirkungen keine innerliche Anwendung.

BRENNNESSEL (LVIII f.)
Kraut, Blätter, Wurzel. ❧ Harntreibend, scheidet vermehrt Harnsäure aus. Wurzel bei gutartiger Prostatavergrößerung.

EFEU (CCXXXVII)
Extrakt der Blätter. ❧ Auswurffördernd, hustenlindernd, krampflösend. Verwendung sollten nur standardisierte Extrakte finden.

EIBISCH (VII)
Wurzel, Blätter. ❧ Bei Rachenreizungen, Reizhusten. Wegen des hohen Stärkegehalts müssen wässrige Auszüge kalt angesetzt werden.

EICHE (CXXIX)
Zweigrinde. n Äußerlich bei entzündlichen Hauterkrankungen, Fußschweiß, Ekzemen.

ENGELWURZ (LXVIII)
Wurzel, ätherisches Öl. ❧ Appetitlosigkeit, Verdauungsbeschwerden, Blähungen.

ENZIAN, GELBER (CXI)
Wurzel. ❧ Verdauungsbeschwerden, Appetitlosigkeit, Völlegefühl, Blähungen. Nicht bei Übersäuerung des Magens.

ERDRAUCH (CXCI)
Kraut. ❧ Bei krampfartigen Beschwerden im Bereich der Gallenblase und der Gallenwege sowie des Magens und des Darmes.

FENCHEL (CCLXXXIII)
Früchte, ätherisches Öl. ❧ Auswurffördernd, entkrampfend, blähungstreibend.

FINGERHUT (CCCCCXIII)
Isolierte und teilweise chemisch abgewandelte Inhaltsstoffe. ❧ Bei Herzerkrankungen nur nach Anweisung und unter Aufsicht des Arztes anzuwenden. Pflanze ist hochgiftig!

FLOHSAMEN (CCCCCIX)
Samen. ❧ Abführmittel auf Ballaststoffbasis bei Verstopfung oder Reizdarm. Gleichzeitige Flüssigkeitsaufnahme wichtig!

FRAUENMANTEL (CCCXLVIII)
Kraut. ❧ Bei leichtem Durchfall, traditionell bei Frauenkrankheiten.

HAUHECHEL (XXXIIII)
Wurzel. ❧ Harntreibend, zur Durchspülung bei Blasenentzündungen und zur Vorbeugung von Nierensteinen. Anwendung nur wenige Tage wegen nachlassender Wirksamkeit. Nach Pause kann die Anwendung fortgesetzt werden.

HERBSTZEITLOSE (CCI)
Isolierte Inhaltsstoffe. ❧ Zur Behandlung des akuten Gichtanfalls. Wegen der hohen Giftigkeit nur auf Verordnung des Arztes.

HIRTENTÄSCHEL (CCCXXXXVII)
Kraut. ❧ Blutungsstillend bei Nasenbluten und übermäßiger Monatsblutung.

HOLUNDER (XXXVI)
Blüten. ❧ Bei Erkältungskrankheiten, schweißtreibend.

HOPFEN (XCII)
Hopfenzapfen, Drüsenschuppen, Extrakt. ❧ Tee zur Appetitanregung (Bitterstoffe!), Extrakte zur Beruhigung und bei Schlafstörungen.

HUFLATTICH (LXXVI)
Blätter. ❧ Bronchialerkrankungen, Husten, Heiserkeit, Rachenentzündun-

gen. Oftmals mit Pestwurz (s. d.) verwechselt. Keine Langzeitanwendung.

JOHANNISKRAUT (CCCCLXXVI)
Kraut, Extrakt, öliger Auszug. Depressive Verstimmung, Angst, nervöse Unruhe (Langzeitanwendung!). Öl äußerlich zur Nachbehandlung von Verletzungen und Verbrennungen, Hautpflege.

KAMILLE (XIII)
Blüten, Extrakt. In Form von Bädern, Spülungen, Inhalationen bei Schleimhautentzündungen, zur Wundheilung. Innerlich leicht krampflösend im Magen-Darm-Bereich sowie bei Reizungen und Entzündungen der Magenschleimhaut.

KNOBLAUCH (CCCCXXI)
Zwiebeln, Extrakt. Bei erhöhten Blutfettwerten, zur Vorbeugung von Gefäßveränderungen („Arteriosklerose"), blähungstreibend, bei Gärungsprozessen im Darm. Auf ausreichende Dosierung ist zu achten.

KÖNIGSKERZE (CCCCLXXXV ff.)
Blüte. Atemwegserkrankungen, zur Reizlinderung bei Rachenentzündungen.

KÜMMEL (CCXXII)
Früchte, ätherisches Öl. Blähungstreibend, verdauungsfördernd, krampflösend.

KÜRBIS (CCCXCIX)
Samen, Extrakt. Reizblase, Prostatabeschwerden.

LAVENDEL (CCCCCXI)
Blüten, ätherisches Öl. Beruhigend, schlaffördernd, nervöse Verdauungsbeschwerden, blähungstreibend. Öl als Zusatz zu entspannenden Bädern und Geruchskorrigens.

LEIN (CCLXV)
Samen. Der gequetschte oder geschrotete Samen mit viel Flüssigkeit bei Verstopfung, Reizdarm. Der Schleim bei Magenschleimhautentzündung. Äußerlich als warm-feuchte Packung bei lokalen Entzündungen.

LIEBSTÖCKEL (CCCCXXXVI)
Wurzel. Harntreibend, zur Durchspülung bei Blasenentzündungen und zur Vorbeugung von Nierensteinen, Verdauungsbeschwerden.

LINDE (CCCCXCV)
Blütenstände mit Hochblatt. Schweißtreibend bei Erkältungskrankheiten.

LÖWENZAHN (CCCLXXXVIII)
Kraut, Wurzel Fördert Gallenfluss, bei Verdauungsbeschwerden, harntreibend.

MAIGLÖCKCHEN (CXXXIII)
Extrakt. Bestandteil herzwirksamer Medikamente, die vom Arzt verordnet werden sollten.

MALVE (CCLXXXVIII f.)
Blüten, Blätter. Schleimhautreizungen im Mund- und Rachenraum, Husten.

MARIENDISTEL (XXXI)
Früchte, Kraut, Extrakt. Verdauungsbeschwerden, bei Lebererkrankungen, vergiftungsbedingte Leberschäden.

MELISSE (CCLXXXII)
Blätter, ätherisches Öl. Nervöse Einschlafstörungen, Störungen der Magen-Darm-Funktion.

MISTEL (CLXXXV)
Blätter, Zweige. Zur Vorbeugung gegen Arteriosklerose, bei Bluthochdruck (nicht belegt). Spezialextrakte bei degenerativen Gelenkerkrankungen und zur Krebstherapie.

PESTWURZ (CCCLXVII)
Kraut, Blätter, Blüten. Bronchialasthma, Keuchhusten. Keine Langzeitanwendung. Häufig ähnlich wie Huflattich verwendet.

QUENDEL (CXXXIX)
Kraut. Anwendung wie Thymian.

RINGELBLUME (CCXIIII)
Blüten. Entzündungen im Mund-Rachen-Raum. Äußerlich bei schlecht heilenden Wunden.

RIZINUS (CXCII)
Fettes Öl. Abführmittel. Medizinische Verwendung findet nur das fette Öl. Die Samen sind hochgiftig!

ROSMARIN (CCLXIX)
Blätter, ätherisches Öl. Verdauungsbeschwerden. Äußerlich bei rheumatischen Erkrankungen, durchblutungsfördernd.

SALBEI (CXXXVII)
Blätter. Verdauungsbeschwerden, bei zu starkem Schwitzen. Zum Gurgeln bei Mund- und Rachenentzündungen.

SCHACHTELHALM (CLXXXII)

Sprossstängel. ❧ Harntreibend, bei Ödemen. Äußerlich zur Unterstützung der Wundheilung. Vorsicht beim Selbstsammeln, da Verwechslung mit giftigen Arten möglich!

SCHAFGARBE (CCCCXV)

Kraut, Blüte. ❧ Appetitanregend; leichte krampfartige Verdauungsbeschwerden im Magen-Darm-Bereich.

SCHLAFMOHN (CCXCIII)

Verwendung finden die isolierten Inhaltsstoffe des Opiums (Morphin, Codein usw.), die wegen ihres teilweise hohen Suchtpotentials vom Arzt verordnet werden müssen. ❧ Schmerzstillung, hustendämpfend, bei Durchfall.

SCHLÜSSELBLUME (CCCCLXXXIX)

Wurzel. ❧ Auswurffördernd, harntreibend.

SCHÖLLKRAUT (CCCCXCVI)

Kraut. ❧ Zur Anregung der Galleproduktion, krampflösend. Der frische Milchsaft traditionell gegen Warzen. Die Anwendung am Auge ist wissenschaftlich nicht belegt.

SPARGEL (XXXIII)

Wurzel. ❧ Entwässernd.

SPITZWEGERICH (XXII)

Kraut. ❧ Bronchialerkrankungen, Entzündungen im Mund- und Rachenbereich. Äußerlich bei Entzündungen der Haut.

SÜSSHOLZ (CVII)

Wurzel. ❧ Auswurffördernd, Reizungen und Entzündungen der Schleimhäute von Bronchien, Magen und Darm. Die Einnahme höherer Dosen soll nicht über längere Zeit erfolgen! Nicht anwenden bei Bluthochdruck und eingeschränkter Herz- und Nierenfunktion.

TAUBNESSEL, WEISSE (CCLXIIII)

Blüten. ❧ Magenschleimhautreizungen, Völlegefühl, Blähungen. Volkstümlich bei Frauenkrankheiten, weißem Ausfluss.

TAUSENDGÜLDENKRAUT (CCXVII)

Kraut. ❧ Bei Appetitlosigkeit und Verdauungsbeschwerden ca. ½ Stunde vor den Mahlzeiten in kleinen Schlucken zu trinken.

THYMIAN (CCCCLXXIIII)

Kraut, ätherisches Öl. ❧ Bronchitis, Husten, Keuchhusten.

TOLLKIRSCHE (CCCXCV)

Isoliertes Alkaloid Atropin und abgewandelte Formen. ❧ Krampflösend, pupillenerweiternd, Gegenmittel bei Vergiftungen. Wegen der hohen Giftigkeit dem Arzt vorbehalten.

WACHOLDER (XLIII)

Beerenzapfen, ätherisches Öl. ❧ Harntreibend, bei Verdauungsbeschwerden. Äußerlich durchblutungsfördernd bei Rheuma. Innerliche Anwendung nicht bei Nierenerkrankungen und während der Schwangerschaft.

WALNUSS (CCXIII)

Blätter. ❧ Äußerlich bei leichten Entzündungen der Haut und übermäßigem Schwitzen. Die getrocknete grüne Fruchtschale volkstümlich bei Hauterkrankungen, Ekzemen, Schuppenflechte.

WERMUT (I)

Oberer Teil des Krautes. ❧ Appetitanregend, bei Verdauungsbeschwerden, Galleerkrankungen.

KLAUS DOBAT

DIE PFLANZENABBILDUNGEN IM *NEW KREÜTERBUCH* VON LEONHART FUCHS (1543)

I.
REGISTER DER LATEINISCHEN UND DEUTSCHEN PFLANZENNAMEN IN DER REIHENFOLGE DER HOLZSCHNITTE

Aufgeführt sind alle im „New Kreüterbuch“ abgebildeten Pflanzen nach der fortlaufenden Nummerierung der Holzschnitte. Den römischen Ziffern, mit denen nicht jeder Leser vertraut sein dürfte, wurden die entsprechenden arabischen Zahlen hinzugefügt. Die zwei Holzschnitte ohne Nummer wurden der jeweils voranstehenden Abbildung zugeordnet [„Huenerbiß“, *Veronica hederifolia* L., Efeublättriger Ehrenpreis: XII f. (12 f.); „Spitziger wegerich“, *Plantago lanceolata* L., Spitzwegerich: XXII f. (22 f.)]. Insgesamt umfasst das Werk somit 517 Pflanzenabbildungen. Die „vergessene“ Bildtafel C (100): „Traubenkraut“ (*Chenopodium botrys* L., Drüsiger Gänsefuß), die am Schluss des Buches nach der Abbildung CCCCCXV (515) zu finden ist, wurde ebenso an den richtigen Platz gestellt, wie die vertauschten Bilder CCLXXIX (279): „Katzenklee“ (*Trifolium arvense* L., Acker-Klee) und CCLXXX (280): „Lörchenbaum“ (*Larix decidua* MILL., Europäische Lärche). Auch die beiden Doppelzählungen CXL/CXLI (140/141) sowie CCCCXLV/CCCCXLVI (445/446) sind korrigiert. Der jeder Bildnummer folgende lateinische Pflanzenname entspricht nach Ansicht des Verfassers der heute gültigen wissenschaftlichen Bezeichnung. Auf die in der Literatur gelegentlich voneinander abweichenden Identifikationen wird hingewiesen, ebenfalls auf die von FUCHS und seinen künstlerischen Mitarbeitern vorgenommenen „Kombinationen“.

Abkürzungen: MR = MEYER et al. 1999; MZ = MARZELL 1938; S&N = SPRAGUE & NELMES 1931; agg. = Aggregat: Artengruppe, Kollektiv- oder Sammelart; auct. = auctorum: der Autoren; emend. = Emendation: Berichtigung; fo. = forma: Form; sp. = species: Art; ssp. = subspecies: Unterart; subvar. = subvarietas: Subvarietät; var. = varietas: Varietät.

I (1) *Artemisia absinthium* L.
Wermut, Absinth

II (2) *Descurainia sophia* (L.) WEBB ex PRANTL [*Sisymbrium sophia* L.]
Besenrauke, Sophienkraut

III (3) *Artemisia abrotanum* L.
Eberraute, Zitronenkraut

IIII (4) *Artemisia pontica* L.
Pontischer Wermut, Pontischer Beifuß, Römischer Wermut

V (5) *Asarum europaeum* L.
Europäische Haselwurz, Haselwurz

VI (6) *Iris pseudacorus* L.
Gelbe Schwertlilie, Sumpf-Schwertlilie, Wasser-Schwertlilie

VII (7) *Althaea officinalis* L.
Echter Eibisch, Heilwurz

VIII (8) *Anagallis arvensis* L.
Acker-Gauchheil

IX (9) *Anagallis foemina* MILL.
Blauer Gauchheil

X (10) *Stellaria media* (L.) VILL.
Vogelmiere, Vogel-Sternmiere

XI (11) *Veronica agrestis* L.
Acker-Ehrenpreis

XII (12) *Arenaria serpyllifolia* L.
Quendel-Sandkraut

XII f. (12 f.) *Veronica hederifolia* L.
(ohne Tafel-Nummer)
Efeublättriger Ehrenpreis

XIII (13) *Matricaria recutita* L. [*M. chamomilla* L., *Chamomilla recutita* (L.) RAUSCH.]
Echte Kamille

XIIII (14) *Anthemis tinctoria* L.
Färber-Hundskamille, Färberkamille

XV (15) *Consolida regalis* GRAY [*Delphinium consolida* L.]
Acker-Rittersporn, Feld-Rittersporn

XVI (16) *Anethum graveolens* L.
Dill, Gewöhnlicher Dill

XVII (17) *Sempervivum tectorum* L.
Dach-Hauswurz, Echte Hauswurz

XVIII (18) *Sedum reflexum* L. [*S. rupestre* L.]
Felsen-Mauerpfeffer, Tripmadam

XIX (19) *Sedum album* L.
Weißer Mauerpfeffer

XX (20) *Sedum acre* L.
Scharfer Mauerpfeffer

XXI (21) *Plantago major* L.
Breitwegerich, Großer Wegerich

XXII (22) *Plantago*-Kombination: Blätter von *Plantago lanceolata* L., Spitzwegerich; Blütenstände von *Plantago media* L., Mittlerer Wegerich (vgl. S&N, S. 575) [MZ, S. 23: *P. media* L.; MR, S. 308: vielleicht schmalblättrige Form von *P. media* L.]

XXII f. (22 f.) *Plantago lanceolata* L.
(ohne Tafel-Nummer)
Spitzwegerich

XXIII (23) *Alisma plantago-aquatica* L.
Gewöhnlicher Froschlöffel

XXIIII (24) *Artemisia vulgaris* L.
Gewöhnlicher Beifuß

XXV (25) *Tanacetum parthenium* (L.) SCH. BIP. [*Chrysanthemum parthenium* (L.) BERNH.]
Mutterkraut

XXVI (26) *Tanacetum vulgare* L.
Rainfarn

XXVII (27) *Tagetes patula* L.
Studentenblume, Sammetblume, Stinkende Hoffart

XXVIII (28) *Galium aparine* L.
Kletten-Labkraut, Kleb-Labkraut, Klebkraut

XXIX (29) *Acanthus mollis* L.
Echter Bärenklau, Weicher Bärenklau (vgl. S&N, S. 576; MZ, S. 24) [MR, S. 312: *Acanthus spinosus* L., Stacheliger Bärenklau]

XXX (30) *Heracleum sphondylium* L. agg.

Wiesen-Bärenklau

XXXI (31) *Silybum marianum* (L.) GAERTN.
Mariendistel

XXXII (32) *Onopordum acanthium* L.
Gewöhnliche Eselsdistel

XXXIII (33) *Asparagus officinalis* L.
Spargel, Gemüse-Spargel

XXXIIII (34) *Ononis spinosa* L.
Dornige Hauhechel, Dorn-Hauhechel

XXXV (35) *Pimpinella anisum* L.
Anis

XXXVI (36) *Sambucus nigra* L.
Schwarzer Holunder; Holder

XXXVII (37) *Sambucus ebulus* L.
Zwerg-Holunder, Attich

XXXVIII (38) *Ammi majus* L.
Große Knorpelmöhre

XXXIX (39) *Arum maculatum* L.
Aronstab, Gefleckter Aronstab

XL (40) *Arctium lappa* L.
[*Lappa officinalis* ALL.]
Große Klette

XLI (41) *Hypericum hirsutum* L.
Behaartes Johanniskraut, Rauhhaariges Johanniskraut, Raues Hartheu

XLII (42) *Hypericum montanum* L.
Berg-Johanniskraut, Berg-Hartheu

XLIII (43) *Juniperus communis* L.
Gewöhnlicher Wacholder

XLIIII (44) *Malva alcea* L.
Rosen-Malve, Rosen-Pappel, Sigmarswurz

XLV (45) *Adiantum capillus-veneris* L.
Frauenhaar, Frauenhaar-Farn, Venushaar

XLVI (46) *Vitis vinifera* L.
Echter Weinstock, Weinrebe

XLVII (47) *Paris quadrifolia* L.
Einbeere, Vierblättrige Einbeere

XLVIII (48) *Aconitum vulparia* RCHB.
[*A. lycoctonum* L. ssp. *vulparia* (RCHB.) NYMAN]
Gelber Eisenhut, Wolfs-Eisenhut, Fuchs-Eisenhut

XLIX (49) *Aristolochia clematitis* L.
Gewöhnliche Osterluzei

L (50) *Corydalis*-Kombination:
Figur links: *Corydalis cava* (L.) SCHWEIGG. et KOERTE [*C. bulbosa* (L.) auct. ssp. *bulbosa*], Hohler Lerchensporn. Figur rechts: *Corydalis solida* (L.) SW. [*C. bulbosa* (L.) DC. ssp. *marschalliana* (PALL.) CHATER], Fester Lerchensporn, Gefingerter Lerchensporn

LI (51) *Bryonia cretica* L. ssp. *dioica* (JACQ.) TUTIN
[*B. dioica* JACQ.]
Rotfrüchtige Zaunrübe, Zweihäusige Zaunrübe [S&N, S. 579: irrtümlich als *B. alba* L., Weiße Zaunrübe, Schwarzfruchtige Zaunrübe]

LII (52) *Clematis vitalba* L.
Gewöhnliche Waldrebe

LIII (53) *Helichrysum arenarium* (L.) MOENCH [*Gnaphalium arenarium* L.]
Sand-Strohblume

LIIII (54) *Gomphrena globosa* L.
Gewöhnlicher Kugelamarant (vgl. MZ, S. 27) [S&N, S. 579; MR, S. 327: *Celosia argentea* L. var. *cristata* (L.) KUNTZE, Silber-Brandschopf, Hahnenkamm]

LV (55) *Aquilegia vulgaris* L.
Gewöhnliche Akelei

LVI (56) *Alliaria petiolata* (M. BIEB.) CAV. et GRANDE
[*A. officinalis* ANDR. ex M. BIEB.]
Knoblauchsrauke, Lauchhederich

LVII (57) *Urtica pilulifera* L.
Pillen-Brennnessel

LVIII (58) *Urtica dioica* L.
Große Brennnessel

LIX (59) *Urtica urens* L.
Kleine Brennnessel

LX (60) *Vicia sepium* L.
Zaunwicke

LXI (61) *Portulaca oleracea* L. ssp. *sativa* (HAW.) SCHUEBL. et MARTENS
Garten-Portulak, Gemüse-Portulak

LXII (62) *Portulaca oleracea* L. ssp. *oleracea* [*P. o.* var. *sylvestris* DC.]
Wilder Portulak

LXIII (63) *Lilium martagon* L.
Türkenbund, Türkenbund-Lilie

LXIIII (64) *Atriplex hortensis* L.
Garten-Melde

LXV (65) *Chenopodium album* L.
Weißer Gänsefuß

LXVI (66) *Carlina vulgaris* L.
Gewöhnliche Eberwurz, Golddistel, Kleine Wetterdistel

LXVII (67) *Cnicus benedictus* L.
Echtes Benediktenkraut, Benediktendistel

LXVIII (68) *Angelica archangelica* L. [*Archangelica officinalis* HOFFM.]
Arznei-Engelwurz, Echte Engelwurz

LXIX (69) *Angelica sylvestris* L.
Angelika, Gewöhnliche Engelwurz, Brustwurzel

LXX (70) *Agrostemma githago* L.
Kornrade

LXXI (71) *Vincetoxicum hirundinaria* MED. [*V. officinale* MOENCH]
Gewöhnliche Schwalbenwurz, Weiße Schwalbenwurz

LXXII (72) *Lathyrus tuberosus* L.
Knollen-Platterbse, Erd-Eichel, Ackernuss

LXXIII (73) *Aster amellus* L.
Berg-Aster

LXXIIII (74) *Stellaria holostea* L.
Große Sternmiere, Stern-Miere

LXXV (75) *Aloe vera* (L.) BURM. f.
Echte Aloe

LXXVI (76) *Tussilago farfara* L.
Huflattich

LXXVII (77) *Borago officinalis* L.
Echter Boretsch, Gurkenkraut

LXXVIII (78) *Tripleurospermum perforatum* (MERAT) WAGENITZ [*Matricaria perforata* MERAT, M. *inodora* L.]
Falsche Kamille, Geruchlose Kamille

LXXIX (79) *Bellis perennis* L. var. *hortensis* L.
Gänseblümchen, Maßliebchen, Tausendschön

LXXX (80) *Bellis perennis* L.
Gänseblümchen, Maßliebchen

LXXXI (81) *Leucanthemum vulgare* LAM. agg. [*Chrysanthemum leucanthemum* L.]
Frühe Margerite, Gewöhnliche Wucherblume

LXXXII (82) *Juniperus sabina* L.
Sadebaum, Sevenbaum, Stink-Wacholder

LXXXIII (83) *Rubus fruticosus* L. agg.
Brombeere

LXXXIIII (84) *Ballota nigra* L.
Schwarznessel, Stink-Andorn, Schwarze Taubnessel

LXXXV (85) *Ranunculus auricomus* L. agg.
Gold-Hahnenfuß, Goldschopf-Hahnenfuß

LXXXVI (86) *Ranunculus arvensis* L.
Acker-Hahnenfuß

LXXXVII (87) *Ranunculus acris* L. ‚Flore Pleno' (‚Multiplex')
Goldknöpfchen, Gefüllter Scharfer Hahnenfuß (Gartenform)

LXXXVIII (88) *Ranunculus sceleratus* L.
Gift-Hahnenfuß

LXXXIX (89) *Ranunculus bulbosus* L.
Knolliger Hahnenfuß

XC (90) *Anemone nemorosa* L.
Buschwindröschen

XCI (91) *Anemone ranunculoides* L.
Gelbes Windröschen, Gelbe Anemone

XCII (92) *Humulus lupulus* L.
Hopfen, Gewöhnlicher Hopfen

XCIII (93) *Veronica officinalis* L.
Echter Ehrenpreis

XCIIII (94) *Kickxia spuria* (L.) DUM.
[*Linaria spuria* (L.) MILL.]
Eiblättriges Schlangenmaul, Unechtes Leinkraut, Unechtes Tännel-Leinkraut

XCV (95) *Gagea lutea* (L.) KER-GAWL.
Wald-Gelbstern, Wald-Goldstern

XCVI (96) *Vicia sativa* L.
Acker-Wicke, Futter-Wicke, Saat-Wicke

XCVII (97) *Chenopodium polyspermum* L.
Vielsamiger Gänsefuß

XCVIII (98) *Brassica rapa* L. ssp. *rapa* subvar. *communis* SCHUEBL. et MARTENS fo. *oblonga* (MILL.) SCHUEBL. et MARTENS
Lange Weiße Rübe

XCIX (99) *Brassica rapa* L. ssp. *rapa* subvar. *communis* SCHUEBL. et MARTENS fo. *depressa* (DC.) SCHUEBL. et MARTENS
Kurze Weiße Rübe, Tellerrübe

C (100) *Chenopodium botrys* L.
Abbildung fehlt
[= CCCCCXV f. (515 f.)]
Drüsiger Gänsefuß, Klebriger Gänsefuß

CI (101) *Aruncus dioicus* (WALT.) FERN. [*A. sylvestris* KOSTEL.]
Wald-Geißbart, Großer Geißbart

CII (102) *Verbascum blattaria* L.
Schabenkraut-Königskerze

CIII (103) *Avena sativa* L.
Hafer, Saat-Hafer

CIIII (104) *Ribes uva-crispa* L.
[*R. grossularia* L.]
Stachelbeere

CV (105) *Momordica balsamina* L.
Balsamapfel

CVI (106) *Impatiens balsamina* L.
Garten-Balsamine, Garten-Springkraut

CVII (107) *Glycyrrhiza glabra* L.
Süßholz, Spanisches Süßholz

CVIII (108) *Scrophularia auriculata* L.
[*S. aquatica* auct., non L.]
Wasser-Braunwurz
[MZ, S. 31 irrtümlich als *S. nodosa* L.]

CIX (109) *Galium verum* L.
Echtes Labkraut

CX (110) *Mentha pulegium* L.
Polei-Minze, Polei, Flöhkraut

CXI (111) *Gentiana lutea* L.
Gelber Enzian

CXII (112) *Paeonia officinalis* L. ssp. *officinalis*
[*P. foeminea* MILL.]
Echte Pfingstrose [S&N, S. 586: *P. peregrina* MILL.]

CXIII (113) *Erodium cicutarium* (L.) L'HER.
Gewöhnlicher Reiherschnabel

CXIIII (114) *Geranium rotundifolium* L.
Rundblättriger Storchschnabel

CXV (115) *Geranium robertianum* L.
Ruprechtskraut, Stinkender Storchschnabel

CXVI (116) *Geranium dissectum* L.
Schlitzblättriger Storchschnabel

CXVII (117) *Geranium sanguineum* L.
Blut-Storchschnabel

CXVIII (118) *Geranium pratense* L.
Wiesen-Storchschnabel

CXIX (119) *Brassica napus* L. var. *napobrassica* (L.) RCHB.
[*B. napus* L. ssp. *rapifera* METZG.]

	Kohlrübe, Steckrübe, Wruke
CXX (120)	*Beta vulgaris* L. var. *rapa* DUM. fo. *rubra* DC. Rote Rübe, Rote Bete
CXXI (121)	*Campanula rapunculus* L. Rapunzel-Glockenblume
CXXII (122)	*Anthriscus cerefolium* (L.) HOFFM. Echter Kerbel, Garten-Kerbel
CXXIII (123)	*Cytisus scoparius* (L.) LINK [*Sarothamnus scoparius* (L.) KOCH] Besenginster
CXXIIII (124)	*Genista germanica* L. Deutscher Ginster
CXXV (125)	*Filago vulgaris* LAM. [*F. germanica* L.] Gewöhnliches Filzkraut, Deutsches Filzkraut, Deutsches Schimmelkraut [der abweichende rechte Spross: vielleicht *Gnaphalium uliginosum* L. [*Filaginella uliginosa* (L.) OPIZ], Sumpf-Ruhrkraut]
CXXVI (126)	*Dipsacus sativus* (L.) HONCK. [*D. fullonum* L. var. *sativus* L.] Weber-Karde
CXXVII (127)	*Dipsacus fullonum* L. [*D. sylvestris* HUDS.] Wilde Karde, Wald-Karde, Schutt-Karde
CXXVIII (128)	*Daphne mezereum* L. Gewöhnlicher Seidelbast, Kellerhals
CXXIX (129)	*Quercus robur* L. [*Q. pedunculata* EHRH.] Stiel-Eiche, Sommer-Eiche
CXXX (130)	*Dracunculus vulgaris* SCHOTT Drachenwurz
CXXXI (131)	*Calla palustris* L. Sumpf-Calla, Schlangenwurz
CXXXII (132)	*Ruscus hypoglossum* L. Hadernblatt, Zungenblatt
CXXXIII (133)	*Convallaria majalis* L. Maiglöckchen
CXXXIIII (134)	*Inula helenium* L. Echter Alant
CXXXV (135)	*Agrimonia eupatoria* L. Kleiner Odermennig
CXXXVI (136)	*Euphrasia rostkoviana* HAYNE [*E. officinalis* L. ssp. *rostkoviana* (HAYNE) TOWNS.] Gewöhnlicher Augentrost, Gebräuchlicher Augentrost, Echter Augentrost
CXXXVII (137)	*Salvia officinalis* L. Echter Salbei, Garten-Salbei
CXXXVIII (138)	*Salvia fruticosa* MILL. [*S. triloba* L. f.; *S. officinalis* L. var. *aurita* SPRENG.] Kreuz-Salbei, Griechischer Salbei
CXXXIX (139)	*Thymus pulegioides* L. ssp. *chamaedrys* (FRIES) GUSULEAC Gemeiner Thymian, Arznei-Thymian [S&N, S. 589; MZ, S. 34; MR, S. 375: *Thymus serpyllum* L., Sand-Thymian, Feld-Quendel]
CXL (140)	*Setaria italica* (L.) P. BEAUV. **Tafel inkorrekt nummeriert [CXLI (141)]** Kolbenhirse, Italienische Borstenhirse
CXLI (141)	*Calluna vulgaris* (L.) HULL Besenheide, Heidekraut
CXLII (142)	*Sinapis arvensis* L. Ackersenf
CXLIII (143)	*Convolvulus arvensis* L. Ackerwinde
CXLIIII (144)	*Potentilla erecta* (L.) RAEUSCH. [*P. tormentilla* NECK.; *Tormentilla erecta* L.] Aufrechtes Fingerkraut, Blutwurz, Tormentill
CXLV (145)	*Diplotaxis tenuifolia* (L.) DC. Schmalblättriger Doppelsame, Stinkrauke, Stink-Rampe

CXLVI (146)	*Rorippa sylvestris* (L.) BESS. Wildkresse, Wilde Sumpfkresse
CXLVII (147)	*Eupatorium cannabinum* L. Wasserdost, Kunigundenkraut
CXLVIII (148)	*Cicer arietinum* L. Kichererbse
CXLIX (149)	*Anchusa arvensis* (L.) M. BIEB. [*Lycopsis arvensis* L.] Acker-Krummhals, Acker-Ochsenzunge
CL (150)	*Berula erecta* (HUDS.) COV. [*Sium angustifolium* L.] Aufrechte Bachberle, Schmalblättriger Merk
CLI (151)	*Veratrum album* L. Weißer Germer
CLII (152)	*Helleborus viridis* L. Grüne Nieswurz
CLIII (153)	*Helleborus foetidus* L. Stinkende Nieswurz
CLIIII (154)	*Parietaria officinalis* L. Aufrechtes Glaskraut, Schutt-Glaskraut
CLV (155)	*Rubia tinctoria* L. Echte Färberröte, Krapp
CLVI (156)	*Galium mollugo* L. Wiesen-Labkraut
CLVII (157)	*Triticum spelta* L. [*T. aestivum* L. ssp. *spelta* (L.) THELL.] Dinkel, Spelz
CLVIII (158)	*Triticum monococcum* L. Einkorn
CLIX (159)	*Senecio vulgaris* L. Gewöhnliches Greiskraut, Gewöhnliches Kreuzkraut
CLX (160)	*Mentha* x *gracilis* SOLE [*M. gentilis* auct., *M. sativa* L.] Edel-Minze, Saat-Minze
CLXI (161)	*Mentha* x *villosa* HUDS. [*M. spicata* L. x *M. suaveolens* EHRH.] Bach-Minze, Hain-Minze [S&N, S. 592: *M.* x *rotundifolia* (L.) HUDS., Apfel-Minze, Bastard-Rossminze]
CLXII (162)	*Mentha spicata* L. [*M. viridis* (L.) L.] Ähren-Minze, Grüne Minze, Krauseminze
CLXIII (163)	Siehe CLX (160)
CLXIIII (164)	*Mentha longifolia* (L.) HUDS. [*M. sylvestris* L.] Langblättrige Minze, Ross-Minze
CLXV (165)	*Phyllitis scolopendrium* (L.) NEWM. [*Asplenium scolopendrium* L.] Hirschzunge, Hirschzungenfarn
CLXVI (166)	*Eryngium campestre* L. Feld-Mannstreu
CLXVII (167)	*Lactuca sativa* L. var. *crispa* L. Römischer Salat, Pflück-Salat, Schnitt-Salat
CLXVIII (168)	*Lactuca sativa* L. var. *capitata* L. Kopf-Salat, Garten-Lattich
CLXIX (169)	*Lactuca serriola* L. [*L. scariola* L.] Wilder Lattich, Kompass-Lattich, Stachel-Lattich
CLXX (170)	*Satureja hortensis* L. Echtes Bohnenkraut, Sommer-Bohnenkraut
CLXXI (171)	*Lepidium campestre* (L.) R. BR. Feld-Kresse
CLXXII (172)	*Lepidium ruderale* L. Schutt-Kresse, Stink-Kresse
CLXXIII (173)	*Lupinus albus* L. Weiße Lupine
CLXXIIII (174)	*Viola odorata* L. März-Veilchen, Wohlriechendes Veilchen
CLXXV (175)	*Matthiola incana* (L.) R. BR.

	Garten-Levkoje, Winter-Levkoje (weiß blühende Gartenform)
CLXXVI (176)	Siehe CLXXV (175) Garten-Levkoje, Winter-Levkoje (rot blühende Gartenform)
CLXXVII (177)	Siehe CLXXV (175) Garten-Levkoje, Winter-Levkoje (purpurviolett blühende Gartenform)
CLXXVIII (178)	*Iris germanica* L. Deutsche Schwertlilie
CLXXIX (179)	*Sonchus arvensis* L. Acker-Gänsedistel
CLXXX (180)	*Crepis biennis* L. Wiesen-Pippau (vgl. FUCHS, Cap. CXX (120)) [S&N, S. 594; MZ, S. 38; MR, S. 396: *Crepis tectorum* L., Dach-Pippau, Mauer-Pippau]
CLXXXI (181)	*Equisetum palustre* L. Sumpf-Schachtelhalm, Duwock
CLXXXII (182)	*Equisetum arvense* L. Acker-Schachtelhalm
CLXXXIII (183)	*Cardamine pratensis* L. Wiesen-Schaumkraut
CLXXXIIII (184)	*Smyrnium olusatrum* L. Smyrnenkraut, Pferde-Eppich
CLXXXV (185)	*Viscum album* L. Mistel
CLXXXVI (186)	*Isatis tinctoria* L. var. *sativa* DC. Färber-Waid (kultivierte Form)
CLXXXVII (187)	*Isatis tinctoria* L. var. *vulgaris* KOCH Färber-Waid (verwilderte Form)
CLXXXVIII (188)	*Salix purpurea* L. Purpur-Weide (vgl. S&N, S. 595; MZ, S. 39) [MR, S. 400: *Salix alba* L., Silber-Weide, mit hinzugefügtem Blütenzweig von *S. purpurea* L.]
CLXXXIX (189)	*Salix alba* L. ssp. *vitellina* (L.) ARCANG. [*S. vitellina* L., *S. alba* L. var. *vitellina* (L.) STOKES] Dotter-Weide, Bunt-Weide (vgl. S&N, S. 595; MZ, S. 39) [MR, S. 401: Salix alba L., Silber-Weide, mit hinzugefügtem Blütenzweig von *S. purpurea* L.]
CXC (190)	*Salix repens* L. ssp. *rosmarinifolia* (L.) CELAK. [*S. repens* L. var. *rosmarinifolia* (L.) WIMM. et GRAB.] Rosmarin-Weide (vgl. S&N, S. 595; MZ, S. 39) [MR, S. 401: *Salix viminalis* L., Korb-Weide oder Hanf-Weide, mit hinzugefügtem Blütenzweig von *S. purpurea* L.]
CXCI (191)	*Fumaria officinalis* L. Gewöhnlicher Erdrauch, Gebräuchlicher Erdrauch
CXCII (192)	*Ricinus communis* L. Echter Wunderbaum, Christuspalme, Läusebaum
CXCIII (193)	*Anchusa officinalis* L. Echte Ochsenzunge, Gewöhnliche Ochsenzunge
CXCIIII (194)	*Anchusa azurea* MILL. [*A. italica* RETZ.] Italienische Ochsenzunge
CXCV (195)	*Coriandrum sativum* L. Garten-Koriander
CXCVI (196)	*Cuscuta epilinum* WEIHE Flachs-Seide, Lein-Seide
CXCVII (197)	*Betonica officinalis* L. [*Stachys officinalis* (L.) TREVIS.] Echter Ziest, Heil-Ziest, Echte Betonie
CXCVIII (198)	*Dianthus carthusianorum* L. Karthäuser-Nelke
CXCIX (199)	*Dianthus superbus* L. Pracht-Nelke
CC (200)	*Dianthus caryophyllus* L. Garten-Nelke
CCI	*Colchicum autumnale* L.

(201)	Herbstzeitlose
CCII (202)	Siehe CCI (201)
CCIII (203)	*Vinca minor* L. Kleines Immergrün
CCIIII (204)	*Lepidium sativum* L. Garten-Kresse
CCV (205)	*Lilium candidum* L. Weiße Lilie, Madonnen-Lilie
CCVI (206)	*Lilium bulbiferum* L. Feuer-Lilie [S&N, S. 597: *L. bulbiferum* L. var. *croceum* (CHAIX) PERS. [*L. croceum* CHAIX], Orangerote Feuer-Lilie]
CCVII (207)	*Lagenaria siceraria* (MOL.) STANDL. [*L. vulgaris* SER.] ssp. *asiatica* (KOBIAK.) HEIS. Flaschenkürbis
CCVIII (208)	*Lagenaria siceraria* (MOL.) STANDL. [*L. vulgaris* SER.] ssp. *siceraria* Flaschenkürbis
CCIX (209)	Siehe CCVII (207)
CCX (210)	*Citrullus colocynthis* (L.) SCHRAD. Koloquinthe
CCXI (211)	*Cydonia oblonga* MILL. Echte Quitte, Quitte
CCXII (212)	*Castanea sativa* MILL. Edelkastanie, Esskastanie, Marone
CCXIII (213)	*Juglans regia* L. Echte Walnuss, Walnuss
CCXIIII (214)	*Calendula officinalis* L. Garten-Ringelblume
CCXV (215)	*Geum urbanum* L. Echte Nelkenwurz
CCXVI (216)	*Geum* x *intermedium* EHRH. [*G. rivale* L. x G. *urbanum* L.] Bastard-Nelkenwurz: Bach-Nelkenwurz x Echte Nelkenwurz
CCXVII (217)	*Centaurium erythraea* RAFN [*C. umbellatum* GILIB.] Echtes Tausendgüldenkraut
CCXVIII (218)	*Vicia faba* L. Acker-Bohne, Sau-Bohne, Pferde-Bohne
CCXIX (219)	*Ajuga reptans* L. Kriechender Günsel
CCXX (220)	*Cannabis sativa* L. Hanf (kombinierte Darstellung: im oberen Teil männliche, im unteren Teil weibliche Blüten. Die Pflanze ist normalerweise zweihäusig [diözisch]).
CCXXI (221)	*Leonurus cardiaca* L. Echtes Herzgespann, Echter Löwenschwanz
CCXXII (222)	*Carum carvi* L. Wiesen-Kümmel
CCXXIII (223)	*Corylus avellana* L. Haselnuss, Gewöhnliche Hasel
CCXXIIII (224)	*Corylus maxima* MILL. Lambertsnuss, Große Hasel
CCXXV (225)	*Lysimachia nummularia* L. Pfennigkraut, Pfennig-Gilbweiderich
CCXXVI (226)	*Prunus domestica* L. Pflaume, Zwetschge, Zwetsche
CCXXVII (227)	*Prunus spinosa* L. Gewöhnliche Schlehe, Schlehe, Schwarzdorn
CCXXVIII (228)	*Conium maculatum* L. Gefleckter Schierling
CCXXIX (229)	*Echium vulgare* L. Gewöhnlicher Natternkopf, Natternkopf, Stolzer Heinrich
CCXXX (230)	*Carthamus tinctorius* L. Färber-Distel, Färber-Saflor
CCXXXI (231)	*Panicum miliaceum* L. Echte Hirse, Gewöhnliche Rispenhirse
CCXXXII (232)	*Brassica oleracea* L. var. *acephala* DC. subvar. *viridis* (L.) SCHULZ [*B. ole-*

racea L. var. *viridis* L.]
Grüner Blattkohl, Blätterkohl, Kuhkohl, Futterkohl

CCXXXIII (233) *Brassica oleracea* L. var. *acephala* DC. subvar. *sabellica* (L.) SCHULZ [*B. oleracea* L. var. *sabellica* L.]
Krauskohl, Federkohl, Grünkohl, Braunkohl

CCXXXIIII (234) *Brassica napus* L. var. *oleifera* DC.
Raps, Winterraps, Sommerraps, Kohlraps, Ölraps [MZ, S. 43: *B. oleracea* L. var. *acephala* DC.]

CCXXXV (235) *Brassica oleracea* L. var. *capitata* L.
Kopfkohl

CCXXXVI (236) *Gentiana cruciata* L.
Kreuz-Enzian

CCXXXVII (237) *Hedera helix* L.
Gewöhnlicher Efeu, Efeu

CCXXXVIII (238) Siehe CCXXXVII (237)

CCXXXIX (239) *Prunus*-Kombination:
1. *Prunus cerasus* L. var. *caproniana* L., Amarelle, Glaskirsche; 2. *P. cerasus* L. var. *austera* L., Morele, Süßweichsel; 3. *Prunus avium* L., Vogelkirsche, Süßkirsche

CCXL (240) *Centaurea cyanus* L.
Kornblume

CCXLI (241) *Allium cepa* L.
Echte Zwiebel, Küchen-Zwiebel

CCXLII (242) *Campanula trachelium* L.
Nesselblättrige Glockenblume

CCXLIII (243) *Nepeta cataria* L.
Echte Katzenminze, Gewöhnliche Katzenminze

CCXLIIII (244) *Mentha arvensis* L.
Acker-Minze, Korn-Minze

CCXLV (245) *Pulicaria dysenterica* (L.) BERNH.
Großes Flohkraut, Ruhr-Flohkraut

CCXLVI (246) *Hordeum vulgare* L. [*H. polystichon* HALL. f., H. *tetrastichum* KOERN.]
Mehrzeilige Gerste, Saat-Gerste, Winter-Gerste

CCXLVII (247) *Hordeum distichon* L.
Zweizeilige Gerste

CCXLVIII (248) *Crocus sativus* L.
Safran-Krokus, Echter Safran

CCXLIX (249) *Mercurialis perennis* L.
Wald-Bingelkraut, Ausdauerndes Bingelkraut (weibliche Pflanze)

CCL (250) *Colutea arborescens* L.
Gewöhnlicher Blasenstrauch

CCLI (251) *Cassia italica* (MILL.) LAM. ex STEUD. [*C. obovata* COLL., *Senna italica* MILL.]
Aleppo-Senna, Italienische Senna, Sennesstrauch

CCLII (252) *Plantago coronopus* L.
Krähenfuß-Wegerich, Schlitz-Wegerich

CCLIII (253) *Cyclamen purpurascens* MILL. [*C. europaeum* L.]
Gewöhnliches Alpenveilchen, Gewöhnliche Erdscheibe

CCLIIII (254) *Cyperus longus* L.
Langes Zypergras, Wilder Galgant

CCLV (255) *Euphorbia lathyris* L.
Kreuzblättrige Wolfsmilch, Spring-Wolfsmilch

CCLVI (256) *Erysimum cheiri* (L.) CRANTZ [*Cheiranthus cheiri* L.]
Goldlack, Gelbveigel, Levkoje

CCLVII (257) *Hesperis matronalis* L.
Nachtviole, Matronenblume (*H. matronalis* L. 'Alba': Weiße Nachtviole)

CCLVIII (258) *Hesperis matronalis* L.
Nachtviole, Matronenblume (*H. matronalis* L. 'Purpurea': Rote Nachtviole)

CCLIX *Rumex obtusifolius* L.?

(259)	Stumpfblättriger Ampfer? (vgl. S&N, S. 603; MZ, S. 45) [MR, S. 441: *Polygonum lapathifolium* L., Ampfer-Knöterich]
CCLX (260)	*Rumex patientia* L. Englischer Spinat, Mönchsrhabarber, Garten-Ampfer, Ewiger Spinat (vgl. MZ, S. 45) [S&N, S. 603: *Rumex alpinus* L.?, MR, S. 441: *R. alpinus* L., Alpen-Ampfer]
CCLXI (261)	*Chenopodium bonus-henricus* L. Guter Heinrich
CCLXII (262)	*Rumex acetosa* L. Großer Sauerampfer, Wiesen-Sauerampfer
CCLXIII (263)	*Pyrola rotundifolia* L. Rundblättriges Wintergrün
CCLXIIII (264)	*Lamium*-Kombination: 1. (links): *Lamium galeobdolon* (L.) L. [*Galeobdolon luteum* HUDS.], Goldnessel, Gelbe Taubnessel; 2. (Mitte): *L. maculatum* L., Gefleckte Taubnessel; 3. (rechts): *L. album* L., Weiße Taubnessel
CCLXV (265)	*Linum usitatissimum* L. Lein, Saat-Lein, Flachs
CCLXVI (266)	*Marchantia polymorpha* L. Brunnen-Lebermoos
CCLXVII (267)	*Mercurialis annua* L. Einjähriges Bingelkraut (weibliche Pflanze!)
CCLXVIII (268)	*Mercurialis annua* L. Einjähriges Bingelkraut (männliche Pflanze!)
CCLXIX (269)	*Rosmarinus officinalis* L. Rosmarin
CCLXX (270)	*Ligustrum vulgare* L. Gewöhnlicher Liguster, Rainweide
CCLXXI (271)	*Botrychium lunaria* (L.) SW. Echte Mondraute
CCLXXII (272)	*Lepidium latifolium* L. Breitblättrige Kresse, Pfefferkraut
CCLXXIII (273)	*Leucojum*-Galanthus-Kombination: 1. (links): *Leucojum vernum* L., Frühlings-Knotenblume, Märzenbecher; 2. (rechts): vermutlich *Galanthus nivalis* L., Schneeglöckchen
CCLXXIIII (274)	*Leucojum vernum* L. Frühlings-Knotenblume, Märzenbecher
CCLXXV (275)	*Lithospermum officinale* L. Echter Steinsame
CCLXXVI (276)	*Lithospermum arvense* L. [*Buglossoides arvensis* (L.) JOHNST.] Acker-Steinsame
CCLXXVII (277)	*Epilobium hirsutum* L. Zottiges Weidenröschen, Rauhhaariges Weidenröschen
CCLXXVIII (278)	*Lysimachia vulgaris* L. Gewöhnlicher Gilbweiderich, Gold-Felberich
CCLXXIX (279)	*Trifolium arvense* L. Acker-Klee, Hasen-Klee
CCLXXX (280)	*Larix decidua* MILL. Europäische Lärche
CCLXXXI (281)	*Melittis melissophyllum* L. Immenblatt, Bienensaug
CCLXXXII (282)	*Melissa officinalis* L. Melisse, Zitronenmelisse
CCLXXXIII (283)	*Foeniculum vulgare* MILL. Gewöhnlicher Fenchel, Fenchel
CCLXXXIIII (284)	*Nigella sativa* L. Echter Schwarzkümmel
CCLXXXV (285)	*Nigella damascena* L. Damaszener Schwarzkümmel, Gretel im Busch, Jungfer im Grünen
CCLXXXVI (286)	*Nigella arvensis* L. Acker-Schwarzkümmel
CCLXXXVII (287)	*Alcea rosea* L. [*Althaea rosea* (L.) CAV.] Gewöhnliche Stockrose, Chinesische Stockrose, Ro-

senpappel

CCLXXXVIII (288) *Malva neglecta* WALLR. [*M. rotundifolia* auct., non L.]
Übersehene Malve, Weg-Malve, Gänse-Malve, Kleine Käsepappel (vgl. MZ, S. 47) [S&N, S. 606; MR, S. 456: irrtümlich als *M. pusilla* SM. [*M. rotundifolia* L.], Kleinblütige Malve]

CCLXXXIX (289) *Malva sylvestris* L.
Rosspappel, Wilde Malve, Große Käsepappel

CCXC (290) *Myricaria germanica* (L.) DESV.
Deutsche Tamariske, Deutscher Rispelstrauch

CCXCI (291) *Papaver rhoeas* L.
Klatsch-Mohn

CCXCII (292) *Papaver rhoeas* L.?
Klatsch-Mohn? (Bestimmung unsicher, vgl. S&N, S. 607; MZ, S. 48)

CCXCIII (293) *Papaver somniferum* L.
Schlaf-Mohn, Garten-Mohn

CCXCIIII (294) *Glaucium flavum* CRANTZ
Gelber Hornmohn

CCXCV (295) *Morus nigra* L.
Schwarzer Maulbeerbaum

CCXCVI (296) *Anthriscus sylvestris* (L.) HOFFM.
Wiesen-Kerbel

CCXCVII (297) *Lotus corniculatus* L.
Gewöhnlicher Hornklee

CCXCVIII (298) *Trigonella corniculata* (L.) L. [*Melilotus corniculata* L.]
Italienischer Bockshornklee, Traubiger Bockshornklee

CCXCIX (299) *Mandragora officinarum* L.
Alraune, Alraunwurzel

CCC (300) *Solanum melongena* L.
Aubergine, Eierpflanze, Eierfrucht

CCCI (301) *Nymphaea alba* L.
Weiße Seerose

CCCII (302) *Nuphar lutea* (L.) SIBTH. et SM.
Gelbe Teichrose, Große Mummel

CCCIII (303) *Sinapis alba* L.
Weißer Senf, Gelber Senf

CCCIIII (304) *Eruca sativa* MILL. [*E. vesicaria* (L.) CAV. ssp. *sativa* (MILL.) THELL.]
Senf-Rauke, Öl-Rauke, Saat-Ölrauke, Ruke

CCCV (305) *Nerium oleander* L.
Oleander

CCCVI (306) *Berberis vulgaris* L.
Gewöhnliche Berberitze, Sauerdorn

CCCVII (307) *Linaria vulgaris* MILL.
Gewöhnliches Leinkraut, Frauenflachs

CCCVIII (308) *Ocimum basilicum* L. [*var. minimum* (L.) ALEF.]
Basilikum

CCCIX (309) *Ocimum basilicum* L. [*var. vulgare* ALEF.]
Basilikum

CCCX (310) *Ocimum basilicum* L. [*var. major* BENTH. in DC.]
Basilikum

CCCXI (311) *Origanum vulgare* L.
Gewöhnlicher Dost, Wilder Majoran

CCCXII (312) *Orchis militaris* L.
Helm-Knabenkraut

CCCXIII (313) *Orchis*-Kombination: Blätter und Wurzel: *Orchis mascula* L., Männliches Knabenkraut; Infloreszenz: *Orchis morio* L., Kleines Knabenkraut, Salep-Knabenkraut (vgl. KÜNKELE 1987, S. 229–230) [S&N, S. 609; MR, S. 472–473: untere Hälfte *O. mascula* L., obere Hälfte *O. sambucina* L. [*Dactylorhiza sambucina* (L.) SOO], Holunder-Knabenkraut]

CCCXIIII (314) *Anacamptis pyramidalis* (L.) RICH.
Pyramiden-Hundswurz,

Pyramiden-Spitzorchis

CCCXV (315) *Orchis ustulata* L.
Brand-Knabenkraut, Brandorchis

CCCXVI (316) *Orchis morio* L.
Kleines Knabenkraut, Salep-Knabenkraut (vgl. KÜNKELE 1987, S. 230–231) [S&N, S. 609: *Orchis sambucina* L.?; MZ, S. 50: *O. purpurea* HUDS.?, Purpur-Knabenkraut; MR, S. 473–474: *Dactylorhiza sambucina* (L.) SOO, Holunder-Knabenkraut]

CCCXVII (317) *Orchis morio* L.
Kleines Knabenkraut, Salep-Knabenkraut

CCCXVIII (318) *Ophrys holosericea* (BURM. f.) GREUT.
Hummel-Ragwurz (vgl. SEYBOLD 1986, S. 116; KÜNKELE 1987, S. 231; MR, S. 474–475) [S&N, S. 610; MZ, S. 50: *Ophrys apifera* HUDS., Bienen-Ragwurz]

CCCXIX (319) *Filipendula vulgaris* MOENCH [*F. hexapetala* GILIB.]
Knolliges Mädesüß, Knollige Spierstaude, Kleiner Geißbart

CCCXX (320) *Oxalis acetosella* L.
Wald-Sauerklee

CCCXXI (321) *Listera ovata* (L.) R. BR.
Großes Zweiblatt

CCCXXII (322) *Salvia sclarea* L.
Muskateller-Salbei, Scharlachkraut

CCCXXIII (323) *Salvia pratensis* L.
Wiesen-Salbei

CCCXXIIII (324) *Lathyrus sativus* L.
Saat-Platterbse

CCCXXV (325) *Lathyrus sylvestris* L,
Wald-Platterbse

CCCXXVI (326) *Petroselinum crispum* (MILL.) NYM. ex HILL [*P. sativum* HOFFM.]
Garten-Petersilie

CCCXXVII (327) *Sorbus domestica* L.
Speierling, Sperberbaum

CCCXXVIII (328) *Ophioglossum vulgatum* L.
Gewöhnliche Natterzunge

CCCXXIX (329) *Xanthium strumarium* L.
Gewöhnliche Spitzklette

CCCXXX (330) *Gossypium herbaceum* L.
Krautige Baumwolle, Strauchige Baumwolle

CCCXXXI (331) *Anthemis cotula* L.
Stinkende Hundskamille, Stink-Kamille

CCCXXXII (332) *Polygonatum multiflorum* (L.) ALL.
Vielblütige Weißwurz, Vielblütiges Salomonssiegel

CCCXXXIII (333) *Polygonatum verticillatum* (L.) ALL.
Quirlblättrige Weißwurz, Quirlblättriges Salomonssiegel

CCCXXXIIII (334) *Polypodium vulgare* L.
Gewöhnlicher Tüpfelfarn, Engelsüß

CCCXXXV (335) *Marrubium vulgare* L.
Gewöhnlicher Andorn

CCCXXXVI (336) *Sisymbrium officinale* (L.) SCOP.
Weg-Rauke

CCCXXXVII (337) *Verbena officinalis* L.
Echtes Eisenkraut, Gewöhnliches Eisenkraut

CCCXXXVIII (338) *Dryopteris filix-mas* (L.) SCHOTT [*Aspidium filix-mas* (L.) SW.]
Gewöhnlicher Wurmfarn

CCCXXXIX (339) *Pteridium aquilinum* (L.) KUHN
Gewöhnlicher Adlerfarn

CCCXL (340) *Peucedanum officinale* L.
Echter Haarstrang, Arznei-Haarstrang

CCCXLI (341) *Prunus persica* (L.) BATSCH
Pfirsichbaum, Pfirsich

CCCXLII (342) *Euphorbia peplus* L.
Garten-Wolfsmilch

CCCXLIII (343) *Hieracium pilosella* L.
Kleines Habichtskraut, Mausohr-Habichtskraut,

	Langhaariges Habichtskraut
CCCXLIIII (344)	*Antennaria dioica* (L.) GAERTN. [*Gnaphalium dioicum* L.] Gewöhnliches Katzenpfötchen (weibliche Pflanze)
CCCXLV (345)	*Pimpinella major* (L.) HUDS. Große Bibernelle
CCCXLVI (346)	*Pimpinella saxifraga* L.? Kleine Bibernelle? (vgl. MZ, S. 52) [S&N, S. 613; MR, S. 490–491: *Angelica sylvestris* L., Angelika, Gewöhnliche Engelwurz, Brustwurzel]
CCCXLVII (347)	*Capsella bursa-pastoris* (L.) MED. Gewöhnliches Hirtentäschel, Hirten-Täschelkraut
CCCXLVIII (348)	*Alchemilla xanthochlora* ROTHM. [*A. vulgaris* auct.] Gelbgrüner Frauenmantel, Gewöhnlicher Frauenmantel
CCCXLIX (349)	*Polygonum aviculare* L. agg. Vogel-Knöterich, Acker-Vogelknöterich
CCCL (350)	*Ruta graveolens* L. Wein-Raute, Raute
CCCLI (351)	*Potentilla anserina* L. Gänse-Fingerkraut
CCCLII (352)	*Prunella vulgaris* L. Gewöhnliche Braunelle, Kleine Braunelle, Gemeine Braunelle
CCCLIII (353)	*Potentilla alba* L. Weißes Fingerkraut
CCCLIIII (354)	*Potentilla reptans* L. Kriechendes Fingerkraut
CCCLV (355)	*Potentilla neumanniana* RCHB. [*P. tabernaemontani* ASCH., *P. verna* auct., non L.] Frühlings-Fingerkraut
CCCLVI (356)	*Pisum sativum* L. ssp. *sativum* Garten-Erbse, Gemüse-

	Erbse, Erbse
CCCLVII (357)	*Polytrichum formosum* HEDW. [*P. attenuatum* MENZ. ex BRID.] Schönes Frauenhaarmoos, Schönes Widertonmoos (det. Dr. M. NEBEL/Dr. K. DOBAT) [S&N, S. 614; MZ, S. 53; MR, S. 497: *Polytrichum commune* HEDW., Gemeines Widertonmoos, Goldenes Frauenhaar]
CCCLVIII (358)	*Bryum capillare* HEDW.? Haarblättriges Birnmoos? (det. Dr. M. NEBEL/Dr. K. DOBAT; vgl. MZ, S. 53: *Bryum* sp.?) [S&N, S. 614; MR, S. 497–498: *Funaria hygrometrica* HEDW., Wetteranzeigendes Drehmoos]
CCCLIX (359)	*Polygonum lapathifolium* L.? [*Persicaria lapathifolia* (L.) DEL.] Ampfer-Knöterich? (vgl. S&N, S. 614; MZ, S. 54) [MR, S. 498: *Polygonum persicaria* L. [*Persicaria maculosa* GRAY], Floh-Knöterich, Pfirsichblättriger Flohknöterich]
CCCLX (360)	*Bupleurum rotundifolium* L. Rundblättriges Hasenohr, Rundes Hasenohr
CCCLXI (361)	*Allium porrum* L. Lauch, Winter-Lauch, Porree
CCCLXII (362)	*Allium schoenoprasum* L. Schnittlauch
CCCLXIII (363)	*Lobaria pulmonaria* (L.) HOFFM. Lungenflechte
CCCLXIIII (364)	*Achillea ptarmica* L. Sumpf-Schafgarbe, Sumpf-Garbe
CCCLXV (365)	*Anacyclus pyrethrum* (L.) LINK Römischer Bertram, Zahnwurz
CCCLXVI	*Buxus sempervirens* L.

(366)	Immergrüner Buchs, Gewöhnlicher Buchsbaum
CCCLXVII (367)	*Petasites hybridus* (L.) P. GAERTN., B. MEY. et SCHERB. Gewöhnliche Pestwurz, Rote Pestwurz (männliche Pflanze)
CCCLXVIII (368)	*Lonicera periclymenum* L. Wald-Geißblatt
CCCLXIX (369)	*Triticum aestivum* L. ssp. *vulgare* (VILL.) MACKEY [*T. vulgare* VILL.] Saat-Weizen, Weizen
CCCLXX (370)	*Triticum turgidum* L. Rauh-Weizen, Englischer Weizen
CCCLXXI (371)	*Potamogeton natans* L. Schwimmendes Laichkraut
CCCLXXII (372)	*Chenopodium rubrum* L. Roter Gänsefuß
CCCLXXIII (373)	*Sison amomum* L. Gewürzdolde, Würzsilge
CCCLXXIIII (374)	*Rosa*-Kombination: 1. (links): *Rosa canina* L., Hunds-Rose; 2. (rechts): *Rosa gallica* L., Essig-Rose
CCCLXXV (375)	*Raphanus sativus* L. Rettich, Garten-Rettich
CCCLXXVI (376)	*Armoracia rusticana* P. GAERTN., B. MEY. et SCHERB. [*A. lapathifolia* GILIB., *Cochlearia armoracia* L.] Meerrettich, Gewöhnlicher Meerrettich
CCCLXXVII (377)	*Ribes rubrum* L. Rote Johannisbeere
CCCLXXVIII (378)	*Rhodiola rosea* L. [*Sedum roseum* (L.) SCOP.] Rosenwurz
CCCLXXIX (379)	*Origanum majorana* L. [*Majorana hortensis* MOENCH] Majoran
CCCLXXX (380)	*Sanicula europaea* L. Wald-Sanikel, Sanikel
CCCLXXXI (381)	*Astrantia major* L. Große Sterndolde
CCCLXXXII (382)	*Spinacia oleracea* L. Spinat
CCCLXXXIII (383)	*Sonchus asper* (L.) HILL Dornige Gänsedistel, Raue Gänsedistel
CCCLXXXIIII (384)	*Sonchus oleraceus* L. Kohl-Gänsedistel, Gemeine Gänsedistel
CCCLXXXV (385)	*Cichorium endivia* L. var. *latifolium* LAM. Breitblättrige Endivie, Winter-Endivie, Eskariol-Endivie, Eskariol
CCCLXXXVI (386)	*Cichorium endivia* L. var. *endivia* [*C. endivia* L. var. *angustifolium* LAM.] Schmalblättrige Endivie, Schnittendivie
CCCLXXXVII (387)	*Cichorium intybus* L. Gemeine Wegwarte, Wilde Zichorie
CCCLXXXVIII (388)	*Taraxacum officinale* F. H. WIGG. agg. Löwenzahn, Kuhblume
CCCLXXXIX (389)	*Daucus carota* L. ssp. *sativus* (HOFFM.) ARCANG. [*D. sativus* HOFFM.] Garten-Möhre, Mohrrübe (rote Form)
CCCXC (390)	*Daucus carota* L. ssp. *sativus* (HOFFM.) ARCANG. [*D. sativus* HOFFM.] Garten-Möhre, Mohrrübe, Gelbe Rübe (gelbe Form)
CCCXCI (391)	*Daucus carota* L. Wilde Möhre, Wilde Mohrrübe
CCCXCII (392)	*Solanum nigrum* L. Schwarzer Nachtschatten
CCCXCIII (393)	*Physalis alkekengi* L. Gewöhnliche Judenkirsche, Lampionblume, Blasenkirsche
CCCXCIIII (394)	*Cardiospermum halicacabum* L. Herzsame
CCCXCV (395)	*Atropa bella-donna* L. Gewöhnliche Tollkirsche

CCCXCVI (396)	*Datura metel* L. Weichhaariger Stechapfel, Metel-Stechapfel
CCCXCVII (397)	*Symphytum officinale* L. Gewöhnlicher Beinwell, Arznei-Beinwell, Echte Wallwurz
CCCXCVIII (398)	*Cucumis sativus* L. Gurke
CCCXCIX (399)	*Cucurbita pepo* L. (var. *oblonga* DC.) Garten-Kürbis
CCCC (400)	*Cucurbita pepo* L. (var. *rotunda* DC.) Garten-Kürbis
CCCCI (401)	*Citrullus lanatus* (THUNB.) MATSUM. et NAKAI [*C. vulgaris* SCHRAD.] Wasser-Melone, Angurie
CCCCII (402)	*Cucumis melo* L. (convar. *cantalupo* (PANG.) GREB.) [*C. melo* L. ssp. *melo* var. *cantalupensis* NAUD.] Zucker-Melone, Kantalupe
CCCCIII (403)	*Ecballium elaterium* (L.) RICH. Spritzgurke
CCCCIIII (404)	*Phaseolus vulgaris* L. Garten-Bohne, Gemüse-Bohne, Bohne
CCCCV (405)	*Platanthera bifolia* (L.) RICH. Weiße Waldhyazinthe, Zweiblättrige Waldhyazinthe
CCCCVI (406)	*Gymnadenia conopsea* (L.) R. BR. Mücken-Händelwurz, Große Händelwurz
CCCCVII (407)	*Dactylorhiza maculata* (L.) SOO [*D. fuchsii* (DRUCE) SOO, *Orchis fuchsii* DRUCE, *O. maculata* L.] Geflecktes Knabenkraut, Fuchs-Knabenkraut
CCCCVIII (408)	*Succisa pratensis* MOENCH Gewöhnlicher Teufelsabbiss, Abbisskraut
CCCCIX (409)	*Knautia arvensis* (L.) COULT. Acker-Witwenblume, Acker-Skabiose
CCCCX (410)	*Smilax aspera* L. Raue Stechwinde
CCCCXI (411)	*Calystegia sepium* (L.) R. BR. [*Convolvulus sepium* L.] Echte Zaunwinde
CCCCXII (412)	*Mentha aquatica* L. Wasser-Minze
CCCCXIII (413)	*Nasturtium officinale* R. BR. [*Rorippa nasturtium-aquaticum* (L.) HAYEK] Echte Brunnenkresse
CCCCXIIII (414)	*Veronica beccabunga* L. Bachbunge, Wasser-Ehrenpreis, Bachbungen-Ehrenpreis
CCCCXV (415)	*Achillea millefolium* L. agg. Gewöhnliche Schafgarbe
CCCCXVI (416)	*Senecio ovatus* (P. GAERTN., B. MEY. et SCHERB.) WILLD. [*S. nemorensis* L. ssp. *fuchsii* (C. C. GMEL.) CELAK., *S. fuchsii* C. C. GMEL.] Fuchs-Greiskraut, Fuchssches Kreuzkraut
CCCCXVII (417)	*Asplenium ruta-muraria* L. Mauerraute, Mauer-Streifenfarn
CCCCXVIII (418)	*Capsicum annuum* L. Paprika, Gemüse-Paprika, Spanischer Pfeffer, Cayennepfeffer etc.
CCCCXIX (419)	*Capsicum annuum* L. [*C. longum* DC.] Paprika, Langer Spanischer Pfeffer
CCCCXX (420)	*Capsicum annuum* L. [*C. cordiforme* MILL.] Paprika, Herzförmiger Spanischer Pfeffer
CCCCXXI (421)	*Allium sativum* L. Knoblauch
CCCCXXII (422)	*Allium vineale* L. Weinberg-Lauch
CCCCXXIII (423)	*Allium oleraceum* L. Gemüse-Lauch,

	Kohl-Lauch (vgl. S&N, S. 622; MZ, S. 59) [MR, S. 535: *Allium vineale* L.]
CCCCXXIIII (424)	*Allium ursinum* L. Bärlauch, Bären-Lauch
CCCCXXV (425)	*Senecio jacobaea* L. Jakobs-Greiskraut, Jakobs-Kreuzkraut
CCCCXXVI (426)	*Apium graveolens* L. Echter Sellerie
CCCCXXVII (427)	*Barbarea vulgaris* R. BR. Echtes Barbarakraut, Barbenkraut, Echte Winterkresse
CCCCXXVIII (428)	*Saxifraga granulata* L. Knöllchen-Steinbrech, Körner-Steinbrech
CCCCXXIX (429)	*Trigonella caerulea* (L.) SER. [*Melilotus caerulea* (L.) DESR.] Schabzigerklee
CCCCXXX (430)	*Melilotus officinalis* (L.) LAM.? Echter Steinklee, Gebräuchlicher Steinklee? (vgl. MZ, S. 60) [S&N, S. 623: *M. dentatus* (WALDST. et KIT.) PERS.: Gezähnter Steinklee, Salz-Steinklee; MR, S. 539: *Melilotus* sp.]
CCCCXXXI (431)	*Pastinaca sativa* L. ssp. *sativa* [*P. sativa* L. var. *edulis* DC.] Garten-Pastinak
CCCCXXXII (432)	*Sium sisarum* L. Zucker-Merk, Zuckerwurz
CCCCXXXIII (433)	*Pastinaca sativa* L. ssp. *sylvestris* (MILL.) ROUY et CAMUS Gewöhnlicher Pastinak (wildwachsende Form)
CCCCXXXIIII (434)	*Ficus carica* L. Feige, Feigenbaum
CCCCXXXV (435)	*Spartium junceum* L.?? (sehr unklare „Kombination"!) Pfriemenginster, Spanischer Ginster?? (vgl. S&N, S. 623; MZ, S. 60; MÄGDEFRAU 1992, S. 30) [MR, S. 542: unbestimmbar]
CCCCXXXVI (436)	*Levisticum officinale* KOCH Gewöhnlicher Liebstöckel, Maggikraut
CCCCXXXVII (437)	*Peucedanum ostruthium* (L.) KOCH Meisterwurz
CCCCXXXVIII (438)	*Stachys germanica* L. Deutscher Ziest, Filziger Ziest, Deutscher Wollziest
CCCCXXXIX (439)	*Secale cereale* L. Roggen
CCCCXL (440)	*Stachys recta* L. Aufrechter Ziest
CCCCXLI (441)	*Sorghum bicolor* (L.) MOENCH [*S. vulgare* PERS.] Gewöhnliche Mohren-hirse, Sorghum-Hirse, Durra
CCCCXLII (442)	*Polygonum bistorta* L. [*Bistorta officinalis* DEL.] Wiesen-Knöterich, Schlangen-Knöterich, Schlangen-Wiesenknöterich
CCCCXLIII (443)	Siehe CCCCXLII (442)
CCCCXLIIII (444)	*Teucrium scordium* L. Lauch-Gamander, Knoblauch-Gamander
CCCCXLV (445)	*Saponaria officinalis* L. **Tafel inkorrekt nummeriert CCCCXLVI (446)** Echtes Seifenkraut
CCCCXLVI (446)	*Lavandula stoechas* L. Schopf-Lavendel
CCCCXLVII (447)	*Urginea maritima* (L.) BAK. [*Scilla maritima* L., *Drimia maritima* (L.) STEARN] Meerzwiebel
CCCCXLVIII (448)	*Delphinium staphisagria* L. Läuse-Rittersporn
CCCCXLIX (449)	*Laserpitium latifolium* L. Breitblättriges Laserkraut
CCCCL (450)	*Peucedanum cervaria* (L.) LAPEYR. Hirschwurz, Hirsch-Haarstrang
CCCCLI	*Meum athamanticum*

(451)	JACQ. Gewöhnliche Bärwurz
CCCCLII (452)	*Ammi visnaga* (L.) LAM. Echter Ammei, Zahnstocher-Ammei, Zahnstocherkraut
CCCCLIII (453)	*Sanguisorba officinalis* L. Großer Wiesenknopf
CCCCLIIII (454)	*Sanguisorba minor* SCOP. [*Poterium sanguisorba* L.] Kleiner Wiesenknopf
CCCCLV (455)	*Cynara scolymus* L. [*C. cardunculus* L. ssp. *scolymus* (L.) BEGER, *C. cardunculus* L. ssp. *cardunculus*] Echte Artischocke, Gemüse-Artischocke
CCCCLVI (456)	*Iris foetidissima* L. Übelriechende Schwertlilie, Stink-Schwertlilie
CCCCLVII (457)	*Asplenium trichomanes* L. Braunstieliger Streifenfarn, Brauner Streifenfarn [S&N, S. 626; MR, S. 555: *A. viride* HUDS., Grünstieliger Streifenfarn, Grüner Streifenfarn]
CCCCLVIII (458)	*Trigonella foenum-graecum* L. Griechischer Bockshornklee
CCCCLIX (459)	*Sedum telephium* L. agg. Purpur-Fetthenne, Purpurroter Mauerpfeffer, Großes Fettkraut
CCCCLX (460)	Siehe CCCCLIX (459)
CCCCLXI (461)	*Viola tricolor* L. Wildes Stiefmütterchen
CCCCLXII (462)	*Beta vulgaris* L. var. *cicla* (L.) ALEF. Mangold (mit hellgrünen Blättern)
CCCCLXIII (463)	*Beta vulgaris* L. var. *cicla* (L.) ALEF. Mangold (mit rötlichen Blättern)
CCCCLXIIII (464)	*Genista tinctoria* L. Färber-Ginster
CCCCLXV (465)	*Euphorbia helioscopia* L. Sonnenwend-Wolfsmilch
CCCCLXVI (466)	*Euphorbia cyparissias* L. Zypressen-Wolfsmilch
CCCCLXVII (467)	*Euphorbia platyphyllos* L. Breitblättrige Wolfsmilch
CCCCLXVIII (468)	*Trifolium pratense* L. Wiesen-Klee, Rot-Klee
CCCCLXIX (469)	*Trifolium montanum* L. Berg-Klee
CCCCLXX (470)	*Medicago lupulina* L. Hopfen-Klee, Hopfen-Schneckenklee
CCCCLXXI (471)	*Tragopogon pratensis* L. Wiesen-Bocksbart
CCCCLXXII (472)	*Typha latifolia* L. Breitblättriger Rohrkolben, Breiter Rohrkolben
CCCCLXXIII (473)	*Zea mays* L. Mais
CCCCLXXIIII (474)	*Thymus vulgaris* L. Echter Thymian, Garten-Thymian
CCCCLXXV (475)	*Teucrium flavum* L. Gelber Gamander
CCCCLXXVI (476)	*Hypericum perforatum* L. Echtes Johanniskraut, Tüpfel-Hartheu
CCCCLXXVII (477)	*Hyoscyamus niger* L. Schwarzes Bilsenkraut
CCCCLXXVIII (478)	*Muscari comosum* (L.) MILL. [*Leopoldia comosa* (L.) PARL.] Schopfige Traubenhyazinthe, Schopfige Bisamhyazinthe
CCCCLXXIX (479)	*Muscari botryoides* (L.) MILL. Kleine Traubenhyazinthe, Hellblaue Bisamhyazinthe
CCCCLXXX (480)	*Scilla bifolia* L. Zweiblättriger Blaustern
CCCCLXXXI (481)	Siehe CCCCLXXX (480)
CCCCLXXXII (482)	Siehe CCCCLXXX (480)
CCCCLXXXIII (483)	*Hyssopus officinalis* L. Ysop
CCCCLXXXIIII (484)	*Polygonum hydropiper* L. [*Persicaria hydropiper* (L.) DEL.] Wasserpfeffer-Knöterich,

Pfeffer-Knöterich

CCCCLXXXV *Verbascum thapsus* L.
(485) Kleinblütige Königskerze, Echte Königskerze

CCCCLXXXVI *Verbascum lychnitis* L.
(486) Mehlige Königskerze, Helle Königskerze, Lampen-Königskerze

CCCCLXXXVII *Verbascum phlomoides* L.
(487) Windblumen-Königskerze, Filzige Königskerze

CCCCLXXXVIII *Verbascum nigrum* L.
(488) Schwarze Königskerze, Dunkle Königskerze

CCCCLXXXIX *Primula veris* L.
(489) [*P. officinalis* (L.) HILL] Echte Schüsselblume, Arznei-Schlüsselblume, Wiesen-Schlüsselblume

CCCCXC *Primula elatior* (L.) HILL
(490) Hohe Schlüsselblume

CCCCXCI *Fragaria*-Kombination:
(491) 1. (im Zentrum mit größeren Blüten und Früchten): *Fragaria moschata* DUCH. [*F. elatior* EHRH.], Zimt-Erdbeere; 2. (links mit kleineren Blüten und Früchten): *F. vesca* L., Wald-Erdbeere (vgl. S&N, S. 630) [MZ, S. 65: Gesamtbild *F. vesca* L.; MR, S. 576: Kombination von Garten- und Wildformen von *F. vesca* L.]

CCCCXCII *Valeriana phu* L.
(492) Garten-Baldrian, Theriakkraut, Zehrkraut

CCCCXCIII *Valeriana officinalis* L.
(493) Echter Baldrian, Arznei-Baldrian

CCCCXCIIII *Lens culinaris* MED.
(494) Linse

CCCCXCV *Tilia* sp.
(495) Linde (nicht eindeutig bestimmbar, vgl. MR, S. 579) [S&N, S. 631; MZ, S. 66: *Tilia cordata* MILL., Winter-Linde oder *T. platyphyllos* SCOP., Sommer-Linde]

CCCCXCVI *Chelidonium majus* L.
(496) Großes Schöllkraut

CCCCXCVII *Ranunculus ficaria* L.
(497) [*Ficaria verna* HUDS.] Scharbockskraut, Feigwurz

CCCCXCVIII *Teucrium chamaedrys* L.
(498) Echter Gamander, Edel-Gamander

CCCCXCIX *Teucrium botrys* L.
(499) Trauben-Gamander

CCCCC *Veronica teucrium* L.
(500) [*V. austriaca* L. ssp. *teucrium* (L.) WEBB] Großer Ehrenpreis, Breiter Ehrenpreis

CCCCCI *Veronica chamaedrys* L.
(501) Gamander-Ehrenpreis

CCCCCII *Santolina chamaecyparissus* L.
(502) Graue Heiligenblume, Heiligenkraut, Zypressenkraut

CCCCCIII *Glechoma hederacea* L.
(503) Efeublättriger Gundermann, Efeublättrige Gundelrebe

CCCCCIIII *Ranunculus repens* L.
(504) Kriechender Hahnenfuß

CCCCCV *Carlina acaulis* L.
(505) Silberdistel, Stängellose Eberwurz, Große Wetterdistel

CCCCCVI *Echinops sphaerocephalus* L.
(506) Drüsige Kugeldistel, Große Kugeldistel

CCCCCVII *Ajuga?; Teucrium?*
(507) Günsel?; Gamander? (vgl. S&N, S. 623; MR, S. 587) [MZ, S. 67: *Ajuga iva* (L.) SCHREB.?, Iva-Günsel?]

CCCCCVIII *Ajuga chamaepitys* (L.) SCHREB.
(508) Gelber Günsel

CCCCCIX *Plantago afra* L.
(509) [*P. psyllium* L.] Floh-Wegerich, Flohkraut

CCCCCX *Lavandula latifolia* MED.

(510) [*L. spica* auct., non L.]
Breitblättriger Lavendel,
Großer Speik

CCCCCXI (511) *Lavandula angustifolia* MILL. ssp. *angustifolia* [*L. spica* L. emend. DC., *L. officinalis* CHAIX, *L. vera* DC.]
Echter Lavendel, Schmalblättriger Lavendel

CCCCCXII (512) *Pulsatilla vulgaris* MILL. [*Anemone pulsatilla* L.]
Küchenschelle, Kuhschelle

CCCCCXIII (513) *Digitalis purpurea* L.
Roter Fingerhut

CCCCCXIIII (514) *Digitalis grandiflora* MILL.
Großblütiger Fingerhut

CCCCCXV (515) *Acinos arvensis* (LAM.) DANDY [*Calamintha acinos* (L.) CLAIRV., *Satureja acinos* (L.) SCHEELE]
Gemeiner Steinquendel, Feld-Steinquendel

2.
ALPHABETISCHES REGISTER DER LATEINISCHEN PFLANZENNAMEN MIT DEN NUMMERN DER HOLZSCHNITTE

Baumann, B., H. Baumann & S. Baumann-Schleihauf, *Die Kräuterbuch-Handschrift des Leonhart Fuchs*, Stuttgart 2001

Berger, F., *Handbuch der Drogenkunde.* Bd. 1–7, Wien 1949–1967

Bertsch, K. & F., *Geschichte unserer Kulturpflanzen.* Stuttgart 1947

Besler, B., *Der Garten von Eichstätt. Das Pflanzenbuch von Basilius Besler.* Mit einer Einführung von Klaus Walter Littger und botanischen Erläuterungen von Werner Dressendörfer. Köln 1999

Clapham, A. R., T. G. Tutin & E. F. Warburg, *Flora of the British Isles.* Cambridge 1962

Clapham, A. R., T. G. Tutin & E. F. Warburg, *Excursion Flora of the British Isles.* Cambridge 1968

Decker-Hauff, H. & W. Setzler (Hrsg.), *Die Universität Tübingen von 1477 bis 1977 in Bildern und Dokumenten,* Tübingen 1977

Dobat, K., Tübinger Kräuterbuchtafeln des Leonhart Fuchs (1501–1566), in: *Botanisch-Historische Raritäten der Eberhard-Karls-Universität Tübingen,* Begleitheft , 1–23, Tübingen 1983

Dobat, K., Kalender 2001 der Eberhard Karls Universität Tübingen zum 500. Geburtsjubiläum von Leonhart Fuchs (1501–1566). Tübingen 2000 (a)

Dobat, K., Ein Leben für die Wissenschaft: Leonhart Fuchs (1501–1566), in: *Tübinger Blätter,* 87. Jahrgang (2000/2001), 4–15. Tübingen 2000 (b)

Dobat, K. & K. Mägdefrau, Vom Heilpflanzenbeet zum Neuen Botanischen Garten. Zur Geschichte der Tübinger Botanischen Gärten, in: *Attempto,* Heft 55/56, 8–31. Tübingen 1975

Dörfler, M., *Deutsches Krankheitsnamen-Buch.* Hildesheim 1970

Erhardt, W., E. Götz, N. Bödeker & S. Seybold (Hrsg.), *Zander. Handwörterbuch der Pflanzennamen.* 16. Aufl. Stuttgart 2000

Fahrig, D., *Zum Kräuterbuch von Adam Lonitzer aus den Jahren 1569, 1587, 1630 und 1679. Aspekte der Interpretation.* Diss. rer. nat. Frankfurt am Main 1992

Fichtner, G., Die Paradoxa des Leonhart Fuchs, in: *Welt am Oberrhein* 7, Heft 4, 1–6. Karlsruhe 1967

Fichtner, G., Neues zu Leben und Werk von Leonhart Fuchs aus seinen Briefen an Joachim Camerarius I. und II. in der Trew-Sammlung, in: *Gesnerus* 25, Heft 1/2, 65–82. Aarau 1968

Fintelmann, V., *Phytotherapie-Manual. Pharmazeutischer, pharmakologischer und therapeutischer Standard.* Stuttgart 1993

Franke, W. *Nutzpflanzenkunde. Nutzbare Gewächse der gemäßigten Breiten, Subtropen und Tropen.* Stuttgart, New York 1989

Froriep, A., Vorwort zur Geschichte der anatomischen Anstalt zu Tübingen, in: Häcker, R., *Katalog der anthropologischen Sammlung in der anatomischen Anstalt der Universität Tübingen ...,* V–XIV. Braunschweig 1902

Froriep, L. F. von, *Ueber die anatomischen Anstalten zu Tübingen, von Errichtung der Universität bis auf gegenwärtige Zeit.* Weimar 1811

Ganzinger, K., Ein Kräuterbuchmanuskript des Leonhart Fuchs in der Wiener Nationalbibliothek, in: *Sudhoffs Archiv für Geschichte der Medizin und der Naturwissenschaften,* Bd. 43, 213–224. Wiesbaden 1959

Ganzinger, K., Rauwolf und Fuchs. Ein Beitrag zur Geschichte der Botanik im 16. Jahrhundert, in: *Veröffentlichungen der Int. Gesellschaft für Geschichte der Pharmazie* e. V., N. F., Bd. 22, 23–33. Stuttgart 1963

Genaust, H., *Etymologisches Wörterbuch der botanischen Pflanzennamen.* Basel u. a. 1996

Gerth van Wijk, H. L., *A Dictionary of*

Plant-Names, Bd. 1. Vaals-Amsterdam 1971

Habrich, C., Zur Geschichte des medizinischen Gartens und des botanischen Unterrichts in Ingolstadt, in: *Jahrbuch des Deutschen Medizinhistorischen Museums* 1/1973–75, 75–96. Ingolstadt 1975

Hänsel, R., *Pharmakognosie – Phytopharmazie*. Berlin 1999

Hager ROM 2001. *Hagers Handbuch der Drogen und Arzneistoffe*. CD-ROM

Hagers Handbuch der Pharmazeutischen Praxis. Drogen. Bd. 4–6, Folgeband 2 u. 3. Berlin 1992 ff.

Haller, J., *Die Anfänge der Universität Tübingen 1477–1537*, Bd. 1. Stuttgart 1927

Hoppe, B., *Das Kräuterbuch des Hieronymus Bock. Wissenschaftshistorische Untersuchung. Mit einem Verzeichnis sämtlicher Pflanzen des Werkes, der literarischen Quellen der Heilanzeigen und der Anwendung der Pflanzen*. Stuttgart 1969

Hunnius Pharmazeutisches Wörterbuch. Bearb. v. Artur Burger u. Helmut Wachter. Berlin, 1998

Kahr, P. H., Zum 450-jährigen Jubiläum des „New Kreüterbuch“ von Leonhart Fuchs, in: *Pharmazeutische Zeitung* 138 (1993), 2497–2502

Kahr, P. H., New Kreüterbuch (Artikelserie), in: *Pharmazeutische Zeitung* 138 (1993) 2742, 3264 f., 3842 f., 4254 f.; 139 (1994), 1276 f., 2608–2610, 4256 f., 3368–3370; 141 (1996), 2866 f.

Körber-Grohne, U., *Nutzpflanzen in Deutschland. Kulturgeschichte und Biologie*. Stuttgart 1987

Krafft, F., Fuchs (Fuchsius, Füchsel), Leonhart, in: Boehm, L. et al. (Hrsg.), *Biographisches Lexikon der Ludwig-Maximilians-Universität München*. Teil 1, Ingolstadt-Landshut 1472–1826, 135–142. Berlin 1998

Krausch, H.-D., *Alte Nutz- und Zierpflanzen in der Niederlausitz. Verhandlungen des Botanischen Vereins von Berlin und Brandenburg*, Beiheft 2. Berlin 1992

Künkele, S., Beiträge zur Geschichte der europäischen Orchideen. – I. Leonhart Fuchs, der Vater der Väter der Botanik, in: *Mitteilungsblatt Arbeitskreis Heimische Orchideen Baden-Württemberg*, Jahrgang 19 (2), 197–383. Stuttgart 1987

Lauber, K. & G. Wagner, *Flora Helvetica*. Bern, Stuttgart & Wien 1998

Mägdefrau, K., *Geschichte der Botanik. Leben und Leistung großer Forscher*. Stuttgart & New York 1992

Mansfeld, R., *Verzeichnis landwirtschaftlicher und gärtnerischer Kulturpflanzen (ohne Zierpflanzen)*. Bd. 1–4, Berlin, Heidelberg, New York & Tokyo 1986

Marzell, H., Leonhart Fuchs und sein New Kreüterbuch (1543), in: Fuchs, Leonhart, *New Kreüterbuch* [Facsimile d. Ausg. Basel, 1543]. Leipzig, 1938

Marzell, H., *Wörterbuch der deutschen Pflanzennamen*. 5 Bde., Leipzig 1943–1958

Meyer, F. G., E. E. Trueblood & J. L. Heller, *The Great Herbal of Leonhart Fuchs. De historia stirpium commentarii insignes, 1542*. Bd. 1, Commentary; Bd. 2, Facsimile. Stanford 1999

Moll, A., Leonhard Fuchs. Ein ärztliches Bild aus der Vergangenheit Würtembergs, in: *Medicinisches Corresp.-Blatt des Würtembergischen Ärztlichen Vereins*, Bd. XXII, Nr. 44, 349–354; Nr. 45, 357–361. Stuttgart 1852

Pahlow, M., *Das große Buch der Heilpflanzen*. München 1993

Prantl, C., *Geschichte der Ludwig-Maximilians-Universität in Ingolstadt, Landshut, München*. Bd. 1, München 1872

Rath, U. von, Botanik und Pharmakologie in der Renaissance, in: *Veröffentlichungen der Stadtbibliothek Lübeck*. 3. Reihe, Bd. 1, 1–188. Lübeck 1998

rororo Pflanzenlexikon. 5 Bde., Reinbek 1969

Roth, F. W. E., Leonhard Fuchs, ein deutscher Botaniker, 1501–1566, in: *Botanisches Centralblatt*, Bd. 8, Beiheft 3, 161–191. Kassel 1898

Roth, L., M. Daunderer u. K. Kormann, *Giftpflanzen – Pflanzengifte*. Landsberg/Lech 1994

Roth, R. von (Hrsg.), *Urkunden zur Geschichte der Universität Tübingen aus den Jahren 1476 bis 1550*. Tübingen 1877

Rytz, W., Das Herbarium Felix Platters. Ein Beitrag zur Geschichte der Botanik des XVI. Jahrhunderts, in: *Ver-*

handlungen der Naturforschenden Gesellschaft in Basel, Bd. XLIV, 1. Teil, 1–222. Basel 1933

Schneider, W., *Lexikon zur Arzneimittelgeschichte*. 7 Bde., Frankfurt a. M. 1968–1975

Schubert, Rudolf (Hrsg.), *Exkursionsflora von Deutschland*. Bd. 3, *Atlas der Gefäßpflanzen*. Berlin 1991

Sebald, O., S. Seybold & G. Philippi (Hrsg.), *Die Farn- und Blütenpflanzen Baden-Württembergs*. Bd. 3, 1992a; Bd. 4, 1992b; Bd. 1, 2. Aufl. 1993a; Bd. 2, 2. Aufl. 1993b. Stuttgart

Sebald, O., S. Seybold, G. Philippi & A. Wörz (Hrsg.), *Die Farn- und Blütenpflanzen Baden-Württembergs*. Bd. 5, 1996a; Bd. 6, 1996b; Bd. 7, 1998a; Bd. 8, 1998b. Stuttgart

Seybold, S., Orchideenfundangaben aus dem sechzehnten Jahrhundert. Der Beginn der Floristik in Baden-Württemberg, in: *Mitteilungsblatt Arbeitskreis Heimische Orchideen Baden-Württembergs*, Jahrg. 15 (4), 479–502. Stuttgart 1983

Seybold, S., *Die Orchideen des Leonhart Fuchs*. Tübingen 1986

Seybold, S., Luca Ghini, Leonhard Rauwolff und Leonhart Fuchs. Über die Herkunft der Aquarelle im Wiener Kräuterbuchmanuskript von Fuchs, in: *Jahreshefte der Gesellschaft für Naturkunde in Württemberg* 145, 239–264. Stuttgart 1990

Seybold, S., Die ältesten Pflanzenangaben von Baden-Württemberg aus der Literatur, in: *Stuttgarter Beiträge zur Naturkunde*, Ser. A, Nr. 514, 1– 8. Stuttgart 1994

Sprague, T. A. & E. Nelmes, The herbal of Leonhart Fuchs, in: *Journal of the Linnean Society of London (Botany)* 48, 545–642. London 1931

Sprengel, K., *Versuch einer pragmatischen Geschichte der Arzneykunde*, 3. Aufl., 3. Teil. Halle 1827

Stübler, E., Leonhart Fuchs, Leben und Werk, in: *Münchener Beiträge zur Geschichte und Literatur der Naturwissenschaften und Medizin*, Heft 13/14, 158–299. München 1928

Teedrogen und Phytopharmaka. Ein Handbuch für die Praxis auf wissenschaftlicher Grundlage. Hrsg. v. Max Wichtl. Stuttgart 1997

Tschirch, A., *Handbuch der Pharmakognosie*. Leipzig 1909–1927

Urania Pflanzenreich. 5 Bde., Leipzig, Jena, Berlin 1995

Vogellehner, D., Tübinger Floristik in fünf Jahrhunderten, in: *Der Spitzberg bei Tübingen. Die Natur- und Landschaftsschutzgebiete Baden-Württembergs*, Bd. 3, 156–173. Ludwigsburg 1966

Voigt, J., *Briefwechsel der berühmtesten Gelehrten des Zeitalters der Reformation mit Herzog Albrecht von Preussen*. Königsberg 1841

Wagner, H., *Arzneidrogen und ihre Inhaltsstoffe*. Stuttgart 1999

Wiersema, J. H. & B. Léon, *World Economic Plants. A Standard Reference*. London, New York & Washington, D. C. 1999